CB136173

# Imunologia Celular e Molecular

O GEN | Grupo Editorial Nacional – maior plataforma editorial brasileira no segmento científico, técnico e profissional – publica conteúdos nas áreas de ciências da saúde, exatas, humanas, jurídicas e sociais aplicadas, além de prover serviços direcionados à educação continuada e à preparação para concursos.

As editoras que integram o GEN, das mais respeitadas no mercado editorial, construíram catálogos inigualáveis, com obras decisivas para a formação acadêmica e o aperfeiçoamento de várias gerações de profissionais e estudantes, tendo se tornado sinônimo de qualidade e seriedade.

A missão do GEN e dos núcleos de conteúdo que o compõem é prover a melhor informação científica e distribuí-la de maneira flexível e conveniente, a preços justos, gerando benefícios e servindo a autores, docentes, livreiros, funcionários, colaboradores e acionistas.

Nosso comportamento ético incondicional e nossa responsabilidade social e ambiental são reforçados pela natureza educacional de nossa atividade e dão sustentabilidade ao crescimento contínuo e à rentabilidade do grupo.

# Imunologia Celular e Molecular

**Abul K. Abbas, MBBS**
Professor Emeritus, Department of Pathology
University of California San Francisco
San Francisco, California

**Andrew H. Lichtman, MD, PhD**
Professor of Pathology
Harvard Medical School
Brigham and Women's Hospital
Boston, Massachusetts

**Shiv Pillai, MBBS, PhD**
Professor of Medicine and Health Sciences and Technology
Harvard Medical School
Massachusetts General Hospital
Boston, Massachusetts

*Ilustrações de*
**David L. Baker, MA**
DNA Illustrations, Inc.

**Tradução e Revisão Técnica**
**Anderson de Sá Nunes**
Professor Associado 3 do Departamento de Imunologia, Instituto de Ciências Biomédicas da Universidade de São Paulo (ICB/USP).
Professor Visitante do Department of Medicine, Division of Infectious Diseases, Vanderbilt University Medical Center, EUA.
Pós-doutorado pelo National Institutes of Allergy and Infectious Diseases (NIAID/NIH), EUA.
Mestrado e Doutorado em Imunologia Básica e Aplicada pela Faculdade de Medicina de Ribeirão Preto da Universidade de São Paulo (FMRP/USP).
Bacharelado em Ciências Biológicas – Modalidade Médica – pelo Instituto de Biociências de Botucatu da Universidade Estadual Paulista (IBB/UNESP).

**10ª edição**

GEN | GUANABARA KOOGAN

- Os autores deste livro e a editora empenharam seus melhores esforços para assegurar que as informações e os procedimentos apresentados no texto estejam em acordo com os padrões aceitos à época da publicação. Entretanto, tendo em conta a evolução das ciências, as atualizações legislativas, as mudanças regulamentares governamentais e o constante fluxo de novas informações sobre os temas que constam do livro, recomendamos enfaticamente que os leitores consultem sempre outras fontes fidedignas, de modo a se certificarem de que as informações contidas no texto estão corretas e de que não houve alterações nas recomendações ou na legislação regulamentadora.
- Data do fechamento do livro: 24/02/2023
- Os autores e a editora se empenharam para citar adequadamente e dar o devido crédito a todos os detentores de direitos autorais de qualquer material utilizado neste livro, dispondo-se a possíveis acertos posteriores caso, inadvertida e involuntariamente, a identificação de algum deles tenha sido omitida.
- Atendimento ao cliente: (11) 5080-0751 | faleconosco@grupogen.com.br
- Traduzido de:
  CELLULAR AND MOLECULAR IMMUNOLOGY, TENTH EDITION
  Copyright © 2022 by Elsevier, Inc. All rights reserved, including those for text and data mining, AI training, and similar technologies.
  Publisher's note: Elsevier takes a neutral position with respect to territorial disputes or jurisdictional claims in its published content, including in maps and institutional affiliations.
  Previous editions copyrighted 2018, 2015, 2012, 2007, 2005, 2003, 2000, 1997, 1994, and 1991.
  This edition of *Cellular and Molecular Immunology, 10th edition*, by Abul K. Abbas, Andrew H. Lichtman, and Shiv Pillai, is published by arrangement with Elsevier Inc.
  ISBN: 978-0-323-75748-5
  Esta edição de *Cellular and Molecular Immunology, 10ª edição*, de Abul K. Abbas, Andrew H. Lichtman e Shiv Pillai, é publicada por acordo com a Elsevier Inc.
- Direitos exclusivos para a língua portuguesa
  Copyright © 2023 by
  **GEN | Grupo Editorial Nacional S.A.**
  ***Publicado pelo selo Editora Guanabara Koogan Ltda.***
  Travessa do Ouvidor, 11
  Rio de Janeiro – RJ – 20040-040
  www.grupogen.com.br
- Reservados todos os direitos. É proibida a duplicação ou reprodução deste volume, no todo ou em parte, em quaisquer formas ou por quaisquer meios (eletrônico, mecânico, gravação, fotocópia, distribuição pela Internet ou outros), sem permissão, por escrito, do GEN | Grupo Editorial Nacional Participações S/A.
- Capa: Bruno Sales
- Imagens de capa: © Dr_Microbe; © Ozgu Arslan (iStock)
- Editoração eletrônica: Vivi Nepomuceno

Nota

Este livro foi produzido pelo GEN | Grupo Editorial Nacional, sob sua exclusiva responsabilidade. Profissionais da área da Saúde devem fundamentar-se em sua própria experiência e em seu conhecimento para avaliar quaisquer informações, métodos, substâncias ou experimentos descritos nesta publicação antes de empregá-los. O rápido avanço nas Ciências da Saúde requer que diagnósticos e posologias de fármacos, em especial, sejam confirmados em outras fontes confiáveis. Para todos os efeitos legais, a Elsevier, os autores, os editores ou colaboradores relacionados a esta obra não podem ser responsabilizados por qualquer dano ou prejuízo causado a pessoas físicas ou jurídicas em decorrência de produtos, recomendações, instruções ou aplicações de métodos, procedimentos ou ideias contidos neste livro.

- Ficha catalográfica

**CIP-BRASIL. CATALOGAÇÃO NA PUBLICAÇÃO**
**SINDICATO NACIONAL DOS EDITORES DE LIVROS, RJ**

A112i.

10. ed.

Abbas, Abul K
Imunologia celular e molecular / Abul K. Abbas, Andrew H. Lichtman, Shiv Pillai ; ilustração David L. Baker ; tradução e revisão técnica Anderson de Sá Nunes. - 10. ed. - [Reimpr.] - Rio de Janeiro : Guanabara Koogan, 2025.
: il. ; 28 cm.

Tradução de: Cellular and molecular immunology
Apêndice
Inclui bibliografia e índice
"Inclui glossário"
ISBN 978-85-9515-890-0

1. Imunidade celular. 2. Imunologia molecular. 3. Linfócitos - Imunologia. I. Lichtman, Andrew H. II. Pillai, Shiv. III. Baker, David L. IV. Nunes, Anderson de Sá. VI. Título.

22-80854 CDD: 616.079
CDU: 612.017

Meri Gleice Rodrigues de Souza – Bibliotecária – CRB-7/6439

Respeite o direito autoral

## Dedicatória

*Aos nossos alunos, colegas e familiares*

# Material Suplementar

Este livro conta com o seguinte material suplementar:

- Questões de revisão.

O acesso ao material suplementar é gratuito. Basta que o leitor se cadastre, faça seu *login* em nosso *site* (www.grupogen.com.br) e, após, clique em Ambiente de aprendizagem. Em seguida, insira no canto superior esquerdo o código PIN de acesso localizado na orelha deste livro.

*O acesso ao material suplementar online fica disponível até seis meses após a edição do livro ser retirada do mercado.*

Caso haja alguma mudança no sistema ou dificuldade de acesso, entre em contato conosco (gendigital@grupogen.com.br).

# Prefácio

Esta décima edição de *Imunologia Celular e Molecular* inclui revisões substanciais que refletem os recentes avanços científicos e as aplicações clínicas da ciência, ao mesmo tempo que mantém o estilo claro e legível característico das edições anteriores. Nossa apresentação das novas informações tem como foco primário os conceitos importantes, sem aumentar significativamente a extensão do livro. Também reescrevemos muitas seções para melhorar a clareza, a precisão e a completude da obra.

O campo da imunologia se moveu para além do estabelecimento dos princípios fundamentais dos mecanismos das respostas imunes, para aplicar estes princípios ao conhecimento da doença humana e ao desenvolvimento de tratamentos para doenças humanas. Uma extraordinária revolução nas terapias imunológicas ocorreu ao longo dos últimos 20 anos. É especialmente gratificante para os imunologistas que algumas das imunoterapias mais inovadoras e efetivas tenham sido desenvolvidas graças ao amadurecimento da ciência básica e à elucidação cada vez mais detalhada dos complexos mecanismos de ativação e regulação imunes. Em nenhum lugar a ligação entre a ciência básica e a medicina clínica foi demonstrada com mais força que no desenvolvimento de novas imunoterapias contra o câncer. Ao longo do livro, prestamos atenção especial à relevância clínica da imunologia e aos fundamentos científicos das doenças humanas e terapias. Enquanto escrevíamos este prefácio, a pandemia de SARS-CoV-2 se espalhou por todo o mundo. A ciência da imunologia é de importância crítica para a maneira como enfrentamos esse desafio, e os imunologistas estão à frente e no centro do aprendizado de como o vírus causa a doença, como podemos tratá-la e como podemos desenvolver vacinas eficazes.

Além destes aspectos translacionais da imunologia, também atualizamos os conceitos básicos em todos os pontos em que algum conhecimento novo significativo foi produzido. Alguns exemplos destes avanços fundamentais incluem a melhor compreensão dos macrófagos residentes nos tecidos e subpopulações de células T de memória, os mecanismos pelos quais inflamassomas e sensores de ácido nucleico estimulam respostas imunes inatas, as sequências de eventos em respostas de anticorpos dependentes de células T, e os mecanismos pelos quais a evasão dos tumores ao ataque imunológico pode ser superada.

Como nas edições anteriores, cada capítulo é redigido de modo a poder ser lido e compreendido isoladamente, sem necessidade de fazer referência a outros capítulos. Para tanto, muitas vezes é preciso repetir alguns conceitos básicos e princípios gerais que são abrangidos em outros capítulos. Concluímos que esta repetição é valiosa porque permite ao leitor consolidar o aprendizado e compreender o conteúdo de cada capítulo de maneira independente dos demais. Também consideramos que isso é útil para os docentes ensinarem a partir do livro porque lhes permite considerar cada capítulo como sendo o tópico de uma ou mais aulas expositivas.

Ademais, continuamos aprimorando nosso projeto gráfico. Muitas ilustrações foram revisadas para proporcionar maior profundidade e clareza visual. Novas figuras foram adicionadas, enquanto as previamente usadas foram revisadas e muitas vezes modificadas para melhorar a precisão. Mantivemos os aspectos do *design*, como o uso do texto em negrito ou itálico para enfatizar as mensagens fundamentais, com o intuito de tornar o livro fácil de ler. Tentamos tornar a terminologia mais consistente com o uso de convenções para genes e proteínas humanas sempre que possível. As listas de leituras sugeridas continuam enfatizando artigos de revisão recentes que fornecem cobertura aprofundada de determinados tópicos particulares para os leitores interessados. Dividimos as listas em seções por temas, para ajudar os leitores a encontrarem artigos mais úteis para atender as suas necessidades. Nesta edição, adicionamos algumas publicações clássicas de pesquisas originais e *links* para palestras de imunologistas laureados com o Nobel.

As seguintes pessoas nos ajudaram com tópicos específicos: Drs. Bruce Bochner, Michael Carroll, Jason Cyster, Gaurav Gaiha, Michael Gerner, Florent Ginhoux, Amy

Klion, Ari Molofsky, Robert Ohgami e Andrea Radtke; todos foram generosos com conselhos e imagens. Nosso ilustrador, David Baker, da DNA Illustrations, continua sendo nosso parceiro no livro e fornece sugestões valiosas para clareza e precisão. Vários membros da equipe da Elsevier tiveram papéis decisivos. Nosso editor, Jeremy Bowes, tem sido fonte de suporte e estímulo. Nossa editora-chefe, Rebecca Gruliow, conduziu o livro ao longo de sua preparação e produção. Ryan Cook foi responsável pela administração do *design*, e Clay Broeker teve valor inestimável no decorrer de todo o estágio de produção. Também somos gratos aos nossos familiares, por seu suporte incansável e por tolerarem as nossas ausências. Por fim, nossos estudantes foram a inspiração original para a primeira edição do livro, e nos mantemos continuamente gratos a eles porque é a partir deles que aprendemos a pensar na ciência da imunologia e em como transmitir conhecimento da forma mais clara e mais significativa.

**Abul K. Abbas**
**Andrew H. Lichtman**
**Shiv Pillai**

# Sumário


**Capítulo 1** Propriedades e Visão Geral das Respostas Imunes, *1*

**Capítulo 2** Células e Tecidos do Sistema Imune, *13*

**Capítulo 3** Circulação de Leucócitos e Migração para os Tecidos, *43*

**Capítulo 4** Imunidade Inata, *63*

**Capítulo 5** Anticorpos e Antígenos, *107*

**Capítulo 6** Apresentação de Antígenos para Linfócitos T e as Funções das Moléculas do Complexo Principal de Histocompatibilidade, *129*

**Capítulo 7** Receptores Imunológicos e Transdução de Sinais, *161*

**Capítulo 8** Desenvolvimento dos Linfócitos e Rearranjo Genético do Receptor Antigênico, *199*

**Capítulo 9** Ativação dos Linfócitos T, *231*

**Capítulo 10** Diferenciação e Funções das Células T $CD4^+$ Efetoras, *249*

**Capítulo 11** Diferenciação e Funções das Células T $CD8^+$ Efetoras, *269*

**Capítulo 12** Ativação das Células B e Produção de Anticorpos, *279*

**Capítulo 13** Mecanismos Efetores da Imunidade Humoral, *307*

**Capítulo 14** Imunidade Especializada nas Barreiras Epiteliais e Tecidos Imunoprivilegiados, *333*

**Capítulo 15** Tolerância Imunológica e Autoimunidade, *359*

**Capítulo 16** Imunidade aos Microrganismos, *389*

**Capítulo 17** Imunologia do Transplante, *415*

**Capítulo 18** Imunologia dos Tumores, *443*

**Capítulo 19** Distúrbios de Hipersensibilidade, *467*

**Capítulo 20** Alergia, *491*

**Capítulo 21** Imunodeficiências Primárias e Adquiridas, *515*

**Glossário**, *549*

**Apêndice I** Principais Características de Moléculas CD Selecionadas, *581*

**Apêndice II** Citocinas, *589*

**Apêndice III** Técnicas de Laboratório Comumente Usadas em Imunologia, *595*

**Índice Alfabético**, *613*

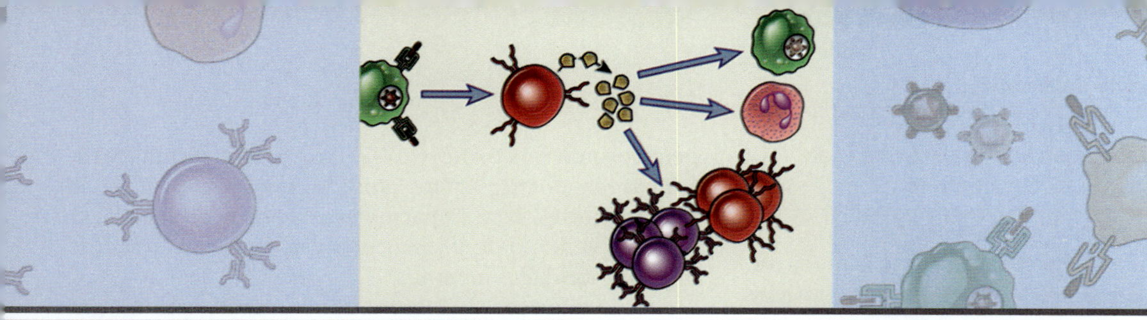

CAPÍTULO

# 1

# Propriedades e Visão Geral das Respostas Imunes


**IMUNIDADE INATA E ADAPTATIVA, 2**

**IMUNIDADE INATA, 3**

**IMUNIDADE ADAPTATIVA, 4**

Características fundamentais das respostas imunes adaptativas, 4

Visão geral da imunidade humoral e mediada por células, 6

Iniciação e desenvolvimento das respostas imunes adaptativas, 9

Imunidade humoral, 10

Imunidade mediada por células, 11

**RESUMO, 11**


O termo **imunidade** é derivado da palavra latina *immunitas*, a qual se refere à proteção contra processos legais oferecida aos senadores romanos durante seus mandatos. Historicamente, imunidade significa proteção contra doença e, mais especificamente, doença infecciosa. As células e moléculas responsáveis pela imunidade constituem o **sistema imune**, e sua resposta coletiva e coordenada à entrada de substâncias estranhas é denominada **resposta imune**.

***A função fisiológica do sistema imune é a defesa contra microrganismos infecciosos; entretanto, mesmo substâncias estranhas não infecciosas e produtos derivados de nossas células danificadas ou malignas (tumores) podem elicitar respostas imunes.*** Além disso, os mecanismos que normalmente protegem os indivíduos contra uma infecção e eliminam substâncias estranhas também são capazes de causar lesão tecidual e doença em algumas situações. Sob certas situações, mesmo moléculas próprias podem elicitar respostas imunes (as chamadas doenças autoimunes). Uma definição mais inclusiva de resposta imune é, portanto, uma reação aos microrganismos e às moléculas que são reconhecidas como estranhas ou anormais, independentemente da consequência fisiológica ou patológica dessa reação. Imunologia é o estudo das respostas imunes nesse sentido mais amplo, e dos eventos celulares e moleculares que ocorrem após um organismo encontrar microrganismos e outras macromoléculas estranhas.

Os historiadores frequentemente se referem a Tucídides, no século V a.C., em Atenas, como sendo a primeira pessoa a mencionar a imunidade contra uma infecção por ele denominada "praga" (mas que provavelmente não era a peste bubônica que reconhecemos hoje em dia). O conceito de imunidade protetora pode ter existido muito antes, como sugerido pelo antigo costume chinês de tornar as crianças resistentes à varíola após inalação do pó preparado com base em lesões cutâneas de pacientes em recuperação da doença. A imunologia, em sua forma moderna, é uma ciência experimental na qual as explicações dos fenômenos imunológicos são baseadas em observações experimentais e nas conclusões obtidas dessas observações. O desenvolvimento da imunologia como uma disciplina experimental depende da nossa capacidade de manipular a função do sistema imune sob condições controladas.

Historicamente, o primeiro exemplo claro dessa manipulação, e um dos que permanece dentre os mais dramáticos já registrados, foi a vacinação bemsucedida realizada por Edward Jenner contra varíola. Jenner, um médico inglês, tinha conhecimento de uma observação feita em áreas rurais da Inglaterra de que ordenhadoras que se recuperaram da varíola bovina não contraiam a varíola humana, uma doença mais grave. Com base nessa observação, ele injetou o material de uma pústula de varíola bovina no braço de um menino de 8 anos; quando o menino foi posteriormente inoculado com a varíola humana, a doença não se desenvolveu. O tratado de Jenner, um marco sobre **vacinação** (do latim, *vaccinus*, ou derivado de vacas), foi publicado em 1798. Os princípios das doenças infecciosas e da vacinação foram solidamente estabelecidos 100 anos mais tarde pelo trabalho de Louis Pasteur e Robert Koch. Esses avanços levaram à aceitação geral do método para a indução da imunidade contra doenças infecciosas, e a vacinação permanece a estratégia mais efetiva para a prevenção de infecções (Tabela 1.1). Um testemunho eloquente da importância da imunologia foi o anúncio pela Organização Mundial da Saúde, em 1980, de que a varíola foi a primeira doença a ser erradicada em todo o mundo por um programa de vacinação. A importância do sistema imunológico foi reforçada de maneira dramática e

**Tabela 1.1** Efetividade das vacinas para algumas doenças infecciosas comuns.

| Doença | Número máximo de casos (ano) | Número de casos em 2018 | Mudança na porcentagem |
|---|---|---|---|
| Difteria | 206.939 (1921) | 1 | −99,99 |
| Sarampo | 894.134 (1941) | 375 | −99,95 |
| Caxumba | 152.209 (1968) | 2.515 | −95,82 |
| Coqueluche | 265.269 (1934) | 15.609 | −94,11 |
| Pólio (paralisia infantil) | 21.269 (1952) | 0 | −100,00 |
| Rubéola | 57.686 (1969) | 4 | −99,99 |
| Tétano | 1.560 (1923) | 23 | −98,52 |
| *Haemophilus influenza* tipo B | ~20.000 (1984) | 38 | −99,83 |
| Hepatite B | 26.611 (1985) | 3.322 | −87,51 |

Esta tabela ilustra a notável diminuição na incidência de doenças infecciosas selecionadas nos EUA, para as quais vacinas efetivas foram desenvolvidas. Dados de Orenstein WA, Hinman AR, Bart KJ, Hadler SC. Immunization. In: Mandell GL, Bennett JE, Dolin R, eds. *Principles and Practices of Infectious Diseases.* 4th ed. New York, NY: Churchill Livingstone; 1995; e *Nationally Notifiable Infectious Diseases and Conditions, United States: 2018 Annual Tables.*

trágica pela epidemia da síndrome da imunodeficiência adquirida (AIDS; do inglês, *acquired immunodeficiency syndrome*), causada pelo vírus da imunodeficiência humana (HIV; do inglês, *acquired immunodeficiency vírus*), que se iniciou na década de 1980, bem como pela pandemia de covid-19 (do inglês, *coronavirus disease 2019*), causada pelo coronavírus SARS-CoV-2, que se iniciou em 2019. Ambas as doenças têm causado morbidade grave e muitas mortes, com impacto devastador na sociedade. O desenvolvimento de vacinas efetivas para essas doenças é uma prioridade máxima.

Desde a década de 1960, houve uma transformação notável em nosso entendimento sobre o sistema imune e suas funções. Os avanços nas técnicas de cultura celular (incluindo a produção de anticorpo monoclonal), imunoquímica, metodologia de DNA recombinante, sequenciamento de DNA de nova geração, cristalografia de raios X e criação de animais geneticamente modificados (especialmente camundongos transgênicos e *knockout*) transformaram a imunologia, então largamente descritiva, em uma ciência na qual os diversos fenômenos imunológicos podem ser explicados em termos estruturais e bioquímicos. Alguns dos mais importantes avanços na imunologia surgiram a partir dos anos 1990, com o desenvolvimento de terapias focando diferentes componentes do sistema imune, baseadas em ciência fundamental e que estão alterando dramaticamente a progressão de doenças inflamatórias e câncer em seres humanos.

Neste capítulo, delinearemos as características gerais das respostas imunes e introduziremos os conceitos que constituem as bases fundamentais da imunologia moderna e que se repetem ao longo deste livro.

## IMUNIDADE INATA E ADAPTATIVA

***A defesa contra microrganismos é mediada por respostas sequenciais e coordenadas que são denominadas imunidade inata e adaptativa*** (Figura 1.1 e Tabela 1.2). A **imunidade inata** (também chamada **imunidade natural**

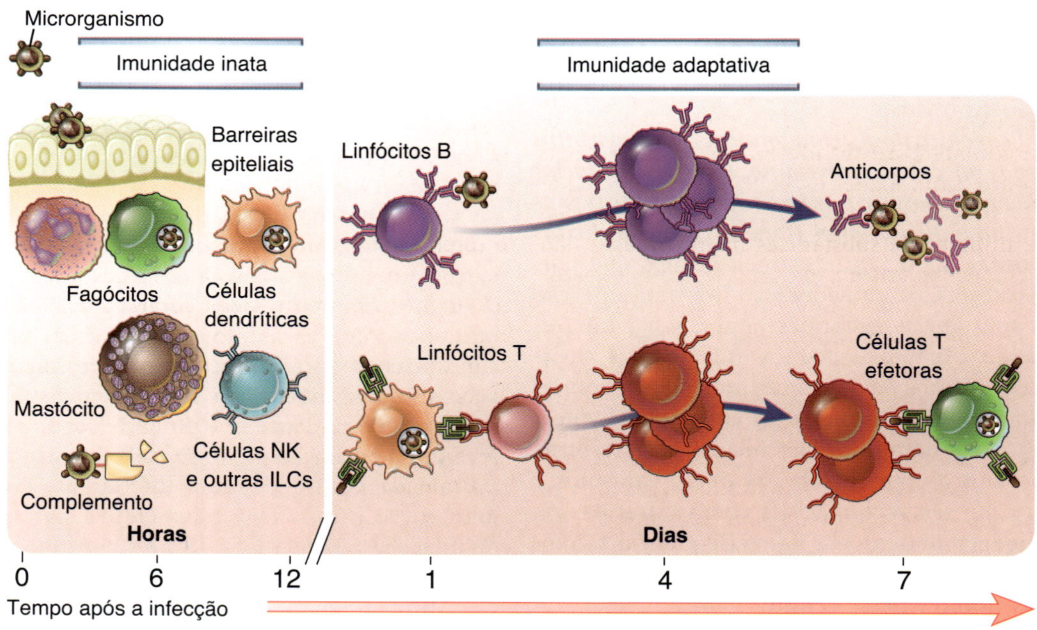


**Figura 1.1 Imunidade inata e adaptativa.** Os mecanismos da imunidade inata fornecem a defesa inicial contra infecções. As respostas imunes adaptativas se desenvolvem posteriormente e necessitam de ativação dos linfócitos. A cinética das respostas imunes inata e adaptativa são aproximações e podem variar em diferentes infecções. Somente tipos celulares selecionados são mostrados. *ILCs*, células linfoides inatas; *NK*, *natural killer*.

**Tabela 1.2** Características da imunidade inata e adaptativa.

| | **Inata** | **Adaptativa** |
|---|---|---|
| **Características** | | |
| Especificidade | Para moléculas compartilhadas por grupos de microrganismos relacionados e moléculas produzidas por células lesionadas do hospedeiro | Para muitos antígenos microbianos e não microbianos diferentes |
| Diversidade | Baixa; reconhecimento de moléculas codificadas por genes herdados (da linhagem germinativa) | Muito alta; muitos receptores antigênicos são gerados por recombinação somática de segmentos gênicos nos linfócitos |
| Memória | Limitada | Sim |
| Não reatividade ao próprio | Sim | Sim |
| **Componentes** | | |
| Barreiras celulares e químicas | Pele, epitélios de mucosa; moléculas antimicrobianas | Linfócitos nos epitélios; anticorpos secretados nas superfícies epiteliais |
| Proteínas secretadas | Complemento, várias lectinas e aglutininas | Anticorpos |
| Células | Fagócitos (macrófagos, neutrófilos), células dendríticas, células *natural killer*, mastócitos, células linfoides inatas | Linfócitos |

Muitos dos componentes da imunidade inata também desempenham funções importantes nas respostas imunes adaptativas, como será discutido em capítulos posteriores.

ou **imunidade nativa**) é essencial para a defesa contra microrganismos nas primeiras horas ou dias após a infecção, antes que as respostas imunes adaptativas tenham se desenvolvido. A imunidade inata é mediada por mecanismos que já existem antes da ocorrência de uma infeção (por isso inata) e são capazes de reagir rapidamente contra microrganismos invasores.

Em contraste à imunidade inata, há outras respostas imunes que são estimuladas pela exposição a agentes infecciosos e que aumentam em magnitude e capacidades defensivas após cada exposição sucessiva a um microrganismo em particular. Uma vez que essa forma de imunidade se desenvolve em resposta à infecção e a ela se adapta, é denominada **imunidade adaptativa** (também conhecida como imunidade específica ou imunidade adquirida). O sistema imune adaptativo reconhece e reage a um grande número de substâncias microbianas e não microbianas chamadas **antígenos**. Embora muitos patógenos tenham evoluído de maneira a resistir à resposta imune inata, as respostas imunes adaptativas mais fortes e mais especializadas são capazes de erradicar muitas dessas infecções. Também existem numerosas conexões entre as respostas imunes inata e adaptativa. A resposta imune inata aos microrganismos fornece os primeiros sinais de perigo que estimulam as respostas imunes adaptativas. Em contrapartida, as respostas imunes adaptativas frequentemente trabalham intensificando os mecanismos protetores da imunidade inata, tornando-os mais capazes de combater efetivamente os microrganismos.

***O sistema imune de cada indivíduo é capaz de reconhecer, responder e eliminar muitos antígenos estranhos (não próprios), mas normalmente não reage contra antígenos e tecidos do próprio indivíduo.*** Diferentes mecanismos são usados pelos sistemas imunes inato e adaptativo para prevenir reações contra células sadias do hospedeiro.

Mecanismos de defesa do hospedeiro contra microrganismos estão presentes em todos os organismos multicelulares. Os mecanismos filogeneticamente mais antigos de defesa do hospedeiro são aqueles da imunidade inata, presentes até mesmo em plantas e insetos. Há cerca de 500 milhões de anos, peixes sem mandíbulas, como lampreias e peixes-bruxa, desenvolveram um sistema imune contendo células parecidas com linfócitos que devem funcionar como os linfócitos encontrados em espécies mais avançadas e até responder à imunização. Os receptores antigênicos nessas células são proteínas com variabilidade limitada, capazes de reconhecer muitos antígenos, porém distintos dos anticorpos e receptores de células T, os quais são altamente variáveis e surgiram mais tardiamente na evolução. Os mecanismos de defesa mais especializados que constituem a imunidade adaptativa são encontrados somente em vertebrados. A maior parte dos componentes do sistema imune adaptativo, incluindo linfócitos com receptores antigênicos altamente diversos, anticorpos e tecidos linfoides especializados, evoluiu coordenadamente dentro de um curto espaço de tempo nos vertebrados mandibulados (p. ex., tubarões) há aproximadamente 360 milhões de anos.

## IMUNIDADE INATA

O sistema imune inato responde quase imediatamente a microrganismos e células lesionados, e repetidas exposições induzem respostas imunes inatas praticamente idênticas. Os receptores da imunidade inata são específicos para estruturas comuns a grupos de microrganismos relacionados, e não distinguem pequenas diferenças entre microrganismos. Os principais componentes da imunidade inata são (1) barreiras físicas e químicas, como os epitélios e os agentes antimicrobianos produzidos nas superfícies epiteliais; (2) células fagocíticas (neutrófilos, macrófagos), células dendríticas (DCs; do inglês, *dendritic cells*), mastócitos, células *natural killer* (células NK, ou "matadoras naturais") e outras células linfoides inatas; e (3) proteínas sanguíneas, incluindo componentes do sistema complemento e outros mediadores da inflamação. Muitas células da imunidade inata, como DCs, alguns macrófagos e mastócitos, são residentes dos tecidos e atuam como sentinelas em busca de microrganismos que podem invadir esses tecidos. A resposta imune inata combate microrganismos por meio de duas estratégias principais – pelo recrutamento de fagócitos e outros leucócitos que destroem os microrganismos, no processo chamado **inflamação**; e pelo bloqueio da replicação viral ou *killing* de células infectadas por vírus, por mecanismos distintos das reações inflamatórias. Discutiremos características, mecanismos e componentes da imunidade inata no Capítulo 4.

## IMUNIDADE ADAPTATIVA

***A resposta imune adaptativa é mediada por células chamadas linfócitos e seus produtos.*** Os linfócitos expressam receptores altamente diversos que são capazes de reconhecer um vasto número de antígenos. Há duas populações principais de linfócitos, denominadas **linfócitos B** e **linfócitos T**, os quais medeiam diferentes tipos de respostas imunes adaptativas. Iremos, primeiramente, resumir as importantes propriedades do sistema imune adaptativo e, então, descreveremos os diferentes tipos de respostas imunes adaptativas.

### Características fundamentais das respostas imunes adaptativas

As propriedades fundamentais do sistema imune adaptativo refletem as propriedades dos linfócitos que medeiam essas respostas:

- ***Especificidade e diversidade***: respostas imunes são específicas para antígenos distintos e, frequentemente, para diferentes porções de um único complexo proteico, polissacarídico ou de outra macromolécula (Figura 1.2). As porções de antígenos complexos especificamente reconhecidas por linfócitos individuais são denominadas **determinantes** ou **epítopos**. Essa especificidade fina existe porque os linfócitos individuais expressam receptores de membrana que podem distinguir diferenças estruturais sutis entre epítopos distintos. Clones de linfócitos com diferentes especificidades estão presentes em indivíduos não imunizados e são capazes de reconhecer e responder aos antígenos estranhos (Figura 1.3). Esse conceito fundamental é denominado **seleção clonal** e foi claramente enunciado por Macfarlane Burnet, em 1957, como uma hipótese para explicar de que modo o sistema imune poderia responder a um grande número e variedade de antígenos. De acordo com essa hipótese, a qual é, atualmente, uma característica comprovada da imunidade adaptativa, clones de linfócitos antígeno-específicos se desenvolvem antes e independentemente da exposição ao antígeno. Um antígeno introduzido se

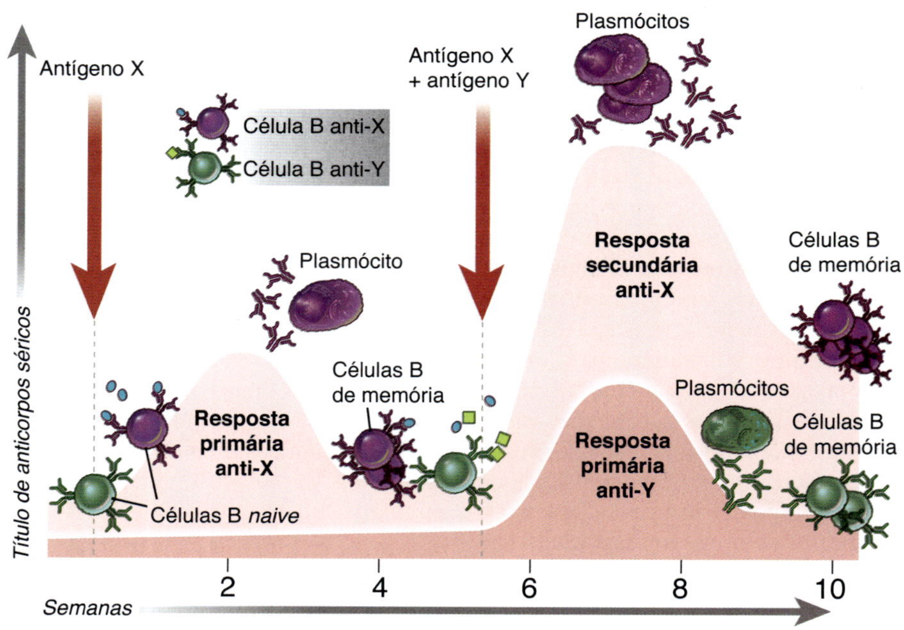


**Figura 1.2 Especificidade, memória e contração das respostas imunes adaptativas.** Os antígenos X e Y ativam diferentes clones de células B e induzem a produção de diferentes anticorpos (especificidade). A resposta secundária ao antígeno X é mais rápida e maior que a resposta primária (memória). Os níveis de anticorpos declinam com tempo após cada imunização (contração, o processo que mantém a homeostasia). As mesmas características são vistas nas respostas imunes mediadas por células T.

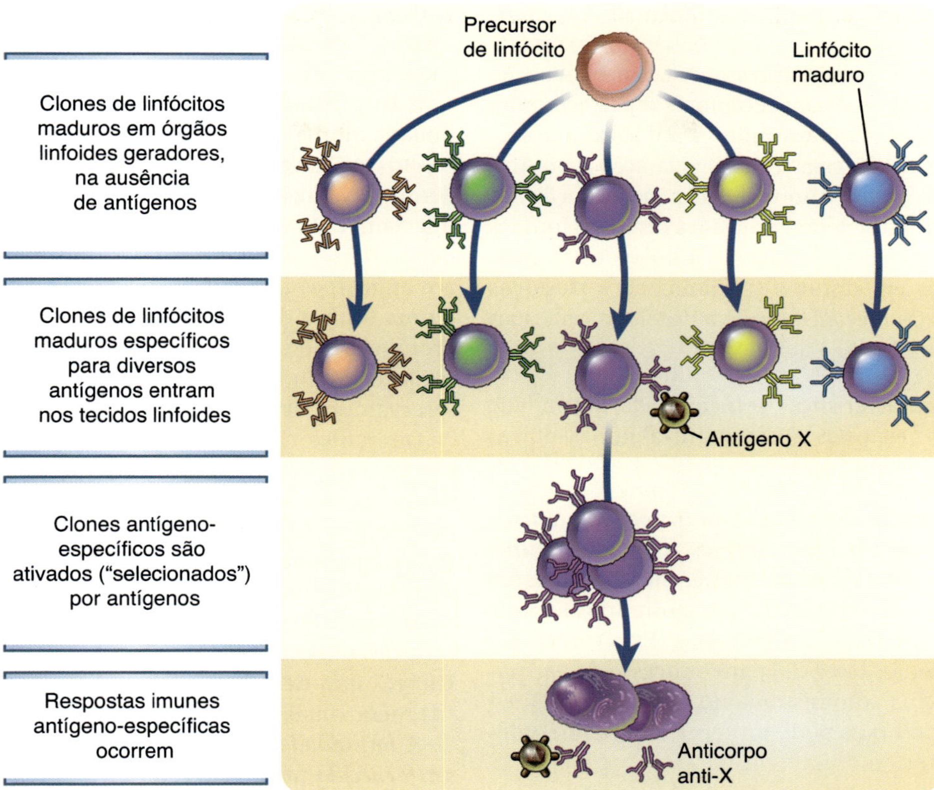


**Figura 1.3 Seleção clonal.** Cada antígeno (*X*) seleciona um clone preexistente de linfócitos específicos e estimula a proliferação e a diferenciação daquele clone. O diagrama mostra somente linfócitos B dando origem a células efetoras secretoras de anticorpos, mas o mesmo princípio se aplica aos linfócitos T.

liga (seleciona) às células do clone antígeno-específico preexistente e as ativa, levando a uma resposta imune específica para aquele antígeno. O número total de especificidades antigênicas dos linfócitos em um indivíduo, chamado repertório dos linfócitos, é extremamente grande. Estima-se que o sistema imune de um indivíduo possa discriminar 107 a 109 determinantes antigênicos distintos. Essa capacidade do repertório de linfócitos para reconhecer um grande número de antígenos (a chamada **diversidade**) é resultado da variabilidade nas estruturas dos sítios de ligação ao antígeno dos receptores antigênicos dos linfócitos. Em outras palavras, existem muitos clones distintos de linfócitos, e cada clone contém um único receptor antigênico e, consequentemente, uma única especificidade antigênica, contribuindo para um repertório total extremamente diverso. A expressão de diferentes receptores antigênicos em distintos clones de células T e B é a razão pela qual esses receptores são ditos clonalmente distribuídos. Os mecanismos moleculares que geram essa diversidade de receptores antigênicos são discutidos no Capítulo 8. A diversidade é essencial se o sistema imune existir para defender os indivíduos contra os diversos potenciais patógenos presentes no ambiente

- ***Memória***: a exposição do sistema imune a um antígeno estranho aumenta sua capacidade de responder novamente àquele antígeno. As respostas a uma segunda exposição ou exposições subsequentes ao mesmo antígeno, chamadas respostas imunes secundárias, são normalmente mais rápidas, de maior magnitude e, com frequência, quantitativamente diferentes da primeira resposta imune (ou primária) àquele antígeno (ver Figura 1.2). A memória imunológica ocorre porque cada exposição a um antígeno gera células de memória de vida longa específicas para o antígeno. Há dois motivos pelos quais as respostas secundárias são tipicamente mais fortes que as respostas imunes primárias – as células de memória se acumulam e se tornam mais numerosas que os linfócitos *naive*[1] específicos para o antígeno existente no momento da exposição inicial ao antígeno; e células de memória reagem mais rápida e vigorosamente ao desafio antigênico do que os linfócitos *naive*. A memória permite que o sistema imune produza respostas aumentadas a exposições persistentes ou recorrentes ao mesmo antígeno e, assim, combata infecções por microrganismos prevalentes no meio ambiente e encontrados repetidamente
- ***Não reatividade ao próprio (autotolerância)***: uma das propriedades mais marcantes do sistema imune de cada indivíduo normal é sua capacidade de reconhecer, responder e eliminar muitos antígenos estranhos (não próprios) enquanto não reage prejudicialmente aos antígenos do próprio indivíduo. A não responsividade

[1]N.R.T.: A expressão *naive* pode ser usada tanto para uma célula (p. ex., linfócitos) quanto para um indivíduo e significa algo (ou alguém) que nunca entrou em contato com um dado antígeno, ou seja, "não experenciado" para aquele antígeno.

imunológica é também chamada **tolerância**. A tolerância aos antígenos próprios, ou autotolerância, é mantida por diversos mecanismos. Estes incluem a eliminação de linfócitos que expressam receptores específicos para alguns autoantígenos, inativando os linfócitos autorreativos ou suprimindo essas células pela ação de outras células (reguladoras). Anormalidades na indução ou manutenção da autotolerância levam a respostas imunes contra os autoantígenos (antígenos autólogos), as quais podem resultar em distúrbios denominados **doenças autoimunes**. Os mecanismos de autotolerância e suas falhas são discutidos no Capítulo 15.

Além dessas características principais da imunidade adaptativa, essas respostas apresentam algumas outras propriedades importantes:

- ***Em decorrência da capacidade de linfócitos e outras células imunes de circular entre os tecidos, a imunidade adaptativa é sistêmica***: isso significa que, mesmo quando iniciada em um local, a resposta imune pode conferir proteção em locais distantes. Essa característica é, obviamente, essencial para o sucesso da vacinação – uma vacina administrada no tecido subcutâneo ou muscular do braço pode proteger contra infecções em qualquer tecido.
- ***As respostas imunes são reguladas por um sistema de alças de feedback positivo que amplifica a reação e por mecanismos de controle que previnem reações inapropriadas ou patológicas***: quando ativados, os linfócitos desencadeiam mecanismos que amplificam a magnitude da resposta. Esse *feedback* positivo é importante para permitir que o pequeno número de linfócitos específicos para qualquer microrganismo gere a ampla resposta necessária para erradicar a infecção. Muitos mecanismos de controle tornam-se ativos durante as respostas imunes, prevenindo a ativação excessiva de linfócitos que poderiam causar danos colaterais aos tecidos normais, além de também prevenir respostas contra autoantígenos.

## Visão geral da imunidade humoral e mediada por células

***Existem dois tipos de respostas imunes adaptativas, denominadas imunidade humoral e imunidade mediada por células, as quais são mediadas por diferentes tipos de linfócitos e atuam para eliminar diferentes tipos de microrganismos*** (Figuras 1.4 e 1.5). A **imunidade humoral** é mediada por moléculas no sangue e em secreções mucosas, denominadas anticorpos, os quais são produzidos pelos **linfócitos B**. Os anticorpos reconhecem antígenos microbianos, neutralizam a infectividade dos microrganismos e marcam microrganismos para sua eliminação pelos fagócitos e pelo sistema complemento. A imunidade humoral é o principal mecanismo de defesa contra os microrganismos e suas toxinas, localizados fora das células (p. ex., no lúmen dos tratos gastrintestinal e respiratório, e no sangue), uma vez que os anticorpos secretados podem se ligar a esses microrganismos e toxinas, neutralizando-os, além de auxiliar na sua eliminação.

A **imunidade mediada por células**, também denominada imunidade celular, é mediada pelos **linfócitos T**. Muitos microrganismos são ingeridos, mas sobrevivem dentro dos fagócitos, e alguns, particularmente os vírus, infectam e se replicam em diversas células do hospedeiro. Nesses locais, os microrganismos são inacessíveis aos anticorpos circulantes. A defesa contra essas infecções é uma função da imunidade mediada por células, a qual promove a destruição de microrganismos dentro dos fagócitos e a morte das células infectadas para eliminar os reservatórios da infecção.

Diferentes classes de linfócitos podem ser distinguidas pela expressão de proteínas de membrana, muitas das quais são designadas pela numeração CD (do inglês, *cluster of differentiation*). Essas moléculas de superfície estão também envolvidas nas funções dos linfócitos. Apresentaremos algumas dessas moléculas de superfície usadas para identificar classes de linfócitos no Capítulo 2, e as discutiremos em detalhes nos capítulos seguintes. Um resumo das moléculas designadas pela numeração CD mencionadas no livro é fornecido no Apêndice I.

***A imunidade protetora contra um microrganismo pode ser fornecida tanto pela resposta do hospedeiro ao microrganismo quanto pela transferência de anticorpos que defendem contra o microrganismo*** (Figura 1.6). A forma de imunidade induzida pela exposição a um antígeno estranho é chamada **imunidade ativa**, porque o indivíduo imunizado tem papel ativo na resposta ao antígeno. Indivíduos e linfócitos que nunca encontraram um antígeno particular são considerados *naive*, implicando que ambos são imunologicamente inexperientes. Indivíduos que responderam a um antígeno microbiano e estão protegidos de exposições subsequentes àquele microrganismo são ditos imunes.

A imunidade também pode ser conferida a um indivíduo pela transferência de anticorpos de um indivíduo imunizado para um indivíduo que nunca encontrou o antígeno (ver Figura 1.6). O receptor dessa transferência se torna imune ao antígeno em particular, sem nunca ter sido exposto nem ter respondido àquele antígeno. Portanto, essa forma de imunização é chamada **imunidade passiva**. Um exemplo fisiologicamente importante de imunidade passiva é a transferência de anticorpos maternos para o feto através da placenta, a qual permite aos recém-nascidos o combate a infecções por vários meses antes que eles próprios desenvolvam a capacidade de produzir anticorpos. A imunização passiva é também um método útil na medicina por conferir resistência rapidamente, sem a necessidade de esperar pelo desenvolvimento de uma resposta imune ativa. A imunização passiva contra toxinas potencialmente letais pela administração de anticorpos de animais ou pessoas imunizadas é um tratamento que salva vidas em infecções rábicas ou picadas por serpentes. Pacientes com algumas doenças de imunodeficiências genéticas são imunizados passivamente pela transferência de um *pool* de anticorpos de doadores saudáveis.

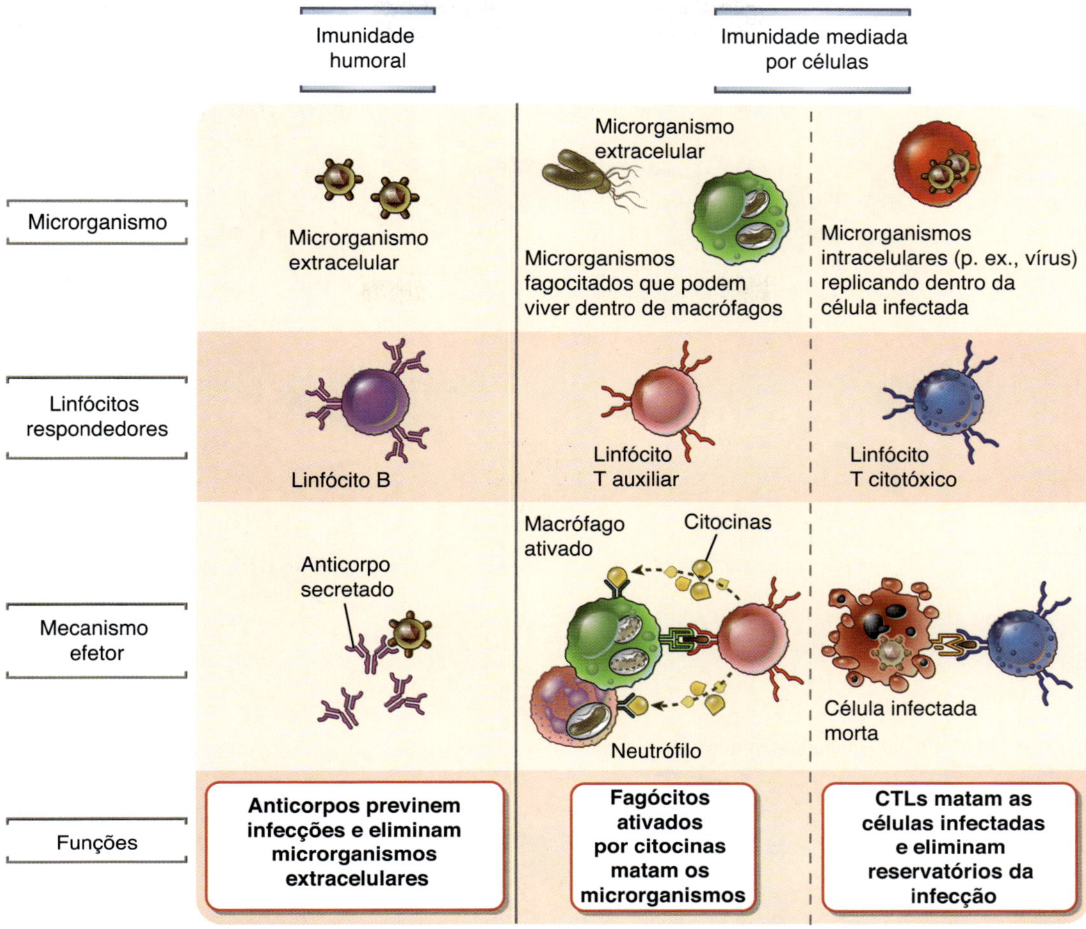


**Figura 1.4 Tipos de imunidade adaptativa.** Na imunidade humoral, os linfócitos B secretam anticorpos que previnem as infecções e eliminam os microrganismos extracelulares. Na imunidade mediada por células, os linfócitos T auxiliares ativam macrófagos e neutrófilos para matar microrganismos fagocitados, ou linfócitos T citotóxicos destroem diretamente as células infectadas.

A primeira demonstração de imunidade humoral foi feita por Emil von Behring e Shibasaburo Kitasato, em 1890, usando uma estratégia de imunização passiva. Eles mostraram que, se o soro de animais que haviam sido imunizados com uma forma atenuada de toxina diftérica fosse transferido a animais *naive*, os receptores se tornavam resistentes especificamente à infecção diftérica. Os componentes ativos do soro foram chamados antitoxinas, porque neutralizaram os efeitos patológicos da toxina diftérica. Esse resultado levou ao tratamento da infecção diftérica, até então letal, pela administração da antitoxina, uma realização que foi reconhecida pelo primeiro Prêmio Nobel em Fisiologia ou Medicina concedido a von Behring. Na década de 1890, Paul Ehrlich postulou que as células imunes utilizam receptores, os quais chamou de cadeias laterais, para reconhecer toxinas microbianas e, subsequentemente, secretá-los para combater microrganismos. Ele cunhou o termo anticorpos (do alemão, *antikörper*) para designar as proteínas séricas que se ligam a substâncias estranhas, como toxinas, enquanto as substâncias que geraram os anticorpos foram denominadas antígenos. A definição moderna de antígenos inclui substâncias que se ligam a receptores específicos em linfócitos, quer estimulem ou não respostas imunes. De acordo com definições estritas, substâncias que estimulam as respostas imunes são chamadas imunógenos, embora o termo antígeno seja frequentemente usado de forma intercambiável com imunógeno. As propriedades dos anticorpos e antígenos são descritas no Capítulo 5. Os conceitos de Ehrlich representaram um modelo extraordinariamente preditivo para a especificidade da imunidade adaptativa. Esses estudos iniciais dos anticorpos levaram à aceitação geral da teoria humoral da imunidade, de acordo com a qual a defesa do hospedeiro contra infecções é mediada por substâncias presentes nos fluidos corporais (então chamados humores).

Ilya Metchnikoff, inicialmente, defendeu a teoria celular da imunidade, a qual afirmava que as células do hospedeiro são os principais mediadores da imunidade. Sua demonstração dos fagócitos ao redor de um espinho introduzido em uma larva translúcida de estrela do mar, publicada em 1883, foi talvez a primeira evidência experimental de que as células respondem a invasores estranhos. Ehrlich e Metchnikoff dividiram o Prêmio Nobel em 1908, em reconhecimento às suas contribuições para o estabelecimento desses princípios fundamentais da imunidade. A observação de Sir Almroth Wright, no início dos anos 1900, de que fatores no soro

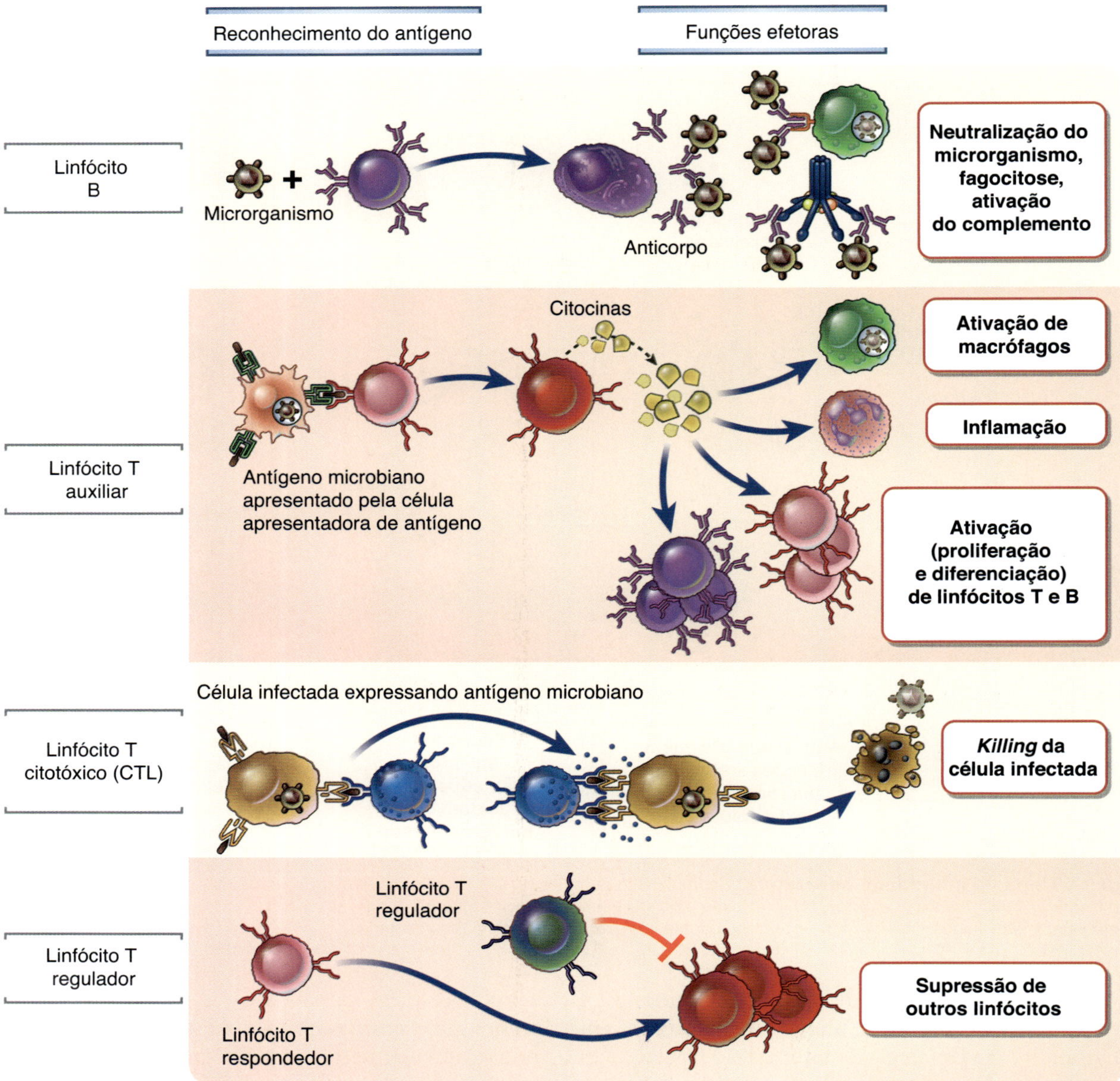


**Figura 1.5 Classes de linfócitos.** Os linfócitos B reconhecem muitos tipos de antígenos e se desenvolvem em células secretoras de antígenos. Os linfócitos T auxiliares reconhecem antígenos nas superfícies das células apresentadoras de antígenos e secretam citocinas, as quais estimulam diferentes mecanismos de imunidade e inflamação. Os linfócitos T citotóxicos reconhecem antígenos em células infectadas e matam essas células. As células T reguladoras suprimem as respostas imunes (p. ex., aos antígenos próprios).

imune aumentaram a fagocitose de bactérias ao recobri-las, um processo conhecido como **opsonização**, deu suporte à convicção de que os anticorpos preparam os microrganismos para a ingestão pelos fagócitos. Esses "celularistas" iniciais não foram capazes de provar que a imunidade específica aos microrganismos poderia ser mediada pelas células. A importância da imunidade celular na defesa do hospedeiro se consolidou na década de 1950, quando foi mostrado que a resistência a uma bactéria intracelular, *Listeria monocytogenes*, poderia ser transferida a animais pelas células, mas não pelo soro. Atualmente, sabemos que a especificidade da imunidade mediada por células é decorrente dos linfócitos, os quais frequentemente atuam em conjunto com outras células, como os fagócitos, para eliminar os microrganismos.

No cenário clínico, a imunidade a um microrganismo previamente encontrado é avaliada indiretamente, tanto por ensaios que detectam a presença de produtos das respostas imunes (como anticorpos séricos específicos para antígenos microbianos) quanto pela administração de substâncias purificadas de microrganismos, e avaliando as reações a essas substâncias. A reação a um antígeno é detectável somente em indivíduos que entraram previamente em contato com o antígeno, refletindo a memória para aquele antígeno. Esses indivíduos são ditos sensibilizados ao antígeno, e a reação é uma indicação de sensibilidade. Essa reação a um antígeno microbiano implica que o indivíduo sensibilizado seja capaz de montar uma resposta protetora ao microrganismo.

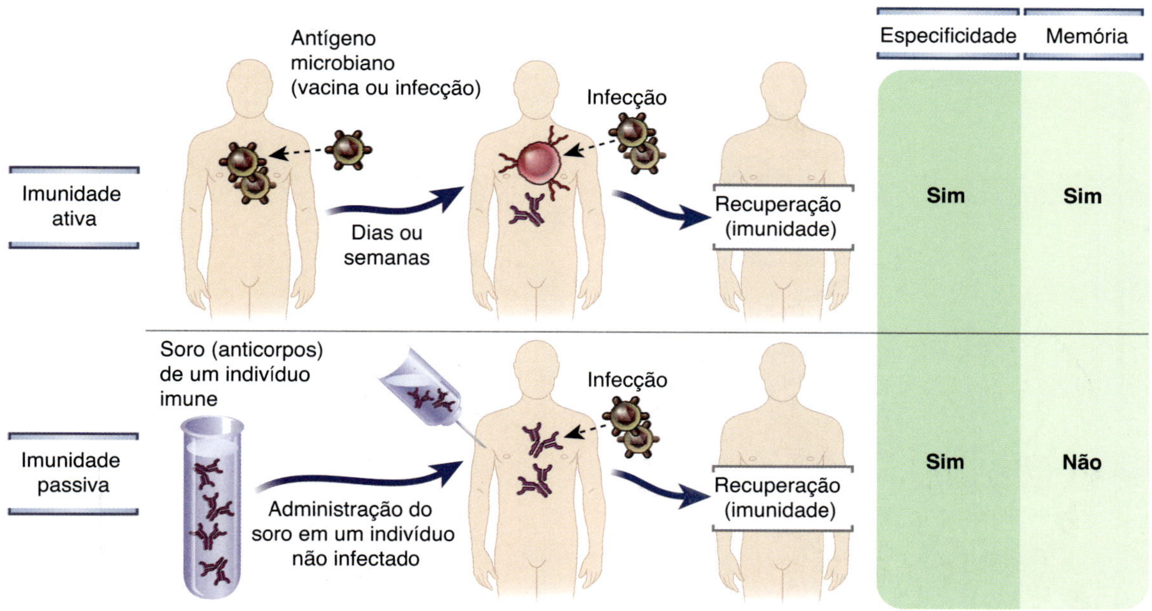


**Figura 1.6 Imunidade ativa e passiva.** A imunidade ativa é conferida pela resposta do hospedeiro a um microrganismo ou antígeno microbiano, enquanto a imunidade passiva é conferida pela transferência adotiva de anticorpos ou de linfócitos T específicos para o microrganismo. Ambas as formas de imunidade conferem resistência à infecção e são específicas para antígenos microbianos, mas somente as respostas imunes ativas geram memória imunológica. A transferência passiva de anticorpos ocorre durante a gravidez (da mãe para o feto), e a inoculação de anticorpos é usada terapeuticamente para conferir imunidade passiva protetora rápida contra toxinas letais. Linfócitos podem ser transferidos somente entre animais geneticamente idênticos; em humanos, linfócitos de outro indivíduo poderiam ser reconhecidos como estranhos e rejeitados.

## Iniciação e desenvolvimento das respostas imunes adaptativas

As respostas imunes adaptativas se desenvolvem em diversas etapas, iniciando pela captura do antígeno, seguida pela ativação de linfócitos específicos (Figura 1.7).

***A maioria dos microrganismos e outros antígenos entram no organismo através das barreiras epiteliais, e as respostas imunes adaptativas a esses antígenos se desenvolvem em órgãos linfoides periféricos (secundários).*** A iniciação das respostas imunes adaptativas requer que os antígenos sejam capturados e expostos aos linfócitos específicos. As células que realizam essa função são chamadas células apresentadoras de antígeno (APCs; do inglês, *antigen-presenting cells*). As APCs mais especializadas são as DCs, as quais capturam antígenos microbianos que entram no organismo a partir do ambiente externo, transportam esses antígenos aos órgãos linfoides e os apresentam aos linfócitos T *naive* para iniciar as respostas imunes. Outros tipos celulares atuam como APCs em diferentes estágios das respostas imunes humorais e mediadas por células. Descreveremos as funções das APCs no Capítulo 6.

Os **linfócitos *naive*** expressam receptores antigênicos, mas nunca responderam ao antígeno. A ativação desses linfócitos pelo antígeno leva à proliferação dessas células, resultando em um aumento no número de clones antígeno-específicos, denominado **expansão clonal**. Esse processo é seguido pela diferenciação dos linfócitos ativados em células capazes de eliminar o antígeno, as quais são chamadas **células efetoras** porque medeiam o efeito final da resposta imune, e em **células de memória**, que sobrevivem por longos períodos e montam fortes respostas após encontros repetidos com o antígeno. A eliminação do antígeno frequentemente requer a participação de outras células não linfoides, como macrófagos e neutrófilos, as quais, por vezes, são chamadas células efetoras. Esses passos da ativação dos linfócitos e sua diferenciação em células efetoras tipicamente demoram alguns dias, o que explica por que a resposta imune adaptativa se desenvolve de maneira lenta, e há a necessidade de a imunidade inata inicialmente conferir proteção.

Uma vez que a resposta imune adaptativa tenha erradicado a infecção, o estímulo para a ativação dos linfócitos se dissipa e a maior parte das células efetoras morre, resultando no declínio da resposta. As células de memória permanecem, prontas para responder vigorosamente caso a mesma infecção se repita.

***As células do sistema imune interagem umas com as outras e com outras células do hospedeiro por meio de proteínas secretadas chamadas citocinas.*** Essas interações são essenciais tanto durante os estágios de iniciação quanto efetor das respostas imunes inata e adaptativa. As **citocinas** constituem um amplo grupo de proteínas secretadas com diversas estruturas e funções, as quais regulam e coordenam muitas atividades das células da imunidade inata e adaptativa. Todas as células do sistema imune secretam pelo menos algumas citocinas e expressam receptores de sinalização específicos para diversas

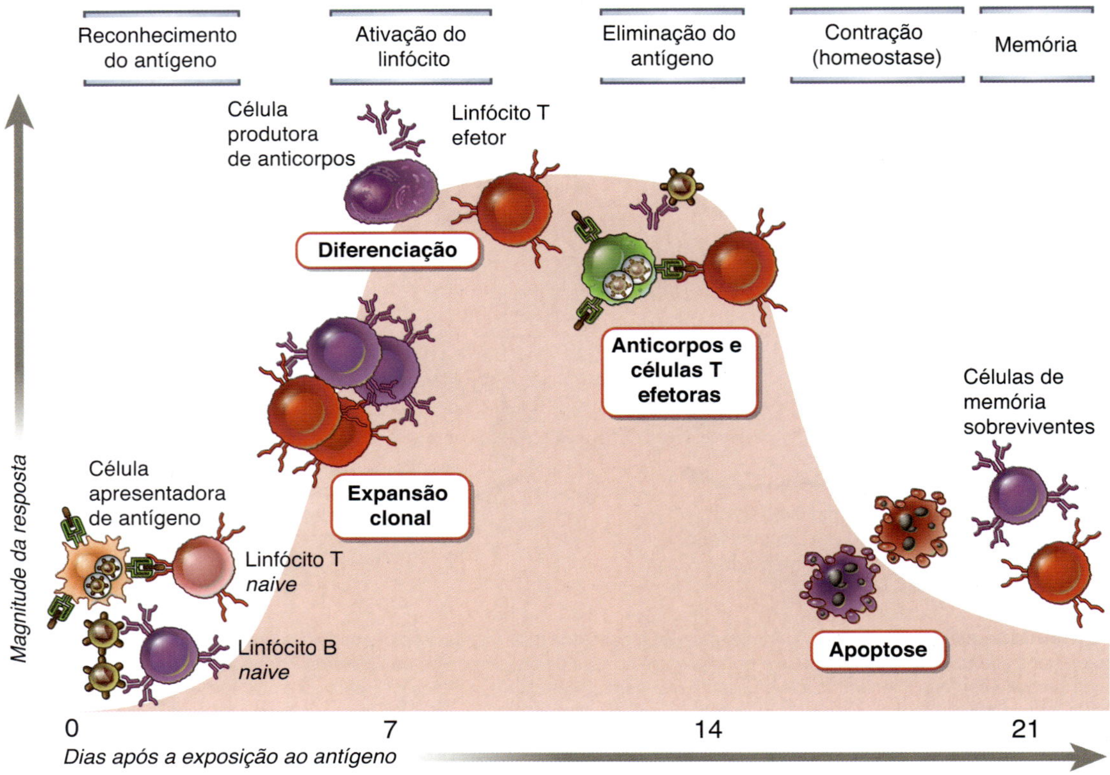


**Figura 1.7 Desenvolvimento das respostas imunes adaptativas.** As respostas imunes adaptativas consistem em passos distintos, sendo os três primeiros o reconhecimento do antígeno, a ativação dos linfócitos e a eliminação do antígeno (fase efetora). A resposta se contrai (declina) à medida que os linfócitos estimulados pelos antígenos morrem por apoptose, restaurando a homeostasia, e as células antígeno-específicas que sobrevivem são responsáveis pela memória. A duração de cada fase pode variar em diferentes respostas imunes. O eixo *y* representa uma medida arbitrária da magnitude da resposta. Esses princípios se aplicam à imunidade humoral (mediada por linfócitos B) e à imunidade mediada por células (mediada por linfócitos T).

citocinas. Entre as muitas funções das citocinas que discutiremos ao longo deste livro, estão promoção de crescimento e diferenciação das células imunes, ativação das funções de linfócitos e fagócitos que eliminam os microrganismos (chamadas funções efetoras) e estimulação de movimento direcionado das células imunes a partir do sangue para os tecidos e dentro deles. Um grande subgrupo de citocinas estruturalmente relacionadas que regulam a adesão e a migração celular é conhecido como **quimiocinas**. As citocinas também estão envolvidas em doenças imunológicas, e alguns dos fármacos mais efetivos desenvolvidos para tratá-las têm como alvo as citocinas. Descreveremos as funções de citocinas individuais quando discutirmos as respostas imunes nas quais essas proteínas exercem papéis importantes. Uma lista de citocinas e um breve resumo de suas propriedades são fornecidos no Apêndice II.

## Imunidade humoral

***Linfócitos B que reconhecem antígenos proliferam e se diferenciam em plasmócitos que secretam diferentes classes de anticorpos com funções distintas.*** Cada clone de células B expressa um receptor antigênico de superfície celular, o qual é uma forma de anticorpo ligado à membrana, com uma especificidade antigênica única. Diferentes tipos de antígenos, incluindo proteínas, polissacarídios, lipídios e moléculas pequenas, são capazes de elicitar respostas de anticorpos. A resposta das células B aos antígenos proteicos requer sinais de ativação (auxílio) das células T CD4$^+$ (esta é a razão histórica pela qual chamamos essas células T de células auxiliares). As células B podem responder a vários antígenos não proteicos sem a participação de células T auxiliares. Cada plasmócito secreta anticorpos que têm o mesmo sítio de ligação ao antígeno, uma vez que são os receptores antigênicos da superfície da célula B que primeiro reconheceram o antígeno. Polissacarídios e lipídios estimulam a secreção principalmente do anticorpo da classe (isótipo) denominada imunoglobulina M (IgM). Antígenos proteicos induzem a produção de anticorpos de diferentes classes (IgG, IgA, IgE) a partir de um único clone de células B, um processo chamado troca de classe (ou isótipo) de cadeia pesada. Essas diferentes classes de anticorpos servem a funções distintas, mencionadas adiante. Células T auxiliares também estimulam a produção de anticorpos com afinidade aumentada ao antígeno. Esse processo, chamado maturação de afinidade, melhora a qualidade da resposta imune humoral.

A resposta imune humoral combate microrganismos de várias maneiras. Os anticorpos se ligam aos microrganismos e os impedem de infectar as células, assim neutralizando-os. A neutralização mediada por anticorpos é o único mecanismo da imunidade adaptativa que detém uma infecção antes que ela se estabeleça; esta é a razão pela qual a elicitação da produção de anticorpos neutralizantes potentes é um objetivo-chave da vacinação. Anticorpos IgG recobrem os microrganismos e os marcam para a fagocitose, porque os fagócitos (neutrófilos e macrófagos) expressam receptores para porções das moléculas de IgG. O sistema complemento é ativado por IgM e IgG, e os produtos do complemento promovem a fagocitose e a destruição dos microrganismos. A IgA é secretada pelo epitélio da mucosa e neutraliza microrganismos no lúmen dos tecidos de mucosa, como os tratos respiratório e gastrintestinal, prevenindo assim que os microrganismos inalados e ingeridos infectem o hospedeiro. A IgG materna é ativamente transportada através da placenta e protege o recém-nascido até que o sistema imune do bebê se torne maduro. A maior parte dos anticorpos IgG tem meia-vida na circulação de aproximadamente 3 semanas, enquanto outras classes de anticorpos têm meias-vidas de apenas poucos dias. Alguns plasmócitos secretores de anticorpos migram para a medula óssea ou tecidos de mucosa e vivem por anos, produzindo continuamente baixos níveis de anticorpos. Os anticorpos secretados por esses plasmócitos de vida longa fornecem proteção imediata se o microrganismo reinfectar o indivíduo. Uma proteção mais efetiva é fornecida pelas células de memória, que são ativadas pelo microrganismo e rapidamente se diferenciam para gerar grandes números de plasmócitos.

## Imunidade mediada por células

***Os linfócitos T, células da imunidade celular, reconhecem os antígenos dos microrganismos associados às células e diferentes tipos de células T auxiliam os fagócitos a destruir esses microrganismos ou matar as células infectadas.*** As células T não produzem moléculas de anticorpo. Seus receptores antigênicos são moléculas de membrana distintas, mas estruturalmente relacionadas aos anticorpos (ver Capítulo 7). Os linfócitos T têm uma especificidade restrita para antígenos; eles reconhecem peptídios derivados das proteínas estranhas que estão ligadas às proteínas do hospedeiro denominadas moléculas do **complexo principal de histocompatibilidade** (MHC; do inglês, *major histocompatibility complex*), as quais são expressas nas superfícies de outras células. Como resultado, essas células T reconhecem e respondem aos antígenos associados a células, mas não aos antígenos solúveis (ver Capítulo 6).

Os linfócitos T consistem em populações funcionalmente distintas, dentre as quais as mais bem definidas são as células **T auxiliares** e os **linfócitos T citotóxicos** ou **citolíticos** (CTLs; do inglês, *cytotoxic T lymphocytes*). As células T auxiliares atuam principalmente pela secreção de citocinas e por moléculas de membrana, as quais ativam outras células para matar microrganismos, enquanto os CTLs produzem moléculas que matam diretamente as células do hospedeiro. Alguns linfócitos T, denominados **células T reguladoras**, atuam principalmente na inibição das respostas imunes. Retornaremos a uma discussão mais detalhada sobre as propriedades dos linfócitos no Capítulo 2 e em capítulos posteriores.

Após a ativação nos órgãos linfoides secundários, os linfócitos T *naive* se diferenciam em células efetoras, e muitas destas deixam os órgãos linfoides e migram para os sítios de infecção. Quando essas células T efetoras encontram novamente os microrganismos associados a células, são ativadas e realizam as funções responsáveis pela eliminação dos microrganismos. As citocinas produzidas pelas células T auxiliares $CD4^+$ recrutam leucócitos, e tanto as citocinas quanto as proteínas de membrana plasmática estimulam a produção de substâncias microbicidas nos fagócitos. Assim, essas células T auxiliam os fagócitos a matar os patógenos infecciosos. Outras células T auxiliares $CD4^+$ secretam citocinas que ajudam as células B a produzir um tipo de anticorpo chamado IgE e ativam leucócitos denominados eosinófilos, os quais são capazes de matar helmintos grandes demais para serem fagocitados. Algumas células T auxiliares $CD4^+$ permanecem nos órgãos linfoides e usam moléculas de membrana e citocinas para estimular a produção de anticorpos altamente efetivos e funcionalmente especializados pelas células B.

CTLs $CD8^+$ matam as células que abrigam microrganismos no citoplasma. Esses microrganismos podem ser vírus que infectam muitos tipos celulares ou bactérias que são ingeridas pelos macrófagos, mas escapam das vesículas fagocíticas no citoplasma (em que são inacessíveis à maquinaria de morte dos fagócitos, amplamente confinadas às vesículas). Com a destruição das células infectadas, os CTLs eliminam os reservatórios da infecção. Os CTLs também matam células tumorais que expressam antígenos reconhecidos como estranhos.

Nos lembretes do livro, descrevemos em detalhe o reconhecimento, a ativação, a regulação e as fases efetoras das respostas imunes inatas e adaptativas. Os princípios introduzidos neste capítulo serão abordados novamente, ao longo do livro.

## RESUMO

- A imunidade protetora contra microrganismos é mediada pelas reações iniciais da imunidade inata e pelas respostas posteriores da imunidade adaptativa. As respostas imunes inatas são estimuladas por estruturas moleculares compartilhadas por grupos de microrganismos e pelas moléculas expressas por células lesionadas do hospedeiro. A imunidade adaptativa é específica para diferentes antígenos microbianos e não microbianos e é aumentada por exposições repetidas ao antígeno (memória imunológica)
- Muitas características da imunidade adaptativa são de fundamental importância para suas funções normais. Estas incluem especificidade para diferentes antígenos, um repertório diverso capaz de reconhecer uma grande variedade de antígenos, memória à exposição antigênica e a capacidade de discriminar entre antígenos estranhos e antígenos próprios
- A imunidade pode ser adquirida por uma resposta a antígenos (imunidade ativa) ou conferida pela transferência de anticorpos ou células efetoras (imunidade passiva)
- Os linfócitos são as únicas células capazes de reconhecer antígenos especificamente e são, assim, as

principais células da imunidade adaptativa. A população total de linfócitos consiste em muitos clones, cada um com um receptor antigênico e especificidade únicos. As duas principais subpopulações de linfócitos são as células B e as células T, que diferem em seus receptores antigênicos e em suas funções

- A resposta imune adaptativa é iniciada pelo reconhecimento de antígenos estranhos pelos linfócitos específicos. As APCs especializadas capturam antígenos microbianos e os apresentam para o reconhecimento pelos linfócitos. Os linfócitos respondem proliferando e se diferenciando em células efetoras, cuja função é eliminar o antígeno, e em células de memória, as quais apresentam respostas aumentadas em encontros subsequentes com o antígeno. A eliminação dos antígenos frequentemente necessita da participação de diversas células efetoras
- A imunidade humoral é mediada por anticorpos secretados pelos linfócitos B e pelos plasmócitos (sua progênie diferenciada), e é o mecanismo de defesa contra microrganismos extracelulares. Anticorpos neutralizam a infectividade dos microrganismos e promovem sua eliminação pelos fagócitos e pela ativação do sistema complemento
- A imunidade mediada por células é mediada por linfócitos T e seus produtos, como citocinas, sendo importante para a defesa contra microrganismos intracelulares. Os linfócitos T auxiliares $CD4^+$ ajudam macrófagos a eliminar os microrganismos ingeridos e ajudam células B a produzir anticorpos. Os CTLs $CD8^+$ matam as células que abrigam patógenos intracelulares, eliminando, assim, reservatórios da infecção.

## Leitura sugerida

*Indica as publicações de interesse histórico, geralmente reportando a descoberta de um fenômeno ou processo que, mais tarde, foi demonstrado como sendo de fundamental importância no sistema imune. Muitas dessas descobertas (mas não todas) levaram seu(s) descobridor(es) a receber o Prêmio Nobel. A natureza da descoberta é brevemente resumida em cada referência.

### *Ideias históricas*

*Burnet FM. A modification of Jerne's theory of antibody production using the concept of clonal selection. *Aust J Sci.* 1957;20:67–69. *(Uma descrição da teoria da seleção clonal. Burnet recebeu o Prêmio Nobel por suas contribuições para a compreensão do reconhecimento imunológico do próprio versus não próprio. Ver* https://www.nobelprize.org/prizes/medicine/1960/burnet/speech/.*)*

Cohn M, Mitchison NA, Paul WE, et al. Reflections on the clonal-selection theory. *Nat Rev Immunol.* 2007;7:823–830.

*Ehrlich P. Croonian lecture: on immunity with special reference to cell life. *Proc Royal Soc Lond.* 1900. Also Ehrlich, P., Nobel lecture: partial cell functions. *(A teoria da cadeia lateral de Ehrlich foi a primeira ideia sobre os receptores antígeno-específicos do sistema imunológico. Ver* http://nobelprize.org/nobel_prizes/medicine/laureates/1908/ehrlich%5dlecture.pdf.*)*

Jerne NK. The natural-selection theory of antibody formation. *Proc Natl Acad Sci U S A.* 1955;41:849–857.

*Metchnikoff E. Nobel lecture: on the present state of the question of immunity in infectious diseases. *(Descoberta da fagocitose na defesa contra invasores estranhos. Ver.* http://nobelprize.org/nobel_prizes/medicine/laureates/1908/mechnikov-lecture.html.*)*

Silverstein AM. Cellular versus humoral immunology: a century-long dispute. *Nat Immunol.* 2003;4:425–428.

Turk JL. Almroth Wright: phagocytosis and opsonization. *J Roy Soc Med.* 1994;87:576–577.

*von Behring E. Nobel lecture: serum therapy in therapeutics and medical science. *(Descoberta da imunização passiva com anticorpos para o tratamento da difteria e outras doenças infecciosas. Ver* https://www.nobelprize.org/prizes/medicine/1901/behring/lecture.*)*

*Wright AE. *Studies on Immunisation.* London: Constable; 1909. See also Turk JL. Almroth Wright: phagocytosis and opsonization. *J Roy Soc Med.* 1994;87:576-577. *(Descoberta da opsonização mediada por anticorpos para a fagocitose. A amizade de Wright com o dramaturgo George Bernard Shaw levou Shaw a criar um personagem principal baseado em Wright para sua peça "O Dilema do Médico", na qual atribui a ele o tratamento proposto para a doença – "Estimule os fagócitos!")*

### *Evolução do sistema imune*

Boehm T, Swann JB. Origin and evolution of adaptive immunity. *Annu Rev Anim Biosci.* 2014;2:259–283.

Flajnik MF. A cold-blooded view of adaptive immunity. *Nat Rev Immunol.* 2018;18:438–453.

Litman GW, Rast JP, Fugmann SD. The origins of vertebrate adaptive immunity. *Nat Rev Immunol.* 2010;10:543–553.

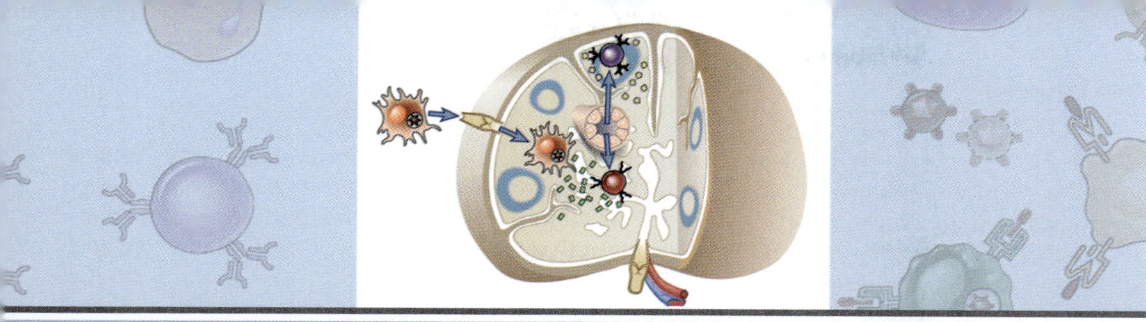

CAPÍTULO

# 2

# Células e Tecidos do Sistema Imune


**CÉLULAS DO SISTEMA IMUNE, 13**

Fagócitos, 14

Mastócitos, basófilos e eosinófilos, 20

Células dendríticas, 21

Linfócitos, 24

Células *natural killer* e células linfoides inatas secretoras de citocinas, 31

**ANATOMIA E FUNÇÕES DOS TECIDOS LINFOIDES, 31**

Medula óssea, 31

Timo, 34

Sistema linfático, 35

Linfonodos, 36

Baço, 38

Sistemas imunes cutâneo e de mucosa, 40

**RESUMO, 40**


As células do sistema imune inato e adaptativo normalmente estão presentes como células circulantes no sangue e na linfa, e como células extravasculares em órgãos linfoides e dispersas em praticamente todos os tecidos. O arranjo anatômico dessas células nos tecidos linfoides e sua capacidade de circular e realizar trocas entre sangue, linfa e tecidos têm importância decisiva para as respostas imunes. O sistema imune enfrenta numerosos desafios para gerar respostas protetoras efetivas contra patógenos infecciosos. Primeiro, o sistema deve ser capaz de responder rapidamente a pequenas quantidades de muitos microrganismos distintos que podem ser introduzidos em qualquer local no corpo. Em segundo lugar, na resposta imune adaptativa, há pouquíssimos linfócitos *naive* que podem reconhecer e responder especificamente a um antígeno qualquer. Em terceiro lugar, os mecanismos efetores do sistema imune adaptativo (anticorpos e células T efetoras) podem ter de localizar e destruir microrganismos em locais distantes daquele em que a resposta imune foi induzida. A capacidade do sistema imune de enfrentar esses desafios e desempenhar otimamente suas funções protetoras depende das respostas notavelmente rápidas e variadas das células imunes, do modo como essas células estão organizadas nos tecidos linfoides, e de sua habilidade de migrar de um tecido para outro.

O presente capítulo descreve as células e tecidos que constituem o sistema imune. No Capítulo 3, descreveremos os padrões de tráfego dos linfócitos ao longo do corpo e os mecanismos de migração de linfócitos e outros leucócitos.

## CÉLULAS DO SISTEMA IMUNE

As células que realizam papéis especializados nas respostas imunes inata e adaptativa são os fagócitos, células dendríticas (DCs; do inglês, *dendritic cells*), linfócitos antígeno-específicos e vários outros leucócitos que atuam eliminando antígenos. Essas células foram introduzidas brevemente no Capítulo 1. Quase todas derivam de células-tronco hematopoéticas (CTHs) existentes na medula óssea, as quais se diferenciam a partir de linhagens ramificadas. Com base em seus precursores comuns, as células imunes são amplamente classificadas em **células mieloides**, que incluem os fagócitos e a maioria das DCs, ou em **células linfoides**, que englobam todos os linfócitos. Os números de alguns desses tipos celulares no sangue são listados na Tabela 2.1. Embora a maioria dessas células

**Tabela 2.1** Contagens de células sanguíneas normais.

| | Número médio (por mm³) | Faixa normal |
|---|---|---|
| Células brancas do sangue (leucócitos) | 7.400 | 4.500 a 11.000/mm³ |
| Neutrófilos | 4.400 | 40 a 60% |
| Eosinófilos | 200 | 1 a 4% |
| Basófilos | 40 | < 1% |
| Linfócitos | 2.500 | 20 a 40% |
| Monócitos | 300 | 2 a 8% |

seja encontrada no sangue, as respostas de linfócitos a antígenos geralmente ocorrem em tecidos linfoides ou outros tecidos e, portanto, podem não ser refletidas pelas alterações nos números de linfócitos no sangue.

***A expressão de diversas proteínas de membrana é usada para distinguir populações de células no sistema imune.*** Por exemplo, a maioria das células T auxiliares expressa uma proteína de superfície chamada CD4, enquanto a maior parte dos linfócitos T citotóxicos (CTLs; do inglês, *cytotoxic T lymphocytes*) expressa uma proteína de superfície diferente chamada CD8. Essas e muitas outras proteínas de superfície frequentemente são denominadas marcadores, porque identificam e discriminam (marcam) populações celulares distintas. A função da maior parte desses marcadores nas células em que são expressos não é compreendida. A forma mais comum de determinar se um marcador em particular é expresso em uma célula é testar se anticorpos específicos para esse marcador se ligam à célula. Nesse contexto, os anticorpos são usados por pesquisadores ou clínicos como ferramentas analíticas. Centenas de diferentes preparações puras de anticorpos, chamadas anticorpos monoclonais, estão disponíveis, sendo cada uma específica para uma molécula diferente e marcada com agentes químicos que podem ser facilmente detectados nas superfícies celulares pelo uso de instrumentos apropriados. (Os anticorpos monoclonais são descritos no Capítulo 5, e os métodos de detecção de anticorpos marcados ligados a células são discutidos no Apêndice III). A nomenclatura de grupamento de diferenciação (CD; do inglês, *cluster of differentiation*) é um método uniforme amplamente adotado para nomear moléculas de superfície celular que são, por vezes, características de um estágio de diferenciação ou de uma linhagem celular em particular e são reconhecidas por um grupo (*cluster*) de anticorpos monoclonais. Assim, todas as proteínas e alguns carboidratos de superfície celular antigenicamente distinguíveis recebem uma designação numérica de CD (p. ex., CD1, CD2). Embora tenham sido originalmente criados para definir subtipos de células imunes circulantes (leucócitos), os marcadores CD são encontrados em todos os tipos celulares no corpo. As moléculas de superfície celular (agora identificadas pela numeração CD) têm funções importantes nas respostas imunes, e são alvos de muitos anticorpos terapêuticos usados no tratamento de doenças inflamatórias e do câncer. O Apêndice I fornece uma lista atual dos marcadores CD leucocitários mencionados neste livro.

## Fagócitos

***Os fagócitos, incluindo neutrófilos e macrófagos, são células cuja função primária é ingerir e destruir microrganismos e remover tecidos danificados.*** As respostas funcionais dos fagócitos na defesa do hospedeiro consistem em etapas sequenciais: recrutamento das células para os sítios de infecção, reconhecimento e ativação por microrganismos, ingesta dos microrganismos por meio do processo de fagocitose, e destruição dos microrganismos ingeridos. Adicionalmente, por meio de contato direto e secreção de citocinas, os fagócitos se comunicam com outras células de maneira a promover ou regular as respostas imunes.

Os neutrófilos e monócitos do sangue, os quais se diferenciam em macrófagos após sua entrada nos tecidos, são produzidos na medula óssea, circulam no sangue e são recrutados para os sítios inflamatórios. Embora ambos sejam ativamente fagocíticos, diferem significativamente (Tabela 2.2). A resposta do neutrófilo é mais rápida, e a expectativa de vida dessas células depois que entram nos tecidos é curta, enquanto os macrófagos nos tecidos podem viver por longos períodos, de modo que sua resposta pode ter duração prolongada. Os neutrófilos usam rearranjos do citoesqueleto e ativação de enzimas para gerar respostas rápidas e transitórias, enquanto as respostas de macrófagos dependem mais de indução de transcrição gênica e expressão proteica. Além disso, como discutido adiante, existem subpopulações de macrófagos que normalmente residem em tecidos sadios, enquanto neutrófilos não fazem isso. As funções dos fagócitos são importantes na imunidade inata (ver Capítulo 4) e também na fase efetora de algumas respostas imunes adaptativas (ver Capítulo 10). Como prelúdio a discussões mais detalhadas sobre o papel dos fagócitos nas respostas imunes em capítulos posteriores, discutiremos aqui o desenvolvimento e os aspectos morfológicos dos neutrófilos e macrófagos, e introduziremos brevemente suas respostas funcionais.

### Neutrófilos

***Os neutrófilos constituem a população mais abundante de leucócitos circulantes e o principal tipo celular nas reações inflamatórias agudas.*** Os neutrófilos circulam como células esféricas, medindo cerca de 12 a 15 μm de diâmetro, com numerosas projeções membranosas. O núcleo é segmentado em três a cinco lóbulos conectados (Figura 2.1A). Devido à sua morfologia nuclear, os neutrófilos também são chamados leucócitos polimorfonucleares (PMNs; do inglês, *polymorphonuclear leukocytes*), em contraste às células mononucleares (macrófagos e linfócitos), cujos núcleos não são multilobados. O citoplasma contém dois tipos de grânulos ligados à membrana. A maioria desses grânulos, chamados grânulos específicos, está repleta de enzimas, como lisozima, colagenase e elastase. Esses grânulos não são corados fortemente por corantes básicos ou ácidos (hematoxilina e eosina, respectivamente), e isso distingue os neutrófilos dos outros dois tipos de leucócitos circulantes contendo grânulos citoplasmáticos, chamados **basófilos** e **eosinófilos**. O restante dos grânulos dos neutrófilos, chamados grânulos azurofílicos (ou azurófilos) porque se coram com azure A, contém enzimas (p. ex., mieloperoxidase) e substâncias microbicidas, entre as quais as defensinas e as catelicidinas, que discutiremos no Capítulo 4. Os neutrófilos são produzidos na medula óssea e surgem de precursores que também originam monócitos circulantes. A produção de neutrófilos é estimulada pelo fator estimulador de colônia de granulócitos (G-CSF; do inglês, *granulocyte colony-stimulating factor*) e pelo fator estimulador de colônia de granulócitos-macrófagos (GM-CSF; do inglês, *granulocyte-macrophage colony-stimulating factor*). Um humano adulto

**Tabela 2.2** Propriedades distintivas de neutrófilos e macrófagos.

| | Neutrófilos | Macrófagos |
|---|---|---|
| Origem | CTHs na medula óssea | Monócitos sanguíneos: derivados de CTHs da medula óssea (em reações inflamatórias)<br>Muitos macrófagos residentes nos tecidos: derivados de células-tronco do saco vitelínico ou fígado fetal (início do desenvolvimento) |
| Expectativa de vida nos tecidos | 1 a 2 dias | Macrófagos inflamatórios: dias ou semanas<br>Macrófagos residentes teciduais: anos |
| Respostas a estímulos ativadores | Ativação rápida e de curta duração de enzimas pré-formadas | Mais prolongada, mais lenta, normalmente dependente de nova transcrição gênica |
| Fagocitose | Rápida ingesta de microrganismos | Capacidade prolongada de ingerir microrganismos, células apoptóticas, *debris* teciduais, material estranho |
| Espécies reativas do oxigênio | Rapidamente induzida pela montagem da oxidase do fagócito (*burst* respiratório) | Menos proeminente |
| Óxido nítrico | Baixos níveis ou nenhum | Induzida em seguida à ativação transcricional de iNOS |
| Desgranulação | Principal resposta; induzida por rearranjos do citoesqueleto | Não proeminente |
| Produção de citocina | Baixos níveis por célula | Principal atividade funcional, grandes quantidades por célula, requer ativação transcricional de genes de citocina |
| Formação de NET | Rapidamente induzida, por extrusão de conteúdos nucleares | Não |
| Piroptose | Não | Proeminente: ativação de caspase-1 |

Esta tabela lista as principais diferenças entre neutrófilos e macrófagos. As reações resumidas anteriormente são descritas no texto. Note que os dois tipos celulares compartilham muitas características, como fagocitose, quimiotaxia e capacidade de migrar através dos vasos sanguíneos para os tecidos.
*CTH*, células-tronco hematopoéticas; *iNOS*, óxido nítrico sintase induzível; *NET*, armadilhas extracelulares de neutrófilo.

produz mais de $1 \times 10^{11}$ neutrófilos por dia, cada um dos quais circula no sangue por poucas horas ou por até 5 dias antes de morrer. Os neutrófilos podem migrar rapidamente para sítios de infecção após a entrada de microrganismos. Após entrarem nos tecidos, os neutrófilos atuam por apenas 1 a 2 dias e então morrem em sua maioria.

A principal função dos neutrófilos é fagocitar microrganismos, especialmente microrganismos opsonizados, e produtos de células necróticas, bem como destruir esse material nos fagolisossomos. Em adição, os neutrófilos podem secretar conteúdos de grânulos e também realizar extrusão de seu conteúdo nuclear, formando armadilhas

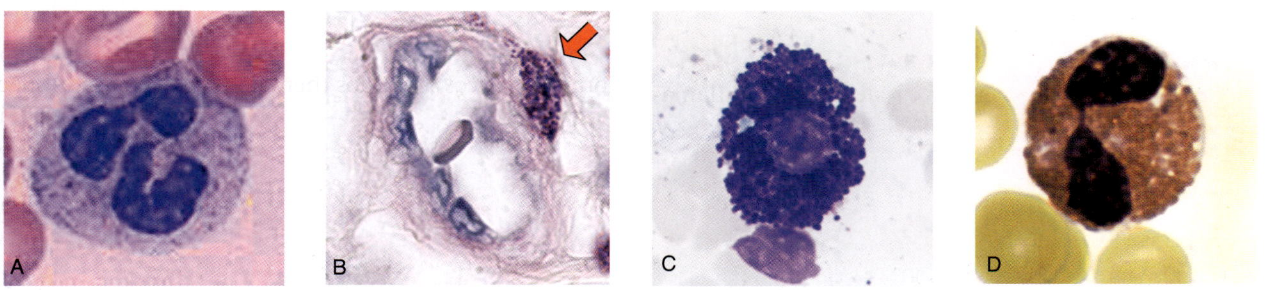


**Figura 2.1 Morfologia de neutrófilos, mastócitos, basófilos e eosinófilos. A.** Micrografia de luz de um neutrófilo sanguíneo corado com Wright-Giemsa mostra o núcleo multilobado, motivo pelo qual essas células também são chamadas leucócitos polimorfonucleares, e os grânulos citoplasmáticos esmaecidos. **B.** Micrografia de luz de um corte de pele corado com Wright-Giemsa mostra um mastócito (*seta*) adjacente a um pequeno vaso sanguíneo, identificável pela hemácia presente no lúmen. Os grânulos citoplasmáticos do mastócito, que se coram de roxo, estão cheios de histamina e outros mediadores que atuam em vasos sanguíneos adjacentes promovendo aumento do fluxo sanguíneo e distribuição de proteínas plasmáticas e leucócitos no tecido. **C.** Micrografia de luz de um basófilo sanguíneo corado com Wright-Giemsa, mostrando os grânulos citoplasmáticos característicos corados de azul. **D.** Micrografia de luz de um eosinófilo sanguíneo corado com Wright-Giemsa, mostrando o típico núcleo segmentado e a coloração vermelha dos grânulos citoplasmáticos. (*B*, Cortesia de Dr. George Murphy, Department of Pathology, Brigham and Women's Hospital, Boston, Massachusetts. *C*, Cortesia de Dr. Jonathan Hecht, Department of Pathology, Brigham and Women's Hospital, Boston, Massachusetts.)

extracelulares de neutrófilos (NETs; do inglês, *neutrophil extracellular traps*), que atuam imobilizando e matando microrganismos extracelulares, mas que também podem lesionar tecidos sadios.

### Fagócitos mononucleares

***O sistema mononuclear fagocitário inclui células circulantes derivadas da medula óssea chamadas monócitos, muitas das quais se transformam em macrófagos ao migrarem para os tecidos, e macrófagos residentes teciduais, que são inicialmente derivados de precursores do saco vitelínico ou de precursores hematopoéticos durante a vida fetal.***

#### Desenvolvimento de macrófagos e monócitos

Após o nascimento, as células da linhagem monócito-macrófago surgem a partir de células precursoras comprometidas existentes na medula óssea, dirigidas por uma citocina chamada fator estimulador de colônia de monócitos (ou macrófagos) (M-CSF; do inglês, *macrophage colony-stimulating factor*). Esses precursores amadurecem em monócitos, que, por sua vez, entram e circulam no sangue (Figura 2.2), em que apresentam uma meia-vida curta de aproximadamente 1 a 7 dias. Os monócitos sanguíneos são eficientemente recrutados para os locais de infecção ou lesão no tecido e, portanto, a maioria dos macrófagos presentes nos sítios de inflamação é derivada de monócitos.

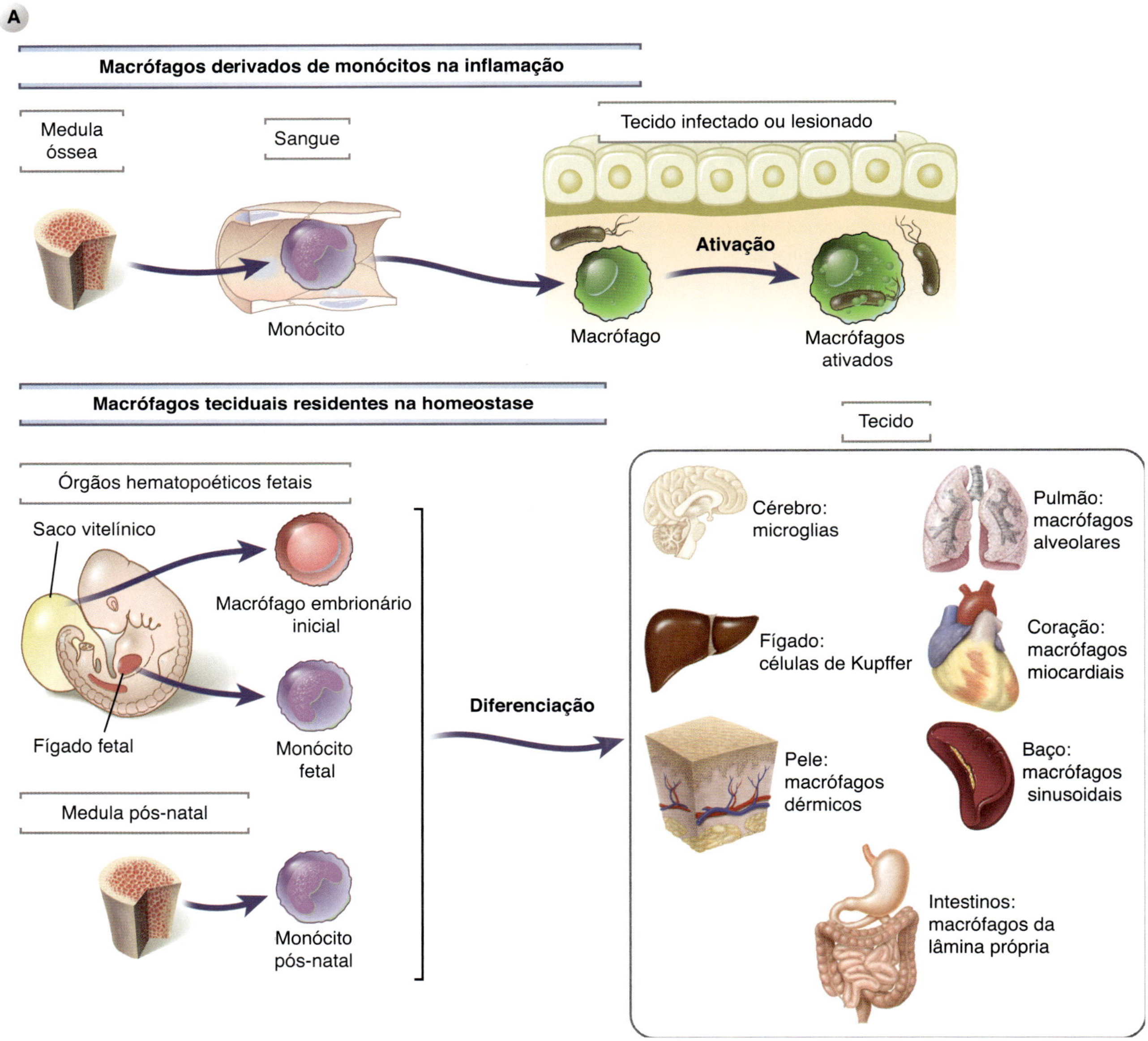


**Figura 2.2 Maturação dos fagócitos mononucleares. A.** Vias de desenvolvimento dos macrófagos. Durante as reações inflamatórias, precursores da medula óssea originam monócitos circulantes que entram nos tecidos periféricos e amadurecem formando macrófagos de vida curta, os quais são ativados localmente. Muitos macrófagos tecido-residentes se desenvolvem na vida fetal a partir de precursores hematopoéticos primitivos do saco vitelínico e precursores hematopoéticos do fígado fetal e da medula óssea. Os monócitos sanguíneos podem contribuir para o *pool* de macrófagos tecido-residentes na vida pós-natal em graus variados entre diferentes tecidos.

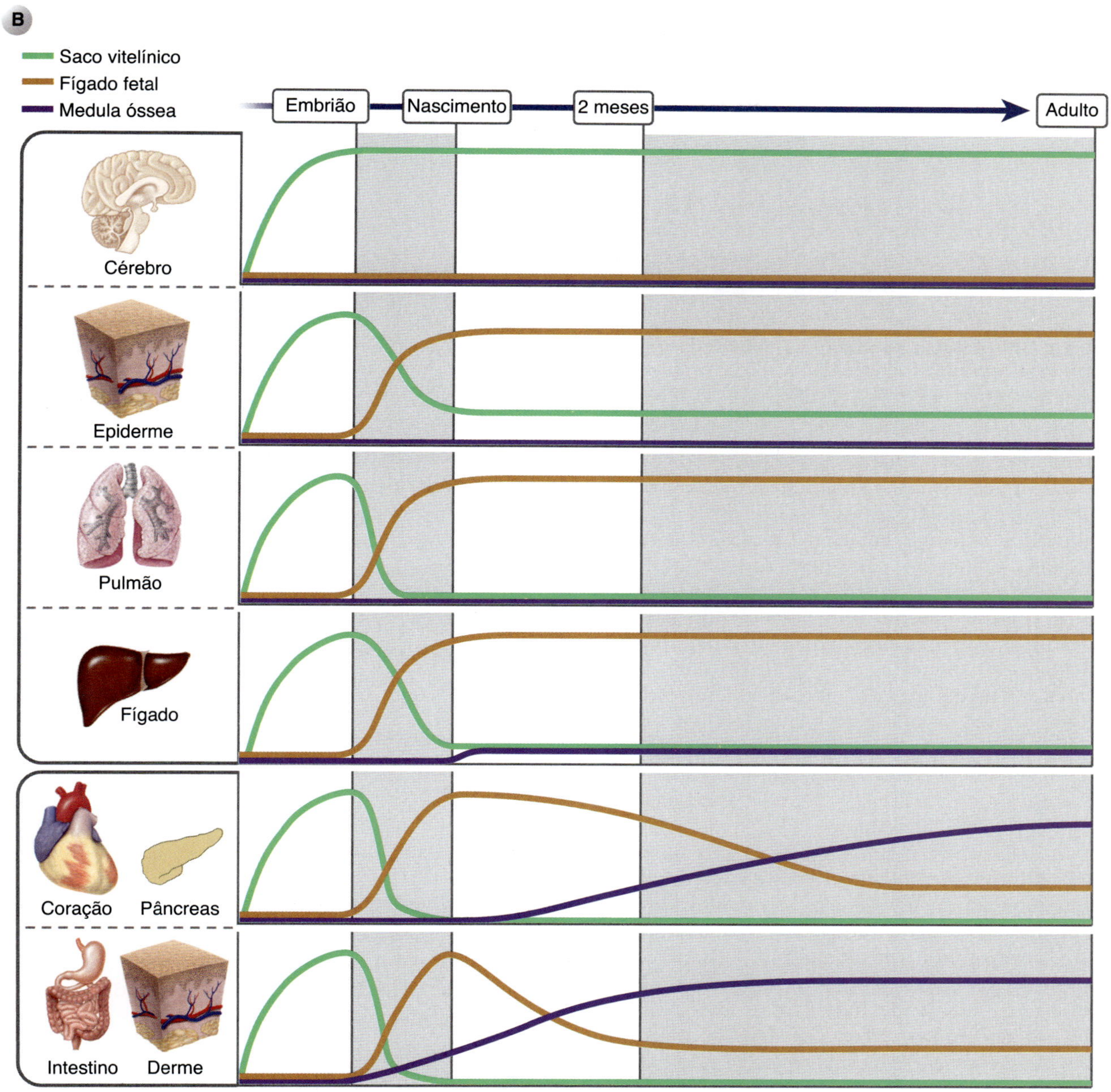


**Figura 2.2 Cont. B.** Contribuições relativas de precursores do saco vitelínico, fígado fetal e medula óssea pós-natal para as populações de macrófagos residentes em diferentes tecidos em estado estável (homeostasia), determinados por estudos de mapeamento de destino celular em camundongos. (*B*, Cortesia de Ginhoux F, Guillams M. Tissue-resident macrophage ontogeny and homeostasis. *Immunity*. 2016; 44:439-449, com permissão da editora.)

A maior parte dos macrófagos residentes dos tecidos não deriva da medula óssea, mas do saco vitelínico ou de precursores do fígado fetal, durante o desenvolvimento fetal. Essas células apresentam capacidade de autorrenovação, de maneira que podem manter números estáveis. Elas normalmente assumem fenótipos especializados de acordo com o órgão (ver Figura 2.2). São exemplos as células de Kupffer, que revestem os sinusoides no fígado, os macrófagos alveolares no pulmão, e as células microgliais no cérebro. Em estado estável, ou homeostasia, os monócitos sanguíneos são recrutados em baixas proporções para os tecidos sadios, em que se diferenciam em macrófagos tecido-residentes. Essa via de diferenciação dos monócitos em macrófagos teciduais complementa a autorrenovação das células derivadas no período fetal e representa frações variadas dos macrófagos residentes em diferentes tecidos.

### Subpopulações de monócitos

Os monócitos apresentam 10 a 15 μm de diâmetro e têm núcleos em forma de feijão, citoplasma finamente granular contendo lisossomos, vacúolos fagocíticos e filamentos de citoesqueleto (Figura 2.3). Todos os monócitos humanos expressam moléculas de classe II do complexo principal de histocompatibilidade (MHC; do inglês, *major histocompatibility complex*), CD11b e CD86; todos os

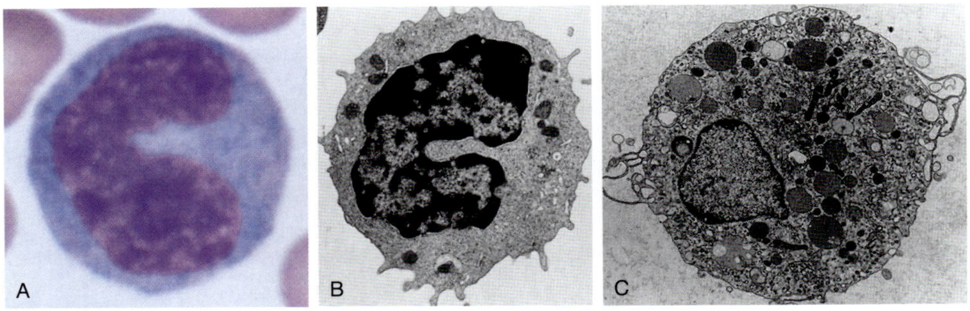


**Figura 2.3 Morfologia de fagócitos mononucleares. A.** Micrografia de luz de um monócito em um esfregaço de sangue periférico. **B.** Micrografia eletrônica de um monócito do sangue periférico. **C.** Micrografia eletrônica de um macrófago tecidual ativado mostrando numerosos vacúolos fagocíticos e organelas citoplasmáticas. (Cortesia do Dr. Noel Weidner, Department of Pathology, University of California, San Diego.)

camundongos murinos expressam CD115, CD11b e CD64. Contudo, os monócitos são heterogêneos e consistem em diferentes subpopulações distinguíveis pelos marcadores de superfície celular e por suas funções, mas não pela morfologia. Em ambos, seres humanos e camundongos, os monócitos mais numerosos, chamados monócitos clássicos ou inflamatórios (que compreendem 90 a 95% dos monócitos sanguíneos em humanos), produzem mediadores inflamatórios, são fagocíticos e rapidamente recrutados para os sítios de infecção ou lesão tecidual. O segundo tipo de monócito circulante, chamados monócitos não clássicos (5 a 10% dos monócitos sanguíneos), é recrutado para os tecidos após uma infecção ou lesão e pode contribuir para o reparo. Monócitos clássicos/inflamatórios são mais comumente distinguidos dos monócitos não clássicos por sua expressão relativamente alta de CD14 (humanos) ou Ly6C e CCR2 (camundongos). Alguns monócitos não clássicos são conhecidos por se movimentar ao longo de superfícies endoteliais (fenômeno descrito como "patrulhamento"), em que coletam micropartículas luminais e podem desempenhar um papel na eliminação de microrganismos circulantes e no reparo de defeitos na barreira epitelial. A relação de desenvolvimento entre as subpopulações de monócitos não é totalmente compreendida.

### Funções dos macrófagos

Os macrófagos desempenham papéis cruciais nas respostas imunes inata e adaptativa às infecções e no reparo de tecidos danificados (Figura 2.4):

- Uma das principais funções dos macrófagos derivados de monócitos na defesa do hospedeiro é ingerir microrganismos por meio do processo de fagocitose e, então, destruir os microrganismos ingeridos. Os mecanismos de fagocitose e *killing*, que discutiremos no Capítulo 4, incluem a formação de organelas citoplasmáticas ligadas à membrana que contêm os microrganismos; a fusão dessas organelas com os lisossomos; a geração de espécies reativas de oxigênio e nitrogênio no lisossomo que são tóxicas para os microrganismos; e a digestão das proteínas microbianas por enzimas proteolíticas
- Macrófagos tecido-residentes atuam como células sentinelas que percebem a presença de microrganismos e respondem secretando citocinas que iniciam, e então amplificam, a resposta protetora contra os microrganismos. Algumas dessas citocinas agem nas células endoteliais que revestem os vasos sanguíneos para aumentar o recrutamento de monócitos e outros leucócitos do sangue para o sítio das infecções. Outras citocinas produzidas por macrófagos ativados agem em leucócitos e estimulam sua migração para os sítios teciduais de infecção ou dano. Algumas citocinas importantes derivadas de macrófagos são discutidas no Capítulo 4
- Moléculas microbianas podem induzir macrófagos que englobaram microrganismos a sofrer uma forma de morte inflamatória chamada piroptose, que normalmente resulta da ativação de um complexo enzimático citoplasmático chamado inflamassoma, discutido no Capítulo 4. A piroptose leva à liberação de citocinas que amplificam a resposta inflamatória do hospedeiro à infecção
- Além de ingerir microrganismos, os macrófagos ingerem células necróticas do hospedeiro, incluindo as células que morrem nos tecidos em consequência dos efeitos de toxinas, traumatismo ou interrupção do suprimento sanguíneo, além dos neutrófilos que morrem após se acumularem em sítios de infecção. Isso faz parte do processo de limpeza que se segue à infecção ou lesão tecidual estéril. Os macrófagos podem reconhecer especificamente e englobar células que morrem por apoptoseantes antes que estas liberem seus conteúdos e induzam respostas inflamatórias. Essa remoção de células apoptóticas realizada pelos macrófagos, incluindo neutrófilos apoptóticos, é um processo chamado eferocitose. Ao longo de todo o corpo e no decorrer da vida inteira de um indivíduo, as células indesejadas morrem por apoptose como parte de muitos processos fisiológicos, como desenvolvimento, crescimento e renovação de tecidos sadios, além da manutenção do número de células (homeostase tecidual), e as células mortas são eliminadas pelos macrófagos

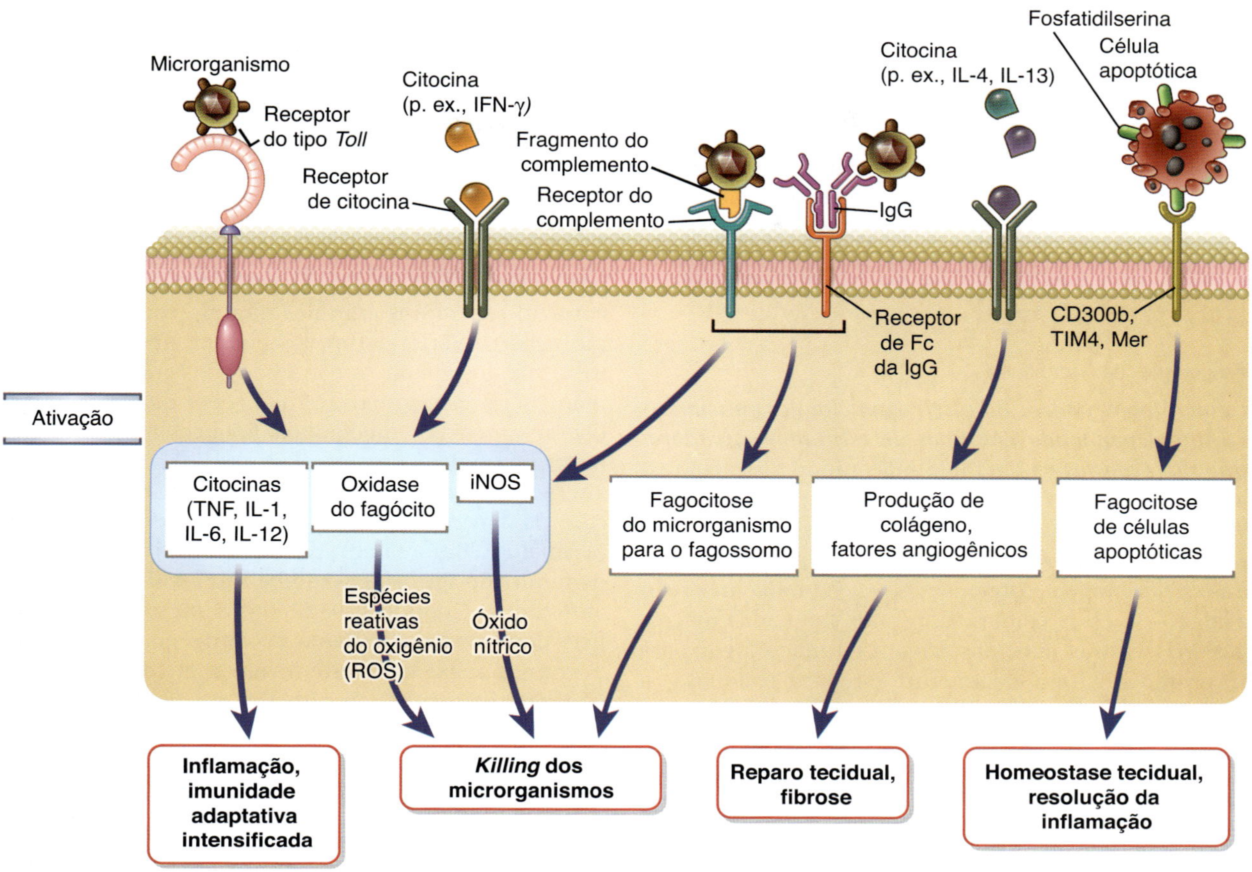


**Figura 2.4 Funções dos macrófagos.** Os macrófagos são ativados por produtos microbianos, como o lipopolissacarídio, e pela interferona-γ (*IFN-γ*) derivado de células *natural killer*. O processo de ativação dos macrófagos leva a ativação de fatores de transcrição, transcrição de vários genes e síntese de proteínas que medeiam as funções dessas células. Na imunidade adaptativa mediada por células, os macrófagos são ativados por estímulos derivados de linfócitos T (CD40-ligante e IFN-γ) e respondem essencialmente da mesma maneira (ver Figura 10.7). Os macrófagos também podem ser ativados por outros sinais para promover reparo tecidual e fibrose (não mostrado). *IgG*, imunoglobulina G; *IL*, interleucina; *iNOS*, óxido nítrico sintase induzível; *TIM4*, imunoglobulina 4 de célula T.

- Os macrófagos atuam como células apresentadoras de antígeno (APCs; do inglês, *antigen-presenting cells*), que exibem fragmentos de antígenos proteicos aos linfócitos T e ativam linfócitos T recrutados para os locais de lesão ou infecção. Essa função é importante na fase efetora das respostas imunes mediadas pelas células T (ver Capítulos 6 e 10)
- Os macrófagos promovem o reparo de tecidos lesionados estimulando o crescimento de novos vasos sanguíneos (angiogênese) e a síntese de matriz extracelular rica em colágeno (fibrose). Essas funções são mediadas pelas citocinas secretadas pelos macrófagos que atuam em várias células teciduais.

Os macrófagos derivados de monócitos podem responder aos microrganismos que estão por perto tão rapidamente quanto os neutrófilos, porém os macrófagos sobrevivem por um tempo muito maior nos locais de inflamação. Diferentemente dos neutrófilos, os macrófagos podem sofrer divisão celular em um sítio inflamatório. Portanto, os macrófagos são as células efetoras dominantes nos estágios mais tardios da resposta imune inata, decorridos vários dias do início de uma infecção.

### Receptores e ativação de macrófagos

***Os macrófagos são ativados para desempenhar suas funções por meio do reconhecimento de muitos tipos diferentes de moléculas microbianas, bem como moléculas do hospedeiro produzidas em resposta a infecções e lesão.*** Essas diversas moléculas ativadoras se ligam a receptores sinalizadores específicos localizados na superfície do macrófago (ver Figura 2.4). São exemplos desses receptores os receptores do tipo *Toll* (TLRs; do inglês, *Toll-like receptors*), que são importantes na imunidade inata e serão discutidos em detalhes no Capítulo 4. Os macrófagos também são ativados quando outros receptores da membrana plasmática se ligam a opsoninas presentes na superfície dos microrganismos. As opsoninas são substâncias que recobrem células microbianas e outras partículas e, assim, as marcam para serem fagocitadas. Exemplos de receptores de opsoninas são os receptores de complemento, os quais se ligam a fragmentos de proteínas do complemento que se fixam às superfícies microbianas, e os receptores de Fc de imunoglobulina G (IgG), que se ligam a uma extremidade das moléculas de anticorpo IgG previamente ligadas a microrganismos pela outra extremidade, discutidos no Capítulo 13. A fagocitose de células saudáveis do hospedeiro pelos macrófagos é parcialmente prevenida por um receptor inibitório presente nos macrófagos chamado SIRPα, que reconhece CD47, uma proteína de membrana de células sadias que atua como um sinal "não me coma" (*don't eat me*). Quando CD47 se liga à SIRPα, sinais de inibição são gerados nos macrófagos, que previnem a fagocitose. Na imunidade adaptativa, as funções antimicrobianas dos macrófagos são ativadas por algumas citocinas de linfócitos T e proteínas de membrana que se ligam a receptores de sinalização na membrana dos macrófagos (ver Capítulo 10).

#### Subpopulações de macrófagos

***Os macrófagos podem adquirir capacidades funcionais distintas dependendo dos tipos de estímulos ativadores a que são expostos.*** O exemplo mais nítido disso é a resposta dos macrófagos às diferentes citocinas produzidas pelas subpopulações de células T. Algumas dessas citocinas ativam os macrófagos, tornando-os mais eficientes para o *killing* dos microrganismos – a chamada **ativação clássica** –, e essas células são então chamadas macrófagos M1. Outras citocinas ativam os macrófagos para que promovam remodelamento e reparo tecidual – a chamada **ativação alternativa** –, e essas células então são chamadas macrófagos M2. Essas vias de ativação distintas e as citocinas envolvidas são discutidas no Capítulo 10. A relação entre as subpopulações de monócitos sanguíneos, discutida anteriormente, e as subpopulações de macrófagos não é bem conhecida. Os macrófagos também podem assumir diferentes morfologias após a ativação por estímulos externos, como os microrganismos. Alguns desenvolvem citoplasma abundante e são chamados células epitelioides, devido à semelhança com as células epiteliais da pele. Os macrófagos ativados podem se fundir para formar células gigantes multinucleadas, o que ocorre frequentemente em certos tipos de infecções microbianas, como as infecções por micobactérias, e em resposta a corpos estranhos indigeríveis.

## Mastócitos, basófilos e eosinófilos

Os mastócitos, basófilos e eosinófilos são três tipos celulares adicionais que atuam nas respostas de imunidade inata e de imunidade adaptativa. Todos esses três tipos celulares compartilham a propriedade comum de terem grânulos citoplasmáticos contendo vários mediadores inflamatórios e antimicrobianos, os quais são liberados das células mediante ativação. Outra característica dessas células é seu envolvimento nas respostas imunes que conferem proteção contra helmintos e nas reações causadoras de doenças alérgicas. As características dessas células serão introduzidas nesta seção, enquanto suas funções serão mais detalhadas no Capítulo 20.

### *Mastócitos*

***Os mastócitos são as células derivadas da medula óssea mais abundantes nos epitélios da pele e das mucosas; ao serem ativadas, liberam numerosos mediadores inflamatórios potentes que conferem defesa contra infecções por parasitas helmínticos ou produzem os sintomas das doenças alérgicas.*** Uma citocina chamada fator da célula-tronco (ou c-KITligante) é essencial ao desenvolvimento do mastócito. Normalmente, os mastócitos maduros não são encontrados na circulação, mas estão presentes nos tecidos, em geral adjacentes a pequenos vasos sanguíneos e nervos (ver Figura 2.1B). Seu citoplasma contém numerosos grânulos ligados à membrana, repletos de mediadores inflamatórios pré-formados, como a histamina, bem como proteoglicanas acídicas que se ligam a corantes básicos conferindo uma cor azul-escura aos grânulos quando corantes especiais são usados. Vários estímulos podem ativar os mastócitos e fazê-los liberar os conteúdos dos grânulos citoplasmáticos no espaço extracelular, bem como sintetizar e liberar citocinas e mediadores lipídicos inflamatórios. A histamina e os outros mediadores liberados promovem alterações nos vasos sanguíneos que causam inflamação. Os mastócitos expressam receptores na membrana plasmática com alta afinidade por um tipo de anticorpo denominado IgE, e geralmente são recobertos por esses anticorpos. Quando os anticorpos presentes na superfície do mastócito se ligam ao antígeno, são induzidos eventos sinalizadores que levam à ativação do mastócito. Os mastócitos também são ativados quando reconhecem produtos microbianos, independentemente da IgE, atuando nesse sentido como sentinelas do sistema imune inato.

### *Basófilos*

***Os basófilos são granulócitos sanguíneos que apresentam muitas similaridades estruturais e funcionais com os mastócitos.*** Assim como outros granulócitos, os basófilos derivam de precursores hematopoéticos, amadurecem na medula óssea (a partir de progenitores distintos daqueles dos mastócitos) e circulam no sangue. Os basófilos constituem menos de 1% dos leucócitos sanguíneos (ver Tabela 2.1). Embora normalmente estejam ausentes nos tecidos, os basófilos podem ser recrutados para alguns sítios inflamatórios. Essas células também contêm grânulos que se ligam a corantes básicos (ver Figura 2.1C) e são capazes de sintetizar muitos mediadores que também são sintetizados pelos mastócitos. Como estes, os basófilos expressam receptores de IgE, ligam-se à IgE e podem ser ativados pela ligação do antígeno a IgE. Como o número de basófilos nos tecidos é baixo, sua importância na defesa do hospedeiro e nas reações alérgicas é incerta.

### *Eosinófilos*

***Os eosinófilos são granulócitos que expressam grânulos citoplasmáticos contendo enzimas nocivas às paredes celulares de parasitas, mas que também podem danificar os tecidos do hospedeiro.*** Os grânulos dos eosinófilos contêm principalmente proteínas básicas que se ligam a corantes ácidos, como a eosina, e assim apresentam uma cor avermelhada em esfregaços sanguíneos e cortes de tecido corados (ver Figura 2.1D). Os eosinófilos são derivados da medula óssea e circulam no sangue, de onde podem ser recrutados para os tecidos. As citocinas GM-CSF, interleucina-3 (IL-3) e IL-5 promovem a maturação dos eosinófilos a partir de precursores mieloides. Vários receptores de membrana presentes em eosinófilos, incluindo receptores de Fc para IgA e IgG, TLRs e receptores de IL-5, podem gerar sinais que ativam as células a liberar o conteúdo de seus grânulos. Alguns eosinófilos normalmente estão presentes nos tecidos periféricos, em especial nos revestimentos de mucosa dos tratos respiratório, gastrintestinal e geniturinário, e seu número pode aumentar por meio do recrutamento a partir do sangue que ocorre no contexto da inflamação.

## Células dendríticas

***As DCs são células residentes nos tecidos e também circulantes que detectam a presença de microrganismos e iniciam reações de defesa imune inata, além de capturarem as proteínas microbianas para exibi-las às células T e assim iniciar as respostas imunes adaptativas.*** Essas células são assim nomeadas em função de suas longas projeções de membrana que lembram os dendritos dos neurônios. A maior parte das DCs está amplamente distribuída em tecidos linfoides, epitélio de mucosa e parênquima de órgãos (Figura 2.5). A localização das DCs nos epitélios e tecidos em que os microrganismos adentram, sua capacidade de capturar antígenos e levá-los aos linfonodos nos quais as células T circulam, e suas rápidas respostas aos microrganismos colocam, conjuntamente, essas células em uma posição singular no sistema imune, atuando como sentinelas de infecção que iniciam a rápida resposta inata, mas também ligando as respostas inatas

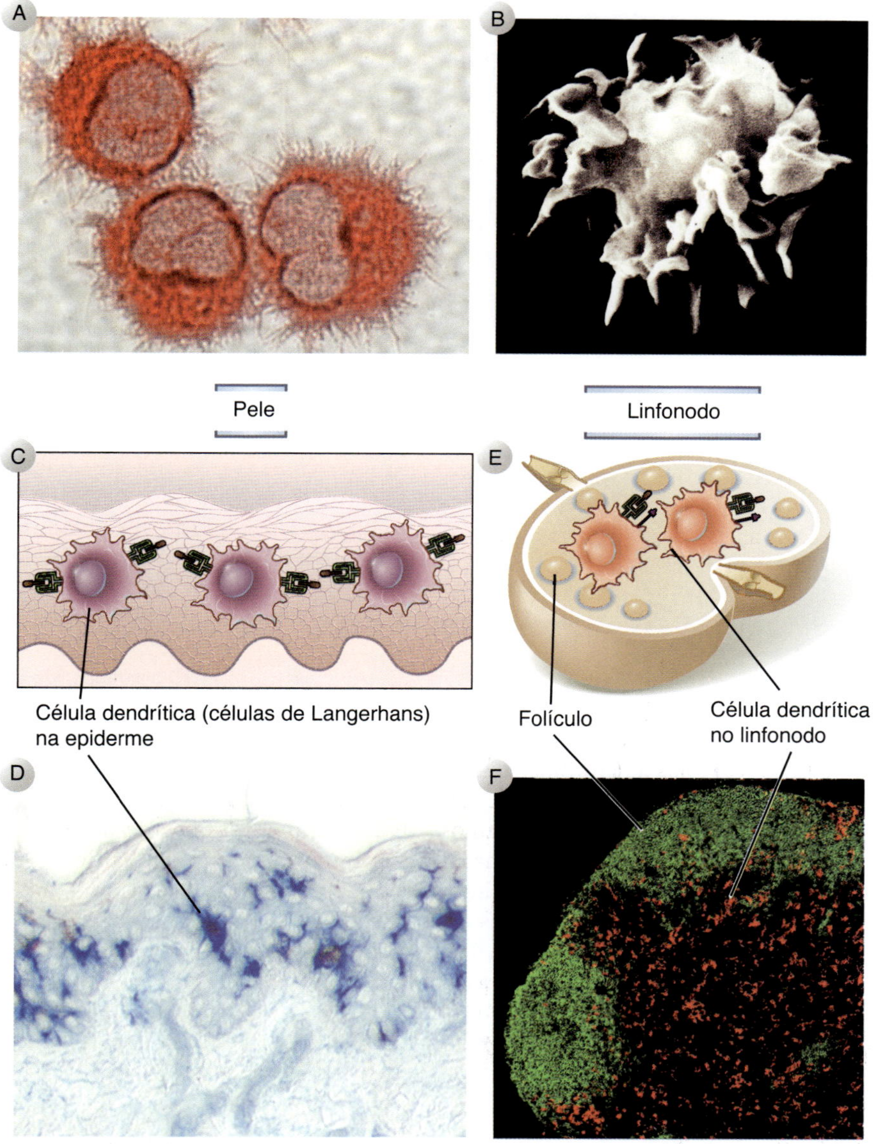


**Figura 2.5 Células dendríticas. A.** Micrografia de luz de células dendríticas (DCs) derivadas de precursores da medula óssea em cultura. **B.** Micrografia eletrônica de varredura de uma DC mostrando extensivas projeções de membrana. **C** e **D**. DCs na pele, ilustradas esquematicamente (**C**) e em um corte de pele (**D**) corado com um anticorpo específico para células de Langerhans (que aparecem em *azul* nesta coloração imunoenzimática). **E** e **F**. DCs em um linfonodo, ilustradas esquematicamente (**E**) e em um corte de linfonodo murino (**F**) corado com anticorpos marcados com fluorescência contra células B nos folículos (*verde*) e DCs na zona de células T (*vermelho*). (*A, B* e *D,* Cortesia do Dr. Y-J Liu, MD, Anderson Cancer Center, Houston, Texas. *F,* Cortesia dos Drs. Kathryn Pape and Jennifer Walter, University of Minnesota School of Medicine, Minneapolis, Minnesota.)

ao desenvolvimento das respostas imunes adaptativas. Discutiremos o papel das DCs como mediadoras da imunidade inata e como APCs nos Capítulos 4 e 6, respectivamente. Aqui, introduziremos as propriedades gerais das DCs.

### Desenvolvimento e características das subpopulações de células dendríticas

As subpopulações de DCs podem ser definidas com base nos diferentes marcadores de superfície celular, fatores de transcrição, desenvolvimento a partir de células precursoras, localização no tecido e funções. Descreveremos as principais subpopulações que são importantes nas respostas imunes e que são distinguíveis umas das outras com base em suas funções e desenvolvimento, e pela expressão de diferentes marcadores de superfície e fatores de transcrição (Figura 2.6 e Tabela 2.3). As propriedades comuns dessas subpopulações de DCs incluem o desenvolvimento dependente da citocina FLT3L, expressão da proteína CD11 c e capacidade de apresentar antígenos às células T e ativá-las, ou induzir tolerância de células T.

- ***As DCs clássicas (também chamadas DCs convencionais [cDCs]) são o principal tipo de DC envolvida na captura de antígenos proteicos de microrganismos que entram através das barreiras epiteliais e sua apresentação às células T.*** As DCs clássicas foram identificadas pela primeira vez por sua morfologia e capacidade de estimular fortes respostas de células T, além de serem a subpopulação mais numerosa de DCs nos epitélios e órgãos linfoides. Elas se originam de CTHs por uma via de desenvolvimento que inclui um precursor comum de monócitos e DCs clássicas, alguns dos quais desenvolvem precursores comprometidos com cDCs (chamados pré-cDCs). Todos esses passos ocorrem na medula óssea. Os pré-DCs migram para tecidos periféricos onde amadurecem em cDCs. Similarmente aos macrófagos teciduais, essas DCs amostram constantemente o ambiente em que residem.

As DCs clássicas podem ser adicionalmente divididas em duas subpopulações majoritárias chamadas "principal", ou cDC2, e "apresentadora cruzada", ou cDC1 (ver Figura 2.6 e Tabela 2.3). A subpopulação cDC2 é a mais numerosa e potente na captura de antígenos exógenos e na indução de respostas de células T $CD4^+$. A população cDC1 é especializada na apresentação de antígenos às células T $CD8^+$ *naive* por um processo chamado

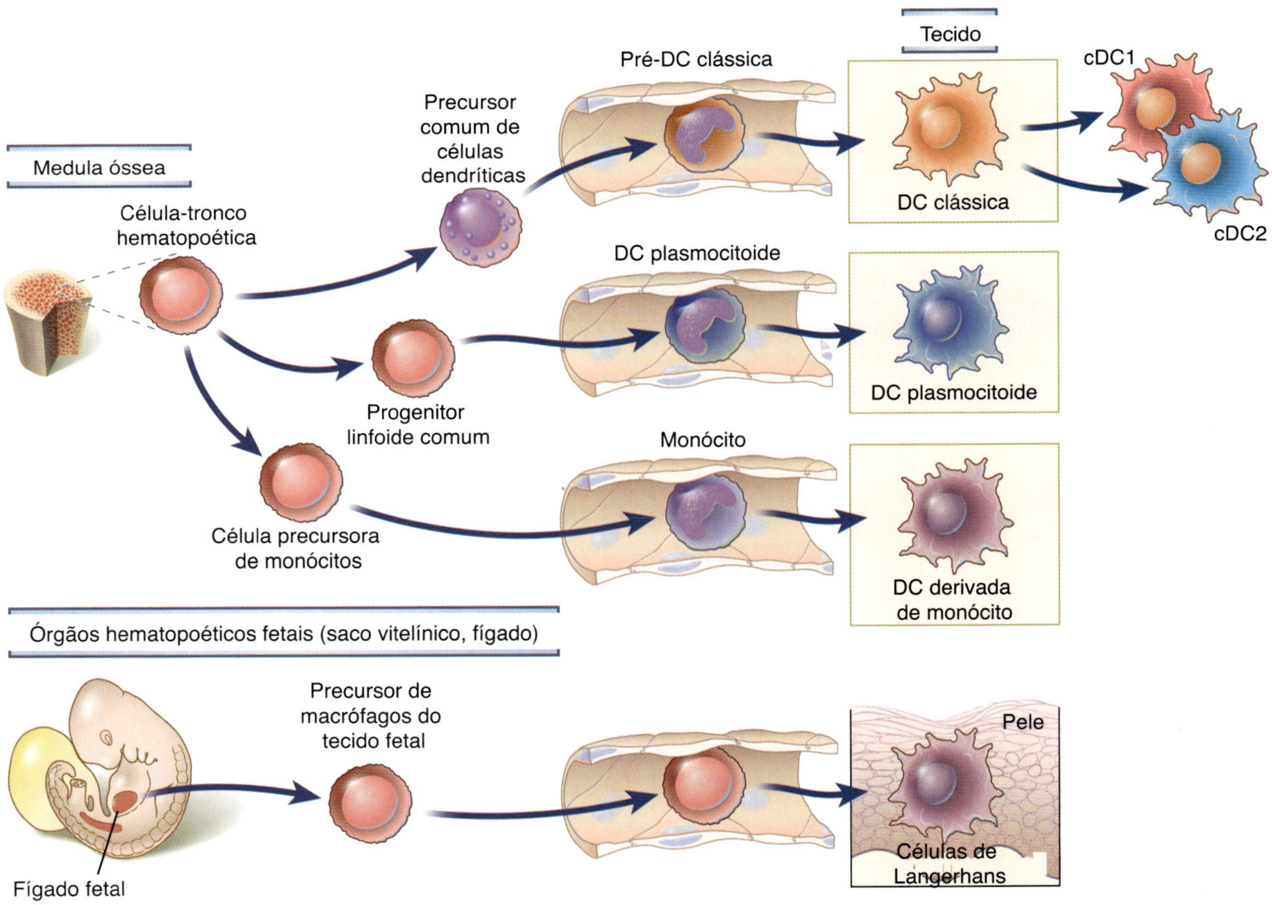


**Figura 2.6 Maturação de células dendríticas.** As células dendríticas (*DCs*) se originam de uma célula precursora comum da linhagem mieloide na medula óssea e se diferenciam adicionalmente em subpopulações, sendo as principais as DCs clássicas (*cDCs*) e as DCs plasmacitoides (*pDCs*). As DCs derivadas de monócitos (*Mo-DCs*) podem se originar de monócitos nos tecidos inflamados. Algumas DCs plasmocitoides podem se originar do precursor comum de DCs.

**Tabela 2.3** Subpopulações de células dendríticas humanas.

| | Células dendríticas clássicas (convencionais) | | | | |
|---|---|---|---|---|---|
| | **cDC2** | **cDC1 (*cross-presenting*)** | **Células dendríticas plasmacitoides** | **Células de Langerhans** | **DCs derivadas de monócitos** |
| Marcadores de superfície | CD11 c<br>BDCA-1 (CD1 c) | CD11 c<br>BDCA-3 (CD141) CLEC9A<br>XCR1+ | BDCA-2 (CD303)<br>BDCA4 (CD304)<br>CD123 | CD11b<br>Langerin (CD207)<br>EPCAM<br>BDCA1<br>CD1a | CD11b<br>CCR2<br>CD14 |
| TLRs expressos | Vários | Vários | Altos níveis de TLR7, TLR9 | Vários | Vários |
| Fatores de transcrição | IRF4 | IRF8, BATF3 | E2-2 | PU.1 | |
| Principais citocinas produzidas | Várias (incluindo IL-6, IL-23) | IL-12 | IFN tipo I | | Várias |
| Principais funções postuladas | Imunidade inata: fonte de citocinas inflamatórias<br>Imunidade adaptativa: captura e apresentação de antígenos principalmente a células T $CD4^+$ | Imunidade adaptativa: captura e apresentação cruzada de antígenos a células T $CD8^+$; indução de respostas Th1 | Imunidade antiviral: resposta inata inicial; condicionamento de células T antivirais | Imunidade inata: fonte de citocinas inflamatórias<br>Imunidade adaptativa: captura e apresentação de antígenos principalmente a células T $CD4^+$ | Imunidade inata: fonte de citocinas inflamatórias<br>Papel incerto na imunidade adaptativa |

Os principais marcadores distintivos e funções das subpopulações de células dendríticas (DC) humanas são listados. Note que todas as DCs expressam moléculas do complexo principal de histocompatibilidade de classe II. DCs não ativadas podem exibir autoantígenos e atuar na manutenção da autotolerância; essa função postulada não está listada na tabela. *IL*, interleucina; *IFN*, interferona; *TLRs*, receptores do tipo *Toll*.

apresentação cruzada (*cross presentation*), discutido no Capítulo 6; esta subpopulação também apresenta antígenos para as células T $CD4^+$.

- ***As DCs plasmacitoides (pDCs) produzem a citocina antiviral interferona (IFN) tipo I em resposta aos vírus, e podem capturar microrganismos transmitidos pelo sangue e transportar seus antígenos para o baço para apresentação às células T.*** Essas DCs são assim nomeadas porque, após sua ativação, começam a se tornar morfologicamente parecidas com os plasmócitos. Desenvolvem-se na medula óssea a partir de um precursor distinto daquele das DCs clássicas, sendo encontradas no sangue e em pequenos números nos órgãos linfoides. As DCs plasmacitoides são as principais produtoras das citocinas chamadas IFNs de tipo I no corpo, as quais promovem atividades antivirais potentes e exercem papel importante na defesa do hospedeiro contra os vírus (ver Capítulo 4)
- ***As DCs derivadas de monócitos (MoDCs; do inglês, monocyte-derived DCs) incluem células com funções semelhantes àquelas das cDCs, mas são derivadas de monócitos que foram recrutados para os sítios de inflamação tecidual.*** Elas expressam CD11c, como todas as DCs, e também marcadores de monócitos, como CD11b e CCR2
- ***As células de Langerhans são DCs encontradas na epiderme que compartilham funções com as cDCs, mas que, em seu desenvolvimento, estão relacionadas aos macrófagos tecido-residentes, originando-se de precursores embrionários do fígado fetal e do saco vitelínico*** (ver Figura 2.6). Essas células são identificadas por sua localização e morfologia na pele, pela presença de organelas citoplasmáticas em forma de raquete de tênis chamadas grânulos de Birbeck que são visíveis na microscopia eletrônica e pela expressão de vários marcadores (ver Tabela 2.3). As células de Langerhans podem atuar no contexto de infecções cutâneas, apresentando antígenos para células T $CD4^+$ e ativando-as, ou na ausência de infecção, apresentando autoantígenos para células T $CD4^+$ e induzindo tolerância a esses antígenos.

Outra população de células, denominada **células dendríticas foliculares** (FDCs; do inglês, *follicular dendritic cells*), exibem uma morfologia dendrítica, mas não derivam de precursores na medula óssea, não apresentam antígenos proteicos às células T e não devem ser confundidas com DCs. As FDCs estão envolvidas na ativação das células B nos centros germinativos dos órgãos linfoides secundários (ver Capítulo 12).

## Linfócitos

***Os linfócitos, células ímpares da imunidade adaptativa, são as únicas células no corpo que expressam receptores antigênicos clonalmente distribuídos, cada qual específico para um determinante antigênico diferente.*** Cada clone de linfócitos T e B expressa receptores antigênicos com especificidade única, diferentemente das especificidades dos receptores presentes nos outros clones. Conforme discutiremos aqui e em capítulos posteriores, existem milhões de clones de linfócitos no corpo, capacitando qualquer indivíduo a reconhecer e responder a milhões de antígenos estranhos.

O papel dos linfócitos como mediadores da imunidade adaptativa foi estabelecido por várias linhas de evidência acumuladas ao longo de décadas de pesquisas. Um dos indícios mais recentes veio da observação de que seres humanos com estados de imunodeficiência congênita e adquirida apresentavam números reduzidos de linfócitos na circulação periférica e nos tecidos linfoides. Experimentos realizados com camundongos e ratos mostraram que a depleção de linfócitos comprometia as respostas às imunizações, e que os linfócitos são o único tipo celular capaz de transferir imunidade específica a microrganismos de animais imunizados para animais *naive*. Experimentos *in vitro* estabeleceram que a estimulação de linfócitos com antígenos leva a respostas que apresentam muitas das características das respostas imunes induzidas sob condições mais fisiológicas *in vivo*. Após a identificação dos linfócitos como mediadores da imunidade humoral e celular, muitas descobertas foram feitas em um ritmo acelerado, acerca dos diferentes tipos de linfócitos, suas origens na medula óssea e no timo, seus papéis em várias respostas imunes, e as consequências de sua deficiência. Entre os achados mais importantes, estava o de que os receptores antígeno-específicos clonalmente distribuídos e altamente diversificados são produzidos unicamente por linfócitos, e por nenhum outro tipo de célula. Mais recentemente, foi acumulada uma quantidade enorme de informação sobre os genes, proteínas e funções dos linfócitos.

Um dos aspectos mais fascinantes da biologia dos linfócitos é como o repertório extremamente diversificado de receptores antigênicos com diferentes especificidades é gerado a partir de um número limitado de genes codificadores desses receptores, presentes na linhagem germinativa. Hoje, sabe-se que os genes codificadores de receptores antigênicos de linfócitos são formados pela recombinação de segmentos de DNA durante a maturação dessas células. Existe um aspecto aleatório nesses eventos de recombinação somática que resulta na geração de milhões de diferentes genes de receptor recombinados e em um repertório altamente diverso de especificidades antigênicas entre diferentes clones de linfócitos (ver Capítulo 8).

O número total de linfócitos em um adulto sadio é cerca de $5 \times 10^{11}$. Desse total, aproximadamente 2% estão no sangue, 4% estão na pele, 10% estão na medula óssea, 15% estão nos tecidos linfoides das mucosas dos tratos gastrintestinal e respiratório, e 65% estão nos órgãos linfoides (principalmente baço e linfonodos). Primeiramente, descreveremos as propriedades dessas células e, em seguida, sua organização em vários tecidos linfoides.

### Classes de linfócitos

***Os linfócitos consistem em classes distintas com diferentes funções e produtos proteicos*** (Tabela 2.4). As principais classes de linfócitos foram introduzidas no Capítulo 1 (ver Figura 1.5). Do ponto de vista morfológico, todos os linfócitos são similares, e sua aparência não reflete sua heterogeneidade nem suas diversas funções. Os **linfócitos B**, as células produtoras de anticorpos, foram assim chamados por terem sido encontrados em processo de amadurecimento em um órgão presente em aves chamado bursa (bolsa) de Fabricius. Em mamíferos, não há equivalente anatômico da bursa, e os estágios iniciais da maturação da célula B ocorrem na medula óssea. Assim, o nome linfócitos B hoje se refere aos linfócitos derivados da medula óssea. Os **linfócitos T**, mediadores da imunidade celular, surgem a partir de células precursoras na medula óssea que migram e amadurecem no timo; portanto, linfócitos T se refere aos linfócitos derivados do timo. Existem subpopulações de linfócitos B e T com características fenotípicas e funcionais distintas.

### Subpopulações de linfócitos B

As principais subpopulações de células B são células B foliculares, células B da zona marginal e células B-1, cada uma das quais encontrada em localizações anatômicas distintas junto aos tecidos linfoides. As células B foliculares, o tipo de células B mais numeroso, são encontradas nos tecidos linfoides e no sangue. Elas expressam conjuntos de anticorpos altamente diversificados e clonalmente distribuídos, que atuam como receptores antigênicos de superfície celular e como moléculas efetoras-chave secretadas da imunidade adaptativa humoral. As células B foliculares originam a maioria dos anticorpos de alta afinidade e as células B de memória que protegem as pessoas contra infecções repetidas pelos mesmos microrganismos. Em contraste, as células B-1 e as células B da zona marginal constituem uma minoria das células B e produzem anticorpos com diversidade limitada. As células B-1 são encontradas principalmente em tecidos de mucosa, bem como nas cavidades peritoneal e pleural, enquanto as células B da zona marginal estão presentes somente no baço em roedores, mas podem ser encontradas na circulação em humanos.

### Subpopulações de linfócitos T

As duas subpopulações principais de células T são definidas pela expressão das proteínas CD4 e CD8 na superfície

**Tabela 2.4** Classes de linfócitos.

| Classe | Funções | Receptor antigênico e especificidade | Marcadores fenotípicos selecionados | Percentual dos linfócitos totais[a] Sangue | Linfonodo | Baço |
|---|---|---|---|---|---|---|
| **Linfócitos B** | | | | | | |
| Células B foliculares | Produção de anticorpo (imunidade humoral) | Ig de superfície<br>Especificidades diversas para muitos tipos de moléculas | Receptores de Fc, MHC de classe II, CD19, CD23 | 5 a 20 | 20 a 25 | 40 a 45 |
| Células B da zona marginal | Produção de anticorpo (imunidade humoral) | Ig de superfície<br>Especificidades limitadas para um conjunto restrito de moléculas | IgM, CD27 | 2 a 3 | 3 a 5 | 7 a 10 |
| Células B-1[b] | Produção de anticorpo (imunidade humoral) | Ig de superfície<br>Especificidades limitadas para um conjunto restrito de moléculas | IgM, CD43, CD20, CD27, porém CD70 negativo | 1 a 3 | Raro | Raro |
| **Linfócitos T** | | | | | | |
| Linfócitos T auxiliares $CD4^+$ | Ativação da célula B (imunidade humoral)<br>Ativação de macrófago (imunidade celular)<br>Estimulação da inflamação | Heterodímeros $\alpha\beta$<br>Especificidades diversas para complexos peptídio-MHC classe II | $CD3^+$, $CD4^+$, $CD8^+$ | 35 a 60[c] | 50 a 60 | 50 a 60 |
| Linfócitos T citotóxicos $CD8^+$ | *Killing* de células infectadas com microrganismos, células tumorais | Heterodímeros $\alpha\beta$<br>Especificidades diversas para complexos peptídio-MHC de classe I | $CD3^+$, $CD4^-$, $CD8^+$ | 15 a 40 | 15 a 20 | 10 a 15 |
| Células T reguladoras | Supressão ou ativação de respostas imunes inata e adaptativa | Heterodímeros $\alpha\beta$<br>Específico para autoantígenos e alguns antígenos estranhos (complexos peptídio-MHC classe II) | $CD3^+$, $CD4^+$, $CD25^+$, $FoxP3^+$ (mais comum, mas também outros fenótipos) | 1 a 2 | 10 | 10 |
| Células T *natural killer* (NKT) | Supressão ou ativação de respostas imunes inata e adaptativa | Heterodímeros $\alpha\beta$<br>Especificidade limitada para complexos glicolipídio-CD1 | CD56, CD16 (receptor de Fc para IgG), CD3 | 5 a 30 | Raro | 10 |
| Linfócitos T $\gamma\delta$ | Funções auxiliar e citotóxica (imunidade inata) | Heterodímeros $\gamma\delta$<br>Especificidades limitadas para antígenos peptídicos e não peptídicos | $CD3^+$, CD4 e CD8 variáveis | Raro | Raro | Raro |
| Células T invariantes associadas à mucosa (MAIT) | Funções auxiliar e citotóxica no intestino | Heterodímeros $\alpha\beta$<br>Especificidade limitada para metabólitos bacterianos derivados da riboflavina | $CD3^+$, $CD8^+$ (maioria) | 5 | Raro | Raro |

Esta tabela resume as principais propriedades dos linfócitos do sistema imune adaptativo. Foram excluídas as células *natural killer* e outras células linfoides inatas, que são discutidas no Capítulo 4.

*Ig*, imunoglobulina; *MHC*, complexo principal de histocompatibilidade.

[a]Os percentuais são aproximados, com base em dados do sangue periférico humano e de órgãos linfoides murinos. No fígado, quase 50% dos linfócitos são células MAIT.

[b]Células B-1 são uma subpopulação distinta em camundongos, embora não seja claro se o mesmo é verdadeiro em humanos.

[c]Na maioria dos casos, a razão $CD4^+ CD8^-:CD8^+ CD4^-$ é aproximadamente 2:1 no estado estável.

celular (Figura 2.7). Células T são as mediadoras da imunidade celular: células T CD4⁺ são linfócitos T auxiliares ou seus precursores *naive*, enquanto células T CD8⁺ são CTLs ou seus precursores. Tanto as células T CD4⁺ quanto as CD8⁺ expressam receptores antigênicos chamados receptores de células T (TCR) αβ. Os linfócitos T auxiliares CD4⁺ secretam citocinas que agem em várias outras células, incluindo outros linfócitos T, células B e macrófagos. Os CTLs CD8⁺ reconhecem e matam células infectadas com vírus e outros microrganismos que podem viver dentro das células do hospedeiro, além de matar células cancerosas também. As células T reguladoras CD4⁺ são uma terceira subpopulação de células T expressando receptores αβ; sua função é inibir as respostas imunes. Adicionalmente, as células T *natural killer* (NKT), células T invariantes associadas à mucosa (MAIT; do inglês, *mucosa-associated invariant T cells*) e células T γδ constituem três subpopulações numericamente menores de células T que expressam TCRs com diversidade limitada, análoga aos anticorpos produzidos pelas células B-1. As funções dessas classes de células B e T serão discutidas em capítulos subsequentes.

## Desenvolvimento dos linfócitos

Os linfócitos, assim como todas as células sanguíneas, surgem, após o nascimento, a partir de células-tronco da medula óssea. A origem dos linfócitos a partir de progenitores na medula óssea foi demonstrada pela primeira vez por experimentos feitos com quimeras de medula óssea induzidas por radiação. Os linfócitos e seus precursores são radiossensíveis e morrem com doses altas de radiação γ. Se um camundongo de uma linhagem consanguínea é irradiado e então recebe injeção de células de medula

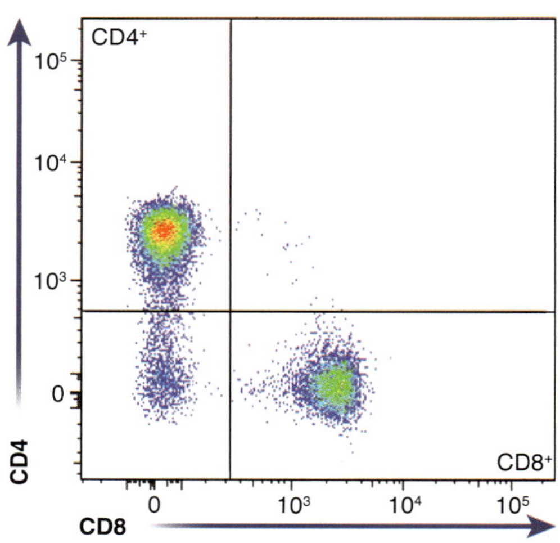


**Figura 2.7 Subpopulações de células T.** É apresentado um gráfico de citometria de fluxo de linfócitos do sangue humano que foram corados com reagentes para detectar a expressão de CD4 ou CD8 na superfície celular. Cada ponto representa uma única célula, e a localização do ponto dentro do gráfico reflete a expressão celular de CD4 ou CD8. (A técnica de citometria de fluxo é explicada no Apêndice III). A maioria das células T no sangue e órgãos linfoides expressa CD4 ou CD8, mas não ambos, e, em indivíduos saudáveis, a razão entre células CD4⁺ e CD8⁺ é de aproximadamente 2:1. (Cortesia de Mariela Pauli e Robby Grewal, Department of Dermatology, University of California San Francisco, San Francisco.)

óssea ou pequenos números de CTHs de outra linhagem que possa ser distinguida do hospedeiro, todos os linfócitos que se desenvolvem subsequentemente serão derivados das células de medula óssea ou CTHs do doador. Essas abordagens se mostraram úteis para examinar a maturação de linfócitos e outras células sanguíneas.

Todos os linfócitos passam por estágios de maturação complexos, durante os quais expressam receptores antigênicos e adquirem as características funcionais e fenotípicas das células maduras (Figura 2.8). Os sítios anatômicos em que ocorrem as principais etapas do desenvolvimento dos linfócitos são chamados órgãos linfoides geradores (ou primários ou, ainda, centrais). Esses órgãos incluem a medula óssea, em que os precursores de todos os linfócitos e as células B amadurecem; e o timo, em que as células T amadurecem. Discutiremos os processos de maturação dos linfócitos B e T em detalhes no Capítulo 8.

## Populações de linfócitos distinguidas pela história de exposição aos antígenos

*Os linfócitos* **naive** *que amadureceram na medula óssea ou no timo migram para os órgãos linfoides secundários (periféricos), nos quais são ativados por antígenos para então proliferarem e se diferenciarem em células efetoras e de memória* (Figura 2.9 e Tabela 2.5). As células T maduras que emergem do timo são chamadas **linfócitos T *naive***. As células B passam a maior parte do seu desenvolvimento na medula óssea, mas as etapas finais que geram os **linfócitos B *naive*** ocorrem no baço. Os linfócitos *naive* são funcionalmente quiescentes, mas, após a ativação pelo antígeno, proliferam e sofrem alterações drásticas no fenótipo e na atividade funcional. A ativação dos linfócitos *naive* segue uma série de etapas sequenciais que começam com a síntese de novas proteínas, como os receptores de citocina e as citocinas, os quais são necessários para muitas das alterações subsequentes. As células então entram em proliferação, resultando em expansão dos clones antígeno-específicos, em um processo chamado **expansão clonal**. Em algumas infecções, o número de células T microrganismo-específicas pode aumentar em mais de 50 mil vezes em 1 semana, enquanto o número de células B específicas pode aumentar em até 5 mil vezes. Essa rápida expansão clonal dos linfócitos microrganismo-específicos se faz necessária para acompanhar a capacidade dos microrganismos de se replicar rapidamente. Concomitantemente com a proliferação, os linfócitos estimulados pelos antígenos começam a se diferenciar em **células efetoras**, cuja função é eliminar o antígeno. Muitas das células efetoras migram para os sítios de infecção tecidual, enquanto algumas permanecem nos órgãos linfoides secundários. Outra progênie de linfócitos T e B antígeno-estimulados se diferenciam em **células de memória** de vida longa, cuja função é mediar as respostas rápidas e intensificadas (*i. e.*, secundárias) a exposições subsequentes aos antígenos. Os linfócitos *naive*, efetores e de memória podem

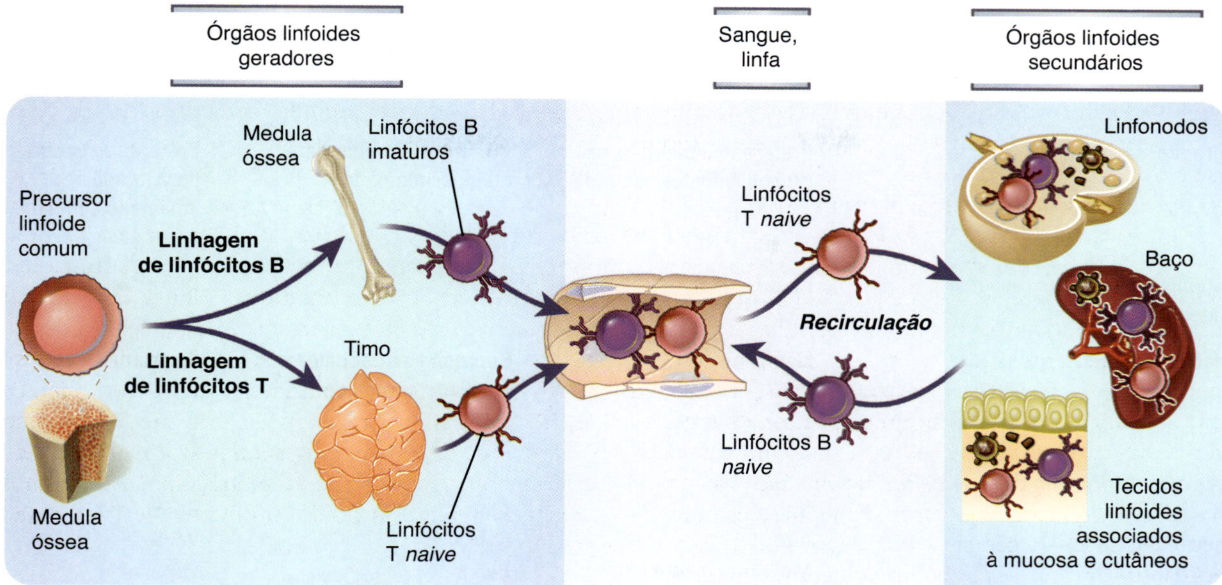


**Figura 2.8 Maturação dos linfócitos.** Os linfócitos se desenvolvem a partir de células-tronco da medula óssea, amadurecem nos órgãos linfoides geradores (medula óssea e timo, para células B e T, respectivamente), e então circulam através do sangue para os órgãos linfoides secundários (linfonodos, baço, tecidos linfoides de mucosa). As células T completamente maduras deixam o timo, porém as células B imaturas deixam a medula óssea e completam sua maturação nos órgãos linfoides secundários. Os linfócitos *naive* podem responder aos antígenos estranhos nesses tecidos linfoides secundários ou voltar por drenagem linfática para o sangue e recircular através de outros órgãos linfoides secundários.

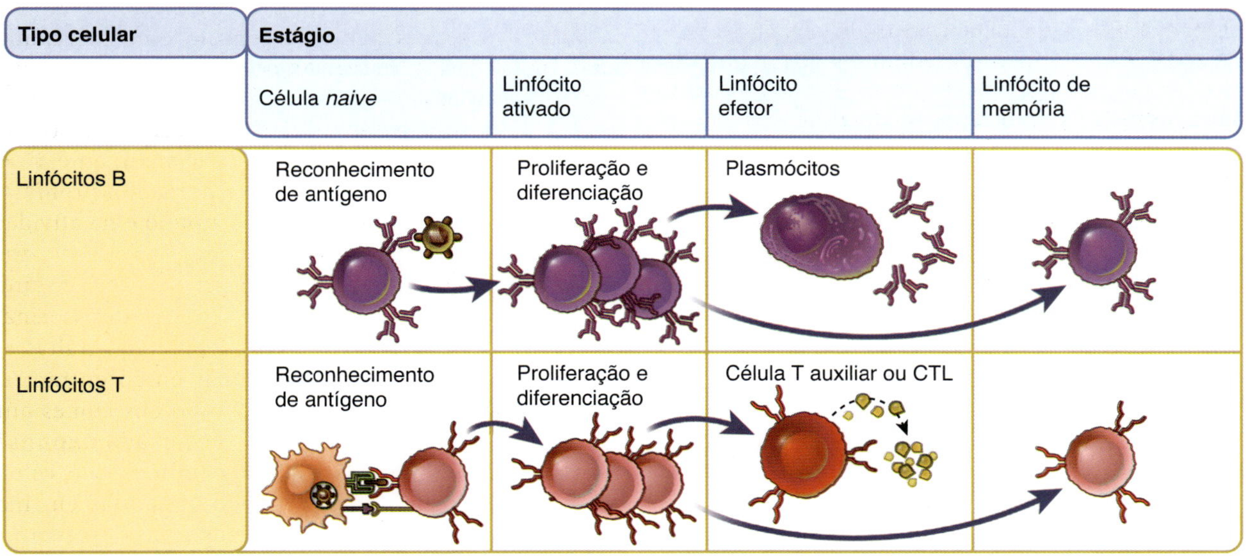


**Figura 2.9 Estágios da história de vida dos linfócitos.** Em resposta ao antígeno, linfócitos *naive* presentes nos órgãos linfoides secundários proliferam e se diferenciam em células efetoras, que atuam para eliminar os antígenos. As células efetoras da linhagem dos linfócitos B são plasmócitos secretores de anticorpos (alguns dos quais são de vida longa). As células efetoras da linhagem de linfócitos T CD4 são células T auxiliares produtoras de citocinas, enquanto as células efetoras da linhagem CD8 (não apresentadas) são linfócitos T citotóxicos. A maioria das células T efetoras deixa os órgãos linfoides secundários e migra para tecidos infectados. Algumas células T auxiliares permanecem nos órgãos linfoides secundários, em que auxiliam as células B a montar respostas de anticorpos. Outra progênie de linfócitos estimulados por antígeno se diferencia em células de memória de longa vida, as quais estão localizadas em órgãos linfoides secundários e em tecidos não linfoides. Ver Tabela 2.5 para as características de linfócitos *naive*, efetores e de memória.

ser distinguidos por vários critérios funcionais e fenotípicos (ver Tabela 2.5).

Os detalhes da ativação e diferenciação dos linfócitos, bem como as funções de cada uma dessas populações, serão abordados adiante no livro. Aqui, serão resumidas as características fenotípicas de cada população.

### Linfócitos *naive*

Os linfócitos *naive* são células T ou B maduras que jamais encontraram um antígeno estranho. (O termo *naive* se refere à ideia de que essas células são imunologicamente inexperientes). Os linfócitos *naive* são encontrados na circulação e nos órgãos linfoides secundários. Os linfócitos

**Tabela 2.5** Características dos linfócitos *naive*, efetor e de memória.

| | ***Naive*** | **Ativado ou efetor** | **Memória** |
|---|---|---|---|
| **Linfócitos T** | | | |
| Migração | Preferencialmente para órgãos linfoides secundários | Preferencialmente para tecidos inflamados | Preferencialmente para tecidos inflamados, tecidos de mucosa |
| Frequência de células responsivas a um antígeno particular | Muito baixa | Alta | Baixa |
| Funções efetoras | Nenhuma | Secreção de citocinas; atividade citotóxica | Nenhuma |
| Ciclo celular | Não | Sim | ± |
| *Expressão de proteína de superfície* | | | |
| IL-2R (CD25) | Baixa | Alta | Baixa |
| L-selectina (CD62L) | Alta | Baixa | Variável |
| IL-7R (CD127) | Moderadamente alta | Baixa | Variável |
| Moléculas de adesão: integrinas, CD44 | Baixa | Alta | Alta |
| Receptor de quimiocina: CCR7 | Alta | Baixa | Variável |
| Principal isoforma de CD45 (apenas seres humanos) | CD45RA | CD45RO | CD45RO; variável |
| Morfologia | Pequeno; citoplasma escasso | Grande; mais citoplasma | Pequeno |
| **Linfócitos B** | | | |
| Ig produzida | IgM e IgD de membrana | IgG, IgA, IgE frequentemente secretadas | IgG, IgA, IgE de membrana |
| Afinidade de Ig | Relativamente baixa | Aumenta durante a resposta imune | Relativamente alta |
| Função efetora | Nenhuma | Secreção de anticorpo | Nenhuma |
| Morfologia | Pequeno; citoplasma escasso | Grande; mais citoplasma; plasmócito | Pequeno |
| *Expressão de proteína de superfície* | | | |
| Receptor de quimiocina: CXCR5 | Alta | Baixa | ? |
| CD27 | Baixa | Alta | Alta |

*Ig*, imunoglobulina; *IL*, interleucina.

*naive* e os linfócitos de memória são ambos chamados linfócitos em repouso (*resting*), por não estarem se dividindo ativamente ou desempenhando funções efetoras, além de estarem em um estado de "descanso" ou no estágio G0 do ciclo celular, antes da estimulação antigênica. Os linfócitos B e T *naive* (e de memória) não podem ser prontamente distinguidos com base na morfologia, e ambos são frequentemente chamados pequenos linfócitos quando observados em esfregaços sanguíneos. Um pequeno linfócito mede 8 a 10 μm de diâmetro, tem um núcleo amplo contendo heterocromatina densa e uma borda delgada de citoplasma contendo algumas mitocôndrias, ribossomos e lisossomos, mas sem nenhuma organela especializada visível (Figura 2.10). Linfócitos *naive* (e de memória) dependem majoritariamente da fosforilação oxidativa e da oxidação de ácidos graxos para manter sua necessidade basal de energia.

Linfócitos *naive* normalmente vivem de 1 a 3 meses. Sua sobrevivência requer sinais derivados dos receptores antigênicos e citocinas. A necessidade de expressão do receptor antigênico para manter o *pool* de linfócitos *naive* nos órgãos linfoides secundários foi demonstrada em estudos com camundongos, nos quais os genes que codificam os receptores antigênicos de células B ou células T foram deletados após o amadurecimento dos linfócitos. Nesses estudos, os linfócitos *naive* que perderam seus receptores antigênicos morreram dentro de 2 ou 3 semanas. Foi demonstrado que o receptor antigênico das células B *naive* gera sinais de sobrevivência mesmo na ausência de antígenos. Linfócitos T *naive* reconhecem vários autoantígenos de maneira fraca, suficiente para

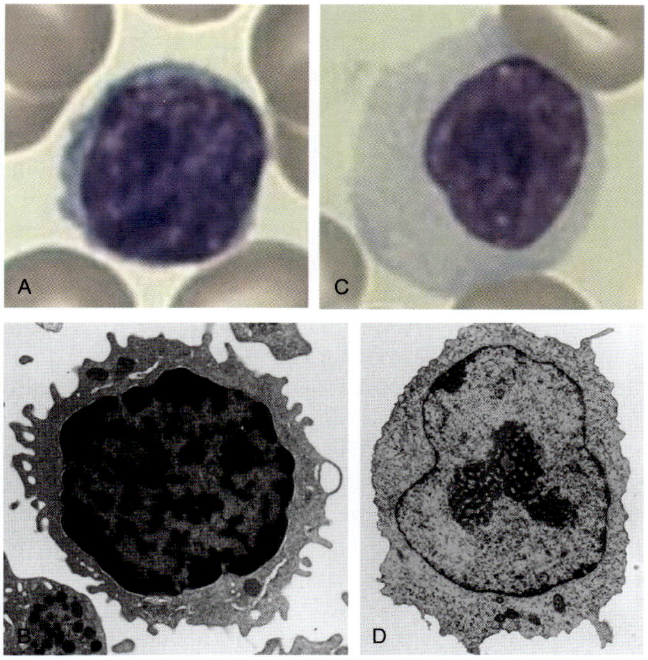

**Figura 2.10 Morfologia dos linfócitos. A.** Micrografia de luz de um linfócito em um esfregaço de sangue periférico. **B.** Micrografia eletrônica de um pequeno linfócito. **C.** Micrografia eletrônica de um grande linfócito (linfoblasto). (*A*, Cortesia de Jean Shafer, Department of Pathology, University of California, San Diego. Copyright 1995-2008, Carden Jennings Publishing Co., Ltd. *B*, Cortesia do Dr. Noel Weidner, Department of Pathology, University of California, San Diego. *C*, Cortesia de Jean Shafer, Department of Pathology, University of California, San Diego. Copyright 1995–2008, Carden Jennings Publishing Co., Ltd. *D*, De Fawcett DW. *Bloom and Fawcett: A Textbook of Histology*. 12th ed. New York, NY: Chapman & Hall; 1994. Com a gentil permissão de Springer Science and Business Media.)

induzir sinais de sobrevivência, mas sem desencadear os sinais fortes necessários para iniciar a proliferação e a diferenciação de células efetoras.

As citocinas também são essenciais para a sobrevivência de linfócitos *naive*, e as células T e B *naive* expressam receptores para essas citocinas. Dentre essas citocinas, as mais importantes são IL-7, que promove a sobrevivência e a ciclagem em baixo nível das células T *naive*; e fator ativador de células B (BAFF; do inglês, *B cell-activating factor*), uma citocina pertencente à família do fator de necrose tumoral (TNF; do inglês, *tumor necrosis factor*), que é necessária à sobrevivência da célula B *naive*.

No estado estável, ou homeostasia, o *pool* de linfócitos *naive* é mantido em um número razoavelmente constante graças ao equilíbrio entre a morte espontânea dessas células e a produção de novas células nos órgãos linfoides geradores. Qualquer perda de linfócitos leva à proliferação compensatória daqueles remanescentes e a uma produção aumentada a partir dos órgãos primários. Essa resposta do sistema imune para restabelecer um número normal total de linfócitos é chamada proliferação homeostática. Se as células *naive* forem transferidas para um hospedeiro deficiente em linfócitos (dito linfopênico), os linfócitos transferidos começam a proliferar e aumentam em número até alcançarem aproximadamente os números de linfócitos encontrados em animais normais. A proliferação homeostática parece ser dirigida pelos mesmos sinais necessários para a manutenção de linfócitos *naive*, ou seja, reconhecimento fraco de alguns autoantígenos no caso das células T ou sinalização espontânea do receptor de células B no caso dessas células, além de citocinas, especialmente IL-7. Esse fenômeno é explorado clinicamente em protocolos terapêuticos com células T, como no tratamento de algumas leucemias – as células T transferidas proliferam de maneira máxima se o número de células T do hospedeiro está reduzido, um processo chamado linfodepleção (ver Capítulo 18).

### Linfócitos efetores

Em resposta à estimulação pelo antígeno e outros sinais, os linfócitos *naive* entram no estágio G1 do ciclo celular antes de seguir para a divisão. Os linfócitos ativados são maiores (10 a 12 μm de diâmetro), têm mais citoplasma, organelas e quantidades aumentadas de RNA citoplasmático, e são chamados grandes linfócitos ou linfoblastos (ver Figura 2.10). Essas alterações requerem mais energia e substratos para as atividades biossintéticas. Os linfócitos recém-ativados usam glicólise aeróbica como fonte de energia e o ciclo do ácido tricarboxílico (TCA; do inglês, *tricarboxylic acid*) para gerar os metabólitos intermediários necessários para a síntese de novas proteínas, lipídios e ácidos nucleicos.

Alguns desses linfócitos ativados se diferenciam em linfócitos efetores, que têm a capacidade de produzir moléculas capazes de eliminar antígenos estranhos. Os linfócitos T efetores incluem as células T auxiliares $CD4^+$ e os CTLs $CD8^+$, enquanto os linfócitos B efetores são células secretoras de anticorpos, principalmente plasmablastos e plasmócitos. As células T auxiliares ativam linfócitos B, macrófagos e DCs por meio de citocinas secretadas que se ligam a receptores existentes nessas células e via moléculas de superfície, como CD40-ligante (CD154), que engajam CD40 em outras células. Os CTLs têm grânulos citoplasmáticos repletos de proteínas que, quando liberadas, matam as células reconhecidas pelos CTLs, as quais geralmente são células infectadas por vírus ou células tumorais. Ambas as células T efetoras, $CD4^+$ e $CD8^+$, geralmente expressam proteínas de superfície indicativas de ativação recente, incluindo CD25 (um componente do receptor da IL-2, o fator de crescimento das células T), e padrões alterados de moléculas que medeiam a migração (selectinas, integrinas e receptores de quimiocinas, discutidos no Capítulo 3). A maioria dos linfócitos T efetores diferenciados migra a partir dos órgãos linfoides secundários, nos quais foram gerados, para os sítios teciduais das infecções, e tem vida curta.

Muitas células B secretoras de anticorpo são morfologicamente identificáveis em cortes de tecido corados como **plasmócitos**. Essas células têm núcleos característicos excentricamente posicionados na célula, com a cromatina distribuída em torno da membrana nuclear, em um padrão de roda de charrete; citoplasma abundante contendo retículo endoplasmático rugoso denso que é o sítio em que os anticorpos (e outras proteínas secretadas e de membrana) são sintetizados; e complexos de Golgi perinucleares distintos, nos quais as moléculas de anticorpo sofrem modificações pós-traducionais em suas formas finais e são empacotadas para secreção (Figura 2.11). Estima-se que pelo menos a metade do RNA mensageiro existente nessas células codifique proteínas de anticorpo, e um único plasmócito pode secretar milhares de moléculas de anticorpo por segundo. Os plasmócitos se desenvolvem em órgãos linfoides e em sítios de infecção, e alguns migram para a medula óssea ou para os tecidos de mucosa, onde podem viver e secretar anticorpos por longos períodos após a indução da resposta imune e até mesmo após a eliminação do antígeno. Os **plasmablastos** são células secretoras de anticorpos que exibem características de plasmócitos, mas que são capazes de proliferar; são encontrados na circulação e podem ser identificados pela expressão de CD19 e baixos níveis do marcador típico de célula B CD20 quando comparados com células B *naive* e de memória. Dentro de 1 semana após uma infecção, um amplo número de plasmablastos pode ser detectado no sangue, os quais secretam anticorpos IgM, IgG ou IgA e derivam de células B *naive* ou de memória que foram recém-ativadas em órgãos linfoides secundários. Alguns desses plasmablastos circulantes estão provavelmente transitando dos órgãos linfoides secundários para a medula óssea e os tecidos de mucosa, em que permanecerão como plasmócitos de vida longa.

### Linfócitos de memória

As células de memória são geradas durante as infecções, mas podem sobreviver em um estado funcionalmente quiescente ou de ciclagem lenta, durante meses ou anos após a eliminação do microrganismo. Algumas células de memória recirculam entre o sangue e os tecidos linfoides, de maneira semelhante às células T *naive*, e outras permanecem nos tecidos não linfoides sem retornar para o sangue por longos períodos. Linfócitos de memória podem ser identificados por sua expressão de proteínas de superfície que os distingue dos linfócitos *naive* e dos linfócitos efetores recém-ativados, embora ainda não esteja claro quais dessas proteínas de superfície são marcadores definitivos de populações de memória (ver Tabela 2.5). As células T de memória, assim como as células *naive*, e diferentemente das células T efetoras, expressam moléculas que regulam sua migração para dentro e fora dos órgãos linfoides ou sítios de infecção tecidual e que variam de acordo com a subpopulação (ver Capítulo 3). Em seres humanos, a maioria das células T *naive* expressa uma isoforma de 200 kDa de uma molécula de superfície chamada CD45, a qual contém um segmento codificado por um éxon designado pela letra "A" e, portanto, chamado CD45RA (que significa "A restrito"). Em contraste, a maioria das células T ativadas e de memória expressa uma isoforma de 180 kDa de CD45, na qual o éxon A do RNA foi eliminado. Essa isoforma é chamada CD45RO. Entretanto, essa forma de distinguir entre células T *naive* e células T de memória é imperfeita, tendo sido relatada a interconversão entre populações $CD45RA^+$ e $CD45RO^+$.

A frequência de células de memória aumenta com a idade, porque os indivíduos são continuamente expostos a antígenos estranhos, como microrganismos ambientais. As células T de memória constituem menos de 5% das células T no sangue periférico de um recém-nascido, mas representam pelo menos 50% em um adulto (Figura 2.12). Conforme os indivíduos envelhecem, o acúmulo gradativo de células de memória compensa a produção diminuída de novas células T *naive* do timo, o qual passa a involuir após a puberdade, conforme discutido adiante.

Os linfócitos B de memória podem expressar certas classes (isótipos) de Ig de membrana, como IgG, IgE ou IgA, como resultado da troca de isótipo (*switching*), enquanto as células B *naive* expressam apenas IgM e IgD (ver Capítulos 5 e 12). Em seres humanos, a expressão de CD27 é um marcador de células B de memória.

As células de memória são heterogêneas e consistem em subpopulações que diferem especialmente com relação à sua localização e propriedades migratórias. As

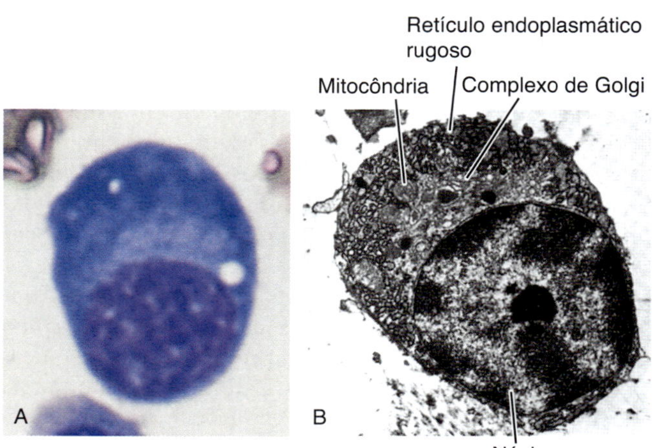


**Figura 2.11 Morfologia dos plasmócitos. A.** Micrografia de luz de um plasmócito no tecido. **B.** Micrografia eletrônica de um plasmócito. (Cortesia do Dr. Noel Weidner, Department of Pathology, University of California, San Diego, California.)

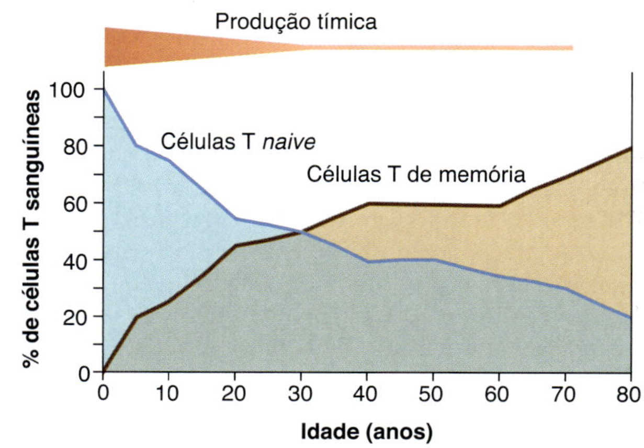


**Figura 2.12 Mudança nas proporções de células T *naive* e de memória com o avanço da idade.** As proporções de células T *naive* e de memória são baseadas em dados de múltiplos indivíduos sadios. A estimativa da produção tímica é uma aproximação. (Cortesia da Dr. Donna L. Farber, Columbia University College of Physicians and Surgeons, New York, New York.)

células T e B de memória voltarão a ser discutidas nos Capítulos 9 e 12, respectivamente.

As características distintivas dos linfócitos *naive*, efetor e de memória refletem diferentes programas de expressão gênica regulados por fatores de transcrição e alterações epigenéticas estáveis, incluindo acetilação e metilação de histonas, bem como remodelamento de cromatina. Exemplificando, um fator de transcrição chamado fator tipo Kruppel 2 (KLF-2; do inglês, *Kruppel-like factor 2*) é requerido para manutenção do fenótipo de célula T *naive*. Os fenótipos de tipos *funcionalmente* diferentes de células T efetoras CD4⁺, chamadas células Th1, Th2 e Th17, dependem dos fatores de transcrição T-BET, GATA3 e RORγT, respectivamente, bem como de alterações epigenéticas em *loci* de genes de citocinas (ver Capítulo 10). Outros fatores de transcrição são requeridos para manter os fenótipos das células B e T de memória. Nosso conhecimento dos determinantes moleculares do fenótipo dos linfócitos ainda é incompleto e está evoluindo.

## Células *natural killer* e células linfoides inatas secretoras de citocinas

***O sistema imune inato inclui várias subpopulações de células derivadas da medula óssea relacionadas entre si pelo desenvolvimento, com morfologia linfoide e funções efetoras similares às das células T, porém desprovidas de receptores antigênicos de célula T.*** As principais funções dessas células são conferir defesa inicial contra patógenos infecciosos; reconhecer as células do hospedeiro estressadas e lesionadas, e ajudar a eliminá-las; e influenciar a natureza da resposta imune adaptativa subsequente. As células *natural killer* (NK) têm atividade citotóxica similar à dos CTLs CD8⁺. Essas células circulam no sangue e estão presentes em vários tecidos linfoides. As células linfoides inatas (ILCs; do inglês, *innate lymphoid cells*) produzem citocinas similares àquelas secretadas pelas células T auxiliares CD4⁺. As ILCs podem ser agrupadas em três subpopulações principais, com base nas citocinas que secretam, de modo análogo às três subpopulações de células T auxiliares CD4⁺, descritas no Capítulo 10. As ILCs são raras no sangue e estão presentes sobretudo nos tecidos, especialmente nos tecidos de mucosa, como o pulmão e os intestinos. O progenitor linfoide comum na medula óssea que origina os linfócitos T e B também origina um precursor tanto de células NK quanto de ILCs, sendo que ambas compartilham a expressão de vários marcadores linhagem-específicos e fatores de transcrição. As células indutoras de tecido linfoide são um tipo de ILC que produz as citocinas linfotoxina e TNF, e são essenciais para a formação dos tecidos linfoides secundários organizados, descrita mais adiante neste mesmo capítulo. As células NK e as ILCs são descritas com mais detalhes no Capítulo 4.

# ANATOMIA E FUNÇÕES DOS TECIDOS LINFOIDES

***Os órgãos linfoides primários, também chamados órgãos linfoides geradores ou centrais, incluem a medula óssea e o timo, e são os sítios em que os linfócitos expressam pela primeira vez os receptores antigênicos e alcançam a maturidade fenotípica e funcional*** (ver Figura 2.8). Os linfócitos B amadurecem parcialmente na medula óssea; entram na circulação; migram para o baço, no qual completam sua maturação; e então povoam os órgãos linfoides secundários. Os linfócitos T amadurecem no timo, então entram na circulação e migram para os órgãos linfoides secundários. Duas funções importantes compartilhadas pelos órgãos geradores são o fornecimento de fatores de crescimento e outros sinais moleculares necessários à maturação dos linfócitos e a apresentação de autoantígenos para reconhecimento e seleção dos linfócitos em maturação (ver Capítulo 8).

***Os órgãos linfoides secundários (ou periféricos), incluindo os linfonodos, baço e componentes do sistema imune de mucosa, são os locais em que as respostas dos linfócitos a antígenos estranhos são iniciadas e se desenvolvem*** (ver Figura 2.8). Esses órgãos são anatomicamente organizados de modo a facilitar as interações celulares necessárias à iniciação das respostas imunes adaptativas. Os linfócitos e as APCs estão localizados e concentrados em áreas anatomicamente definidas, que também são os sítios para onde os antígenos estranhos são transportados e concentrados. Isso garante que antígenos e os linfócitos *naive* antígeno-específicos possam se encontrar para iniciar as respostas imunes adaptativas. A anatomia dos órgãos linfoides também permite que as células B e T interajam após serem ativadas por antígenos. Conforme discutiremos no Capítulo 3, muitos linfócitos estão em constante recirculação e intercâmbio entre a circulação, os órgãos linfoides secundários e os tecidos.

## Medula óssea

***A medula óssea é o sítio de geração de células sanguíneas circulantes, incluindo hemácias, granulócitos e monócitos, bem como o sítio de maturação das células B.*** A geração de todas as células sanguíneas, chamada **hematopoese** (Figura 2.13), ocorre inicialmente durante o desenvolvimento fetal, nas ilhotas sanguíneas junto ao saco vitelínico e mesênquima para-aórtico, mudando então para o fígado entre o 3° e o 4° mês de gestação, até finalmente seguir para a medula óssea. Ao nascimento, a hematopoese ocorre nos ossos ao longo de todo o esqueleto, porém vai se tornando cada vez mais restrita à medula dos ossos chatos, de modo que, na puberdade, a hematopoese ocorre principalmente no esterno, vértebras, ossos ilíacos e costelas. A medula vermelha encontrada nesses ossos consiste em uma estrutura esponjosa reticular localizada entre as trabéculas de ossos longos. Os espaços existentes nessa estrutura contêm uma rede de sinusoides cheios de sangue revestidos por células endoteliais presas a uma membrana basal descontínua. Fora dos sinusoides, há aglomerados de precursores de células sanguíneas em vários estágios de desenvolvimento, bem como células adiposas. Os precursores de células sanguíneas amadurecem e então migram pela membrana basal sinusoidal e entre as células endoteliais, para entrar na circulação vascular. Quando a medula óssea está comprometida ou há uma demanda

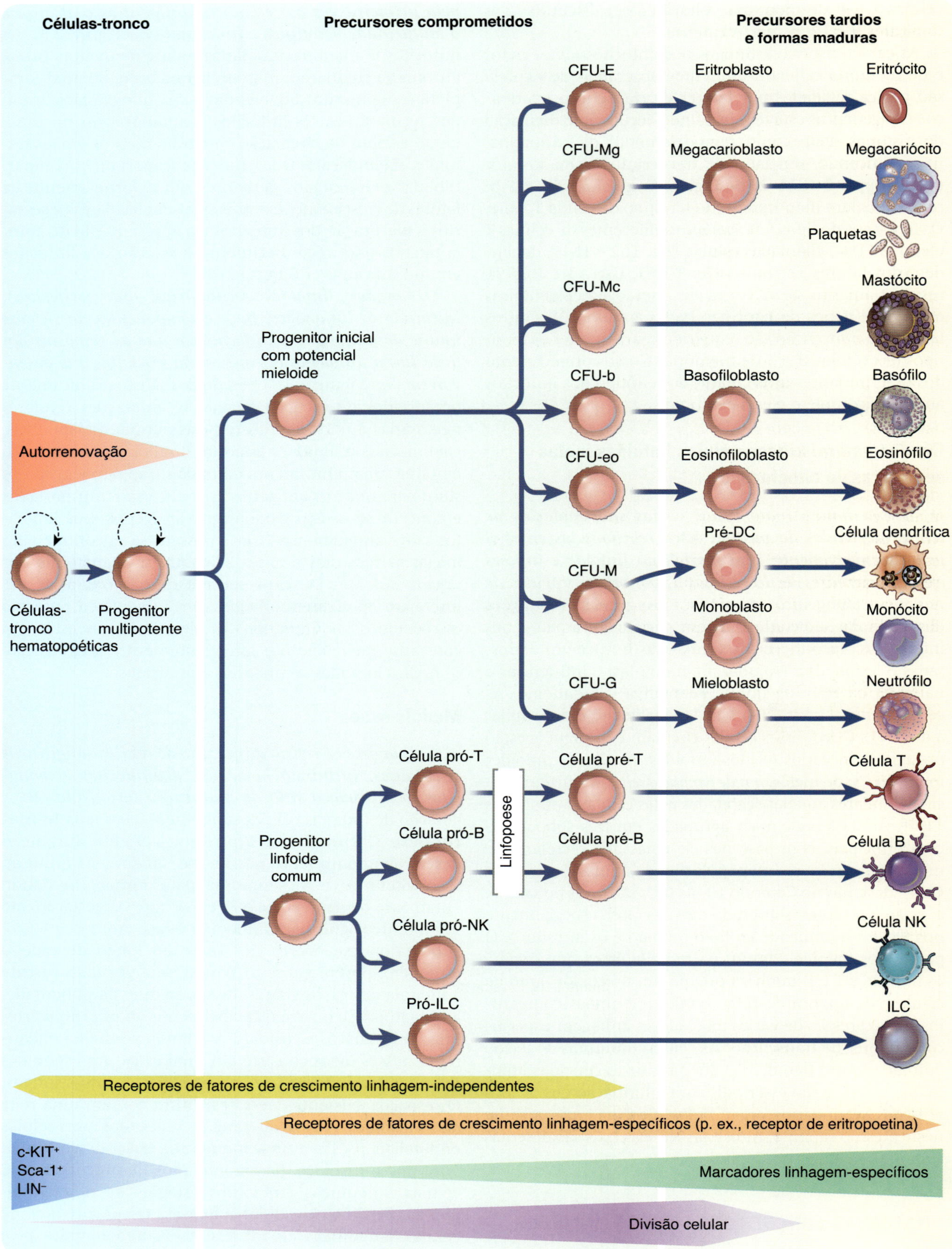


**Figura 2.13 Hematopoese.** O desenvolvimento das principais linhagens de células sanguíneas é ilustrado nesta árvore hematopoética. As principais citocinas direcionadoras da maturação de diferentes linhagens são descritas na Tabela 2.6. O desenvolvimento dos linfócitos é descrito adiante, neste mesmo capítulo, e no Capítulo 8. *UFC,* unidade formadora de colônia; *UFC-Mc,* UFC de mastócitos; *UFC-b,* UFC de células B; *UFC-eo,* UFC de eosinófilos; *UFC-G,* UFC de granulócitos; *UFC-M,* UFC de macrófagos; *DC,* célula dendrítica; *ILCs,* células linfoides inatas; *NK, natural killer.*

excepcional pela produção de novas células sanguíneas, o fígado e o baço frequentemente se tornam sítios de hematopoese extramedular.

Hemácias, granulócitos, monócitos, DCs, mastócitos, plaquetas, linfócitos B e T e ILCs se originam, todos, de uma CTH comum na medula óssea (ver Figura 2.13). As CTHs são multipotentes, ou seja, uma única CTH pode gerar todos os diferentes tipos de células sanguíneas maduras. As CTHs também são autorrenováveis, porque, a cada divisão, pelo menos uma célula-filha mantém as propriedades de uma célula-tronco, e as demais podem se diferenciar em uma linhagem em particular (chamada divisão assimétrica). As CTHs podem ser identificadas pela presença de marcadores de superfície, incluindo as proteínas CD34 e c-KIT, e pela ausência de marcadores linhagem-específicos expressos nas células maduras. As CTHs são mantidas em nichos anatômicos microscópicos especializados junto à medula óssea. Nesses locais, as células estromais não hematopoéticas fornecem sinais contato-dependentes e fatores de crescimento requeridos para a ciclagem contínua das CTHs. O progenitor mieloide-linfoide comum origina algumas células mieloides e precursores comprometidos de células das linhagens T, B e NK/ILC. Os progenitores mieloide-megacariócito-eritroide comuns originam precursores comprometidos com as linhagens eritroide, megacariocítica, granulocítica e monocítica, as quais originam, respectivamente, hemácias maduras, plaquetas, granulócitos (neutrófilos, eosinófilos, basófilos) e monócitos. Como discutido anteriormente, a maior parte das DCs se origina de um precursor que também dá origem aos monócitos. Os progenitores imaturos de mastócitos surgem a partir de um precursor granulócito/monócito comum, deixam a medula óssea, e amadurecem em mastócitos nos tecidos periféricos.

***A proliferação e a maturação de células precursoras na medula óssea são estimuladas por citocinas.*** Muitas dessas citocinas são chamadas **fatores estimuladores de colônia**, por terem sido inicialmente avaliados por sua capacidade de estimular o crescimento e o desenvolvimento de várias colônias leucocitárias ou eritroides a partir da medula óssea. As citocinas hematopoéticas são produzidas por células estromais e macrófagos na medula óssea, fornecendo assim o ambiente local para a hematopoese. Também são produzidas por linfócitos T estimulados por antígeno e macrófagos ativados por citocina ou microrganismo, fornecendo um mecanismo para o aumento da produção de leucócitos quando requerido pelas reações imunes e inflamatórias e para a repopulação de leucócitos que podem ser consumidos durante essas reações. Os nomes e as propriedades das principais citocinas hematopoéticas são listados na Tabela 2.6.

Além das células-tronco autorrenováveis e suas progênies em diferenciação, a medula contém numerosos plasmócitos secretores de anticorpo de vida longa. Essas células são geradas em órgãos linfoides secundários como consequência da estimulação de células B por antígenos e por células T auxiliares, e então migram para a medula óssea. Adicionalmente, alguns linfócitos T de memória de vida longa migram e podem residir na medula óssea.

**Tabela 2.6** Citocinas hematopoéticas para células imunes.

| Citocina | Tamanho | Principais fontes celulares | Principais células imaturas-alvo | Principais populações celulares induzidas |
|---|---|---|---|---|
| Fator da célula-tronco (c-KIT-ligante) | 24 kDa | Células estromais da medula óssea | CTHs | Todas |
| Interleucina-7 (IL-7) | 25 kDa | Fibroblastos, células estromais da medula óssea | Progenitores linfoides imaturos | Linfócitos T |
| Interleucina-3 (IL-3) | 20 a 26 kDa | Células T | Progenitores imaturos | Todas |
| GM-CSF | 18 a 22 kDa | Células T, macrófagos, células endoteliais, fibroblastos | Progenitores mieloides imaturos e comprometidos, macrófagos maduros | Granulócitos e monócitos, ativação de macrófagos |
| M-CSF | Dímero de 70 a 90 kDa; subunidades de 40 kDa | Macrófagos, células endoteliais, células da medula óssea, fibroblastos | Progenitores comprometidos | Monócitos |
| G-CSF | 19 kDa | Macrófagos, fibroblastos, células endoteliais | Progenitores de granulócitos comprometidos | Granulócitos |
| FLT-3-ligante | 30 kDa | Células estromais da medula óssea | CTHs, DC e progenitores de célula B | DCs clássicas e plasmacitoides, células B |

*DC*, células dendríticas; *G-CSF*, fator estimulador de colônia de granulócitos; *GM-CSF*, fator estimulador de colônia de granulócitos-monócitos; *CTHs*, células-tronco hematopoéticas; *IL*, interleucina; *M-CSF*, fator estimulador de colônia de monócitos.

## Timo

***O timo é o local de maturação das células T.*** Trata-se de um órgão bilobado situado no mediastino anterior, que involui após a puberdade, de modo a se tornar indetectável nos adultos. Cada lobo é dividido em múltiplos lóbulos por septos fibrosos, e cada lóbulo consiste em um córtex externo e uma medula interna (Figura 2.14). O córtex contém uma coleção densa de linfócitos T derivados da medula óssea, enquanto a medula mais clara é mais esparsamente povoada por linfócitos. A medula também contém macrófagos e DCs. Dispersas por todo o timo, há células epiteliais contendo citoplasma abundante. O componente epitelial do timo deriva de invaginações que ocorrem na ectoderme do pescoço e do tórax em desenvolvimento do embrião, formando estruturas chamadas bolsas branquiais. As células epiteliais corticais tímicas produzem IL-7, citocina necessária para o desenvolvimento inicial de células T, além de apresentar autoantígenos para as células T em desenvolvimento durante sua maturação. Um tipo diferente de célula epitelial encontrada somente na medula, chamadas células epiteliais medulares tímicas (MTECs; do inglês, *medullary thymic epithelial cells*), desempenha papel especial na apresentação de autoantígenos para as células T em desenvolvimento e causando sua eliminação. Este

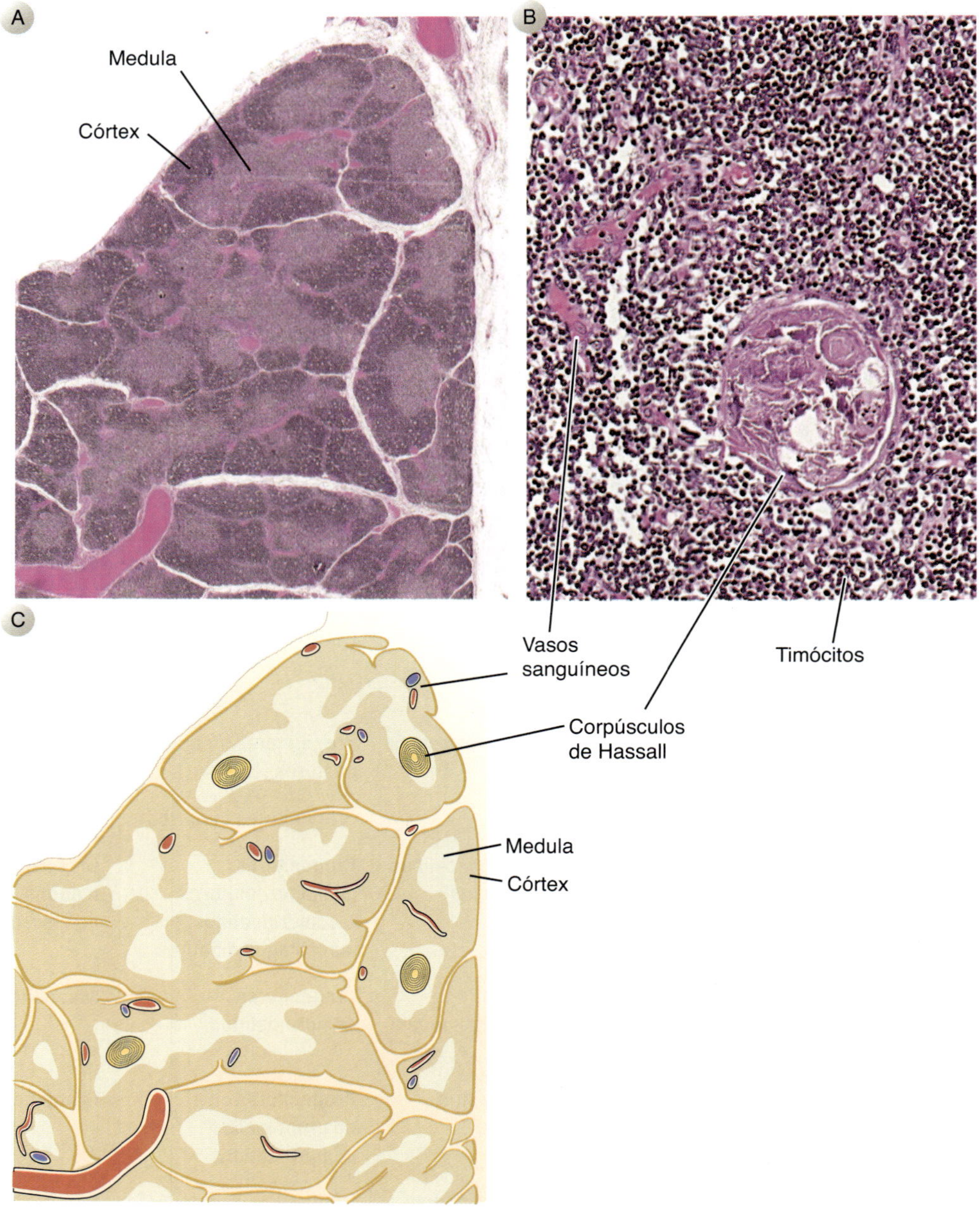


**Figura 2.14 Morfologia do timo. A.** Micrografia de luz de baixa potência de um lobo tímico, mostrando o córtex e a medula. O córtex externo corado em tom mais escuro e a medula interna mais clara são evidentes. **B.** Micrografia de luz de alta potência da medula tímica. As numerosas células pequenas pintadas de *azul* são células T em desenvolvimento chamadas *timócitos*, enquanto a estrutura maior em *rosa* é o corpúsculo de Hassall, exclusivamente característico da medula tímica, mas cuja função é pouco conhecida. **C.** Diagrama esquemático do timo ilustrando uma porção de um lobo dividido em múltiplos lóbulos por trabéculas fibrosas.

é um mecanismo que garante que o sistema imune permaneça tolerante a autoantígenos e é discutido em detalhes no Capítulo 15. Na medula, existem estruturas chamadas corpúsculos de Hassall, compostas por espirais de células epiteliais firmemente compactadas que devem ser remanescentes de células em degeneração. O timo tem um rico suprimento de vasos linfáticos eferentes que drenam para os linfonodos mediastínicos.

Um distúrbio hereditário da imunidade de células T causado pela falha de desenvolvimento do timo é chamado **síndrome de DiGeorge**. Esses pacientes sofrem de deficiência de células T porque uma deleção cromossômica elimina os genes requeridos para o desenvolvimento do timo (ver Capítulo 21). Na linhagem de camundongos *nude* ("nus"), que tem sido amplamente usada na pesquisa em Imunologia, uma mutação no gene codificador de um fator de transcrição chamado Tbx1 causa uma falha de diferenciação de certos tipos de células epiteliais necessárias ao desenvolvimento normal do timo e dos folículos pilosos. Em consequência, esses camundongos não têm células T nem pelos. Os camundongos *nude* têm sido usados em estudos científicos, na análise das consequências da deficiência de célula T.

Os linfócitos do timo, também chamados **timócitos**, são células T em vários estágios de maturação. As células mais imaturas da medula óssea entram no timo pelo sangue, e sua maturação se inicia no córtex. Conforme amadurecem, os timócitos migram rumo à medula, razão pela qual ela contém principalmente células T maduras. Somente células T *naive* maduras saem do timo e entram no sangue e nos tecidos linfoides periféricos. Os detalhes da maturação dos linfócitos são descritos no Capítulo 8. O timo involui após a puberdade; portanto, a produção de células T maduras diminui progressivamente com a idade.

## Sistema linfático

***O sistema linfático consiste em vasos especializados, chamados linfáticos, que drenam líquido dos tecidos, e em linfonodos interespaçados ao longo dos vasos*** (Figura 2.15). Os linfáticos são essenciais para a homeostasia de líquidos teciduais e para as respostas imunes. O líquido intersticial é formado constantemente em todos os tecidos vascularizados, pelo movimento de um filtrado de plasma para fora dos capilares, e a velocidade da formação local pode aumentar drasticamente quando o tecido é lesionado ou infectado. A pele, os epitélios e os órgãos parenquimatosos contêm numerosos capilares linfáticos que absorvem esse líquido a partir dos espaços existentes entre as células. Os capilares linfáticos são canais vasculares de fundo cego revestidos por células endoteliais linfáticas sobrepostas sem as junções intercelulares comunicantes firmes nem a membrana basal que são típicas dos vasos sanguíneos. Os vasos linfáticos estão presos à matriz extracelular por fibras de elastina, as quais servem para puxá-los, abrindo-os quando há excesso de líquido acumulado e inchaço tecidual. Esses vasos permitem a livre captação do líquido intersticial, e o arranjo em sobreposição das células endoteliais e válvulas de sentido único junto ao lúmen dos vasos previne o fluxo retrógrado do líquido. O líquido absorvido, chamado **linfa**, é bombeado para o interior de vasos linfáticos convergentes progressivamente maiores, por meio da contração das células musculares lisas perilinfáticas e por ação da pressão exercida pelo movimento dos tecidos musculoesqueléticos. Esses vasos se fundem aos aferentes linfáticos que drenam para dentro dos linfonodos, sendo que a linfa drena para fora dos linfonodos através dos linfáticos eferentes. Como os linfonodos estão conectados em série pelos linfáticos, um linfático eferente que sai de um linfonodo pode servir de vaso aferente para outro. O vaso linfático eferente na extremidade de uma cadeia de linfonodos se une a outros vasos linfáticos, eventualmente culminando em um vaso linfático amplo chamado ducto torácico. A linfa oriunda do ducto torácico é esvaziada na veia cava superior, devolvendo assim o líquido à corrente sanguínea. Os linfáticos do tronco direito superior, braço direito e lado direito da cabeça drenam para dentro do ducto linfático direito, que também drena para dentro da veia cava superior. Cerca de 2 ℓ de linfa normalmente são devolvidos à circulação a cada dia, e a desorganização do sistema linfático por tumores ou algumas infecções parasíticas pode acarretar um grave inchaço tecidual em decorrência do acúmulo de líquido.

***Os vasos linfáticos coletam antígenos microbianos de suas portas de entrada e os distribuem aos linfonodos, onde esses antígenos podem estimular as respostas***

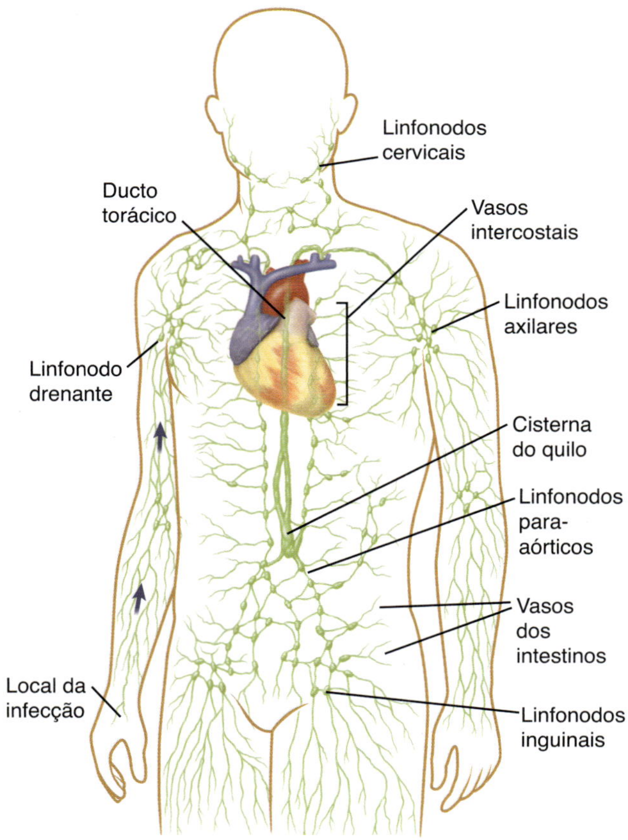


**Figura 2.15 Sistema linfático.** Estão ilustrados os principais vasos linfáticos, que drenam para dentro da veia cava inferior (e veia cava superior, não mostrado), e as coleções de linfonodos. Os antígenos são capturados de um sítio de infecção e o linfonodo drenante para o qual esses antígenos são transportados e onde a resposta imune é iniciada.

*imunes adaptativas.* Os microrganismos entram no corpo mais frequentemente através da pele e dos tratos gastrintestinal e respiratório. Todos esses tecidos são revestidos por barreiras epiteliais que contêm DCs e todos são drenados por vasos linfáticos. As DCs capturam antígenos microbianos e entram nos vasos linfáticos através de hiatos na membrana basal. A migração das DCs pelos linfáticos e destes para locais específicos nos linfonodos é guiada pelas quimiocinas, produzidas pelas células endoteliais linfáticas e pelas células estromais no linfonodo, discutidas em detalhes no Capítulo 6. Outros microrganismos, bem como antígenos solúveis, podem entrar nos linfáticos independentemente das DCs.

## Linfonodos

***Os linfonodos são órgãos linfoides secundários, vascularizados e encapsulados, que exibem características anatômicas favoráveis à iniciação de respostas imunes adaptativas a antígenos transportados dos tecidos pelos linfáticos*** (Figura 2.16). Os linfonodos localizados ao longo dos vasos linfáticos funcionam como filtros que amostram a linfa para antígenos solúveis e associados às DCs. Os antígenos capturados podem então ser "vistos" pelas células do sistema imune adaptativo (ver Capítulo 6). Existem cerca de 500 linfonodos no corpo humano. Um linfonodo é circundado por uma cápsula fibrosa, abaixo da qual está um sistema de seios revestido por células reticulares, cruzado por fibrilas de colágeno e outras proteínas da matriz extracelular, e repleto de linfócitos, macrófagos, DCs e outros tipos celulares. Os linfáticos aferentes esvaziam dentro do seio subcapsular, enquanto a linfa pode drenar desse local diretamente para dentro do seio medular conectado e, em seguida, para fora do linfonodo via linfáticos eferentes. Os macrófagos do seio subcapsular proveem uma importante função de fagocitar e remover os organismos infecciosos, os quais podem ser reconhecidos pelos macrófagos por meio de uma ampla variedade de receptores de superfície celular. Sob o assoalho interno do seio subcapsular, está o córtex rico em linfócitos. O córtex externo contém agregados de células chamados **folículos**, os quais são povoados principalmente por linfócitos B. O córtex ao redor dos folículos, chamado córtex parafolicular, paracórtex ou zona de célula T, está organizado em cordões com fibras e proteínas de matriz extracelular em abundância, sendo povoado principalmente por linfócitos T.

***O desenvolvimento dos linfonodos, bem como de outros órgãos linfoides secundários, depende de células indutoras de tecido linfoide e das ações coordenadas de várias citocinas, quimiocinas e fatores de transcrição.*** Durante a vida fetal, as células indutoras de tecido linfoide, uma subpopulação de ILCs discutida previamente, estimulam o desenvolvimento de linfonodos e outros órgãos linfoides secundários. Essa função é mediada por várias proteínas expressas pelas células indutoras, sendo a molécula heterotrimérica ligada à membrana $LT\alpha\beta_2$ a mais bem estudada. Camundongos com deleções genéticas tanto em $LT\alpha$ quanto $LT\beta$ não desenvolvem linfonodos ou tecidos linfoides secundários no intestino. O desenvolvimento da polpa branca esplênica também está desorganizado nesses camundongos. A linfotoxina produzida pelas células indutoras estimula células estromais em diferentes locais de um órgão linfoide secundário em desenvolvimento a secretarem quimiocinas que ajudam a organizar a estrutura dos órgãos linfoides.

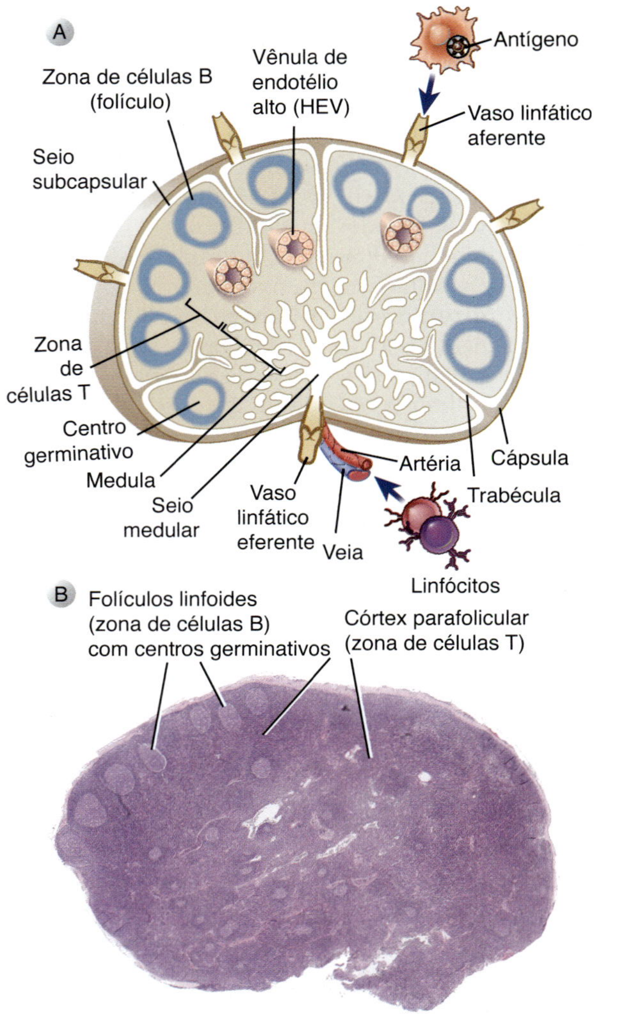


**Figura 2.16 Morfologia de um linfonodo. A.** Diagrama esquemático de um linfonodo ilustrando as zonas ricas em células T e em células B, bem como as rotas de entrada de linfócitos e antígeno (representado como se fosse capturado por uma DC). **B.** Micrografia de luz de um linfonodo ilustrando as zonas de células T e B. (Cortesia de Robert Oghami, MD, PhD, e Kaushik Sridhar, Department of Pathology, University of California San Francisco.)

### *Organização anatômica dos linfócitos B e T*

***Os linfócitos B e T são sequestrados em regiões distintas do córtex dos linfonodos*** (Figura 2.17). As células B são encontradas principalmente nos folículos corticais. Alguns folículos contêm áreas centrais chamadas **centros germinativos**, que se coram fracamente com os corantes histológicos de uso comum. Os folículos sem centros germinativos, chamados folículos primários, contêm principalmente linfócitos B *naive* maduros. Os folículos com centros germinativos, chamados folículos

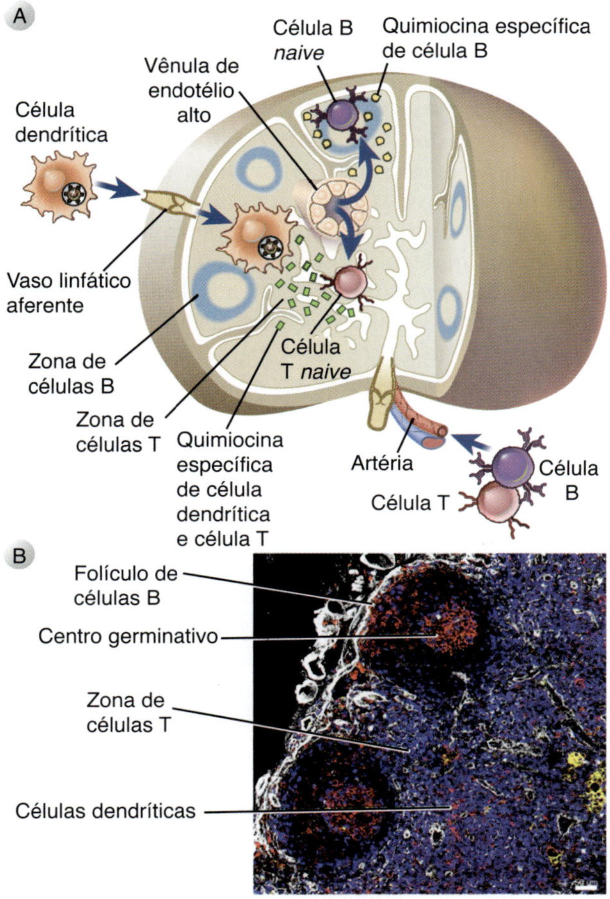


**Figura 2.17 Segregação de células B e T em um linfonodo. A.** O diagrama esquemático ilustra a via pela qual os linfócitos T e B *naive* migram para diferentes áreas de um linfonodo. Os linfócitos *naive* entram no linfonodo por uma artéria, saem da circulação movendo-se através da parede da vênula de endotélio alto (HEV) e, então, as células B e T migram para diferentes zonas do linfonodo, atraídas pelas quimiocinas produzidas nessas áreas e que se ligam seletivamente aos receptores específicos de cada tipo celular. Também é mostrada a migração das células dendríticas (DCs), que captam antígenos dos sítios de entrada do antígeno, entram pelos vasos linfáticos aferentes e migram para as áreas ricas em células T do linfonodo. **B.** Neste corte de um linfonodo, os linfócitos B localizados nos folículos estão corados de *vermelho*; as células T do córtex parafolicular aparecem em *azul*. As células dendríticas do córtex parafolicular também estão coradas em *vermelho*. O método usado para corar essas células é chamado imunofluorescência (ver detalhes no Apêndice III). A segregação anatômica das células T e B também é observada no baço (ver Figura 2.19). (Cortesia de Andrea Radtke, PhD, laboratory of Ronald N. Germain, National Institute of Allergy and Infectious Diseases, National Institutes of Health.)

secundários, contêm células B ativadas. Os centros germinativos se desenvolvem em resposta à estimulação antigênica e são locais de notável proliferação de células B, seleção de células B produtoras de anticorpos de alta afinidade, e geração de células B de memória e plasmócitos de vida longa. Cada centro germinativo consiste em uma zona escura densa e compactada contendo células B em proliferação chamadas centroblastos, e em uma zona clara contendo células chamadas centrócitos, que são células que pararam de proliferar e estão sendo selecionadas para sobreviver e se diferenciar ainda mais. A reação do centro germinativo durante as respostas imunes humorais é descrita no Capítulo 12.

Os linfócitos T estão localizados principalmente abaixo e mais centralmente aos folículos, nos cordões paracorticais. As células T *naive* entram nas zonas de células T através de vasos sanguíneos corticais especializados chamados **vênulas de endotélio alto** (HEVs; do inglês, *high endotelial venules*), como descrito em detalhes no Capítulo 3, e as células T estão densamente concentradas ao redor das HEVs. A maioria (~70%) das células T corticais consiste em células T auxiliares $CD4^+$ entremeadas com algumas células $CD8^+$. Essas proporções podem mudar drasticamente no decorrer de uma infecção. Por exemplo, durante uma infecção viral, pode haver aumento acentuado do número de células T $CD8^+$. As DCs também se concentram nas zonas de células T dos linfonodos, onde podem apresentar antígenos a essas células.

***A segregação anatômica dos linfócitos B e T em áreas distintas do linfonodo depende das quimiocinas (citocinas quimioatrativas) que são secretadas por células especializadas localizadas em cada área, e que dirigem a migração dos linfócitos*** (ver Figura 2.17). Essas células especializadas são as **células reticulares fibroblásticas** (FRCs; do inglês, *fibroblastic reticular cells*) das zonas de células T e as células dendríticas foliculares (FDCs; do inglês, *follicular dendritic cells*) dos folículos. As FRCs são miofibroblastos derivados do mesênquima que dirigem a formação dos órgãos linfoides secundários durante o desenvolvimento embrionário e contribuem de múltiplas maneiras para as funções desses órgãos. Existem várias subpopulações de FRCs localizadas em diferentes localizações no interior dos órgãos linfoides secundários. A maioria das FRCs dos linfonodos pode ser identificada pela expressão de podoplanina, uma glicoproteína que pode facilitar a adesão das FRCs ao arcabouço reticular do estroma (tecido conectivo). Alguns tipos de FRCs que desempenham papéis centrais na manutenção da estrutura e funções dos linfonodos incluem as células reticulares marginais que formam o assoalho do seio subcapsular, as células reticulares perivasculares que formam camadas ao redor das HEVs, as FRCs da zona de células T que direcionam o movimento de células T e DCs para dentro do linfonodo, e as FRCs da zona de células B que direcionam o movimento de células T e B para dentro e fora dos folículos de células B. As FDCs são derivadas de um precursor de FRC e desempenham papéis essenciais na manutenção da estrutura do folículo, bem como na ativação das células B (ver Capítulo 12).

As quimiocinas constituem uma ampla família de citocinas de 8 a 10 kDa envolvidas nas funções de motilidade celular no desenvolvimento, manutenção da arquitetura tecidual e respostas imune e inflamatória. As quimiocinas se ligam a receptores presentes nos linfócitos e outras células, e estimulam o movimento das células em direção a gradientes crescentes da quimiocina. Discutiremos as propriedades das quimiocinas e seus receptores no Capítulo 3. A produção de quimiocinas particulares em diferentes áreas dos órgãos linfoides secundários e a expressão dos receptores dessas quimiocinas determinam onde células B e T residem nesses órgãos. As células T *naive* expressam um receptor chamado CCR7 que se liga às quimiocinas CCL19 e CCL21, produzidas pelas FRCs da zona de células T. Essas quimiocinas promovem o movimento da célula T *naive* do sangue, através da parede das HEVs, para dentro da zona de células T. As DCs ativadas por microrganismos também expressam CCR7 e as células endoteliais linfáticas expressam CCL21; é por isso que as DCs entram no linfonodo através dos linfáticos, e por isso migram para a mesma área do linfonodo que as células T *naive* (ver Capítulo 6). As células B *naive* expressam níveis baixos de CCR7 e níveis mais altos de outro receptor de quimiocina, CXCR5, que reconhece a quimiocina CXCL13, produzida pelas FRCs e FDCs da zona de células B. Assim, as células B *naive* circulantes que entram nos linfonodos, também via HEVs, são atraídas para dentro dos folículos. As funções das quimiocinas na regulação da localização dos linfócitos nos órgãos linfoides e na formação desses órgãos foram estabelecidas por numerosos estudos realizados com camundongos. Como exemplo, camundongos *knockout* para CXCR5 não têm folículos contendo células B nos linfonodos e no baço, enquanto os camundongos *knockout* para CCR7 não têm zonas de célula T.

***A segregação anatômica das células B e T garante que cada população de linfócitos esteja em estreito contato com as APCs apropriadas*** (*i. e.*, células B com FDCs, e células T com DCs). Além disso, graças a essa segregação precisa, as populações de linfócitos B e T são mantidas separadas até o momento em que deverão interagir de modo funcional. Conforme veremos nos Capítulos 9 e 12, após a estimulação pelos antígenos proteicos, as células B e T alteram a expressão dos receptores de quimiocina e começam a migrar na direção umas das outras em resposta aos sinais das quimiocinas e outros mediadores. As células T ativadas migram rumo aos folículos, para ajudar as células B, ou saem do linfonodo e entram na circulação. As células B ativadas migram para dentro dos centros germinativos e, após a diferenciação em plasmócitos, podem passar a residir na medula óssea.

***As FRCs da zona de células T mantêm a estrutura do linfonodo e atuam formando uma rede de estruturas especializadas com formato de tubos chamados condutos de FRC*** (Figura 2.18). Esses condutos variam entre 0,2 e 3 μm de diâmetro e contêm arranjos organizados de moléculas de matriz extracelular secretados pelas FRCs, incluindo feixes paralelos de fibras colágenas inseridos em uma rede de microfibras de fibrilina, firmemente circundados por uma membrana basal produzida por um manguito de FRCs. Os condutos de FRCs expõem quimiocinas em suas superfícies e atuam como trilhos ao longo dos quais as células T e as DCs migram em resposta às quimiocinas. Os condutos de FRCs também transportam alguns antígenos que entram nos linfonodos através dos linfáticos aferentes, seguindo para o interior da zona de células T para acessar as DCs apresentadoras de antígeno. Os condutos começam no seio subcapsular e se estendem para os vasos linfáticos sinusais medulares e HEVs corticais.

### Transporte antigênico via linfonodos

***As substâncias transportadas pela linfa que entram no seio subcapsular do linfonodo são separadas por tamanho e distribuídas as DCs, macrófagos e FDCs, para iniciar as respostas das células T e B.*** O assoalho do seio subcapsular é construído de modo a permitir que as células presentes no seio entrem em contato ou migrem para o córtex subjacente, mas de modo a impedir a livre passagem de moléculas solúveis presentes na linfa para o córtex. Microrganismos e antígenos de alto peso molecular são captados pelos macrófagos sinusais e apresentados aos linfócitos B corticais logo abaixo do seio. Essa é a primeira etapa nas respostas de anticorpo a esses antígenos. Os antígenos solúveis de baixo peso molecular são transportados para fora do seio através de condutos de FRC, e passados às DCs corticais residentes localizadas nas adjacências dos condutos. As DCs residentes estendem seus processos por entre as células que revestem os condutos e para dentro do lúmen, e usam esses processos para capturar e ingerir os antígenos solúveis que entraram nos condutos. Essa via de distribuição de antígenos pode ter papel nas respostas imunes de célula T iniciais a certos antígenos microbianos, porém as respostas mais amplas e sustentadas requerem distribuição de antígenos ao linfonodo pelas DCs teciduais, conforme discutido no Capítulo 6.

## Baço

***O baço é um órgão altamente vascularizado, cujas principais funções são remover da circulação as células sanguíneas envelhecidas e danificadas, bem como as partículas (como imunocomplexos e microrganismos opsonizados), e iniciar respostas imunes adaptativas a antígenos transportados pelo sangue.*** O baço pesa aproximadamente 150 g em adultos e está localizado no quadrante superior esquerdo do abdome. O parênquima esplênico é dividido em polpa vermelha, constituída principalmente por sinusoides vasculares cheios de sangue, e polpa branca rica em linfócitos. O sangue entra no baço por uma única artéria esplênica, que atravessa a cápsula no hilo e se divide em ramos progressivamente menores que permanecem circundados por trabéculas fibrosas de proteção e suporte (Figura 2.19). Alguns ramos arteriolares da artéria esplênica terminam em extensivos sinusoides vasculares contendo alto número de eritrócitos, e são revestidos por macrófagos e outras células. Os sinusoides terminam em vênulas que drenam no interior da veia esplênica, a qual transporta sangue para fora do baço e para dentro da circulação porta. Os macrófagos da polpa vermelha atuam como um importante filtro do sangue, removendo microrganismos, células danificadas e células/microrganismos recobertos com anticorpos (opsonizados). Os indivíduos que têm o baço removido são suscetíveis a infecções disseminadas por bactérias encapsuladas, como os pneumococos e meningococos. Isso provavelmente ocorre porque esses microrganismos normalmente são depurados por opsonização e fagocitose, e o baço é um local importante de produção

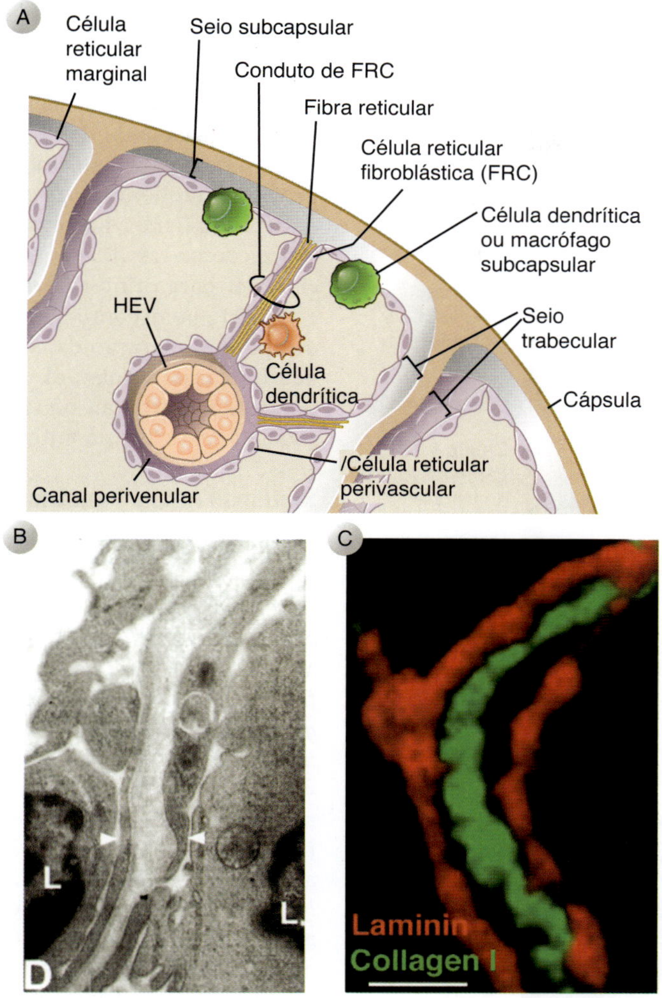


**Figura 2.18 Microanatomia do córtex do linfonodo.** **A.** Esquema da microanatomia de um linfonodo mostrando as localizações das células fibrorreticulares (FRCs) e representando a rota de drenagem da linfa a partir do seio subcapsular, através dos condutos de FRCs, para o canal perivenular em torno da HEV. **B.** Micrografia eletrônica de transmissão de um conduto de FRC circundado por células reticulares fibroblásticas (*cabeças de seta*) e linfócitos adjacentes (*L*). **C.** Coloração imunofluorescente de um conduto de FRC formado pela proteína de membrana basal laminina (*vermelho*) e fibrilas de colágeno (*verde*). *HEV,* vênula de endotélio alto. (De Gretz JE, Norbury CC, Anderson AO, Proudfoot AEI, Shaw S. Lymphborne chemokines and other low molecular weight molecules reach high endothelial venules via specialized conduits while a functional barrier limits access to the lymphocyte microenvironments in lymph node cortex. *J Exp Med.* 2000; 192:1425-1439; e Sixt M, Nobuo K, Selg M, Samson T, Roos G, Reinhardt DP, *et al.* The conduit system transports soluble antigens from the afferent lymph to resident dendritic cells in the T cell area of the lymph node. *Immunity.* 2005; 22:19-29. Copyright © 2005 by Elsevier Inc.)

de anticorpos, e ambas as funções estão defeituosas na ausência do baço.

***A polpa branca contém as células mediadoras das respostas imunes adaptativas a antígenos transportados pelo sangue.*** Na polpa branca, há muitas coleções de linfócitos densamente concentrados que aparecem como nódulos brancos contra um fundo de sinusoides vasculares. A polpa branca está organizada ao redor de artérias centrais que consistem em ramos da artéria esplênica distintos dos ramos que formam os sinusoides vasculares. Vários ramos menores de cada artéria central atravessam a área rica em linfócitos e drenam no interior de um seio marginal. Uma região de células especializadas circundando o seio marginal, chamada **zona marginal**, forma a fronteira entre a polpa vermelha e a polpa branca. A arquitetura da polpa branca é análoga à organização dos linfonodos, com zonas segregadas de células T e B. As artérias centrais estão circundadas por manguitos de linfócitos, a maioria dos quais são células T. Devido à sua localização anatômica, essas zonas de células T são chamadas pelos morfologistas **bainhas linfoides periarteriolares**. Folículos ricos em células B ocupam o espaço entre o seio marginal e a bainha periarteriolar. Como nos linfonodos, as áreas de células T no baço contêm uma rede de condutos revestidos por FRCs. A zona marginal adjacente ao seio marginal é uma região distinta povoada por células B e macrófagos especializados. As células B presentes na zona marginal, conhecidas como células B da zona marginal, são funcionalmente distintas das células B foliculares e têm um repertório limitado de especificidades antigênicas. A arquitetura da polpa branca é mais complexa nos seres humanos que nos camundongos, contendo zonas marginais interna e externa, e uma zona perifolicular. Os

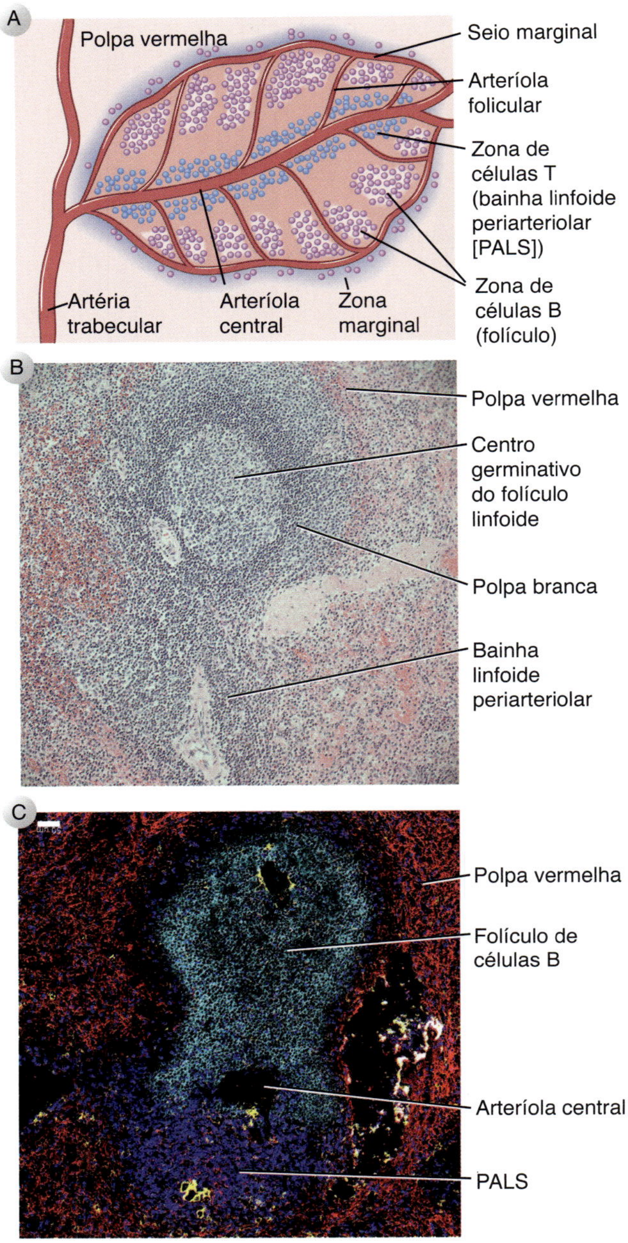


**Figura 2.19 Morfologia do baço.** **A.** Diagrama esquemático do baço, ilustrando as zonas de células T e B, que constituem a polpa branca. **B.** Fotomicrografia de um corte de baço humano mostrando uma bainha linfoide periarteriolar e um folículo linfoide com um centro germinativo. Circundando essas áreas, está a polpa vermelha, rica em sinusoides vasculares. **C.** Coloração imunofluorescente da polpa branca em um baço humano, demonstrando células B em *azul-claro* em um folículo, e células T coradas em *azul-escuro*, na bainha linfoide periarteriolar. (*B*, Cortesia de Kaushik Sridhar e Robert Ohgami, MD, PhD, Department of Pathology, University of California San Francisco, San Francisco, California. *C*, Cortesia de Andrea Radtke, PhD, laboratory of Ronald N. Germain, National Institute of Allergy and Infectious Diseases, National Institutes of Health.)

antígenos presentes no sangue chegam ao seio marginal por meio das DCs circulantes, ou são amostrados por macrófagos presentes na zona marginal.

Os arranjos anatômicos das APCs, células B e células T na polpa branca esplênica promovem as interações requeridas para o desenvolvimento eficiente das respostas imunes humorais, conforme discutiremos no Capítulo 12. A segregação dos linfócitos T nas bainhas linfoides periarteriolares e das células B nos folículos e zonas marginais depende da produção de diferentes citocinas e quimiocinas pelas células estromais nessas áreas distintas, de modo análogo ao que ocorre nos linfonodos. Assim como nos linfonodos, a quimiocina CXCL13 e seu receptor CXCR5 são requeridos para a migração da célula B para o interior dos folículos, enquanto CCL19 e CCL21, bem como seu receptor CCR7, são requeridos para a migração da célula T *naive* para o interior da bainha periarteriolar. A produção dessas quimiocinas por células estromais não linfoides, como as FRCs, é estimulada pela citocina linfotoxina.

## Sistemas imunes cutâneo e de mucosa

***Todas as principais barreiras epiteliais do corpo, incluindo a pele, mucosa gastrintestinal e mucosa bronquial, têm seu próprio sistema de linfonodos, estruturas linfoides não encapsuladas e células imunes difusamente distribuídas, que atuam de formas coordenadas para fornecer respostas imunes especializadas contra os patógenos que transpõem essas barreiras.*** O sistema imune associado à pele evoluiu para responder a uma ampla variedade de microrganismos ambientais. Os componentes dos sistemas imunes associados às mucosas gastrintestinal e bronquial são chamados tecido linfoide associado à mucosa (MALT; do inglês, *mucosa-associated lymphoid tissue*), e estão envolvidos nas respostas imunes a antígenos e microrganismos ingeridos e inalados. A pele e o MALT contêm uma ampla proporção de células dos sistemas imunes inato e adaptativo. Uma característica importante desses tecidos epiteliais é serem densamente povoados por microrganismos comensais, alguns dos quais essenciais à fisiologia normal. Nesses tecidos, o sistema imune evoluiu para não eliminar os comensais. Discutiremos as características especiais desses sistemas imunes de barreira epitelial no Capítulo 14.

## RESUMO

- A organização anatômica das células e dos tecidos do sistema imune tem importância decisiva para a geração de respostas imunes inatas e adaptativas efetivas. Essa organização permite a rápida distribuição das células imunes inatas, incluindo neutrófilos e monócitos, aos sítios de infecção, e possibilita que um pequeno número de linfócitos específicos para um antígeno qualquer fique localizado e responda efetivamente a esse antígeno, independentemente de onde o antígeno é introduzido no corpo
- As células que exercem a maioria das funções efetoras da imunidade inata e adaptativa são fagócitos (incluindo neutrófilos e macrófagos), mastócitos, basófilos, eosinófilos, células dendríticas (DCs), células linfoides inatas (ILCs), células *natural killer* (NK) e linfócitos

- Muitas moléculas de superfície são diferencialmente expressas em tipos distintos e subpopulações de células imunes, as quais são nomeadas de acordo com a nomenclatura CD
- Os neutrófilos, leucócitos mais abundantes no sangue, contendo núcleo segmentado multilobulado e grânulos lisossomais citoplasmáticos abundantes, são rapidamente recrutados aos sítios de infecção e lesão tecidual, nos quais exercem funções fagocíticas e de *killing* de microrganismos
- Os macrófagos tecido-residentes são células sentinelas que detectam microrganismos e alertam o sistema imune, e podem desempenhar outras funções especializadas em diferentes tecidos como pulmão, baço e fígado
- Os monócitos são fagócitos circulantes recrutados para os sítios de infecção tecidual e lesão, nos quais rapidamente se diferenciam em macrófagos que ingerem e matam microrganismos e células mortas do hospedeiro, e secretam citocinas e quimiocinas promotoras de recrutamento de leucócitos a partir do sangue, além de iniciarem o reparo dos tecidos danificados
- As células dendríticas (DCs) são células derivadas da medula óssea com extensões de processos citoplasmáticos, presentes na maioria dos tecidos do corpo, que atuam como células sentinelas inatas e como células apresentadoras de antígeno (APCs), exclusivamente capazes de ativar linfócitos T *naive*. Existem diferentes subpopulações de DCs com diversas funções na imunidade inata e adaptativa
- As células linfoides inatas (ILCs) são células produtoras de citocinas do sistema imune inato, com uma morfologia semelhante à do linfócito. Exercem funções similares às das células T efetoras $CD4^+$ e $CD8^+$. As ILCs, as quais incluem células NK, não expressam receptores antigênicos altamente diversos e clonalmente distribuídos
- Os linfócitos B e T expressam receptores antigênicos altamente diversos e específicos e são as células responsáveis pela especificidade e memória das respostas imunes adaptativas
- Ambos os linfócitos, B e T, se originam de um precursor comum na medula óssea. O desenvolvimento das células B se dá na medula óssea, enquanto os precursores das células T migram e amadurecem no timo. Após a maturação, as células B e T deixam a medula óssea ou o timo, entram na circulação e povoam os órgãos linfoides periféricos
- As células B e T *naive* são linfócitos maduros ainda não previamente estimulados por antígeno. Quando encontram o antígeno, essas células proliferam e se diferenciam em linfócitos efetores que atuam nas respostas imunes protetoras. Os linfócitos B efetores são plasmócitos secretores de anticorpos. As células T efetoras incluem as células T auxiliares $CD4^+$ secretoras de citocina e os CTLs $CD8^+$
- Uma parte da progênie dos linfócitos B e T ativados pelo antígeno se diferencia em células de memória que sobrevivem por longos períodos em um estado quiescente. Essas células de memória são responsáveis pelas respostas rápidas e intensificadas a exposições subsequentes ao antígeno
- Os órgãos do sistema imune podem ser divididos em órgãos linfoides primários, ou geradores (medula óssea e timo), onde os linfócitos amadurecem; e órgãos linfoides secundários, ou periféricos (linfonodos, baço e sistemas imunes de mucosa e cutâneo), onde os linfócitos são ativados pelos antígenos
- A medula óssea contém as células-tronco para todas as células sanguíneas, incluindo os linfócitos, e é o sítio de maturação de todos esses tipos celulares, com exceção das células T, que amadurecem no timo
- O líquido extracelular (linfa) é constantemente drenado dos tecidos através dos linfáticos, para dentro dos linfonodos e, eventualmente, para o sangue. Os antígenos microbianos são transportados na forma solúvel e no interior de DCs, da linfa para os linfonodos, em que são reconhecidos pelos linfócitos
- Os linfonodos são órgãos linfoides secundários encapsulados localizados em todo o corpo ao longo dos linfáticos, em que as células B e T *naive* respondem aos antígenos coletados pela linfa a partir dos tecidos periféricos
- O baço é um órgão encapsulado presente na cavidade abdominal, em que células sanguíneas senescentes ou opsonizadas são removidas da circulação e os linfócitos respondem aos antígenos transportados pelo sangue
- Os linfonodos e a polpa branca do baço são organizados em zonas de células B (os folículos) e zonas de células T. As áreas de células T também são sítios de residência de DCs maduras, as quais são APCs especializadas na ativação de células T *naive*
- As células reticulares fibroblásticas (FRCs) são miofibroblastos especializados encontrados nos órgãos linfoides secundários, essenciais para a organização estrutural e função desses órgãos. As FRCs produzem quimiocinas e formam condutos de FRCs, ambos necessários para o movimento direcionado de linfócitos T e DCs no interior dos órgãos, além da separação de células B e T. As células dendríticas foliculares são relacionadas às FRCs e são requeridas para a estrutura e a função dos folículos de células B
- O desenvolvimento dos tecidos linfoides secundários depende das citocinas e das células indutoras de tecido linfoide.

## Leitura sugerida

*Indica as publicações de interesse histórico, geralmente reportando a descoberta de um fenômeno ou processo que mais tarde foi demonstrado como sendo de fundamental importância no sistema imune. Muitas dessas descobertas (mas não todas) levaram seu(s) descobridor(es) a receber o Prêmio Nobel. A natureza da descoberta é brevemente resumida em cada referência.

### *Células do sistema imune*

Amon L, Lehmann CHK, Heger L, et al. The ontogenetic path of human dendritic cells. *Mol Immunol*. 2020;120:122–129.

*Cooper MD, Raymond DA, Peterson RD, et al. The functions of the thymus system and the bursa system in the chicken.

*J Exp Med.* 1966;123:75–106; and Miller JF. Immunological function of the thymus. *Lancet.* 1961;2:748–749 *(Descobertas de que as linhagens de células T e B são responsáveis pela imunidade mediada por células e pela imunidade humoral, respectivamente.)*

Eisenbarth SC. Dendritic cell subsets in T cell programming: location dictates function. *Nat Rev Immunol.* 2019;19:89–103.

Fan X, Rudensky AY. Hallmarks of tissue-resident lymphocytes. *Cell.* 2016;164:1198–1211.

Ginhoux F, Guilliams M. Tissue-resident macrophage ontogeny and homeostasis. *Immunity.* 2016;44:439–449.

Guilliams M, Mildner A, Yona S. Developmental and functional heterogeneity of monocytes. *Immunity.* 2018;49:595–613.

Guilliams M, Ginhoux F, Jakubzick C, et al. Dendritic cells, monocytes and macrophages: a unified nomenclature based on ontogeny. *Nat Rev Immunol.* 2014;14:571–578.

Hume DA, Irvine KM, Pridans C. The mononuclear phagocyte system: the relationship between monocytes and macrophages. *Trends Immunol.* 2019;40:98–112.

Lavin Y, Mortha A, Rahman A, Merad M. Regulation of macrophage development and function in peripheral tissues. *Nat Rev Immunol.* 2015;15:731–744.

Lawrence SM, Corriden R, Nizet V. The ontogeny of a neutrophil: mechanisms of granulopoiesis and homeostasis. *Microbiol Mol Biol Rev.* 2018;82: e00057-17.

Mildner A, Jung S. Development and function of dendritic cell subsets. *Immunity.* 2014;40:642–656.

Swiecki M, Colonna M. The multifaceted biology of plasmacytoid dendritic cells. *Nat Rev Immunol.* 2015;15:471–485.

### *Tecidos do sistema imune*

Bronte V, Pittet MJ. The spleen in local and systemic regulation of immunity. *Immunity.* 2013;39:806–818.

Farley AM, Morris LX, Vroegindeweij E, et al. Dynamics of thymus organogenesis and colonization in early human development. *Development.* 2013;140:2015–2026.

Fletcher AL, Acton SE, Knoblich K. Lymph node fibroblastic reticular cells in health and disease. *Nat Rev Immunol.* 2015;15:350–361.

Grant SM, Lou M, Yao L, et al. The lymph node at a glance: how spatial organization optimizes the immune response. *J Cell Sci.* 2020;133:jcs241828.

Krishnamurty AT, Turley SJ. Lymph node stromal cells: cartographers of the immune system. *Nat Immunol.* 2020;21:369–380.

Lewis SM, Williams A, Eisenbarth SC. Structure and function of the immune system in the spleen. *Sci Immunol.* 2019;4: eaau6085.

Petrova TV, Koh GY. Organ-specific lymphatic vasculature: from development to pathophysiology. *J Exp Med.* 2018;215:35–49.

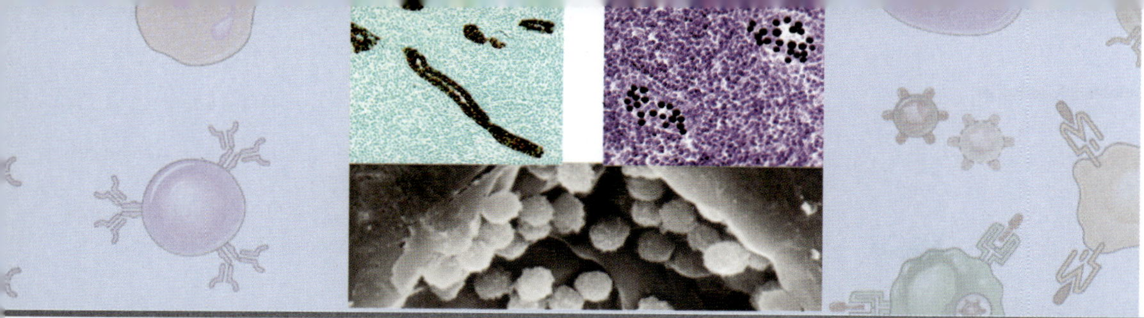

CAPÍTULO

# 3

# Circulação de Leucócitos e Migração para os Tecidos


**VISÃO GERAL DA MIGRAÇÃO DE LEUCÓCITOS, 45**

**MOLÉCULAS DE ADESÃO NOS LEUCÓCITOS E NAS CÉLULAS ENDOTELIAIS ENVOLVIDAS NO RECRUTAMENTO DE LEUCÓCITOS, 45**

Selectinas e ligantes de selectinas, 45

Integrinas e ligantes de integrinas, 46

**QUIMIOCINAS E RECEPTORES DE QUIMIOCINAS, 47**

Estrutura, produção e receptores de quimiocinas, 47

Funções das quimiocinas, 49

Outros quimioatraentes e receptores, 50

**INTERAÇÕES LEUCÓCITO-ENDOTÉLIO E RECRUTAMENTO DE LEUCÓCITOS PARA OS TECIDOS, 50**

**MIGRAÇÃO DE NEUTRÓFILOS E MONÓCITOS PARA SÍTIOS DE INFECÇÃO OU DE LESÃO TECIDUAL, 51**

**MIGRAÇÃO E RECIRCULAÇÃO DE LINFÓCITOS T, 52**

Recirculação de linfócitos *naive* entre o sangue e os órgãos linfoides secundários, 52

Recirculação de células T através de outros tecidos linfoides, 57

Migração dos linfócitos T efetores para os sítios de infecção, 57

Migração de células T de memória, 58

**MIGRAÇÃO DE LINFÓCITOS B, 59**

Recirculação das células B *naive* foliculares, 59

Migração de plasmablastos secretores de anticorpos e células B de memória, 59

**RESUMO, 61**


Uma propriedade única do sistema imune que o distingue de todos os outros sistemas fisiológicos do corpo é o movimento constante e altamente regulado de seus principais componentes celulares através do sangue para os tecidos e, frequentemente, de volta para o sangue. Esse movimento tem três funções principais (Figura 3.1):

- Distribuição de leucócitos da linhagem mieloide (principalmente neutrófilos e monócitos) a partir da circulação para os tecidos, sítios de infecção ou lesão, em que as células realizam suas funções protetoras eliminando patógenos infecciosos, removendo tecidos mortos e reparando o dano
- Distribuição de linfócitos a partir dos seus locais de maturação (medula óssea ou timo) para órgãos linfoides secundários, em que as células reconhecem antígenos, proliferam e se diferenciam em linfócitos efetores e de memória
- Distribuição de linfócitos efetores dos órgãos linfoides secundários, onde são produzidos, para sítios de infecção em qualquer tecido, nos quais desempenham suas funções protetoras.

Devido à capacidade de disseminação das células imunes por todo o corpo, uma resposta imune pode ser iniciada em um local, mas pode estar ativa em locais distantes. Em outras palavras, a imunidade é tanto local quanto sistêmica.

A migração de um leucócito para fora do sangue e em direção a um tecido em particular, ou para um sítio de infecção ou lesão, é frequentemente denominada ***homing*** leucocitário, e o processo geral de movimento do leucócito do sangue para os tecidos é chamado **migração** ou **recrutamento**. A habilidade dos linfócitos de chegar repetidamente aos órgãos linfoides secundários, residir transientemente nesses locais e retornar ao sangue é denominada **recirculação**. O recrutamento de leucócitos e proteínas plasmáticas do sangue para os sítios de infecção e de lesão tecidual é a parte principal do processo chamado **inflamação**. A inflamação é desencadeada pelo reconhecimento de microrganismos e células lesionadas ou mortas durante as respostas imunes inatas, sendo refinada e prolongada durante as respostas imunes adaptativas. A resposta inflamatória direciona as células e moléculas de defesa do hospedeiro para os locais onde os agentes agressores necessitam ser combatidos. O mesmo processo é responsável por causar dano tecidual e constitui a base de muitas doenças importantes. Retornaremos à inflamação no contexto da imunidade inata no Capítulo 4 e na discussão acerca de doenças inflamatórias no Capítulo 19.

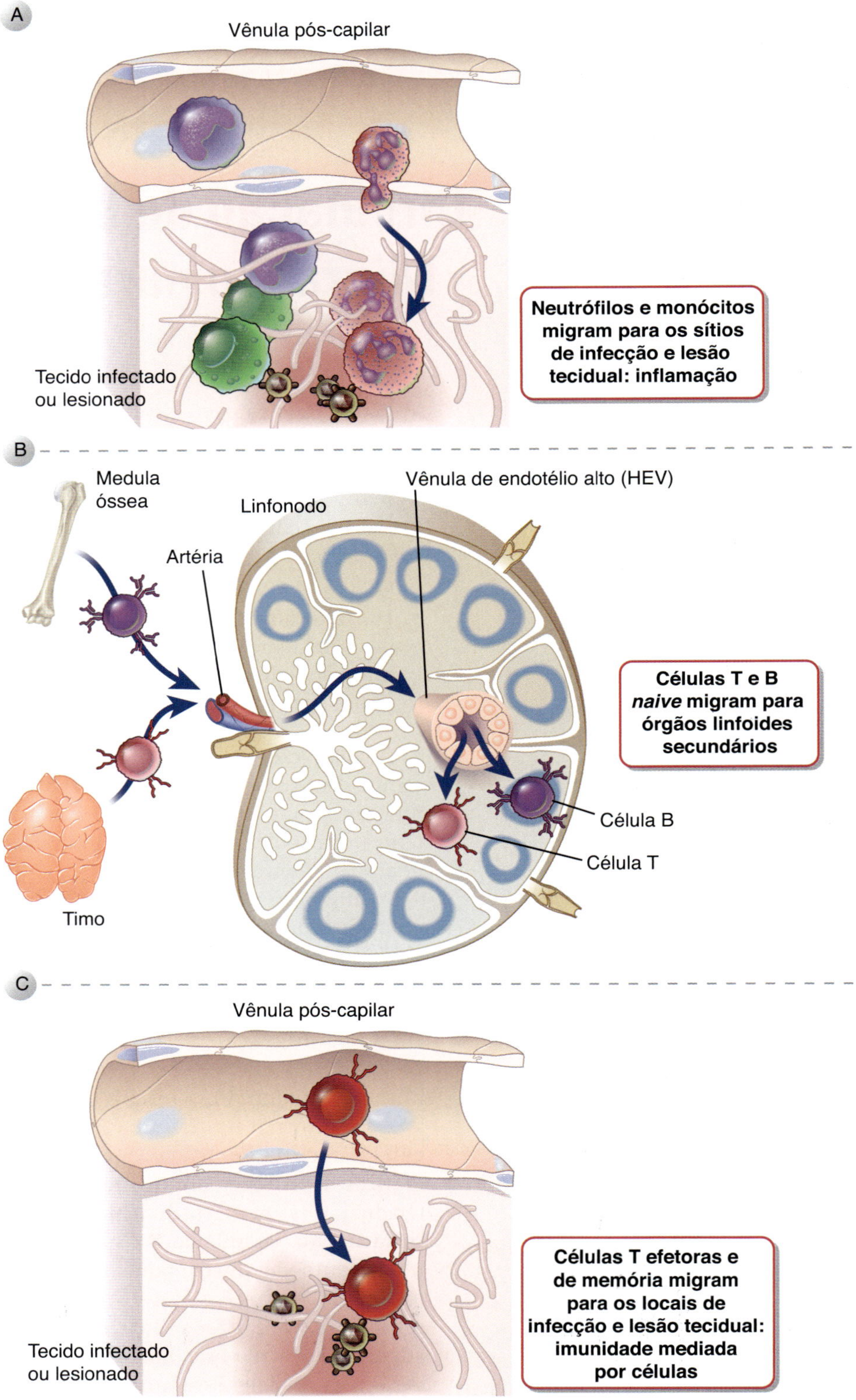


**Figura 3.1 As principais funções desempenhadas pela migração de leucócitos do sangue para os tecidos. A.** Os neutrófilos e monócitos que se originam na medula óssea circulam no sangue e são recrutados para os sítios teciduais de infecção ou lesão, nos quais eliminam os patógenos infecciosos, removem os tecidos mortos e reparam o dano tecidual. **B.** Os linfócitos *naive* que se originam na medula óssea ou no timo se dirigem para órgãos linfoides secundários, como linfonodo (ou baço, não mostrado), em que se tornam ativados pelos antígenos e se diferenciam em linfócitos efetores. **C.** Os linfócitos efetores que se desenvolvem nos órgãos linfoides secundários migram para os sítios teciduais de infecção, nos quais participam da defesa microbiana. Os linfócitos de memória (não mostrados) migram entre órgãos linfoides secundários e tecidos normais ou infectados.

## VISÃO GERAL DA MIGRAÇÃO DE LEUCÓCITOS

O *homing* e o recrutamento de leucócitos para os diferentes tecidos são controlados por alguns princípios gerais:

- Os linfócitos *naive* migram de maneira contínua, principalmente para os tecidos linfoides secundários, ao passo que os linfócitos previamente ativados pelo antígeno (p. ex., linfócitos efetores), assim como os leucócitos mieloides, chegam preferencialmente aos tecidos em que há infecção ou lesão tecidual. Os linfócitos de memória migram para os órgãos linfoides, tecidos de mucosas, pele e outros tecidos
- O *homing* e o recrutamento de leucócitos requerem a adesão do leucócito ao revestimento endotelial das vênulas pós-capilares, um processo que envolve moléculas presentes na superfície tanto dos leucócitos (moléculas de adesão e receptores de quimiocinas) quanto das células endoteliais (moléculas de adesão e quimiocinas)
- As células endoteliais nos sítios de infecção e nos tecidos danificados são ativadas pelas citocinas secretadas por células sentinelas teciduais (incluindo as células dendríticas [DCs; do inglês, *dendritic cells*], macrófagos e mastócitos), que induzem o aumento da expressão de moléculas de adesão e quimiocinas. Como consequência, ocorre aumento na adesividade entre as células endoteliais e os leucócitos mieloides e linfócitos circulantes previamente ativados
- Pelo fato de os microrganismos e tecidos necróticos estimularem a expressão de moléculas que medeiam a adesão leucócito-endotélio nos sítios de infecção ou lesão, os leucócitos efetores migram através do endotélio, principalmente, quando e onde são necessários.

O processo básico envolvido na migração dos leucócitos para os tecidos é o mesmo para o *homing* dos diferentes tipos de leucócitos (neutrófilos, monócitos, linfócitos *naive* e efetores) aos distintos tipos de tecidos (órgãos linfoides secundários, tecidos infectados), embora as quimiocinas específicas e moléculas de adesão variem de tal modo que isso resulta em padrões distintos de migração para diferentes tipos celulares. Antes de descrever o processo de migração, discutiremos as propriedades e as funções das moléculas de adesão e das quimiocinas que estão envolvidas no recrutamento de leucócitos.

## MOLÉCULAS DE ADESÃO NOS LEUCÓCITOS E NAS CÉLULAS ENDOTELIAIS ENVOLVIDAS NO RECRUTAMENTO DE LEUCÓCITOS

***A adesão de leucócitos circulantes às células endoteliais vasculares é mediada por duas classes de moléculas, denominadas selectinas e integrinas, e seus ligantes.*** A expressão dessas moléculas varia entre os diferentes tipos de leucócitos e em vasos sanguíneos de diferentes localizações.

### Selectinas e ligantes de selectinas

***As selectinas são moléculas de adesão ligantes de carboidratos da membrana plasmática que medeiam um passo inicial de adesão de baixa afinidade dos leucócitos circulantes às células endoteliais que delineiam as vênulas pós-capilares*** (Tabela 3.1). Os domínios extracelulares das selectinas são similares às lectinas tipo C, assim chamadas porque ligam estruturas de carboidratos (lectinas são proteínas ligantes de carboidratos) de maneira cálcio-dependente. As selectinas e seus ligantes são expressos

**Tabela 3.1** Principais moléculas de adesão leucócito-endotélio.

| Família | Molécula | Distribuição | Ligante (molécula, tipo celular) |
|---|---|---|---|
| Selectina | P-selectina (CD62P) | Endotélio ativado por histamina ou trombina | Sialil Lewis X em PSGL-1 e outras glicoproteínas; neutrófilos, monócitos, células T (efetora, de memória) |
| | E-selectina (CD62E) | Endotélio ativado por citocinas (TNF, IL-1) | Sialil Lewis X (p. ex., CLA-1) em glicoproteínas; neutrófilos, monócitos, células T (efetora, de memória) |
| | L-selectina (CD62L) | Neutrófilos, monócitos, células T (*naive* e de memória central), células B (*naive*) | Sialil Lewis vezes/PNAd em GlyCAM-1, CD34, MadCAM-1, outros; endotélio (HEV) |
| Integrina | LFA-1 (CD11aCD18) | Neutrófilos, monócitos, células T (*naive*, efetora e de memória), células B (*naive*) | ICAM-1 (CD54), ICAM-2 (CD102); endotélio (regulado positivamente quando ativado por citocina) |
| | MAC-1 (CD11bCD18) | Neutrófilos, monócitos e células dendríticas | ICAM-1 (CD54), ICAM-2 (CD102); endotélio (regulado positivamente quando ativado por citocina) |
| | VLA-4 (CD49aCD29) | Monócitos, células T (*naive*, efetora e de memória) | VCAM-1 (CD106); endotélio (regulado positivamente quando ativado por citocina) |
| | α4β7 (CD49 dCD29) | Monócitos e células T (em *homing* para o intestino, *naive*, efetoras, de memória), células B (em *homing* para o intestino) | VCAM-1 (CD106), MAdCAM-1; endotélio intestinal e tecidos linfoides associados ao intestino |

*CLA-1*, antígeno 1 de linfócito cutâneo; *GlyCAM-1*, molécula 1 de adesão de célula com glicana; *HEV*, vênula de endotélio alto; *ICAM-1*, molécula 1 de adesão intercelular; *IL-1*, interleucina-1; *LFA-1*, antígeno 1 associado à função de leucócito; *MAdCAM-1*, molécula 1 de adesão celular de adressina de mucosa; *PNAd*, adressina de nodo periférico; *PSGL-1*, ligante 1 da glicoproteína P-selectina; *TNF*, fator de necrose tumoral; *VCAM-1*, molécula 1 de adesão de célula vascular; *VLA-4*, antígeno 4 muito tardio.

nos leucócitos e células endoteliais. Importante, a expressão de selectinas e seus ligantes aumenta pela exposição a citocinas produzidas nos sítios de lesão tecidual e infecção, sendo este um dos mecanismos pelos quais leucócitos são recrutados para os sítios de inflamação.

As células endoteliais expressam dois tipos de selectinas, denominadas **P-selectina** (CD62P) e **E-selectina** (CD62E). A P-selectina, assim chamada porque foi primeiro encontrada em plaquetas, é armazenada nos grânulos citoplasmáticos das células endoteliais, sendo rapidamente redistribuída para a superfície luminal em resposta à histamina dos mastócitos e à trombina gerada durante a coagulação sanguínea. A E-selectina é sintetizada e expressa na superfície da célula endotelial, dentro de 1 a 2 horas, em resposta às citocinas interleucina-1 (IL-1) e fator de necrose tumoral (TNF; do inglês, *tumor necrosis factor*), as quais são produzidas por células sentinelas teciduais (DCs e macrófagos) em resposta à infecção. Produtos microbianos, como lipopolissacarídio (LPS), também estimulam a expressão de E-selectina nas células endoteliais. Descreveremos a IL-1, o TNF e o LPS em nossa discussão sobre inflamação no Capítulo 4.

Os ligantes presentes nos leucócitos que se ligam a E-selectina e P-selectina das células endoteliais são carboidratos sialilados complexos relacionados à família das moléculas do grupo sanguíneo Lewis X ou Lewis A. Essas estruturas químicas estão presentes em várias glicoproteínas da superfície de granulócitos, monócitos e algumas células T efetoras previamente ativadas e de memória. A estrutura mais bem definida é a do tetrassacarídio sialil Lewis X. (A estrutura foi originalmente identificada como um antígeno de hemárias em estudos envolvendo pessoas geneticamente relacionadas cujo nome da família era Lewis). Uma glicoproteína de membrana de leucócito denominada glicoproteína ligante de P-selectina 1 (PSGL-1; do inglês, *P-selectin glycoprotein ligand 1*) sofre modificação pós-traducional para apresentar o sialil Lewis X, que atua como principal carboidrato ligante para P-selectina. Várias moléculas diferentes podem apresentar os carboidratos ligantes para E-selectina, incluindo as glicoproteínas PSGL-1, o ligante-1 de E-selectina e alguns glicolipídios.

Uma terceira selectina, denominada **L-selectina** (CD62L), é expressa em leucócitos, mas não em células endoteliais. Os ligantes para L-selectinas são sialomucinas das células endoteliais, cuja expressão é aumentada pela ativação das células pelas citocinas. O principal determinante de reconhecimento que a L-selectina liga nessas sialomucinas é o sialil 6-sulfo Lewis X. A expressão do ligante nas células endoteliais é aumentada por IL-1, TNF e outras citocinas inflamatórias, de maneira que a L-selectina dos neutrófilos promove a adesão dessas células às células endoteliais nos locais de inflamação. Na imunidade adaptativa, a L-selectina é necessária para o direcionamento dos linfócitos T e B *naive* para os linfonodos através de vasos sanguíneos especializados, chamados vênulas de endotélio alto (HEV; do inglês, *high endothelial venules*). Os ligantes de sialomucinas nas HEVs que se ligam à L-selectina nos linfócitos *naive* são coletivamente denominados adressinas de linfonodo periférico (PNAd; do inglês, *peripheral node addressin*). Os leucócitos expressam L-selectina e os carboidratos ligantes de P-selectina e E-selectina nas extremidades de seus microvilos, facilitando as interações com moléculas presentes na superfície da célula endotelial.

## Integrinas e ligantes de integrinas

***As integrinas são proteínas de superfície celular que medeiam a adesão entre células ou entre células e matriz extracelular, por meio de interações específicas de ligação a vários ligantes.*** Existem mais de 30 integrinas diferentes, todas heterodímeros contendo um dentre mais de 15 tipos de cadeias $\alpha$ e uma dentre sete tipos de cadeias $\beta$. As cabeças globulares extracelulares de ambas as cadeias contribuem para a interação com o ligante. Os domínios citoplasmáticos das integrinas interagem com componentes do citoesqueleto (incluindo vinculina, talina, actina, $\alpha$-actinina e tropomiosina). O nome integrina dado a essa família de proteínas deriva da ideia de que essas proteínas integram sinais disparados por ligantes extracelulares com motilidade dependente de citoesqueleto, mudança de forma e respostas fagocíticas. Apesar de focarmos nas funções adesivas leucocitárias das integrinas, essas moléculas têm muitas outras funções biológicas, incluindo adesão, proliferação e diferenciação de células epiteliais, além de adesão plaquetária e agregação durante a coagulação sanguínea. Citocinas inflamatórias e outros sinais aumentam a expressão endotelial de ligantes de integrinas e a afinidade de ligação das integrinas leucocitárias, assim promovendo a adesão dos leucócitos ao endotélio nos sítios de inflamação.

No sistema imune, duas importantes integrinas expressas nas células mieloides e nos linfócitos são o antígeno 1 associado à função do leucócito (**LFA-1**; do inglês, *leukocyte function-associated antigen 1*), mais precisamente chamado $\alpha_L\beta_2$ ou CD11aCD18), e o antígeno 4 muito tardio (**VLA-4**; do inglês, *very late antigen 4*), também chamado $\alpha_4\beta_1$ ou CD49 dCD29 (ver Tabela 3.1). Um importante ligante de LFA-1 é a molécula de adesão intercelular 1 (**ICAM-1**; do inglês, *intercelular adhesion molecule 1*, ou CD54), uma glicoproteína de membrana expressa nas células endoteliais ativadas por citocinas e em uma variedade de outros tipos celulares, incluindo linfócitos, DCs, macrófagos, fibroblastos e a maioria das células epiteliais. A porção extracelular da ICAM-1 é composta de domínios globulares, denominados domínios de imunoglobulinas (Ig), os quais compartilham homologia de sequência e características estruturais com domínios encontrados nas moléculas de Ig. Muitas proteínas no sistema imune contêm domínios Ig e pertencem à superfamília de Ig (ver Capítulo 5). A ligação de LFA-1 à ICAM-1 é importante para as interações leucócito-endotélio (discutidas mais adiante) e interações das células T com células apresentadoras de antígenos (APCs; do inglês, *antigen-presenting cells*) (ver Capítulo 9). Dois outros ligantes para LFA-1 da superfamília de Ig são ICAM-2, expressa nas células endoteliais, e ICAM-3, expressa nos linfócitos. VLA-4 se liga à molécula de adesão celular vascular 1 (**VCAM-1**; do inglês, *vascular cell adhesion molecule 1*, ou CD106), uma proteína da superfamília de Ig expressa nas células endoteliais ativadas por citocina em alguns tecidos. Outras integrinas também têm papel nas respostas imunes inata e adaptativa. Por exemplo, **MAC-1** ($\alpha_M\beta_2$, CD11bCD18, ou receptor do complemento 3 [CR3; do inglês, *complemente receptor 3*]) nos monócitos circulantes se liga à ICAM-1 e medeia a adesão ao endotélio. MAC-1 também funciona como um receptor do complemento, do mesmo modo que outra integrina da família β2 conhecida como CD11Ccd18 ($\alpha_X\beta_2$, *complemente receptor 4* [CR4]); ambos ligam partículas opsonizadas com um produto da ativação do complemento chamado fragmento C3b inativado (iC3b) (discutido nos Capítulos 4 e 13), e, consequentemente, aumentam a fagocitose de microrganismos. CD11 cCD18 é expresso principalmente em DCs, mas também em outras células mieloides e células B ativadas, além de auxiliar a ingesta de células apoptóticas pelas DCs. A integrina $\alpha_4\beta_7$ é expressa nos linfócitos que se dirigem à mucosa intestinal e liga-se a uma proteína endotelial chamada molécula de adesão celular adressina de mucosa 1 (MAdCAM-1; do inglês, *mucosal addressin cell adhesion molecule 1*). A $\alpha_E\beta_7$ (CD103) é uma integrina que se liga a uma molécula de adesão epitelial denominada E-caderina. A $\alpha_E\beta_7$ é expressa em subpopulações de células T e DCs que são encontradas no interior das camadas epiteliais das mucosas.

***As integrinas aumentam rapidamente a afinidade pelos seus ligantes em resposta a sinais intracelulares, os quais são induzidos em todos os leucócitos em resposta à ligação da quimiocinas aos seus receptores e em células T pela ligação do antígeno aos receptores antigênicos.*** A ocupação do receptor de quimiocina e do receptor antigênico desencadeia vias de sinalização (descritas em mais detalhes no Capítulo 7) que levam à associação de proteínas da família RAP de pequenas GTPases e proteínas de interação do citoesqueleto com as caudas citoplasmáticas das proteínas integrinas. Isso resulta em alterações conformacionais nos domínios extracelulares das integrinas que levam ao aumento da afinidade (Figura 3.2). No estado de baixa afinidade, as hastes dos domínios extracelulares de cada subunidade de integrina se inclinam, e as cabeças globulares de interação com o ligante permanecem próximas à membrana plasmática. Em resposta a alterações na cauda citoplasmática, as hastes se estendem, afastando as cabeças globulares da membrana para uma posição em que elas interagem mais efetivamente com seus ligantes. O processo pelo qual os sinais intracelulares, gerados em resposta às quimiocinas ou ao antígeno, alteram as funções de ligação do domínio extracelular das integrinas é chamado "sinal de dentro para fora".

As quimiocinas também induzem o agrupamento das integrinas na superfície dos leucócitos. Isso resulta em uma maior concentração local de integrinas nos sítios de interação com as células endoteliais, em que as quimiocinas são expostas, levando ao aumento total da força (ou avidez) das ligações dos leucócitos ao endotélio mediado pelas integrinas.

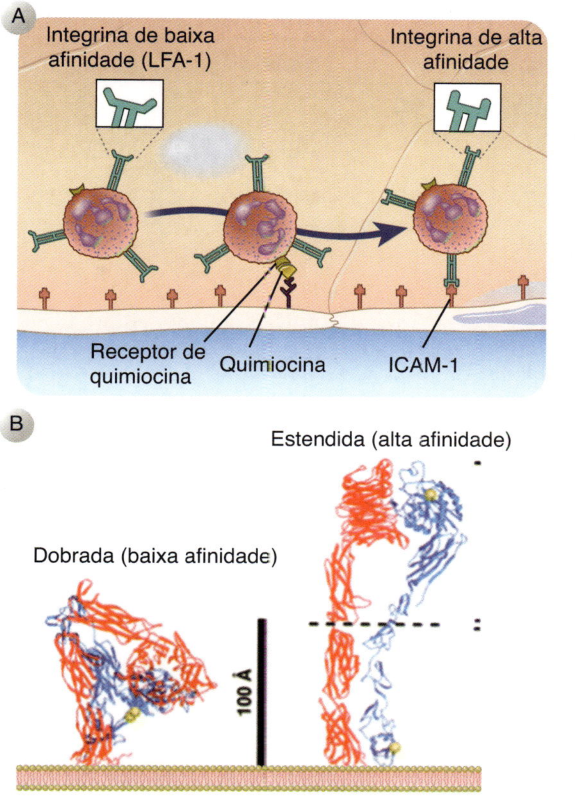


**Figura 3.2 Ativação das integrinas. A.** As integrinas nos leucócitos sanguíneos normalmente encontram-se em um estado de baixa afinidade. Se um leucócito se aproxima das células endoteliais, como ocorre durante o rolamento de leucócitos dependente de selectinas, as quimiocinas expostas na superfície endotelial podem se ligar aos receptores de quimiocinas no leucócito. A sinalização pelo receptor de quimiocina ocorre, ativando as integrinas do leucócito e aumentando sua afinidade pelos seus ligantes presentes nas células endoteliais. **B.** Os diagramas de fitas mostram as conformações dobrada e estendida de uma integrina leucocitária, correspondendo aos estados de baixa e alta afinidade, respectivamente. *ICAM-1*, molécula de adesão intercelular 1. (*B*, De Takagi J, Springer TA. Integrin activation and structural rearrangement. *Immunol Rev.* 2002; 186:141-163.)

## QUIMIOCINAS E RECEPTORES DE QUIMIOCINAS

***As quimiocinas são uma grande família de citocinas estruturalmente homólogas que estimulam o movimento dos leucócitos e regulam a migração dos leucócitos do sangue para os tecidos.*** As quimiocinas estimulam o movimento dos leucócitos ao longo de um gradiente de concentração das proteínas secretadas em direção à sua fonte, um processo conhecido como quimiotaxia (ou quimioatração). O nome quimiocina é uma contração de citocina quimiotática. O papel das quimiocinas na organização dos tecidos linfoides é abordado no Capítulo 2, e, a seguir, descreveremos as propriedades gerais dessa família de citocinas e suas múltiplas funções na imunidade inata e adaptativa. A Tabela 3.2 resume as principais características de quimiocinas selecionadas e seus receptores.

### Estrutura, produção e receptores de quimiocinas

A maioria das quimiocinas consiste em polipeptídios de 8 a 10 kDa que contêm duas alças dissulfeto internas e

**Tabela 3.2** Quimiocinas e receptores de quimiocinas selecionados.

| Quimiocina | Nome original | Receptor da quimiocina | Principal função |
|---|---|---|---|
| **Quimiocinas CC** | | | |
| CCL2 | MCP-1 | CCR2 | Recrutamento de diversos leucócitos |
| CCL3 | MIP-1α | CCR1, CCR5 | Recrutamento de diversos leucócitos |
| CCL4 | MIP-1β | CCR5 | Recrutamento de células T, células dendríticas, monócitos e NK; correceptor para o HIV |
| CCL5 | RANTES | CCR1, CCR3, CCR5 | Recrutamento de diversos leucócitos |
| CCL11 | Eotaxina | CCR3 | Recrutamento de eosinófilos, basófilos e Th2 |
| CCL17 | TARC | CCR4 | Recrutamento de células T |
| CCL19 | MIP- β/ELC | CCR7 | Migração de células T e células dendríticas para as zonas parafoliculares dos linfonodos |
| CCL21 | SLC | CCR7 | Migração de células T e células dendríticas para as zonas parafoliculares dos linfonodos |
| CCL22 | MDC | CCR4 | Recrutamento de células NK e células T |
| CCL25 | TECK | CCR9 | Recrutamento de linfócitos para o intestino |
| CCL27 | CTACK | CCR10 | Recrutamento de células T para a pele |
| **Quimiocinas CXC** | | | |
| CXCL1 | GROα | CXCR2 | Recrutamento de neutrófilos |
| CXCL8 | IL-8 | CXCR1, CXCR-2 | Recrutamento de neutrófilos |
| CXCL9 | Mig | CXCR3 | Recrutamento de células T efetoras |
| CXCL10 | IP-10 | CXCR3 | Recrutamento de células T efetoras |
| CXCL12 | SDF1 | CXCR4 | Migração de células B e T para os linfonodos; migração de células plasmáticas para a medula óssea |
| CXCL13 | BCA-1 | CXCR5 | Migração de células B para os linfonodos e para os folículos; migração de células T auxiliares foliculares para os folículos |
| **Quimiocinas C** | | | |
| XCL1 | Linfotactina | XCR1 | Recrutamento de célula T e célula NK |
| **Quimiocinas CX3C** | | | |
| CX3CL1 | Fractalcina | CX3CR1 | Recrutamento de células T, células NK e monócitos |

*CTL*, linfócito T citotóxico; *IL*, interleucina; *NK*, células *natural killer*.

quatro resíduos de cisteína responsáveis por sua estrutura terciária. Existem 47 quimiocinas humanas, classificadas em quatro famílias com base no número e na localização de duas das cisteínas conservadas. As duas principais famílias são as quimiocinas CC (também chamadas β), nas quais os dois resíduos de cisteína que as definem são adjacentes, e as quimiocinas CXC (ou α), nas quais esses resíduos são separados por um aminoácido. Tanto em camundongos quanto em humanos, os genes que codificam a maioria das quimiocinas CC ou CXC são encontrados em agrupamentos distintos de cromossomos diferentes. Algumas quimiocinas adicionais têm uma única cisteína (família C) ou duas cisteínas separadas por três aminoácidos (CX3C). Existem duas variantes estruturais das quimiocinas CXC, algumas que contêm a sequência de aminoácidos ácido glutâmico-leucina-arginina (denominados motivos ELR) antes da primeira cisteína do motivo CXC, e outras que não têm o motivo ELR. As quimiocinas CXC com motivos ELR favorecem a migração de neutrófilos. As outras quimiocinas CXC e as quimiocinas CC atuam nos monócitos, linfócitos e outros leucócitos. As quimiocinas foram originalmente denominadas com base no modo de sua identificação e nas respostas desencadeadas, mas uma nomenclatura padrão foi adotada e organizada com os nomes dos receptores aos quais as quimiocinas se ligam (ver Tabela 3.2). As quimiocinas CC são nomeadas desde CCL1 até CCL28 e as quimiocinas CXC são nomeadas desde CXCL1 até CXCL17.

As quimiocinas se ligam fortemente a glicosaminoglicanas contendo unidades repetidas do dissacarídio N-acetilactosamina, e há especificidade para quais quimiocinas se ligam dependendo do comprimento das cadeias repetidas e do padrão de sulfatação. Essas glicosaminoglicanas da superfície de células endoteliais ou em matrizes extravasculares exibem as quimiocinas ligadas aos seus receptores expressos nas células em migração.

As quimiocinas das subfamílias CC e CXC são produzidas pelos leucócitos e por vários tipos de células teciduais, como células endoteliais, células epiteliais, macrófagos residentes, fibroblastos e outras células estromais. Em muitas dessas células, a secreção das quimiocinas é induzida pelo reconhecimento dos microrganismos por meio de vários receptores celulares do sistema imune inato, conforme discutido no Capítulo 4. Além disso, as citocinas inflamatórias, incluindo TNF, IL-1 e IL-17, induzem a produção de quimiocinas. Várias quimiocinas CC também são produzidas por células T ativadas, fornecendo uma ligação entre a imunidade adaptativa e o recrutamento de leucócitos inflamatórios.

***Os receptores para quimiocinas pertencem à superfamília de receptores acoplados à proteína ligadora de trifosfato de guanosina (proteína G) de sete alças transmembrana, (GPCR; do inglês,* guanosine triphosphate-binding protein-coupled receptor*)***. Esses receptores iniciam respostas intracelulares por meio da associação trimérica de proteínas G. Todos os receptores de quimiocinas que medeiam a migração de células do sistema imune compartilham um motivo de sequência de aminoácidos (DRYLAI) no final do terceiro domínio transmembrana, que é necessário para a interação com as proteínas G. As proteínas G estimulam a sinalização de eventos que resultam em modificações no citoesqueleto e na polimerização dos filamentos de actina e de miosina, resultando em aumento da motilidade celular. Como discutido previamente, esses sinais também aumentam a afinidade das integrinas por seus ligantes.

***Diferentes combinações de receptores de quimiocinas são expressas em diferentes tipos de leucócitos, resultando em padrões distintos de migração dessas células.*** Existem 10 receptores diferentes para as quimiocinas CC (chamados CCR1 a CCR10), sete para as quimiocinas CXC (chamados CXCR1 a CXCR6 e CXCR8), um para a C quimiocina (chamado XCR1) e um para CX3CL1 (chamado CX3CR1) (ver Tabela 3.2). Os receptores de quimiocinas são expressos em todos os leucócitos, sendo o maior número e diversidade observados nas células T. Os receptores exibem uma sobreposição de especificidade para quimiocinas dentro de cada família, e o padrão da expressão celular dos receptores determina quais os tipos celulares respondem a quais quimiocinas. Certos receptores de quimiocinas, especialmente CCR5 e CXCR4, agem como correceptores para a entrada do vírus da imunodeficiência humana (HIV; do inglês, *human immunodeficiency virus*) nas células (ver Capítulo 21).

Um conjunto distinto de receptores de quimiocinas, chamados receptores de quimiocinas atípicos (ACKRs; do inglês, *atypical chemokine receptors*), não envolve as vias de sinalização de proteína G heterodimérica que ativam os leucócitos, mas estão envolvidos na inibição ou na finalização das respostas de quimiocinas nas células. Existem quatro ACKRs humanos, expressos em diferentes tipos celulares, que juntos ligam a maior parte das quimiocinas inflamatórias com alta afinidade. Um ACKR particular, ACKR1 ou DARC, é encontrado em eritrócitos e no endotélio especializado das vênulas pós-capilares (o local de migração dos leucócitos do sangue para os tecidos). Os ACKRs sinalizam através de uma via dependente de proteínas reguladoras da proteína G chamadas β-arrestinas, que se ligam aos receptores de quimiocinas contendo quimiocinas ligadas e simulam a internalização e a degradação desses receptores.

## Funções das quimiocinas

Algumas quimiocinas são produzidas pelas células em resposta a estímulos externos e estão envolvidas em reações inflamatórias. Outras quimiocinas são produzidas constitutivamente nos tecidos e mantêm a distribuição de células nesses tecidos, como a localização das células T e B nos órgãos linfoides:

- ***Nas reações inflamatórias, as quimiocinas atuam no recrutamento de leucócitos circulantes dos vasos sanguíneos para os sítios extravasculares***. Diferentes grupos de quimiocinas se ligam aos receptores de quimiocinas presentes em diferentes tipos celulares e, em conjunto com os tipos de moléculas de adesão expressos, controlam a natureza do infiltrado inflamatório. As quimiocinas têm dois papéis na inflamação:
  - ***Aumentar a adesão dos leucócitos ao endotélio***. As quimiocinas produzidas nos tecidos se ligam a proteoglicanas de heparan sulfato nas células endoteliais que revestem as vênulas pós-capilares. As quimiocinas ligadas às proteoglicanas são, desse modo, exibidas aos leucócitos circulantes ligadas às superfícies endoteliais por meio de interações com moléculas de adesão. Essa exposição do endotélio proporciona uma alta concentração local de quimiocinas, possibilitando que estas se liguem aos receptores de quimiocinas nos leucócitos. Os sinais dos receptores de quimiocinas levam ao aumento da afinidade da integrina, resultando na firme adesão do leucócito, um passo fundamental para a migração dos leucócitos para fora dos vasos sanguíneos em direção ao tecido extravascular
  - ***Migração dos leucócitos através dos vasos e em direção ao sítio de infecção ou de tecido danificado***. As quimiocinas produzidas nos tecidos extravasculares atuam nos leucócitos que migraram através do endotélio e saíram da circulação. Os leucócitos migram em direção às células infectadas e lesionadas nos tecidos, em que as quimiocinas são produzidas e estão em sua concentração mais alta

- ***As quimiocinas estão envolvidas no desenvolvimento dos órgãos linfoides e regulam o tráfego dos linfócitos e outros leucócitos por meio das diferentes regiões dos órgãos linfoides secundários.*** Como essas quimiocinas são expressas constitutivamente e mantêm a arquitetura normal do tecido, são referidas como homeostáticas. Discutimos a função das quimiocinas na organização anatômica dos tecidos linfoides no Capítulo 2. Algumas quimiocinas homeostáticas também são induzidas sob condições inflamatórias e contribuem para a migração de leucócitos dos vasos sanguíneos para os tecidos
- ***As quimiocinas são necessárias para a migração das DCs dos sítios de infecção para os linfonodos drenantes.*** As DCs são ativadas pelos microrganismos nos tecidos periféricos e, então, migram para os linfonodos para "informar" aos linfócitos T sobre a presença da infecção (conforme discutido no Capítulo 6). Essa migração depende da expressão de um receptor de quimiocina, CCR7, induzido quando a DC encontra os microrganismos, e de quimiocinas produzidas nos linfáticos e tecidos linfoides, que ligam CCR7. As células T *naive* também expressam o CCR7, e isso explica como as DCs e as células T *naive* localizam o mesmo sítio nos linfonodos, permitindo que as DCs apresentem o antígeno para as células T.

### Outros quimioatraentes e receptores

Diversos outros tipos de moléculas apresentam funções semelhantes às das quimiocinas no sistema imune, promovendo a migração de leucócitos para sítios inflamatórios e o movimento direcionado nos tecidos, ou mantendo a separação espacial dos linfócitos em órgãos linfoides secundários. Os fragmentos C3a e C5a do complemento (descritos nos Capítulos 4 e 13), além do metabólito do ácido araquidônico leucotrieno B4 (LTB4), são importantes quimioatraentes que promovem migração de neutrófilos e monócitos durante respostas inflamatórias agudas. Outras moléculas lipídicas desempenham papéis essenciais no movimento dos linfócitos e DCs nos linfonodos, baço e tecidos linfoides de mucosa. Estas incluem esfingosina-1-fosfato (S1P; do inglês, *sphingosine 1-phosphate*), um lipídio necessário para a saída dos linfócitos dos órgãos linfoides, discutido adiante neste capítulo, e oxisteróis envolvidos na organização de folículos linfoides e direcionamento do movimento de células B durante as reações de centro germinativo, discutidos no Capítulo 12. Todas essas moléculas quimioatraentes, como as quimiocinas, se ligam a GPCRs específicos expressos nos leucócitos.

## INTERAÇÕES LEUCÓCITO-ENDOTÉLIO E RECRUTAMENTO DE LEUCÓCITOS PARA OS TECIDOS

***O recrutamento de leucócitos do sangue para os tecidos requer a adesão dos leucócitos ao revestimento endotelial das vênulas pós-capilares e, consequentemente, o movimento através do endotélio e da parede do vaso para o tecido extravascular.*** O recrutamento de leucócitos para os tecidos é um evento-chave nas reações inflamatórias. É um processo de múltiplos passos, em que cada etapa é orquestrada por diferentes tipos de moléculas de adesão e quimiocinas. Estudos das interações entre os leucócitos e endotélio *in vitro* sob condições que mimetizam o fluxo sanguíneo, e *in vivo* usando técnicas de microscopia intravital, estabeleceram uma sequência de eventos comuns para a migração da maioria dos leucócitos na maior parte dos tecidos (Figura 3.3). As etapas desse processo são descritas a seguir.

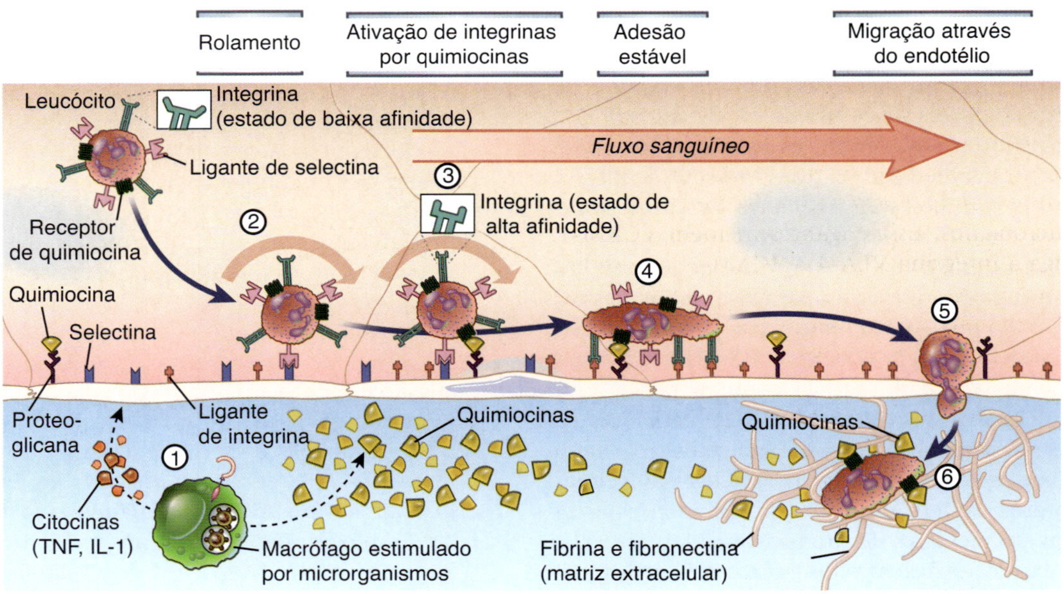


**Figura 3.3 Interações de múltiplos passos leucócito-endotélio que medeiam o recrutamento de leucócitos para os tecidos.** **1.** Produção de citocinas no local da infecção e lesão tecidual. **2.** Rolamento de leucócitos mediado pelas selectinas. **3.** Aumento da afinidade das integrinas. **4.** Firme adesão dos leucócitos ao endotélio mediada pelas integrinas. **5.** Transmigração dos leucócitos através do endotélio. **6.** Migração dos leucócitos para o local da infecção e lesão tecidual.

- ***Rolamento de leucócitos sobre o endotélio mediado por selectinas.*** Macrófagos, DCs e outras células que encontram microrganismos nos tecidos extravasculares são ativadas para secretar citocinas, incluindo TNF e IL-1. Essas citocinas estimulam a expressão de E-selectina pelas células endoteliais que revestem as vênulas pós-capilares, no sítio de uma infecção. As células endoteliais também expressam P-selectina em resposta à histamina, liberada pelos mastócitos ativados por microrganismos, e em resposta à trombina, produzida durante a coagulação sanguínea que normalmente ocorre em reações inflamatórias. Nesses sítios, os vasos sanguíneos se dilatam, e o fluxo sanguíneo fica mais lento. Como resultado, os leucócitos, que são maiores que as hemácias, tendem a se mover para fora do eixo axial central do fluxo sanguíneo e mais próximos do revestimento do vaso, um processo conhecido como marginação. Isso permite que os ligantes para E- e P-selectinas expressos nos microvilos dos leucócitos se liguem às selectinas induzidas nas células endoteliais. Como as interações entre as selectinas e seus ligantes são de baixa afinidade ($K_d \cdot 100\ \mu m$), com uma taxa de desligamento rápida, as mesmas são facilmente rompidas pela força de cisalhamento do fluxo sanguíneo. Como resultado, as pontes selectina-ligante de selectina se formam e rompem repetidamente, e os leucócitos são empurrados ao longo da superfície endotelial em um movimento de rolamento. Essa desaceleração do movimento dos leucócitos sobre o endotélio permite que o próximo conjunto de estímulos, de um processo de múltiplos passos, atue sobre os leucócitos
- ***Aumento na afinidade das integrinas mediada pelas quimiocinas.*** As quimiocinas expostas nas células endoteliais das vênulas pós-capilares no sítio de uma infecção se ligam aos seus receptores nos leucócitos em rolamento. Como discutido anteriormente, isso resulta em uma ligação mais forte entre as integrinas dos leucócitos e seus ligantes na superfície endotelial
- ***Retenção estável dos leucócitos ao endotélio mediada pelas integrinas.*** Em paralelo à ativação das integrinas, a expressão de seus ligantes nas células endoteliais é regulada positivamente por citocinas inflamatórias e produtos microbianos. Esses ligantes incluem VCAM-1, que se liga à integrina VLA-4, e ICAM-1, que se liga às integrinas LFA-1 e MAC-1. Assim, os leucócitos se ligam firmemente ao endotélio, seu citoesqueleto é reorganizado e eles se espalham para fora da superfície endotelial
- ***Transmigração de leucócitos através do endotélio.*** Os leucócitos geralmente migram para fora dos vasos entre as células endoteliais, processo chamado transmigração paracelular ou diapedese, para alcançar os tecidos extravasculares. A transmigração paracelular depende de interações entre as integrinas leucocitárias e seus ligantes nas células endoteliais, bem como da contribuição de outras proteínas, especialmente CD31, expressa nos leucócitos e células endoteliais. Esse processo necessita de um rompimento transiente e reversível das proteínas das junções de aderência, primariamente o complexo VE-caderina, que mantém as células endoteliais unidas. O mecanismo responsável pelo rompimento do complexo VE-caderina envolve a ativação de quinases quando as integrinas dos leucócitos se ligam a ICAM-1 ou VCAM-1. As quinases fosforilam a cauda citoplasmática de VE-caderina e levam ao rompimento reversível dos complexos de aderência. Menos frequentemente, foi observado o movimento dos leucócitos através das células endoteliais, e não entre elas, por um processo pouco compreendido denominado migração transcelular.

Esses passos básicos são vistos na migração de todos os leucócitos através do endotélio. Entretanto, neutrófilos, monócitos e subpopulações distintas de linfócitos diferem quanto aos tecidos-alvo e ao momento em que migram nas reações inflamatórias e no estado de equilíbrio. Esses padrões de migração leucocitária são dependentes de distintas combinações de moléculas de adesão e de receptores de quimiocinas, como discutiremos em mais detalhes posteriormente.

Evidências do papel essencial das selectinas, integrinas e quimiocinas na migração de leucócitos surgiram primeiramente a partir de estudos com bloqueio por anticorpos e de camundongos *knockout* gênicos e, então, pela descoberta de doenças hereditárias humanas raras chamadas **deficiências de adesão leucocitária** (ver Capítulo 21). Uma deficiência autossômica recessiva hereditária no gene *CD18*, o qual codifica a subunidade β de LFA-1, MAC-1 e CD11 cCD18, é a causa de uma doença de imunodeficiência denominada deficiência de adesão leucocitária do tipo 1 (LAD-1; do inglês, *type 1 leukocyte adhesion deficiency*), caracterizada por defeitos marcantes na migração de leucócitos e nas respostas imunes. Pacientes humanos que não têm o transportador de GDP-fucose no aparelho de Golgi, necessário para a expressão dos carboidratos ligantes para E-selectina e P-selectina em neutrófilos, apresentam problemas semelhantes, resultando em uma síndrome denominada deficiência de adesão leucocitária do tipo 2 (LAD-2). Esses distúrbios são caracterizados por infecções bacterianas e fúngicas recorrentes, ausência do acúmulo de neutrófilos nos sítios de infecção e defeitos nas funções dos linfócitos dependentes de aderência. Mutações humanas raras nas vias de sinalização que conectam os receptores de quimiocinas à ativação das integrinas também resultam no comprometimento da adesão e do recrutamento de leucócitos para os tecidos e, consequentemente, na defesa ineficiente dos leucócitos contra as infecções, caracterizando uma síndrome denominada deficiência de adesão leucocitária do tipo 3 (LAD-3).

## MIGRAÇÃO DE NEUTRÓFILOS E MONÓCITOS PARA SÍTIOS DE INFECÇÃO OU DE LESÃO TECIDUAL

Após a maturação na medula óssea, neutrófilos e monócitos entram no sangue e circulam por todo o corpo. Embora essas células possam realizar algumas funções fagocíticas no sangue, suas principais funções, incluindo a fagocitose e a destruição dos microrganismos e de células teciduais mortas, ocorrem em sítios extravasculares de infecção, praticamente em qualquer parte do corpo.

***Neutrófilos e monócitos sanguíneos são recrutados para os sítios teciduais de infecção e lesão por um processo de múltiplos passos dependente de selectinas, integrinas e quimiocinas***, o qual segue uma sequência básica comum para a migração de todos os leucócitos para os tecidos, como já discutido anteriormente. Conforme consideraremos em detalhes no Capítulo 4, os neutrófilos são normalmente o tipo de leucócito mais numeroso a se acumular nos tecidos dentro de 24 a 48 horas após o início de uma infecção ou lesão, sendo então substituídos pelos monócitos. Isso provavelmente reflete o fato de que há muito mais neutrófilos no sangue e eles respondem mais rapidamente às quimiocinas quando comparados aos monócitos ou outros leucócitos. Após sua entrada nos tecidos, os neutrófilos têm curta vida útil antes de morrer por apoptose, enquanto os monócitos sobrevivem por mais tempo e podem também proliferar nos tecidos. Contudo, em alguns sítios inflamatórios, os neutrófilos não são recrutados, mas os monócitos o são. Esses diferentes comportamentos migratórios provavelmente refletem variações na expressão relativa de moléculas de adesão e receptores de quimiocinas nos neutrófilos em comparação aos monócitos. Os neutrófilos expressam CXCR1 e CXCR2, os quais se ligam a CXCL1 e CXCL8 (IL-8), as principais quimiocinas com motivos ELR que mantêm a migração dos neutrófilos para os tecidos (ver Tabela 3.2). O recrutamento inicial dos neutrófilos é uma consequência da produção precoce e abundante de CXCL8 pelos macrófagos e outras células residentes nos tecidos em resposta às infecções. Contrapondo-se aos neutrófilos, os monócitos clássicos, que são o principal tipo de monócito recrutado para os sítios inflamatórios, expressam CCR2. Esse receptor se liga a várias quimiocinas, sendo a CCL2 (MCP-1) a mais importante para o recrutamento de monócitos. Assim, o recrutamento de monócitos ocorre quando as células teciduais produzem CCL2 em resposta à infecção.

## MIGRAÇÃO E RECIRCULAÇÃO DE LINFÓCITOS T

***Os linfócitos estão continuamente se movendo através do sangue, vasos linfáticos, órgãos linfoides secundários e tecidos não linfoides periféricos, e populações distintas de linfócitos apresentam diferentes padrões de tráfego através desses locais*** (Figura 3.4). Quando as células T *naive* maduras emergem do timo e entram no sangue, dirigem-se aos linfonodos, ao baço ou aos tecidos linfoides das mucosas e migram para as zonas de células T desses tecidos linfoides secundários. Se a célula T não reconhecer o antígeno nesses locais, permanece em um estado *naive* e deixa os linfonodos ou o tecido de mucosa através dos linfáticos, sendo eventualmente drenada de volta para a corrente sanguínea. Uma vez de volta ao sangue, a célula T *naive* repete seu ciclo, dirigindo-se aos tecidos linfoides secundários. Esse padrão no tráfego dos linfócitos *naive*, chamado recirculação de linfócitos, maximiza as chances do pequeno número de linfócitos *naive* específicos para um antígeno estranho em particular encontrar esse antígeno se ele surgir em qualquer parte do corpo. Os linfócitos que reconhecerem e se tornarem ativados pelo antígeno dentro dos tecidos linfoides secundários proliferam e se diferenciam para produzir milhares de células efetoras e de memória. Os linfócitos efetores e de memória podem voltar para a corrente sanguínea e, então, migrar para os sítios de infecção ou inflamação em tecidos não linfoides.

Algumas subpopulações de linfócitos efetores e de memória, preferencialmente, populam um tecido em particular, como a pele ou o intestino (ver Capítulo 14). A existência de diferentes padrões de *homing* garante que diferentes subpopulações de linfócitos especializados na defesa contra diferentes tipos de microrganismos como parasitas, bactérias e fungos extracelulares, ou bactérias intracelulares, sejam direcionados aos tecidos nos quais aqueles microrganismos estão, e não, inutilmente, a lugares em que não teriam propósito algum.

Na seção a seguir, descreveremos os mecanismos e as vias de recirculação e *homing* de linfócitos. Nossa discussão enfatiza as células T, porque sabe-se mais sobre seu movimento através dos tecidos do que sobre a recirculação da célula B, embora muitos mecanismos pareçam mediar a recirculação de ambos os tipos celulares.

### Recirculação de linfócitos *naive* entre o sangue e os órgãos linfoides secundários

A recirculação dos linfócitos T depende de mecanismos que controlam a entrada das células T *naive* nos linfonodos a partir do sangue, assim como de sinais moleculares que controlam a saída das células T *naive* desses nodos. Discutiremos esses dois mecanismos separadamente.

#### *Migração de células T* naive *para os linfonodos*

Os mecanismos de *homing* que trazem as células T *naive* para os linfonodos são muito eficientes, resultando em uma rede de fluxo de linfócitos através dos linfonodos estimada em até $25 \times 10^9$ células a cada dia. Em média, cada linfócito T *naive* do corpo passa por pelo menos um nodo 1 vez/dia. A inflamação no tecido periférico, a qual normalmente acompanha as infecções, causa um aumento significativo no fluxo sanguíneo para os linfonodos que drenam o tecido acometido e, consequentemente, um aumento no influxo de células T para eles. Ao mesmo tempo, a saída das células T para os linfáticos eferentes é transientemente reduzida por mecanismos que discutiremos posteriormente, de tal modo que as células T permanecem por mais tempo nos linfonodos que drenam os sítios de inflamação do que em outros linfonodos. Os antígenos proteicos são concentrados nos linfonodos e em outros órgãos linfoides secundários, em que são apresentados às células T pelas DCs, o tipo de APCs com maior capacidade de iniciar as respostas das células T *naive* (ver Capítulo 6). Assim, o movimento e a retenção transitória das células

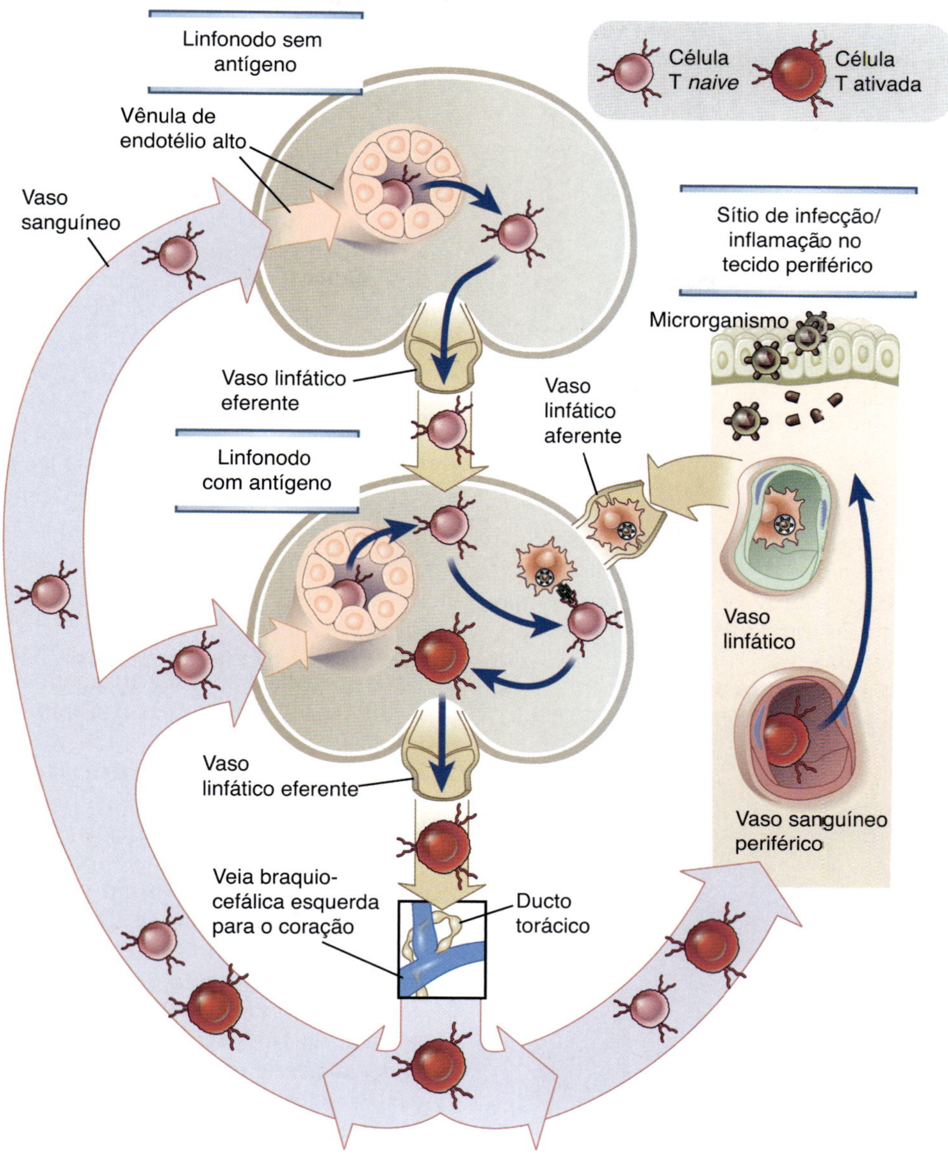


**Figura 3.4 Vias de recirculação dos linfócitos T.** As células T *naive* deixam o sangue e entram nos linfonodos atravessando as vênulas de endotélio alto. As células dendríticas portadoras de antígenos entram nos linfonodos através dos vasos linfáticos. As células T *naive* que não reconhecerem o antígeno após várias horas retornam para a circulação. Se as células T reconhecerem o antígeno, tornam-se ativadas e geram células T efetoras e de memória, que também deixam o linfonodo e retornam para a circulação. As células T efetoras e de memória preferencialmente deixam o sangue e entram nos tecidos periféricos através das vênulas nos locais de inflamação. A recirculação através de outros órgãos linfoides secundários que não os linfonodos não é mostrada.

T *naive* nos órgãos linfoides secundários, juntamente à captura e concentração dos antígenos, maximizam as chances de ativação da célula T e início de uma resposta imune adaptativa.

***O* homing *das células T* naive *para os linfonodos e tecidos linfoides associados à mucosa (MALTs; do inglês,* mucosa-associated lymphoid tissues*) ocorre através de HEVs pós-capilares especializadas, localizadas nas zonas de células T.*** Os linfócitos T *naive* são distribuídos aos tecidos linfoides secundários através do fluxo sanguíneo arterial, deixam a circulação e migram para o estroma dos linfonodos através das HEVs. Esses vasos são revestidos por células endoteliais arredondadas e não pelas células endoteliais achatadas típicas de outras vênulas (Figura 3.5). As HEVs também estão presentes nos tecidos linfoides de mucosa, como placas de Peyer no intestino, mas não no baço. As células endoteliais das HEVs são especializadas na exibição de certas moléculas de adesão e quimiocinas em suas superfícies, discutidas posteriormente, o que suporta o *homing* seletivo de apenas determinadas populações de linfócitos. Certas citocinas, como a linfotoxina, são necessárias para o desenvolvimento da HEV. De fato, as HEVs podem se desenvolver em sítios extralinfoides de inflamação crônica, em que essas citocinas são produzidas por períodos prolongados.

***A migração da célula T* naive *para fora do sangue através das HEVs em direção ao parênquima dos linfonodos envolve as moléculas de adesão L-seletina e LFA-1, assim como o receptor de quimiocina CCR7.*** Esse

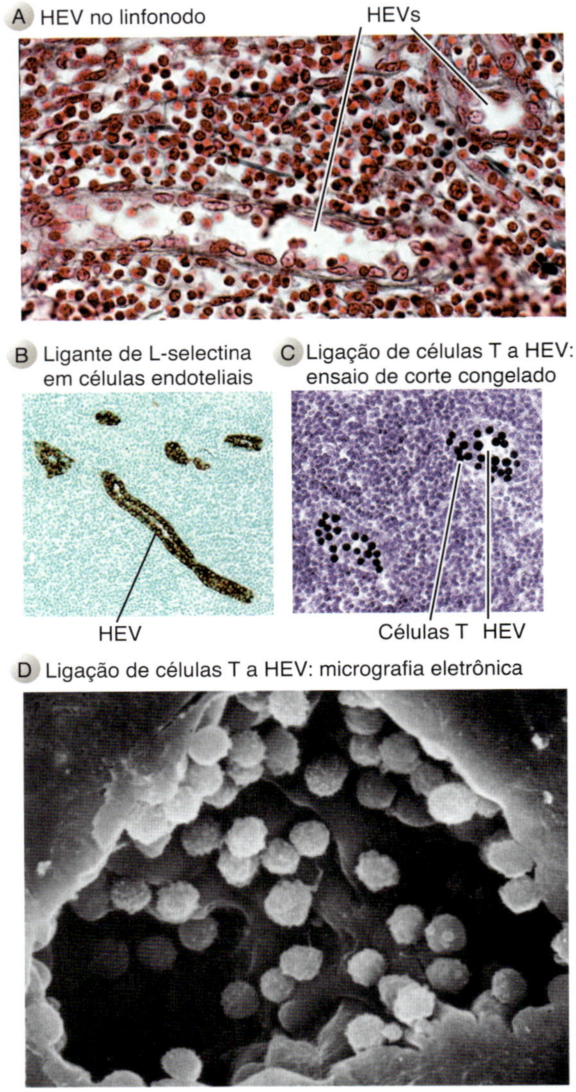


**Figura 3.5 Vênulas de endotélio alto.** **A.** Micrografia de luz de uma vênula de endotélio alto (HEV) em um linfonodo, ilustrando as células endoteliais altas. **B.** Expressão do ligante de L-selectina nas HEVs, coradas com um anticorpo específico pela técnica de imunoperoxidase. (A localização do anticorpo é revelada por um produto marrom derivado da peroxidase, a qual está acoplada ao anticorpo; para detalhes, ver o Apêndice III.) As HEVs são abundantes na zona de células T do linfonodo. **C.** Um ensaio de ligação no qual linfócitos são incubados com seções congeladas de um linfonodo. Os linfócitos (*corados em azul-escuro*) se ligam seletivamente às HEVs. **D.** Micrografia eletrônica de varredura de uma HEV com linfócitos ligados à superfície luminal das células endoteliais. (*A*, Cortesia do Dr. Steve Rosen, Department of Anatomy, University of California, San Francisco. *B*, Cortesia dos Drs. Steve Rosen e Akio Kikuta, Department of Anatomy, University of California, San Francisco. *C*, Cortesia do Dr. Steve Rosen, Department of Anatomy, University of California, San Francisco. *D*, Cortesia de J. Emerson e T. Yednock, University of California, San Francisco, School of Medicine. De Rosen SD, Stoolman LM. Potential role of cell surface lectin in lymphocyte recirculation. In: Olden K, Parent J, eds. *Vertebrate Lectins*. New York, NY: Van Nostrand Reinhold; 1987.)

processo inclui eventos sequenciais descritos anteriormente para migração de todos os leucócitos (ver Figura 3.3), mas a migração por meio das HEVs em tecidos linfoides envolve moléculas de adesão e quimiocinas particulares (Figura 3.6):

- O rolamento das células T *naive* nas HEVs em órgãos linfoides secundários é mediado pela ligação entre a L-selectina dos linfócitos ao seu ligante PNAd, presente nas HEVs. O PNAd é um carboidrato sialil Lewis X 6-sulfatado ligado a um esqueleto glicoproteico. O grupamento carboidrato de PNAd que se liga à L-selectina pode estar unido a diferentes sialomucinas nas HEVs em diferentes tecidos. Por exemplo, nas HEVs dos linfonodos, o ligante de L-seletina é exposto por duas sialomucinas, chamadas molécula 1 de adesão celular com glicana (GlyCAM-1; do inglês, *glycan-bearing cell adhesion molecule 1*) e CD34. Nas placas de Peyer, junto à parede intestinal, o ligante de L-selectina é exibido sobre uma glicoproteína chamada MAdCAM-1, a qual também é ligante para a integrina $\alpha_4\beta_7$
- Assim como na migração do leucócito em outros sítios, a adesão firme subsequente das células T *naive* às HEVs é mediada pelas integrinas, principalmente LFA-1
- As principais quimiocinas que ativam as integrinas da célula T *naive* a um estado de alta afinidade são a CCL19 e a CCL21, as quais estão unicamente envolvidas no *homing* de leucócitos para as zonas de células T dos tecidos linfoides (ver Capítulo 2). A principal fonte de CCL19 e CCL21 são as células reticulares fibroblásticas (FRCs; do inglês, *fibroblast reticular cells*) dentro da zona de células T, enquanto CCL21 também é constitutivamente produzida pelas HEVs. Essas quimiocinas são expostas na superfície da HEV e reconhecidas pelos linfócitos em processo de rolamento. Ambas as quimiocinas se ligam ao receptor de quimiocina CCR7, expresso em altos níveis nos linfócitos T *naive*. Essa interação das quimiocinas com o CCR7 garante que as células T aumentem a avidez das integrinas e sejam capazes de aderir firmemente às HEVs. Lembre-se que o CCR7 também controla a migração da DC pelos linfáticos em direção aos linfonodos. O importante papel da L-selectina e das quimiocinas no *homing* da célula T *naive* para os órgãos linfoides secundários é sustentado por muitas observações experimentais diferentes. Linfócitos de camundongos *knockout* para L-selectina não se ligam às HEVs de linfonodos periféricos, e os camundongos apresentam uma profunda redução do número de linfócitos nos linfonodos. Existem pouquíssimas células T *naive* nos linfonodos de camundongos com deficiências genéticas em CCL19 e CCL21 ou CCR7.

### Movimento das células T no interior dos órgãos linfoides secundários

***Após entrarem nos linfonodos ou nos tecidos linfoides de mucosa, os linfócitos T e as DCs se movem ativamente de maneiras que maximizam as chances desses dois tipos celulares interagirem um com o outro.*** A iniciação das respostas imunes mediadas por células T requer que as raras células T *naive* antígeno-específicas reconheçam os antígenos específicos exibidos na superfície das DCs, os quais são numericamente raros. Embora a expressão compartilhada de CCR7 promova a localização desses dois tipos celulares na mesma área do linfonodo ou do tecido

A

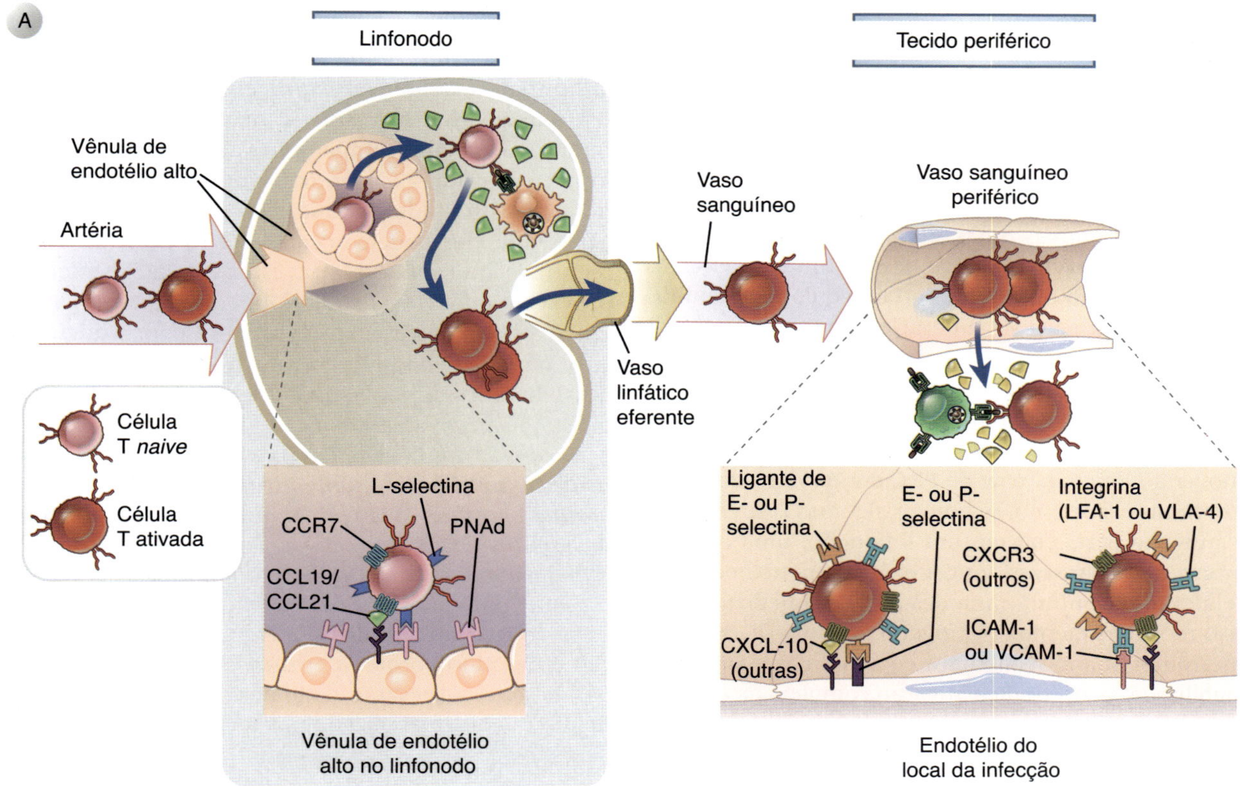


B

| Receptor de *homing* de células T | Ligante na célula endotelial | Função do receptor: par do ligante |
|---|---|---|
| **Células T *naive*** | | |
| L-selectina | PNAd | Adesão inicial fraca de células T *naive* à vênula de endotélio alto no linfonodo |
| CCR7 | CCL19 ou CCL21 | Ativação de integrinas e quimiocinese |
| LFA-1 (β2-integrina) | ICAM-1 | Parada estável na vênula de endotélio alto no linfonodo |
| **Células T ativadas (efetora e de memória)** | | |
| Ligante de E- e P-selectina | E- ou P-selectina | Adesão inicial fraca de células T efetoras e de memória ao endotélio ativado por citocinas no sítio periférico da infecção |
| CXCR3 | CXCL10 (outras) | Ativação de integrinas e quimiocinese |
| CCR5 | CCL4 (outras) | Ativação de integrinas e quimiocinese |
| LFA-1 (β2-integrina) ou VLA-4 (β1-integrina) | ICAM-1 ou VCAM-1 | Parada estável no endotélio ativado por citocinas no sítio periférico da infecção |

**Figura 3.6 Moléculas envolvidas na migração de linfócitosT *naive* e efetores.** **A.** Os linfócitos T *naive* se dirigem aos linfonodos em consequência da ligação da L-selectina à adressina de nodo periférico (PNAd) das HEVs, a qual está presente somente nos órgãos linfoides secundários e exposta na superfície da HEV como resultado da ligação das quimiocinas (CCL19 e CCL21). Os linfócitos T ativados, incluindo as células efetoras, se dirigem aos sítios de infecção nos tecidos periféricos, e esta migração é mediada por E-selectina e P-selectina, integrinas e quimiocinas, que são produzidas nos locais de infecção. Quimiocinas e receptores de quimiocinas adicionais, além dos mostrados, estão envolvidos na migração da célula T efetora/memória. **B.** As moléculas de adesão, quimiocinas e receptores de quimiocinas envolvidos na migração da célula T *naive* e efetora/memória são descritos. *ICAM-1*, molécula de adesão intercelular 1; *LFA-1*, antígeno associado à função de leucócito 1; *VCAM-1*, molécula de adesão celular vascular 1; *VLA-4*, antígeno muito tardio 4.

linfoide de mucosa, existem milhares de DCs e células T *naive* nesses locais. No entanto, as células T *naive* são notavelmente móveis dentro do linfonodo, movendo-se de modo semelhante às amebas, a uma velocidade de até 12 μm/minuto. O movimento das células T é estimulado pela ligação de CCL21 ao CCR7 dessas células. As FRCs que secretam CCL19 e CCL21 formam redes tridimensionais que atravessam as zonas de células T do linfonodo, e as células T se movem ao longo dessas trilhas de FRC. As DCs também estão distribuídas ao longo da rede de FRC cobrindo a maior parte da superfície, e embora não sejam altamente móveis, elas estendem constantemente seus dendritos em diferentes direções. Como resultado, cada DC pode fazer contato com muitas células T ao longo do tempo, até ~85 por minuto. Uma única célula T *naive* pode se mover ao longo da rede de FRC em um linfonodo por até 24 horas e, portanto, se houver algumas DCs exibindo um antígeno particular em um linfonodo, uma célula T *naive* específica para esse antígeno que entra no nodo provavelmente encontrará uma dessas DCs. Imediatamente após o reconhecimento do antígeno em uma DC, a célula T interrompe sua movimentação e a interação com a DC é estabilizada, permitindo a ativação completa da célula T (ver Capítulo 9).

### Saída das células T naive e efetora dos linfonodos

***As células T* naive *que chegaram aos linfonodos mas falharam em reconhecer o antígeno e não estão ativadas retornarão, eventualmente, à corrente sanguínea.*** Esse retorno ao sangue completa uma alça de recirculação e fornece às células T *naive* outra oportunidade de entrar nos órgãos linfoides secundários e procurar pelos antígenos que elas podem reconhecer. A principal rota de reentrada no sangue é através dos linfáticos eferentes, provavelmente via outros linfonodos da mesma cadeia, e então através da vasculatura linfática para o ducto torácico, o qual drena para a veia cava superior, ou para o ducto linfático direito, o qual drena para a veia subclávia direita, respectivamente.

***O egresso das células T* naive *dos linfonodos é dependente de um lipídio quimioatraente denominado esfingosina-1-fosfato (S1P), o qual se liga a um receptor da família GPCR nas células T chamado receptor 1 de esfingosina 1-fosfato (S1PR1)*** (Figura 3.7). O S1P está presente em maiores concentrações no sangue e na linfa do que nos tecidos. Esse gradiente de concentração é mantido porque a enzima de degradação de S1P, S1P liase, está presente na maioria dos tecidos; assim, o lipídio é mais catabolizado nos tecidos do que na linfa e

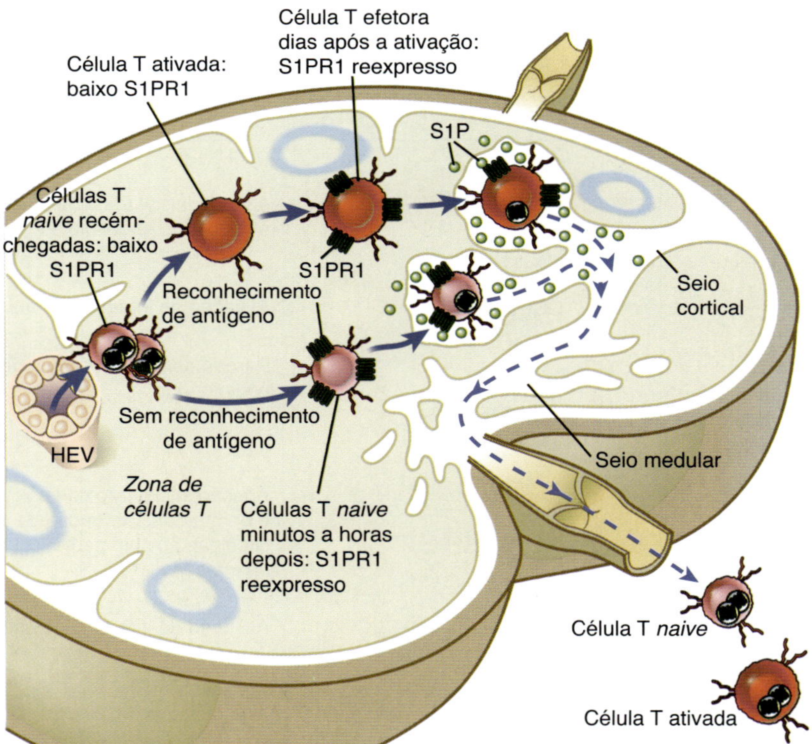


**Figura 3.7 Mecanismo de saída dos linfócitos de órgãos linfoides.** S1P está presente em uma concentração relativamente alta no sangue e linfa e em baixas concentrações no interior dos tecidos linfoides. As células T *naive* circulantes apresentam baixos níveis de S1PR1 porque o receptor é internalizado após a ligação ao S1P no sangue. Dessa maneira, as células T *naive* que entraram recentemente no linfonodo não conseguem detectar de início o gradiente de concentração de S1P entre a zona de células T do nodo e a linfa no seio medular e linfáticos eferentes, portanto, essas células T não podem sair do nodo. Após a ativação de uma célula T *naive* pelo antígeno, a expressão do S1PR1 na superfície celular é bloqueada por vários dias, e as células ativadas também não deixarão o nodo. Após vários minutos a horas, para as células T *naive*, ou dias, para as células T efetoras ativadas e diferenciadas, o S1PR1 é reexpresso, e essas células podem detectar o gradiente de S1P e sair do nodo. O tempo médio de permanência é de aproximadamente 12 horas para células T *naive* nos linfonodos e ao redor de 3 dias para células T estimuladas pelo antígeno, mas isso varia bastante em condições distintas.

no sangue. O S1PR1 estimula a migração das células em direção ao gradiente de S1P. As células T *naive* circulantes têm muito pouco S1PR1 de superfície porque a alta concentração sanguínea de S1P causa internalização do receptor. Após a célula T *naive* entrar no linfonodo, em que as concentrações de S1P são baixas, o S1PR1 reaparece na superfície celular por um período de várias horas. Esse atraso permite que a célula T *naive* interaja com as APCs. Caso a célula T *naive* não reconheça quaisquer antígenos antes que o receptor S1PR1 seja reexpresso, a célula T deixa o linfonodo e é direcionada pelo gradiente de concentração de S1P para dentro do linfático eferente, e eventualmente retorna ao sangue.

***O egresso das células T efetoras do linfonodo, geradas a partir de células T* naive *ativadas por antígeno, é também dependente de S1P.*** Quando uma célula T *naive* é ativada pelo antígeno no linfonodo, a expressão de S1PR1 na superfície celular é suprimida por vários dias, e, dessa maneira, a capacidade de as células deixarem o órgão linfoide em resposta ao gradiente de S1P é retardada. Essa supressão de S1PR1 é controlada, em parte, por citocinas chamadas interferonas do tipo I que são produzidas durante as respostas imunes inatas às infecções, como discutiremos no Capítulo 4. Juntos, a estimulação antigênica e as interferonas aumentam a expressão de uma proteína denominada CD69, a qual se liga ao S1PR1 intracelular e reduz sua expressão na superfície celular. Assim, a célula T ativada se torna transientemente insensível ao gradiente de S1P. Isso permite que as células T ativadas pelo antígeno permaneçam no órgão linfoide e sofram expansão clonal e diferenciação em células T efetoras, um processo que pode levar vários dias. Quando a diferenciação em células efetoras está completa, as células param de expressar o CD69, e, então, passam a expressar o S1PR1 novamente na superfície celular. Ao mesmo tempo, as células efetoras recém-geradas reduzem a expressão de L-selectina e CCR7, os quais previamente atraíram células T *naive* para os linfonodos. Desse modo, as células T efetoras tornam-se responsivas ao gradiente de concentração de S1P e deixam o linfonodo via drenagem pelo seio medular em direção ao linfático eferente, e eventualmente reentram no sangue. A S1P e o S1PR1 também são necessários para que a célula T madura deixe o timo e para a migração de plasmablastos derivados de células B, dos órgãos linfoides secundários.

Nossa compreensão sobre o papel de S1P e de S1PR1 no tráfego da célula T é baseada, em parte, em estudos com uma droga denominada fingolimode (FTY720), que se liga ao S1PR1 causando sua modulação negativa na superfície da célula. O fingolimode bloqueia a saída da célula T dos órgãos linfoides e, desse modo, age como um fármaco imunossupressor. O fármaco está aprovado para o tratamento da esclerose múltipla, uma doença autoimune do sistema nervoso central. O uso de fingolimode e de outros fármacos com mecanismo de ação semelhante para tratar outras doenças autoimunes e rejeição a enxertos está sob investigação. Evidências experimentais adicionais para o papel central do S1P no tráfego da célula T *naive* têm origem em estudos empregando camundongos com ablação genética do S1PR1. Nesses camundongos, há falha na saída das células T do timo e no povoamento dos órgãos linfoides secundários. Se as células T *naive* de camundongos *knockout* para S1PR1 são injetadas na circulação de outros camundongos, as células entram nos linfonodos, mas são incapazes de sair.

## Recirculação de células T através de outros tecidos linfoides

O *homing* de células T *naive* para os tecidos linfoides associados ao intestino, incluindo as placas de Peyer e os linfonodos mesentéricos, é fundamentalmente similar ao *homing* para outros linfonodos e depende das interações entre as células T e as HEVs. Como em outros tecidos, essas interações são mediadas por selectinas, integrinas e quimiocinas. Uma característica particular do *homing* de células T *naive* para os linfonodos mensentéricos e placas de Peyer é a contribuição da molécula MAdCAM-1 da superfamília de Ig, expressa nas HEVs desses locais, mas não tipicamente em outros locais do corpo. Os dois ligantes de células T *naive* que se ligam a MAdCAM-1, a L-selectina e a integrina $\alpha_4\beta_7$, contribuem, ambos, para o *homing* dessas células para dentro dos tecidos linfoides associados ao intestino.

A migração de células T *naive* para o baço através da polpa branca difere da migração para os linfonodos. Não existem HEVs no baço, e parece haver uma entrada não regulada de células T através da circulação aberta. As células T são então direcionadas para uma zona de células T na polpa branca por meio da ligação de quimiocinas ao CCR7. A taxa de linfócitos que passam pelo baço é muito alta, aproximadamente a metade da população total de linfócitos circulantes a cada 24 horas. A saída de células T da polpa branca para a polpa vermelha e para a circulação depende de S1P e S1PR1.

## Migração dos linfócitos T efetores para os sítios de infecção

***As células T efetoras circulantes dirigem-se preferencialmente para os sítios teciduais periféricos de infecção em vez dos órgãos linfoides, em decorrência de alterações na expressão de moléculas de adesão e de receptores de quimiocinas.*** Muitas das funções antimicrobianas protetoras das células T efetoras devem ser realizadas localmente nos sítios de infecção (ver Capítulos 10 e 11) e, desse modo, essas células precisam ser capazes de deixar os órgãos linfoides e migrar para tecidos infectados. Após a diferenciação das células T *naive* em células efetoras, quando a expressão de S1PR1 é restaurada e a expressão de CCR7 e L-selectina é perdida, as células T efetoras passam a expressar receptores para quimiocinas inflamatórias produzidas nos sítios de infecção, além dos ligantes para E- e P-selectinas. Essas alterações prejudicam o *homing* das células T efetoras para os órgãos linfoides secundários e promovem sua migração para os locais de infecção.

O processo de *homing* dos linfócitos efetores para os tecidos infectados ocorre nas vênulas pós-capilares sendo mediado pelo mesmo processo de múltiplos passos dependente de selectina, integrina e quimiocina descrito para outros leucócitos. Assim como os neutrófilos e os monócitos, as células T efetoras presentes na circulação, mas não as células T *naive*, expressam ligantes para selectinas, integrinas e receptores de quimiocinas, que se ligam, respectivamente, aos tipos de selectinas, ligantes de integrinas e quimiocinas que são expressas no endotélio ativado (ver Figura 3.6).

***A migração das células T efetoras para os tecidos infectados é independente do antígeno, porém as células efetoras que encontram o antígeno no tecido são preferencialmente retidas no local.*** Assim, células efetoras de diversas especificidades podem entrar nos sítios de infecção tecidual, o que maximiza a possibilidade de as células encontrarem o antígeno para o qual são específicas. Nas células T efetoras que reconhecem o antígeno em tecidos infectados, as integrinas são mantidas em seu estado de alta afinidade por conta da ativação induzida pelo antígeno e da presença contínua de quimiocinas. Essas integrinas se ligam firmemente a proteínas da matriz extracelular, favorecendo a retenção das células T efetoras que encontram os antígenos nesses locais. A retenção permite que células T efetoras que reconhecem os antígenos executem as funções necessárias para eliminar os microrganismos e outras fontes de antígenos. A maioria das células efetoras que entra em um sítio de infecção eventualmente morre no local depois de desempenhar suas funções.

***Algumas células efetoras têm propensão de migrar para tipos particulares de tecidos.*** Essa capacidade de migração seletiva é adquirida durante a diferenciação das células T efetoras a partir dos precursores *naive* nos órgãos linfoides secundários. Ao permitir que grupos distintos de células T efetoras migrem para locais diferentes, o sistema imune adaptativo direciona as células com funções efetoras especializadas para os locais onde elas são mais adequadas para lidar com tipos particulares de infecções. Os exemplos mais claros de populações de células T efetoras que especificamente se dirigem a diferentes tecidos são as células T que migram para a pele e para o intestino, cujos padrões de migração refletem a expressão de diferentes moléculas de adesão e receptores de quimiocinas em cada subpopulação, discutido em detalhes no Capítulo 14.

***Existem diferentes subpopulações de células efetoras, cada qual com funções distintas, e essas subpopulações têm padrões de migração diferentes, embora frequentemente com sobreposição.*** As células T efetoras incluem os linfócitos T citotóxicos $CD8^+$ e as células T auxiliares $CD4^+$. As células T auxiliares abrangem as subpopulações Th1, Th2 e Th17, cada qual expressando diferentes tipos de citocinas e protegendo contra diferentes tipos de microrganismos. As características e as funções dessas subpopulações serão discutidas em detalhes no Capítulo 10. Por ora, é suficiente saber que a migração dessas subpopulações apresenta algumas diferenças. Isso ocorre porque o arranjo de receptores de quimiocinas e moléculas de adesão expressos por cada subpopulação difere de tal modo que resulta em recrutamento preferencial de cada subpopulação para os sítios de inflamação elicitados por diferentes tipos de infecções.

## Migração de células T de memória

***As células T de memória são heterogêneas em seus padrões de expressão de moléculas de adesão e receptores de quimiocinas e em sua propensão em migrar para diferentes tecidos.*** Como as vias de identificação das células T de memória ainda são imperfeitas (ver Capítulos 2 e 9), a distinção entre as células T efetoras e de memória em estudos experimentais e em humanos geralmente não é precisa. Duas subpopulações de células T de memória, chamadas células T de memória central e de células T de memória efetora, foram inicialmente identificadas com base nas diferenças da expressão de CCR7 e L-selectina. As **células T de memória central** ($T_{CM}$) foram definidas como células T sanguíneas humanas $CD45RO^+$ que expressam altos níveis de CCR7 e L-selectina; as **células T de memória efetora** ($T_{EM}$) foram definidas como células T sanguíneas $CD45RO^+$ que expressam baixos níveis de CCR7 e L-selectina, mas expressam outros receptores de quimiocina que se ligam a quimiocinas inflamatórias. Esses fenótipos sugerem que as células T de memória central se dirigem aos órgãos linfoides secundários, ao passo que as células T de memória efetora se dirigem aos tecidos periféricos. Embora as populações de célula T de memória central e efetora também possam ser detectadas em camundongos, estudos experimentais indicaram que a expressão de CCR7 não é um marcador definitivo para distinguir essas subpopulações de célula T de memória. Todavia, está claro que algumas células T de memória tendem a se dirigir para os órgãos linfoides secundários, ao passo que outras migram para os tecidos periféricos, especialmente pele e tecidos de mucosa. Muitas dessas células recirculam entre o sangue e os órgãos linfoides secundários da mesma maneira que células T *naive*, ou entre o sangue e a pele ou tecidos de mucosa.

***Algumas células T de memória migram para os tecidos após uma infecção e permanecem no local indefinidamente.*** Essas células T que não recirculam, chamadas **células T de memória tecido-residentes** (ou $T_{RM}$), permanecem por meses a anos após as infecções sem recircular pelo sangue. Células T de memória tecido-residentes $CD4^+$ e $CD8^+$ foram encontradas em muitos tipos de tecidos normais e doentes em camundongos e humanos, incluindo pele, pulmão, fígado, intestinos, cérebro, linfonodos e baço. Uma característica comum dessas células é a expressão de moléculas que promovem a retenção nos tecidos. A maioria das células T de memória tecido-residentes expressa CD69 que, como discutido anteriormente, bloqueia a expressão de S1PR1 de superfície, assim conferindo resistência a essas células ao egresso dos tecidos mediado por S1P. Muitas células T de memória tecido-residentes também expressam a integrina CD103, que liga E-caderina, uma molécula expressa por células epiteliais. Com base em modelos experimentais em camundongos e em dados de análises de tecidos humanos, a presença de células

T de memória tecido-residentes está associada com resistência à reinfecção por microrganismos.

## MIGRAÇÃO DE LINFÓCITOS B

A migração de linfócitos B é crítica para uma imunidade adaptativa efetiva, embora os padrões de migração sejam diferentes daqueles das células T. A iniciação das respostas de células B à infecção começa nos órgãos linfoides secundários e normalmente depende da ajuda de células T. Dessa maneira, o primeiro estágio de uma resposta de células B requer atividades migratórias de células B *naive* semelhantes àquelas descritas para células T *naive*. No entanto, os anticorpos secretados desempenham as funções efetoras das células B em sítios distantes dessas células. Assim, esses anticorpos, mas não as células B, precisam ser direcionados aos tecidos infectados pelo sangue. Algumas células B secretoras de anticorpos geradas a partir de células B *naive* nos linfonodos ou baço migram para a medula óssea ou sítios de mucosa, onde permanecem e secretam anticorpos por longos períodos.

### Recirculação das células B *naive* foliculares

***As células B* naive *foliculares utilizam os mesmos mecanismos básicos que as células T* naive *para se dirigirem e saírem dos órgãos linfoides secundários.*** Existem diferentes subpopulações de células B, embora a principal população responsável pela maior parte da produção de anticorpos seja as chamadas células B foliculares, cujas atividades migratórias serão descritas. As células B imaturas foliculares deixam a medula óssea através do sangue, entram na polpa vermelha do baço pela zona marginal e migram para a periferia da polpa branca. À medida que passam por uma maturação adicional, as células B expressam o receptor de quimiocina CXCR5, que promove seus movimentos em direção à polpa branca em resposta a uma quimiocina denominada CXCL13, produzida pelas células dendríticas foliculares (FDCs; do inglês, *follicular dendritic cells*) dos folículos linfoides. Uma vez que a maturação esteja completa dentro da polpa branca, as células B *naive* foliculares reentram na circulação por um processo dirigido por S1P e então recirculam aos linfonodos, aos tecidos linfoides de mucosa ou de volta ao baço. O *homing* das células B *naive* do sangue para os linfonodos e para as placas de Peyer do intestino delgado envolve interações de rolamento com as HEVs, ativação de integrinas pelas quimiocinas e retenção estável, conforme descrito anteriormente para as células T *naive* (Figura 3.8). Esse processo depende dos receptores de quimiocinas CCR7, CXCR4 e CXCR5 presentes nas células B *naive* e de seus respectivos ligantes CCL19/CCL21, CXCL12 e CXCL13. CCL19/CCL21 e CXCL12 são exibidos pelas HEVs nos linfonodos e medeiam a entrada de células B *naive* e de memória para os linfonodos. CXCL13 então atrai células B para os folículos, a zona de células B. Não há HEVs na polpa branca do baço, e os mecanismos de *homing* de células B para a polpa branca esplênica não são bem compreendidos. O *homing* das células B *naive* para as placas de Peyer da parede do intestino delgado envolve o CXCR5 e a integrina $\alpha_4\beta_7$, a qual se liga a MAdCAM-1. Durante o curso de respostas de células B aos antígenos proteicos, as células B e as células T auxiliares devem interagir diretamente, e isso é possível devido aos movimentos finamente regulados de ambos os tipos celulares dentro dos órgãos linfoides secundários. Esses eventos migratórios locais e as quimiocinas que os orquestram serão discutidos em detalhes no Capítulo 12. Se uma célula B *naive* não é ativada pelo antígeno em um linfonodo ou no baço após várias horas, ela responderá ao gradiente de S1P, sairá para a circulação e recirculará de volta para outros órgãos linfoides secundários. As células B do linfonodo sairão através dos linfáticos eferentes e seguirão pelo ducto torácico para o sangue, enquanto as células B do baço migram para a zona marginal e então são carreadas pelo líquido através da polpa vermelha para a circulação.

### Migração de plasmablastos secretores de anticorpos e células B de memória

***Os plasmablastos derivados de células B foliculares saem dos órgãos linfoides secundários e se dirigem para a medula óssea ou tecidos de mucosa, onde se diferenciam em plasmóticos de vida longa e secretam anticorpos*** (ver Figura 3.8). Se uma célula B *naive* é ativada pelo antígeno em um linfonodo secundário, ela se diferenciará em células secretoras de anticorpos chamadas plasmablastos. Alguns desses plasmablastos irão amadurecer no próprio órgão linfoide secundário em plasmócitos de curta vida útil que secretarão anticorpos localmente. No entanto, à medida que a resposta para um antígeno proteico progride e as células T auxiliam as células B (descrito no Capítulo 12), os plasmablastos são gerados nos centros germinativos dos folículos por um mecanismo dependente de S1P e entram no sangue. Muitas dessas células se dirigem para a medula óssea, e algumas para os tecidos de mucosa, onde amadurecem em plasmóticos de vida longa que permanecem nesses tecidos e secretam anticorpos por longos períodos.

A maioria das células B de memória é gerada nos centros germinativos dos órgãos linfoides secundários juntamente com os plasmablastos. Algumas células B de memória migram para a medula óssea e sítios de mucosa com os plasmablastos, enquanto outras células B de memória parecem recircular através dos órgãos linfoides secundários. A reativação de células B de memória após reexposição a antígenos proteicos microbianos induz novas reações de centro germinativos nos órgãos linfoides. De maneira geral, os mecanismos que governam a migração e a recirculação de células B de memória não são bem compreendidos.

***As subpopulações de células B ativadas comprometidas com a produção de tipos particulares de anticorpos migram dos órgãos linfoides secundários para os tecidos específicos, nos quais se diferenciam em plasmócitos de vida longa*** (ver Figura 3.8). Como descreveremos em

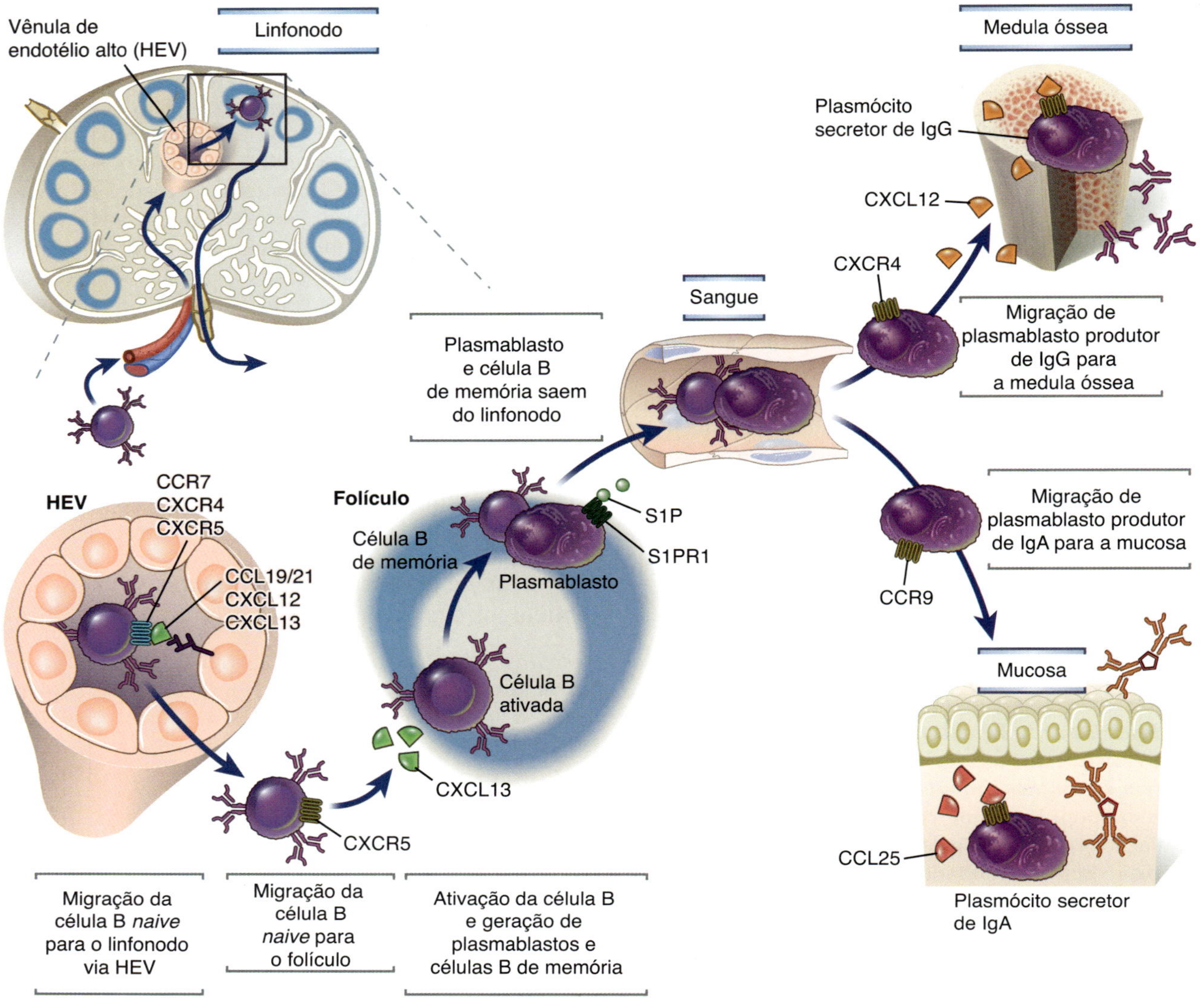


**Figura 3.8 Migração de células B.** As células B *naive* entram nos linfonodos e nos tecidos linfoides associados à mucosa através das vênulas de endotélio alto (HEVs), migram para os folículos, tornam-se ativadas e se diferenciam em células produtoras de anticorpos, algumas das quais são plasmablastos que entram na circulação e migram para a medula óssea ou para os tecidos de mucosa, onde se diferenciam em plasmócitos. Os plasmócitos secretores de imunoglobulina G (*IgG*) podem ser gerados em qualquer tecido linfoide. Os plasmócitos secretores de *IgA* são produzidos principalmente nos linfonodos mesentéricos ou nos tecidos linfoides associados à mucosa, e então se dirigem para os tecidos de mucosa. Outras células B que entram nos folículos se diferenciam em células B de memória, algumas das quais entram na circulação. Os receptores de quimiocinas e as quimiocinas envolvidos nesses passos são mostrados. As moléculas de adesão também estão envolvidas na migração para fora da HEV e dos vasos sanguíneos nos tecidos, como descrito no texto.

capítulos posteriores, durante suas respostas ao antígeno, as células B podem se diferenciar em células que produzem diferentes tipos de anticorpos, chamados isótipos (ou classes), cada um realizando um conjunto distinto de funções efetoras. As alterações genéticas que determinam qual isótipo será expresso pelas células B ocorrem antes da diferenciação em plasmablastos e, finalmente, em plasmócitos. As células B que estão comprometidas com a secreção de anticorpos do isótipo IgG se diferenciarão em plasmablastos que migram principalmente para a medula óssea e, dessa maneira, a maioria dos plasmócitos residentes na medula óssea produz anticorpos IgG, os quais são então distribuídos por todo o corpo por meio da corrente sanguínea. As células B ativadas dentro dos MALTs normalmente se tornam comprometidas com a expressão de anticorpo do isótipo IgA, e os plasmablastos produtores de IgA se dirigem especialmente aos tecidos de mucosa. A diferenciação local das células B em células secretoras de IgA dentro dos tecidos linfoides da mucosa, combinada com o *homing* dessas células para a mucosa, otimiza as defesas mediadas por IgA contra a invasão microbiana através das barreiras de mucosa. Conforme discutiremos em mais detalhes no Capítulo 14, a IgA é eficientemente secretada para o lúmen dos tecidos revestidos pelo epitélio de mucosa, como o intestino e o trato respiratório.

Os mecanismos pelos quais diferentes populações de células B migram para os diversos tecidos são similares aos que descrevemos para a migração de células T efetoras para um tecido específico, e dependem da expressão de distintas combinações de moléculas de adesão e receptores de quimiocinas em cada subpopulação de célula B.

Por exemplo, os plasmócitos secretores de IgG que realizam *homing* para a medula óssea expressam VLA-4 e CXCR4, que se ligam, respectivamente, a VCAM-1 e CXCL12, expressos nas células endoteliais sinusoidais da medula óssea. Em contraste, os plasmócitos secretores de IgA que realizam *homing* para a mucosa expressam $\alpha_4\beta_7$ e CCR9, os quais se ligam, respectivamente, a MAdCAM-1 e CCL25 nas células endoteliais da mucosa. As células B secretoras de IgG também são recrutadas para sítios infamatórios crônicos em vários tecidos, e esse padrão de *homing* pode ser atribuído a VLA-4 e CXCR3 nessas células B, que se ligam a VCAM-1, CXCL9 e CXCL10, frequentemente encontrados na superfície endotelial em sítios de infamação crônica.

## RESUMO

- A migração dos leucócitos para os tecidos a partir do sangue ocorre através das vênulas pós-capilares e depende de quimiocinas e moléculas de adesão expressas nos leucócitos e nas células endoteliais vasculares
- As selectinas são moléculas de adesão ligantes de carboidratos que medeiam a interação de baixa afinidade entre os leucócitos e as células endoteliais, o primeiro passo na migração de leucócitos do sangue para os tecidos. E-selectina e P-selectina são expressas nas células endoteliais ativadas por citocinas e se ligam aos ligantes de selectina nos leucócitos; a L-selectina é expressa em leucócitos e se liga aos ligantes em células endoteliais
- As integrinas constituem uma grande família de moléculas de adesão, algumas das quais medeiam a firme adesão dos leucócitos ao endotélio ativado, um passo crítico na migração de leucócitos do sangue para os tecidos. Importantes quimiocinas dos leucócitos incluem LFA-1 e VLA-4, que se ligam a ICAM-1 e VCAM-1, respectivamente, nas células endoteliais. As quimiocinas e outros sinais nos sítios de infecção aumentam a afinidade das integrinas nos leucócitos, e várias citocinas (fator de necrose tumoral, interleucina-1) aumentam a expressão dos ligantes de integrinas no endotélio
- As quimiocinas são uma família de proteínas que regulam quando e como os leucócitos migram para os tecidos e dentro deles, além de organizar as localizações funcionais de linfócitos e células dendríticas (DCs) em órgãos linfoides. As quimiocinas se ligam aos receptores de quimiocinas em leucócitos, os quais sinalizam para aumentar a afinidade das integrinas nessas células e estimulam a quimiocinese leucocitária ao longo de um gradiente de concentração de quimiocinas. Diferentes tipos de leucócitos e leucócitos em diferentes estágios de maturação expressam conjuntos distintos de receptores de quimiocinas, e os tipos de quimiocinas presentes nos tecidos ou em células endoteliais variam com os diferentes estados inflamatórios e tipos de tecidos
- A migração de leucócitos para os tecidos a partir do sangue envolve uma série de interações sequenciais com as células endoteliais, começando com ligações de baixa afinidade dos leucócitos e seu rolamento ao longo da superfície endotelial (mediada pelas selectinas e ligantes de selectinas). Em seguida, as quimiocinas expostas nas células endoteliais ligam-se aos receptores de quimiocinas presentes nos leucócitos em rolamento, gerando sinais que aumentam a afinidade das integrinas dos leucócitos. Então, os leucócitos tornam-se firmemente ligados ao endotélio por meio de interações entre as integrinas e ligantes da superfamília de Ig presentes no endotélio. Finalmente, os leucócitos se movem através das junções celulares entre as células endoteliais para os tecidos
- A recirculação dos linfócitos é um processo pelo qual linfócitos *naive* migram continuamente do sangue para os órgãos linfoides secundários, voltam ao sangue através dos linfáticos e para outros órgãos linfoides secundários. Esse processo maximiza a chance de a célula T ou B *naive* encontrar o antígeno que ela reconhece e é crítico para a iniciação das respostas imunes
- As células B e T *naive* migram, preferencialmente, para os órgãos linfoides secundários. Nos linfonodos e placas de Peyer, esse processo é mediado pela ligação da L-selectina nos linfócitos à adressina em vênulas de endotélio alto dos linfonodos periféricos e pela ligação do receptor CCR7 nos linfócitos às quimiocinas CCL19 e CCL21, as quais são produzidas nos linfonodos. Não há HEVs na polpa branca esplênica, e a migração de células T e B *naive* para o baço não é bem compreendida
- Dentro das zonas de células T dos linfonodos e do baço, as células T *naive* movem-se constantemente ao longo de uma rede de FRC, interagindo com as DCs ligadas às FRCs. Se uma célula T *naive* interage com uma DC exibindo o antígeno que ela é capaz de reconhecer, a célula T torna-se ativada para gerar células T efetoras e de memória. Se uma célula T *naive* não encontra o seu antígeno dentro de algumas horas, ela deixará o linfonodo através dos linfáticos eferentes por um processo dependente do S1PR nos linfócitos e um gradiente de S1P
- As células B *naive* que entram nos tecidos linfoides secundários migram para os folículos em resposta a um gradiente da quimiocina CXCL13 que se liga aos receptores CXCR5 na célula B. No interior do folículo, as células B movem-se sobre uma rede reticular constituída de células dendríticas foliculares, e podem ligar-se a antígenos exibidos por outros tipos celulares no folículo
- Os linfócitos efetores e de memória que são gerados pela estimulação antigênica das células *naive* saem do linfonodo por uma via dependente de S1P. As células T efetoras têm expressão reduzida de L-selectina e CCR7, mas expressão aumentada de integrinas e ligantes de E-selectina e P-selectina, e essas moléculas medeiam a ligação ao endotélio em sítios inflamatórios periféricos. Os linfócitos efetores e de memória também expressam receptores para quimiocinas que são produzidos em tecidos periféricos infectados
- Células B foliculares *naive* que são ativadas pelo antígeno no linfonodo, baço ou tecido linfoide associado à mucosa podem se diferenciar em plasmócitos de vida curta secretores de anticorpos que podem

permanecer nos órgãos linfoides secundários. Com o auxílio das células T, algumas células B se diferenciam em plasmablastos que migram através do sangue para a medula óssea ou sítios de mucosa, onde se diferenciam em plasmócitos de vida longa que secretam anticorpos por períodos prolongados.

## Leitura sugerida

*Indica publicações de interesse histórico, geralmente reportando a descoberta de um fenômeno ou processo que mais tarde foi demonstrado como sendo de fundamental importância no sistema imune. Muitas dessas descobertas (mas não todas) levaram seu(s) descobridor(es) a receber o Prêmio Nobel. A natureza da descoberta é brevemente resumida em cada referência.

### *Moléculas de adesão*


Ley K, Laudanna C, Cybulsky MI, Nourshargh S. Getting to the site of inflammation: the leukocyte adhesion cascade updated. *Nat Rev Immunol.* 2007;7:678–689.

McEver RP. Selectins: initiators of leucocyte adhesion and signalling at the vascular wall. *Cardiovasc Res.* 2015;107:331–339.

Muller WA. Localized signals that regulate transendothelial migration. *Curr Opin Immunol.* 2016;38:24–29.

Vestweber D. How leukocytes cross the vascular endothelium. *Nat Rev Immunol.* 2015;15:692–704.


### *Quimiocinas e outros reguladores de migração*


Bromley SK, Mempel TR, Luster AD. Orchestrating the orchestrators: chemokines in control of T cell traffic. *Nat Immunol.* 2008;9:970–980.

Cyster JG, Schwab SR. Sphingosine-1-phosphate and lymphocyte egress from lymphoid organs. *Annu Rev Immunol.* 2012;30:69–94.

Lian J, Luster AD. Chemokine-guided cell positioning in the lymph node orchestrates the generation of adaptive immune responses. *Curr Opin Cell Biol.* 2015;36:1–6.

Lu E, Cyster JG. G-protein coupled receptors and ligands that organize humoral immune responses. *Immunol Revs.* 2019;289:158–172.

Schulz O, Hammerschmidt SI, Moschovakis GL, Forster R. Chemokines and chemokine receptors in lymphoid tissue dynamics. *Annu Rev Immunol.* 2016;34:203–242.

Sokol CL, Luster AD. The chemokine system in innate immunity. *Cold Spring Harb Perspect Biol.* 2015;7:a016303.

Zlotnik A, Yoshie O. The chemokine superfamily revisited. *Immunity.* 2012;36:705–716.


### *Migração de linfócitos através dos tecidos linfoides e em sítios inflamatórios*


Girard JP, Moussion C, Forster R. HEVs, lymphatics and homeostatic immune cell trafficking in lymph nodes. *Nat Rev Immunol.* 2012;12:762–773.

*Gowans JL, Knight EJ. The route of re-circulation of lymphocytes in the rat. *P Roy Soc B-Biol Sci.* 1964;159:257–282 *(Este e outros artigos do laboratório de Gowans descrevem os estudos de canulação do duto torácico de ratos que primeiro demonstraram a recirculação de linfócitos.)*

Hunter MC, Teijeira A, Halin C. T cell trafficking through lymphatic vessels. *Front Immunol.* 2016;7:613.

*Mackay CR, Marston WL, Dudler L. Naive and memory T cells show distinct pathways of lymphocyte recirculation. *J Exp Med.* 1990;171:801–817. *(Este estudo, envolvendo a análise fenotípica de células T em linfáticos aferentes e eferentes de ovelhas mostrou pela primeira vez que células T naive e previamente ativadas/de memória seguem diferentes rotas de recirculação.)*

Masopust D, Schenkel JM. The integration of T cell migration, differentiation and function. *Nat Rev Immunol.* 2013;13: 309–320.

Permanyer M, Bosnjak B, Forster R. Dendritic cells, T cells and lymphatics: dialogues in migration and beyond. *Curr Opin Immunol.* 2018;53:173–179.

Qi H, Kastenmuller W, Germain RN. Spatiotemporal basis of innate and adaptive immunity in secondary lymphoid tissue. *Annu Rev Cell Dev Biol.* 2014;30:141–167.

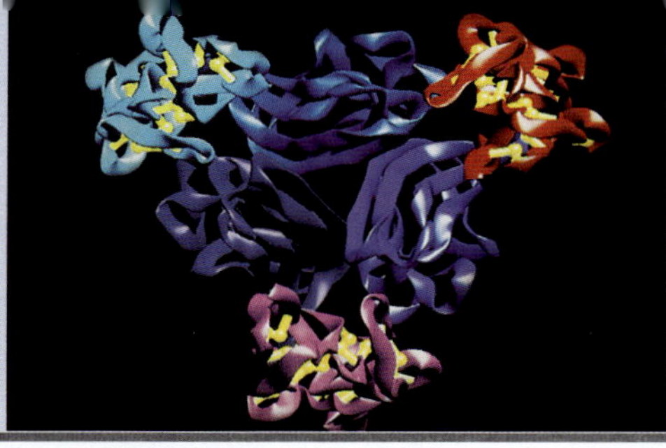

CAPÍTULO

# 4

# Imunidade Inata


**VISÃO GERAL DA IMUNIDADE INATA, 63**

Funções das respostas imunes inatas, 63

Características comparativas das imunidades inata e adaptativa, 64

Evolução da imunidade inata, 64

**RECONHECIMENTO DE MICRORGANISMOS E DO TECIDO DANIFICADO PELO SISTEMA IMUNE INATO, 65**

**RECEPTORES DE RECONHECIMENTO DE PADRÃO CELULAR, 67**

Receptores do tipo *Toll*, 69

Receptores citosólicos para padrões moleculares associados ao patógeno e padrões moleculares associados ao dano, 73

Outros receptores de reconhecimento de padrão associado às células, 79

**COMPONENTES CELULARES DO SISTEMA IMUNE INATO, 81**

Barreiras epiteliais, 81

Fagócitos, 82

Células dendríticas, 82

Células linfoides inatas produtoras de citocinas, 82

Células *natural killer*, 84

Linfócitos T e B com diversidade limitada de receptor antigênico, 88

Mastócitos, 88

**MOLÉCULAS EFETORAS SOLÚVEIS DE IMUNIDADE INATA, 88**

Sistema complemento, 88

Pentraxinas, 90

Colectinas e ficolinas, 90

**RESPOSTA INFLAMATÓRIA, 91**

Principais citocinas pró-inflamatórias da imunidade inata, 92

Sequência de eventos na inflamação: alterações vasculares e migração de leucócitos para os tecidos, 97

Ingesta e *killing* de microrganismos por fagócitos ativados, 98

Papel dos macrófagos no reparo tecidual, 99

Consequências sistêmicas e patológicas da inflamação, 100

**RESPOSTA ANTIVIRAL, 101**

**ESTIMULAÇÃO DA IMUNIDADE ADAPTATIVA, 103**

**MECANISMOS QUE LIMITAM AS RESPOSTAS IMUNES INATAS, 104**

**RESUMO, 104**


## VISÃO GERAL DA IMUNIDADE INATA

O termo **imunidade inata** se refere aos mecanismos de defesa sempre presentes, prontos para combater microrganismos e outros agentes agressores. O sistema imune inato, introduzido no Capítulo 1, consiste em muitos tipos de células e moléculas solúveis presentes nos tecidos e no sangue que previnem a invasão e o estabelecimento de infecções. Quando um microrganismo estabelece o foco infeccioso, as respostas imunes inatas fornecem a defesa inicial, antes das respostas imunes adaptativas (ver Figura 1.1). No presente capítulo, descreveremos de forma mais detalhada os componentes, a especificidade e os mecanismos antimicrobianos da imunidade inata. O foco de grande parte dos capítulos subsequentes é o papel da resposta imune adaptativa na defesa do hospedeiro e na doença.

### Funções das respostas imunes inatas

A imunidade inata é a primeira linha de defesa contra infecções e exerce várias funções essenciais que nos protegem contra microrganismos e lesão tecidual. Os principais componentes do sistema imune inato são as barreiras epiteliais, que bloqueiam a entrada dos microrganismos; as células-sentinela residentes nos tecidos, incluindo macrófagos, mastócitos e células dendríticas (DCs; do inglês, *dendritic cells*), os quais detectam microrganismos que conseguem romper os epitélios e iniciam as respostas do hospedeiro; as células brancas do sangue (leucócitos), incluindo neutrófilos, monócitos que se tornam macrófagos nos tecidos, células *natural killer* (NK) e outras células, que entram nos tecidos vindas do sangue e eliminam os microrganismos que invadiram os epitélios, além de removerem células danificadas do hospedeiro; e diversos tipos de proteínas plasmáticas, as quais combatem os microrganismos dentro e fora da circulação. As funções de cada um desses componentes são discutidas mais adiante, neste capítulo. Numerosos outros tipos celulares, entre os quais as células epiteliais e outras células teciduais, também contam com mecanismos intrínsecos para se autodefender contra os microrganismos.

***Os dois principais tipos de reações protetoras do sistema imune inato são a inflamação e a defesa antiviral.*** A inflamação é o processo pelo qual os leucócitos circulantes e as proteínas plasmáticas são levados aos locais de infecção nos tecidos e são ativados para destruir e eliminar os agentes agressores. A inflamação é também a principal reação às células danificadas ou mortas não relacionadas à infecção e ao acúmulo de substâncias anormais nas células e tecidos. Os mecanismos de defesa antivirais impedem a replicação viral e promovem a morte das células infectadas, eliminando assim os reservatórios da infecção viral na ausência de uma reação inflamatória (embora a inflamação também possa contribuir para a defesa contra os vírus).

As funções das respostas imunes inatas têm algumas características gerais importantes:

- ***As defesas físicas e químicas nas barreiras epiteliais, como a pele e o revestimento dos tratos gastrintestinal e respiratório, bloqueiam a entrada microbiana.*** Os microrganismos conseguem colonizar os tecidos somente quando são capazes de atravessar os epitélios. Se essas barreiras forem danificadas ou os microrganismos conseguirem penetrá-las, as respostas imunes inata e adaptativa são ativadas para fornecer as próximas linhas de defesa
- ***As respostas imunes inatas são as reações iniciais aos microrganismos que servem para controlar ou eliminar a infecção do hospedeiro por muitos patógenos.*** Essas respostas são ativadas pelos microrganismos que atravessam as barreiras epiteliais. As respostas são mediadas por células tecido-residentes e outras células e proteínas plasmáticas recrutadas a partir do sangue no processo inflamatório. A importância da imunidade inata na defesa do hospedeiro é ilustrada por observações clínicas e estudos experimentais demonstrando que as deficiências, a inibição ou a eliminação de qualquer dos vários mecanismos de imunidade inata aumentam a suscetibilidade a infecções, mesmo quando o sistema imune adaptativo está intacto e funcional. Muitos microrganismos patogênicos desenvolveram estratégias para resistir à imunidade inata, e essas estratégias são decisivas para a virulência dos microrganismos. As respostas imunes inatas a esses microrganismos podem manter a infecção sob controle até as respostas imunes adaptativas serem ativadas. As respostas imunes adaptativas tipicamente são mais potentes e especializadas, conseguindo assim eliminar os microrganismos que resistem aos mecanismos de defesa da imunidade inata
- ***A imunidade inata elimina células danificadas e inicia o processo de reparo tecidual.*** Essas funções envolvem o reconhecimento e a resposta a moléculas do hospedeiro produzidas, liberadas ou acumuladas em células estressadas, danificadas e mortas do hospedeiro. A lesão que deflagra essas respostas inatas pode ocorrer como resultado de infecção, ou é possível que se trate de um dano tecidual e celular estéril na ausência de infecção
- ***As respostas imunes inatas estimulam respostas imunes adaptativas e podem influenciar a natureza dessas respostas, para torná-las otimamente efetivas contra diferentes tipos de microrganismos.*** Portanto, a imunidade inata não só atua como a linha inicial de defesa logo após a infecção, como também fornece os sinais de perigo que alertam o sistema imune adaptativo para responder. Além disso, diferentes componentes do sistema imune inato muitas vezes reagem de modos distintos a microrganismos diferentes (p. ex., bactérias extracelulares *vs.* vírus intracelulares) e, assim, influenciam o tipo de resposta imune adaptativa que se desenvolve. Retomaremos esse conceito ao final do capítulo.

## Características comparativas das imunidades inata e adaptativa

Para entender como as imunidades inata e adaptativa complementam uma à outra para conferir proteção contra patógenos, é instrutivo destacar suas diferenças relevantes:

- As respostas imunes inatas a um microrganismo se desenvolvem com rapidez e dispensam exposição prévia ao microrganismo. Em outras palavras, as moléculas e células efetoras imunes inatas estão presentes em quantidades suficientes mesmo antes da infecção e são totalmente funcionais ou se tornam rapidamente ativadas pelos microrganismos para prevenir, controlar ou eliminar as infecções. Em contraste, as respostas imunes adaptativas efetivas a um microrganismo recém-introduzido se desenvolvem no decorrer de vários dias, à medida que os clones de linfócitos antígeno-específicos *naive* se expandem e se diferenciam em células efetoras funcionais
- Para a maioria das respostas inatas aos microrganismos, não há alteração considerável na qualidade ou magnitude da resposta após repetidas exposições, ou seja, há pouca ou nenhuma memória. Em contraste, a exposição repetida a um microrganismo intensifica a rapidez, a magnitude e a efetividade das respostas imunes adaptativas. Há evidências crescentes de alguma memória na imunidade inata, em que as respostas dos macrófagos e das células NK a certas infecções são aumentadas em magnitude como consequência de infecções subsequentes. Ainda não está claro o grau de especificidade dessas respostas inatas semelhantes à memória, quais e quantos microrganismos conseguem deflagrá-las, ou se essas respostas contribuem para uma proteção aumentada contra infecções repetidas
- Os sistemas imunes inato e adaptativo diferem muito na especificidade a estruturas microbianas e na diversidade de seus receptores, conforme discutido mais adiante.

## Evolução da imunidade inata

A imunidade inata é filogeneticamente a parte mais antiga do sistema imune. Coevoluiu com os microrganismos para proteger todos os organismos contra infecções. Alguns componentes do sistema imune inato dos mamíferos são notavelmente similares a componentes encontrados em plantas e insetos, sugerindo seu aparecimento em ancestrais comuns há muito tempo, no decorrer da evolução. Exemplificando, peptídios tóxicos a bactérias e fungos, chamados defensinas, são encontrados em plantas e mamíferos, e compartilham essencialmente a mesma estrutura terciária em ambas as formas de vida. Uma família de receptores que discutiremos em detalhes mais adiante, chamada receptores do tipo *Toll*, reconhecem microrganismos patogênicos e ativam os mecanismos de defesa antimicrobiana. Os receptores do tipo *Toll* são encontrados em todas as formas de vida na árvore evolutiva, desde os insetos até os mamíferos. A principal via transdutora de sinal que os receptores do tipo *Toll* engajam para ativar células, chamada via do fator nuclear kappa B (NF-κB; do inglês, *nuclear factor kappa B*) em mamíferos, também apresenta uma notável conservação evolutiva. De fato, a maioria dos mecanismos de defesa imune inata que discutiremos neste capítulo surgiu muito cedo na evolução, quando os primeiros organismos multicelulares evoluíram, há cerca de 750 milhões de anos. Um sistema imune adaptativo, em contraste, é nitidamente reconhecível apenas em vertebrados, que se desenvolveram há cerca de 350 a 500 milhões de anos. Um testemunho da importância da imunidade inata é que o genoma humano contém aproximadamente 850 genes que estão diretamente relacionados às respostas imune inatas, comparado a cerca de 575 para a imunidade adaptativa.

Começamos a nossa discussão sobre o sistema imune inato descrevendo como ele reconhece microrganismos e células danificadas do hospedeiro. Em seguida, partiremos para os componentes individuais da imunidade inata e suas funções na defesa do hospedeiro.

## RECONHECIMENTO DE MICRORGANISMOS E DO TECIDO DANIFICADO PELO SISTEMA IMUNE INATO

As especificidades do reconhecimento imune inato evoluíram para combater os microrganismos, e diferem das especificidades do sistema imune adaptativo com relação a vários aspectos (Tabela 4.1):

- A resposta imune inata é ativada pelo reconhecimento de um conjunto relativamente limitado de estruturas moleculares que são produtos de microrganismos ou são expressas por células hospedeiras lesionadas ou mortas. Estima-se que o sistema imune inato reconheça apenas cerca de 1.000 produtos de microrganismos e células danificadas. Em contraste, o sistema imune adaptativo pode reconhecer milhões de antígenos microbianos diferentes e também pode reconhecer antígenos ambientais não microbianos e os próprios antígenos que estão normalmente presentes em tecidos saudáveis
- O sistema imunológico inato usa receptores invariáveis codificados na linha germinativa para reconhecer produtos microbianos e outros. Em contraste, o sistema imune adaptativo usa receptores altamente variáveis e diversos para reconhecer antígenos estranhos. A especificidade e os receptores da imunidade inata são descritos mais adiante.

***O sistema imune inato reconhece estruturas moleculares produzidas por patógenos microbianos.*** As substâncias microbianas que estimulam a imunidade inata são frequentemente compartilhadas por classes de microrganismos, e são chamadas **padrões moleculares associados ao patógeno** (**PAMPs;** do inglês, *pathogen-associated molecular patterns*). Diferentes tipos de microrganismos (p. ex., vírus, bactérias gram-negativas, bactérias gram-positivas, fungos) expressam PAMPs diferentes (Tabela 4.2). Essas estruturas incluem ácidos nucleicos que são exclusivos ou mais abundantes em microrganismos do que nas células do hospedeiro, como o RNA de fita dupla encontrado em vírus replicantes e as sequências CpG de DNA não metiladas encontradas em bactérias; características de proteínas encontradas em microrganismos, como a iniciação por *N*-formilmetionil, que é típica de proteínas bacterianas; e carboidratos e lipídios complexos sintetizados por microrganismos e não pelas células de mamíferos, como o lipopolissacarídio (LPS) em bactérias gram-negativas, o ácido lipoteicoico em bactérias gram-positivas, e oligossacarídios com resíduos de manose terminais encontrados em glicoproteínas microbianas, mas não de mamíferos.

***O sistema imune inato detecta a presença da infecção, mas não os patógenos específicos.*** Ao reconhecer PAMPs produzidos por amplas classes de microrganismos, além de produtos de danos celulares que são frequentemente induzidos por patógenos, o sistema imune inato desencadeia a defesa do hospedeiro independentemente da espécie particular de microrganismo. Em contraste, o sistema imune adaptativo é capaz de reconhecer um número e uma diversidade muito maiores de substâncias estranhas (antígenos), as quais podem ser exclusivas de espécies microbianas individuais ou podem não estar relacionadas a infecção microbiana ou lesão tecidual.

***O sistema imune inato reconhece produtos microbianos que são normalmente essenciais à sobrevivência dos microrganismos.*** Essa adaptação evolutiva do reconhecimento da imunidade inata é importante porque garante que os microrganismos não consigam evadir a imunidade inata mutando as moléculas reconhecidas pelo hospedeiro. Um exemplo de alvo da imunidade inata indispensável aos microrganismos é o RNA viral de dupla fita, que é um intermediário essencial no ciclo de vida de muitos vírus. Similarmente, o LPS e o ácido lipoteicoico são componentes estruturais de paredes celulares bacterianas reconhecidos por receptores da imunidade inata; ambos são requeridos para a sobrevivência bacteriana. Em contraste, como veremos no Capítulo 16, os microrganismos podem sofrer mutação ou perder muitos dos antígenos que são reconhecidos pelo sistema imune adaptativo, evadindo, portanto, a defesa do hospedeiro sem comprometimento de sua própria sobrevivência.

**Tabela 4.1** Especificidade das imunidades inata e adaptativa.

| | Imunidade inata | Imunidade adaptativa |
|---|---|---|
| Especificidade | Para estruturas compartilhadas por classes de microrganismos (padrões moleculares associados ao patógeno)<br>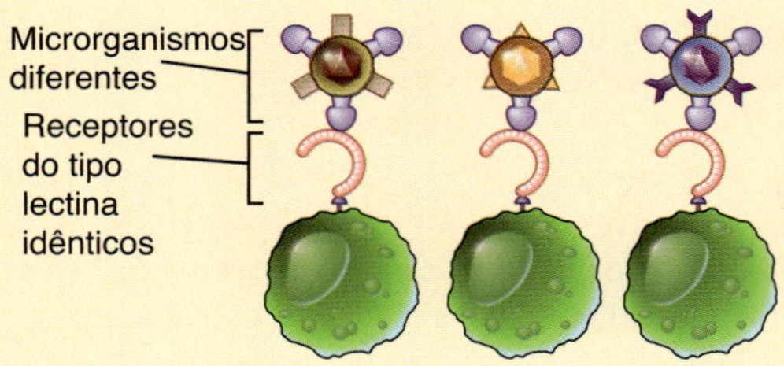 | Para detalhe estrutural de moléculas microbianas (antígenos); pode reconhecer antígenos não microbianos<br>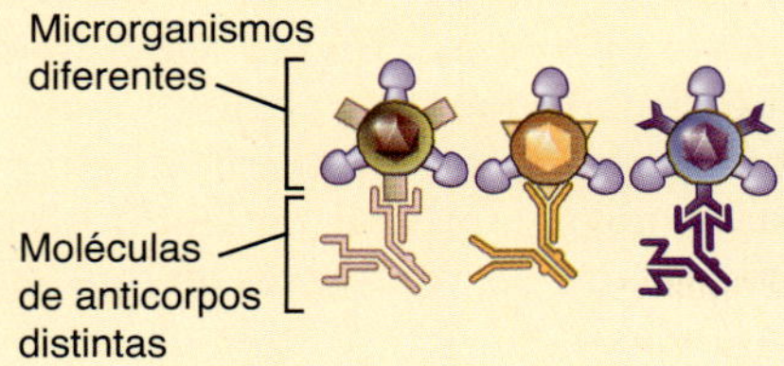 |
| Número de moléculas microbianas reconhecidas | Cerca de 1.000 padrões moleculares (estimativa) | > $10^7$ antígenos |
| Receptores | Codificados na linhagem germinativa; diversidade limitada (receptores de reconhecimento de padrão)<br>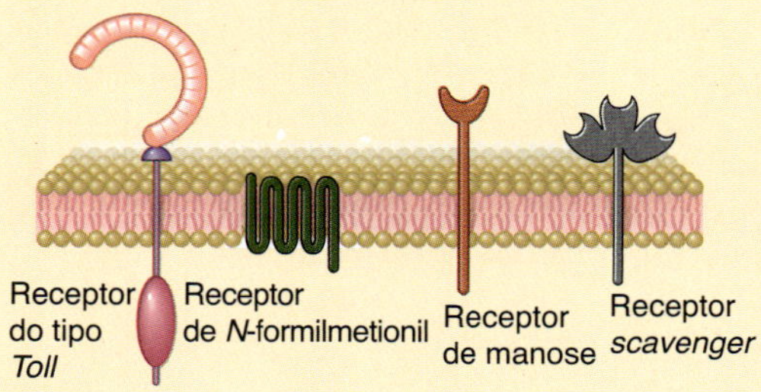 | Codificados por genes produzidos por recombinação somática de segmentos de genes; maior diversidade<br>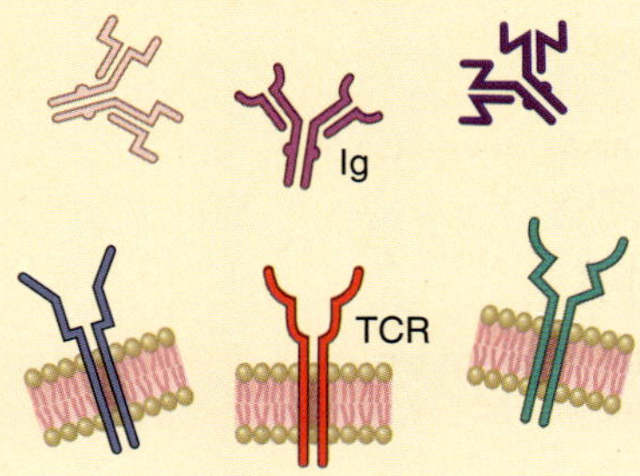 |
| Número e tipos de receptores | < 100 tipos diferentes de receptores invariáveis | Apenas dois tipos de receptores (Ig e TCR), com milhões de variações de cada |
| Distribuição dos receptores | Não clonal: receptores idênticos em todas as células da mesma linhagem | Clonal: clones de linfócitos com especificidades distintas expressam receptores diferentes |
| Genes codificadores de receptores | Codificados na linhagem germinativa, em todas as células | Formados por recombinação somática de segmentos gênicos apenas em células B e T |
| Discriminação de próprio e não próprio | Sim; as células sadias do hospedeiro não são reconhecidas ou podem expressar moléculas que previnem reações imunes inatas | Sim; com base na eliminação ou inativação de linfócitos autorreativos; pode ser imperfeita (originando autoimunidade) |

*Ig*, imunoglobulina; *TCR*, receptor de células T.

***O sistema imune inato também reconhece moléculas endógenas que são produzidas ou liberadas por células danificadas ou que estão morrendo.*** Essas substâncias são chamadas **padrões moleculares associados ao dano (DAMPs;** do inglês, *damage-associated molecular patterns*) (ver Tabela 4.2). Os DAMPs podem ser produzidos como resultado de dano celular causado por infecções, mas também podem indicar lesão estéril causada por uma dentre inúmeras lesões, como toxinas químicas, queimaduras, traumatismo ou perda do suprimento sanguíneo. Os DAMPs geralmente não são liberados pelas células em processo de morte por apoptose. Em alguns casos, moléculas endógenas, incluindo algumas citocinas, produzidas por células sadias são liberadas quando ocorre dano ou morte celular e, então, estimulam respostas inatas. Essas moléculas são um subconjunto de DAMPs, e por vezes recebem o nome de alarminas, porque sua presença fora das células alerta o sistema imune de que algo está causando lesão ou morte celular.

***O sistema imune inato usa vários tipos de receptores celulares, presentes em diferentes locais nas células, e moléculas solúveis presentes no sangue e nas secreções de mucosas, para reconhecer PAMPs e DAMPs***

**Tabela 4.2** Exemplos de padrões moleculares associados ao patógeno e de padrões moleculares associados ao dano.

| Padrões moleculares associados ao patógeno | |
|---|---|
| Ácidos nucleicos | ssRNA: vírus |
| | dsRNA: vírus |
| | CpG não metilado: vírus, bactérias |
| Proteínas | Pilina: bactérias |
| | Flagelina: bactérias |
| Lipídios da parede celular | LPS: bactérias gram-negativas |
| | Ácido lipoteicoico: bactérias gram-positivas |
| Carboidratos | Manana: fungos, bactérias |
| | Glucanas: fungos |
| **Padrões moleculares associados ao dano** | |
| Proteínas induzidas pelo estresse | HSPs |
| Cristais | Urato monossódico |
| Matriz extracelular proteoliticamente clivada | Peptídios de proteoglicanas |
| Componentes mitocondriais encontrados fora da mitocôndria | Peptídios formilados extracelulares e ATP |
| Proteínas nucleares ou ácidos nucleicos encontrados fora do núcleo | HMGB1 extracelular, histonas, dsDNA citoplasmático |

*ATP,* adenosina trifosfato; *CpG,* oligonucleotídio rico em citosina-guanina; *dsRNA,* RNA de dupla fita; *HMGB1,* proteína de alta mobilidade do grupo box 1; *HSP,* proteína de choque térmico; *LPS,* lipopolissacarídio; *ssRNA,* RNA de fita simples.

(Tabela 4.3). Moléculas de reconhecimento célula-associadas do sistema imune inato são expressas por fagócitos (primariamente macrófagos e neutrófilos), DCs, células epiteliais que formam a interface da barreira entre o corpo e o ambiente externo, mastócitos e muitos outros tipos de células que residem nos tecidos. Os receptores celulares para padrões moleculares associados ao patógeno e ao dano também são denominados **receptores de reconhecimento de padrão.** Esses receptores são expressos na superfície, em vesículas fagocíticas e no citosol de vários tipos celulares – todas localizações e que microrganismos ou seus produtos podem estar presentes (Figura 4.1). Quando esses receptores de reconhecimento de padrão célula-associados se ligam aos PAMPs e DAMPs, ativam vias de transdução de sinal que promovem as funções antimicrobianas e pró-inflamatórias das células que os expressam. Adicionalmente, muitas proteínas presentes no sangue e nos líquidos extracelulares reconhecem PAMPs (ver Tabela 4.3). Essas moléculas solúveis são responsáveis pela facilitação da depuração de microrganismos do sangue e dos líquidos extracelulares, por meio do aumento da captação para dentro dos fagócitos ou pela ativação de mecanismos de *killing* extracelular.

***Os receptores do sistema imune inato são codificados por genes herdados (linhagem germinativa), enquanto os genes codificadores dos receptores de imunidade adaptativa são gerados por recombinação somática de segmentos gênicos nos precursores dos linfócitos maduros.*** Como resultado, a diversidade de receptores do sistema imune inato e a gama de suas especificidades são pequenas em comparação àquelas observadas em células B e T do sistema imune adaptativo. Estima-se que o reconhecimento imune inato seja mediado por cerca de 100 receptores distintos pertencentes a várias famílias de proteínas, enquanto no sistema imune adaptativo há apenas duas famílias de receptores (imunoglobulinas [Igs] e receptores de células T), cada qual com milhões de variações que reconhecem um vasto número de antígenos. Em adição, enquanto o sistema imune adaptativo pode distinguir entre antígenos de diferentes microrganismos da mesma classe e até antígenos distintos de um único microrganismo, a imunidade inata consegue distinguir apenas classes de microrganismos, ou somente entre células danificadas e células sadias, mas não reconhece espécies particulares de microrganismos ou tipos celulares.

***O sistema imune inato não reage contra células e tecidos sadios normais.*** Essa característica é, sem dúvida, essencial para a saúde do organismo. A falha em reconhecer o próprio sadio é devido a três mecanismos principais: células normais não produzem ligantes para receptores de imunidade inata; esses receptores estão localizados em compartimentos celulares em que não encontram moléculas do hospedeiro que poderiam reconhecer; e as proteínas reguladoras expressas por células normais previnem a ativação de vários componentes de imunidade inata. Discutiremos exemplos desse tipo de regulação adiante, neste mesmo capítulo.

Com essa introdução, podemos prosseguir para uma discussão acerca da ampla variedade de moléculas existentes no corpo capazes de reconhecer PAMPs e DAMPs, enfocando suas especificidades, localizações e funções. Começaremos com os receptores associados às células expressos nas membranas ou no citosol celular. As moléculas efetoras e de reconhecimento solúveis da imunidade inata, encontradas no sangue e nos líquidos extracelulares, são descritas posteriormente.

## RECEPTORES DE RECONHECIMENTO DE PADRÃO CELULAR

A maioria dos tipos celulares expressa receptores de reconhecimento de padrão e, portanto, é capaz de participar das respostas imunes inatas. Os fagócitos, especialmente os macrófagos e as DCs, expressam a maior

**Tabela 4.3** Moléculas de reconhecimento de padrão do sistema imune inato.

| Receptores de reconhecimento de padrão | Localização | Exemplos específicos | Ligantes (PAMPs ou DAMPs) |
|---|---|---|---|
| **Associados à célula** | | | |
| TLRs 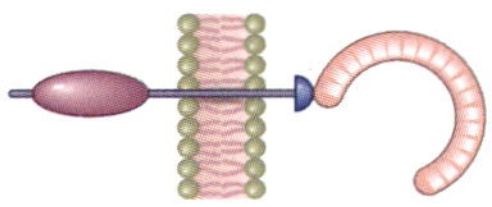 | Membrana plasmática e membranas endossômicas de DCs, fagócitos, células B, células endoteliais e muitos outros tipos celulares | TLRs 1 a 9 | Várias moléculas microbianas, incluindo LPS e peptidoglicanas bacterianas, ácidos nucleicos virais |
| NLRs 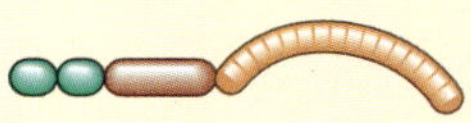 | Citosol de fagócitos, células epiteliais e outras células | NOD1/2 | Peptidoglicanas da parede celular bacteriana |
| | | Família NLRP (inflamassomos) | Cristais intracelulares (urato, sílica); alterações nas concentrações citosólicas de ATP e íons; dano lisossomal |
| RLRs 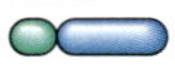 | Citosol de fagócitos e outras células | RIG-1, MDA-5 | RNA viral |
| CDSs  | Citosol de muitos tipos celulares | AIM2; CDSs associados a STING | DNA bacteriano e viral |
| CLRs 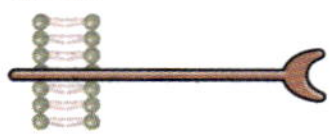 | Membranas plasmáticas de fagócitos | Receptor de manose, DC-SIGN | Carboidratos da superfície microbiana com manose e frutose terminais |
| | | Dectinas 1 e 2 | Glucanas presentes em paredes celulares de fungos e bactérias |
| Receptores *scavenger* 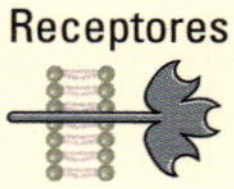 | Membranas plasmáticas de fagócitos | CD36 | Diacilglicerídios microbianos |
| Receptores de *N*-formil-met-leu-phe 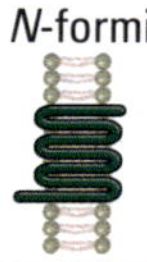 | Membranas plasmáticas de fagócitos | FPR e FPRL1 | Peptídios contendo resíduos *N*-formilmetionil |
| **Solúveis** | | | |
| Pentraxinas 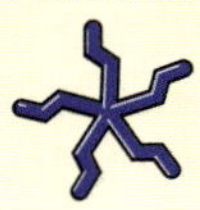 | Plasma | Proteína C reativa | Fosforilcolina e fosfatidiletanolamina microbianas |
| Colectinas 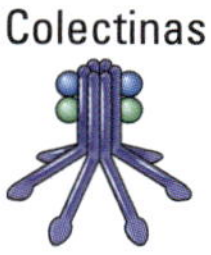 | Plasma | Lectina ligante de manose | Carboidratos com manose e fucose terminais |
| | Alvéolos | Proteínas surfactantes SP-A e SP-D | Várias estruturas microbianas |
| Ficolinas 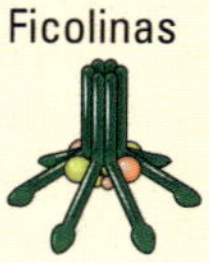 | Plasma | Ficolina | Componentes *N*-acetilglicosamina e ácido lipoteicoico de paredes celulares de bactérias gram-positivas |
| Complemento 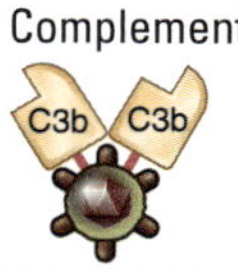 | Plasma | Várias proteínas do complemento | Superfícies microbianas |



*AIM2*, ausente no melanoma; *CDSs*, sensores de DNA citosólicos; *CLRs*, receptores do tipo lectina tipo C; *DAMP*, padrão molecular associado ao dano; *DC*, células dendríticas; *MDA*, gene associado à diferenciação do melanoma; *NLRs*, receptores do tipo NOD; *NOD*, domínio de oligomerização de nucleotídio; *PAMP*, padrão molecular associado ao patógeno; *RLRs*, receptores do tipo RIG; *SP-D*, proteína surfactante D; *STING*, estimulador de genes de IFN (interferona); *TLRs*, receptores do tipo *Toll*.

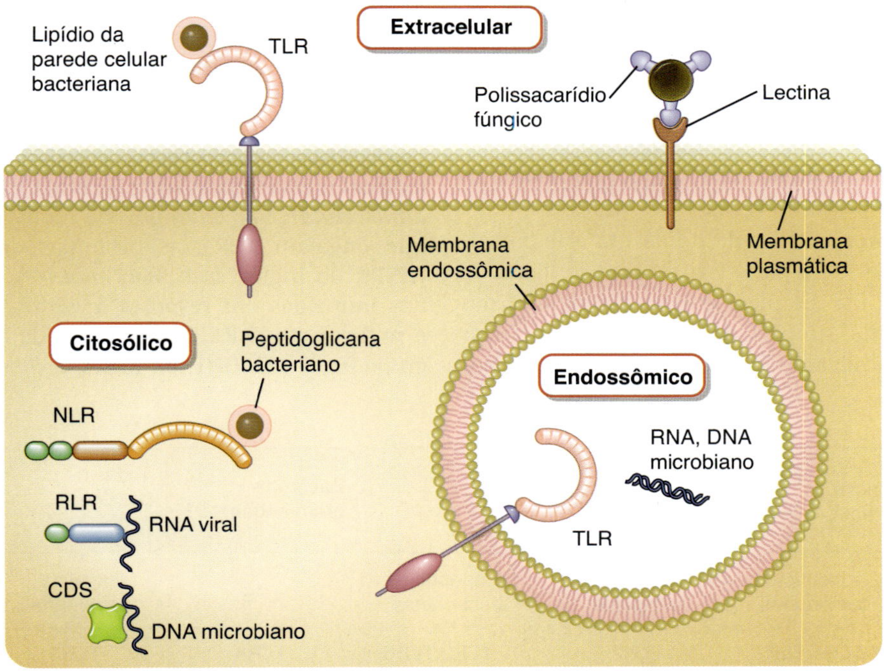


**Figura 4.1 Localizações celulares de receptores de reconhecimento de padrão do sistema imune inato.** Algumas moléculas de reconhecimento de padrão, incluindo membros da família TLR (ver Figura 4.2) e receptores do tipo lectina, são expressas na superfície celular, na qual podem se ligar a padrões moleculares associados ao patógeno extracelulares. Outros TLRs são expressos nas membranas endossômicas e reconhecem ácidos nucleicos de microrganismos que foram fagocitados por células. As células também contêm sensores citosólicos de infecção microbiana, incluindo NLRs, RLRs e CDSs. Apenas exemplos selecionados de PAMPs microbianos reconhecidos por esses receptores são mostrados. Os receptores citosólicos que reconhecem produtos de células danificadas (DAMPs), bem como alguns microrganismos, são mostrados na Figura 4.4. *CDS*, sensor de DNA citosólico; *NLR*, receptor do tipo NOD; *RLR*, receptor do tipo RIG; *TLR*, receptor do tipo *Toll*.

variedade e quantidade desses receptores. Isso é condizente com o papel fundamental dos fagócitos na detecção de microrganismos e células danificadas, bem como em sua ingesta para destruição, e com o papel das DCs na reação aos microrganismos de modo a deflagrar a inflamação e a imunidade adaptativa subsequente. Os receptores de reconhecimento de padrão estão ligados a vias de transdução de sinal intracelulares que ativam várias respostas celulares, incluindo a produção de moléculas promotoras de inflamação e moléculas que destroem microrganismos.

Estruturaremos nossa discussão em torno de várias classes distintas de receptores celulares de reconhecimento de padrão que diferem quanto à estrutura e especificidade para diversos tipos de microrganismos.

## Receptores do tipo *Toll*

***Os receptores do tipo Toll (TLRs; do inglês,* Toll-like receptors*) constituem uma família evolutivamente conservada de receptores de reconhecimento de padrão expressos por muitos tipos celulares, que reconhecem produtos de uma ampla gama de microrganismos, bem como moléculas expressas ou liberadas por células estressadas e em processo de morte.*** O *Toll* foi descoberto como um gene de *Drosophila* envolvido no estabelecimento do eixo dorsoventral durante o desenvolvimento da mosca das frutas. Subsequentemente, contudo, foi descoberto que a proteína *Toll* também mediava respostas antimicrobianas nesses organismos. Além disso, descobriu-se que o domínio citoplasmático de *Toll* era similar à região citoplasmática do receptor para a citocina da imunidade inata chamada interleucina-1 (IL-1). Essas descobertas levaram à identificação de homólogos de *Toll* em mamíferos, os quais foram nomeados receptores do tipo *Toll*. Existem 10 TLRs funcionais diferentes em seres humanos, denominados TLR1 a TLR10 (Figura 4.2). Camundongos expressam TLRs homólogos aos TLR1 a TLR9 humanos, além de três outros (TLR11 a TLR13), porém não expressam TLR10. A função do TLR10 permanece pouco entendida em comparação àquelas de outros TLRs.

Os TLRs são glicoproteínas integrais de membrana que contêm repetições ricas em leucina flanqueadas por motivos ricos em cisteína característicos em suas regiões extracelulares, os quais estão envolvidos na ligação ao ligante, bem como um domínio do receptor *Toll*/IL-1 (TIR; do inglês, *Toll/IL-1 receptor*) em suas caudas citoplasmáticas, o qual é essencial à sinalização. Os domínios TIR também são encontrados nas caudas citoplasmáticas dos receptores para as citocinas IL-1, IL-18 e IL-33, de modo que vias de sinalização similares são engajadas pelos TLRs e por essas citocinas.

***Os TLRs estão envolvidos nas respostas a uma ampla variedade de moléculas expressas por microrganismos, e não pelas células de mamíferos sadias.*** Os ligantes reconhecidos por TLRs diferentes são estruturalmente diversos e incluem produtos de todas as classes de microrganismos (ver Figura 4.2), como nos exemplos a seguir.

- *Constituintes da parede celular bacteriana:* LPS de bactérias gram-negativas, que se ligam ao TLR4; além de peptidoglicana e ácido lipotecoico de bactérias gram-positivas, que se ligam ao TLR2
- *Proteínas de superfície bacteriana:* flagelina, uma subunidade proteica componente dos flagelos de bactérias móveis, que se liga ao TLR5
- *Ácidos nucleicos virais:* RNAs de dupla fita que constituem os genomas de alguns vírus e que se ligam ao TLR3; RNAs de fita simples, que se distinguem dos transcritos de fita simples de RNA citoplasmáticos celulares pela localização junto aos endossomos e por seu alto conteúdo de guanosina e uridina; ligam-se ao TLR7 e ao TLR8; e nucleotídios CpG não metilados, que são comuns em DNA procariótico e raros em genomas de vertebrados, ligam-se ao TLR9.

***Os TLRs também estão envolvidos nas respostas a moléculas endógenas cuja expressão ou localização indica dano celular***. São exemplos de moléculas do hospedeiro que engajam TLRs, as proteínas de choque térmico (HSPs; do inglês, *heat shock proteins*), que são chaperonas induzidas em resposta a vários estresses celulares e se ligam ao TLR4, e a proteína de alta mobilidade do grupo *box* 1 (HMGB1; do inglês, *high-mobility group box 1*),

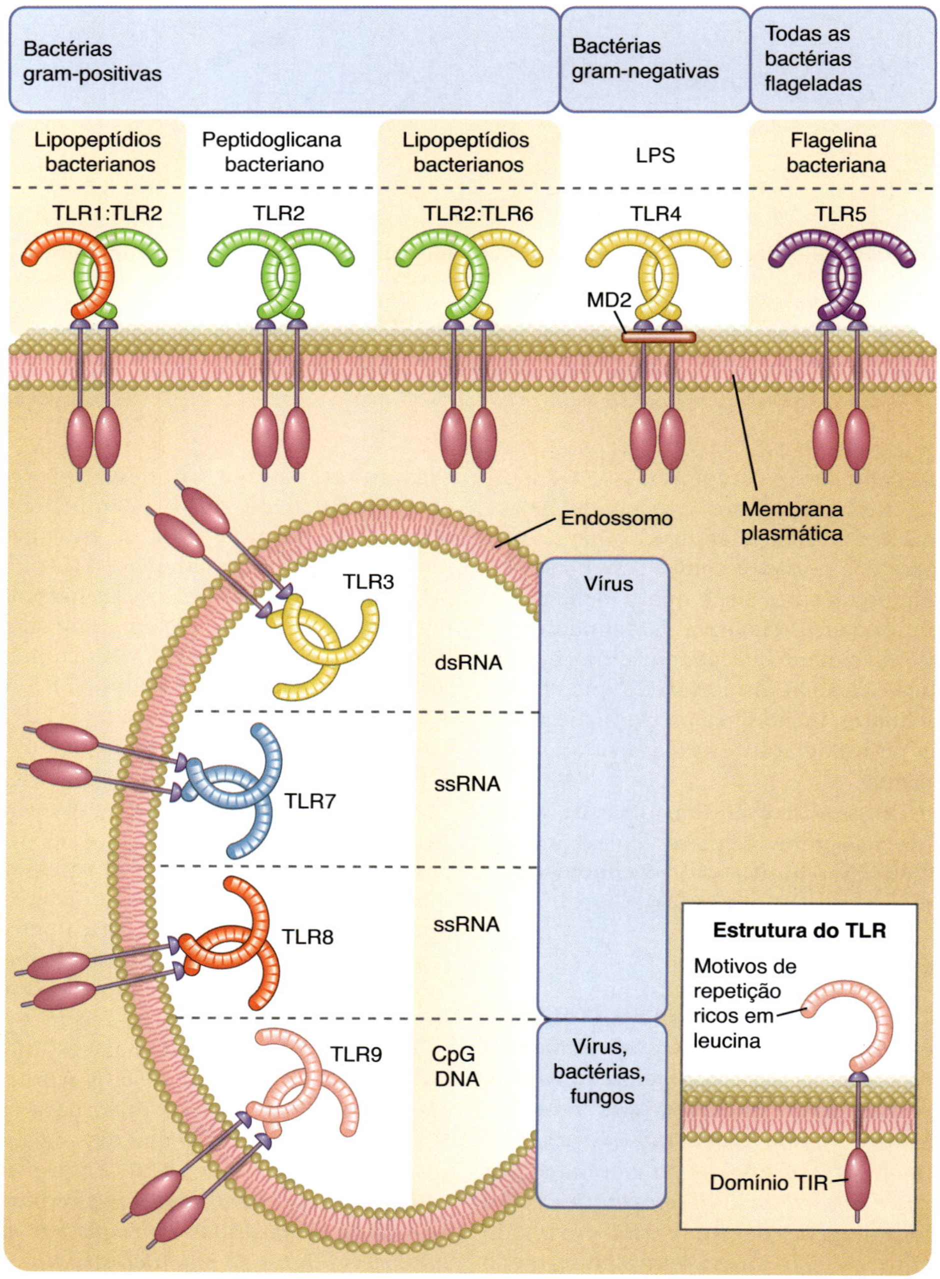


**Figura 4.2 Estrutura, localização e especificidades dos receptores do tipo *Toll* de mamíferos.** Note que alguns TLRs são expressos na superfície celular, e outros, nos endossomos. Os TLRs podem formar homodímeros ou heterodímeros. *dsRNA,* RNA de dupla fita; *LPS,* lipopolissacarídio; *ssRNA,* RNA de fita simples; *TIR,* receptor *Toll*/IL-1; *TLR,* receptor do tipo *Toll.*

uma proteína de ligação ao DNA abundante envolvida na transcrição e no reparo do DNA, que se liga ao TLR2. Ambas, HSPs e HMGB1, são normalmente proteínas intracelulares, mas podem se tornar extracelulares quando liberadas a partir de células lesionadas ou que estão morrendo. De sua localização extracelular, essas proteínas ativam a sinalização de TLR2 e TLR4 em DCs, macrófagos e outros tipos celulares.

***A base estrutural das especificidades dos TLRs reside nos múltiplos módulos extracelulares ou luminal endossômicos ricos em leucina desses receptores, que se ligam diretamente aos PAMPs ou a moléculas adaptadoras que se ligam aos PAMPs.*** Existem entre 16 e 28 repetições ricas em leucina nos TLRs. Cada um desses módulos é composto de 20 a 30 aminoácidos que incluem motivos LxxLxLxxN (em que L é leucina, x é qualquer aminoácido, e N é asparagina) e resíduos de aminoácidos que variam entre TLRs. Os resíduos variáveis de ligação ao ligante dos módulos estão na superfície convexa formada por α hélices e voltas ou alças β. Essas repetições contribuem para a capacidade de alguns TLRs de se ligarem a moléculas hidrofóbicas, como o LPS bacteriano. A ligação do ligante aos domínios ricos em leucina induz interações físicas entre moléculas de TLR e formação de dímeros de TLR. A capacidade de os TLRs formarem homodímeros ou heterodímeros com diferentes especificidades aumenta o número de PAMPs que podem ser reconhecidos pelo pequeno número de TLRs expressos. Por exemplo, dímeros TLR1/TLR2 reconhecem diferentes lipopeptídios dos dímeros TLR2/TLR6, enquanto homodímeros TLR2/TLR2 reconhecem peptidoglicana.

A ligação dos TLRs a seus ligantes também é influenciada por várias moléculas acessórias não TLR. Isso é mais bem definido para as respostas do TLR4 ao LPS. O LPS se liga primeiro à proteína solúvel de ligação ao LPS no sangue ou no líquido extracelular, e esse complexo facilita a distribuição do LPS à superfície da célula respondedora. Uma proteína extracelular chamada MD2 (do inglês, *myeloid differentiation protein 2*) se liga ao componente lipídio A do LPS e forma um complexo que, então, interage com o TLR4 e inicia a sinalização. Outra proteína, chamada CD14, também é requerida para uma sinalização LPS-induzida eficiente. CD14 é expressa na maioria das células (exceto nas células endoteliais), na forma de uma proteína solúvel ou como uma proteína de membrana ligada ao glicofosfatidilinositol.

***Os TLRs são encontrados na superfície celular e em membranas intracelulares, sendo assim capazes de reconhecer microrganismos em diferentes localizações celulares*** (ver Figura 4.2). Os TLRs 1, 2, 4, 5 e 6 são expressos na membrana plasmática, em que reconhecem vários PAMPs bacterianos e fúngicos no ambiente extracelular. Alguns dos estímulos microbianos mais potentes para respostas imunes inatas se ligam a esses TLRs de membrana plasmática, como o LPS e o ácido lipoteicoico bacterianos, que são reconhecidos pelo TLR 4 e pelo TLR2, respectivamente. Em contraste, os TLRs 3, 7, 8 e 9 são expressos principalmente dentro das células, nas membranas endossômicas, em que o TLR3 detecta o RNA de fita dupla; o TLR7 e o TLR8 detectam o RNA de fita simples produzido por vírus; e o TLR9 detecta os motivos CpG não metilados no DNA bacteriano ou viral. Os RNAs de fita simples e de fita dupla não são exclusivos de microrganismos, mas sua localização nos endossomos tende a refletir a origem microbiana. Isso se deve ao fato de o RNA da célula hospedeira normalmente estar ausente nos endossomos, enquanto o RNA microbiano pode terminar nos endossomos de neutrófilos, macrófagos ou DCs quando os microrganismos são fagocitados por essas células. A digestão enzimática dos microrganismos junto aos endossomos resulta na liberação de seus ácidos nucleicos, os quais então podem se ligar aos TLRs presentes na membrana endossômica. Assim, os TLRs endossômicos podem distinguir entre os ácidos nucleicos das células normais e os ácidos nucleicos microbianos com base na localização celular dessas moléculas. Uma proteína chamada UNC93B é requerida para a transferência de TLRs sintetizados no retículo endoplasmático para sua localização endossômica. A deficiência genética de UNC93B ou TLR3 leva à suscetibilidade a certas infecções virais, sobretudo à encefalite pelo herpes-vírus simples, demonstrando a importância da localização endossomal dos TLRs para a defesa inata contra vírus.

***O reconhecimento de ligantes microbianos pelos TLRs resulta na ativação de diversas vias de sinalização e, por fim, de fatores de transcrição, induzindo a expressão de genes cujos produtos são importantes para as respostas inflamatória e antiviral*** (Figura 4.3). As vias de sinalização são iniciadas pela ligação do ligante ao TLR na superfície da célula, ou nos endossomos, levando à dimerização das proteínas de TLR. É previsto que a dimerização do TLR induzida pelo ligante aproxima os domínios TIR das caudas citoplasmáticas de cada proteína entre si. A isso se segue o recrutamento de proteínas adaptadoras contendo domínio TIR, que facilita o recrutamento e a ativação de várias proteínas quinases, levando à ativação de diferentes fatores de transcrição. Os principais fatores de transcrição ativados pelas vias de sinalização de TLR são o NF-κB, o fator de resposta de interferona 3 (IRF3; do inglês, *interferon response factor 3*) e IRF7. NF-κB estimula a expressão de genes codificadores de muitas moléculas requeridas para as respostas inflamatórias, inclusive citocinas inflamatórias (p. ex., fator de necrose tumoral [TNF; do inglês, *tumor necrosis factor*] e IL-1), quimiocinas (p. ex., CCL2 e CXCL8) e moléculas de adesão endotelial (p. ex., E-selectina). IRF3 e IRF7 promovem a expressão dos genes codificadores de interferonas (IFN)-α e IFN-β, respectivamente, que são IFNs do tipo I importantes para as respostas imunes inatas antivirais.

Diferentes combinações de adaptadores e intermediários sinalizadores são usadas por diferentes TLRs, sendo responsáveis pelos efeitos *downstream* comuns e exclusivos dos TLRs. Os TLRs de superfície celular 1, 5 e 6 engajam o adaptador MyD88, levando, principalmente, à ativação do NF-κB e de respostas inflamatórias, mas não à ativação robusta de IRF ou a respostas de IFN do tipo I. Os TLRs endossômicos 7, 8 e 9 também engajam MyD88, mas, nesses casos, a sinalização *downstream* leva à ativação de NF-κB e IRF7. NF-κB promove respostas

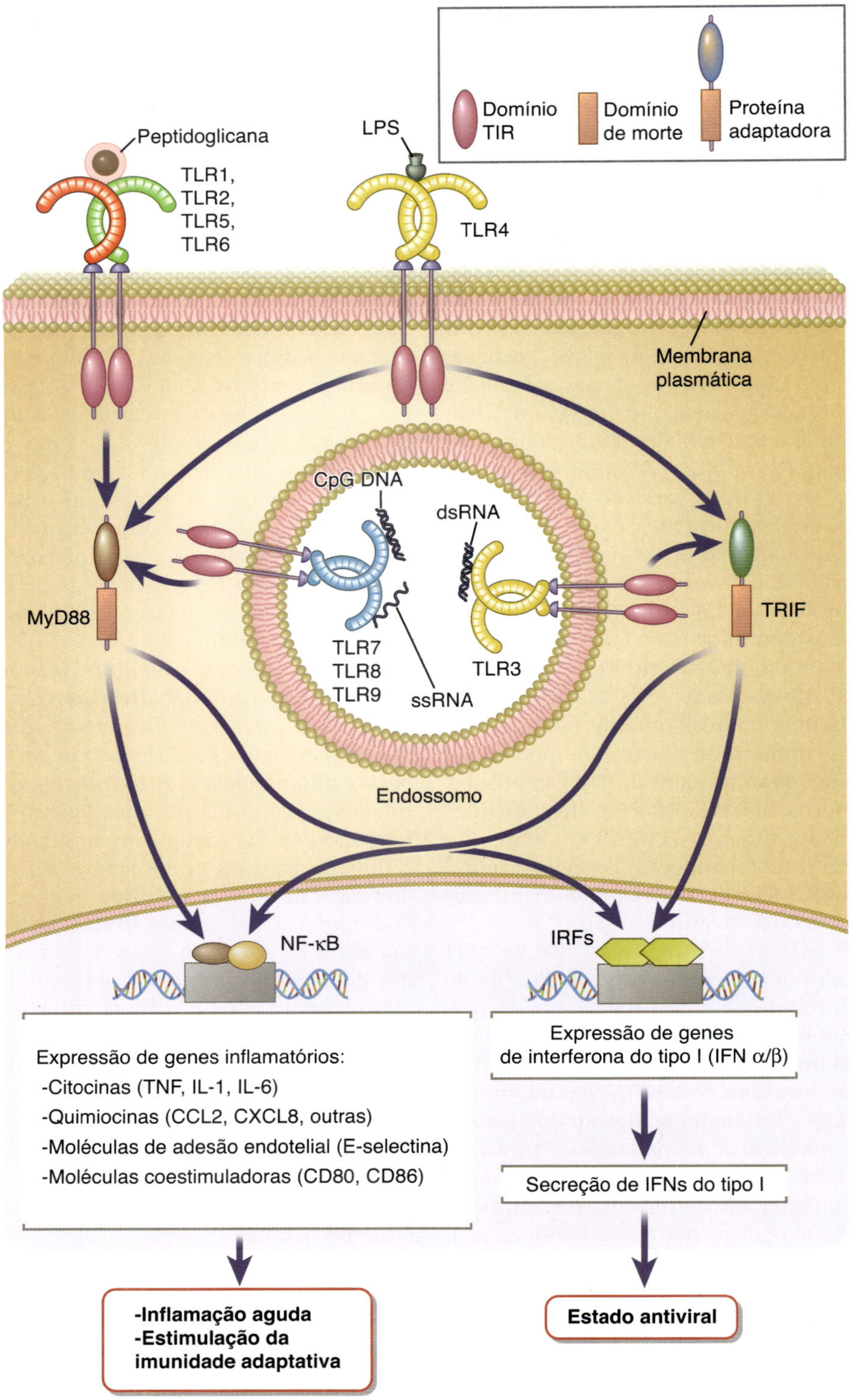


**Figura 4.3 Vias de sinalização e funções de receptores do tipo *Toll*.** Os TLRs 1, 2, 5 e 6 usam a proteína adaptadora MyD88 e ativam os fatores de transcrição NF-κB, que induz a expressão de genes inflamatórios. O TLR3 usa a proteína adaptadora TRIF, que ativa o fator de transcrição IRF3 e promove a expressão de IFN-β e NF-κB. TLR4 usa tanto MyD88 quanto TRIF, levando à ativação de vias de ativação de NF-κB e IRF3, respectivamente. Os TLRs 7, 8 e 9 no endossomo usam MyD88, levando à ativação de NF-κB e IRF7, promovendo a expressão de genes cujos produtos medeiam inflamação e defesa antiviral. *dsRNA*, RNA de dupla fita; *IFN*, interferona; *IRFs*, fatores reguladores de interferona; *NF-κB*, fator nuclear kappa B; *ssRNA*, DNA de fita simples; *TIR*, receptor *Toll*/IL-1; *TLRs*, receptores do tipo *Toll*, *TRIF*, adaptador indutor de interferona β contendo domínio TIR.

inflamatórias, enquanto IRF7 promove a expressão de IFN-α que medeia respostas antivirais. O TLR4 de superfície celular engaja tanto MyD88 quanto o adaptador chamado TRIF (do inglês, *TIR domain-containing adaptor inducing IFN-β*, e ambos induzem ativação de NF-κB, enquanto TRIF sozinho induz ativação de IRF3, que promove a expressão de IFN-β. O TLR3 endossômico sinaliza somente por meio de TRIF, que medeia a ativação de NF-κB e IRF3. Assim, a sinalização de TLR4 e TLR3 induz tanto respostas inflamatórias quando mediadas por IFN-β.

## Receptores citosólicos para padrões moleculares associados ao patógeno e padrões moleculares associados ao dano

Além dos TLRs ligados à membrana, que percebem os patógenos presentes no lado de fora da célula ou nos endossomos, o sistema imune inato evoluiu de modo a equipar as células com receptores de reconhecimento de padrão que detectam infecção ou dano celular no citosol (ver Figura 4.1 e Tabela 4.3). As três classes principais desses receptores citosólicos são os receptores do tipo NOD, receptores do tipo RIG (do inglês, *retinoic acid-inducible gene*) e os sensores de DNA citosólico. Esses receptores citosólicos, de modo similar aos TLRs, estão conectados a vias de transdução de sinal promotoras de inflamação ou de produção de IFN do tipo I. Alguns sensores citosólicos induzem a formação de complexos enzimáticos chamados inflamassomos, os quais geram proteoliticamente a citocina inflamatória biologicamente ativa IL-1β a partir de um precursor inativo e também podem induzir morte celular. A capacidade do sistema imune inato de detectar infecção no citosol é importante, uma vez que partes dos ciclos de vida normais de alguns microrganismos, como a tradução de genes virais e a montagem de partículas virais, ocorrem no citosol. Algumas bactérias e parasitas têm mecanismos que lhes permitem escapar das vesículas fagocíticas para o citosol. Os microrganismos podem produzir toxinas que criam poros nas membranas plasmáticas celulares do hospedeiro, inclusive nas membranas endossômicas, através dos quais as moléculas microbianas conseguem entrar no citosol. Esses poros também podem resultar em alterações na concentração de moléculas endógenas, como íons, no citoplasma, as quais constituem sinais confiáveis de infecção e dano, e são detectadas por receptores citosólicos.

### Receptores do tipo NOD: NOD1 e NOD2

***Os receptores do tipo NOD (NLRs; do inglês,* NOD-like receptors*) constituem uma família de mais de 20 proteínas citosólicas diferentes, algumas das quais reconhecem PAMPs e DAMPs, além de recrutarem outras proteínas para formar complexos de sinalização promotores de inflamação.*** Os NLRs típicos incluem um domínio C-terminal de repetição rico em leucina que percebe a presença do ligante; um domínio NOD (do inglês, *nucleotide oligomerization domain*, também chamado NACHT) central, requerido que proteínas NLR se liguem umas às outras e formem oligômeros; e um domínio N-terminal efetor, que recruta outras proteínas para formar complexos de sinalização (Figura 4.4). Existem três subfamílias NLR que atuam como receptores imunes inatos, cada uma das quais usando um domínio efetor diferente para iniciar a sinalização. São elas: NLRB, que usa o domínio efetor *BIR* (do inglês, *baculovirus inhibition of apoptosis protein repeat*); NLRC, que usa CARDs (do inglês, *caspase recruitment and activation domains*); e NLRP, que usa domínios pirina (assim chamados por serem encontrados em proteínas envolvidas na causa da febre) (ver Figura 4.4). Os NLRs são encontrados em uma ampla variedade de tipos celulares, embora alguns tenham expressão celular restrita. Alguns dos NLRs mais bem estudados são encontrados em células imunes e inflamatórias, bem como em células de barreira epitelial. Discutiremos aqui dois NLR sensores de PAMPs bacterianos, denominados NOD1 e NOD2. Outros NLRs serão abordados posteriormente, quando da discussão sobre inflamassomos.

NOD1 e NOD2 são membros da subfamília NLRC expressos no citosol de vários tipos celulares, incluindo células epiteliais de mucosa e fagócitos, e respondem a peptidoglicanas da parede celular bacteriana. NOD2 é altamente expresso nas células de Paneth do intestino delgado, em que estimula a expressão de substâncias antimicrobianas chamadas defensinas em resposta aos patógenos. NOD1 reconhece um tripeptídeo glicosilado chamado ácido diaminopimélico (DAP; do inglês, *diaminopimelic acid*), derivado principalmente de peptidoglicana de bactérias gram-negativas, enquanto NOD2 reconhece uma molécula distinta chamada muramil dipeptídio (MDP), derivada de peptidoglicanas de bactérias gram-positivas e gram-negativas. Esses peptídios são liberados de bactérias intra ou extracelulares e, neste último caso, sua presença no citosol requer mecanismos bacterianos especializados de distribuição dos peptídios nas células hospedeiras. Esses mecanismos incluem os sistemas de secreção de tipos III e IV, os quais evoluíram em bactérias patogênicas como forma de transmitir toxinas para o interior das células hospedeiras. NOD1 e NOD2 podem também ser ativados por outros PAMPs microbianos, incluindo proteínas bacterianas e RNAs virais. Quando oligômeros de NODs reconhecem seus ligantes, ocorre uma alteração conformacional que permite aos domínios efetores CARD das proteínas NOD recrutarem múltiplas cópias da quinase RIP2, formando um complexo sinalizador que foi denominado sinalossomo NOD. As quinases RIP2 nesses complexos ativam NF-κB que estimula a produção de citocinas e outras moléculas envolvidas na inflamação, similar aos TLRs que sinalizam via MyD88, discutidos anteriormente. Ambos, NOD1 e NOD2, parecem ser importantes nas respostas imunes inatas a patógenos bacterianos no trato gastrintestinal, como *Helicobacter pylori* e *Listeria monocytogenes*.

Certos polimorfismos do gene *NOD2* aumentam o risco de uma enteropatia inflamatória conhecida como doença de Crohn. Uma possível explicação para essa associação é que as variantes de NOD2 associadas à doença são defeituosas em sua habilidade de perceber a presença de produtos microbianos, resultando em respostas inatas defeituosas contra organismos comensais e patogênicos no intestino. Se esses organismos ganharem acesso à parede intestinal, podem deflagrar inflamação crônica. Do mesmo modo, mutações do tipo "ganho de

| Subfamília | Exemplos | Estrutura típica do domínio | Estímulos ativadores | Função |
|---|---|---|---|---|
| NLRA | NLRA | CARD TA NACHT LRR | IFN-γ | Expressão do MHC de classe II |
| NLRB | NAIP | BIR NATCH LRR | Flagelina | Geração de IL-1 e IL-18 ativas pelo inflamassomo; piroptose (com NLRC4) |
| NLRC | NOD1, NOD2, NLRC3-5 | CARD CARD NATCH LRR | DAP (NOD1) | Ativação de NF-κB |
| | | | MDP (NOD2) | Ativação de NF-κB, autofagia, produção de interferona tipo I |
| | | | Flagelina, sistema de secreção do tipo III (NLRC4) | Geração de IL-1 e IL-18 ativas pelo inflamassomo; piroptose |
| NLRP | NLRPs 1-10 | PYR NACHT LRR | ATP extracelular, alúmen, asbestos, toxinas bacterianas, sílica, urato de sódio, ROS, $K^+$ citosólico reduzido (NLRP3) | Geração de IL-1 e IL-18 ativas pelo inflamassomo; piroptose |
| | | | Lipopeptídios (NLRP7) | |

**Figura 4.4 Receptores do tipo NOD.** Os membros da família do receptor tipo NOD (*NLR*) que exercem funções imunes podem ser designados a uma entre quatro subfamílias: NLRA, NLRB, NLRC e NLRP, cada uma das quais com um domínio efetor N-terminal diferente. NLRA, mais bem conhecido como CIITA, é um fator de transcrição que tem um domínio efetor de transativação (*TA*) N-terminal necessário para expressão dos genes do complexo principal de histocompatibilidade (*MHC*) de classe II. NLRB tem um domínio de repetição da proteína de inibição de apoptose do baculovírus (*BIR*), cuja função é desconhecida. Os membros de NLRC têm um domínio de recrutamento e ativação de caspase (*CARD*) N-terminal, que está envolvido na ativação de caspase-1. Os membros de NLRP têm um domínio pirina (*PYD*), que também ativa caspase-1. Todos os NLRs contêm um domínio central NOD ou NACHT (NAIP, CIITA, HET-E e TP1) envolvido na ligação de nucleotídio, e domínios de repetição ricos em leucina C-terminais envolvidos no reconhecimento do ligante. Algumas das principais funções e ligantes ativadores de NLRs são mostrados. *ATP,* adenosina trifosfato, *DAP,* ácido diaminopimélico; *IFN,* interferona; *IL,* interleucina; *LRR,* repetição rica em leucina; *MDP,* muramil dipeptídio; *NF-κB,* fator nuclear kappa B; *NOD,* domínio de oligomerização de nucleotídio; *ROS,* espécies reativas de oxigênio.

função" de NOD2 que causam intensificação da sinalização de NOD e ativação de NF-κB, levam a uma doença inflamatória sistêmica chamada síndrome de Blau.

## Sensores de DNA citosólico e a via STING

***Os sensores de DNA citosólico (CDSs; do inglês,* cytosolic DNA sensors*) são moléculas que detectam DNA de fita dupla (dsDNA) no citosol e ativam vias de sinalização que iniciam respostas antimicrobianas, incluindo a produção de IFN do tipo I e autofagia.*** O DNA pode ser liberado no citosol a partir de microrganismos intracelulares. Além disso, danos no DNA do hospedeiro devido a vários fatores, como radiação, toxinas ou mutações, levarão à distribuição desse DNA no citoplasma em micronúcleos cujos envelopes nucleares se degradam, expondo o DNA aos CDSs citosólicos. O DNA citosólico também pode ser produzido durante o *turnover* normal, mas é rapidamente degradado por endonucleases. A habilidade do sistema imune inato de distinguir e reagir ao DNA microbiano ou ao DNA próprio danificado, e não ao DNA próprio normal, está parcialmente relacionada à localização da maioria dos sensores de DNA no citosol, em que o DNA não deveria estar em células normais não infectadas.

***A via STING (do inglês,* stimulator of IFN genes*) é um mecanismo importante de ativação DNA-induzida das respostas de IFN do tipo I*** (Figura 4.5). Nessa via, o dsDNA citosólico ativa a enzima cGAS (sintase de guanosina monofostafato-adenosina monofosfato [GMP-AMP] cíclico), e isso gera uma molécula de sinalização chamada cGAMP (GMP-AMP cíclico). STING é uma proteína adaptadora transmembrana localizada no retículo endoplasmático cuja cauda citosólica se liga a cGAMP com alta afinidade, induzindo uma alteração conformacional que leva a sua translocação do retículo endoplasmático para o aparelho de Golgi. Uma vez localizada no Golgi, STING ativa a quinase TBK1, que fosforila e ativa o fator de transcrição IRF3, levando à expressão do gene de IFN do tipo I. STING também responde a outros sensores de DNA citosólico além de cGAS, incluindo DAI (do inglês, *DNA-dependent activator of IFN-regulatory factors*) e IFI16 (do inglês, *interferon inducible protein 16*). Além de induzir a produção de IFN, STING estimula a autofagia,

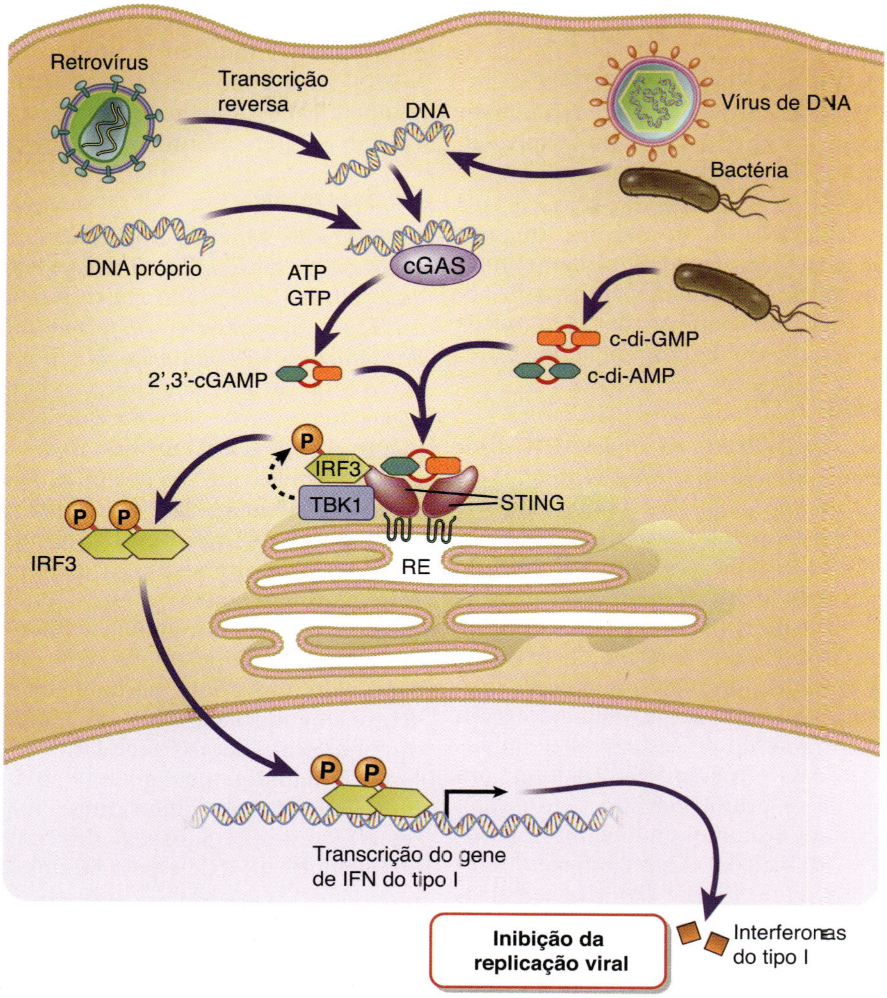


**Figura 4.5 Via de percepção de DNA citosólico STING.** O DNA microbiano citoplasmático e o DNA próprio que se acumulam no citosol ativam a enzima cGAS, que catalisa a síntese de GMP-AMP cíclico (*cGMP*) a partir de ATP e GTP. O cGAMP se liga a STING na membrana do retículo endoplasmático, causando a translocação de STING para o complexo de Golgi (não mostrado), o qual, então, recruta e ativa a cinase TBK1, que fosforila IRF3. O fosfo-IRF3 se move para o núcleo, em que induz a expressão do gene de IFN do tipo I. O DNA próprio pode ser produzido como resultado de dano mitocondrial ou genômico ou da renovação do DNA. As moléculas de segundo mensageiro bacterianas di-GMP cíclico (c-di-GMP) e di-AMP cíclico (c-di-AMP) são diretamente percebidas por STING. *ATP,* adenosina trifosfato; *cGAS,* GMP-AMP cíclico sintase; *GTP,* guanosina trifosfato; *IFN,* interferona; *IRF3,* fator de resposta à interferona 3; *RE,* retículo endoplasmático.

um mecanismo pelo qual as células degradam suas próprias organelas, como as mitocôndrias, sequestrando-as em vesículas ligadas à membrana e fundindo essas vesículas aos lisossomos. Na imunidade inata, a autofagia é um mecanismo de direcionamento de microrganismos citosólicos para os lisossomos, em que são mortos pela ação de enzimas proteolíticas. Na imunidade adaptativa, a autofagia é um dentre vários mecanismos geradores de peptídios microbianos em lisossomos para apresentação às células T.

Mutações de ganho de função no gene que codifica STING resultam em doença inflamatória sistêmica com manifestações na pele e no pulmão, impulsionadas pelo excesso de produção de IFN do tipo I. Este distúrbio é um exemplo de um grupo de doenças caracterizadas pelo excesso de produção de IFN tipo I, chamadas interferonopatias, outras das quais são causadas por defeitos genéticos que resultam em quantidades aumentadas de ácidos nucleicos nas células (p. ex., mutações que afetam endonucleases). As interferonopatias fazem parte de um grupo mais amplo de doenças chamadas **síndromes autoinflamatórias** que são caracterizadas por inflamação espontânea dirigidas por citocinas, sem um desencadeador evidente. As doenças autoinflamatórias são distintas das doenças autoimunes, que são distúrbios da imunidade adaptativa causados por anticorpos e/ou células T reativas aos autoantígenos. No entanto, algumas doenças autoinflamatórias, incluindo algumas interferonopatias, estão associadas a doenças autoimunes, como o lúpus eritematoso sistêmico. Isso provavelmente reflete o fato de que as respostas imunes inatas são necessárias além do antígeno para iniciar as respostas das células T e B e, portanto, a produção desregulada de citocinas inatas que ocorre nas síndromes autoinflamatórias pode contribuir para a ativação inadequada de linfócitos autorreativos e subsequente doença autoimune.

***Alguns sensores de DNA citosólico podem atuar por vias independentes de STING.***

- A RNA polimerase 3 se liga e transcreve dsDNA microbiano rico em AT em uma porção de trifosfato contendo RNA, a qual então ativa a via RIG-I levando à expressão de IFN do tipo I, como descrito posteriormente
- AIM2 (do inglês, *absent in melanoma-2*) é outro sensor citosólico que se liga ao dsDNA citosólico e forma um inflamassomo, o qual gera proteoliticamente uma citocina inflamatória biologicamente ativa, a IL-1β. Os inflamassomos também são formados com outros sensores imunes inatos e são descritos adiante.

## Receptores do tipo RIG

***Os receptores do tipo RIG (RLRs; do inglês,* RIG-like receptors*) são sensores citosólicos de RNA viral que respondem induzindo a produção de IFNs do tipo I antivirais.*** Essa família de receptores foi assim nomeada em referência ao RIG. Os RLRs podem reconhecer RNA de fita dupla *heteroduplex* RNA-DNA, os quais estão presentes nos genomas de vírus de RNA e transcritos de RNA de vírus de RNA e de DNA. Os dois RLRs mais bem caracterizados são RIG-I e MDA5 (do inglês, *melanoma differentiation-associated gene 5*). Ambas as proteínas contêm dois domínios de recrutamento de caspase N-terminais que interagem com outras proteínas sinalizadoras, um domínio de RNA-helicase e um domínio C-terminal, estando esses dois últimos domínios envolvidos no reconhecimento de RNA. RIG-I e MDA5 reconhecem diferentes conjuntos de RNAs virais que são característicos de vírus distintos e atípicos do RNA de mamíferos. Por exemplo, MDA5 reconhece dsRNA longo (1 a 6 kb), que é mais comprido que o dsRNA que pode ser formado de modo transiente em células normais; enquanto RGI-I somente reconhecerá RNA contendo uma porção 5′-trifosfato, que está ausente no mRNA citosólico da célula hospedeira de mamíferos, devido à adição de um *cap* de 7-metilguanosina. RIG-I pode reconhecer RNA ou dsRNA de fita simples curta sem *cap*. MDA-5 pode reconhecer dsRNAs com ou sem *cap* 5′, mas somente se eles não estiverem metilados na posição 2′-O da ribose no primeiro nucleotídio adjacente ao *cap*. Os coronavírus podem evadir RIG-I utilizando enzimas que geram um *cap* 5′ nos RNAs virais e evitam as respostas antivirais mediadas por MDA-5 expressando uma enzima que metila a ribose no primeiro nucleotídio de cada RNA viral. Os RLRs são expressos em uma ampla variedade de tipos celulares, incluindo leucócitos derivados da medula óssea e várias células teciduais. Portanto, esses receptores permitem que os numerosos tipos celulares suscetíveis à infecção por vírus de RNA montem respostas imunes inatas a esses vírus.

Com a ligação do dsRNA viral, os RLRs são recrutados para a membrana mitocondrial externa pela proteína MAVS (do inglês, *mitochondrial antiviral-signaling*). Isso leva a um mecanismo de autoperpetuação pelo qual a MAVS polimeriza para formar agregados filamentosos de alto peso molecular que induzem outras moléculas de MAVS a polimerizar. Os agregados de MAVS iniciam eventos de sinalização que levam à fosforilação e ativação de IRF3 e IRF7, bem como de NF-κB, e esses fatores de transcrição induzem a produção de IFNs do tipo I. MDA5 e RIG-I não somente induzem a produção de IFN do tipo I, como também inibem diretamente a replicação viral ao inibirem as interações proteína-RNA viral.

## Inflamassomos

***Os inflamassomos são complexos enzimáticos multiproteicos que se formam no citosol em resposta a infecções ou lesão celular, que produzem caspase-1 proteoliticamente ativa, gerando, desse modo, formas biologicamente ativas das citocinas inflamatórias IL-1β e IL-18*** (Figura 4.6). IL-1β e IL-18 são duas citocinas homólogas produzidas como precursores inativos e que devem ser proteoliticamente clivadas pela enzima caspase-1 para se tornarem citocinas ativas que são liberadas da célula e promovem respostas inflamatórias. A maioria dos inflamassomos (chamados inflamassomos canônicos) é composta de oligômeros de um sensor, a caspase-1, e de um adaptador que liga ambos, e esses complexos oligoméricos somente se formam quando os sensores detectam alterações na célula indicativas da presença de infecção ou dano. Portanto, a inflamação mediada por IL-1β e IL-18 ocorre quando há PAMPs ou DAMPs no citosol, indicando infecção ou lesão celular.

Os inflamassomos podem se formar com várias proteínas sensoras diferentes. A família de sensores NLR, encontrados em diferentes inflamassomos, inclui NLRB, BLRC4 e pelo menos seis proteínas NLRP (ver Figura 4.4). Os sensores que não pertencem à família NLR, mas são usados por outros inflamassomos, incluem os membros da família AIM2, incluindo AIM2 e IFI16, os quais discutimos anteriormente como sensores de DNA. Essas proteínas contêm um domínio sensor de DNA e um domínio pirina. A pirina é outra proteína sensora não NLR, a qual contém um domínio pirina N-terminal e participa na formação de um inflamassomo. O gene codificador de pirina está mutado na febre familiar do Mediterrâneo, conforme discutido adiante.

A formação do inflamassomo é induzida quando as proteínas sensoras presentes no citosol reconhecem diretamente produtos microbianos ou quando os sensores detectam alterações na quantidade de moléculas endógenas ou de íons no citosol, que indicam indiretamente a presença de infecção ou dano celular. Em resposta aos PAMPs ou sinais indiretos, os sensores se tornam capazes de se ligar a outras proteínas via interações homotípicas entre domínios estruturais compartilhados, formando assim o complexo inflamassomo. Por exemplo, após a ligação a um ligante, múltiplas proteínas NLRP3 idênticas interagem para formar um oligômero, e cada proteína NLRP3 do oligômero se liga a uma proteína adaptadora chamada ASC (do inglês, *apoptosis-associated speck-like protein containing a CARD*). A ligação de ASC a sensores como as proteínas NLRP faz com que ela sofra uma alteração conformacional que deflagra alterações conformacionais semelhantes em outras moléculas ASC no citosol, por meio de um mecanismo de autopropagação.

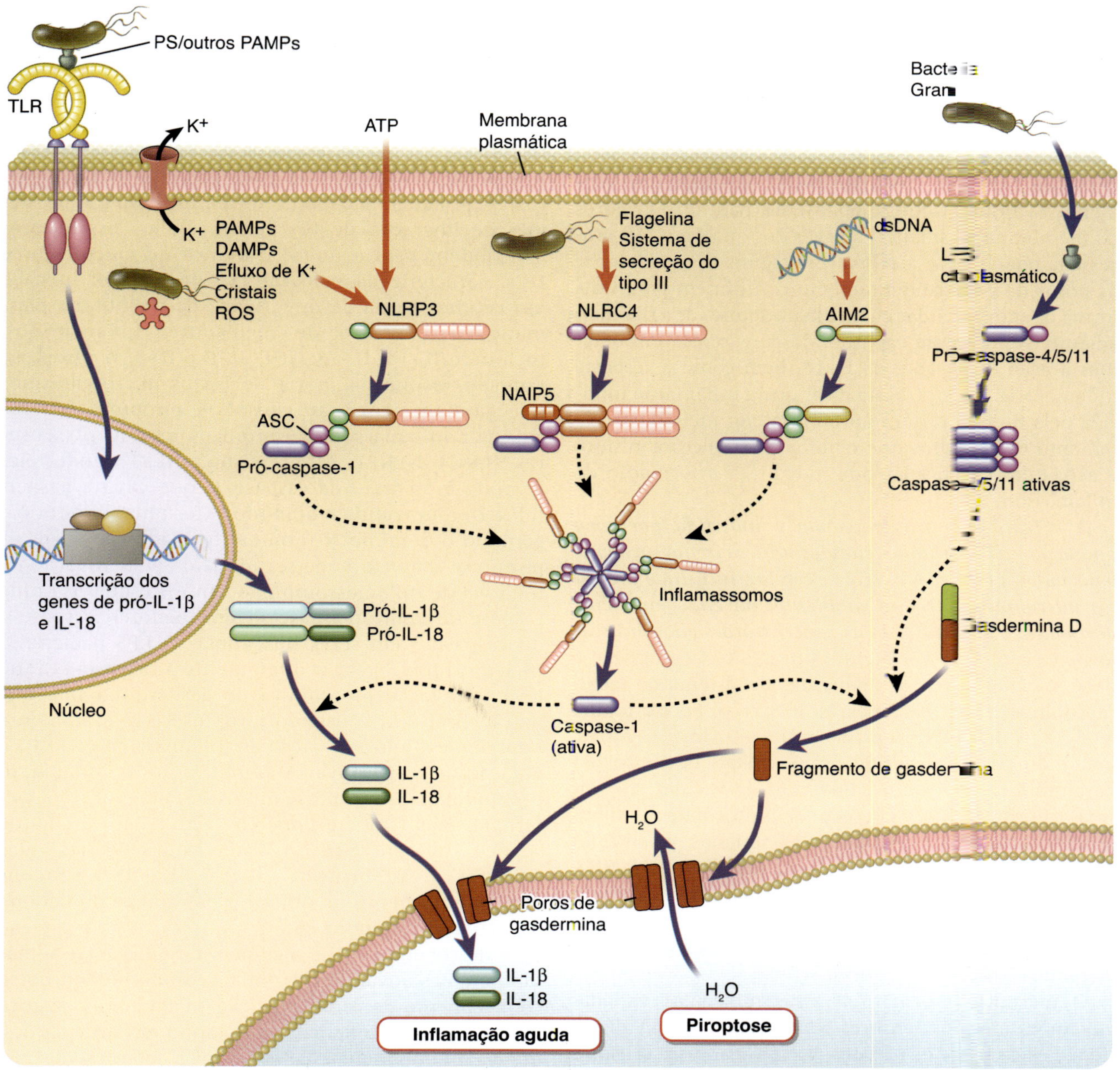


**Figura 4.6 Inflamassomos.** A ativação de três inflamassomos canônicos diferentes usando NLRP3, NLRC4 ou AIM2 como sensores e dos inflamassomas não canônicos compostos de caspases 4, 5 ou 11 são mostrados. Alguns dos ligantes ou condições celulares que induzem a montagem de cada um desses inflamassomos são indicados. Os inflamassomos canônicos se montam como complexos multiméricos incluindo os sensores NLR, proteínas adaptadoras como ASC ou NIAP5 e pró-caspase 1, levando à geração proteolítica de caspase 1 ativa, que processa pró-IL-1β e pró-IL-18 em IL-1β e IL-18 ativas. A caspase-1 ativada pelo inflamassomo também pode clivar proteoliticamente a proteína citosólica gasdermina D, gerando um fragmento N-terminal que se polimeriza na membrana plasmática, formando um poro que permite a saída de IL-1β para fora da célula, e de água e íons para dentro da célula, levando à morte por lise osmótica. Essa via de morte celular é chamada piroptose, porque é acompanhada de inflamação devido à liberação de IL-1 das células em processo de morte. O LPS citoplasmático induz a montagem de moléculas de pró-caspase-4, -5 ou -11 para formar inflamassomos não canônicos que são multímeros de caspase ativa 4, 5 ou 11, as quais também podem clivar gasdermina D, levando à formação de poros gasdermina-N e pirotose. *AIM2*, ausente em melanoma-2; *ASC*, proteína do tipo *speck* associada à apoptose contendo um CARD; *ATP*, adenosina trifosfato; *DAMPs*, padrões moleculares associados ao dano; *IL-1*, interleucina-1; *LPS*, lipopolissacarídeo; *NLR*, receptor tipo NOD; *PAMPs*, padrões moleculares associados ao patógeno; *ROS*, espécies reativas de oxigênio; *TLR*, receptor do tipo Toll.

Isso resulta na formação de filamentos de ASC que podem se agrupar e recrutar um precursor inativo de caspase-1, chamado pró-caspase-1. O recrutamento e o consequente agrupamento de pró-caspase-1 resultam na geração proteolítica de caspase-1 ativa. As caspases são proteases contendo resíduos cisteína em seu sítio ativo, que clivam substratos proteicos em resíduos aspartato. Embora várias outras caspases participem de uma forma de morte celular denominada apoptose (ver Capítulo 15), a principal função da caspase-1 é clivar as formas precursoras citoplasmáticas inativas de IL-1β e IL-18. A clivagem pela caspase-1 gera formas ativas dessas citocinas, as quais então saem da célula e desempenham várias funções pró-inflamatórias. A IL-1β não tem um peptídio sinal requerido para a secreção encontrado na maioria das proteínas originadas nas células; dessa maneira, outro mecanismo é necessário para sua liberação no citosol. A caspase-1 também cliva uma proteína citosólica chamada **gasdermina D**, gerando um fragmento N-terminal que se polimeriza para formar poros na membrana plasmática, através dos quais a IL-1β processada pode deixar a célula. Em alguns tipos celulares, os poros de gasdermina também contribuem para uma forma de morte celular chamada piroptose, descrita mais adiante. Ainda neste capítulo, descreveremos em detalhes a ação da IL-1β e da IL-18, bem como a resposta inflamatória. Por ora, basta dizer que a inflamação induzida pela IL-1 tem função protetora, por meio do recrutamento de fagócitos que eliminam os microrganismos e as células danificadas que induziram a formação do inflamassomo.

***A ativação do inflamassomo é induzida por uma ampla gama de estímulos citoplasmáticos frequentemente associados a infecções e estresse celular, incluindo produtos microbianos, cristais ambiental ou endogenamente derivados, e diminuição das concentrações citosólicas de íon potássio ($K^+$)*** (ver Figura 4.6). NLRC4 reconhece a flagelina citosólica e componentes do sistema de secreção do tipo III das bactérias. NLRP1 reconhece a toxina letal do antraz. NLRP3 percebe muitos DAMPs e PAMPs, incluindo cristais de ácido úrico, cristais de hidróxido de alumínio usados em adjuvantes de vacinas, adenosina trifosfato (ATP) liberada de mitocôndrias, sílica, produtos bacterianos, toxinas bacterianas produzidas por estreptococos e estafilococos, híbridos DNA-RNA bacterianos, e o vírus influenza. A pirina responde a numerosas toxinas bacterianas, todas elas mediadoras de modificação pós-traducional de GTPases endógenas da família Rho.

O mecanismo pelo qual essas moléculas variadas ativam os mesmos sensores NLR não é claro. A diversidade estrutural dos agentes que ativam esses sensores sugere que nem todos se ligam diretamente a proteínas NLR, mas podem atuar induzindo um conjunto compartilhado de alterações em condições citoplasmáticas endógenas que ativam os NLRs. A concentração citoplasmática reduzida do íon-potássio pode ser um desses mecanismos comuns, porque as diminuições do $K^+$ celular induzidas por algumas toxinas bacterianas formadoras de poros podem ativar os inflamassomos, e muitos dos outros ativadores de inflamassomo conhecidos, como o ATP extracelular, causam efluxo aumentado de $K^+$ das células. Outro mecanismo comum implicado na ativação do inflamassomo é a geração de espécies reativas de oxigênio (ROS; do inglês, *reactive oxygen species*), que são radicais livres de oxigênio tóxicos produzidos com frequência durante a lesão celular. Cristais ativadores do inflamassomo podem atuar danificando as membranas lisossomais, liberando assim ROS no citosol, em que são detectados pelos sensores que estimulam a formação do inflamassomo.

***A ativação de caspases do inflamassomo também causa uma forma inflamatória de morte celular programada de macrófagos e DCs (mas não de neutrófilos nem da maioria dos outros tipos celulares) chamada piroptose*** (ver Figura 4.6). Esta forma de morte celular resulta da formação de poros na membrana plasmática pelos fragmentos de gasdermina D gerados por caspase, mencionada anteriormente como uma das vias de liberação de IL-1β das células. Esses poros contribuem para a morte osmótica de macrófagos e DCs, caracterizada pelo influxo de líquido, inchaço das células, perda da integridade da membrana plasmática e liberação de mediadores inflamatórios, incluindo IL-1β, IL-18, TNF, IL-6 e IL-8. A piroptose também resulta na morte de certos microrganismos que ganham acesso ao citosol. A piroptose é induzida por inflamassomos canônicos usando os sensores NLRC4, NLRP1, AIM2, pirina e NLRP3, todos eles levando à ativação da caspase-1, que cliva a gasdermina D, removendo o domínio C-terminal inibitório e gerando o domínio N-terminal formador de poros. A piroptose também pode ser induzida pela ativação de uma via de inflamassomo não canônico que usa uma caspase diferente (caspase-11 em roedores, caspase-4 ou caspase-5 em seres humanos). O LPS bacteriano no citosol pode se ligar diretamente à caspase-11, que leva à ativação proteolítica de gasdermina D e formação de poros causando piroptose e indiretamente também levando à ativação do inflamassomo NLRP3 e geração de IL-1β ativa. A amplificação da inflamação promovida pela piroptose intensifica a depuração bacteriana, mas também pode contribuir para o choque séptico, uma grave reação sistêmica a citocinas inflamatórias. A ausência de caspase-11 em camundongos geneticamente modificados os protege do choque séptico induzido por LPS.

A descoberta de que algumas substâncias cristalinas são potentes ativadores de inflamassomo mudou nosso conhecimento de certas doenças inflamatórias. A **gota** é uma condição inflamatória dolorosa das articulações, que há muito se sabe estar associada à deposição de cristais de urato monossódico nas articulações. Evidências experimentais sugerem que, quando esses cristais são fagocitados, danificam as membranas lisossômicas das células, o que leva à ativação de inflamassomos e subsequente inflamação. Com base nesses achados, antagonistas de IL-1 têm sido usados para tratar efetivamente casos graves de gota que são resistentes aos fármacos anti-inflamatórios convencionais. Similarmente, a pseudogota é causada pela deposição de cristais de pirofosfato de cálcio e ativação de inflamassomo. A inalação ocupacional de sílica e asbesto (também conhecido como amianto) pode acarretar doença pulmonar fibrótica e inflamatória crônica, sendo que também há interesse no potencial bloqueio do inflamassomo ou IL-1 para tratamento dessas doenças.

A ativação desregulada dos inflamassomos, mais frequentemente devido a mutações autossômicas do tipo "ganho de função" em um ou outro dos seus componentes proteicos, leva a uma produção de IL-1 inadequadamente desencadeada e excessiva. O resultado são crises recorrentes de febre e inflamação localizada, mais comumente na pele, articulações e cavidade abdominal. Esses distúrbios são chamados inflamassomopatias ou síndromes de ativação de IL-1β, e são, como as interferonopatias do tipo 1 discutidas mais adiante, síndromes autoinflamatórias. Das síndromes autoinflamatórias relacionadas com o inflamossomo, a estudada por mais tempo é a febre familiar do Mediterrâneo, causada pela mutação do gene *MEFV*, codificador de pirina. As doenças autoinflamatórias causadas por mutações em NLRP3 (também conhecido como criopirina) são chamadas síndrome periódicas associadas à criopirina (SPAC; do inglês, *cryopyrin-associated periodic syndromes*). Pacientes com SPAC podem ser tratados com sucesso com antagonistas de IL-1, conforme previsto a partir da patogênese das síndromes.

Recentemente, tem havido interesse significativo nos inflamassomos, em consequência dos achados que demonstram que é possível ativá-los com quantidades excessivas de substâncias endógenas depositadas nos tecidos no contexto de diversas doenças. Essas substâncias incluem cristais de colesterol em macrófagos na aterosclerose; ácidos graxos livres e lipídios no tecido adiposo na síndrome metabólica associada à obesidade e diabetes tipo 2; e β-amiloide na doença de Alzheimer. Em todas essas situações, a ativação dos inflamassomos leva à produção de IL-1 e à inflamação, que podem contribuir para a patogênese das doenças. Esses achados estimularam a realização de triagens clínicas para aliviar algumas dessas doenças usando antagonistas de IL-1.

## Outros receptores de reconhecimento de padrão associado às células

Vários outros tipos de receptores citoplasmáticos e de membrana plasmática transmitem sinais ativadores de modo similar aos TLRs, os quais promovem respostas inflamatórias e intensificam o *killing* de microrganismos ou participam principalmente na captação de microrganismos para dentro dos fagócitos (ver Tabela 4.3).

### *Lectinas tipo C: receptores para carboidratos microbianos*

***Os receptores celulares que reconhecem carboidratos presentes na superfície de microrganismos facilitam a fagocitose desses microrganismos e a secreção de citocinas promotoras de inflamação e das respostas imunes adaptativas subsequentes*** (Tabela 4.4). Esses receptores pertencem à família das lectinas tipo C, assim denominada por se ligar a carboidratos (daí lectinas) de modo dependente de $Ca^{++}$ (daí tipo C). As lectinas tipo C também são chamadas receptores do tipo lectina tipo C ou CLRs (do inglês, *C-type lectin-like receptors*), como um paralelo à nomenclatura dos TLRs e outros receptores de reconhecimento de padrão. Esses receptores são proteínas integrais de membrana encontradas nas superfícies de macrófagos, DCs e algumas células teciduais. Outras lectinas são proteínas solúveis presentes no sangue e líquidos extracelulares (discutidas adiante). Todas essas moléculas contêm um domínio de reconhecimento de carboidrato conservado. Existem vários tipos de lectinas tipo C de membrana plasmática com especificidades para diferentes carboidratos, incluindo manose, glicose, *N*-acetilglicosamina e β-glucanas. Em geral, essas lectinas

**Tabela 4.4** Receptores do tipo lectina tipo C.

| | Receptor de manose (CD206) | Dectina-1 (CD369) | Dectina-2 e Mincle | DC-Sign (CD209) | Langerina (CD207) |
|---|---|---|---|---|---|
| Ligante | Manose e fucose terminais em superfícies celulares microbianas | β-glucana em superfícies celulares fúngicas | Alta manose em hifas de fungo e em bactérias | Manose e fucose terminais em superfícies celulares microbianas | Manose terminal em superfícies celulares microbianas |
| Sinalização | Incerta | Via ITAM/SYK/CARD9 de ativação de NF-κB | Via ITAM/SYK/CARD9 de ativação de NF-κB | Incerta | Incerta |
| Expressão celular | Macrófagos | Células dendríticas | Células dendríticas | Células dendríticas, macrófagos e células endoteliais sinusoidais | Células dendríticas em barreiras epiteliais |
| Função | Fagocitose; imunidade antifúngica | Inflamação e apresentação de antígeno; diferenciação de Th17; imunidade antifúngica | Inflamação e apresentação de antígeno; diferenciação de Th17; imunidade antifúngica e antimicobacteriana | Adesão; vírus da hepatite C e infecção pelo HIV-1 | Fagocitose, apresentação de antígeno |

*DC-SIGN*, molécula de adesão intercelular específica 3 (ICAM-3)-prendedora não integrina específica da célula dendrítica; *ITAM*, motivo de ativação baseado na tirosina do imunorreceptor; *mincle*, lectina $Ca_{++}$-dependente induzível de macrófago.

de superfície celular reconhecem estruturas de carboidrato encontradas nas paredes celulares de microrganismos e ausentes nas células de mamíferos. Alguns desses receptores lectina tipo C atuam na fagocitose de microrganismos, enquanto outros têm função de sinalização que induz respostas protetoras das células do hospedeiro aos microrganismos.

- O **receptor de manose** (CD206) é expresso em macrófagos, DCs e células endoteliais linfáticas, e está envolvido na fagocitose de vários tipos de microrganismo. Esse receptor reconhece certos açúcares terminais em carboidratos presentes na superfície microbiana, incluindo D-manose, L-fucose e *N*-acetil-D-glicosamina. Esses açúcares terminais estão frequentemente presentes na superfície de microrganismos, enquanto os carboidratos na superfície da célula eucariótica são mais comumente terminados por galactose e ácido siálico. Portanto, os açúcares terminais dos microrganismos podem ser considerados PAMPs. As funções de sinalização do receptor de manose não são bem descritas e a cauda citoplasmática curta do receptor não tem motivos de sinalização conhecidos
- **Dectinas** (lectinas tipo C associadas a DCs) incluem várias lectinas diferentes codificadas por um grupo de genes localizado no cromossomo 12 humano, que também inclui genes codificadores de receptores da célula NK (discutido posteriormente). As dectinas são expressas em DCs e macrófagos, e exercem papéis importantes na imunidade antifúngica, bem como nas respostas a certas bactérias. A dectina-1 (CD369) se liga à β-glucana, que é um dos principais componentes da parede celular de muitas espécies de fungos e é requerida para a imunidade a diversos fungos patogênicos, incluindo *Candida, Aspergillus* e *Pneumocystis*. Dectina-2 e Mincle são duas dectinas que reconhecem oligossacarídios ricos em manose presentes na forma de hifas de alguns fungos e nas bactérias. Em resposta à ligação de seus ligantes, essas dectinas induzem eventos de sinalização nas DCs e macrófagos, ativando uma variedade de funções imunológicas. A cauda citoplasmática da Dectina-1 tem um motivo de ativação com base na tirosina do imunorreceptor (ITAM; do inglês, *immunoreceptor tyrosine-based activation motif*), que engaja tirosinas quinases, as quais transduzem sinais levando à transcrição gênica. Dectina-2 e Mincle dependem de uma proteína de sinalização parceira contendo ITAM chamada FcRγ. Os ITAMs são usados por muitos receptores de ativação celular diferentes no sistema imune, e seu mecanismo de sinalização será discutido no Capítulo 7. Em resposta à ligação do ligante à Dectina-1, Dectina-2 ou Mincle, as DCs produzem citocinas e outras proteínas que promovem inflamação e intensificam as respostas imunes adaptativas. Algumas citocinas induzidas promovem o desenvolvimento de um tipo de célula T efetora chamada Th17, que é particularmente efetiva na defesa contra infecções por fungos e algumas infecções bacterianas (ver Capítulo 10)
- **Langerina** (CD207) e **DC-SIGN** (CD209) são outras duas lectinas expressas em DCs, ambas se ligam à manose e têm papéis nas respostas imunes a vários microrganismos. A langerina é expressa pelas células de Langerhans epidérmicas e outras subpopulações de DCs na pele e em outras barreiras epiteliais. DC-SIGN é expresso na maioria das DCs, bem como em macrófagos e células endoteliais sinusoidais. DC-SIGN se liga a glicoproteínas do envelope do vírus da hepatite C e do HIV-1, podendo ter papel patogênico na disseminação da infecção por esses vírus.

### *Receptores* scavenger

Os **receptores *scavenger*** constituem uma coleção estrutural e funcionalmente diversificada de proteínas de superfície celular, originalmente agrupadas com base na característica comum de mediar a captação de lipoproteínas oxidadas para dentro das células. Alguns desses receptores *scavenger*, incluindo receptor *scavenger* A (SR-A; do inglês, *scavenger receptor A*) e CD36, são expressos em macrófagos e medeiam a fagocitose de microrganismos. Além disso, CD36 atua como correceptor no reconhecimento TLR2/6 e na resposta a lipopeptídios diacilados e ácido lipoteicoico derivado de bactérias. Uma ampla gama de estruturas moleculares se liga a cada receptor *scavenger*, entre as quais LPS, ácido lipoteicoico, ácidos nucleicos, β-glucana e proteínas. O significado dos receptores *scavenger* na imunidade inata é destacado pela aumentada suscetibilidade à infecção em camundongos *knockout* que não expressam os genes para esses receptores e pela observação de que vários patógenos microbianos expressam fatores de virulência que bloqueiam o reconhecimento e a fagocitose mediada pelo receptor *scavenger*.

### *Receptores de formilpeptídio*

O **receptor de formilpeptídio-1** (FPR1; do inglês, *formyl pepttide receptor-1*) expresso em leucócitos reconhece peptídios bacterianos contendo resíduos de *N*-formilmetionil e estimula o movimento direcionado das células. Como todas as proteínas bacterianas e poucas proteínas de mamíferos (somente aquelas sintetizadas junto às mitocôndrias) são iniciadas por *N*-formilmetionina, FPR1 permite que os fagócitos detectem e respondam preferencialmente a proteínas bacterianas. Os ligantes peptídicos bacterianos que se ligam a esse receptor são alguns dos agentes quimiotáticos para leucócitos mais potentes conhecidos. Os agentes quimiotáticos incluem vários tipos de moléculas difusíveis, normalmente produzidas em sítios de infecção, que se ligam a receptores específicos nas células e direcionam seu movimento rumo à fonte do agente quimiotático. Outros fatores quimiotáticos, como as quimiocinas discutidas no Capítulo 3, são produzidos pelas células do hospedeiro. FPR1, e todos os outros receptores de agentes quimiotáticos pertencem à superfamília de receptores com sete alças transmembrana acoplados à proteína G (GPCR; do inglês, *guanosine triphosphate [GTP]-binding [G] protein-coupled receptor*) ligadores de guanosina trifosfato (GTP). Esses receptores iniciam respostas intracelulares por meio de proteínas G triméricas associadas (ver Capítulo 7). As proteínas G estimulam muitos tipos de respostas celulares, incluindo alterações do citoesqueleto que são responsáveis pelo aumento da motilidade celular.

## COMPONENTES CELULARES DO SISTEMA IMUNE INATO

As três principais funções das células do sistema imune inato são atuar como barreiras contra infecções, agir como sentinelas para detectar microrganismos e células danificadas em tecidos e desempenhar funções efetoras que eliminem os microrganismos. As células imunes inatas expressam os diversos receptores de reconhecimento de padrão que acabamos de discutir e, após o reconhecimento de PAMPs e DAMPs, elas respondem produzindo citocinas inflamatórias e proteínas antivirais e matam microrganismos ou células do hospedeiro infectadas. Além disso, algumas células da imunidade inata são decisivas para a estimulação de respostas imunes adaptativas subsequentes.

### Barreiras epiteliais

***As superfícies epiteliais intactas formam barreiras físicas entre os microrganismos presentes no meio externo e o tecido do hospedeiro*** (Figura 4.7). As principais interfaces entre o ambiente e o hospedeiro mamífero são a pele e as superfícies de mucosa dos tratos gastrintestinal, respiratório e geniturinário. Essas interfaces são revestidas por camadas contínuas de células epiteliais especializadas que desempenham muitas funções fisiológicas, incluindo a prevenção da entrada de microrganismos. A perda da integridade dessas camadas epiteliais por traumatismo ou outras causas predispõe um indivíduo às infecções. Resumiremos aqui as principais características

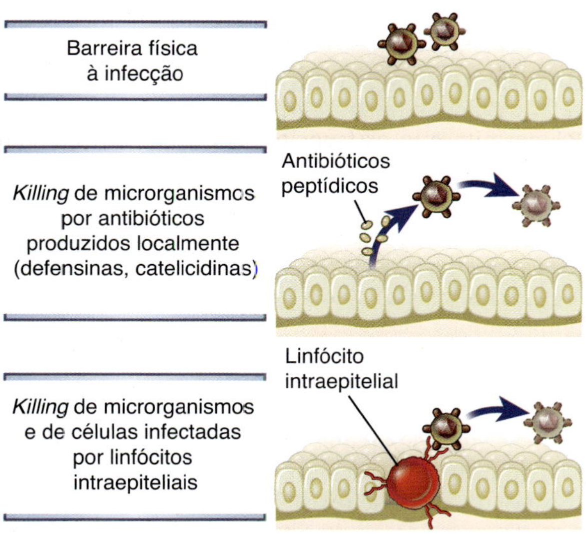


**Figura 4.7 Barreiras epiteliais.** Os epitélios nas portas de entrada dos microrganismos atuam como barreiras físicas, produzem substâncias antimicrobianas e abrigam linfócitos intraepiteliais que se acredita serem capazes de matar microrganismos e células infectadas.

da defesa inata pelas barreiras epiteliais e discutiremos a imunidade da barreira epitelial com mais detalhes no Capítulo 14.

A função protetora dos epitélios de barreira é, em grande parte, física. As células epiteliais formam as zônulas de oclusão (*tight junctions*) umas com as outras, bloqueando a passagem de microrganismos entre as células. Na pele, a camada externa de queratina, que se acumula à medida que os queratinócitos na superfície morrem, serve para bloquear a penetração microbiana nas camadas mais profundas da epiderme, e as infecções cutâneas geralmente ocorrem quando existe uma ruptura da barreira. O muco, uma secreção viscosa contendo glicoproteínas chamadas mucinas é produzido por células epiteliais respiratórias, gastrintestinais e urogenitais, e impede fisicamente a invasão microbiana. A função dessas barreiras é intensificada pela ação ciliar na árvore brônquica e pelo peristaltismo no intestino, facilitando a eliminação de microrganismos. Embora essas propriedades físicas isoladas sejam muito importantes na defesa do hospedeiro, outros mecanismos de defesa epitelial evoluíram para complementar a barreira mecânica.

***As células epiteliais, bem como alguns leucócitos, produzem peptídios dotados de propriedades antimicrobianas.*** Duas famílias estruturalmente distintas de peptídios antimicrobianos são as defensinas e as catelicidinas:

- **Defensinas** são pequenos peptídios, com 29 a 34 aminoácidos, que contêm regiões catiônicas e hidrofóbicas, além de três ligações dissulfeto intracadeia. Duas famílias de defensinas humanas, denominadas α e β, são distinguidas pela localização dessas ligações. As defensinas são produzidas por células epiteliais de superfícies mucosas e por leucócitos contendo grânulos, incluindo neutrófilos, células NK e linfócitos T citotóxicos (CTLs; do inglês, *cytotoxic T lymphocytes*). O conjunto de moléculas de defensina produzidas varia entre os diferentes tipos celulares. As células de Paneth junto às criptas do intestino delgado são um dos principais produtores de α-defensinas. As defensinas da célula de Paneth às vezes são chamadas cripticidinas, cuja função é limitar a quantidade de microrganismos luminais próximos à barreira epitelial. As defensinas também são produzidas no cólon, nas células da mucosa respiratória e na pele. Algumas defensinas são constitutivamente produzidas por alguns tipos celulares, mas sua secreção pode ser intensificada por citocinas e produtos microbianos. Em outras palavras, as defensinas são produzidas somente em resposta a citocinas e produtos microbianos. As ações protetoras das defensinas incluem ambos – toxicidade direta aos microrganismos, incluindo bactérias, fungos e vírus envelopados, e a ativação de células envolvidas na resposta inflamatória aos microrganismos. As defensinas matam microrganismos por meio de vários mecanismos, muitos dos quais dependem de sua habilidade de se inserir e desorganizar as funções das membranas microbianas
- **Catelicidina**, produzida por neutrófilos e células epiteliais de barreira na pele, trato gastrintestinal e trato

respiratório, é sintetizada como uma proteína precursora de 18 kDa, que é secretada e, então, proteoliticamente clivada em dois peptídios, ambos com funções protetoras. Tanto a síntese do precursor quanto a clivagem proteolítica podem ser estimuladas por citocinas inflamatórias e produtos microbianos. As catelicidinas ativas conferem proteção contra infecções por múltiplos mecanismos, incluindo toxicidade direta a uma ampla gama de microrganismos, e ativação de várias respostas em leucócitos e outros tipos celulares que promovem a erradicação de microrganismos. O fragmento C-terminal, chamado LL-37, pode se ligar e neutralizar LPS, o componente tóxico da parede externa de bactérias gram-negativas reconhecidas por TLR4.

***Os epitélios de barreira contêm certos tipos de linfócitos, incluindo linfócitos T intraepiteliais, que reconhecem e respondem aos microrganismos comumente encontrados.*** Os linfócitos T intraepiteliais estão presentes na epiderme da pele e nos epitélios de mucosa. Várias subpopulações de linfócitos intraepiteliais estão presentes em diferentes proporções, dependendo das espécies e localização tecidual. Essas subpopulações são distinguidas principalmente pelo tipo de receptores antigênicos que expressam. Alguns linfócitos T intraepiteliais expressam a forma αβ convencional do receptor de células T (TCR; do inglês, *T cell receptor*), que está presente na maioria das células T em tecidos linfoides e na circulação. Outras células T nos epitélios expressam uma forma de receptor antigênico chamado TCR γδ que pode reconhecer antígenos peptídicos e não peptídicos. Uma característica das células T intraepiteliais é a limitada diversidade de seus receptores antigênicos, comparada com a maioria das células T no sistema imune adaptativo. Pensa-se que esses linfócitos T intraepiteliais reconhecem um pequeno número de estruturas microbianas comumente encontradas – uma característica típica dos receptores de reconhecimento de padrão inatos que descrevemos. Também é possível que esses linfócitos sejam ativados não pelo reconhecimento do antígeno, e sim pelas citocinas e outras moléculas produzidas por células epiteliais em resposta ao estresse. Os linfócitos intraepiteliais podem atuar na defesa do hospedeiro secretando citocinas, ativando fagócitos e matando células infectadas.

## Fagócitos

***Células dotadas de funções fagocíticas especializadas, primariamente macrófagos e neutrófilos, eliminam microrganismos que rompem as barreiras epiteliais.*** Introduzimos esses tipos celulares no Capítulo 2 e, posteriormente, continuaremos discutindo muitos outros detalhes de suas funções no contexto da resposta inflamatória, no presente capítulo. O papel essencial exercido pelos fagócitos na defesa imune inata contra microrganismos é demonstrado pela alta frequência de infecções fúngicas e bacterianas em pacientes com baixas contagens de neutrófilos no sangue decorrentes de cânceres de medula óssea ou quimioterapia e tratamento com radiação para câncer (que destrói as células imaturas na medula óssea), bem como em pacientes com deficiências hereditárias nas funções de neutrófilos e macrófagos. Neutrófilos e monócitos são fagócitos circulantes que são recrutados para os tecidos em resposta aos sinais gerados pelas células-sentinela inatas. Os monócitos se diferenciam rapidamente em macrófagos ao deixar o sangue. Macrófagos residentes estão sempre presentes na maioria dos tecidos sob condições normais e atuam como células-sentinela.

## Células dendríticas

***As células dendríticas detectam de forma rápida e eficiente os microrganismos invasores, devido à sua localização nos tecidos e expressão de numerosos receptores de reconhecimento de padrão para PAMPs e DAMPs.*** As DCs expressam tipos bastante diversificados de TLRs e receptores de reconhecimento de padrão citoplasmáticos, o que as torna sensores versáteis de PAMPs e DAMPs. Em resposta aos microrganismos invasores, secretam citocinas inflamatórias que promovem o recrutamento de leucócitos adicionais oriundos do sangue. A subpopulação de DCs plasmacitoides constitui a principal fonte de citocinas antivirais, as IFNs do tipo I, produzidas em resposta a infecções virais. Mais adiante, ainda neste capítulo, discutiremos com mais detalhes as ações antivirais das IFNs do tipo I.

***A capacidade das DCs em promover respostas de linfócitos T após a ativação imune inata também as torna uma ponte importante entre a imunidade inata e adaptativa.*** As reações das DCs aos microrganismos na resposta inata inicial intensificam a habilidade das DCs de ativar células T na resposta imune adaptativa subsequente. As DCs capturam antígenos e os exibem para células T (ver Capítulo 6). As DCs ativadas por PAMPs microbianos também expressam moléculas de membrana chamadas coestimuladores que promovem as respostas de células T. Além disso, dependendo da natureza do microrganismo indutor da resposta inata, uma DC direcionará a diferenciação da célula T *naive* para tipos distintos de células efetoras, como células Th1 produtoras de interferona-γ ou células Th17 produtoras de IL-17. Essas características das DCs serão discutidas nos Capítulos 9 e 10. Como são residentes dos tecidos e capazes de detectar rapidamente infecções nesses locais, as DCs são as sentinelas prototípicas do sistema imune.

## Células linfoides inatas produtoras de citocinas

As células linfoides inatas (ILCs; do inglês, *innate lymphoid cells*), que introduzimos no Capítulo 2, são células derivadas da medula óssea com morfologia de linfócito que foram descobertas como células produtoras de citocinas similares àquelas produzidas pelas células T auxiliares, porém desprovidas de TCRs. Existem diferentes subpopulações de ILCs que se originam a partir do mesmo precursor linfoide que dá origem às células B e T; contudo, as etapas precisas no desenvolvimento das ILCs ainda não são totalmente conhecidas, sobretudo em seres humanos. Está claro que, durante seu desenvolvimento, há pontos de ramificação que originam três subpopulações distintas de ILCs "auxiliares", as quais atuam principalmente secretando diferentes tipos de citocinas, de modo similar às subpopulações de células T auxiliares $CD4^+$, e há também uma ramificação à parte que origina as células NK, que atuam como efetores citotóxicos em adição à secreção da citocina IFN-γ, de modo similar aos CTLs $CD8^+$. Nesta seção, descreveremos as subpopulações de ILCs produtoras de citocina e, na próxima seção, serão descritas as células NK.

***Três subpopulações de ILCs, chamadas ILC1, ILC2 e ILC3, produzem diferentes citocinas e expressam diferentes fatores de transcrição, de modo análogo às subpopulações Th1, Th2 e Th17 de linfócitos T $CD4^+$*** (Figura 4.8). As ILC1s produzem IFN-γ e expressam o fator de transcrição T-BET, como as células Th1. As ILC2s produzem, principalmente, IL-5 e IL-13, e expressam o fator de transcrição GATA3, como as células Th2. As ILC3s produzem IL-22 e/ou IL-17 e expressam o fator de transcrição RORγt, como as células Th17. Como as ILCs não expressam receptores de células T, devem ser ativadas por mecanismos diferentes daqueles que levam as células T auxiliares a produzirem essas citocinas. Os estímulos mais bem definidos para a produção de citocinas pelas ILCs são outras citocinas, por vezes chamadas alarminas, que são liberadas no contexto de respostas inatas a infecções e dano tecidual; cada subpopulação de ILC é ativada por diferentes citocinas (ver Figura 4.8).

Subpopulações de ILC podem participar da defesa do hospedeiro contra patógenos distintos, e também podem estar envolvidas em distúrbios inflamatórios. As ILC1s tendem a ser importantes para a defesa contra microrganismos intracelulares. As ILC2s são importantes na defesa contra parasitas helmintos e também contribuem para as doenças alérgicas. As ILC3s são encontradas em sítios de mucosa e participam na defesa contra fungos e bactérias extracelulares, bem como na manutenção da integridade das barreiras epiteliais. As células indutoras de tecido linfoide (LTi; do inglês, *lymphoid tissue-inducer*) constituem uma subpopulação de ILC3 que, além de secretarem IL-17 e IL-22, também expressam a molécula de membrana linfotoxina e secretam TNF, ambas requeridas para o desenvolvimento normal de órgãos linfoides (ver Capítulo 2).

A característica das ILCs que as torna potencialmente importantes para a defesa inicial do hospedeiro é o fato de serem sempre células residentes nos tecidos de barreira epiteliais, preparadas para reagir contra os microrganismos que rompem essas barreiras. Em contraste, as células T circulam pelos órgãos linfoides secundários e migram para os tecidos somente depois de estarem ativadas e de se diferenciarem em células efetoras, um processo que pode levar vários dias após o encontro com um microrganismo. Como as subpopulações correspondentes de ILCs e células T auxiliares produzem citocinas semelhantes, elas podem atuar

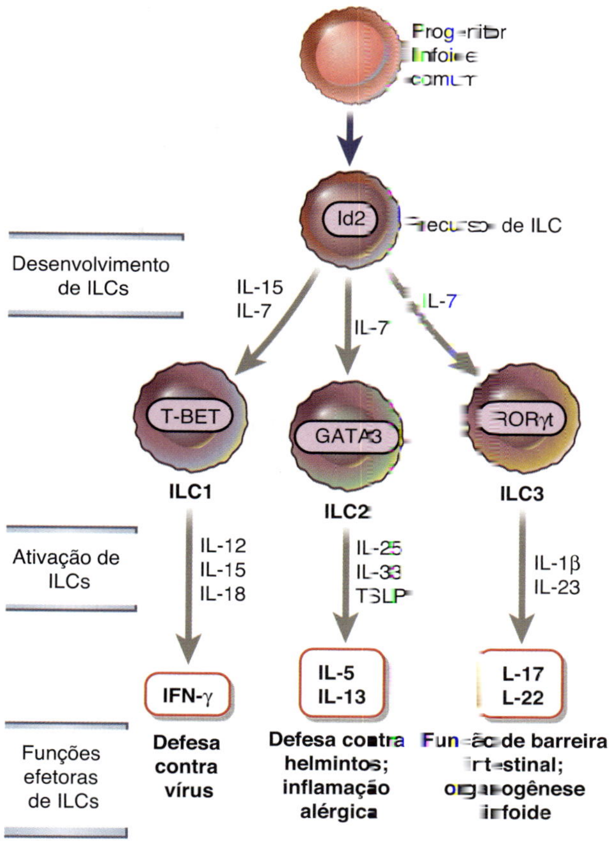


**Figura 4.8 Subpopulações de células linfoides inatas produtoras de citocinas.** As três subpopulações principais de células linfoides inatas (*ILCs*) produtoras de citocina se desenvolvem a partir do progenitor linfoide comum que também origina linfócitos B e T, bem como células *natural killer* (NK) (não mostradas). Um precursor comum de ILC identificado pelo fator de transcrição Id2 se diferencia nas três subpopulações principais de ILCs produtoras de citocina. Cada subpopulação diferenciada é distinguida pela expressão de fatores de transcrição distintos e pelas citocinas produzidas pelas células ativadas, conforme indicado. As citocinas que dirigem a diferenciação das subpopulações de ILC1, 2 ou 3, bem como as citocinas que ativam as ILCs a produzirem seu próprio subconjunto de citocinas específicas são mostradas. As principais funções conhecidas das ILCs também são indicadas. As citocinas indicadas em negrito são discutidas no Capítulo 10, no contexto de respostas de células T. As funções das outras citocinas mencionadas na figura são resumidas adiante, neste mesmo capítulo (ver Tabela 4.5), e todas essas citocinas são listadas no Apêndice I. *IFN*, interferona; *IL*, interleucina; *TSLP*, linfopoetina estromal tímica.

de maneira coordenada temporalmente, sendo as ILCs participantes inatas iniciais ativadas por alarminas nos tecidos infectados, enquanto as células T auxiliares aparecem posteriormente como parte da imunidade adaptativa. As funções das ILC1 s, células NK e células Th1, algumas vezes, são agrupadas sob a imunidade tipo I (juntamente com as células T $CD8^+$ ativadas discutidas em capítulos posteriores), As ILC2 s e células Th2 representam a imunidade tipo II, e as ILC3 s e células Th17 compreendem a imunidade tipo III. Em geral, embora as ILCs possam estar ativas mais cedo, as células T efetoras rapidamente se tornam os participantes dominantes porque são mais numerosas e fazem quantidades muito maiores de citocinas. Tem sido difícil estabelecer a contribuição das ILCs para a defesa do hospedeiro, porque não foi possível eliminar seletivamente essas células ou suas citocinas em animais de experimentação sem que ocorresse um impacto também nos linfócitos T análogos. O papel das ILCs na defesa do hospedeiro e em doenças inflamatórias em humanos também é incerto, porque essas células são numericamente raras no sangue e, portanto, difíceis de estudar.

## Células *natural killer*

***As células NK são células citotóxicas que exercem papéis importantes nas respostas imunes inatas, principalmente contra vírus e bactérias intracelulares.*** A designação *natural killer* deriva do fato de sua principal função ser o *killing* de células infectadas, similarmente às células *killer* do sistema imune adaptativo, os CTLs; contudo, diferentemente dos linfócitos T $CD8^+$, as células NK são funcionalmente qualificadas para matar outras células quando presentes no sangue ou nos tecidos, na ausência de diferenciação adicional (portanto, natural). As células NK também secretam IFN-γ e, assim, se assemelham às ILC1 s. Elas também são relacionadas às ILC1 s do ponto de vista de desenvolvimento, mas não são consideradas idênticas por serem definidas com base na atividade citotóxica, não na produção de citocinas. Diferentemente das ILCs, que são encontradas nos tecidos periféricos e raramente no sangue e nos órgãos linfoides, as células NK constituem 5 a 20% dos linfócitos presentes no sangue e no baço. São raras em outros órgãos linfoides e na maioria dos tecidos não linfoides, porém são numerosas no fígado e na placenta. As células NK no sangue aparecem como linfócitos grandes, contendo numerosos grânulos citoplasmáticos. As células NK não expressam os receptores antigênicos diversificados e clonalmente distribuídos típicos das células B e T. Em vez disso, usam receptores codificados por DNA de linhagem germinativa (discutido posteriormente) para distinguir entre células infectadas por patógenos e células sadias. Podem ser identificadas no sangue pela expressão de CD56 e ausência de CD3, o marcador de células T. A maioria das células NK sanguíneas humanas também expressa CD16, um receptor Fc de Ig que está envolvido no reconhecimento de células recobertas por anticorpos.

### *Funções das células* natural killer

***As funções efetoras das células NK são matar células infectadas e produzir IFN-γ, que ativa macrófagos a destruírem microrganismos fagocitados*** (Figura 4.9). O mecanismo da citotoxicidade mediada pela célula NK é essencialmente o mesmo da citotoxicidade mediada pelas CTLs $CD8^+$, que descreveremos em detalhes no Capítulo 11. As células NK, assim como as CTLs, têm grânulos contendo proteínas que medeiam o *killing* de células-alvo. Quando as células NK são ativadas, a exocitose dos grânulos libera essas proteínas nas adjacências das células-alvo. Uma das proteínas contidas nos grânulos da célula NK, chamada **perforina**, facilita a entrada de outras proteínas contidas nos grânulos, as chamadas **granzimas**, no citosol das células-alvo. As granzimas são enzimas proteolíticas que iniciam uma sequência de eventos de sinalização que causam a morte das células-alvo por apoptose. Ao matar as células infectadas por vírus e bactérias intracelulares, as células NK eliminam os reservatórios de infecção. No início do curso de uma infecção viral, as células NK são expandidas e ativadas pelo reconhecimento de ligantes ativadores presentes nas células infectadas, bem como pelas citocinas IL-12 e IL-15, e então matam as células infectadas antes de as CTLs antígeno-específicas poderem se tornar totalmente ativas, o que, em geral, demora 5 a 7 dias. As células NK também podem ser importantes mais adiante no curso da infecção viral, realizando o *killing* das células infectadas que, reduzindo a expressão de moléculas do complexo principal de histocompatibilidade (MHC; do inglês, *major histocompatibility complex*) de classe I, escaparam do ataque imunomediado pelas CTLs. Alguns tumores, especialmente aqueles de origem hematopoética, são alvo de células NK, porque as células tumorais regulam positivamente os ligantes para receptores ativadores de NK e não expressam os tipos nem os níveis normais de moléculas de MHC de classe I que inibem a ativação das células NK, conforme discutido adiante.

A IFN-γ derivada das células NK aumenta a capacidade dos macrófagos de matar bactérias fagocitadas,

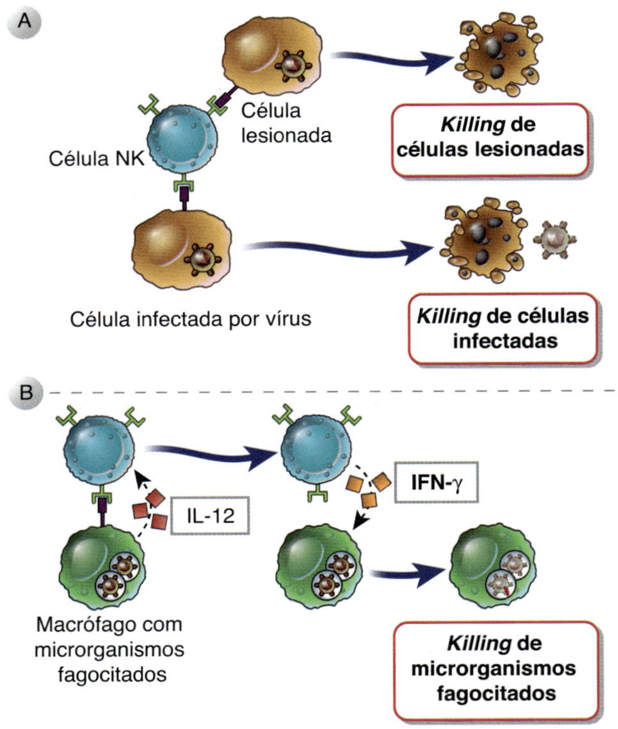


**Figura 4.9 Funções das células *natural killer*.** **A.** As células *natural killer* (*NK*) reconhecem ligantes em células infectadas ou células submetidas a outros tipos de estresse, e matam células do hospedeiro. Desse modo, as células NK eliminam reservatórios de infecção e também células disfuncionais. **B.** As células NK respondem à interleucina-12 (*IL-12*) produzida por macrófagos e secretam interferona-γ (*IFN-γ*) que ativa os macrófagos para matarem os microrganismos fagocitados.

de modo similar à IFN-γ produzida pelas células T (ver Capítulo 10). Essa interação célula NK-macrófago dependente de IFN-γ pode controlar uma infecção por bactérias intracelulares durante vários dias ou semanas, propiciando o tempo necessário ao desenvolvimento da imunidade mediada por células T para erradicação da infecção. A IFN-γ produzida pelas células NK nos linfonodos também pode direcionar a diferenciação das células T *naive* em células Th1 (ver Capítulo 10). Algumas células NK humanas não expressam CD16, nem são citotóxicas, mas produzem IFN-γ em abundância. De modo previsível, a deficiência de células NK, raramente observada nos indivíduos, leva à suscetibilidade aumentada à infecção por alguns vírus e bactérias intracelulares.

### Receptores de ativação e de inibição das células natural killer

***As células NK distinguem as células infectadas e estressadas das células sadias, e sua função é regulada pelo equilíbrio entre os sinais gerados pelos receptores de ativação e de inibição.*** Em geral, os receptores ativadores reconhecem ligantes em células infectadas e lesionadas, enquanto os receptores inibidores reconhecem ligantes em células sadias normais (Figura 4.10). Quando uma célula NK interage com outra célula, o resultado é determinado pela integração de sinais gerados a partir de uma gama de receptores de inibição e de ativação expressos pela célula NK e que interagem com ligantes presentes na outra célula. O engajamento dos receptores ativadores estimula a atividade de *killing* das células NK, resultando em destruição das células estressadas ou infectadas. Em contraste, o engajamento dos receptores inibidores "desliga" a atividade da célula NK e previne a destruição das células sadias. Devido à natureza estocástica de sua expressão, existe uma significativa diversidade no conjunto de receptores de ativação e de inibição expressos por células NK distintas em um mesmo indivíduo. O resultado disso é que as células NK individuais, mesmo quando em uma mesma pessoa, podem responder a células infectadas com diferentes tipos de microrganismos.

***Os receptores de ativação nas células NK reconhecem um grupo heterogêneo de ligantes, alguns dos quais podem ser expressos em células normais e outros principalmente em células que sofreram estresse, células infectadas por microrganismos ou células neoplásicas*** (Figura 4.11). Muitos receptores ativadores de célula NK são chamados receptores de célula *killer* do tipo Ig (KIRs; do inglês, *killer cell Ig-like receptors*), porque contêm um domínio estrutural denominado dobramento de Ig, identificado pela primeira vez em moléculas de anticorpo (também conhecidas como Ig), discutido no Capítulo 5. Todas as proteínas com dobramento de Ig são membros da superfamília das Igs. Um segundo grupo importante de receptores ativadores de NK é semelhante à família das lectinas tipo C, que são proteínas com propriedades de ligação a carboidratos similares aos CLRs discutidos anteriormente, neste mesmo capítulo, embora esses receptores de NK não se liguem a carboidratos. Um receptor ativador da célula NK semelhante a lectina bem estudado é o NKG2D, que se liga a proteínas do tipo MHC de classe I, incluindo gene A e gene B relacionado ao MHC de classe I (MIC-A e MIC-B, respectivamente), além de proteínas da família ULBP. A expressão de todos

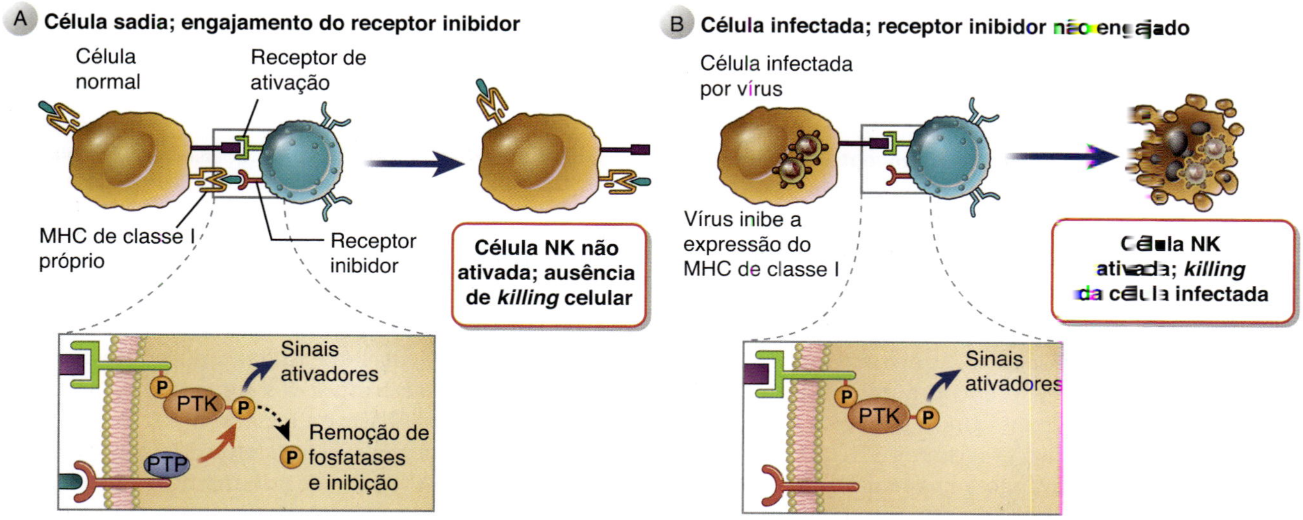


**Figura 4.10 Funções de receptores de ativação e de inibição das células *natural killer*.** **A**. Os receptores de ativação das células *natural killer* (*NK*) reconhecem ligantes em células-alvo e ativam tirosinoquinases proteicas (*PTKs*), cujas atividades são inibidas por receptores de inibição que reconhecem moléculas do complexo principal de histocompatibilidade (*MHC*) de classe I e ativam tirosina fosfatases proteicas (*PTP*). As células NK não matam eficientemente as células sadias que expressam MHC de classe I. **B**. Se uma infecção viral ou outro estresse inibe a expressão do MHC de classe I em células infectadas e induz a expressão de ligantes ativadores adicionais, o receptor inibidor da célula NK não é engajado e o receptor ativador não encontra oposição para deflagrar as respostas das células NK, incluindo o *killing* de células-alvo e a secreção de citocinas. Além disso, as células infectadas ou cancerígenas podem expressar quantidades aumentadas de ligantes ativadores, induzindo mais fosforilação de tirosina, que pode ser removida por fosfatases associadas ao receptor inibidor, resultando no *killing* das células estressadas (não mostrado). Os detalhes estruturais e ligantes dos receptores inibidores e ativadores da célula NK são mostrados na Figura 4.11.

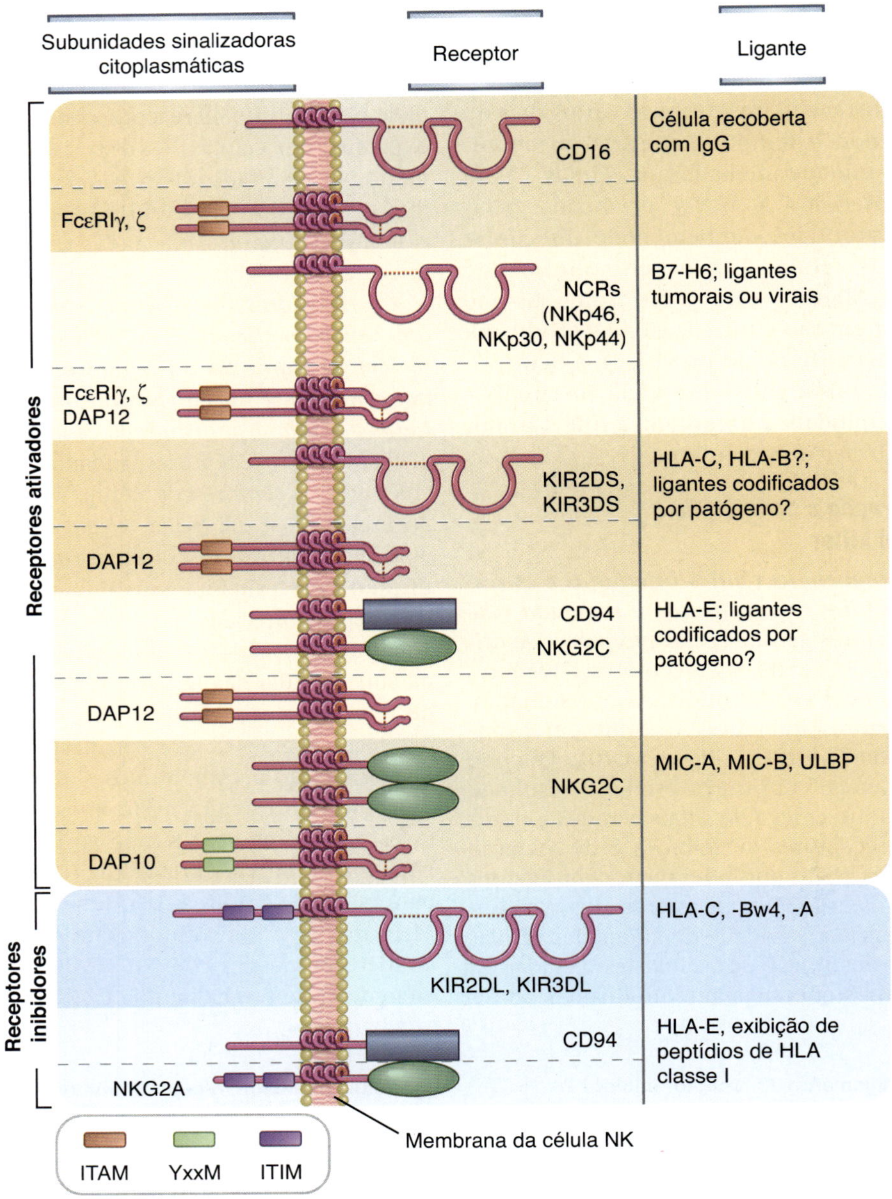


**Figura 4.11 Estrutura e ligantes de receptores ativadores e inibidores das células *natural killer*.** Diferentes receptores ativadores e inibidores de células NK usam diferentes componentes de sinalização associados e reconhecem diferentes ligantes. B7-H6 é um membro da família B7 que é expresso principalmente em células tumorais. *BAT3*, transcrito 3 associado a HLA-B; *HLA*, antígeno leucocitário humano; *ITAM*, motivo de ativação baseado na tirosina do imunorreceptor; *HSPG*, proteoglicano de heparan sulfato; *ITIM*, motivo de inibição baseado na tirosina do imunorreceptor; *KIR*, receptor do tipo imunoglobulina (*Ig*) da célula *killer*; *MHC*, complexo principal de histocompatibilidade; *MIC*, sequência relacionada ao polipeptídio do MHC de classe I; *NCR*, receptor de citotoxicidade natural; *ULBP*, proteína ligante de UL-16.

esses ligantes de NKG2D é aumentada pelo estresse celular, de modo que são encontrados em células viralmente infectadas e células tumorais, porém estão ausentes nas células normais. O receptor NKG2D se associa a uma subunidade sinalizadora chamada DAP10, que tem funções de sinalização que estimulam a citotoxicidade da célula NK contra células-alvo.

Outro importante receptor de ativação presente nas células NK é o CD16 (FcγRIIIA), que é um receptor de baixa afinidade para anticorpos IgG. As moléculas de anticorpo têm extremidades de ligação ao antígeno altamente variáveis e, na extremidade oposta, têm uma porção invariável chamada região Fc, que interage com várias outras moléculas do sistema imune. Descreveremos em detalhes a estrutura dos anticorpos no Capítulo 5, mas, para agora, basta saber que o CD16 se liga às regiões Fc de certos tipos de anticorpos chamados IgG1 e IgG3. O CD16 se associa a uma dentre duas proteínas de sinalização diferentes (FcεRIγ ou ζ). Durante uma infecção, o sistema imune adaptativo produz anticorpos IgG1 e IgG3 que se ligam aos antígenos microbianos expressos na superfície das células infectadas, e o CD16 nas células NK pode se ligar às regiões Fc desses anticorpos. Como resultado, CD16 gera sinais de ativação, por meio de seus parceiros de sinalização associados, e as células NK matam as células infectadas que foram recobertas por moléculas de anticorpo. Esse processo é chamado **citotoxicidade celular dependente de anticorpo.** Trata-se de um mecanismo efetor de imunidade adaptativa, o qual discutiremos no Capítulo 13, ao considerarmos a imunidade humoral.

***Os receptores de inibição das células NK reconhecem moléculas do MHC de classe I, as quais são proteínas de superfície celular normalmente expressas em todas as células nucleadas sadias do corpo*** (ver Figura 4.11). Uma das principais funções das moléculas de MHC de classe I, distinta de seu papel na regulação da ativação da célula NK, é exibir peptídios derivados de proteínas citosólicas, inclusive proteínas microbianas, na superfície celular, para serem reconhecidas por linfócitos T $CD8^+$. Descreveremos a estrutura e a função das moléculas de MHC em relação ao reconhecimento do antígeno pela célula T no Capítulo 6. Por enquanto, é importante saber que as células NK usam tipos de receptores fundamentalmente diferentes daqueles usados pelas células T no reconhecimento de moléculas do MHC de classe I. Esses receptores de NK para as moléculas de MHC de classe I inibem a ativação de célula NK. Isso é útil porque as células normais expressam moléculas de MHC de classe I; muitos vírus e outras causas de estresse celular levam à perda da expressão do MHC de classe I na superfície celular. Dessa forma, as células NK interpretam a presença de moléculas de MHC de classe I como um marcador do próprio normal e sadio, enquanto sua ausência é uma indicação de infecção ou dano. Como resultado, as células NK serão inibidas pelas células sadias, mas não receberão sinais inibidores de células infectadas ou estressadas. Ao mesmo tempo, as células NK tendem a receber sinais de ativação das células infectadas ou danificadas, por meio dos receptores de ativação. O resultado líquido será a ativação das células NK que então secretam citocinas e matam a célula infectada ou estressada. Essa habilidade das células NK de se tornarem ativadas pelas células do hospedeiro desprovidas de MHC de classe I foi chamada reconhecimento do próprio ausente.

O maior grupo de receptores de inibição de NK pertence à mesma família KIR em que estão incluídos os receptores de ativação, como já discutido. Esses KIRs inibidores se ligam a várias moléculas de MHC de classe I diferentes. Outros receptores de inibição são os do tipo lectina, como o heterodímero CD94/NKG2A, que reconhece uma molécula de MHC de classe I chamada HLA-E. É interessante notar que HLA-E exibe peptídios derivados de outras moléculas de MHC classe I, de modo que CD94/NKG2A é um receptor de vigilância para várias moléculas de MHC de classe I diferentes.

***Os receptores NK de ativação e de inibição contêm motivos estruturais em suas caudas citoplasmáticas que engajam vias de sinalização promotoras ou inibidoras, respectivamente, do*** **killing** ***da célula-alvo e da secreção de citocinas*** (ver Figuras 4.10 e 4.11). Os receptores ativadores têm **motivos de ativação com base na tirosina do imunorreceptor** (**ITAMs**; do inglês, *immunoreceptor tyrosine-based activation motifs*), os quais contêm resíduos de tirosina que são fosforilados por quinases citoplasmáticas após a ligação dos ligantes aos seus receptores. Outras proteínas quinases são recrutadas para os ITAMs modificados e são ativadas, e essas quinases contribuem para a sinalização adicional via fosforilação de outras proteínas, levando, eventualmente, à atividade citotóxica e à secreção de citocinas. Os ITAMs também são encontrados nas caudas citoplasmáticas de outros receptores sinalizadores do sistema imune, incluindo os complexos receptores antigênicos das células T e B, cujas estruturas e funções de sinalização serão discutidas com mais detalhes no Capítulo 7. Em alguns receptores ativadores, uma única cadeia polipeptídica contém o ITAM citoplasmático e a porção extracelular de ligação ao ligante. Em outros receptores, os ITAMs estão em cadeias polipeptídicas separadas, como FcεRIγ (assim chamado porque foi primeiro identificado como uma cadeia de sinalização do receptor Fcε, ver Capítulo 20), ζ (um componente do complexo TCR) e DAP12. Essas proteínas de sinalização não se ligam a ligantes, mas estão associadas de modo não covalente às cadeias de ligação ao ligante (ver Figura 4.11).

Os receptores inibitórios das células NK têm **motivos de inibição baseados na tirosina do imunorreceptor** (**ITIMs**; do inglês, *immunoreceptor tyrosine-based inhibition motifs*), que engajam moléculas bloqueadoras das vias de sinalização dos receptores de ativação (ver Figuras 4.10 e 4.11). Os ITIMs contêm resíduos de tirosina que são fosforilados quando os ligantes se ligam ao receptor de inibição e, então, atuam como sítios de ancoragem para o recrutamento e ativação de tirosina fosfatases, as quais removem fosfatos de várias proteínas sinalizadoras gerados pela sinalização *downstream* dos receptores de ativação de NK. O resultado final é o bloqueio das funções de sinalização dos receptores de ativação. Os ITIMs também são encontrados nas caudas citoplasmáticas de outros receptores, além dos receptores inibidores NK, e discutiremos de forma mais detalhada sua estrutura e funções de sinalização no Capítulo 7.

Os genes *KIR* são polimórficos, implicando a existência de diversas variantes alélicas na população humana. Como resultado, um indivíduo pode expressar receptores diferentes daqueles expressos por outro indivíduo. Grupos de alelos *KIR* frequentemente são todos herdados de apenas um dos pais. Esses grupos de genes herdados de maneira ligada (em conjunto) são chamados haplótipos *KIR*. Existem dois haplótipos *KIR* principais e alguns outros mais raros. Os haplótipos diferem quanto ao número de receptores codificados e alguns têm mais ou menos receptores de ativação do que outros. Alguns haplótipos estão associados à suscetibilidade aumentada a certas doenças, incluindo o aborto espontâneo e um tipo de inflamação ocular chamada uveíte.

***As citocinas podem intensificar as respostas funcionais das células NK.*** As principais citocinas do sistema imune inato que estimulam a função da célula NK são a IL-12, IL-15, IL-18 e as IFNs do tipo I (discutidos adiante). Cada uma dessas citocinas intensifica a atividade citotóxica das células NK e todas podem estimular a secreção de IFN-γ pelas células NK independentemente dos receptores de ativação. Além disso, a IL-15 é um importante fator de crescimento para células NK.

### Linfócitos T e B com diversidade limitada de receptor antigênico

Em contraste com as células do sistema imune inato que discutimos até agora, a maioria dos linfócitos T e B do sistema imune adaptativo usa receptores altamente diversos para reconhecer uma enorme variedade de diferentes antígenos. Certas populações pequenas de linfócitos expressam receptores antigênicos estruturalmente iguais àqueles das células T e B, mas esses receptores exibem pouquíssima diversidade. Essas subpopulações de células T e B podem reconhecer estruturas expressas por muitas espécies microbianas diferentes ou comumente encontradas. Entre as células T com diversidade limitada de receptor antigênico, estão as células T *natural killer* invariantes (iNKT; do inglês, *invariant natural killer T cells*), células T γδ, células T invariantes associadas à mucosa (MAIT; do inglês, *mucosa-associated invariant T cells*) e células T intraepiteliais com TCRs αβ (já mencionadas). As subpopulações de células B que produzem anticorpos com um conjunto limitado de especificidades incluem as células B-1 e as células B da zona marginal. Embora essas células T e B desempenhem funções similares àquelas exercidas por suas contrapartes clonalmente mais diversificadas, a natureza de suas especificidades as coloca em uma categoria especial de linfócitos que são mais próximos das células da imunidade inata do que das células da imunidade adaptativa. Essas subpopulações especiais de células T e B são descritas nos Capítulos 10 e 12, respectivamente.

### Mastócitos

***Os mastócitos são células sentinela presentes na pele, epitélio de mucosa e tecidos conectivos que rapidamente secretam citocinas pró-inflamatórias e mediadores lipídicos em resposta à infecção e outros estímulos.*** Os mastócitos foram introduzidos no Capítulo 2. Lembre-se de que essas células contêm grânulos citoplasmáticos abundantes repletos de vários mediadores inflamatórios que são liberados quando as células são ativadas, seja por produtos microbianos ou por um mecanismo especial dependente de anticorpos. Os conteúdos dos grânulos incluem aminas vasoativas (como a histamina) causadoras de vasodilatação e permeabilidade capilar aumentada, bem como enzimas proteolíticas capazes de matar bactérias ou inativar toxinas microbianas. Os mastócitos também sintetizam e secretam mediadores lipídicos (como os leucotrienos e as prostaglandinas) e citocinas (como o TNF). Como os mastócitos geralmente estão localizados nas adjacências dos vasos sanguíneos (ver Figura 2.1B), seus conteúdos de grânulos liberados rapidamente induzem alterações nos vasos sanguíneos que promovem inflamação aguda. Os mastócitos expressam TLRs, e os ligantes de TLR podem induzir a desgranulação do mastócito. Os camundongos deficientes de mastócitos exibem comprometimento do controle de infecções bacterianas, provavelmente devido às respostas imunes inatas defeituosas. Os produtos dos mastócitos também conferem defesa contra helmintos e são responsáveis pelos sintomas das doenças alérgicas. Retomaremos a uma discussão detalhada acerca dos mastócitos no contexto das doenças alérgicas no Capítulo 20.

## MOLÉCULAS EFETORAS SOLÚVEIS DE IMUNIDADE INATA

Vários tipos de moléculas que reconhecem microrganismos e promovem respostas inatas existem na forma solúvel no sangue e nos líquidos extracelulares. Essas moléculas conferem a defesa inicial contra os patógenos que entram na circulação ou que estão presentes fora das células do hospedeiro em algum estágio de seu ciclo de vida. As moléculas efetoras solúveis atuam de duas maneiras:

- Ligando-se aos microrganismos, quando então atuam como **opsoninas** e intensificam a capacidade dos macrófagos e neutrófilos de fagocitar esses microrganismos. Isso ocorre porque as células fagocíticas expressam receptores de membrana específicos para opsoninas, os quais medeiam eficientemente a internalização do complexo formado pela opsonina e os microrganismos ligados, e a subsequente destruição dos microrganismos ingeridos
- Após a ligação aos microrganismos, os mediadores solúveis de imunidade inata promovem respostas pró-inflamatórias que trazem mais fagócitos para os sítios de infecção e também podem matar diretamente os microrganismos.

As moléculas efetoras solúveis às vezes são chamadas ramo humoral da imunidade inata, análogo ao ramo humoral da imunidade adaptativa mediada por anticorpos. Os principais componentes do sistema imune inato humoral são o sistema complemento, as colectinas, as pentraxinas e as ficolinas, os quais são descritos a seguir.

### Sistema complemento

***O sistema complemento consiste em várias proteínas plasmáticas que trabalham conjuntamente na opsonização de microrganismos, promoção de recrutamento de fagócitos para o sítio de infecção e, em alguns casos, na destruição direta dos microrganismos*** (Figura 4.12). A ativação do complemento envolve cascatas proteolíticas em que a proteína inativa, chamada zimogênio, é modificada para se tornar uma protease ativa que cliva e, assim, induz a atividade proteolítica da próxima proteína do complemento na cascata. As cascatas enzimáticas resultam em uma tremenda amplificação da quantidade de produtos proteolíticos gerados em cada etapa. Esses produtos exercem as funções efetoras do sistema complemento.

***A primeira etapa na ativação do sistema complemento é o reconhecimento de moléculas em superfícies microbianas***, o que se dá de três formas, cada uma das

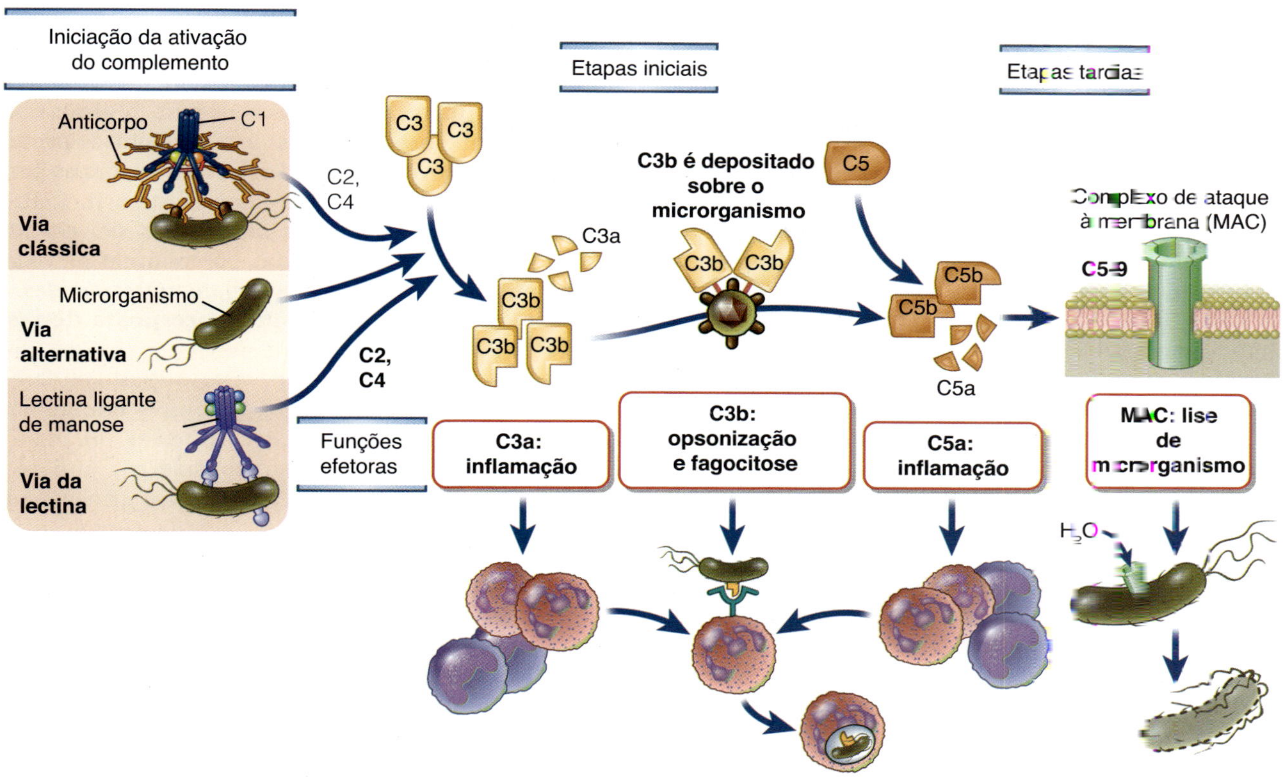


**Figura 4.12 Vias de ativação do complemento.** A ativação do sistema complemento pode ser iniciada por três vias distintas, todas levando à produção de C3a, que estimula inflamação e C3b (etapas iniciais). O C3b inicia as etapas tardias da ativação do complemento, culminando na produção de peptídios que também estimulam a inflamação (C5a), e C9 polimerizado, que forma o complexo de ataque à membrana (etapas tardias). A ativação, as funções e a regulação do sistema complemento são discutidas de forma bem mais detalhada no Capítulo 13.

quais referida como uma via distinta de ativação do complemento:

- A **via clássica**, assim denominada por ter sido descoberta primeiro, usa uma proteína plasmática denominada C1q para detectar anticorpos ligados à superfície de microrganismos ou outras estruturas. Uma vez que C1q se liga à porção Fc dos anticorpos, duas serinas proteases associadas, chamadas C1r e C1s, são ativadas e iniciam uma cascata proteolítica envolvendo outras proteínas do complemento. A via clássica é um dos principais mecanismos efetores do ramo humoral das respostas imunes adaptativas (ver Capítulo 13). As proteínas solúveis do sistema imune inato chamadas pentraxinas, discutidas posteriormente, também podem se ligar ao C1q e iniciar a via clássica
- A **via alternativa**, que foi descoberta mais tarde, embora seja filogeneticamente mais antiga que a via clássica, é deflagrada quando uma proteína do complemento chamada C3 reconhece diretamente certas estruturas presentes na superfície microbiana, como o LPS bacteriano. O C3 também é constitutivamente ativado em níveis baixos na corrente sanguínea e no líquido extravascular, e se liga às superfícies celulares, mas então é inibido por moléculas reguladoras presentes nas células dos mamíferos. Como os microrganismos não têm essas moléculas reguladoras, a ativação espontânea pode ser amplificada nas superfícies microbianas. Assim, essa via consegue distinguir entre o próprio normal e os microrganismos estranhos, com base na presença ou ausência das proteínas reguladoras
- A **via da lectina** é deflagrada por uma proteína plasmática chamada lectina ligante de manose (MBL; do inglês, *mannose-binding lectin*), a qual reconhece resíduos de manose terminais em glicolipídios e glicoproteínas microbianas, de modo similar ao receptor de manose presentes nos fagócitos descrito anteriormente. A MBL é um membro da família das colectinas (discutida adiante) e tem uma estrutura hexamérica semelhante à do componente C1q do sistema complemento. Depois que a MBL se liga aos microrganismos, dois zimogênios chamados serina protease 1 associada à manose (MASP1; do inglês, *mannose-associated serine protease 1* ou *mannan-binding lectin-associated serine protease*) e MASP2, com funções similares às de C1r e C1s, associam-se à MBL e iniciam etapas proteolíticas *downstream* idênticas às da via clássica.

***O reconhecimento de microrganismos por qualquer uma das três vias do complemento resulta no recrutamento e na montagem sequencial de proteínas adicionais do complemento em complexos de proteases*** (ver Figura 4.12). Um desses complexos, chamado C3 convertase, cliva a proteína central do sistema complemento, C3, produzindo C3a e C3b. O fragmento maior C3b se fixa covalentemente à superfície microbiana, em que a via do complemento foi ativada. A atividade enzimática sequencial das proteínas do complemento promove uma amplificação tão tremenda que milhões de moléculas C3b podem se depositar na superfície de um microrganismo em 2 ou 3 minutos. C3b atua como uma opsonina para promover fagocitose de microrganismos. O fragmento menor, C3a, é liberado e estimula a inflamação atuando como agente quimiotático para neutrófilos, induzindo a desgranulação de mastócitos e aumentando diretamente a permeabilidade vascular, de modo a permitir o extravasamento de proteínas e líquido plasmáticos para os sítios de infecção. C3b se liga a outras proteínas do complemento para formar uma protease chamada C5 convertase, que cliva C5 gerando um peptídio liberado (C5a) e um fragmento maior (C5b) que permanece ligado às membranas celulares microbianas. C5a exerce os mesmos efeitos pró-inflamatórios de C3a e é mais potente. C5b inicia a formação de um complexo com as proteínas C6, C7, C8 e C9 do complemento, as quais são montadas em um poro de membrana denominado **complexo de ataque à membrana** (MAC; do inglês, *membrane attack complex*), que causa lise das células em que o complemento é ativado.

O sistema complemento, ativado pelas vias alternativa e da lectina, é um componente essencial da imunidade inata, e pacientes com deficiências em C3 são altamente suscetíveis a infecções bacterianas recorrentes, frequentemente letais. Deficiências genéticas na formação do MAC (o produto terminal da via clássica) causam suscetibilidade aumentada a apenas um número limitado de microrganismos, notavelmente as bactérias do gênero *Neisseria*, cujas paredes celulares delgadas as tornam especialmente suscetíveis à ação lítica do MAC. O sistema complemento também contribui para a lesão celular e tecidual em muitas doenças inflamatórias e autoimunes. Discutiremos o sistema complemento em mais detalhes no Capítulo 13.

## Pentraxinas

Várias proteínas plasmáticas que reconhecem estruturas microbianas e participam da imunidade inata pertencem à família das pentraxinas, a qual é um grupo filogeneticamente antigo de proteínas pentaméricas estruturalmente homólogas. Entre os membros proeminentes dessa família, estão a pentraxinas curtas, proteína C reativa (CRP; do inglês, *C-reactive protein*) e o amiloide P sérico (SAP; do inglês, *serum amyloid P*), além da pentraxina longa PTX3. Ambas, CRP e SAP, ligam-se a várias espécies diferentes de bactérias e fungos. Os ligantes moleculares reconhecidos pela CRP e SAP são a fosforilcolina e a fosfatidiletanolamina, respectivamente, que são encontradas nas membranas bacterianas e se tornam expostas nas células apoptóticas. CRP, SAP e PTX3 ativam o complemento ao se ligarem a C1q e iniciarem a via clássica.

As concentrações plasmáticas de CRP são muito baixas em indivíduos sadios, mas podem atingir níveis até 1.000 vezes maiores durante as infecções e em resposta a outros estímulos inflamatórios. Os níveis aumentados de CRP resultam da síntese hepática elevada induzida pelas citocinas IL-6, IL-1 e TNF, produzidas por fagócitos e DCs como parte da resposta imune inata a infecções ou lesão. A síntese no fígado e os níveis plasmáticos de várias outras proteínas, incluindo SAP e algumas não relacionadas às pentraxinas, também aumentam em resposta à IL-1, IL-6 e TNF. Todas essas proteínas plasmáticas são chamadas **proteínas de fase aguda**, por estarem elevadas no sangue durante as reações inflamatórias agudas, e sua produção aumentada é parte da **resposta de fase aguda** à infecção e outras agressões.

A PTX3 é produzida por vários tipos celulares, incluindo as DCs, macrófagos e células endoteliais, em reposta a ligantes de TLR e citocinas inflamatórias, como TNF, podendo ser considerada um reagente de fase aguda. A PTX3 também é armazenada nos grânulos dos neutrófilos e liberada quando estes morrem. A PTX3 reconhece várias moléculas presentes em fungos, certas bactérias e vírus, bem como em células apoptóticas, e ativa a via clássica do complemento. Estudos com camundongos *knockout* revelam que a PTX3 confere proteção contra esses microrganismos, incluindo o fungo *Aspergillus fumigatus* e o vírus influenza.

## Colectinas e ficolinas

As **colectinas** são uma família de proteínas triméricas ou hexaméricas, cujas subunidades contêm, individualmente, uma cauda do tipo colágeno conectada por uma região ístmica a uma cabeça de lectina cálcio-dependente (tipo C). Três membros dessa família atuam como moléculas efetoras solúveis no sistema imune inato: MBL e as proteínas surfactantes pulmonares SP-A e SP-D.

A **MBL**, um receptor solúvel de reconhecimento de padrão que se liga a carboidratos contendo manose e fucose terminais, foi discutida anteriormente quanto à via da lectina de ativação do complemento (Figura 4.13). A MBL também atua como uma opsonina ligando-se e intensificando a fagocitose de microrganismos. Lembre-se de que as opsoninas se ligam simultaneamente a microrganismos e a um receptor de superfície presente nas membranas dos fagócitos, sendo que, no caso da MBL, o receptor de superfície é chamado receptor de C1q, porque também se liga ao C1q. Esse receptor medeia a internalização de microrganismos opsonizados pela MBL. O gene codificador da MBL é polimórfico e certos alelos estão associados à formação comprometida do hexâmero e a níveis sanguíneos reduzidos. Níveis baixos de MBL resultam em suscetibilidade aumentada a várias infecções, especialmente em indivíduos com outros defeitos imunes.

A proteína **surfactante** A (SP-A; do inglês, *surfactant protein A*) e a proteína surfactante D (SP-D) são colectinas com propriedades lipofílicas compartilhadas por outros surfactantes. São encontradas nos alvéolos pulmonares, e suas principais funções são manter a capacidade de expansão dos alvéolos durante a inalação, por meio da redução da tensão superficial do líquido alveolar, além

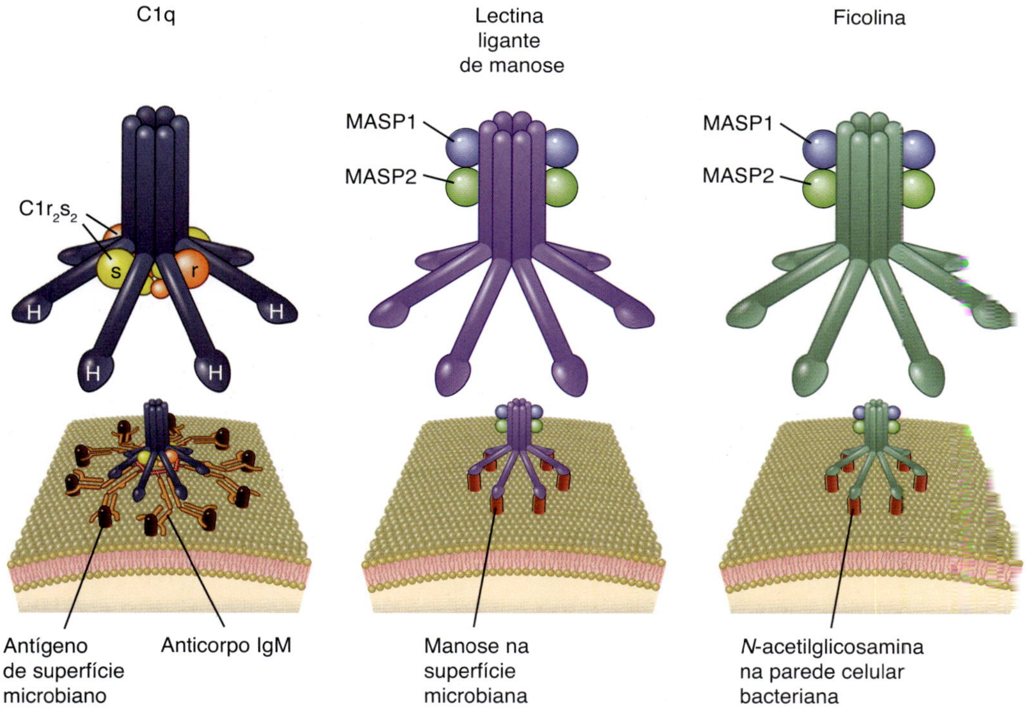


**Figura 4.13 C1, lectina ligante de manose e ficolina.** Essas três proteínas hexaméricas homólogas são capazes de iniciar a ativação do complemento ao interagir com seus ligantes nas superfícies celulares. As cabeças (C) globulares do tipo lectina tipo C na extremidade das hastes do tipo colagenosas em C1q, bem como as proteínas lectina ligante de manose, ligam-se às regiões Fc da imunoglobulina M (IgM) ou à manose na superfície de microrganismos, respectivamente. As cabeças globulares do tipo fibrinogênio na ficolina se ligam à *N*-acetilglicosamina na superfície dos microrganismos. A ligação resulta em alterações conformacionais que ativam a atividade de serina protease de C1r e C1s, associada com C1q, ou a serina protease 1 associada à manose (*MASP1*) e *MASP2*, associadas com a lectina ligante de manose e à ficolina.

de atuar como mediadores de respostas imunes inatas no pulmão. Ligam-se a vários microrganismos e atuam como opsoninas, facilitando a ingesta pelos macrófagos alveolares. SP-A e SP-D também podem inibir diretamente o crescimento bacteriano e ativar macrófagos. Camundongos deficientes em SP-A e SP-D exibem comprometimento da capacidade de resistir a uma variedade de infecções pulmonares.

As **ficolinas** são proteínas plasmáticas estruturalmente semelhantes às colectinas. Elas têm um domínio do tipo colágeno, mas, em vez de um domínio lectina tipo C, contêm um domínio de reconhecimento de carboidrato do tipo fibrinogênio (ver Figura 4.13). Foi demonstrado que as ficolinas se ligam a várias espécies de bactérias, opsonizando-as e ativando o complemento de modo similar ao observado com a MBL. Os ligantes das ficolinas incluem a *N*-acetilglicosamina e o componente ácido lipoteicoico das paredes celulares de bactérias gram-positivas.

Agora que discutimos as propriedades gerais e diversos componentes do sistema imune inato, incluindo as células, receptores de reconhecimento de patógenos celulares e moléculas efetoras solúveis, podemos considerar como esses vários componentes trabalham conferindo proteção contra os patógenos. Os três mecanismos principais pelos quais o sistema imune inato protege contra as infecções são a indução de inflamação, a indução de defesa antiviral e a estimulação da imunidade adaptativa.

## RESPOSTA INFLAMATÓRIA

***O principal meio usado pelo sistema imune inato para lidar com infecções e lesão tecidual é estimular a inflamação aguda, que consiste no acúmulo de leucócitos, proteínas plasmáticas e líquido derivado do sangue em um sítio de infecção ou lesão tecidual extravascular*** (Figura 4.14). Os leucócitos e as proteínas plasmáticas, essenciais para a defesa inata contra microrganismos, normalmente circulam no sangue e devem ser recrutados para os sítios extravasculares de infecção e lesão, em que desempenham as funções efetoras que matam microrganismos e iniciam o reparo do tecido danificado. As respostas inflamatórias agudas se iniciam com o reconhecimento de PAMPs e DAMPs microbianos de células hospedeiras lesionadas por células sentinela teciduais, principalmente macrófagos, DCs e mastócitos. Essas sentinelas respondem secretando mediadores que atuam nos pequenos vasos sanguíneos de modo a promover aumento do fluxo sanguíneo, liberação de proteínas plasmáticas e migração de leucócitos para os tecidos. Descrições detalhadas dos vários mediadores e manifestações patológicas da inflamação podem ser encontradas em livros-texto de patologia. Nossa discussão enfocará aspectos particulares do processo inflamatório que têm ampla relevância para as imunidades inata e adaptativa, bem como para as doenças inflamatórias imunomediadas, começando com uma descrição das citocinas importantes nas respostas inflamatórias da imunidade inata.

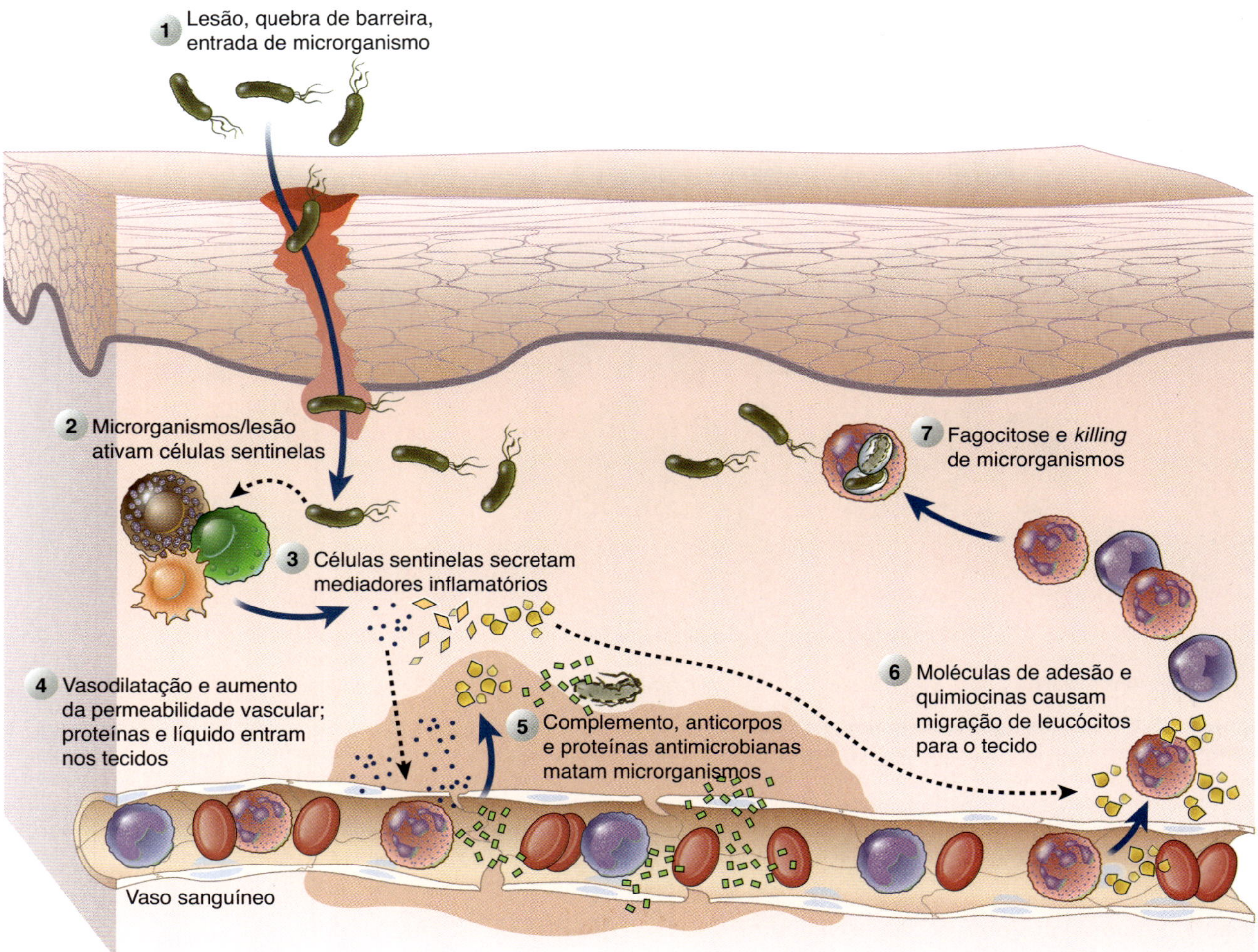


**Figura 4.14 Resposta inflamatória aguda.** As respostas inflamatórias agudas se iniciam quando os micróbios transgridem as barreiras epiteliais ou quando o tecido é lesionado (*1*), e então padrões moleculares associados ao patógeno (PAMPs) e padrões moleculares associados ao dano (DAMPs) ativam células sentinelas, como macrófagos, células dendríticas, mastócitos (*2*), para secretar citocinas e outros mediadores (*3*). Alguns desses mediadores (p. ex., histamina, prostaglandinas) aumentam a permeabilidade dos capilares (*4*), levando à entrada de proteínas plasmáticas (p. ex., proteínas do complemento) nos tecidos (*5*), enquanto outros mediadores (interleucina-1, fator de necrose tumoral) aumentam a expressão de moléculas de adesão endotelial e quimiocinas que promovem o movimento de leucócitos das vênulas pós-capilares para os tecidos (*6*), em que os leucócitos destroem os microrganismos, removem células danificadas (*7*) e promovem mais inflamação e reparo.

## Principais citocinas pró-inflamatórias da imunidade inata

Uma das primeiras respostas do sistema imune inato à infecção e à lesão tecidual é a secreção de citocinas pelas células teciduais – evento decisivo para a resposta inflamatória aguda. As citocinas da imunidade inata têm algumas propriedades gerais e funções importantes (Tabela 4.5):

- São produzidas principalmente por macrófagos e DCs teciduais, embora outros tipos celulares, incluindo mastócitos, células endoteliais e algumas células epiteliais, também possam produzi-las
- A maioria dessas citocinas atua sobre as células que estão próximas à célula de origem (ação parácrina). Em algumas infecções graves, uma quantidade suficiente de citocinas pode ser produzida, de modo que quantidades significativas entram na circulação e atuam à distância (ação endócrina)
- Diferentes citocinas têm ações similares ou sobrepostas, ou são funcionalmente singulares. Uma citocina pode estimular a produção de outras, estabelecendo cascatas que amplificam a reação ou induzem novas reações
- As citocinas da imunidade inata exercem vários papéis: indução de inflamação, inibição da replicação viral, promoção de respostas de célula T e limitação das respostas imunes inatas. Essas funções são descritas a seguir e em partes subsequentes deste capítulo
- Muitas citocinas produzidas por células imunes inatas, como TNF, IL-17, IL-5 e IFN-γ, também são produzidas por linfócitos T em respostas imunes adaptativas
- Três das citocinas pró-inflamatórias mais importantes do sistema imune inato são: TNF, IL-1 (ambas já mencionadas várias vezes) e IL-6. Discutiremos as

**Tabela 4.5** Citocinas da imunidade inata.

| Citocina | Tamanho | Principal fonte celular | Principais alvos celulares e efeitos biológicos |
|---|---|---|---|
| TNF | 17 kDa; homotrímero de 51 kDa | Macrófagos, células T | *Células endoteliais*: ativação (inflamação, coagulação)<br>*Neutrófilos*: ativação<br>*Fígado*: síntese de proteínas de fase aguda<br>*Hipotálamo*: febre<br>*Músculo, tecido adiposo*: catabolismo (caquexia)<br>*Muitos tipos celulares*: apoptose |
| IL-1 | Forma madura de 17 kDa; precursores de 33 kDa | Macrófagos, células endoteliais, algumas células epiteliais | *Células endoteliais*: ativação (inflamação, coagulação)<br>*Hipotálamo*: febre<br>*Fígado*: síntese de proteínas de fase aguda<br>*Células T*: diferenciação de Th17 |
| Quimiocinas (ver Tabela 3.2) | 8 a 10 kDa | Macrófagos, células endoteliais, células T, fibroblastos, plaquetas | *Leucócitos*: quimiotaxia, ativação, migração para os tecidos |
| IL-12 | Heterodímero de subunidades de 35 e 40 kDa | Macrófagos, DCs | *Células T*: diferenciação de Th1<br>*Células NK e células T*: síntese de IFN-γ, atividade citotóxica aumentada |
| Interferonas do tipo I (IFN-α, IFN-β) | IFN-α: 15 a 21 kDa<br>IFN-β: 20 a 25 kDa | IFN-α: macrófagos, DCs plasmacitoides<br>IFN-β: fibroblastos | *Todas as células*: estado antiviral, expressão aumentada de MHC de classe I<br>*Células NK*: ativação |
| IL-10 | Homodímero de subunidades de 34 a 40 kDa e 18 kDa | Macrófagos, células T (principalmente, células T reguladoras) | *Macrófagos, DCs*: inibição da expressão de IL-12, coestimuladores e moléculas de MHC classe II |
| IL-6 | 19 a 26 kDa | Macrófagos, células endoteliais, células T | *Fígado*: síntese de proteínas de fase aguda<br>*Células B*: proliferação de células produtoras de anticorpo<br>*Células T*: diferenciação de Th17 |
| Il-15 | 13 kDa | Macrófagos, outras | *Células NK*: proliferação<br>*Células T*: proliferação (células CD8+ de memória) |
| IL-18 | 17 kDa | Macrófagos | *Células NK e células T*: síntese de IFN-γ |
| IL-23 | Heterodímero de uma subunidade de 19 kDa exclusiva, e uma subunidade de 40 kDa da IL-12 | Macrófagos, DCs | *Células T*: desenvolvimento e manutenção de células T produtoras de IL-17 |
| IL-27 | Heterodímero de subunidades de 28 kDa e 13 kDa | Macrófagos, DCs | *Células T*: diferenciação de Th1; inibição de células Th17<br>*Células NK*: síntese de IFN-γ |

*DC*, células dendríticas; *MHC*, complexo principal de histocompatibilidade; *IFN*, interferona; *IL*, interleucina; *TNF*, fator de necrose tumoral. (Ver também Apêndice I.)

principais características dessas citocinas, enfocando principalmente o TNF e a IL-1, antes de descrever seus papéis na inflamação aguda.

### *Fator de necrose tumoral*

***O TNF é um mediador da resposta inflamatória aguda a bactérias e outros microrganismos infecciosos.*** O nome dessa citocina deriva de sua identificação original como uma substância sérica (fator) causadora de necrose em tumores, hoje sabidamente resultante da inflamação e trombose de vasos sanguíneos tumorais. O TNF também é chamado TNF-α para distingui-lo do estreitamente relacionado TNF-β, que também é chamado linfotoxina. O TNF é produzido principalmente por macrófagos, e também por outros tipos celulares, incluindo DCs e mastócitos. Em macrófagos, é sintetizado como uma proteína homotrimérica de membrana do tipo II não glicosilada, que consegue se ligar a uma forma do receptor de TNF. A forma de membrana do TNF é clivada por uma metaloproteinase membrana-associada, liberando um fragmento polipeptídico, e três dessas cadeias polipeptídicas polimerizam para formar uma proteína de TNF circulante, em forma de pirâmide triangular (Figura 4.15). Os sítios de ligação do receptor estão na base da pirâmide, permitindo a ligação simultânea da citocina a três moléculas de receptor. O TNF é membro de uma ampla família de proteínas homólogas chamada superfamília do TNF, em que todas as proteínas compartilham a característica de formarem homotrímeros (ver Apêndice II).

Existem dois receptores de TNF distintos, denominados tipo I (TNFRI) e tipo II (TNFRII). As afinidades do TNF por seus receptores são incomumente baixas para uma citocina, com um $K_d$ de aproximadamente $1 \times 10^{-9}$ M para ligação ao TNFRI e aproximadamente $5 \times 10^{-10}$ M para ligação ao TNFRII. Ambos os receptores de TNF estão presentes na maioria dos tipos celulares. Os receptores de TNF são membros de uma ampla família de proteínas chamada superfamília do receptor de TNF, muitas das quais são proteínas envolvidas em respostas imunes e inflamatórias. Esses receptores existem na forma de trímeros na membrana plasmática. A ligação do ligante a algum dos membros da família do receptor de TNF, como TNFRI, TNFRII e CD40, leva ao recrutamento de proteínas chamadas fatores associados ao receptor de TNF (TRAFs; do inglês, *TNF receptor-associated factors*) para os domínios citoplasmáticos dos receptores. Os TRAFs ativam fatores de transcrição, especialmente NF-κB e AP1 (ver Capítulo 7). A ligação da citocina a alguns membros da família, como TNFRI, pode levar ao recrutamento de uma proteína adaptadora que ativa caspases e desencadeia apoptose. Assim, diferentes membros da família do receptor de TNF podem induzir expressão gênica ou morte celular, sendo que alguns podem fazer ambas.

A produção de TNF por macrófagos é estimulada por PAMPs e DAMPs. Os TLRs, NLRs, RLRs e CDSs podem, todos, induzir a expressão gênica do TNF, em parte por meio da ativação do fator de transcrição NF-κB. Muitos produtos microbianos diferentes podem, portanto, induzir a produção de TNF. O TNF tem múltiplos efeitos locais e sistêmicos que são responsáveis por muitas das reações da inflamação (Figura 4.16). O TNF é um dos principais contribuidores para a inflamação em várias doenças inflamatórias crônicas, e agentes anti-TNF se tornaram a base do tratamento de muitas dessas doenças. Grandes quantidades desta citocina podem ser produzidas durante as infecções por bactérias gram-negativas e gram-positivas, as quais expressam e liberam os ligantes de TLR de parede celular LPS e ácido lipoteicoico, respectivamente. O choque séptico, uma condição que ameaça a vida e resulta de infecções graves, é mediada em grande parte pelo TNF. Discutiremos o choque séptico posteriormente, neste mesmo capítulo.

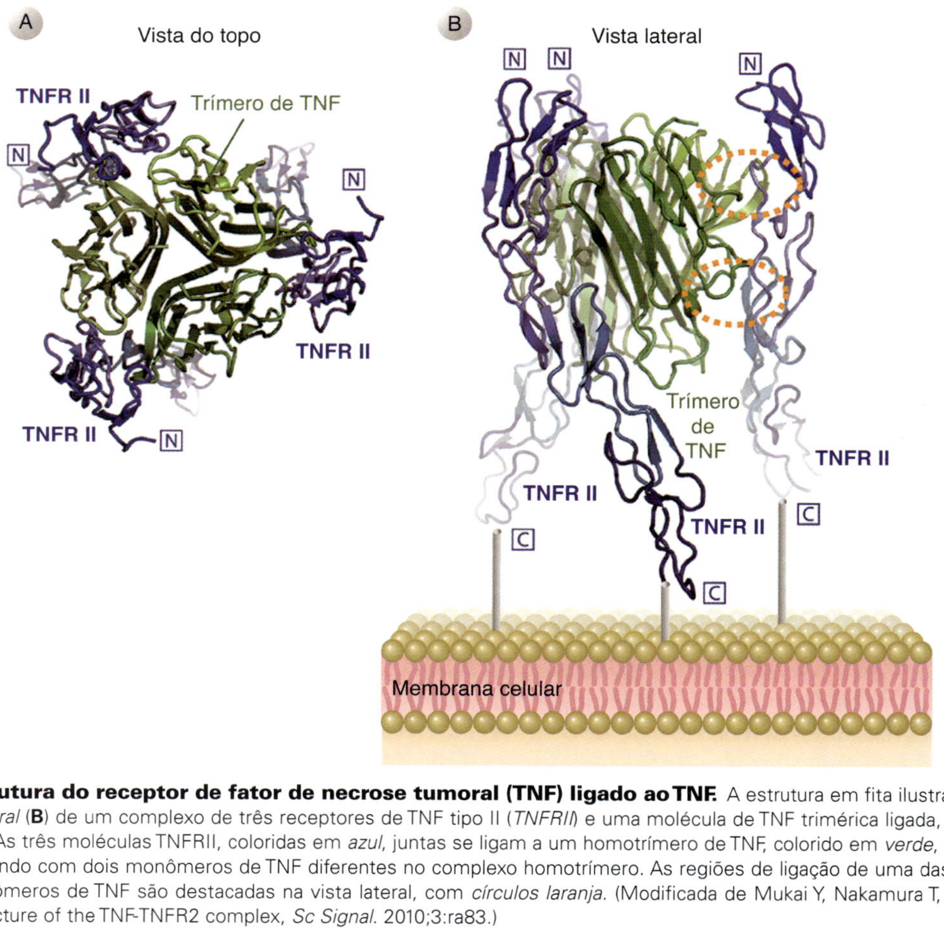


**Figura 4.15 Estrutura do receptor de fator de necrose tumoral (TNF) ligado ao TNF.** A estrutura em fita ilustra uma *vista do topo* (**A**) e uma *vista lateral* (**B**) de um complexo de três receptores de TNF tipo II (*TNFRII*) e uma molécula de TNF trimérica ligada, revelada por cristalografia de raios X. As três moléculas TNFRII, coloridas em *azul*, juntas se ligam a um homotrímero de TNF, colorido em *verde*, com cada molécula de receptor interagindo com dois monômeros de TNF diferentes no complexo homotrímero. As regiões de ligação de uma das três moléculas de TNFRII a dois monômeros de TNF são destacadas na vista lateral, com *círculos laranja*. (Modificada de Mukai Y, Nakamura T, Yoshikawa M *et al.* Solution of the structure of the TNF-TNFR2 complex, *Sc Signal.* 2010;3:ra83.)

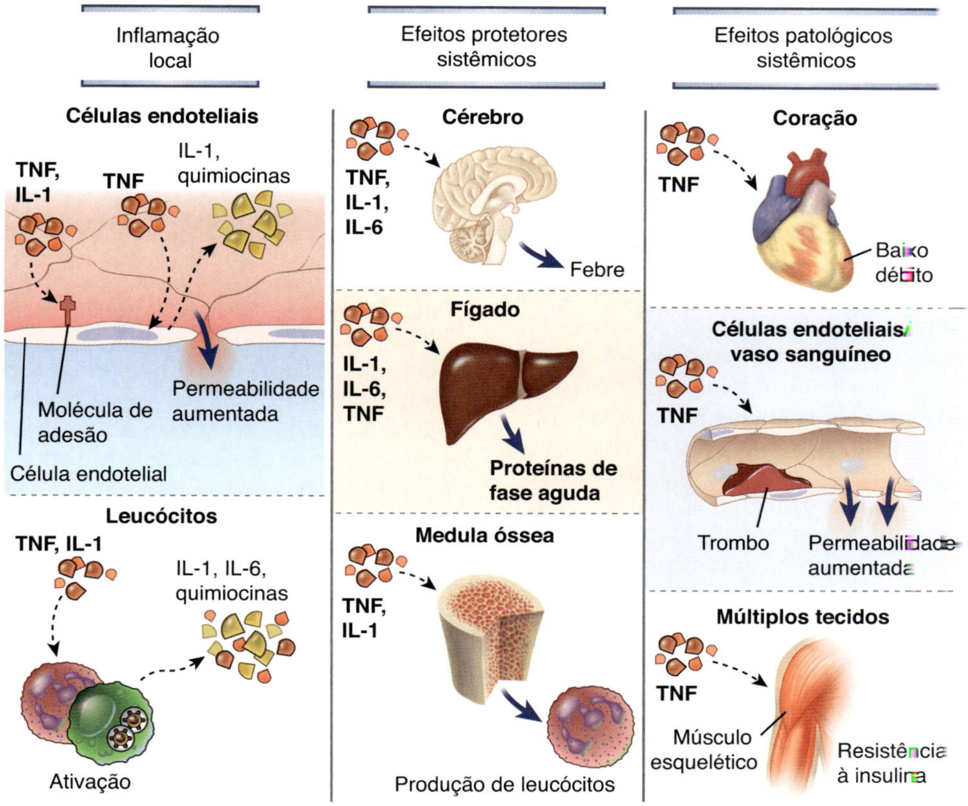


**Figura 4.16 Ações locais e sistêmicas das citocinas na inflamação.** O fator de necrose tumoral (*TNF*), a interleucina-1 (*IL-1*) e a IL-6 produzem múltiplos efeitos locais e sistêmicos. TNF e IL-1 atuam nos leucócitos e no endotélio induzindo inflamação aguda, e ambas induzem expressão de IL-6 em leucócitos e outros tipos celulares. TNF, IL-1 e IL-6 medeiam os efeitos sistêmicos protetores da inflamação, incluindo a indução de febre, síntese de proteínas de fase aguda pelo fígado e produção aumentada de leucócitos pela medula óssea. O TNF sistêmico pode causar anormalidades patológicas que levam ao choque séptico, incluindo a função cardíaca diminuída, trombose, extravasamento capilar e anormalidades metabólicas decorrentes de resistência à insulina.

## *Interleucina-1*

***A IL-1 também é um mediador da resposta inflamatória aguda e exerce muitas ações similares às do TNF.*** Uma fonte celular principal de IL-1, assim como a de TNF, são os fagócitos mononucleares ativados. A IL-1 também é produzida por muitos tipos celulares além dos macrófagos, como neutrófilos, DCs, células epiteliais (p. ex., queratinócitos) e células endoteliais. Existem duas formas de IL-1 chamadas IL-1α e IL-1β, que apresentam menos de 30% de homologia entre si, mas se ligam aos mesmos receptores de superfície celular e exibem as mesmas atividades biológicas. A principal forma biologicamente ativa secretada no contexto das infecções e na maioria das respostas imunes é a IL-1β.

A produção de IL-1 geralmente requer dois sinais distintos, um que ativa a transcrição de novos genes e a produção de um polipeptídio precursor pró-IL-1β de 33 kDa, e um segundo que ativa o inflamassomo para clivar proteoliticamente o precursor gerando a proteína IL-1β madura, de 17 kDa (ver Figura 4.6). Como discutido anteriormente neste capítulo, a transcrição gênica de IL-1β é induzida pelas vias de sinalização de TLR, NLR e RLR, que ativam NF-κB, enquanto a clivagem da pró-IL-1β é mediada pela caspase-1, que é ativada pelos inflamassomos. O TNF também pode estimular fagócitos e outros tipos celulares a produzirem IL-1. Isso exemplifica uma cascata de citocinas com atividades biológicas similares. Diferentemente da maioria das proteínas secretadas, nem IL-1α nem IL-1β têm uma sequência sinal hidrofóbica para direcionar o polipeptídio nascente para a membrana do retículo endoplasmático. Conforme discutido anteriormente, a IL-1β pode ser secretada através de poros na membrana formados por gasdermina D.

A IL-1 medeia seus efeitos biológicos por meio de um receptor de membrana chamado receptor de IL-1 tipo I, expresso em muitos tipos celulares, incluindo as células endoteliais, células epiteliais e leucócitos. Esse receptor é uma proteína integral de membrana que contém um domínio extracelular Ig de ligação ao ligante e um domínio de sinalização TIR na região citosólica, o qual já foi descrito em referência aos TLRs. Os eventos de sinalização que ocorrem quando IL-1 se liga ao receptor de IL-1 tipo I são similares àqueles deflagrados pelos TLRs e resultam na ativação dos fatores de transcrição NF-κB e AP1 (proteína de ativação 1) (ver Capítulo 7). Um segundo receptor de IL-1, chamado receptor de IL-1 tipo II, parece ser incapaz de ativar sinais *downstream* e atua como receptor-isca que limita as respostas à IL-1.

### *Interleucina-6*

A IL-6 é outra importante citocina nas respostas inflamatórias agudas, com efeitos locais e sistêmicos. Induz a síntese de reagentes de fase aguda pelo fígado e promove a diferenciação de células T auxiliares produtoras de IL-17. A IL-6 é sintetizada por fagócitos mononucleares, DCs, células endoteliais vasculares, fibroblastos e outras células em resposta aos PAMPs e DAMPs e também à IL-1 e ao TNF. A IL-6 é um homodímero que pertence à família de citocinas do tipo I (ver Capítulo 7). O receptor de IL-6 consiste em uma cadeia polipeptídica ligante de citocina e uma subunidade transdutora de sinal (chamada gp130) que também constitui o componente de sinalização dos receptores de outras citocinas. A subunidade gp130 é amplamente expressa em muitos tipos celulares, mas a cadeia de ligação a IL-6 é somente expressa por leucócitos e hepatócitos, como uma proteína transmembrana em associação com a gp130. No entanto, uma forma solúvel de cadeia de ligação à IL-6 é gerada por clivagem proteolítica da forma de membrana, e está presente no sangue e líquidos teciduais. Essa forma solúvel pode se ligar a IL-6, e então o complexo pode se associar à porção extracelular da gp130 em muitos tipos celulares e iniciar a sinalização. Esse mecanismo é chamado transinalização. O receptor de IL-6 engaja uma via de sinalização que ativa o fator de transcrição STAT3 (ver Capítulo 7). A IL-6 é um dos principais contribuidores para a inflamação em várias doenças inflamatórias humanas, entre as quais a artrite reumatoide, e anticorpos específicos para o receptor de IL-6 são usados no tratamento de algumas formas de artrite. Alguns distúrbios linfoproliferativos, como a doença de Castleman, são causados pelo herpes-vírus humano-8 (HHV-8), um vírus que codifica um homólogo da IL-6; o bloqueio de IL-6 tem sido usado no tratamento dessas condições.

### *Outras citocinas produzidas durante as respostas imunes inatas*

Além do TNF, IL-1 e IL-6, DCs e macrófagos ativados por PAMPs e DAMPs produzem outras citocinas que exercem papéis importantes nas respostas imunes inatas (ver Tabela 4.5). Nesta seção, discutiremos as principais características de algumas dessas citocinas e seus papéis na imunidade inata, enquanto as interferonas e citocinas inibidoras serão discutidas mais adiante, ainda neste capítulo.

***A IL-12 é secretada por DCs e macrófagos e estimula a produção de IFN-γ por ILC1s, células NK e células T; intensifica a citotoxicidade mediada pela célula NK e pelo CTL; e promove diferenciação de células Th1.*** A IL-12 existe na forma de um heterodímero com ligações dissulfeto, contendo uma subunidade de 35 kDa (p35) e outra de 40 kDa (p40). A subunidade p35 é membro da família de citocinas do tipo I, e a subunidade p40 também é um componente da citocina IL-23, que está envolvida na diferenciação das células Th17. Portanto, um anticorpo específico para p40 bloqueia tanto IL-12 como IL-23 e, assim, inibe o desenvolvimento IL-12-dependente de células Th1 e o desenvolvimento IL-23-dependente de células Th17. Esse anticorpo está aprovado para uso no tratamento da enteropatia inflamatória e da psoríase, causadas por citocinas Th1 e/ou Th17.

As principais fontes de IL-12 são as DCs e macrófagos ativados. Muitas células parecem sintetizar a subunidade p35, porém os macrófagos e DCs são os principais tipos celulares produtores do componente p40 e, portanto, da citocina biologicamente ativa. Durante as reações imunes inatas aos microrganismos, a IL-12 é produzida em resposta à sinalização de TLR e de outro receptor de reconhecimento de padrão induzida por muitos estímulos microbianos, incluindo o LPS ou o ácido lipoteicoico bacterianos, e infecções virais. A IFN-γ produzida pelas células NK ou pelas células T também estimula a produção de IL-12, contribuindo para uma alça de *feedback* positivo.

O receptor de IL-12 é um heterodímero composto das subunidades β1 e β2, ambas membros da família de receptor de citocina do tipo I. Ambas as cadeias são requeridas para a ligação de alta afinidade à IL-12 e para a sinalização, que ativa o fator de transcrição STAT4. A expressão da própria cadeia β2 do receptor de IL-12 é intensificada pela IFN-γ, cuja produção é estimulada pela IL-12. Esse é um exemplo de uma alça de amplificação positiva em respostas imunes. Estudos com camundongos *knockout* gênicos e o fenótipo dos raros pacientes com mutações envolvendo o receptor de IL-12 sustentam a conclusão de que a IL-12 é importante para a produção de IFN-γ por células NK e células T, bem como para a resistência do hospedeiro a bactérias intracelulares e alguns vírus. Por exemplo, foram descritos pacientes com mutações na subunidade β1 do receptor de IL-12, os quais são altamente suscetíveis a infecções por bactérias intracelulares, notavelmente *Salmonella* e micobactérias. A IL-12 secretada por DCs durante a apresentação de antígeno a células T $CD4^+$ *naive* promove a diferenciação dessas células na subpopulação Th1 de células T auxiliares, as quais são importantes para a defesa contra infecções intracelulares (ver Capítulo 10). Trata-se de um modo-chave de a imunidade inata moldar as respostas imunes adaptativas.

A **IL-18** intensifica as funções das células NK, de modo similar à IL-12. Lembre-se de que a produção de IL-18, assim como a de IL-1, depende dos inflamassomos. Também do mesmo modo que a IL-1, a IL-18 se liga a um receptor que sinaliza através de um domínio TIR. Crianças com mutações de ganho de função em *NLRC4* apresentam níveis bastante altos de IL-18 gerada por inflamassomos, produzida por células epiteliais intestinais, além de sofrerem de uma síndrome de ativação sistêmica de macrófagos, provavelmente devido à produção excessiva de IFN-γ induzida por IL-18 a partir de células NK.

A **IL-15** estimula o crescimento e as funções das ILC1s, células NK e algumas células T. A IL-15 é estruturalmente homóloga ao fator de crescimento da célula T, a IL-2, e o receptor heterotrimérico da IL-15 compartilha duas subunidades com o receptor de IL-2. Uma característica interessante da IL-15 é poder ser expressa na superfície celular ligada à cadeia α de seu receptor e, nessa forma, poder ser apresentada e estimular as células adjacentes que expressem um receptor composto das outras duas cadeias (β e γ). A IL-15 apresentada dessa maneira pelas DCs às células NK nos linfonodos ativa as vias de sinalização que promovem a produção de IFN-γ pelas células NK. A IL-15 também serve de fator de sobrevivência para células NK e células T $CD8^+$ de memória.

A IL-25, a linfopoetina estromal tímica (TSLP; do inglês, *thymic stromal lymphopoietin*) e a IL-33 são citocinas estruturalmente não relacionadas produzidas por células das barreiras epiteliais, bem como por outros tipos celulares, que estimulam ILC2s, células Th2 e mastócitos a produzirem IL-4, IL-5 e IL-13. Essas últimas citocinas são importantes para a defesa contra helmintos, mas também contribuem para a doença alérgica (ver Capítulo 20). A IL-33 é expressa de modo constitutivo pelas células de barreiras epiteliais e armazenada em seus núcleos. Frequentemente, é chamada alarmina por ser rapidamente liberada por células epiteliais lesionadas e, então, estimular as respostas imunes inata e adaptativa.

Além das citocinas aqui discutidas, outras citocinas exercem papéis importantes nas respostas imunes inata e adaptativa, entre as quais IL-5, IL-17 e IFN-γ. Essas citocinas serão discutidas em detalhes no Capítulo 10, ao considerarmos as subpopulações de células T auxiliares que as produzem.

## Sequência de eventos na inflamação: alterações vasculares e migração de leucócitos para os tecidos

***As respostas inflamatórias agudas são iniciadas quando células sentinela, incluindo mastócitos, macrófagos tecido-residentes e DCs, que estão presentes em tecidos normais antes da infecção, usam TLRs e receptores de reconhecimento de padrão inatos citosólicos para detectar microrganismos e células lesionadas*** (ver Figura 4.14). Os mastócitos respondem aos PAMPs e DAMPs secretando histamina e prostaglandinas que causam vasodilatação e elevação da permeabilidade capilar, o que aumenta o fluxo sanguíneo através dos tecidos e o movimento de proteínas plasmáticas como proteínas do complemento, pentraxinas, colectinas e anticorpos para fora dos vasos sanguíneos. Essas moléculas efetoras inatas solúveis trabalham em conjunto com os leucócitos que são recrutados para o tecido a partir da circulação.

***O recrutamento de grandes quantidades de neutrófilos, seguidos de monócitos, do sangue para os tecidos, tipicamente, ocorre como parte da resposta inflamatória aguda a infecções e lesão tecidual.*** A vasodilatação causada pela histamina e prostaglandinas derivadas dos mastócitos aumenta o número desses leucócitos que entram nos tecidos afetados, além de alterar as características do fluxo sanguíneo que intensificam as interações físicas dos leucócitos circulantes com as paredes dos vasos sanguíneos. O TNF, a IL-1, a IL-6 e as quimiocinas, todos produzidos por células sentinela nos sítios de infecção ou lesão tecidual, apresentam múltiplos efeitos sobre os capilares, as vênulas, os leucócitos e a medula óssea, os quais, em conjunto, aumentam a distribuição local das células capacitadas a combater as infecções e a reparar os tecidos (ver Figuras 4.14 e 4.16; ver também Figura 3.3). O recrutamento de leucócitos foi descrito no Capítulo 3 e será considerado apenas brevemente aqui.

***As células endoteliais das vênulas pós-capilares aumentam a expressão de moléculas de adesão para os leucócitos.*** A expressão de E-selectina e de ligantes para integrinas, incluindo a molécula de adesão intercelular 1 (ICAM-1; do inglês, *intercellular adhesion molecule 1*) e a molécula de adesão da célula vascular 1 (VCAM-1; do inglês, *vascular cell adhesion molecule 1*), é induzida pela ativação de fatores de transcrição do TNF e IL-1, incluindo NF-κB. A P-selectina armazenada em grânulos citoplasmáticos de células endoteliais pode ser mobilizada para a superfície celular em resposta à trombina gerada pela cascata de coagulação.

***TNF e IL-1 também estimulam várias células a secretarem quimiocinas, como CXCL8 e CCL2, que se ligam a receptores existentes em neutrófilos e monócitos, respectivamente.*** Como discutido no Capítulo 3, essas quimiocinas aumentam a afinidade das integrinas leucocitárias por seus ligantes e estimulam o movimento direcionado dos leucócitos. O resultado da expressão aumentada de selectina, integrina e quimiocina é um aumento na adesão de neutrófilos e monócitos às células endoteliais, e transmigração através da parede vascular. Os leucócitos se acumulam nos tecidos, formando um infiltrado inflamatório. As ações do TNF sobre o endotélio e os leucócitos são decisivas para as respostas inflamatórias locais aos microrganismos. Se quantidades inadequadas de TNF estiverem presentes (p. ex., em pacientes tratados com fármacos que bloqueiam o TNF ou em camundongos *knockout* para o gene do TNF), uma possível consequência é a falha em conter a infecção.

Além disso, TNF, IL-1 e IL-6 produzidos em sítios inflamatórios podem entrar no sangue e ser distribuídos para a medula óssea, em que atuam em conjunto com fatores estimuladores de colônia para aumentar a produção de neutrófilos a partir dos progenitores existentes no local e liberar neutrófilos maduros para o sangue. Nesse sentido, essas citocinas intensificam o suprimento de células que podem ser recrutadas para os sítios de infecção e repõem os leucócitos consumidos durante as reações inflamatórias (ver Figura 4.16).

Tipicamente, o leucócito que é recrutado primeiro para os locais de inflamação é o neutrófilo, porque é o leucócito mais abundante no sangue e o que responde mais rapidamente aos sinais quimiotáticos. Os monócitos do sangue, que se tornam macrófagos no tecido, tornam-se cada vez mais proeminentes ao longo do tempo e podem ser a população dominante em algumas reações. Neutrófilos e macrófagos derivados de monócitos fagocitam e matam microrganismos, discutido mais adiante, e essas funções são aprimoradas pela opsonização de microrganismos pelas proteínas do complemento, anticorpos e outros mediadores solúveis da imunidade inata. Além disso, os fagócitos recrutados, especialmente os macrófagos, respondem aos microrganismos e células lesionadas secretando mais citocinas e quimiocinas inflamatórias, o que promove mais recrutamento de leucócitos e amplifica a resposta inflamatória aguda.

A inflamação aguda pode se desenvolver em minutos a horas e durar dias. A inflamação crônica é um processo que substitui a inflamação aguda se a infecção não for eliminada ou a lesão tecidual for prolongada. Geralmente envolve recrutamento e ativação de monócitos e linfócitos. Os sítios inflamatórios crônicos também sofrem remodelamento tecidual, com angiogênese e fibrose. Embora os estímulos imunes inatos contribuam para a inflamação crônica, o sistema imune adaptativo geralmente também está envolvido e as citocinas produzidas pelas células T são poderosas indutoras de inflamação crônica (ver Capítulo 10).

## Ingesta e *killing* de microrganismos por fagócitos ativados

***Os neutrófilos e macrófagos recrutados para os sítios de infecção ingerem microrganismos que são contidos em vesículas, pelo processo de fagocitose, e os destroem*** (Figura 4.17). A fagocitose é um processo dependente de energia e ativo de englobamento de partículas grandes (maiores que 0,5 µm de diâmetro) no interior de vesículas. As vesículas fagocíticas se fundem aos lisossomos, e as partículas ingeridas são destruídas. Desse modo, os mecanismos de *killing*, que potencialmente poderiam lesionar o fagócito, são isolados do restante da célula.

***Os neutrófilos e macrófagos expressam receptores que reconhecem especificamente os microrganismos, e a ligação dos microrganismos a esses receptores é a primeira etapa na fagocitose.*** Alguns desses receptores são de reconhecimento de padrão, incluindo lectinas do tipo C e receptores *scavenger*, já discutidos. Os receptores de reconhecimento de padrão podem contribuir para a fagocitose somente de organismos que expressam padrões moleculares particulares, como a manose para o receptor de manose. Os fagócitos também têm receptores de alta afinidade para certas opsoninas, incluindo moléculas de anticorpo, proteínas do complemento e lectinas plasmáticas. Esses receptores são decisivos para a fagocitose de muitos microrganismos diferentes que estejam recobertos pelas opsoninas. Recobrir os microrganismos com anticorpos é um dos sistemas mais eficientes de opsonização. Os fagócitos expressam um receptor Fc de alta afinidade chamado FcγRI, específico para um tipo de anticorpo chamado IgG (ver Capítulos 5 e 13). Desse modo, se um indivíduo responde a uma infecção produzindo anticorpos IgG contra antígenos microbianos, as moléculas de IgG se ligam a esses antígenos, as extremidades Fc dos anticorpos ligados podem interagir com o FcγRI dos fagócitos, e o resultado final é a fagocitose eficiente dos microrganismos. A fagocitose anticorpo-dependente ilustra uma ligação existente entre a imunidade inata e a adaptativa – anticorpos são um produto do sistema imune adaptativo (linfócitos B) que engajam células efetoras do sistema imune inato (fagócitos) para realizar suas funções protetoras.

Quando um microrganismo ou uma partícula se liga aos receptores existentes em um fagócito, a membrana plasmática na região dos receptores começa a se invaginar e se estende formando uma projeção em forma de "copo" ao redor do microrganismo. Quando a projeção da membrana em forma de "copo" se estende além do diâmetro da partícula, o topo do "copo" se fecha por cima e prende sua parte interna, formando uma vesícula intracelular de dentro para fora (ver Figura 4.17). Essa vesícula, chamada fagossomo, contém a partícula estranha ingerida e se separa da membrana plasmática. Os

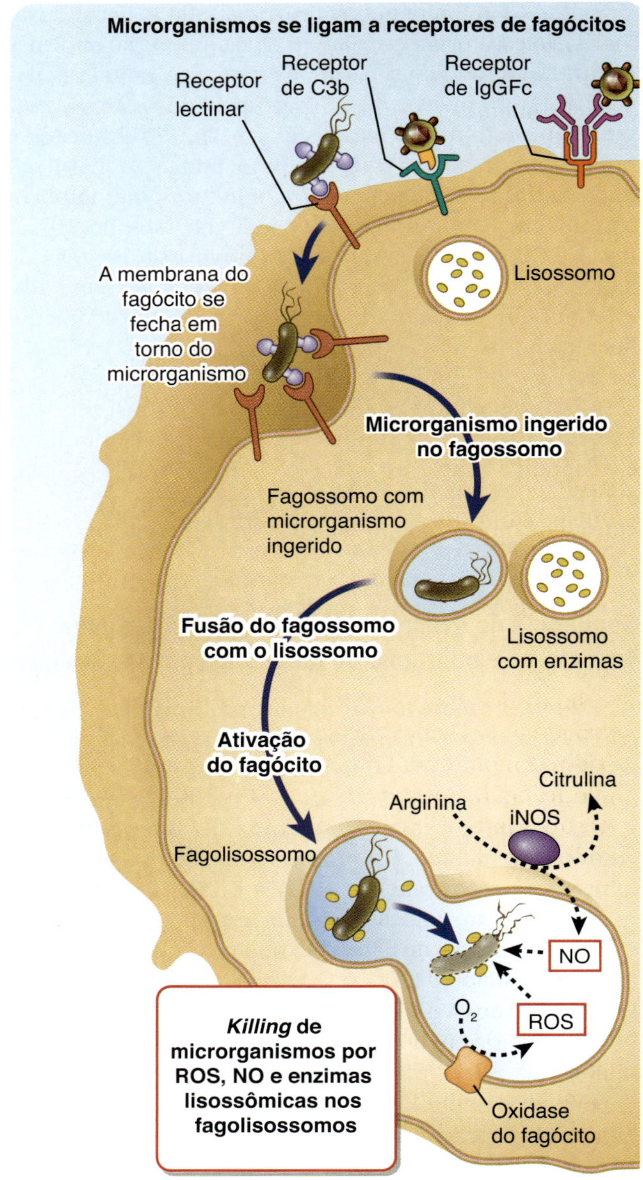


**Figura 4.17 Fagocitose e destruição intracelular de microrganismos.** Os microrganismos podem ser ingeridos por meio de diferentes receptores de membrana existentes nos fagócitos. Alguns se ligam diretamente aos microrganismos, enquanto outros se ligam a microrganismos opsonizados. Os microrganismos são internalizados em fagossomos, os quais se fundem aos lisossomos para formar fagolisossomos, em que os microrganismos são mortos por espécies reativas de oxigênio e nitrogênio e enzimas proteolíticas. *IgG*, imunoglobluna G; *iNOS*, óxido nítrico sintase induzível; *NO*, óxido nítrico; *ROS*, espécies reativas de oxigênio.

receptores da superfície celular também fornecem sinais de ativação que estimulam as atividades microbicidas dos fagócitos. Os microrganismos fagocitados são destruídos, conforme descrito a seguir. Ao mesmo tempo, peptídios são gerados a partir das proteínas microbianas e apresentados aos linfócitos T para iniciar respostas imunes adaptativas (ver Capítulo 6).

***Neutrófilos e macrófagos ativados matam microrganismos fagocitados por meio da ação microbicida de moléculas junto aos fagolisossomos*** (ver Figura 4.17). Sinais de vários receptores, incluindo receptores de reconhecimento de padrão (como os TLRs), receptores de opsonina (como os receptores de Fc e C3b), receptores de citocina (principalmente de IFN-γ) e CD40, atuam em cooperação para ativar fagócitos a matarem os microrganismos ingeridos. A fusão de vacúolos fagocíticos (fagossomos) com lisossomos resulta na formação de fagolisossomos, em que a maioria dos mecanismos microbicidas está concentrada. Há três classes de moléculas microbicidas que são comprovadamente as mais importantes:

- ***Espécies reativas de oxigênio*** (***ROS***; do inglês, *reactive oxygen species*). Neutrófilos ativados e, em menor extensão, macrófagos, convertem o oxigênio molecular em ROS, que são agentes oxidantes altamente reativos contendo radicais livres que destroem microrganismos (e outras células). O sistema gerador de radicais livres primário é o sistema da oxidase do fagócito, uma enzima com múltiplas subunidades montada em fagócitos ativados, principalmente na membrana dos fagolisossomos. A oxidase do fagócito é ativada por numerosos estímulos, incluindo IFN-γ e sinais de TLRs. A função dessa enzima é reduzir o oxigênio molecular em ROS como os radicais superóxido, com a forma reduzida da nicotinamida adenina dinucleotídio fosfato (NADPH) atuando como cofator. O superóxido é enzimaticamente dismutado em peróxido de hidrogênio que é usado pela enzima mieloperoxidase para converter íons haletos não reativos em ácidos hipoalosos que são tóxicos para as bactérias. O processo de produção de ROS é chamado ***burst* respiratório** (explosão respiratória), porque requer consumo de oxigênio (respiração celular). Uma doença chamada **doença granulomatosa crônica** é causada por uma deficiência hereditária de um dos componentes da oxidase do fagócito; essa deficiência compromete a capacidade dos fagócitos de matar certas espécies de bactérias (ver Capítulo 21)
- ***Óxido nítrico*** (***NO***; do inglês, *nitric oxide*). Os macrófagos produzem espécies reativas de nitrogênio, principalmente NO, por meio da ação de uma enzima chamada óxido nítrico sintase induzível (iNOS). A iNOS é uma enzima citosólica ausente em macrófagos em repouso, mas que pode ser induzida em resposta a produtos microbianos que ativam TLRs, especialmente em combinação com IFN-γ. A iNOS catalisa a conversão de arginina em citrulina, e o gás NO difusível é liberado. Dentro dos fagolisossomos, o NO pode se combinar ao peróxido de hidrogênio ou ao superóxido, gerados pela oxidase do fagócito, e produzir radicais peroxinitrito altamente reativos que podem matar microrganismos. A função cooperativa e redundante de ROS e do NO é demonstrada pelo achado de que camundongos *knockout* desprovidos de iNOS e da oxidase do fagócito são mais suscetíveis a infecções bacterianas do que animais *knockout* apenas para a oxidase do fagócito ou para a iNOS
- ***Enzimas proteolíticas.*** Neutrófilos e macrófagos ativados produzem várias enzimas proteolíticas nos fagolisossomos, as quais atuam destruindo os microrganismos. Uma das enzimas mais importantes em neutrófilos é a elastase, uma serina protease de amplo espectro comprovadamente requerida para o *killing* de muitos tipos de bactérias. Outra enzima importante é a catepsina G. Estudos com camundongos *knockout* gênicos confirmaram o requerimento essencial dessas enzimas no *killing* de bactérias por fagócitos.

Os microrganismos no interior dos macrófagos também podem ser mortos quando os macrófagos sofrem piroptose mediada pelo inflamassomo, conforme descrito anteriormente.

***Os neutrófilos também matam microrganismos por extrusão do seu DNA e dos conteúdos de seus grânulos, os quais formam filamentos extracelulares em que bactérias e fungos são presos e destruídos.*** A extrusão do conteúdo da cromatina, chamada **armadilhas extracelulares do neutrófilo** (**NETs**; do inglês, *neutrophil extracellular traps*), consiste em compostos de fitas de DNA e histonas às quais se ligam altas concentrações de conteúdos granulares antimicrobianos, incluindo lisozima, elastase e defensinas. A formação da NET requer a citrulinização de histonas pela enzima peptidilarginina deiminase (PAD4), além da oxidase do fagócito, mieloperoxidase e serina protease elastase do neutrófilo. A extrusão de conteúdos nucleares durante a formação da NET leva à morte celular do neutrófilo, referida como NETose. A importância das NETs na proteção inata contra infecções permanece obscura, mas evidências crescentes indicam que a formação excessiva de NET contribui para o desenvolvimento de doenças autoimunes e outras condições inflamatórias.

## Papel dos macrófagos no reparo tecidual

A inflamação aguda é frequentemente associada à morte significativa de células do hospedeiro, incluindo células teciduais mortas por microrganismos ou por danos colaterais causados pelas atividades microbicidas de leucócitos recrutados. Uma vez que os agentes agressores são eliminados, o tecido danificado deve ser reparado. Os macrófagos desempenham um papel crítico no processo de reparo devido a várias atividades. Os macrófagos eliminam as células mortas e secretam fatores de crescimento que promovem a regeneração e a angiogênese. Os macrófagos também secretam TGF-β e outras citocinas que estimulam a síntese de colágeno pelos fibroblastos, promovendo assim a formação de tecido cicatricial para substituir as partes danificadas. Macrófagos ativados de maneiras distintas são responsáveis por diferentes funções: macrófagos classicamente ativados são microbicidas e promovem inflamação no início da reação, enquanto macrófagos ativados alternativamente promovem reparo tecidual mais tarde. Essas vias de ativação de macrófagos são discutidas em mais detalhes no Capítulo 10.

## Consequências sistêmicas e patológicas da inflamação

***TNF, IL-1 e IL-6 produzidos durante a resposta imune inata a infecções ou dano tecidual exercem efeitos sistêmicos que contribuem para a defesa do hospedeiro e são responsáveis por muitas das manifestações clínicas de infecção e doença inflamatória*** (ver Figura 4.16):

- ***Febre.*** TNF e IL-1 atuam no hipotálamo para induzir elevação da temperatura corporal (febre). Essas citocinas, portanto, são chamadas pirógenos endógenos (*i. e.*, agentes causadores de febre derivados do hospedeiro, para distingui-los do LPS, que era considerado um pirógeno exógeno [derivado de microrganismo]). Essa distinção tem significado principalmente histórico, porque agora sabemos que até o LPS induz febre por meio da estimulação da produção das citocinas TNF e IL-1. Essas citocinas aumentam a síntese de prostaglandinas nas células hipotalâmicas, e as prostaglandinas estimulam a produção de neurotransmissores que "redefinem" a temperatura de estado basal do corpo para um nível mais alto, reduzindo a perda de calor (via vasoconstrição) e aumentando a geração de calor (através de efeitos no músculo esquelético e gordura). Os inibidores da síntese de prostaglandina, como o ácido acetilsalicílico, reduzem a febre bloqueando essa ação das citocinas. O papel da febre na defesa do hospedeiro é pouco entendido, mas pode estar relacionado com funções metabólicas intensificadas nas células imunes, funções metabólicas comprometidas em microrganismos, e alterações no comportamento do hospedeiro febril que diminuem o risco de piora das infecções e da lesão
- ***Leucocitose.*** O TNF, a IL-1 e a IL-6 produzidos nos sítios inflamatórios circulam até a medula óssea e promovem a liberação de neutrófilos e monócitos, enquanto outras citocinas, chamadas fatores estimuladores de colônia (ver Capítulo 2), estimulam a produção dessas células, levando à elevação do número de leucócitos no sangue (leucocitose). Isso aumenta a migração de leucócitos para os tecidos, o que pode auxiliar na defesa antimicrobiana, embora possa também contribuir para o dano inflamatório aos tecidos
- ***Resposta de fase aguda.*** O TNF, a IL-1 e a IL-6 induzem os hepatócitos a produzirem proteínas de fase aguda, incluindo CRP, SAP e fibrinogênio, os quais são secretados no sangue. Níveis plasmáticos elevados dessas proteínas são comumente usados na clínica como sinais de infecção ou outros processos inflamatórios. As pentraxinas CRP e SAP exercem papéis protetores nas infecções, conforme já discutimos neste mesmo capítulo, enquanto o fibrinogênio, precursor da fibrina, contribui para a homeostasia e o reparo tecidual.

***Nas infecções graves, o TNF pode ser produzido em grandes quantidades e causar anormalidades patológicas e clínicas sistêmicas.*** Se o estímulo para a produção de citocina for suficientemente forte, grandes quantidades de TNF podem ser produzidas, entrar na corrente sanguínea e atuar em sítios distantes (ver Figura 4.16). As principais ações patológicas do TNF são as seguintes:

- O TNF inibe a contratilidade miocárdica e o tônus da musculatura lisa vascular, resultando em acentuada diminuição da pressão arterial ou em choque
- O TNF causa trombose intravascular, principalmente como resultado do comprometimento das propriedades anticoagulantes normais do endotélio. Nas células endoteliais, o TNF estimula a expressão do fator tecidual, um potente ativador da coagulação, e inibe a expressão de trombomodulina, um inibidor da coagulação. As alterações endoteliais são exacerbadas pela ativação dos neutrófilos, levando à formação de tampão vascular por essas células
- A produção prolongada de TNF causa o desgaste das células musculares e adiposas, chamado caquexia. Esse desgaste resulta da supressão do apetite induzida pelo TNF e da síntese diminuída da lipoproteína lipase, uma enzima necessária para liberar ácidos graxos das lipoproteínas circulantes de maneira que possam ser usados pelos tecidos.

Uma complicação sistêmica da infecção grave, geralmente bacteriana ou fúngica, é uma síndrome chamada **sepse**, clinicamente caracterizada por febre, aceleração das frequências cardíaca e respiratória, anormalidades metabólicas e perturbações mentais. A infecção pode envolver a presença de microrganismos no sangue, embora isso não seja documentado na maioria dos casos. A sepse bacteriana é mais frequentemente iniciada pelo LPS (também chamado endotoxina) liberado de bactérias gram-negativas ou pelo ácido lipoteicoico liberado por bactérias gram-positivas, os quais podem cair na corrente sanguínea. A sinalização do TLR então é induzida nas células em muitos órgãos, pelo LPS ou pelo ácido lipoteicoico, levando à produção de TNF e outras citocinas, entre as quais IL-12, IFN-γ, IL-6 e IL-1. Na forma mais grave de sepse, chamada **choque séptico**, há colapso vascular decorrente dos efeitos das altas doses de TNF anteriormente discutidos. A concentração sérica de TNF pode ser preditiva do desfecho da sepse grave. O choque séptico pode ser reproduzido experimentalmente em animais, por meio da administração de LPS, ácido lipoteicoico ou TNF. Os antagonistas de TNF podem prevenir a mortalidade em modelos experimentais, mas os ensaios clínicos com anticorpos anti-TNF ou receptores solúveis de TNF não demonstraram benefício em pacientes com sepse. A causa dessa falha terapêutica é desconhecida, mas é possível que outras citocinas elicitem as mesmas respostas induzidas pelo TNF.

Uma síndrome similar ao choque séptico pode ocorrer como complicação de distúrbios não infecciosos, como queimaduras graves, traumatismos, pancreatite e outras condições sérias. Essa síndrome é chamada síndrome da resposta inflamatória sistêmica (SIRS; do inglês, *systemic inflammatory response syndrome*).

***A inflamação aguda pode causar lesão tecidual, porque os mecanismos efetores usados pelos leucócitos para matar***

***os microrganismos também são tóxicos para os tecidos do hospedeiro.*** As enzimas proteolíticas ROS e NO, produzidas pelos fagócitos que se acumulam no sítio de infecção, podem lesionar as células do hospedeiro e degradar a matriz extracelular se forem geradas em grandes quantidades, especialmente quando os microrganismos resistem ao *killing* e continuam estimulando respostas imunes inatas. De fato, ao menos parte do processo patológico associado às infecções é devido às respostas inflamatórias, e não aos efeitos tóxicos diretos dos microrganismos. A inflamação aguda também causa lesão tecidual no contexto das doenças autoimunes, em que os neutrófilos e os macrófagos se acumulam e são ativados como resultado da estimulação do sistema imune adaptativo por antígenos próprios (ver Capítulo 15). Como na inflamação induzida por infecções, TNF, IL-1, IL-6 e IL-12 são indutores-chave de inflamação nas doenças autoimunes. Antagonistas contra todas essas citocinas ou seus receptores estão em uso clínico para diminuir a inflamação em pacientes com doenças inflamatórias, como artrite reumatoide, enteropatia inflamatória e psoríase.

## RESPOSTA ANTIVIRAL

***A principal forma pela qual o sistema imune inato bloqueia as infecções virais é a indução da expressão de IFNs do tipo I, cuja ação mais importante é inibir a replicação viral.*** No início do capítulo, discutimos como vários receptores de reconhecimento de padrão, incluindo alguns TLRs, NLRs, RLRs e CDSs, geram sinais que estimulam a expressão dos genes de IFN-α e IFN-β em muitos tipos celulares diferentes. Essas IFNs do tipo I secretadas pelas células atuam em outras células prevenindo a disseminação da infecção viral. Nesta seção, descreveremos as propriedades das IFNs do tipo I e as ações antivirais dessas citocinas (Figura 4.18). As funções antivirais das interferonas do tipo I são mimetizadas pelas interferonas do tipo III, formadas por quatro membros da família da IFN-λ, que são as principais interferonas produzidas por muitos epitélios e por células dendríticas convencionais.

***As IFNs do tipo I constituem uma ampla família de citocinas estruturalmente relacionadas que medeiam a resposta imune inata inicial às infecções virais.*** O termo interferona deriva da habilidade dessas citocinas de interferir na replicação viral. Existem numerosos tipos de IFNs do tipo I, os quais são estruturalmente homólogos e codificados por genes em um único grupamento localizado no cromossomo 9. Dentre as IFNs do tipo I, as mais importantes na defesa antiviral são a IFN-α, que inclui 13 proteínas estreitamente relacionadas, e a IFN-β, que é uma proteína única. As DCs plasmacitoides são as principais fontes de IFN-α que, todavia, também pode ser produzida por fagócitos mononucleares. A IFN-β é produzida por muitos tipos celulares em resposta à infecção viral. Os estímulos mais potentes para a síntese de IFN do tipo I são os ácidos nucleicos virais. Lembre-se de que os receptores do tipo RIG e os sensores de DNA presentes no citosol, bem como os TLRs 3, 7, 8 e 9 presentes nas vesículas endossômicas, reconhecem ácidos nucleicos microbianos e iniciam as vias de sinalização que ativam a família IRF de fatores de transcrição, os quais estimulam a transcrição dos genes de IFN do tipo I (ver Figura 4.3).

O receptor para IFNs do tipo I, que se liga à IFN-α e à IFN-β, é um heterodímero composto de dois polipeptídios estruturalmente relacionados, IFNAR1 e IFNAR2, expressos em todas as células nucleadas. Esse receptor sinaliza para ativar os fatores de transcrição STAT1, STAT2 e IRF9, que induzem expressão de vários genes diferentes cujos produtos proteicos contribuem para a defesa antiviral de várias maneiras:

- As IFNs do tipo I ativam a transcrição de vários genes que conferem às células uma resistência à infecção viral denominada estado antiviral (ver Figura 4.18). Os genes induzidos pela IFN do tipo I incluem os da serina/treonina proteinoquinase ativada por RNA de dupla fita (PKR), que bloqueia eventos de transcrição e tradução viral; e os da 2,5-oligoadenilato sintase e RNase L, que promovem degradação do RNA viral. A ação antiviral da IFN do tipo I é primariamente uma ação parácrina, no sentido de que uma célula infectada por vírus ou uma DC plasmocitoide ativada por PAMPs virais secreta IFN para atuar e proteger as células vizinhas ainda não infectadas. Os efeitos das IFNs do tipo I não são específicos para a expressão gênica viral, e parte da capacidade dessas citocinas de bloquear a disseminação da infecção é devido à sua toxicidade às células do hospedeiro que estão nas proximidades das células infectadas. A IFN secretada por uma célula infectada também pode agir de maneira autócrina, inibindo a replicação viral na própria célula que o secreta
- As IFNs do tipo I causam o sequestro de linfócitos nos linfonodos, maximizando assim a oportunidade de encontrar com os antígenos microbianos. O mecanismo para esse efeito das IFNs do tipo I é a indução de uma molécula nos linfócitos chamada CD69, que forma um complexo com o receptor de esfingosina 1-fosfato (S1P), o S1PR1 (do inglês, *sphingosine 1-phosphate receptor 1*), e diminui sua expressão. Lembre-se do exposto no Capítulo 3: a saída do linfócito dos tecidos linfoides depende da ligação de S1P ao S1PR1. Portanto, o S1PR1 reduzido inibe essa saída e mantém os linfócitos nos órgãos linfoides
- As IFNs do tipo I aumentam a citotoxicidade das células NK e CTLs $CD8^+$, além de promoverem a diferenciação de células T *naive* para a subpopulação Th1 de células T auxiliares. Esses efeitos das IFNs do tipo I intensificam as imunidades inata e adaptativa contra infecções intracelulares, incluindo vírus e algumas bactérias
- As IFNs do tipo I regulam positivamente a expressão de moléculas do MHC de classe I e, desse modo, aumentam a probabilidade de as células infectadas por vírus virem a ser reconhecidas e mortas pelos CTLs $CD8^+$. Os CTLs $CD8^+$ vírus-específicos reconhecem peptídios derivados de proteínas virais ligados a moléculas do MHC de classe I na superfície de células infectadas. Discutiremos os detalhes do reconhecimento do peptídio-MHC pela

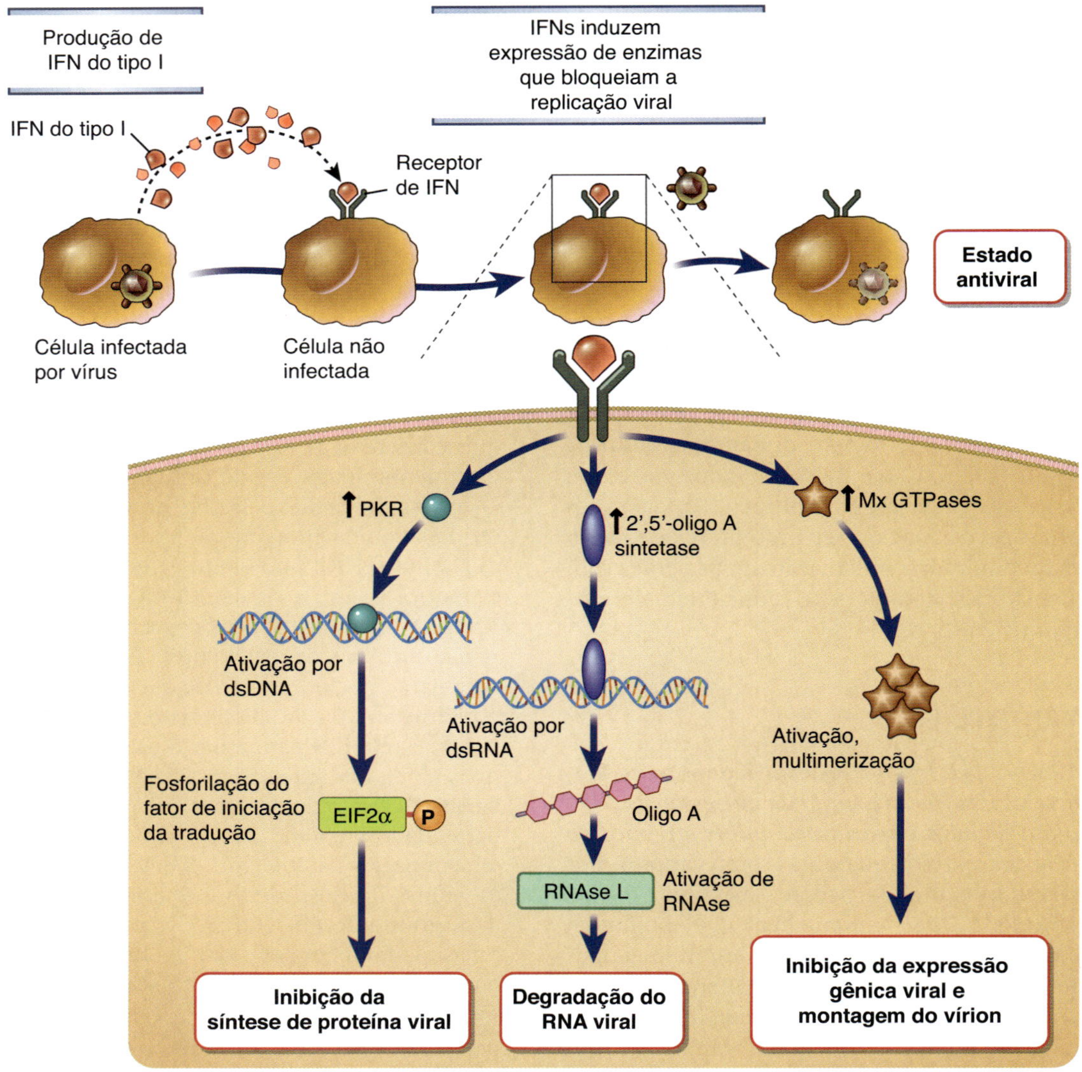


**Figura 4.18 Ações biológicas das interferonas do tipo I.** As interferonas do tipo I (IFN-α e IFN-β) são produzidas por células infectadas por vírus em resposta à sinalização de receptor do tipo *Toll* (TLR) intracelular e outros sensores de RNA viral. As IFNs do tipo I se ligam a receptores presentes nas células vizinhas não infectadas e ativam as vias de sinalização JAK-STAT, que induzem expressão de genes cujos produtos interferem na replicação viral. As IFNs do tipo I também se ligam a receptores existentes nas células infectadas e induzem expressão de genes cujos produtos intensificam a suscetibilidade da célula ao *killing* mediado por linfócitos T citotóxicos (CTLs). *dsRNA*, RNA de dupla fita; *PKR*, proteinoquinase ativada por RNA de dupla fita.

célula T e do *killing* de células pelo CTL nos Capítulos 6 e 11.) Portanto, ao aumentar a quantidade de MHC de classe I sintetizado por uma célula infectada por vírus, as IFNs do tipo I aumentarão o número de complexos peptídio viral-MHC de classe I expostos na superfície celular que os CTLs poderão detectar e responder. O resultado final é o *killing* aumentado de células infectadas por vírus e a erradicação das infecções virais.

Assim, as principais atividades da IFN do tipo I atuam em conjunto para combater as infecções virais. Pacientes que desenvolvem a doença covid-19 grave, causada pelo vírus SARS-CoV-2, frequentemente apresentam defeitos na IFN do tipo I. Cerca de 10% dos pacientes gravemente doentes produzem autoanticorpos contra sua própria IFN do tipo I (que podem ser anteriores à infecção), enquanto outros 3,5 a 4% apresentam mutações herdadas que afetam a produção ou sinalização de IFN do tipo I. Camundongos *knockout* que não expressam receptor para IFNs do tipo I são suscetíveis a infecções virais. A IFN-α está em uso clínico como agente antiviral para certas formas de hepatite viral. A IFN-α também é usada no tratamento de alguns tumores, talvez por reforçar a atividade dos CTLs ou inibir a proliferação celular. A IFN-β é usada como terapia para esclerose múltipla, porém o mecanismo de seu efeito benéfico nessa doença é desconhecido.

***A proteção contra vírus ocorre devido, em parte, à ativação de vias intrínsecas de morte apoptótica nas células infectadas e à sensibilidade aumentada aos indutores extrínsecos de apoptose.*** As proteínas virais sintetizadas nas células infectadas podem ser dobradas de forma incorreta, e seu acúmulo desencadeia uma resposta a proteínas não dobradas que pode culminar na apoptose das células infectadas, caso o acúmulo de proteína incorretamente dobrada não possa ser corrigido. Além disso, células viralmente infectadas são hipersensíveis à apoptose induzida por TNF. O TNF é produzido em abundância pelas DCs plasmacitoides e macrófagos em reposta às infecções virais, em adição às IFNs do tipo I. O receptor de TNF do tipo I engaja tanto as vias pró-inflamatórias quanto as pró-apoptóticas, e a infecção viral pode desviar esse equilíbrio na direção da apoptose.

## ESTIMULAÇÃO DA IMUNIDADE ADAPTATIVA

***A resposta imune inata fornece sinais que atuam em conjunto com o antígeno para estimular a proliferação e a diferenciação de linfócitos T e B antígeno-específicos.*** Uma vez que a resposta imune inata confere a defesa inicial contra microrganismos, também aciona a resposta imune adaptativa. A ativação de linfócitos requer dois sinais distintos, o primeiro dos quais é o antígeno, enquanto o segundo são as moléculas produzidas durante as respostas imunes inatas aos microrganismos ou células lesionadas (Figura 4.19). Essa ideia é chamada **hipótese dos dois sinais** para ativação do linfócito. O requerimento por um antígeno (também chamado sinal 1) garante que a resposta imune que se segue seja específica. O requerimento por estímulos adicionais deflagrados por reações imunes inatas aos microrganismos (sinal 2) garante que as respostas imunes adaptativas sejam induzidas quando houver uma infecção perigosa e não quando os linfócitos reconhecerem antígenos inócuos, dentre os quais os autoantígenos. As moléculas produzidas durante as reações imunes inatas que atuam como segundos sinais para a ativação do linfócito incluem os coestimuladores (para células T), citocinas (para células T e B) e produtos da quebra do complemento (para células B). Retomaremos a natureza dos segundos sinais para ativação de linfócito nos Capítulos 9 e 12.

***Os segundos sinais gerados durante as respostas imunes inatas a diferentes microrganismos não só ampliam a magnitude da resposta imune adaptativa subsequente como também influenciam a natureza da resposta adaptativa.*** Uma das principais funções da imunidade mediada por células T é ativar macrófagos para matar microrganismos intracelulares e induzir respostas inflamatórias robustas para recrutar um "exército" suficientemente amplo de macrófagos para o sítio de infecção. Quando DCs ou fagócitos encontram microrganismos, os TLRs e outros receptores de reconhecimento de padrão estimulam a secreção de citocinas e induzem a expressão de moléculas chamadas coestimuladores nas células apresentadoras de antígeno, todos as quais promovem a ativação das células T (ver Capítulo 9). Dessa forma, a resposta imune inata aos microrganismos contidos nos macrófagos estimula a resposta adaptativa de célula T, que ajuda os macrófagos a destruir esses microrganismos.

Em contraste, muitos microrganismos extracelulares que entram no sangue ativam a via alternativa do complemento, e alguns produtos proteolíticos da ativação do complemento intensificam a produção de anticorpos pelos linfócitos B (ver Capítulo 12). Esses anticorpos opsonizam os microrganismos e, assim, promovem sua fagocitose

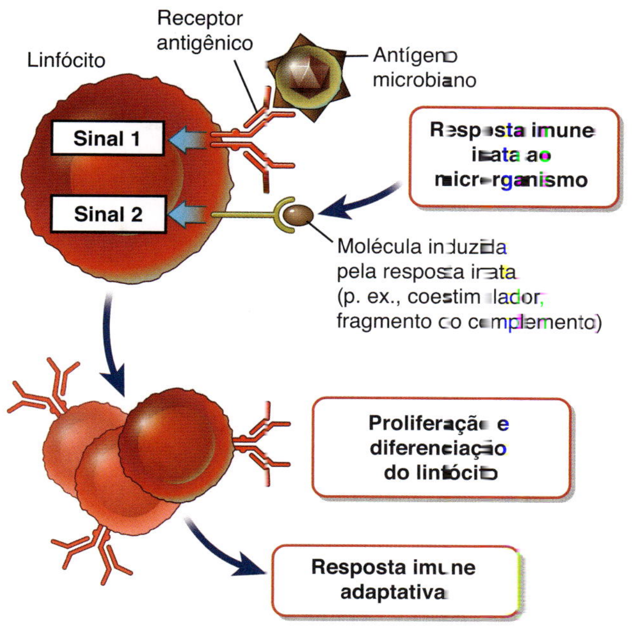


**Figura 4.19 Estimulação da imunidade adaptativa por respostas imunes inatas.** O reconhecimento do antígeno pelos linfócitos fornece o sinal 1 para sua ativação, e as moléculas induzidas nas células hospedeiras durante as respostas imunes inatas aos microrganismos fornecem o sinal 2. Nessa ilustração, os linfócitos são células B, porém os mesmos princípios se aplicam aos linfócitos T. A natureza dos segundos sinais difere para as células B e T, e é descrita em capítulos posteriores.

por neutrófilos e macrófagos, ou matam os microrganismos usando mecanismos dependentes do complemento. Assim, os microrganismos transportados pelo sangue induzem uma resposta imune inata (ativação do complemento) que deflagra a resposta adaptativa designada para eliminar esses patógenos extracelulares.

***As citocinas produzidas pelas células durante as respostas imunes inatas aos microrganismos ou dano celular estimulam a proliferação e a diferenciação de linfócitos nas respostas imunes adaptativas.*** A seguir, são fornecidos exemplos de citocinas secretadas durante as reações imunes inatas, que atuam em células B, células T CD4$^+$ e células T CD8$^+$. Mencionamos essas citocinas anteriormente e, em capítulos posteriores, discutiremos os detalhes de seus papéis nas respostas dos linfócitos:

- IL-12 estimula a diferenciação de células T CD4$^+$ *naive* na subpopulação Th1 de células efetoras (ver Capítulo 10) e de células T CD8$^+$ *naive* em CTLs
- IL-1, IL-6 e IL-23 estimulam a diferenciação de células T CD4$^+$ *naive* na subpopulação Th17 de células efetoras (ver Capítulo 10)
- IL-25, IL-33 e TSLP estimulam a diferenciação de células T CD4$^+$ *naive* na subpopulação Th2 de células efetoras
- IL-15 promove a sobrevivência das células T CD8$^+$ de memória
- IL-6 promove a sobrevivência de plasmócitos produtores de anticorpos.

**Adjuvantes** são substâncias que precisam ser administradas junto com antígenos proteicos purificados para elicitar respostas imunes dependentes de célula T máximas (ver Capítulo 6). Atuam estimulando as respostas imunes inatas no sítio de exposição antigênica, que promovem subsequente imunidade adaptativa. Os adjuvantes são úteis na imunologia experimental e para as vacinas clínicas. Muitos adjuvantes em uso experimental são produtos microbianos que engajam TLRs, como micobactérias mortas e LPS. O adjuvante mais comumente usado em vacinas humanas é o alúmen, que é composto de hidróxido de alumínio ou fosfato de alumínio, e pode funcionar provocando a ativação do inflamassomo. Entre seus efeitos importantes, os adjuvantes ativam DCs a expressarem mais moléculas de histocompatibilidade principal que fazem parte do antígeno (sinal 1) reconhecido pelas células T, aumentam a expressão de coestimuladores (sinal 2) e de citocinas necessárias à ativação das células T, além de estimularem a migração das DCs para os linfonodos nos quais as células T estão localizadas.

## MECANISMOS QUE LIMITAM AS RESPOSTAS IMUNES INATAS

***A magnitude e a duração das respostas imunes inatas são reguladas por vários mecanismos inibidores que limitam o potencial dano aos tecidos.*** Embora a resposta inflamatória seja essencialmente importante para a proteção contra os microrganismos, ela tem o potencial de causar lesão tecidual e doença. Foram desenvolvidos vários mecanismos para frear inflamação, os quais entram em cena ao mesmo tempo ou pouco após a iniciação da inflamação. Adicionalmente, os estímulos para a iniciação de muitos desses mecanismos de controle incluem os mesmos PAMPs e DAMPs indutores de inflamação. Descreveremos um grupo seleto desses mecanismos reguladores.

***A IL-10 é uma citocina produzida por macrófagos e DCs e que inibe sua ativação.*** A IL-10 inibe a produção de várias citocinas inflamatórias por macrófagos e DCs ativadas, incluindo IL-1, TNF e IL-12. Por ser produzida por macrófagos e DCs e também inibir as funções dessas células, a IL-10 é um exemplo de regulador por *feedback* negativo. Os macrófagos alternativamente ativados produzem mais IL-10 do que os macrófagos classicamente ativados. A IL-10 é produzida por alguns tipos celulares não hematopoéticos (p. ex., queratinócitos). A IL-10 também é produzida por células T reguladoras, e os detalhes referentes à IL-10 neste contexto serão discutidos no Capítulo 15. As mutações com "perda de função" envolvendo o receptor de IL-10 resultam no desenvolvimento de colite grave durante a infância.

Os macrófagos produzem um antagonista natural de IL-1, estruturalmente homólogo à citocina, o qual se liga aos mesmos receptores, mas é biologicamente inativo, de modo a atuar como inibidor competitivo da IL-1. Sendo assim, foi denominado **antagonista do receptor de IL-1 (IL-1RA)**. A síntese de IL-1RA é induzida por muitos dos mesmos estímulos que induzem a produção de IL-1. Alguns estudos realizados com camundongos deficientes de IL-1RA sugerem que essa citocina inibidora é requerida para prevenir doenças inflamatórias das articulações e outros tecidos, e uma doença rara causada pela deficiência genética de IL-1RA em humanos é caracterizada por inflamação grave dos ossos e da pele. O IL-1RA recombinante foi desenvolvido como fármaco para uso no tratamento da artrite reumatoide e das síndromes febris familiares em que a produção de IL-1 está desregulada. A regulação da inflamação mediada pela IL-1 também é possível por meio da expressão do receptor do tipo II, que se liga à IL-1 sem que haja transdução de sinal de ativação. A principal função desse receptor pode ser atuar como uma isca que inibe de modo competitivo a ligação de IL-1 ao receptor sinalizador do tipo I.

***Existem numerosas vias de sinalização reguladoras negativas que bloqueiam os sinais ativadores gerados pelos receptores de reconhecimento de padrão e citocinas inflamatórias.*** As proteínas supressoras da sinalização de citocina (SOCS; do inglês, *suppressors of cytokine signaling*) são inibidores das vias de sinalização JAK-STAT associadas aos receptores de citocinas. A sinalização de TLR em macrófagos e DCs induz a expressão das proteínas SOCS, e isso limita as respostas dessas células a citocinas exógenas, como as IFNs do tipo I. As respostas pró-inflamatórias das células à sinalização de TLR são negativamente reguladas por SHP-1, uma proteína fosfatase intracelular que regula negativamente numerosas vias de sinalização dependentes de tirosinoquinase em linfócitos. Há muitos outros exemplos de quinases e fosfatases que inibem a sinalização de TLR, NLR e RLR, bem como pequenos RNAs inibidores que inibem a produção de muitos mediadores da imunidade inata.

## RESUMO

- O sistema imune inato fornece a primeira linha de defesa do hospedeiro contra microrganismos, antes de as respostas imunes adaptativas terem tempo suficiente para se desenvolver. Os mecanismos da imunidade inata existem antes da exposição aos microrganismos. Os componentes celulares do sistema imune inato incluem as barreiras epiteliais e os leucócitos (neutrófilos, macrófagos, células *natural killer* [NK], linfócitos com receptores antigênicos invariáveis e mastócitos)
- O sistema imune inato usa receptores de reconhecimento de padrão associados à célula, presentes nas membranas plasmática e endossômica, bem como no citosol, para reconhecer estruturas chamadas padrões moleculares associados ao patógeno (PAMPs), que são compartilhadas pelos microrganismos, estão ausentes nas células dos mamíferos e frequentemente são essenciais para a sobrevivência dos microrganismos, limitando assim a capacidade destes de escaparem da detecção por meio de mutação ou da perda de expressão dessas moléculas. Em adição, esses receptores reconhecem moléculas produzidas pelo hospedeiro, mas cuja expressão ou localização indica dano celular – os chamados padrões moleculares associados ao dano (DAMPs)
- Os receptores do tipo *Toll* (TLRs), presentes na superfície celular e nos endossomos, constituem uma

importante família de receptores de reconhecimento de padrão, identificando uma ampla variedade de ligantes que incluem componentes de parede celular bacteriana e ácidos nucleicos microbianos. Existem receptores de reconhecimento de padrão citosólicos que reconhecem moléculas microbianas. Esses receptores incluem os receptores do tipo RIG (RLRs), que identificam RNA viral; os sensores de DNA citosólicos (CDSs), que reconhecem DNA microbiano; e os receptores do tipo NOD (NLRs), que reconhecem constituintes de parede celular bacteriana e também atuam como componentes de reconhecimento de muitos inflamassomos

- Os receptores de reconhecimento de padrão, incluindo os TLRs, NLRs e RLRs, sinalizam para ativar o fator de transcrição NF-κB, que estimula a expressão de citocinas, coestimuladores e outras moléculas envolvidas na inflamação, bem como os fatores de transcrição fator de resposta à interferona (IRF), que estimulam a expressão de genes de interferona (IFN) do tipo I antiviral
- O inflamassomo, um complexo enzimático especializado contendo caspase-1 que se forma em resposta a uma ampla variedade de PAMPs e DAMPs, inclui estruturas de reconhecimento frequentemente pertencentes à família de proteínas NLR, um adaptador e a enzima caspase-1, cuja principal função é produzir formas ativas das citocinas inflamatórias interleucina-1 (IL-1) e IL-18
- O processamento proteolítico da proteína citosólica gasdermina, mediado pelo inflamassomo, gera poros na membrana, que são um conduto para a liberação de IL-1 a partir da célula e também causam a morte osmótica da célula, chamada piroptose
- Moléculas efetoras solúveis da imunidade inata são encontradas no plasma e incluem as pentraxinas (p. ex., proteína C reativa [CRP]), colectinas (p. ex., lectina ligante de manose [MBL]) e ficolinas. Essas moléculas se ligam a ligantes microbianos e intensificam sua depuração por mecanismos dependentes e independentes de complemento
- As células linfoides inatas são células com morfologia de linfócitos e funções similares àquelas dos linfócitos T, mas que não expressam os receptores antigênicos da célula T clonalmente distribuídos. Três subpopulações auxiliares de ILCs secretam as mesmas citocinas que as células T auxiliares Th1, Th2 e Th17
- As células NK têm funções citotóxicas e secretam interferona-γ (IFN-γ), de modo similar aos linfócitos T citotóxicos (CTLs). As células NK promovem a defesa contra microrganismos intracelulares, matando células infectadas e fornecendo uma fonte da citocina ativadora de macrófagos IFN-γ. O reconhecimento pela célula NK das células infectadas é regulado por uma combinação de receptores ativadores e inibidores. Os receptores inibidores reconhecem moléculas do complexo principal de histocompatibilidade (MHC) de classe I, porque as células NK normalmente não matam as células normais do hospedeiro, mas matam as células com expressão diminuída de MHC de classe I, como as células infectadas por vírus
- O sistema complemento inclui várias proteínas plasmáticas que são ativadas de maneira sequencial, por clivagem proteolítica, para a geração de fragmentos das proteínas C3 e C5. Esses fragmentos promovem inflamação ou opsonizam e promovem fagocitose de microrganismos. A ativação do complemento também gera poros na membrana que matam alguns tipos de bactérias. O sistema complemento é ativado nas superfícies microbianas e não nas células normais do hospedeiro, uma vez que os microrganismos não expressam as moléculas reguladoras que inibem o complemento. Nas respostas imunes inatas, o complemento é ativado principalmente de forma espontânea, nas superfícies celulares microbianas, e pela MBL, para iniciar as vias alternativa e da lectina, respectivamente
- As duas funções efetoras principais da imunidade inata são induzir inflamação, que envolve a distribuição de leucócitos destruidores de microrganismos, bem como de moléculas efetoras solúveis do sangue para os tecidos; e bloquear a infecção viral das células principalmente pelas ações antivirais das IFNs do tipo I. Ambos os tipos de mecanismos efetores são induzidos por PAMPs e DAMPs
- Várias citocinas produzidas principalmente por macrófagos, células dendríticas (DCs) e outras células imunes inatas medeiam a inflamação. Fator de necrose tumoral (TNF) e IL-1 ativam as células endoteliais, estimulam a produção de quimiocinas e aumentam a produção de neutrófilos na medula óssea. IL-1 e TNF induzem, ambos, a produção de IL-6 e, juntas, essas três citocinas medeiam efeitos sistêmicos, incluindo febre e síntese de proteínas de fase aguda pelo fígado. IL-12 e IL-18 estimulam a produção da citocina ativadora de macrófagos, IFN-γ, por células NK e células T. Essas citocinas atuam nas respostas imunes inatas a diferentes classes de microrganismos, e algumas (IL-1, IL-6, IL-12, IL-18) modificam as respostas imunes adaptativas que se seguem à resposta imune inata
- Neutrófilos e monócitos (precursores dos macrófagos teciduais) migram do sangue para os sítios inflamatórios durante as respostas imunes inatas, devido aos efeitos das citocinas e quimiocinas produzidas pelas células teciduais estimuladas por PAMPs e DAMPs
- Neutrófilos e macrófagos fagocitam microrganismos e os matam produzindo espécies reativas de oxigênio, óxido nítrico e enzimas nos fagolisossomos. Os macrófagos também produzem citocinas que estimulam a inflamação e promovem reparo tecidual em sítios de infecção. Os fagócitos reconhecem e respondem aos produtos microbianos através de vários tipos distintos de receptores, entre os quais TLRs, lectinas tipo C, receptores *scavenger* e receptores de *N*-formilmet-leu-phe
- Moléculas produzidas durante as respostas imunes inatas estimulam a imunidade adaptativa e influenciam a natureza das respostas imunes adaptativas. As DCs ativadas por microrganismos produzem citocinas e coestimuladores que intensificam a ativação das células T e sua diferenciação em células T efetoras. Fragmentos do complemento gerados pela via alternativa fornecem os segundos sinais para ativação da célula B e produção de anticorpos
- As respostas imunes inatas são reguladas por mecanismos de *feedback* negativo que limitam o potencial dano aos tecidos. A IL-10 é uma citocina produzida por macrófagos e DCs, e que inibe a ativação destas mesmas células. A secreção de citocinas inflamatórias é regulada por produtos de genes de autofagia. As vias de sinalização negativa bloqueiam os sinais de ativação gerados pelos receptores de reconhecimento de padrão e citocinas inflamatórias.

## Leitura sugerida

*Indica publicações de interesse histórico, geralmente reportando a descoberta de um fenômeno ou processo que mais tarde foi demonstrado como sendo de fundamental importância no sistema imune. Muitas dessas descobertas (mas não todas) levaram seu(s) descobridor(es) a receber o Prêmio Nobel. A natureza da descoberta é brevemente resumida em cada referência.


### *Moléculas de reconhecimento de padrão*

Chen G, Shaw MH, Kim YG, Nunez G. Nod-like receptors: role in innate immunity and inflammatory disease. *Annu Rev Pathol.* 2009;4:365–398.

Dambuza IM, Brown GD. C-type lectins in immunity: recent developments. *Curr Opin Immunol.* 2015;32:21–27.

Evavold CL, Kagan JC. Inflammasomes: threat-assessment organelles of the innate immune system. *Immunity.* 2019;51:609–624.

Fitzgerald KA, Kagan JC. Toll-like receptors and the control of immunity. *Cell.* 2020;180:1044–1066.

Goubau D, Deddouche S, Reis e Sousa C. Cytosolic sensing of viruses. *Immunity.* 2013;38:855–869.

Hornung V, Latz E. Intracellular DNA recognition. *Nat Rev Immunol.* 2010;10:123–130.

Hu MM, Shu HB. Innate immune response to cytoplasmic DNA: mechanisms and diseases. *Annu Rev Immunol.* 2019;38:79–98.

Kawai T, Akira S. Toll-like receptors and their crosstalk with other innate receptors in infection and immunity. *Immunity.* 2011;34:637–650.

Kesavardhana S, Malireddi RKS, Kanneganti TD. Caspases in cell death, inflammation, and gasdermin-induced pyroptosis. *Annu Rev Immunol.* 2020;38:567–595.

Lamkanfi M, Dixit VM. Mechanisms and functions of inflammasomes. *Cell.* 2014;157:1013–1022.

*Lemaitre B, Nicolas E, Michaut L, et al. The dorsoventral regulatory gene cassette spätzle/Toll/cactus controls the potent antifungal response in Drosophila adults. *Cell.* 1996;86:973-983. *(Descoberta de que a sinalização da proteína Toll de Drosophila e seu ligante são necessários para a imunidade antifúngica em moscas levou à elucidação dos receptores do tipo Toll como componentes fundamentais da imunidade inata de mamíferos. Hoffmann recebeu o Prêmio Novel por sua descoberta. Ver* https://www.nobelprize.org/prizes/medicine/2011/hoffmann/lecture.*)*

Ma Z, Ni G, Damania B. Innate sensing of DNA virus genomes. *Annu Rev Virol.* 2018;5:341–362.

*Martinon F, Burns K, Tschopp J. The inflammasome: a molecular platform triggering activation of inflammatory caspases and processing of proIL-1-beta. *Mol Cell.* 2002;10:417–426 *(A primeira descrição da estrutura molecular e função de um inflamassoma.)*

*Medzhitov R, Preston-Hurlburt P, Janeway Jr CA. A human homologue of the Drosophila Toll protein signals activation of adaptive immunity. *Nature.* 1997;388:394–397 *(A primeira demonstração de que a ativação de um receptor de reconhecimento de padrão inato induziu a expressão de moléculas necessárias para o início de respostas imunes adaptativas.)*

Osorio F, Reis e Sousa C, Myeloid C-type lectin receptors in pathogen recognition and host defense. *Immunity.* 2011;34:651–664.

Place DE, Kanneganti TD. Recent advances in inflammasome biology. *Curr Opin Immunol.* 2018;50:32–38.

*Poltorak A, He X, Smirnova I, et al. Defective LPS signaling in C3H/HEJ and C57BL/10SCCR mice: mutations in TLR4 gene. *Science.* 1998;282:2085-2088. *(A primeira demonstração de que o lipopolissacarídeo bacteriano, um potente indutor de respostas imunes inatas, se liga a um TLR. Beutler recebeu o Prêmio Nobel por este trabalho. Ver* https://www.nobelprize.org/prizes/medicine/2011/beutler/lecture.*)*

Swanson KV, Deng M, Ting JP. The NLRP3 inflammasome: molecular activation and regulation to therapeutics. *Nat Rev Immunol.* 2019;19:477–489.

Tan X, Sun L, Chen J, Chen ZJ. Detection of microbial infections through innate immune sensing of nucleic acids. *Annu Rev Microbiol.* 2018;72:447–478.

Yoneyama M, Onomoto K, Jogi M, et al. Viral RNA detection by RIG-I-like receptors. *Curr Opin Immunol.* 2015;32:48–53.

### *Moléculas efetoras solúveis da imunidade inata*

Bottazzi B, Doni A, Garlanda C, Mantovani A. An integrated view of humoral innate immunity: pentraxins as a paradigm. *Annu Rev Immunol.* 2010;28:157–183.

Howard M, Farrar CA, Sacks SH. Structural and functional diversity of collectins and ficolins and their relationship to disease. *Semin Immunopathol.* 2018;40:75–85.

Mookherjee N, Anderson MA, Haagsman HP, Davidson DJ. Antimicrobial host defence peptides: functions and clinical potential. *Nat Rev Drug Disc.* 2020;19:311–332.

Murugaiah V, Tsolaki AG, Kishore U. Collectins: innate immune pattern recognition molecules. *Adv Exp Med Biol.* 2020;1204:75–127.

### *Células do sistema imune inato*

Castanheira FVS, Kubes P. Neutrophils and NETs in modulating acute and chronic inflammation. *Blood.* 2019;133:2178–2185.

Kadri N, Wagner AK, Ganesan S, et al. Dynamic regulation of NK cell responsiveness. *Curr Top Microbiol Immunol.* 2016;395:95–114.

Kolaczkowska E, Kubes P. Neutrophil recruitment and function in health and inflammation. *Nat Rev Immunol.* 2013;13:159–175.

Lancaster CE, Ho CY, Hipolito VEB, et al. Phagocytosis: what's on the menu? (1). *Biochem Cell Biol.* 2019;97:21–29.

Lemke G. How macrophages deal with death. *Nat Rev Immunol.* 2019;19:539–549.

Locati M, Curtale G, Mantovani A. Diversity, mechanisms, and significance of macrophage plasticity. *Annu Rev Pathol.* 2020;15:123–147.

Murray PJ, Wynn TA. Protective and pathogenic functions of macrophage subsets. *Nat Rev Immunol.* 2011;11:723–737.

Ng LG, Ostuni R, Hidalgo A. Heterogeneity of neutrophils. *Nat Rev Immunol.* 2019;19:255–265.

Papayannopoulos V. Neutrophil extracellular traps in immunity and disease. *Nat Rev Immunol.* 2018;18:134–147.

Sonnenberg GF, Artis D. Innate lymphoid cells in the initiation, regulation and resolution of inflammation. *Nat Med.* 2015;21:698–708.

Vivier E, Artis D, Colonna M, et al. Innate lymphoid cells: 10 years on. *Cell.* 2018;174:1054–1066.

Zhou J, Tian Z, Peng H. Tissue-resident NK cells and other innate lymphoid cells. *Adv Immunol.* 2020;145:37–53.

Zook EC, Kee BL. Development of innate lymphoid cells. *Nat Immunol.* 2016;17:775–782.

### *Respostas funcionais da imunidade inata: inflamação, morte celular e respostas antivirais*

Abe T, Marutani Y, Shoji I. Cytosolic DNA-sensing immune response and viral infection. *Microbiol Immunol.* 2019;63:51–64.

Hornung V, Hartmann R, Ablasser A, Hopfner KP. OAS proteins and cGAS: unifying concepts in sensing and responding to cytosolic nucleic acids. *Nat Rev Immunol.* 2014;14:521–528.

Kolaczkowska E, Kubes P. Neutrophil recruitment and function in health and inflammation. *Nat Rev Immunol.* 2013;13:159–175.

Liu X, Lieberman J. Knocking 'em dead: pore-forming proteins in immune defense. *Annu Rev Immunol.* 2020;39:455–485.

Majzoub K, Wrensch F, Baumert TF. The innate antiviral response in animals: an evolutionary perspective from flagellates to humans. *Viruses* 2019;11:758.

Netea MG, Dominguez-Andres J, Barreiro LB, et al. Defining trained immunity and its role in health and disease. *Nat Rev Immunol.* 2020;20:375–388.

Zindel J, Kubes P. DAMPs, PAMPs, and LAMPs in immunity and sterile inflammation. *Annu Rev Pathol.* 2020;15:493–518.

### *Doenças causadas por imunidade inata*

Angus DC, van der Poll T. Severe sepsis and septic shock. *N Engl J Med.* 2013;369:840–851.

Manthiram K, Zhou Q, Aksentijevich I, Kastner DL. The monogenic autoinflammatory diseases define new pathways in human innate immunity and inflammation. *Nat Immunol.* 2017;18:832–842.

Savic S, Caseley EA, McDermott MF. Moving towards a systems-based classification of innate immune-mediated diseases. *Nat Rev Rheumatol.* 2020;16:222–237.

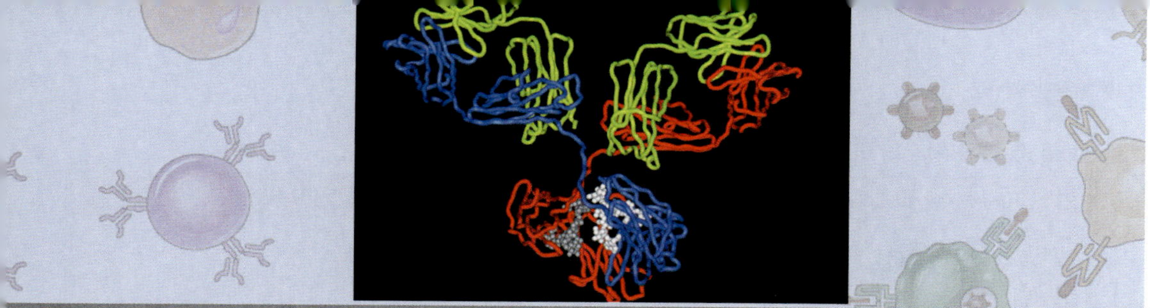

CAPÍTULO

5

# Anticorpos e Antígenos


**ESTRUTURA DO ANTICORPO, 108**

Características gerais da estrutura dos anticorpos, 109

Características estruturais das regiões variáveis dos anticorpos, 111

Características estruturais das regiões constantes dos anticorpos, 113

Anticorpos monoclonais, 116

**SÍNTESE, MONTAGEM E EXPRESSÃO DAS MOLÉCULAS DE IMUNOGLOBULINA, 119**

Meia-vida dos anticorpos, 120

**LIGAÇÃO DOS ANTICORPOS AOS ANTÍGENOS, 121**

Características dos antígenos biológicos, 121

Bases estrutural e química da ligação antigênica, 122

**RELAÇÕES ESTRUTURA-FUNÇÃO NAS MOLÉCULAS DE ANTICORPOS, 124**

Características relacionadas ao reconhecimento do antígeno, 124

Características relacionadas às funções efetoras, 125

**RESUMO, 126**


Anticorpos são proteínas circulantes produzidas em vertebrados em resposta à exposição a estruturas estranhas conhecidas como antígenos, e são os mediadores da imunidade humoral contra todas as classes de microrganismos. Os anticorpos são extremamente diversos e específicos em sua capacidade de reconhecer estruturas moleculares estranhas. Uma vez que essas proteínas foram descobertas como moléculas circulantes que conferiam proteção contra a toxina diftérica, foram inicialmente chamadas antitoxinas. Quando se descobriu que proteínas semelhantes poderiam ser geradas contra muitas substâncias, não somente toxinas microbianas, essas proteínas receberam o nome geral de **anticorpos**. As substâncias que estimulavam a produção de anticorpos ou eram reconhecidas por eles foram então denominadas **antígenos**. Os anticorpos e os receptores antigênicos das células T (ver Capítulo 7) são as duas classes de moléculas usadas pelo sistema imune adaptativo para reconhecer especificamente e responder aos antígenos (Tabela 5.1). As moléculas do complexo principal de histocompatibilidade (MHC; do inglês, *major histocompatibility complex*) também ligam antígenos peptídicos, mas sua especificidade é muito diferente, e sua função é exibir passivamente peptídios aos receptores antigênicos das células T, em vez de responder aos antígenos da maneira que os anticorpos das células B ou os receptores das células T (TCRs; do inglês, *T cell receptors*) das células T o fazem (ver Capítulo 6). Os anticorpos foram descobertos quase um século antes de os receptores antigênicos terem sido identificados em células T e, em comparação às moléculas do TCRs e MHC, os anticorpos reconhecem uma variedade maior de estruturas antigênicas, têm maior capacidade de discriminar entre diferentes antígenos e ligam antígenos com a maior força. Neste capítulo, descreveremos a estrutura e as propriedades de ligação antigênica dos anticorpos.

***Os anticorpos são sintetizados somente pelas células da linhagem de linfócitos B e existem em duas formas: anticorpos ligados à membrana na superfície dos linfócitos B que atuam como receptores antigênicos, e anticorpos secretados que atuam na proteção contra microrganismos.*** O reconhecimento dos antígenos pelos anticorpos ligados à membrana nas células B *naive* ativa esses linfócitos e inicia a resposta imune humoral. As células B ativadas se diferenciam em plasmócitos que secretam anticorpos com a mesma especificidade do receptor antigênico. As formas secretadas dos anticorpos estão presentes no plasma (a porção líquida do sangue), nas secreções mucosas e no líquido intersticial dos tecidos.

***Os anticorpos reconhecem antígenos e têm também funções efetoras que contribuem para a eliminação dos antígenos.*** Os anticorpos secretados neutralizam toxinas microbianas, previnem a entrada e a disseminação dos patógenos e desencadeiam vários mecanismos efetores que eliminam os microrganismos. Conforme discutido adiante, diferentes regiões das moléculas de anticorpos são responsáveis pelo reconhecimento do antígeno e pelas funções efetoras, mas todas as funções dos anticorpos são iniciadas pelo reconhecimento específico do antígeno. A eliminação dos antígenos frequentemente requer a interação do anticorpo com outros componentes do sistema imune, incluindo moléculas como proteínas do complemento, e células como fagócitos e mastócitos. As funções efetoras mediadas pelos

**Tabela 5.1** Características da ligação ao antígeno pelos receptores antigênicos.[a]

| Característica | Imunoglobulina (Ig) | Receptor da célula T (TCR) |
|---|---|---|
| | 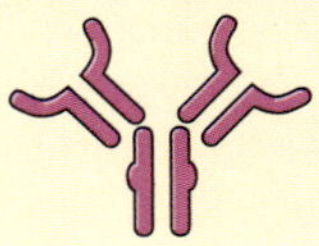 | 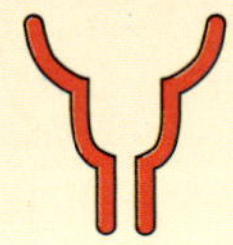 |
| Sítio de ligação antigênica | Formado por três CDRs no domínio $V_H$ e três CDRs no domínio $V_L$ | Formado por três CDRs no domínio Vα e três CDRs no domínio Vβ (na forma mais comum de TCR) |
| Natureza do antígeno que pode ser ligado | Macromoléculas (proteínas, lipídios, polissacarídios) e pequenos agentes químicos | Complexos peptídio-MHC |
| Natureza dos determinantes antigênicos reconhecidos | Determinantes lineares e conformacionais de várias macromoléculas e agentes químicos | Determinantes lineares de peptídios; somente alguns resíduos de aminoácidos de um peptídio ligado a uma molécula de MHC |
| Afinidade da ligação ao antígeno | *Kd*$10^{-7}$ – $10^{-11}$ M; afinidade média das Igs aumenta durante as respostas imunes | *Kd* $10^{-5}$ – $10^{-7}$ M |
| Taxas de associação e dissociação | Taxa de associação rápida, taxa de dissociação variável | Taxa de associação lenta, taxa de dissociação lenta |

[a]A estrutura e a função das moléculas de TCR serão discutidas no Capítulo 7.
*CDR*, região determinante de complementariedade; $K_d$, constante de dissociação; *MHC*, complexo principal de histocompatibilidade; $V_H$, domínio variável da cadeia pesada de Ig; $V_L$, domínio variável da cadeia leve de Igl; *V*α, *V*β, domínios variáveis das cadeias α e β do TCR.

anticorpos incluem: neutralização dos microrganismos ou produtos microbianos tóxicos; ativação do sistema complemento; opsonização dos patógenos para aumento da fagocitose; citotoxicidade celular dependente de anticorpo, pela qual os anticorpos têm como alvo células infectadas para a lise pelas células do sistema imune inato; e ativação de mastócitos mediada por anticorpo para expelir vermes parasitas. Descreveremos essas funções dos anticorpos em detalhes no Capítulo 13.

Quando o sangue ou plasma removido de um indivíduo e colocado em um tubo forma um coágulo, os anticorpos permanecem no líquido residual, o que é denominado **soro**. O soro não tem os fatores da coagulação (os quais são consumidos durante a formação do coágulo), mas contém todas as outras proteínas encontradas no plasma. Qualquer amostra de soro que contenha moléculas detectáveis de anticorpo que se ligam a um antígeno em particular é normalmente chamada **antissoro**. O estudo dos anticorpos e suas reações com antígenos é, portanto, denominado **sorologia**. A concentração de moléculas de anticorpo no soro, específicas para um antígeno em particular, é frequentemente estimada pela determinação de quantas diluições seriadas do soro podem ser feitas antes que a ligação não seja mais detectada. Esse processo de determinação da concentração de qualquer substância pela testagem de diluições seriadas é chamado titulação, enquanto a concentração do anticorpo determinada por esse método é o título. Quanto mais diluições são necessárias, maior será o título de moléculas de anticorpo específicas para um antígeno em particular.

Um indivíduo humano adulto e saudável pesando 70 kg produz cerca de 2 a 3 g de anticorpos a cada dia. Quase dois terços destes correspondem a um anticorpo chamado imunoglobulina A (IgA), a maior parte do qual é produzida por plasmócitos intestinais, e é secretada no lúmen intestinal.

## ESTRUTURA DO ANTICORPO

O entendimento da estrutura dos anticorpos forneceu importante compreensão de suas funções. A análise da estrutura dos anticorpos também lançou as bases para a elucidação dos mecanismos de diversidade do receptor antigênico que serão abordados em detalhes no Capítulo 8.

Estudos iniciais sobre a estrutura dos anticorpos se basearam em anticorpos purificados do sangue de indivíduos imunizados com vários antígenos. Por meio desse procedimento, não foi possível definir a estrutura do anticorpo com precisão, porque o soro contém uma mistura de diferentes anticorpos produzidos por muitos clones de linfócitos B que podem, cada um, se ligar a diferentes porções (epítopos) de um antígeno. Essas misturas de anticorpos são chamadas anticorpos policlonais. Um avanço significativo na obtenção de anticorpos cujas estruturas pudessem ser elucidadas foi a descoberta de que pacientes com mieloma múltiplo, um tumor monoclonal de plasmócitos produtores de anticorpo, frequentemente apresentam grandes quantidades de moléculas de anticorpo bioquimicamente idênticas (produzidas pelo clone neoplásico) em seu sangue e urina. Os imunologistas mostraram que esses anticorpos poderiam ser purificados pela homogeneidade e então analisados. A compreensão de que as células de mieloma produzem um único tipo de imunoglobulina levou ao desenvolvimento da tecnologia de produção de anticorpos monoclonais, descrita mais adiante, neste capítulo. A disponibilidade de populações homogêneas de anticorpos e de plasmócitos produtores de anticorpos monoclonais facilitou a análise estrutural detalhada das moléculas de anticorpos e a clonagem molecular dos genes de anticorpos individuais. Esses foram importantes avanços em nosso entendimento do sistema imune adaptativo.

## Características gerais da estrutura dos anticorpos

Proteínas plasmáticas ou séricas podem ser fisicamente separadas em albuminas e globulinas, com base nas características de solubilidade. Além disso, podem ser separadas com mais precisão conforme as diferenças de carga, utilizando-se uma técnica chamada eletroforese. Nas separações eletroforéticas de soro ou plasma, a maioria dos anticorpos é encontrada no terceiro grupo mais rápido de migração das globulinas, denominado **gamaglobulinas**, referente à terceira letra do alfabeto grego. (Note que as gamablobulinas incluem todas as classes de anticorpos, descritas adiante, não somente a classe IgG). Outra denominação comum para anticorpo é **imunoglobulina** (**Ig**), referindo-se à porção da fração globulina do soro ou do plasma que confere imunidade. Os termos imunoglobulina e anticorpo são usados de maneira intercambiável ao longo deste livro.

***Todas as moléculas de anticorpo compartilham as mesmas características estruturais básicas, mas apresentam extraordinária variabilidade nas regiões que se ligam ao antígeno.*** Essa variabilidade das regiões de ligação ao antígeno explica a capacidade de diferentes anticorpos se ligarem a um enorme número de antígenos estruturalmente diversos. Em todos os indivíduos, existem milhões de diferentes clones de células B, cada uma produzindo moléculas de anticorpo com sítios de ligação antigênica idênticos, mas que diferem dos sítios de ligação antigênica dos anticorpos produzidos por outros clones. As funções efetoras e as propriedades físico-químicas comuns dos anticorpos estão associadas às porções que não se ligam ao antígeno, as quais exibem relativamente poucas variações entre os diferentes anticorpos.

***Uma molécula de anticorpo tem uma estrutura central simétrica composta de duas cadeias leves idênticas e duas cadeias pesadas idênticas*** (Figura 5.1). Tanto as cadeias leves quanto as cadeias pesadas contêm uma série de unidades estruturais homólogas repetidas, cada uma com cerca de 110 resíduos de aminoácidos de comprimento, que se dobram independentemente em um motivo globular chamado **domínio Ig**, o qual foi apresentado nos Capítulos 3 e 4. Um domínio Ig contém duas camadas de folhas β-pregueadas, cada uma composta de três a cinco fitas de cadeia polipeptídica antiparalelas (Figura 5.2). As duas camadas são mantidas unidas por uma ponte dissulfeto, e as fitas adjacentes de cada folha β são conectadas por pequenas alças. Os aminoácidos localizados em algumas dessas alças são os mais variáveis e críticos para o reconhecimento do antígeno, como discutido adiante neste capítulo.

***Tanto as cadeias leves quanto as cadeias pesadas consistem em regiões aminoterminais variáveis (V) que participam no reconhecimento do antígeno e regiões carboxiterminais constantes (C); as regiões C das cadeias pesadas ajudam a mediar algumas das funções efetoras dos anticorpos.*** Nas cadeias pesadas, a região V é composta de um domínio Ig e a região C é composta de três ou

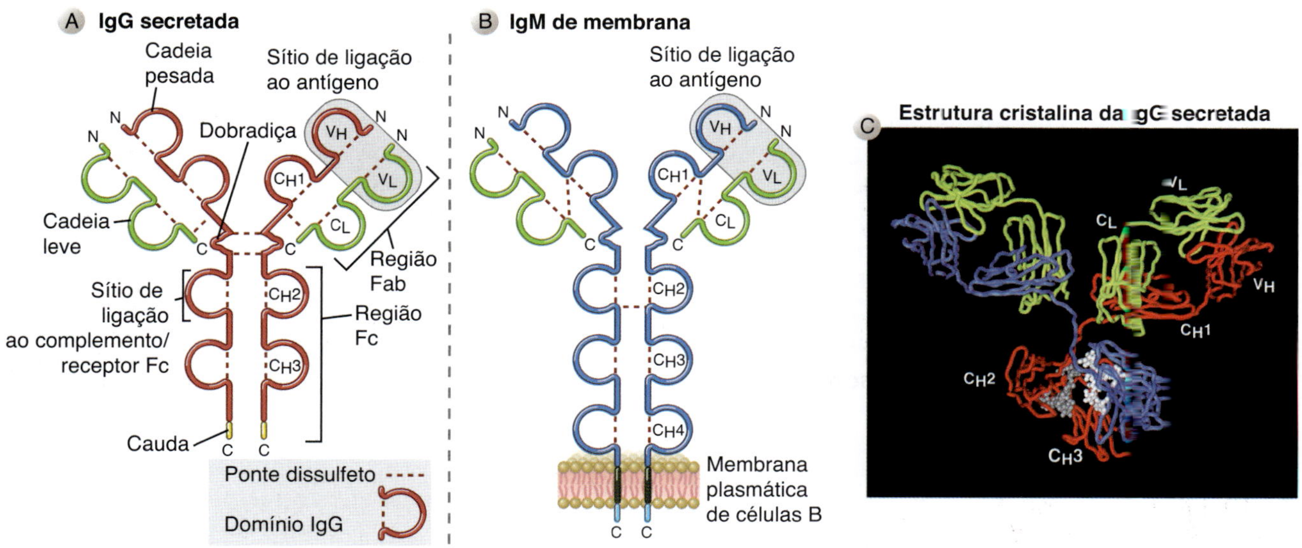


**Figura 5.1 Estrutura de uma molécula de anticorpo. A.** Diagrama esquemático de uma molécula de imunoglobulina G (IgG) secretada. Os sítios de ligação antigênica são formados pela justaposição dos domínios $V_L$ e $V_H$. As regiões C da cadeia pesada terminam na peça caudal. As localizações dos sítios de ligação do complemento e do receptor Fc dentro das regiões constantes da cadeia pesada são aproximações. B. Diagrama esquemático de uma molécula de IgM ligada à membrana na superfície de um linfócito **B.** A molécula de IgM tem um domínio CH a mais que a IgG e a forma de membrana do anticorpo tem porções C-terminais transmembranares e citoplasmáticas que ancoram a molécula à membrana plasmática. **C.** Estrutura de uma molécula de IgG humana revelada por cristalografia de raios X. Neste diagrama de fita de uma molécula de IgG secretada, as cadeias pesadas, embora idênticas, estão coloridas em *azul* e *vermelho* para que possam ser facilmente visualizadas, e as cadeias leves estão coloridas em *verde*; carboidratos que estão ligados às proteínas da cadeia pesada da Ig estão mostrados em *cinza*. *N* e *C* nas extremidades das cadeias polipeptídicas se referem aos terminais amino e carboxila, respectivamente. (Cortesia do Dr. Alex McPherson, University of California, Irvine.)

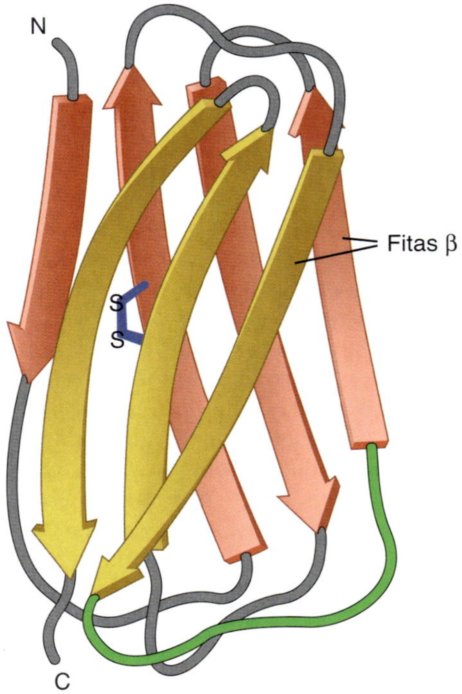


**Figura 5.2 Estrutura de um domínio de imunoglobulina.** Cada domínio é composto de duas matrizes de fitas β antiparalelas, coloridas em *amarelo* e *vermelho*, para formar duas folhas β-pregueadas mantidas unidas por uma ponte dissulfeto. O diagrama mostra um domínio imunoglobulina constante (*C*) contendo três e quatro fitas β nas duas folhas adjacentes. *N* e *C* nas extremidades das cadeias polipeptídicas se referem aos terminais amino e carboxila, respectivamente.

quatro domínios Ig. Cada cadeia leve é composta de uma região V de domínio Ig e uma região C de domínio Ig. As regiões variáveis são assim chamadas porque suas sequências de aminoácidos variam entre os anticorpos produzidos por diferentes clones de células B. A região V de uma cadeia pesada ($V_H$) e a região V adjacente de uma cadeia leve ($V_L$) formam um sítio de ligação ao antígeno (ver Figura 5.1). Como a unidade estrutural central de cada molécula de anticorpo contém duas cadeias pesadas e duas cadeias leves, cada molécula de anticorpo tem pelo menos dois sítios de ligação antigênica.

Os domínios Ig da região C estão espacialmente separados dos sítios de ligação ao antígeno e não participam do reconhecimento antigênico. As regiões C da cadeia pesada interagem com outras moléculas e células do sistema imune e, dessa maneira, medeiam a maior parte das funções efetoras dos anticorpos. Além disso, as cadeias pesadas existem em duas formas que diferem nas terminações carboxiterminais: uma forma de cadeia pesada ancora os anticorpos ligados à membrana nas membranas plasmáticas dos linfócitos B, enquanto a outra é encontrada somente nos anticorpos secretados. As regiões C das cadeias leves não participam das funções efetoras e não estão diretamente ligadas às membranas celulares.

As cadeias pesadas e leves estão covalentemente ligadas por ligações dissulfeto formadas entre os resíduos de cisteína na porção carboxiterminal da cadeia leve e do domínio $C_H1$ da cadeia pesada. Interações não covalentes dos domínios $V_L$ e $V_H$ e entre os domínios $C_L$ e $C_H1$ também podem contribuir para a associação das cadeias pesadas e leves. As duas cadeias pesadas de cada molécula de anticorpo estão covalentemente ligadas por ligações dissulfeto. Há diferentes tipos de anticorpos, chamados classes ou isótipos, os quais têm diferentes estruturas de cadeia pesada, discutidas em detalhes adiante no capítulo. No isótipo IgG, essas ligações dissulfeto são formadas entre resíduos de cisteína nos domínios $C_H2$, próximas a um segmento não dobrado denominado **região da dobradiça**, que conecta o domínio $C_H1$ à região $C_H2$; este segmento é descrito em mais detalhes mais adiante neste capítulo. Em outros isótipos, as ligações dissulfeto podem ocorrer em diferentes locais. Interações não covalentes (p. ex., entre os terceiros domínios $C_H$ [$C_H3$s]) também contribuem para o pareamento das cadeias pesadas.

***A porção de ligação ao antígeno de uma molécula de anticorpo é a região Fab, e a extremidade C-terminal que está envolvida nas funções efetoras é a região Fc.*** Essas regiões foram originalmente identificadas pela proteólise de moléculas de IgG de coelhos. Nessas moléculas, a região da dobradiça entre os domínios $C_H1$ e $C_H2$ da cadeia pesada é o segmento mais suscetível à clivagem proteolítica, porque esta região não é dobrada e os sítios proteolíticos são, assim, facilmente acessíveis. Se a IgG de coelhos for tratada com a enzima papaína sob condições de proteólise limitada, a enzima age na região de dobradiça e cliva a IgG em três partes separadas (Figura 5.3A). Duas partes são idênticas uma à outra e consistem na cadeia leve completa ($V_L$ e $C_L$) associada a um fragmento $V_H$-$C_H1$ da cadeia pesada. Esses fragmentos retêm a capacidade de se ligar ao antígeno, porque cada um deles contém domínios $V_L$ e $V_H$ pareados e são chamados **fragmentos de ligação ao antígeno** (**Fab**; do inglês, *fragment, antigen binding*). A terceira parte é composta de dois peptídios idênticos ligados por dissulfeto, cada um contendo os domínios $C_H2$ e $C_H3$ da cadeia pesada. Essa porção da IgG tem propensão a autoassociar e cristalizar em uma estrutura semelhante a uma treliça ou grade, e por isso é denominada **fragmento cristalizável** (**Fc**; do inglês, *fragment, crystallizable*). Quando a pepsina (em vez da papaína) é usada para clivar a IgG de coelho sob condições limitadas, a proteólise ocorre distal à região da dobradiça, gerando um fragmento $F(ab')_2$ de IgG com a dobradiça e as ligações dissulfeto intercadeias intactas e dois sítios de ligação ao antígeno idênticos (Figura 5.3B).

A organização básica da molécula de anticorpo deduzida a partir dos experimentos de proteólise de IgG de coelhos é comum a todas as moléculas de Ig de todas as classes e de todas as espécies. Os termos Fab, $F(ab')_2$ e Fc são amplamente usados para descrever essas diferentes porções dos anticorpos. De fato, esses experimentos forneceram a primeira evidência de que as funções de reconhecimento do antígeno e as funções efetoras das moléculas de Ig são espacialmente separadas.

Muitas outras proteínas no sistema imune, assim como numerosas proteínas sem função imunológica conhecida,

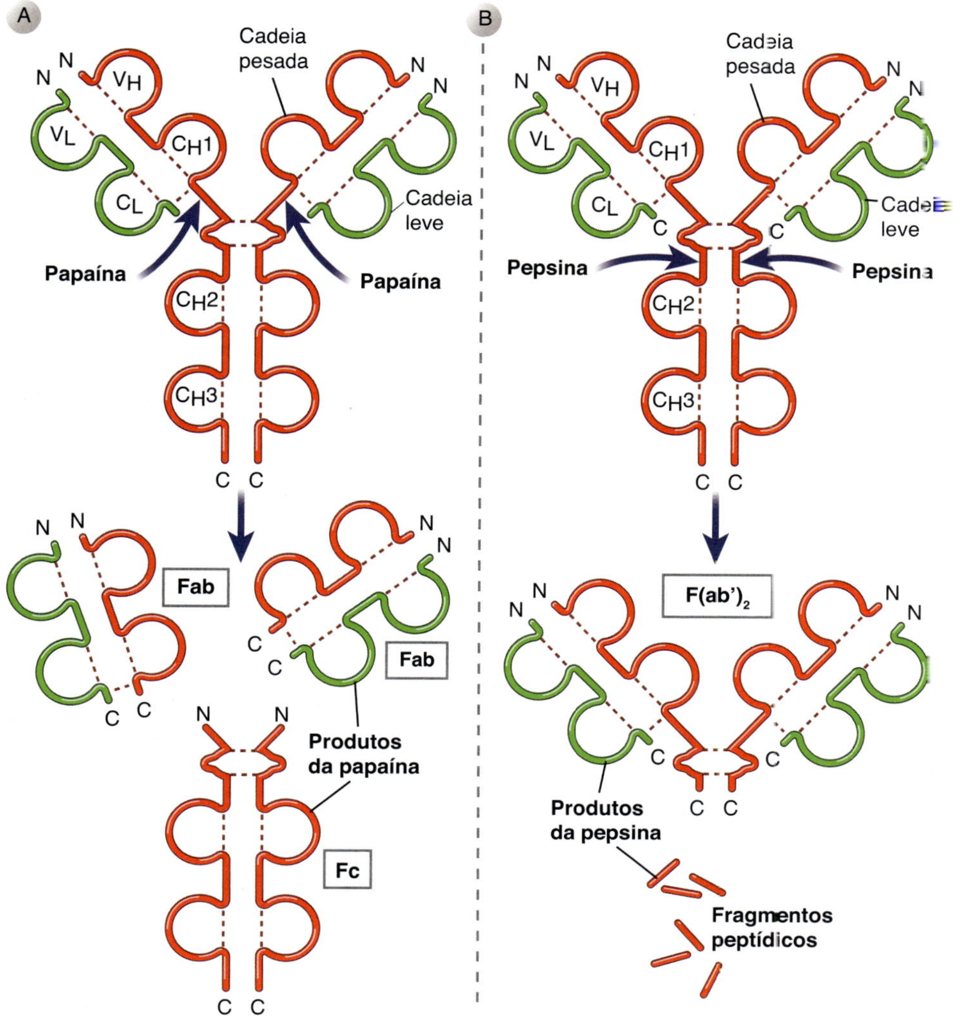


**Figura 5.3 Fragmentos proteolíticos de uma molécula de imunoglobulina G (IgG).** Os primeiros estudos das propriedades de fragmentos proteolíticos de Ig de coelho forneceram informações importantes sobre as características estruturais gerais de todas as moléculas de Ig. As moléculas de IgG de coelho são clivadas pelas enzimas papaína (**A**) e pepsina (**B**) nos locais indicados pelas *setas*. A digestão pela papaína permite a separação de duas regiões de ligação ao antígeno (os fragmentos Fab) da porção da molécula de IgG que se liga ao complemento e aos receptores Fc (o fragmento Fc). A pepsina gera um único fragmento de ligação ao antígeno bivalente, F(ab')2. *N* e *C* nas extremidades das cadeias polipeptídicas referem-se aos terminais amino e carboxila, respectivamente.

contêm domínios com uma estrutura de dobramento da Ig, ou seja, duas folhas β-pregueadas adjacentes mantidas unidas por uma ponte dissulfeto. Todas as moléculas que contêm esse tipo de domínio pertencem à **superfamília de Ig**, e acredita-se que todos os segmentos gênicos que codificam os domínios Ig dessas moléculas evoluíram a partir de um gene ancestral. Os domínios Ig são classificados como do tipo V ou do tipo C, com base na homologia mais próxima ao domínio V ou ao domínio C da Ig. Os domínios V são formados por um polipeptídio mais longo que os domínios C e contêm duas fitas β extras dentro do sanduíche de folhas β. Alguns membros da superfamília de Ig foram descritos no Capítulo 3 (as moléculas de adesão endotelial ICAM-1 e VCAM-1) e no Capítulo 4 (os receptores KIR da célula NK). Exemplos de membros da superfamília de Ig de relevância no sistema imune são descritos na Figura 5.4.

## Características estruturais das regiões variáveis dos anticorpos

***A maioria das diferenças de sequência e variabilidade entre os diferentes anticorpos está restrita a três trechos curtos na região V da cadeia pesada e a três trechos na região V da cadeia leve.*** Esses segmentos de maior diversidade são conhecidos como **regiões hipervariáveis**. Eles correspondem a três alças protuberantes conectando fitas adjacentes das folhas β que compõem os domínios V das proteínas das cadeias pesada e leve de Ig (Figura 5.5). As regiões hipervariáveis têm, cada uma, 10 resíduos de aminoácidos de comprimento e são mantidas no lugar pelas sequências estruturais mais conservadas que formam o domínio Ig da região V. Graças a essas sequências que formam uma superfície complementar à forma tridimensional do antígeno ligado, as regiões hipervariáveis

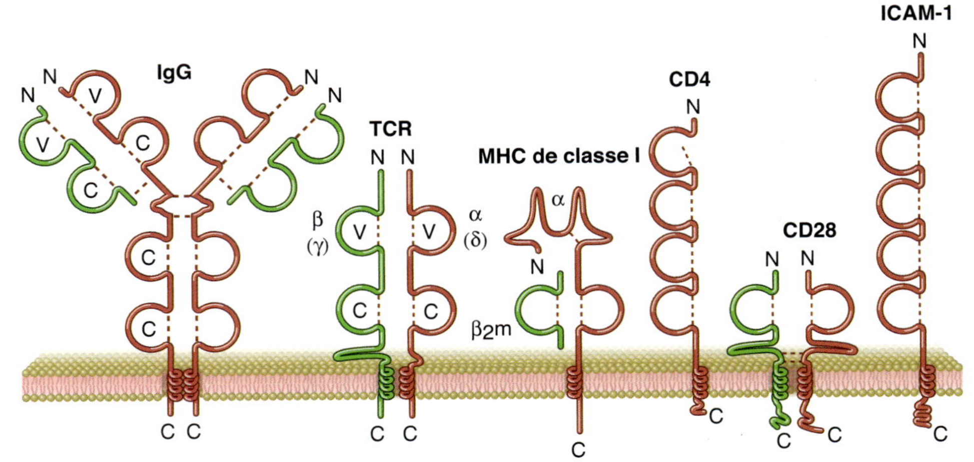


**Figura 5.4 Exemplos de proteínas da superfamília das imunoglobulinas (Ig) no sistema imune.** São mostrados aqui: uma molécula de IgG ligada à membrana; o receptor da célula T; uma molécula do complexo principal de histocompatibilidade (*MHC*) de classe I; o correceptor CD4 das células T; CD28, um receptor coestimulador das células T; e a molécula de adesão ICAM-1. *N* e *C* nas extremidades das cadeias polipeptídicas referem-se aos terminais amino e carboxila, respectivamente.

são também chamadas **regiões determinantes de complementariedade** (**CDRs**; do inglês, *complementarity-determining regions*). Seguindo tanto do aminoterminal de $V_L$ quanto de $V_H$, essas regiões são denominadas CDR1, CDR2 e CDR3. As diferenças entre as sequências das CDRs de moléculas de anticorpos diferentes contribuem para criar superfícies de interação distintas e, portanto, para as especificidades de anticorpos individuais. As CDR3 s dos segmentos $V_H$ e $V_L$ são os mais variáveis dos CDRs. Como discutiremos no Capítulo 8, existem mecanismos especiais para a geração de mais diversidade de sequência em CDR3 do que em CDR1 e CDR2. Em uma molécula de anticorpo, as três regiões hipervariáveis de um domínio $V_L$ e as três regiões hipervariáveis de um domínio $V_H$ são mantidas unidas para criar uma superfície de ligação ao antígeno. As alças hipervariáveis podem ser imaginadas como semelhantes a "dedos" protuberantes de cada domínio variável, com três dedos da cadeia pesada

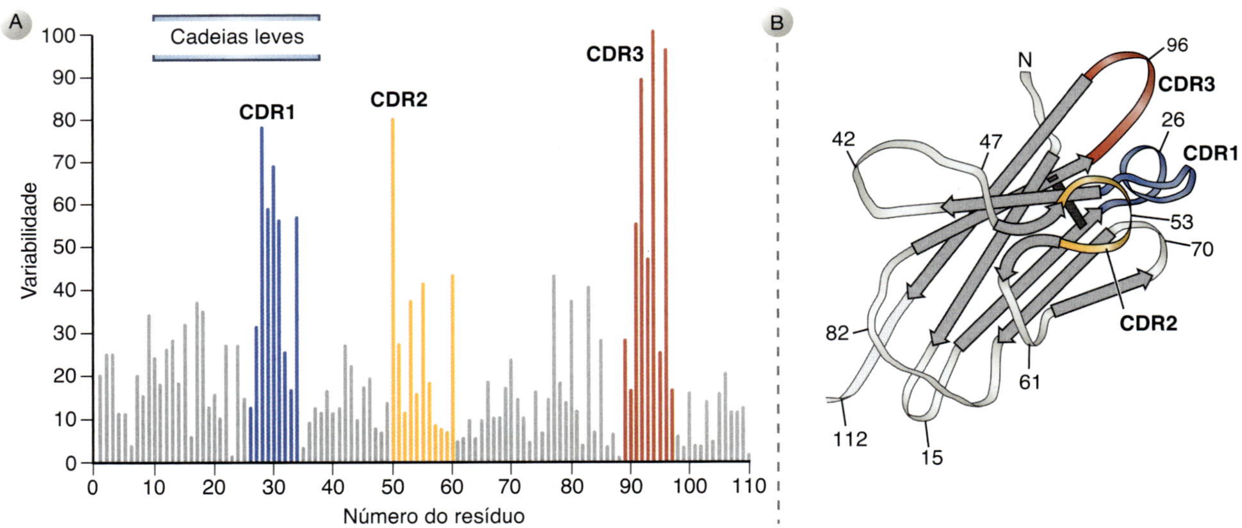


**Figura 5.5 Regiões hipervariáveis nas moléculas de imunoglobulina (Ig). A.** As *linhas verticais* descrevem a dimensão da variabilidade, definida como o número de diferenças em cada resíduo de aminoácido entre várias cadeias leves de Ig sequenciadas independentemente, plotadas em função do número do resíduo de aminoácido, medidos a partir do aminoterminal. Essa análise indica que a maioria dos resíduos variáveis está agrupada em três regiões "hipervariáveis", coloridas em *azul*, *amarelo* e *vermelho*, correspondendo a regiões determinantes de complementariedade (CDRs) CDR1, CDR2 e CDR3, respectivamente. Três regiões hipervariáveis também estão presentes nas cadeias pesadas (não mostradas). Essa forma de apresentação da variabilidade dos aminoácidos nas moléculas de Ig é chamada *plot* de Kabet-Wu, em nome dos dois cientistas que conceberam o ensaio. **B.** Visão tridimensional das alças CDR hipervariáveis em um domínio V da cadeia leve. A região V de uma cadeia leve é mostrada com as alças CDR1, CDR2 e CDR3, coloridas em *azul*, *amarelo* e *vermelho*, respectivamente. Essas alças correspondem às regiões hipervariáveis no *plot* de variabilidade em **A**. As regiões hipervariáveis da cadeia pesada (não mostradas) também estão localizadas em três alças, e todas as seis alças estão justapostas na molécula do anticorpo para formar a superfície de ligação ao antígeno (ver Figura 5.6). Note que na Figura 5.2, um domínio constante de Ig, que não tem CDRs, está representado. (*A*, Cortesia do Dr. E. A Kabat, Department of Microbiology, Columbia University College of Physicians and Surgeons, New York.)

e três dedos da cadeia leve permanecendo unidos para formar o sítio de ligação do antígeno (Figura 5.6). A capacidade de uma região V de se dobrar em um domínio Ig é primordialmente determinada pelas sequências conservadas das regiões estruturais adjacentes às CDRs. O confinamento da sequência de variabilidade a três trechos curtos permite que a estrutura básica de todos os anticorpos seja mantida, a despeito da variabilidade que contribui para as especificidades de diferentes anticorpos.

Análises cristalográficas dos complexos antígeno-anticorpo mostram que os resíduos de aminoácidos das CDRs formam múltiplos contatos com os antígenos ligados (ver Figura 5.6). O contato mais extenso ocorre com a terceira região hipervariável (CDR3). Entretanto, a ligação ao antígeno não é exclusivamente uma função das CDRs, e os resíduos do arcabouço também podem fazer contato com o antígeno. Além disso, na ligação a alguns antígenos por moléculas de anticorpos específicos, um ou mais CDRs podem estar do lado de fora da região de contato com o antígeno e, portanto, a ligação a certos antígenos pode ocorrer independentemente de algumas das CDRs da cadeia leve ou pesada da Ig.

## Características estruturais das regiões constantes dos anticorpos

***As moléculas de anticorpo podem ser divididas em classes e subclasses distintas com base em diferenças na estrutura de suas regiões C da cadeia pesada.*** As diferentes moléculas de anticorpo são chamadas **classes** ou **isótipos** e são nomeadas IgA, IgD, IgE, IgG e IgM (Tabela 5.2). Em humanos, os isótipos IgA e IgG podem ainda ser adicionalmente divididos em subclasses (ou subtipos) intimamente relacionadas, denominadas IgA1 e IgA2 e IgG1, IgG2, IgG3 e IgG4. (Camundongos, frequentemente usados no estudo das respostas imunes, diferem de humanos no isótipo de IgG, que é dividido nas subclasses IgG1, IgG2a, IgG2b e IgG3; certas linhagens de camundongos, incluindo C57BL/6, não têm o gene para IgG2a, mas produzem um isótipo relacionado e chamado IgG2-c.) As regiões C da cadeia pesada de todas

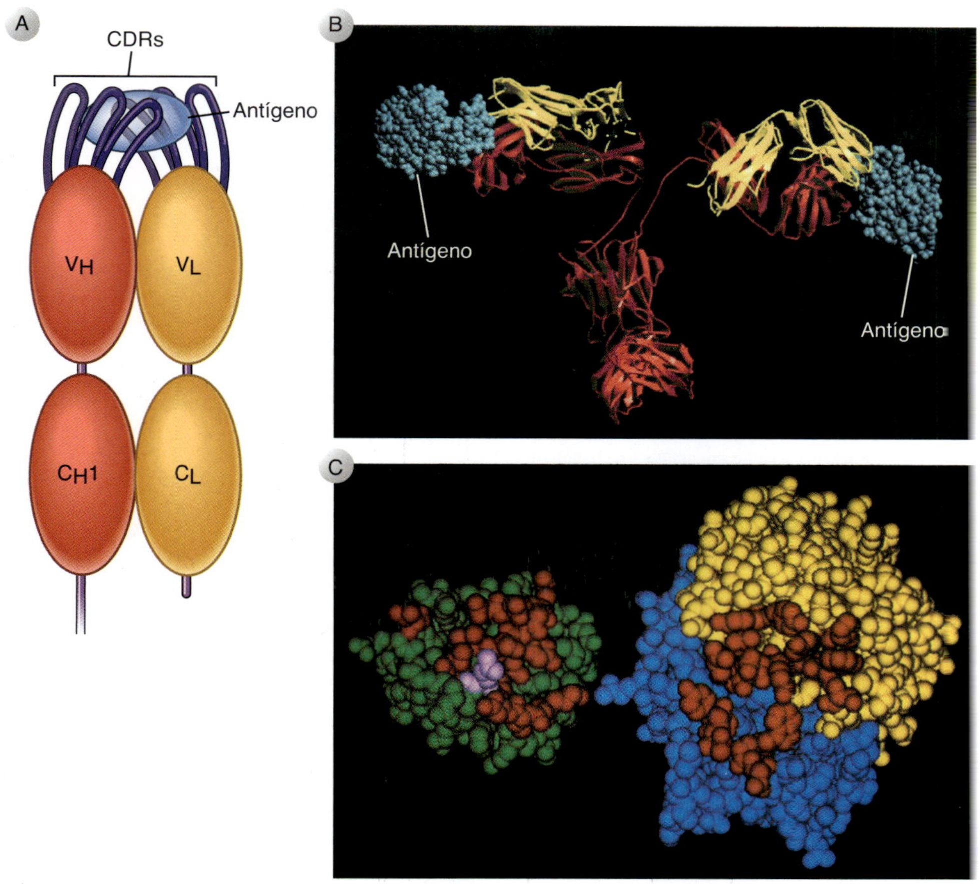


**Figura 5.6 Ligação de um antígeno por um anticorpo. A.** Visão esquemática das regiões determinantes de complementaridade (*CDRs*) gerando um local de ligação ao antígeno. As CRDs da cadeia pesada e da cadeia leve são alças que se sobressaem na superfície de dos domínios V da imunoglobulina e, em combinação, criam uma superfície de ligação ao antígeno. **B.** Este modelo de um antígeno proteico globular (lisozima de ovo de galinha) ligado a uma molécula de anticorpo mostra como o sítio de ligação ao antígeno pode acomodar macromoléculas solúveis em sua conformação nativa (dobrada). As cadeias pesadas do anticorpo são *vermelhas*, as cadeias leves são *amarelas* e o antígeno é *azul*. **C.** Visão das superfícies de interação da lisozima do ovo de galinha (em *verde*) e um fragmento Fab de um anticorpo monoclonal antilisozima de ovo de galinha ($V_H$ em *azul* e $V_L$ em *amarelo*) são mostrados. Os resíduos da lisozima do ovo de galinha e do fragmento Fab que interagem um com o outro são mostrados em *vermelho*. Um resíduo crítico de glutamina na lisozima (em *magenta*) se encaixa em uma "fenda" no anticorpo. (*B*, Cortesia do Dr. Dan Vaughn, Cold Spring Harbor Laboratory, Cold Spring Harbor, New York. *C*, Reproduzido, com autorização, de Amit AG, Mariuzza RA, Phillips SE, Poljak RJ. Three dimensional structure of na antigen-antibody complex at 2.8A resolution. *Science* 1986; 233:747-753. Copyright 1986 by AAAS.)

**Tabela 5.2** Isótipos de anticorpos humanos.

| Isótipo de anticorpo | Subtipos (Cadeia H) | Concentrações plasmáticas (mg/m$\ell$) | Meia-vida (dias) | Forma secretada | | Funções[a] |
|---|---|---|---|---|---|---|
| IgA | IgA1,2 ($\alpha$1 ou $\alpha$2) | 3,5 | 6 | Principalmente dímero; também monômetro, trímero | 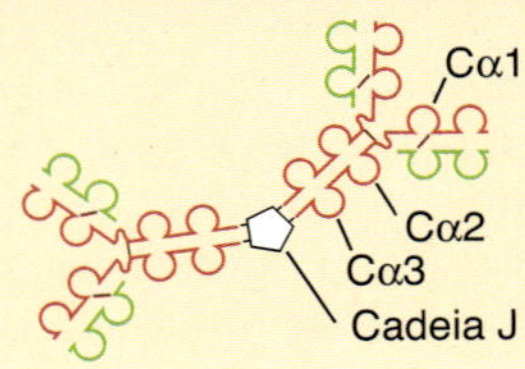 | Imunidade de mucosa |
| IgD | Nenhum ($\delta$) | Traço | 3 | Monômero | | Receptor antigênico da célula B |
| IgE | Nenhum ($\varepsilon$) | 0,05 | 2 | Monômero | 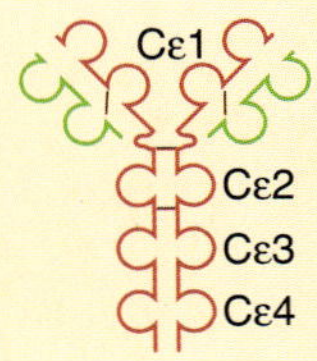 | Defesa contra parasitas helmínticos, hipersensibilidade imediata |
| IgG | IgG1-4 ($\gamma$1, $\gamma$2, $\gamma$3 ou $\gamma$4) | 13,5 | 23 | Monômero | 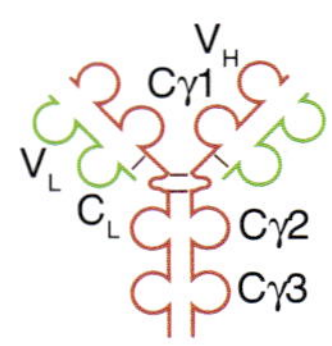 | Opsonização, ativação do complemento, citotoxicidade celular dependente de anticorpo, imunidade neonatal, inibição por *feedback* das células B |
| IgM | Nenhum ($\mu$) | 1,5 | 5 | Pentâmero | 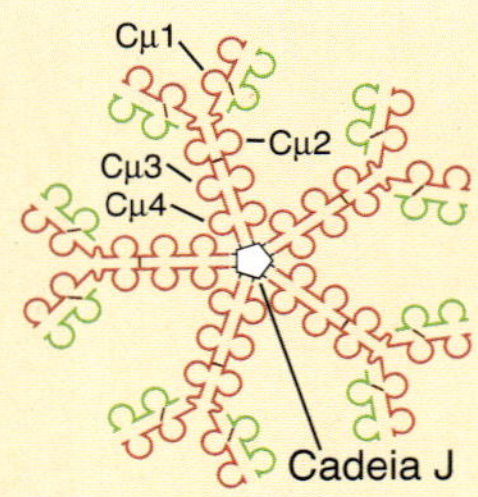 | Receptor antigênico da célula B *naive* (forma monomérica), ativação do complemento |

[a]As funções efetoras dos anticorpos são discutidas em detalhes no Capítulo 13.
*Ig*, imunoglobulina.

as moléculas de anticorpo de um isótipo ou subtipo têm, essencialmente, a mesma sequência de aminoácidos. Essa sequência é diferente nos anticorpos de outros isótipos ou subtipos. As cadeias pesadas são designadas pela letra do alfabeto grego correspondente ao isótipo do anticorpo: a IgA1 contém cadeias pesadas $\alpha$1; IgA2, $\alpha$2; IgD, $\delta$; IgE, $\varepsilon$; IgG1, $\gamma$1; IgG2, $\gamma$2; IgG3, $\gamma$3; IgG4, $\gamma$; e IgM, $\mu$. Nos anticorpos IgM e IgE humanos, as regiões C contêm quatro domínios Ig em tandem (ver Figura 5.1). As regiões C da IgG, IgA e IgD têm somente três domínios Ig. Esses domínios são genericamente designados como domínios $C_H$ e são numerados sequencialmente a partir do aminoterminal para o carboxiterminal (p. ex., $C_H1$, $C_H2$, e assim por diante). Em cada isótipo, essas regiões podem ser designadas mais especificamente (p. ex., C$\gamma$1, C$\gamma$2 na IgG).

***Diferentes isótipos e subtipos de anticorpos realizam funções efetoras distintas.*** A razão para isso é que a maioria das funções efetoras dos anticorpos é mediada pela ligação das regiões C da cadeia pesada aos receptores Fc (FcRs) nas diferentes células, como fagócitos, células *natural killer* (NK) e mastócitos, e em proteínas plasmáticas, como as proteínas do complemento. Os isótipos e subtipos de anticorpos diferem em suas regiões C e, assim, onde eles se ligam e quais funções efetoras realizam. As funções efetoras mediadas por cada isótipo de anticorpo estão listadas na Tabela 5.2 e são discutidas em mais detalhes mais adiante neste capítulo e no Capítulo 13.

***As moléculas de anticorpo são flexíveis, permitindo que se liguem a diferentes matrizes de antígenos.*** Cada anticorpo contém pelo menos dois sítios de ligação ao antígeno, cada um formado por um par de domínios $V_H$ e $V_L$. Muitas moléculas de Ig podem orientar esses sítios de ligação de tal forma, que duas moléculas de antígeno em uma superfície plana (p. ex., célula) podem ser ligadas ao mesmo tempo (Figura 5.7). Essa flexibilidade é conferida, em grande parte, pela região de dobradiça localizada entre $C_H1$ e $C_H2$ de certos isótipos. A região de dobradiça varia em comprimento entre 10 e mais de 60

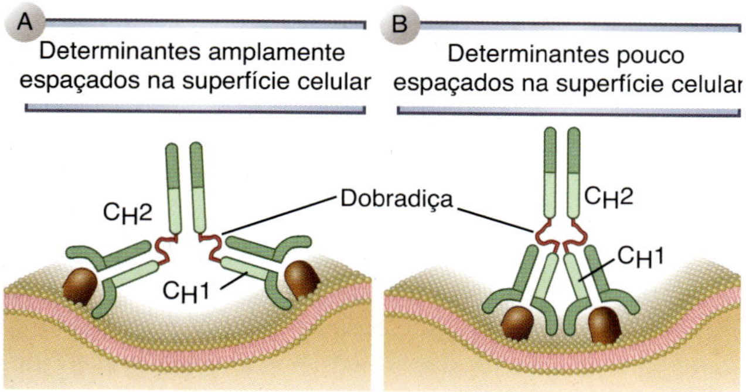


**Figura 5.7 Flexibilidade das moléculas de anticorpo.** Os dois sítios de ligação ao antígeno de um monômero de imunoglobulina (Ig) podem se ligar simultaneamente a dois determinantes separados por distâncias variadas. Em **A**, uma molécula de Ig é mostrada ligando-se a dois determinantes bastante espaçados em uma superfície celular, e, em **B**, o mesmo anticorpo está se ligando a dois determinantes que estão próximos. Essa flexibilidade é atribuída principalmente às regiões da dobradiça localizadas entre os domínios $C_H1$ e $C_H2$, as quais permitem o movimento independentemente dos sítios de ligação ao antígeno em relação ao restante da molécula.

resíduos de aminoácidos nos diferentes isótipos. Porções dessa sequência assumem uma conformação desdobrada e flexível, permitindo a movimentação molecular entre os domínios $C_H1$ e $C_H2$. Algumas das maiores diferenças entre as regiões constantes das subclasses de IgG estão concentradas na dobradiça. Isso leva às diferentes formas gerais dos subtipos de IgG. Além disso, alguma flexibilidade das moléculas de anticorpo é decorrente da capacidade de cada domínio de $V_H$ sofrer rotação em relação ao domínio $C_H1$ adjacente.

***Há duas classes, ou isótipos, de cadeias leves, chamadas κ e λ, que contêm regiões carboxiterminais contantes (C) distintas.*** Cada molécula de anticorpo tem duas cadeias leves κ idênticas ou duas cadeias leves λ idênticas, mas nunca uma de cada. Em humanos, cerca de 60% das moléculas de anticorpo têm cadeias leves κ e aproximadamente 40% têm cadeias leves λ. Alterações marcantes nessa razão podem ocorrer em pacientes com tumores de célula B porque as muitas células neoplásicas, sendo derivadas de um clone de célula B, produzem uma única espécie de moléculas de anticorpo, todas com a mesma cadeia leve. De fato, uma predominância anormal de células portadoras de κ ou de células portadoras de λ é geralmente usada clinicamente para o diagnóstico de linfomas de célula B. Em camundongos, anticorpos contendo κ são cerca de 10 vezes mais abundantes que aqueles contendo λ. Ao contrário dos isótipos de cadeia pesada, não existem diferenças conhecidas na função entre anticorpos contendo κ e aqueles contendo λ.

***Anticorpos secretados e associados à membrana diferem na sequência de aminoácidos da porção carboxiterminal da região C da cadeia pesada.*** A forma secretada, encontrada no sangue, secreções mucosas e outros líquidos extracelulares, contém uma região carboxiterminal hidrofílica chamada peça caudal. A forma ligada à membrana do anticorpo contém uma sequência carboxiterminal que inclui dois segmentos: uma região transmembrana hidrofóbica α-hélice, seguida por uma cauda intracelular, que contém uma região justamembranar de três aminoácidos carregada positivamente (Figura 5.8). Os aminoácidos carregados positivamente se ligam aos grupos carregados negativamente da cabeça fosfolipídica no folheto interno da membrana plasmática e auxiliam a ancoragem da proteína na membrana, sendo às vezes chamados sequência de parada de transferência. Nas moléculas IgM e IgD de membrana, a porção citoplasmática da cadeia pesada é curta (somente três resíduos

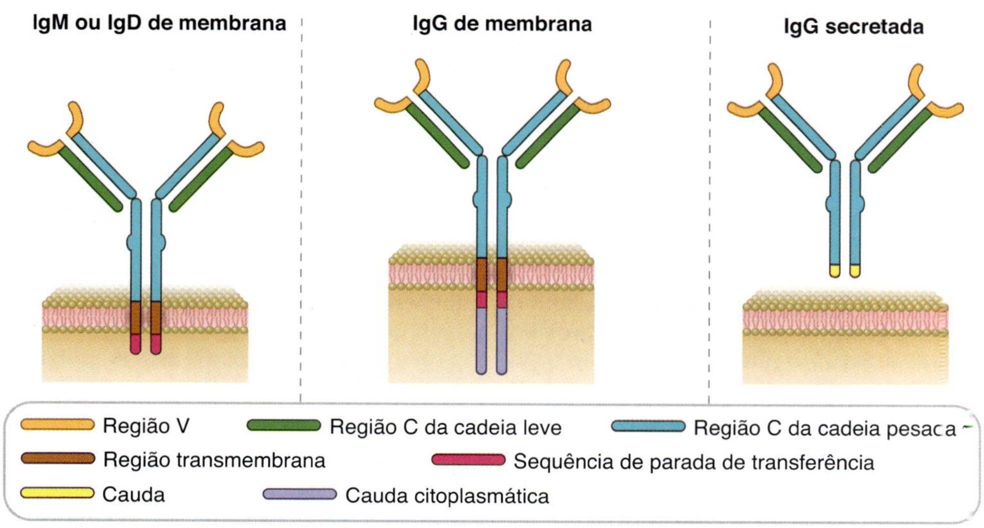


**Figura 5.8 Formas de membrana e secretadas das cadeias pesadas de imunoglobulina (Ig).** As formas de membrana das cadeias pesadas de Ig, mas não as formas secretadas, contêm regiões transmembranas compostas de resíduos de aminoácidos hidrofóbicos e domínios citoplasmáticos que diferem significativamente entre os diferentes isótipos. A porção citoplasmática da forma de membrana das cadeias µ e δ contém somente três resíduos, enquanto a região citoplasmática das cadeias pesadas da IgG e da IgE de membrana (cadeias pesadas γ e ε de membrana) contém de 20 a 30 resíduos. As formas secretadas dos anticorpos terminam nas peças caudais C-terminais, as quais também diferem entre os isótipos: µ tem uma peça caudal longa (21 resíduos) que está envolvida na formação do pentâmero, enquanto a IgG tem uma peça caudal curta (3 resíduos).

de aminoácidos de comprimento). Nas moléculas de IgG e IgE de membrana, a cauda tem aproximadamente 30 resíduos de aminoácidos de comprimento e contém um motivo de sinalização que contribui para a ativação de células B de memória (ver Capítulos 7 e 12).

As moléculas de IgG e IgE secretadas e todas as Ig de membrana, independentemente do isótipo, são monoméricas no que diz respeito à unidade estrutural básica do anticorpo (*i. e.*, duas cadeias pesadas e duas cadeias leves). Em contraste, as formas secretadas de IgM e IgA formam complexos multiméricos, nos quais dois ou mais núcleos de quatro cadeias de unidades estruturais do anticorpo são unidos covalentemente. A IgM é secretada principalmente como pentâmero, mas também como hexâmero do núcleo de quatro cadeias estruturais, enquanto a IgA é frequentemente secretada como um dímero. Esses complexos são formados por interações entre as peças caudais localizadas na porção carboxiterminal das formas secretadas das cadeias pesadas $\mu$ e $\alpha$ (ver Tabela 5.2). Moléculas multiméricas de IgM e IgA contêm um polipeptídio adicional de 15 kDa não Ig chamado cadeia juncional (J), o qual é ligado por pontes dissulfeto às peças caudais das regiões C da Ig e serve para estabilizar os complexos multiméricos e para transportar os multímeros através das células epiteliais a partir da porção basolateral para a porção luminal. Como veremos adiante, as formas multiméricas dos anticorpos se ligam aos antígenos mais avidamente do que as formas monoméricas.

Os anticorpos de diferentes espécies distinguem-se uns dos outros nas regiões C e em partes da estrutura das regiões V. Dessa maneira, quando moléculas de Ig de uma espécie são introduzidas em outra (p. ex., anticorpos séricos de cavalo ou anticorpos monoclonais de camundongo injetados em humanos), o organismo do receptor as "enxerga" como estranhas, monta uma resposta imune e produz anticorpos amplamente contra as regiões C da Ig introduzida. O impacto negativo dessa resposta anti-Ig sobre o uso de anticorpos como agentes terapêuticos é discutido em mais detalhes adiante neste capítulo.

Diferenças menores de sequências estão presentes em anticorpos de diferentes indivíduos da mesma espécie, refletindo polimorfismos herdados nos genes que codificam as regiões C das cadeias pesadas e leves da Ig. Quando formas polimórficas de uma imunoglobulina encontrada somente em alguns indivíduos de uma espécie podem ser reconhecidas por anticorpos, as sequências que diferem entre os indivíduos são chamadas **alotipos**, e o anticorpo que reconhece uma variação alotípica é denominado anticorpo antialotípico. Até no mesmo indivíduo, diferenças entre anticorpos distintos que estão concentradas nas CDRs constituem os **idiótipos** dos anticorpos. Um anticorpo que reconhece algum aspecto das CDRs de outro anticorpo é, então, chamado anticorpo anti-idiotípico. Existem teorias interessantes propondo que os indivíduos produzem anticorpos anti-idiotípicos contra seus próprios anticorpos, os quais controlam as respostas imunes, embora existam poucas evidências para suportar a importância desse potencial mecanismo de regulação imune.

## Anticorpos monoclonais

**Anticorpos monoclonais** são coleções de anticorpos idênticos. Todas as moléculas de um anticorpo monoclonal são produzidas pela progênie de um clone único de célula B e, portanto, todas as moléculas têm a mesma região V e ligam o mesmo antígeno que originalmente desencadeou aquela célula B. Um tumor de plasmócitos (mieloma ou plasmacitoma), assim como a maioria dos tumores de qualquer origem celular, é monoclonal e, dessa maneira, produz anticorpos de uma única especificidade. Na maioria dos casos, a especificidade do anticorpo derivado do tumor não é conhecida, de modo que o anticorpo do mieloma não pode ser usado para detectar ou ligar moléculas de interesse. Entretanto, a descoberta de anticorpos monoclonais produzidos por esses tumores levou à ideia de que seria possível produzir anticorpos monoclonais similares de qualquer especificidade desejada, pela imortalização de células secretoras de anticorpo individuais de um animal imunizado com um antígeno conhecido. Uma técnica para realizar isso foi descrita por Georges Kohler e Cesar Milstein, em 1975, e se provou um dos avanços mais valiosos em biologia e medicina. O método se baseia na fusão das células B de um animal imunizado (tipicamente um camundongo) com uma linhagem celular imortalizada de mieloma, seguido pelo crescimento dessas células sob condições nas quais somente as células normais e as células tumorais que se fundiram possam sobreviver (Figura 5.9). As células fundidas resultantes que crescem são chamadas **hibridomas**, porque são híbridas de células B normais e de um mieloma. Cada hibridoma produz somente uma Ig, derivada de uma célula B do animal imunizado. Os anticorpos secretados por vários clones de hibridomas são triados para ligação a um antígeno de interesse, e o clone com a especificidade desejada é selecionado e expandido. Os produtos desses clones individuais são anticorpos monoclonais, e cada anticorpo monoclonal é específico para um único epítopo do antígeno usado para imunizar o animal.

Há inúmeras aplicações dos anticorpos monoclonais na pesquisa, no diagnóstico médico e na terapia. Algumas de suas aplicações comuns incluem:

- ***Identificação de marcadores fenotípicos únicos a tipos celulares particulares.*** A base para a classificação moderna dos linfócitos e outros leucócitos é o reconhecimento de populações celulares individuais por meio de anticorpos monoclonais específicos, mais frequentemente pelo uso de citometria de fluxo e técnicas relacionadas (ver Apêndice III). Esses anticorpos têm sido usados para definir os marcadores dos grupamentos de diferenciação (CD; do inglês, *clusters of differentiation*) para vários tipos celulares (ver Capítulo 2 e Apêndice I)
- ***Imunodiagnóstico.*** O diagnóstico de muitas doenças infecciosas e sistêmicas, e mesmo da gravidez, se baseia na detecção de antígenos ou anticorpos particulares no sangue, urina ou tecidos, pelo uso de anticorpos monoclonais em imunoensaios (Apêndice III)

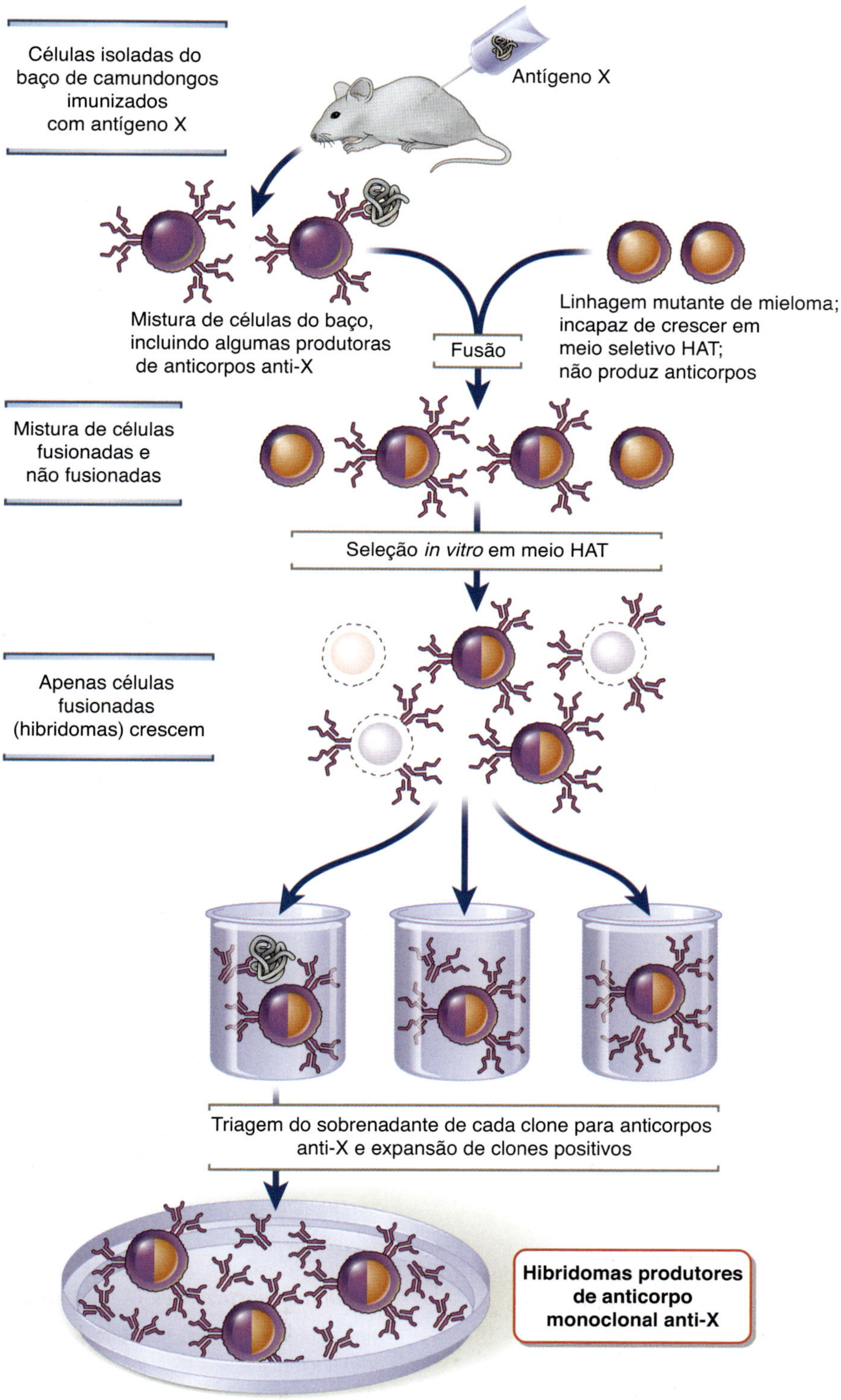


**Figura 5.9 Geração dos anticorpos monoclonais.** Neste procedimento, células B do baço de um camundongo que foi imunizado com um antígeno conhecido ou uma mistura de antígenos são fusionadas com uma linhagem celular parceira de mieloma deficiente em enzima, pelo uso de agentes químicos como polietilenoglicol, que podem facilitar a fusão das membranas plasmáticas e a formação de células híbridas que retêm muitos cromossomos de ambos os parceiros fusionados. O parceiro mieloma usado não secreta sua própria imunoglobulina (Ig). Essas células híbridas são, então, colocadas em um meio de seleção que permite somente a sobrevivência dos híbridos imortalizados; essas células híbridas são clonadas para crescer como clones de células únicas e testadas para a secreção do anticorpo de interesse. O meio de seleção inclui hipoxantina, aminopterina e timidina, sendo por isso chamado meio HAT. Existem duas vias de síntese de purinas na maioria das células, a via *de novo*, que necessita de tetraidrofolato, e a via de salvamento, que usa a enzima hipoxantina-guanina fosforibosiltransferase (HGPRT). As células de mieloma que perderam a HGPRT são utilizadas como parceiros de fusão, e elas normalmente sobrevivem usando a síntese *de novo* das purinas. Na presença de aminopterina o tetraidrofolato não é produzido, resultando em defeito na síntese *de novo* das purinas e também em um defeito específico na biossíntese de pirimidina, ou seja, na geração de timidina monofosfato (TMP) a partir de desoxiuridina monofosfato (dUMP). As células híbridas recebem a HGPRT das células esplênicas e adquirem a capacidade de proliferar descontroladamente do parceiro mieloma; se hipoxantina e timidina forem adicionadas, essas células podem produzir DNA na ausência de tetraidrofolato. Como resultado, somente as células híbridas sobrevivem no meio HAT.

- ***Identificação tumoral.*** Anticorpos monoclonais marcados e específicos para várias proteínas celulares são usados para determinar a fonte tecidual dos tumores por meio da coloração de seções histológicas de tumores
- ***Terapia.*** Avanços na pesquisa médica levaram à identificação de células e moléculas que estão envolvidas na patogênese de muitas doenças. Em virtude de sua extraordinária especificidade, os anticorpos monoclonais fornecem os meios para detecção dessas células e moléculas. Muitos anticorpos monoclonais são utilizados terapeuticamente hoje em dia (Tabela 5.3). Alguns exemplos incluem anticorpos específicos para a citocina fator de necrose tumoral (TNF; do inglês, *tumor necrosis factor*), usados para o tratamento da artrite reumatoide e outras doenças inflamatórias; anticorpos contra CD20, para o tratamento de tumores derivados de células B e para a depleção das células B em certos distúrbios autoimunes; anticorpos específicos para as moléculas reguladoras de células T PD-1 e CTLA-4 usados na terapia para muitos tipos de câncer; anticorpos que se ligam a receptores do fator de crescimento epidermal, como alvo de células cancerígenas; anticorpos contra o fator de crescimento endotelial vascular (uma citocina que promove angiogênese) em pacientes com degeneração macular; e assim por diante
- ***Análise funcional de moléculas da superfície celular e secretadas.*** Na pesquisa biológica, os anticorpos monoclonais que se ligam a moléculas da superfície celular, estimulando ou inibindo funções celulares em particular, são ferramentas valiosas para a definição das funções dessas moléculas, incluindo dos receptores antigênicos. Anticorpos monoclonais também são amplamente usados na purificação de populações celulares selecionadas a partir de misturas complexas, para facilitar a análise das propriedades e funções dessas células e para bloquear ou depletar moléculas secretadas e células em particular para o estudo de suas funções.

Uma das limitações dos anticorpos monoclonais para terapia é serem mais facilmente produzidos pela imunização de camundongos; no entanto, pacientes tratados com anticorpos murinos produzirão anticorpos contra a Ig de camundongo, chamados anticorpos humanos anticamundongo (HAMA; do inglês, *human antimouse antibody*). Esses anticorpos anti-Ig bloqueiam a função ou aumentam a eliminação do anticorpo monoclonal injetado e também podem causar a doença do soro (ver Capítulo 19). Técnicas de engenharia genética têm sido usadas para substituir as sequências murinas do anticorpo monoclonal por sequências humanas e, dessa maneira, evitar a resposta anti-Ig. Os DNAs complementares (cDNAs) que codificam as cadeias polipeptídicas de um anticorpo monoclonal podem ser isolados de um hibridoma, e esses genes podem ser manipulados *in vitro*. Como discutido anteriormente, somente pequenas porções da molécula do anticorpo são responsáveis pela ligação ao antígeno; o restante da molécula de anticorpo

**Tabela 5.3** Exemplos de anticorpos monoclonais em uso clínico.[a]

| Alvo | Efeito | Doenças |
|---|---|---|
| **Doenças inflamatórias (imunológicas)** | | |
| Integrinas α4 | Bloqueio da saída de células imunes para o intestino e SNC | Doença de Crohn, esclerose múltipla |
| CD20 | Depleção de células B | Artrite reumatoide, esclerose múltipla, outras doenças autoimunes, linfomas de células B |
| IgE | Bloqueio de função da IgE | Alergia relacionada à asma |
| TNF | Redução da inflamação | Artrite reumatoide, doença de Crohn, psoríase |
| IL-17 | Redução da inflamação | Psoríase |
| **Outras doenças** | | |
| C5 | Bloqueio da lise mediada pelo complemento | Hemoglobinúria paroxística noturna, síndrome hemolítico-urêmica atípica |
| Glicoproteína IIb/IIIa | Inibição da agregação plaquetária | Doença cardiovascular |
| Ligante de RANK | Bloqueio de sinalização de RANK | Osteoporose pós-menopausa, metástases ósseas de tumores sólidos |
| Proteínas de SARS-CoV-2 | Bloqueio da entrada viral | Covid-19 |
| **Câncer (ver Tabela 18.1, Capítulo 18)** | | |

[a]Anticorpos anticitocinas adicionais em uso clínico estão listados na Tabela 19.5, Capítulo 19.
*SNC*, sistema nervoso central; *IgE*, imunoglobulina E; *IL*, interleucina; *RANK*, receptor ativador do fator nuclear κB; *SARS-CoV-2*, coronavírus 2 da síndrome respiratória aguda grave; *TNF*, fator de necrose tumoral.

pode ser imaginado como um alicerce. Essa organização estrutural permite que segmentos de DNA codificadores de sítios de ligação ao antígeno de um anticorpo monoclonal murino possam ser inseridos no cDNA que codifica uma proteína de mieloma humano, criando um gene híbrido. Quando expressa, a proteína híbrida resultante, a qual retém a especificidade antigênica do anticorpo monoclonal murino original, mas tem a estrutura central de uma Ig humana, é referida como um anticorpo humanizado. Anticorpos monoclonais completamente humanos também são utilizados na clínica. Esses anticorpos são derivados de métodos de expressão em fagos ou em camundongos com células B expressando transgenes de Ig humanos. A tecnologia de ***phage display*** (algo como exibição por fagos) para geração de anticorpos monoclonais contra alvos específicos envolve a triagem de bibliotecas de bacteriófagos nas quais cada bacteriófago "exibe" na sua superfície um sítio de ligação ao antígeno de Ig humana sinteticamente criado. Por meio da triagem de milhões desses sítios sintéticos de ligação ao antígeno, um que seja específico para o antígeno alvo pode ser identificado.

Anticorpos humanizados são muito menos propensos que anticorpos monoclonais de camundongo de serem reconhecidos como estranhos em seres humanos e de induzir respostas antianticorpo. Entretanto, uma proporção de indivíduos que recebe anticorpos monoclonais completamente humanizados para terapia desenvolve antianticorpos bloqueadores, conhecidos como anticorpos anti-humanos (HAHAs; do inglês, *human-antihuman antibodies*). Não é entendido por que isso acontece.

## SÍNTESE, MONTAGEM E EXPRESSÃO DAS MOLÉCULAS DE IMUNOGLOBULINA

As cadeias pesadas e leves das imunoglobulinas, assim como a maioria das proteínas secretadas e de membrana, são sintetizadas em ribossomos ligados à membrana no retículo endoplasmático rugoso. A proteína é translocada para o retículo endoplasmático, e as cadeias pesadas da Ig são *N*-glicosiladas durante o processo de translocação. O dobramento apropriado das cadeias pesadas da Ig e sua montagem com as cadeias leves são reguladas por proteínas residentes no retículo endoplasmático chamadas chaperonas. Essas proteínas, as quais incluem a calnexina e uma molécula denominada proteína de ligação (BiP; do inglês, *binding protein*), se ligam a polipeptídios de Ig recém-sintetizados e garantem que eles sejam retidos ou marcados para degradação, a menos que sejam dobrados apropriadamente e montados como moléculas de Ig completas. A associação covalente das cadeias pesadas e leves é estabilizada pela formação de pontes dissulfeto, que também ocorre no retículo endoplasmático durante processo de montagem. Após a montagem, as moléculas de Ig são liberadas das chaperonas, transportadas para a cisterna do complexo de Golgi, em que seus carboidratos são modificados e, então, direcionadas para a membrana plasmática em vesículas. Anticorpos em sua forma de membrana são ancorados na membrana plasmática, enquanto a forma secretada é transportada para fora da célula.

***A maturação das células B a partir dos progenitores da medula óssea é acompanhada por alterações específicas na expressão do gene de Ig, resultando na produção de moléculas de Ig em diferentes formas*** (Figura 5.10). A célula mais inicial na linhagem do linfócito B que produz polipeptídios de Ig, chamada célula pré-B, sintetiza a forma de membrana da cadeia pesada μ. Essas cadeias μ se associam a proteínas denominadas cadeias leves substitutas, para formar o receptor da célula pré-B, que é expresso na superfície celular e fornece sinais que promovem maturação. Células B imaturas e maduras produzem cadeias leves κ ou λ, que se associam a proteínas μ para formar moléculas de IgM. Células B maduras expressam as formas de membrana de IgM e IgD (cadeias pesadas μ e δ associadas com cadeias leves κ e λ). Esses receptores Ig de membrana atuam como receptores de superfície celular que reconhecem antígenos e iniciam o processo de ativação das células B. O receptor da célula

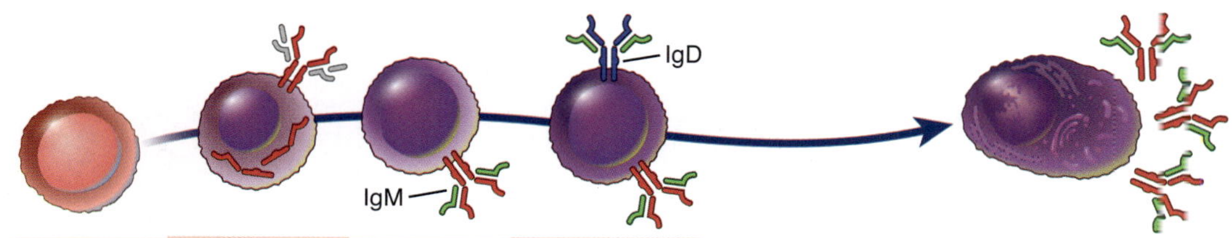


| Estágio de maturação | Célula-tronco | Célula pré-B | Célula B imatura | Célula B madura | Célula B ativada (plasmablasto) | Plasmócito |
|---|---|---|---|---|---|---|
| Padrão da produção de imunoglobulinas | Nenhum | Cadeia pesada μ citoplasmática e receptor pré-B | IgM de membrana | IgD, IgM de membrana | Baixa taxa de secreção de Ig; troca de isótipo de cadeia pesada; maturação de afinidade | Alta taxa de secreção de Ig; pouca ou nenhuma Ig de membrana |

**Figura 5.10 Expressão de imunoglobulina (Ig) durante a maturação do linfócito B.** Estágios da maturação do linfócito B são mostrados com as alterações associadas na produção das cadeias pesadas e leves de Ig. As cadeias pesadas de IgM são mostradas em *vermelho*, as cadeias pesadas de IgD, em *azul*, e as cadeias leves, em *verde*. Os eventos moleculares que acompanham essas alterações são discutidos nos Capítulos 8 e 12.

pré-B e o receptor antigênico da célula B estão associados de forma não covalente com outras duas proteínas integrais de membrana, Igα e Igβ, que desempenham funções de sinalização e são essenciais para a expressão de IgM e IgD na superfície. Discutiremos os eventos moleculares e celulares da maturação de células B subjacentes a essas alterações na expressão dos anticorpos no Capítulo 8.

Quando linfócitos B maduros são ativados pelos antígenos e outros estímulos, as células se diferenciam em plasmablastos e, então, em plasmócitos secretores de anticorpos. Esse processo é também acompanhado por alterações no padrão de produção da Ig. Uma dessas mudanças é a produção aumentada da forma secretada de Ig em comparação à forma de membrana. Essa alteração ocorre no nível de processamento pós-transcricional. A segunda mudança é a expressão de isótipos de cadeia pesada diferentes de IgM e IgD, por um processo chamado troca de isótipo (ou classe) de cadeia pesada. Uma terceira mudança envolve a introdução de novas substituições de aminoácidos nos domínios variáveis de cadeias pesadas e leves para criar anticorpos de maior afinidade, resultando em uma alteração nos anticorpos denominada maturação da afinidade. Mudanças na expressão do anticorpo que ocorrem após a ativação da célula B serão discutidas posteriormente neste capítulo e em mais detalhes no Capítulo 12.

## Meia-vida dos anticorpos

A meia-vida dos anticorpos circulantes é uma medida de quanto tempo esses anticorpos permanecem no sangue após a secreção pelas células B (ou após a injeção, como no caso de um anticorpo administrado). A meia-vida é o tempo médio antes que o número de moléculas de anticorpo seja reduzido à metade. Diferentes isótipos de anticorpo têm meias-vidas muito diferentes na circulação. A IgE tem uma meia-vida bastante curta, de aproximadamente 2 dias na circulação (embora a IgE ligada à célula associada ao seu receptor de alta afinidade nos mastócitos tenha meia-vida bastante longa; ver Capítulo 20). A IgA circulante tem meia-vida de cerca de 3 dias (embora a maior parte da IgA seja produzida em sítios de mucosa e seja secretada diretamente no lúmen do intestino ou das vias respiratórias), e a IgM circulante tem meia-vida de aproximadamente 4 dias. Em contrapartida, as moléculas de IgG circulantes têm meia-vida de cerca de 21 a 28 dias.

A longa meia-vida da IgG é atribuída à sua capacidade em se ligar a um receptor Fc específico chamado **receptor Fc neonatal** (**FcRn**), assim denominado por seu envolvimento no transporte da IgG da circulação materna para o feto. O FcRn se assemelha estruturalmente às moléculas de MHC de classe I (descritas no Capítulo 6). É expresso na placenta, na qual transporta moléculas de IgG do sangue materno, através das células, até a circulação fetal (ver Capítulo 14). Em vertebrados adultos, o FcRn é encontrado na superfície das células endoteliais, macrófagos e outros tipos celulares, e se liga à IgG que é ingerida a partir do sangue por pinocitose para o interior dos endossomos. A IgG permanece ligada ao FcRn no ambiente acídico dos endossomos. O FcRn não direciona a IgG ligada para os lisossomos (o destino comum de muitas moléculas ingeridas), mas a recicla para a superfície celular e a libera no pH neutro do sangue, retornando a IgG para a circulação (Figura 5.11). Esse sequestro intracelular da IgG para longe dos lisossomos previne sua degradação rápida, como ocorre com a maioria das outras proteínas plasmáticas, incluindo outros isótipos de anticorpo, e, como resultado, o isótipo IgG tem uma meia-vida relativamente longa. Há algumas diferenças nas meias-vidas dos quatro subtipos de IgG humanas. A IgG3 tem meia-vida relativamente curta, porque se liga fracamente ao FcRn. A IgG1, a IgG2 e a IgG4 têm meia-vida mais longa.

A longa meia-vida da IgG tem sido usada para fornecer uma vantagem terapêutica para certas proteínas injetadas, pela produção de proteínas de fusão contendo a parte biologicamente ativa da proteína e a porção Fc da IgG. A porção Fc permite que as proteínas se liguem ao FcRn e assim prolongue as meias-vidas das proteínas injetadas. Uma proteína de fusão Fc terapeuticamente útil é a TNFR-Ig, a qual consiste em um domínio extracelular do receptor de TNF tipo II (TNFR) fusionado com um domínio Fc da IgG. A TNFR-Ig se liga ao TNF e bloqueia suas ações inflamatórias, semelhante a um anticorpo anti-TNF, sendo usada no tratamento de certos distúrbios autoimunes como artrite reumatoide, enteropatia inflamatória e psoríase (Figura 5.12). Outra proteína de fusão Fc utilizada terapeuticamente é a CTLA4-Ig, que contém o domínio extracelular do receptor CTLA-4, o qual se liga e bloqueia os coestimuladores B7, fusionado à porção

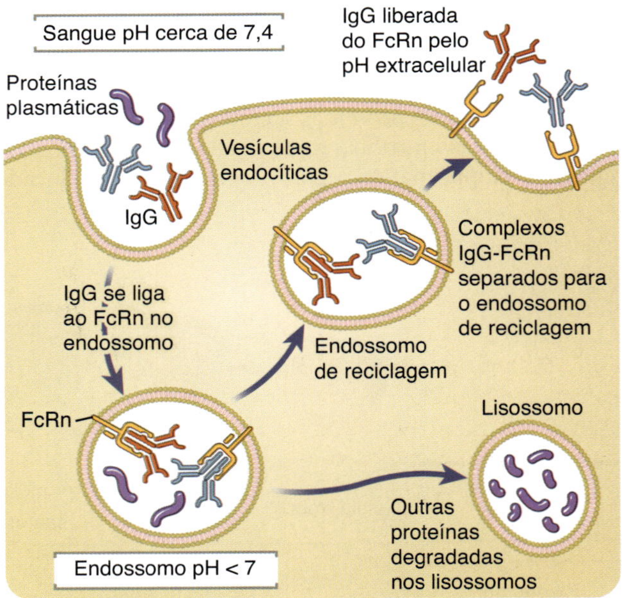


**Figura 5.11 O receptor Fc neonatal (FcRn) contribui para a longa meia-vida das moléculas de imunoglobulina G (IgG).** As moléculas de IgG micropinocitadas nas células endoteliais se ligam ao FcRn, um receptor ligante de IgG no ambiente acídico dos endossomos. Nas células endoteliais, o FcRn direciona as moléculas de IgG para longe da degradação lisossomal e as libera quando as vesículas se fundem com a superfície celular, expondo os complexos FcRn-IgG ao pH neutro.

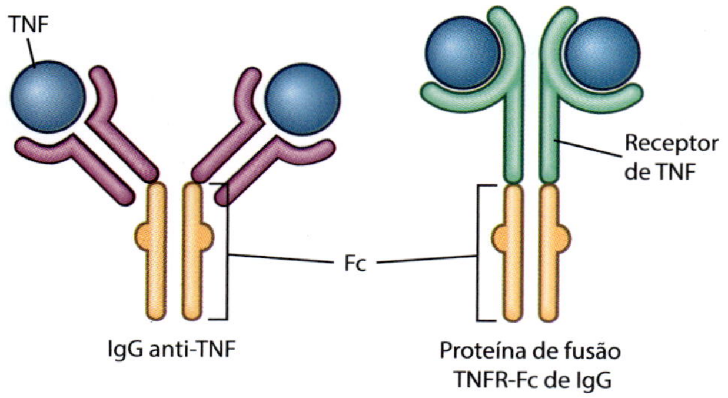


**Figura 5.12 Um anticorpo monoclonal e uma proteína de fusão formada por receptor de citocina-Fc de imunoglobulina G (IgG), ambos usados terapeuticamente.** Um anticorpo específico para a citocina fator de necrose tumoral (*TNF*) (*esquerda*) pode se ligar e bloquear a atividade da citocina. O domínio extracelular do receptor de TNF (*direita*) é também um antagonista da citocina, e a ligação desse domínio solúvel do receptor a um domínio Fc de IgG (por tecnologia de DNA recombinante) aumenta a meia-vida do receptor na circulação.

Fc da IgG humana; ela também tem sido útil no tratamento da artrite reumatoide e na rejeição ao transplante de rim.

## LIGAÇÃO DOS ANTICORPOS AOS ANTÍGENOS

Todas as funções dos anticorpos dependem de sua capacidade de se ligar especificamente aos antígenos. Consideraremos agora a natureza dos antígenos e como eles são reconhecidos pelos anticorpos.

### Características dos antígenos biológicos

***Um antígeno é qualquer substância que pode ser especificamente ligada por uma molécula de anticorpo ou TCR.*** Os antígenos que são reconhecidos por anticorpos podem ser praticamente todos os tipos de moléculas biológicas, incluindo metabólitos intermediários simples, açúcares, lipídios, autacoides e hormônios, bem como macromoléculas, como carboidratos complexos, fosfolipídios, ácidos nucleicos e proteínas. Isso contrasta com a maioria das células T, as quais reconhecem apenas peptídios (ver Capítulo 6).

***Nem todos os antígenos reconhecidos por linfócitos específicos ou por anticorpos secretados são capazes de ativar os linfócitos.*** Moléculas que estimulam as respostas imunes são chamadas **imunógenos**. Macromoléculas são efetivas para estimular os linfócitos B a iniciarem respostas imunes humorais porque a ativação das células B necessita que múltiplos receptores antigênicos sejam unidos (ligação cruzada). Agentes químicos pequenos, como dinitrofenol, podem se ligar aos anticorpos e são, portanto, antígenos, mas não podem ativar as células B por si só porque podem ligar somente um receptor de células B de cada vez. Para gerar anticorpos específicos para esses pequenos agentes químicos, os imunologistas comumente associam múltiplas cópias dessas pequenas moléculas a uma proteína ou polissacarídio antes da imunização. Nesses casos, o pequeno agente químico é chamado **hapteno**, e a molécula maior à qual ele está conjugado é denominada **carreador**. O complexo hapteno-carreador, ao contrário do hapteno livre, pode se ligar a múltiplos receptores antigênicos em uma célula B, e assim atua como um imunógeno. Esse fenômeno tem sido explorado para produzir vacinas eficientes (ver Capítulo 12).

Macromoléculas, como proteínas, polissacarídios e ácidos nucleicos, são normalmente muito maiores que a região de ligação ao antígeno de uma molécula de anticorpo (ver Figura 5.6). Dessa maneira, qualquer anticorpo se liga somente a uma porção da macromolécula, a qual é denominada **determinante** ou **epítopo**. Essas duas palavras são sinônimos usados indistintamente ao longo deste livro. A porção do anticorpo que interage diretamente com o epítopo foi chamada paratopo. Macromoléculas tipicamente contêm múltiplos determinantes, alguns dos quais podem ser repetidos, e cada um deles, por definição, pode ser ligado por um anticorpo. A presença de múltiplos determinantes idênticos em um antígeno é referida como **polivalência** ou **multivalência**. A maioria das proteínas globulares não contém múltiplos determinantes idênticos e não é individualmente polivalente, porém muitas proteínas idênticas podem ser expostas em uma matriz polivalente nas superfícies celulares, incluindo a superfície dos microrganismos. No caso dos polissacarídios e ácidos nucleicos, muitos epítopos idênticos podem estar espaçados de maneira regular e repetidos na mesma molécula, e essas moléculas são ditas polivalentes. Matrizes polivalentes de antígenos carboidratos também podem ser expostas nas superfícies celulares. Os antígenos polivalentes podem induzir o agrupamento de receptores da célula B, e assim iniciar o processo de ativação da célula B (ver Capítulo 12)

***A organização espacial de diferentes epítopos em uma única molécula proteica pode influenciar a ligação dos anticorpos de várias maneiras.*** Quando os determinantes estão bem separados, duas ou mais moléculas de anticorpo podem se ligar ao mesmo antígeno proteico sem que uma influencie a outra; esses determinantes são ditos não sobrepostos. Quando dois determinantes estão próximos um ao outro, a ligação do anticorpo ao primeiro determinante pode causar uma interferência estérica na ligação do anticorpo ao segundo; esses determinantes são ditos sobrepostos. Em raros casos, a ligação de um anticorpo pode causar uma alteração conformacional na estrutura do antígeno, influenciando positiva ou negativamente a ligação de um segundo anticorpo a outro sítio na proteína, por outros meios além do impedimento estérico. Essas interações são chamadas efeitos aloestéricos.

***Qualquer forma ou superfície disponível em uma molécula que é reconhecida por um anticorpo constitui um determinante antigênico ou epítopo.*** Determinantes antigênicos podem estar presentes em qualquer tipo de molécula, incluindo, mas não restritas a carboidratos, proteínas, lipídios e ácidos nucleicos. No caso das proteínas, a formação de alguns epítopos depende apenas da estrutura primária, e a formação de outros determinantes reflete a estrutura terciária,

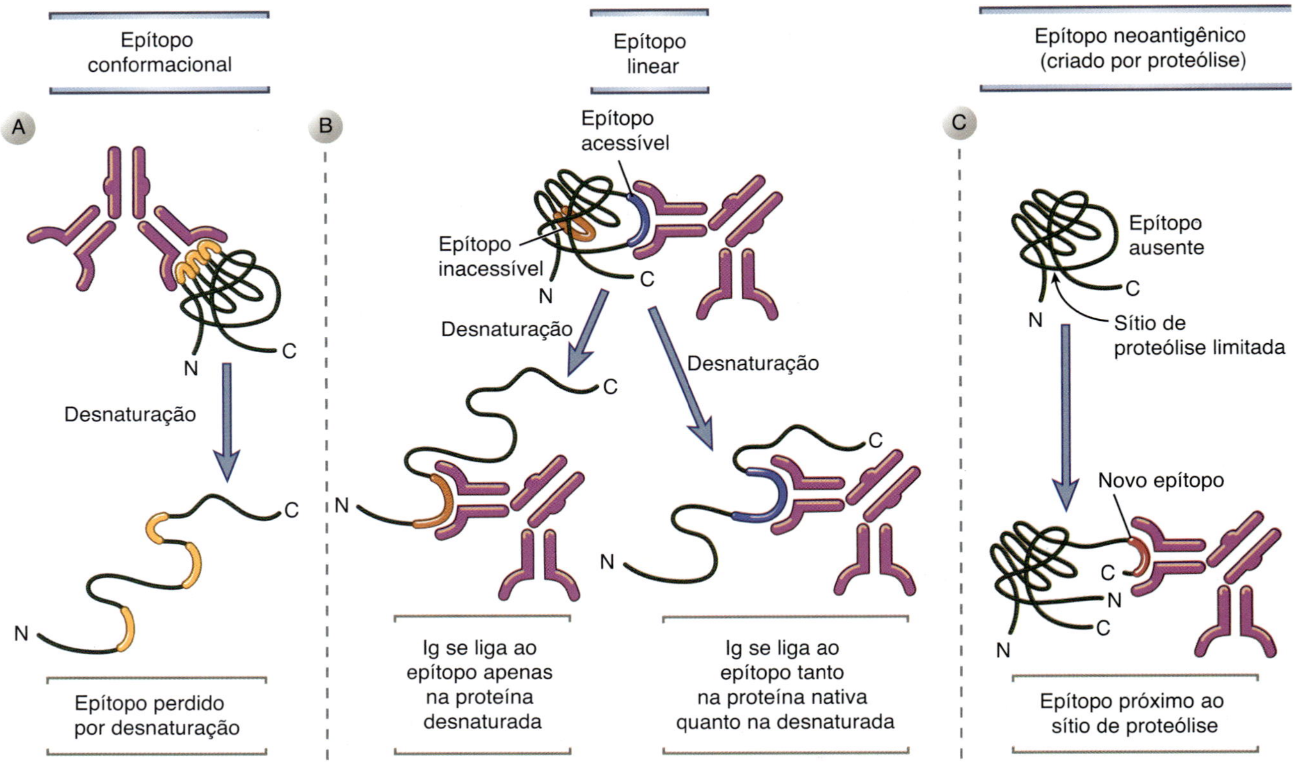


**Figura 5.13 Natureza dos determinantes antigênicos.** Os determinantes antigênicos (mostrados em *laranja*, *vermelho* e *azul*) podem depender do dobramento da proteína (conformação), assim como de sua estrutura primária. Alguns determinantes são acessíveis nas proteínas nativas e são perdidos na desnaturação (**A**), enquanto outros são expostos somente na proteína não dobrada (**B**). Neodeterminantes surgem de modificações pós-síntese, como clivagem de ligação peptídica (**C**). *N* e *C* nas extremidades das cadeias polipeptídicas se referem aos terminais amino e carboxila, respectivamente.

ou conformação (forma) (Figura 5.13). Os epítopos formados por vários resíduos de aminoácidos adjacentes são chamados epítopos lineares. O sítio de ligação ao antígeno de um anticorpo normalmente pode acomodar um epítopo linear composto por cerca de seis aminoácidos. Se epítopos lineares aparecerem na superfície externa ou em uma região de conformação estendida na proteína dobrada nativa, eles podem ser acessíveis aos anticorpos. Em outros casos, os epítopos lineares podem estar inacessíveis na conformação nativa e aparecer apenas quando a proteína é desnaturada. Em contraste, os epítopos conformacionais são formados por resíduos de aminoácidos que não estão em uma sequência, mas se justapõem espacialmente na proteína dobrada. Anticorpos específicos para certos epítopos lineares e anticorpos específicos para epítopos conformacionais podem ser usados para verificar se uma proteína está desnaturada ou em sua conformação nativa, respectivamente. As proteínas podem ser submetidas a modificações como glicosilação, fosforilação, ubiquitinação, acetilação e proteólise. Essas modificações que alteram a estrutura da proteína podem produzir novos epítopos. Novos epítopos também podem ser gerados em um tumor por mutações de genes que codificam proteínas próprias. Esses epítopos, induzidos por modificações pós-traducionais ou por mutação, são chamados epítopos neoantigênicos e também podem ser reconhecidos por anticorpos específicos (e células T).

## Bases estrutural e química da ligação antigênica

***Os sítios de ligação antigênica de muitos anticorpos são superfícies planares que podem acomodar epítopos conformacionais de macromoléculas, permitindo que os anticorpos se liguem a grandes macromoléculas*** (ver Figura 5.6). As seis CDRs, três da cadeia pesada e três da cadeia leve, podem se espalhar para formar uma grande superfície. Em vários anticorpos específicos para pequenas moléculas, como monossacarídios e drogas, o antígeno se liga a uma fenda gerada pela aposição próxima de CDRs dos domínios $V_L$ e $V_H$.

***O reconhecimento dos antígenos pelos anticorpos envolve ligação não covalente e reversível.*** Vários tipos de interações não covalentes podem contribuir para a ligação do anticorpo aos antígenos, incluindo forças eletrostáticas, pontes de hidrogênio, forças de van der Waals e interações hidrofóbicas. A importância relativa de cada uma delas depende das estruturas do sítio de ligação de um anticorpo individual e do determinante antigênico. A força de ligação entre um único sítio de combinação entre um anticorpo e um epítopo de um antígeno é chamada **afinidade** do anticorpo. A afinidade é normalmente representada por uma constante de dissociação ($K_d$), a qual indica quão fácil é a separação (dissociação) de um complexo antígeno-anticorpo em seus constituintes por mudanças de sua concentração. Uma $K_d$ menor indica uma interação de afinidade mais forte ou maior porque uma menor concentração do antígeno e do anticorpo é necessária para a formação do complexo. A $K_d$ dos anticorpos produzidos em respostas imunes humorais típicas normalmente varia entre $10^{-7}$ e $10^{-11}$ M. O soro de um indivíduo imunizado conterá uma mistura de anticorpos com diferentes afinidades pelo antígeno.

Pelo fato de a região da dobradiça dos anticorpos lhes conferir flexibilidade, um único anticorpo pode se ligar a um único antígeno multivalente em mais de um sítio de ligação. Para a IgG ou IgE, essa ligação pode envolver, no máximo, dois sítios de ligação, um para cada Fab. Para a IgM pentamérica, entretanto, um único anticorpo pode se ligar a até 10 sítios diferentes (Figura 5.14). Antígenos polivalentes terão mais de uma cópia de um determinante em particular. Embora a afinidade de qualquer sítio de ligação antigênica seja a mesma para cada epítopo de um antígeno polivalente, a força da ligação do anticorpo ao antígeno deve levar em conta todos os sítios de ligação do anticorpo e todos os epítopos disponíveis do antígeno. Essa força geral de ligação é chamada **avidez** e é muito maior que a afinidade a qualquer sítio individual de ligação antigênica. Assim, uma molécula de IgM de baixa afinidade ainda pode se ligar firmemente a um antígeno polivalente porque muitas interações de baixa afinidade (até 10 por molécula de IgM) podem produzir uma interação de alta avidez.

Antígenos polivalentes são importantes do ponto de vista da ativação das células B, como discutido anteriormente. Interações polivalentes entre antígenos e anticorpos também têm significado biológico, uma vez que muitas funções efetoras dos anticorpos são desencadeadas de maneira ótima quando duas ou mais moléculas de anticorpos são aproximadas pela ligação a um antígeno polivalente. Se um antígeno polivalente é misturado com um anticorpo específico em um tubo de ensaio, os dois interagem formando **imunocomplexos** (Figura 5.15). Na concentração correta, denominada zona de equivalência, anticorpo e antígeno formam uma extensa malha de ligações cruzadas de moléculas ligadas de tal forma, que a maioria ou todas as moléculas de antígeno e anticorpo estão complexadas em grandes massas. Os

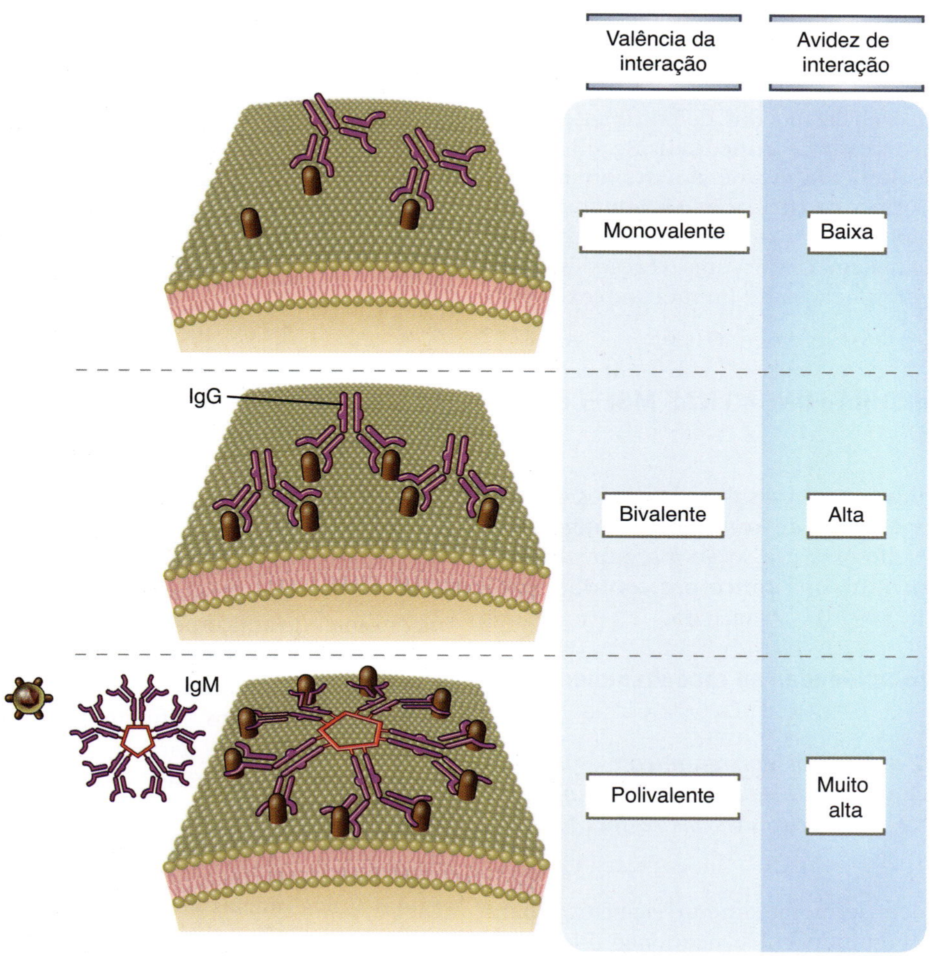


**5.14 Valência e avidez das interações anticorpo-antígeno.** Antígenos monovalentes, ou epítopos com espaçamentos distantes nas superfícies celulares, interagirão com um único sítio de ligação de uma molécula de anticorpo. Embora a afinidade desta interação possa ser alta, a avidez total pode ser relativamente baixa. Quando determinantes repetidos em uma superfície celular estão próximos o suficiente, ambos os sítios de ligação ao antígeno de uma única molécula de imunoglobulina G (*IgG*) podem se ligar, levando a uma interação bivalente de avidez mais alta. A região de dobradiça da molécula de IgG acomoda a alteração na forma necessária para a ocupação simultânea de ambos os sítios de ligação. As moléculas de *IgM* têm 10 sítios idênticos de ligação ao antígeno que podem se ligar teoricamente a 10 determinantes repetidos simultaneamente na superfície celular, resultando em uma interação polivalente de alta avidez.

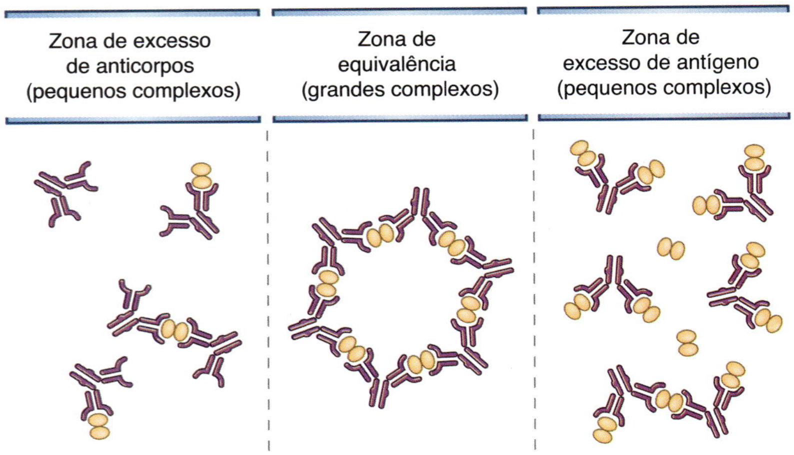


**Figura 5.15 Complexos antígeno-anticorpo.** Os tamanhos dos complexos antígeno-anticorpo (imunes) são uma função das concentrações relativas do antígeno e do anticorpo. Complexos grandes são formados em concentrações de antígenos multivalentes e anticorpos na chamada zona de equivalência; os complexos são menores quando há excesso relativo de antígeno ou de anticorpo.

imunocomplexos podem ser dissociados em agregados menores, tanto pelo aumento da concentração do antígeno, de modo que as moléculas de antígeno livre deslocarão o antígeno ligado ao anticorpo (zona de excesso de antígeno), quanto pelo aumento da concentração do anticorpo, de modo que as moléculas de anticorpo livre deslocarão o anticorpo ligado dos determinantes antigênicos (zona de excesso de anticorpo). Se uma zona de equivalência é alcançada *in vivo*, grandes imunocomplexos podem se formar na circulação. Os imunocomplexos que são aprisionados ou formados nas paredes dos vasos sanguíneos podem iniciar uma reação inflamatória, resultando em doenças de imunocomplexos (ver Capítulo 19).

## RELAÇÕES ESTRUTURA-FUNÇÃO NAS MOLÉCULAS DE ANTICORPOS

Muitas características estruturais dos anticorpos são críticas para sua capacidade de reconhecer antígenos e para suas funções efetoras. Na seção a seguir, resumiremos como a estrutura dos anticorpos contribui para suas funções.

### Características relacionadas ao reconhecimento do antígeno

***A capacidade dos anticorpos em reconhecer especificamente uma grande variedade de antígenos com afinidades variadas reflete as propriedades das regiões V.***

#### *Especificidade*

Os anticorpos podem ser notavelmente específicos para os antígenos, distinguindo entre pequenas diferenças em sua estrutura química. A refinada especificidade dos anticorpos se aplica ao reconhecimento de todas as classes de moléculas. Por exemplo, os anticorpos podem distinguir dois determinantes proteicos lineares que diferem somente quanto a uma única substituição de aminoácidos conservados, que tem pouco efeito na estrutura secundária. Esse alto grau de especificidade é necessário para que anticorpos gerados em resposta aos antígenos de um microrganismo normalmente não reajam com as moléculas próprias estruturalmente semelhantes ou com os antígenos de outros microrganismos. Entretanto, alguns anticorpos produzidos contra um antígeno podem se ligar a um antígeno diferente, mas estruturalmente relacionado. Isso é conhecido como **reação cruzada.** Os anticorpos que são produzidos em resposta a um antígeno microbiano algumas vezes reagem cruzadamente com antígenos próprios, e isso pode ser a base de certas doenças imunológicas (ver Capítulo 19).

#### *Diversidade*

Como discutimos anteriormente neste capítulo, um indivíduo é capaz de produzir um número tremendo de anticorpos estruturalmente distintos, da ordem de milhões, cada um com uma especificidade distinta. A capacidade dos anticorpos, em qualquer indivíduo, de se ligar especificamente a um grande número de antígenos diferentes é um reflexo da **diversidade** dos anticorpos, e a coleção total de anticorpos com diferentes especificidades representa o **repertório** de anticorpos. Os mecanismos genéticos que geram um repertório tão vasto de anticorpos são ativos somente nos linfócitos B (e os mesmos mecanismos para geração da diversidade do TCR são ativos nas células T). Essa diversidade é gerada pela recombinação randômica de um conjunto limitado de sequências de DNA da linhagem germinativa herdadas formando genes funcionais que codificam as regiões V das cadeias pesadas e leves, assim como pela adição de sequências de nucleotídios durante o processo de recombinação. Discutiremos esses mecanismos em detalhes no Capítulo 8. As milhões de variações resultantes na estrutura estão concentradas nas regiões hipervariáveis de ligação antigênica tanto na cadeia pesada quanto na cadeia leve e, assim, determinam a especificidade aos antígenos.

### *Maturação de afinidade*

A capacidade dos anticorpos de neutralizar toxinas e microrganismos infecciosos é dependente da firme ligação dos anticorpos. Como discutimos, a firme ligação é alcançada pelas interações de alta afinidade e alta avidez. Um mecanismo para a geração de anticorpos de alta afinidade envolve alterações sutis na estrutura das regiões V dos anticorpos durante as respostas imunes humorais aos antígenos proteicos. Essas alterações ocorrem por um processo de mutação somática em linfócitos B estimulados pelo antígeno que gera novas estruturas no domínio V, algumas das quais se ligam ao antígeno com maior afinidade do que os domínios V originais (Figura 5.16). Aquelas células B produtoras de anticorpos de maior afinidade se ligam preferencialmente ao antígeno e, como resultado da seleção, se tornam células B dominantes a cada exposição subsequente ao antígeno. Esse processo, chamado **maturação de afinidade**, resulta em um aumento na afinidade média de ligação dos anticorpos a um antígeno à medida que a resposta imune humoral evolui. Dessa maneira, um anticorpo produzido durante uma resposta imune primária a um antígeno proteico frequentemente tem uma $K_d$ na faixa de $10^{-7}$ a $10^{-9}$ M; nas respostas subsequentes para o mesmo antígeno (respostas secundárias), como pode ocorrer em infecções repetidas com a mesma espécie de microrganismo ou imunizações repetidas, a afinidade aumenta, quase sempre resultando em uma $K_d$ de $10^{-11}$ M ou até menor. Discutiremos os mecanismos da maturação da afinidade no Capítulo 12.

## Características relacionadas às funções efetoras

***Muitas das funções efetoras dos anticorpos são mediadas pelas porções Fc das moléculas, e os isótipos de Ig que diferem nessas regiões Fc realizam funções distintas.*** Mencionamos previamente que as funções efetoras dos anticorpos requerem a ligação das regiões C da cadeia pesada, as quais compõem as porções Fc, a outras células e proteínas plasmáticas. Por exemplo, a IgG recobre microrganismos e os marca para a fagocitose pelos neutrófilos e macrófagos. Isso ocorre porque a molécula de IgG é capaz de se ligar simultaneamente ao microrganismo através da sua região Fab, e aos receptores Fc específicos para a cadeia pesada da IgG expressos nos neutrófilos e macrófagos, através da sua região Fc. Em contrapartida, a IgE se liga aos mastócitos e desencadeia sua desgranulação,

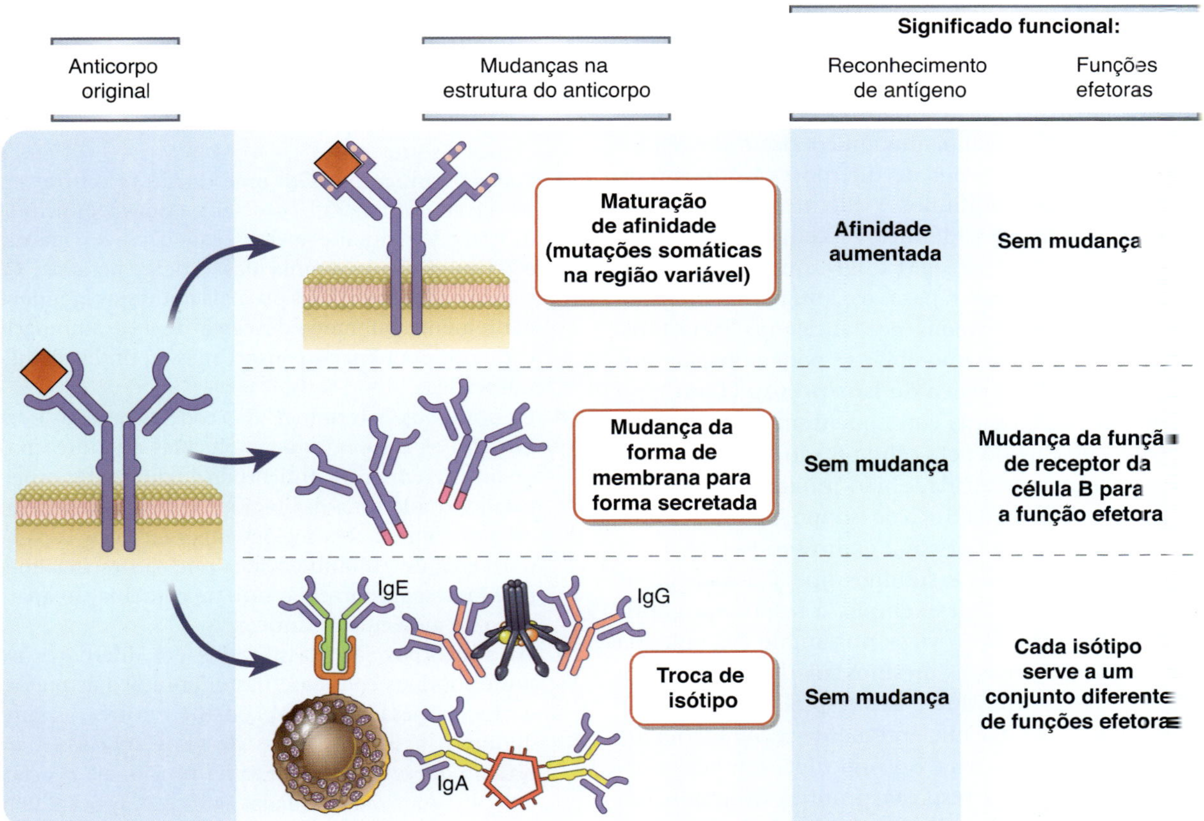


**Figura 5.16 Alterações na estrutura do anticorpo durante as respostas imunes humorais.** A ilustração descreve as mudanças na estrutura dos anticorpos que podem ser produzidas pela progênie de células B ativadas (um clone) e as alterações na função. Durante a maturação da afinidade, mutações na região V (indicada por pontos *amarelos*) levam a alterações na especificidade fina sem mudanças nas funções efetoras dependentes da região C. Células B ativadas podem trocar a produção de anticorpos basicamente ligados à membrana contendo regiões transmembranares e citoplasmáticas para anticorpos secretados. Os anticorpos secretados podem ou não apresentar mutações nos genes V (*i. e.*, a secreção dos anticorpos ocorre antes e após a maturação da afinidade). Na troca de isótipo, as regiões C mudam (indicado pela mudança da cor *roxa* para *verde*, *amarelo* ou *rosa*), sem alterações na região V de ligação ao antígeno. A troca de isótipo é observada em anticorpos ligados à membrana e nos secretados. Discutiremos as bases moleculares para essas alterações no Capítulo 12.

porque essas células expressam receptores Fc específicos para a IgE. Outro mecanismo efetor da imunidade humoral dependente de Fc é a ativação da via clássica do sistema complemento. O sistema gera mediadores inflamatórios e promove a fagocitose e a lise microbiana, sendo iniciado pela ligação de uma proteína do complemento chamada C1q às porções Fc da IgG ou IgM complexadas ao antígeno. Os sítios de ligação do receptor Fc e do complemento nos anticorpos são encontrados dentro dos domínios C da cadeia pesada de diferentes isótipos (ver Figura 5.1). Discutiremos a estrutura e as funções dos receptores Fc e proteínas do complemento no Capítulo 13.

***As funções efetoras dos anticorpos são iniciadas somente pelas moléculas de Ig que se ligaram aos antígenos e não por Ig livres.*** A razão para somente anticorpos com antígenos ligados ativarem mecanismos efetores é que duas ou mais porções Fc de anticorpos adjacentes são necessárias para ligar e disparar vários sistemas efetores, como proteínas do complemento e receptores Fc dos fagócitos (ver Capítulo 13). Esse requerimento para que moléculas de anticorpos estejam adjacentes garante que as funções efetoras sejam direcionadas especificamente para a eliminação dos antígenos que são reconhecidos pelo anticorpo e que anticorpos livres circulantes não disparem respostas efetoras de maneira inapropriada ou perigosa.

***Mudanças nos isótipos dos anticorpos durante as respostas imunes humorais influenciam como as respostas trabalham para erradicar os antígenos.*** Após a estimulação por um antígeno, um único clone de células B pode produzir anticorpos de diferentes isótipos que, todavia, apresentam domínios V idênticos e, portanto, especificidade antigênica idêntica. As células B *naive* produzem, simultaneamente, IgM e IgD, que atuam como receptores de membrana para os antígenos. Quando essas células B são ativadas por antígenos estranhos, tipicamente de origem microbiana, podem passar por um processo chamado **troca de isótipo (ou classe)**, no qual o tipo de região $C_H$ e, consequentemente, o isótipo do anticorpo produzido pela célula B são alterados, mas as regiões V e a especificidade não mudam (ver Figura 5.16). Como resultado da troca de isótipo, diferentes progênies da célula B *naive* original expressando IgM e IgD podem produzir isótipos e subtipos que são mais aptos a eliminar o antígeno. Por exemplo, a resposta do anticorpo a muitas bactérias e vírus no sangue é dominada por anticorpos IgG, mas os mesmos microrganismos em tecidos de mucosa (intestino e vias respiratórias) elicitam muito mais IgA, a qual é eficientemente secretada na luz desses órgãos. A troca para o isótipo IgG também prolonga a efetividade das respostas imunes humorais em decorrência da meia-vida dos anticorpos IgG. Discutiremos os mecanismos e os significados funcionais da troca de isótipo no Capítulo 12.

***As regiões C da cadeia pesada dos anticorpos também determinam a distribuição tecidual das moléculas de anticorpo.*** Como mencionamos anteriormente, após serem ativadas, as células B perdem gradualmente a expressão de anticorpos ligados à membrana e os expressam mais como uma proteína secretada (ver Figura 5.16). A IgA pode ser eficientemente secretada através do epitélio de mucosa e é a principal classe de anticorpo nas secreções de mucosa e no leite (ver Capítulo 14). Os neonatos são protegidos das infecções pelos anticorpos IgG que eles adquirem de suas mães através da placenta durante a gestação. Essa transferência de IgG materna é mediada pelo FcRn, o qual descrevemos anteriormente como sendo o receptor responsável pela longa meia-vida dos anticorpos IgG.

## RESUMO

- Anticorpos, ou imunoglobulinas (Igs), são uma família de glicoproteínas produzidas na forma ligada à membrana ou secretada pelos linfócitos B
- Anticorpos ligados à membrana servem como receptores que medeiam a ativação das células B disparada pelo antígeno
- Anticorpos secretados atuam como mediadores da imunidade humoral específica por meio da neutralização de microrganismos e toxinas e participação em vários mecanismos efetores que servem para eliminar os antígenos ligados
- As regiões de ligação ao antígeno das moléculas do anticorpo são altamente variáveis, e qualquer indivíduo tem o potencial de produzir milhões de anticorpos diferentes, cada qual com especificidade antigênica distinta
- Todos os anticorpos têm uma estrutura central simétrica e comum de duas cadeias pesadas idênticas ligadas covalentemente e duas cadeias leves idênticas, cada qual ligada a uma das cadeias pesadas. Cada cadeia consiste em dois ou mais domínios Ig independentemente dobrados de cerca de 110 aminoácidos contendo sequências conservadas e pontes dissulfeto intracadeias
- Os domínios *N*-terminais das cadeias pesadas e leves formam as regiões V das moléculas de anticorpo, as quais diferem entre anticorpos de diferentes especificidades. Cada uma das regiões V das cadeias pesadas e leves contém três regiões hipervariáveis separadas por cerca de 10 aminoácidos que são espacialmente montadas para formar o sítio de combinação ao antígeno da molécula de anticorpo
- Os anticorpos são classificados em diferentes isótipos e subtipos com base nas diferenças nas regiões C da cadeia pesada, a qual consiste em três ou quatro domínios C de Ig, e essas classes e subclasses apresentam diferentes propriedades funcionais. As classes de anticorpos são chamadas IgM, IgD, IgG, IgE e IgA. Ambas as cadeias leves de uma única molécula de Ig são do mesmo isótipo, κ ou λ, as quais diferem em seus domínios C únicos
- A maioria das funções efetoras dos anticorpos é mediada pelas regiões C das cadeias pesadas, mas essas funções são disparadas pela ligação dos antígenos ao sítio de combinação na região V

- Os anticorpos monoclonais são produzidos a partir de um único clone de células B e reconhecem um único determinante antigênico. Anticorpos monoclonais podem ser gerados em laboratório e são amplamente usados na pesquisa, no diagnóstico e na terapia
- Os antígenos são substâncias que se ligam especificamente a anticorpos ou a receptores antigênicos dos linfócitos T. Os antígenos que se ligam aos anticorpos incluem uma grande variedade de moléculas biológicas incluindo açúcares, lipídios, carboidratos, proteínas e ácidos nucleicos. Isso contrasta com a maioria dos receptores antigênicos da célula T, os quais reconhecem somente antígenos peptídicos
- Antígenos macromoleculares contêm múltiplos epítopos, ou determinantes, cada um dos quais pode ser reconhecido por um anticorpo. Os epítopos lineares dos antígenos proteicos consistem em uma sequência de aminoácidos adjacentes, e determinantes conformacionais são formados pela dobra de uma cadeia polipeptídica
- A afinidade da interação entre o sítio de combinação de uma única molécula de anticorpo e um único epítopo é geralmente representada pela $K_d$ calculada a partir de dados de ligação. Antígenos polivalentes contêm múltiplos epítopos idênticos aos quais moléculas de anticorpos idênticos podem se ligar. Os anticorpos podem se ligar simultaneamente a 2, ou, no caso da IgM, a até 10 epítopos idênticos, levando ao aumento da avidez da interação anticorpo-antígeno
- As concentrações relativas dos antígenos polivalentes e dos anticorpos podem favorecer a formação de imunocomplexos que podem se depositar nos tecidos e causar dano
- A ligação do anticorpo ao antígeno pode ser altamente específica, distinguindo pequenas diferenças nas estruturas químicas, embora reações cruzadas também possam ocorrer, quando dois ou mais antígenos podem se ligar ao mesmo anticorpo
- Várias mudanças na estrutura dos anticorpos produzidos por um clone de células B podem ocorrer no curso de uma resposta imune. As células B, inicialmente, produzem somente Ig ligada à membrana, mas, em células B ativadas e plasmócitos, é secretada uma Ig com a mesma especificidade de ligação ao antígeno do receptor Ig original ligado à membrana. Mudanças no uso dos segmentos gênicos da região C sem alterações nas regiões V são a base da troca de isótipo, a qual leva a mudanças na função efetora sem uma alteração na especificidade. Mutações pontuais nas regiões V de um anticorpo específico para um antígeno levam ao aumento da afinidade para aquele antígeno (maturação de afinidade).

## Leitura sugerida

*Indica as publicações de interesse histórico, geralmente reportando a descoberta de um fenômeno ou processo que mais tarde foi demonstrado como sendo de fundamental importância no sistema imune. Muitas dessas descobertas (mas não todas) levaram seu(s) descobridor(es) a receber o Prêmio Nobel. A natureza da descoberta é brevemente resumida em cada referência.

### *Estrutura do anticorpo*


Chiu ML, Goulet DR, Teplyakov A, Gilliland GL. Antibody structure and function: the basis for engineering therapeutics. *Antibodies (Basel)*. 2019;8:55.

*Edelman GM, Poulik MD. Studies on structural units of the gamma-globulins. *J Exp Med*. 1961;13:861–884; and Poulik MD, Edelman GM. Comparison of reduced alkylated derivatives of some myeloma globulins and Bence-Jones proteins. *Nature*. 1961;191:1274–1276. *(Estes estudos estabeleceram que anticorpos são constituídos de duas cadeias ligadas por pontes dissulfeto. Geral Edelman recebeu o Prêmio Nobel por esses estudos. Ver* https://www.nobelprize.org/prizes/medicine/1972/edelman/lecture.*)*

*Ehrlich P. Experimental investigations on Immunity I . On ricin. *Deutsch med Wochenschr*. 1891;17:976–979; and Ehrlich P. Experimental investigations on immunity II. On Abrin. *Deutsch med Wochenschr*. 1891;17:1218–1219.

*Porter RR. The hydrolysis of rabbit γ-globulin and antibodies with crystalline papain. *Biochem J*. 1959;73:119–126; and Porter RR. Separation and isolation of fractions of rabbit gamma-globulin containing the antibody and antigenic combining sites. *Nature*. 1958;182:670–671. *(Estes estudos sobre a identificação dos fragmentos Fab e Fc dos anticorpos levaram o Prêmio Nobel a Rodney Porter. Ver* https://www.nobelprize.org/prizes/medicine/1972/porter/lecture.*)*

Stanfield RL, Wilson IA. Antibody structure. *Microbiol Spectrum*. 2014;2.


### *Produção de anticorpo e anticorpos monoclonais*


Carter PJ, Lazar GA. Next generation antibody drugs: pursuit of the 'high-hanging fruit'. *Nat Rev Drug Discov*. 2018; 17:197-223.

*Clackson T, Hoogenboom HR, Griffiths AD, Winter G. Making antibody fragments using phage display libraries. *Nature*. 1991;352:624–628. *(Greg Winter recebeu o Prêmio Nobel pelo conceito de bibliotecas de phage display e a geração de anticorpos sem imunização. Ver* https://www.nobelprize.org/prizes/chemistry/2018/winter/lecture.*)*

*Kohler G, Milstein C. Continuous cultures of fused cells secreting antibody of predefined specificity. *Nature*. 1975;256:495–497. *(Primeira geração experimental de anticorpos monoclonais. Georg Kohler e Cesar Milstein receberam o Prêmio Nobel por este trabalho. Ver* https://www.nobelprize.org/prizes/medicine/1984/kohler/lecture and https://www.nobelprize.org/prizes/medicine/1984/milstein/lecture.*)*

Lerner RA. Combinatorial antibody libraries: new advances, new immunological insights. *Nat Rev Immunol*. 2016;16:498–508.


### *Meia-vida do anticorpo*


Baldwin 3rd WM, Valujskikh A, Fairchild RL. The neonatal Fc receptor: key to homeostasic control of IgG and IgG-related biopharmaceuticals. *Am J Transplant*. 2019;19:1881–1887, 2019.

Rath T, Baker K, Dumont JA, et al. Fc-fusion proteins and FcRn: structural insights for longer-lasting and more effective therapeutics. *Crit Rev Biotechnol*. 2015;35:235–254.

Ward ES, Devanaboyina SC, Ober RJ. Targeting FcRn for the modulation of antibody dynamics. *Mol Immunol*. 2015;67:131–141.

### *Aplicações terapêuticas dos anticorpos*

Beers SA, Glennie MJ, White AL. Influence of immunoglobulin isotype on therapeutic antibody function. *Blood.* 2016;127:1097–1101.

*Behring E, Kitasato S. Anti-toxic immunity to diphtheria and tetanus. *Deutsch med Wochenschr.* 1890;16:1113–1116. *(Descoberta de antitoxinas contra difteria e tétano. Emil Behring recebeu o Prêmio Nobel pelo uso de soroterapia para o tratamento da difteria e outras doenças infecciosas. Ver* https://www.nobelprize.org/prizes/medicine/1901/behring/lecture.*)*

Crowe Jr JE. Principles of broad and potent antiviral human antibodies: insights for vaccine design. *Cell Host Microbe.* 2017;22:193–206.

Martin F. Antibodies as leading tools to unlock the therapeutic potential in human disease. *Immunol Rev.* 2016;270:5–7.

Tiller KE, Tessier PM. Advances in antibody design. *Annu Rev Biomed Eng.* 2015;17:191–216.

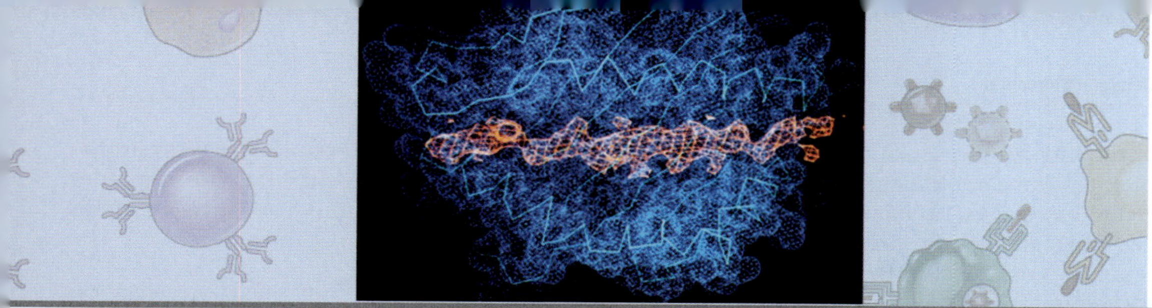

CAPÍTULO

6

# Apresentação de Antígenos para Linfócitos T e as Funções das Moléculas do Complexo Principal de Histocompatibilidade


**PROPRIEDADES DOS ANTÍGENOS RECONHECIDOS PELOS LINFÓCITOS T, 130**

**CAPTURA DO ANTÍGENO E AS FUNÇÕES DAS CÉLULAS APRESENTADORAS DE ANTÍGENO, 131**

Propriedades gerais das células apresentadoras de antígenos, 131

Papel das células dendríticas na captura e exibição do antígeno, 133

Funções de outras células apresentadoras de antígenos, 136

**O COMPLEXO PRINCIPAL DE HISTOCOMPATIBILIDADE, 136**

Descoberta do MHC, 136

Genes do MHC, 138

Estrutura das moléculas do MHC, 142

Ligação de peptídios a moléculas do MHC, 145

**PROCESSAMENTO DE ANTÍGENOS PROTEICOS, 147**

Via do MHC de classe I para processamento e apresentação de proteínas citosólicas, 148

Via do MHC de classe II para apresentação de proteínas degradadas em vesículas acídicas, 151

Significado fisiológico da apresentação do antígeno associado ao MHC, 154

**APRESENTAÇÃO DE ANTÍGENOS NÃO PROTEICOS PARA CÉLULAS T, 156**

**RESUMO, 157**


As principais funções dos linfócitos T são erradicar infecções por microrganismos intracelulares e ativar outras células, como macrófagos e linfócitos B. A ativação e as funções das células T têm várias características que refletem as propriedades especiais desse tipo celular.

***Para iniciar as respostas imunes, os antígenos são capturados a partir de seu sítio de entrada e concentrados nos órgãos linfoides secundários (periféricos), ao longo dos quais as células T* naive *circulam constantemente.*** Microrganismos e outros antígenos mais frequentemente entram no corpo através das superfícies revestidas por epitélio, na interface com o ambiente externo. Os microrganismos também podem colonizar qualquer tecido, e os antígenos podem ser produzidos nesses tecidos. Como o número total de linfócitos no corpo é finito e o sistema imune gera um amplo número de clones de linfócitos, cada um dos quais com especificidade diferente, há pouquíssimas células T e B *naive* específicas para um antígeno qualquer (cerca de 1 em $10^5$ ou $10^6$ linfócitos). Esse pequeno número de células T *naive* tem de conseguir localizar o antígeno estranho e responder a ele. É impossível para as poucas células T específicas para um antígeno qualquer patrulharem constantemente todos os possíveis tecidos em que os antígenos podem entrar ou ser produzidos. O mecanismo que resolve esse problema é um sistema especializado para capturar um antígeno a partir de seu sítio de entrada ou produção e levá-lo para os órgãos linfoides secundários ao longo dos quais as células T *naive* circulam. As células que capturam antígenos e os exibem aos linfócitos T são chamadas **células apresentadoras de antígenos** (**APCs**; do inglês, *antigen-presenting cells*). Uma vez que células T auxiliares e citotóxicas são produzidas, elas deixam os órgãos linfoides e migram para os locais de infecção, e então reconhecem os mesmos antígenos que iniciaram a resposta, apresentados novamente por células nesses locais. Algumas células T migram em direção aos folículos e então reconhecem os mesmos antígenos apresentados pelas células B. Essa segunda etapa de apresentação antigênica ativa as funções efetoras das células T, de modo que elas eliminam os microrganismos ou ativam as células B.

***Os linfócitos T reconhecem e respondem aos antígenos célula-associados e não aos antígenos solúveis livres de célula.*** Uma das principais funções dos linfócitos T é eliminar microrganismos que sobrevivem no interior das células. Além disso, as células T ajudam as células B a produzirem anticorpos que matam microrganismos fora das células. Em ambos os casos, as células T devem interagir e ativar outras células, como os macrófagos e os linfócitos B. Outras células T matam tumores e células infectadas por vírus. Os receptores antigênicos das células T evoluíram para detectar antígenos derivados de proteínas que estejam no meio intracelular e que sejam exibidos por moléculas da superfície celular, garantindo que as células T reconheçam antígenos associados a células e não antígenos livres, além de interagir com outras células. Isso contrasta notavelmente com os linfócitos B, cujos receptores antigênicos e produtos secretados, os anticorpos, podem reconhecer antígenos intactos em microrganismos e na superfície de células do hospedeiro, além de antígenos solúveis livres de células. A tarefa de exibir antígenos associados a uma célula do hospedeiro para serem reconhecidos por células T CD4$^+$ e CD8$^+$ é realizada por proteínas especializadas chamadas moléculas do **complexo principal de histocompatibilidade** (**MHC**; do inglês, *major histocompatibility complex*), as quais são expressas nas superfícies das células do hospedeiro.

***As moléculas do MHC exibem antígenos de diferentes compartimentos celulares a diferentes classes de células T,*** de tal modo que o tipo correto de célula T reconheça o tipo de microrganismo que a célula T melhor elimina. Por exemplo, a defesa contra microrganismos presentes na circulação tem de ser mediada por anticorpos, e a produção dos anticorpos mais efetivos requer a participação de células T auxiliares CD4$^+$. Entretanto, se o mesmo microrganismo (p. ex., um vírus) infecta uma célula tecidual, ele se torna inacessível ao anticorpo, e sua erradicação pode exigir que linfócitos T citotóxicos (CTLs; do inglês, *cytotoxic T lymphocytes*) CD8$^+$ destruam as células infectadas e eliminem o reservatório de infecção. As moléculas do MHC exercem papel decisivo na exibição dos antígenos internalizados oriundos do meio extracelular para os linfócitos T CD4$^+$ e aqueles produzidos dentro das células para as células T CD8$^+$.

A elucidação da biologia celular e das bases moleculares da apresentação de antígeno tem sido um feito impressionante, com base em experimentos funcionais, análises bioquímicas e biologia estrutural. Neste capítulo, descreveremos como os antígenos são capturados e exibidos para as células T. No Capítulo 7, descreveremos os receptores antigênicos de células T e, nos Capítulos 9, 10 e 11, discutiremos a ativação e as funções efetoras dos linfócitos T.

## PROPRIEDADES DOS ANTÍGENOS RECONHECIDOS PELOS LINFÓCITOS T

As pesquisas sobre a natureza do reconhecimento antigênico pela célula T mostraram que, já na década de 1960, as formas físico-químicas de antígenos reconhecidos pelas células T eram diferentes daquelas reconhecidas por linfócitos B e anticorpos. Esse conhecimento levou à descoberta de como os antígenos são vistos pelas células T. Várias características de reconhecimento antigênico são exclusivas dos linfócitos T (Tabela 6.1).

***A maioria dos linfócitos T reconhece apenas peptídios curtos,*** enquanto as células B podem reconhecer peptídios, proteínas dobradas intactas, ácidos nucleicos, carboidratos, lipídios e pequenos compostos químicos. Como resultado, as respostas imunes mediadas pelas células T, em geral, são induzidas por antígenos proteicos estranhos (a fonte natural de peptídios estranhos), enquanto as respostas imunes humorais são induzidas por antígenos proteicos e não proteicos. Algumas células T são específicas para pequenas substâncias químicas, como o urushiol da hera venenosa, os betalactâmicos do antibiótico penicilina, e até íons metálicos, como níquel e berílio. Nessas situações, é provável que os compostos químicos se liguem a autoproteínas, entre as quais moléculas do MHC, e que as células T reconheçam os autopeptídios modificados ou as moléculas do MHC alteradas. A especificidade peptídica das células T é verdadeira para células CD4$^+$ e CD8$^+$. Conforme discutiremos ao final deste capítulo, existem outras pequenas populações de células T capazes de reconhecer antígenos não proteicos.

**Tabela 6.1** Características do reconhecimento antigênico dependente do complexo principal de histocompatibilidade por linfócitos T.

| Características de antígenos reconhecidos por células T | Explicação |
|---|---|
| A maioria das células T reconhece peptídios e não outras moléculas | Apenas peptídios se ligam a moléculas do MHC |
| As células T reconhecem peptídios lineares e não determinantes conformacionais de antígenos proteicos | Peptídios lineares se ligam às fendas das moléculas do MHC, e a conformação da proteína é perdida durante a geração desses peptídios |
| As células T reconhecem antígenos associados à célula e não antígenos solúveis | A maioria dos receptores de célula T reconhece apenas complexos peptídio-MHC, e as moléculas do MHC são proteínas de membrana que exibem peptídios ligados de maneira estável nas superfícies celulares |
| As células T CD4$^+$ e CD8$^+$ reconhecem, preferencialmente, antígenos ingeridos a partir do ambiente extracelular contidos em vesículas, e antígenos produzidos no citosol, respectivamente | As vias de montagem de moléculas do MHC asseguram que as moléculas de classe II exibam peptídios que são proteoliticamente degradados em vesículas nas APCs, e que as moléculas do MHC de classe I apresentem peptídios de proteínas citosólicas que são degradadas por proteassomos citosólicos |

*APC,* célula apresentadora de antígeno; *MHC,* complexo principal de histocompatibilidade.

***Os receptores antigênicos das células T CD4⁺ e CD8⁺ são específicos para os antígenos peptídicos exibidos pelas moléculas do MHC*** (Figura 6.1). A função das moléculas do MHC é se ligar e exibir peptídios para o reconhecimento pelas células T $CD4^+$ e $CD8^+$. Conforme veremos no Capítulo 8, o reconhecimento do MHC também é requerido para a maturação dessas células T, garantindo assim que as células T maduras sejam restritas para o reconhecimento apenas de moléculas do MHC ligadas a antígenos. As moléculas do MHC podem se ligar e exibir peptídios, e não outros tipos de moléculas; é por isso que as células T $CD4^+$ e $CD8^+$ reconhecem peptídios. As moléculas do MHC são altamente polimórficas, e as variações nas moléculas do MHC existentes entre os indivíduos influenciam tanto a ligação do peptídio como o reconhecimento pela célula T. Uma única célula T pode reconhecer um peptídio específico exibido por apenas uma em meio a um amplo número de diferentes moléculas do MHC existentes. Esse fenômeno é chamado **restrição do MHC**, e descreveremos suas bases moleculares mais adiante neste capítulo. Há duas classes de moléculas do MHC, chamadas classe I e de classe II. As células T $CD4^+$ reconhecem peptídios exibidos pelo MHC de classe II, enquanto as células T $CD8^+$ reconhecem peptídios exibidos pelo MHC de classe I. Os mecanismos subjacentes e a importância funcional dessa separação são discutidos posteriormente.

Começaremos a nossa discussão sobre apresentação de antígeno descrevendo como as APCs capturam antígenos e os transportam até as células T.

## CAPTURA DO ANTÍGENO E AS FUNÇÕES DAS CÉLULAS APRESENTADORAS DE ANTÍGENO

A constatação de que várias células, que não as células T, são necessárias para a apresentação de antígeno aos linfócitos T ocorreu pela primeira vez a partir de estudos em que antígenos proteicos, hoje sabidamente deflagradores de respostas de célula T, foram marcados e injetados em camundongos, com o objetivo de determinar quais células ligavam (e, por conclusão, reconheciam) esses antígenos. O resultado foi que os antígenos injetados estavam associados principalmente a células não linfoides, o que foi uma surpresa, pois, até então, era sabido que os linfócitos eram as células que reconheciam e respondiam especificamente a antígenos estranhos. A esse tipo de experimento, seguiram-se rapidamente estudos demonstrando que antígenos proteicos fisicamente associados aos macrófagos eram muito mais imunogênicos, em uma base molar, do que os mesmos antígenos injetados na forma solúvel em camundongos. Nesses experimentos iniciais, as populações de macrófagos estudadas possivelmente continham células dendríticas (DCs; do inglês, *dendritic cells*), pois, conforme discutiremos na próxima seção, as células T *naive* são mais bem ativadas por antígenos apresentados por DCs. Subsequentemente, experimentos usando culturas de células mostraram que células T $CD4^+$ purificadas não conseguiam responder a antígenos proteicos, mas respondiam muito bem quando eram adicionadas células não T, como DCs ou macrófagos, às culturas. Esses resultados levaram ao conceito de que uma etapa decisiva na indução de uma resposta de célula T consiste na apresentação do antígeno aos linfócitos T feita por outras células, as quais foram denominadas células apresentadoras de antígeno (APCs; do inglês, *antigen-presenting cells*). As primeiras APCs identificadas foram os macrófagos, e as células T respondedoras eram células auxiliares $CD4^+$. Logo, ficou claro que várias populações celulares podem atuar como APCs em diferentes situações. Por convenção, o termo APC continua sendo usado em referência a células especializadas que exibem antígenos a linfócitos T $CD4^+$. Como veremos adiante, neste mesmo capítulo, todas as células nucleadas podem exibir antígenos peptídicos aos linfócitos T $CD8^+$, porém nem todas são chamadas APCs.

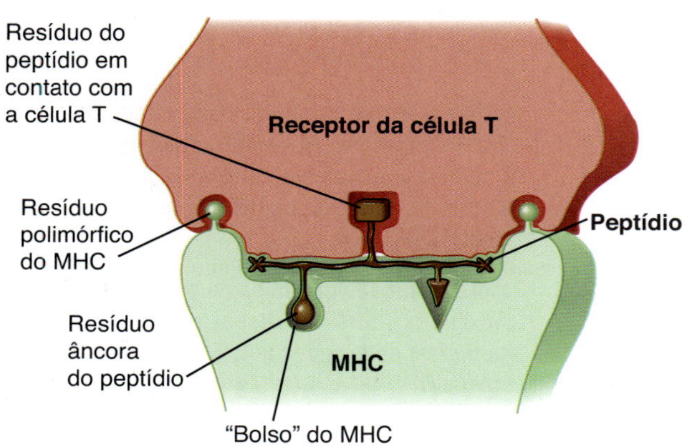


**Figura 6.1 Um modelo para o reconhecimento de um peptídio-complexo principal de histocompatibilidade pela célula T.** Esta ilustração esquemática mostra uma molécula do MHC se ligando e exibindo um peptídio, e um receptor de célula T reconhecendo o complexo peptídio-molécula de MHC. Como discutido adiante no texto, os peptídios associados ao MHC contêm alguns resíduos que os ancoram em bolsos na fenda da molécula de MHC e outros resíduos que são reconhecidos pelos receptores antigênicos da célula T. Os resíduos de MHC que podem variar entre os indivíduos (resíduos polimórficos) também são reconhecidos pelo receptor da célula T. Portanto, as células T "enxergam" ambos, antígenos peptídicos e moléculas do MHC.

### Propriedades gerais das células de antígenos apresentadoras

***Diferentes tipos celulares atuam como APCs para ativar células T* naive *ou células T efetoras previamente diferenciadas*** (Figura 6.2 e Tabela 6.2). As DCs são as APCs mais efetivas para ativação de células T *naive* e, portanto, para iniciar as respostas de células T. Os macrófagos e linfócitos B também atuam como APCs, todavia, principalmente para células T auxiliares $CD4^+$ previamente ativadas, em vez de células T *naive*. Seus papéis como APCs são descritos mais adiante, neste capítulo, e em mais detalhes nos Capítulos 10 e 12. DCs, macrófagos e linfócitos B expressam moléculas do MHC de classe II, sendo, portanto, capazes de ativar linfócitos T $CD4^+$. Por esse motivo, esses três tipos celulares foram chamados APCs profissionais. Esse termo, porém, às vezes é usado em referência apenas às DCs, por seu papel exclusivo na ativação de células T *naive*.

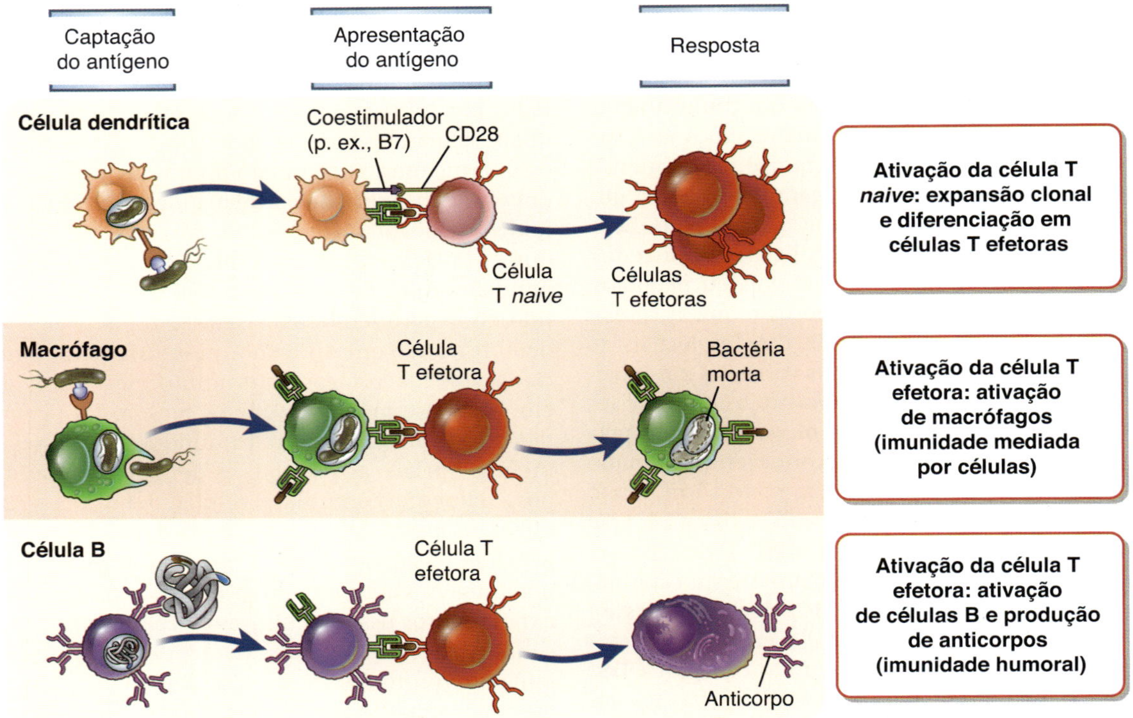


**Figura 6.2 Funções de diferentes células apresentadoras de antígeno.** Os três tipos principais de células apresentadoras de antígeno para células T CD4+ atuam exibindo antígenos em diferentes estágios e em diferentes tipos de respostas imunes. Note que as células T efetoras ativam macrófagos e linfócitos B produzindo citocinas e expressando moléculas de superfície (descritas em capítulos subsequentes).

**Tabela 6.2** Propriedades e funções das células apresentadoras de antígeno.[a]

| | Expressão de: | | |
|---|---|---|---|
| **Tipo celular** | **Complexo principal de histocompatibilidade de classe II** | **Coestimuladores** | **Principal função** |
| Células dendríticas | Constitutiva; aumenta com a maturação; é aumentada pela IFN-γ e por células T (interações CD40L-CD40) | Constitutiva; expressão aumentada por sinais do TLR, IFN-γ, interações CD40-CD40L | Apresentação antigênica para células T *naive* na iniciação das respostas de célula T a antígenos proteicos (*priming*) |
| Macrófagos | Baixa ou negativa; aumentada por IFN-γ e por células T (interações CD40L-CD40) | Expressão aumentada por sinais do TLR, IFN-γ, interações CD40-CD40L | Apresentação antigênica para células T CD4+ efetoras na fase efetora das respostas imunes mediadas por células (*killing* de microrganismos fagocitados intensificado por célula T) |
| Linfócitos B | Constitutiva; aumentada por IL-4, ligação cruzada do receptor antigênico e células T (interações CD40L-CD40) | Expressão aumentada por células T (interações CD40-CD40L), ligação cruzada do receptor antigênico | Apresentação antigênica para células auxiliares T CD4+ em respostas imunes humorais (interações célula T auxiliar-célula B) |
| Células endoteliais vasculares | Induzível por IFN-γ; constitutiva em alguns vasos sanguíneos de seres humanos | Baixa; pode ser induzível | Pode promover ativação de células T antígeno-específicas no sítio de exposição do antígeno e em enxertos de órgãos |
| Células epiteliais tímicas | Constitutiva | Provavelmente nenhuma | Seleção positiva e negativa de células T CD4+ em desenvolvimento |
| Várias células epiteliais e mesenquimais | Induzível por IFN-γ | Provavelmente nenhuma | Sem função fisiológica conhecida; possível papel em doenças inflamatórias |

[a]Como mencionado no texto, as moléculas do MHC de classe I são expressas em todas as células nucleadas e exibem peptídios para linfócitos T CD8+.
*IFN-γ*, interferona-γ; *IL-4*, interleucina-4; *LPS*, lipopolissacarídio; *MHC*, complexo principal de histocompatibilidade.

***As APCs exibem complexos peptídio-MHC para serem reconhecidos pelas células T e também fornecem estímulos adicionais que são requeridos para respostas integrais de células T.*** O antígeno é o primeiro sinal, e esses estímulos extras, às vezes, são chamados segundos sinais. São mais importantes para a ativação de células T *naive* do que para a reestimulação de células efetoras previamente ativadas e de memória. As moléculas ligadas à membrana das APCs que atuam junto com os antígenos para estimular células T são chamadas **coestimuladores**. As APCs também secretam citocinas que exercem papéis decisivos na diferenciação das células T *naive* em células efetoras. Esses coestimuladores e citocinas são descritos nos Capítulos 9 e 10.

***A função de apresentação de antígenos das APCs é intensificada pela exposição aos produtos microbianos.*** Esse é um dos motivos pelos quais o sistema imune responde melhor aos microrganismos do que a substâncias não microbianas inócuas. DCs e macrófagos expressam receptores do tipo *Toll* e outros sensores microbianos imunes inatos (ver Capítulo 4), e respondem aumentando a expressão de moléculas do MHC e coestimuladores, melhorando a eficiência da apresentação antigênica, e ativando as APCs a produzirem citocinas que ajudam a estimular as respostas de célula T. Ademais, as DCs ativadas por microrganismos expressam receptores de quimiocinas que facilitam sua migração para os sítios em que as células T *naive* estão presentes. A indução de respostas ótimas de células T a antígenos proteicos purificados, na ausência de infecção, requer que os antígenos sejam administrados com substâncias chamadas **adjuvantes**. Os adjuvantes são produtos microbianos, como micobactérias mortas (usadas experimentalmente), ou substâncias que elicitam respostas imunes inatas, como fazem os microrganismos, que então intensificam a expressão de coestimuladores e citocinas, além de estimularem as funções de apresentação antigênica das APCs. Os adjuvantes são usados rotineiramente em estudos animais das respostas imunes e em vacinas humanas.

***As APCs que apresentam antígenos para células T também recebem sinais de volta desses linfócitos, os quais intensificam a função de apresentação antigênica das APCs.*** Em particular, as células T CD4$^+$ ativadas pelo reconhecimento do antígeno e coestimulação expressam moléculas de superfície, em especial uma molécula chamada CD40-ligante (CD154) que se liga ao CD40 presente nas DCs e macrófagos. As células T também secretam citocinas, como a interferona-γ (IFN-γ), que se liga aos seus receptores presentes nessas APCs. A combinação dos sinais de CD40 com as citocinas ativa as APCs, resultando em capacidade aumentada de processar e apresentar antígenos, expressão aumentada de coestimuladores e secreção de citocinas que ativam células T. Essa interação bidirecional entre as APCs que exibem o antígeno e os linfócitos T que reconhecem o antígeno atua como uma alça de *feedback* positivo que tem papel importante na maximização da resposta imune (ver Capítulo 9).

## Papel das células dendríticas na captura e exibição do antígeno

***Microrganismos e antígenos proteicos que entram através dos epitélios são concentrados nos linfonodos, enquanto os antígenos transportados pelo sangue são capturados principalmente no baço*** (Figura 6.3). As rotas comuns pelas quais os antígenos estranhos (p. ex., microrganismos) entram em um hospedeiro são a pele e os epitélios dos tratos gastrintestinal e respiratório. Em adição, os antígenos microbianos podem ser produzidos em qualquer tecido que tenha sido colonizado ou infectado por um microrganismo. A pele, os epitélios de mucosa e os órgãos parenquimatosos contêm numerosos capilares linfáticos que drenam a linfa desses sítios e para o interior dos linfonodos regionais. Alguns antígenos são transportados na linfa pelas APCs (primariamente, DCs), as quais os capturam e entram nos vasos linfáticos, enquanto outros antígenos entram nos linfáticos na forma livre de células. Assim, a linfa contém uma amostra de todos os antígenos solúveis e célula-associados que entram no corpo através dos epitélios e estão presentes nos tecidos. Os antígenos são concentrados nos linfonodos, os quais estão interpostos ao longo dos vasos linfáticos e atuam como filtros que amostram a linfa antes de esta alcançar o sangue (ver Capítulo 2). Os antígenos que entram na corrente sanguínea podem ser amostrados pelas APCs residentes no baço, ou capturados por DCs circulantes e levados ao baço.

As DCs são as melhores células para capturar e transportar antígenos para apresentação para células T *naive*. As DCs foram apresentadas no Capítulo 2 e suas funções como sentinelas residentes do tecido que reconhecem microrganismos e desencadeiam reações imunes inatas foram discutidas no Capítulo 4. Aqui, descreveremos o papel dessas células na apresentação de antígenos para linfócitos.

***As DCs são divididas em várias subpopulações com base nos fenótipos e funções:***

- As *DCs convencionais (ou clássicas) (cDCs)* estão presentes na maioria dos epitélios que fazem interface com o ambiente externo, como a pele e os tratos intestinal e respiratório, além dos tecidos, e são enriquecidas em órgãos linfoides. Elas são o subconjunto de DCs que captura antígenos e os transporta para os órgãos linfoides secundários e, portanto, estão envolvidas na apresentação de antígenos para células T CD4$^+$ e CD8$^+$ *naive*. As DCs convencionais são divididas em dois grupos
  - As *cDCs tipo 1 (cDC1)* são especialmente eficientes na transferência de antígenos ingeridos das vesículas para o citosol. Como discutiremos mais adiante, este é um passo essencial no processo de apresentação cruzada, no qual os antígenos ingeridos são apresentados em moléculas de MHC de classe I para células T CD8$^+$
  - As *cDCs tipo 2 (cDC2)* são o principal subconjunto de DCs que apresenta antígenos capturados para células T CD4$^+$ e, portanto, o subconjunto mais importante para iniciar as respostas dessas células T

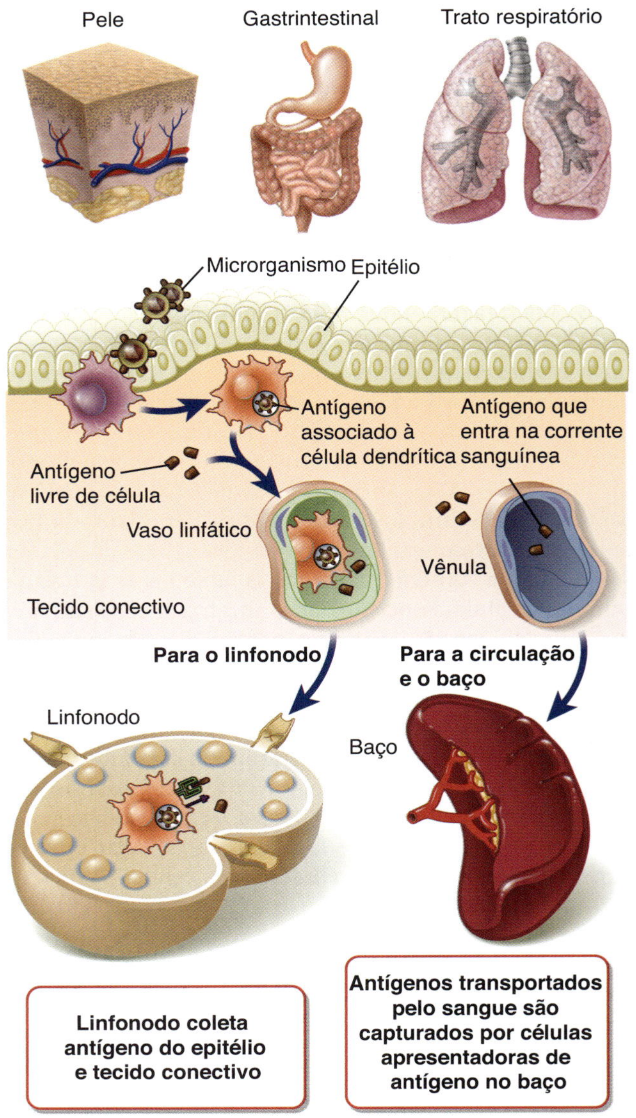


**Figura 6.3 Rotas de entrada dos antígenos.** Os antígenos microbianos comumente entram pela pele e pelos tratos gastrintestinal e respiratório, em que são capturados pelas células dendríticas e transportados para os linfonodos regionais. Os antígenos que entram na corrente sanguínea são capturados pelas células apresentadoras de antígeno no baço.

- As *DCs plasmocitoides (pDC)* são a principal fonte de IFN tipo I do corpo e, portanto, são essenciais para as respostas imunes inatas aos vírus. As pDCs também podem capturar antígenos no sangue e transportá-los para o baço
- As *DCs derivadas de monócitos (moDC)* podem ser induzidas a se desenvolver a partir de monócitos sob condições inflamatórias. Seus papéis nas respostas imunes não são claros
- As *células de Langerhans* da epiderme foram uma das primeiras DCs identificadas. Essas células estão relacionadas a macrófagos residentes dos tecidos e se desenvolvem no início da vida a partir de progenitores do saco vitelino ou do fígado fetal, que povoam a pele. Sua função é provavelmente semelhante à da cDC2.

***As DCs residentes nos epitélios e tecidos capturam antígenos proteicos.*** As cDCs residentes nos tecidos expressam numerosos receptores de membrana, como as lectinas tipo C, que se ligam a microrganismos. As DCs usam esses receptores para capturar e endocitar microrganismos ou proteínas microbianas e, então, processam as proteínas ingeridas em peptídios capazes de se ligar a moléculas do MHC. Além da endocitose mediada por receptor e da fagocitose, as DCs podem ingerir antígenos por pinocitose – um processo que não envolve receptores de reconhecimento específico, mas que serve para internalizar quaisquer moléculas que possam estar na fase fluida nas vizinhanças das DCs.

***Simultaneamente à captura do antígeno, as DCs são ativadas pelos produtos microbianos e amadurecem em APCs que transportam os antígenos capturados até os linfonodos drenantes*** (Figura 6.4). No momento em que os antígenos microbianos estão sendo capturados, os produtos microbianos (*i. e.*, padrões moleculares associados aos patógenos [PAMPs; do inglês, *pathogen-associated molecular patterns*]), diferentes dos antígenos proteicos reconhecidos pelas células T, são reconhecidos por receptores do tipo *Toll* e outros receptores de reconhecimento de padrão inatos presentes nas DCs e em outras células, gerando respostas imunes inatas (ver Capítulo 4). As DCs são ativadas por esses sinais e por citocinas, como o fator de necrose tumoral (TNF; do inglês, *tumor necrosis factor*), produzidas em resposta aos microrganismos. As DCs ativadas (também chamadas DCs maduras) perdem sua adesividade aos epitélios ou tecidos e começam a expressar um receptor de quimiocina chamado CCR7, específico para duas quimiocinas, CCL19 e CCL21, produzidas nos vasos linfáticos e nas zonas de células T dos linfonodos. Essas quimiocinas atraem as DCs que contêm antígenos microbianos para dentro dos linfáticos drenantes e, por fim, para dentro das zonas de células T dos linfonodos regionais. As células T *naive* também expressam CCR7, e é por isso que elas localizam as mesmas regiões dos linfonodos em que as DCs contendo antígeno estão concentradas (ver Capítulo 3), embora sua rota para o linfonodo seja através do sangue. A colocalização das DCs ativadas contendo antígeno e das células T *naive* maximiza a probabilidade de células T com receptores para o antígeno encontrarem esse antígeno.

***A ativação também converte as DCs do estado de células cuja função primária é capturar antígeno para o estado de células capazes de apresentar antígenos para células T* naive *e ativar os linfócitos.*** As DCs ativadas expressam altos níveis de moléculas do MHC com peptídios ligados e coestimuladores necessários à ativação da célula T. Dessa forma, no momento em que essas células chegam aos linfonodos, já se desenvolveram em APCs potentes com capacidade de ativar linfócitos T. As células T *naive* que recirculam pelos linfonodos encontram essas APCs, e as células T específicas para os complexos peptídio-MHC exibidos são ativadas. Essa é a etapa inicial na indução das respostas de célula T a antígenos proteicos.

A

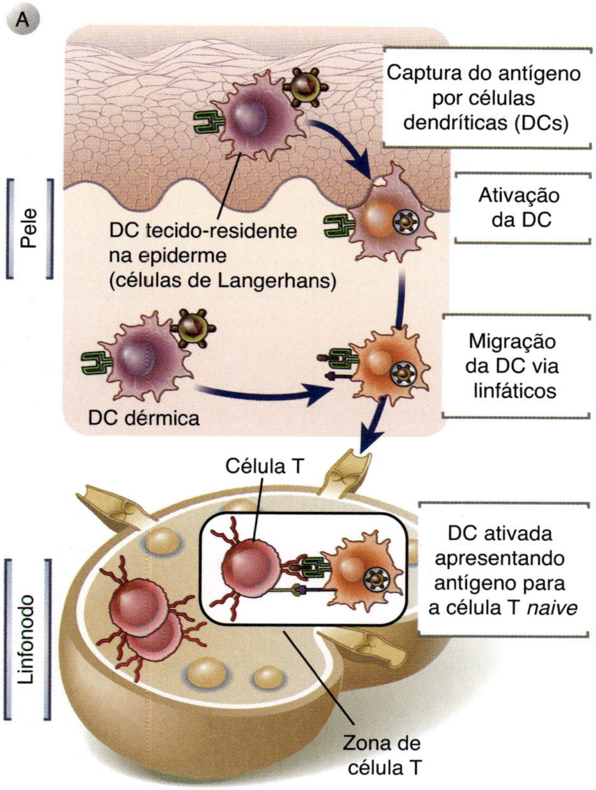


B

| | Célula dendrítica tecido-residente em repouso | Célula dendrítica ativada |
|---|---|---|
| Principal função na ativação da célula T | Captura antigênica | Apresentação de antígeno para células T |
| Expressão de receptores Fc, receptores de manose | ++ | – |
| Expressão de moléculas envolvidas na ativação da célula T: B7, ICAM-1, IL-12 | – ou baixa | ++ |
| Moléculas do MHC de classe II | | |
| Meia-vida | ~10 h | > 100 h |
| Número de superfície de moléculas | ~$10^6$ | ~$7 \times 10^6$ |

**Figura 6.4 Papel das células dendríticas na captura e apresentação antigênica. A.** Células dendríticas (DCs) imaturas na pele (células de Langerhans) ou na derme (dDCs) capturam antígenos que entram pela epiderme e os transportam para os linfonodos regionais. Durante essa migração, as células dendríticas amadurecem e se tornam APCs eficientes. **B.** A tabela resume algumas das alterações ocorridas durante a maturação das DCs que são importantes nas funções dessas células. A meia-vida é uma estimativa de quanto tempo as moléculas são expressas nas células. O número de moléculas de superfície é calculado por células expressando classe II. *ICAM-1*, molécula de adesão intercelular 1; *IL-12*, interleucina-12; *MHC*, complexo principal de histocompatibilidade.

Na ausência de infecção ou inflamação, as DCs convencionais capturam antígenos nos tecidos, mas não são ativadas para produzir os altos níveis de citocinas e coestimuladores requeridos para induzir respostas imunes efetivas. A função dessas DCs pode ser apresentar autoantígenos para células T autorreativas e, dessa forma, causar inativação ou morte das células T ou gerar células T reguladoras. Esses mecanismos desempenham papel na manutenção da autotolerância e prevenção da autoimunidade (ver Capítulo 15).

Os antígenos também são transportados para os órgãos linfoides na forma solúvel. As DCs residentes nos linfonodos e no baço podem capturar antígenos transportados pela linfa e pelo sangue, respectivamente, e também podem ser direcionadas para a maturação por produtos microbianos. Ao entrar em um linfonodo através de um vaso linfático aferente, a linfa drena para o seio subcapsular, e uma parte entra nos condutos de células reticulares fibroblásticas (FRCs; do inglês, *fibroblast reticular cells*), que se originam a partir do seio e atravessam o córtex (ver Capítulo 2). Uma vez dentro dos condutos, os antígenos de baixo peso molecular podem ser extraídos pelas DCs, que delineiam as superfícies externas dos condutos e cujos processos se interdigitam por entre as FRCs. Outros antígenos presentes no seio subcapsular são captados pelos macrófagos que os transportam para dentro dos folículos e os apresentam às células B residentes. As células B no linfonodo também podem reconhecer e internalizar antígenos solúveis.

A coleta e a concentração de antígenos estranhos nos linfonodos são suplementadas por outras adaptações anatômicas que exercem funções semelhantes. As superfícies das mucosas dos tratos gastrintestinal e respiratório, além de serem drenadas por capilares linfáticos, contêm coleções especializadas de tecido linfoide secundário que pode amostrar diretamente os conteúdos luminais desses órgãos para detectar a presença de material antigênico. Dentre esses órgãos linfoides de mucosa, os mais bem caracterizados são as placas de Peyer do íleo e as tonsilas faríngeas (ver Capítulo 14). As APCs presentes no baço monitoram a corrente sanguínea para detectar quaisquer antígenos que alcancem a circulação. Esses antígenos podem chegar ao sangue diretamente a partir dos tecidos, ou através da linfa oriunda do ducto torácico.

***Várias propriedades das DCs convencionais as tornam as APCs mais eficientes para iniciar respostas primárias de células T:***

- DCs estão estrategicamente localizadas em sítios de entrada comuns de microrganismos e antígenos estranhos (nos epitélios), bem como em tecidos que podem ser colonizados por microrganismos
- DCs expressam receptores que as capacitam a capturar e responder aos microrganismos

- Em respostas às quimiocinas, as DCs ativadas migram a partir dos epitélios e tecidos via linfáticos, preferencialmente para dentro das zonas de células T nos linfonodos, e os linfócitos T *naive* também circulam pelas mesmas regiões dos linfonodos
- DCs maduras expressam altos níveis de complexos peptídio-MHC, coestimuladores e citocinas, todos necessários à ativação dos linfócitos T *naive*
- DCs especializadas (cDC1) podem transferir proteínas internalizadas dos fagossomos para o citosol, e assim fazer apresentação cruzada eficiente de antígenos para células T $CD8^+$. Conforme veremos adiante, esse processo é essencial para a iniciação das respostas de células T $CD8^+$ a muitos vírus e tumores.

### Funções de outras células apresentadoras de antígenos

Embora as DCs tenham papel decisivo na iniciação de respostas primárias de células T, outros tipos celulares também são APCs importantes em diferentes situações (ver Figura 6.2 e Tabela 6.2).

***Nas respostas imunes celulares, os macrófagos apresentam antígenos de microrganismos fagocitados para células T efetoras que respondem ativando os macrófagos para que destruam os microrganismos ingeridos.*** Esse processo é central à imunidade mediada por células (ver Capítulo 10). Os monócitos circulantes conseguem migrar para qualquer sítio de infecção e inflamação, onde se diferenciam em macrófagos e fagocitam microrganismos como um prelúdio à destruição. Macrófagos residentes dos tecidos exercem as mesmas funções. As células T $CD4^+$ reconhecem antígenos microbianos apresentados pelos macrófagos e fornecem sinais que intensificam as atividades microbicidas desses macrófagos. O requerimento para o reconhecimento específico do antígeno significa que as células T ativam somente os macrófagos contendo o microrganismo que é a fonte do antígeno.

***Nas respostas imunes humorais, os linfócitos B internalizam antígenos proteicos e apresentam peptídios derivados dessas proteínas às células T auxiliares.*** Essa função de apresentação de antígenos das células B é essencial à produção e à manutenção de especificidade das respostas imunes humorais (ver Capítulo 12).

***Todas as células nucleadas podem apresentar peptídios, que derivam de antígenos proteicos citosólicos, aos CTLs $CD8^+$.*** Todas as células nucleadas são suscetíveis a infecções virais e mutações causadoras de câncer. Portanto, é importante que o sistema imune seja capaz de reconhecer antígenos citosólicos, como os antígenos virais e proteínas mutantes, em qualquer tipo celular. Os CTLs $CD8^+$ constituem a população celular que reconhece esses antígenos e elimina as células em que esses antígenos são produzidos. Os CTLs $CD8^+$ também podem reconhecer microrganismos fagocitados, se estes ou seus antígenos escaparem das vesículas fagocíticas no interior do citosol.

***Outros tipos celulares que expressam moléculas do MHC de classe II e podem apresentar antígenos para as células T incluem as células endoteliais e algumas células epiteliais.*** As células endoteliais vasculares podem apresentar antígenos a células T sanguíneas que aderem às paredes vasculares, mas o papel desse processo em reações imunes mediadas por células é incerto. As células endoteliais presentes em enxertos também são alvos de células T que reagem contra antígenos do enxerto (ver Capítulo 17). Várias células epiteliais e mesenquimais podem expressar moléculas do MHC de classe II em resposta à citocina IFN-γ. A importância fisiológica da apresentação de antígeno por essas populações celulares não está estabelecida. Como a maioria não expressa coestimuladores e é ineficiente no processamento de proteínas em peptídios ligantes de MHC, é improvável que contribuam de modo significativo para a maioria das respostas de célula T. As células epiteliais tímicas expressam constitutivamente moléculas do MHC e exercem papel decisivo na apresentação de complexos peptídio-MHC para as células T em maturação no timo, como parte dos processos de seleção que moldam o repertório de especificidades das células T (ver Capítulo 8).

Agora que descrevemos as funções das APCs e o modo como os antígenos são capturados a partir do ambiente e levados para os órgãos linfoides, vamos nos voltar para o mecanismo de exibição antigênica e, em especial, para o papel das moléculas do MHC nesse processo.

## O COMPLEXO PRINCIPAL DE HISTOCOMPATIBILIDADE

A descoberta do papel do MHC no reconhecimento antigênico pelas células T $CD4^+$ e $CD8^+$ foi fundamental para a nossa atual compreensão acerca da ativação e das funções dos linfócitos. O MHC foi descoberto a partir de estudos sobre transplante de tecido em camundongos, e foi somente depois de muitos anos que a estrutura e a função das moléculas do MHC foram elucidadas.

### Descoberta do MHC

#### *MHC murino (complexo H-2)*

Desde os primeiros transplantes, sabe-se que os tecidos, como a pele, trocados entre indivíduos não idênticos são rejeitados, enquanto os mesmos enxertos realizados entre gêmeos idênticos são aceitos. Esse resultado mostrou que a rejeição tecidual é um processo geneticamente determinado. No início do século XX, foram criadas linhagens murinas consanguíneas (*inbred*) por meio do acasalamento repetitivo entre irmãos. Camundongos consanguíneos são homozigotos em todos os *loci* genéticos (*i. e.*, têm duas cópias do mesmo alelo de cada gene, uma de cada um dos pais), e todo camundongo de uma linhagem consanguínea é geneticamente idêntico (singênico) a todos os outros camundongos da mesma linhagem (*i. e.*, todos expressam os mesmos alelos). Diferentes linhagens podem expressar alelos diferentes e são ditas alogênicas entre si. Na década de 1940, George Snell *et al.* criaram sublinhagens de camundongos consanguíneos chamados camundongos congênicos que eram idênticos em todos os *loci*, exceto um no cromossomo 17. Essa diferença permitiu que uma linhagem congênica com um alelo específico no cromossomo 17 rejeitasse um enxerto de outra linhagem que tivesse um alelo diferente nesse *locus*, mas que, de qualquer outro ponto de vista, fosse geneticamente idêntica. Como esse *locus* alélico determinou a compatibilidade de enxertos teciduais entre diferentes linhagens, foi chamada *locus* de histocompatibilidade principal (*histo*, tecido). O *locus* particular identificado em camundongos continha um gene codificador de um antígeno de grupo sanguíneo chamado antígeno II e, por isso, essa região foi denominada histocompatibilidade-2, ou simplesmente H-2. Inicialmente, acreditava-se que esse *locus* continha um único gene que controlava a compatibilidade tecidual. Entretanto, eventos ocasionais de recombinação ocorridos junto ao *locus* H-2 durante o intercruzamento de linhagens diferentes indicaram que o *locus*, na verdade, continha vários genes diferentes, porém estreitamente ligados, muitos dos quais estavam envolvidos na rejeição aos enxertos. A região genética que controlava a rejeição aos enxertos e continha vários genes ligados foi denominada **complexo principal de histocompatibilidade** (**MHC**; do inglês, *major histocompatibility complex*). Embora no momento em que os primeiros experimentos foram realizados não se soubesse, a rejeição de transplantes é, em grande parte, um processo mediado pelas células T (ver Capítulo 17) e, portanto, não surpreende que exista relação entre rejeição de enxerto e genes do MHC, os quais codificam as moléculas do MHC ligantes de peptídio reconhecidas pelas células T.

### MHC humano (locus do antígeno leucocitário humano)

O MHC humano foi descoberto durante a busca de moléculas de superfície celular em um indivíduo que seriam reconhecidas como estranhas por outro indivíduo. Essa tarefa se tornou viável quando foi descoberto que indivíduos que receberam múltiplas transfusões sanguíneas e pacientes que receberam transplantes de rim tinham anticorpos que reconheciam células dos doadores de sangue ou de rim, e que mulheres multíparas tinham anticorpos circulantes que reconheciam células paternas. As proteínas reconhecidas por esses anticorpos foram chamadas **antígenos leucocitários humanos** (**HLAs**, do inglês, *human leukocyte antigens*) (leucocitários, porque os anticorpos foram testados por meio da ligação aos leucócitos de outros indivíduos; e antígenos, porque as moléculas foram reconhecidas pelos anticorpos). Análises subsequentes mostraram que, assim como em camundongos, a herança de genes (alelos do HLA) codificadores de antígenos HLA particulares constitui um dos principais determinantes de aceitação ou rejeição de enxertos (ver Capítulo 17). Estudos bioquímicos forneceram o gratificante resultado de que as proteínas codificadas no *locus* H-2 murino e as proteínas HLA identificadas em seres humanos tinham estruturas básicas muito parecidas. A partir desses resultados, chegou-se à conclusão de que os genes determinantes do destino dos tecidos enxertados estão presentes em todas as espécies de mamíferos e são homólogos aos genes H-2 primeiramente identificados em camundongos. Esses genes são os chamados genes do MHC. Outros genes polimórficos que contribuem para a rejeição de enxertos, porém em menor grau, são chamados genes de histocompatibilidade menor. Retomaremos esses genes no Capítulo 17, ao discutirmos imunologia do transplante.

### Genes da resposta imune

Por quase 20 anos, após a descoberta do MHC, seu único papel comprovado era na rejeição a enxertos. Isso era um enigma para os imunologistas, porque o transplante não é um fenômeno natural e não havia motivo para que um conjunto de genes devesse ser preservado ao longo da evolução, se a única função dos genes era estimular a rejeição de enxertos de tecidos estranhos. Nas décadas de 1960 e 1970, foi descoberto que os genes do MHC tinham importância fundamental para todas as respostas imunes a antígenos proteicos. Baruj Benacerraf, Hugh McDevitt *et al.* constataram que linhagens consanguíneas de uma única espécie (cobaias ou camundongos) diferiam quanto à capacidade de produzir anticorpos contra alguns polipeptídios sintéticos simples, e a responsividade era herdada como um caráter mendeliano dominante. Os genes relevantes foram chamados genes de resposta imune (Ir; do inglês, *immune response*) e estavam todos localizados no MHC. Hoje, sabemos que os genes Ir, na verdade, são os genes de MHC de classe II codificadores das moléculas do MHC de classe II, que diferem quanto à habilidade de se ligar e exibir peptídios derivados de vários antígenos proteicos. As linhagens responsivas, que podem montar respostas imunes a um antígeno polipeptídico particular, herdam alelos de MHC cujos produtos se ligam a peptídios derivados desses antígenos e formam complexos peptídio-MHC que podem ser reconhecidos pelas células T auxiliares. Essas células T, então, ajudam as células B a produzirem anticorpos. As linhagens não responsivas expressam moléculas do MHC incapazes de se ligar a peptídios derivados do antígeno polipeptídico e, portanto, são linhagens incapazes de gerar células T auxiliares ou anticorpos específicos para o antígeno. Também foi posteriormente mostrado que muitas doenças autoimunes estavam associadas à herança de alelos de MHC particulares, consolidando firmemente a posição desses genes no centro dos mecanismos que controlam as respostas imunes. Esses estudos forneceram o impulso para a realização de análises mais detalhadas dos genes MHC e de suas proteínas.

### Fenômeno da restrição do MHC

A prova formal de que o MHC está envolvido no reconhecimento antigênico pelas células T veio da demonstração experimental da restrição do MHC por Rolf Zinkernagel e Peter Doherty. Em seu estudo clássico, relatado em 1974, esses pesquisadores examinaram o reconhecimento de células infectadas por vírus pelos CTLs vírus-específicos em camundongos consanguíneos. Quando um camundongo é infectado por um vírus, células T $CD8^+$ específicas para vírus são ativadas e se diferenciam em CTLs no animal. Quando a função dessas células é analisada *in vitro*, vê-se que reconhecem e matam as células infectadas pelo vírus somente se essas células expressarem moléculas do MHC que são expressas no animal do qual os CTLs foram obtidos (Figura 6.5). Portanto, as células

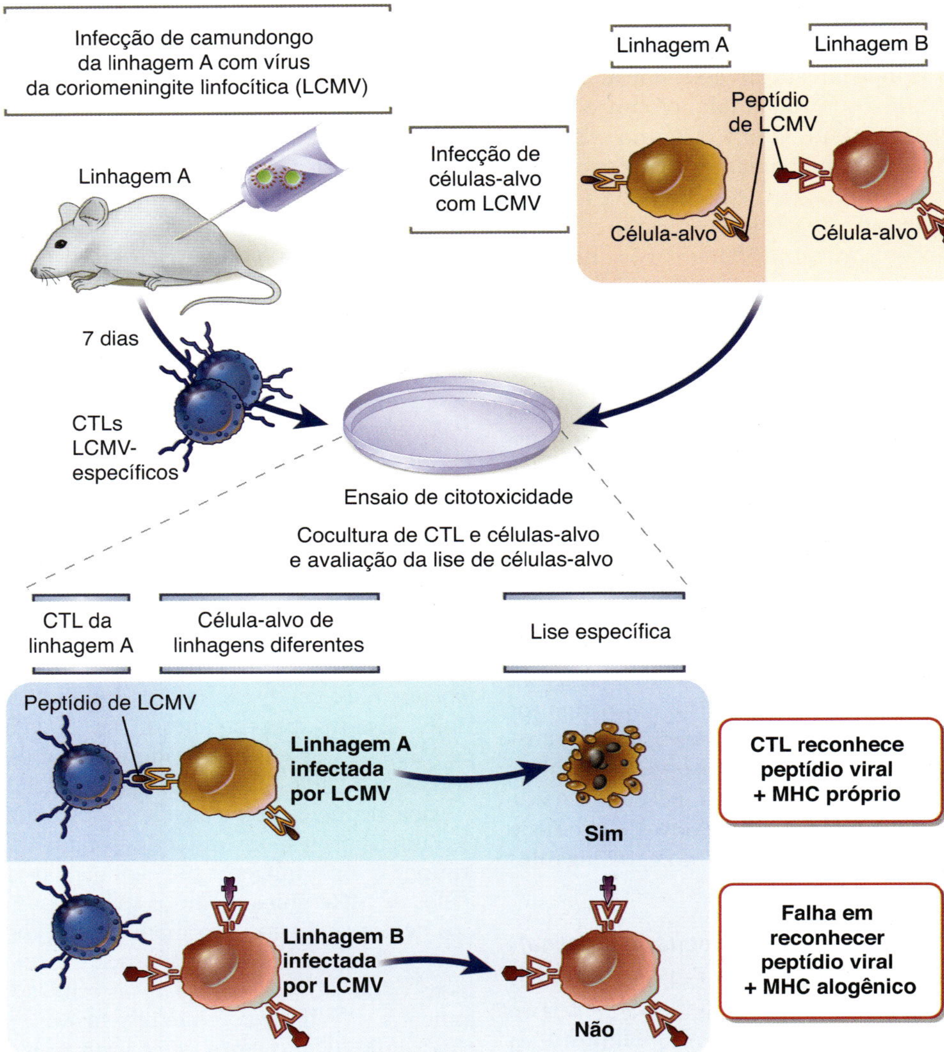


**Figura 6.5 Demonstração experimental do fenômeno de restrição do complexo principal de histocompatibilidade (*MHC*) de linfócitos T.** Linfócitos T citotóxicos (*CTLs*) vírus-específicos gerados de camundongos de linhagem A infectados por vírus destroem apenas células-alvo singênicas (linhagem A) infectadas por esse vírus. Os CTLs não destroem alvos da linhagem B infectados (que expressam alelos de MHC diferentes daqueles expressos pela linhagem A). Usando linhagens murinas congênicas que diferem apenas quanto aos *loci* do MHC de classe I, foi comprovado que o reconhecimento de antígenos por CTLs CD8$^+$ é, em si, restrito pelo MHC de classe I. *LCMV*, vírus da coriomeningite linfocítica.

T devem ser específicas não somente para o antígeno, mas também para as moléculas do MHC, e o reconhecimento antigênico pela célula T é restrito pelas moléculas do MHC que a célula T "enxerga". Estudos subsequentes estabeleceram que o reconhecimento de antígenos por CTLs CD8$^+$ é restrito por moléculas do MHC de classe I, enquanto as respostas dos linfócitos T CD4$^+$ aos antígenos são restritas por moléculas do MHC de classe II.

Continuaremos nossa discussão sobre o MHC descrevendo as propriedades dos genes e, então, as proteínas. Para concluir, descreveremos como essas proteínas se ligam e exibem os antígenos estranhos.

## Genes do MHC

***O* locus *do MHC contém dois tipos de genes polimórficos do MHC: os genes de MHC de classes I e II, que codificam dois grupos de proteínas estruturalmente distintas, porém homólogas; e outros genes não polimórficos, cujos produtos estão envolvidos na apresentação de antígenos*** (Figura 6.6). O polimorfismo se refere às variações em um gene entre os indivíduos de uma população não consanguínea. As moléculas do MHC de classes I e II são aquelas cuja função é exibir antígenos peptídicos para o reconhecimento pelas células T CD8$^+$ e CD4$^+$, respectivamente. As moléculas não polimórficas codificadas no MHC não apresentam peptídios para reconhecimento pela célula T.

Diferentes moléculas de HLA de classe I humanas foram distinguidas pela primeira vez por meio de abordagens sorológicas (ligação de anticorpos). Diferentes moléculas do MHC de classe II foram identificadas com o uso de ensaios em que células T de um indivíduo são ativadas por células de outro indivíduo (na chamada

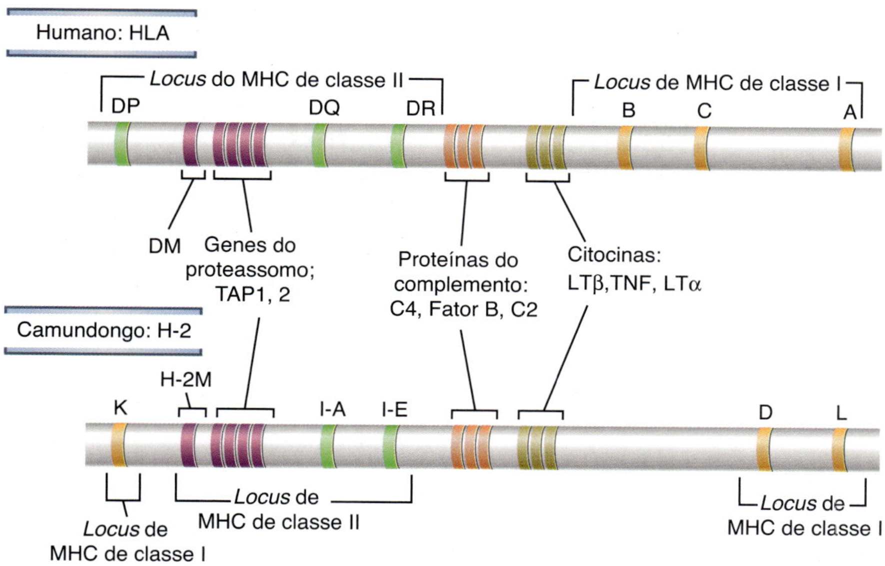


**Figura 6.6 Mapas esquemáticos dos *loci* do complexo principal de histocompatibilidade humano e murino.** A organização básica dos genes no *locus* do MHC é similar em seres humanos e camundongos. Os tamanhos dos genes e segmentos de DNA intervenientes foram omitidos na escala. Os *loci* de classe II são mostrados como blocos únicos, mas cada *locus* consiste em vários genes. *HLA*, antígeno leucocitário humano; *LT*, linfotoxina; *TAP*, transportador associados ao processamento antigênico; *TNF*, fator de necrose tumoral.

reação linfocitária mista). Atualmente, o sequenciamento de DNA é usado para distinguir diferentes alelos de MHC e as proteínas que codificam.

***Os genes do MHC de classes I e II são os genes mais polimórficos presentes em qualquer genoma de mamífero.*** Uma característica notável emergente dos estudos sobre os genes do MHC humano é a inesperada extensão do polimorfismo. Na população, o número total de alelos HLA com diferentes sequências de aminoácidos é estimado em mais de 14.000, com mais de 3.500 variantes apenas para o *locus* HLA-B isolado. As variações nas moléculas do MHC (responsáveis pelo polimorfismo) resultam da herança de sequências de DNA distintas e não são induzidas por recombinação gênica (como ocorre nos receptores antigênicos; ver Capítulo 8). Como esses produtos de diferentes alelos do MHC se ligam e exibem diferentes peptídios, indivíduos distintos de uma população podem apresentar diferentes peptídios até mesmo de um mesmo antígeno proteico.

O alto grau de polimorfismo do MHC ajuda a conferir proteção de populações de mamíferos a uma diversidade virtualmente ilimitada de microrganismos e, portanto, previne a perda de populações inteiras em decorrência de infecções emergentes. Em outras palavras, em virtude da preservação de um amplo número de diferentes moléculas do MHC na população, quase sempre haverá indivíduos capazes de apresentar peptídios de praticamente qualquer microrganismo a suas células T. A evolução de novos alelos do MHC é um processo contínuo. Ela ocorre por um mecanismo chamado conversão gênica, que envolve a cópia de sequências de nucleotídio de um alelo para outro durante a meiose. As pressões seletivas que impulsionam esse processo e que têm preservado esse vasto número de alelos na população são desconhecidas

***Os genes do MHC são expressos de modo codominante em cada indivíduo.*** Dito de outro modo, para determinado gene do MHC, cada indivíduo expressa os alelos herdados de ambos os pais. Para o indivíduo, isso maximiza o número de moléculas do MHC disponíveis para se ligarem a peptídios para apresentação às células T.

## Loci *dos genes do MHC em humanos e camundongos*

Em seres humanos, o MHC está localizado no braço curto do cromossomo 6 e ocupa um amplo segmento de DNA, estendendo-se por cerca de 3.500 quilobases (kb). Em termos genéticos clássicos, o *locus* do MHC se estende por cerca de 4 centimorgans, significando que ocorrem permutas (*crossovers*) dentro do MHC em cerca de 4% das meioses. Um mapa molecular do MHC humano é mostrado na Figura. 6.7.

Existem três genes de MHC de classe I, chamados *HLA-A*, *HLA-B* e *HLA-C*, os quais codificam três tipos de moléculas do MHC de classe I com os mesmos nomes. Existem três *loci* genéticos de HLA classe II, chamados *HLA-DP*, *HLA-DQ* e *HLA -DR*. Cada molécula de MHC de classe II é composta por um heterodímero de polipetídios α e β. Os *loci DP*, *DQ* e *DR* em cada cromossomo contêm genes separados designados *A* e *B*, que codificam as cadeias α e β, respectivamente. Todo indivíduo tem dois genes *HLA-DP* (chamados *DPA1* e *DPB1*), dois genes *HLA-DQ*α (*DQA1, 2*), um gene *HLA-DQ*β (*DQB1*), um gene *HLA-DR*α (*DRA1*), e um ou dois genes *HLA-DR*β (*DRB1* e *DRB3, 4* ou *5*). A nomenclatura do *locus* HLA considera o enorme polimorfismo identificado por métodos sorológicos e moleculares. Desse modo, com base na moderna tipagem molecular, alelos individuais podem ser chamados *HLA-A*0201*, em referência ao subtipo 01 de *HLA-A2*, ou *HLA-DRB1*0401*, em referência ao subtipo 01 do gene *DR4B1*, e assim por diante.

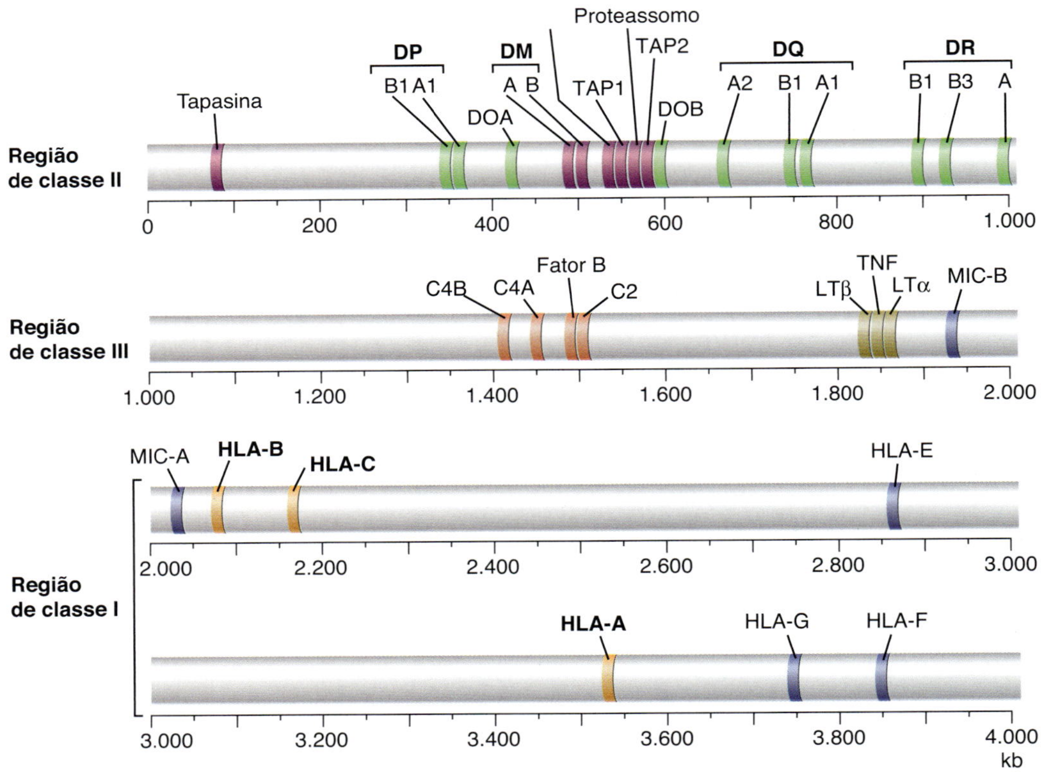


**Figura 6.7 Mapa do complexo principal de histocompatibilidade humano.** Os genes localizados junto ao *locus* do MHC humano são ilustrados. Além dos genes do *MHC* de classes I e II, os genes *HLA-E, HLA-F* e *HLA-G*, bem como o gene *MIC*, codificam moléculas do tipo classe I, muitas das quais são reconhecidas por células NK. C4, C2 e fator B são proteínas do complemento; tapasina, DM, DO, TAP e subunidades do proteassomo são proteínas envolvidas no processamento antigênico, discutido adiante neste mesmo capítulo; LTα, LTβ e TNF são citocinas. Muitos pseudogenes e genes cujos papéis nas respostas imunes não estão estabelecidos estão localizados no complexo HLA, mas foram omitidos para fins de simplificação do mapa. *HLA*, antígeno leucocitário humano; *LT*, linfotoxina; *TAP*, transportador associados ao processamento antigênico; *TNF*, fator de necrose tumoral.

O MHC murino, localizado no cromossomo 17, ocupa cerca de 2.000 kb de DNA, e os genes estão organizados de uma forma um pouco diferente daquela do MHC humano. Um dos genes de classe I murinos (*H-2 K*) é centromérico à região de classe II, porém os outros genes de classe I são teloméricos à região de classe II. Existem três genes do MHC de classe I murinos chamados *H-2 K*, *H-2D* e *H-2L*, codificadores de três proteínas de MHC de classe I diferentes – K, D e L. Esses genes são homólogos aos genes humanos *HLA-A, -B* e *-C*. Os alelos do MHC de linhagens consanguíneas particulares de camundongos são designados por letras minúsculas (p. ex., *a, b*), nomeados de acordo com o conjunto inteiro de genes do MHC da linhagem murina em que foram identificados pela primeira vez. Na terminologia dos geneticistas murinos, o alelo do gene *H-2 K* em uma linhagem com MHC tipo k é chamado $K^k$ (pronunciado *K de k*), enquanto o alelo do gene *H-2 K* em uma linhagem com MHC tipo d é chamado $K^d$ (pronunciado *K de d*). Uma terminologia similar é usada para os alelos *H-2D* e *H-2L*. Camundongos têm dois *loci* de MHC de classe II chamados *I-A* e *I-E*, os quais codificam as moléculas I-A e I-E, respectivamente. Esses *loci* são os genes Ir discutidos anteriormente. Os genes de classe II murinos são homólogos aos genes humanos *HLA-DP, DQ* e *DR*. O alelo *I-A* encontrado na linhagem consanguínea murina com os alelos $K^k$ e $D^k$ é chamado I-$A^k$ (pronunciado *I-A de k*). Uma terminologia similar é usada para o alelo *I-E*. Assim como nos seres humanos, existem, na verdade, dois genes diferentes, designados *A* e *B*, nos *loci I-A* e *I-E* que codificam as cadeias α e β de cada molécula do MHC de classe II.

O conjunto de alelos do MHC presentes em cada cromossomo é chamado **haplótipo** do MHC. Por exemplo, um haplótipo HLA de um indivíduo poderia ser HLA-A24, B35, C3, DRB12, DPB1 DQB3, e assim por diante (usando a nomenclatura mais simples para alelos HLA). Todos os indivíduos heterozigotos, obviamente, contêm dois haplótipos HLA. Camundongos consanguíneos, sendo homozigotos, têm um único haplótipo. Assim, o haplótipo de um camundongo H-$2^d$ é H-$2K^d$ I-$A^d$ I-$E^d$ $D^d$ $L^d$. Os genes do MHC estão fortemente ligados, de modo que os haplótipos são herdados *en bloc* (em bloco), e os indivíduos, em geral, expressarão todos os alelos de MHC dos dois haplótipos herdados de seus pais.

## *Expressão de moléculas do MHC*

Como as moléculas do MHC são necessárias para a apresentação dos antígenos aos linfócitos T, a expressão dessas proteínas em uma célula determina se antígenos estranhos (p. ex., microbianos) presentes nessa célula serão reconhecidos pelas células T. Existem várias características importantes da expressão de moléculas do MHC, as quais contribuem para o seu papel na proteção dos indivíduos contra diversas infecções microbianas.

***As moléculas do MHC de classe I são expressas em praticamente todas as células nucleadas, enquanto as moléculas do MHC de classe II são expressas apenas em DCs, linfócitos B, macrófagos, células epiteliais tímicas e em outros poucos tipos celulares.*** Esse padrão de expressão do MHC está ligado às funções de células T $CD8^+$ classe I-restritas e de células T $CD4^+$ classe II-restritas. Como discutido anteriormente, os CTLs $CD8^+$ matam as células infectadas por microrganismos intracelulares, como vírus, bem como tumores que expressam antígenos tumorais e qualquer célula nucleada que possa abrigar um vírus ou se desenvolver em câncer. Dessa forma, a expressão de moléculas do MHC de classe I em células nucleadas fornece um sistema de exibição para antígenos virais e tumorais, de modo que esses antígenos podem ser reconhecidos pelos CTLs e as células produtoras de antígeno podem ser destruídas. Em contraste, os linfócitos T auxiliares $CD4^+$ classe II-restritos têm um conjunto de funções que requerem o reconhecimento do antígeno apresentado por um número mais limitado de tipos celulares, e as moléculas do MHC de classe II são expressas principalmente nesses tipos celulares. Os linfócitos T auxiliares $CD4^+$ diferenciados atuam principalmente ativando (ou auxiliando) macrófagos na eliminação de microrganismos extracelulares fagocitados, e ajudando linfócitos B a produzirem anticorpos que também eliminam microrganismos extracelulares. Para iniciar uma resposta imune, as células T $CD4^+$ e $CD8^+$ *naive* precisam reconhecer antígenos que são capturados e apresentados por DCs nos órgãos linfoides, as quais expressam moléculas do MHC de classe I e classe II. As células epiteliais tímicas também expressam moléculas do MHC de classes I e II, e a exibição de antígenos por essas células é importante no processo de seleção de linfócitos T em maturação (ver Capítulo 8).

***A expressão de moléculas do MHC é aumentada pelas citocinas produzidas durante as respostas imunes inata e adaptativa.*** Embora as moléculas do MHC de classe I sejam constitutivamente expressas em células nucleadas, sua expressão é aumentada pelas IFNs do tipo I, IFN-α e IFN-β, produzidas durante a resposta imune inata inicial a muitos vírus (ver Capítulo 4). Portanto, as respostas imunes inatas aos vírus aumentam a expressão de moléculas do MHC que exibem antígenos virais a células T vírus-específicas. Esse é um dos mecanismos pelos quais a imunidade inata estimula respostas imunes adaptativas. A expressão de moléculas do MHC de classe I também é aumentada pela IFN-γ.

A expressão de moléculas do MHC de classe II é regulada por citocinas e outros sinais em diferentes células. A IFN-γ é a principal citocina envolvida na estimulação da expressão de moléculas de classe II em APCs, como as DCs e os macrófagos (Figura 6.8). A IFN-γ pode ser produzida pelas células *natural killer* (NK) durante as reações imunes inatas iniciais e também por células T ativadas por antígeno durante as reações imunes adaptativas tardias. Desse modo, a habilidade da IFN-γ em

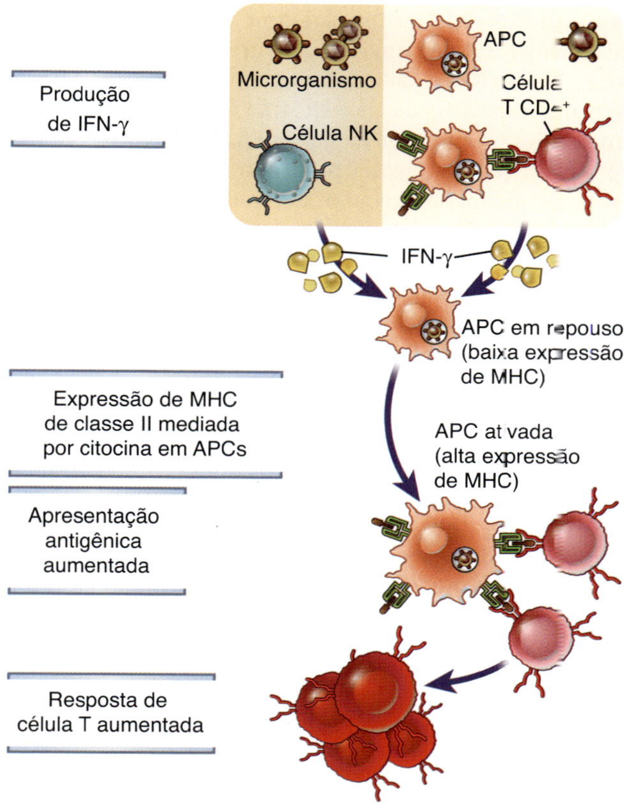


**Figura 6.8 Aumento da expressão da molécula do complexo principal de histocompatibilidade de classe II pela interferona-γ.** A IFN-γ, produzida pelas células NK e outros tipos celulares durante as reações imunes inatas aos microrganismos ou por células T durante as reações imunes adaptativas, estimula a expressão do MHC de classe II em APCs e, portanto, intensifica a ativação das células T $CD4^+$. A IFN-γ e as IFNs tipo I produzem efeito similar sobre a expressão de moléculas do MHC de classe I e na ativação de células T $CD8^+$. *APC*, célula apresentadora de antígeno; *IFN*, interferona; *NK*, *natural killer*.

aumentar a expressão do MHC de classe II fornece um mecanismo pelo qual a imunidade inata promove a imunidade adaptativa e também um mecanismo de amplificação na imunidade adaptativa. Os linfócitos B expressam constitutivamente moléculas de classe II e podem aumentar essa expressão em resposta ao reconhecimento antigênico e às citocinas produzidas pelas células T auxiliares, intensificando assim a apresentação antigênica para as células auxiliares (ver Capítulo 12). A IFN-γ pode, ainda, aumentar a expressão de moléculas do MHC em células endoteliais vasculares e outros tipos celulares não imunes. O papel dessas células na apresentação de antígeno aos linfócitos T é desconhecido, conforme mencionado anteriormente. Algumas células, como os neurônios, parecem jamais expressar moléculas do MHC de classe II. Após a ativação, as células T humanas (mas não as murinas) expressam moléculas do MHC de classe II; entretanto, nenhuma citocina foi identificada nessa resposta, e o significado funcional disso é indeterminado.

***A quantidade de transcrição é o principal determinante dos níveis de síntese e expressão de moléculas do MHC na superfície celular.*** As citocinas aumentam a expressão do MHC estimulando a transcrição de genes de classes I e II em uma ampla variedade de tipos celulares. Esses efeitos são mediados pela ligação de fatores de transcrição ativados por citocina a sequências de DNA em regiões promotoras de genes do MHC. Vários fatores de transcrição podem ser montados e se ligarem a uma proteína chamada ativador de transcrição de classe II (CIITA; do inglês, *class II transcription activator*), e o complexo inteiro liga-se ao promotor de classe II e promove a transcrição eficiente do gene. Ao manter o complexo de fatores de transcrição unido, CIITA atua como um regulador-mestre da expressão gênica de classe II. Mutações em CIITA ou em fatores de transcrição associados foram identificadas como a causa de doenças de imunodeficiência humana associadas à expressão defeituosa de moléculas do MHC. Dentre esses distúrbios, o mais bem estudado é a **síndrome do linfócito nu** (ver Capítulo 21). Camundongos *knockout* sem CIITA também mostram expressão diminuída ou nula de classe II em DCs e linfócitos B, além da incapacidade da IFN-γ de induzir classe II em todos os tipos celulares.

A expressão de muitas proteínas envolvidas no processamento e apresentação de antígenos é regulada de maneira coordenada. Exemplificando, a IFN-γ aumenta a transcrição não só dos genes de classes I e II, mas também de vários genes cujos produtos são requeridos para a montagem do MHC de classe I e exibição do peptídio, como os genes codificadores do transportador associado ao processamento antigênico (TAP; do inglês, *transporter associated with antigen processing*) e algumas subunidades de proteassomos, discutidas mais adiante, neste capítulo. Além da regulação transcricional, o nível da expressão do MHC de classe II é controlado pelo nível de degradação dependente de ubiquitinação, discutido posteriormente no contexto do processamento de antígenos.

## Estrutura das moléculas do MHC

Estudos bioquímicos sobre moléculas do MHC culminaram na determinação das estruturas cristalinas para as porções extracelulares das moléculas do MHC de classes I e II humanas. Subsequentemente, muitas moléculas do MHC com peptídios ligados foram cristalizadas e analisadas em detalhes. Graças a esses avanços, hoje sabemos como as moléculas do MHC se ligam e exibem os peptídios. Nesta seção, primeiramente, resumiremos as características funcionalmente importantes que são comuns às moléculas do MHC de classes I e II. Em seguida, descreveremos as estruturas das proteínas de classes I e II, apontando suas principais similaridades e diferenças (Tabela 6.3).

### Propriedades gerais das moléculas do MHC

Todas as moléculas do MHC compartilham certas características estruturais essenciais ao seu papel na exibição dos peptídios e no reconhecimento dos antígenos pelos linfócitos T:

- ***Cada molécula de MHC consiste em uma fenda extracelular de ligação ao peptídio, seguida de um domínio tipo imunoglobulina (Ig) e de domínios transmembrana e citoplasmático.*** As moléculas do MHC de classe I são compostas por uma cadeia polipeptídica codificada no MHC e por uma segunda cadeia não MHC-codificada, enquanto as moléculas do MHC de classe II são constituídas por duas cadeias polipeptídicas MHC-codificadas. Apesar dessa diferença, as estruturas tridimensionais gerais das moléculas de classes I e II são similares
- ***Os resíduos de aminoácidos polimórficos das moléculas do MHC estão localizados na e adjacentes à fenda de ligação ao peptídio.*** Essa fenda (também chamada sulco) é formada pelo dobramento das porções aminoterminais das proteínas MHC-codificadas, sendo composta por α-hélices pareadas formando as duas paredes da fenda, repousando em um assoalho constituído por uma folha β-pregueada com oito alças. Os resíduos polimórficos, que são os aminoácidos variáveis entre alelos de MHC diferentes, estão localizados no assoalho e nas paredes dessa fenda. Essa porção da molécula de MHC se liga aos peptídios para mostrá-los às células T, e os receptores antigênicos das células T interagem com o peptídio exibido e também com as α-hélices das moléculas do MHC (ver Figura 6.1). Devido à variabilidade dos aminoácidos nessa região, diferentes moléculas do MHC se ligam e exibem diferentes peptídios, sendo reconhecidas pelos receptores antigênicos de diferentes células T
- ***Os domínios tipo Ig não polimórficos das moléculas do MHC de classes I e II contêm sítios de ligação para as moléculas CD4 e CD8 da célula T, respectivamente.*** CD4 e CD8 são expressos em subpopulações distintas de linfócitos T maduros, participando junto com os receptores antigênicos, em respostas aos complexos MHC-peptídios. Por esse motivo, CD4 e CD8 são chamados correceptores da célula T (ver Capítulo 7). O CD4 se liga seletivamente a moléculas do MHC de classe II, enquanto o CD8 se liga às moléculas do MHC de classe I. As células T auxiliares $CD4^+$ reconhecem moléculas do MHC de classe II exibindo peptídios, enquanto as células T $CD8^+$ reconhecem moléculas do MHC de classe I com peptídios ligados. Dito de outro modo, as células T $CD4^+$ são restritas ao MHC de classe II, e as células T $CD8^+$ são restritas ao MHC de classe I.

### Moléculas do MHC de classe I

As moléculas do MHC de classe I consistem em duas cadeias polipeptídicas unidas por ligação não covalente – uma cadeia α de 44 a 47 kDa (ou cadeia pesada) MHC-codificada, e uma subunidade de 12 kDa não MHC-codificada chamada β2-microglobulina (Figura 6.9). Cerca de três quartos do polipeptídio da cadeia α são extracelulares; um segmento hidrofóbico curto abrange a membrana plasmática, e os resíduos carboxiterminais estão localizados no citoplasma. Os segmentos aminoterminais α1 e α2 da cadeia α, cada um dos quais com cerca de 90 resíduos de extensão, interagem para formar uma plataforma que consiste em uma folha β-pregueada antiparalela com oito alças sustentando duas alças paralelas

**Tabela 6.3** Características das moléculas do complexo principal de histocompatibilidade de classes I e II.

| Característica | MHC de classe I | MHC de classe II |
|---|---|---|
| Cadeias polipeptídicas | $\alpha$ e $\beta_2$-microglobulina | $\alpha$ e $\beta$ |
| Localizações de resíduos polimórficos | Domínios $\alpha$1 e $\alpha$2 | Domínios $\beta$1 > $\alpha$1 |
| Sítio de ligação para correceptor de célula T | CD8 se liga principalmente ao domínio $\alpha$3 | CD4 se liga a um bolso criado por partes dos domínios $\alpha$2 e $\beta$2 |
| Tamanho da fenda de ligação do peptídio | Acomoda peptídios de 8 a 11 resíduos | Acomoda peptídios de 10 a 30 resíduos ou mais |
| **Nomenclatura** | | |
| Humana | HLA-A, HLA-B, HLA-C | HLA-DR, HLA-DQ, HLA-DP |
| Murina | H-2 K, H-2D, H-2L | I-A, I-E |

*HLA*, antígenos leucocitários humanos.

de $\alpha$-hélice. Isso forma a fenda de ligação ao peptídio das moléculas do MHC de classe I. Seu tamanho é amplo o bastante (~25 Å × 10 Å × 11 Å) para ligar peptídios de 8 a 11 aminoácidos, em uma conformação flexível estendida. As extremidades da fenda de ligação ao peptídio da classe I são fechadas, de modo que peptídios maiores não podem ser acomodados. Dessa forma, proteínas globulares nativas precisam ser convertidas em fragmentos que sejam suficientemente pequenos e tenham formato linear estendido para que possam se ligar às moléculas do MHC e, assim, serem reconhecidas pelas células T (descritas posteriormente). Os resíduos polimórficos das moléculas do MHC de classe I estão confinados aos domínios $\alpha$1 e $\alpha$2, em que contribuem para as variações existentes entre diferentes alelos de classe I na ligação ao peptídio e no reconhecimento pela célula T (Figura 6.10). O segmento $\alpha$3 da cadeia $\alpha$ se dobra em um domínio Ig cuja sequência de aminoácidos é conservada entre todas as moléculas do MHC de classe I. Esse segmento contém a maior parte do sítio de ligação para CD8, embora a $\beta$2-microglobulina e uma pequena parte da porção C-terminal não polimórfica do domínio $\alpha$2 também contribuam para a ligação. Na extremidade carboxiterminal do segmento $\alpha$3, há um trecho de cerca de 25 aminoácidos hidrofóbicos que atravessa a bicamada lipídica da membrana plasmática. Imediatamente depois desse trecho, existem cerca de 30 resíduos localizados no citoplasma, incluindo um grupamento de aminoácidos básicos que interagem com grupos da cabeça fosfolipídica do folheto interno da bicamada lipídica e ancoram a molécula de MHC na membrana plasmática.

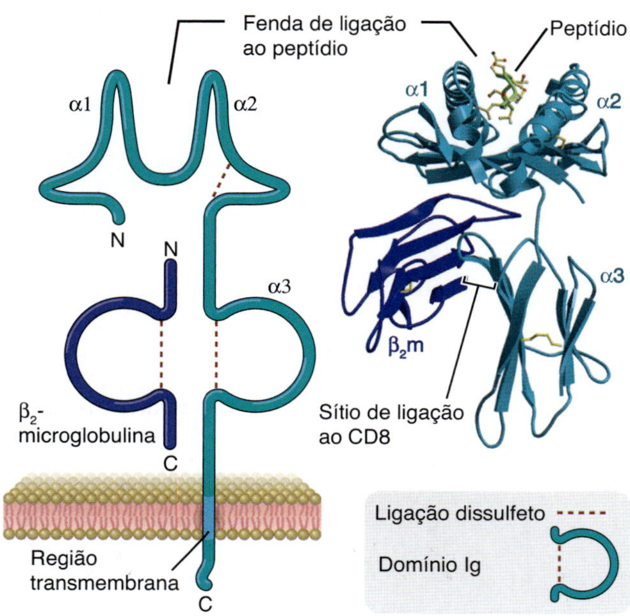


**Figura 6.9 Estrutura de uma molécula do complexo principal de histocompatibilidade de classe I.** Diagrama esquemático (*esquerda*) ilustrando as diferentes regiões da molécula do MHC (omitido na escala). As moléculas de classe I são compostas por uma cadeia a polimórfica ligada de modo não covalente à $\beta$2-microglobulina ($\beta$2 m) não polimórfica. A cadeia $\alpha$ é glicosilada; os resíduos de carboidrato foram omitidos. O diagrama de fitas (*direita*) mostra a estrutura da porção extracelular da molécula HLA-B27 com um peptídio ligado, resolvida por cristalografia de raios X. *HLA*, antígeno leucocitário humano; *Ig*, imunoglobulina. (Cortesia do Dr. P. Bjorkman, California Institute of Technology, Pasadena, CA.)

A $\beta$2-microglobulina, a cadeia leve das moléculas do MHC de classe I, é codificada por um gene fora do MHC e é nomeada em função de sua mobilidade eletroforética ($\beta$2), tamanho pequeno (micro) e solubilidade (globulina). Ela interage de forma não covalente com o domínio $\alpha$3 da cadeia $\alpha$. Assim como o segmento $\alpha$3, a $\beta$2-microglobulina é estruturalmente homóloga a um domínio Ig e é invariável entre todas as moléculas do MHC de classe I.

***A molécula do MHC de classe I totalmente montada é um complexo trimérico que consiste em uma cadeia $\alpha$, $\beta$2-microglobulina e um peptídio ligado. Além disso, a expressão estável das moléculas do MHC de classe I nas superfícies celulares requer a presença de todos os três componentes do complexo.*** A razão para isso é que a interação da cadeia $\alpha$ com a $\beta$2-microglobulina é estabilizada pela ligação de antígenos peptídicos à fenda formada pelos segmentos $\alpha$1 e $\alpha$2, e, inversamente, a ligação do peptídio é fortalecida pela interação da $\beta$2-microglobulina com a cadeia $\alpha$. Como os peptídios são necessários para estabilizar as moléculas do MHC e os complexos instáveis são degradados, somente moléculas do MHC carregadas com peptídio potencialmente úteis são expressas nas superfícies celulares.

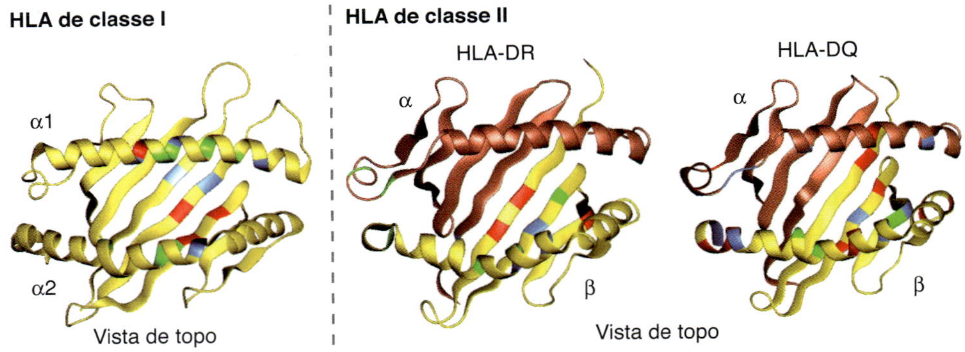


**Figura 6.10 Resíduos polimórficos das moléculas do complexo principal de histocompatibilidade.** Os resíduos polimórficos das moléculas do MHC de classes I e II estão localizados nas fendas de ligação ao peptídio e nas α-hélices em torno das fendas. As regiões de maior variabilidade entre os diferentes alelos dos antígenos de leucocitários humanos (*HLA*) são indicadas em *vermelho*; de variabilidade intermediária, em *verde*; e de menor variabilidade, em *azul*. (Reproduzida, com autorização, de Margulies DH, Natarajan K, Rossjohn J, McCluskey J. Major histocompatibility complex [MHC] molecules: structure, function, and genetics. In Paul WE, ed. *Fundamental Immunology.* 6th ed. Philadelphia, PA: Lippincott Williams & Wilkins; 2008.)

Os indivíduos, em sua maioria, são heterozigotos para os genes do MHC e, portanto, expressam seis classes diferentes de moléculas do MHC de classe I em cada célula, contendo cadeias α codificadas pelos dois alelos herdados dos genes *HLA-A, B* e *C*.

## *Moléculas do MHC de classe II*

As moléculas do MHC de classe II são compostas por duas cadeias polipeptídicas associadas de modo não covalente, uma cadeia α de 32 a 34 kDa e uma cadeia β de 29 a 32 kDa (Figura 6.11). Diferentemente do que ocorre com as moléculas do MHC de classe I, os genes codificadores de ambas as cadeias das moléculas do MHC de classe II são polimórficos e estão localizados no *locus* do MHC.

Os segmentos aminoterminais α1 e β1 das cadeias de classe II interagem para formar a fenda de ligação ao peptídio, a qual é estruturalmente similar à fenda das moléculas do MHC de classe I. Quatro alças do assoalho da fenda e uma das paredes α-helicoidais são formadas pelo segmento α1, enquanto as outras quatro alças do assoalho e a segunda parede são formadas pelo segmento β1. Os resíduos polimórficos estão localizados nos segmentos α1 e β1, dentro e ao redor da fenda de ligação ao peptídio, como nas moléculas do MHC de classe I (ver Figura 6.10). Nas moléculas do MHC de classe II humanas, a maior parte do polimorfismo está na cadeia β. As extremidades da fenda de ligação ao peptídio das moléculas do MHC de classe II são abertas, por isso, peptídios contendo de 10 a mais de 30 resíduos podem se ligar.

Os segmentos α2 e β2 das moléculas do MHC de classe II, como α3 e β2-microglobulina da molécula de classe I, são dobradas em domínios Ig e são não polimórficos, ou seja, não variam entre os alelos de um gene de classe II em particular. Ambos os domínios, α2 e β2, das moléculas do MHC de classe II, contribuem para uma concavidade que acomoda uma protrusão da proteína CD4, permitindo assim que a ligação ocorra. As extremidades carboxiterminais dos segmentos α2 e β2 continuam na forma de regiões conectoras curtas, seguidas por extensões contendo cerca de 25 resíduos de aminoácidos hidrofóbicos transmembrana. Em ambas as cadeias, as regiões transmembrana terminam em grupamentos de resíduos de aminoácidos básicos, seguidos de caudas citoplasmáticas hidrofílicas curtas.

***A molécula de MHC de classe II totalmente montada é um trímero, consistindo em uma cadeia α, uma cadeia β e um peptídio antigênico ligado. A expressão estável da molécula do MHC de classe II nas superfícies celulares requer a presença de todos os três componentes do***

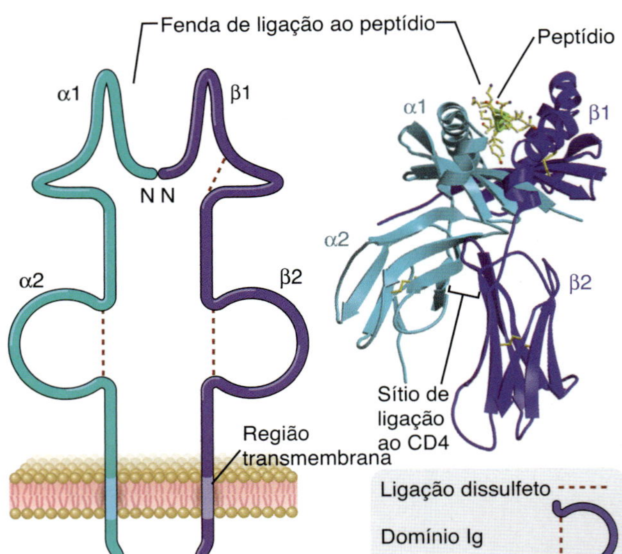


**Figura 6.11 Estrutura de uma molécula do complexo principal de histocompatibilidade de classe II.** O diagrama esquemático (*à esquerda*) ilustra as diferentes regiões da molécula de MHC (omitido na escala). As moléculas do MHC de classe II são compostas por uma cadeia a polimórfica ligada de forma não covalente a uma cadeia β. Ambas as cadeias são glicosiladas; os resíduos de carboidrato foram omitidos. O diagrama de fitas (*direita*) mostra a estrutura da porção extracelular da molécula de HLA-DR1 com um peptídio ligado, resolvida por cristalografia de raios X. *HLA*, antígeno leucocitário humano; *Ig*, imunoglobulina. (Cortesia do Dr. P. Bjorkman, California Institute of Technology, Pasadena, CA.)

***complexo.*** Assim como nas moléculas do MHC de classe I, isso garante que as moléculas do MHC que terminam na superfície celular sejam moléculas que estejam desempenhando sua função normal de exibição antigênica.

Os seres humanos herdam, de cada um dos pais, um gene *DPA* e um gene *DPB*, que codificam, respectivamente, as cadeias α e β da molécula *HLA-DP*; um gene *DQA* e um gene *DQB* funcionais; um gene *DRA* e um ou dois genes *DRB* funcionais. Portanto, cada indivíduo heterozigoto expressa seis a oito pares de moléculas de cadeias α e β do MHC de classe II, um conjunto de cada de *DP* e *DQ*, e um ou dois de *DR*. Tipicamente, não há muito pareamento de proteínas do MHC de *loci* diferentes (*i. e.*, DRα com DQβ, e assim por diante), e cada haplótipo tende a ser herdado como uma unidade única. Entretanto, como alguns haplótipos contêm *loci DRB* extra produtores de cadeias β que são montadas com DRα, e algumas moléculas DQα codificadas em um cromossomo podem se associar a moléculas DQβ produzidas a partir do outro cromossomo, o número total de moléculas do MHC de classe II expressas nas células de alguns indivíduos pode ser maior que oito.

## Ligação de peptídios a moléculas do MHC

Após a demonstração de que a imunogenicidade das proteínas depende da habilidade de seus peptídios serem exibidos pelas moléculas do MHC, esforços consideráveis foram empreendidos no sentido de elucidar as bases moleculares das interações peptídio-MHC e as características dos peptídios que lhes permitem se ligar às moléculas do MHC. Esses estudos, inicialmente, contaram com ensaios funcionais de células T auxiliares e CTLs respondendo a APCs incubadas com diferentes peptídios. A ligação direta de moléculas do MHC e peptídios foi estudada com moléculas do MHC purificadas e peptídios marcados com isótopos radioativos ou fluorescência em solução, empregando métodos como diálise de equilíbrio e filtração em gel. A análise cristalográfica por raios X dos complexos peptídio-MHC forneceu informação definitiva sobre como os peptídios se assentam nas fendas das moléculas do MHC, e também sobre os resíduos de cada molécula que participam nessa ligação. Essa informação foi usada para gerar algoritmos computadorizados capazes de prever os peptídios de qualquer proteína que são mais propensos a se ligar às moléculas do MHC. Essa informação, teoricamente, pode ser usada para o desenvolvimento de vacinas específicas para proteínas microbianas ou proteínas tumorais mutadas (ver Capítulo 18). Na próxima seção, resumiremos as principais características das interações entre peptídios e moléculas do MHC de classes I e II.

### *Características das interações peptídio-molécula de MHC*

***As moléculas do MHC apresentam ampla especificidade para ligação peptídica, contrastando com a especificidade fina do reconhecimento do antígeno pelos receptores antigênicos dos linfócitos.*** Em outras palavras, um único alelo do MHC (p. ex., HLA-A2) pode apresentar qualquer um dentre muitos peptídios diferentes para as células T, contudo, uma única célula T reconhecerá apenas um desses numerosos complexos HLA-A2-peptídio possíveis. As interações entre moléculas do MHC e peptídios antigênicos apresentam muitas características importantes:

- ***Cada molécula de MHC de classes I e II tem uma única fenda de ligação ao peptídio que liga somente um peptídio de cada vez; entretanto, cada molécula de MHC pode se ligar a muitos peptídios diferentes.*** Uma das primeiras linhas de evidência a sustentar essa conclusão foi o resultado experimental de que peptídios distintos que se ligam à mesma molécula de MHC podem inibir de modo competitivo a apresentação do outro, implicando a existência de uma única fenda de ligação ao peptídio em cada molécula de MHC. A solução das estruturas de cristal de moléculas do MHC de classes I e II confirmou a presença de uma única fenda de ligação ao peptídio nessas moléculas (ver Figuras 6.9 e 6.11). Não surpreende que uma única molécula de MHC consiga ligar múltiplos peptídios, uma vez que cada indivíduo contém apenas algumas moléculas do MHC diferentes (seis moléculas de classe I e oito ou um pouco mais de moléculas de classe II em um indivíduo heterozigoto), e estas devem ser capazes de apresentar peptídios a partir do enorme número de antígenos proteicos que provavelmente serão encontrados
- ***Os peptídios que se ligam a moléculas do MHC compartilham características estruturais que promovem essa interação.*** Uma dessas características é o tamanho do peptídio – as moléculas do MHC de classe I podem acomodar peptídios com 8 a 11 resíduos de comprimento, enquanto as moléculas do MHC de classe II se ligam a peptídios que podem ter 10 a 30 resíduos (ou até mais) de comprimento, sendo o comprimento ideal para encaixe na fenda do MHC de classe II de 12 a 16 resíduos. Além disso, os peptídios que se ligam a uma molécula de MHC em particular contêm resíduos de aminoácidos que permitem interações complementares entre o peptídio e a molécula de MHC. Alguns resíduos de aminoácidos promotores da ligação às moléculas do MHC são descritos adiante, na discussão das bases estruturais das interações peptídio-MHC. Os resíduos de um peptídio que se ligam às moléculas do MHC diferem daqueles que são reconhecidos pelas células T
- ***As moléculas do MHC adquirem sua carga peptídica durante sua biossíntese e montagem dentro das células.*** Portanto, as moléculas do MHC exibem peptídios derivados de antígenos microbianos que estão dentro das células do hospedeiro, e é por isso que as células T MHC-restritas são capazes de reconhecer microrganismos que infectam ou estão ingeridos dentro das células. Os mecanismos e o significado desses processos são discutidos mais adiante, neste capítulo
- ***A associação de peptídios e moléculas do MHC é uma interação saturável com uma taxa de dissociação bastante lenta.*** Em uma célula, várias chaperonas e enzimas facilitam a ligação dos peptídios às moléculas do MHC (descritas adiante). Uma vez formados, os complexos peptídio-MHC, em sua maioria, são estáveis, e as constantes de dissociação cinética são indicativas de meias-vidas longas que variam de horas a

muitos dias. Essa taxa de dissociação extraordinariamente lenta das moléculas do MHC garante que, após adquirir um peptídio, a molécula do MHC exiba esse peptídio durante um tempo longo o suficiente para maximizar a probabilidade de que uma célula T em particular venha a encontrar o peptídio que é capaz de reconhecer e, então, inicie uma resposta

- ***Números muito pequenos de complexos peptídio-MHC conseguem ativar linfócitos T específicos.*** Como as APCs continuamente apresentam peptídios derivados de todas as proteínas que encontram, apenas uma fração muito pequena de complexos peptídio-MHC na superfície celular irá conter o mesmo peptídio. Estima-se que apenas 100 complexos de um peptídio particular com uma molécula de MHC de classe II na superfície de uma APC possam iniciar uma resposta de célula T específica. Isso representa menos de 0,1% do número total de moléculas de classe II provavelmente presentes na superfície da APC
- ***As moléculas do MHC de um indivíduo podem se ligar e exibir peptídios estranhos (p. ex., aqueles derivados de proteínas microbianas) e peptídios derivados das proteínas desse indivíduo (autoantígenos).*** De fato, a maioria dos peptídios que são exibidos normalmente pelas APCs deriva de proteínas próprias. A incapacidade das moléculas do MHC de discriminar entre peptídios próprios e estranhos levanta a questão de por que nós normalmente não desenvolvemos respostas imunes contra as proteínas próprias. A resposta é que os complexos de autopeptídio-MHC não induzem autoimunidade porque as células T específicas para esses complexos são destruídas ou inativadas. De fato, as células T com receptores para autoantígenos devem reconhecer autopeptídios exibidos por moléculas do MHC próprias, para então serem eliminadas ou tornadas irresponsivas. Esses processos garantem que as células T sejam normalmente tolerantes aos autoantígenos (ver Capítulos 15).

### Bases estruturais da ligação do peptídio a moléculas do MHCs

***A ligação de peptídios a moléculas do MHC é uma interação não covalente mediada por resíduos presentes tanto nos peptídios como nas fendas das moléculas do MHC.*** Conforme discutiremos mais tarde, os antígenos proteicos são proteoliticamente clivados nas APCs para gerar os peptídios que se ligarão e serão exibidos pelas moléculas do MHC. Esses peptídios se ligam às fendas das moléculas do MHC em uma conformação estendida. Uma vez ligados, os peptídios e as moléculas de água associadas preenchem as fendas, estabelecendo extensivos contatos com os resíduos de aminoácidos que formam as alças β do assoalho e as α-hélices das paredes da fenda (Figura 6.12).

Na maioria das moléculas do MHC, as alças β no assoalho da fenda contêm bolsos em que as cadeias laterais dos resíduos de aminoácidos se ligam. Muitas moléculas do MHC de classe I têm um bolso hidrofóbico que reconhece um dos seguintes aminoácidos hidrofóbicos – valina, isoleucina, leucina ou metionina – em uma extremidade C-terminal do peptídio. Algumas moléculas de classe I têm predileção por peptídios com um resíduo básico (lisina ou

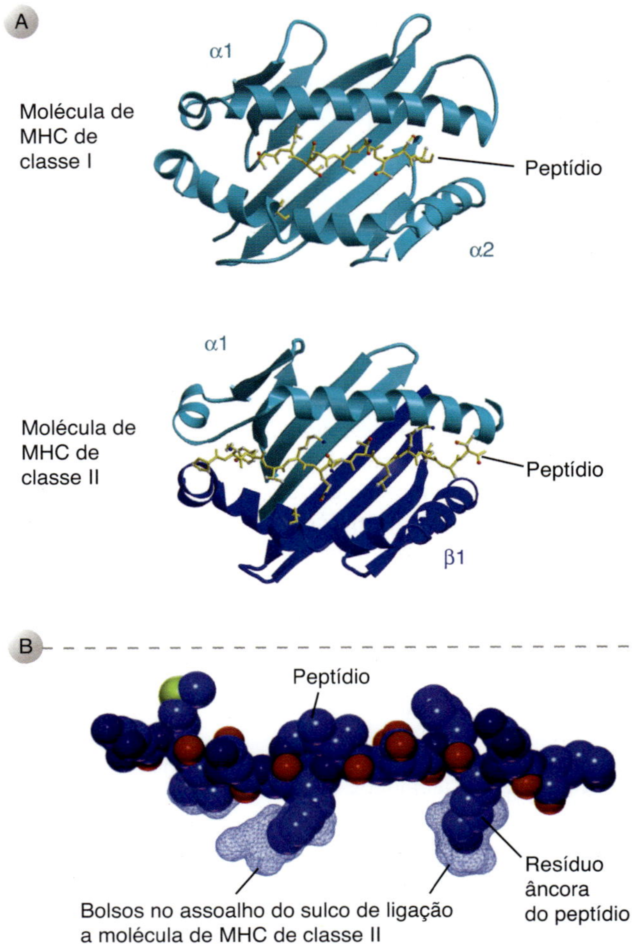


**Figura 6.12 Ligação do peptídio a moléculas do complexo principal de histocompatibilidade. A.** Estas vistas de topo de estruturas cristalinas de moléculas do MHC mostram como os peptídios repousam nas fendas de ligação ao peptídio. A molécula do MHC de classe I mostrada é HLA-A2, e a molécula do MHC de classe II é HLA-DR1. A fenda da molécula do MHC de classe I é fechada, enquanto a da molécula do MHC de classe II é aberta. Como resultado, as moléculas do MHC de classe II acomodam peptídios maiores que as moléculas do MHC de classe I. **B.** Vista lateral a partir de um corte de um peptídio ligado a uma molécula do MHC de classe II, mostrando como resíduos âncora do peptídio o prendem nos bolsos na fenda da molécula de MHC. *HLA*, antígeno leucocitário humano. (*A*, Cortesia do Dr. P. Bjorkman, California Institute of Technology, Pasadena. *B*, De Scott CA, Peterson PA, Teyton L, Wilson IA: Crystal structures of two I-A d –peptide complexes reveal that high affinity can be achieved without large anchor residues. *Immunity* 8:319-329, 1998. Copyright © 1998, com permissão da Elsevier Science.)

arginina) no C-terminal. Adicionalmente, outros resíduos de aminoácidos de um peptídio podem conter cadeias laterais que se ajustam ao interior de bolsos específicos e se ligam a aminoácidos complementares na molécula de MHC através de interações eletrostáticas (pontes de sais), ligações de hidrogênio ou forças de van der Waals. Os resíduos de peptídio que se encaixam nos bolsos do MHC são chamados resíduos âncora, porque contribuem principalmente para a ligação – ou ancoragem – do peptídio à fenda da molécula do MHC. Cada peptídio ligante do MHC, em geral, contém apenas um ou dois resíduos âncora, e isso provavelmente proporciona maior variabilidade nos outros resíduos do peptídio, que são os resíduos reconhecidos por células T específicas. No caso de alguns peptídios que se ligam a moléculas do MHC, em especial a moléculas do MHC de classe II, interações específicas de peptídios com as laterais α-helicoidais da fenda do MHC também contribuem para a ligação do peptídio via formação de ligações de hidrogênio ou interações de carga. As moléculas do MHC de classe II acomodam peptídios maiores que as moléculas do MHC de classe I. Esses peptídios mais longos se estendem em uma extremidade ou outra, para além do assoalho da fenda.

Como muitos dos resíduos dentro e ao redor da fenda de ligação ao peptídio nas moléculas do MHC são polimórficos (*i. e.*, diferem entre os vários alelos do MHC), alelos distintos favorecem a ligação de peptídios diferentes. Essa é a base estrutural para a função dos genes do MHC como genes de resposta imune; apenas indivíduos cujas moléculas do MHC podem se ligar a um peptídio particular e exibi-lo às células T conseguem responder a esse peptídio.

***Os receptores antigênicos das células T reconhecem ambos – peptídios antigênicos e moléculas do MHC –, sendo o peptídio o responsável pela especificidade fina do reconhecimento antigênico, e os resíduos do MHC respondendo pela restrição das células T ao MHC.*** Uma parte do peptídio ligado é exposta a partir da abertura superior da fenda da molécula de MHC, e as cadeias laterais de aminoácidos dessa porção do peptídio são reconhecidas pelos receptores antigênicos das células T específicas. O mesmo receptor da célula T também interage com resíduos polimórficos das α-hélices da própria molécula do MHC (ver Figura 6.1). De maneira previsível, variações no antígeno peptídico ou na fenda de ligação ao peptídio da molécula de MHC alterarão a apresentação do peptídio ou seu reconhecimento pelas células T.

Como as moléculas do MHC podem se ligar somente a peptídios lineares, mas antígenos microbianos e outras proteínas são moléculas grandes dobradas em várias conformações, é necessário haver um mecanismo pelo qual essas proteínas sejam convertidas em peptídios capazes de se ligar às moléculas do MHC. O mecanismo é chamado **processamento antigênico** e será o foco do restante do capítulo.

## PROCESSAMENTO DE ANTÍGENOS PROTEICOS

As vias de processamento antigênico convertem antígenos proteicos presentes no citosol ou internalizados a partir do ambiente extracelular em peptídios, e carregam esses peptídios em moléculas do MHC para exibição aos linfócitos T (Figura 6.13). Os mecanismos de processamento antigênico evoluíram para gerar peptídios com as características estruturais requeridas para associação com moléculas do MHC, bem como para colocar esses peptídios na mesma localização celular que as proteínas do MHC recém-sintetizadas contendo fendas de ligação ao peptídio disponíveis. A ligação do peptídio às moléculas do MHC ocorre antes da expressão na superfície celular e é um componente integral da biossíntese e montagem das moléculas do MHC. De fato, como mencionado anteriormente, a associação ao peptídio é requerida para a montagem e a expressão estável das moléculas do MHC de classes I e II na superfície.

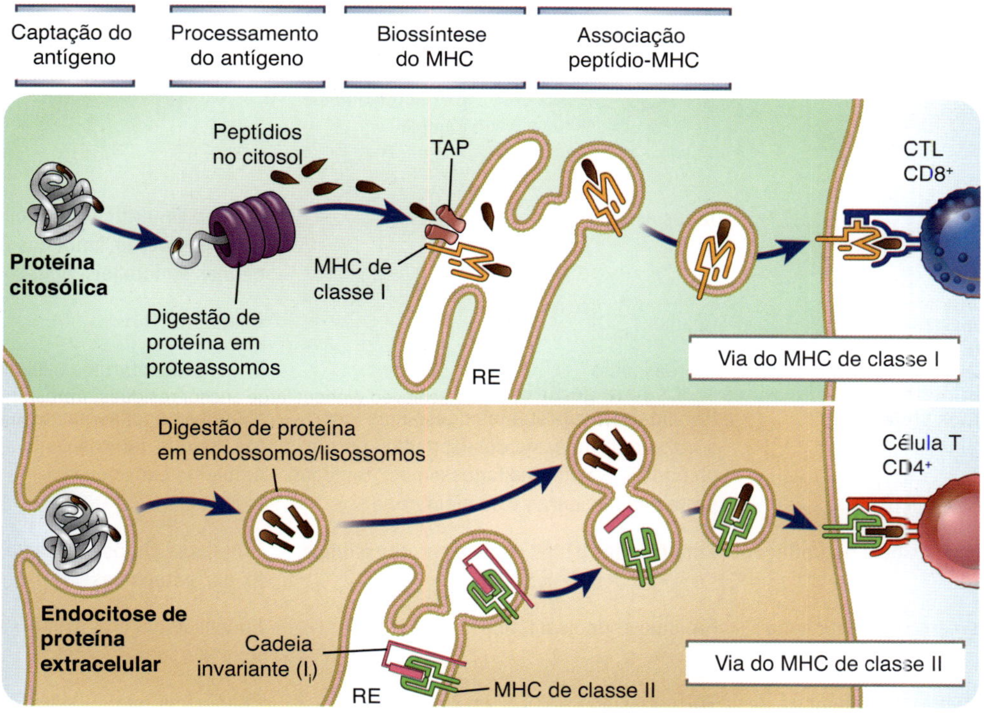


**Figura 6.13 Vias de processamento e apresentação antigênica.** Na via do MHC de classe I (*painel superior*), os antígenos proteicos no citosol são processados pelos proteassomos, e os peptídios são transportados para o interior do RE, em que se ligam a moléculas do MHC de classe I. Na via do MHC de classe II (*painel inferior*), os antígenos proteicos degradados nos lisossomos se ligam a moléculas do MHC de classe II. Os detalhes dessas vias de processamento são mostrados nas Figuras 6.14 e 6.15. *CTL*, linfócitos T citotóxicos; *RE*, retículo endoplasmático; *TAP*, transportador associado ao processamento antigênico.

*As proteínas presentes no citosol são degradadas pelos proteassomos, para produzir peptídios que são exibidos em moléculas do MHC de classe I, enquanto as proteínas ingeridas a partir do meio extracelular e sequestradas em vesículas são degradadas em lisossomos (ou endossomos tardios), para gerar peptídios que são apresentados em moléculas do MHC de classe II* (ver Figura 6.13 e Tabela 6.4). No processo de apresentação cruzada, descrito adiante, os antígenos são englobados em vesículas e então transportados para o citosol, no qual são processados para exibição por moléculas do MHC de classe II. Dessa forma, o sítio de proteólise é o principal determinante de quais moléculas do MHC, de classe I ou de classe II, os peptídios gerados irão se ligar. Conforme discutimos, a função dos CTLs $CD8^+$ é matar células que produzem antígenos estranhos no citosol, enquanto a função das células T $CD4^+$ é ativar macrófagos e células B, que podem ter ingerido microrganismos e antígenos proteicos. As vias de processamento antigênico exercem papel decisivo na determinação dos tipos de microrganismos e antígenos proteicos aos quais essas classes de células T reconhecem e respondem. Descrevemos primeiro essas duas vias de processamento antigênico e, em seguida, sua importância funcional.

## Via do MHC de classe I para processamento e apresentação de proteínas citosólicas

A sequência de eventos na apresentação antigênica em moléculas do MHC de classe I é ilustrada na Figura. 6.14, e as etapas individuais são descritas a seguir.

### *Fontes de antígenos proteicos degradados em proteassomos*

*As proteínas microbianas presentes no citosol que sofrem degradação proteassômica derivam de microrganismos que produzem antígenos no citosol das células ou cujos antígenos são transferidos para o citosol.* Os mesmos princípios se aplicam aos antígenos tumorais. Esses antígenos citosólicos provêm de uma série de fontes:

- Todos os vírus replicam e sobrevivem em células infectadas e, assim, sintetizam proteínas na célula infectada no citoplasma. Esses são o tipo mais comum de proteínas microbianas processadas pelo proteassomo e apresentadas em moléculas do MHC de classe I. Os complexos MHC-peptídio são então reconhecidos por CTLs funcionais diferenciados e as células infectadas são mortas
- Algumas bactérias são internalizadas em fagossomos, mas conseguem danificar as membranas do fagossomo e criam poros através dos quais os microrganismos e

**Tabela 6.4** Características comparativas das vias de complexo principal de histocompatibilidade de classes I e II de processamento e apresentação antigênica.

| Característica | Via de MHC de classe I | Via de MHC de classe II |
|---|---|---|
| Composição estável do complexo peptídio-MHC | 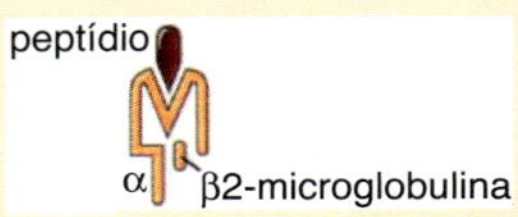  Cadeia α polimórfica, β2-microglobulina, peptídio | 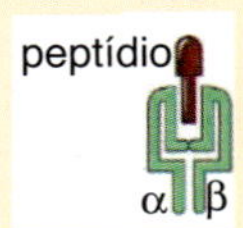  Cadeias α e β polimórficas, peptídio |
| Tipos de APCs | Todas as células nucleadas | Células dendríticas, fagócitos mononucleares, linfócitos B, células endoteliais, epitélio tímico |
| Células T responsivas | Células T $CD8^+$ | Células T $CD4^+$ |
| Sítio de degradação antigênica | Proteassomo | Endossomos tardios e lisossomos |
| Fonte de antígenos proteicos | Principalmente proteínas citosólicas (em geral, sintetizadas na célula; podem entrar no citosol a partir dos fagossomos); também, proteínas nucleares e de membrana | Proteínas endossômicas e lisossômicas (na maioria, internalizada a partir do ambiente extracelular) |
| Enzimas responsáveis pela degradação proteica | Subunidades β1, β2 e β5 dos proteassomos | Proteases endossômicas e lisossômicas (p. ex., catepsinas) |
| Sítio de carregamento do peptídio no MHC | Retículo endoplasmático | Endossomos tardios/lisossomos |
| Moléculas envolvidas no transporte de peptídios e carregamento de moléculas do MHC | TAP, tapasina | Cadeia invariante, DM |

*APCs*, células apresentadoras de antígeno; *RE*, retículo endoplasmático; *MHC*, complexo principal de histocompatibilidade; *TAP*, transportador associado ao processamento antigênico.

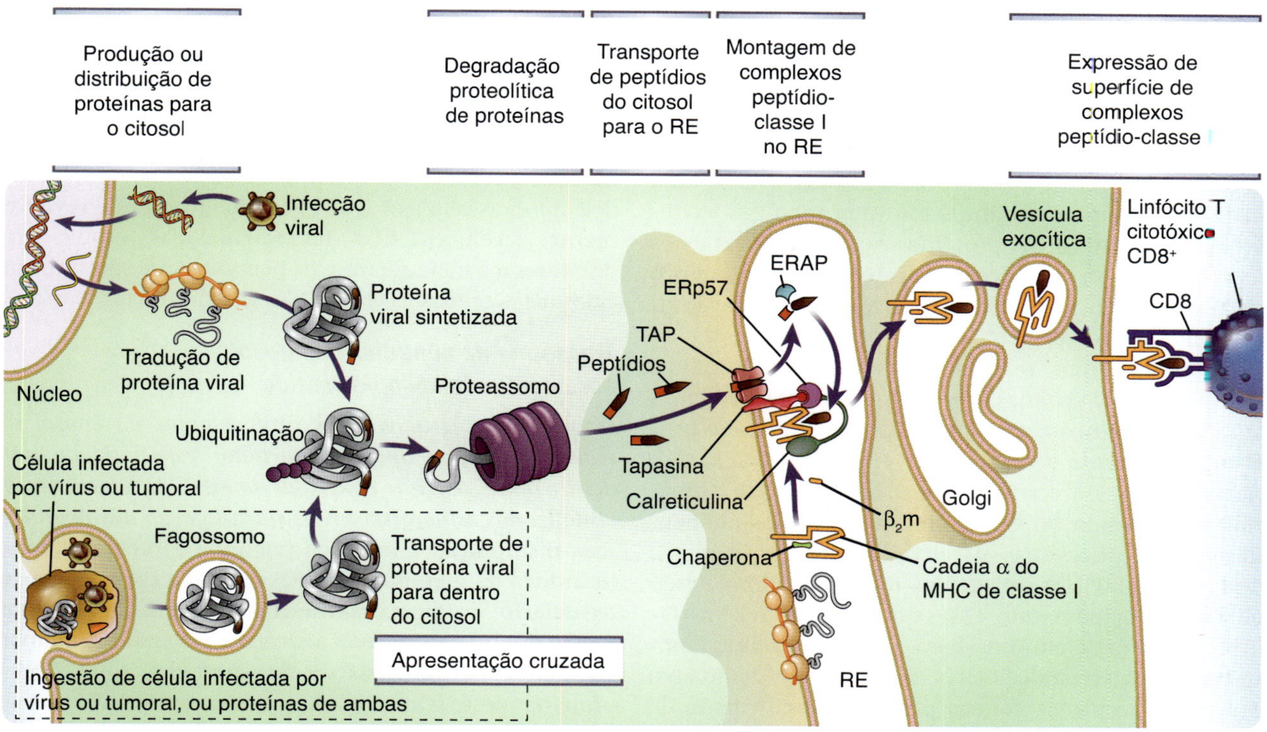


**Figura 6.14 Via do complexo principal de histocompatibilidade de classe I de apresentação antigênica.** As etapas do processamento de proteínas citosólicas são descritas no texto. As proteínas podem ser produzidas no citosol de uma célula infectada (ou de uma célula tumoral, não apresentada). Outras proteínas que são ingeridas em vesículas podem ser translocadas para o citosol e processadas como proteínas citosólicas, conhecido como apresentação cruzada. *β2 m*, β2-microglobulina; *ERAP*, peptidase associada ao retículo endoplasmático; *RE*, retículo endoplasmático; *TAP*, transportador associado ao processamento antigênico.

seus antígenos entram no citosol. Por exemplo, linhagens patogênicas de *Listeria monocytogenes* produzem uma proteína chamada listeriolisina que permite que as bactérias escapem das vesículas para dentro do citosol. (Esse escape é um mecanismo que as bactérias podem ter desenvolvido para resistir ao *killing* por meio dos mecanismos microbicidas dos fagócitos, a maioria dos quais está concentrada nos fagolisossomos.) Uma vez no citosol, os antígenos dos microrganismos fagocitados são processados do mesmo modo como outros antígenos citosólicos

- Algumas bactérias têm sistemas de secreção de tipo III que injetam proteínas bacterianas no interior do citosol. Numerosos patógenos, incluindo *Yersinia pestis*, *Salmonella typhi*, *Shigella dysenteriae*, *Vibrio cholerae* e espécies de *Chlamydia*, injetam proteínas de sinalização no citosol do hospedeiro para manipular a função e a imunidade do hospedeiro em benefício do patógeno. Este é um mecanismo importante de virulência bacteriana
- Os produtos de genes mutados em tumores produzem antígenos no citosol das células tumorais. Assim como nas células infectadas com vírus, a exibição desses antígenos tumorais em moléculas do MHC de classe I permite que os CTL diferenciados matem as células tumorais
- A iniciação de respostas imunes contra vírus e tumores requer a captura de antígenos pelas DCs e o transporte das DCs portadoras de antígenos para órgãos linfoides secundários, em que os antígenos podem ser apresentados a células T CD8⁺ *naive*. Mas a maioria dos vírus infecta outras células que não as DCs, e os antígenos tumorais são produzidos nas células tumorais, não nas DCs. O processo pelo qual os antígenos de outras células (células infectadas por vírus ou tumorais) são apresentados pelas DCs é chamado **apresentação cruzada** (ou ***cross-priming***), para indicar que um tipo de célula (a DC) pode apresentar antígenos de outra célula (as células infectadas por vírus ou tumorais) e primam, ou ativam, células T específicas para esses antígenos. Nesse processo, DCs convencionais tipo 1 especializadas (cDC1) e outras APCs capturam células infectadas ou tumorais ou seus antígenos em vesículas. As vesículas se fundem com o retículo endoplasmático (RE) e, por mecanismos ainda pouco definidos, as proteínas das vesículas são transportadas para o citosol.

Além desses antígenos microbianos, as proteínas sintetizadas no RE que não são dobradas corretamente ou são montadas de maneira incorreta nesse compartimento são translocadas para fora do RE e degradadas nos proteassomos. Algumas proteínas nucleares também são degradadas nos proteassomos. Esses tipos de proteínas são encontrados com frequência em células danificadas e tumores, e podem estar envolvidas na eliminação dessas células mediada por células T.

## *Digestão de proteínas nos proteassomos*

***As proteínas citosólicas são degradadas nos proteassomos para gerar peptídios que são capazes de se ligar a moléculas do MHC de classe I.*** Os proteassomos são complexos enzimáticos multiproteicos com uma ampla gama de atividade proteolítica, encontrados no citoplasma e núcleos da maioria das células. Um proteassomo tem a forma de um cilindro composto por um conjunto de dois anéis β internos e dois anéis α externos empilhados, com cada anel sendo composto por sete subunidades e com uma estrutura em forma de tampa em cada uma das extremidades do cilindro. As proteínas nos anéis α externos são estruturais e sem atividade proteolítica; nos anéis β internos, três das sete subunidades (β1, β2 e β5) são os sítios catalíticos de proteólise.

Os proteassomos realizam uma função de manutenção básica nas células, degradando muitas proteínas danificadas ou incorretamente dobradas. A síntese proteica normalmente ocorre a uma velocidade rápida, com a incorporação de cerca de 6 a 8 resíduos de aminoácidos por segundo no elongamento de cadeias polipeptídicas. Esse processo é suscetível a erros, e estima-se que cerca de 20% das proteínas recém-sintetizadas são dobradas incorretamente. Esses polipeptídios recém-traduzidos, porém defeituosos, bem como as proteínas danificadas pelos estresses celulares, são marcadas como alvo de degradação proteassômica pela ligação covalente de várias cópias de um pequeno polipeptídio chamado ubiquitina. As proteínas com cadeias contendo quatro ou mais ubiquitinas são reconhecidas pela tampa do proteassomo e, então, desdobradas. A ubiquitina é removida e as proteínas são introduzidas de maneira espiralada ao longo dos proteassomos, em que são degradadas em peptídios. O proteassomo tem ampla especificidade de substratos e pode gerar uma grande variedade de peptídios a partir de proteínas citosólicas (mas, em geral, não as degrada completamente em aminoácidos isolados).

***A composição dos proteassomos influencia os peptídios que são produzidos.*** Os proteassomos são organelas cuja função celular básica foi adaptada para um papel na apresentação de antígenos. Existem dois tipos de proteassomos com funções especializadas no sistema imunológico. Os **imunoproteassomos** estão presentes em células imunes, como DCs e outras APCs. Eles contêm três subunidades catalíticas únicas conhecidas como β1i, β2i e β5i no anel β. A expressão dessas três subunidades também é aumentada em resposta às IFNs produzidas nas respostas imunes inata e adaptativa. A produção dessas subunidades resulta em uma alteração na especificidade do substrato do proteassomo, de modo que os peptídios produzidos geralmente contêm aminoácidos carboxiterminais hidrofóbicos, como leucina, valina, isoleucina e metionina, ou resíduos básicos, como lisina ou arginina. Esses tipos de C-terminais são típicos de peptídios que se ligam a moléculas de classe I com alta afinidade. Assim, os imunoproteassomos desempenham papel importante na geração de peptídios derivados de proteínas estranhas que estimulam as células T $CD8^+$. O segundo tipo de proteassomo é chamado **timoproteassoma**, porque está presente nas células epiteliais do timo. Ele contém uma subunidade única chamada β5t, que lhe confere a capacidade de produzir peptídios que se ligam fracamente às moléculas do MHC de classe I. Como veremos no Capítulo 8, no timo, esses peptídios são derivados de proteínas próprias, e seu reconhecimento com baixa afinidade é importante para o processo de seleção positiva, que preserva células T em maturação que reconhecem fortemente antígenos estranhos. Na ausência da unidade β5t (p. ex., em camundongos nos quais o gene é deletado), as células T $CD8^+$ não amadurecem. Previsivelmente, as células T $CD4^+$ não são afetadas porque, como discutiremos mais adiante, os peptídios que são reconhecidos pelas células $CD4^+$ não são gerados no proteassoma.

### Transporte de peptídios do citosol para o retículo endoplasmático

***Os peptídios gerados pelos proteassomos no citosol são translocados por um transportador especializado para dentro do RE, em que moléculas do MHC de classe I recém-sintetizadas estão disponíveis para ligação aos peptídios.*** Essa distribuição é mediada por uma proteína dimérica localizada na membrana do RE chamada **transportador associado ao processamento antigênico** (**TAP**; do inglês, *transporter associated with antigen processing*), membro da família de proteínas do transportador ABC. Muitas proteínas dessa família medeiam o transporte ATP-dependente de compostos de baixo peso molecular ao longo das membranas celulares. Embora o heterodímero TAP tenha ampla gama de especificidades, transporta de modo ideal peptídios na faixa de 8 a 16 aminoácidos de comprimento contendo terminais carboxila básicos ou hidrofóbicos. Como mencionado, essas são as características dos peptídios gerados no proteassomo e que são capazes de se ligar a moléculas do MHC de classe I.

### Montagem de complexos peptídio-MHC de classe I no retículo endoplasmático

***Os peptídios translocados para dentro do RE se ligam a moléculas do MHC de classe I recém-sintetizadas associadas ao dímero TAP por meio da tapasina.*** Na face luminal da membrana do RE, a proteína TAP se associa com uma proteína chamada tapasina, que também tem afinidade por moléculas do MHC de classe I vazias recém-sintetizadas. A tapasina faz parte de um complexo de carregamento de peptídios, sendo as outras proteínas desse complexo uma tiol oxidorredutase chamada ERp57, que pode quebrar e refazer ligações dissulfeto em proteínas e uma chaperona luminal do RE chamada calreticulina. Dentro desse complexo, a tapasina forma um heterodímero ligado por ligação dissulfeto com ERp57 e recruta a TAP adjacente às moléculas do MHC de classe I que aguardam a chegada de peptídios.

A síntese e a montagem das moléculas do MHC de classe I envolvem um processo em múltiplas etapas, em que a ligação peptídica tem papel decisivo. As cadeias α de classe I e a β2-microglobulina são sintetizadas no RE. O dobramento apropriado das cadeias α nascentes é auxiliado por chaperonas proteicas, como a chaperona de membrana calnexina. No interior do RE, os dímeros de MHC de classe I vazios recém-formados permanecem ligados ao complexo de carregamento de peptídios. Os peptídios que entram no

RE via TAP e aqueles produzidos no RE, como os peptídios sinaloriundos da membrana ou proteínas secretadas, são frequentemente aparados até o tamanho apropriado para ligação ao MHC pela aminopeptidase associada ao RE (ERAP; do inglês, *ER-associated aminopeptidase*). O peptídio então é capaz de se ligar à fenda da molécula do MHC de classe I adjacente. O complexo de carregamento de peptídios não apenas fornece peptídios a moléculas de MHC de classe I recém-sintetizadas, mas também seleciona peptídios que se ligam com a maior afinidade a moléculas de MHC de classe I, preferencialmente a peptídios de baixa afinidade. Este é um mecanismo de controle de qualidade no processamento de antígenos. Uma vez que as moléculas do MHC de classe I estejam carregadas com o peptídio, perdem a afinidade pela tapasina, de modo que as moléculas do MHC de classe I são liberadas e conseguem sair do RE e ser transportadas para a superfície celular. Na ausência do peptídio ligado, muitos dos dímeros de cadeia $\alpha$/$\beta$2-microglobulina recém-formados são instáveis e não podem ser transportados de modo eficiente do RE para o complexo de Golgi. Esses complexos de MHC de classe I vazios dobrados incorretamente são transportados para dentro do citosol e eliminados por digestão proteassômica. Esse processo é chamado degradação associada ao RE, mas a degradação real ocorre nos proteassomos do citosol.

***Os peptídios transportados para o interior do RE, preferencialmente, se ligam a moléculas do MHC de classe I, e não as de classe II***, por dois motivos. Primeiro, as moléculas do MHC de classe I recém-sintetizadas são fixas ao aspecto luminal do complexo de carregamento de peptídios e capturam peptídios rapidamente, conforme os peptídios vão sendo transportados para dentro do RE pela TAP. Em segundo lugar, como já discutido, as fendas de ligação ao peptídio das moléculas de classe II recém-sintetizadas no RE são bloqueadas por uma proteína chamada cadeia invariante.

### Expressão de superfície dos complexos peptídio-MHC de classe I

***As moléculas do MHC de classe I contendo peptídios ligados são estruturalmente estáveis e expressas na superfície celular.*** Complexos peptídio-MHC de classe I estáveis produzidos no RE são guiados pelas chaperonas e se movem pelo complexo de Golgi, sendo transportados para a superfície celular em vesículas exocíticas. Uma vez expressos na superfície celular, os complexos peptídio-classe I podem ser reconhecidos por células T CD8+ específicas para o antígeno peptídico, com o correceptor CD8 exercendo papel essencial ao se ligar às regiões não polimórficas da molécula do MHC de classe I. Diversos vírus e tumores desenvolveram mecanismos que interferem na montagem de classe I e no carregamento de peptídio, enfatizando a importância dessa via para a imunidade antiviral e antitumoral (ver Capítulos 16 e 18).

## Via do MHC de classe II para apresentação de proteínas degradadas em vesículas acídicas

A geração de peptídios associados ao MHC de classe II oriundos de antígenos endocitados envolve a degradação

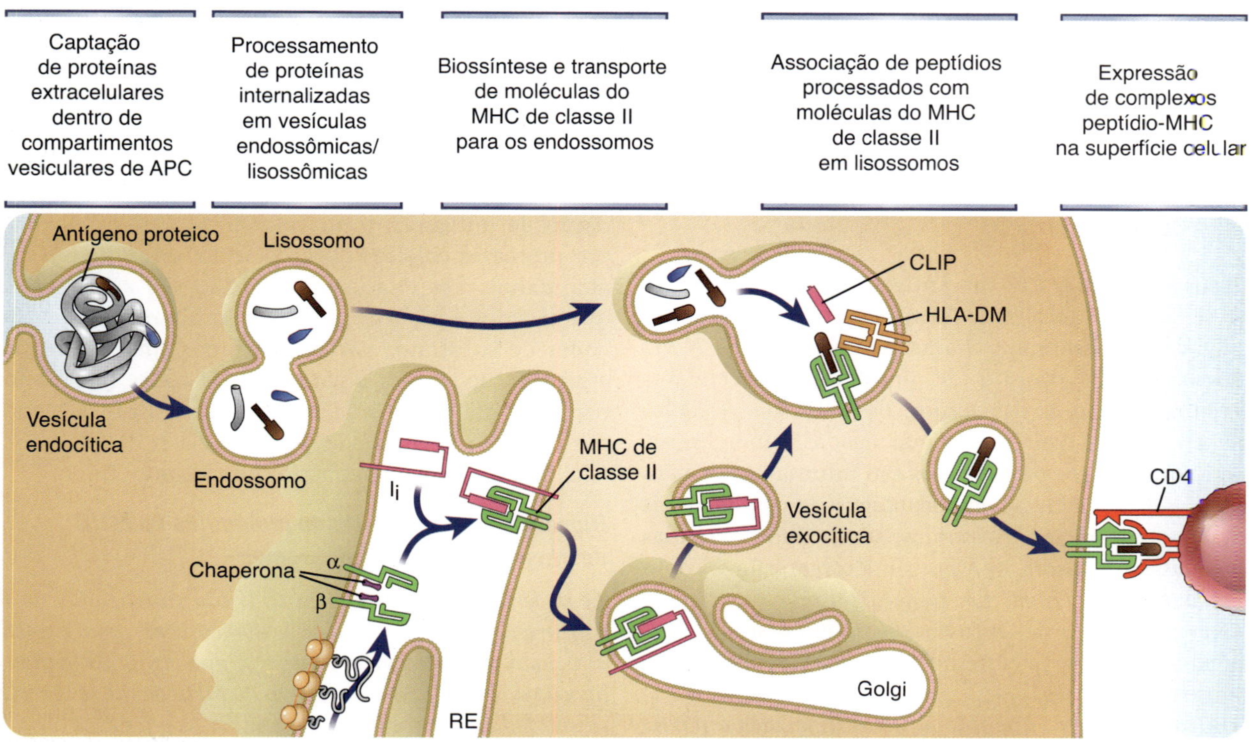


**Figura 6.15 Via do complexo principal de histocompatibilidade de classe II de apresentação antigênica.** Os estágios no processamento de antígenos extracelulares são descritos no texto. *CLIP,* peptídio de cadeia invariante associado à classe II; *RE,* retículo endoplasmático; *HLA,* antígeno leucocitário humano; $I_i$, cadeia invariante.

proteolítica de proteínas internalizadas em endossomos tardios e lisossomos, e a ligação de peptídios a moléculas do MHC de classe II neste compartimento vesicular acídico. Essa sequência de eventos é ilustrada na Figura 6.15, e as etapas individuais são descritas a seguir.

### Ingestão de antígenos proteicos em vesículas

***A maioria dos peptídios associados ao MHC de classe II deriva de antígenos proteicos que são ingeridos e digeridos em endossomos e lisossomos nas APCs.*** As proteínas que são ingeridas em vesículas são mais comumente proteínas extracelulares capturadas por endocitose, pinocitose ou fagocitose, mas também incluem proteínas de superfície celular que estão sendo endocitadas e degradadas, além de proteínas intracelulares que podem estar ligadas à membrana, em vesículas ou citosólicas, incluídas nos autofagolisossomos durante o processo de autofagia.

***Diferentes APCs podem se ligar a antígenos proteicos nativos de várias formas e com eficiências e especificidades variáveis.***

- DCs e macrófagos expressam uma variedade de receptores de superfície, como as lectinas, que reconhecem estruturas compartilhadas por muitos microrganismos (ver Capítulo 4). Essas APCs usam os receptores para se ligar e internalizar microrganismos de maneira eficiente
- Os macrófagos também expressam receptores para as porções Fc de anticorpos e receptores para a proteína de complemento C3b, que se ligam a antígenos opsonizados por anticorpos ou proteínas do complemento e intensificam a internalização antigênica
- Outro exemplo de receptores específicos presentes em APCs é a Ig de superfície nas células B. Devido à sua alta afinidade pelos antígenos, essa Ig pode mediar efetivamente a internalização de proteínas presentes em concentrações baixíssimas no líquido extracelular (ver Capítulo 12).

Após a internalização dos antígenos proteicos ligados, eles se tornam localizados em vesículas intracelulares ligadas à membrana chamadas endossomos. A via endossômica de trânsito de proteínas intracelulares se comunica com os lisossomos, os quais são vesículas mais densas que contêm enzimas ligadas à membrana. Os microrganismos particulados são internalizados para dentro de vesículas chamadas fagossomos, as quais podem se fundir aos lisossomos, produzindo vesículas chamadas agolisossomos. Alguns microrganismos, como micobactérias e *Leishmania*, podem sobreviver e até se replicar no interior dos fagossomos ou endossomos, fornecendo uma fonte persistente de antígenos em compartimentos vesiculares.

***Outras proteínas, que não aquelas ingeridas a partir do meio extracelular, também podem entrar na via do MHC de classe II.***

- Algumas moléculas proteicas destinadas à secreção podem terminar nas mesmas vesículas que as moléculas do MHC de classe II, e podem ser processadas em vez de serem secretadas
- Proteínas citoplasmáticas e de membrana podem ser processadas e exibidas por moléculas do MHC de classe II. Em alguns casos, isso pode resultar da digestão enzimática de conteúdos citoplasmáticos, processo conhecido como **autofagia**. Nessa via, as proteínas citosólicas são capturadas em vesículas ligadas à membrana chamadas autofagossomos, as quais se fundem com os lisossomos e as proteínas citoplasmáticas são proteoliticamente degradadas. Os peptídios gerados por essa via podem ser distribuídos ao mesmo compartimento vesicular que os peptídios derivados de antígenos ingeridos. A autofagia é primariamente um mecanismo para degradação de proteínas celulares e reciclagem de seus produtos como fontes de nutrientes durante momentos de estresse. Também participa da destruição de microrganismos intracelulares, os quais são englobados em vesículas e distribuídos aos lisossomos
- Alguns peptídios que se associam a moléculas do MHC de classe II derivam de proteínas de membrana, as quais podem ser recicladas na mesma via endocítica que as proteínas extracelulares. Dessa forma, até os vírus, que são montados no citoplasma de células infectadas, podem produzir proteínas que são degradadas em peptídios que entram na via do MHC de classe II de apresentação antigênica. Esse pode ser um mecanismo para a ativação de células T auxiliares $CD4^+$ específicas para os antígenos virais.

### Digestão proteolítica de antígenos em vesículas acídicas

***As proteínas internalizadas são degradadas enzimaticamente nos endossomos tardios e lisossomos, para gerar peptídios que são capazes de se ligar às fendas de ligação ao peptídio das moléculas do MHC de classe II.*** A degradação de antígenos proteicos em vesículas é mediada por proteases cujo pH ótimo é ácido. As proteases mais abundantes nos endossomos tardios são as catepsinas, que são tiol e aspartil proteases com amplas especificidades de substrato. Várias catepsinas contribuem para a geração de peptídios para a via de classe II. Proteínas parcialmente degradadas ou clivadas se ligam às fendas abertas nas moléculas do MHC de classe II e são então enzimaticamente aparadas ao seu tamanho final.

### Biossíntese e transporte de moléculas do MHC de classe II para os endossomos

***As moléculas do MHC de classe II são sintetizadas no RE e transportadas para os endossomos com uma proteína associada, a cadeia invariante ($I_i$), que ocupa as fendas de ligação ao peptídio das moléculas do MHC de classe II recém-sintetizadas*** (Figura 6.16). As cadeias α e β das moléculas do MHC de classe II são coordenadamente sintetizadas e se associam umas com as outras no RE. O dobramento

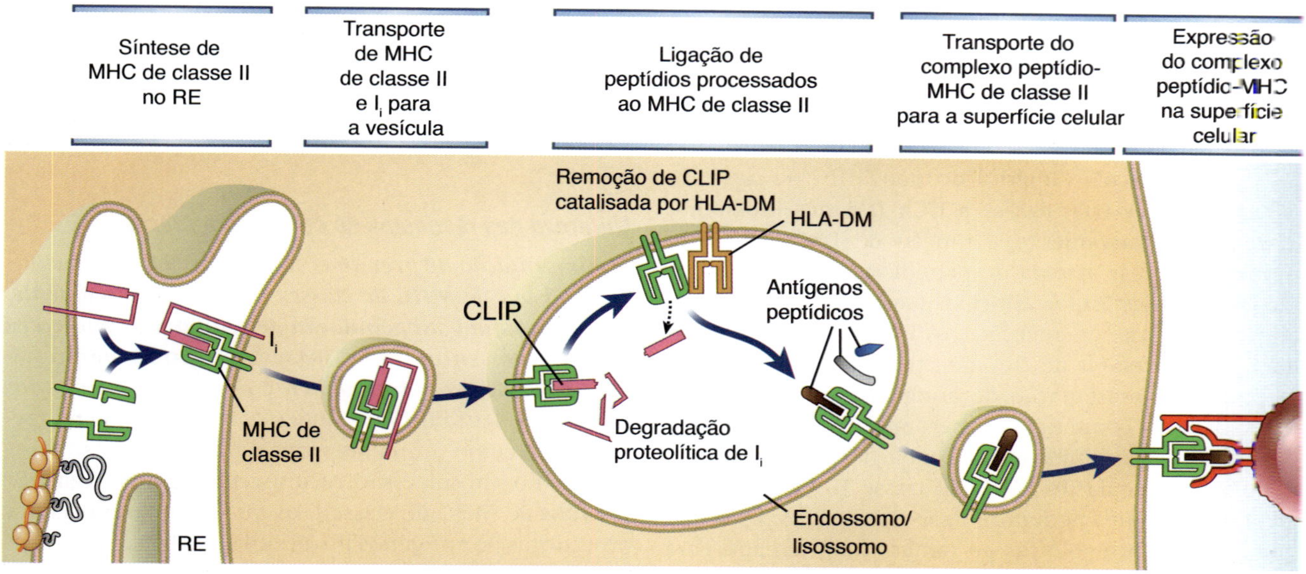


**Figura 6.16 As funções da cadeia invariante associada ao complexo principal de histocompatibilidade de classe II e antígeno leucocitário humano DM.** As moléculas do MHC de classe II com a cadeia invariante ligada, ou CLIP, são transportadas para os endossomos tardios e lisossomos, em que a $I_i$ é degradada e o CLIP remanescente é removido pela ação de DM. Os peptídios antigênicos gerados nas vesículas são então capazes de se ligar às moléculas do MHC de classe II. Outra proteína do tipo classe II, chamada DO, pode regular a remoção DM-catalisada de CLIP (*não mostrado*). *CIIV,* vesícula de classe II; *RE,* retículo endoplasmático; *$I_i$,* cadeia invariante.

e a montagem das moléculas do MHC de classe II são auxiliados por chaperonas residentes no RE, como a calnexina. A Ii se associa aos dímeros de MHC de classe II recém-formados no RE e direciona essas moléculas a trafegarem do trans-Golgi para os endossomos tardios e lisossomos, em que as proteínas internalizadas foram proteoliticamente degradadas em peptídios. Ela também previne que as moléculas de classe II trafeguem para a superfície celular. A Ii é um trímero composto por três subunidades de 30 kDa, cada uma das quais se liga a um heterodímero αβ de MHC de classe II recém-sintetizado, de forma a bloquear a fenda de ligação ao peptídio e impedi-la de aceitar peptídios. Como resultado, as moléculas do MHC de classe II não podem se ligar e apresentar os peptídios que encontram no RE, deixando esses peptídios se associarem a moléculas do MHC de classe I (descritas anteriormente). As moléculas do MHC de classe II são transportadas em vesículas do RE para o Golgi. As vesículas que "brotam" do trans-Golgi e contêm o complexo MHC de classe II-$I_i$ são transportadas para os lisossomos. Dessa forma, as moléculas do MHC de classe II encontram os peptídios antigênicos gerados por proteólise de proteínas endocitadas nos lisossomos e a associação peptídio-MHC acontece nessas vesículas.

## Associação de peptídios processados com moléculas do MHC de classe II em vesículas

***Dentro das vesículas endossômicas/lisossomais, a $I_i$ se dissocia das moléculas do MHC de classe II via ação combinada de enzimas proteolíticas e da molécula HLA-DM, e os peptídios derivados dos antígenos proteicos são, então, capazes de se ligar às fendas de ligação ao peptídio das moléculas do MHC de classe II*** (ver Figura 6.16). Embora as moléculas do MHC de classe II sejam relativamente resistentes às proteases lisossomais, a $I_i$ é degradada nesse compartimento. As mesmas enzimas proteolíticas geradoras de peptídios a partir das proteínas internalizadas, como as catepsinas, também atuam na $I_i$, deixando apenas um remanescente de 24 aminoácidos chamado peptídio de cadeia invariante associado à classe II (CLIP; do inglês, *class II–associated invariant chain peptide*), o qual se assenta na fenda de ligação ao peptídio. A degradação enzimática da porção transmembrana e da cauda citosólica da Ii impede a ligação de moléculas do MHC de classe II à membrana lisossomal, e isso permite que complexos de MHC de classe II-peptídio (e alguns complexos de MHC de classe II-CLIP residuais) brotem das vesículas de degradação ácidas e siga para a superfície da célula.

***A molécula de HLA-DM edita o repertório de peptídios que estão sendo apresentados, favorecendo a exibição de peptídios que se ligam com alta afinidade a moléculas do MHC de classe II.*** O deslocamento do CLIP e sua substituição por um peptídio antigênico de maior afinidade nos lisossomos são obtidos pela ação de uma molécula chamada **HLA-DM** (também chamada DM, ou H-2 M em camundongos). HLA-DM é codificada dentro do *locus* do MHC, tem uma estrutura similar a das moléculas do MHC de classe II e se colocaliza com moléculas do MHC de classe II em certos endossomos. Diferentemente das moléculas do MHC de classe II, as moléculas de DM não são polimórficas e não são expressas na superfície celular. DM se liga à cadeia β das moléculas do MHC de classe II na região em que essa cadeia forma a fenda de ligação ao peptídio, e desloca peptídios ligados fracamente na fenda. Assim, DM atua como trocador de peptídios, facilitando a remoção do CLIP e a adição de peptídios de maior afinidade derivados de antígenos proteicos às moléculas do MHC de classe II. Os peptídios que se ligam às moléculas do MHC com alta afinidade não podem ser deslocados por DM. Portanto, a presença de DM é importante para a seleção de peptídios que se ligam fortemente às moléculas do MHC em cada indivíduo, bem como na exibição desses peptídios às células T.

Outra molécula dimérica do tipo MHC de classe II, chamada **HLA-DO**, liga-se a HLA-DM nos lisossomos e regula negativamente a função de DM, que pode somente mediar a troca de peptídios após ser liberado de DO. Em resposta às citocinas e outros estímulos produzidos durante as infecções, os níveis de DM aumentam, mas os níveis de DO não, resultando na troca de peptídios e apresentação de antígenos mais eficientes. HLA-DO atua como uma chaperona para HLA-DM.

Como as extremidades da fenda de ligação ao peptídio na molécula do MHC de classe II estão abertas, peptídios maiores podem se ligar e ser, então, aparados por enzimas proteolíticas ao tamanho apropriado para reconhecimento pela célula T. Como resultado, os peptídios que de fato são apresentados ligados a moléculas do MHC de classe II na superfície celular têm, em geral, 10 a 30 aminoácidos de comprimento e são tipicamente gerados por essa etapa de aparação.

### Expressão de complexos peptídio-MHC de classe II na superfície celular

***As moléculas do MHC de classe II são estabilizadas pelos peptídios ligados, e os complexos peptídio-classe II estáveis são distribuídos para a superfície da APC, em que são exibidos para o reconhecimento por células T CD4$^+$.*** Acredita-se que o transporte dos complexos MHC de classe II-peptídio para a superfície celular ocorra por fusão das extensões vesiculotubulares do lisossomo com a membrana plasmática, resultando na distribuição de complexos de MHC de classe II carregados à superfície celular. Uma vez expressos na superfície da APC, os complexos peptídio-classe II são reconhecidos pelas células T CD4$^+$ antígeno-específicas, com o correceptor CD4 exercendo papel essencial via ligação a regiões não polimórficas da molécula do MHC de classe II.

Os níveis de MHC de classe II-peptídio na superfície são regulados pela modulação da degradação do MHC de classe II. As moléculas do MHC de classe II são normalmente recicladas e degradadas pelo sistema ubiquitina-proteassomo. Uma ubiquitina ligase E3 chamada MARCH-1 reconhece a cauda das moléculas do MHC de classe II e as direciona para degradação. Em resposta a microrganismos e citocinas produzidas durante as infecções, as APCs "desligam" a expressão de MARCH-1 e, assim, aumentam a quantidade de complexos relevantes de classe II-peptídios na superfície celular.

## Significado fisiológico da apresentação do antígeno associado ao MHC

Até agora, discutimos a especificidade dos linfócitos T CD4$^+$ e CD8$^+$ para antígenos proteicos estranhos associados ao MHC e os mecanismos pelos quais os complexos de peptídios e moléculas do MHC são produzidos. Nessa seção, consideraremos como o papel central do MHC na apresentação antigênica influencia a natureza das respostas das células T a diferentes antígenos e os tipos de antígenos reconhecidos pelas células T.

### Natureza das respostas de células T efetoras

***A apresentação de proteínas citosólicas versus vesiculares pela via de MHC de classes I e II, respectivamente, determina qual subpopulação de células T reconhecerá os antígenos encontrados nesses dois* pools *de proteínas, além de estar intimamente ligada às funções das células T*** (Figura 6.17). Antígenos sintetizados endogenamente, como proteínas virais e tumorais, estão localizados no citosol e são reconhecidos por CTLs CD8$^+$ restritos ao MHC de classe I, os quais matam as células produtoras de antígenos intracelulares. Ao contrário, os antígenos extracelulares geralmente terminam em vesículas endossômicas e ativam células T CD4$^+$ restritas ao MHC de classe II, porque as proteínas vesiculares são processadas em peptídios ligantes de classe II. As células T CD4$^+$ atuam como auxiliares para estimular as células B a produzirem anticorpos e ativar macrófagos para intensificar suas funções fagocíticas, ambos mecanismos que servem para eliminar antígenos extracelulares. Sendo assim, antígenos de microrganismos que residem em diferentes localizações celulares elicitam seletivamente as respostas de células T mais efetivas na eliminação desse tipo de microrganismo. Isso é especialmente importante, porque os receptores antigênicos dos CTLs e das células T auxiliares não conseguem distinguir entre microrganismos extracelulares e intracelulares. Segregando os peptídios derivados desses tipos de microrganismos, as moléculas do MHC guiam as subpopulações de células T CD4$^+$ e CD8$^+$ a responderem aos microrganismos que cada subpopulação melhor combate.

### Imunogenicidade de antígenos proteicos

As moléculas do MHC determinam a imunogenicidade de antígenos proteicos de duas formas relacionadas:

- ***Os epítopos de proteínas complexas que desencadeiam as respostas mais fortes de célula T são os peptídios gerados por proteólise nas APCs e que se ligam mais avidamente às moléculas do MHC.*** Se um indivíduo é imunizado com um antígeno proteico, em muitos casos, a maioria das células T responsivas é específica somente para uma ou algumas sequências de aminoácidos lineares do antígeno. Esses são os chamados determinantes ou epítopos imunodominantes. As proteases envolvidas no processamento antigênico produzem uma variedade de peptídios a partir de proteínas naturais, e apenas alguns desses peptídios exibem características que lhes permitem se ligar às moléculas do MHC presentes em cada indivíduo (Figura 6.18). É importante definir a base

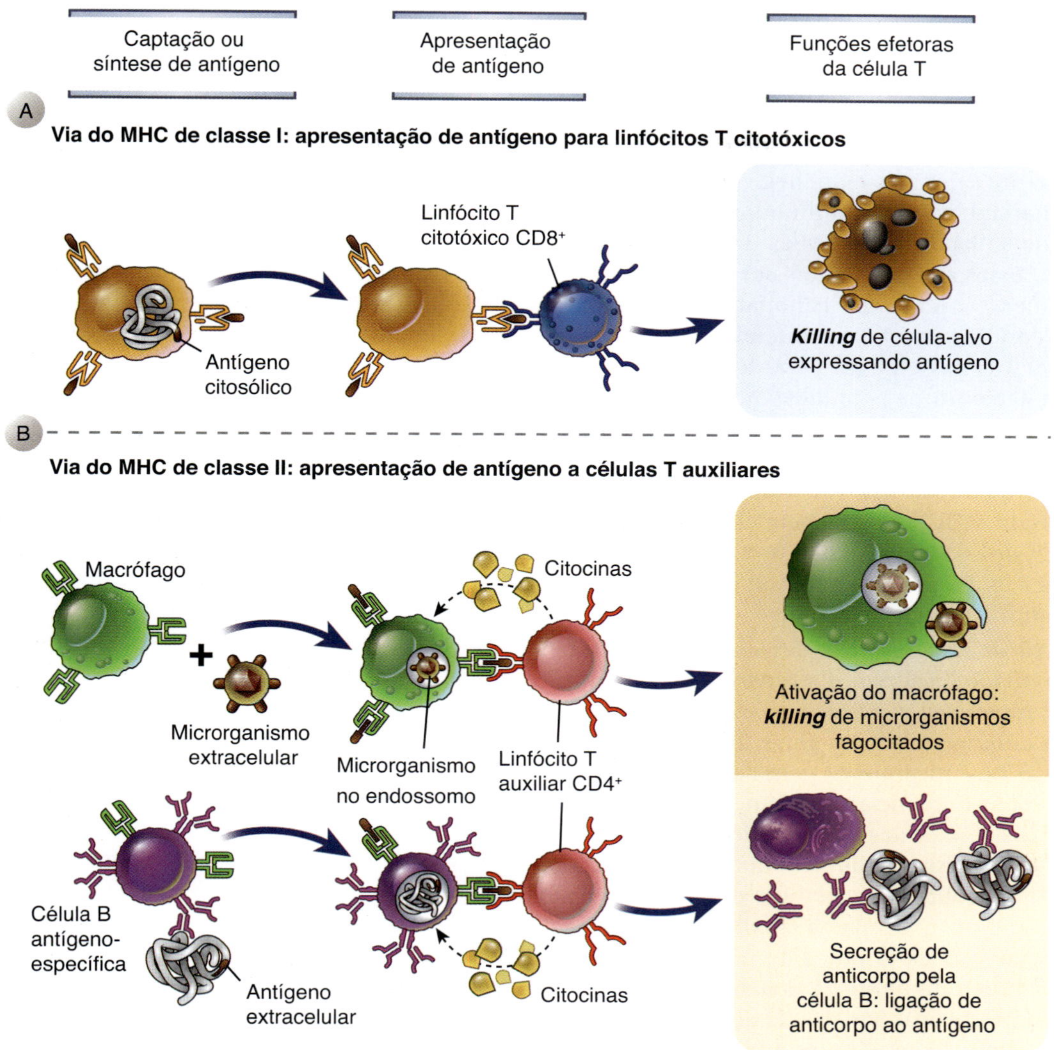


**Figura 6.17 Apresentação de antígenos extracelulares e citosólicos a diferentes subpopulações de células T efetoras.** **A.** Os antígenos citosólicos são apresentados por células nucleadas aos linfócitos T citotóxicos (*CTLs*) CD8+, os quais matam (lisam) as células que expressam os antígenos. **B.** Os antígenos extracelulares são apresentados por macrófagos ou linfócitos B a linfócitos T auxiliares CD4+, os quais ativam macrófagos ou células B e eliminam os antígenos extracelulares.

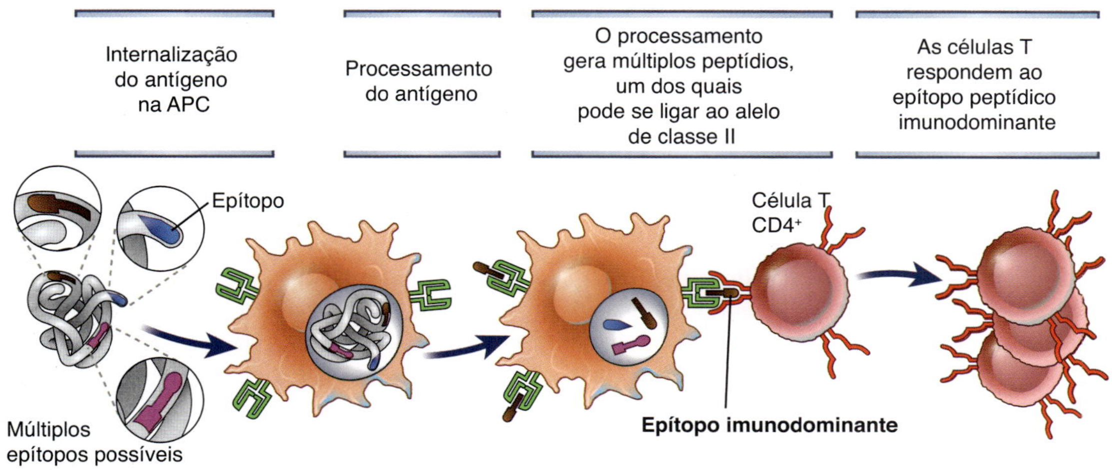


**Figura 6.18 Imunodominância de peptídios.** Os antígenos proteicos são processados para gerar múltiplos peptídios; peptídios imunodominantes são aqueles que se ligam melhor às moléculas do MHC de classes I e II disponíveis. A ilustração mostra um antígeno extracelular gerando um peptídio de ligação à classe II, porém isso também se aplica aos peptídios de antígenos citosólicos que são apresentados pelas moléculas do MHC de classe I. *APC*, célula apresentadora de antígeno; *MHC*, complexo principal de histocompatibilidade.

estrutural da imunodominância, porque isso pode permitir a manipulação eficiente do sistema imune usando peptídios sintéticos. Uma aplicação desse conhecimento é o delineamento de vacinas. Por exemplo, uma proteína viral poderia ser analisada quanto à presença de sequências de aminoácidos que formariam epítopos imunodominantes típicos capazes de se ligar às moléculas do MHC com alta afinidade. Essas análises podem ser realizadas experimentalmente ou *in silico* (simulações por computador). Peptídios sintéticos contendo esses epítopos podem ser vacinas efetivas para deflagrar respostas de célula T contra os peptídios virais expressos em uma célula infectada. Do mesmo modo, os peptídios produzidos por genes mutados em cânceres são analisados quanto à sua capacidade de se ligar às moléculas do MHC de classe I em cada paciente com câncer. Os que se ligam têm maior probabilidade de estimular a imunidade antitumoral naquele paciente (ver Capítulo 18)

- ***A expressão de alelos de MHC de classe II particulares em um indivíduo determina a capacidade desse indivíduo de responder a antígenos particulares.*** Como discutido anteriormente, os genes Ir que controlam as respostas de anticorpo são genes de MHC de classe II. Esses genes influenciam a imunorresponsividade, porque várias moléculas do MHC de classe II produzidas por alelos distintos diferem quanto à habilidade de se ligar a peptídios antigênicos diferentes e, portanto, de estimular células T auxiliares específicas. As consequências da herança de um dado alelo do MHC dependem da natureza dos antígenos peptídicos que podem se ligar à molécula de MHC codificada por aquele alelo. Exemplificando, se o antígeno é um peptídio de pólen de tasneira, o indivíduo que expressar moléculas do MHC de classe II capazes de se ligar ao peptídio seria geneticamente propenso ao desenvolvimento de reações alérgicas contra o pólen. Ao contrário, alguns indivíduos não respondem a vacinas (como a vacina com antígeno de superfície do vírus da hepatite B), provavelmente porque suas moléculas de HLA não podem se ligar e exibir os principais peptídios do antígeno vacinal.

## APRESENTAÇÃO DE ANTÍGENOS NÃO PROTEICOS PARA CÉLULAS T

As células T também reconhecem e reagem contra moléculas pequenas e até íons metálicos, de modo MHC-restrito. De fato, a exposição a algumas moléculas pequenas usadas como fármacos terapêuticos e metais como níquel e berílio muitas vezes leva a reações patológicas de células T (chamadas reações de hipersensibilidade; ver Capítulo 19). Há várias formas pelas quais esses antígenos não peptídicos podem ser reconhecidos por células T $CD4^+$ e $CD8^+$ MHC-restritas. Considera-se que alguns compostos químicos promovem a modificação covalente de autopeptídios ou das próprias moléculas do MHC, criando moléculas alteradas que são reconhecidas como estranhas. Outros compostos químicos se ligam de modo não covalente a moléculas do MHC e alteram a estrutura da fenda de ligação ao peptídio, de modo que a molécula de MHC pode exibir peptídios que não são normalmente apresentados, e assim esses complexos peptídio-MHC são considerados estranhos.

Diversas pequenas populações de células T, que não as células $CD4^+$ nem as $CD8^+$, são capazes de reconhecer antígenos não proteicos sem envolvimento de moléculas do MHC de classes I ou II. Assim, essas populações são exceções à regra de que as células T somente podem "ver" peptídios associados ao MHC. Dentre essas populações, as mais bem definidas são as células T *natural killer* (NKT) e as células T $\gamma\delta$.

As células NKT expressam marcadores que são característicos tanto de células NK como de linfócitos T, e expressam receptores de células T $\alpha\beta$ com diversidade muito limitada (ver Capítulo 10). As células NKT reconhecem lipídios e glicolipídios exibidos pela molécula tipo MHC de classe I chamada **CD1**. Existem várias proteínas CD1 expressas em seres humanos e camundongos. Embora suas vias de tráfego intracelular sejam sutilmente distintas, todas as moléculas CD1 se ligam e exibem lipídios por meio de um único mecanismo. Moléculas CD1 recém-sintetizadas captam lipídios celulares e os levam para a superfície celular. A partir desse ponto, os complexos CD1-lipídio são internalizados em endossomos ou lisossomos, em que os lipídios que foram ingeridos a partir do ambiente externo são captados, e novos complexos CD1-lipídio são então formados e devolvidos à superfície celular. Desse modo, as moléculas CD1 adquirem antígenos lipídicos endocitados durante a reciclagem e os apresentam sem processamento evidente. As células NKT que reconhecem os antígenos lipídicos podem atuar na defesa contra microrganismos, em especial microbactérias (que são ricas em componentes lipídicos).

As células T $\gamma\delta$ constituem uma pequena população de células T expressando proteínas de receptor antigênico que, apesar de similares, não são idênticas àquelas presentes nas células T $CD4^+$ e $CD8^+$ (ver Capítulo 10). As células T $\gamma\delta$ reconhecem muitos tipos diferentes de antígenos, incluindo algumas proteínas e lipídios, bem como pequenas moléculas fosforiladas e alquilaminas. Esses antígenos não são exibidos pelas moléculas do MHC, e as células $\gamma\delta$ não são MHC-restritas. Não é sabido se um tipo celular ou sistema de exibição antigênica em particular é requerido para a apresentação a essas células.

## RESUMO

- Os receptores antigênicos da maioria das células T reconhecem apenas peptídios exibidos por moléculas do complexo principal de histocompatibilidade (MHC) na superfície de células apresentadoras de antígeno (APCs). Os linfócitos T auxiliares $CD4^+$ reconhecem antígenos associados a moléculas do MHC de classe II, enquanto os CTLs $CD8^+$ reconhecem antígenos associados a moléculas do MHC de classe I
- As APCs capturam antígenos proteicos, processam esses antígenos e os exibem associados ao MHC para as células T. As células dendríticas (DCs) são as APCs mais eficientes para a iniciação de respostas primárias via ativação de células T *naive*, enquanto os macrófagos e os linfócitos B apresentam antígenos a células T auxiliares na fase efetora da imunidade mediada por células, bem como nas respostas imunes humorais, respectivamente. Todas as células nucleadas podem apresentar peptídios associados à classe I derivados de proteínas citosólicas, como os antígenos virais e tumorais, às células T $CD8^+$
- As DCs capturam antígenos de seus sítios de entrada (em geral, os epitélios) ou produção (nos tecidos) e transportam esses antígenos para os órgãos linfoides secundários (periféricos). As células T *naive* que recirculam por esses órgãos reconhecem os antígenos e, então, as respostas imunes primárias são induzidas nestes órgãos
- O MHC é uma região genética ampla que codifica moléculas do MHC de classes I e II, altamente polimórficas e expressas de modo codominante
- As moléculas do MHC de classe I são compostas por uma cadeia α (ou pesada) em um complexo não covalente contendo um polipeptídio não polimórfico chamado β2-microglobulina. As moléculas do MHC de classe II contêm duas cadeias polimórficas MHC-codificadas, uma cadeia α e uma cadeia β. Ambas as classes de moléculas do MHC consistem em uma fenda extracelular de ligação ao peptídio, uma região tipo imunoglobulina (Ig) não polimórfica, uma região transmembrana e uma região citoplasmática. A fenda de ligação ao peptídio das moléculas do MHC apresentam laterais α-helicoidais e um assoalho em folha β-pregueada antiparalela com oito alças. Os resíduos polimórficos das moléculas do MHC estão localizados no domínio de ligação ao peptídio
- Os domínios tipo Ig das moléculas do MHC de classes I e II contêm os sítios de ligação para os correceptores CD8 e CD4 da célula T, respectivamente
- A função das moléculas do MHC de classes I e II é se ligar a antígenos peptídicos e exibi-los para serem reconhecidos por linfócitos T antígeno-específicos. Os antígenos peptídicos associados a moléculas do MHC de classe I são reconhecidos por células T $CD8^+$, enquanto os antígenos peptídicos associados ao MHC de classe II são reconhecidos por células T $CD4^+$. As moléculas do MHC se ligam a apenas um peptídio de cada vez. Toda molécula de MHC tem uma ampla especificidade para peptídios e é capaz de se ligar a múltiplos peptídios que apresentam características estruturais comuns, como os resíduos âncora
- A fenda de ligação ao peptídio das moléculas do MHC de classe I consegue acomodar peptídios que têm 6 a 16 resíduos de aminoácidos de comprimento, enquanto a fenda das moléculas do MHC de classe II permite a ligação de peptídios maiores (até 30 resíduos de aminoácidos ou mais de comprimento). Alguns resíduos polimórficos do MHC determinam as especificidades de ligação para os peptídios via formação de estruturas denominadas bolsos, que podem interagir com resíduos complementares do peptídio ligado, chamados resíduos âncora. Outros resíduos polimórficos do MHC e alguns resíduos do peptídio não estão envolvidos na ligação peptídica às moléculas do MHC, mas formam a estrutura reconhecida pelas células T
- As moléculas do MHC de classe I são expressas em todas as células nucleadas, enquanto as moléculas do MHC de classe II são expressas principalmente em APCs especializadas, como as DCs, macrófagos e linfócitos B, entre outros poucos tipos celulares, incluindo as células endoteliais e células epiteliais tímicas. A expressão dos produtos dos genes do MHC é intensificada por estímulos inflamatórios e imunes, em particular por citocinas, como a IFN-γ, que estimulam a transcrição de genes do MHC
- O processamento antigênico consiste na conversão de proteínas nativas em peptídios MHC-associados. Esse processo consiste na introdução de antígenos proteicos exógenos em vesículas de APCs ou na síntese de antígenos no citosol, seguida da degradação proteolítica dessas proteínas em peptídios, ligação dos peptídios a moléculas do MHC e exibição dos complexos peptídio-MHC na superfície da APC para reconhecimento pelas células T. Portanto, proteínas extracelulares e proteínas intracelulares são amostradas por essas vias de processamento antigênico, e os peptídios derivados tanto de proteínas próprias normais como de proteínas estranhas são exibidos pelas moléculas do MHC para fins de vigilância mediada por linfócitos T
- Para a via do MHC de classe I, os antígenos proteicos são degradados no proteassomo, gerando peptídios que se ligam a moléculas do MHC de classe I. A maioria desses antígenos é sintetizada no citosol ou introduzida no citosol a partir de microrganismos ou vesículas. Esses peptídios são distribuídos do citosol para o retículo endoplasmático (RE) através de um transportador ATP-dependente chamado transportador associado ao processamento antigênico (TAP). Os dímeros do MHC de classe I-β2-microglobulina recém-sintetizados no RE estão associados ao complexo de carregamento de peptídios contendo TAP e

recebem peptídios que são transportados para dentro do RE. Os complexos estáveis de moléculas do MHC de classe I com peptídios ligados se movem para fora do RE, via complexo de Golgi, seguindo para a superfície celular

- APCs especializadas, principalmente DCs, podem ingerir células infectadas por vírus ou tumorais e transportar seus antígenos para o citosol para apresentação por moléculas do MHC de classe I. Esse processo, chamado apresentação cruzada, permite que as DCs iniciem respostas de células T $CD8^+$ aos antígenos das células ingeridas
- Para a via do MHC de classe II, os antígenos proteicos são internalizados em endossomos, e essas proteínas são proteoliticamente clivadas por enzimas nos lisossomos e endossomos tardios. Moléculas do MHC de classe II recém-sintetizadas associadas à cadeia invariante ($I_i$) são transportadas do RE para as vesículas endossômicas. Nesse ponto, a Ii é proteoliticamente clivada, e um pequeno peptídio remanescente da Ii, chamado CLIP, é removido da fenda de ligação ao peptídio na molécula do MHC, por ação de moléculas DM. Os peptídios gerados a partir de proteínas extracelulares se ligam à fenda disponível na molécula do MHC de classe II, e o complexo trimérico (cadeias $\alpha$ e $\beta$ do MHC de classe II, além do peptídio) é transportado e exibido na superfície da célula
- Essas vias de apresentação antigênica MHC-restritas garantem que a maioria das células do corpo passe por uma varredura para detecção da possível presença de antígenos estranhos. As vias também garantem que proteínas de microrganismos extracelulares gerem preferencialmente peptídios ligados a moléculas do MHC de classe II, para serem reconhecidos por células T auxiliares $CD4^+$, as quais ativam mecanismos efetores que eliminam antígenos extracelulares. Reciprocamente, as proteínas sintetizadas por microrganismos intracelulares (citosólicos) geram peptídios ligados a moléculas do MHC de classe I para serem reconhecidos por CTLs $CD8^+$, os quais atuam eliminando células que abrigam infecções intracelulares. A imunogenicidade dos antígenos de uma proteína estranha depende da habilidade das vias de processamento antigênico de gerar peptídios de proteínas que se ligam a moléculas do MHC próprias.

## Leitura sugerida

*Indica as publicações de interesse histórico, geralmente reportando a descoberta de um fenômeno ou processo que mais tarde foi demonstrado como sendo de fundamental importância no sistema imune. Muitas dessas descobertas (mas não todas) levaram seu(s) descobridor(es) a receber o Prêmio Nobel. A natureza da descoberta é brevemente resumida em cada referência.

### *Papel das células dendríticas na captura e apresentação do antígeno*

Anderson DA, Murphy KM, Briseno CG. Development, diversity, and function of dendritic cells in mouse and human. *Cold Spring Harb Perspect Biol.* 2018;10:a028613.

Eisenbarth SC. Dendritic cell subsets in T cell programming: location dictates function. *Nat Rev Immunol.* 2019;19:89–103.

*Steinman RM, Cohn ZA. Identification of a novel cell type in peripheral lymphoid organs of mice. I. Morphology, quantitation, tissue distribution. *J Exp Med.* 1973;137:1142–1162. *(Descoberta das células dendríticas como um tipo celular único em órgãos linfoides, estabelecendo as bases para grande parte da nossa compreensão da biologia destas células e seus papeis críticos nas respostas imunológicas. Steinman recebeu o Prêmio Novel por seu trabalho. Ver* https://www.nobelprize.org/prizes/medicine/2011/steinman/lecture.*)*

Teijeira A, Russo E, Halin C. Taking the lymphatic route: dendritic cell migration to draining lymph nodes. *Semin Immunopathol.* 2014;36:261–274.

Worbs T, Hammerschmidt SI, Forster R. Dendritic cell migration in health and disease. *Nat Rev Immunol.* 2017;17:30–48.

### *Descoberta do complexo principal de histocompatibilidade e sua função*

*Dausset J, Brecy H. Identical nature of the leucocyte antigens detectable in monozygotic twins by means of immune isoleuco-agglutinins. *Nature.* 1957;180:1430. *(Demonstração de que a produção de anticorpos reativos a leucócitos, atualmente conhecidos como anticorpos anti-HLA, está sob controle genético, mais tarde demonstrado como consequência da herança e expressão de diferentes alelos de HLA por diferentes indivíduos. Dausset recebeu o Prêmio Nobel por seu trabalho. Ver* https://www.nobelprize.org/prizes/medicine/1980/dausset/lecture.*)*

*Levine BB, Ojeda A, Benacerraf B. Basis for the antigenicity of hapten-poly-d-lysine conjugates in random-bred guinea pigs. *Nature.* 1963;200:544–546. *(Descoberta do controle genético das respostas de anticorpos, posteriormente demonstrado estar relacionada à herança de determinados alelos do MHC. Benacerraf recebeu o Prêmio Nobel por este trabalho. Ver* https://www.nobelprize.org/prizes/medicine/1980/benacerraf/lecture.*)*

*McDevitt HO, Tyan ML. Genetic control of the antibody response in inbred mice: transfer of response by spleen cells and linkage to the major histocompatibility (H-2) locus. *J Exp Med.* 1968;128:1–11. *(Demonstração de que os genes que controlam as respostas de anticorpos são os genes do MHC.)*

*Snell GD. Methods for the study of histocompatibility genes. *J Genet.* 1948;49:87–108. *(Criação das linhagens de camundongos isogênicos que permitiram a descoberta dos genes do MHC, por meio da qual Snell recebeu o Prêmio Novel. Ver* https://www.nobelprize.org/prizes/medicine/1980/snell/lecture.*)*

*Van Rood JJ, Eernisse JG, Van Leeuwen A. Leucocyte antibodies in sera from pregnant women. *Nature.* 1958;181:1735–1736. *(Descoberta de anticorpos anti-leucócitos no soro de mulheres multíparas e receptores de múltiplas transfusões sanguíneas, atualmente conhecidos como anticorpos anti-HLA.)*

*Zinkernagel RM, Doherty PC. Immunological surveillance against altered self components by sensitised T lymphocytes in lymphocytic choriomeningitis. *Nature*. 1974;251:547–548. *(Descoberta de que as reações de células T contra antígenos virais são restritas ao MHC. Esses cientistas receberam o Prêmio Nobel por seu trabalho. Ver* https://www.nobelprize.org/prizes/medicine/1996/zinkernagel/lecture and https://www.nobelprize.org/prizes/medicine/1996/doherty/lecture.*)*

### *Estrutura dos genes do complexo principal de histocompatibilidade, moléculas do complexo principal de histocompatibilidade e complexos peptídio-MHC*

*Babbitt BP, Allen PM, Matsueda G, et al. Binding of immunogenic peptides to Ia histocompatibility molecules. *Nature*. 1985;317:359–361. *(Primeira demonstração da ligação direta de peptídeos antigênicos a moléculas do MHC.)*

*Bjorkman PJ, Saper MA, Samraoui B, et al. Structure of the human class I histocompatibility antigen, HLA-A2. *Nature*. 1987;329:506–512. *(Primeira estrutura cristal de uma molécula do MHC com peptídeo ligado.)*

Horton R, Wilming L, Rand V, et al. Gene map of the extended human MHC. *Nat Rev Genet*. 2004;5:889–899.

Kim A, Sadegh-Nasseri S. Determinants of immunodominance for CD4 T cells. *Curr Opin Immunol*. 2015;34:9–15.

La Gruta NL, Gras S, Daley SR, et al. Understanding the drivers of MHC restriction of T cell receptors. *Nat Rev Immunol*. 2018;18:467–478.

Petersdorf EW, O'hUigin C. The MHC in the era of next-generation sequencing: implications for bridging structure with function. *Hum Immunol*. 2019;80:67–78.

Reith W, LeibundGut-Landmann S, Waldburger JM. Regulation of MHC class II gene expression by the class II transactivator. *Nat Rev Immunol*. 2005;5:793–806.

Rene C, Lozano C, Eliaou JF. Expression of classical HLA class I molecules: regulation and clinical impacts—Julia Bodmer Award Review 2015. *HLA*. 2016;87:338–349.

Rossjohn J, Gras S, Miles JJ, et al. T cell antigen receptor recognition of antigen-presenting molecules. *Annu Rev Immunol*. 2015;33:169–200.

Shiina T, Hosomichi K, Inoko H, Kulski JK. The HLA genomic loci map: expression, interaction, diversity and disease. *J Hum Genet*. 2009;54:15–39.

Stern LJ, Santambrogio L. The melting pot of the MHC II peptidome. *Curr Opin Immunol*. 2016;40:70–77.

### *Processamento de antígeno proteico e apresentação de antígenos peptídicos associados ao complexo principal de histocompatibilidade*

Admon A. ERAP1 shapes just part of the immunopeptidome. *Hum Immunol*. 2019;80:296–301.

Basler M, Kirk CJ, Groettrup M. The immunoproteasome in antigen processing and other immunological functions. *Curr Opin Immunol*. 2013;25:74–80.

Blum JS, Wearsch PA, Cresswell P. Pathways of antigen processing. *Ann Rev Immunol*. 2013;31:443–473.

Eggensperger S, Tampe R. The transporter associated with antigen processing: a key player in adaptive immunity. *Biol Chem*. 2015;396:1059–1072.

Jurewicz MM, Stern LJ. Class II MHC antigen processing in immune tolerance and inflammation. *Immunogenetics*. 2019;71:171–187.

Kasahara M, Flajnik MF. Origin and evolution of the specialized forms of proteasomes involved in antigen presentation. *Immunogenetics*. 2019;71:251–261.

Kelly A, Trowsdale J. Genetics of antigen processing and presentation. *Immunogenetics*. 2019;71:161–170.

Mintern JD, Macri C, Villadangos JA. Modulation of antigen presentation by intracellular trafficking. *Curr Opin Immunol*. 2015;34:16–21.

Murata S, Takahama Y, Kasahara M, Tanaka K. The immunoproteasome and thymoproteasome: functions, evolution and human disease. *Nat Immunol*. 2018;19:923–931.

Natarajan K, Jiang J, Margulies DH. Structural aspects of chaperone-mediated peptide loading in the MHC-I antigen presentation pathway. *Crit Rev Biochem Mol Biol*. 2019;54:164–173.

Neefjes J, Jongsma ML, Paul P, Bakke O. Towards a systems understanding of MHC class I and MHC class II antigen presentation. *Nat Rev Immunol*. 2011;11:823–836.

Perrin P, Jongsma ML, Neefjes J, Berlin I. The labyrinth unfolds: architectural rearrangements of the endolysosomal system in antigen-presenting cells. *Curr Opin Immunol*. 2019;58:1–8.

Roche PA, Furuta K. The ins and outs of MHC class II-mediated antigen processing and presentation. *Nat Rev Immunol*. 2015;15:203–216.

Schulze MS, Wucherpfennig KW. The mechanism of HLA-DM induced peptide exchange in the MHC class II antigen presentation pathway. *Curr Opin Immunol*. 2012; 24:105–111.

Thomas C, Tampe R. MHC I chaperone complexes shaping immunity. *Curr Opin Immunol*. 2019;58:9–15.

Unanue ER, Turk V, Neefjes J. Variations in MHC class II antigen processing and presentation in health and disease. *Annu Rev Immunol*. 2016;34:265–297.

van de Weijer ML, Luteijn RD, Wiertz EJ. Viral immune evasion: lessons in MHC class I antigen presentation. *Semin Immunol*. 2015;27:125–137.

van Kasteren SI, Overkleeft H, Ovaa H, Neefjes J. Chemical biology of antigen presentation by MHC molecules. *Curr Opin Immunol*. 2014;26:21–31.

Watts C. The endosome-lysosome pathway and information generation in the immune system. *BBA-Bioenergetics*. 2012;1824:14–21.

Wieczorek M, Abualrous ET, Sticht J, et al. Major histocompatibility complex (MHC) class I and MHC class II proteins: conformational plasticity in antigen presentation. *Front Immunol*. 2017;8:292.

### *Apresentação cruzada*

Blander JM. Regulation of the cell biology of antigen cross-presentation. *Annu Rev Immunol.* 2018;36:717–753.

Cruz FM, Colbert JD, Merino E, et al. The biology and underlying mechanisms of cross-presentation of exogenous antigens on MHC-I molecules. *Annu Rev Immunol.* 2017;35:149–176.

Norbury CC. Defining cross presentation for a wider audience. *Curr Opin Immunol.* 2016;40:110–116.

Schuette V, Burgdorf S. The ins-and-outs of endosomal antigens for cross-presentation. *Curr Opin Immunol.* 2014;26:63–68.

Segura E, Amigorena S. Cross-presentation in mouse and human dendritic cells. *Adv Immunol.* 2015;127:1–31.

### *Apresentação antigênica "não clássica"*

Adams EJ, Luoma AM. The adaptable major histocompatibility complex (MHC) fold: structure and function of non-classical and MHC class I-like molecules. *Annu Rev Immunol.* 2013;31:529–561.

Awad W, Le Nours J, Kjer-Nielsen L, et al. Mucosal-associated invariant T cell receptor recognition of small molecules presented by MR1. *Immunol Cell Biol.* 2018;96:588–597.

Ogg G, Cerundolo V, McMichael AJ. Capturing the antigen landscape: HLA-E, CD1 and MR1. *Curr Opin Immunol.* 2019;59:121–129.

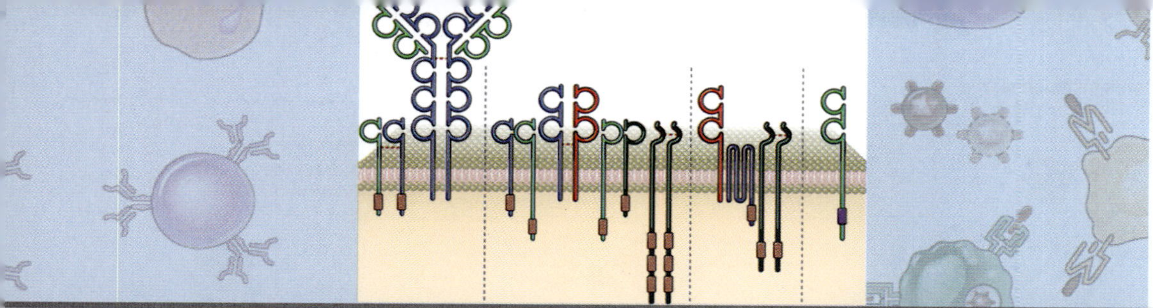

CAPÍTULO

7

# Receptores Imunológicos e Transdução de Sinais


**VISÃO GERAL DA TRANSDUÇÃO DE SINAL, 162**

Proteínas e adaptadores de sinalização modular, 164

Separação de fase de proteínas sinalizadoras, 166

**FAMÍLIA DOS RECEPTORES IMUNOLÓGICOS, 166**

Características gerais da sinalização dos receptores antigênicos, 167

**COMPLEXO RECEPTOR E SINALIZAÇÃO DE CÉLULAS T, 168**

Receptor antigênico das células T, 169

Papel dos correceptores CD4 e CD8 na ativação das células T, 170

Ativação de tirosinoquinases e de quinases lipídicas durante a ativação das células T, 172

Recrutamento e modificação de proteínas adaptadoras, 174

Formação da sinapse imunológica, 174

Vias de sinalização da MAP quinase em linfócitos T, 176

Vias de sinalização mediadas por cálcio e proteinoquinase C em linfócitos T, 177

Ativação de fatores de transcrição que regulam a expressão gênica das células T, 179

Modulação da sinalização da célula T por tirosina fosfatases proteicas, 181

Sinalização de receptores coestimuladores nas células T, 181

Alterações metabólicas durante a ativação das células T, 182

**COMPLEXO RECEPTOR ANTIGÊNICO DOS LINFÓCITOS B, 182**

Estrutura do receptor antigênico das células B, 183

Iniciação do sinal pelo receptor de células B, 183

Papel do receptor do complemento CR2/CD21 como correceptor de células B, 184

Vias de sinalização *downstream* ao receptor de células B, 185

**ATENUAÇÃO DA SINALIZAÇÃO DOS RECEPTORES IMUNOLÓGICOS, 186**

Receptores inibidores das células *natural killer*, células B e células T, 186

Degradação ubiquitina-dependente de proteínas sinalizadoras, 187

**RECEPTORES DE CITOCINA E SINALIZAÇÃO, 188**

Classes de receptores de citocinas, 188

Sinalização por JAKs e STATs, 190

Vias de ativação do NF-κB, 193

Sinalização do TGF-β, 193

**RESUMO, 195**


A ideia de que as células têm receptores de superfície específicos que podem ser ativados por ligantes externos se originou de um dos fundadores da Imunologia moderna. Paul Ehrlich, em sua "teoria da cadeia lateral", publicada em 1897, concebeu os anticorpos na superfície das células imunes, que reconhecem os antígenos e instruem a célula imune a liberar mais do mesmo anticorpo. Os receptores de superfície celular para hormônios foram descobertos muitas décadas mais tarde, na segunda metade do século XX, mas bem antes da identificação dos receptores antigênicos em linfócitos no início dos anos 1980.

Os receptores de superfície celular atuam em várias funções essenciais, incluindo a indução da sinalização intracelular que leva à ativação celular, à adesão célula-célula ou célula-matriz extracelular, e à internalização de moléculas e células extracelulares. A transdução do sinal refere-se amplamente às vias bioquímicas intracelulares que são ativadas nas células após a ligação dos ligantes a receptores específicos. A maioria, mas não todos os receptores de sinalização, está localizada na membrana plasmática. A sinalização iniciada por esses receptores tipicamente envolve uma fase citosólica inicial, quando a porção citoplasmática do receptor ou de proteínas que interagem com o receptor pode ser modificada enzimaticamente (Figura 7.1). Isso, com frequência, leva à ativação e/ou à translocação nuclear de fatores de transcrição que estão inativos nas células em repouso. Ela é seguida de uma fase nuclear quando os fatores de transcrição se ligam ao DNA-alvo e orquestram alterações na expressão gênica. Algumas vias de transdução de sinal estimulam a motilidade celular ou ativam a exocitose de grânulos do citoplasma sem nenhuma alteração na expressão gênica. A transdução de sinal pode resultar em diferentes consequências para as células do sistema imune, incluindo o comprometimento com uma linhagem específica, a indução de diferenciação, a proteção contra a morte celular, a iniciação de respostas proliferativas, o desempenho das funções efetoras e a indução de atraso no ciclo celular ou de morte por apoptose.

Os receptores antigênicos dos linfócitos B e T estão entre as máquinas de sinalização mais sofisticadas conhecidas e serão discutidos em profundidade neste

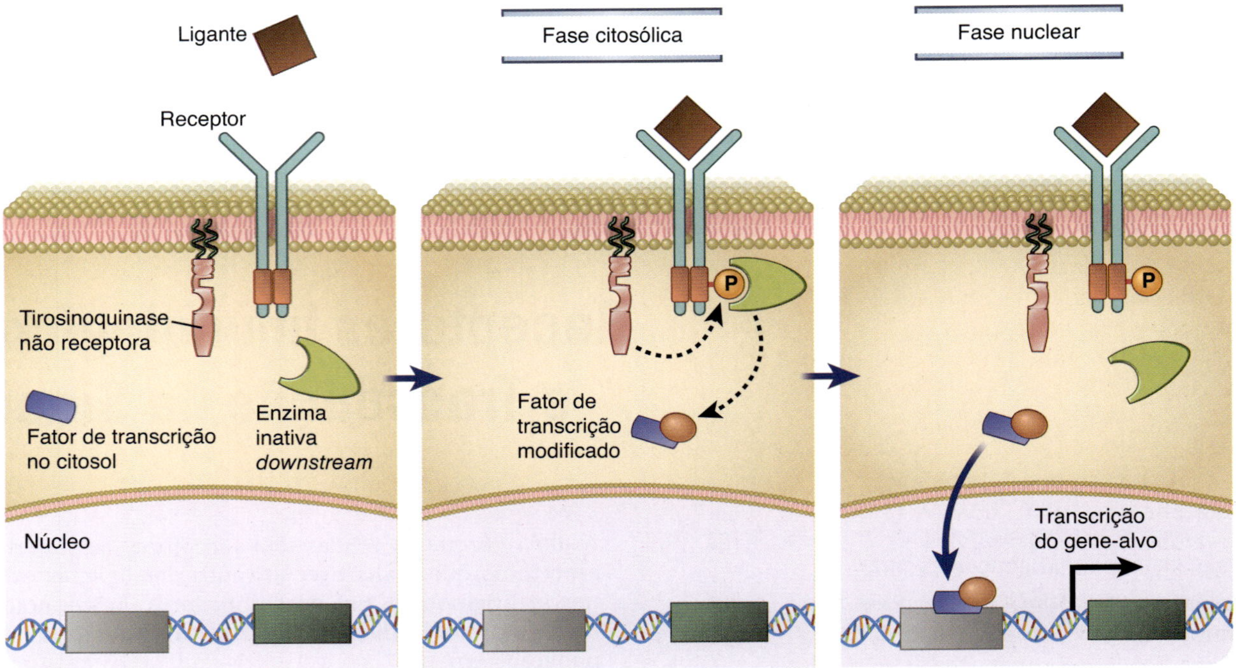


**Figura 7.1 A sinalização originada na superfície celular envolve fases citosólicas e nucleares.** Um receptor genérico que ativa uma tirosinoquinase não receptora após sua ligação ao ligante é mostrado. Na fase de sinalização citosólica, a quinase não receptora fosforila um resíduo-chave de tirosina na cauda citoplasmática do receptor e, como resultado, a cauda do receptor contendo fosfotirosina consegue recrutar uma enzima *downstream* que é ativada quando recrutada. Na fase citosólica, essa enzima *downstream* ativada modifica de maneira pós-traducional um fator de transcrição específico localizado no citoplasma. Nesse exemplo simplificado, a fase citosólica tem apenas um único evento enzimático, mas, na verdade, muitas vias de transdução de sinal envolvem múltiplos passos. Na fase nuclear, esse fator de transcrição modificado entra no núcleo e se liga a um sítio específico no promotor ou em alguma outra região reguladora de genes-alvo, facilitando assim sua expressão.

capítulo. Forneceremos uma visão geral ampla da transdução de sinal, seguida por uma discussão da sinalização mediada por receptores antigênicos distribuídos clonalmente em linfócitos. Durante a discussão acerca dos receptores antigênicos nas células T e B, examinaremos o papel de outros receptores, incluindo os chamados correceptores e outros referidos como receptores coestimuladores, os quais facilitam ou aumentam a ativação de linfócitos pelo receptor antigênico. Também discutiremos o papel de receptores inibidores em células T, B e *natural killer* (NK), além de considerarmos diferentes categorias de receptores de citocinas e mecanismos de transdução de sinal iniciados por esses receptores. Finalmente, para ilustrar os passos da ativação de um fator de transcrição prototípico, examinaremos a via que leva à ativação do fator nuclear kappa B (NF-κB; do inglês, *nuclear factor kappa B*), um fator de transcrição relevante tanto para a imunidade inata quanto para a imunidade adaptativa.

## VISÃO GERAL DA TRANSDUÇÃO DE SINAL

Os receptores que iniciam as respostas de sinalização são geralmente proteínas integrais de membrana presentes na membrana plasmática, em que seus domínios extracelulares reconhecem ligantes solúveis secretados ou estruturas que estão ligadas à membrana plasmática de uma célula vizinha ou à matriz extracelular. Outra categoria de receptores, os receptores nucleares, são fatores de transcrição intracelulares (existem membros de famílias citosólicas e nucleares) ativados por ligantes lipossolúveis que podem atravessar a membrana plasmática.

***A iniciação da sinalização de um receptor da superfície celular pode necessitar do agrupamento ligante-induzido das proteínas do receptor, chamado ligação cruzada, ou pode envolver uma alteração conformacional do receptor induzida pela sua associação ao ligante.*** Ambos os mecanismos de iniciação do sinal tipicamente resultam na criação de uma alteração estrutural na porção citosólica do receptor que promove o recrutamento de outras moléculas sinalizadoras e/ou interações com elas.

***Um evento inicial comum na transdução de sinal é a adição enzimática de um resíduo de fosfato à cadeia lateral de um aminoácido, na porção citosólica de um receptor ou de outras proteínas envolvidas na sinalização; algumas vezes, um resíduo fosfato é adicionado a um lipídio do folheto interno da membrana plasmática.*** As enzimas que adicionam grupos fosfato nas cadeias laterais de aminoácidos são chamadas **proteínas quinases**. Muitos dos eventos de iniciação na sinalização dos linfócitos dependem de proteínas quinases que fosforilam resíduos de tirosina específicos, e essas enzimas são, portanto, chamadas tirosinoquinases proteicas. Outras proteínas quinases que estão envolvidas nas distintas vias de sinalização são serina/treonina quinases, as quais fosforilam resíduos de serina ou treonina. As enzimas ativadas *downstream* à sinalização de receptores que fosforilam substratos lipídicos são conhecidas como **quinases lipídicas**. Para os eventos mais conhecidos de fosforilação, há também fosfatases específicas – enzimas que podem remover resíduos fosfato e assim modular a sinalização. Essas fosfatases têm um papel importante, geralmente inibidor, na transdução de sinal.

A fosforilação de proteínas não é a única modificação pós-traducional que controla a transdução de sinal. Muitas outras modificações podem facilitar os eventos de sinalização. Um tipo de modificação que descreveremos adiante neste capítulo é a adição covalente de moléculas de ubiquitina, que tanto marcam proteínas para a degradação quanto direcionam a transdução de sinal em muitas células, incluindo os linfócitos. Muitas proteínas sinalizadoras importantes são modificadas pela adição de lipídios que podem ajudar a localizá-las para uma região especializada da membrana plasmática, de modo que elas interajam de forma eficiente com outras moléculas de sinalização que também são direcionadas para esse microdomínio da membrana. Alguns fatores de transcrição são funcionalmente modificados por acetilação, e as caudas N-terminais das histonas podem ser acetiladas e metiladas, a fim de modular a expressão gênica, a replicação do DNA e os eventos de recombinação do DNA.

***Os receptores celulares estão agrupados em várias categorias com base nos mecanismos de sinalização que utilizam e nas vias bioquímicas intracelulares que ativam*** (Figura 7.2):

- Alguns receptores utilizam **tirosinoquinases não receptoras**. As caudas citoplasmáticas dos polipeptídios de ligação ao ligante desses receptores não têm atividade catalítica intrínseca, mas uma tirosinoquinase intracelular separada, conhecida como uma tirosinoquinase não receptora, que participa da ativação do receptor pela fosforilação de motivos específicos do receptor ou de outras proteínas associadas ao receptor. Os receptores imunes constituem uma família específica de receptores cujos membros reconhecem os antígenos ou as porções Fc de anticorpos; todos os membros dessa família usam tirosinoquinases não receptoras para iniciar a sinalização. Além da família de receptores imunes, alguns receptores de citocinas, discutidos mais adiante neste capítulo, utilizam tirosinoquinases não receptoras. As integrinas, receptores de adesão essenciais ao sistema imune, também podem sinalizar por meio da ativação de tirosinoquinases não receptoras
- As **tirosinoquinases receptoras** (**RTKs**; do inglês, *receptor tyrosine kinases*) são proteínas integrais de membrana que ativam um ou mais domínios tirosinoquinase

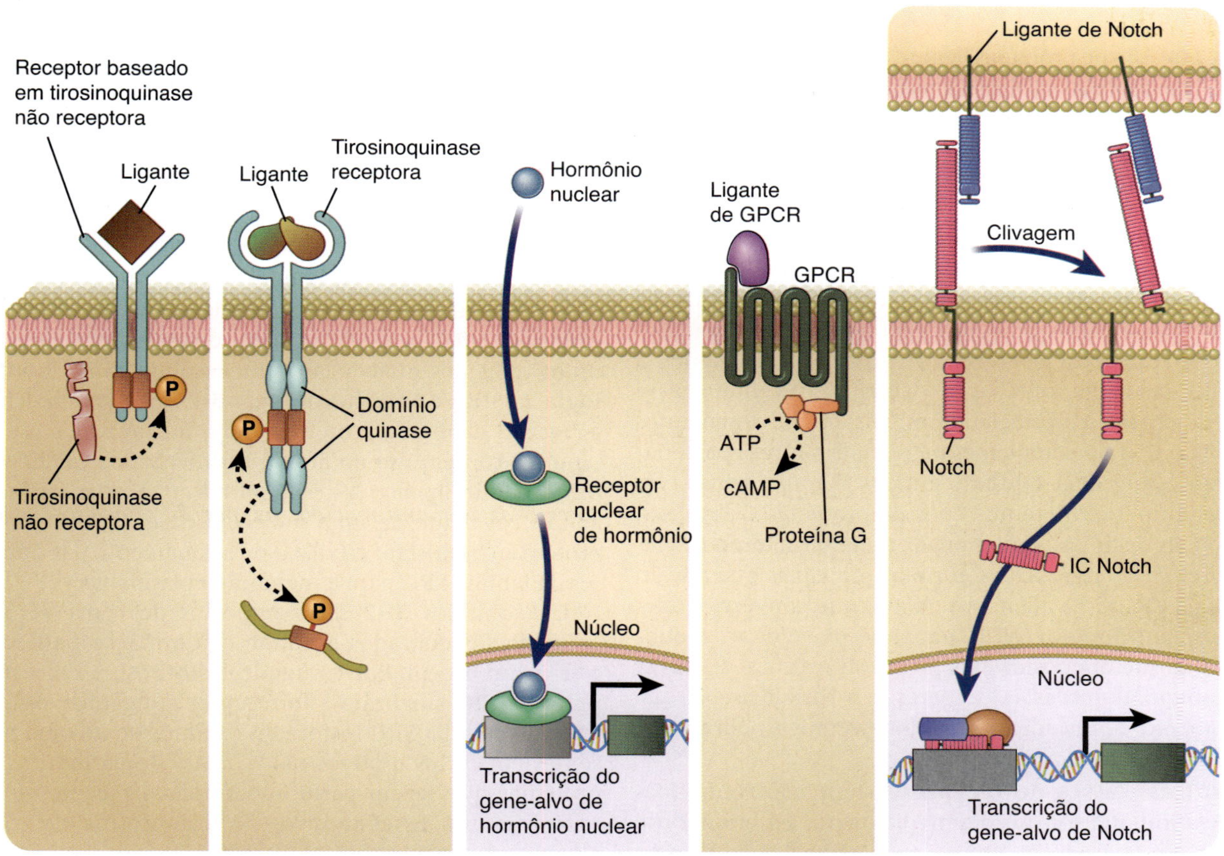


**Figura 7.2 Principais categorias de receptores de sinalização no sistema imune.** Aqui estão representados um receptor que usa uma tirosinoquinase não receptora, uma tirosinoquinase receptora, um receptor nuclear que se liga ao seu ligante e pode então influenciar a transcrição, um receptor transmembrana de sete alças acoplado à proteína G (*GPCR*) e Notch, que reconhece um ligante em uma célula distinta e é clivado, produzindo um fragmento intracelular (*IC Notch*) que pode entrar no núcleo e influenciar a transcrição de genes-alvo específicos. *ATP*, adenosina trifosfato; *cAMP*, AMP cíclico.

intrínsecos localizados na cauda citoplasmática dos receptores, quando estes formam ligações cruzadas com ligantes extracelulares multivalentes. Essa categoria de receptores é importante na hematopoese, mas não desempenha um papel central na ativação de linfócitos. Um exemplo de uma RTK relevante para a formação de células sanguíneas é a proteína c-KIT. Outros exemplos de RTKs incluem o receptor de insulina, o receptor do fator de crescimento epidérmico e o receptor do fator de crescimento derivado de plaquetas. Em vertebrados, um pequeno número de receptores tem domínios catalíticos citosólicos que fosforilam proteínas-alvo nos resíduos serina ou treonina (e não nos resíduos tirosina). Dois exemplos serão discutidos mais adiante neste capítulo quando considerarmos a sinalização do fator de transformação do crescimento β (TGF-β; do inglês, *transforming growth factor* β)

- Os **receptores nucleares** tipicamente estão localizados ou migram para o núcleo, no qual atuam como fatores de transcrição. A ligação de um ligante lipossolúvel ao seu receptor nuclear permite que o receptor estimule ou reprima a transcrição gênica. Os receptores hormonais nucleares, como o receptor de vitamina D e o receptor de glicocorticoide, podem influenciar a maturação e a ativação de células imunes e modular a expressão de genes de citocinas
- Os **receptores acoplados à proteína G** (**GPCRs**; do inglês, *G protein-coupled receptors*) funcionam por meio da ativação de proteínas ligantes de guanosina trifosfato (GTP) (proteínas G). Esses receptores são polipeptídios que atravessam a membrana plasmática sete vezes e, por esse motivo, são chamados, muitas vezes, receptores serpentina ou receptores sete-transmembrana. A mudança conformacional induzida pela ligação do ligante nesse tipo de receptor permite a ativação de uma proteína G heterotrimérica associada, por meio da troca do GDP ligado pelo GTP. A proteína G ativada inicia os eventos de sinalização *downstream*. Exemplos dessa categoria de receptores que são relevantes à imunidade e à inflamação incluem os receptores para leucotrienos, prostaglandinas, histamina, fragmentos C3a e C5a do complemento, peptídios formil bacterianos, esfingosina-1-fosfato e todas as quimiocinas (ver Capítulo 3). Diferentes tipos de proteínas G ligadas à GPCRs distintas podem ativar ou inibir diferentes efetores *downstream*. Duas enzimas principais que ativam os GPCRs são a adenilato ciclase, que converte a adenosina trifosfato (ATP) na molécula efetora monofosfato de adenosina cíclico (cAMP), capaz de ativar numerosas respostas celulares, e a fosfolipase C, que também desencadeia múltiplos eventos sinalizadores, como discutido adiante
- **Outras classes de receptores** têm sido conhecidas pela importância no desenvolvimento embrionário e em certos tecidos maduros, e suas funções no sistema imune começaram a surgir mais recentemente. Os receptores proteicos da família **Notch** estão envolvidos no desenvolvimento de uma grande variedade de espécies. A associação de ligantes específicos aos receptores dessa família leva à clivagem proteolítica do receptor e à translocação nuclear do domínio citoplasmático clivado (Notch intracelular), o qual funciona como um componente de um complexo de transcrição. As proteínas Notch contribuem para a determinação do destino celular durante o desenvolvimento de linfócitos (ver Capítulo 8) e também podem influenciar a ativação de linfócitos maduros. Um grupo de ligantes denominados proteínas **WNT** pode influenciar a linfopoese. (Os nomes de muitas proteínas envolvidas na sinalização são frequentemente baseados em como eles foram descobertos e não refletem suas funções; por isso, usaremos as abreviações comumente aceitas e não listaremos seus nomes completos.) A sinalização por meio de receptores transmembrana para essas proteínas pode aumentar os níveis de β-catenina, a qual entra no núcleo e ativa fatores de transcrição que contribuem para o desenvolvimento das células B e T, como discutido no Capítulo 8. Vários outros receptores e vias de sinalização descobertos inicialmente em populações de células não imunes estão agora sendo estudados no contexto da biologia dos linfócitos. Não tentaremos descrever de modo abrangente todas essas vias neste capítulo.

## Proteínas e adaptadores de sinalização modular

***As moléculas de sinalização são, muitas vezes, compostas por módulos distintos, cada qual com uma função específica de ligação ou catálise.*** O conceito de moléculas de sinalização modular tem sido ilustrado pelo estudo de tirosinoquinases não receptoras. As estruturas modulares de diversas famílias de tirosinoquinases que são importantes no sistema imune são detalhadas na Figura 7.3. O homólogo celular da proteína de transformação do vírus do sarcoma de Rous, chamado c-SRC, é o protótipo de uma família imunologicamente importante de tirosinoquinases não receptoras conhecida como **família das quinases SRC**. A c-SRC contém diversos domínios distintos, dois dos quais chamados domínios **SRC homologia 2** (SH2) e **SRC homologia 3** (SH3), que medeiam a ligação a outras proteínas de sinalização. A c-SRC também contém um domínio tirosinoquinase catalítico e um domínio lipídico N-terminal adicional que facilita a adição covalente de uma molécula de ácido mirístico à proteína. O miristato auxilia o direcionamento das quinases da família SRC para a membrana plasmática.

Os domínios SH2 são compostos de cerca de 100 aminoácidos dobrados em uma conformação particular e se ligam a peptídios contendo fosfotirosina em várias proteínas. Na sinalização do receptor antigênico, as quinases da família SRC fosforilam resíduos de tirosina presentes em certos motivos nas caudas citoplasmáticas de proteínas que fazem parte do complexo receptor (descrito adiante). Esses motivos de fosfotirosina no complexo receptor antigênico então funcionam como sítios de ligação para os domínios SH2 presentes em tirosinoquinases da família SYK, a saber, SYK e ZAP70 (ver Figura 7.3). O recrutamento de SYK ou ZAP70 para um receptor antigênico por meio da interação específica

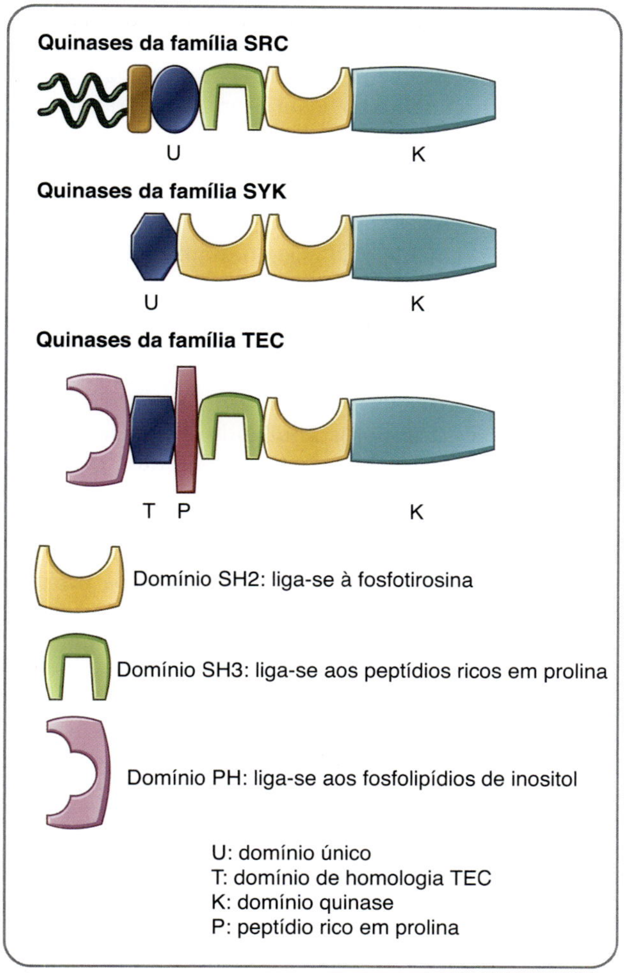


**Figura 7.3 Estrutura modular de tirosinoquinases que influenciam a ativação de linfócitos.** Os módulos incluem domínios SH2 que se ligam a polipeptídios específicos contendo fosfotirosina, domínios SH3 que reconhecem trechos polipeptídicos ricos em prolina, domínios PH que reconhecem PIP3 ou outros lipídios derivados de fosfatidilinositol, e domínios de homologia TEC encontrados em tirosinoquinases da família TEC. As famílias de tirosinoquinases representadas são as quinases da família SRC, que incluem c-SRC, LYN, FYN e LCK; as quinases da família SYK, que incluem a SYK e ZAP70; e as quinases da família TEC, que incluem TEK, BTK e ITK. *PH*, homologia a plecstrina; *SH*, homologia a SRC.

de um domínio fosfotirosina de SH2 é um passo essencial na ativação do linfócito induzida pelo antígeno. Os domínios SH3 também têm cerca de 100 aminoácidos de comprimento e auxiliam a mediação de interações proteína-proteína pela ligação de trechos ricos em prolina, mas não fosforilados, em certas proteínas. Outro tipo de domínio modular, chamado domínio de homologia a plecstrina (PH; do inglês, *pleckstrin homology*), pode reconhecer fosfolipídios específicos. Os domínios PH em diversas moléculas sinalizadoras, incluindo a tirosinoquinase BTK da família TEC, reconhecem o fosfatidilinositol trifosfato (PIP3), uma fração lipídica presente na camada interna da membrana plasmática.

***As proteínas adaptadoras atuam como eixos moleculares que ligam fisicamente diferentes enzimas e promovem a montagem de complexos de moléculas sinalizadoras.*** Os adaptadores podem ser proteínas integrais de membrana, como LAT (Figura 7.4), ou podem ser proteínas citosólicas, como BLNK, SLP-76 e GADS. Um adaptador típico deve conter alguns domínios específicos que medeiam as interações proteína-proteína, como aqueles que envolvem os domínios SH2 e SH3 (existem muito mais tipos de domínios modulares não mencionados aqui). Os adaptadores frequentemente contêm alguns trechos ricos em prolina que podem se ligar a outras proteínas contendo os domínios SH3 e normalmente também contêm resíduos de tirosina que podem ser fosforilados por tirosinoquinases e funcionam como sítios de ancoragem para outras moléculas de sinalização. Os resíduos de aminoácidos que estão próximos a uma porção de tirosina fosforilada determinam quais proteínas que contêm o domínio SH2 específicas podem se ligar a esse sítio. Por exemplo, uma tirosinoquinase pode fosforilar um motivo YxxM (em que Y representa tirosina, M representa metionina e x refere-se a qualquer aminoácido) em uma proteína adaptadora, e isso permitirá a ligação de um domínio SH2 à quinase lipídica fosfatidilinositol-3-quinase (PI3-quinase), mas não recrutará outras proteínas que contenham domínios SH2 levemente diferentes que não sejam específicos para o motivo YxxM fosforilado. Um trecho rico em prolina na mesma proteína adaptadora pode se ligar a um domínio SH3 em uma tirosinoquinase distinta. Assim, a fosforilação da tirosina do adaptador pode resultar em uma tirosinoquinase e a PI3-quinase sendo assentadas uma próxima da outra, tendo como consequência a fosforilação e a ativação da PI3-quinase. A transdução do sinal pode, portanto, ser visualizada como uma espécie de "fenômeno das redes sociais". Um sinal inicial (p. ex., fosforilação da tirosina)

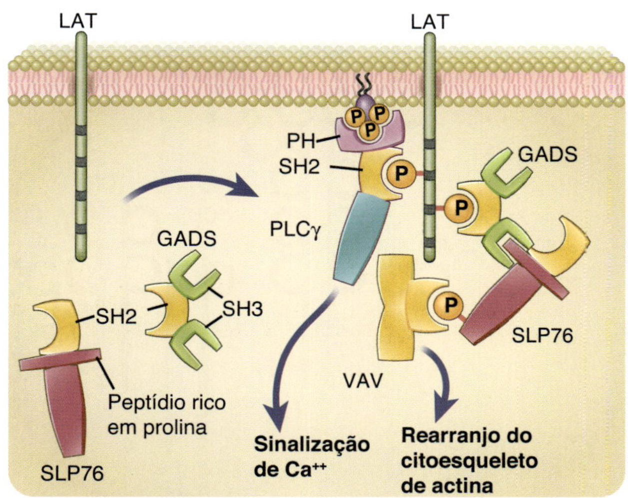


**Figura 7.4 Adaptadores selecionados que participam da ativação de linfócitos.** À *esquerda*, LAT, uma proteína integral de membrana que funciona como um adaptador, e dois adaptadores citosólicos, GADS e SLP76, são mostrados em uma célula T não ativada. À *direita*, após a ativação da célula T, LAT é fosforilada em sua tirosina e recruta a PLCγ (a qual se liga simultaneamente ao fosfolipídio da membrana fosfatidilinositol trifosfato, ou PIP3) e o adaptador GADS, ambos contendo domínios SH2. Uma sequência de aminoácidos rica em prolina na SLP76 associa-se a um domínio SH3 de GADS, e a tirosina fosforilada SLP76 recruta a VAV. *LAT; linker for the activation of T cells; PH*, homologia a plecstrina; *SH*, homologia a SRC.

resulta em proteínas sendo aproximadas umas das outras para certos eixos designados (adaptadores), resultando na ativação de enzimas específicas que, eventualmente, influenciam a localização nuclear ou atividade de fatores de transcrição específicos *downstream*, ou, ainda, induzem outros eventos celulares, como a polimerização de actina.

### Separação de fase de proteínas sinalizadoras

Um princípio subjacente da transdução de sinal é a formação de complexos de moléculas sinalizadoras ativadas reorganizadas em minúsculas gotículas em uma fase diferente da matéria, parecida com a formação de uma gotícula de óleo em água. As proteínas separadas por fase iniciam, amplificam e propagam sinais de forma eficiente, principalmente porque foram colocadas em grande proximidade e em alta densidade. A separação de fases é agora reconhecida como um mecanismo biológico fundamental em que distintas moléculas ativadas se montam em uma fase diferente dos constituintes vizinhos de uma célula. Esse processo é importante em muitas reações, incluindo, mas não limitado a, sinalização e transcrição. Estes incluem a montagem de adaptadores após a sinalização do receptor de células T (TCR; do inglês, *T cell receptor*), a ativação de receptores citosólicos para ácidos nucleicos e a formação do inflamassomo.

## FAMÍLIA DOS RECEPTORES IMUNOLÓGICOS

***Os receptores imunológicos são uma família única de complexos receptores, tipicamente composta de proteínas integrais de membrana da superfamília de imunoglobulinas (Ig) que estão envolvidos no reconhecimento do ligante, associado a outras proteínas transmembrana de sinalização que têm motivos únicos contendo tirosina em suas caudas citoplasmáticas*** (Figura 7.5). Enquanto os componentes da sinalização são geralmente distintos das proteínas envolvidas no reconhecimento do ligante, em alguns membros da família, o receptor é constituído por uma única cadeia, em que o domínio extracelular está envolvido no reconhecimento do ligante e a cauda citoplasmática contém resíduos de tirosina que contribuem para a sinalização. As proteínas de sinalização da família de receptores imunológicos estão frequentemente posicionadas próximas a tirosinoquinases não receptoras da família SRC, as quais contêm âncoras lipídicas N-terminais, que as fixam à camada interna da membrana plasmática.

Os motivos citoplasmáticos contendo tirosina nas proteínas de sinalização da família de receptores imunológicos são geralmente de três tipos diferentes, um sendo motivo de ativação, o outro de inibição, e o terceiro que pode ser tanto de ativação quanto de inibição dependendo do tipo celular e do receptor imunológico particular (ver Figura 7.5). **Motivos de ativação baseados na tirosina do imunorreceptor** (**ITAMs**; do inglês, *immunoreceptor tyrosine-based activation motifs*) são encontrados em receptores e proteínas associadas envolvidos na ativação celular e têm a sequência $YxxL/I(x)_{6-8}YxxL/I$, em que Y representa um resíduo de tirosina, L representa leucina, I representa isoleucina e x refere-se a qualquer aminoácido. Ambos os resíduos de tirosina nos ITAMs podem ser fosforilados por quinases da família SRC quando os receptores imunológicos são ativados por seus ligantes. Os ITAMs com tirosina fosforilada recrutam SYK ou ZAP70, que contêm domínios SH2 em sequência que se ligam a um dentre os dois motivos YxxL/I fosforilados do ITAM. A ligação das quinases SYK ou ZAP70 a um ITAM fosforilado provoca uma mudança conformacional que ativa a

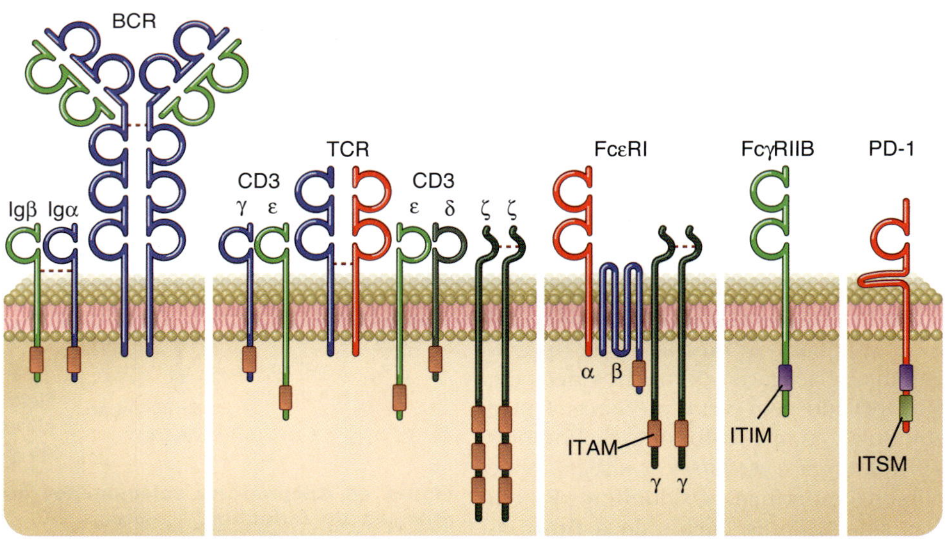


**Figura 7.5 Membros selecionados da família de receptores imunes.** Cinco membros selecionados da família de receptores imunes estão representados. Normalmente, receptores imunes que ativam células do sistema imunológico contêm cadeias polipeptídicas separadas para o reconhecimento e cadeias polipeptídicas associadas que contêm ITAMs citosólicos. Os exemplos mostrados aqui incluem o receptor de células B (*BCR*), o receptor de células T (*TCR*) e o receptor de alta afinidade para IgE (*FcεRI*). Os receptores inibidores no sistema imunológico tipicamente contêm ITIMs na porção citosólica da mesma cadeia que usa o seu domínio extracelular para o reconhecimento do ligante. O FcγRIIB é um receptor inibidor encontrado em células B e células mieloides. O PD-1, um receptor inibidor encontrado em células T, também tem uma troca do motivo com base na imunotirosina (*ITSM*) em sua cauda citoplasmática. *Ig*, imunoglobulina; *ITAM*, motivo de ativação baseado na tirosina do imunorreceptor; *ITIM*, motivo de inibição baseado na tirosina do imunorreceptor.

quinase, levando a eventos adicionais de sinalização que direcionam a ativação de células imunes. Alguns receptores imunológicos inibem respostas celulares, e as cadeias de sinalização nesses receptores podem ter um motivo contendo tirosina um pouco diferente, que é chamado **motivo de inibição baseado na tirosina do imunorreceptor** (**ITIM**; do inglês, *immunoreceptor tyrosine-based inhibitory motif*), o qual tem a sequência de consenso V/L/IxYxxL, em que V se refere à valina. Os ITIMs fosforilados recrutam tirosina fosfatases ou as fosfatases lipídicas de inositol, enzimas que removem os resíduos fosfato da porção fosfotirosina ou de determinados fosfatos lipídicos e, assim, neutralizam a ativação do receptor imunológico com base no ITAM. Certos receptores contêm um motivo citosólico chamado **motivo de troca baseado em tirosina de imunorreceptor** (**ITSM**; do inglês, *immunoreceptor tyrosine-based switch motif*), que tem a sequência de consenso TxYxxV/I. Esse motivo, às vezes, pode funcionar de forma inibitória e recrutar um domínio SH2 contendo tirosina fosfatase, como é o caso do ITSM da cauda citosólica da proteína de morte celular programada-1 (PD-1). É chamado motivo de troca porque, em alguns receptores (p. ex., da família SLAM) esse motivo pode orquestrar uma mudança da ligação de uma tirosina fosfatase SHP2 para a ligação de uma tirosinoquinase, como FYN, dependendo da ausência ou presença, respectivamente, de um adaptador chamado proteína associada a SLAM (SAP; do inglês, *SLAM-associated protein*). Assim, o ITSM pode mediar a mudança de uma função inibitória para uma função ativadora.

***Os membros da família de receptores imunológicos incluem os receptores antigênicos de células B e células T, os receptores Fc em células B, células mieloides e mastócitos, além de receptores de ativação e de inibição em células NK, células T e células B*** (ver Figura 7.5). As proteínas de reconhecimento de diversos receptores de ativação no sistema imunológico não apresentam motivos de sinalização em suas caudas citoplasmáticas, mas sinalizam através da formação de complexos com proteínas contendo ITAM que contribuem para a transdução de sinal do complexo receptor. Essas proteínas de sinalização incluem a cadeia $\zeta$ e proteínas CD3 do complexo TCR, Ig$\alpha$ e Ig$\beta$ associadas ao receptor antigênico das células B e componentes de diversos receptores Fc e do receptor ativador NKG2D em células NK (ver Capítulo 4). Muitos receptores inibidores, incluindo CD22 em células B, Fc$\gamma$RIIB em células B e outras células, e os receptores inibidores das células NK, contêm ITIMs em seus domínios citoplasmáticos. O receptor inibitório de células T, PD-1, contém um motivo ITSM e um motivo ITIM em sua cauda.

## Características gerais da sinalização dos receptores antigênicos

***A sinalização* downstream *de receptores antigênicos das células T e B é caracterizada por uma sequência semelhante de eventos***, consistindo nos seguintes:

- A ligação ao receptor tipicamente envolve o agrupamento de receptores por ligantes multivalentes e resulta na ativação de uma quinase da família SRC associada. Em alguns casos, uma quinase SRC é colocada em proximidade ao receptor e proteínas associadas. A ligação ao receptor pode também induzir o desdobramento da cauda citoplasmática de uma cadeia polipeptídica que faz parte do receptor. Essa mudança conformacional pode permitir que resíduos de tirosina previamente ocultos de um ITAM citosólico se tornem disponíveis para a fosforilação pela quinase da família SRC
- A quinase da família SRC ativada fosforila tirosinas disponíveis nos ITAMs de proteínas sinalizadoras que fazem parte do complexo receptor
- Duas tirosinas fosforiladas em um único ITAM são reconhecidas por quinases SYK ou ZAP70, que contêm domínios SH2 em sequência, cada qual capaz de ligar a uma fosfotirosina do ITAM
- O recrutamento de SYK ou ZAP70 para o ITAM fosforilado resulta na ativação dessa quinase e a subsequente fosforilação de tirosina de múltiplas proteínas adaptadoras e enzimas que ativam distintas vias de sinalização *downstream* do receptor imunológico.

Essa sequência de acontecimentos é descrita em mais detalhes no contexto da sinalização do TCR e do receptor de células B (BCR; do inglês, *B cell receptor*), mais adiante no capítulo.

***As alterações na força de sinalização do TCR e do BCR influenciam as respostas de linfócitos durante seu desenvolvimento e ativação.*** Em outras palavras, a presença de diferentes números de moléculas de sinalização ativadas induzidas por receptores ligados ao antígeno é interpretada de forma diferente pelos linfócitos. Por exemplo, durante o desenvolvimento dos linfócitos, a sinalização fraca do receptor antigênico é necessária para a sobrevivência de clones expressando receptores funcionais (seleção positiva), enquanto a sinalização forte é necessária para induzir apoptose dos clones com receptores antigênicos autorreativos (seleção negativa). Em linfócitos maduros, a sinalização forte normalmente resulta em expansão clonal e diferenciação de linfócitos *naive*, além da aquisição de funções relacionadas à defesa do hospedeiro por linfócitos efetores.

***A sinalização do receptor antigênico é modulada por mecanismos que são exclusivos a essa classe de receptores.*** Diversos desses mecanismos foram descritos:

- ***Utilização progressiva dos ITAMs.*** Uma das maneiras pelas quais a quantidade de produção do sinal dos receptores antigênicos poderia ser alterada é a fosforilação de diferentes números de tirosinas dos ITAMs após a ocupação do receptor. O complexo TCR contém seis cadeias de sinalização e 10 ITAMs, e um número crescente de ITAMs pode ser fosforilado pela ligação mais forte ou prolongada do antígeno ao TCR. O número de ITAMs fosforilados pode, consequentemente, proporcionar uma interpretação citosólica da força do antígeno que se liga ao TCR, o que pode influenciar a natureza da resposta celular. O BCR tem apenas dois ITAMs, mas uma vez que esse número aumenta quando múltiplos BCRs se ligam cruzadamente a antígenos multivalentes, o grau de ligações cruzadas realizadas pelos antígenos pode determinar o número de ITAMs que pode ser utilizado e, assim, gerar diferentes respostas a antígenos de diferentes afinidade e valência

- ***Aumento da ativação celular por correceptores.*** Um **correceptor** é uma proteína de sinalização transmembrana em um linfócito que pode facilitar a ativação do receptor antigênico pela ligação simultânea ao mesmo complexo antigênico que é reconhecido por esse receptor. O correceptor traz consigo enzimas de sinalização ligadas à sua cauda citoplasmática e pode, desse modo, facilitar a fosforilação do ITAM e a ativação do receptor antigênico quando o antígeno se aproxima da vizinhança do receptor antigênico. Os correceptores em células T são as proteínas CD4 e CD8 que delimitam duas subpopulações funcionalmente distintas. O receptor do complemento tipo 2 (CR2/CD21) é o correceptor em células B (ver Capítulo 12)
- ***Modulação da sinalização por receptores de inibição.*** **Receptores de inibição** essenciais em células T incluem CTLA-4 e PD-1, e os receptores de inibição importantes em células B são CD22 e FcγRIIB, entre outros. As funções desses inibidores são discutidas mais adiante neste capítulo.

Adicionalmente, os sinais dos receptores antigênicos podem, em algumas circunstâncias, cooperar com os sinais de proteínas chamadas **receptores coestimuladores** que adicionam, ainda, outro nível de controle ao processo de ativação dos linfócitos. Esse processo é mais bem documentado para a ativação de células T. Os receptores coestimuladores fornecem os chamados "segundos sinais" aos linfócitos (o reconhecimento do antígeno fornece primeiro sinal) e garantem que as respostas imunes sejam otimamente acionadas por patógenos infecciosos e substâncias que mimetizam microrganismos, as quais são os agentes que induzem ou ativam os coestimuladores (ver Figuras 4.19 e 9.3). Ao contrário dos correceptores, os receptores coestimuladores não se ligam aos antígenos reconhecidos pelo receptor antigênico, mas, sim, a ligantes inteiramente distintos em uma célula apresentadora de antígeno (APC; do inglês, *antigen-presenting cell*), que são induzidos por patógenos e outros insultos potencialmente perigosos. Sinais produzidos *downstream* dos receptores coestimuladores cooperam com os sinais derivados do receptor antigênico para a completa ativação dos linfócitos. O protótipo do receptor coestimulador é o CD28 nas células T, o qual é ativado quando ligado pelas moléculas coestimuladoras B7-1 (CD80) e B7-2 (CD86) expressas em APCs (ver Capítulo 9).

Essa discussão acerca dos princípios gerais da sinalização no sistema imunológico fornece a base para considerar em mais detalhes as vias específicas ativadas em células T e B pelos receptores antigênicos e outros estimuladores.

## COMPLEXO RECEPTOR E SINALIZAÇÃO DE CÉLULAS T

O TCR foi descoberto no início dos anos 1980, por volta da mesma época em que a estrutura do complexo principal de histocompatibilidade (MHC; do inglês, *major histocompatibility complex*) com peptídios ligados, os ligantes de células T, estavam sendo definidos (ver Capítulo 6). Essa descoberta ocorreu anos após o receptor antigênico de célula B e os genes de Ig serem caracterizados. Os métodos utilizados para procurar as proteínas do TCR e os genes que as codificam baseavam-se no pressuposto de que seriam semelhantes às proteínas e genes de Ig.

**Tabela 7.1** Propriedades dos receptores antigênicos dos linfócitos.

| | **Receptor de células T (TCR)** | **Imunoglobulina (Ig)** |
|---|---|---|
| Componentes | Cadeias α e β (forma mais comum de TCR) | Cadeias pesada e leve |
| Número de domínios Ig | Um domínio V e um domínio C em cada cadeia | Cadeia pesada: um domínio V, três ou quatro domínios C<br>Cadeia leve: um domínio V e um domínio C |
| Número de CDRs envolvidos na ligação ao antígeno | Seis (três em cada cadeia) | Seis (três em cada cadeia) |
| Moléculas de sinalização associadas | CD3 e ζ | Igα e Igβ |
| Afinidade pelo antígeno ($K_d$) | $10^{-5}$ a $10^{-7}$ M | $10^{-7}$ a $10^{-11}$ M |
| **Alterações após a ativação celular** | | |
| Produção de forma secretada | Não | Sim |
| Troca de isótipo | Não | Sim |
| Mutações somáticas | Não | Sim |

*CDRs*, regiões determinantes de complementariedade.

Sabemos agora que os TCRs são semelhantes aos anticorpos, mas há diferenças importantes entre esses dois tipos de receptores antigênicos (Tabela 7.1).

## Receptor antigênico das células T

***O receptor antigênico de células T auxiliares CD4⁺ e linfócitos T citotóxicos CD8⁺ (CTLs; do inglês,*** **cytotoxic T lymphocytes*****) restritos ao MHC é um heterodímero que consiste em duas cadeias polipeptídicas transmembranares, designadas TCR α e β, covalentemente ligadas entre si por uma ponte dissulfeto entre resíduos de cisteína extracelular*** (Figura 7.6). As células T que expressam essa forma de TCR são chamadas células T αβ. Um tipo menos comum de TCR é composto de cadeias TCR γ e δ, e as células nas quais ele é expresso são chamadas células T γδ. Cada cadeia de TCR α e β consiste em um domínio variável N-terminal (V) do tipo Ig, um domínio constante (C) do tipo Ig, uma região transmembranar hidrofóbica e uma região citoplasmática curta. Assim, a porção extracelular do heterodímero TCR αβ é estruturalmente semelhante ao fragmento de ligação ao antígeno (Fab) de uma molécula de Ig, que é constituído pelas regiões V e C de uma cadeia leve e a região V e a primeira região C de uma cadeia pesada (ver Capítulo 5).

As regiões V das cadeias α e β do TCR contêm trechos curtos de aminoácidos em que a variabilidade entre diferentes TCRs se concentra, formando as regiões determinantes de complementariedade (CDRs; do inglês, *complementarity determining regions*) ou hipervariáveis. Em conjunto, três CDRs na cadeia α e três regiões semelhantes na cadeia β formam a parte do TCR que reconhece especificamente os complexos peptídio-MHC (Figura 7.7). Cada cadeia de TCR, assim como as cadeias pesadas e leves da Ig, é codificada por múltiplos segmentos gênicos que são unidos durante a maturação dos linfócitos T (ver Capítulo 8).

As regiões C de ambas as cadeias, α e β, continuam em regiões de dobradiças curtas contendo resíduos de cisteína que contribuem para uma ponte dissulfeto que liga as duas cadeias. Cada dobradiça é seguida por uma porção hidrofóbica transmembrana e caudas citoplasmáticas carboxiterminais contendo 5 a 12 aminoácidos de comprimento. Assim como a IgM de membrana nas células B (discutido adiante), as regiões citoplasmáticas são muito curtas para transduzir sinais, e outras proteínas com motivos ITAM que estão fisicamente associadas ao TCR apresentam funções transdutoras de sinal desse complexo receptor antigênico.

***As proteínas CD3 e ζ estão associadas de forma não covalente ao heterodímero TCR αβ para formar o complexo TCR, e quando o TCR reconhece o antígeno, essas proteínas associadas transduzem os sinais que resultam na ativação da célula T.*** Os componentes do complexo TCR são ilustrados na Figura 7.8. As proteínas CD3 e a cadeia ζ são idênticas em todas as células T, independentemente da especificidade, o que é consistente com o seu papel na sinalização e não no reconhecimento antigênico. As proteínas

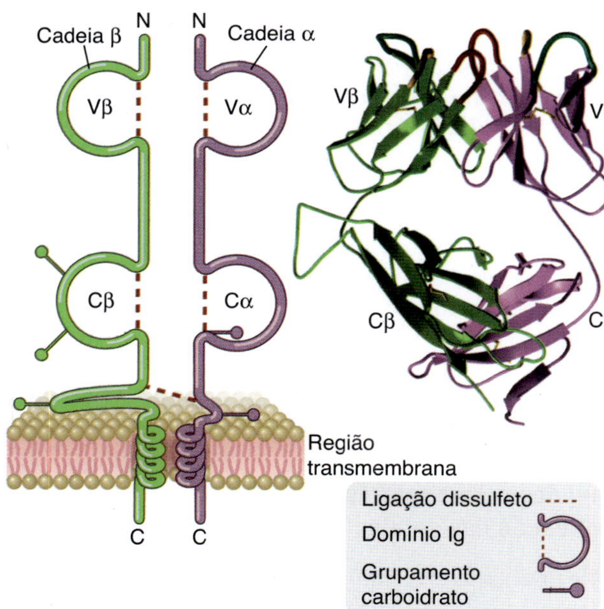


**Figura 7.6 Estrutura do receptor de células T.** O diagrama esquemático do receptor de células T (TCR) αβ (*esquerda*) mostra os domínios de um TCR típico, específico para um complexo peptídio-complexo principal de histocompatibilidade (MHC). A porção de ligação ao antígeno do TCR é formada pelos domínios Vβ e Vα. O diagrama de fita (*direita*) mostra a estrutura da porção extracelular de um TCR conforme revelado por cristalografia de raios X. As alças dos segmentos hipervariáveis que formam o sítio de ligação peptídio-MHC estão no topo. *Ig*, imunoglobulina. (Modificada de Bjorkman PJ. MHC restriction in three dimensions: a view of T cell receptor/ligand interactions, *Cell.* 1997; 89:167-170. Copyright Cell Press.)

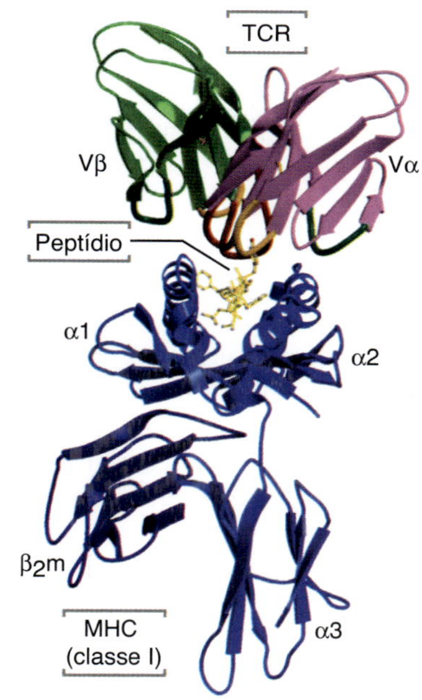


**Figura 7.7 Ligação de um receptor de células T a um peptídio-complexo principal de histocompatibilidade.** Os domínios V de um TCR são mostrados interagindo com uma molécula do MHC de classe I humana, HLA-A2, apresentando um peptídio viral (*em amarelo*). A figura representa uma vista de frente da estrutura revelada por cristalografia de raios X do complexo trimolecular MHC-peptídio-TCR. *β2m*, beta-2 microglobulina; *HLA*, antígeno leucocitário humano; *MHC*, complexo principal de histocompatibilidade; *TCR*, receptor de células T. (De Bjorkman PJ. MHC restriction in three dimensions: a view of T cell receptor/ligand interactions, *Cell.* 1997; 89:167-170. Copyright Cell Press.)

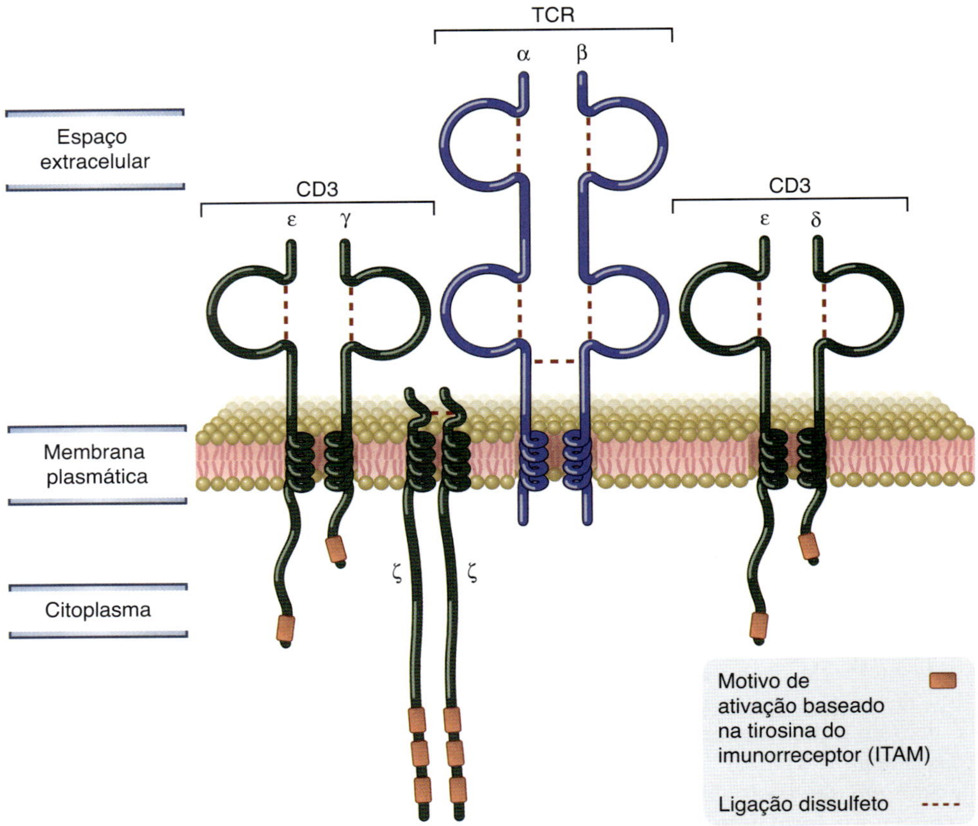


**Figura 7.8 Componentes do complexo receptor de células T.** O complexo receptor de células T (*TCR*) de células T restritas ao complexo principal de histocompatibilidade consiste no TCR αβ não covalentemente ligado ao CD3 e às proteínas ζ. A associação dessas proteínas umas com as outras é mediada por resíduos carregados nas suas regiões transmembrana (*não mostrado*).

CD3 e ζ também são necessárias para a expressão de superfície do complexo receptor completo nas células T.

As proteínas CD3 γ, δ e ε são homólogas umas às outras. As regiões N-terminais extracelulares das cadeias γ, δ e ε do CD3 contêm cada qual um único domínio do tipo Ig e, por esse motivo, essas três proteínas são membros da superfamília de Ig. Os segmentos transmembrana de todas as três cadeias CD3 e da cadeia ζ contêm um resíduo de ácido aspártico negativamente carregado que se liga a resíduos de lisina e arginina carregados positivamente nos domínios transmembrana das cadeias α e β do TCR, mantendo, assim, TCR, CD3 e ζ associados como um complexo. Cada complexo TCR contém um heterodímero TCR αβ associado a um heterodímero CD3 γε, um heterodímero CD3 δε e um homodímero ζζ ligado por pontes dissulfeto.

Os domínios citoplasmáticos das proteínas CD3 γ, δ e ε variam de 44 a 81 resíduos de aminoácidos de comprimento, e cada um desses domínios contém um ITAM. A cadeia ζ tem uma região extracelular curta de nove aminoácidos, uma região transmembrana contendo um resíduo de ácido aspártico carregado negativamente (semelhante às cadeias CD3) e uma região citoplasmática longa (113 aminoácidos) que contém três ITAMs. A cadeia ζ é normalmente expressa como um homodímero e está associada a receptores de sinalização em outros linfócitos que não as células T, como o receptor Fcγ (FcγRIII) de células NK.

***A ligação dos complexos MHC-peptídio ao TCR resulta no agrupamento dos correceptores com o receptor antigênico e a fosforilação de resíduos de tirosina dos ITAMs em proteínas CD3 e ζ.*** Adicionalmente, o reconhecimento de complexos peptídio-MHC pelo TCR pode induzir uma mudança conformacional no TCR, tornando os ITAMs associados ao CD3 ou às cadeias ζ ligadas disponíveis para a fosforilação de tirosinas pelas quinases da família SRC associadas ao correceptor.

Além do complexo TCR, as células T expressam várias outras proteínas que reconhecem ligantes nas APCs e desempenham papéis importantes nas respostas das células T (Figura 7.9).

## Papel dos correceptores CD4 e CD8 na ativação das células T

***CD4 e CD8 são correceptores das células T que se ligam às regiões não polimórficas das moléculas do MHC e facilitam a sinalização pelo complexo TCR durante a ativação das células T*** (ver Figura 7.9). As células T αβ maduras expressam CD4 ou CD8, mas não ambos. CD8 e CD4 interagem com moléculas do MHC de classe I e de classe II, respectivamente, e são responsáveis pela restrição ao MHC de classe I ou de classe II dessas classes de células T (ver Capítulo 6).

O CD4 e o CD8 são membros glicoproteicos transmembrana da superfamília de Ig (Figura 7.10). O CD4 é

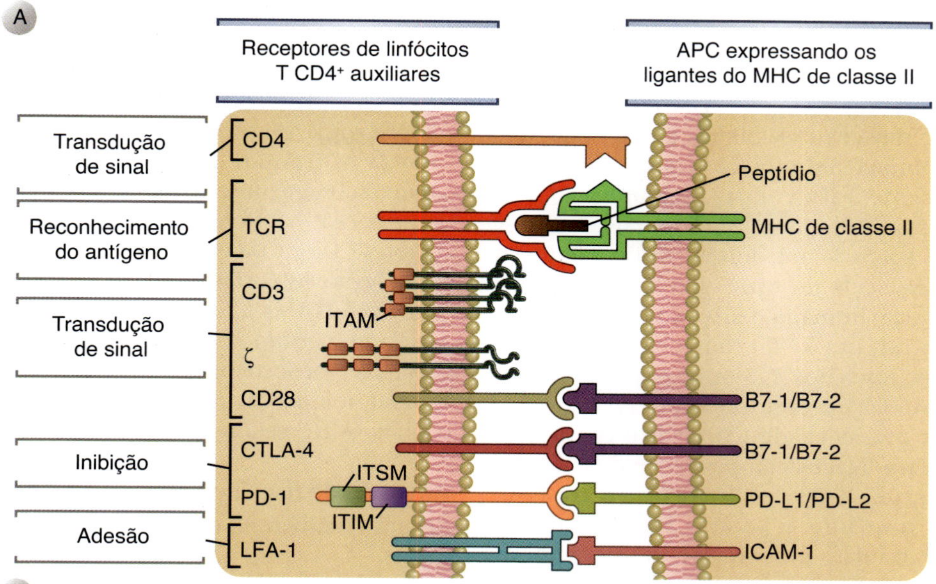


B

| Molécula da célula T | Função | Ligante: Nome | Ligante: Expresso em |
|---|---|---|---|
| CD3 | Transdução de sinal pelo complexo TCR | Nenhum | |
| ζ | Transdução de sinal pelo complexo TCR | Nenhum | |
| CD4 | Transdução de sinal | MHC de classe II | Células apresentadoras de antígeno |
| CD8 | Transdução de sinal | MHC de classe I | Todas as células nucleadas |
| CD28 | Transdução de sinal (coestimulação) | B7-1/B7-2 | Células apresentadoras de antígeno |
| CTLA-4 | Inibição | B7-1/B7-2 | Células apresentadoras de antígeno |
| PD-1 | Inibição | PD-L1/PD-L2 | Células apresentadoras de antígeno, células teciduais, células tumorais |
| LFA-1 | Adesão | ICAM-1 | Células apresentadoras de antígeno, endotélio |

**Figura 7.9 Pares ligante-receptor envolvidos na ativação das células T. A.** As principais moléculas de superfície das células T CD4+ envolvidas nas respostas dessas células (os receptores) e as moléculas nas APCs (os ligantes) reconhecidas pelos receptores são mostradas. Células T CD8+ usam a maior parte das mesmas moléculas, exceto que o TCR reconhece os complexos peptídio-MHC de classe I e o correceptor é CD8, o qual reconhece o MHC de classe I. Os motivos de ativação baseados na tirosina do imunorreceptor (*ITAMs*) são as regiões fosforiladas nos resíduos de tirosina em proteínas sinalizadoras, e tornam-se locais de ancoragem para outras moléculas de sinalização. O CD3 é composto de três cadeias polipeptídicas denominadas γ, δ e ε arranjadas em dois pares (γε e δε), como mostrado na Figura 7.8. Alguns receptores inibidores, como PD-1, contêm motivos de inibição baseados na tirosina do imunorreceptor (*ITIMs*) citoplasmáticos e motivos de "troca" baseados na tirosina do imunorreceptor [*ITSM*]. **B.** Importantes moléculas das células T que participam das respostas de ativação ou de inibição aos antígenos, mas que não são receptores antigênicos, são resumidas. *APCs,* células apresentadoras de antígeno; *CTLA-4,* antígeno-4 do linfócito T citotóxico; *ICAM-1,* molécula de adesão intercelular 1; *LFA-1,* antígeno 1 associado à função leucocitária; *MHC,* complexo principal de histocompatibilidade; *PD-1,* proteína de morte celular programada-1; *PDL-1/2,* ligantes 1 e 2 de morte programada; *TCR,* receptor de células T.

expresso como um monômero na superfície das células T periféricas e timócitos, e também está presente em níveis mais baixos em fagócitos mononucleares e algumas células dendríticas (DCs; do inglês, *dendritic cells*). O CD4 tem quatro domínios extracelulares do tipo Ig, uma região transmembrana hidrofóbica e uma cauda citoplasmática altamente básica com 38 aminoácidos de comprimento. Os dois domínios N-terminais do tipo Ig da proteína CD4 ligam-se aos domínios não polimórficos α2 e β2 da molécula do MHC de classe II. O vírus da imunodeficiência humana (HIV; do inglês, *human immunodeficiency virus*) usa o CD4 como um receptor para ganhar acesso aos linfócitos T e outras células imunes que expressam a molécula (ver Capítulo 21).

A maioria das moléculas de CD8 existe como heterodímeros dissulfeto-ligados compostos de duas cadeias relacionadas chamadas CD8α e CD8β (ver Figura 7.10). Tanto as cadeias α quanto as cadeias β têm um único domínio Ig extracelular, uma região transmembrana hidrofóbica e uma cauda citoplasmática altamente básica de cerca de 25 aminoácidos de comprimento. Células T ativadas, bem como células T γδ, podem expressar homodímeros CD8αα. Os domínios Ig de CD8 ligam-se principalmente ao domínio não polimórfico α3 de moléculas do MHC de classe I e também interagem com porções do domínio α2 e com a β2 microglobulina.

***A quinase LCK da família SRC se associa não covalentemente às caudas citoplasmáticas dos correceptores CD4 e CD8.*** A capacidade dos domínios extracelulares desses correceptores de se ligarem às moléculas do MHC em uma APC atrai essas proteínas adjacentes ao TCR que faz contato com a mesma molécula de MHC que está exibindo um peptídio na APC. Como resultado, na face citosólica da membrana plasmática, a LCK é colocada em estreita proximidade aos ITAMs no CD3 e nas proteínas ζ. A LCK então fosforila os resíduos de tirosina nesses ITAMs, facilitando assim o subsequente recrutamento e a ativação da tirosinoquinase ZAP-70. Note que a LCK já está ligada aos correceptores CD4 e CD8 e está ativa mesmo antes da exposição ao antígeno; as outras proteínas do complexo TCR, CD3 e ζ, contêm ITAMs que precisam, primeiro, ser fosforilados antes que possam recrutar uma quinase. Dessa maneira, o correceptor fornece a atividade enzimática inicial para os sinais iniciadores após o reconhecimento de complexos peptídio-MHC pela célula T.

## Ativação de tirosinoquinases e de quinases lipídicas durante a ativação das células T

***A fosforilação de proteínas e lipídios tem um papel central na transdução de sinais do complexo TCR e correceptores.*** Segundos após a ligação do TCR, a LCK fosforila os ITAMs do CD3 e das cadeias ζ (Figura 7.11). Os ITAMs com tirosinas fosforiladas na cadeia ζ são sítios de ancoragem para a tirosinoquinase da família SYK chamada **ZAP70** (proteína de 70 kDa associada a ζ). A ZAP70 contém dois domínios SH2 que podem se ligar às fosfotirosinas dos ITAMs. Conforme discutido anteriormente, cada ITAM tem dois resíduos de tirosina e ambos devem ser fosforilados para fornecer um sítio

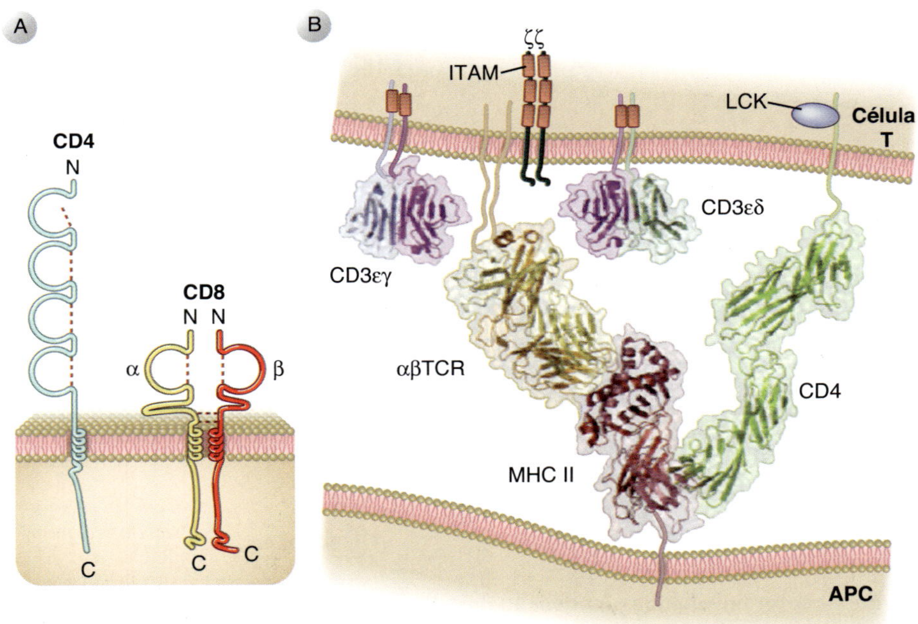


**Figura 7.10 Visão esquemática da estrutura dos correceptores CD4 e CD8. A.** A proteína CD4 é um monômero integral da membrana que consiste em quatro domínios de imunoglobulina (Ig) extracelulares, um domínio transmembrana e uma cauda citoplasmática. A proteína CD8 é um heterodímero αβ integral da membrana ligado por dissulfeto ou um homodímero αα ligado por dissulfeto (*não mostrado*). Cada cadeia tem um único domínio de Ig extracelular. **B.** O CD4 nas células T se associa a uma porção invariável do complexo principal de histocompatibilidade (*MHC*) de classe II em uma célula apresentadora de antígeno (*APC*) que está interagindo com o receptor de células T (*TCR*) na mesma célula T. Note que as porções citoplasmáticas tanto de CD4 quanto de CD8 podem se associar a LCK, e que a cadeia ζ é apresentada esquematicamente. *ITAM*, motivo de ativação baseado na tirosina do imunorreceptor. (Modificada de Garcia KC, Adams E. How the T cell receptor sees antigen: a structural view. *Cell*. 2005; 122:333-336; com permissão.)

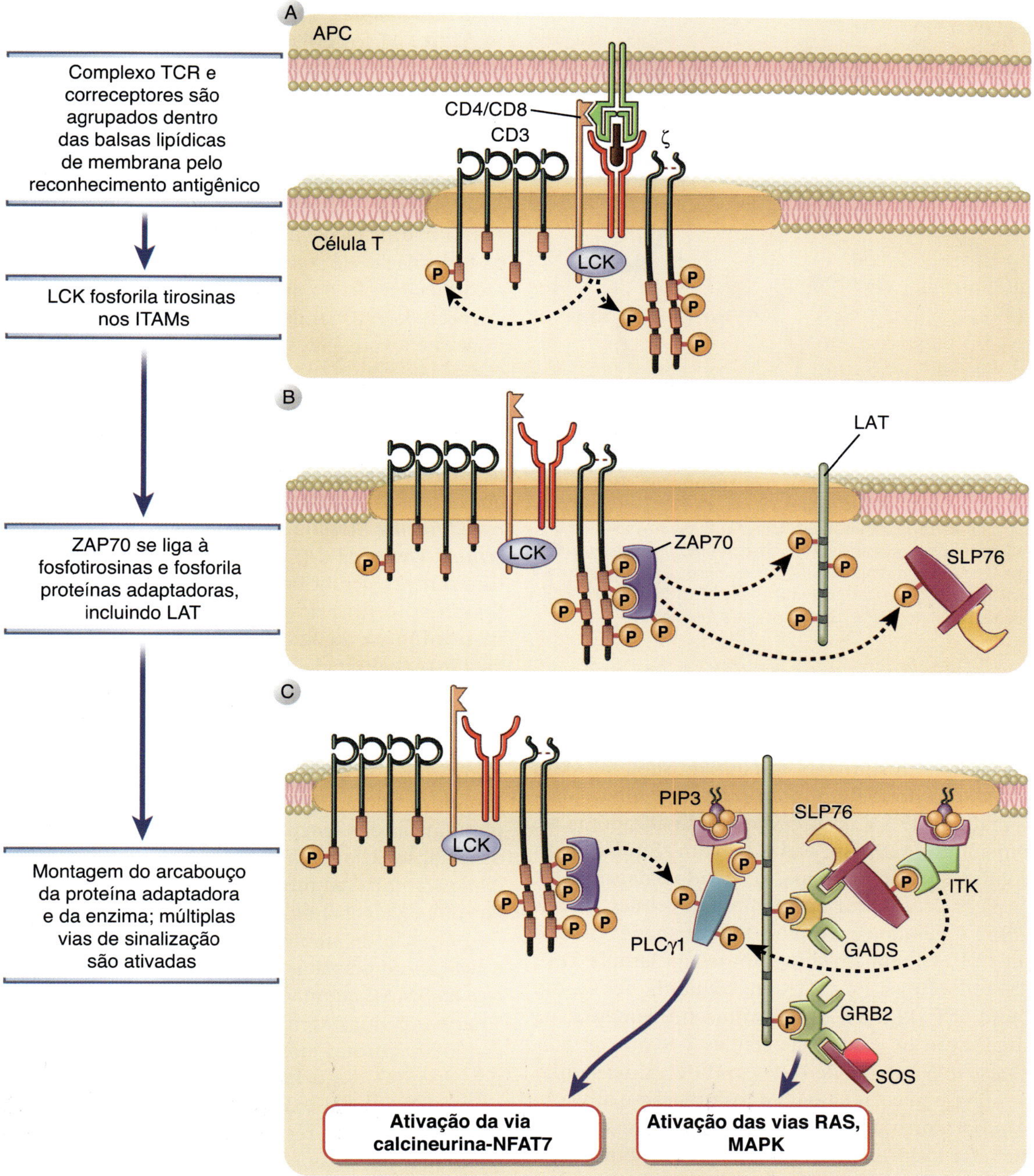


**Figura 7.11 Eventos iniciais da fosforilação de tirosinas durante a ativação de células T.** No momento do reconhecimento do antígeno, ocorre o agrupamento de complexos receptor de células T (TCR) com os correceptores (CD4, neste caso). A LCK associada ao CD4 torna-se ativa e fosforila as tirosinas nos ITAMs de CD3 e cadeias ζ (**A**). A ZAP70 se liga às fosfotirosinas das cadeias ζ, e ela própria é fosforilada e ativada. (A ilustração mostra a ligação de uma molécula ZAP70 a duas fosfotirosinas de um ITAM na cadeia ζ, mas é provável que a iniciação de uma resposta das células T necessite da montagem de múltiplas moléculas ZAP70 nos ITAMs das duas cadeias ζ, bem como nas cadeias de CD3.) A ZAP70 ativa então fosforila tirosinas em várias moléculas adaptadoras, como LAT (**B**). Os adaptadores tornam-se sítios de ancoragem para enzimas celulares, como PLCγ1 e fatores de trocas GDP-GTP que ativam RAS e outras proteínas G pequenas *upstream* às MAPKs (**C**), e essas enzimas ativam várias respostas celulares. *GDP*, guanosina difosfato; *GTP*, guanosina trifosfato; *ITAM*, motivo de ativação baseado na tirosina do imunorreceptor; *PLCγ1*, fosfolipase Cγ1; *MAPK*, proteinoquinase ativada por mitógeno.

de ancoragem para uma molécula de ZAP70. A ZAP70 ligada torna-se um substrato para a LCK adjacente após o reconhecimento do antígeno pelo TCR, e essa LCK fosforila resíduos específicos de tirosina da ZAP70. Como resultado, a ZAP70 adquire sua própria atividade de tirosinoquinase, sendo então capaz de fosforilar um número de outras moléculas de sinalização citoplasmática. Um limiar crítico de atividade da ZAP70 pode ser necessário antes que eventos de sinalização *downstream* prossigam, e esse limite é alcançado pelo recrutamento de múltiplas moléculas de ZAP70 para os ITAMs fosforilados nas cadeias ζ e nas caudas de CD3.

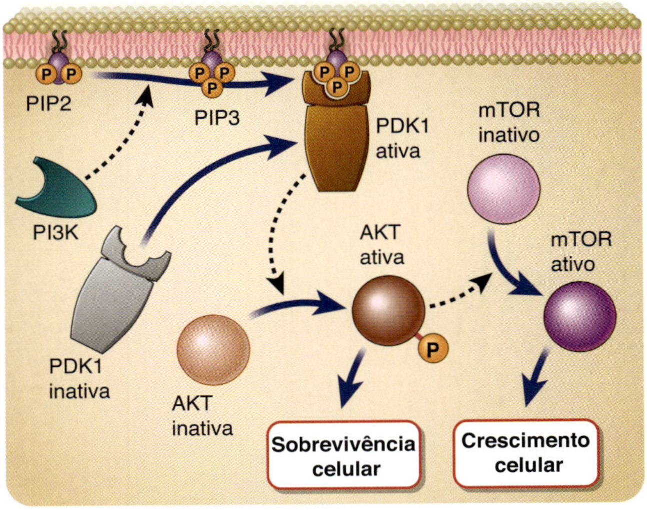


**Figura 7.12 Papel da PI3-quinase nas respostas de células T.** O PIP3 de membrana, gerado pela PI3 K, ativa a PDK1, que fosforila e ativa a quinase AKT, que, por sua vez, fosforila alvos *downstream* que estão envolvidos na sobrevivência e no crescimento celulares. *mTOR*, alvo da rapamicina em mamíferos; *PDK1*, quinase 1 dependente de 3-fosfoinositídio; *PI3 K*, fosfatidilinositol-4,5-bifosfato 3 quinase; *PIP2*, fosfatidilinositol bifosfato; *PIP3*, fosfatidilinositol trifosfato.

Outra via de sinalização nas células T envolve a ativação da **PI3-quinase** (Figura 7.12). Essa enzima é recrutada para as proteínas adaptadoras associadas ao complexo TCR, e fosforila o fosfatidilinositol bifosfato (PIP2), localizado no folheto interno da membrana plasmática, gerando PIP3. Certas proteínas sinalizadoras no citosol têm domínios PH especializados com afinidade para PIP3 e, como resultado, proteínas contendo o domínio PH podem se ligar no interior da membrana celular apenas quando PIP3 é gerado. Exemplos de proteínas contendo o domínio PH incluem tirosinoquinases da família TEC, como a ITK em células T e a BTK em células B, bem como a fosfolipase Cγ1 (PLCγ1), uma enzima fundamental na via de sinalização de cálcio nas células T. Outra importante quinase dependente de PIP3 é a PDK1, uma serina/treonina quinase necessária para a fosforilação e ativação de uma importante quinase *downstream* chamada AKT. A AKT ativada fosforila alvos cruciais e contribui para a síntese e metabolismo proteicos, levando ao crescimento (aumento do tamanho) e sobrevivência celular. A AKT ativa outra serina/treonina quinase, chamada alvo mecanístico da rapamicina (mTOR; do inglês, *mechanistic target of rapamycin*), um controlador da síntese proteica e do crescimento celular. A AKT também promove a sobrevivência celular de diversas maneiras, incluindo inativação de proteínas pró-apoptóticas e aumento da produção e ativação de proteínas antiapoptóticas da família BCL-2.

## Recrutamento e modificação de proteínas adaptadoras

***A ZAP70 ativada fosforila diversas proteínas adaptadoras, tornando-as capazes de se ligar a moléculas de sinalização*** (ver Figura 7.11). Um evento-chave inicial na ativação da célula T é a fosforilação de tirosinas de proteínas adaptadoras mediada pela ZAP70, como SLP76 e LAT. A LAT fosforilada se liga diretamente à PLCγ1 (discutida mais adiante) e coordena o recrutamento de diversas outras proteínas adaptadoras, incluindo SLP76, GADS e GRB2, para o aglomerado de TCR e proteínas associadas ao TCR, chamado algumas vezes sinalossomo. Assim, a LAT serve para trazer componentes *downstream* às vias de sinalização do TCR para perto de seus ativadores *upstream*. Como a função de muitos desses adaptadores depende da fosforilação da sua tirosina pela ZAP70 ativa, apenas o reconhecimento do antígeno (o estímulo fisiológico para ativação da ZAP70) desencadeia as vias de transdução de sinal que levam às respostas funcionais de células T.

## Formação da sinapse imunológica

***Quando o complexo TCR reconhece peptídios associados ao MHC em uma APC, diversas proteínas de superfície das células T e moléculas sinalizadoras intracelulares são rapidamente mobilizadas para o sítio de contato entre as células T e as APC*** (Figura 7.13). Essa região de contato físico entre a célula T e a APC forma uma estrutura semelhante ao centro de um alvo, que é chamada **sinapse imunológica** ou aglomerado de ativação supramolecular (SMAC; do inglês, *supramolecular activation cluster*). As moléculas da célula T que são mobilizadas para o centro da sinapse incluem o complexo TCR (TCR, CD3 e cadeias ζ), os correceptores CD4 ou CD8, os receptores de coestimuladores (como CD28), enzimas como a PKC-θ e proteínas adaptadoras que se associam às caudas citoplasmáticas dos receptores transmembrana. Nessa região da sinapse, chamada c-SMAC (para SMAC central), a distância entre as membranas plasmáticas da célula T e da APC é de cerca de 15 nm. As integrinas permanecem na periferia da sinapse, em que atuam para estabilizar a ligação da célula T à APC, formando a porção periférica da SMAC chamada p-SMAC. Nessa parte externa da sinapse, as duas membranas estão a cerca de 40 nm de distância. Muitas moléculas sinalizadoras encontradas nas sinapses estão inicialmente localizadas em regiões da membrana plasmática que têm um conteúdo de lipídios diferente do restante da membrana celular e são chamadas balsas lipídicas (*lipid rafts*) ou microdomínios ricos em glicolipídios. A sinalização do TCR e do receptor coestimulador é iniciada nessas balsas (*rafts*), e a sinalização inicia rearranjos do citoesqueleto que permitem que as balsas se aglutinem e formem a sinapse imunológica.

As sinapses imunológicas desempenham várias funções durante e após a ativação das células T:

- A sinapse forma um contato estável entre uma célula T antígeno-específica e uma APC exibindo aquele antígeno, e se torna o sítio para a montagem da maquinaria de sinalização da célula T, incluindo o complexo TCR, correceptores, receptores coestimuladores e adaptadores. Embora alguma transdução de sinal pelo TCR seja iniciada antes da formação da sinapse e, de fato, seja necessária à formação da mesma, a própria sinapse imunológica fornece uma interface única para a ativação do TCR. A ativação de células T precisa superar

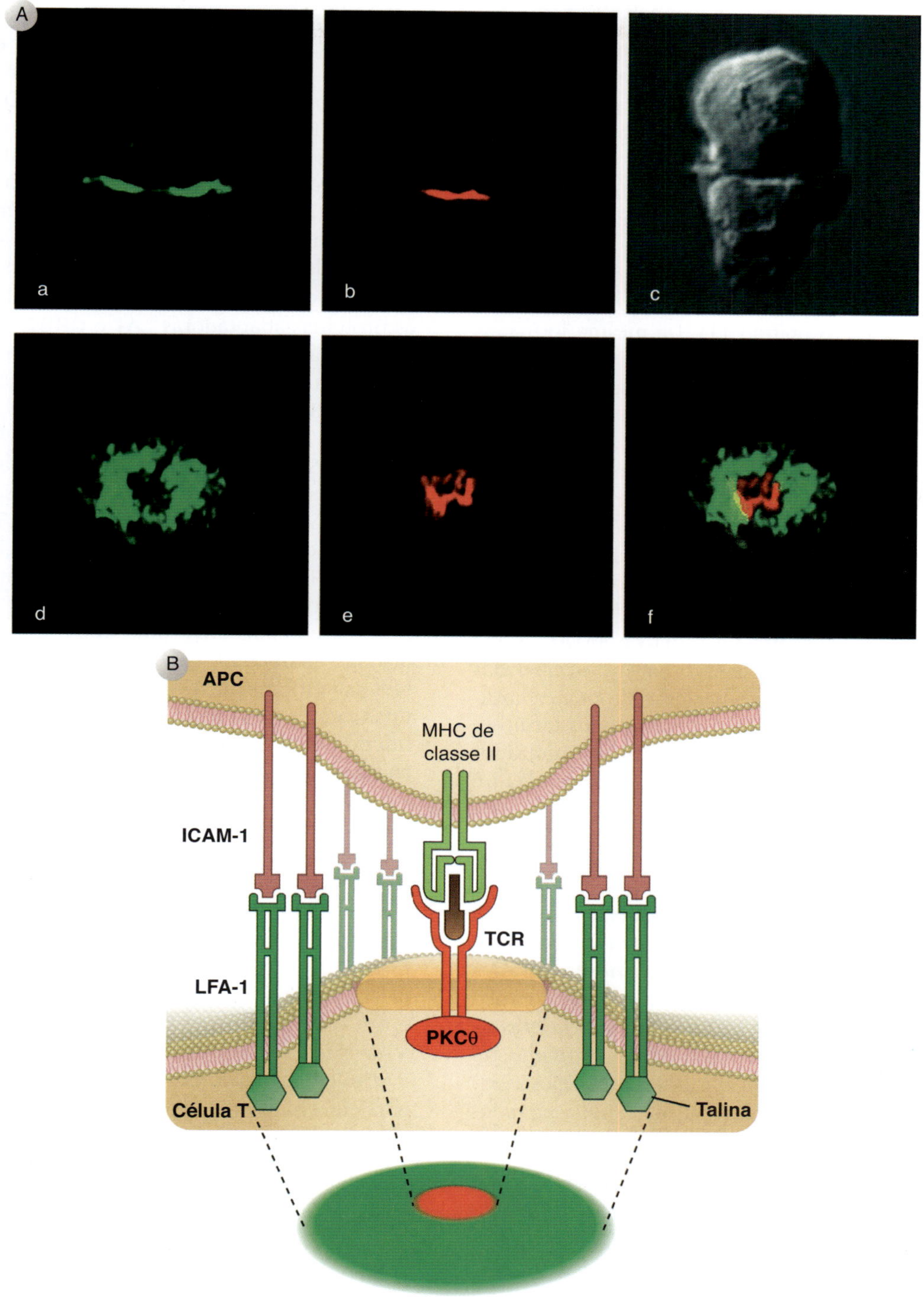


**Figura 7.13 A sinapse imunológica. A.** Esta figura mostra duas visões da sinapse imunológica em um conjugado de célula T-APC (mostrado como uma imagem de Nomarski no *painel c*). A talina, uma proteína que se associa à cauda citoplasmática da integrina LFA-1, foi revelada por um anticorpo marcado com um corante fluorescente verde, e a PKCθ, que se associa ao complexo TCR, foi visualizada por anticorpos conjugados a um corante fluorescente vermelho. Nos *painéis a e b,* uma seção óptica bidimensional do local de contato das células ao longo do eixo *x-y* é mostrada, revelando a localização central da PKCθ e a localização periférica da talina, ambas na célula T. Nos *painéis d a f,* uma visão tridimensional de toda a região de contato célula-célula ao longo do eixo *x-z* é apresentada. Note, novamente, a localização central da PKCq e o acúmulo periférico da talina. **B.** Visão esquemática da sinapse, mostrando a talina e a LFA-1 na p-SMAC (*verde*) e a PKCθ e o TCR na c-SMAC (*vermelho*). *APC,* célula apresentadora de antígeno; *ICAM-1,* molécula de adesão intracelular 1; *MHC,* complexo principal de histocompatibilidade; *TCR,* receptor de células T. (*A,* Reproduzida, com autorização, de Macmillan Publishers Ltda. de Monks CRF, Freiburg BA, Kupfer H, Sciaky N, Kupfer A. Three-dimensional segregation of supramolecular activation clusters in T cells. *Nature.* 1998; 395:82-86. Copyright 1998.)

os problemas de uma afinidade geralmente baixa dos TCRs aos ligantes peptídio-MHC e a presença de poucas moléculas do MHC exibindo qualquer peptídio em uma APC. A sinapse representa um sítio no qual o acoplamento repetido dos TCRs pode ser sustentado por esse pequeno número de complexos peptídio-MHC na APC, facilitando, assim, a sinalização prolongada e efetiva das células T

- A sinapse garante a transferência específica do conteúdo de grânulos secretórios e citocinas de uma célula T para as APCs ou para alvos que estão em contato com a célula T. Na sinapse, há transferência vetorial de grânulos secretórios contendo perforina e granzimas dos CTLs às células-alvo (ver Capítulo 11). Da mesma forma, as interações CD40L-CD40 são facilitadas pelo acúmulo dessas moléculas nas interfaces da sinapse imunológica, entre a célula T e a APC. Algumas citocinas são também secretadas de maneira direcionada para a fenda sináptica, a partir de onde são preferencialmente transferidas à célula que está exibindo o antígeno para o linfócito T. Isso garante que as citocinas atuem nas células portadoras antígenos estranhos (p. ex., microbianos), as quais são as células que precisam ser ativadas ou mortas para eliminar esses antígenos
- A sinapse, especialmente na região c-SMAC, pode ser também um importante sítio para o *turnover* das moléculas sinalizadoras, primariamente pela ubiquitinação e transferência para os endossomos tardios e lisossomos. Essa degradação de proteínas sinalizadoras contribui para o término da ativação de células T e é discutida mais adiante.

## Vias de sinalização da MAP quinase em linfócitos T

***As pequenas proteínas ligantes de nucleotídio guanina (proteínas G) ativadas pelo reconhecimento antigênico estimulam pelo menos três proteínas quinases ativadas por mitógeno (MAP; do inglês,* mitogen-activated protein*) diferentes que, por sua vez, ativam fatores de transcrição distintos.*** As proteínas G estão envolvidas em diversas respostas de ativação em diferentes tipos celulares. Dois importantes membros dessa família ativados *downstream* ao TCR são RAS e RAC. Cada um ativa um fator de transcrição diferente e, juntos, medeiam muitas respostas celulares das células T:

- A via de **RAS** é desencadeada em células T após a ligação do TCR, levando à ativação da quinase ativada por receptor extracelular (ERK; do inglês, *extracellular receptor-activated kinase*), um membro proeminente da família MAP quinase, e, eventualmente, à ativação de fatores de transcrição *downstream* (Figura 7.14). A RAS está fracamente ligada à membrana plasmática através de lipídios acoplados covalentemente. Na sua forma inativa, o sítio de ligação ao nucleotídio guanina de RAS é ocupado por difosfato de guanosina (GDP). Quando da ativação da célula, o GDP ligado é substituído pelo trifosfato de guanosina (GTP), RAS sofre uma alteração conformacional e pode então recrutar ou ativar várias enzimas celulares, das quais a mais importante é RAF. A ativação de RAS pela troca GDP/GTP é observada em resposta ao acoplamento de muitos tipos de receptores em várias populações celulares, incluindo o complexo TCR em células T. Proteínas RAS não mutadas são GTPases ativas que convertem o GTP ligado ao RAS em GDP, retornando assim o RAS ao seu estado normal e inativo. As proteínas RAS mutadas que são constitutivamente ativas (*i. e.*, assumem constantemente a conformação ligada a GTP, muitas vezes em decorrência da perda de atividade GTPase) contribuem para a transformação neoplásica de muitos tipos celulares.

  O mecanismo de ativação de RAS nas células T envolve as proteínas adaptadoras LAT e GRB2. Quando LAT é fosforilada por ZAP70 no local de agrupamento dos TCRs, ela serve como sítio de acoplamento para o domínio SH2 de GRB2. Uma vez ligado ao LAT, GRB2 recruta o fator de troca GDP/GTP na RAS, conhecido como SOS, para a membrana plasmática. O SOS catalisa a troca de GTP para GDP em RAS. Isso gera a forma ligada a GTP de RAS (escrito como RAS·GTP), a qual então desencadeia uma cascata de ativação de quinase. A RAS·GTP ativa diretamente uma quinase chamada RAF, a primeira quinase dessa cascata. A RAF então fosforila e depois ativa uma quinase de dupla especificidade chamada MEK1 que, por sua vez, fosforila a terceira quinase na cascata, chamada ERK, em resíduos treonina e tirosina espaçados de maneira próxima um do outro. A ERK é uma MAP quinase e a MEK1 é chamada quinase da MAP quinase (uma quinase que ativa uma MAP quinase). A ERK ativada transloca-se para o núcleo e fosforila uma proteína chamada ELK, e a ELK fosforilada estimula a transcrição de FOS, um componente do fator de transcrição da proteína de ativação 1 (AP1; do inglês, *activation protein 1*)
- Em paralelo à ativação de RAS através de recrutamento de GRB2 e SOS, os adaptadores fosforilados pelas quinases associadas ao TCR também recrutam e ativam uma proteína de troca GTP/GDP chamada **VAV** que atua em **RAC**, outra pequena proteína G. A RAC·GTP gerada inicia uma cascata de MAP quinase paralela, resultando na ativação de uma MAP quinase distinta, a quinase N-terminal c-JUN (JNK; do inglês, *c-Jun N-terminal kinase*). Às vezes, a JNK é chamada proteinoquinase ativada por estresse (SAP; do inglês, *stress-activated protein*), porque, em muitas células, ela é ativada por diversos estímulos nocivos. A JNK ativada então fosforila JUN, o segundo componente do fator de transcrição AP1. Um terceiro membro da família MAP quinase, além de ERK e JNK, é a p38, que também é ativada por RAC·GTP e, por sua vez, ativa vários fatores de transcrição. A RAC·GTP também induz a reorganização do citoesqueleto e pode desempenhar um papel no agrupamento dos complexos TCR, dos correceptores e de outras moléculas de sinalização na sinapse.

As atividades de ERK e JNK são eventualmente desligadas pela ação de proteínas tirosina/treonina fosfatases de dupla especificidade. Essas fosfatases são induzidas ou ativadas pelas próprias ERK e JNK, proporcionando um

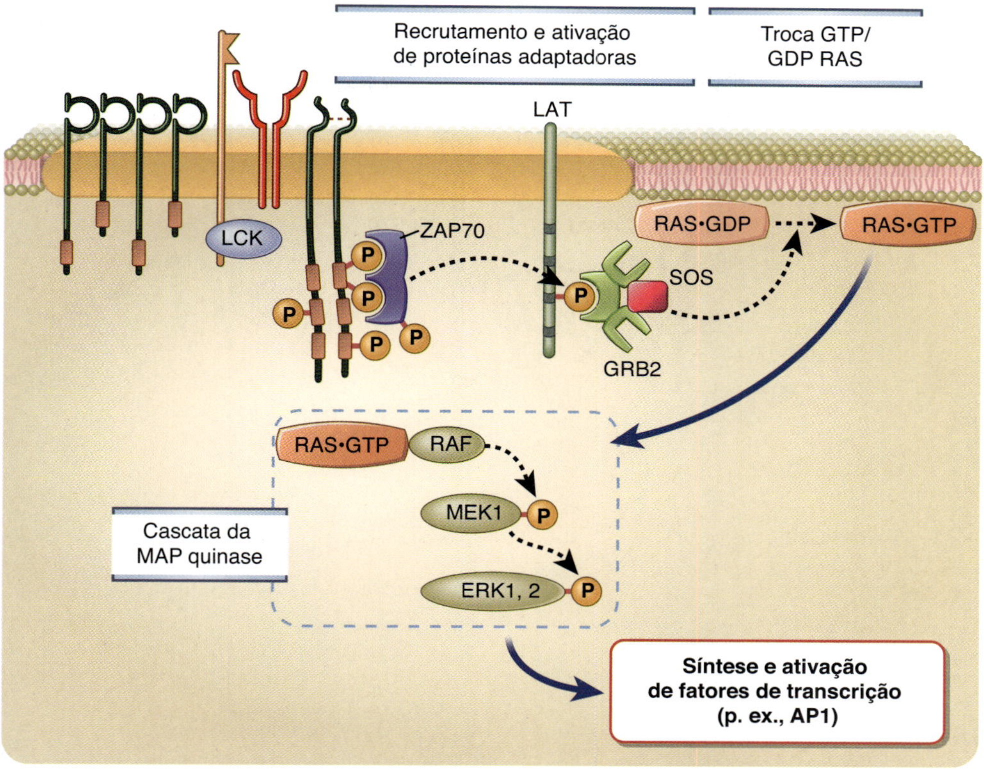


**Figura 7.14 Via RAS-MAP quinase na ativação de células T.** A ZAP70, ativada pelo reconhecimento do antígeno, fosforila proteínas adaptadoras associadas à membrana (como LAT) que então se ligam a outro adaptador, GRB2, o qual proporciona um sítio de ancoragem para o fator de troca GTP/GDP chamado SOS. O SOS converte a RAS·GDP para RAS·GTP. O RAS·GTP ativa uma cascata de enzimas, que culmina na ativação da MAP quinase ERK. Uma via paralela dependente de RAC gera outra MAP quinase ativa, a JNK (*não mostrada*). *AP1*, proteína de ativação 1; *GDP*, guanosina difosfato; *GTP*, guanosina trifosfato; *MAP*, proteinoquinase ativada por mitógeno.

mecanismo de *feedback* negativo para finalizar a ativação das células T.

## Vias de sinalização mediadas por cálcio e proteinoquinase C em linfócitos T

***A sinalização do TCR leva à ativação da isoforma γ1 da enzima fosfolipase C (PLCγ1), e os produtos da hidrólise dos lipídios de membrana mediada por PLCγ1 ativam eventos de sinalização adicionais que induzem fatores de transcrição específicos em células T*** (Figura 7.15). Logo após o disparo do TCR, os adaptadores LAT e SLP76 são fosforilados nos resíduos de tirosina por ZAP70 e formam um complexo no interior da membrana plasmática. Ao mesmo tempo, a PI3-quinase gera PIP3 no folheto interno da membrana plasmática e recruta a quinase da família TEC, ITK, e também PLCγ1 (ambas as enzimas têm domínios PH e podem, assim, se ligar a PIP3). Essas enzimas também contêm domínios SH2 que permitem que elas se liguem a resíduos de tirosina fosforilados específicos no complexo LAT/SLP76, e é aqui que a ITK fosforila e ativa o PLCγ1. A PLCγ1 ativada catalisa a hidrólise do fosfolipídio da membrana plasmática fosfatidilinositol 4,5-bifosfato (PIP2), gerando dois produtos de degradação: o açúcar solúvel inositol 1,4,5-trifosfato (IP3) e o diacilglicerol (DAG) ligado à membrana. O IP3 e o DAG então ativam duas vias de sinalização *downstream* distintas em células T.

***O IP3 produz um rápido aumento de cálcio citosólico livre após a ativação das células T.*** O IP3 se difunde através do citosol para o retículo endoplasmático (RE) liso, no qual se liga ao seu receptor, um canal de cálcio regulado por ligante, e estimula a liberação das reservas de cálcio sequestrado pela membrana. Como resultado, dentro de minutos, a concentração do íon cálcio citosólico livre aumenta a partir de um nível de repouso de cerca de 100 nM a um pico de 600 a 1.000 nM. A depleção de cálcio do RE é detectada pela STIM1, uma proteína de membrana do RE, que então ativa um canal iônico da membrana plasmática chamado canal ativado pela liberação de cálcio (CRAC; do inglês, *calcium release-activated channel*). Porções da membrana do RE na célula estão frequentemente muito próximas da membrana plasmática, e essa proximidade facilita a interação entre STIM1 e o canal CRAC. A ativação do CRAC resulta em um influxo de cálcio extracelular, que mantém os níveis citosólicos em cerca de 300 a 400 nM por mais de 1 hora. Um componente-chave do canal CRAC é a proteína ORAI; mutações no gene que codifica essa proteína são a causa de uma rara doença de imunodeficiência humana. O cálcio citosólico livre atua como uma molécula sinalizadora pela ligação à calmodulina, uma proteína reguladora ubíqua dependente de cálcio. Os complexos cálcio-calmodulina ativam várias enzimas, incluindo a calcineurina, uma serina/treonina fosfatase proteica que

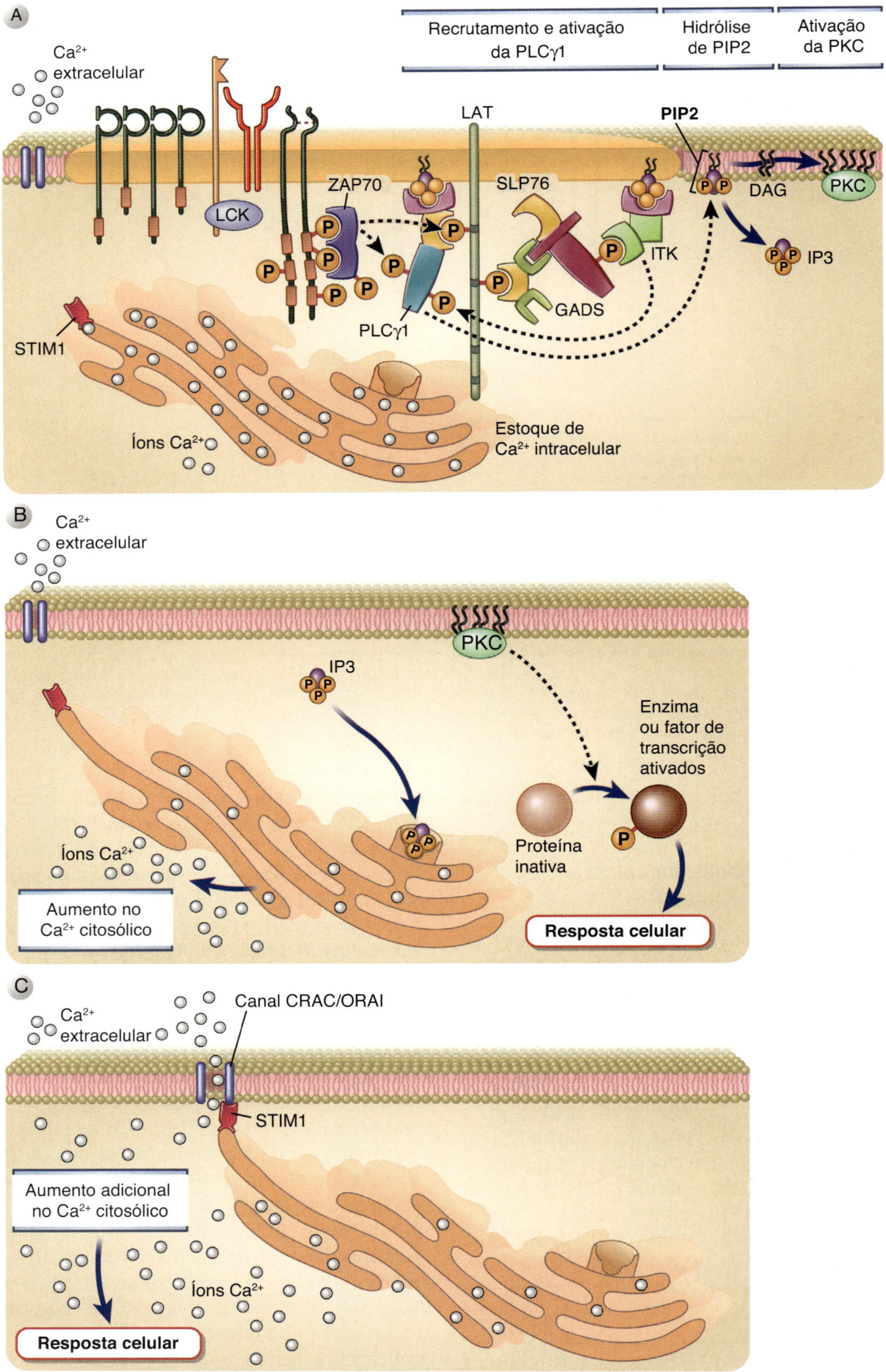


**Figura 7.15 Sinalização de células T *downstream* a PLCγ1. A.** A proteína adaptadora LAT, que é fosforilada na ativação da célula T, se liga à enzima PLCγ1 citosólica, que é fosforilada pela ITK e ativada. A PLCγ1 ativa hidrolisa o PIP2 de membrana para gerar IP3, que estimula um aumento do cálcio citosólico, e DAG, que ativa a enzima PKC. **B.** IP3 causa depleção de cálcio do retículo endoplasmático, que é detectado por STIM1. A PKC induz numerosas respostas celulares. **C.** STIM1 induz a abertura do canal CRAC, que facilita a entrada de cálcio extracelular para o citosol. ORAI é um componente do canal CRAC. O aumento do cálcio citosólico, em conjunto com a PKC, ativa diversos fatores de transcrição, levando a respostas celulares. *CRAC,* canal ativado pela liberação de cálcio; *DAG,* diacilglicerol; *IP3,* inositol 1,4,5-trifosfato; *PIP2,* fosfatidilinositol bifosfato; *PKC,* proteinoquinase C; *PLCγ1,* fosfolipase Cγ1.

é importante para a ativação de fatores de transcrição, como discutido adiante.

***DAG, o segundo produto de degradação de PIP2, é um lipídio ligado à membrana que ativa a enzima proteinoquinase C (PKC).*** Existem várias isoformas de PKC que participam da geração de fatores de transcrição ativos, discutidos adiante. A combinação de níveis elevados de cálcio citosólico livre e de DAG induz uma mudança conformacional em determinadas isoformas de PKC que torna o sítio catalítico acessível aos seus substratos. Numerosas proteínas *downstream* são fosforiladas pela PKC. A isoforma PKCθ se localiza na sinapse imunológica e está envolvida na ativação e translocação para o núcleo do fator de transcrição nuclear κB (NF-κB; do inglês, *nuclear factor κB*). As vias de ativação do NF-κB são discutidas adiante neste capítulo.

Até agora, descrevemos várias vias de transdução de sinal iniciadas pela ligação do ligante ao TCR que resulta na ativação de tipos diferentes de enzimas: as vias das proteínas G-MAP quinase levam à ativação de quinases, como ERK e JNK; uma via de PLCγ1 dependente de cálcio leva à ativação da fosfatase calcineurina; e uma via dependente de DAG leva à ativação da PKC. Cada uma dessas vias contribui para a expressão de genes que codificam as proteínas necessárias para a expansão clonal, diferenciação e funções efetoras das células T. Na próxima seção, descreveremos os mecanismos pelos quais essas diferentes vias de sinalização estimulam a transcrição de vários genes em células T.

## Ativação de fatores de transcrição que regulam a expressão gênica das células T

***As enzimas geradas pela sinalização do TCR ativam fatores de transcrição que se ligam às regiões reguladoras de numerosos genes em células T e, desse modo, aumentam a transcrição desses genes*** (Figura 7.16). Muito do nosso entendimento acerca da regulação transcricional de genes em células T se baseia nas análises de expressão de genes de citocinas. A regulação transcricional da maioria dos genes de citocinas em células T é controlada pela ligação de fatores de transcrição a sequências nucleotídicas nas regiões promotoras e amplificadoras desses genes. Por exemplo, o promotor localizado a 5′ dos éxons codificadores do gene da interleucina-2 (*IL2*) contém um segmento de aproximadamente 300 pares de bases, o qual tem sítios de ligação para vários fatores de transcrição diferentes. Todos esses sítios devem estar ocupados pelos fatores de transcrição para a máxima expressão do gene *IL2*. Diferentes fatores de transcrição são ativados por vias de transdução de sinal citoplasmáticas distintas, e o requerimento de múltiplos fatores de transcrição explica a necessidade de ativar muitas vias de sinalização após o reconhecimento antigênico. Os mesmos princípios são verdadeiros para a expressão induzida de muitos outros genes em células T, incluindo os que codificam receptores de citocinas e moléculas efetoras, embora diferentes genes possam ser responsivos a diferentes combinações de fatores de transcrição.

Três fatores de transcrição ativados em células T pelo reconhecimento antigênico e que parecem ser cruciais para a maioria das respostas de células T são o fator nuclear de células T ativadas (NFAT; do inglês, *nuclear factor of activated T cells*), o AP1 e o NF-κB.

- O **NFAT** é um fator de transcrição necessário para a expressão dos genes que codificam IL-2, IL-4, TNF e outras citocinas. O NFAT está presente em uma forma inativa, serina-fosforilada, no citoplasma de linfócitos T em repouso. Ele é ativado pela fosfatase cálcio-calmodulina-dependente, **calcineurina**. A calcineurina desfosforila o NFAT citoplasmático, revelando, desse modo, um sinal de localização nuclear que permite a translocação do NFAT para o núcleo. Uma vez no núcleo, o NFAT se liga às regiões reguladoras do gene de *IL2* e de outros genes, geralmente em associação a outros fatores de transcrição, como AP1. O mecanismo de ativação do NFAT foi descoberto indiretamente por meio de estudos sobre o mecanismo de ação do fármaco imunossupressor ciclosporina. Esse fármaco e o composto funcionalmente similar tacrolimo (FK506) são produtos naturais de fungos usados como agentes terapêuticos para o tratamento de rejeição ao transplante (ver Capítulo 17). Eles funcionam principalmente através do bloqueio da transcrição de genes de citocinas nas células T. A ciclosporina se liga a uma proteína citosólica chamada ciclofilina, enquanto o tacrolimo se liga a uma proteína chamada proteína de ligação a FK506 (FKBP; do inglês, *FK-506-binding protein*). Os complexos ciclosporina-ciclofilina e tacrolimo-FKBP se ligam e inibem a calcineurina (por isso que essas drogas são chamadas inibidores de calcineurina) e, desse modo, bloqueiam a translocação de NFAT para o núcleo
- O **AP1** é um fator de transcrição encontrado em muitos tipos celulares; é especificamente ativado em linfócitos T por sinais mediados pelo TCR. AP1 é, na verdade, o nome para uma família de fatores de ligação ao DNA composta por dímeros de duas proteínas que se ligam umas às outras por meio de um motivo estrutural compartilhado chamado "zíper" de leucina. O fator AP1 mais bem caracterizado é composto pelas proteínas FOS e JUN. Como discutido anteriormente, a formação de AP1 ativo tipicamente envolve a síntese da proteína FOS e a fosforilação da proteína JUN preexistente, ambas estimuladas por MAP quinases, que são ativadas por sinais induzidos pelo TCR. O AP1 se associa fisicamente a outros fatores de transcrição no núcleo e funciona melhor em combinação com o NFAT. Assim, a ativação de AP1 representa um ponto de convergência de várias vias de sinalização iniciadas pelo TCR
- O termo **NF-κB** refere-se a um grupo de fatores de transcrição proximamente relacionados que são ativados em resposta aos sinais do TCR e são essenciais para a síntese de citocinas. As proteínas NF-κB são homodímeros ou heterodímeros de proteínas homólogas a c-REL, e são importantes na transcrição de muitos genes em diversos tipos celulares. A via do NF-κB é importante não apenas para a ativação do linfócito mediada pelo receptor antigênico, mas também para as respostas de sinalização pelos receptores de

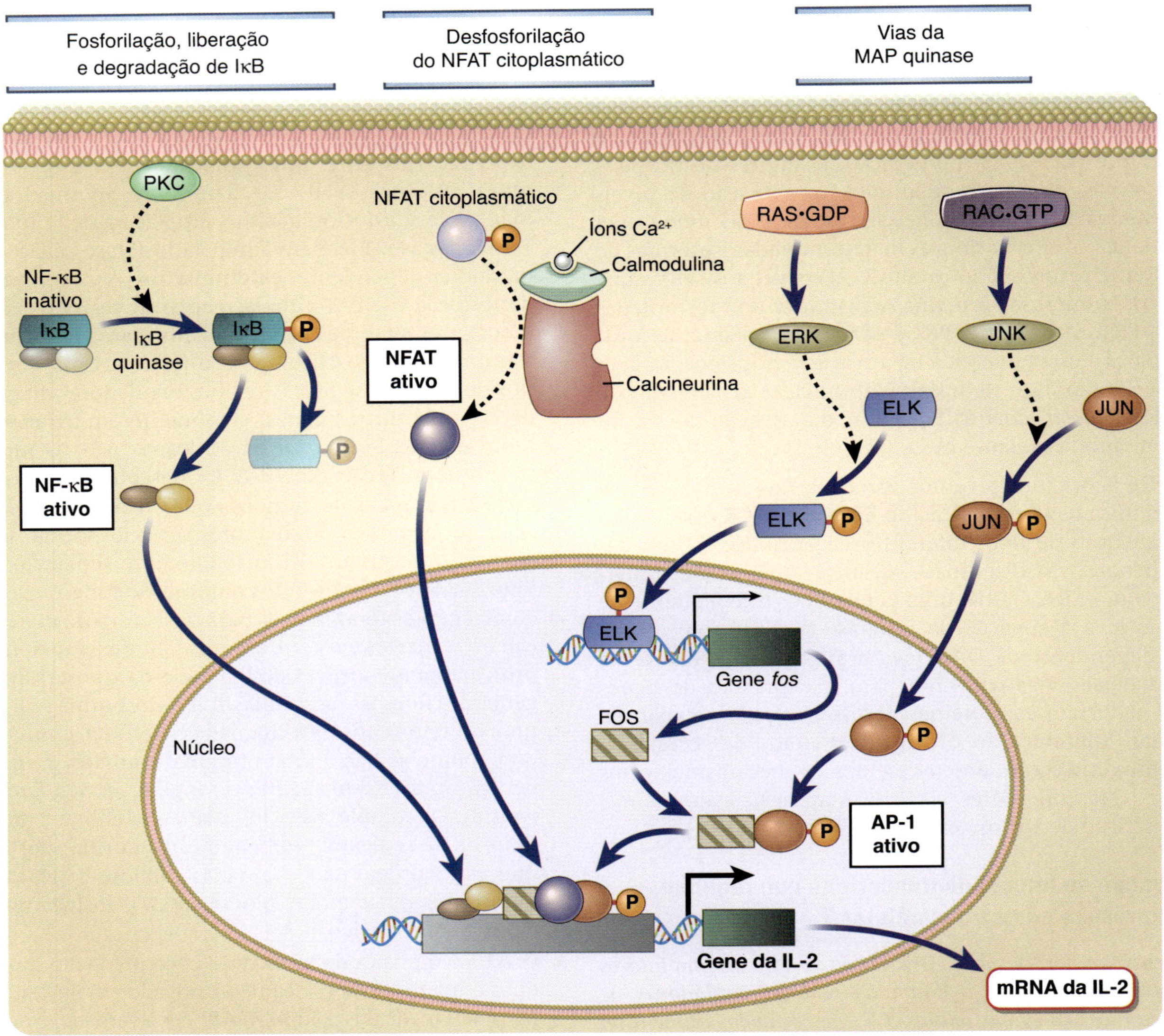


**Figura 7.16 Ativação de fatores de transcrição nas células T.** Múltiplas vias de sinalização convergem nas células T antígeno-estimuladas para gerar fatores de transcrição que estimulam a expressão de vários genes (neste caso, o gene *IL2*). A via de cálcio-calmodulina ativa o NFAT, e as vias RAS e RAC geram os dois componentes de AP1. Pouco é conhecido sobre a relação entre os sinais do TCR e a ativação de NF-κB. (O NF-κB é mostrado como um complexo de duas subunidades, que nas células T são tipicamente as proteínas p50 e p65, nomeadas pelos seus tamanhos moleculares em quilodáltons.) A PKC é importante na ativação de células T, e a isoforma PKCθ é particularmente importante na ativação do NF-κB. Esses fatores de transcrição atuam coordenadamente para regular a expressão gênica. Note, também, que as várias vias de sinalização são mostradas como ativadoras de fatores de transcrição únicos, mas pode haver uma sobreposição considerável, e cada via pode desempenhar um papel na ativação de múltiplos fatores de transcrição. *AP1*, proteína de ativação 1; *GDP*, guanosina difosfato; *GTP*, guanosina trifosfato; *IL-2*, interleucina-2; *NFAT*, fator nuclear de células T ativadas; *PKC*, proteinoquinase C; *TCR*, receptor de células T.

reconhecimento de padrão inato, como os receptores do tipo *Toll* (TLRs; do inglês, *Toll-like receptors*) e os receptores de citocinas, discutidos em detalhes ao final deste capítulo.

As conexões entre diferentes proteínas de sinalização, ativação de fatores de transcrição e as respostas funcionais de células T são, muitas vezes, difíceis de estabelecer, porque existem interações complexas e não totalmente compreendidas entre as vias de sinalização. Além disso, por questão de simplificação, frequentemente discutimos a sinalização como um conjunto de vias lineares, mas sabemos que isso não reflete a realidade mais complexa e interconectada. Finalmente, temos nos concentrado em vias selecionadas para ilustrar como o reconhecimento antigênico pode levar a alterações bioquímicas, mas é evidente que muitas outras moléculas de sinalização também estão envolvidas na ativação de linfócitos induzida pelos antígenos.

Um mecanismo adicional pelo qual a ativação da célula T é regulada envolve os **microRNAs (miRNAs)**, os quais são responsáveis pela inibição pós-transcricional da expressão gênica. Os miRNAs são pequenos RNAs não codificantes transcritos a partir do DNA, mas não traduzidos em proteínas. Eles são inicialmente gerados no núcleo como transcritos primários mais longos que são processados por uma endorribonuclease chamada *Drosha* em pré-miRNAs mais curtos, cuja estrutura é em forma de haste e alça (*stem loop*), e que podem ser exportados para o citosol. No citosol, os pré-miRNAs são processados por outra endorribonuclease chamada *Dicer* em miRNAs curtos de dupla-fita, com 21 a 22 pares de bases de comprimento, que se associam a diversas proteínas, incluindo Argonauta, para formar complexos conhecidos como complexos de silenciamento induzidos por RNA (RISC; do inglês, *RNA-induced silencing complexes*). Uma fita do MiRNA pode parear com uma sequência complementar de uma série de RNAs mensageiros (mRNAs) celulares. Se a sequência de 6 a 8 pares de base do miRNA que reconhece mRNAs for perfeitamente complementar ao mRNA, este pode ser direcionado para degradação; mas, se a complementariedade for imperfeita, a tradução do mRNA é inibida. Em ambos os casos, o resultado é uma redução na abundância de proteínas codificadas pelos genes-alvo dos miRNAs. Em células T, a expressão da maioria dos miRNAs está globalmente reduzida após a ativação. Além disso, a proteína Argonauta é ubiquitinada e degradada, comprometendo ainda mais a função do miRNA e aumentando a expressão de um grande número de proteínas necessárias para a progressão do ciclo celular *downstream* à ativação das células T.

## Modulação da sinalização da célula T por tirosina fosfatases proteicas

***As tirosina fosfatases removem porções de fosfato dos resíduos de tirosina em proteínas e geralmente inibem a sinalização do TCR.*** Duas tirosina fosfatases com papel inibidor importante nos linfócitos e outras células hematopoéticas são as chamadas SHP1 e SHP2 (para fosfatases 1 e 2 contendo domínios SH2). As fosfatases inibidoras são tipicamente recrutadas para os ITIMs nas caudas citoplasmáticas de receptores inibidores que são fosforilados pelas tirosinoquinases induzidas durante a ativação dos linfócitos. Essas fosfatases inibem a transdução de sinal por meio da remoção das porções fosfato nos resíduos de tirosina em moléculas-chave da sinalização e, assim, antagonizam funcionalmente as tirosinoquinases. Outra fosfatase inibidora chamada SHIP (inositol fosfatase contendo domínio SH2) não age em fosfoproteínas, mas é específica para um fosfolipídio inositol. Assim como SHP1 e SHP2, SHIP se liga a sequências ITIM fosforiladas em receptores inibidores específicos. A SHIP remove um grupo fosfato do PIP3 no folheto interno da membrana plasmática, antagonizando assim a sinalização de PI3-quinase.

Embora a maioria das fosfatases atenue a sinalização de linfócitos, uma tirosina fosfatase, CD45, facilita a ativação dessas células. A proteína CD45 é uma tirosina fosfatase receptora expressa em todas as células hematopoéticas. É uma proteína integral de membrana cuja cauda citoplasmática contém domínios da tirosina fosfatase proteica em tandem. A CD45 desfosforila resíduos inibidores de tirosina em quinases da família SRC (incluindo LCK e FYN nas células T) e, assim, contribui para a geração de quinases ativas.

## Sinalização de receptores coestimuladores nas células T

***Os sinais coestimuladores são gerados por receptores que reconhecem ligantes nas APCs e cooperam com sinais do TCR para promover a ativação das células T.*** A hipótese de dois sinais para a ativação das células T foi introduzida nos Capítulos 1 e 4. No jargão imunológico, a resposta pelo TCR ao MHC e peptídio em uma APC é referida como sinal 1. As células T são completamente ativadas somente quando um peptídio estranho ligado a uma molécula do MHC é reconhecido no contexto da ativação do sistema imune inato por um patógeno ou alguma outra causa de inflamação. Os ligantes coestimuladores representam os sinais de perigo (ou sinal 2) induzidos nas APCs pelos microrganismos. Assim, o reconhecimento de antígenos estranhos deve estar combinado com uma percepção de perigo para que ocorra a ativação ótima das células T.

### *Família CD28 de receptores coestimuladores*

***Os coestimuladores mais bem definidos para os linfócitos T são um par de proteínas relacionadas, chamadas B7-1 (CD80) e B7-2 (CD86), expressas em células dendríticas (DCs) ativadas e outras APCs, as quais se ligam ao receptor CD28 nas células T.*** A molécula **CD28** é o principal receptor coestimulador para liberação de segundos sinais ativadores de células T. Os papéis biológicos das proteínas das famílias B7 e CD28 são discutidos no Capítulo 9. Outro receptor de ativação da família de CD28 é uma molécula chamada coestimulador induzível (ICOS; do inglês, *inducible costimulator*), o qual desempenha importante papel no desenvolvimento de células T auxiliares foliculares e será discutido no Capítulo 12.

### *Família de receptores coestimuladores CD2/SLAM*

Outras proteínas não membros da família CD28 também contribuem para a ativação e diferenciação de células T. A família CD2 consiste em proteínas homólogas que desempenham papel na ativação de células T e células NK. Em células T humanas, o CD2 atua tanto como molécula de adesão intercelular quanto como transdutor de sinal.

Um subgrupo distinto de proteínas da família de CD2 é conhecido como família **SLAM** (do inglês, *signaling lymphocytic activation molecule*). A SLAM, como todos os membros da família CD2, é uma proteína integral de membrana que contém dois domínios Ig extracelulares e uma cauda citoplasmática longa. A cauda citoplasmática de SLAM, mas não a de CD2, contém um motivo de troca (ITSM) distinto dos motivos ITAM e ITIM encontrados em outros receptores ativadores e inibidores.

Os domínios extracelulares Ig de SLAM estão envolvidos em interações homofílicas. A SLAM em uma célula T pode interagir com a SLAM em uma DC e, como resultado, a cauda citoplasmática da SLAM pode liberar sinais dirigidos às células T. O motivo ITSM se liga à proteína associada a SLAM (SAP; do inglês,

*SLAM-associated protein*), e esta forma uma ponte entre SLAM e FYN (uma quinase da família SRC que também está fisicamente ligada às proteínas CD3 em células T). A SLAM e outros membros da família SLAM atuam como receptores de coestimulação das células T, células NK e algumas células B. Como discutiremos no Capítulo 21, mutações no gene *SH2D1A* que codifica a SAP são a causa de uma doença chamada **síndrome linfoproliferativa ligada ao X** (**XLP**; do inglês, *X-linked lymphoproliferative syndrome*).

Um importante membro da família SLAM em células NK, células T CD8+ e células T γδ é chamado **2B4**. Assim como na SLAM, a cauda citoplasmática de 2B4 contém ITSMs, liga-se à proteína adaptadora SAP e induz a ativação de sinais recrutando FYN. Uma sinalização defeituosa de 2B4 contribui para o déficit imunológico em pacientes com a síndrome linfoproliferativa ligada ao X (ver Capítulo 21).

### Alterações metabólicas durante a ativação das células T

Quando são ativadas, as células precisam amplificar sua atividade metabólica para lidar com as demandas aumentadas da resposta celular. No sistema imune, esse fenômeno tem sido mais bem estudado em células T. Após a ativação por antígenos e coestimuladores, as células T aumentam o transporte de glicose e transferem sua produção de energia da fosforilação oxidativa mitocondrial para a glicólise, mesmo na presença abundante de oxigênio, em um fenômeno conhecido como glicólise aeróbica ou efeito de Warburg (Figura 7.17). Isso foi descrito pela primeira vez em células tumorais, mas é agora reconhecido como um importante mecanismo utilizado por muitas células em proliferação. Embora a glicólise produza menos ATP (a molécula que as células usam para armazenar e gerar energia) que a fosforilação oxidativa, a glicólise não usa outros substratos além da glicose, como aminoácidos e lipídios, e assim preserva os blocos de construção essenciais necessários para a síntese de novas macromoléculas e para a divisão celular. A glicólise aeróbica em linfócitos pode ser importante não somente para a proliferação celular, mas também para a diferenciação de células T em células efetoras e para a produção de citocinas efetoras.

## COMPLEXO RECEPTOR ANTIGÊNICO DOS LINFÓCITOS B

***O receptor antigênico dos linfócitos B é uma forma transmembrana de uma molécula de anticorpo associada a duas cadeias de sinalização.*** Descrevemos a estrutura dos anticorpos em detalhes no Capítulo 5. Aqui vamos nos concentrar em algumas características proeminentes das formas de membrana de Ig e suas proteínas associadas, e discutir como elas emitem sinais para as células B. Uma vez que as vias de sinalização são muito parecidas com aquelas mostradas para as células T, serão resumidas sem grande

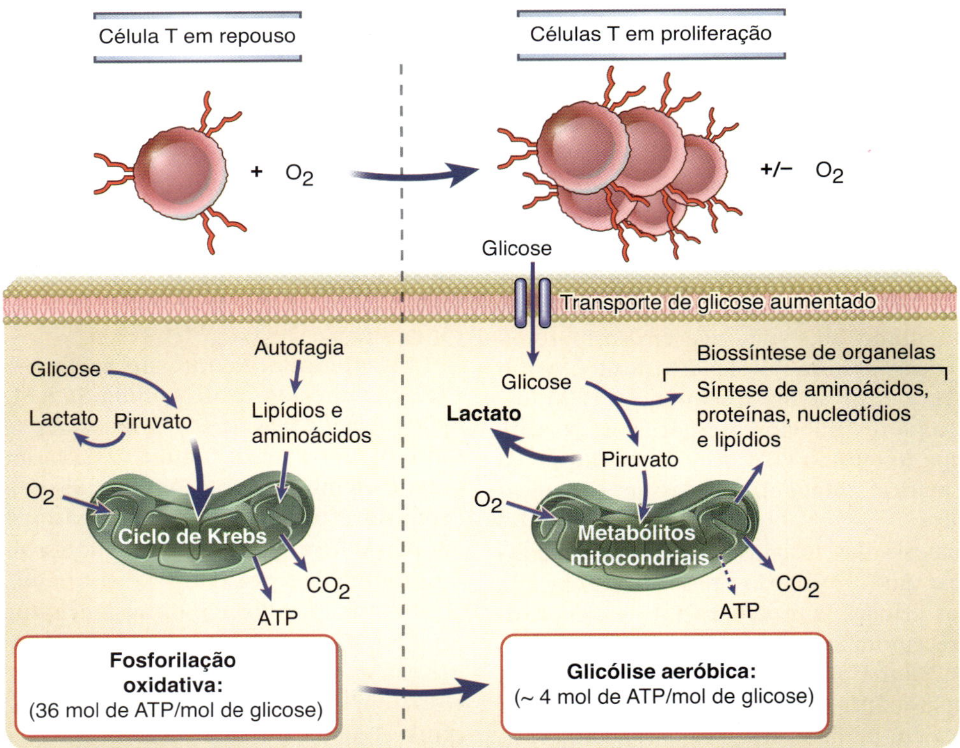


**Figura 7.17 Alterações metabólicas durante a ativação das células T.** Nas células T em repouso, a principal via de geração de energia é a fosforilação oxidativa mitocondrial. Após a ativação, há uma mudança para a glicólise aeróbica, a qual gera menos energia, mas preserva e produz os blocos de construção para a biossíntese das organelas celulares, necessárias para a proliferação celular e respostas funcionais. *ATP*, adenosina trifosfato.

detalhamento. Como observado anteriormente, existem tanto semelhanças quanto diferenças significativas entre os receptores antigênicos das células B e T (ver Tabela 7.1).

## Estrutura do receptor antigênico das células B

As IgM e IgD de membrana, que são os receptores antigênicos da célula B *naive*, contêm caudas citoplasmáticas curtas que consistem em apenas três aminoácidos (lisina, valina e lisina). Essas caudas são muito pequenas para transduzir os sinais gerados após o reconhecimento do antígeno. Os sinais mediados por Ig são liberados por duas outras moléculas chamadas Igα e Igβ, que estão unidas uma à outra por ligações dissulfeto e são expressas em células B associadas de forma não covalente à Ig de membrana (Figura 7.18). Nas células B, essas proteínas exercem funções semelhantes àquelas das proteínas CD3 e ζ na sinalização do TCR. Elas contêm ITAMs em suas caudas citoplasmáticas, são necessárias para o transporte de moléculas de Ig de membrana para a superfície celular e, juntamente com a Ig de membrana, formam o **complexo BCR**. As caudas de Igα e Igβ estão fisicamente associadas às tirosinoquinases da família SRC, incluindo LYN, FYN e BLK. Os complexos BCR nas células B que sofreram troca de classe, incluindo células B de memória, contêm Igs de membrana que podem ser da classe IgG, IgA ou IgE (ver Capítulo 12). Moléculas de IgG e IgE de membrana têm caudas citoplasmáticas mais longas que contêm uma sequência conservada aspartato (ou glutamato)-tirosina-arginina-metionina chamada motivo de tirosina da cauda de Ig (ITT; do inglês, *Ig tail tyrosine*) que é semelhante em sequência (e função) a um motivo de sinalização da cauda citoplasmática do receptor coestimulador CD28 em células T.

## Iniciação do sinal pelo receptor de células B

***A iniciação do sinal por antígenos ocorre pela ligação cruzada ao BCR.*** A ligação cruzada da IgM e da IgD de membrana por antígenos multivalentes aproxima moléculas da família de quinases SRC associada à Igα e à Igβ, como LYN, umas às outras. A interação física subsequente das moléculas de quinases ativa essas enzimas, permitindo-lhes fosforilar os resíduos de tirosina nos ITAMs de Igα e Igβ. A fosforilação dos resíduos de tirosina dos ITAMs dispara todos os eventos de sinalização *downstream* ao BCR (Figura 7.19). Os receptores Ig ligados cruzadamente entram nas balsas lipídicas, em que muitas proteínas adaptadoras e moléculas de sinalização estão concentradas, em conjunto com tirosinoquinases da família SRC, como LYN, FYN e BLB. Os resíduos de tirosina fosforilados nos ITAMs de Igα e Igβ formam sítios de ancoragem para os domínios SH2 em tandem da tirosinoquinase SYK. A SYK é homóloga à ZAP70 e tem funções semelhantes nas

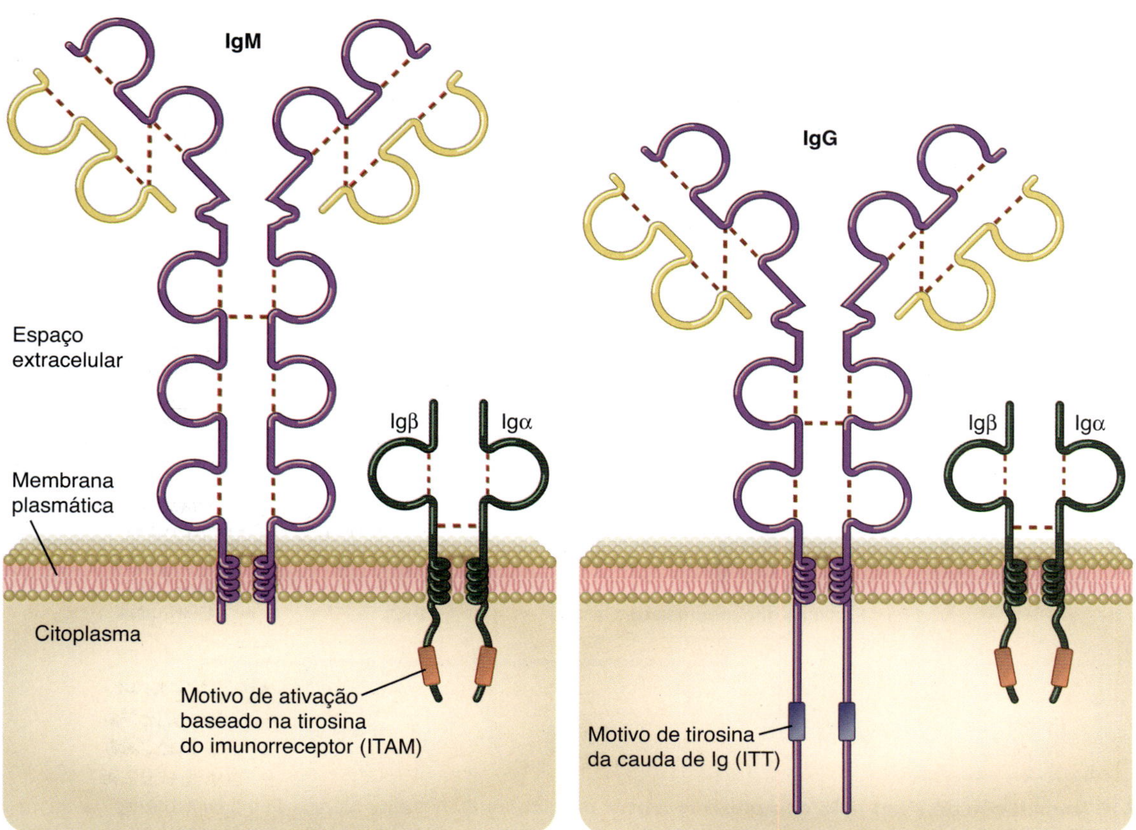


**Figura 7.18 Complexo receptor antigênico das células B.** Como visto no *painel à esquerda*, a imunoglobulina de membrana (*IgM* e *IgD*) na superfície das células B maduras está associada às moléculas invariantes de *Igβ* e *Igα*, que contêm ITAMs em suas caudas citoplasmáticas que medeiam as funções de sinalização. No *painel à direita*, a cauda citoplasmática da IgG de membrana (e o mesmo vale para a IgE de membrana) com um motivo contendo tirosina chamado motivo de tirosina da cauda de Ig (ITT) que ajuda a amplificar a sinalização do receptor de células B em células B de memória.

células B àquelas da ZAP70 nas células T. A SYK é ativada quando se associa às tirosinas fosforiladas dos ITAMs e pode ela própria ser fosforilada em resíduos de tirosina específicos por quinases da família SRC associadas ao BCR, levando a uma maior ativação. Ambas, as quinases da família SRC e SYK, contribuem para a ativação de BTK, uma importante tirosinoquinase em células B. Se o antígeno é monovalente e incapaz de realizar ligações cruzadas com múltiplas moléculas de Ig, alguma sinalização pode ocorrer mesmo assim, mas a ativação adicional pelas células T auxiliares pode ser necessária para ativar completamente as células B, como discutido no Capítulo 12.

## Papel do receptor do complemento CR2/CD21 como correceptor de células B

***A ativação das células B é intensificada por sinais fornecidos por proteínas do complemento e pelo complexo correceptor CD21, os quais conectam a imunidade inata à resposta imune humoral adaptativa*** (Figura 7.20). Superfícies microbianas e polissacarídios liberados podem ativar o sistema complemento pelas vias alternativa e da lectina durante respostas imunes inatas, na ausência de anticorpos (ver Capítulos 4 e 13). Proteínas e outros antígenos que não ativam o complemento diretamente podem estar ligados a anticorpos preexistentes ou a anticorpos produzidos no início da resposta, e esses complexos antígenoanticorpo podem ativar o complemento pela via clássica. Lembre-se de que a ativação do complemento resulta na clivagem proteolítica das proteínas do complemento. O componente-chave do sistema é uma proteína chamada C3, e a sua clivagem resulta na produção de uma molécula chamada C3b que se liga covalentemente ao microrganismo ou ao complexo antígeno-anticorpo. O C3b pode então ser adicionalmente degradado a um fragmento chamado C3d,

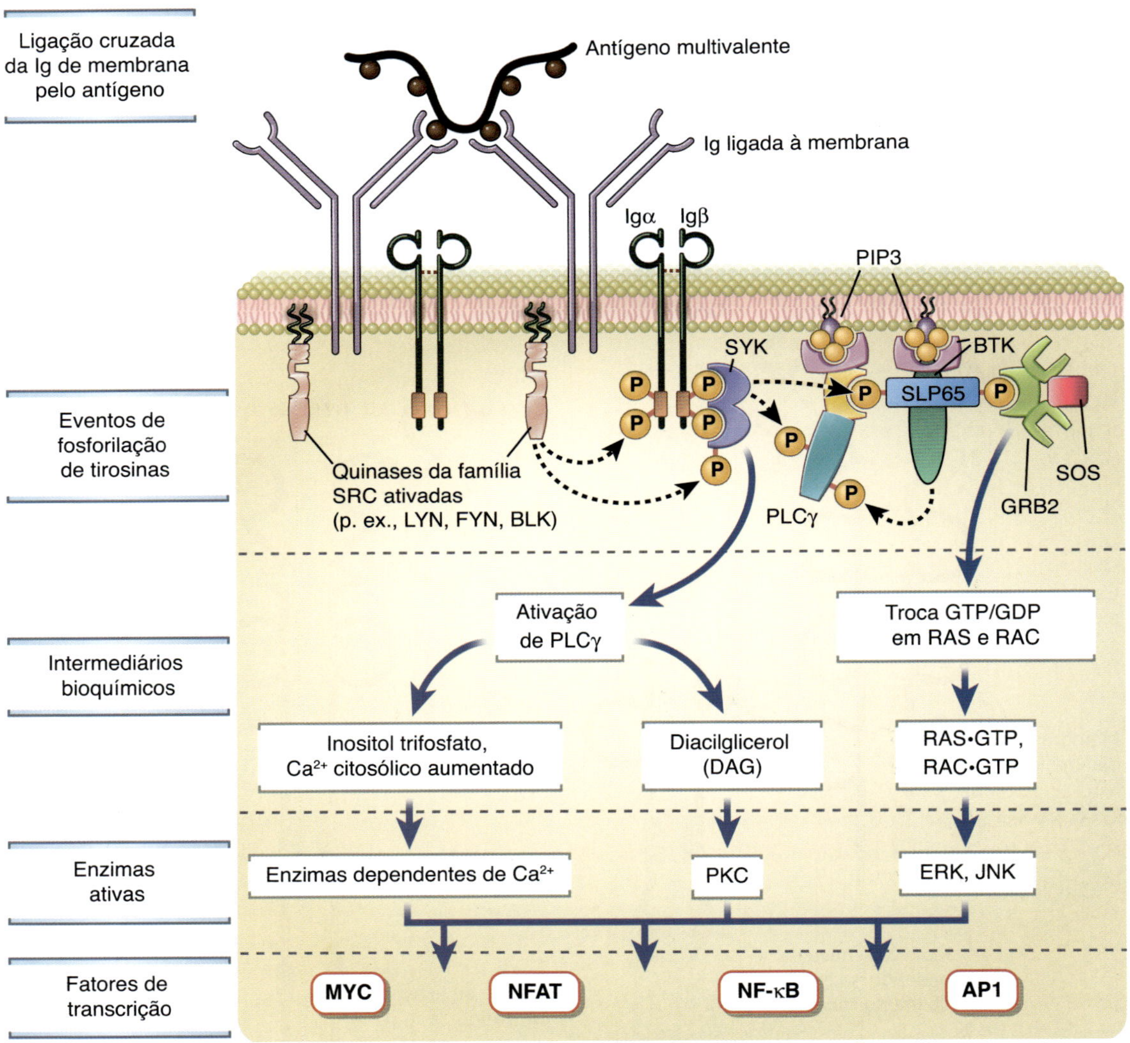


**Figura 7.19 Transdução de sinal pelo complexo receptor de células B.** A ligação cruzada de imunoglobulinas (*Ig*) de membrana induzida pelo antígeno em células B leva ao agrupamento e à ativação de tirosinoquinases da família SRC e à fosforilação da tirosina dos ITAMs nas caudas citoplasmáticas das moléculas de Igα e Igβ. Isso resulta na ancoragem de SYK e eventos subsequentes de fosforilação da tirosina, como apresentado. Várias cascatas de sinalização acompanham esses eventos, como mostrado, levando à ativação de vários fatores de transcrição. Essas vias de transdução de sinal são semelhantes àquelas descritas nas células T. *AP1*, proteína de ativação 1; *GDP*, guanosina difosfato; *GTP*, guanosina trifosfato; *ITAM*, motivo de ativação baseado na tirosina do imunorreceptor; *NFAT*, fator nuclear de células T ativadas; *NF-κB*, fator nuclear κB; *PLCγ1*, fosfolipase Cγ1; *PIP3*, fosfatidilinositol trifosfato; *PKC*, proteinoquinase C.

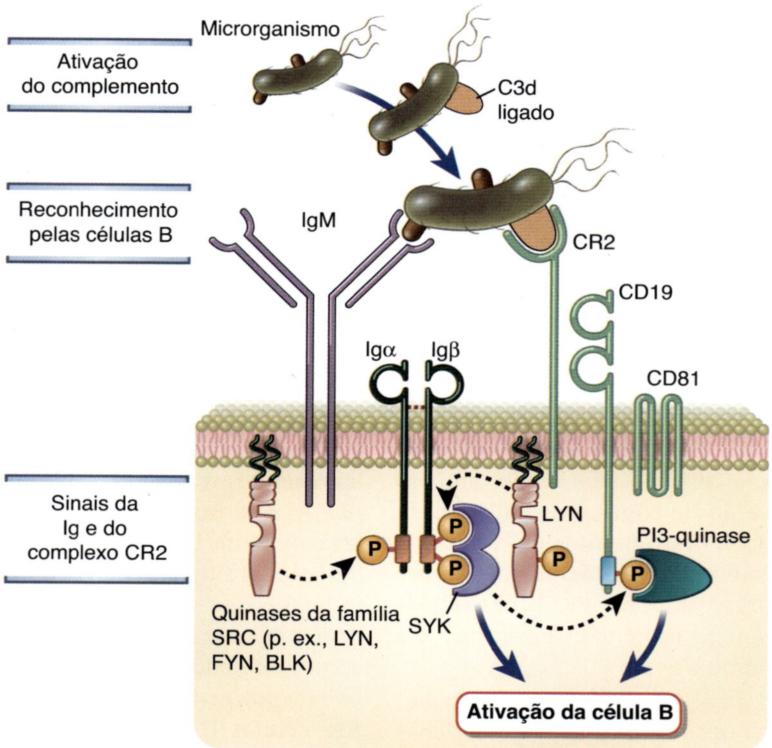


**Figura 7.20 Papel do complemento na ativação da célula B.** As células B expressam um complexo formado pelo receptor do complemento CR2, CD19 e CD81. Os antígenos microbianos que contêm o fragmento do complemento C3d ligado podem, simultaneamente, se acoplar tanto à molécula CR2 quanto à imunoglobulina (*Ig*) de membrana na superfície de uma célula B. Isso leva ao início da cascata de sinalização de ambos, o complexo receptor de células B e o complexo CR2, uma vez que a resposta aos complexos C3d-antígeno é muito aumentada em comparação com a resposta ao antígeno sozinho.

que permanece ligado à superfície microbiana ou ao complexo antígeno-anticorpo. Os linfócitos B expressam um receptor para C3d chamado receptor de complemento do tipo 2 (CR2, ou CD21). O complexo de C3d e antígeno ou de C3d e complexo antígeno-anticorpo se liga às células B, sendo que a Ig de membrana reconhece o antígeno e o CR2 reconhece o C3d ligado (ver Figura 7.20).

O CR2 é expresso em células B maduras como um complexo com duas outras proteínas de membrana, CD19 e CD81 (também chamado TAPA1). O complexo CR2-CD19-CD81 é frequentemente chamado complexo correceptor de células B, porque o CR2 se liga aos antígenos através do C3d ligado, ao mesmo tempo que a Ig de membrana liga-se diretamente ao antígeno. A ligação de C3d ao receptor de complemento de células B aproxima CD19 às quinases associadas ao BCR e a cauda citoplasmática de CD19 se torna rapidamente fosforilada na tirosina. Isso leva à ativação da quinase PI3, a qual gera PIP3, que, por sua vez, se liga e ativa BTK e PLCγ2 de maneira análoga à ativação de PDK1 (ver Figura 7.12) e PLCγ1 (ver Figura 7.15) nas células T. O resultado líquido da ativação do correceptor é que a resposta da célula B estimulada pelo antígeno é bastante intensificada.

As proteínas do complemento não são os únicos gatilhos imunes inatos das células B. Outros ligantes imunológicos inatos, incluindo flagelina e ácidos nucleicos microbianos, também podem ativar células B via TLRs. A sinalização de TLRs foi discutida no Capítulo 4, enquanto seu papel na ativação de células B será considerado no Capítulo 12.

## Vias de sinalização *downstream* ao receptor de células B

***Após a ligação do antígeno ao BCR, a SYK e outras tirosinoquinases ativam numerosas vias de sinalização* downstream *que são reguladas por proteínas adaptadoras*** (ver Figura 7.19). A SYKI ativada fosforila resíduos de tirosina cruciais em proteínas adaptadoras, como SLP65 (também chamada BLNK). Isso facilita o recrutamento para essas proteínas adaptadoras de outras enzimas contendo domínios SH2 e domínios de ligação à fosfotirosina (PTB; do inglês, *phosphotyrosine-binding*), incluindo as proteínas de troca do nucleotídio guanina que podem ativar separadamente RAS e RAC, PLCγ2, e a tirosinoquinase BTK, entre outras. O recrutamento facilita a ativação desses efetores *downstream*, cada qual geralmente contribuindo para a ativação de uma via de sinalização distinta:

- A **via RAS-MAP quinase** é ativada nas células B estimuladas por antígenos. O fator de troca de GTP/GDP, SOS, é recrutado para a proteína adaptadora SLP65 através da ligação de GRB2; RAS é então convertida por SOS de uma forma inativa ligada à GDP para uma forma ativa ligada ao GTP. A RAS ativada contribui para a ativação da via MAP quinase ERK, conforme discutido anteriormente para a sinalização de células T. Em paralelo, a ativação de RAC, uma pequena proteína G, pode contribuir para a ativação da via da MAP quinase JNK

- Uma **fosfolipase C (PLC; do inglês, *phospholipase C*) específica para fosfatidilinositol** é ativada em resposta à sinalização do BCR que, por sua vez, facilita a ativação das vias de sinalização *downstream*. Nas células B, a isoforma dominante de PLC é a isoforma γ2, enquanto as células T expressam a isoforma relacionada γ1 da enzima. A PLCγ2 torna-se ativa quando se liga à proteína adaptadora BLNK e é fosforilada por BTK. Como descrito no contexto da sinalização do TCR, a PLC ativa quebra o PIP2 de membrana para produzir IP3 solúvel e deixa DAG na membrana plasmática. O IP3 mobiliza o cálcio a partir dos estoques intracelulares, causando uma rápida elevação da concentração dos íons cálcio citoplasmáticos, a qual é posteriormente aumentada por um influxo de cálcio do meio extracelular. A sinalização pelo cálcio também contribui para a ativação de NFAT nas células B, de maneira análoga aos eventos descritos em células T. Na presença de cálcio elevado, o DAG ativa algumas isoformas de PKC (principalmente PKCβ nas células B), as quais fosforilam as proteínas *downstream* em resíduos de serina/treonina
- A ativação de **PKCβ** *downstream* à do BCR contribui para a ativação do NF-κB nas células B estimuladas pelo antígeno. Esse processo é semelhante ao ocorrido em células T, desencadeado por PKCθ, a isoforma da PKC presente nas células T
- Como descrito para a ativação das células T (ver Figura 7.12), a fosforilação de motivos específicos contendo tirosinas em diversos adaptadores nas células B permite o recrutamento e ativação da **PI3-quinase**. Essa enzima facilita eventos celulares cruciais, incluindo a sobrevivência celular, em células B ativadas.

***Essas cascatas de sinalização, por fim, levam à ativação de fatores de transcrição que induzem a expressão de genes cujos produtos são necessários para as respostas funcionais de células B.*** Alguns dos fatores de transcrição ativados pela transdução de sinal mediada pelo receptor antigênico em células B são FOS (*downstream* à ativação de RAS e ERK), JUN (*downstream* à ativação de RAC e JNK) e NF-κB (*downstream* à ativação de BTK, PLCγ2, e de PKCβ). Descrevemos esses fatores anteriormente, no contexto das vias de sinalização das células T. Esses e outros fatores de transcrição não mencionados aqui estão envolvidos na estimulação da proliferação e diferenciação das células B (ver Capítulo 12).

As mesmas vias de sinalização são utilizadas por IgM e IgD de membrana em células B *naive* e por IgG, IgA, e IgE nas células B que tenham sofrido mudança do isótipo, porque todos esses isótipos da membrana associam-se a Igα e Igβ. No entanto, nas células B que expressam IgG ou IgE de membrana, o resíduo de tirosina do motivo ITT é fosforilado, recruta o adaptador GRB2 e aumenta a ativação de ERK e a sinalização de $Ca^{++}$.

## ATENUAÇÃO DA SINALIZAÇÃO DOS RECEPTORES IMUNOLÓGICOS

A ativação de linfócitos precisa ser rigorosamente controlada para evitar danos colaterais aos tecidos do hospedeiro durante as respostas imunes contra antígenos estranhos. Além disso, o sistema imune precisa de mecanismos que previnam reações contra autoantígenos. Descreveremos a biologia desses mecanismos de controle nos próximos capítulos, principalmente no Capítulo 15. Aqui, discutiremos alguns dos mecanismos bioquímicos que limitam e finalizam a ativação de linfócitos.

***A sinalização de inibição dos linfócitos é mediada primariamente por receptores inibidores e também por enzimas conhecidas como ubiquitina ligases E3 que marcam certas moléculas de sinalização para a degradação.*** As respostas funcionais de todas as células são reguladas por um balanço entre sinais de estimulação e de inibição. Muitos receptores inibidores recrutam e ativam fosfatases que revertem os eventos de sinalização dependentes de quinase induzidos pelos receptores antigênicos e coestimuladores (Figura 7.21). Descreveremos como os receptores inibidores podem funcionar em células NK, células T e células B, e então como as ubiquitina ligases E3 podem atenuar a sinalização em linfócitos. A relevância biológica da atenuação do sinal através dos receptores inibidores nas células NK, células T e células B está descrita nos Capítulos 4, 15 e 12, respectivamente.

### Receptores inibidores das células *natural killer*, células B e células T

Receptores inibidores desempenham papéis essenciais em células NK, células T e células B, além de outras células da imunidade inata. A maioria, mas não todos os receptores inibidores do sistema imune, contém ITIMs nas suas caudas citoplasmáticas, que podem recrutar fosfatases contendo domínios SH2 e assim atenuar a sinalização de modo amplamente semelhante (ver Figura 7.21). Os resíduos de tirosina nos ITIMs desses receptores podem ser fosforilados pelas quinases da família SRC ligadas à ativação de linfócitos e, como descrito anteriormente, recrutam tirosina fosfatases contendo domínio SH2, como SHP1, SHP2 e inositol fosfatase contendo domínio SH2 chamada SHIP. SHP1 e SHP2 atenuam a sinalização iniciada pelas tirosinoquinases a partir de receptores de ativação em células NK e do BCR e do TCR em células B e T, respectivamente. A SHIP remove porções fosfato de PIP3 e, como descrito anteriormente, inibe a atividade da quinase PI3 linfócitos, células NK e células da imunidade inata.

Nas células NK, os receptores inibidores chamados **receptores imunoglobulina das células *killer*** (KIRs; do inglês, *killer cell immunoglobulin receptors*) (ver Capítulo 4) contêm domínios Ig extracelulares que podem reconhecer moléculas de antígenos leucocitários humanos (HLA; do inglês, *human leukocyte*

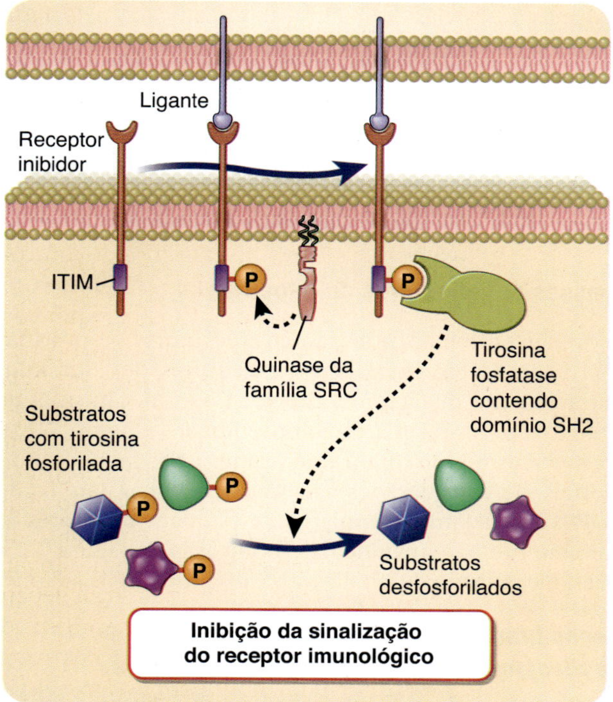


**Figura 7.21 Sinalização inibitória nos linfócitos.** Uma representação esquemática é mostrada de um receptor de inibição com domínio de ligação ao ligante extracelular e um motivo de inibição baseado na tirosina do imunorreceptor (*ITIM*) citosólico. A ligação ao ligante resulta na fosforilação da tirosina do ITIM por uma quinase da família SRC, seguida pelo recrutamento de uma tirosina fosfatase contendo domínio SH2 que pode remover fostafos de intermediários da sinalização, e assim atenuar a sinalização do receptor imune.

*antigen*) de classe I, e um subconjunto desses receptores contém ITIMs citosólicos. O receptor de inibição CD94/NKG2A liga-se a uma molécula atípica de MHC de classe I chamada HLA-E, e a cadeia NKG2A desse dímero contém ITIMs citosólicos.

Os principais receptores inibidores de células T são proteínas da família de CD28. Eles são também chamados coinibidores, em contraste com os coestimuladores. Uma destas, **CTLA-4** (CD152), tem maior afinidade por proteínas B7 do que CD28, e é um inibidor competitivo das interações B7-CD28. CTLA-4 inibe as respostas imunes principalmente ao competir com um receptor de ativação (CD28) pelos seus ligantes, os coestimuladores B7, e remover as moléculas B7 das APCs. CTLA-4 está envolvido na manutenção da não responsividade (tolerância) aos antígenos próprios e é discutido neste contexto, no Capítulo 15. Outro receptor de inibição da mesma família é o **PD-1**, e este assunto também é discutido no Capítulo 15. PD-1 contém ITIMs e ITSMs citosólicos, ambos os quais contribuem para a sinalização inibidora nas células T. O ITSM, quando fosforilado, recruta a tirosina fosfatase SHP2, que bloqueia a ativação de células T mediada pelo complexo TCR e CD28.

O **FcγRIIB** é um importante atenuador da sinalização em células B ativadas, DCs e macrófagos. Pode se ligar a imunocomplexos contendo IgG através de domínios Ig extracelulares e primariamente recruta SHIP e antagoniza a sinalização da PI3 quinase. Esse receptor reduz a ativação das células B após a produção de anticorpos e será discutido em mais detalhes no Capítulo 12.

## Degradação ubiquitina-dependente de proteínas sinalizadoras

Um dos principais modos de degradação de proteínas citosólicas e nucleares envolve a ligação covalente de resíduos de ubiquitina a essas proteínas. Apesar de a ubiquitinação de proteínas estar frequentemente associada à degradação dessas proteínas em proteossomas, as proteínas podem ser ubiquitinadas de muitas maneiras, com cada forma de ubiquitinação desempenhando uma função diferente. No contexto da transdução de sinal, dois tipos distintos de ubiquitinação medeiam a atenuação do sinal de um lado e a geração do sinal do outro.

A ubiquitinação foi brevemente discutida no Capítulo 6, no contexto do processamento antigênico pela via do MHC de classe I. A ubiquitina é uma proteína de 76 aminoácidos, cuja ativação dependente de ATP é mediada por uma enzima E1, seguida pela transferência para uma enzima E2, a qual se liga covalentemente à ubiquitina ativada por meio de resíduos de lisina em substratos específicos que são reconhecidos por ubiquitina ligases E3 específicas. Em muitos casos, depois que a região C-terminal de uma porção da ubiquitina é covalentemente ligada a um resíduo de lisina na proteína-alvo, as extremidades C-terminais de porções das ubiquitinas subsequentes podem ser ligadas covalentemente a resíduos de lisina da ubiquitina anterior para gerar uma cadeia de poliubiquitina. A forma da cadeia de poliubiquitina é diferente dependendo de qual resíduo de lisina específico na molécula de ubiquitina precedente na cadeia é o sítio da ligação covalente da próxima molécula de ubiquitina, e a forma dessa cadeia tem consequências funcionais importantes. Se a lisina na posição 48 da primeira porção de ubiquitina formar uma ponte isopeptídica com o C-terminal da próxima ubiquitina, e assim por diante, será gerada uma cadeia de ubiquitina do tipo lisina-48 que pode ser reconhecida pela tampa do proteassoma, e a proteína ubiquitinada será marcada para degradação no proteassoma. Algumas ligases E3 geram um tipo diferente de cadeia de poliubiquitina, a qual não marca proteínas para degradação, mas, em vez disso, gera uma estrutura para o acoplamento das proteínas marcadas a outras proteínas específicas; isso é importante na sinalização do NF-κB, conforme discutido mais adiante. Em algumas funções, em particular na marcação de proteínas de membrana para os lisossomos em vez dos proteossomos, a ligação de apenas uma única ubiquitina a uma proteína-alvo pode ser necessária.

Várias ligases E3 são encontradas em células T, algumas das quais envolvidas na ativação do sinal e outras na atenuação do sinal. O protótipo das ligases E3 envolvidas na finalização das respostas de células T é a CBL-b, mas muitas outras têm funções semelhantes. O recrutamento de CBL-b ao complexo TCR e proteínas adaptadoras associadas leva à monoubiquitinação, endocitose e degradação lisossomal do complexo TCR, e isso pode ser um mecanismo para a atenuação da sinalização do TCR (Figura 7.22). Os sinais de CD28 bloqueiam a atividade inibidora de CBL-b, e esse é um mecanismo pelo qual a coestimulação aumenta os sinais do TCR. Em camundongos *knockout* que não têm CBL-b, as células T respondem ao antígeno mesmo sem a coestimulação mediada pelo CD28 e produzem quantidades anormalmente elevadas de IL-2. Esses camundongos desenvolvem autoimunidade como resultado da ativação excessiva de suas células T. Há algumas evidências de que antígenos que desativam as respostas imunes (conhecidos como antígenos tolerogênicos, como os autoantígenos) ativam ubiquitina ligases nas células T, as quais degradam proteínas de sinalização essenciais, e esse é um mecanismo de não responsividade induzida pelo antígeno chamada *anergia* (ver Capítulo 15).

## RECEPTORES DE CITOCINA E SINALIZAÇÃO

Citocinas, as moléculas mensageiras secretadas pelo sistema imune, foram mencionadas nos capítulos anteriores e o serão ao longo do livro. Aqui, descreveremos os receptores de citocinas e os seus mecanismos de sinalização.

***Todos os receptores de citocinas consistem em uma ou mais proteínas transmembrana cujas porções extracelulares são responsáveis pela ligação à citocina e cujas porções citoplasmáticas são responsáveis pela iniciação das vias de sinalização intracelular.*** Para a maioria dos receptores de citocinas, essas vias de sinalização são ativadas pelo agrupamento do receptor induzido pelo ligante, aproximando as porções citoplasmáticas de duas ou mais moléculas de receptor, e assim induzindo a atividade de tirosinoquinases não receptoras únicas. No caso da família do receptor da citocina TNF, trímeros pré-formados do receptor sofrem uma mudança conformacional após entrar em contato com seus ligantes triméricos cognatos.

### Classes de receptores de citocinas

A classificação mais utilizada dos receptores de citocinas está baseada em homologias estruturais dos domínios extracelulares de ligação à citocina e nos mecanismos de sinalização intracelulares compartilhados (Figura 7.23). Os mecanismos de sinalização usados pelas famílias individuais são considerados na seção a seguir. A família do TGF-β é uma família amplamente estudada de fatores de crescimento não incluída na classificação da Figura 7.23, e seu mecanismo de sinalização é discutido mais adiante.

#### *Receptores de citocinas do tipo I (família do receptor de hematopoetina)*

Os receptores de citocinas do tipo I são dímeros ou trímeros que consistem tipicamente em cadeias únicas de ligação ao ligante e uma ou mais cadeias de transdução

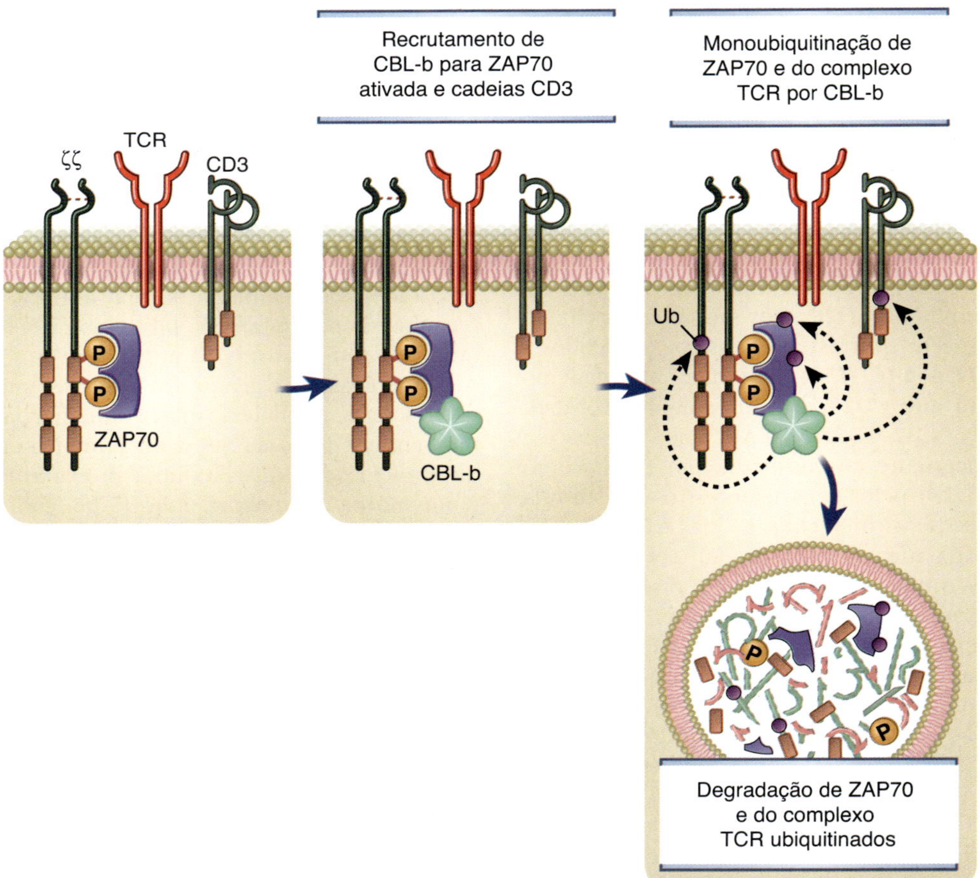


**Figura 7.22 Papel da ubiquitina ligase CBL-b na finalização das respostas de células T.** A CBL-b é recrutada para o complexo receptor de células T (*TCR*), em que facilita a monoubiquitinação de CD3, ZAP70 e outras proteínas do complexo TCR. Essas proteínas são alvo para degradação proteolítica nos lisossomos e outras organelas (*não mostrado*).

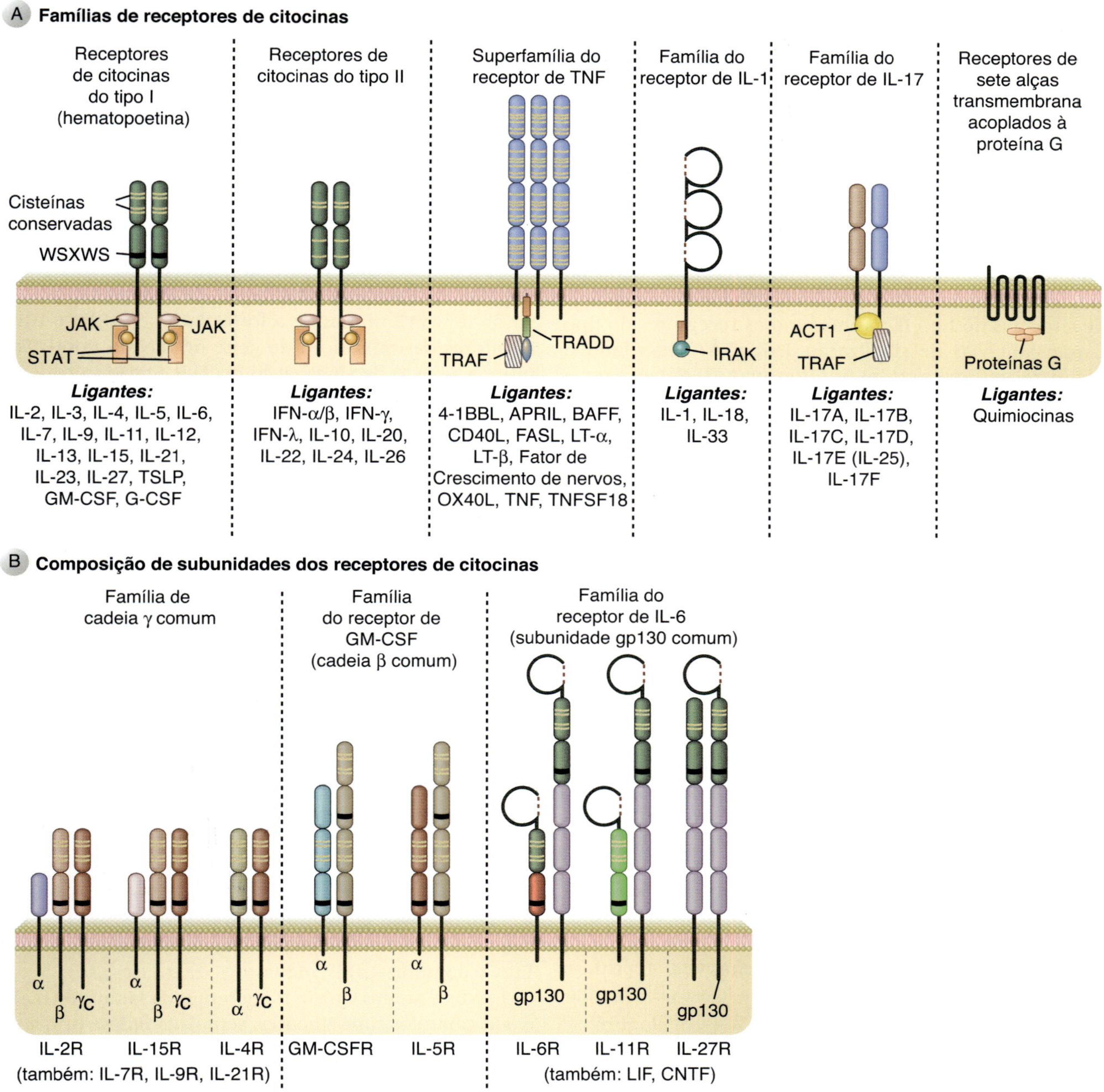


**Figura 7.23 Estrutura dos receptores de citocinas.** **A.** Receptores para diferentes citocinas são classificados em famílias com base nas estruturas de domínios extracelulares conservados e nos mecanismos de sinalização. As citocinas representativas ou outros ligantes que se ligam a cada família de receptores estão listados abaixo dos desenhos esquemáticos. **B.** Grupos de receptores de citocinas compartilham cadeias de subunidades idênticas ou altamente homólogas. Exemplos de receptores de citocinas selecionados de cada grupo são apresentados. Na família da cadeia γ comum, os receptores de IL-2 e IL-15 compartilham uma cadeia β, CD122. Na família da cadeia β comum, a cadeia β compartilhada é CD131. *G-CSF,* fator estimulador de colônias de granulócitos; *GM-CSF,* fator estimulador de colônias de granulócitos-macrófagos; *IL,* interleucina; *TNF,* fator de necrose tumoral; *WSXWS,* triptofano-serina-X-triptofano-serina.

de sinal, as últimas frequentemente compartilhadas pelos receptores de diversas citocinas. Essas cadeias contêm um ou dois domínios com um par de resíduos de cisteína conservados e um trecho peptídico proximal de membrana contendo um motivo triptofano-serina-X-triptofano-serina (WSXWS), em que X é qualquer aminoácido (ver Figura 7.23A). As sequências conservadas dos receptores formam estruturas que ligam citocinas contendo quatro feixes de α-hélices e são referidas como citocinas do tipo I, mas a especificidade para as citocinas individuais é determinada por resíduos de aminoácidos que variam de um receptor para outro. Essa família de receptores pode ser dividida em subgrupos com base em homologias estruturais ou no uso de polipeptídios de sinalização compartilhados (ver Figura 7.23B). Um grupo, que inclui os receptores de IL-2, IL-4, IL-7, IL-9, IL-15 e IL-21, contém um componente de sinalização chamado cadeia γ comum (γc, ou CD132). Dentro desse subgrupo, alguns receptores compartilham uma ou duas subunidades de cadeia β (CD122 ou CD131) e outros perdem uma cadeia β. Outro subgrupo de receptores de citocinas do tipo I inclui receptores para IL-6, IL-11 e IL-27, e utiliza a cadeia de sinalização gp130. Todos os receptores de citocinas do tipo I engajam vias de sinalização JAK-STAT, conforme discutidas mais adiante.

### Receptores de citocinas do tipo II (família do receptor de interferona)

Os receptores do tipo II são semelhantes aos receptores do tipo I por terem dois domínios extracelulares com cisteínas conservadas; entretanto, os receptores do tipo II não contêm o motivo WSXWS. Todos os receptores de citocinas do tipo II, assim como os receptores do tipo I, engajam vias de sinalização JAK-STAT. Essa família inclui receptores para as interferonas (IFNs) e para a IL-10, a IL-20 e a IL-22.

### Família do receptor de TNF

Esses receptores são parte de uma grande família (frequentemente chamados superfamília do TNFR) de trímeros pré-formados (alguns dos quais reconhecem ligantes associados à membrana e não são considerados receptores de citocinas) com domínios extracelulares conservados ricos em cisteína e mecanismos de sinalização intracelular compartilhados que normalmente estimulam a expressão gênica, mas, em alguns casos, induzem apoptose. Os receptores importantes dessa família serão discutidos em outros capítulos em seus contextos biológicos; eles incluem os receptores de TNF, TNFRI e TNFRII; a proteína CD40; FAS; o receptor de linfotoxina; e a família de receptores de BAFF, entre outros. Os ligantes para esses receptores também formam trímeros. Alguns desses ligantes estão ligados à membrana, enquanto outros são proteínas solúveis secretadas.

A ligação dos ligantes aos receptores triméricos pré-formados induz tipicamente uma alteração conformacional e recruta proteínas adaptadoras para o complexo receptor. Esses adaptadores, por sua vez, recrutam enzimas que incluem tanto ubiquitina ligases E3, mediadoras da poliubiquitinação não degradativa, quanto proteínas quinases, que iniciam a sinalização *downstream*. No caso do receptor de TNF ilustrado na Figura 7.24, o receptor recruta a proteína adaptadora do domínio de morte associado ao receptor de TNF (TRADD; do inglês, *TNF receptor-associated death domain*), que, por sua vez, pode recrutar proteínas chamadas TRAFs (do inglês, *TNF receptor associated factors*), as quais apresentam um tipo exclusivo de atividade ligase E3, que será discutida na seção sobre a sinalização do NF-κB. O receptor de TNF do tipo I (existem dois tipos de receptores diferentes para o TNF) e o FAS (CD95) podem também recrutar adaptadores que levam à ativação da caspase-8 e, dessa maneira, esses receptores podem induzir apoptose em certas células.

### Família da IL-1

Os receptores desta família compartilham uma sequência citosólica conservada, o chamado domínio do receptor de *Toll*/IL-1 (TIR; do inglês, *Toll/IL-1 receptor*), e engajam vias de transdução de sinal semelhantes que induzem nova transcrição gênica. Discutimos a sinalização do TLR no Capítulo 4. Resumidamente, o engajamento de IL-1R ou de TLRs resulta na dimerização do receptor e no recrutamento de um ou mais entre quatro adaptadores conhecidos contendo o domínio TIR ao domínio TIR da cauda citoplasmática do receptor. Os adaptadores conectam os TLRs aos diferentes membros da família da quinase associada ao receptor de IL-1 (IRAK; do inglês, *IL-1 receptor-associated kinase*). As IRAKs, por sua vez, conectam os adaptadores a TRAF6, uma ubiquitina ligase E3 necessária para a ativação do NF-κB. Outros eventos *downstream* à sinalização de TLR incluem a ativação de MAP quinase e a fosforilação de IRF3 e IRF7, indutores da transcrição do gene de IFN do tipo I. Este último aspecto da sinalização de TLR tem sido considerado no contexto do estado antiviral no Capítulo 4. Diferentes adaptadores conectam os TLRs à sinalização do NF-κB, ativação da MAP quinase e ativação de IRF3. Os mecanismos que conectam a sinalização de IL-1R/TLR e ativação do NF-κB são discutidos mais adiante.

### Família da IL-17

Os receptores dessa família são oligômeros pré-formados que incluem várias combinações das cadeias A, B, C, D e E do IL-17R. Os oligômeros do receptor incluem pelo menos uma molécula da cadeia IL-17RA. Cada cadeia do receptor é uma proteína integral de membrana do tipo I que contém dois domínios extracelulares de fibronectina do tipo III e um motivo intracelular SEFIR, o qual tem homologia parcial ao motivo TIR discutido no contexto da sinalização do receptor de IL-1. Entretanto, o motivo SEFIR não recruta adaptadores que se ligam aos TLRs e ao receptor de IL-1. Esse motivo se liga ao adaptador ACT1 que também contém um motivo SEFIR e contribui para o recrutamento de TRAF6 e leva à ativação de NF-κB. Motivos citoplasmáticos adicionais são necessários para a ativação de muitas outras vias, incluindo a via ERK e a família C/EBP de fatores de transcrição.

Existem muitas citocinas diferentes da família da IL-17, e, em capítulos subsequentes, será dada ênfase principalmente às citocinas mais bem caracterizadas no contexto de autoimunidade e inflamação, como IL-17A e IL-17F. IL-17 B, C e D permanecem mal caracterizadas e IL-17E, também conhecida como IL-25, direciona respostas Th2. Homodímeros de IL-17A e de IL-17F se ligam a heterodímeros pré-formados por IL-17RA e IL-17RC. A IL-17E/IL-25 se liga a um dímero contendo IL-17RB e IL-17RA.

## Sinalização por JAKs e STATs

***Os receptores de citocinas das famílias de receptores dos tipos I e II utilizam vias de transdução de sinal que envolvem tirosinoquinases não receptoras chamadas Janus quinases (JAKs) e fatores de transcrição chamados transdutores de sinais e ativadores de transcrição (STATs;*** do inglês, *signal transducers and activators of transcription).* A descoberta das vias JAK-STAT ocorreu em decorrência de análises bioquímicas e genéticas da sinalização da IFN. Existem quatro JAKs conhecidas (JAKs 1 a 3 e TYK2) e sete STATs (STATs 1 a 4, 5a, 5b, e 6).

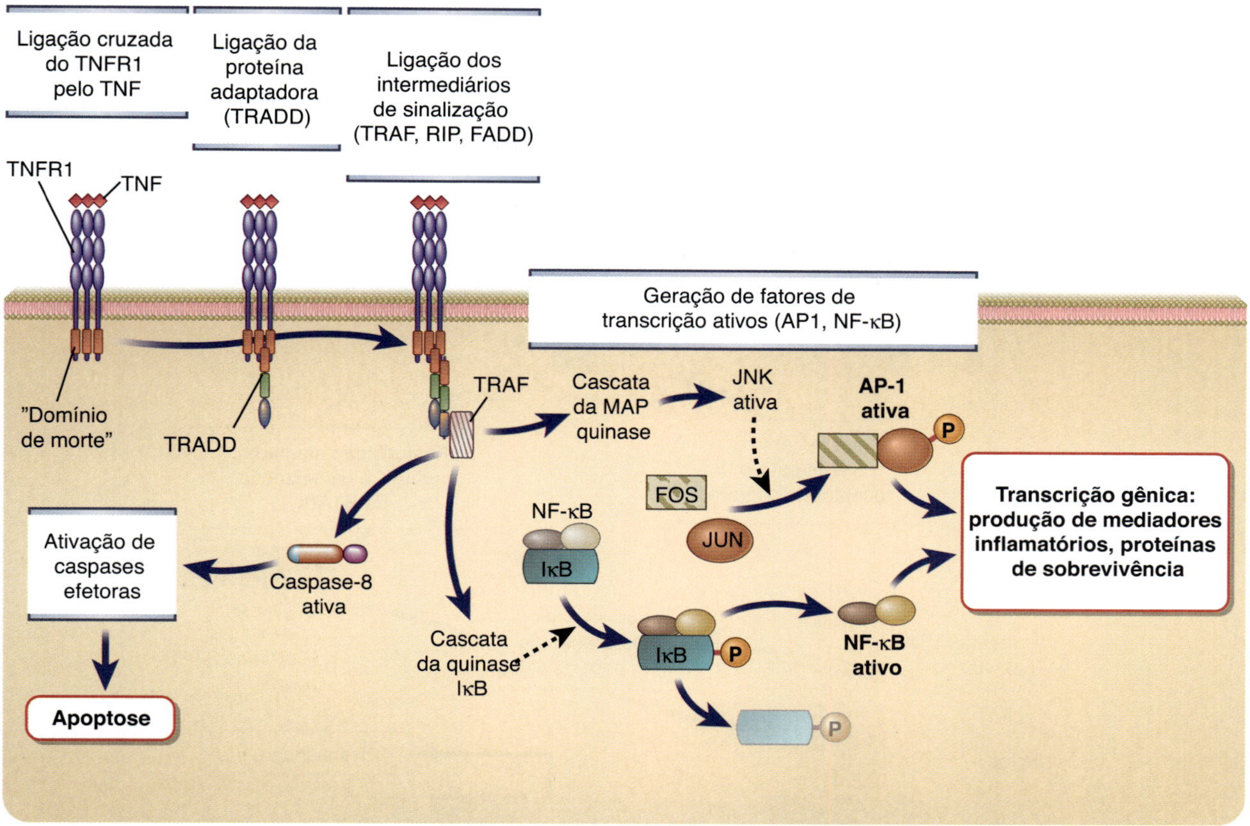


**Figura 7.24 A sinalização através do receptor de TNF pode resultar na ativação de NF-κB e de proteinoquinase ativada por mitógeno ou na indução de morte apoptótica.** A ligação do receptor de TNF do tipo I resulta no recrutamento de uma proteína adaptadora chamada TRADD, que, por sua vez, pode ativar as moléculas TRAF (ubiquitina ligases E3) e RIP1 quinase. As consequências *downstream* incluem a ativação da via do NF-κB e da via JNK MAP quinase ou a indução da morte apoptótica. *MAP,* proteinoquinase ativada por mitógeno; *NF-κB,* fator nuclear κB; *TNF,* fator de necrose tumoral. *TRAF,* fatores associados ao receptor de TNF; *TRADD,* domínio de morte associado ao receptor de TNF.

A sequência de eventos das vias de sinalização JAK-STAT está bem-definida agora (Figura 7.25). Enzimas JAK inativas estão ligadas de maneira não covalente aos domínios citoplasmáticos de receptores de citocinas do tipo I e do tipo II. Quando duas moléculas do receptor são unidas pela ligação a uma molécula de citocina, as JAKs associadas ao receptor são ativadas e fosforilam resíduos de tirosina nas porções citoplasmáticas dos receptores agrupados. Algumas dessas porções de fosfotirosina dos receptores são então reconhecidas e se ligam aos domínios SH2 de proteínas STAT monoméricas citosólicas. As proteínas STAT são assim aproximadas das JAKs e são fosforiladas por essas quinases associadas ao receptor. O domínio SH2 de um monômero de STAT é capaz de se ligar a um resíduo fosfotirosina em uma proteína STAT adjacente. Os dímeros de STAT gerados migram para o núcleo, em que se ligam a sequências de DNA específicas nas regiões promotoras de genes responsivos a citocinas e ativam a transcrição gênica.

Uma questão intrigante é como a especificidade das respostas a muitas citocinas diferentes é alcançada, dado o número limitado de JAKs e STATs utilizadas pelo grande número de receptores de citocinas. A resposta provável é que sequências de aminoácidos únicas nos diferentes receptores de citocina fornecem o arcabouço para a ligação específica, ativando então diferentes combinações de JAKs e STATs. Os domínios SH2 das diferentes proteínas STAT ligam-se seletivamente às fosfotirosinas e resíduos flanqueadores de diferentes receptores de citocinas. Isso é amplamente responsável pela ativação de STATs particulares por vários receptores de citocinas e, consequentemente, pela especificidade da sinalização das citocinas. Vários receptores de citocinas do tipo I e do tipo II são heterodímeros de duas cadeias polipeptídicas diferentes, cada uma das quais se liga uma JAK diferente. Além disso, duas STATs diferentes podem sofrer heterodimerização na fosforilação. Assim, uma quantidade significativa de diversidade combinatorial na sinalização pode ser gerada a partir de um número limitado de proteínas JAK e STAT. Todos os receptores de citocinas do subgrupo tipo I que utilizam a cadeia γ comum utilizam a JAK3 quinase para sinalização. A JAK3 é a única JAK quinase que não é expressa ubiquamente. Sua expressão está amplamente restrita às células imunes e é ativada somente por receptores contendo a cadeia γc. Os receptores de citocina do tipo I da família de IL-6 utilizam JAK2 para ativar STAT3. Diversas outras citocinas também ativam STAT3.

Várias JAKs e STATs são relevantes para doenças humanas e são alvo de agentes terapêuticos. Mutações

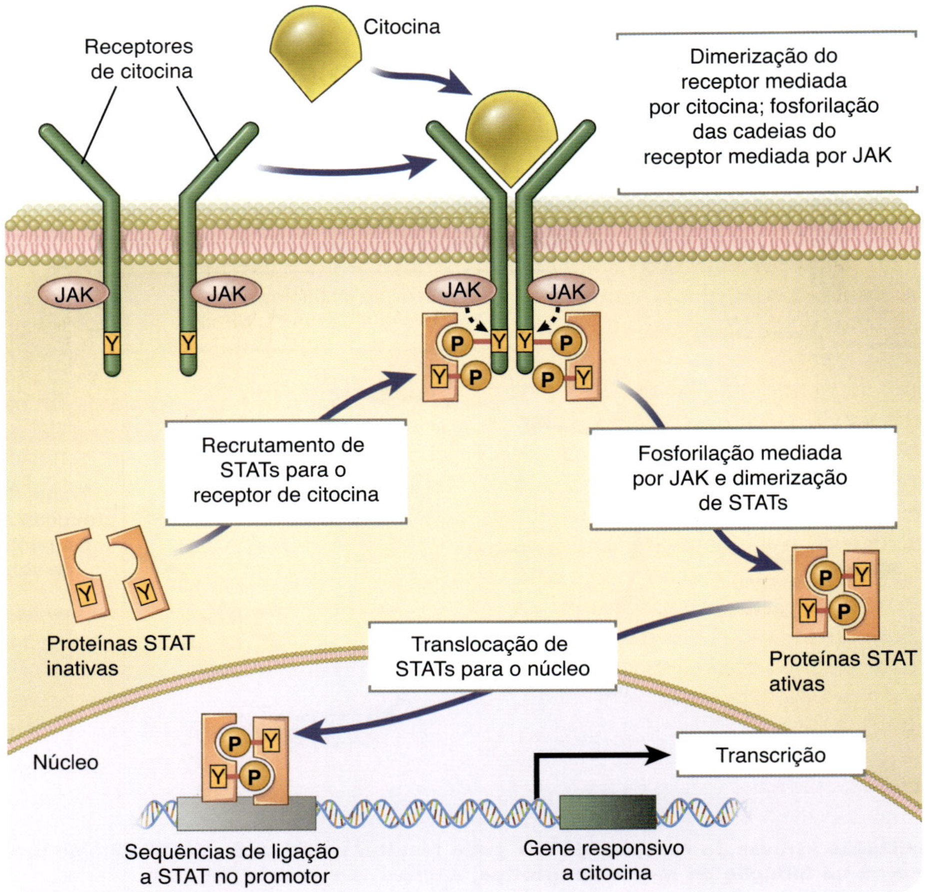


**Figura 7.25 Sinalização de JAK-STAT induzida por citocinas.** A ligação dos receptores de citocinas dos tipos I e II resulta na ativação de uma tirosinoquinase JAK associada, a fosforilação da cauda do receptor e o recrutamento de um ativador de transcrição contendo o domínio SH2 (*STAT*) para o receptor. O STAT recrutado é ativado pela fosforilação de JAK, se dimeriza, entra no núcleo e ativa a expressão de genes-alvo de citocinas. *JAK*, janus quinases; *STATs*, transdutores de sinais e ativadores de transcrição.

com ganho de função em JAK2 são a causa da síndrome mielodisplásica com anemia aplástica e policitemia vera. Mutações afetando a cadeia γc, ou menos frequentemente, JAK3, causam imunodeficiência grave combinada (ver Capítulo 21). Mutações dominantes negativas em STAT3 causam um imunodeficiência em decorrência de defeitos nas respostas de IL-17. Mutações ativadoras em STAT3 são apresentações características das leucemias de linfócitos grandes granulares que são proliferações malignas de células da linhagem de células NK ou de células T CD8$^+$. A elucidação da sinalização JAK-STAT tem também levado ao desenvolvimento de novos agentes terapêuticos direcionados para essas vias. Pequenas moléculas antagonistas de JAK estão aprovadas para o tratamento da leucemia mieloide aguda e algumas outras malignidades mieloides, e também para certas doenças inflamatórias crônicas, incluindo artrite reumatoide e psoríase.

As citocinas ativam vias de sinalização e fatores de transcrição, além de JAKs e STATs. Por exemplo, a cadeia β do receptor de IL-2 ativa as vias de MAP quinase dependentes de RAS que podem estar envolvidas na transcrição gênica e na estimulação do crescimento. Outros receptores de citocinas podem igualmente ativar outras vias de sinalização em conjunto com as vias JAK- STAT, para elicitar respostas biológicas às citocinas. A proliferação de células T, iniciada em grau considerável por citocinas como a IL-2, é o alvo de algumas pequenas moléculas imunossupressoras. Uma importante proteinoquinase *downstream* que regula a tradução de proteínas e o crescimento celular em muitos tipos celulares, incluindo células T em divisão, é o mTOR. Como o seu nome implica, essa proteína é inibida pela rapamicina, um fármaco imunossupressor clinicamente utilizado.

Diversos mecanismos de regulação negativa das vias JAK-STAT foram identificados. Proteínas chamadas supressores da sinalização de citocinas (SOCS; do inglês, *suppressors of cytokine signaling*) atuam como adaptadoras para a atividade de ligase E3 multissubunidades. Elas podem se ligar a STATs e JAKs ativadas, e as ligases E3 firmemente associadas realizam a ubiquitinação de JAKs e STATs direcionando-as para a degradação proteassômica. Os níveis da proteína SOCS podem ser regulados por ligantes de TLR, pelas próprias citocinas e por outros estímulos. Dessa forma, as proteínas SOCS atuam como reguladores de *feedback* negativo da ativação de células mediada por citocinas. Outros inibidores da sinalização de JAK-STAT incluem tirosina fosfatases, como a SHP-1 e a SHP-2, as quais podem desfosforilar e, consequentemente desativar, as moléculas JAK. Outra família de proteínas inibidoras chamadas inibidores proteicos de STAT ativado (PIAS; do inglês, *protein inhibitors of activated STAT*) liga-se aos STATs fosforilados e impede sua interação com o DNA. Sabe-se agora que as proteínas PIAS também interagem e bloqueiam a função de outros fatores de transcrição associados à sinalização de citocinas, incluindo NF-κB e SMADs (fatores de transcrição *downstream* dos membros da família do receptor de TGF-β).

## Vias de ativação do NF-κB

***NF-κB refere-se a um grupo de fatores de transcrição estruturalmente relacionados que desempenham um papel central na inflamação, na ativação de linfócitos, na sobrevivência celular e na formação de órgãos linfoides secundários.*** Os membros da família do NF-κB são componentes importantes no desenvolvimento dos linfócitos e na patogênese de muitos cânceres, incluindo neoplasias malignas derivadas de linfócitos ativados. O NF-κB é proeminentemente ativado pelas citocinas das famílias da IL-1, TNF e IL-17, e é também induzido pela estimulação de TLR e pelo reconhecimento antigênico. Ele é discutido aqui como o protótipo de um fator de transcrição com papéis fundamentais na imunidade inata e adaptativa.

Existem cinco proteínas NF-κB. O domínio comum a todas as proteínas NF-κB é um domínio de ligação ao DNA chamado domínio de homologia REL. Para um fator de transcrição estar ativo, deve tanto se ligar ao DNA quanto conter um domínio de ativação que possa facilitar a iniciação transcricional. Três proteínas NF-κB têm domínios de homologia REL e domínios de ativação. São eles: p65/REL-A, REL-B e c-REL. Duas proteínas, NF-κB1/p50 e NF-κB2/p52, contêm um domínio de homologia REL de ligação ao DNA, mas perdem os domínios de ativação. O NF-κB1 tipicamente forma heterodímeros ativos com p65/REL-A ou com c-REL, e NF-κB2 forma heterodímeros com REL-B.

***Há duas vias de ativação do NF-κB, chamadas via canônica e via não canônica*** (Figura 7.26). Muitos estímulos que ativam NF-κB assim o fazem por induzirem a via canônica (daí seu nome). Essa via é ativada por um número de receptores que controlam a inflamação, como TLRs, IL-1R e alguns membros da família do TNFR, como TNFRI. Essa via também é ativada no contexto da ativação de linfócitos pelo BCR e TCR. A via canônica resulta na localização nuclear de heterodímeros transcricionalmente ativos de NF-κB1 com p65/REL-A ou com c-REL. Os heterodímeros contendo NF-κB1/p50 normalmente residem no citosol, ligados a um inibidor de NF-κB chamado IκBα, e não podem acessar o núcleo em células não ativadas (ver Figura 7.26). A via canônica do NF-κB induz a marcação e degradação de IκBα, permitindo ao fator de transcrição contendo o NF-κB1 heterodimérico irrestrito migrar para o núcleo. Dois tipos muito diferentes de eventos de poliubiquitinação são necessários para a ativação canônica do NF-κB. Existem alguns passos comuns na via canônica que se aplicam a todas as entradas de sinais *upstream*:

- A sinalização *upstream* leva à ativação de um tipo exclusivo de ubiquitina ligase E3 que pode adicionar uma cadeia de ubiquitina do tipo lisina-63 a uma proteína chamada NEMO ou IKKγ, que é uma subunidade não catalítica de um complexo enzimático trimérico denominado complexo quinase IκB (IKK). Esse complexo contém duas outras subunidades chamadas IKKα e IKKβ, ambas com potencial de serem serina/treonina quinases cataliticamente ativas. A ubiquitinação de NEMO permite que IKKβ seja ativada por uma quinase *upstream*
- A IKKβ ativa fosforila a proteína inibidora ligada ao NF-κB, IκBα, em dois resíduos de serina específicos, e assim marca essa proteína para a ubiquitinação da lisina-48
- A IκBα poliubiquitinada é marcada para degradação no proteassomo e o heterodímero NF-κB canônico é então liberado para entrar no núcleo (ver Figura 7.26).

Discutimos anteriormente como a sinalização do TCR e do BCR contribui para a ativação da PKCθ e da PKCβ, respectivamente. Essas PKCs podem fosforilar uma proteína chamada CARMA1 que forma um complexo com duas proteínas chamadas BCL-10 e MALT1. O complexo CARMA1/MALT1/BCL-10 pode contribuir para a ativação de uma ubiquitina ligase E3 do tipo lisina-63 chamada TRAF6. A TRAF6 ativa pode ativar TAK1 e também adicionar uma cadeia de ubiquitina lisina-63 a NEMO, facilitando assim a ativação de IKKβ. TLRs, IL-17R e IL-1R também ativam TRAF6 para iniciar a ativação de IKK. Muitos membros da família do receptor de TNF, incluindo o receptor do TNF e CD40, podem ativar a sinalização canônica do NF-κB através da ativação de outras proteínas TRAF, como TRAF2, TRAF3 e TRAF5.

Uma via separada de sinalização do NF-κB separada, chamada via não canônica, processa uma proteína precursora chamada p100 em p52, permitindo assim que heterodímeros de NF-κB2/p52 e seu parceiro REL-B entrem no núcleo. Em células não ativadas, o precursor p100 está ligado a REL-B, e o complexo p100/REL-B é incapaz de entrar no núcleo até que p100 seja convertido em p52. Essa via é ativada *downstream* a alguns receptores de sinalização da família do TNFR, mais notavelmente o receptor de linfotoxina-β (LTβR), que direciona a organogênese linfoide, e o receptor de BAFF (BAFFR), que facilita a sobrevivência de células B. Receptores como LTβR e BAFF, que induzem a via não canônica do NF-κB, também usam TRAFs para ativar uma quinase chamada NIK que, por sua vez, ativa um complexo do tipo IKK contendo homodímeros IKKα. Isso leva à fosforilação de p100, marcando-a para ubiquitinação e degradação no citosol, e leva à geração de complexos NF-κB p52/REL-B que podem migrar para o núcleo (ver Figura 7.26).

## Sinalização do TGF-β

O fator transformador de crescimento-β1 (TGF-β1; do inglês, *transforming growth factor-β1*) é um fator de crescimento de importância na biologia das células T e B. É um

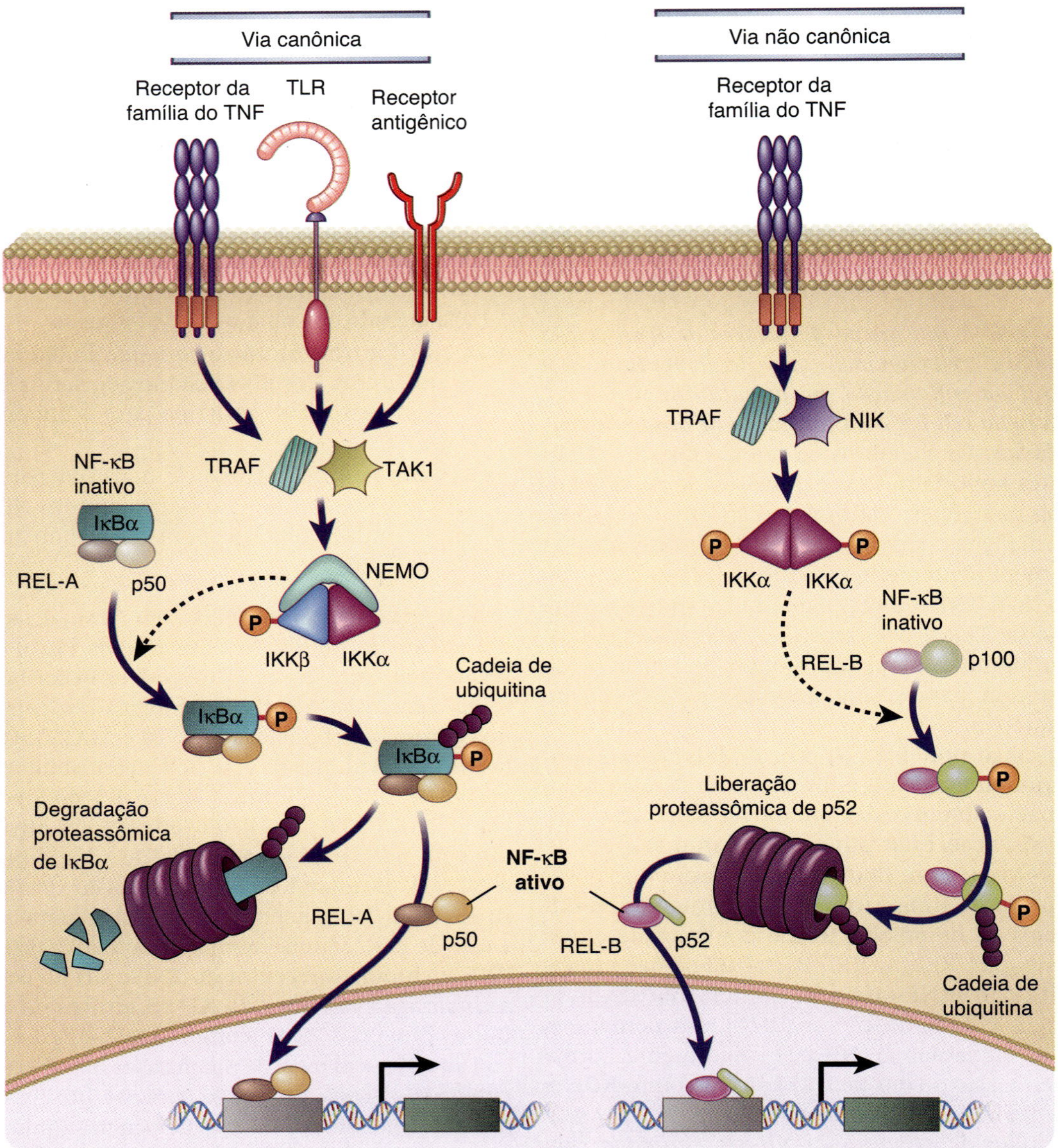


**Figura 7.26 Vias canônica e não canônica do NF-κB.** A via canônica é apresentada *à esquerda*. Receptores da família do TNF, TLRs e receptores antigênicos ativam ou induzem um ligase E3 que pode realizar a poliubiquitinação de NEMO/IKKγ, um componente do complexo *IκB* quinase (IKK), que formam cadeias de ubiquitinas ligadas do tipo lisina-63. A degradação de IκBα leva à entrada do NF-κB ativo para o núcleo. Os receptores antigênicos ativam PKCs específicas, que, por sua vez, ativam o complexo CARMA1/BCL-10/MALT1 (*não mostrado*) para ativar IKK. A via não canônica é apresentada *à direita*. Nessa via, ativada de maneira proeminentemente *downstream* ao receptor de linfotoxina β e do receptor de BAFF, TRAFs são ativados *downstream* a esses receptores, também de uma forma dependente da ubiquitinação da lisina-63 (*não mostrado*). Outros detalhes estão no texto. *NF-κB,* fator nuclear κB; *PKC,* proteinoquinase C; *TLR,* receptor do tipo *Toll*; *TNF,* fator de necrose tumoral; *TRADD,* domínio de morte associado ao receptor de TNF; *TRAF,* fator associado ao receptor de TNF.

membro da superfamília do TGF-β amplamente estudada de fatores de crescimento estruturalmente relacionados que desempenham papéis cruciais em vários aspectos do desenvolvimento de invertebrados e vertebrados, bem como na transformação celular no câncer. Durante a diferenciação das células T, o TGF-β participa do desenvolvimento das células T reguladoras (ver Capítulo 15) e do desenvolvimento das células Th17 (ver Capítulo 10). Na imunidade humoral, o TGF-β é importante para a mudança de classe para IgA (ver Capítulo 12).

O TGF-β recém-sintetizado é clivado no Golgi em dois fragmentos, um peptídio C-terminal que dimeriza para formar a citocina inativa e um pró-domínio N-terminal, chamado peptídio associado à latência, que também dimeriza e permanece ligado ao dímero de TGF-β inativo. Após a secreção, o dímero peptídico associado à latência, ainda ligado ao dímero de TGF-β inativo, associa-se covalentemente (formando pontes dissulfeto) com uma proteína específica na matriz extracelular, formando o que é conhecido como complexo latente. As integrinas $\alpha_V$ em outra célula se ligam ao peptídio associado à latência, e a integrina ativada então exerce força física, rompendo o complexo latente e levando à liberação de dímeros de TGF-β ativos. Os dímeros de TGF-β ligam-se, então, à proteína dimérica do receptor TGFβRII em uma superfície celular adjacente.

As células de mamífero contêm sete receptores diferentes da família TGF-β do tipo I e cinco receptores diferentes do tipo II. Ambas as proteínas TGFβRI e TGFβRII são dímeros de proteínas transmembrana cujos domínios extracelulares se ligam a TGF-β e cujas caudas citosólicas contêm domínios serina/treonina quinase. Após a ligação do TGFβRII, ele é ativado cataliticamente e fosforila e ativa o TGFβRI. O TGFβRI cataliticamente ativo então fosforila um fator de transcrição da família SMAD regulado por receptor citosólico ou R-SMAD (como SMAD2 ou SMAD3), que então adquire uma alta afinidade para um co-SMAD, como SMAD4. O complexo R-SMAD-co-SMAD então vai para o núcleo e induz a transcrição de genes-alvo de TGF-β (Figura 7.27). Dependendo do tipo celular, esses genes-alvo diferem. Na indução de células T reguladoras periféricas ou induzidas, por exemplo (ver Capítulo 15), a sinalização do TGF-β induz a expressão do fator de transcrição FOXP3, que é essencial para o desenvolvimento e a função inibitória dessas células T reguladoras.

## RESUMO

- Os receptores de sinalização, tipicamente localizados na superfície celular, geralmente iniciam a sinalização no citosol, seguida por uma fase nuclear durante a qual a expressão gênica é alterada
- Muitos tipos diferentes de receptores de sinalização contribuem para a imunidade inata e adaptativa, com a categoria mais proeminente sendo aquela que pertence a uma família de receptores em que tirosinoquinases não receptoras fosforilam o motivo de ativação baseado na tirosina do imunorreceptor (ITAM) que contém tirosina nas caudas citoplasmáticas de proteínas do complexo receptor
- Alguns dos outros tipos de receptores de interesse na imunologia incluem a família de tirosinoquinase receptoras, receptores nucleares, receptores serpentina heterotriméricos acoplados à proteína G e receptores da família Notch
- Os receptores antigênicos em células T e B, bem como os receptores Fc de imunoglobulina (Ig), são membros da família de receptores imunes
- Os receptores antigênicos podem produzir sinalizações amplamente variadas, dependendo da afinidade e da valência do antígeno que pode recrutar diferentes números de ITAMs
- Os correceptores, como o CD4 ou CD8 em células T e CD21 (CR2) em células B, melhoram a sinalização dos receptores antigênicos. Os correceptores ligam-se ao mesmo complexo antigênico que está sendo reconhecido pelo receptor de antígenos
- A sinalização de receptores antigênicos pode ser atenuada por receptores inibidores, como CD22 e PD-1, que contêm motivos de inibição baseados na tirosina do imunorreceptor (ITIMs) citosólicos e, algumas vezes, motivos de troca baseados na tirosina do imunorreceptor (ITSMs)
- O complexo receptor de células T (TCR) é formado por cadeias α e β do TCR, que contribuem para o

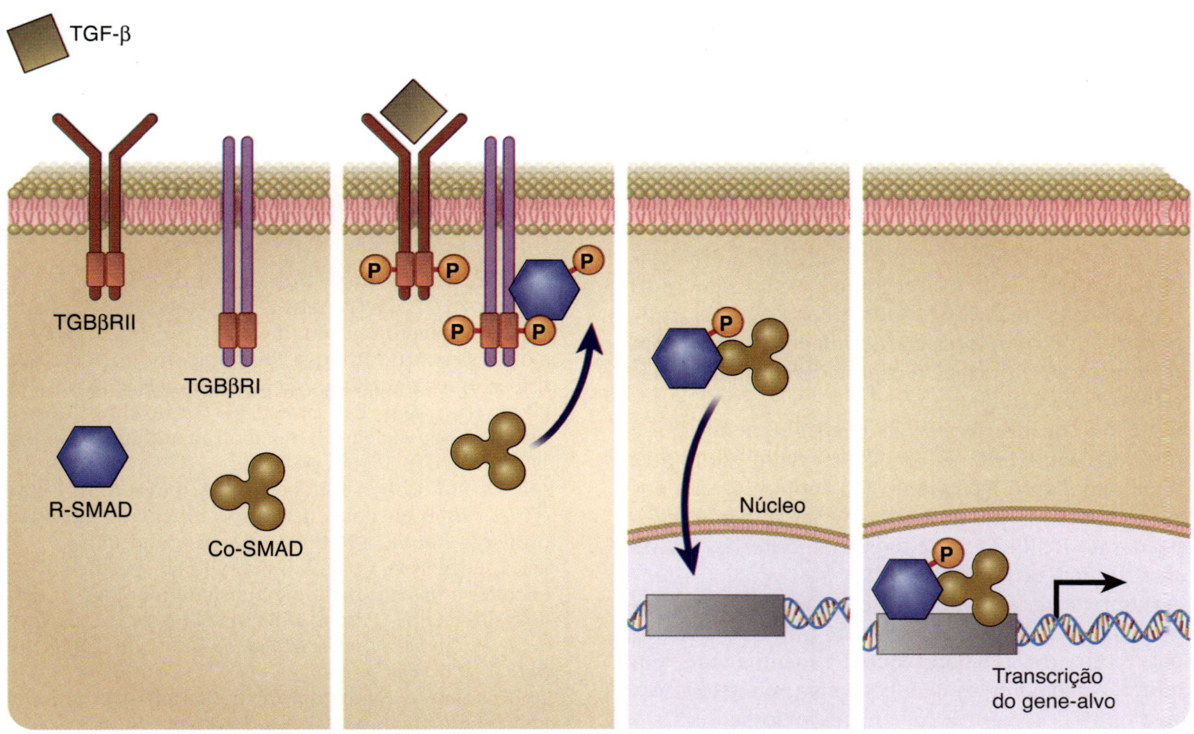


**Figura 7.27 Via de sinalização do TGF-β.** Os dímeros do fator de transformação do crescimento b (TGF-β) processados ligam-se ao receptor TGβRII, que é um receptor dimérico serina/treonina quinase. O TGFβRII é ativado e então se associa e fosforila o dímero de TGFβRI, também um receptor serina/treonina quinase. O TGFβRI cataliticamente ativo fosforila então um fator de transcrição SMAD regulado por receptor (um R-SMAD, como SMAD2 ou SMAD3) que reside no citosol e que então forma um heterodímero com um Co-SMAD, como SMAD4. Este heterodímero SMAD entra no núcleo e induz a transcrição de genes-alvo.

reconhecimento do antígeno, e pelas cadeias de sinalização contendo ITAM CD3 γ, δ e ε, bem como o homodímero ζ. Cada uma das cadeias CD3 contém um ITAM, enquanto cada cadeia ζ contém três ITAMs

- A ligação do TCR resulta na fosforilação das tirosinas dos ITAMs de CD3 e ζ por quinases da família SRC e o recrutamento de ZAP70 para os fosfo-ITAMs; cada domínio SH2 de ZAP70 se liga a uma tirosina fosforilada do ITAM. A ZAP70 ativada fosforila resíduos de tirosina nos adaptadores, e as enzimas *downstream* são recrutadas para o sinalossomo
- As enzimas que medeiam a troca de GTP por GDP em proteínas G pequenas, como RAS e RAC, ajudam a iniciar as vias de proteinoquinase ativada por mitógeno (MAP). Essas vias levam à indução ou à ativação de fatores de transcrição, como JUN e FOS, componentes do fator de transcrição AP1
- A ativação da PLCγ1 leva à liberação de IP3 a partir de PIP2, e IP3 induz a liberação de cálcio dos estoques intracelulares. A depleção de cálcio desses estoques intracelulares facilita a abertura do canal ativado pela liberação de cálcio (CRAC), um canal operado por armazenamento na superfície da célula, que mantém os níveis de cálcio intracelular aumentados. O cálcio se liga à calmodulina e ativa as proteínas *downstream*, incluindo a calcineurina, uma fosfatase que facilita a entrada do fator de transcrição fator nuclear de células T ativadas (NFAT) no núcleo
- O DAG é gerado na membrana quando a PLCγ1 libera IP3 a partir de PIP2. O DAG pode ativar a PKCθ que, entre outras coisas, pode contribuir para a ativação do NF-κB
- Uma quinase lipídica chamada PI3-quinase converte o PIP2 em PIP3. O PIP3 pode recrutar e ativar proteínas contendo o domínio de homologia a plecstrina (PH) para a membrana plasmática. O PIP3 ativa a ITK em células T e a BTK em células B; ativa também a PDK1, uma quinase que pode fosforilar outra quinase *downstream* chamada AKT, que medeia a sobrevivência celular
- Os receptores coestimuladores iniciam a sinalização separadamente dos receptores antigênicos, e os estímulos da sinalização a partir de receptores antigênicos e de receptores coestimuladores sinergizam no núcleo. O principal receptor coestimulador nas células T é o CD28
- O BCR é constituído por Igs ligadas à membrana e um heterodímero de Igα e Igβ associado por pontes dissulfeto. Tanto Igα quanto Igβ contêm ITAMs nas suas caudas citoplasmáticas. As vias de sinalização ligadas ao BCR são bastante semelhantes às vias de sinalização *downstream* do TCR
- A atenuação da sinalização do receptor imune nas células B, células T e células NK, entre outras, é mediada por receptores inibidores que frequentemente têm motivos inibidores contendo tirosina, ou ITIMs, em suas caudas citoplasmáticas e recrutam fosfatases
- Outro importante mecanismo de atenuação de sinal envolve a ubiquitinação de proteínas de sinalização por ubiquitina ligases E3, que marca essas proteínas para degradação intracelular
- Os receptores de citocinas podem ser divididos em categorias com base em características estruturais e mecanismos de sinalização
- Muitos receptores de citocinas usam tirosinoquinases não receptoras chamadas JAKs para fosforilar fatores de transcrição chamados STATs, que dimerizam após fosforilação, translocam-se para o núcleo e induzem a transcrição de genes-alvo
- Alguns receptores de citocinas, como aqueles das famílias de receptores da interleucina-1 (IL-1), da IL-17 e do fator de necrose tumoral (TNF), ativam a via canônica ou a via não canônica de sinalização do NF-κB
- A sinalização canônica do NF-κB é ativada *downstream* a muitos receptores, incluindo receptores de citocinas da família do receptor de TNF, membros da família dos receptores do tipo *Toll* (TLRs) e IL-1R, e receptores antigênicos. A via envolve a ativação de IKKβ no complexo IKK, a fosforilação do inibidor IκBα por IKKβ ativado, a ubiquitinação e a degradação proteossômica de IκBα, e o transporte de NF-κB para o núcleo
- O fator de transformação do crescimento-β (TGF-β) se liga ao TGF-βRII, que fosforila e ativa um R-SMAD. O R-SMAD fosforilado então dimeriza com um co-SMAD, e esse dímero entra no núcleo e estimula a transcrição de genes-alvo.

## Leitura sugerida

*Indica as publicações de interesse histórico, geralmente reportando a descoberta de um fenômeno ou processo que mais tarde foi demonstrado como sendo de fundamental importância no sistema imune. Muitas dessas descobertas (mas não todas) levaram seu(s) descobridor(es) a receber o Prêmio Nobel. A natureza da descoberta é brevemente resumida em cada referência.

### *Transdução de sinal em células imunes*


Wu N, Veillette A. SLAM family receptors in normal immunity and immune pathology. *Curr Opin Immunol.* 2016;38:45–51.

Wu X, Karin M. Emerging roles of lys63-linked polyubiquitylation in immune responses. *Immunol Rev.* 2015;266:161–174.


### *Estrutura e sinalização do receptor de células T*


Courtney AH, Lo WL, Weiss A. TCR signaling: mechanisms of initiation and propagation. *Trends Biochem Sci.* 2018;43:108–123.

Gaud G, Lesourne R, Love PE. Regulatory mechanisms in T cell receptor signalling. *Nat Rev Immunol.* 2018;18:485–497.

Geltink RIK, Kyle RL, Pearce EL. Unraveling the complex interplay between T cell metabolism and function. *Annu Rev Immunol.* 2018;36:461–488.

*Hedrick SM, Cohen DI, Nielsen EA, Davis MM. Isolation of cDNA clones encoding T cell-specific membrane-associated proteins. *Nature.* 1984;308:149–153; and Yanagi Y, Yoshikai Y, Leggett K, et al. A human T cell-specific cDNA clone encodes a protein having extensive homology to immunoglobulin chains. *Nature.* 1984;308:145–149 *(Esses dois artigos descrevem a clonagem molecular do gene que codifica uma das cadeias do receptor de células T.)*

Man K, Kallies A. Synchronizing transcriptional control of T cell metabolism and function. *Nat Rev Immunol.* 2015;15:574–584.

Mariuzza RA, Agnihotri P, Orban J. The structural basis of T-cell receptor (TCR) activation: an enduring enigma. *J Biol Chem.* 2020;295:914–925.

Trebak M, Kinet JP. Calcium signalling in T cells. *Nat Rev Immunol.* 2019;19:154–169.

***Estrutura e sinalização do receptor de células B***

*Harwood NE, Batista FD. Early events in B cell activation. *Annu Rev Immunol.* 2010;28:185–210.

Kurosaki T, Shinohara H, Baba Y. B cell signaling and fate decision. *Ann Rev Immunol.* 2010;28:21–55.

Kwak K, Akkaya M, Pierce SK. B cell signaling in context. *Nat Immunol.* 2019;20:963–969.

*Reth M. Antigen receptor tail clue. *Nature.* 1989;338:383–384 *(Essa foi a primeira identificação de um motivo de sinalização essencial chamado ITAM, o qual é importante para a sinalização pelo BCR, TCR e muitos outros receptores imunológicos.)*

***Atenuação dos sinais nos linfócitos***

Acuto O, Di Bartolo V, Michel F. Tailoring T-cell receptor signals by proximal negative feedback mechanisms. *Nat Rev Immunol.* 2008;8:699–712.

O'Leary CE, Lewis EL, Oliver PM. Ubiquitylation as a rheostat for TCR signaling: from targeted approaches toward global profiling. *Front Immunol.* 2015;6:618.

***Receptores de citocinas***

Brenner D, Blaser H, Mak TW. Regulation of tumour necrosis factor signalling: live or let die. *Nat Rev Immunol.* 2015;15:362–374.

Leonard WJ, Lin JX, O'Shea JJ. The γc family of cytokines: basic biology to therapeutic ramifications. *Immunity.* 2019;50:832–850.

Taniguchi K, Karin M. NF-kappaB, inflammation, immunity and cancer: coming of age. *Nat Rev Immunol.* 2018;18:309–324.

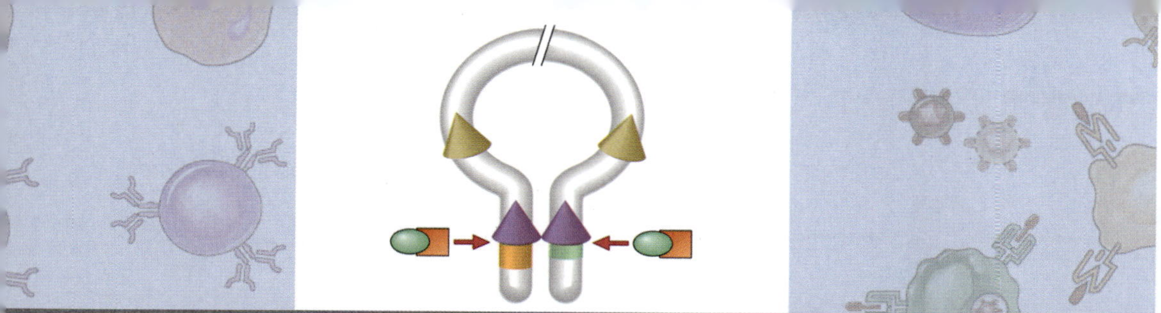

CAPÍTULO

# 8

# Desenvolvimento dos Linfócitos e Rearranjo Genético do Receptor Antigênico


**VISÃO GERAL DO DESENVOLVIMENTO DOS LINFÓCITOS, 199**

Comprometimento com as linhagens de células B e T e proliferação de progenitores, 200

Papel das alterações epigenéticas e microRNAs no desenvolvimento dos linfócitos, 201

Rearranjo e expressão gênica do receptor antigênico, 202

Processos de seleção que moldam os repertórios de linfócitos B e T, 202

**REARRANJO DE GENES DO RECEPTOR ANTIGÊNICO EM LINFÓCITOS B E T, 204**

Organização na linhagem germinativa dos genes de imunoglobulina e receptor de célula T, 204

Recombinação V(D)J, 207

Geração da diversidade em células B e T, 211

**DESENVOLVIMENTO DOS LINFÓCITOS B, 213**

Estágios do desenvolvimento dos linfócitos B, 214

Seleção do repertório das células B maduras, 220

**DESENVOLVIMENTO DOS LINFÓCITOS T, 221**

Papel do timo na maturação das células T, 221

Estágios da maturação das células T, 223

Processos de seleção na maturação de células T $\alpha\beta$ MHC-restritas, 226

Linfócitos T $\gamma\delta$, 228

**RESUMO, 229**


Os linfócitos expressam receptores antigênicos altamente diversificados que são capazes de reconhecer uma ampla variedade de substâncias estranhas. Essa diversidade é gerada durante o desenvolvimento de linfócitos B e T maduros a partir de células precursoras que não expressam receptores antigênicos e não podem reconhecer nem responder aos antígenos. O processo pelo qual os progenitores dos linfócitos no timo e na medula óssea se diferenciam em linfócitos maduros que povoam os tecidos linfoides periféricos é chamado **desenvolvimento do linfócito** ou **maturação do linfócito**. (Os termos *desenvolvimento* e *maturação* são usados de modo intercambiável neste contexto.) A maturação é iniciada por sinais oriundos de receptores de superfície celular que têm dois papéis: promover a proliferação de progenitores e iniciar o rearranjo dos genes do receptor antigênico, requisito necessário para o desenvolvimento de linfócitos B e T com diversas especificidades antigênicas.

Começamos este capítulo considerando o processo de comprometimento com as linhagens de linfócitos B e T e discutindo alguns princípios e mecanismos comuns do desenvolvimento dos linfócitos. A isso se segue uma descrição dos processos que são exclusivos do desenvolvimento das células B e, então, daqueles exclusivos das células T.

## VISÃO GERAL DO DESENVOLVIMENTO DOS LINFÓCITOS

A maturação dos linfócitos B e T envolve uma série de eventos que ocorrem nos órgãos linfoides primários (também chamados geradores ou centrais) (Figura 8.1). Esses eventos incluem os seguintes:

- ***Comprometimento*** das células progenitoras com as linhagens linfoides B ou T
- ***Proliferação*** das células progenitoras e das células imaturas comprometidas em estágios iniciais específicos do desenvolvimento, criando um amplo *pool* de células capazes de gerar linfócitos úteis
- O ***rearranjo sequencial e ordenado de genes do receptor antigênico*** e a expressão de proteínas desse receptor (os termos *rearranjo* e *recombinação* são usados de modo intercambiável)
- ***Eventos de seleção*** que preservam células que produziram proteínas funcionais do receptor antigênico e eliminam células potencialmente perigosas que reconhecem fortemente autoantígenos. Esses processos de seleção durante o desenvolvimento garantem

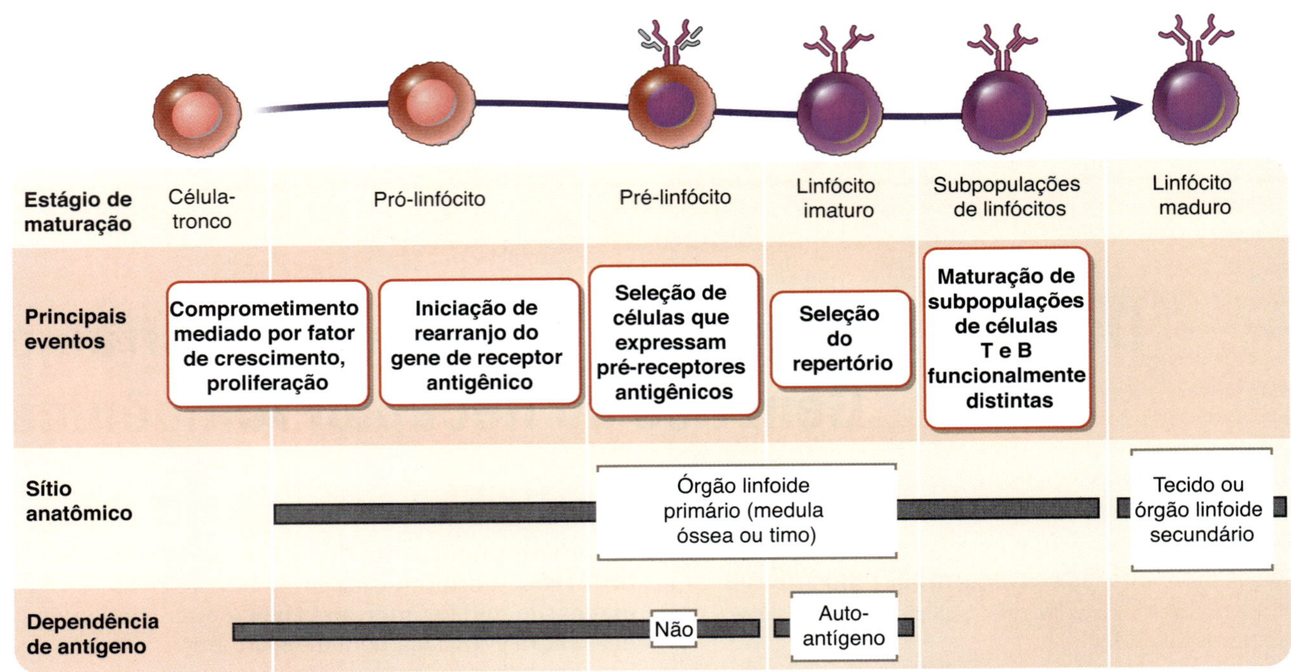


**Figura 8.1 Estágios de maturação do linfócito.** O desenvolvimento de ambos os linfócitos, B e T, envolve a sequência de estágios de amadurecimento mostrada. A maturação da célula B é ilustrada, porém os estágios básicos da maturação da célula T são similares.

que os linfócitos que expressam receptores funcionais com especificidades úteis amadureçam e entrem no sistema imune periférico

- ***Diferenciação de células B e T em subpopulações funcional e fenotipicamente distintas.*** As células B se desenvolvem em células foliculares, da zona marginal e B-1. As células T se desenvolvem em linfócitos T αβ $CD4^+$ e $CD8^+$, células T γδ, células T *natural killer* (NKT) e células T invariantes associadas à mucosa (MAIT; do inglês, *mucosa-associated invariant T*). As propriedades e funções dessas diferentes populações de linfócitos são discutidas em capítulos posteriores.

## Comprometimento com as linhagens de células B e T e proliferação de progenitores

***As células-tronco multipotentes encontradas no fígado fetal e na medula óssea, conhecidas como células-tronco hematopoéticas (CTHs), originam todas as linhagens de células sanguíneas, inclusive os linfócitos*** (ver Capítulo 2). As CTHs amadurecem em progenitores linfoides comuns que originam células B, células T, células NK e células linfoides inatas (Figura 8.2). A maturação das células B a partir de progenitores comprometidos com essa linhagem ocorre antes do nascimento no fígado fetal, e após o nascimento na medula óssea, com as etapas finais sendo completadas no baço. As células-tronco derivadas do fígado fetal originam principalmente um tipo de célula B chamado célula B-1, enquanto as CTHs derivadas da medula óssea originam a maioria das células B circulantes (células B foliculares) e uma subpopulação de células B chamadas células B da zona marginal. Os precursores dos linfócitos T emergem do fígado fetal antes do nascimento e da medula óssea

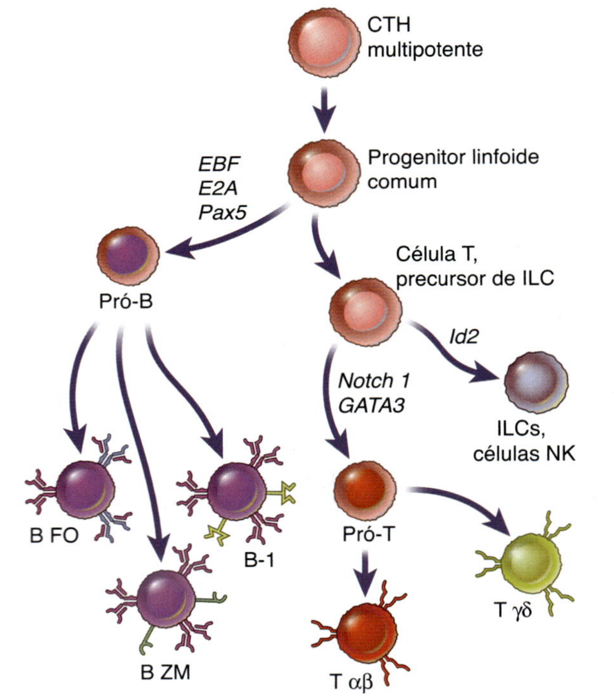


**Figura 8.2 Células-tronco multipotentes originam linhagens B e T distintas.** As células-tronco hematopoéticas (CTHs) originam progenitores distintos para vários tipos de células sanguíneas. Uma dessas populações de progenitores (mostrada aqui) é chamada progenitor linfoide comum (PLC). Os PLCs originam principalmente células B e T e também contribuem para as células *natural killer (NK)*, células linfoides inatas (*ILCs*) e algumas células dendríticas (omitidas aqui). As células pró-B eventualmente podem se diferenciar em células B foliculares (*B FO*), células B da zona marginal (*B ZM*) e células B-1. As células pró-T podem se comprometer com as linhagens de célula T αβ ou γδ. O comprometimento com diferentes linhagens é dirigido por vários fatores de transcrição, indicados em itálico.

em fases mais tardias da vida, e circulam para o timo, no qual completam sua maturação. As células T que expressam receptores de célula T (TCRs; do inglês, *T cell receptors*) γδ surgem de CTHs do fígado fetal, enquanto a maioria das células T, que expressa TCRs αβ, se desenvolve de CTHs derivadas da medula óssea. Em geral, as células B e T geradas no início da vida fetal têm receptores antigênicos menos diversificados. Apesar de suas diferentes localizações anatômicas, os primeiros eventos de maturação de linfócitos B e T são fundamentalmente similares.

***O comprometimento de progenitores linfoides comuns com as linhagens de células B ou T depende dos reguladores transcricionais que conduzem o desenvolvimento no sentido das células B ou das células T.*** Os eventos-chave do comprometimento de células precursoras com a linhagem de células B ou T são a expressão das proteínas envolvidas nos rearranjos dos genes do receptor antigênico, descritos adiante neste capítulo, e a geração de acessibilidade, ao nível da cromatina, dos *loci* gênicos de receptores antigênicos particulares a essas proteínas. No caso das células B em desenvolvimento, o *locus* da cadeia pesada da imunoglobulina (Ig), inicialmente em uma configuração de cromatina fechada, é aberto de modo a se tornar acessível às proteínas que mediarão o rearranjo e a expressão do gene de Ig. Nas células T αβ em desenvolvimento, o *locus* gênico do TCR β é o primeiro a se tornar acessível. Essas alterações da acessibilidade na cromatina dos *loci* dos receptores antigênicos são iniciadas por conjuntos de fatores de transcrição linhagem-específicos.

Numerosos fatores de transcrição estão envolvidos na maturação das células B e T (ver Figura 8.2). Os fatores de transcrição Notch1 e GATA3 comprometem os linfócitos em desenvolvimento com a linhagem de células T. A família de proteínas Notch consiste em moléculas de superfície celular que são proteoliticamente clivadas ao interagirem com ligantes específicos presentes em células vizinhas (ver Figura 7.2). As porções intracelulares clivadas das proteínas Notch migram para o núcleo e modulam a expressão de genes-alvo específicos. Notch1 é ativado em células progenitoras linfoides e, aliada ao GATA3, induz a expressão de alguns genes requeridos para o desenvolvimento adicional das células T αβ. Alguns desses genes codificam componentes do pré-receptor de célula T (pré-TCR), bem como as proteínas RAG1 e RAG2, requeridas para a recombinação V(D)J, descrita adiante. Os fatores de transcrição EBF, E2A e PAX5 induzem a expressão dos genes requeridos para o desenvolvimento das células B. Entre esses genes, estão os genes codificadores das proteínas RAG1 e RAG2, componentes do pré-receptor da célula B (pré-BCR), e das proteínas que contribuem para a sinalização via pré-BCR e BCR. O papel dessas proteínas no desenvolvimento das células T e B será considerado posteriormente, neste mesmo capítulo.

***Durante o desenvolvimento das células B e T, as células progenitoras comprometidas proliferam primeiramente em resposta a citocinas e, posteriormente, em resposta aos sinais gerados por um pré-receptor antigênico que selecionam as células que rearranjaram com sucesso o primeiro conjunto de genes do receptor antigênico.*** A proliferação assegura que um *pool* amplo o suficiente de células progenitoras venha a ser gerado para, por fim, produzir um repertório altamente diversificado de linfócitos antígeno-específicos maduros. Em camundongos, uma espécie amplamente usada para pesquisa básica sobre desenvolvimento de linfócitos, a citocina interleucina-7 (IL-7) dirige a proliferação dos progenitores iniciais de células T e B. Nos seres humanos, a IL-7 é requerida para a proliferação dos progenitores de célula T, mas não dos progenitores da linhagem B. Os fatores que dirigem a proliferação de progenitores de células B humanas permanecem não identificados. A IL-7 é produzida por células estromais na medula óssea e também por células epiteliais e outras células no timo. Camundongos com mutações dirigidas em genes que codificam a IL-7 ou o receptor de IL-7 apresentam maturação defeituosa de precursores de linfócitos para além dos estágios iniciais e, como resultado, deficiências profundas nas células T e B maduras. Mutações no gene humano que codifica a cadeia γ comum, uma proteína compartilhada pelos receptores de várias citocinas, incluindo IL-2, IL-7 e IL-15, originam um distúrbio de imunodeficiência conhecido como **doença da imunodeficiência combinada grave ligada ao X** (**X-SCID**; do inglês, *X-linked severe combined immunodeficiency disease*) (ver Capítulo 21). Essa doença é caracterizada por um bloqueio no desenvolvimento de células T e de células NK, porque IL-7 é requerida para o desenvolvimento das células T em seres humanos, e IL-15para as células NK.

A maior expansão proliferativa de precursores de linfócitos ocorre após o rearranjo bem-sucedido dos genes codificadores de uma das duas cadeias do receptor antigênico da célula T ou B, produzindo um pré-receptor antigênico (descrito adiante). Os sinais gerados pelos pré-receptores antigênicos são responsáveis pela proliferação significativamente maior de linfócitos em desenvolvimento (que tiveram êxito no rearranjo do gene da cadeia pesada de Ig ou no gene da cadeia β do TCR, dependendo do caso), do que a proliferação inicial promovida pelas citocinas, como a IL-7.

## Papel das alterações epigenéticas e microRNAs no desenvolvimento dos linfócitos

***Muitos eventos nucleares no desenvolvimento dos linfócitos são regulados por mecanismos epigenéticos.*** A epigenética se refere ao controle da expressão gênica e dos fenótipos por mecanismos que não são alterações das sequências codificadoras em si. No desenvolvimento dos linfócitos, os mecanismos epigenéticos também controlam os eventos de rearranjo gênico do receptor antigênico. O DNA existe em cromossomos fortemente ligados a proteínas histonas e não histonas, formando aquilo que é conhecido como cromatina. Na cromatina, o DNA está enrolado em torno de um núcleo proteico de octâmeros de histona, formando estruturas chamadas nucleossomos, os quais podem estar bem separados uns dos outros ou densamente empacotados. A cromatina, portanto, pode existir na forma de estruturas empacotadas de maneira relativamente frouxa, chamadas eucromatina, em que os genes podem ser acessados pelos fatores de transcrição e serem transcritos, ou na forma de heterocromatina firmemente empacotada, na qual os genes permanecem em um estado silenciado. A organização estrutural de porções dos cromossomos varia em diferentes células, tornando certos genes disponíveis para a ligação a fatores de transcrição, enquanto esses mesmos genes podem estar indisponíveis para os fatores de transcrição em outras células. Os mecanismos epigenéticos regulam a acessibilidade e atividade dos genes por induzir alterações nas regiões promotoras ou intensificadoras dos genes. Essas mudanças incluem: metilação do DNA em alguns resíduos de citosina, que geralmente silencia os genes; modificações pós-traducionais das caudas de histonas dos nucleossomos (p. ex., acetilação, metilação e ubiquitinação) que podem tornar os genes ativos ou inativos dependendo da histona modificada e da natureza da modificação; remodelamento ativo da cromatina por máquinas proteicas chamadas complexos remodeladores, que podem também intensificar ou suprimir a expressão gênica; e silenciamento da expressão gênica por RNAs não codificadores.

Alguns componentes essenciais do desenvolvimento dos linfócitos são regulados por mecanismos epigenéticos:

- Modificações das histonas em *loci* gênicos do receptor antigênico são requeridas para o recrutamento de proteínas que medeiam a recombinação genética para formar genes de receptor antigênico funcionais. Esse processo é discutido adiante, ainda neste capítulo
- O comprometimento das células T em desenvolvimento com a linhagem CD4 ou CD8 depende de mecanismos epigenéticos que silenciam a expressão do gene de CD4 em células T $CD8^+$. O silenciamento envolve modificações na cromatina que colocam o gene de CD4 em um estado de heterocromatina inacessível
- No Capítulo 7, discutimos os microRNAs (miRNAs) no contexto da ativação da célula T. Os miRNAs também contribuem de forma significativa para a modulação da expressão de genes e proteínas durante o desenvolvimento. Como mencionado no Capítulo 7, Dicer é uma enzima-chave na geração de miRNA. A detecção de Dicer na linhagem T resulta em perda preferencial de células T reguladoras e consequente desenvolvimento de um fenótipo autoimune similar ao observado na ausência de FOXP3 (discutido nos Capítulos 15 e 21). A perda de Dicer na linhagem B resulta em bloqueio na transição da célula pró-B para célula pré-B (discutida em mais detalhes adiante), primariamente devido ao aumento da apoptose das células pré-B. Estudos de ablação genética revelaram que muitos miRNAs específicos estão envolvidos no desenvolvimento dos linfócitos.

## Rearranjo e expressão gênica do receptor antigênico

***O rearranjo de genes do receptor antigênico é um evento essencial no desenvolvimento dos linfócitos, e esse processo é responsável pela geração de um repertório imune adaptativo diversificado.*** Conforme discutido nos capítulos anteriores, cada clone de linfócitos B e T produz um receptor antigênico dotado de uma estrutura exclusiva de ligação ao antígeno. Em qualquer indivíduo, pode haver $10^7$ a $10^9$ clones diferentes de linfócitos B e T, cada um com um receptor exclusivo. A habilidade de cada indivíduo gerar esses repertórios amplos e diversificados de linfócitos evoluiu de modo que um número bastante modesto de genes pode originar um vasto número de moléculas de Ig e TCR distintas, cada uma das quais capaz de se ligar a um antígeno diferente. Genes funcionais do receptor antigênico são produzidos em células B imaturas na medula óssea, e o mesmo ocorre com as células T imaturas no timo, por um processo de rearranjo gênico. Nesse processo, os segmentos dos genes do receptor antigênico são aleatoriamente recombinados, e variações na sequência nucleotídica são introduzidas nas junções, resultando na produção de um amplo número de éxons codificadores da região variável. Os eventos de rearranjo do DNA que levam à produção de receptores antigênicos não dependem nem são influenciados pela presença de antígenos. Em outras palavras, como propôs a hipótese de seleção clonal, receptores antigênicos diversificados são gerados e expressos antes do encontro com os antígenos (ver Figura 1.7). Discutiremos adiante, neste mesmo capítulo, os detalhes moleculares do rearranjo genético do receptor antigênico.

## Processos de seleção que moldam os repertórios de linfócitos B e T

***O processo de desenvolvimento dos linfócitos contém numerosas etapas, chamadas pontos de controle, nas quais as células em desenvolvimento são testadas e somente continuam amadurecendo se uma etapa anterior do processo for concluída com sucesso.*** Um desses pontos de controle desenvolvimental é baseado na produção bem-sucedida de uma das cadeias polipeptídicas da proteína do receptor antigênico de duas cadeias, sendo que um segundo ponto de controle requer a segunda cadeia e, assim, a montagem de um receptor completo. O requerimento de passagem por esses pontos de controle desenvolvimentais é um mecanismo de controle de qualidade que garante que apenas os linfócitos produtores de receptores antigênicos completos e, portanto, provavelmente funcionais, sejam selecionados para a maturação. Processos adicionais de seleção operam depois que o receptor antigênico é expresso e servem para eliminar linfócitos autorreativos potencialmente perigosos, bem como para comprometer as células em desenvolvimento com linhagens particulares. (Note que o termo ponto de controle é também usado para descrever fenômenos muito diferentes no contexto da ativação imune periférica e da imunoterapia do câncer [ver Capítulo 18]). A seguir, resumiremos os princípios gerais desses eventos.

***Os pré-receptores antigênicos e receptores antigênicos emitem sinais aos linfócitos em desenvolvimento que são requeridos para que essas células sobrevivam, proliferem e continuem amadurecendo*** (Figura 8.3). Os pré-receptores antigênicos, chamados pré-BCRs nas células B, e os pré-TCRs nas células T, são estruturas sinalizadoras expressas durante o desenvolvimento das células B e T que contêm apenas uma das duas cadeias polipeptídicas presentes em um receptor antigênico maduro. As células da linhagem de linfócitos B que rearranjam com sucesso seus genes de cadeia pesada de Ig expressam a proteína de cadeia pesada μ e montam um pré-BCR. De modo análogo, as células T em desenvolvimento que fazem um rearranjo bem-sucedido do gene da cadeia β do TCR sintetizam a proteína da cadeia β do TCR e montam um pré-TCR. O pré-BCR e pré-TCR montados formam complexos com proteínas que geram sinais para sobrevivência, proliferação e o fenômeno de exclusão alélica (discutido adiante), e para o desenvolvimento adicional de células B e T. Em decorrência da adição aleatória de nucleotídios nas junções entre os segmentos gênicos do receptor antigênico que são unidos durante o desenvolvimento dos linfócitos e do código de trinca de pares de base (códon) para determinação de aminoácidos, apenas cerca de um em cada três rearranjos gênicos de receptor antigênico está em quadro de leitura e, portanto, é capaz de gerar uma proteína completa apropriada. Esse rearranjo bem-sucedido é, por vezes, chamado rearranjo produtivo. Se as células fizerem rearranjos gênicos fora do quadro de leitura ou não produtivos nos *loci* de cadeias μ da Ig ou β do TCR, os pré-receptores antigênicos não são expressos, as células não recebem os sinais de sobrevivência necessários e sofrem morte celular programada. Assim, a expressão do pré-receptor antigênico é o primeiro ponto de controle durante o desenvolvimento do linfócito.

***Na próxima etapa de maturação, as células B e T em desenvolvimento expressam receptores antigênicos completos, e as células são selecionadas para sobreviverem com base naquilo que esses receptores reconhecem.*** Os linfócitos que navegaram com sucesso pelo ponto de controle do pré-receptor antigênico seguem para o rearranjo e a expressão de genes codificadores da segunda cadeia do BCR ou do TCR, e expressam o receptor antigênico completo enquanto ainda estão imaturos. Nesse estágio imaturo, as células que expressam receptores antigênicos úteis podem ser preservadas, enquanto as células potencialmente perigosas que reconhecem fortemente antígenos próprios podem ser eliminadas ou induzidas a alterar seus receptores de antígeno (ver Figura 8.3).

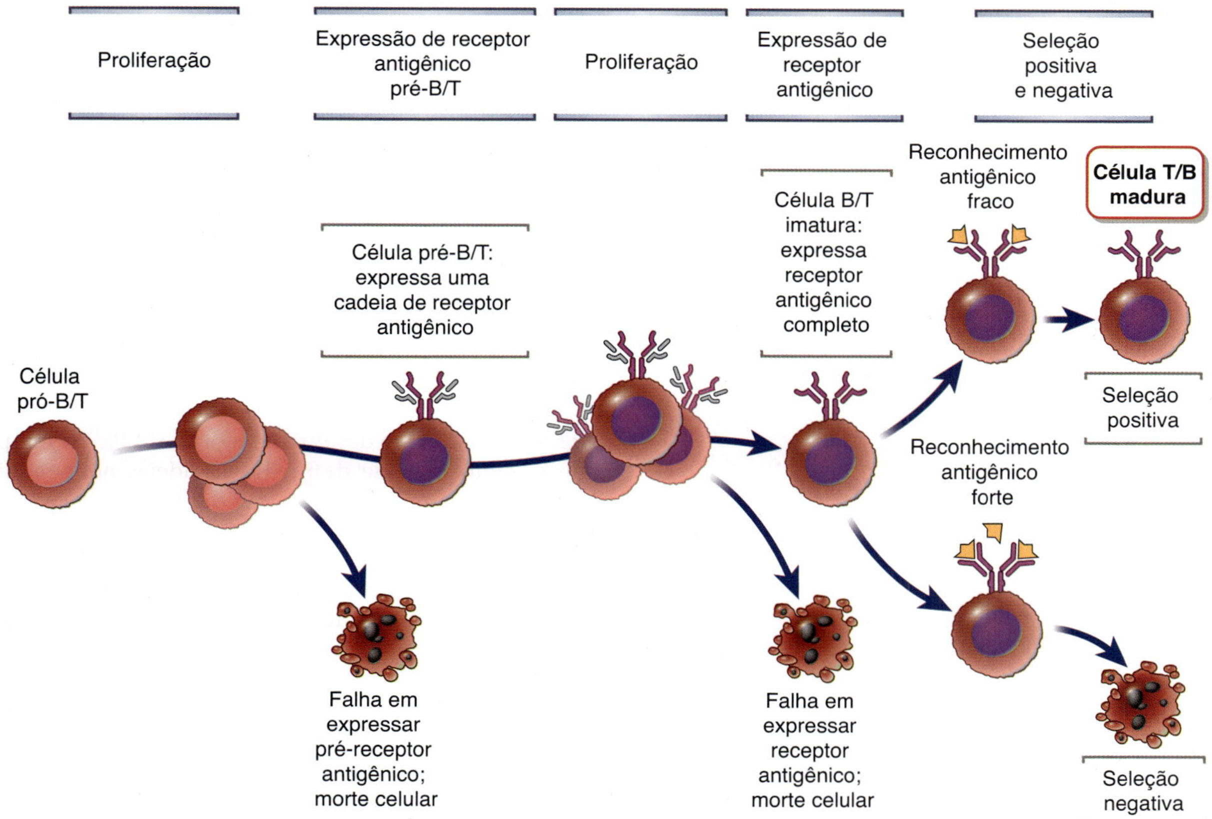


**Figura 8.3 Pontos de controle na maturação do linfócito.** Durante o desenvolvimento, os linfócitos que expressam os receptores requeridos para a proliferação continuada e maturação são selecionados para sobreviverem, enquanto as células que não expressam receptores funcionais morrem por apoptose. A seleção positiva e negativa preserva adicionalmente as células com especificidades úteis. A presença de múltiplos pontos de controle garante que apenas as células com receptores úteis completem sua maturação.

Um processo chamado **seleção positiva** facilita a sobrevivência de linfócitos potencialmente úteis. Na linhagem da célula T, a seleção positiva garante a maturação de células T cujos receptores reconhecem moléculas do complexo principal de histocompatibilidade (MHC; do inglês, *major histocompatibility complex*) próprias. Do mesmo modo, a expressão do correceptor em uma célula T (CD8 ou CD4) é pareada ao reconhecimento do tipo apropriado de molécula de MHC (MHC de classe I ou MHC de classe II, respectivamente). As células T maduras cujos precursores foram positivamente selecionados por moléculas de MHC próprias no timo são capazes de reconhecer antígenos peptídicos estranhos exibidos pelas mesmas moléculas de MHC próprias em células apresentadoras de antígeno (APCs; do inglês, *antigen-presenting cells*) presentes nos tecidos periféricos. Na linhagem da célula B, a seleção positiva preserva células que expressam receptores e está acoplada à geração de diferentes subpopulações de célula B.

A **seleção negativa** é o processo que elimina ou altera os linfócitos em desenvolvimento cujos receptores antigênicos se ligam fortemente a autoantígenos presentes nos órgãos linfoides geradores. O desenvolvimento das células B e T é suscetível à seleção negativa por um curto período depois de os receptores antigênicos serem expressos pela primeira vez. As células T em desenvolvimento com alta afinidade por autoantígenos são eliminadas por apoptose, em um fenômeno conhecido como **deleção clonal**. As células B imaturas fortemente autorreativas podem ser induzidas a realizar mais rearranjos do gene de Ig e, assim, evitar a autorreatividade. Esse fenômeno é chamado **edição do receptor**. Se a edição falhar, as células B autorreativas morrem, o que também é chamado deleção clonal. A seleção negativa de linfócitos imaturos é um mecanismo importante para manter a tolerância a muitos autoantígenos; isso também é chamado **tolerância central**, porque se desenvolve nos órgãos linfoides centrais (geradores) (ver Capítulo 15).

Com essa introdução, passaremos a uma discussão mais detalhada da maturação do linfócito, começando com o evento-chave no processo – o rearranjo e a expressão dos genes do receptor antigênico.

## REARRANJO DE GENES DO RECEPTOR ANTIGÊNICO EM LINFÓCITOS B E T

***Os genes codificadores de diversos receptores antigênicos de linfócitos B e T individuais são gerados pela recombinação de diferentes segmentos gênicos da região variável (V) com segmentos gênicos de diversidade (D) e juncionais (J).*** Esse processo especializado de rearranjo gênico sítio-específico é chamado **recombinação V(D)J**. A elucidação dos mecanismos de rearranjo gênico do receptor antigênico e, portanto, da base subjacente para a geração da diversidade dos linfócitos, representa um marco histórico da imunologia moderna.

As primeiras suposições sobre como milhões de receptores antigênicos diferentes poderiam ser gerados a partir de uma quantidade limitada de DNA codificador no genoma vieram de análises das sequências de aminoácidos de moléculas de Ig. Essas análises mostraram que as cadeias polipeptídicas de muitos anticorpos diferentes do mesmo isótipo compartilhavam sequências idênticas em suas extremidades C-terminais (correspondendo aos domínios constantes das cadeias pesada e leve do anticorpo), mas diferiam consideravelmente quanto às sequências em suas extremidades N-terminais, que correspondem aos domínios variáveis dos anticorpos (ver Capítulo 5). Contrariamente a um dos princípios centrais da genética molecular, enunciado como a hipótese de "um gene/um polipeptídio", os imunologistas postularam, em 1965, que cada cadeia de anticorpo, na verdade, é codificada por pelo menos dois genes – um variável e outro constante –, e que ambos estão fisicamente combinados ao nível do DNA ou do RNA mensageiro (mRNA) para eventualmente originar proteínas de Ig funcionais. A comprovação formal dessa hipótese demorou mais de uma década para acontecer, quando Susumu Tonegawa demonstrou que a estrutura dos genes de Ig nas células de um tumor produtor de anticorpo, chamado mieloma ou plasmacitoma, difere daquela encontrada nos tecidos embrionários ou em tecidos não linfoides não comprometidos com a produção de Ig. Essas diferenças surgem porque os segmentos de DNA codificadores das cadeias pesada e leve de Ig estão separados nos *loci* herdados (ou germinativos) e são aproximados e unidos somente nas células B em desenvolvimento, mas não em outros tecidos nem outros tipos celulares. Foi constatada a ocorrência de rearranjos similares durante o desenvolvimento da célula T nos *loci* codificadores das cadeias polipeptídicas dos TCRs. O rearranjo gênico do receptor antigênico é melhor compreendido quando se descreve, primeiramente, a organização não rearranjada herdada (germinativa) dos genes de Ig e TCR, para então descrever seus rearranjos durante a maturação do linfócito.

### Organização na linhagem germinativa dos genes de imunoglobulina e receptor de célula T

***Os genes de Ig e TCR da linhagem germinativa são compostos por múltiplos segmentos de DNA espacialmente separados em todas as células e combinados nos linfócitos em desenvolvimento.*** Descreveremos, primeiramente, os *loci* de Ig e, em seguida, os *loci* de TCR.

#### *Organização dos* loci *de genes de imunoglobulina*

Três *loci* separados codificam, respectivamente, todas as cadeias pesadas, a cadeia leve κ e a cadeia leve λ de Ig. Cada *locus* está em um cromossomo diferente. A organização dos genes de Ig humanos é ilustrada na Figura 8.4. Os genes de Ig estão organizados essencialmente do mesmo modo em todos os mamíferos, embora suas localizações cromossômicas e o número e a ordem de diferentes segmentos gênicos em cada *locus* possam variar.

Na extremidade 5′ de cada *locus* de Ig, há um grupamento de segmentos gênicos variáveis (V), cada um dos quais com cerca de 300 pares de bases de comprimento. Os números de segmentos gênicos V funcionais variam de modo considerável entre os diferentes *loci* de Ig e entre

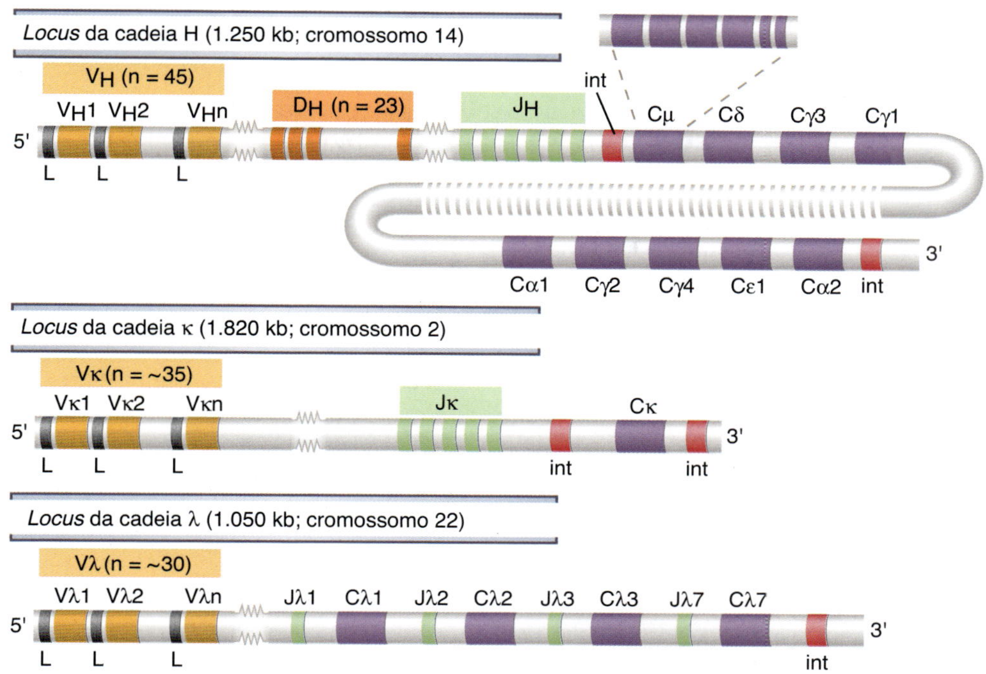


**Figura 8.4 Organização de linhagem germinativa dos *loci* de imunoglobulina humana.** São mostrados os genes de cadeia pesada, cadeia leve κ e cadeia leve λ humana. Apenas segmentos gênicos funcionais são mostrados; pseudogenes foram omitidos por uma questão de simplificação. Éxons e íntrons não foram representados em escala. Cada gene $C_H$ é mostrado como uma caixa única, porém é composto por vários éxons, como ilustrado para Cμ. Os segmentos gênicos são indicados da seguinte forma: *C*, constante; *D*, diversidade; *int*, intensificador; *J*, juncional; *L*, líder (frequentemente chamado sequência sinal); *V*, variável. Nesta e nas figuras subsequentes, as estruturas tubulares representam segmentos cromossômicos de dupla fita, com as extremidades 5' e 3' referindo-se às fitas codificadoras.

espécies diferentes. Exemplificando, em seres humanos, existem cerca de 35 segmentos de gene V funcional no *locus* da cadeia leve κ, cerca de 30 no *locus* λ e cerca de 45 no *locus* de cadeia pesada. Em camundongos, no entanto, há cerca de 30 segmentos gênicos V funcionais no *locus* κ, apenas dois no *locus* de cadeia leve λ e cerca de 250 no *locus* de cadeia pesada. Em ambas as espécies, os segmentos gênicos V para cada *locus* estão espaçados ao longo de amplas extensões de DNA de até 2.000 quilobases de comprimento. Localizado na extremidade 5' de cada segmento de gene V, há um éxon-líder codificador dos 20 a 30 resíduos N-terminais da proteína traduzida. Esses resíduos são moderadamente hidrofóbicos e constituem o peptídio-líder (ou peptídio-sinal). As sequências sinal são encontradas em quase todas as proteínas secretadas e transmembrana recém-sintetizadas e estão envolvidas na orientação dos polipeptídios nascentes que estão sendo traduzidos em ribossomos para ligação a um complexo citosólico que ancora esses ribossomos à membrana do retículo endoplasmático, de modo a permitir a translocação da proteína para o lúmen do retículo endoplasmático. Nesse momento, as sequências sinalizadoras são rapidamente clivadas e estão ausentes nas proteínas maduras. Em posição *upstream* a cada éxon-líder, há um segmento do gene V promotor em que a transcrição pode ser iniciada; no entanto, conforme discutido posteriormente, isso ocorre de forma mais eficiente após o rearranjo.

A distâncias variáveis na extremidade 3' dos segmentos gênicos V, existem vários segmentos juncionais (J) medindo tipicamente 30 a 50 pares de bases de comprimento que estão separados por sequências não codificadoras. Entre os segmentos V e J no *locus* de cadeia pesada (IgH) da Ig, existem segmentos adicionais conhecidos como segmentos de diversidade (D). Os segmentos D não são encontrados nos *loci* de cadeia leve de Ig. Assim como os segmentos gênicos V, os números de segmentos D e J variam em diferentes *loci* de Ig e em espécies diferentes.

Os genes da região constante (C) estão localizados na extremidade 3' dos segmentos J. Cada *locus* de Ig tem um arranjo e um número de genes de região C distintos. Em seres humanos, o *locus* da cadeia leve κ tem um único gene C (Cκ), enquanto o *locus* da cadeia leve λ tem quatro genes C funcionais (Cλ). O *locus* da cadeia pesada de Ig tem nove genes C ($C_H$) arranjados em *tandem*, os quais codificam as regiões C dos nove isótipos e subtipos diferentes de Ig (ver Capítulo 5). Os genes Cκ e Cλ são compostos, cada um, por um único éxon codificador de todo o domínio C das cadeias leves. Em contraste, cada gene $C_H$ é composto por cinco ou seis éxons. Cada três ou quatro éxons (todos similares em tamanho a um segmento de gene V) codifica um domínio $C_H$ da cadeia pesada de Ig, e dois éxons menores codificam as extremidades carboxiterminais da forma de membrana de cada cadeia pesada de Ig, incluindo os domínios transmembrana e citoplasmático das cadeias pesadas (Figura 8.5A).

Os segmentos gênicos V, J e D (quando presentes) são aproximados para criar a sequência codificadora dos domínios variáveis das cadeias de anticorpo (ver Figura 8.5A). Em uma proteína de cadeia leve de Ig (κ ou λ),

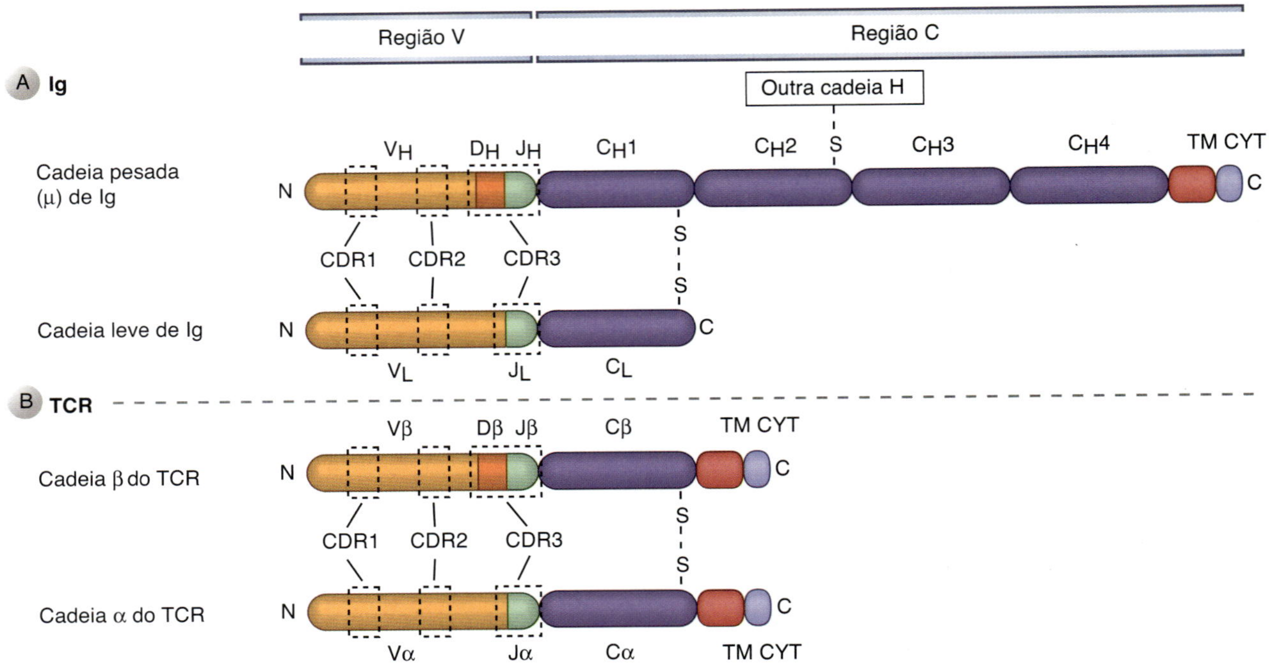


**Figura 8.5 Domínios de proteínas de imunoglobulina e do receptor de célula T.** Os domínios das cadeias pesada e leve de imunoglobulina (Ig) são mostrados em **A**, e os domínios das cadeias α e β do receptor de célula T (TCR) são mostrados em **B**. As relações entre os segmentos gênicos de Ig e TCR e a estrutura do domínio das cadeias polipeptídicas do receptor antigênico são indicadas. As regiões V e C de cada polipeptídio são codificadas por diferentes segmentos gênicos. As localizações das ligações dissulfeto (S-S) intra e intercadeia são aproximadas. As áreas nas *caixas pontilhadas* são as regiões hipervariáveis (determinantes de complementariedade). Na cadeia μ de Ig e nas cadeias α e β do TCR, os domínios transmembrana (*TM*) e citoplasmático (*CYT*) são codificados por éxons separados. *C*, carboxiterminal; *N*, aminoterminal.

o domínio V é codificado pelos segmentos gênicos V e J rearranjados; na proteína da cadeia pesada de Ig, o domínio V é codificado pelos segmentos gênicos V, D e J recombinados. No caso dos domínios V da cadeia pesada de Ig, os resíduos juncionais não germinativos entre os segmentos V e D rearranjados, e os segmentos D e J, bem como as sequências de linhagem germinativa dos próprios segmentos D e J, constituem a terceira região hipervariável, também conhecida como região determinante de complementariedade 3 (CDR3; do inglês, *complementarity-determining region 3*) (ver Capítulo 5). As sequências juncionais entre os segmentos V e J rearranjados, bem como o próprio segmento J, constituem a terceira região hipervariável das cadeias leves de Ig. CDR1 e CDR2 são codificadas apenas nos segmentos gênicos V.

Uma proteína completa de cadeia leve ou pesada de Ig contém um domínio V codificado por um éxon VJ ou VDJ rearranjado, fundido a um ou mais domínios C. A aposição dos domínios V e C não ocorre ao nível do rearranjo do DNA, e sim pelo *splicing* de RNA do transcrito do gene de Ig rearranjado.

As sequências não codificadoras nos *loci* de Ig exercem papéis importantes na recombinação e expressão gênica. Como veremos adiante, as sequências que determinam a recombinação de diferentes segmentos gênicos são encontradas adjacentes a cada segmento codificador nos genes de Ig. Também presentes estão os promotores do gene V e outros elementos reguladores de ação *cis*, como o *locus* de regiões de controle, intensificadores e silenciadores, os quais regulam a expressão gênica ao nível da transcrição.

## *Organização dos* loci *dos genes do receptor da célula T*

Cada *locus* de TCR na linhagem germinativa está arranjado de modo bastante similar aos *loci* de Ig descritos anteriormente, com um grupamento 5′ de vários segmentos gênicos V seguidos de segmentos D (apenas nos *loci* λ e δ), seguidos por um grupamento de segmentos J, todos *upstream* aos genes da região C (Figura 8.6). No *locus* β humano, existem cerca de 50 segmentos gênicos V, 2 segmentos gênicos D e 12 segmentos gênicos J, enquanto no *locus* α há 45 segmentos gênicos V e 50 segmentos gênicos J. Os *loci* γ e δ, em geral, têm menos segmentos gênicos que os *loci* α e β, com um total de apenas 7 genes V. Em posição *upstream* a cada segmento de gene V do TCR, há um éxon codificador de um peptídio-líder, e *upstream* a cada éxon-líder há um promotor para cada segmento de gene V. Nas proteínas β e δ do TCR, o domínio V é codificado pelos segmentos gênicos V, D e J, enquanto nas proteínas α e γ do TCR, o domínio V é codificado pelos segmentos gênicos V e J. Em todos esses domínios V, CDR1 e CDR2 são codificados por sequências da linhagem germinativa junto a segmentos gênicos V. O CDR3 em cada cadeia de TCR β e de TCR δ é codificado por um segmento D e outro J, bem como por sequências juncionais não germinativas que são adicionadas entre os segmentos V, D e J. O CDR3 em cada cadeia α e γ é codificado por sequências juncionais não germinativas entre os segmentos V e J, e pelo próprio segmento J em si. Existem dois genes C em cada um dos *loci* de TCR ββ e TCR δ humanos, mas apenas um é usado em qualquer clone de célula T, e cada um dos dois tem seu próprio grupamento 5′ de segmentos J associados. Há somente

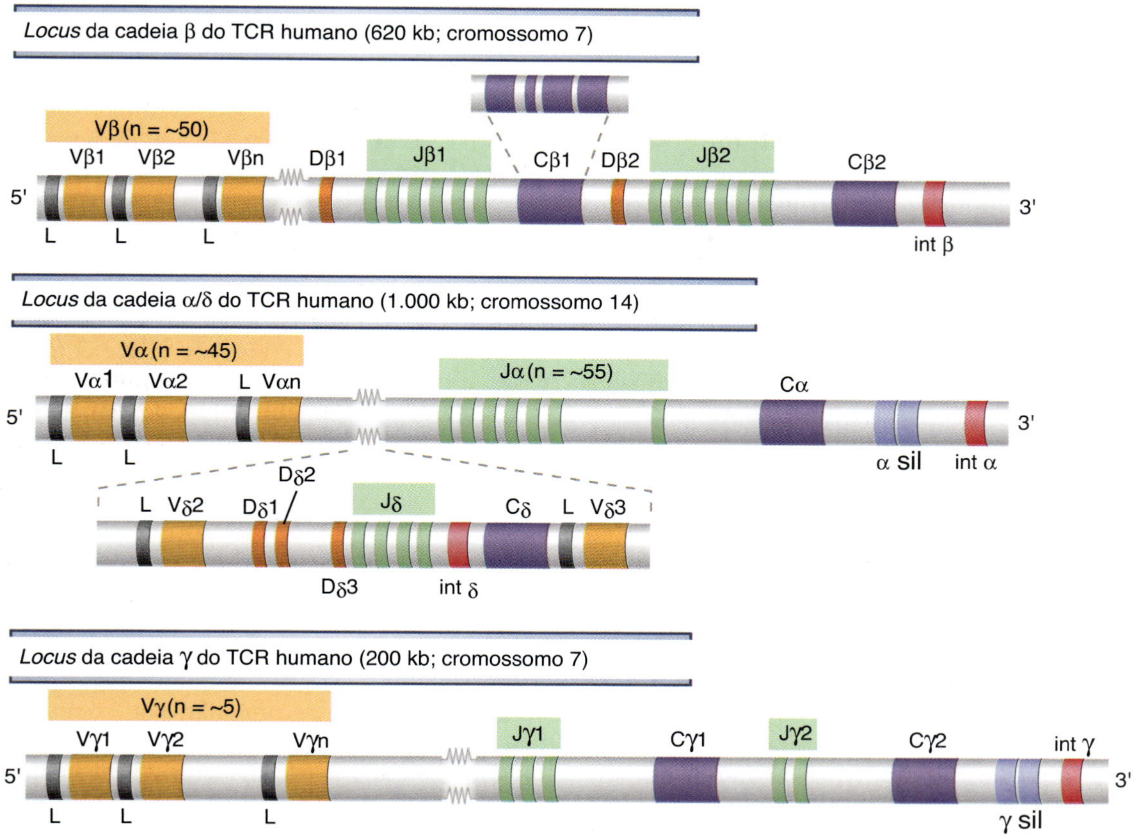


**Figura 8.6 Organização de linhagem germinativa dos *loci* do receptor de célula T humano.** Os genes de cadeias β, α, γ e δ do receptor de célula T (*TCR*) humano são mostrados, como indicado. Os éxons e íntrons não são representados em escala, e os pseudogenes não funcionais foram omitidos. Cada gene C é mostrado como uma caixa única, porém constituído por vários éxons, conforme ilustrado para Cβ1. Os segmentos gênicos são indicados da seguinte forma: *C*, constante; *D*, diversidade; *int*, intensificador; *J*, juncional; *L*, líder (frequentemente chamado sequência sinal); *sil*, silenciador (sequências reguladoras da transcrição do gene TCR); *V*, variável.

um único gene C em cada *loci* α e γ. Cada gene da região C do TCR é composto por quatro éxons codificadores do domínio Ig da região C extracelular, uma região de dobradiça curta, o segmento transmembrana e a cauda citoplasmática.

A relação entre os segmentos gênicos do TCR e as porções correspondentes de proteínas do TCR codificadas por esses segmentos é mostrada na Figura 8.5B.

## Recombinação V(D)J

A organização da linhagem germinativa dos *loci* de Ig e TCR descrita na seção anterior existe em todos os tipos celulares do corpo. Os genes da linhagem germinativa não podem ser transcritos em mRNAs codificadores de proteínas funcionais dos receptores antigênicos. Os genes funcionais de receptores antigênicos são criados apenas em linfócitos B e T em desenvolvimento, depois que um rearranjo do DNA aproxima e estabelece continuidade entre os segmentos gênicos V, D (se presente) e J, aleatoriamente escolhidos.

***O processo de recombinação V(D)J em qualquer locus de Ig ou TCR envolve o rearranjo de um segmento gênico V, um segmento gênico D (apenas em loci de cadeia pesada de Ig e de cadeia δ do TCR), e um segmento J em cada linfócito para formar um único éxon V(D)J que codificará a região variável de uma proteína de receptor antigênico*** (Figura 8.7). Nos *loci* da cadeia leve de Ig e do TCR α e γ, nos quais não há segmentos D, um único evento de rearranjo une um segmento gênico V aleatoriamente selecionado a

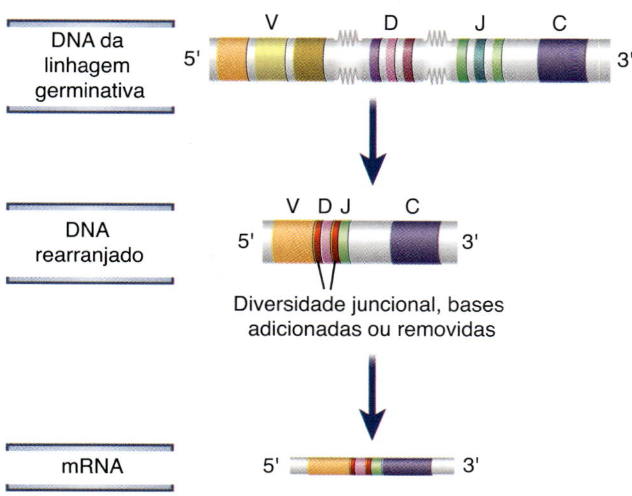


**Figura 8.7 Visão geral da recombinação V(D)J.** Somente um pequeno número de segmentos gênicos V, D e J é mostrado por questão de simplificação.

um segmento J selecionado do mesmo modo. Os *loci* H de Ig, bem como β e δ de TCR, contêm segmentos D, e, nesses *loci*, dois eventos de rearranjo sequenciais são necessários – primeiro, uma junção de D com J e, em seguida, a junção de um segmento V ao segmento DJ fundido, com cada tipo de segmento sendo aleatoriamente selecionado dos grupos de segmentos V, D e J herdados. Cada evento de rearranjo envolve algumas etapas. Primeiramente, a cromatina é aberta em regiões específicas do cromossomo, para tornar os segmentos dos genes do receptor antigênico acessíveis às enzimas mediadoras da recombinação. Em seguida, dois segmentos gênicos selecionados são aproximados entre si ao longo de uma distância cromossômica considerável. Quebras na fita dupla são então introduzidas nas terminações codificadoras desses dois segmentos; nucleotídios são adicionados ou removidos nas extremidades clivadas e, por fim, as extremidades processadas são ligadas para produzir genes de receptores antigênicos que podem ser eficientemente transcritos. As regiões C repousam *downstream* ao éxon V(D)J rearranjado, separadas pelo íntron J-C da linhagem germinativa. Esse gene rearranjado é transcrito para formar um transcrito de RNA primário (nuclear). O *splicing* de RNA subsequente aproxima o éxon-líder, o éxon V(D)J e os éxons de região C, formando um mRNA que pode ser traduzido para produzir uma das cadeias do receptor antigênico. O uso de diferentes combinações de segmentos gênicos V, D e J, bem como a adição e remoção de nucleotídios nas junções, contribui para a tremenda diversidade dos receptores antigênicos, conforme discutiremos mais detalhadamente adiante. Ainda, como as combinações dos segmentos gênicos e as junções entre eles são diferentes em cada linfócito B ou T em desenvolvimento, cada célula e sua progênie clonal produz um receptor antigênico distinto.

### *Sinais de reconhecimento que dirigem a recombinação V(D)J*

***Proteínas linfócito-específicas que medeiam a recombinação V(D)J reconhecem sequências de DNA chamadas sequências sinal de recombinação (RSSs; do inglês,*** **recombination signal sequences*****) localizadas a 3′ de cada segmento gênico V, a 5′ de cada segmento J e flanqueando ambos os lados de cada segmento D*** (Figura 8.8A). As RSSs consistem em trechos conservados de 7 nucleotídios, chamados heptâmeros, em geral CACAGTC, adjacentes à sequência codificadora, seguidos por um espaçador contendo 12 ou 23 nucleotídios não conservados, seguidos por um trecho de 9 nucleotídios rico em AT, chamado nonâmero. Resíduos específicos do heptâmero e do nonâmero contribuem para a ligação da enzima recombinase que medeia a junção que será descrita na próxima seção. Os espaçadores de 12 e 23 nucleotídios correspondem, grosso modo, a uma ou duas voltas de uma hélice de DNA, respectivamente, e garantem que duas RSSs distintas, cada qual adjacente a um tipo de segmento gênico codificador, sejam aproximadas uma da outra para recombinação, como discutido na próxima seção.

Durante a recombinação V(D)J, são geradas quebras na dupla fita entre o heptâmero da RSS e a sequência codificadora V, D ou J adjacente. Na recombinação V-J da cadeia leve de Ig, por exemplo, quebras serão feitas a 3′ de um segmento V e a 5′ de um segmento J. O DNA interveniente, contendo as extremidades sinal (as extremidades contendo o heptâmero e o restante da RSS), é removido na forma de um círculo, enquanto as extremidades codificadoras V e J são unidas (Figura 8.8B). Em alguns segmentos gênicos V, especialmente no *locus* κ de Ig, as RSSs estão a 3′ de um Vκ e a 3′ de Jκ, de modo que não estão face a face entre si. Nesses casos, o DNA interveniente é invertido, e os segmentos V e J são adequadamente alinhados; as RSSs fundidas não são deletadas, e sim retidas no cromossomo (Figura 8.8C). A maioria dos rearranjos gênicos de Ig e TCR ocorre por deleção; a inversão é a base de até 50% dos rearranjos no *locus* κ de Ig. Ocorre recombinação entre dois segmentos somente se um dos segmentos for flanqueado por um espaçador de 12 nucleotídios e o outro for flanqueado por um espaçador de 23 nucleotídios. Essa é a chamada regra 12/23. Assim, a localização das RSSs flanqueadoras garante que os segmentos gênicos apropriados irão se recombinar. Por exemplo, no *locus* da cadeia pesada de Ig, as RSSs flanqueadoras dos segmentos V e J têm espaçadores de 23 nucleotídios (duas voltas da hélice do DNA) e, portanto, não podem se unir diretamente; a recombinação D-J ocorre primeiro, seguida pela recombinação V-DJ. Isso é possível porque os segmentos D são flanqueados em ambos os lados por espaçadores de 12 nucleotídios, permitindo a união D-J e, em seguida, V-DJ. As RSSs descritas aqui são exclusivas dos genes de Ig e TCR. Sendo assim, a recombinação V(D)J pode ocorrer em genes do receptor antigênico, mas não ocorre em outros genes.

Uma das consequências da recombinação V(D)J é que o processo traz promotores localizados imediatamente a 5′ de genes V para perto dos intensificadores *downstream* localizados nos íntrons entre os segmentos J e C, e também a 3′ de genes da região C (Figura 8.9). Esses intensificadores maximizam a atividade transcricional dos promotores dos genes V e, por isso, são importantes para o alto nível transcricional dos genes V rearranjados em linfócitos. Como os genes de Ig e TCR são sítios de múltiplos eventos de recombinação de DNA em células B e T, e como esses sítios se tornam transcricionalmente ativos após a recombinação, genes de outros *loci* podem ser anormalmente translocados para esses *loci* e, como resultado, serem transcritos de modo aberrante. Em tumores de linfócitos B e T, os oncogenes frequentemente são translocados para *loci* de genes de Ig ou TCR. Essas translocações cromossômicas frequentemente são acompanhadas de transcrição aumentada de oncogenes e são o mecanismo principal que leva ao desenvolvimento de tumores linfoides.

### *Mecanismo de recombinação V(D)J*

***O rearranjo de genes de Ig e TCR representa um tipo especial de evento de recombinação de DNA não homóloga mediada pelas atividades coordenadas de várias***

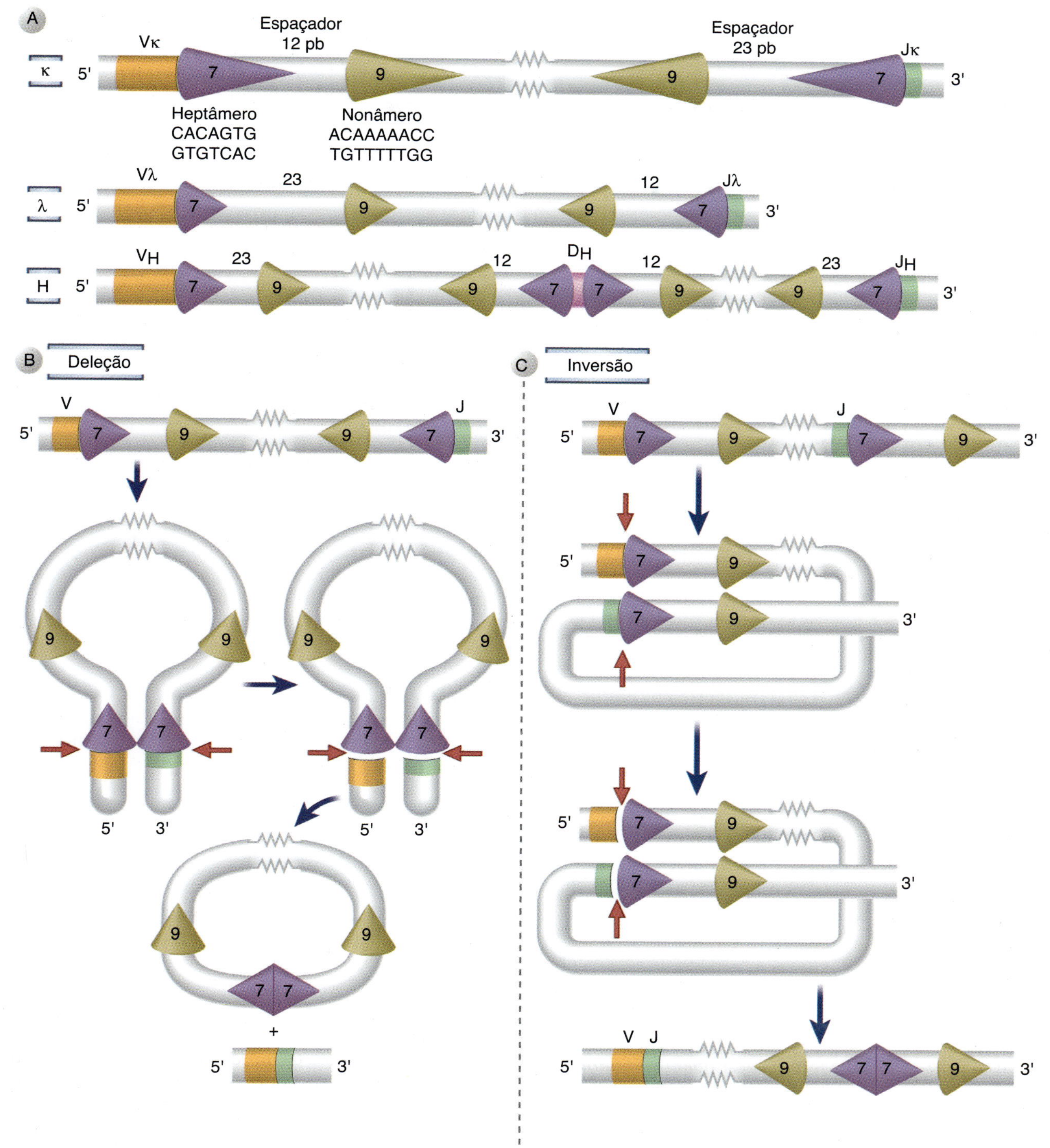


**Figura 8.8 Recombinação V(D)J.** As sequências de DNA e os mecanismos envolvidos na recombinação nos *loci* gênicos de imunoglobulina (Ig) são ilustrados. As mesmas sequências e mecanismos se aplicam às recombinações nos *loci* do receptor de célula T (TCR). **A.** Sequências conservadas de heptâmero (7 pb) e nonâmero (9 pb), separadas por espaçadores de 12 ou 23 pb, estão localizadas adjacentes aos segmentos V e J (para os *loci* κ e λ) ou segmentos V, D e J (no *locus* da cadeia H). A recombinase V(D)J reconhece essas sequências sinalizadoras de recombinação e aproxima os éxons. **B** e **C.** A recombinação dos éxons V e J pode ocorrer por deleção do DNA interveniente e ligação dos segmentos V e J (**B**) ou, se a RSS estiver a 3' de um segmento J, por inversão do DNA seguida da ligação dos segmentos gênicos adjacentes (**C**). As *setas vermelhas* indicam os locais em que as sequências de linhagem germinativa são clivadas antes de sua ligação a outros segmentos gênicos de Ig ou TCR.

***enzimas.*** Algumas dessas enzimas são encontradas apenas em linfócitos em desenvolvimento, enquanto outras são enzimas ubíquas de reparo de quebras na fita dupla de DNA (DSBR; do inglês, *double-stranded break repair*). Apesar de o mecanismo de recombinação V(D)J ser razoavelmente bem conhecido e será descrito aqui, ainda é preciso determinar o modo exato pelo qual *loci* específicos se tornam acessíveis à maquinaria envolvida

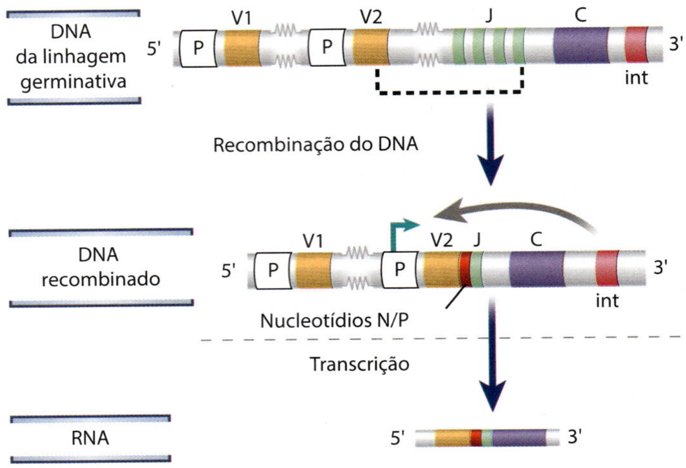


**Figura 8.9 Regulação transcricional de genes de imunoglobulina.** A recombinação V(D)J aproxima as sequências promotoras inativas (mostradas como *P*) do intensificador (*int*). O intensificador promove transcrição do gene V rearranjado (V2, cujo promotor ativo é indicado por uma *seta azul* em negrito). Muitos genes de receptor têm um intensificador no íntron J-C e outro a 3' da região C. Apenas o intensificador a 3' é representado na ilustração.

na recombinação. É provável que a acessibilidade dos *loci* de Ig e TCR às enzimas mediadoras da recombinação seja regulada nas células B e T em desenvolvimento por vários mecanismos, incluindo alterações epigenéticas na estrutura cromatínica e na atividade transcricional basal nos *loci* gênicos. Existem duas etapas principais envolvidas na obtenção de acessibilidade. Primeiro, apenas RSSs que estão localizadas em eucromatina aberta em um tipo de célula específico serão expostas a enzimas de recombinação. Por exemplo, os *loci* IgH, Iκg e Igλ serão expostos em uma célula B, mas não em uma célula T em desenvolvimento. Em segundo lugar, dentro desse estado de eucromatina aberta, segmentos gênicos que estão realmente passando por recombinação adquirem marcas de histonas adicionais, como a hipermetilação da lisina 4 na histona 3 (H3K4). Essa modificação facilita especificamente o recrutamento de enzimas, conforme discutido em breve.

O processo de recombinação V(D)J pode ser dividido em quatro eventos sequenciais distintos (Figura 8.10):

1. ***Sinapse.*** Refere-se ao processo no qual dois segmentos codificadores selecionados e suas RSSs adjacentes, que adquiriram marcas de histona específicas, são aproximados por um evento de laçada (*looping*) e posicionados para clivagem, processamento e junção subsequente.
2. ***Clivagem.*** Uma enzima específica dos linfócitos chamada **recombinase V(D)J** cria quebras da dupla fita nas junções das sequências codificadoras da RSS. A recombinase V(D)J é composta de duas moléculas de duas proteínas diferentes, chamadas RAG1 e RAG2. Essas proteínas são codificadas por genes linfoide-específicos, chamados **gene ativador de recombinação-1** e **gene ativador de recombinação-2** (*RAG1* e *RAG2;* do inglês, *recombination-activating gene 1* e *recombination-activating gene 2*), respectivamente. Esse complexo RAG1/RAG2 é necessário para a recombinação V(D)J, mas somente RAG1 tem atividade catalítica. A proteína RAG2 se liga aos sítios H3K4 hipermetilados na cromatina, associando-se e ativando RAG1. A proteína RAG1, de maneira semelhante a uma endonuclease de restrição bacteriana, reconhece a sequência de DNA na junção entre um heptâmero e um segmento codificador, mas é enzimaticamente ativa apenas quando complexada com a proteína RAG2. RAG1, então, faz um corte (em uma fita de DNA) entre a extremidade codificadora e o heptâmero. O 3'OH liberado da extremidade codificadora então ataca uma ligação fosfodiéster na outra fita de DNA, formando um grampo covalente. A extremidade do sinal (incluindo o heptâmero e o restante da RSS) não forma um grampo e é gerada como um terminal de DNA de dupla fita sem corte que não sofre processamento adicional. Essa quebra da dupla fita resulta em um grampo fechado de um segmento codificador sendo mantido em aposição ao grampo fechado da outra extremidade codificadora, e duas extremidades sinalizadoras de recombinação cegas sendo colocadas próximas uma da outra. RAG1 e RAG2, além de gerar as quebras da dupla fita, também mantêm as terminações em grampo e as pontas cegas juntas antes da modificação das terminações codificadoras e do início do processo de ligação.

   Os genes *RAG* são expressos somente no desenvolvimento das células B e T. As proteínas RAG são produzidas principalmente nos estágios G0 e G1 do ciclo celular, e estão inativadas nas células em proliferação. Considera-se que a limitação da clivagem e a recombinação do DNA aos estágios G0 e G1 minimizam o risco de gerar quebras de DNA inapropriadas durante a replicação do DNA ou durante a mitose. Camundongos sem genes *Rag1* ou *Rag2* funcionais (camundongos *knockout* para *Rag*) falham em desenvolver linfócitos B ou T, enquanto as mutações em *RAG1* ou *RAG2* são causa de SCID, em que os pacientes não têm linfócitos B e T (ver Capítulo 21).
3. ***Abertura do grampo e processamento das extremidades.*** Após a formação das quebras na dupla fita,

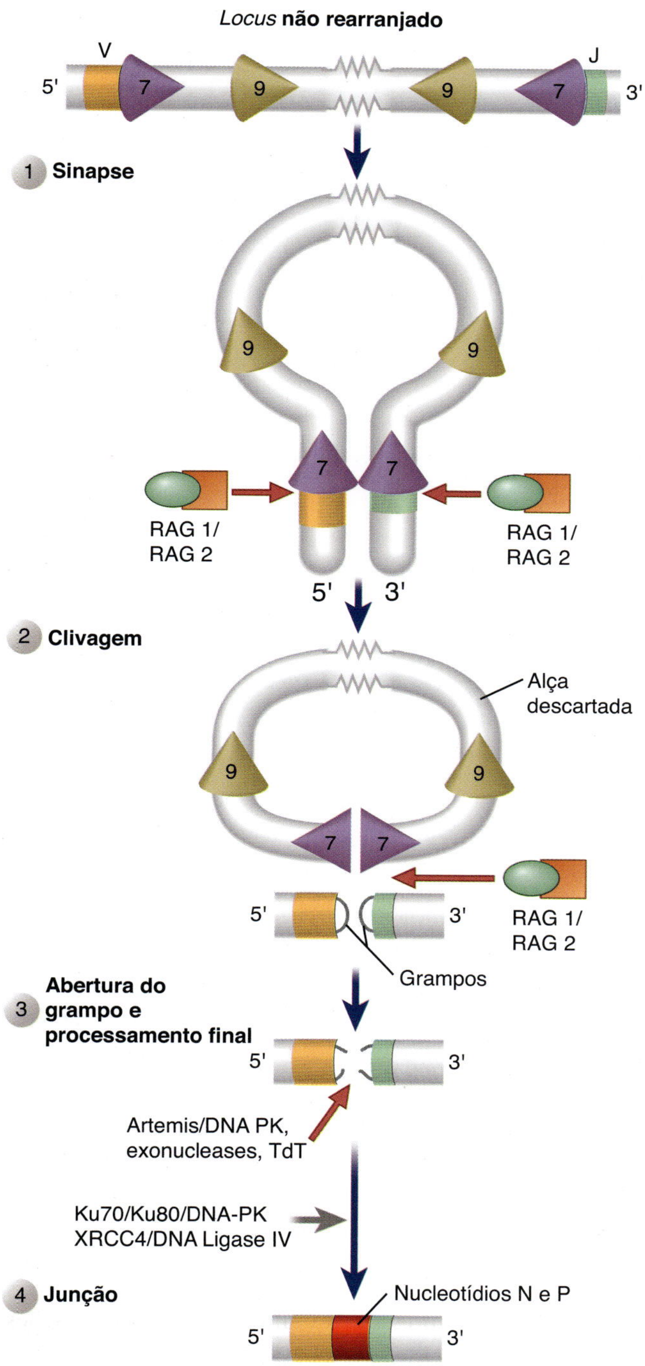


**Figura 8.10 Eventos sequenciais durante a recombinação V(D)J.** A sinapse e a clivagem de DNA no limite do heptâmero/segmento codificador são mediadas por Rag-1 e Rag-2. O grampo na extremidade codificadora é aberto pela endonuclease ARTEMIS, e as extremidades quebradas são reparadas pela maquinaria de junção de extremidades não homólogas presente em todas as células. Note que as duas fitas de DNA são mostradas nos grampos, mas não aparecem nas outras ilustrações esquemáticas de genes.

os grampos devem ser abertos nas junções codificadoras, e os nucleotídios podem ser adicionados ou removidos das extremidades codificadoras para criar uma diversidade ainda maior. **ARTEMIS** é uma endonuclease que abre os grampos nas extremidades codificadoras. Na ausência de ARTEMIS, os grampos não podem ser abertos, e células T e B maduras não podem ser geradas. Mutações em *ARTEMIS* são uma causa rara de SCID, semelhante a de pacientes com mutações em *RAG1* ou *RAG2* (ver Capítulo 21) Uma enzima linfoide-específica, chamada **desoxinucleotidil transferase terminal** (**TdT**; do inglês, *terminal deoxynucleotidyl transferase*), adiciona nucleotídios nas terminações de DNA quebradas e será discutida adiante no contexto da diversidade juncional.

4. ***Junção.*** As extremidades codificadoras quebradas e as extremidades sinalizadoras (extremidades que terminam em RSSs não codificadoras) são unidas e ligadas por um processo de reparo de quebras na dupla fita encontrado em todas as células, chamado junção de extremidades não homólogas. Diversas proteínas ubíquas participam da junção de extremidades não homólogas. KU70 e KU80 são proteínas ligantes de extremidades de DNA que se ligam às quebras e recrutam a subunidade catalítica da proteinoquinase DNA-dependente (DNA-PK), uma enzima de reparo de DNA. Mutações que afetam a DNA-PK resultam em uma falha na produção de linfócitos B e T, causando SCID em camundongos e humanos (ver Capítulo 21). A DNA-PK também fosforila e ativa ARTEMIS, que, conforme já mencionado, está envolvida no processamento das extremidades. A ligação das extremidades quebradas processadas é mediada pela DNA ligase IV e pela XRCC4, sendo que esta última é uma subunidade não catalítica, porém essencial, da ligase.

## Geração da diversidade em células B e T

***A diversidade dos repertórios de células B e T é criada por combinações aleatórias de segmentos gênicos da linhagem germinativa sendo unidos, e pela adição ou deleção de sequências nas junções entre esses segmentos.*** Vários mecanismos genéticos contribuem para essa diversidade (Figura 8.11 e Tabela 8.1):

- ***Diversidade combinatorial. Diferentes combinações de segmentos gênicos unidos pela recombinação V(D)J codificam receptores antigênicos com diferentes sítios de ligação ao antígeno.*** O número máximo possível de combinações desses segmentos gênicos é o produto dos números de segmentos gênicos V, J e (quando presente) D em cada *locus* do receptor antigênico. Portanto, a quantidade de diversidade combinatorial que pode ser gerada em cada *locus* reflete o número de segmentos gênicos V, J e D da linhagem germinativa naquele *locus*. Após a síntese de proteínas dos receptores antigênicos, a diversidade combinatorial é intensificada ainda mais pela justaposição de duas regiões V distintas, aleatoriamente geradas (*i. e.*, $V_H$ e $V_L$ nas moléculas de Ig, e Vα e Vβ nas moléculas de TCR). Sendo assim, a diversidade combinatorial total é, teoricamente, o produto da diversidade combinatorial de cada das duas cadeias em associação. O grau real de diversidade combinatorial nos repertórios de Ig e TCR expressos em qualquer indivíduo tende a ser consideravelmente menor que o máximo teórico. Isso ocorre porque nem todas as combinações de segmentos gênicos são igualmente propensas a ocorrerem e nem

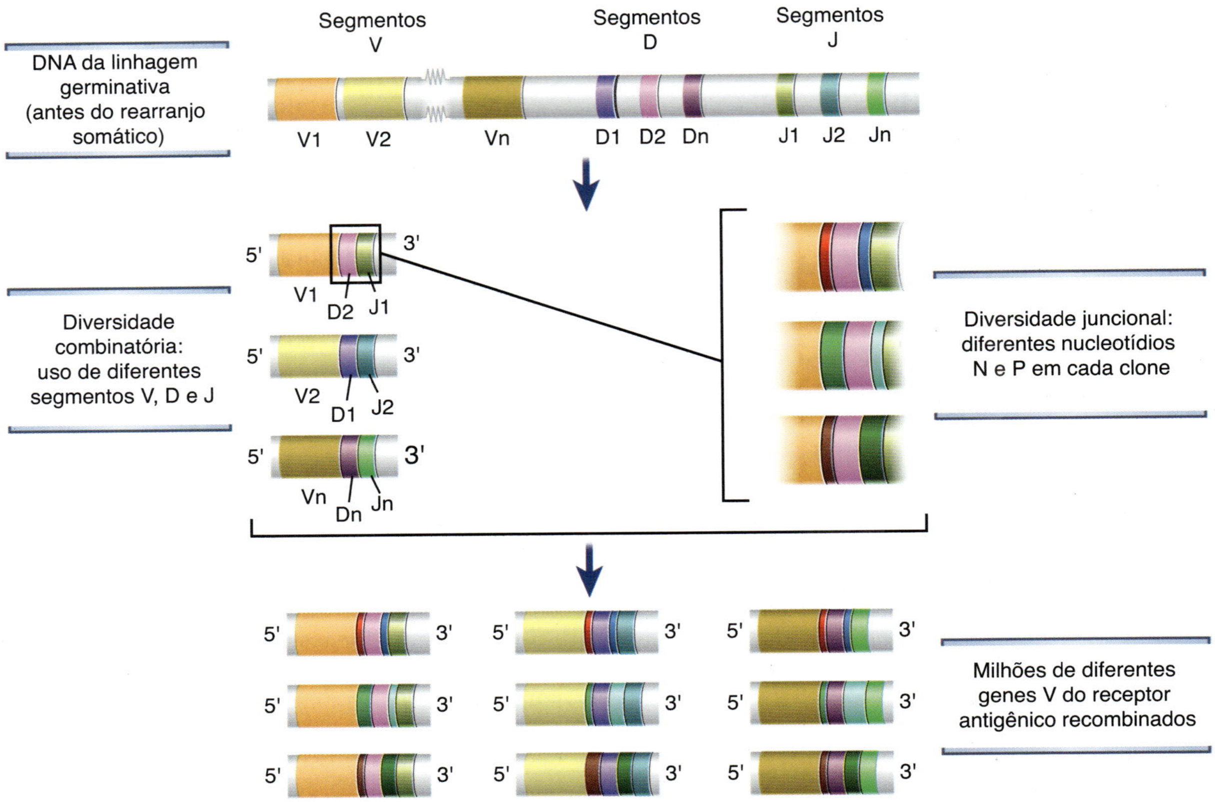


**Figura 8.11 Diversidade dos genes de receptores antigênicos.** A figura mostra os dois mecanismos que dão origem à diversidade dos receptores de antígeno – combinações de diferentes segmentos gênicos V, D e J e adição ou remoção de nucleotídios nas junções. Embora diferentes combinações V-D-J e adição de nucleotídios N/P sejam mostradas separadamente, para enfatizar as diferentes contribuições da diversidade combinatória e juncional, ambos os processos ocorrem ao mesmo tempo durante o rearranjo de segmentos gênicos. Não é mostrada a remoção de nucleotídios, que também ocorre simultaneamente e contribui para uma maior diversidade juncional. A figura ilustra alguns genes de receptores antigênicos distintos produzidos por esses mecanismos, mas a diversidade total é enorme (ver Tabela 8.1).

**Tabela 8.1** Contribuições de diferentes mecanismos para a geração de diversidade nos genes de imunoglobulina e do receptor de célula T.

| | Imunoglobulina | | | Receptor de célula T αβ | | Receptor de célula T γδ | |
|---|---|---|---|---|---|---|---|
| **Mecanismo** | **Cadeia pesada** | κ | λ | α | β | γ | δ |
| Segmentos variáveis (V) | 45 | 35 | 30 | 45 | 50 | 5 | 2 |
| Segmentos de diversidade (D) | 23 | 0 | 0 | 0 | 2 | 0 | 3 |
| Segmentos D lidos em todos os três quadros de leitura | Raro | — | | — | Frequente | — | Frequente |
| Diversificação da região N | V-D, D-J | Nenhum | | V-J | V-D, D-J | V-J | V-D1, D1-D2, D1-J |
| Segmentos juncionais (J) | 6 | 5 | 4 | 55 | 12 | 5 | 4 |
| Repertório potencial total com diversidade juncional | | $\sim 10^{11}$ | — | $\sim 10^{16}$ | | $\sim 10^{18}$ | |

O número potencial de receptores antigênicos com diversidade juncional é bem maior que o número que pode ser gerado apenas por combinações de segmentos gênicos V, D e J. Os valores calculados para as magnitudes do repertório de linfócitos devem ser considerados aproximações bastante grosseiras. Os cálculos para o repertório de Ig não dão conta do fenômeno de hipermutação somática, que será discutida no Capítulo 12.

todos os pareamentos de cadeias pesada e leve de Ig ou de cadeias α e β de TCR podem formar receptores antigênicos funcionais. De modo significativo, como os números de segmentos V, D e J em cada *locus* são limitados (ver Tabela 8.1), os números máximos possíveis de combinações são da ordem de 1 a 3 milhões (o limite superior da diversidade combinatorial). Isso é bem menos que a diversidade real dos receptores antigênicos em linfócitos maduros

- ***Diversidade juncional. A maior contribuição para a diversidade de receptores antigênicos é dada pela adição ou remoção ou de nucleotídios nas junções dos segmentos V e D, D e J, ou V e J no momento que esses segmentos são unidos.*** Uma forma pela qual isso pode ocorrer é se as endonucleases removerem nucleotídios das sequências de linhagem germinativa nas extremidades dos segmentos gênicos em recombinação. Além disso, novas sequências de nucleotídios, ausentes na linhagem germinativa, podem ser adicionadas às junções (Figura 8.12). Conforme já descrito, os segmentos codificadores (p. ex., segmentos gênicos V e J) clivados por RAG1formam alças de grampo. Cada grampo de DNA é cortado (clivagem de uma única fita do DNA) de maneira assimétrica pela enzima ARTEMIS, de modo que o grampo é aberto e uma fita de DNA fica então mais comprida que sua fita complementar. A fita mais curta tem que ser estendida com a adição de nucleotídios complementares aos da fita mais longa, antes que os dois segmentos codificadores possam ser ligados. A fita mais comprida serve, desse modo, de molde para a adição de pequenas extensões de novos nucleotídios chamados nucleotídios P, e esse processo introduz novas sequências nas junções V-D-J. Outro mecanismo de diversidade juncional é a adição aleatória de até 20 nucleotídios não codificados pela fita molde, chamados nucleotídios N (Figura 8.12). A diversificação da região N é mais comum nas cadeias pesadas de Ig e nas cadeias β e γ do TCR, do que nas cadeias κ e λ de Ig. Essa adição de novos nucleotídios é mediada pela enzima TdT. Em camundongos nos quais a deficiência de TdT foi induzida pelo *knockout* do gene, a diversidade dos repertórios de células B e T é substancialmente menor do que em camundongos normais. A adição de nucleotídios P e N aos sítios de recombinação pode introduzir *frameshifts* (alterações do quadro de leitura), teoricamente, gerando códons de terminação em dois de cada três eventos de junção (se o número total de bases adicionadas não for múltiplo de 3). Esses genes não podem produzir proteínas funcionais, mas tal ineficiência é o preço a pagar pela geração de diversidade.

***Devido à diversidade juncional, as moléculas de anticorpo e TCR apresentam a maior variabilidade nas junções das regiões V e C, as quais formam a terceira região hipervariável, ou CDR3*** (ver Figura 8.5). De fato, devido à diversidade juncional, os números de sequências de aminoácidos diferentes presentes nas regiões CDR3 das moléculas de Ig e TCR são muito maiores que os números que podem ser codificados por segmentos gênicos da linhagem germinativa. Como esperado, as regiões CDR3 das moléculas de Ig e TCR também são as porções mais importantes dessas moléculas para a determinação da especificidade da ligação antigênica (ver Capítulos 5 e 7).

Apesar de o limite teórico do número de proteínas de Ig e TCR que podem ser produzidas ser enorme (ver Tabela 8.1), o número real de receptores antigênicos em células B ou T expressos em cada indivíduo em qualquer ponto no tempo é provavelmente da ordem de apenas $10^7$ ou $10^8$. Isso é, em grande parte, o reflexo do número finito de linfócitos que um indivíduo pode acomodar a qualquer momento.

Existe uma série de aplicações clínicas do nosso conhecimento sobre diversidade juncional. Uma delas é a determinação da clonalidade dos tumores linfoides que surgem a partir de células B ou T. Esse exame laboratorial é usado para identificar tumores monoclonais de linfócitos e para distinguir tumores de proliferações policlonais. Como todo clone de linfócitos expressa uma única região CDR3 de receptor antigênico, a sequência de nucleotídios no sítio de recombinação V(D)J atua como marcador específico para cada clone. Portanto, ao determinar a sequência das regiões juncionais dos genes de Ig ou do TCR em diferentes proliferações de células B ou T, é possível estabelecer se essas lesões surgiram de um único clone (indicando um tumor) ou de maneira independente, a partir de clones diferentes (implicando proliferação não neoplásica de linfócitos). O mesmo método pode ser usado para identificar pequenos números de células tumorais no sangue ou nos tecidos. Outras aplicações incluem a análise de sequências CDR3 de células T e B em doenças infecciosas e autoimunes, além de linfócitos infiltrantes de tumores em cânceres, para determinar a expansão de alguns clones durante as respostas imunes (embora esse método não indique quais antígenos os clones podem reconhecer).

Com esse conhecimento de fundo, seguimos para uma discussão acerca do desenvolvimento dos linfócitos B e, então, sobre a maturação das células T.

## DESENVOLVIMENTO DOS LINFÓCITOS B

***As etapas na maturação dos linfócitos B são o rearranjo e a expressão de genes de Ig em uma ordem precisa; a seleção e a proliferação de células B em desenvolvimento no ponto de controle do pré-receptor antigênico; e a seleção do repertório de células B maduras.*** Antes do nascimento, os linfócitos B se desenvolvem a partir de precursores comprometidos do fígado fetal. Após o nascimento, as células B são geradas na medula óssea. A maioria dos linfócitos B surge de progenitores na medula óssea do adulto que inicialmente não expressam Ig. Esses precursores se desenvolvem em células B imaturas que expressam moléculas de IgM ligadas à membrana e, então, deixam a medula óssea para uma maturação adicional, principalmente no baço. As células B expressando IgM que emergem da medula óssea para o sangue periférico em humanos são

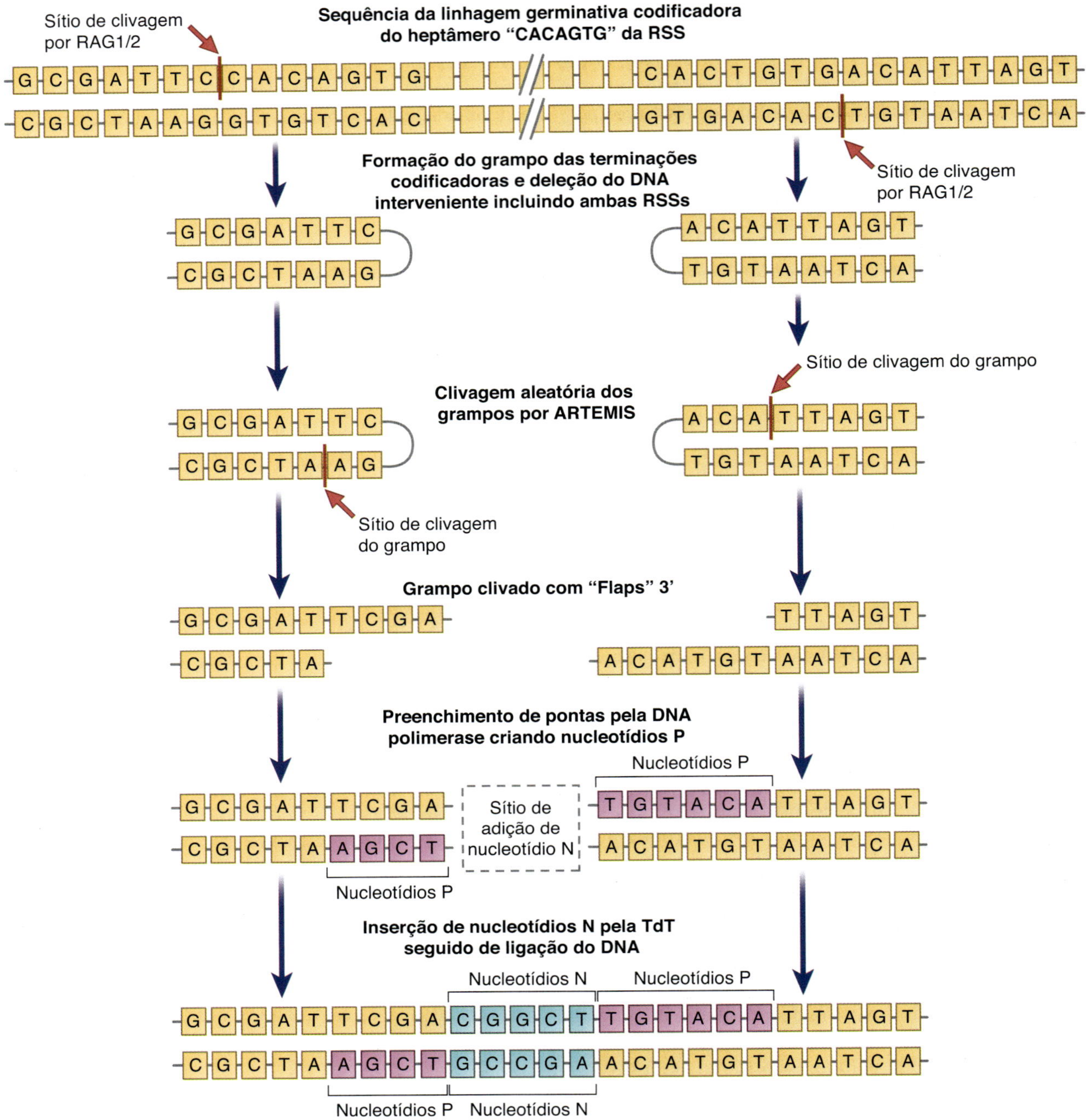


**Figura 8.12 Diversidade juncional.** Durante a junção de diferentes segmentos gênicos, a adição ou remoção de nucleotídios pode levar à geração de novas sequências de nucleotídios e aminoácidos na junção. Nucleotídios (sequências P) podem ser adicionados a grampos assimetricamente clivados, seguindo um molde. Outros nucleotídios (regiões N) podem ser adicionados aos sítios das junções V-D, V-J ou D-J, sem seguir um molde, por ação da enzima desoxinucleotidil transferase terminal (*TdT*). Essas adições geram novas sequências que estão ausentes na linhagem germinativa. *RSSs,* sequências sinal de recombinação.

chamadas **células B transicionais** e existem em três estágios distintos de maturação. Nos estágios finais de transição das células B, as células autorreativas são inativadas ou eliminadas no baço e em outros órgãos linfoides secundários (ver Capítulo 15). Eventualmente, as células B sobreviventes amadurecem em células B foliculares, que expressam IgM e IgD na superfície e adquirem a capacidade de recircular e povoar todos os órgãos linfoides secundários. Essas células B foliculares passam a residir nos folículos linfoides junto aos órgãos linfoides secundários e são capazes de reconhecer e responder a antígenos estranhos. Estima-se que o desenvolvimento de uma célula B madura a partir de um progenitor linfoide demore 2 a 3 dias em seres humanos.

## Estágios do desenvolvimento dos linfócitos B

***Durante sua maturação, as células da linhagem do linfócito B passam por estágios sequenciais, cada um dos quais caracterizado por marcadores de superfície celular***

***distintos e um padrão específico de expressão dos genes de Ig*** (Figura 8.13). Os principais estágios e os eventos em cada estágio são descritos a seguir.

### *Estágios pró-B e pré-B do desenvolvimento das células B*

***A primeira célula da medula óssea a se comprometer com a linhagem de células B é a célula pró-B.*** As células pró-B não produzem Ig, mas podem ser distinguidas de outras células imaturas pela expressão de moléculas de superfície restritas à linhagem B, como CD19 e CD10. As proteínas RAG1 e RAG2 são expressas primeiro nesse estágio, e a primeira recombinação dos genes de Ig ocorre no *locus* da cadeia pesada. Essa recombinação aproxima um segmento gênico D de outro J, com deleção do DNA interveniente (Figura 8.14A). Os segmentos D, que estão a 3' do segmento D rearranjado, e os segmentos J, que estão a 5' do segmento J rearranjado, são deletados por essa recombinação (p. ex., D1 e J2 a J6, na Figura 8.14A). Após o evento de recombinação D-J, um dos numerosos segmentos gênicos V a 5' é unido à unidade DJ, originando um éxon VDJ rearranjado. Nesse estágio, todos os segmentos V e D entre os segmentos gênicos V e D rearranjados também são deletados. A recombinação V-para-DJ no *locus* da cadeia pesada de Ig somente ocorre em precursores de linfócito B comprometidos e é um evento decisivo na expressão de Ig, porque somente o gene V rearranjado é subsequentemente transcrito. A enzima TdT, que catalisa a adição de nucleotídios N juncionais (ver Figura 8.12), é expressa de modo mais abundante durante o estágio pró-B, quando ocorre a recombinação VDJ no *locus* H de Ig, e os níveis de TdT diminuem antes de a recombinação V-J do gene de cadeia leve ser concluída. Portanto, a diversidade juncional atribuída à adição de nucleotídios N é mais proeminente em genes de cadeia pesada rearranjados do que em genes de cadeia leve.

Os éxons da região C da cadeia pesada permanecem separados do éxon VDJ recém-criado, por um DNA contendo os segmentos J distais e o íntron J-C. O gene rearranjado da cadeia pesada de Ig é transcrito para produzir um transcrito primário que inclui o éxon VDJ rearranjado e os éxons Cμ. O RNA nuclear do gene de cadeia

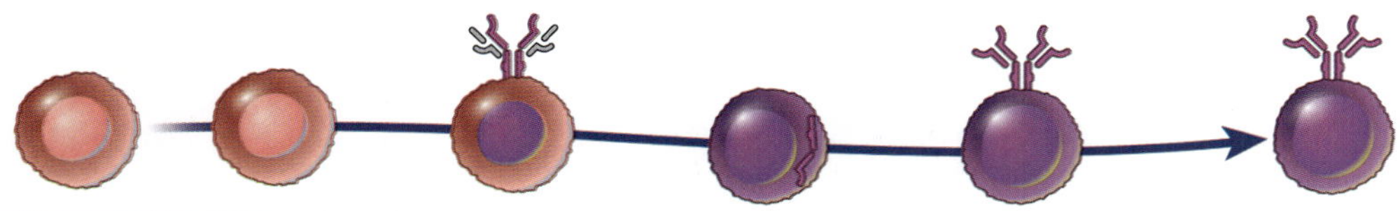

| Estágio de maturação | Célula-tronco | Pró-B | Pré-B grande | Pré-B pequena | B imatura | B madura |
|---|---|---|---|---|---|---|
| Proliferação | ▬ | ▬ | ▬ | | | |
| Expressão de RAG | ▬ | ▬ | ▬ | ▬ | | |
| Expressão de TdT | | ▬ | ▬ | | | |
| Rearranjo do gene de Ig em andamento | Linhagem germinativa H, κ, λ | DH para JH Linhagem germinativa κ, λ | VH para DJH Linhagem germinativa κ, λ | Dκ para Jκ Linhagem germinativa λ | (Vκ para Jκ Vλ para Jλ) | |
| Expressão do RNA de Ig | | | mRNA μ | mRNA μ | mRNA μ mRNA κ (mRNA λ) | Formas de membrana do mRNA e mRNA δ ; κ ou λ |
| Expressão de Ig | | | pré-BCR | Citoplasmático | IgM, forma de membrana | IgM e IgD, formas de membrana |
| Marcadores de superfície | CD43⁺ | CD43⁺ CD19⁺ CD10⁺ | B220$^{lo}$ CD43⁺ | B220$^{lo}$ CD43⁺ | IgM⁺ CD43⁻ | IgD$^{hi}$ IgM⁺ |
| Sítio anatômico | Medula óssea | Medula óssea | Medula óssea | Medula óssea | Medula óssea | Periferia |
| Resposta ao antígeno | Nenhuma | Nenhuma | Nenhuma | | Seleção negativa (deleção), edição do receptor | Ativação (proliferação e diferenciação) |

**Figura 8.13 Estágios de maturação da célula B.** Os eventos correspondentes a cada estágio da maturação da célula B, desde uma célula-tronco da medula óssea até um linfócito B folicular maduro, são ilustrados. O rearranjo "contínuo" do gene de Ig implica que, neste estágio, esses são os segmentos gênicos que estão sendo ativamente rearranjados. "Linhagem germinativa" implica que o *locus* gênico em questão não foi alterado pela recombinação V(D)J. Vários marcadores de superfície, além daqueles mostrados, foram usados para definir estágios distintos de maturação da célula B. A maturação de células B-1 e outras subpopulações de células B não é mostrada. *Ig*, imunoglobulina.

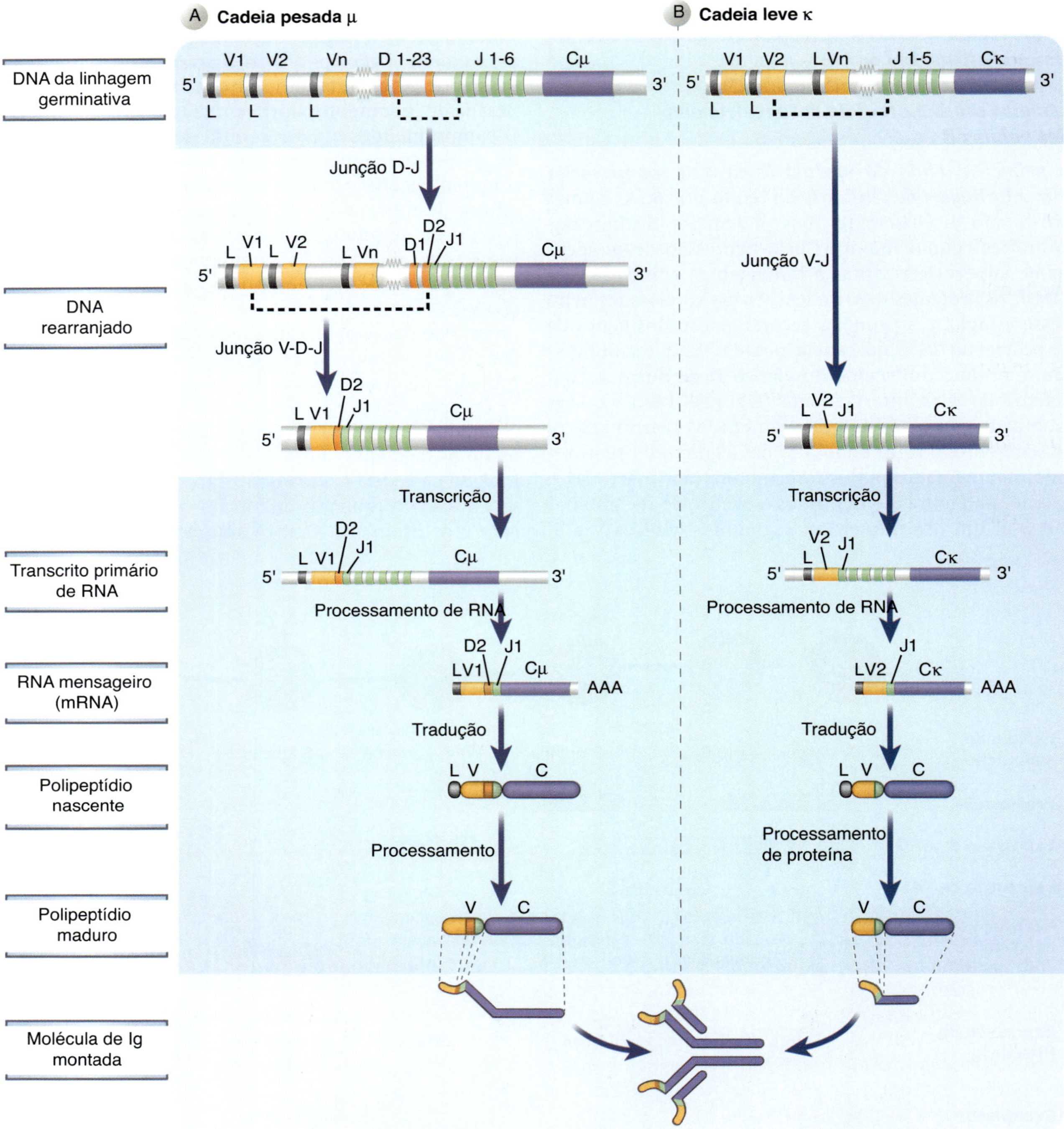


**Figura 8.14 Recombinação e expressão de genes de cadeia pesada e leve de imunoglobulina.** A sequência de eventos de recombinação de DNA e expressão gênica é mostrada para a cadeia pesada μ de imunoglobulina (Ig) (**A**) e para a cadeia leve κ de Ig (**B**). No exemplo mostrado em **A**, a região V da cadeia pesada μ é codificada pelos segmentos gênicos V1, D2 e J1 rearranjados. No exemplo mostrado em **B**, a região V da cadeia κ é codificada pelos segmentos gênicos de V2 e J1.

pesada rearranjado é clivado *downstream* a um dos dois sítios de poliadenilação de consenso, e múltiplos nucleotídios de adenina, chamados caudas de poli-A, são adicionados à extremidade 3'. Esse RNA nuclear sofre *splicing*, um evento de processamento de RNA em que os íntrons são removidos e os éxons são unidos. No caso do RNA μ, são removidos os íntrons entre o éxon-líder e o éxon VDJ, entre o éxon VDJ e o primeiro éxon do *locus* Cμ, e entre cada um dos éxons de Cμ da região constante subsequente. Essas remoções originam um mRNA "processado" (*spliced*) que codifica a cadeia pesada μ. Se o mRNA é derivado de um *locus* de Ig em que o rearranjo foi produtivo (no quadro de leitura correto), a tradução do mRNA da cadeia pesada μ rearranjado leva à síntese da proteína μ. Cerca da metade de todas as células pró-B faz rearranjos produtivos no *locus* H de Ig em pelo menos um cromossomo, podendo, assim, prosseguir para a síntese da proteína da cadeia pesada μ. Apenas as células que fazem rearranjos produtivos sobrevivem e continuam sua diferenciação.

Uma vez feito um rearranjo produtivo de μ de Ig, a célula deixa de ser chamada célula pró-B e passa a ser uma célula diferenciada em estágio pré-B. As **células pré-B** são células de linhagem B em desenvolvimento que expressam a proteína μ de Ig, mas ainda têm de rearranjar seus *loci* de cadeia leve. A célula pré-B expressa a cadeia pesada μ na superfície celular, associada a outras proteínas, em um complexo chamado pré-BCR. Esse receptor exerce vários papéis importantes na maturação da célula B.

### Pré-receptor de células B

***Os complexos de cadeia pesada μ, as cadeias leves substitutas e as proteínas transdutoras de sinal, Igα e Igβ, formam o pré-receptor antigênico da linhagem B, conhecido como pré-BCR.*** A cadeia pesada μ se associa a proteínas λ5 e V pré-B, também chamadas cadeias leves substitutas por serem estruturalmente homólogas às cadeias leves κ e λ, mas serem invariáveis (*i. e.*, são idênticas em todas as células pré-B) e sintetizadas apenas em células pró-B e pré-B (Figura 8.15A). Esse receptor se associa a moléculas sinalizadoras Igα e Igβ (também conhecidas como CD79A e CD79B) para formar o complexo pré-BCR, similarmente ao complexo BCR em células B maduras (ver Capítulo 7). Os sinais oriundos do pré-BCR permitem que as células sobrevivam e sejam responsáveis pela maior expansão proliferativa das células da linhagem B durante o desenvolvimento das células B. Durante essa proliferação, a síntese de proteínas RAG é "desligada" de maneira transiente, de modo que o rearranjo dos genes de Ig é temporariamente interrompido. Não se sabe se o pré-BCR reconhece algum ligante; a visão de consenso é a de que esse receptor atua de maneira ligante-independente e é ativado pelo processo de montagem. A importância dos pré-BCRs é ilustrada por estudos envolvendo camundongos *knockout* e casos raros de deficiências humanas desses receptores. Por exemplo, em camundongos, a deleção projetada do gene codificador da cadeia μ ou de uma das cadeias leves substitutas resulta em números acentuadamente diminuídos

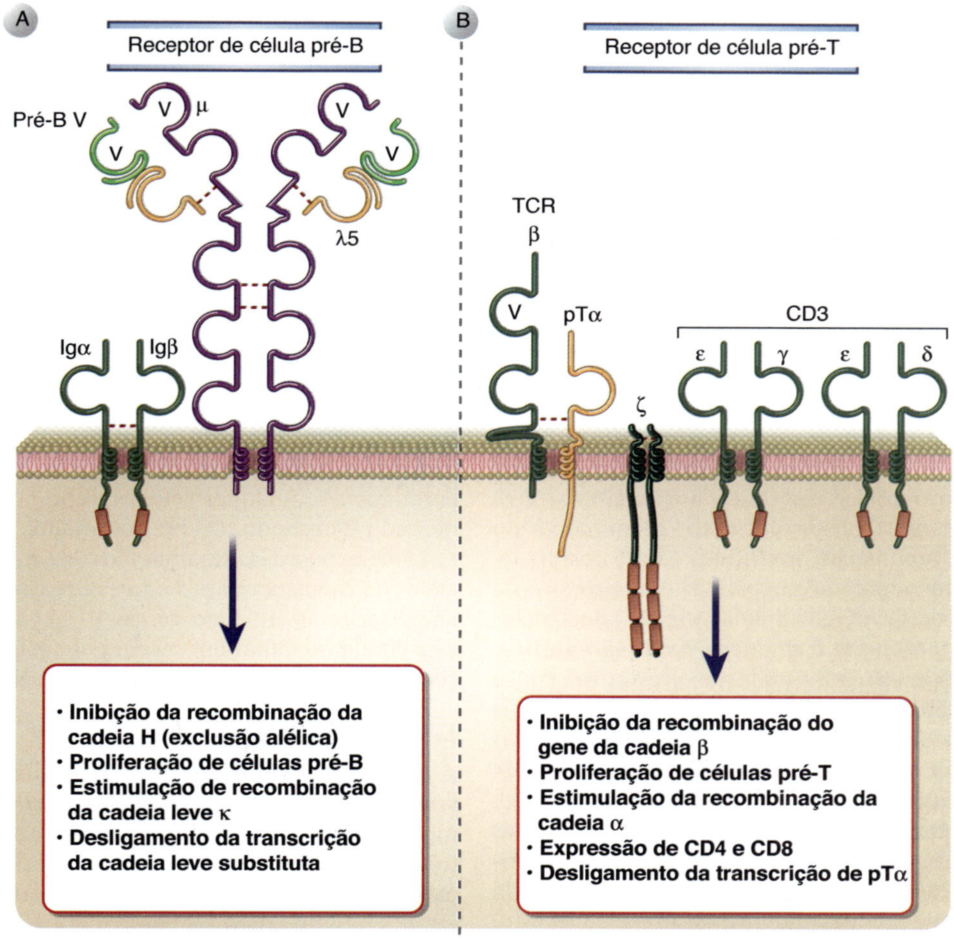


**Figura 8.15 Receptores de célula pré-B e célula pré-T.** O receptor de célula pré-B (*pré-BCR*) (**A**) e o receptor de célula pré-T (*pré-TCR*) (**B**) são expressos durante os estágios de maturação das células pré-B e pré-T, respectivamente, e ambos os receptores compartilham estruturas e funções similares. O pré-BCR é composto por uma cadeia pesada μ e por uma cadeia leve substituta invariável. A cadeia leve substituta é composta por duas proteínas: a proteína pré-B V, homóloga a um domínio V de cadeia leve, e uma proteína λ5 que é ligada de modo covalente à cadeia pesada μ através de uma ligação dissulfeto. O pré-TCR é composto pela cadeia β do TCR e pela cadeia invariável pré-T α (*pTα*). O pré-BCR está associado a moléculas sinalizadoras Igα e Igβ que também fazem parte do complexo BCR em células B maduras (ver Capítulo 9), enquanto o pré-TCR se associa às proteínas CD3 e ζ que também fazem parte do complexo TCR em células T maduras (ver Capítulo 7). *Ig*, imunoglobulina.

de células B maduras, porque o desenvolvimento é bloqueado no estágio pró-B.

***A expressão do pré-BCR é o primeiro ponto de controle na maturação da célula B.*** Numerosas moléculas sinalizadoras ligadas ao pré-BCR (e ao BCR em células B maduras) são requeridas para as células "negociarem" de forma bem-sucedida o ponto de controle mediado pelo pré-BCR na transição da célula pró-B para pré-B. Uma quinase chamada tirosinoquinase de Bruton (BTK) é ativada *downstream* ao pré-BCR e é requerida para a emissão dos sinais desse receptor que medeiam a sobrevivência, a proliferação e a maturação durante e após o estágio de célula pré-B. Em seres humanos, as mutações no gene *BTK* resultam em uma doença chamada **agamaglobulinemia ligada ao X** (**XLA**; do inglês, *X-linked agammaglobulinemia*), que é caracterizada por uma falha na maturação das células B (ver Capítulo 21). Em uma linhagem murina chamada Xid (para imunodeficiência ligada ao X), mutações em *btk* resultam em um defeito de células B menos grave, porque as células pré-B murinas expressam uma segunda quinase do tipo Btk chamada Tec, e isso compensa parcialmente a Btk defeituosa. Outras moléculas *upstream* e *downstream* da via sinalizadora de BTK requeridas neste ponto de controle incluem o gene de cadeia pesada μ, o gene λ5, Igα, Igβ, SYK, o adaptador de sinalização BLNK/SLP65, e a subunidade p85 de PI3-quinase. Mutações nesses genes são causa de casos raros de agamaglobulinemia autossômica recessiva (ver Capítulo 21).

***O pré-BCR regula o rearranjo adicional de genes de Ig de duas maneiras.*** Primeiro, se uma proteína μ é produzida a partir do *locus* da cadeia pesada recombinada em um cromossomo e forma um pré-BCR, esse receptor sinaliza de modo a inibir irreversivelmente o rearranjo do *locus* da cadeia pesada de Ig no outro cromossomo. Se o primeiro rearranjo não for produtivo, o alelo da cadeia pesada no outro cromossomo pode completar o rearranjo VDJ no *locus* H de Ig. Assim, em qualquer clone de célula B, um alelo de cadeia pesada é produtivamente rearranjado e expresso, enquanto o outro é retido na configuração da linhagem germinativa ou rearranjado de modo não produtivo. Como resultado, uma célula B individual pode expressar uma proteína de cadeia pesada codificada por apenas um dos dois alelos herdados. Esse fenômeno é chamado **exclusão alélica**, e garante que toda célula B venha a expressar um único receptor, mantendo assim a especificidade clonal. A exclusão alélica da cadeia pesada de Ig envolve alterações na estrutura da cromatina do *locus* de cadeia pesada que limitam a acessibilidade para a recombinase V(D)J. Se ambos os alelos sofrerem rearranjos não produtivos no gene H de Ig, a célula em desenvolvimento não consegue produzir cadeias pesadas de Ig, não pode gerar um sinal de sobrevivência dependente de pré-BCR e sofre morte celular programada. A segunda forma pela qual o pré-BCR regula a produção do receptor antigênico é estimulando o rearranjo do gene de cadeia leve κ. As células pré-B proliferam primeiro como células pré-B grandes, então desligam a expressão gênica da cadeia leve substituta e se tornam células pré-B pequenas que não se dividem e expressam cadeia pesada μ intracelularmente. Essas células que não se dividem sintetizam proteínas RAG e, desse modo, podem rearranjar seus genes de cadeia leve κ. Os sinais pré-BCR contribuem para tornar o *locus* de cadeia leve κ disponível às enzimas que medeiam a recombinação V(D)J. Se houver um rearranjo em quadro de leitura correto no *locus* κ, a célula produzirá uma proteína de cadeia leve κ que se associa à cadeia μ previamente sintetizada para produzir uma proteína IgM completa. Se a cadeia leve κ contribuir para um BCR autorreativo (ver a seguir) ou se o *locus* κ não for produtivamente rearranjado, a célula pode rearranjar o *locus* λ e, mais uma vez, produzir uma molécula de IgM completa.

A recombinação de DNA do *locus* da cadeia leve κ ocorre de maneira semelhante àquela do *locus* da cadeia pesada de Ig (ver Figura 8.14B). Não há segmentos D nos *loci* de cadeia leve e, portanto, a recombinação envolve apenas a junção de um segmento V a um segmento J, formando um éxon VJ. Esse éxon VJ permanece separado da região C por um íntron, e essa separação é retida no transcrito primário de RNA. O *splicing* do transcrito primário resulta na remoção do íntron entre os éxons VJ e C, gerando um mRNA que é traduzido para produzir a proteína κ ou λ. No *locus* λ, o *splicing* alternativo do RNA pode levar ao uso de qualquer um dos quatro éxons Cλ funcionais, mas não há diferença biológica comprovada entre os tipos resultantes de cadeias leves λ. A produção de uma proteína κ previne o rearranjo de λ, e este ocorre apenas se os rearranjos κ em ambos os *loci* de cadeia κ herdados tiverem sido não produtivos ou, mais comumente, se a cadeia leve κ rearranjada for deletada pela edição do receptor, uma vez que contribui para a formação de um BCR autorreativo, discutido adiante. Como resultado, um clone de célula B individual pode expressar apenas um dos dois tipos de cadeias leves; esse fenômeno é chamado exclusão de isótipo de cadeia leve. Assim como no *locus* de cadeia pesada, um gene κ ou λ é expresso a partir de apenas um dos dois cromossomos parentais em qualquer célula B, enquanto o outro *locus* herdado é excluído. Do mesmo modo, assim como para as cadeias pesadas, se ambos os *loci* herdados tanto de alelos da cadeia κ quanto λ forem rearranjados de modo não funcional em uma célula B em desenvolvimento, essa célula irá falhar em receber os sinais de sobrevivência normalmente gerados pelo BCR e morrerá.

### Células B imaturas

***A primeira célula a expressar IgM durante o desenvolvimento da célula B é chamada célula B imatura.*** As moléculas de IgM montadas nas células B imaturas e em todos os estágios posteriores do desenvolvimento são expressas na superfície celular associadas à Igα e à Igβ, em que atuam como receptores antigênicos específicos. A presença de um BCR completo na superfície celular é essencial para que uma célula B em desenvolvimento sobreviva. Existem sinais de sobrevivência fornecidos pelo BCR apenas, na ausência de qualquer antígeno desencadeante, e estes são chamados sinais tônicos. A montagem do BCR completo é suficiente para ativar moléculas sinalizadoras, incluindo a PI3-quinase, que mantêm a célula B viva. Esses sinais também suprimem a expressão do gene *RAG*, prevenindo assim o rearranjo do gene de Ig. As células B imaturas não proliferam e se diferenciam em resposta aos antígenos. De fato, se reconhecerem antígenos na medula óssea com alta avidez, o que pode acontecer se as células B expressarem receptores para autoantígenos multivalentes presentes na medula óssea, as células B podem sofrer edição de receptor ou morte celular, conforme descrito posteriormente. Esses processos são importantes para a seleção negativa de células B fortemente autorreativas. As células B imaturas que não apresentam forte autorreatividade deixam a medula óssea e completam sua maturação no baço e em outros órgãos linfoides secundários.

### Subpopulações de células B maduras

***As células B na periferia são constituídas por subpopulações distintas que se desenvolvem a partir de progenitores diferentes*** (Figura 8.16). As CTHs derivadas da medula óssea originam a maioria das células B. Essas células, também chamadas células B-2, rapidamente passam por dois estágios transicionais e podem se comprometer com o desenvolvimento de **células B da zona marginal** ou de **células B foliculares.** As **células B-1** representam uma linhagem distinta que se desenvolve a partir de CTHs do fígado fetal.

#### Células B foliculares

***A maioria das células B maduras pertence à subpopulação de células B foliculares e produz IgD associada à membrana, além de IgM.*** Cada uma dessas células B coexpressa cadeias pesadas μ e δ de Ig usando o mesmo éxon VDJ para gerar o domínio V. Em cada célula B, essas proteínas de cadeia pesada se associam com a mesma cadeia leve κ ou λ para produzir dois receptores de membrana com a mesma especificidade antigênica. Cada célula B produz um longo transcrito primário de RNA contendo a unidade VDJ rearranjada que codifica o domínio V, bem como os genes Cμ e Cδ (Figura 8.17). Se o transcrito primário for clivado e poliadenilado após os éxons μ, o éxon VDJ torna-se contíguo aos éxons Cμ após o *splicing* do RNA, resultando na geração de um mRNA μ. Se, no entanto, o complexo VDJ não estiver ligado aos éxons Cμ, mas for emendado por *splicing* aos éxons Cδ, um mRNA δ é produzido. A tradução subsequente resulta na síntese de uma proteína de cadeia pesada μ ou δ completa, ambas contendo a mesma região V e, portanto, tendo a mesma especificidade. Os mecanismos precisos que regulam a escolha dos sítios aceptores de poliadenilação ou de processamento (*splice*), por meio dos quais o VDJ rearranjado é unido a Cμ ou Cδ, são pouco conhecidos, assim como os sinais que determinam quando e por que uma célula B expressa IgM e IgD em vez de apenas IgM.

A coexpressão de IgM e IgD é acompanhada pela habilidade de recircular e pela aquisição de competência funcional, e é por isso que as células B $IgM^+IgD^+$ também são chamadas células B maduras. Essa correlação entre expressão de IgD e aquisição de competência funcional tem levado à sugestão de que a IgD é o receptor de ativação essencial das células B maduras. No entanto, não há evidência de que exista alguma diferença funcional entre a IgM de membrana e a IgD de membrana. Além

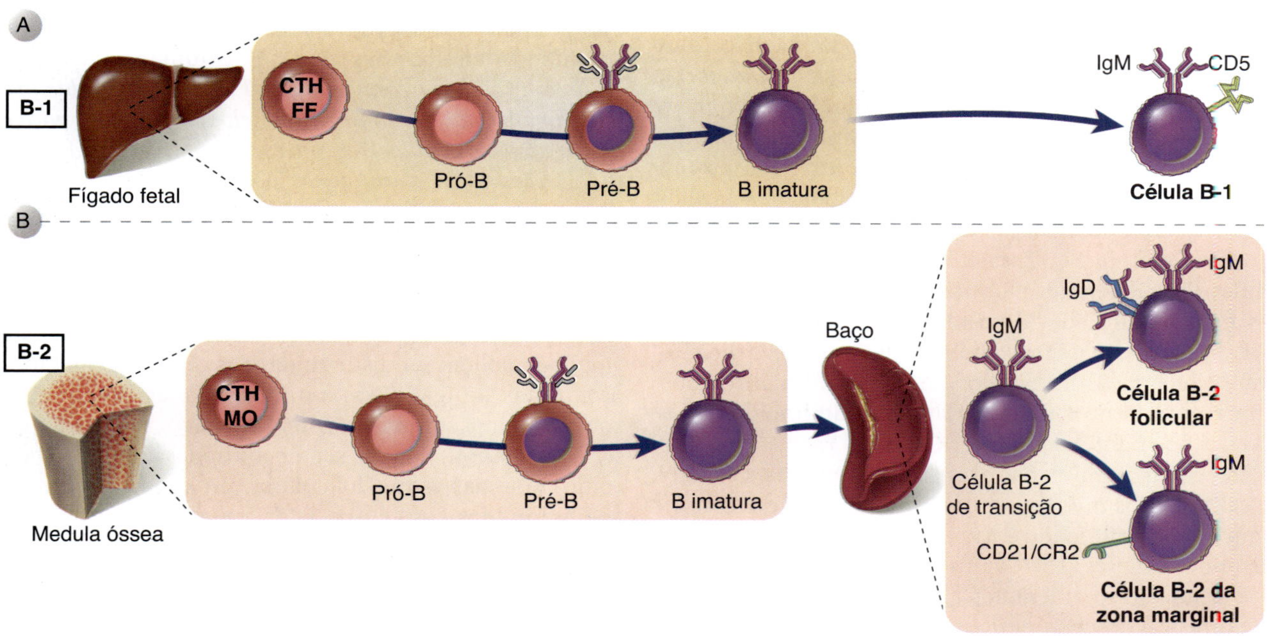


**Figura 8.16 Subpopulações de linfócito B. A.** A maioria das células B que se desenvolvem a partir de células-tronco do fígado fetal se diferencia em células da linhagem B-1. **B.** Os linfócitos B que surgem a partir de precursores da medula óssea após o nascimento originam a linhagem B-2. As duas subpopulações principais de linfócitos B derivam dos precursores da célula B do tipo B-2. As células B foliculares são linfócitos recirculantes; as células B da zona marginal são abundantes no baço de roedores, mas também podem ser encontradas nos linfonodos em humanos. O CD21 é expresso em células B foliculares e da zona marginal, mas os níveis desse correceptor são maiores nas células B da zona marginal. *MO*, medula óssea; *FF*, fígado fetal; *CTH*, célula-tronco hematopoética; *Ig*, imunoglobulina.

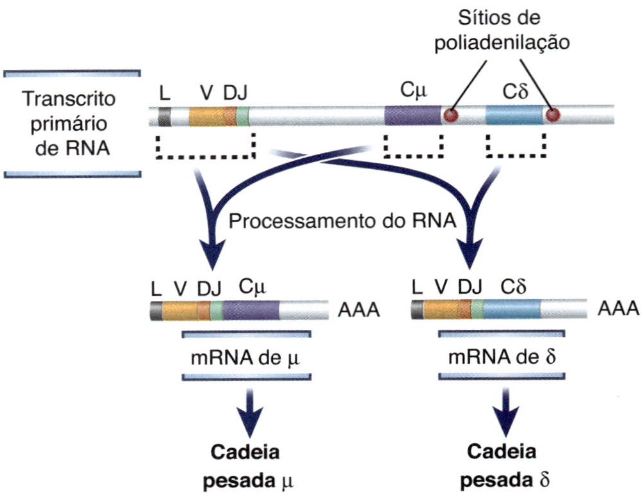


**Figura 8.17 Coexpressão de imunoglobulina M e imunoglobulina D.** O processamento alternativo do transcrito primário de RNA resulta na formação de um mRNA μ ou δ. As *linhas pontilhadas* indicam segmentos de cadeia H que são unidos por *splicing* de RNA.

disso, o *knockout* do gene δ de Ig em camundongos não exerce impacto significativo sobre a maturação ou as respostas antígeno-induzidas de células B. As células B foliculares também são frequentemente chamadas células B recirculantes por migrarem de um órgão linfoide secundário para outro e, junto a esses órgãos, residirem em folículos (ver Capítulo 2).

As células B foliculares *naive* sobrevivem por períodos limitados até encontrarem o antígeno. A sobrevivência da célula B folicular depende de sinais antígeno-independentes tônicos oriundos do BCR, bem como da estimulação por uma citocina chamada BAFF (do inglês, *B cell-activating factor of the TNF family*; também conhecida como BLys [do inglês, *B lymphocyte stimulator*]), que fornece sinais de maturação e sobrevida por meio do receptor de BAFF. BAFF e um ligante relacionado, APRIL, também podem se ligar a dois outros receptores, TACI e BCMA, que participam nos estágios mais tardios da ativação e diferenciação das células B (e serão discutidos no Capítulo 12). Essas citocinas são produzidas por células reticulares fibroblásticas e por células mieloides nos folículos linfoides e na medula óssea. As células B foliculares *naive*, assim como as células T *naive* recirculantes, deixam os linfonodos através dos linfáticos eferentes, entram no sangue e voltam aos linfonodos pelas vênulas de endotélio alto (ver Capítulo 3).

As células B *naive* maduras são responsivas a antígenos e, a menos que encontrem antígenos que reconheçam com alta afinidade e aos quais respondam, morrem em poucos meses. No Capítulo 12, discutiremos como essas células respondem aos antígenos e como o padrão de expressão do gene de Ig muda durante a diferenciação antígeno-induzida da célula B.

### Células B-1 e células B da zona marginal

***Uma subpopulação de linfócitos B, chamados células B-1, expressa receptores antigênicos com diversidade limitada e pode exercer papéis na imunidade humoral diferentes dos papéis das células B foliculares.*** As células B-1 se desenvolvem a partir de CTHs derivadas do fígado fetal e são mais bem definidas em roedores. A maioria das células B-1 murinas expressa a molécula CD5. Após o nascimento, amplos números dessas células são encontrados na forma de uma população autorrenovável no peritônio e em sítios de mucosa. Elas se desenvolvem mais precocemente durante a ontogenia do que as células B foliculares e da zona marginal; expressam um repertório relativamente limitado de genes V; e exibem uma diversidade juncional significativamente menor que a das células B convencionais, porque a TdT não é expressa em células B-1 em desenvolvimento no fígado fetal. As células B-1 secretam espontaneamente anticorpos IgM que, muitas vezes, reagem com polissacarídios microbianos e lipídios, bem como com lipídios oxidados produzidos por peroxidação lipídica. A maioria dos anticorpos IgM contra antígenos do grupo sanguíneo ABO deriva das células B-1. Esses anticorpos, às vezes, são chamados **anticorpos naturais**, porque estão presentes em indivíduos sem imunização evidente; é possível que a microbiota presente no intestino seja a fonte de antígenos que estimulam sua produção. As células B-1 contribuem para a rápida produção de anticorpos contra microrganismos presentes em tecidos particulares, como o peritônio. Em sítios de mucosa, muitos plasmócitos secretores de IgA na lâmina própria podem ser derivados de células B-1. Essas são células análogas às células T γδ, no sentido de que ambas têm repertórios de receptor antigênico de diversidade limitada, e presume-se que ambas respondam aos antígenos comumente encontrados nas interfaces epiteliais com o ambiente externo. Células do tipo B-1 foram descritas em seres humanos, contudo, fenotipicamente, essa população se sobrepõe à das células B ativadas, dificultando a definição das células B-1 humanas.

***As células B da zona marginal estão localizadas primariamente nas vizinhanças do seio marginal no baço e, assim como as células B-1, apresentam diversidade limitada, respondem a antígenos polissacarídicos e produzem anticorpos naturais.*** As células B da zona marginal são encontradas em camundongos e seres humanos, e expressam IgM na ausência de IgD, além de receptores de superfície adicionais, que as distingue das células B foliculares. Em seres humanos, as células B da zona marginal não podem ser distinguidas das células de memória produtoras de IgM. Em camundongos, as células B da zona marginal somente existem no baço, enquanto, em seres humanos, podem ser encontradas no baço, bem como fora das áreas foliculares próximas à periferia dos linfonodos. As células B da zona marginal respondem muito rápido aos microrganismos transmitidos pelo sangue e se diferenciam em plasmócitos secretores de IgM de vida curta. Essas células B também podem participar das respostas imunes T-dependentes.

## Seleção do repertório das células B maduras

***O repertório das células B maduras é positiva e negativamente selecionado a partir do* pool *de células B***

*imaturas*. Conforme discutiremos adiante, a seleção positiva é bem-definida nos linfócitos T e é responsável pela correspondência dos TCRs nas células T CD8$^+$ e CD4$^+$ recém-geradas com sua habilidade de reconhecer moléculas próprias do MHC de classes I e II, respectivamente. Não há restrição comparável para o reconhecimento antigênico pela célula B. Mesmo assim, a seleção positiva parece ser um fenômeno geral primariamente ajustado para identificar linfócitos que completaram com êxito seu programa de rearranjo dos genes do receptor antigênico. Somente as células B que expressam moléculas de Ig de membrana funcionais podem receber sinais tônicos derivados do BCR que, como descrito anteriormente, são requeridos para manter as células B imaturas vivas.

As células B imaturas que reconhecem autoantígenos com alta avidez frequentemente são induzidas a alterar suas especificidades pelo processo de **edição do receptor**. O reconhecimento do autoantígeno por células B imaturas induz reativação de genes *RAG*, bem como o rearranjo e produção de uma nova cadeia leve de Ig, permitindo que a célula expresse um BCR diferente (editado) que não é autorreativo. O éxon VκJκ original codificando o domínio variável de um gene de cadeia leve autorreativo é tipicamente deletado e substituído por um novo rearranjo envolvendo um segmento gênico Vκ *upstream* e outro Jκ *downstream*. Se o processo de edição falhar em gerar um rearranjo de cadeia leve κ produtivo em quadro de leitura em um cromossomo, a célula B imatura ativada pode então seguir para o rearranjo da cadeia leve λ primeiramente em um cromossomo, e, se este não for produtivo, então a cadeia leve λ no outro cromossomo. Quase todas as células B portadoras de cadeias leve λ provavelmente são derivadas de células B imaturas que eram autorreativas e passaram pela edição do receptor.

Se a edição do receptor falhar, as células B imaturas expressando receptores de alta afinidade para autoantígenos que encontram esses antígenos na medula óssea ou no baço podem morrer por apoptose. Esse processo é chamado **seleção negativa**. A maior parte da seleção negativa ocorre em células B transicionais, no baço. Os antígenos mediadores da seleção negativa emitem sinais fortes para os linfócitos B imaturos que expressam IgM e que por acaso tenham receptores específicos para esses autoantígenos. Ambas – edição do receptor e deleção – são responsáveis pela manutenção da tolerância das células B aos autoantígenos presentes na medula óssea (ver Capítulo 15).

Uma vez feita a transição para o estágio de célula B madura IgM$^+$IgD$^+$, o reconhecimento antigênico leva à proliferação e diferenciação, mas não à edição do receptor nem à apoptose. Como resultado, as células B maduras que reconhecem antígenos com alta afinidade nos tecidos linfoides periféricos são ativadas, e esse processo leva a respostas imunes humorais. As células B foliculares produzem a maioria das respostas de anticorpo dependentes de células T auxiliares a antígenos proteicos (ver Capítulo 12).

## DESENVOLVIMENTO DOS LINFÓCITOS T

***O desenvolvimento de linfócitos T maduros a partir de progenitores comprometidos envolve o rearranjo sequencial e a expressão de genes de TCR, a proliferação celular, a seleção antígeno-induzida e o comprometimento com subpopulações fenotípica e funcionalmente distintas*** (Figura 8.18). De muitos modos, isso é similar à maturação da célula B. Entretanto, a maturação das células T tem alguns aspectos exclusivos que refletem a especificidade da maioria dos linfócitos T por antígenos peptídicos ligados às moléculas do MHC próprio, bem como a necessidade de um microambiente especial para a seleção de células com essa especificidade.

### Papel do timo na maturação das células T

***O timo é o principal sítio de maturação de células T.*** Ele involui com a idade e é quase indetectável nos seres humanos após a puberdade, o que resulta em redução gradativa na produção de células T maduras. Entretanto, algumas células T maduras persistem ao longo da vida adulta, como indicado pela reconstituição bem-sucedida do sistema imune em receptores adultos de transplantes de medula óssea. É possível que o remanescente do timo involuído seja adequado para certo grau de maturação de células T. Como as células T de memória têm expectativa de vida longa (talvez, superior a 20 anos em seres humanos) e se acumulam com o avanço da idade, a necessidade de gerar novas células T diminui conforme os indivíduos envelhecem (ver Figura 2.12).

***Os linfócitos T se originam de precursores que surgem no fígado fetal e na medula óssea adulta, e são semeados no timo.*** Esses precursores são progenitores multipotentes que entram no timo a partir da corrente sanguínea, atravessando o endotélio de vênulas pós-capilares na região da junção corticomedular do timo. Em camundongos, os linfócitos maduros são detectados pela primeira vez no timo no 11º dia de uma gestação normal de 21 dias. Isso corresponde aproximadamente a 7ª ou 8ª semana de gestação em seres humanos. No córtex, os timócitos, primeiramente, expressam TCRs γδ e αβ. As células T αβ amadurecem em células T CD4$^+$ restritas ao MHC de classe II ou em células T CD8$^+$ restritas ao MHC de classe I, conforme deixam o córtex e entram na medula. A partir da medula, os timócitos simples-positivos CD4$^+$ ou CD8$^+$ deixam o timo e entram na circulação. Discutiremos a maturação das células T αβ nas próximas seções, enquanto as células T γδ serão discutidas posteriormente, neste capítulo.

***O ambiente tímico fornece estímulos que são requeridos para a proliferação e a maturação dos timócitos.*** Muitos desses estímulos são oriundos de células tímicas diferentes das células T em maturação. Junto ao córtex, as células epiteliais corticais tímicas formam uma rede de longos processos citoplasmáticos ao redor dos quais os timócitos devem passar para chegar à medula. As células epiteliais de um tipo distinto, conhecidas como células epiteliais medulares tímicas, também estão presentes na medula e podem exercer um papel único na

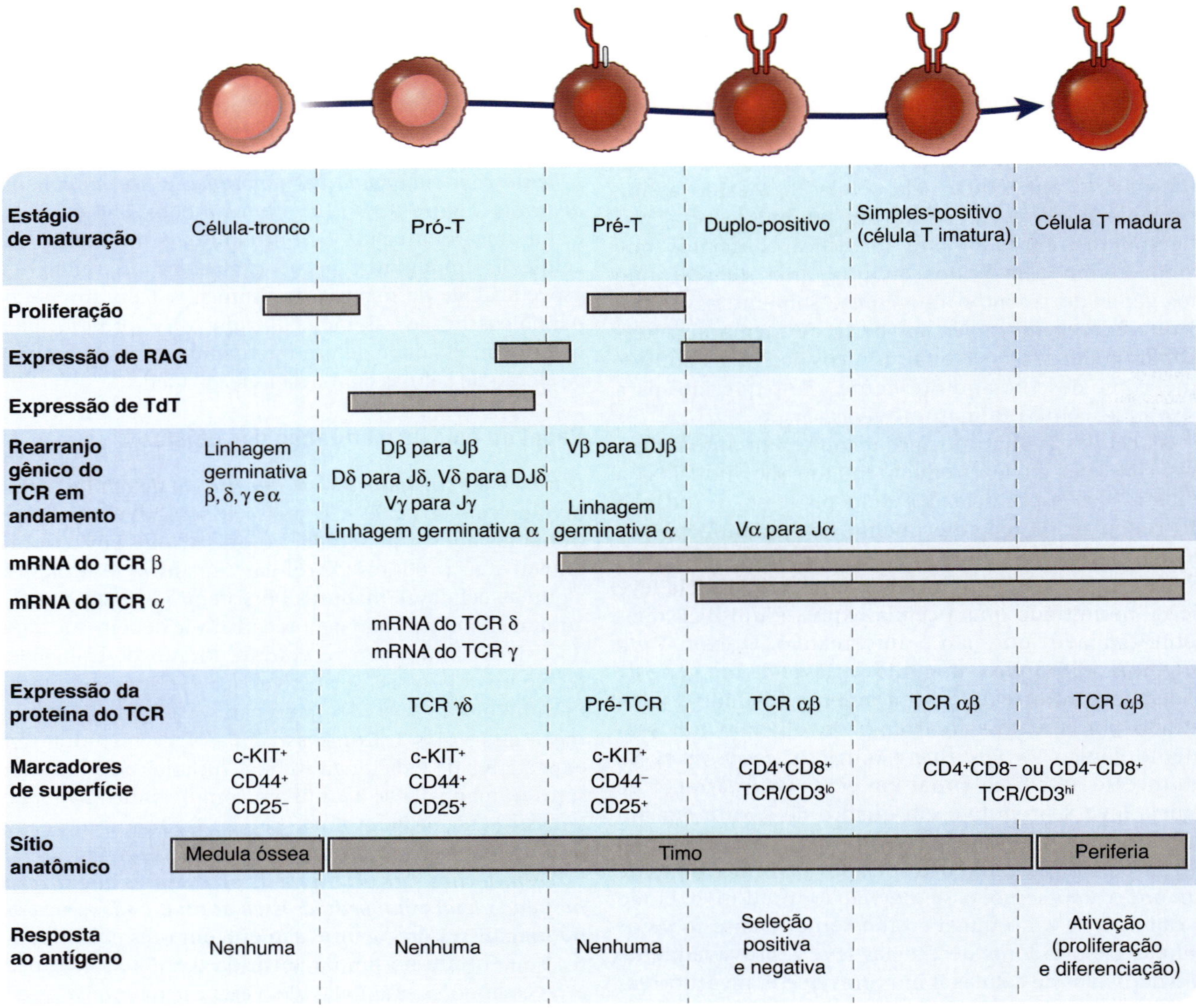


**Figura 8.18 Estágios da maturação da célula T.** Os eventos correspondentes a cada estágio da maturação da célula T a partir de uma célula-tronco da medula óssea em linfócito T maduro são ilustrados. Vários marcadores de superfície, além daqueles mostrados, foram usados para definir os estágios distintos da maturação da célula T. Os timócitos do córtex sem expressão de CD4 e CD8 são chamados células duplo-negativas ou DN T e são subdivididos em estágios com base na expressão de dois marcadores, CD25 e CD44. As células $CD44^{+}CD25^{-}$ do córtex que chegaram recentemente da medula óssea e estão localizadas na junção corticomedular, às vezes, são chamadas células T DN1 ou células pró-T e correspondem ao estágio pró-B de maturação das células B. Os timócitos $CD44^{+}CD25^{+}$ estão presentes no córtex médio e são frequentemente referidos como células T DN2; estes estão comprometidos a se tornarem células T, e é neste estágio que o rearranjo de TCR β, TCR γ e TCR δ começa. Os timócitos $CD44^{-}CD25^{+}$ também são conhecidos como células T DN3. Um intermediário entre as células DN3 e duplo-positivas (DP) tem sido chamado subpopulação DN4.

apresentação de autoantígenos para a seleção negativa das células T em desenvolvimento (ver Capítulo 15). As células dendríticas (DCs; do inglês, *dendritic cells*) derivadas da medula óssea estão presentes na junção corticomedular e junto à medula, enquanto os macrófagos estão presentes primariamente junto à medula. A migração dos timócitos por esse arranjo anatômico permite interações físicas entre os timócitos e essas outras células que são necessárias à maturação e seleção dos linfócitos T. As células epiteliais e as DCs do timo expressam moléculas de MHC de classes I e II. As interações de timócitos em maturação com essas moléculas de MHC são essenciais para a seleção do repertório de célula T madura, como discutiremos mais adiante.

O movimento das células para dentro e ao longo do timo é dirigido pelas quimiocinas. Os progenitores dos timócitos expressam o receptor de quimiocina CCR9. A entrada desses precursores no timo depende da ligação de CCR9 à quimiocina ligante CCL25, produzida no córtex tímico. Quimiocinas como CCL21 e CCL19, que se ligam ao receptor de quimiocina CCR7 nos timócitos, dirigem o movimento das células T em desenvolvimento a partir do córtex para a medula. Eventualmente, os linfócitos T recém-formados, que expressam o receptor de esfingosina-1 fosfato (ver Capítulo 3), saem da medula tímica seguindo um gradiente de esfingosina-1 fosfato e entram na corrente sanguínea.

As células estromais tímicas, incluindo as células epiteliais, secretam IL-7, que foi mencionada anteriormente como fator de crescimento linfopoético essencial. As taxas de proliferação e morte apoptótica celulares são extremamente altas em timócitos corticais. Um único precursor origina muitas progênies, e 95% dessas células morrem por apoptose antes de atingirem a medula. A morte celular é decorrente de uma combinação de fatores, entre os quais, a falha em rearranjar produtivamente o gene da cadeia β do TCR e, portanto, a falha do ponto de controle da seleção pré-TCR/β (descrita adiante), a falha em ser positivamente selecionado por moléculas de MHC próprias no timo e a seleção negativa induzida por autoantígeno (ver Figura 8.3).

## Estágios da maturação das células T

***Durante a maturação das células T, existe uma ordem precisa em que os genes de TCR são rearranjados e na qual o TCR e os correceptores CD4 e CD8 são expressos*** (Figura 8.19; ver também Figura 8.18). No timo fetal murino, a expressão de superfície do TCR γδ ocorre primeiro, decorridos 3 a 4 dias da primeira chegada das células precursoras, e o TCR αβ é expresso 2 a 3 dias depois. Em timócitos fetais humanos, a expressão de TCR γδ começa em cerca de 9 semanas de gestação, seguida pela expressão do TCR αβ em 10 semanas.

### *Timócitos duplo-negativos*

A maioria dos timócitos imaturos, que são recém-chegados da medula óssea, contém genes de TCR em sua configuração de linhagem germinativa e não expressa TCR, CD3, cadeias ζ, CD4 ou CD8; essas células são chamadas **timócitos duplo-negativos** (**DN**; do inglês, *double-negative*) (com base na falta de expressão de CD4 e CD8). A maioria (> 90%) dos timócitos DN que sobrevivem aos processos de seleção tímica, por fim, originará células T CD4⁺ e CD8⁺ MHC-restritas, expressando TCR αβ; alguns timócitos DN originam células T γδ.

Os primeiros timócitos DN amplamente indiferenciados estão localizados perto da junção corticomedular e estão começando a migrar em direção ao córtex médio. Eles ainda não estão comprometidos com a linhagem T. É no próximo estágio de diferenciação de timócitos corticais no córtex médio que os timócitos DN expressam tanto CD44 quanto CD25 (ver Figura 8.18), são considerados no estágio de maturação de células pró-T e começam a rearranjar seus genes do TCR. As proteínas RAG1 e RAG2 são expressas primeiramente nesse estágio do desenvolvimento das células T e são requeridas para o rearranjo dos genes do TCR. Em células T αβ, os rearranjos Dβ-para-Jβ no *locus* da cadeia β do TCR ocorrem primeiro; esses rearranjos

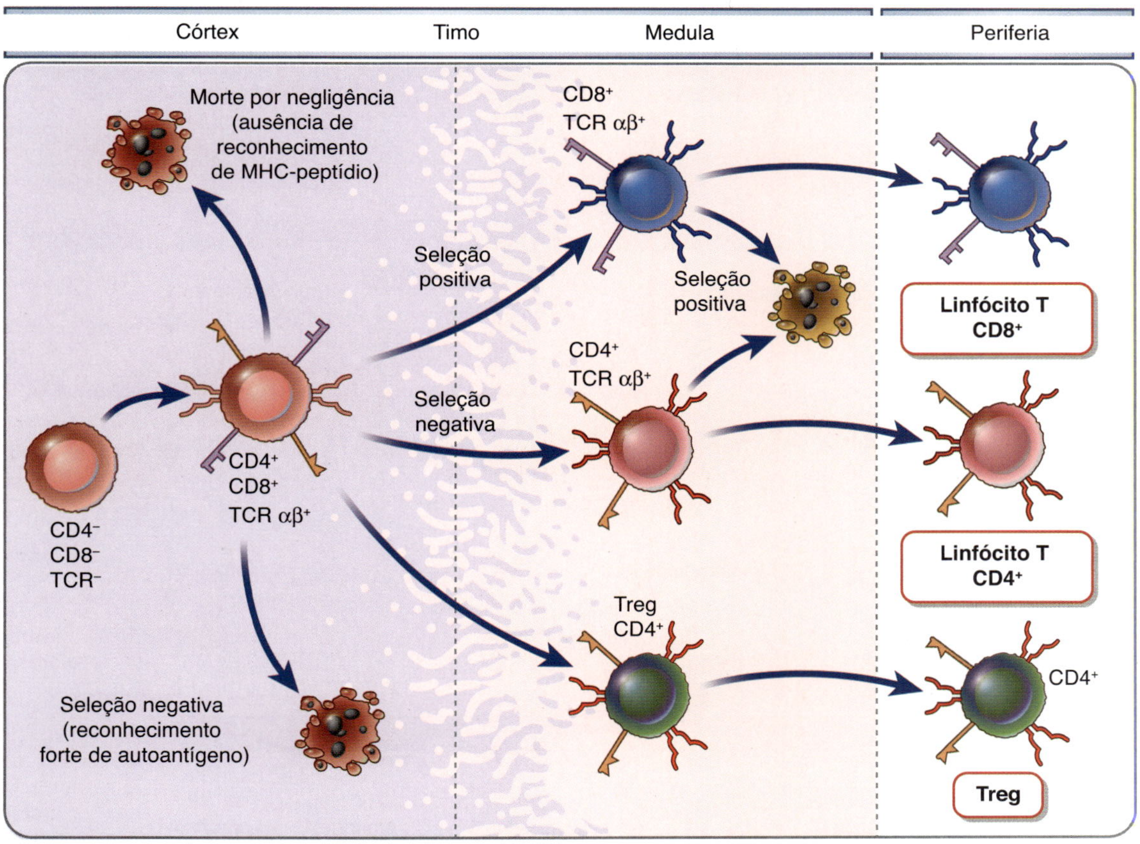


**Figura 8.19 Visão geral do desenvolvimento das células T no timo.** Os precursores das células T saem da medula óssea através do sangue e seguem para o timo. Os progenitores das células T αβ são células T duplo-negativas (DN). No córtex tímico, essas células começam a expressar receptores de célula T (*TCRs*) e correceptores CD4 e CD8. Os processos de seleção eliminam células T autorreativas no córtex, no estágio duplo-positivo (DP), e também eliminam timócitos medulares simples-positivos (SP). Esses processos promovem sobrevivência de timócitos cujos TCRs se ligam com baixa afinidade a moléculas do complexo principal de histocompatibilidade (*MHC*) próprias. A diferenciação funcional e fenotípica em células T SP CD4⁺CD8⁻ ou CD8⁺CD4⁻ ocorre na medula, enquanto as células maduras são liberadas na circulação. Algumas células DP se diferenciam em células T reguladoras CD4⁺CD8⁻ (Treg; ver Capítulo 15). O desenvolvimento de células T γδ não é mostrado.

envolvem a junção do segmento gênico Dβ1 a um dos seis segmentos Jβ1 ou a junção do segmento Dβ2 a um dos seis segmentos Jβ2 (Figura 8.20A). Os rearranjos Vβ-para-DJβ ocorrem no estágio pré-T subsequente, no córtex. As sequências de DNA entre os segmentos submetidos ao rearranjo, incluindo D, J e possivelmente os genes de Cβ1 (se os segmentos Dβ2 e Jβ2 forem usados), são deletados durante esse processo de rearranjo. Os transcritos nucleares primários dos genes β do TCR contêm o íntron entre o éxon VDJβ recombinado e o gene Cβ relevante (bem como os três íntrons adicionais entre os quatro éxons que constituem cada gene Cβ). Caudas poli-A são adicionadas após a clivagem do transcrito primário *downstream* aos sítios de poliadenilação de consenso localizados a 3' da região Cβ, e as sequências entre o éxon VDJ e Cβ são removidas (*spliced out*) para formar um mRNA maduro em que os segmentos VDJ estão justapostos ao primeiro éxon de qualquer um dos dois genes Cβ (dependendo de qual segmento J foi selecionado durante o processo de rearranjo). A tradução desse mRNA origina uma proteína de TCR β

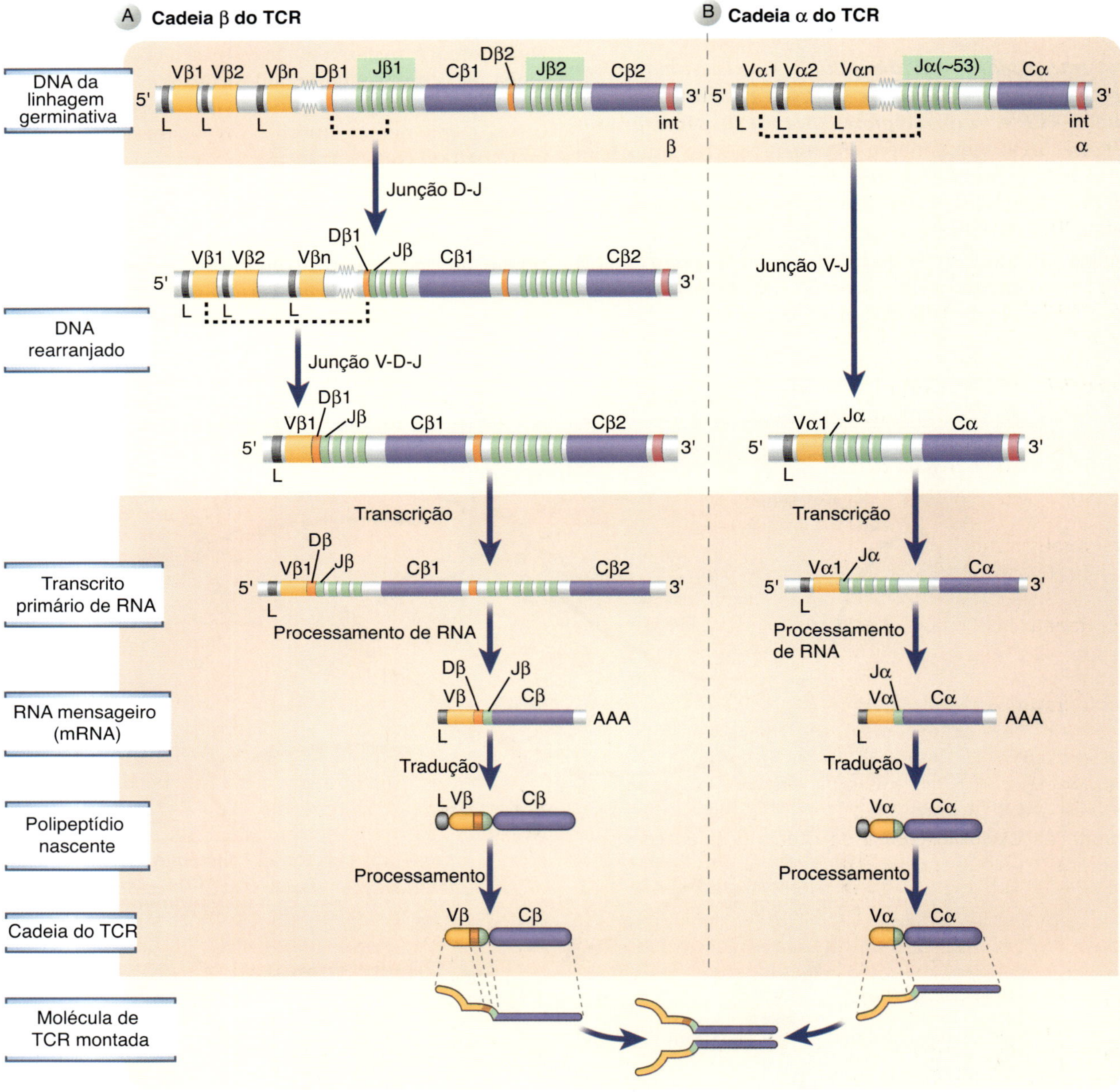


**Figura 8.20 Recombinação e expressão dos genes de cadeias α e β do receptor de célula T.** A sequência de eventos de recombinação e expressão gênica é mostrada para as cadeias β (**A**) e α (**B**) do receptor de célula T (*TCR*). No exemplo mostrado em **A**, a região variável (V) da cadeia β rearranjada do TCR inclui os segmentos gênicos Vβ1 e Dβ1, bem como o terceiro segmento J no grupamento Jβ1. A região constante (C) neste exemplo é codificada pelos éxons do gene Cβ1, representado por conveniência como um éxon único (embora, na verdade, seja composto de quatro éxons com três íntrons intervenientes). Observe que, no *locus* da cadeia TCR β, o rearranjo começa com a união D-para-J seguida pela união de V-para-DJ. Em humanos, 14 segmentos Jβ foram identificados, e nem todos são mostrados na figura. No exemplo mostrado em **B**, a região V da cadeia TCR a inclui o gene Vα1 e o segundo segmento J no *cluster* Jα. (Este *cluster* é composto de pelo menos 61segmentos Jα em humanos; nem todos são mostrados aqui.)

completa. Os dois genes Cβ parecem ser funcionalmente intercambiáveis, e o uso de um gene Cβ não influencia a especificidade do TCR. Além disso, uma célula T individual nunca troca de um gene *C* para outro. Os promotores nas regiões flanqueadoras 5′ dos genes Vβ atuam juntos com um poderoso intensificador localizado a 3′ do gene de Cβ2, uma vez que genes *V* funcionais rearranjados sejam aproximados do gene *C* por recombinação VDJ. Essa proximidade do promotor em relação ao intensificador é responsável pelo alto nível de transcrição célula T-específica do gene da cadeia β do TCR rearranjado. Após a adição e remoção de nucleotídios durante o rearranjo gênico do TCR, o número de novos nucleotídios no gene da cadeia β do TCR é múltiplo de 3 (em um dos dois *loci* do TCR β herdados) em cerca de metade de todas as células pré-T em desenvolvimento, e, portanto, apenas cerca de metade de todas as células pré-T em desenvolvimento expressa uma proteína β do TCR. A etapa seguinte no desenvolvimento da célula T consiste na seleção de células que expressam a primeira cadeia do receptor antigênico e podem passar por esse ponto de controle.

### *Pré-receptor das células T*

***Se um rearranjo produtivo (i. e., em quadro de leitura) do gene da cadeia β do TCR ocorrer em uma dada célula T duplo-negativa, a cadeia β do TCR será expressa na superfície celular associada a uma proteína invariável chamada pré-Tα, que, aliada às proteínas CD3 e ζ, formará o complexo pré-TCR*** (ver Figura 8.15B). O pré-TCR medeia a seleção das células pré-T em desenvolvimento que foram bem-sucedidas no rearranjo da cadeia β do TCR. A função do complexo pré-TCR no desenvolvimento da célula T é similar à do complexo pré-BCR, contendo cadeia leve substituta no desenvolvimento da célula B. Os sinais oriundos do pré-TCR selecionam as células que fizeram o rearranjo produtivo do gene da cadeia β do TCR, medeiam a sobrevida das células pré-T, contribuem para a maior expansão proliferativa durante o desenvolvimento da célula T e dirigem a transição do estágio duplo-negativo para o estágio duplo-positivo do desenvolvimento do timócito. Adicionalmente, esses sinais inibem o rearranjo adicional do *locus* da cadeia β do TCR no alelo não rearranjado. Isso resulta na exclusão alélica da cadeia β (*i. e.*, células T maduras expressam uma cadeia de receptor antigênico oriunda de apenas um dos dois *loci* de cadeia β herdados). Como nas células pré-B, não é sabido qual (se houver algum) ligante o pré-TCR reconhece. A sinalização do pré-TCR, assim como a sinalização do pré-BCR, pode ser iniciada de maneira independente de ligante, após a montagem bem-sucedida do complexo pré-TCR. A sinalização pré-TCR é mediada por algumas quinases citosólicas e proteínas adaptadoras que também estão ligadas à sinalização do TCR (ver Capítulo 7). A função essencial do complexo pré-TCR na maturação da célula T foi demonstrada por numerosos estudos com camundongos geneticamente mutantes, nos quais a perda de qualquer componente do complexo pré-TCR ou das moléculas sinalizadores associadas (*i. e.*, a cadeia β do TCR, pré-Tα, CD3, ζ ou LCK) resulta em bloqueio da maturação de células T no estágio duplo-negativo. As mutações de CD3ε em seres humanos resultam em SCID (ver Capítulo 21), enquanto mutações em LCK em seres humanos resultam na quase ausência de células T $CD4^+$. As células $CD4^+$ são mais afetadas, porque sinais de LCK mais intensos são requeridos para o desenvolvimento da célula T $CD4^+$ do que para a célula T $CD8^+$ durante a seleção positiva, discutida adiante.

### *Timócitos duplo-positivos*

***No próximo estágio da maturação da célula T, os timócitos expressam ambos, CD4 e CD8, e são chamados células T duplo-positivas.*** A expressão de CD4 e CD8 é essencial para os eventos subsequentes de seleção. O rearranjo dos genes da cadeia α do TCR e a expressão dos heterodímeros αβ do TCR ocorrem na população $CD4^+CD8^+$ duplo positiva logo depois que as células cruzam o ponto de controle pré-TCR (ver Figuras 8.18 e 8.19). Uma segunda onda de expressão do gene *RAG* no final do estágio pré-T promove recombinação do gene α do TCR. Como não há segmentos D no *locus* α do TCR, o rearranjo consiste na junção apenas dos segmentos V e J (ver Figura 8.20B). O grande número de segmentos Jα permite múltiplas tentativas de junção V-J produtiva em cada cromossomo, aumentando assim a probabilidade de que um TCR αβ funcional seja produzido. Em contraste com o *locus* da cadeia β do TCR, em que a produção da proteína e a formação do pré-TCR suprimem rearranjos adicionais, há pouca ou nenhuma exclusão alélica no *locus* da cadeia α. Sendo assim, podem ocorrer rearranjos produtivos de α do TCR em ambos os cromossomos e, se isso acontecer, a célula T expressará duas cadeias α. De fato, até 30% das células T periféricas maduras expressam dois TCRs diferentes, com cadeias α diferentes, porém a mesma cadeia β em cada célula. É possível que apenas um dos dois TCRs diferentes participe da seleção positiva MHC-dirigida, descrita posteriormente. A regulação transcricional do gene da cadeia α ocorre de modo similar ao da cadeia β. Existem promotores a 5′ de cada gene de Vα com baixo nível de atividade e que são responsáveis pelo alto nível de transcrição célula T-específica, quando aproximados de um intensificador de cadeia α localizado a 3′ do gene Cα. Rearranjos malsucedidos do gene α do TCR em ambos os cromossomos levam à falha da seleção positiva (discutida adiante). Os timócitos da linhagem das células T αβ que falham em fazer rearranjo produtivo do gene da cadeia α do TCR morrerão por apoptose.

A expressão do gene α do TCR no estágio duplo-positivo leva à formação do TCR αβ completo, o qual é expresso na superfície celular associado às proteínas CD3 e ζ. A expressão coordenada de CD3 e das proteínas ζ, além da montagem de complexos de TCR intactos, são requeridas para a expressão de superfície. O rearranjo e a expressão do gene α do TCR no estágio duplo-positivo resulta na deleção do *locus* do TCR localizado entre os segmentos V (comuns aos *loci* α e δ) e aos segmentos Jα (ver Figura 8.6). Como resultado, essa célula T perde a capacidade de se tornar uma célula T γδ e é totalmente comprometida com a linhagem de célula T αβ. A expressão dos genes *RAG* e a recombinação adicional do gene do TCR cessam após esse estágio da maturação.

***Os timócitos duplo-positivos que são bem-sucedidos nos processos de seleção seguem adiante e amadurecem em células T CD4⁺ ou CD8⁺, as quais são chamadas células T simples-positivas.*** Portanto, os estágios de maturação das células T no timo podem ser prontamente distinguidos pela expressão de CD4 e CD8 (Figura 8.21). Essa maturação fenotípica é acompanhada do comprometimento com diferentes programas funcionais mediante ativação nos órgãos linfoides secundários. As células T $CD4^+$ e $CD8^+$ adquirem propriedades exclusivas durante sua maturação; as células $CD4^+$ têm a habilidade de produzir diferentes citocinas em resposta à estimulação antigênica e de expressar moléculas efetoras (como CD40-ligante) que ativam linfócitos B, DCs e macrófagos, enquanto as células T $CD8^+$ são capazes de produzir moléculas que matam outras células. Os timócitos simples-positivos maduros entram na medula tímica e, então, deixam o timo para povoar os tecidos linfoides periféricos.

## Processos de seleção na maturação de células T αβ MHC-restritas

***A seleção de células T em desenvolvimento depende do reconhecimento do antígeno (complexos peptídio-MHC) no timo e é responsável pela preservação de células úteis e eliminação daquelas potencialmente danosas.*** O repertório imaturo, ou não selecionado, de linfócitos T consiste em células cujos receptores reconhecem qualquer antígeno peptídico (próprio ou estranho) exibido por qualquer molécula de MHC (também, própria ou estranha). Além disso, teoricamente, é possível que haja expressão de receptores que não reconhecem nenhum complexo peptídio-molécula de MHC. Em cada indivíduo, as únicas células T úteis são aquelas específicas para os peptídios estranhos apresentados pelas moléculas de MHC do indivíduo –, ou seja, as moléculas de MHC próprias. Quando os timócitos duplo-positivos expressam TCRs αβ pela primeira vez, esses receptores encontram autopeptídios (os únicos peptídios normalmente presentes no timo) exibidos por moléculas de MHC próprias (as únicas moléculas de MHC disponíveis para exibição de peptídios), principalmente nas células epiteliais tímicas do córtex. Assim, dentre os muitos TCRs de diferentes especificidades que são produzidos, aqueles que reconhecem o MHC próprio devem ser preservados, e o reconhecimento de peptídios próprios deve preservar as especificidades para antígenos estranhos. Descrevemos esses processos na próxima seção.

### Seleção positiva de timócitos: desenvolvimento do repertório de células T restritas ao MHC próprio

***A seleção positiva é o processo no qual os timócitos, cujos TCRs se ligam com baixa avidez (i. e., fracamente) a complexos peptídio próprio-MHC próprio, são estimulados a sobreviverem e se diferenciarem em células T CD4⁺ ou células T CD8⁺*** (ver Figura 8.19). Os timócitos duplo-positivos são produzidos na ausência de estimulação antigênica e começam a expressar TCRs αβ. No córtex tímico, essas células imaturas encontram as células epiteliais que exibem vários autopeptídios ligados a moléculas de MHC de classes I e II. O reconhecimento fraco desses complexos autopeptídio-MHC próprio promove a sobrevida de células T selecionadas. Os timócitos cujos

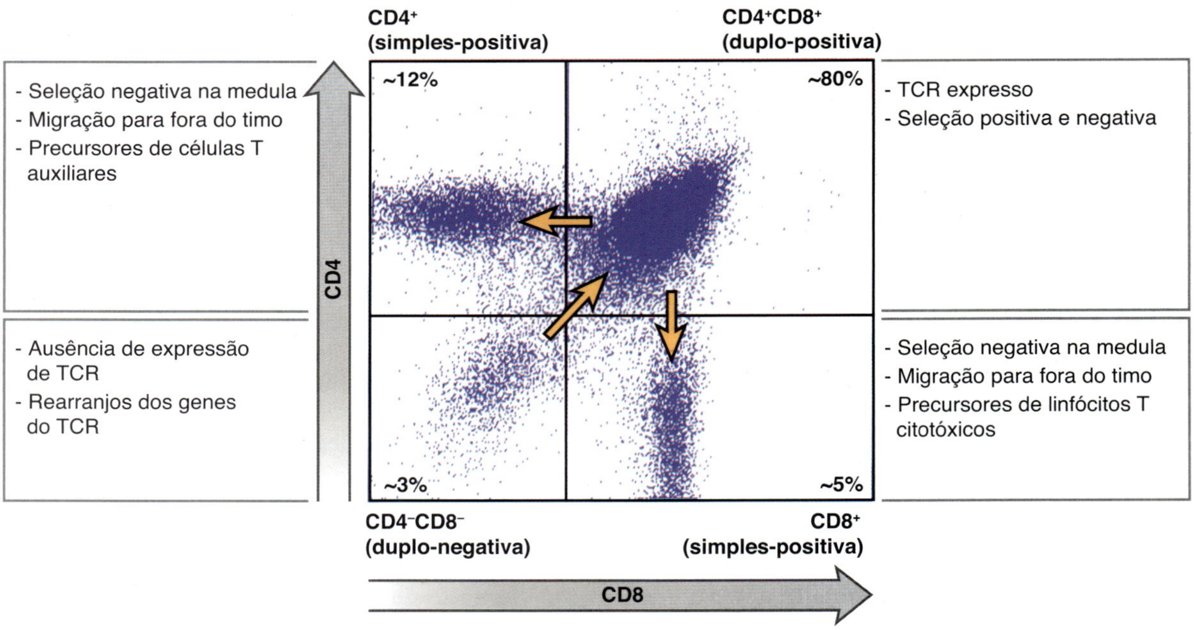


**Figura 8.21 Expressão de CD4 e CD8 em timócitos e maturação de células T no timo.** A maturação dos timócitos pode ser seguida de alterações na expressão de correceptores CD4 e CD8. Uma análise por citometria de fluxo de duas cores dos timócitos usando anticorpos anti-CD4 e anti-CD8, cada qual marcado com um fluorocromo diferente, é ilustrada. Os percentuais com que todos os timócitos contribuíram para cada população principal são mostrados nos quatro quadrantes. A subpopulação menos madura é a de células $CD4^-CD8^-$ (duplo-negativas). As *setas* indicam a sequência de maturação.

receptores não reconhecem moléculas de MHC próprias são deixados para morrer por uma via padrão de apoptose; esse fenômeno é chamado morte por negligência (ver Figura 8.19).

***Durante a transição das células duplo-positivas para simples-positivas, os timócitos cujos TCRs reconhecem o MHC de classe I próprio se tornam CD8⁺CD4⁻, enquanto as células cujos TCRs que reconhecem MHC de classe II próprio se tornam CD4⁺CD8⁻.*** Sendo assim, essas células se tornam comprometidas com a linhagem CD4 ou com a linhagem CD8. Foram propostos dois modelos para explicar o processo de comprometimento com linhagem, como resultado de quais correceptores são corretamente combinados com os TCRs que reconhecem uma classe específica de moléculas de MHC. O modelo estocástico ou probabilístico sugere que o comprometimento de células T imaturas com uma linhagem depende da probabilidade ao acaso de uma célula duplo-positiva se diferenciar em um timócito simples-positivo $CD4^+$ ou $CD8^+$. Neste modelo, uma célula T simples-positiva $CD8^+$ recém-gerada que tem um TCR que pode reconhecer um MHC de classe I e peptídio no timo com baixa afinidade sobrevive porque pode engajar o correceptor CD8; no entanto, uma célula T $CD8^+$ recém-gerada cujo TCR reconhece apenas o MHC de classe II, e o peptídio próprio com baixa afinidade não sobrevive porque seu correceptor não ajuda a desencadear o TCR nessa célula T. Da mesma forma, apenas células T $CD4^+$ simples-positivas únicas cujos TCRs podem reconhecer o MHC de classe II e peptídio próprios (e não MHC e peptídio de classe I próprios) com baixa afinidade seriam considerados como sobreviventes à seleção positiva nesse modelo estocástico. Uma visão alternativa e mais amplamente aceita é que o processo de comprometimento com a linhagem ligado à seleção positiva é conduzido por sinais específicos que instruem a célula T duplo-positiva a se tornar $CD4^+$ ou $CD8^+$. De acordo com esse modelo instrucional, os TCRs restritos ao MHC de classe I ou ao MHC de classe II emitem sinais diferentes que induzem ativamente a expressão do correceptor correto e desligam a expressão do outro correceptor. É sabido que as células duplo-positivas seguem para um estágio em que expressam altos níveis de CD4 e baixos níveis de CD8. Se o TCR nessa célula for restrito ao MHC de classe I, ao se deparar com a molécula de MHC de classe I e o autopeptídio apropriados, receberá um sinal fraco em consequência de os níveis de correceptor CD8 serem baixos. Em adição, o CD8 se associa de modo menos intenso com a tirosinoquinase LCK em comparação ao CD4. Esses sinais fracos ativam fatores de transcrição como RUNX3, que mantêm o fenótipo de célula T $CD8^+$ regulando a expressão do gene *CD8* e silenciando o gene *CD4*. Ao contrário, se o TCR da célula for restrito ao MHC de classe II, ao se deparar com esse MHC, receberá um sinal mais forte porque os níveis de CD4 são altos, e CD4 se associa relativamente bem com LCK. Esses sinais mais fortes ativam o fator de transcrição GATA3, que compromete as células com o destino CD4 e induz a expressão de um repressor chamado ThPoK, que, por sua vez, previne a expressão de genes definidores de linhagem das células T $CD8^+$.

***Os peptídios ligados a moléculas de MHC em células epiteliais tímicas exercem papel essencial na seleção positiva.*** No Capítulo 6, descrevemos como as moléculas de MHC expressas na superfície celular sempre contêm os peptídios ligados. Esses peptídios associados ao MHC nas APCs tímicas provavelmente exercem dois papéis na seleção positiva – primeiro, promovem expressão estável de moléculas do MHC na superfície celular; e, em segundo lugar, podem influenciar as especificidades das células T selecionadas. Também está claro, a partir de vários estudos experimentais, que alguns peptídios são melhores que outros na sustentação da seleção positiva, sendo que peptídios diferentes diferem quanto aos repertórios de células T que selecionam. Esses resultados sugerem que o reconhecimento antigênico específico, e não só o reconhecimento do MHC, tem algum papel na seleção positiva.

No Capítulo 6, descrevemos a única subunidade proteassômica, β5t, que é expressa apenas em células epiteliais corticais tímicas em proteassomos chamados timoproteassomos. Esses proteassomos funcionalmente alterados geram peptídios próprios únicos que contribuem para a seleção positiva no MHC de classe I expresso em células epiteliais corticais tímicas. Da mesma forma, a catepsina V, o equivalente humano da catepsina L murina, é expressa especificamente em células epiteliais corticais do timo e gera peptídios de ligação ao MHC de classe II únicos que também são usados na seleção positiva do córtex tímico. Há evidências de camundongos *knockout* e de polimorfismos humanos no gene que codifica β5t que a geração de peptídios únicos no córtex tímico reduz a probabilidade de autorreatividade no *pool* de células T positivamente selecionadas.

O modelo de seleção positiva baseada no reconhecimento fraco de autoantígenos levanta a seguinte questão fundamental: Como a seleção positiva dirigida pelo reconhecimento fraco de autoantígenos produz um repertório de células T maduras específicas para antígenos estranhos? A provável resposta é que a seleção positiva permite que muitos clones diferentes de células T sobrevivam, e muitas dessas células T que reconhecem autopeptídios com baixa afinidade irão, após a maturação, reconhecer peptídios estranhos com afinidade suficientemente alta para serem ativadas e gerarem respostas imunes úteis.

### Seleção negativa de timócitos: tolerância central

***Os timócitos cujos receptores reconhecem complexos peptídio-MHC no timo com alta avidez sofrem apoptose (chamada seleção negativa) ou se diferenciam em células T reguladoras*** (ver Figura 8.19). Entre as células T duplo-positivas geradas no timo, algumas podem expressar TCRs que reconhecem autoantígenos com alta afinidade. Os peptídios presentes no timo são autopeptídios derivados de antígenos proteicos amplamente expressos, bem como de algumas proteínas que se acredita serem restritas a tecidos particulares. (Lembre-se de que os microrganismos que entram pelas vias comuns, ou seja, epitélios, são capturados e transportados para os linfonodos e tendem a não entrar no timo.) Em células T imaturas, uma das principais consequências do reconhecimento antigênico de alta avidez é o desencadeamento de apoptose, levando à morte, ou deleção, das células. Portanto, muitos dos timócitos imaturos que expressam receptores de alta afinidade para autoantígenos no timo morrem, resultando na seleção negativa do repertório das células T. Esse processo elimina as células T autorreativas potencialmente mais perigosas e é um dos mecanismos de autotolerância, garantindo que o sistema imune não responda a muitos autoantígenos. A tolerância induzida nos linfócitos imaturos pelo reconhecimento de autoantígenos nos órgãos linfoides geradores (ou centrais) também é chamada tolerância central, para contrastar com a tolerância periférica induzida em linfócitos maduros por autoantígenos nos tecidos periféricos. Discutiremos os mecanismos e a importância fisiológica da tolerância imunológica em mais detalhes no Capítulo 15.

A deleção de células T autorreativas imaturas pode ocorrer tanto no estágio duplo-positivo no córtex quanto nas células T simples-positivas recém-geradas na medula. As APCs tímicas que medeiam a seleção negativa no estágio duplo-positivo são células epiteliais corticais tímicas (que também medeiam a seleção positiva). A seleção negativa de timócitos simples-positivos pode ser mediada por macrófagos e DCs derivadas da medula óssea, que são abundantes na medula, bem como por células epiteliais medulares tímicas. As células T simples-positivas são atraídas para a medula tímica pelas quimiocinas. Na medula, as células epiteliais medulares tímicas expressam uma proteína nuclear chamada **AIRE** (do inglês, ***autoimune regulator***), que induz baixos níveis de expressão de muitos autoantígenos normalmente expressos apenas em órgãos periféricos específicos (conhecidos como antígenos tecido-restritos). Sua expressão AIRE-dependente no timo torna esses antígenos tecido-específicos disponíveis para apresentação às células T imaturas, facilitando a deleção (seleção negativa) dessas células. Uma mutação no gene codificador de AIRE resulta em uma síndrome poliendócrina autoimune, reforçando a importância de AIRE como mediador da tolerância central aos antígenos tecido-específicos (ver Capítulo 15).

O mecanismo de seleção negativa no timo é a indução de morte por apoptose. Diferentemente do fenômeno de morte por negligência, que ocorre na ausência de seleção positiva, na seleção negativa, os sinais ativos promotores de morte são gerados quando o TCR de timócitos imaturos se liga com alta afinidade ao antígeno. A sinalização pelo TCR pode induzir a expressão de uma proteína pró-apoptótica chamada BIM, que provavelmente exerce papel importante na apoptose dos timócitos durante a seleção negativa (ver Capítulo 15). Também está claro que, embora o reconhecimento antigênico de alta avidez pelas células T imaturas desencadeie apoptose, esse mesmo reconhecimento por linfócitos maduros, de forma conjunta com outros sinais, inicia respostas proliferativas de célula T (ver Capítulo 9). A base bioquímica dessa diferença fundamental nas respostas de células imaturas e maduras é desconhecida.

***O reconhecimento de autoantígenos no timo pode gerar uma população de células T reguladoras (Treg) CD4$^+$ que atuam prevenindo reações autoimunes*** (ver Capítulo 15). Não está claro quais fatores determinam a escolha entre os dois destinos alternativos das células T imaturas que reconhecem autoantígenos com alta avidez – a saber, a deleção de células T imaturas ou o desenvolvimento de células T reguladoras. Uma possibilidade é a de que sinais fracos induzam seleção positiva dos timócitos, enquanto sinais fortes induzem seleção negativa e sinais intermediários induzem diferenciação em células Tregs. Entretanto, ainda não está esclarecido como o nível de sinais é controlado e como influenciam o destino das células T em desenvolvimento. Embora CD28 não seja requerido para o desenvolvimento de células T CD4$^+$ e CD8$^+$, esse receptor coestimulador é necessário à geração de algumas Tregs no timo.

## Linfócitos T $\gamma\delta$

***Timócitos expressando TCR $\alpha\beta$ e $\gamma\delta$ são linhagens separadas que compartilham um precursor comum.*** Nos timos fetais, os primeiros rearranjos do gene do TCR envolvem os *loci* $\gamma$ e $\delta$. A recombinação dos *loci* $\gamma$ e $\delta$ do TCR prossegue de maneira similar aos rearranjos gênicos de outros receptores antigênicos, embora a ordem de rearranjo pareça ser menos rígida do que em outros *loci*. Em uma célula T duplo-negativa em desenvolvimento, o rearranjo dos *loci* $\beta$, $\gamma$ ou $\delta$ do TCR é inicialmente possível. Se uma célula for bem-sucedida em rearranjar produtivamente seus *loci* de TCR $\gamma$, bem como de TCR $\delta$, antes de fazer um rearranjo produtivo de TCR $\beta$, ela será selecionada para a linhagem de célula T $\gamma\delta$. Isso acontece em cerca de 10% das células T duplo-negativas em desenvolvimento. Em cerca de 90% dos casos, um rearranjo produtivo do gene $\beta$ do TCR ocorre primeiro. Nessa situação, a sinalização pré-TCR seleciona essas células para amadurecerem na linhagem de célula T $\alpha\beta$, e a eventual deleção do TCR $\delta$ quando o TCR $\alpha$ é rearranjado (uma vez que o *locus* do TCR $\delta$ está embutido no *locus* do TCR $\alpha$) resulta no comprometimento irreversível com a linhagem $\alpha\beta$.

A diversidade do repertório de células T $\gamma\delta$, teoricamente, é ainda maior que a do repertorio de células T $\alpha\beta$, em parte, porque as sequências sinalizadoras de recombinação heptâmero-nonâmero adjacentes aos segmentos D permitem a junção D-para-D. Paradoxalmente, contudo, a diversidade real dos TCRs $\gamma\delta$ expressos é limitada, porque apenas alguns dos segmentos V, D e J disponíveis são usados em células T $\gamma\delta$ maduras, por motivos desconhecidos. Essa diversidade limitada é similar à diversidade limitada da subpopulação B-1 de linfócito B e está de acordo com o conceito de que as células T $\gamma\delta$ servem de defesa inicial contra um número restrito de microrganismos comumente encontrados nas barreiras epiteliais. As funções das células T $\gamma\delta$ são descritas no Capítulo 10.

Outras populações, chamadas células NKT e células MAIT, também se desenvolvem no timo; essas células também são descritas no Capítulo 10.

## RESUMO

- Os linfócitos B e T surgem a partir de um precursor comum derivado da medula óssea, que se torna comprometido com a linhagem de linfócitos. A maturação inicial é caracterizada pela proliferação celular induzida por citocinas, principalmente interleucina-7
- Os fatores de transcrição induzem a expressão de genes linhagem-específicos e abrem *loci* gênicos de receptor antigênico específicos
- A expressão inicial de pré-receptores antigênicos e a subsequente expressão de receptores antigênicos são essenciais para a sobrevivência, expansão e maturação de linfócitos em desenvolvimento, bem como para os processos de seleção que levam a um repertório diversificado de especificidades antigênicas úteis
- Os receptores antigênicos de células B e T são codificados por um número limitado de segmentos gênicos espacialmente segregados nos *loci* da linhagem germinativa, mas que são somaticamente recombinados nas células B e T em desenvolvimento
- *Loci* separados codificam a cadeia pesada de imunoglobulina (Ig), cadeia leve κ de Ig, cadeia leve λ de Ig, cadeia β do receptor de células T (TCR), cadeias α e δ do TCR, e cadeia γ do TCR. Estes *loci* contêm segmentos gênicos V, J, e apenas nos *loci* de cadeia pesada de Ig, e cadeias β e δ do TCR, segmentos gênicos D. O rearranjo somático de ambos os *loci*, de Ig e do TCR, envolve a junção dos segmentos D e J nos *loci* contendo segmentos D, seguida pela junção do segmento V aos segmentos DJ recombinados nestes *loci*, ou a junção V-para-J direta nos outros *loci*
- Esse processo de recombinação gênica somática é mediado por um complexo de enzima recombinase constituído pelos componentes linfócito-específicos RAG-1 e RAG-2
- A diversidade dos repertórios de anticorpos e de TCRs é gerada por associações combinatórias de múltiplos segmentos gênicos V, D e J da linhagem germinativa, e a diversidade juncional gerada pela adição ou remoção aleatória de nucleotídios nos sítios de recombinação. Esses mecanismos geram a maior parte da diversidade nas junções dos segmentos que formam as terceiras regiões hipervariáveis dos polipeptídios de anticorpos e de TCR
- A maturação da célula B ocorre em estágios caracterizados por diferentes padrões de rearranjo e expressão dos genes de Ig. Nos primeiros precursores da célula B, chamados células pró-B, os genes de Ig estão inicialmente na configuração da linhagem germinativa, sendo que o rearranjo D para J ocorre no *locus* da cadeia pesada de Ig
- Na transição pró-B para pré-B, a recombinação V-D-J é completada no *locus* da cadeia H de Ig, enquanto o éxon VDJ é emendado (*spliced*) aos éxons da região C μ do RNA da cadeia pesada para gerar um mRNA maduro que é traduzido na proteína da cadeia pesada μ. O pré-receptor de célula B é formado pelo pareamento da cadeia μ com cadeias leves substitutas e pela associação com as moléculas sinalizadoras Igα e Igβ. Esse receptor fornece sinais de sobrevivência e proliferação, bem como sinais que inibem o rearranjo no outro alelo da cadeia pesada (exclusão alélica)
- Conforme as células se diferenciam em células B maduras, a recombinação V-J ocorre inicialmente no *locus* κ de Ig, e as proteínas de cadeia leve são expressas. As proteínas de cadeias pesada e leve são então montadas em moléculas de IgM intactas e expressas na superfície celular. As células B imaturas deixam a medula óssea e povoam os tecidos linfoides periféricos, nos quais completam sua maturação. No estágio de célula B madura, a síntese das cadeias pesadas μ e δ ocorrem em paralelo, mediadas pelo *splicing* alternativo dos transcritos primários de RNA de cadeia pesada, e a IgM e IgD de membrana são expressas
- Durante a maturação dos linfócitos B, as células B imaturas que expressam receptores antigênicos de alta afinidade para autoantígenos presentes na medula óssea são induzidas a editar seus genes de receptor ou, alternativamente, essas células são eliminadas
- A maturação da célula T no timo progride em estágios que são distinguidos pelo padrão de expressão do receptor antigênico e das moléculas correceptoras CD4 e CD8. Os primeiros imigrantes da linhagem T para o timo não expressam receptores de células T (TCRs) nem moléculas CD4 ou CD8. Os timócitos em desenvolvimento, inicialmente, povoam o córtex externo, onde proliferam e rearranjam os genes do TCR, bem como expressam moléculas de CD3, TCR, CD4 e CD8
- No estágio pré-T, os timócitos permanecem duplo-negativos, porém a recombinação V-D-J é completada no *locus* da cadeia β do TCR e os polipeptídios de cadeia β do TCR são produzidos. A cadeia β do TCR se associa à proteína pré-Tα invariável para formar um pré-TCR, o qual transduz sinais que inibem o rearranjo no outro alelo da cadeia β (exclusão alélica) e promove expressão dupla de CD4 e CD8. No estágio $CD4^+CD8^+$ (duplo-positivo), ocorre recombinação V-J no *locus* α do TCR; polipeptídios de cadeia α são produzidos; e baixos níveis de TCR são expressos na superfície celular
- A seleção positiva de timócitos com TCR αβ $CD4^+CD8^+$ requer reconhecimento com baixa avidez de complexos peptídio-complexo principal de histocompatibilidade (MHC). Conforme amadurecem, os timócitos com TCR αβ se movem para dentro da medula e se tornam $CD4^+CD8^-$ ou $CD8^+CD4^-$. O comprometimento com uma linhagem que acompanha a seleção positiva resulta na combinação de TCRs que reconhecem MHC de classe I com expressão de CD8 e silenciamento de CD4; TCRs que reconhecem moléculas de MHC de classe II são pareadas à expressão de CD4 e à perda da expressão de CD8
- A seleção negativa de timócitos duplo-positivos com TCR αβ $CD4^+CD8^+$ ocorre quando essas células reconhecem, com alta avidez, antígenos presentes no timo. Esse processo é responsável pela tolerância a muitos autoantígenos.

## Leitura sugerida

*Indica as publicações de interesse histórico, geralmente reportando a descoberta de um fenômeno ou processo que mais tarde foi demonstrado como sendo de fundamental importância no sistema imune. Muitas dessas descobertas (mas não todas) levaram seu(s) descobridor(es) a receber o Prêmio Nobel. A natureza da descoberta é brevemente resumida em cada referência.

### *Desenvolvimento inicial da célula B e recombinação V(D)J*


Carmona LM, Schatz DG. New insights into the evolutionary origins of the recombination-activating gene proteins and V(D)J recombination. *FEBS J.* 2017;284:1590–1605.

Clark MR, Mandal M, Ochiai K, Singh H. Orchestrating B cell lymphopoiesis through interplay of IL-7 receptor and pre-B cell receptor signalling. *Nat Rev Immunol.* 2014;14:69–80.

*Dreyer WJ, Bennett JC. The molecular basis of antibody formation: a paradox. *Proc Natl Acad Sci U S A.* 1965;54:864–869. *(A hipótese de Dreyer e Bennett de que os genes de anticorpos são constituídos de segmentos gênicos que precisam ser recombinados em células B pavimentou o caminho para eventuais estudos que, quase uma década mais tarde, estabeleceram a recombinação V(D)J como o mecanismo pelo qual a diversidade de anticorpos é gerada.)*

Kreslavsky T, Wong JB, Fischer M, et al. Control of B-1a cell development by instructive BCR signaling. *Curr Opin Immunol.* 2018;51:24–31.

Lin SG, Ba Z, Alt FW, Zhang Y. Rag chromatin scanning during V(D)J recombination and chromatin loop extrusion are related processes. *Adv Immunol.* 2018;139:93–135.

*Schatz DG, Oettinger MA, Baltimore D. The V(D)J recombination activating gene, *RAG-1*. *Cell.* 1989;59:1035–1048. *(Este estudo descreveu a clonagem e identificação molecular da enzima que medeia a recombinação V(D)J.)*

*Tonegawa S, Steinberg C, Dube S, Bernardini A. Evidence for somatic generation of antibody diversity. *Proc Natl Acad Sci U S A.* 1974;71:4027–4031. *(Este estudo estabeleceu que segmentos de genes de imunoglobulinas existem e estão fisicamente separados em células não linfoides, mas são recombinados em linfócitos B, estabelecendo dessa forma que a diversidade de anticorpos é gerada por recombinação gênica. Susumu Tonegawa recebeu o Prêmio Nobel por este trabalho. Ver* https://www.nobelprize.org/prizes/medicine/1987/tonegawa/lecture.*)*


### *Desenvolvimento das células T*


Boehm T, Swann JB. Thymus involution and regeneration: two sides of the same coin? *Nat Rev Immunol.* 2013;13:831–838.

Carpenter AC, Bosselut R. Decision checkpoints in the thymus. *Nat Immunol.* 2010;11:666–673.

De Obaldia ME, Bhandoola A. Transcriptional regulation of innate and adaptive lymphocyte lineages. *Annu Rev Immunol.* 2015;33:607–642.

Gascoigne NR, Rybakin V, Acuto O, Brzostek J. TCR signal strength and T cell development. *Annu Rev Cell Dev Biol.* 2016;32:327–348.

Hogquist KA, Jameson SC. The self-obsession of T cells: how TCR signaling thresholds affect fate 'decisions' and effector function. *Nat Immunol.* 2014;15:815–823.

Inglesfield S, Cosway EJ, Jenkinson WE, Anderson G. Rethinking thymic tolerance: lessons from mice. *Trends Immunol.* 2019;40:279–291.

*Kappler JW, Roehm N, Marrack P. T cell tolerance by clonal elimination in the thymus. *Cell.* 1987;49:273–280; and Kisielow P, Bluthmann H, Staerz UD, et al. Tolerance in T-cell-receptor transgenic mice involves deletion of nonmature $CD4^+8^+$ thymocytes. *Nature.* 1988;333:742–746. *(Primeiros estudos demonstrando que um dos mecanismos de tolerância de células T ocorre por meio da deleção de células T em desenvolvimento específicas para autoantígenos no timo.)*

Klein L, Robey EA, Hsieh CS. Central $CD4^+$ T cell tolerance: deletion versus regulatory T cell differentiation. *Nat Rev Immunol.* 2019;19:7–18.

Rodewald HR. Thymus organogenesis. *Annu Rev Immunol.* 2008;26:355–388.

Rothenberg EV. Programming for T-lymphocyte fates: modularity and mechanisms. *Genes Dev.* 2019;33:1117–1135.

Takahama Y, Ohigashi I, Baik S, Anderson G. Generation of diversity in thymic epithelial cells. *Nat Rev Immunol.* 2017;17:295–305.

Taniuchi I. CD4 helper and CD8 cytotoxic T cell differentiation. *Annu Rev Immunol.* 2018;36:579–601.


### *MicroRNAs e desenvolvimento dos linfócitos*


Mehta A, Baltimore D. MicroRNAs as regulatory elements in immune system logic. *Nat Rev Immunol.* 2016;16:279–294.

Simpson LJ, Ansel KM. MicroRNA regulation of lymphocyte tolerance and autoimmunity. *J Clin Invest.* 2015;125:2242–2249.

Xiao C, Rajewsky K. MicroRNA control in the immune system: basic principles. *Cell.* 2009;136:26–36.

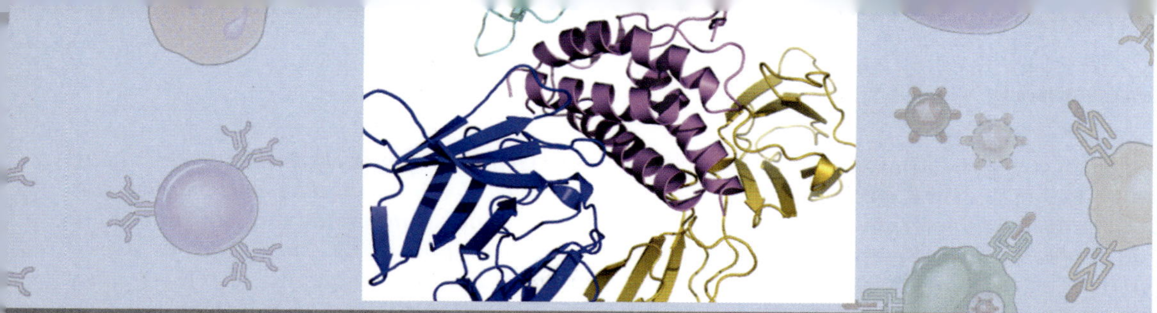

CAPÍTULO

# 9

# Ativação dos Linfócitos T


**VISÃO GERAL DA ATIVAÇÃO DOS LINFÓCITOS T, 231**

**SINAIS PARA ATIVAÇÃO DOS LINFÓCITOS T, 233**

Reconhecimento do antígeno, 233

Papel da coestimulação na ativação das células T, 234

**RESPOSTAS FUNCIONAIS DOS LINFÓCITOS T, 239**

Alterações nas moléculas de superfície durante a ativação das células T, 239

Citocinas na ativação de células T, 239

Expansão clonal das células T, 242

Diferenciação das células T ativadas em células efetoras, 243

Desenvolvimento e propriedades das células T de memória, 243

**DECLÍNIO DAS RESPOSTAS DAS CÉLULAS T, 245**

**RESUMO, 246**


A partir de um pequeno conjunto (*pool*) de linfócitos *naive* específicos para um antígeno, o processo de ativação das células T gera um grande número de células efetoras com a mesma especificidade, que atuam para eliminar aquele antígeno. Nesse processo, também é gerada uma população de células de memória de longa vida, capazes de reagir rapidamente contra o antígeno caso ele seja reintroduzido. Uma característica fundamental da resposta das células T, como todas as respostas imunes adaptativas, é sua alta especificidade pelo antígeno que elicita a resposta. Tanto a ativação inicial de células T *naive* quanto as fases efetoras das respostas imunes adaptativas mediadas por células T são desencadeadas pelo reconhecimento do antígeno via receptores antigênicos dos linfócitos T. No Capítulo 6, descrevemos a especificidade de células T para fragmentos peptídicos derivados de antígenos proteicos, os quais se ligam e são apresentados pelas moléculas do complexo principal de histocompatibilidade (MHC; do inglês, *major histocompatibility complex*). No Capítulo 7, descrevemos os receptores antigênicos e outras moléculas envolvidas na ativação de células T por antígenos e os sinais bioquímicos iniciados por esses receptores. Neste capítulo, descreveremos as respostas funcionais das células T. Iniciaremos com uma breve visão geral da ativação das células T, discutiremos o papel dos coestimuladores e outros sinais fornecidos pelas células apresentadoras de antígenos (APCs; do inglês, *antigen presenting cells*) na ativação das células T, e introduziremos a sequência de proliferação e diferenciação que ocorre quando células T CD4$^+$ e CD8$^+$ reconhecem antígenos estranhos. A geração e as funções das células T CD4$^+$ e T CD8$^+$ efetoras são descritas em mais detalhes nos Capítulos 10 e 11. Assim, os Capítulos 9, 10 e 11, conjuntamente, abordam as funções biológicas dos linfócitos T e suas funções na imunidade mediada por células.

## VISÃO GERAL DA ATIVAÇÃO DOS LINFÓCITOS T

***Nas respostas imunes, os linfócitos T precisam reconhecer o mesmo antígeno em duas fases: primeiro, para iniciar a resposta e, depois, para exercer funções efetoras.*** O antígeno ativa células *naive* para proliferar e se diferenciar em células de memória e efetoras. Em seguida, as células T efetoras são ativadas pelo mesmo antígeno para exercer as funções que levam à eliminação da fonte do antígeno (células infectadas ou tumores). Conforme discutiremos adiante, os requisitos para esses dois eventos de ativação diferem em termos de APCs envolvidas e outros sinais necessários.

***A ativação inicial de linfócitos T* naive *ocorre principalmente em órgãos linfoides secundários (periféricos), nos quais essas células normalmente circulam e onde antígenos estranhos estão concentrados e são apresentados por células dendríticas (DCs) maduras*** (Figura 9.1). Clones de linfócitos T, cada um com uma especificidade diferente, são gerados no timo antes da exposição ao antígeno. Os linfócitos T *naive*, os quais não responderam previamente a antígenos, circulam por todo o corpo em um estado de repouso e somente adquirem poderosas capacidades funcionais após sua ativação. A ativação dos linfócitos T *naive* ocorre em regiões especializadas de linfonodos, baço e tecidos linfoides de mucosa, em que os linfócitos *naive* interagem com as DCs que capturaram antígenos dos tecidos ou do sangue (ver Capítulos 2 e 6).

***O reconhecimento do antígeno, juntamente com outros estímulos de ativação, induz várias respostas biológicas nas células T: secreção de citocinas e aumento da expressão do receptor destas; proliferação, levando ao aumento no número de células dos clones antígeno-específicos (conhecido como expansão clonal); e diferenciação de células* naive *em linfócitos efetores e de memória*** (Figura 9.2). O processo de ativação das células T está associado a mudanças na expressão de numerosas moléculas de superfície, algumas das quais estão envolvidas no tráfego de células T e outras desempenham papéis importantes na indução e regulação das respostas de células T. As APCs não apenas expõem os antígenos, mas também expressam as moléculas de superfície e secretam citocinas que afetam a magnitude e a natureza da resposta de células T. Os papéis das APCs na instrução de como as células T respondem a diferentes categorias de patógenos são discutidos adiante, neste capítulo e no Capítulo 10.

A proliferação e a diferenciação das células T são reguladas por diversos mecanismos de *feedback*. Por exemplo, células T ativadas liberam sinais de volta para as APCs, aumentando ainda mais a capacidade das APCs de ativar as células T. Ao mesmo tempo, algumas moléculas de superfície expressas em células T ativadas, bem como as citocinas secretadas por essas células, inibem a ativação adicional, e esses mecanismos de *feedback* negativo servem para estabelecer limites seguros para a resposta.

***As células T efetoras reconhecem antígenos em órgãos linfoides ou em tecidos não linfoides periféricos e são ativadas para executar funções que contribuem para a eliminação de microrganismos e, em estados de doença, induzem dano tecidual.*** Enquanto as células *naive* são ativadas principalmente nos órgãos linfoides secundários, as células efetoras diferenciadas podem responder aos antígenos e exercer suas funções em qualquer tecido (ver Figura 9.1). O processo de diferenciação de células *naive* para células efetoras confere às células a capacidade de realizar funções especializadas e a habilidade de migrar para qualquer sítio de infecção ou inflamação. Nesses locais, as células efetoras encontram novamente o antígeno para o qual são específicas e respondem de maneira a eliminar a fonte do antígeno. As células T efetoras $CD4^+$, chamadas células T auxiliares, podem reconhecer antígenos de microrganismos ingeridos pelos macrófagos ou células B e ativar essas células. As células T efetoras $CD8^+$ podem reconhecer antígenos em células infectadas ou tumorais e matar essas células. Após ativação induzida pelo antígeno, as células T $CD4^+$ secretam citocinas e expressam moléculas de superfície que podem ativar outras células imunes. Essas células T efetoras são classificadas em subpopulações com base em seus perfis de citocinas e funções (ver Capítulo 10). Algumas células T efetoras $CD4^+$ ativam macrófagos para matar microrganismos fagocitados; outras secretam citocinas que recrutam diferentes tipos de leucócitos, como eosinófilos e neutrófilos, que destroem diferentes tipos de patógenos; e outras ainda permanecem nos órgãos linfoides e ajudam as células B a se

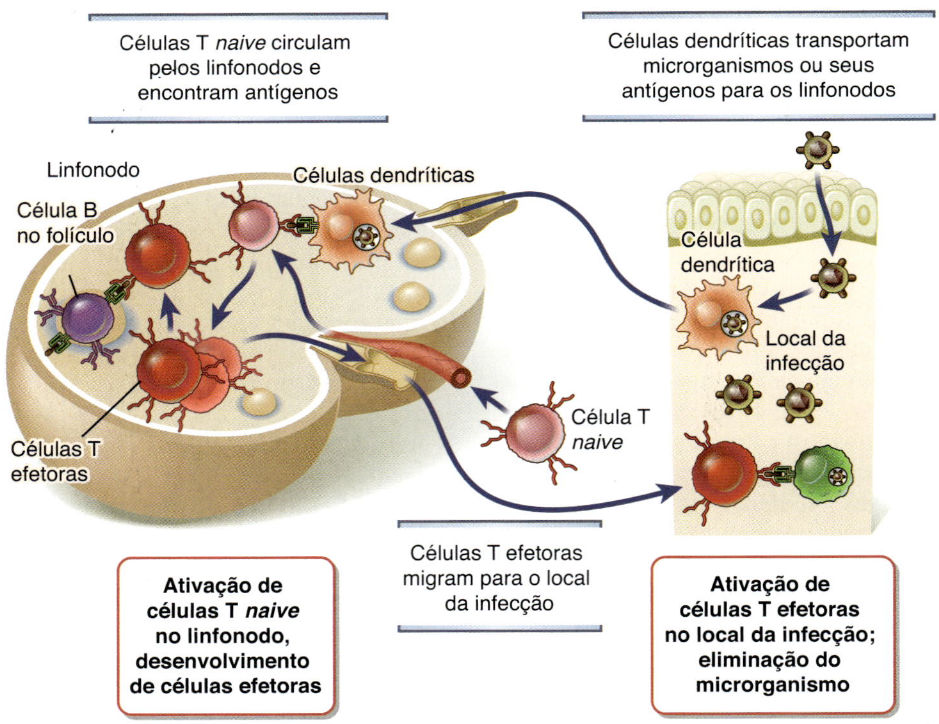


**Figura 9.1 Ativação de células T *naive* e efetoras pelo antígeno.** Os antígenos transportados pelas células dendríticas para os linfonodos são reconhecidos pelos linfócitos T *naive* que recirculam através desses linfonodos. As células T ativadas se diferenciam em células efetoras, as quais podem permanecer nos órgãos linfoides para auxiliar os linfócitos B ou migrar para os locais de infecção, em que são novamente ativadas por antígenos e exercem suas várias funções, como a ativação de macrófagos.

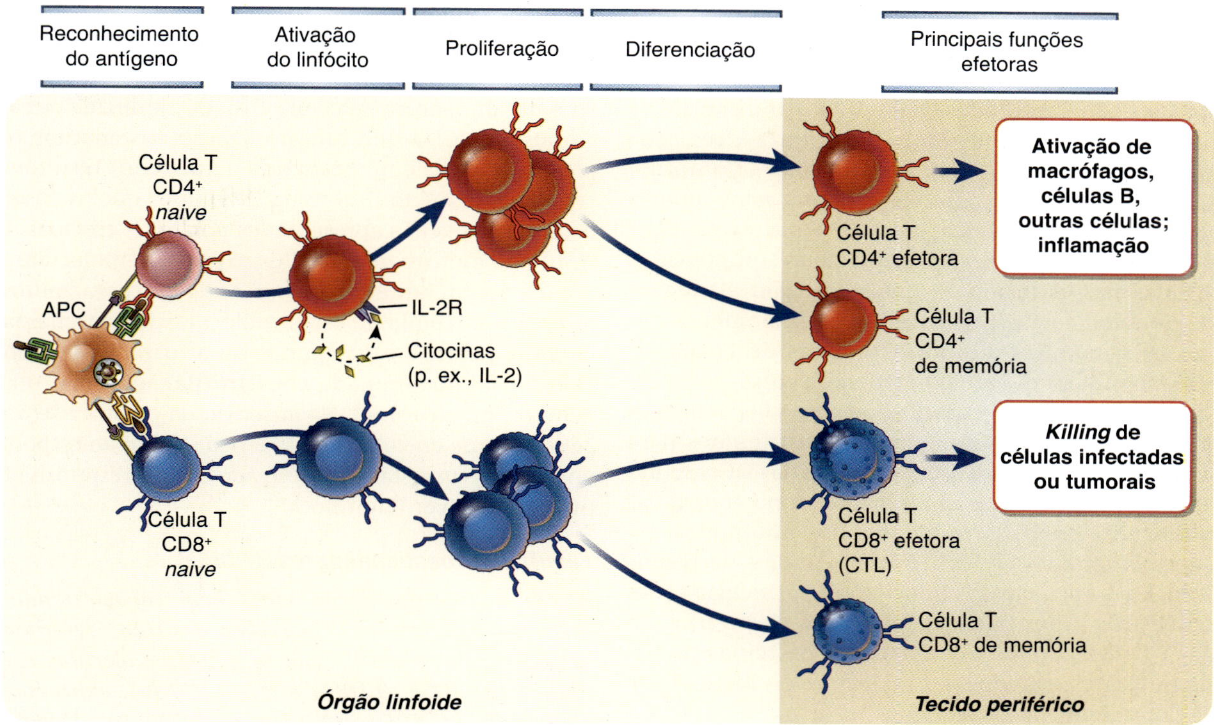


**Figura 9.2 Sequência de eventos nas respostas de células T.** O reconhecimento do antígeno pelas células T induz a secreção de citocinas (p. ex., interleucina-2 [*IL-2*]), particularmente em células T CD4+, expansão clonal como resultado da proliferação celular, e diferenciação de células T em células efetoras ou de memória. Na fase efetora da resposta, as células T CD4+ efetoras respondem ao antígeno produzindo citocinas com várias atividades, como o recrutamento e a ativação de leucócitos e ativação de linfócitos B, enquanto os CTLs CD8+ respondem destruindo outras células e secretando citocinas inflamatórias. *APC*, célula apresentadora de antígeno; *CLT*, linfócito T citotóxico.

diferenciarem em plasmócitos secretores de anticorpos e células de memória. Os linfócitos T citotóxicos (CLTs; do inglês, *cytotoxic T lymphocytes*), as células efetoras da linhagem CD8+, matam células infectadas e células tumorais, e também secretam citocinas que ativam macrófagos e induzem inflamação.

***As células T de memória geradas pela ativação de células T são células de vida longa e com maior capacidade de reagir contra o antígeno.*** Essas células estão presentes no *pool* de linfócitos que recirculam e são abundantes em tecidos de mucosa e na pele, bem como em órgãos linfoides. Com o declínio da resposta de células T, há muito mais células de memória do clone correspondente do que haviam de células T *naive* antes da resposta. Essas células de memória respondem rapidamente após encontros subsequentes com o antígeno e geram novas células efetoras que podem eliminá-lo.

***As respostas das células T declinam depois que o antígeno é eliminado.*** Esse processo de contração é importante para que o sistema imune retorne a um estado de equilíbrio ou homeostase. Isso ocorre principalmente porque a maioria das células T efetoras ativadas por antígeno morre por apoptose. Uma razão para isso é que, conforme o antígeno é eliminado, os linfócitos são privados dos estímulos de sobrevivência que normalmente são fornecidos pelo antígeno e por coestimuladores e citocinas produzidos durante as reações inflamatórias associadas a infecções e outros tipos de exposição ao antígeno. Além disso, mecanismos de inibição ativados pelo reconhecimento antigênico atuam para controlar a magnitude e a duração da resposta.

Com essa visão geral, prosseguiremos com uma discussão dos sinais necessários para a ativação das células T e dos passos nas respostas das células T CD4+ e CD8+. Concluiremos com uma discussão sobre as células de memória e o declínio das respostas imunes.

## SINAIS PARA ATIVAÇÃO DOS LINFÓCITOS T

***A proliferação dos linfócitos T e sua diferenciação em células efetoras e de memória requerem reconhecimento do antígeno, coestimulação e citocinas.*** Nesta seção, faremos um resumo da natureza dos antígenos reconhecidos pelas células T e discutiremos os coestimuladores específicos e seus receptores que contribuem para a ativação das células T. As citocinas serão discutidas mais adiante, neste capítulo e no Capítulo 10.

### Reconhecimento do antígeno

***O antígeno é o primeiro sinal necessário para a ativação dos linfócitos, garantindo que a resposta imune resultante seja antígeno-específica.*** Uma vez que reconhecem os complexos peptídios-MHC exibidos pelas APCs, os linfócitos T CD4+ e CD8+ respondem apenas aos antígenos proteicos, fonte natural de peptídios, ou às substâncias químicas que se ligam e modificam proteínas, criando, assim, novos peptídios. Antígenos proteicos que atravessam a barreira epitelial ou são produzidos nos tecidos são capturados pelas DCs e transportados aos linfonodos. Antígenos que alcançam a circulação podem ser capturados pelas DCs no baço. Conforme discutido no Capítulo 6, tanto as células T *naive* quanto as DCs maduras são atraídas para as zonas de célula T nos órgãos linfoides secundários pelas quimiocinas produzidas nesses locais, as quais se ligam ao receptor de quimiocina CCR7 nas células. No momento em que as DCs maduras alcançam as áreas de células T, exibem peptídios antigênicos em moléculas do MHC e também expressam coestimuladores. Alguns antígenos proteicos solúveis na linfa podem ser distribuídos para os linfonodos de maneira independente das DCs, sendo capturados, processados e apresentados como complexos peptídio-MHC por DCs residentes dos linfonodos. As DCs apresentam às células T $CD4^+$ peptídios derivados de antígenos proteicos endocitados, principalmente em associação com moléculas do MHC classe II, e, às células T $CD8^+$, peptídios derivados de proteínas citosólicas e nucleares exibidos por moléculas do MHC classe I (ver Capítulo 6).

***Os linfócitos T* naive *movem-se dentro dos órgãos linfoides secundários interagindo transitoriamente com muitas DCs e param quando reconhecem o antígeno para o qual expressam receptores específicos.*** As células T estão em constante movimento, guiadas principalmente pela rede reticular de fibroblastos, um substrato matricial produzido por células reticulares fibroblásticas (FRCs; do inglês, *fibroblastic reticular cells*) na zona de células T dos órgãos linfoides (ver Capítulo 2). As DCs nos órgãos linfoides aderem aos condutos de FRCs, são relativamente imóveis e apresentam, simultaneamente, muitos antígenos diferentes. As células T se movem ao longo dos condutos, fazendo muitos contatos sucessivos com diferentes DCs. O reconhecimento do antígeno exibido por essas DCs pelos linfócitos resulta na geração de sinais bioquímicos que levam à parada rápida das células T. Esse processo estabiliza o contato entre as células T antígeno-específicas e a APC relevante que expressa o antígeno e permite que o programa de ativação dessas células T seja iniciado.

As células T efetoras diferenciadas podem responder a antígenos apresentados por outras células que não as DCs. Nas respostas imunes humorais, as células B apresentam antígenos para as células T auxiliares e são as receptoras de sinais de ativação por parte das células auxiliares (ver Capítulo 12); nas respostas imunes mediadas por células, os macrófagos apresentam antígenos e respondem às células T $CD4^+$ (ver Capítulo 10); e praticamente qualquer célula nucleada pode apresentar antígenos e ser destruída pelos CTLs $CD8^+$ (ver Capítulo 11).

## Papel da coestimulação na ativação das células T

***A proliferação e a diferenciação das células T* naive *requerem sinais fornecidos por moléculas das APCs, denominadas coestimuladores, além dos sinais induzidos pelos antígenos*** (Figura 9.3). A necessidade de sinais coestimuladores foi, primeiramente, sugerida pela descoberta experimental de que a sinalização apenas pelo receptor antigênico da célula T (p. ex., induzida por anticorpos anti-CD3 que causam ligação cruzada dos complexos TCR-CD3, mimetizando o antígeno) resultou em respostas de menor intensidade do que aquelas observadas com antígenos apresentados por APCs ativadas. Esse resultado indicou que as APCs expressam moléculas que atuam conjuntamente com o antígeno para induzir a ativação da célula T. Essas moléculas foram chamadas coestimuladores, e o segundo sinal para a ativação da célula T foi denominado **coestimulação**, sendo o antígeno o primeiro sinal. Na ausência da coestimulação, as células T que encontram antígenos falham ao responder, entram em um estado prolongado de não responsividade ou morrem (ver Capítulo 15).

### Família de coestimuladores B7:CD28

***A via de coestimulação mais bem caracterizada na ativação das células T envolve o CD28, receptor de superfície da célula T, que se liga às moléculas coestimuladoras B7-1 (CD80) e B7-2 (CD86), expressas na superfície de APCs ativadas.*** O CD28 foi descoberto quando anticorpos estimuladores (agonistas) contra moléculas de superfície de células T humanas foram triados por sua capacidade de ampliar as respostas das células T quando adicionados conjuntamente a um anticorpo ativador anti-CD3. Logo em seguida, foram identificados os ligantes de CD28, denominados B7, e posteriormente revelados como sendo duas proteínas homólogas, chamadas B7-1 (CD80) e B7-2 (CD86), em geral coletivamente chamados B7. O papel essencial de CD28 e B7 na ativação da célula T foi estabelecido pela imunodeficiência de células T causada pelo *knockout* de genes que codificam essas proteínas em camundongos e pela habilidade de agentes que se ligam e bloqueiam moléculas B7 de inibir as respostas de células T em animais experimentais e em humanos. O desenvolvimento de agentes terapêuticos com base nesses princípios é descrito adiante.

As moléculas B7-1 e B7-2 são glicoproteínas integrais de membrana de cadeia única, estruturalmente semelhantes, cada uma contendo dois domínios extracelulares do tipo imunoglobulina (Ig). O CD28 é um homodímero ligado por ponte dissulfeto, e cada subunidade tem um único domínio Ig extracelular. Sua porção citoplasmática contém vários resíduos de tirosina e prolina que estão envolvidos na ligação de proteínas adaptadoras e de sinalização, e na liberação de sinais de ativação (discutidos adiante). O CD28 é expresso na vasta maioria das células T $CD4^+$, embora, em humanos adultos, quase 50% das células T $CD8^+$ do sangue, principalmente células efetoras e de memória, expressam pouco ou nenhum CD28. Acredita-se que essa perda de CD28 seja o resultado de estimulação antigênica crônica (p. ex., em infecções virais crônicas) e possa ser uma maneira de essas células T limitarem sua própria ativação por antígenos persistentes.

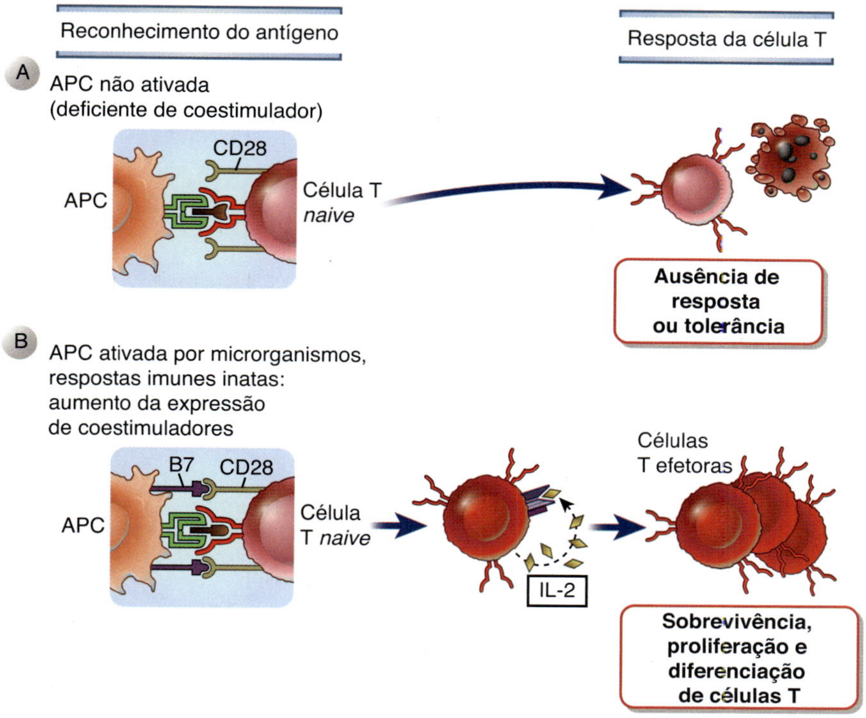


**Figura 9.3 Funções dos coestimuladores na ativação de células T. A.** As células apresentadoras de antígeno (*APCs*) em repouso (normalmente células dendríticas apresentando autoantígenos) expressam poucos ou nenhum dos coestimuladores e não ativam células T *naive*. O reconhecimento do antígeno sem a coestimulação pode tornar as células T não responsivas (tolerantes) ou leva-las à morte; discutiremos esse fenômeno no Capítulo 15. **B.** Microrganismos e citocinas produzidas durante as respostas imunes inatas ativam as APCs a expressarem coestimuladores, como as moléculas B7. As APCs (geralmente apresentando antígenos microbianos) tornam-se, então, capazes de ativar as células T *naive*. As APCs ativadas também produzem citocinas, como a interleucina-12 (*IL-12*), que estimula a diferenciação de células T *naive* em células efetoras (não mostrado).

***A expressão de coestimuladores B7 é aumentada por produtos microbianos e pelas respostas imunes inatas, que garantem que os linfócitos T sejam ativados apenas quando necessário.*** As moléculas B7 são expressas principalmente nas APCs, incluindo DCs, macrófagos e linfócitos B. Elas são expressas em níveis baixos nas APCs em repouso e são induzidas por vários estímulos, incluindo produtos microbianos que se ligam a receptores do tipo *Toll* e citocinas como a interferona-γ (IFN-γ), produzidas durante as reações imunes inatas a microrganismos. A indução de coestimuladores por microrganismos e pelas citocinas da imunidade inata promove respostas das células T a antígenos microbianos. Isso ilustra um importante papel das respostas imunes inatas na amplificação da imunidade adaptativa (ver Capítulo 4). Adicionalmente, as próprias células T CD4$^+$ ativadas aumentam a expressão dos coestimuladores B7 nas APCs por uma via de sinalização dependente de CD40, descrita adiante, e essa alça de *feedback* positivo serve para amplificar as respostas das células T. De todas as potenciais APCs, as DCs maduras expressam os maiores níveis de coestimuladores e, como resultado, são as mais potentes estimuladoras de células T *naive*.

No Capítulo 6, mencionamos o papel essencial dos **adjuvantes** na indução das respostas primárias de células T a antígenos proteicos, como as vacinas. Muitos adjuvantes são produtos de microrganismos ou mimetizam moléculas produzidas por microrganismos e por células necróticas, e assim elicitam respostas imunes inatas. Uma das principais funções dos adjuvantes na ativação da célula T é estimular a expressão de coestimuladores B7 nas APCs.

Inativadas ou em repouso, as APCs nos tecidos normais são capazes de apresentar autoantígenos para as células T *naive*, mas como essas APCs teciduais expressam apenas níveis baixos de coestimuladores, as células T potencialmente autorreativas que "percebem" os antígenos próprios não são ativadas e podem se tornar permanentemente irresponsivas (ver Capítulo 15). Células T reguladoras, as quais são importantes para a tolerância a autoantígenos (ver Capítulo 15), são também dependentes da coestimulação mediada por B7:CD28 para sua geração e manutenção. É possível que os baixos níveis dos coestimuladores B7 expressos constitutivamente pelas APCs em repouso atuem em conjunto com os autoantígenos exibidos por essas APCs, para a manutenção das células T reguladoras.

***Os sinais de CD28 atuam em cooperação com o reconhecimento do antígeno para promover a sobrevivência, a proliferação e a diferenciação das células T antígeno-específicas.*** A sinalização coestimuladora via CD28 amplifica as vias de sinalização que também são induzidas *downstream* ao TCR (ver Capítulo 7) e devem desencadear sinais adicionais que cooperam com sinais induzidos pelo TCR (Figura 9.4). A PI3 quinase é recrutada para a cauda citoplasmática de CD28, e isso, por sua vez, ativa a quinase AKT, que altera o metabolismo

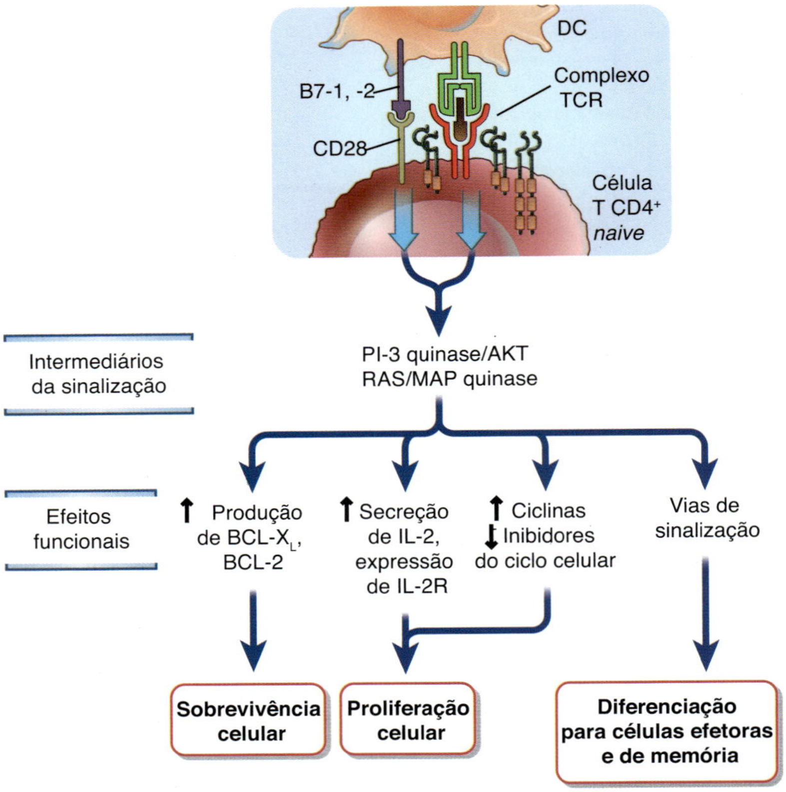


**Figura 9.4 Mecanismos de coestimulação de células T pelo CD28.** O acoplamento de CD28 por B7 induz vários sinais, alguns dos quais aumentam os sinais do receptor de célula T (*TCR*), e outros, que funcionam juntamente com os sinais do TCR para estimular a expressão de proteínas de sobrevivência, de citocinas e de receptores de citocinas. Isso resulta em proliferação celular e diferenciação em células efetoras e de memória (ver Capítulos 10 e 11). *IL-2*, interleucina-2.

celular e promove a sobrevivência da célula. CD28 pode também contribuir para a ativação da MAP (do inglês, *mitogen-activated protein*) quinase JNK pela via RAC de pequena proteína G e pode amplificar a ativação do fator nuclear κB (NF-κB; do inglês, *nuclear factor κB*). Os resultados líquidos dessas vias de sinalização nas células T são o aumento da expressão de proteínas antiapoptóticas como BCL-2 e BCL-$X_L$, que promovem sobrevivência da célula, aumento da atividade metabólica, proliferação intensificada, produção de citocinas como a IL-2 e diferenciação de células T *naive* em células efetoras e de memória.

As células T efetoras e de memória previamente ativadas são menos dependentes de coestimulação pela via B7:CD28 do que as células *naive*. Essa propriedade de células efetoras e de memória permite que elas respondam a antígenos apresentados por várias APCs, que podem residir em tecidos não linfoides e expressar níveis baixos ou ausentes de B7. Por exemplo, a diferenciação das células T CD8+ em CTLs efetores requer coestimulação, mas CTLs efetores podem responder a outras células e matar aquelas que não expressam coestimuladores.

***Outros receptores homólogos a CD28 e seus ligantes homólogos a B7 foram identificados, e essas proteínas regulam as respostas das células T, tanto positiva quanto negativamente*** (Figura 9.5). Após a demonstração da importância de B7 e CD28, várias outras proteínas estruturalmente relacionadas a B7-1 e B7-2 ou a CD28 foram descobertas. Alguns membros das famílias B7 e CD28 estão envolvidos na ativação de células T, enquanto outros são inibidores dessas células. Além de CD28, o coestimulador cuja função está mais bem compreendida é ICOS (do inglês, *inducible costimulator*, CD278). Seu ligante, denominado ICOS-L (CD275), é expresso em DCs, células B e outras populações celulares. ICOS desempenha papel essencial nas respostas de anticorpos dependentes de células T, em particular na reação do centro germinativo. ICOS é necessário para o desenvolvimento e ativação de células T auxiliares foliculares, que são essenciais para a formação de centros germinativos e para a geração de células B que produzem anticorpos de alta afinidade (ver Capítulo 12).

***O resultado da ativação das células T é influenciado por um equilíbrio entre o acoplamento de receptores de ativação e inibição da família CD28.*** Os receptores inibidores da família CD28 são **CTLA-4** (do inglês, *cytotoxic T lymphocyte antigen 4*, CD152) e **PD-1** (do inglês, *programmed cell death protein 1*, CD279). (O nome delas não reflete com precisão sua distribuição ou função.) A função desses receptores é normalmente descrita como **coinibição**, em contraste a CD28 e ICOS, cuja função é de coestimulação. (Note que, algumas vezes, CD28, o receptor de ativação, é chamado coestimulador). Ambos os receptores inibitórios são expressos após a ativação da célula T e atuam para limitar as respostas imunes. O conceito de que um equilíbrio entre receptores de ativação e de inibição controla a

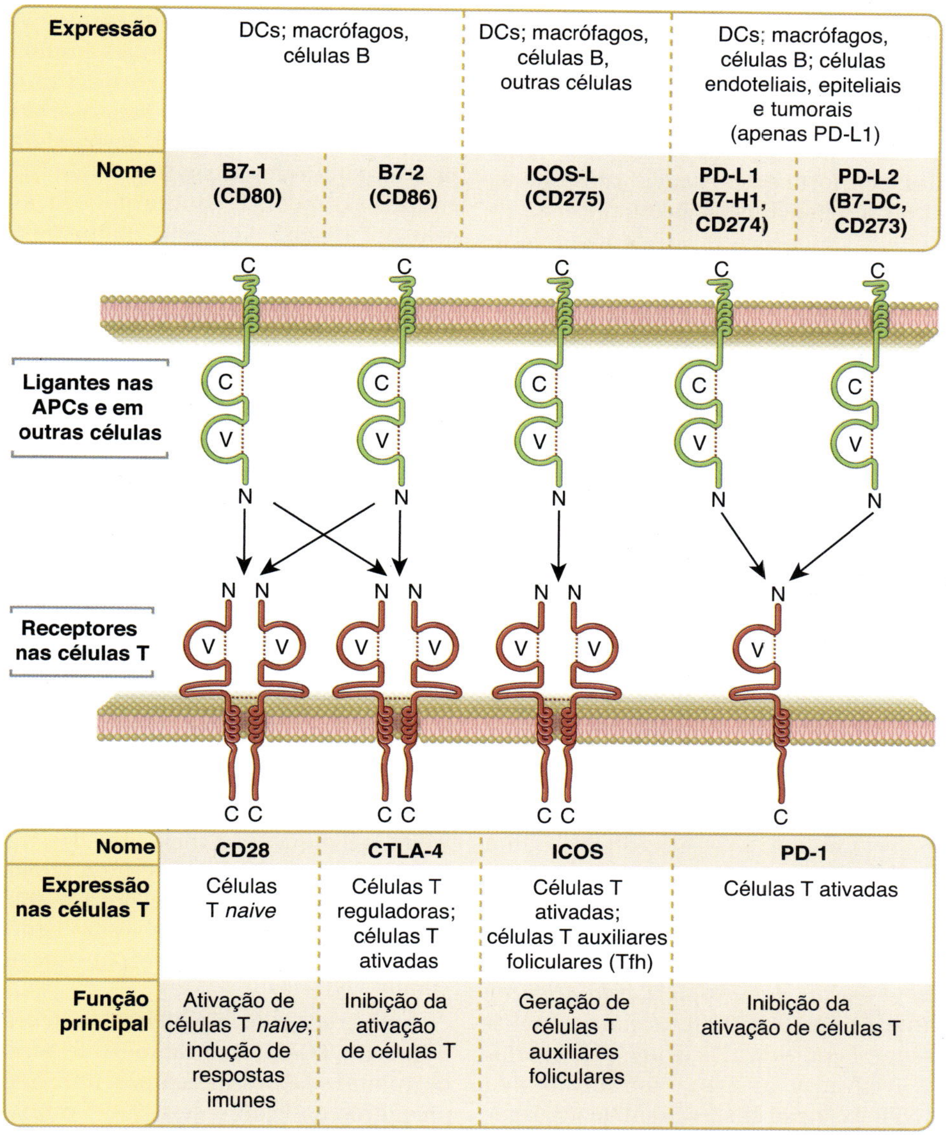


**Figura 9.5 Principais membros das famílias B7 e CD28.** Os ligantes conhecidos da família B7 são expressos em células apresentadoras de antígeno (*APCs*) (células dendríticas [*DCs*], macrófagos e células B) enquanto os receptores da família de CD28 são expressos principalmente em células T. Diferentes membros da família de CD28 estimulam ou inibem diferentes estágios e tipos de respostas das células T. As funções do antígeno 4 do linfócito T citotóxico (*CTLA-4*) e da proteína de morte celular programada 1 (*PD-1*) são discutidas no Capítulo 15, e o papel do coestimulador induzível (*ICOS*) na geração e função de células T auxiliares foliculares é discutido no Capítulo 12. Outras moléculas amplamente distribuídas com homologia limitada ao B7, como B7-H3 e B7-H4, foram identificadas, mas seus papéis fisiológicos ainda não estão estabelecidos. Outros receptores inibidores também foram identificados, como BTLA, TIM-3 e TIGIT, mas esses não são homólogos ao CD28 e não são mostrados.

magnitude das respostas do sistema imune foi discutido no Capítulo 4, no contexto de células *natural killer* (NK) (ver Figura 4.10). Uma ideia semelhante é aplicável às respostas dos linfócitos T e B, embora os receptores envolvidos sejam um tanto diferentes. Uma vez que a função fisiológica dos receptores inibidores CTLA-4 e PD-1 é prevenir e controlar respostas a antígenos próprios e microbianos, e que deficiências em suas funções devido a mutações gênicas ou bloqueio com anticorpos causam doenças autoimunes, iremos discuti-los em mais detalhes no Capítulo 15, em que a tolerância imunológica e a autoimunidade serão abordadas. Aqui, basta dizer que CTLA-4 atua como um inibidor competitivo de CD28, pois se liga mais fortemente a moléculas B7, e que PD-1 recruta e ativa uma tirosina fosfatase que bloqueia a sinalização dependente de tirosinoquinase pelo TCR e CD28.

É provável que vários dos receptores coestimuladores e inibidores da família B7-CD28 tenham papéis distintos em diferentes respostas imunes ou em diferentes estágios de uma resposta. Pensa-se que a interação CD28:B7 é mais importante para a iniciação de respostas das células T pela ativação de células T *naive*; interações ICOS:ligante de ICOS são essenciais para as respostas de anticorpos dependentes das células T auxiliares; interações CTLA-4:B7 inibem a ativação inicial dos linfócitos T em órgãos linfoides secundários; e interações PD1:ligante de PD inibem, principalmente, a ativação das respostas de células efetoras aos antígenos, como as respostas de células T CD8+, especialmente em tecidos não linfoides.

### Outras vias coestimuladoras

Muitas outras moléculas de superfície das células T têm sido demonstradas por fornecerem sinais coestimuladores *in vitro*, porém seu papel fisiológico na promoção da ativação das células T está menos esclarecido do que aquele da família CD28. Vários receptores coestimuladores putativos pertencem à grande superfamília de receptores do fator de necrose tumoral (TNFR; do inglês, *tumor necrosis factor receptor*), enquanto seus ligantes são membros da família do TNF. Muitos desses receptores estão expressos nas células T ativadas e células T reguladoras, e foram demostrados como ativadores ou inibidores das respostas imunes sob várias condições experimentais. OX40 (CD134) é um membro da família do TNFR expresso em células T CD4+ e CD8+ ativadas, cuja função é manter a sobrevivência celular e prolongar as respostas. Seu ligante, OX40L, é expresso em APCs ativadas. Outras duas moléculas da superfamília do TNFR, 4-1BB (CD137) e CD27, são expressas em células T ativadas e de memória, bem como em células T reguladoras; seus papéis na regulação das respostas imunes não estão bem definidos. As células T também expressam numerosos receptores inibidores, além de CTLA-4 e PD-1, mas suas funções fisiológicas também não estão bem estabelecidas (ver Capítulo 15). Dois receptores que têm recebido considerável interesse são TIM-3 e LAG-3. Mutações herdadas em TIM-3 estão associadas à doença inflamatória sistêmica.

***A interação de CD40L nas células T com o CD40 nas APCs amplifica as respostas das células T pela ativação das APCs.*** O ligante de CD40 (CD40L) é uma proteína de membrana da superfamília do TNF expressa primariamente em células T ativadas; o CD40 é um membro da superfamília do TNFR expresso em células B, macrófagos e DCs. As funções do CD40 na ativação de macrófagos na imunidade mediada por células e na ativação de células B nas respostas imunes humorais serão descritas nos Capítulos 10 e 12, respectivamente. As células T auxiliares ativadas expressam o CD40L, que se liga ao CD40 nas APCs e as ativa, tornando-as mais potentes pela amplificação da sua expressão de moléculas B7 e citocinas, como IL-12, que promovem a diferenciação das células T (Figura 9.6). Esse fenômeno é ocasionalmente chamado licenciamento, significando que as células T ativadas "licenciam" APCs para se tornarem estimuladoras mais potentes das respostas imunes. Assim, a via de CD40 amplifica indiretamente as respostas da célula T por induzir coestimuladores nas APCs, mas o CD40L sozinho não funciona como um coestimulador para as células T.

### Direcionamento terapêutico de coestimuladores

Com base no entendimento das vias de coestimulação, agentes terapêuticos estão sendo desenvolvidos para o controle de respostas imunes prejudiciais pela inibição da coestimulação, chamada **bloqueio coestimulatório** (Figura 9.7). O CTLA-4-Ig, uma proteína de fusão que consiste em um domínio extracelular de CTLA-4 e na porção Fc da IgG humana, liga-se a B7-1 e B7-2 e bloqueia a interação B7:CD28. A razão para o uso do domínio extracelular de CTLA-4 (em vez de CD28) para ligar e bloquear as moléculas B7 é que CTLA-4 tem maior afinidade por B7 do que CD28. A ligação da porção Fc da IgG aumenta a meia-vida da proteína *in vivo* (ver Capítulo 5). O CTLA-4-Ig é uma terapia aprovada para a artrite reumatoide e rejeição a transplantes. Inibidores da via CD40L:CD40 estão sendo avaliados em ensaios clínicos para rejeição a transplantes e doenças autoimunes.

Anticorpos que bloqueiam os receptores inibidores CTLA-4 e PD-1 foram aprovados para a imunoterapia de tumores. Esses anticorpos funcionam por meio da prevenção da ligação de CTLA-4 e PD-1 aos seus ligantes, reduzindo, desse modo, a inibição e aumentando

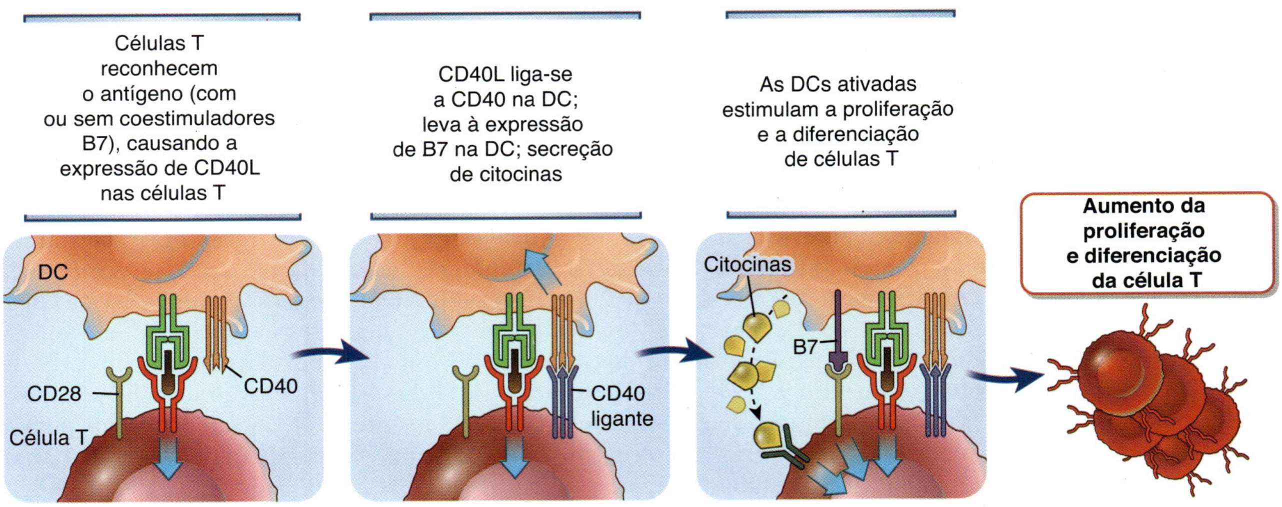


**Figura 9.6 Papel do CD40 na ativação de células T.** O reconhecimento do antígeno pelas células T induz a expressão do ligante de CD40 (*CD40L*) em células T ativadas. O CD40L liga-se ao CD40 nas APCs e pode estimular a expressão de mais moléculas B7 e a secreção de citocinas que ativam as células T. Assim, o CD40L nas células T torna as APCs melhores em promover e amplificar a ativação das células T. *APCs*, células apresentadoras de antígeno; *DCs*, células dentríticas.

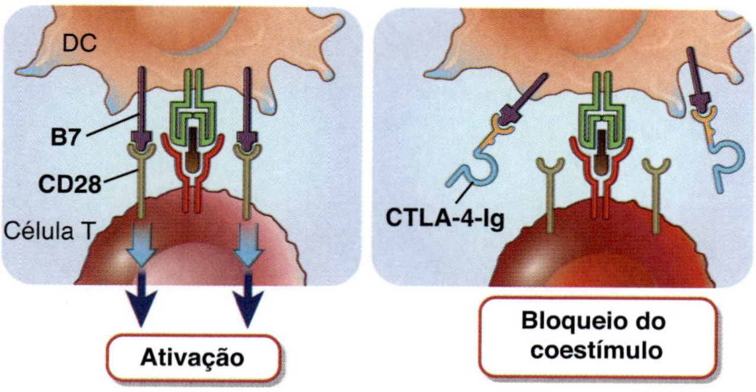


**Figura 9.7 Mecanismo de bloqueio da coestimulação terapêutica. A.** Resposta normal de células T induzida pelo reconhecimento do antígeno mediada por B7-CD28. **B.** Uma proteína de fusão que consiste na porção extracelular do antígeno 4 do linfócito T citotóxico (*CTLA-4*) e na cauda Fc de uma molécula de imunoglobulina G (*IgG*) é utilizada para se ligar e bloquear as moléculas B7, prevenindo, assim, sua interação com o receptor de ativação CD28 e inibindo a ativação das células T. *DCs*, células dendríticas.

a ativação das células T, possibilitando que o portador do tumor monte uma resposta imune antitumoral mais efetiva (ver Capítulo 18). Como esses receptores de inibição impõem pontos de controle nas repostas imunes, seu bloqueio terapêutico para aumentar as respostas imunes é chamado **bloqueio de pontos de controle**. Como se poderia prever a partir do papel desses receptores inibitórios na manutenção da autotolerância, seu bloqueio na imunoterapia do câncer induz reações autoimunes em muitos pacientes.

## RESPOSTAS FUNCIONAIS DOS LINFÓCITOS T

As respostas iniciais das células T estimuladas por antígenos consistem em alterações na expressão de várias moléculas de superfície, incluindo receptores de citocinas, bem como na secreção de citocinas. Essas mudanças são seguidas pela proliferação de células antígeno-específicas, dirigida, em parte, pelas citocinas secretadas, e então pela diferenciação de células ativadas em células efetoras e de memória. Nos lembretes deste capítulo, descreveremos esses passos, seus mecanismos adjacentes e suas consequências funcionais.

### Alterações nas moléculas de superfície durante a ativação das células T

***Após a ativação pelo reconhecimento do antígeno e coestimulação, ocorrem alterações características na expressão de várias moléculas de superfície nas células T*** (Figura 9.8). Muitas dessas moléculas expressas em células T ativadas estão também envolvidas nas respostas funcionais das células:

- ***CD69.*** Dentro de algumas horas, as células T aumentam sua expressão de CD69. Essa proteína se liga e reduz a expressão de superfície do receptor de esfingosina-1 fosfato (S1PR1; do inglês, *sphingosine-1 phosphate receptor 1*), descrito no Capítulo 3 como um receptor que medeia a saída das células T dos órgãos linfoides secundários. A consequência da expressão reduzida de S1PR1 é que as células T ativadas são retidas nos órgãos linfoides por tempo suficiente para receberem os sinais que iniciam sua proliferação e diferenciação em células efetoras e de memória. Depois que isso ocorre, a expressão de CD69 diminui, as células T ativadas reexpressam altos níveis de S1PR1 e, como consequência, células efetoras e de memória podem sair dos órgãos linfoides (ver Capítulo 3)
- ***CD25 (IL-2Rα).*** A expressão desse componente do receptor para o fator de crescimento interleucina-2 (IL-2) permite que células T ativadas respondam a essa citocina. Esse processo é descrito adiante
- ***Ligante de CD40 (CD40L, CD154).*** Dentro de 24 a 48 horas após o reconhecimento do antígeno, as células T $CD4^+$ expressam altos níveis do ligante para CD40. A expressão do CD40L possibilita a essas células T ativadas mediarem as suas funções efetoras-chave, que vão auxiliar os macrófagos e as células B. Adicionalmente, como já discutido anteriormente, o CD40L nas células T ativa as DCs a se tornarem melhores APCs, proporcionando, assim, um mecanismo de *feedback* positivo para amplificar as respostas das células T
- ***CTLA-4 e PD-1.*** O CTLA-4 é expresso em células T dentro de 24 a 48 horas após o reconhecimento do antígeno, e o PD-1 pode ser induzido ainda mais rapidamente. O papel desses inibidores na limitação das respostas imunes é descrito mais adiante neste capítulo, na autotolerância no Capítulo 15, e na imunidade tumoral no Capítulo 18
- ***Moléculas de adesão e receptores de quimiocinas.*** Durante a ativação, as células T reduzem a expressão de moléculas que as direcionam para os órgãos linfoides secundários (como a L-selectina [CD62L] e o receptor de quimiocina CCR7) e aumentam a expressão de moléculas envolvidas na sua migração para os sítios periféricos de infecção e de lesão tecidual (como as integrinas LFA-1 e VLA-4, os ligantes para E e P-selectinas, e vários receptores de quimiocinas). Essas moléculas e suas funções na migração de células T foram descritas no Capítulo 3. A ativação também aumenta a expressão de CD44, receptor para o ácido hialurônico, uma molécula da matriz extracelular. A ligação de CD44 ao seu ligante ajuda a reter as células T efetoras nos tecidos, em locais de infecção e dano tecidual.

### Citocinas na ativação de células T

Numerosas citocinas desempenham papéis cruciais nas respostas imunes adaptativas. As células T auxiliares $CD4^+$ produzem a maior quantidade e variedade dessas citocinas, mas algumas também são produzidas por células T $CD8^+$ e APCs. As citocinas secretadas pelas DCs e outras APCs são especialmente importantes para a diferenciação de células T *naive* em diferentes tipos de células efetoras. Várias citocinas estão envolvidas na proliferação e diferenciação de células T estimuladas por antígeno, bem como nas funções efetoras dessas

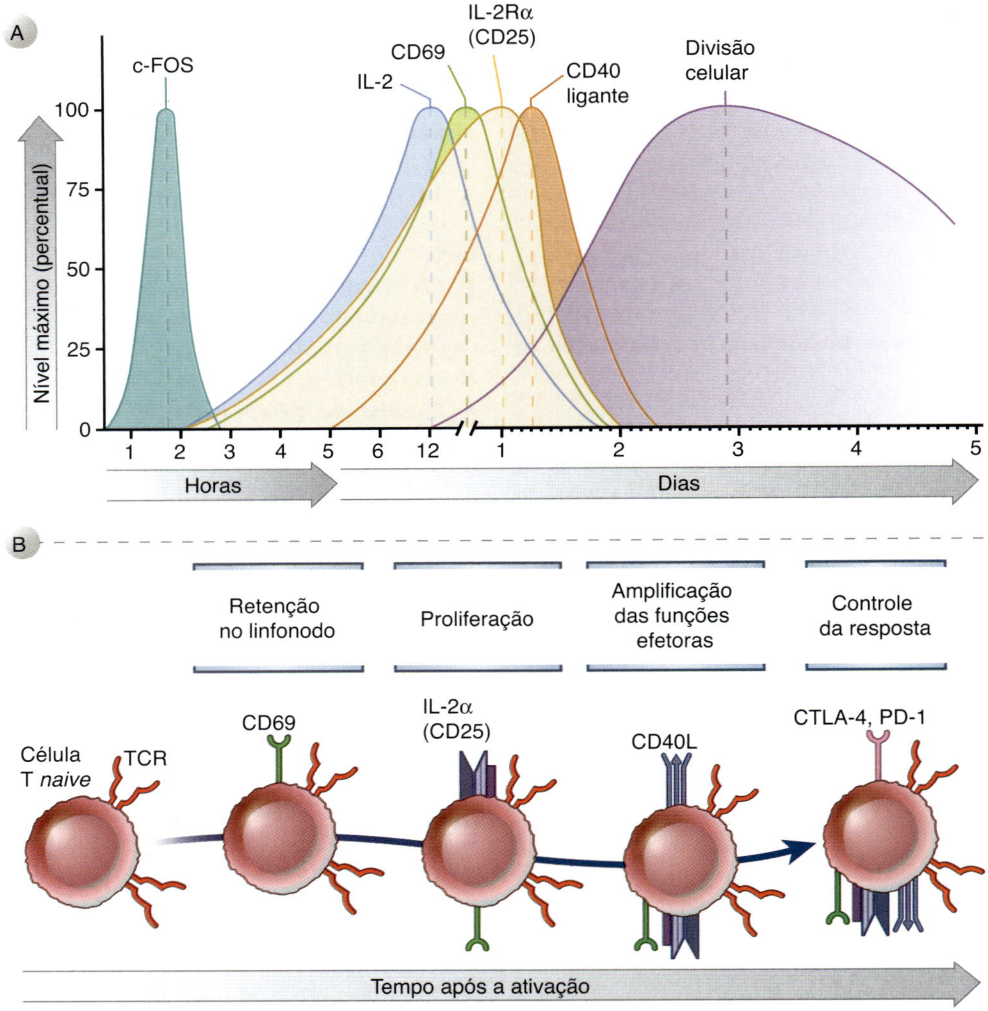


**Figura 9.8 Alterações nas moléculas de superfície após a ativação das células T. A.** As cinéticas aproximadas da expressão de moléculas selecionadas durante a ativação das células T por antígenos e coestimuladores são mostradas. Os exemplos ilustrativos incluem um fator de transcrição (c-FOS), uma citocina (*IL-2*) e proteínas de superfície. Essas proteínas são normalmente expressas em baixos níveis nas células T *naive* e são induzidas por sinais de ativação. O CTLA-4 (antígeno 4 do linfócito T citotóxico) e a PD-1 (proteína de morte celular programada 1) são induzidos horas ou 1 a 2 dias depois da ativação inicial. As cinéticas são estimativas e variam conforme a natureza do antígeno, sua dose e persistência, e o tipo de adjuvante. **B.** As principais funções de moléculas de superfície selecionadas são mostradas e descritas no texto. *CD40L*, ligante de CD40; *IL-2R*, receptor de interleucina-2.

células. A maioria dessas citocinas atua sobre as células que as produzem (ação autócrina) ou em células vizinhas (ação parácrina).

Os papéis das citocinas nas funções efetoras das células T serão descritos nos Capítulos 10 e 11. Aqui discutimos a IL-2, o protótipo de uma citocina derivada da célula T que estimula as respostas de células T.

## Secreção de IL-2 e expressão do receptor de IL-2

***A IL-2 é um fator de crescimento, sobrevivência e diferenciação para os linfócitos T, que desempenha papel essencial na proliferação de células T estimuladas pelo antígeno e na manutenção de células T reguladoras funcionais.*** A IL-2 atua sobre as mesmas células que a produzem e em células adjacentes (*i. e.*, funciona como uma citocina autócrina e parácrina).

A IL-2 é produzida principalmente pelos linfócitos T CD4+ rapidamente após o reconhecimento do antígeno e dos coestimuladores. A ativação das células T estimula a transcrição do gene *IL2* e a síntese e secreção da proteína. A produção de IL-2 é rápida e transitória, iniciando-se a partir de 1 a 2 horas após o reconhecimento do antígeno, atingindo um pico em cerca de 8 a 12 horas e reduzindo-se em 24 horas. A IL-2 secretada é uma glicoproteína globular de 14 a 17 kDa contendo quatro α-hélices (Figura 9.9). Ela é o protótipo da família de citocinas com quatro α-hélices que interagem com os receptores de citocinas do tipo I (ver Capítulo 7).

***O receptor de IL-2 (IL-2R) de alta afinidade é expresso transitoriamente na ativação de células T* naive *e efetoras; as células T reguladoras sempre expressam esse receptor.*** O IL-2R é constituído por três proteínas associadas não covalentemente: IL-2Rα (CD25), IL-2/15Rβ (CD122) e γc (CD132). Dentre as três cadeias, apenas IL-2Rα é exclusiva do IL-2R. A cadeia β também faz parte do receptor de IL-15. A cadeia γ é compartilhada

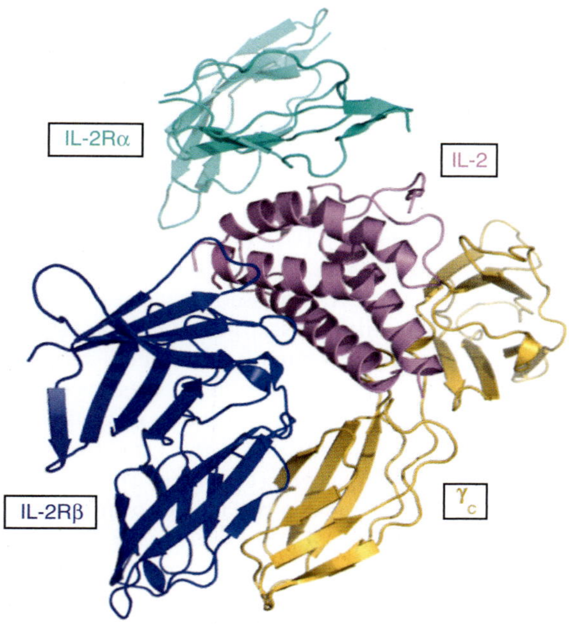


**Figura 9.9 Estrutura da interleucina-2 e seu receptor.** A estrutura cristalina da interleucina-2 (*IL-2*) e seu receptor trimérico mostra como a citocina interage com as três cadeias do receptor. (De Wang X, Rickert M, Garcia KC. Structure of the quaternary complex of interleukin-2 with its α, β, and γc receptors, *Science* 310:1159-1163, 2005, com a permissão dos editores. Cortesia de Drs. Patrick Lupardus e K. Christopher Garcia, Stanford University School of Medicine, Palo Alto, California.)

com vários receptores de citocinas, incluindo aqueles para a IL-4, IL-7, IL-9, IL-15 e IL-21, sendo, portanto, chamada cadeia γ comum (γc). Tanto a cadeia β quanto a γc disparam vias de sinalização JAK (do inglês, *Janus kinase*)-STAT (do inglês, *signal transducers and activators of transcription*) (ver Capítulo 7). Os complexos IL-2Rβγc estão expressos em baixos níveis nas células T em repouso (e nas células NK) e ligam-se à IL-2 com uma constante de dissociação ($K_d$) de aproximadamente $10^{-9}$ M (Figura 9.10). A expressão de IL-2Rα e, em menor grau, de IL-2Rβ, é aumentada na ativação de células T $CD4^+$ e $CD8^+$ *naive*. A cadeia α se associa ao complexo βγc para formar o IL-2R completo, o complexo IL-2Rαβγc, o qual pode se ligar à IL-2 mais fortemente, com uma $K_d$ de aproximadamente $10^{-11}$ M. A estimulação do crescimento das células T ativadas ocorre em baixas concentrações de IL-2. Como tanto a secreção de IL-2 quanto a produção de IL-2Rα ocorrem em resposta à estimulação antigênica, as células T ativadas pelo antígeno são aquelas que proliferam preferencialmente em resposta à citocina, em comparação com as células presentes sem antígeno reconhecido. A própria IL-2, produzida em resposta à estimulação antigênica, é um estímulo para a indução de IL-2Rα, fornecendo um mecanismo de *feedback* pelo qual as respostas das células T se autoamplificam. Células T ativadas expressam IL-2Rα de maneira transiente, por um tempo suficiente para responder ao fator de crescimento e proliferar.

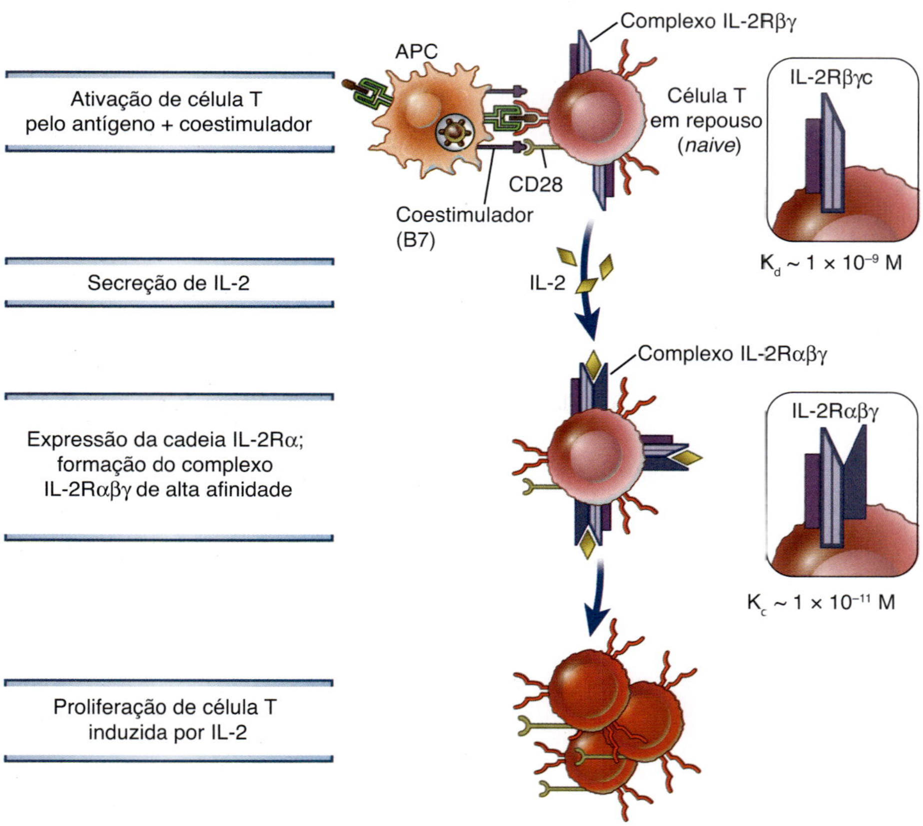


**Figura 9.10 Regulação da expressão do receptor da interleucina-2.** Os linfócitos T em repouso (*naive*) expressam o complexo IL-2Rβγc, o qual tem afinidade moderada para IL-2. A ativação das células T pelo antígeno, coestimuladores e pela própria IL-2 leva à expressão da cadeia IL-2Rα (também chamada CD25) e níveis aumentados do complexo de alta afinidade IL-2Rαβγc. *IL-2*, interleucina-2.

As células T reguladoras CD4+ expressam o complexo IL-2R completo e precisam de IL-2 para sua manutenção, como discutido na próxima seção e no Capítulo 15. A estimulação crônica das células T leva à liberação de IL-2Rα e níveis aumentados de IL-2Rα liberados no soro é um marcador de forte estimulação antigênica (p. ex., rejeição aguda a um órgão transplantado).

### Funções da IL-2

A biologia da IL-2 é fascinante porque essa citocina tem papéis essenciais tanto na promoção quanto no controle das respostas e funções das células T (Figura 9.11):

- ***A IL-2 estimula a sobrevivência, a proliferação e a diferenciação de células T ativadas pelo antígeno.*** A IL-2 promove a sobrevivência das células pela indução da proteína antiapoptótica BCL-2. A IL-2 também estimula a progressão do ciclo celular por meio da ativação do mTOR (alvo mecanístico da rapamicina) (ver Capítulo 7), o qual induz a síntese de ciclinas e atenua um bloqueio na progressão do ciclo celular através da degradação do inibidor de ciclo celular p27. Além disso, a IL-2 aumenta a produção de citocinas efetoras, como IFN-γ e IL-4, pelas células T
- ***A IL-2 é necessária para a sobrevivência e o funcionamento das células T reguladoras,*** as quais suprimem as respostas imunes contra os autoantígenos e outros antígenos. Essas células expressam constitutivamente o receptor de IL-2 completo, incluindo a cadeia α CD25, e são muito mais sensíveis à IL-2 do que as células T ativadas e efetoras. Discutiremos o papel da IL-2 em mais detalhes no Capítulo 15, quando serão descritas as propriedades e as funções das células T reguladoras. Uma característica interessante dessa função da IL-2 é que as células T reguladoras não produzem a citocina, de modo que dependem da IL-2 produzida por outras células T respondedoras aos antígenos (ver Figura 9.11B).

## Expansão clonal das células T

***A proliferação das células T em resposta ao reconhecimento do antígeno é mediada por uma combinação de sinais desencadeados a partir do receptor antigênico, coestimuladores e fatores de crescimento autócrinos, principalmente a IL-2.*** A expansão de clones antígeno-específicos que resulta dessa proliferação converte um pequeno *pool* de linfócitos *naive* específicos para o antígeno em um grande número de células necessárias para eliminar o antígeno. Antes da exposição ao antígeno, a frequência de células T *naive* específicas para qualquer antígeno é de 1 em $10^5$ a 1 em $10^6$ linfócitos, ou menos. Após a exposição ao antígeno microbiano, a frequência de células T CD8+ específicas para aquele microrganismo pode aumentar para até 1 em 3 linfócitos T CD8+, representando uma expansão de mais de 50.000 vezes das células T CD8+ antígeno-específicas. O número de células CD4+ específicas aumenta para até 1 em 100 linfócitos CD4+, ou uma expansão de 1.000 vezes (Figura 9.12). Estudos em camundongos, primeiro, mostraram essa enorme expansão da população antígeno-específica em algumas infecções virais agudas e, notavelmente, isso ocorreu dentro de apenas 1 semana após a infecção. Igualmente notável foi a constatação de que, durante essa massiva expansão dos clones antígeno-específicos, as outras células T presentes, mas não específicas para o vírus, não proliferaram. A expansão de células T específicas para o vírus Epstein-Barr e para o vírus da imunodeficiência humana é também dessa magnitude em pacientes com infecção aguda.

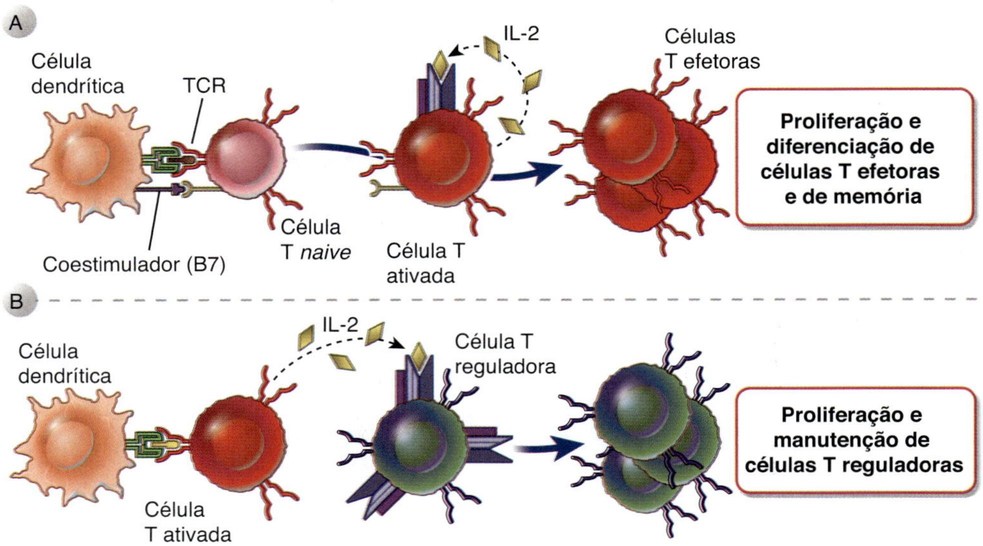


**Figura 9.11 Ações biológicas da interleucina-2. A.** A interleucina-2 (*IL-2*) estimula a sobrevivência, a proliferação e a diferenciação de linfócitos T, atuando como um fator de crescimento autócrino, levando à geração de células efetoras e de memória. **B.** A IL-2 também promove a sobrevivência das células T reguladoras e mantém sua capacidade funcional, e assim controla as respostas imunes (p. ex., contra autoantígenos). *TCR*, receptor de célula T.

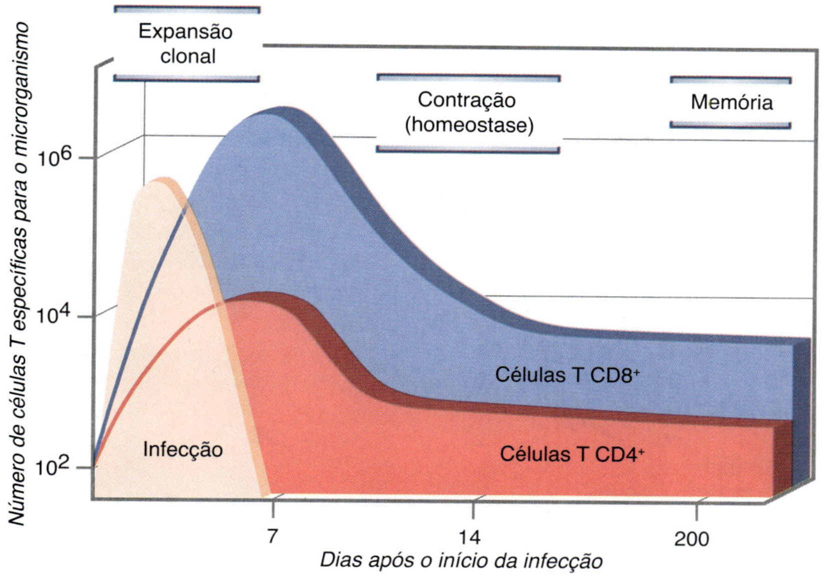


**Figura 9.12 Expansão clonal das células T.** Os números de células T $CD4^+$ e $CD8^+$ específicas para antígenos microbianos e a expansão e declínio das células durante as respostas imunes são ilustrados. Os números são aproximações fundamentadas em estudos de modelo microbiano e outros antígenos em camundongos isogênicos. Os números relativos de organismos infecciosos viáveis em um indivíduo ao longo do tempo é indicado pela curva sombreada em bege (não relacionado aos números de células T).

## Diferenciação das células T ativadas em células efetoras

Boa parte da progênie das células T estimuladas pelo antígeno se diferencia em células efetoras. Como explicado na visão geral deste capítulo, as células efetoras da linhagem $CD4^+$ expressam moléculas de superfície e secretam citocinas que ativam outras células (linfócitos B, macrófagos e DCs). Enquanto as células T *naive* $CD4^+$ produzem principalmente IL-2 na sua ativação, as células T efetoras $CD4^+$ são capazes de produzir um grande número e variedade de citocinas com diversas atividades biológicas. As células efetoras $CD8^+$ são citotóxicas e destroem as células infectadas. Como existem diferenças importantes entre as células efetoras das linhagens $CD4^+$ e $CD8^+$, descreveremos seu desenvolvimento e funções separadamente, nos Capítulos 10 e 11.

## Desenvolvimento e propriedades das células T de memória

***Respostas imunes por células T normalmente resultam na geração de células T de memória específicas para aquele antígeno, as quais podem persistir por anos, ou mesmo por toda a vida.*** As células de memória conferem uma defesa efetiva contra patógenos prevalentes no ambiente e que podem ser encontrados repetidamente. Apesar da importância da memória imunológica, muitas questões fundamentais sobre a geração e a manutenção de células de memória ainda não foram respondidas.

As células de memória podem se desenvolver a partir de células efetoras ao longo de uma via linear, ou populações efetoras e de memória seguem uma diferenciação divergente e representam dois destinos alternativos dos linfócitos ativados pelo antígeno e outros estímulos (Figura 9.13). Os mecanismos que determinam se uma célula T individual estimulada pelo antígeno se tornará uma célula efetora de vida curta ou entrará no *pool* de células de memória de longa vida não estão totalmente estabelecidos. No entanto, à medida que as células efetoras entram em contração, um pequeno conjunto de células efetoras precursoras de memória se desenvolve, geralmente chamadas MPECs, a partir das quais as populações de memória são principalmente geradas. Os sinais que dirigem o desenvolvimento de células de memória também não estão totalmente compreendidos. Esses sinais podem incluir a força da estimulação do TCR, o nível de coestimulação, o ambiente de citocinas e outros. Nenhum fator de transcrição único determina se uma célula T estimulada pelo antígeno se tornará uma célula efetora terminal ou uma célula de memória; em vez disso, essa escolha pode ser controlada por diferenças quantitativas em vários fatores de transcrição e reprogramação epigenética.

### *Propriedades das células T de memória*

***As propriedades que definem as células de memória são sua capacidade de sobreviver por períodos prolongados após a eliminação do antígeno e iniciar respostas maiores e mais rápidas aos antígenos do que as geradas pelas células* naive.** Algumas características de células de memória explicam essas propriedades:

- ***As células de memória expressam níveis aumentados de proteínas antiapoptóticas, as quais podem ser responsáveis por sua sobrevivência prolongada.*** Enquanto as células T *naive* vivem por semanas ou meses e são substituídas por células maduras que se desenvolvem no timo, as células T de memória podem sobreviver por anos. Assim, como os seres humanos envelhecem em um ambiente onde estão constantemente expostos e respondendo a agentes infecciosos, a proporção

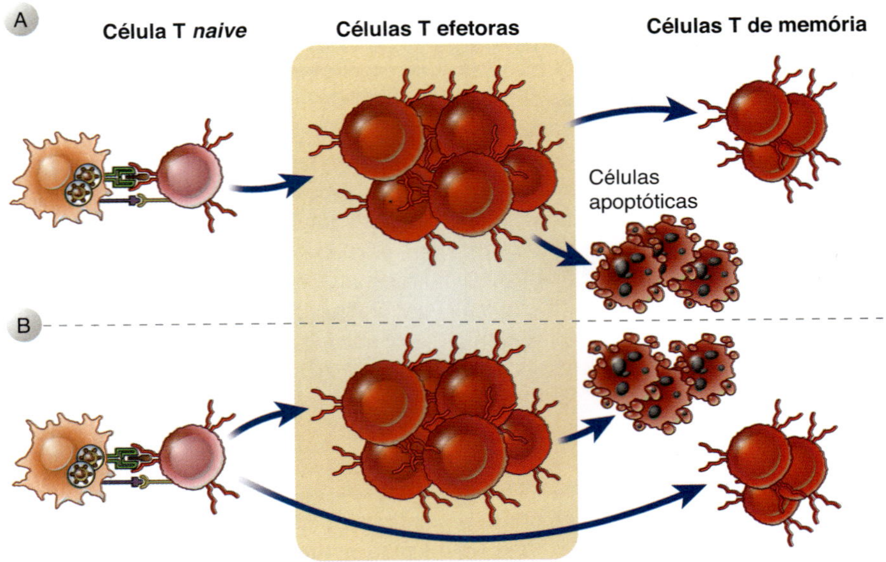


**Figura 9.13 Desenvolvimento das células T de memória.** Em resposta ao antígeno e à coestimulação, as células T *naive* diferenciam-se em células efetoras e de memória. **A.** De acordo com o modelo linear de diferenciação de células T de memória, a maioria das células efetoras morre e algumas sobreviventes se desenvolvem em uma população de memória. **B.** De acordo com o modelo de diferenciação ramificada, células efetoras e de memória são destinos alternativos das células T ativadas.

de células de memória induzidas por esses microrganismos aumenta progressivamente em comparação às células *naive*. Em indivíduos com 50 anos ou mais, metade ou mais das células T circulantes podem ser células de memória (ver Figura 2.12). As proteínas antiapoptóticas que promovem a sobrevivência das células de memória incluem BCL-2 e BCL-$X_L$, as quais bloqueiam a apoptose induzida por uma deficiência dos sinais de sobrevivência (ver Figura 15.10). A presença dessas proteínas permite que as células de memória sobrevivam mesmo depois que o antígeno é eliminado e que as respostas imunes inatas tenham diminuído, quando os estímulos para a sobrevivência e proliferação das células T efetoras não estão mais presentes

- ***As células de memória respondem mais rapidamente à estimulação antigênica do que as células naive específicas para o mesmo antígeno.*** Por exemplo, estudos com camundongos mostraram que as células T *naive* se diferenciam em células efetoras em resposta ao antígeno dentro de 5 a 7 dias, mas que células de memória levam 1 a 3 dias para adquirirem funções efetoras (ver Figura 1.2). Essa é uma das razões pelas quais as respostas secundárias à exposição antigênica são mais rápidas que as respostas primárias. Uma possível explicação para essa resposta acelerada é que os *loci* gênicos para citocinas e outras moléculas efetoras são mantidos em um estado acessível na cromatina das células de memória, em parte por causa de mudanças na metilação e acetilação das histonas. Esses genes modificados epigeneticamente estão preparados para responder rapidamente ao desafio antigênico
- ***O número de células T de memória específicas para qualquer antígeno é maior que o número de células* naive *específicas para o mesmo antígeno.*** Como discutimos anteriormente, a proliferação leva a uma grande expansão clonal em todas as respostas imunes adaptativas, e as células de memória do clone expandido que permanecem são tipicamente 10 a 100 vezes mais numerosas que o *pool* de células *naive* antes do encontro com o antígeno. O aumento do tamanho da população de clones é um dos motivos pelo qual o desafio antigênico em um indivíduo previamente imunizado induz uma resposta maior que a primeira imunização em um indivíduo *naive*
- ***As células de memória são capazes de migrar para os tecidos periféricos e responder aos antígenos nesses locais.*** Como discutido no Capítulo 3, as células T *naive* migram preferencialmente para os órgãos linfoides secundários, nos quais respondem aos antígenos pela primeira vez, mas as células de memória podem migrar para praticamente qualquer tecido. Essas diferenças estão relacionadas com variações na expressão de moléculas de adesão e receptores de quimiocinas. Além disso, as células T de memória são menos dependentes de coestimulação que as células *naive*, permitindo que as células de memória respondam a antígenos apresentados por uma vasta gama de APCs em tecidos periféricos; em contraste, como já discutimos anteriormente, as células T *naive* são dependentes da apresentação de antígenos pelas DCs maduras em órgãos linfoides secundários
- ***As células de memória passam por uma proliferação lenta, e essa capacidade de autorrenovação pode contribuir para o longo tempo de vida do* pool *de memória.*** A ciclagem dessas células pode ser dirigida por citocinas. Em função da sua capacidade de autorrenovação, células de memória têm sido comparadas às células-tronco. Embora sobrevivam por longos períodos, as células de memória são funcionalmente

inativas e precisam ser reestimuladas pelo antígeno para se tornarem células efetoras funcionais

- ***A manutenção das células de memória é dependente de citocinas, mas não requer o reconhecimento do antígeno.*** A citocina mais importante para a manutenção das células T $CD4^+$ e $CD8^+$ de memória é a IL-7, a qual também desempenha papel-chave no desenvolvimento inicial dos linfócitos (ver Capítulo 8) e na sobrevivência de células T *naive* (ver Capítulo 2). De forma previsível, a alta expressão do receptor de IL-7 (CD127) é característica de células T de memória. As células T de memória $CD8^+$ também dependem da citocina relacionada IL-15 para sua sobrevivência. IL-7 e IL-15 induzem a expressão de proteínas antiapoptóticas e estimulam o baixo nível de proliferação, e ambos mantêm as populações de células T de memória por longos períodos. A capacidade de as células de memória sobreviverem sem o reconhecimento do antígeno foi mais bem demonstrada por experimentos em camundongos cujos receptores antigênicos foram geneticamente deletados após o desenvolvimento de linfócitos maduros. Nesses camundongos, o número de linfócitos *naive* é rapidamente reduzido, mas as células de memória são mantidas.

Os marcadores fenotípicos mais confiáveis para as células T de memória parecem ser a expressão de superfície do receptor de IL-7 e uma proteína de função desconhecida chamada CD27, além da ausência de marcadores de células T *naive* e recém-ativadas (ver Tabela 2.5). Nos seres humanos, a maioria das células T *naive* expressa a isoforma de 200 kDa da molécula de superfície CD45, denominada CD45RA (para "A-restrito"), e a maior parte das células T de memória expressa a isoforma de 180 kDa de CD45, chamada CD45RO (ver Capítulo 2).

***Tanto as células T de memória $CD4^+$ quanto $CD8^+$ são heterogêneas e podem ser subdivididas em subpopulações com base em suas propriedades de* homing *e em suas funções.*** Três subpopulações principais de células T de memória são conhecidas:

- **As células T de memória central** ($T_{CM}$) expressam o receptor de quimiocina CCR7 e a molécula de adesão L-selectina, e se dirigem principalmente para os linfonodos. Essas células têm uma capacidade limitada de executar as funções efetoras quando encontram o antígeno, mas passam por respostas proliferativas intensas e geram muitas células efetoras quando desafiadas pelo antígeno. As células $T_{CM}$ fornecem um *pool* de células de memória que podem responder ao desafio antigênico e se desenvolver em células efetoras
- **As células T de memória efetora** ($T_{EM}$), em contrapartida, não expressam CCR7 ou L-selectina, e se dirigem para sítios periféricos, especialmente tecidos de mucosa. Com a estimulação antigênica, as células $T_{EM}$ rapidamente produzem citocinas efetoras, como IFN-$\gamma$, ou tornam-se citotóxicas, mas não proliferam muito. Essa subpopulação efetora, portanto, está preparada para uma resposta rápida à exposição a um microrganismo, embora a erradicação completa da infecção também possa exigir um grande número de efetores gerados a partir do *pool* de células T de memória central. Uma subpopulação de células $T_{EM}$ em humanos expressa a isoforma CD45RA, que é característica de células T *naive*. Essa população é chamada células TEMRA (do inglês, *T effector memory RA*$^+$); não se sabe se essa subpopulação tem propriedades exclusivas
- **As células T de memória tecido-residente** ($T_{RM}$) estão presentes em vários tecidos não linfoides, não circulam no sangue e podem fornecer rápida defesa contra os microrganismos nos tecidos. A maioria dessas células expressa altos níveis de CD69, a molécula que reduz a expressão de S1PR1 (ver Capítulo 3). Como resultado, essas células não respondem a altas concentrações de S1P na linfa e no sangue, facilitando sua retenção nos tecidos. Uma quarta população de células T de memória, chamada **células T de memória periférica** ($T_{PM}$) foi descrita. Essas células fazem contribuições importantes para respostas secundárias nos tecidos e, diferentemente das células $T_{RM}$, são capazes de se mover entre a circulação e os tecidos.

As células T de memória também são heterogêneas em termos de perfis de citocinas. Por exemplo, algumas células T $CD4^+$ de memória podem ser derivadas de células T ativadas não comprometidas com os fenótipos Th1, Th2 ou Th17 (descritas no Capítulo 10) e, quando reativadas pela exposição ao antígeno e citocinas, podem se diferenciar em qualquer uma dessas subpopulações. Outras células T de memória podem ser derivadas de efetores Th1, Th2 ou Th17 diferenciados e reter seus respectivos perfis de citocinas quando reativadas.

## DECLÍNIO DAS RESPOSTAS DAS CÉLULAS T

***A eliminação do antígeno leva à contração da resposta das células T, e esse declínio é responsável pela manutenção da homeostasia no sistema imune.*** Vários mecanismos podem ser responsáveis pelo declínio:

- ***Morte celular.*** À medida que o antígeno é eliminado e a resposta imune inata associada à exposição ao antígeno diminui, os sinais que normalmente mantêm os linfócitos ativados vivos e proliferando não estão mais presentes. Como mencionado anteriormente, a coestimulação e os fatores de crescimento como a IL-2 estimulam a expressão das proteínas antiapoptóticas BCL-2 e BCL-$X_L$ em linfócitos ativados, e essas proteínas mantêm as células viáveis. Conforme o nível de coestimulação e a quantidade de IL-2 disponível diminuem, os níveis das proteínas antiapoptóticas nas células caem. Ao mesmo tempo, a privação dos fatores de crescimento ativa sensores de estresse celular (como a proteína "BH3-*only*" BIM), que desencadeiam a via mitocondrial de apoptose e não são mais contrabalanceados pelas proteínas antiapoptóticas (ver Figura 15.10). O resultado líquido dessas alterações é que a maioria das células produzidas pela ativação morre e a geração de células recém-ativadas declina, de modo que o *pool* de linfócitos ativados pelo antígeno se contrai

- ***Inibição da ativação de células T.*** Vários mecanismos inibem as respostas das células T após elas terem sido iniciadas. Esses mecanismos provavelmente contribuem para a regulação negativa fisiológica das respostas imunes a patógenos, e também são importantes na manutenção da autotolerância
  - *Redução de sinais de ativadores.* Várias enzimas intracelulares funcionam para limitar a duração ou magnitude das respostas de ativação das células T. Estes incluem fosfatases como SHP-1, SHP-2 e SHIP, que desfosforilam substratos de sinalização, e ubiquitina E3 ligases, como CBL-b, que degradam intermediários de sinalização ativados (ver Capítulo 7). Essas enzimas podem ser ativadas após as vias do TCR e dos coestimuladores estarem engajadas
  - *Ativação de moléculas inibidoras da superfície celular.* Como mencionado anteriormente, PD-1 e CTLA-4 são expressos em linfócitos ativados e podem funcionar para limitar a ativação contínua. A regulação positiva de CTLA-4 em células T recentemente ativadas pode inibir principalmente a ativação de células T em linfonodos ao competir com CD28 por proteínas B7 e, assim, impedir a geração de células efetoras e de memória. O PD-1 é induzido em células T $CD8^+$ e $CD4^+$ ativadas. Sua função inibitória é melhor compreendida no contexto da restrição de células T $CD8^+$ previamente ativadas em tecidos periféricos. Não está claro se esses coinibidores regulam todas as respostas de células T ou principalmente as respostas a antígenos selecionados (p. ex., para PD-1, alguns vírus, tumores e autoantígenos) (ver Capítulo 15)
  - *Células T reguladoras.* A maioria das respostas imunes nas quais as células T efetoras são ativadas é acompanhada pelo desenvolvimento e ativação de células T reguladoras. As células T reguladoras funcionam de várias maneiras para inibir as respostas das células T, incluindo o acoplamento de CTLA-4 em sua superfície com B7 das APCs, conforme discutido mais adiante no Capítulo 15. As células T reguladoras limitam a imunopatologia durante a infecção e também suprimem a autoimunidade e a alergia.

## RESUMO

- As respostas das células T são iniciadas por sinais gerados pelo reconhecimento de complexos peptídio-complexo principal de histocompatibilidade (MHC) por meio do receptor das células T e através dos sinais fornecidos ao mesmo tempo pelos coestimuladores expressos nas APCs
- Os coestimuladores mais bem definidos são membros da família B7, os quais são reconhecidos por receptores da família CD28 expressos nas células T. A expressão dos coestimuladores B7 nas APCs é aumentada pelo encontro com microrganismos, fornecendo um mecanismo para a geração de respostas ideais contra patógenos infecciosos. Alguns membros da família CD28 inibem as respostas das células T, e o resultado do reconhecimento antigênico pela célula T é determinado pelo equilíbrio entre o acoplamento de receptores de ativação e de inibição dessa família
- As respostas das células T ao antígeno e coestimuladores incluem alterações na expressão de moléculas de superfície, síntese de citocinas e receptores de citocinas, proliferação celular e diferenciação em células efetoras e de memória
- As moléculas de superfície, cuja expressão é induzida pela ativação das células T, incluem proteínas envolvidas na retenção de células T em órgãos linfoides, citocinas e receptores de citocina, moléculas efetoras e reguladoras, e moléculas que influenciam a migração das células T
- Logo após a ativação, as células T produzem a citocina interleucina-2 (IL-2) e expressam altos níveis do receptor de IL-2 funcional. A IL-2 dirige a proliferação das células, o que pode resultar na expansão marcante de clones antígeno-específicos
- Algumas células T ativadas podem se diferenciar em células de memória, que sobrevivem por longos períodos e respondem rapidamente ao desafio antigênico. A manutenção das células de memória é dependente de citocinas como a IL-7, que pode promover a expressão de proteínas antiapoptóticas e estimular o baixo nível de ciclagem. As células T de memória são heterogêneas e consistem em populações que diferem nas propriedades de migração e respostas funcionais
- As respostas das células T declinam após a eliminação do antígeno, retornando, assim, o sistema para a situação de repouso. O declínio acontece porque os sinais para a manutenção da ativação dos linfócitos são eliminados e por vários mecanismos inibitórios.

## Leitura sugerida

*Indica as publicações de interesse histórico, geralmente reportando a descoberta de um fenômeno ou processo que mais tarde foi demonstrado como sendo de fundamental importância no sistema imune. Muitas dessas descobertas (mas não todas) levaram seu(s) descobridor(es) a receber o Prêmio Nobel. A natureza da descoberta é brevemente resumida em cada referência.

***Ativação das células T***

Buchholz VR, Schumacher TN, Busch DH. T cell fate at the single-cell level. *Annu Rev Immunol.* 2016;34:65–92.

Chapman NM, Boothby MR, Chi H. Metabolic coordination of T cell quiescence and activation. *Nat Rev Immunol.* 2020;20:55–70.

Grossman Z, Paul WE. Dynamic tuning of lymphocytes: physiological basis, mechanisms, and function. *Annu Rev Immunol.* 2015;33:677–713.

Huppa JB, Davis MM. The interdisciplinary science of T-cell recognition. *Adv Immunol.* 2013;119:1–50.

Iwasaki A, Medzhitov R. Control of adaptive immunity by the innate immune system. *Nat Immunol.* 2015;16:343–353.

Jenkins MK, Moon JJ. The role of naive T cell precursor frequency and recruitment in dictating immune response magnitude. *J Immunol.* 2012;188:4135–4140.

Kumar BV, Connors TJ, Farber DL. Human T cell development, localization, and function throughout Life. *Immunity.* 2018;48:202–213.

Malissen B, Bongrand P. Early T cell activation: integrating biochemical, structural, and biophysical cues. *Annu Rev Immunol.* 2015;33:539–561.

### *Coestimulação: B7, CD28 e mais*

Attanasio J, Wherry EJ. Costimulatory and coinhibitory receptor pathways in infectious disease. *Immunity.* 2016;44:1052–1068.

*Bretscher P, Cohn M. A theory of self-nonself discrimination. *Science.* 1970;169:1042–1049. *(Modelo de dois sinais para a ativação de linfócitos.)*

Chen L, Flies DB. Molecular mechanisms of T cell co-stimulation and co-inhibition. *Nat Rev Immunol.* 2013;13:227–242.

Esensten JH, Helou YA, Chopra G, et al. CD28 Costimulation: from mechanism to therapy. *Immunity.* 2016;44:973–988.

Linsley PS, Clark EA, Ledbetter JA. T-cell antigen CD28 mediates adhesion with B cells by interacting with activation antigen B7/BB-1. *Proc Natl Acad Sci U S A.* 1990;87:5031–5035.

*Martin PJ, Ledbetter JA, Morishita Y, et al. A 44 kilodalton cell surface homodimer regulates interleukin 2 production by activated human T lymphocytes. *J Immunol.* 1986;136:3282–3287; and Weiss A, Manger B, Imboden J. Synergy between the T3/antigen receptor complex and Tp44 in the activation of human T cells. *J Immunol.* 1986;137:819–825. *(Duas publicações virtualmente contemporâneas que demonstraram que o CD28 fornece o segundo sinal para ativação da célula T.)*

Muller J, Baeyens A, Dustin ML. Tumor necrosis factor receptor superfamily in T cell priming and effector function. *Adv Immunol.* 2018;140:21–57.

van den Broek T, Borghans JAM, van Wijk F. The full spectrum of human naive T cells. *Nat Rev Immunol.* 2018;18:363–373.

Ward-Kavanagh LK, Lin WW, Sedy JR, Ware CF. The TNF receptor superfamily in co-stimulating and co-inhibitory responses. *Immunity.* 2016;44:1005–1019.

### *Citocinas das células T*

Abbas AK, Trotta E, Simeonov DR, et al. Revisiting IL-2: biology and therapeutic prospects. *Sci Immunol.* 2018;3:eaat1492.

Boyman O, Sprent J. The role of interleukin-2 during homeostasis and activation of the immune system. *Nat Rev Immunol.* 2012;12:180–190.

Calvo V, Izquierdo M. Imaging polarized secretory traffic at the immune synapse in living T lymphocytes. *Front Immunol.* 2018;9:684.

*Morgan DA, Ruscetti FW, Gallo RC. Selective in vitro growth of T lymphocytes from normal human bone marrows. *Science.* 1976;193:1007-1008; and Gillis S, Smith KA. Long-term culture of tumor-specific cytotoxic T cells. *Nature.* 1977;268:154-156. *(Descoberta de um "fator" solúvel que estimula a proliferação de linfócitos T, posteriormente purificado e denominado IL-2.)*

Ross SH, Cantrell DA. Signaling and function of interleukin-2 in T lymphocytes. *Annu Rev Immunol.* 2018;36:411–433.

Spolski R, Li P, Leonard WJ. Biology and regulation of IL-2: from molecular mechanisms to human therapy. *Nat Rev Immunol.* 2018;18:648–659.

### *Células T de memória*

Carbone FR. Tissue-resident memory T cells and fixed immune surveillance in nonlymphoid organs. *J Immunol.* 2015;195:17–22.

Chen Y, Zander R, Khatun A, et al. Transcriptional and epigenetic regulation of effector and memory CD8 T cell differentiation. *Front Immunol.* 2018;9:2826.

Farber DL, Netea MG, Radbruch A, et al. Immunological memory: lessons from the past and a look to the future. *Nat Rev Immunol.* 2016;16:124–128.

Morris SE, Farber DL, Yates AJ. Tissue-resident memory T cells in mice and humans: towards a quantitative ecology. *J Immunol.* 2019;203:2561–2569.

Mueller SN, Mackay LK. Tissue-resident memory T cells: local specialists in immune defence. *Nat Rev Immunol.* 2016;16:79–89.

Nguyen QP, Deng TZ, Witherden DA, Goldrath AW. Origins of $CD4^+$ circulating and tissue-resident memory T-cells. *Immunology.* 2019;157:3–12.

Omilusik KD, Goldrath AW. Remembering to remember: T cell memory maintenance and plasticity. *Curr Opin Immunol.* 2019;58:89–97.

Pace L, Amigorena S. Epigenetics of T cell fate decision. *Curr Opin Immunol.* 2020;63:43–50.

Rosato PC, Wijeyesinghe S, Stolley JM, Masopust D. Integrating resident memory into T cell differentiation models. *Curr Opin Immunol.* 2020;63:35–42.

*Sallusto F, Lenig D, Forster R, et al. Two subsets of memory T lymphocytes with distinct homing potentials and effector functions. *Nature.* 1999;401:708–712. *(Identificação de células T de memória central e efetora em humanos, abrindo o caminho para estudos sobre a heterogeneidade das células de memória.)*

Szabo PA, Miron M, Farber DL. Location, location, location: tissue resident memory T cells in mice and humans. *Sci Immunol.* 2019;4(34):eaas9673.

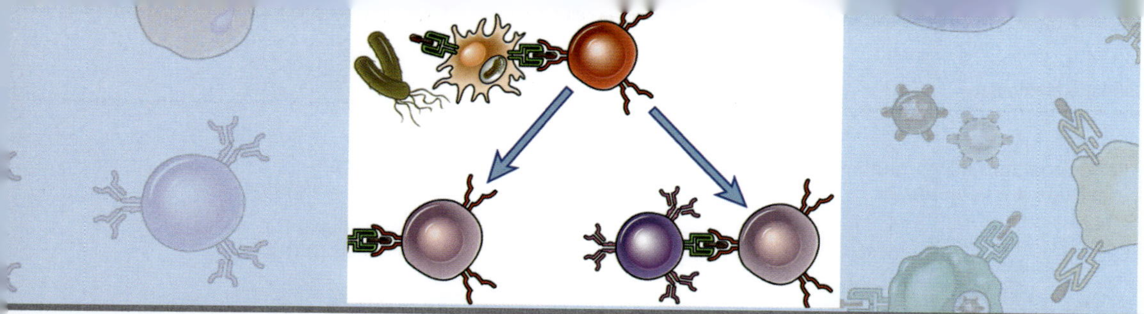

CAPÍTULO

# 10

# Diferenciação e Funções das Células T CD4+ Efetoras


**VISÃO GERAL DAS RESPOSTAS IMUNES MEDIADAS POR CÉLULAS T CD4+, 249**

**SUBPOPULAÇÕES DE CÉLULAS T CD4+ EFETORAS, 252**

Propriedades das subpopulações Th1, Th2 e Th17, 253

Desenvolvimento das subpopulações Th1, Th2 e Th17, 254

**SUBPOPULAÇÃO Th1, 255**

Desenvolvimento de células Th1, 255

Funções das células Th1, 256

**SUBPOPULAÇÃO Th2, 258**

Desenvolvimento de células Th2, 258

Funções das células Th2, 259

**SUBPOPULAÇÃO Th17, 262**

Desenvolvimento de células Th17, 262

Funções das células Th17, 263

Funções de outras subpopulações de células T auxiliares, 264

Outras subpopulações de células T CD4+ efetoras, 264

Outras células T produtoras de citocinass, 264

**RESUMO, 266**


A defesa contra microrganismos mediada pelas células T é chamada **imunidade mediada por células**. As células T conferem proteção contra patógenos intra e extracelulares, bem como auxiliam na eliminação de células tumorais. Historicamente, os imunologistas dividiram a imunidade adaptativa em imunidade humoral, que (em experimentos com animais) pode ser transferida a partir de um doador imunizado a um hospedeiro *naive* através dos anticorpos; e imunidade mediada por células, que pode ser transferida não por anticorpos, e sim por linfócitos T. A imunidade humoral neutraliza e elimina microrganismos extracelulares e toxinas acessíveis aos anticorpos. Entretanto, os anticorpos não podem atacar microrganismos que sobrevivem dentro dos fagócitos e de outras células. A imunidade mediada por células T evoluiu para conferir defesa contra esse tipo de microrganismos. As células T também podem intensificar o *killing* de microrganismos que normalmente vivem e replicam fora das células, mas que são mortos durante a ingestão pelos fagócitos ativados por citocinas derivadas de células T. Portanto, os defeitos na imunidade mediada por células resultam em suscetibilidade aumentada à infecção por vírus e bactérias, que são microrganismos obrigatoriamente intracelulares, bem como algumas bactérias e fungos extracelulares eliminados por fagócitos. As reações mediadas pelas células T também são importantes na rejeição ao aloenxerto (ver Capítulo 17), na imunidade antitumoral (ver Capítulo 18) e nas doenças de hipersensibilidade (ver Capítulo 19).

As duas classes principais de células T, CD4+ e CD8+, atuam de formas distintas e complementares nas reações imunes mediadas por células (Figura 10.1). A marca registrada dos linfócitos T CD4+ efetores é que eles atuam principalmente por meio da secreção de citocinas. Além disso, têm papel decisivo na eliminação fagócito-mediada de microrganismos, o que é a definição histórica da imunidade mediada por células. As células T CD4+ também ativam outros leucócitos, entre os quais os neutrófilos e eosinófilos, além de estimularem a produção de anticorpos pelas células B. As células CD8+ efetoras destroem células infectadas e células tumorais (*killing*), sendo responsáveis pela erradicação de microrganismos, tipicamente vírus, que sobrevivem e se replicam dentro de qualquer célula, inclusive de células não fagocíticas. Neste capítulo, descreveremos o papel das células T CD4+ na eliminação dos microrganismos. Ao fim, discutiremos algumas populações menos numerosas de células T, cujos papéis na defesa e na doença não estão bem definidos. A diferenciação e a função das células CD8+ efetoras são discutidas no Capítulo 11.

## VISÃO GERAL DAS RESPOSTAS IMUNES MEDIADAS POR CÉLULAS T CD4+

A sequência de eventos nas respostas das células T CD4+ envolve a ativação inicial dessas células nos órgãos linfoides para gerar células efetoras e de memória, migração de muitas dessas células efetoras para sítios de infecção, e eliminação de patógenos infecciosos nesses sítios (Figura 10.2). No Capítulo 9, descrevemos as

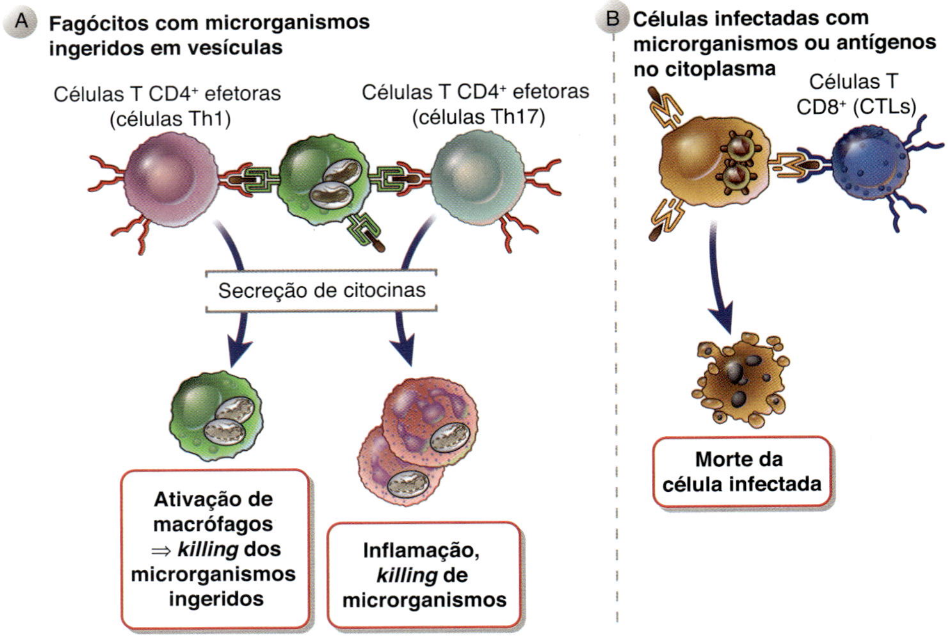


**Figura 10.1 Papel das células T na erradicação de infecções. A.** As células T CD4+ reconhecem antígenos de microrganismos fagocitados e extracelulares, e produzem citocinas e moléculas de superfície celular que recrutam e ativam fagócitos para matar os microrganismos. As células T CD8+ também podem secretar algumas citocinas e participar de reações similares (não mostrado). **B.** Os linfócitos T citotóxicos (*CTLs*) CD8+ reconhecem antígenos de microrganismos que residem no citoplasma de células infectadas e destroem essas células.

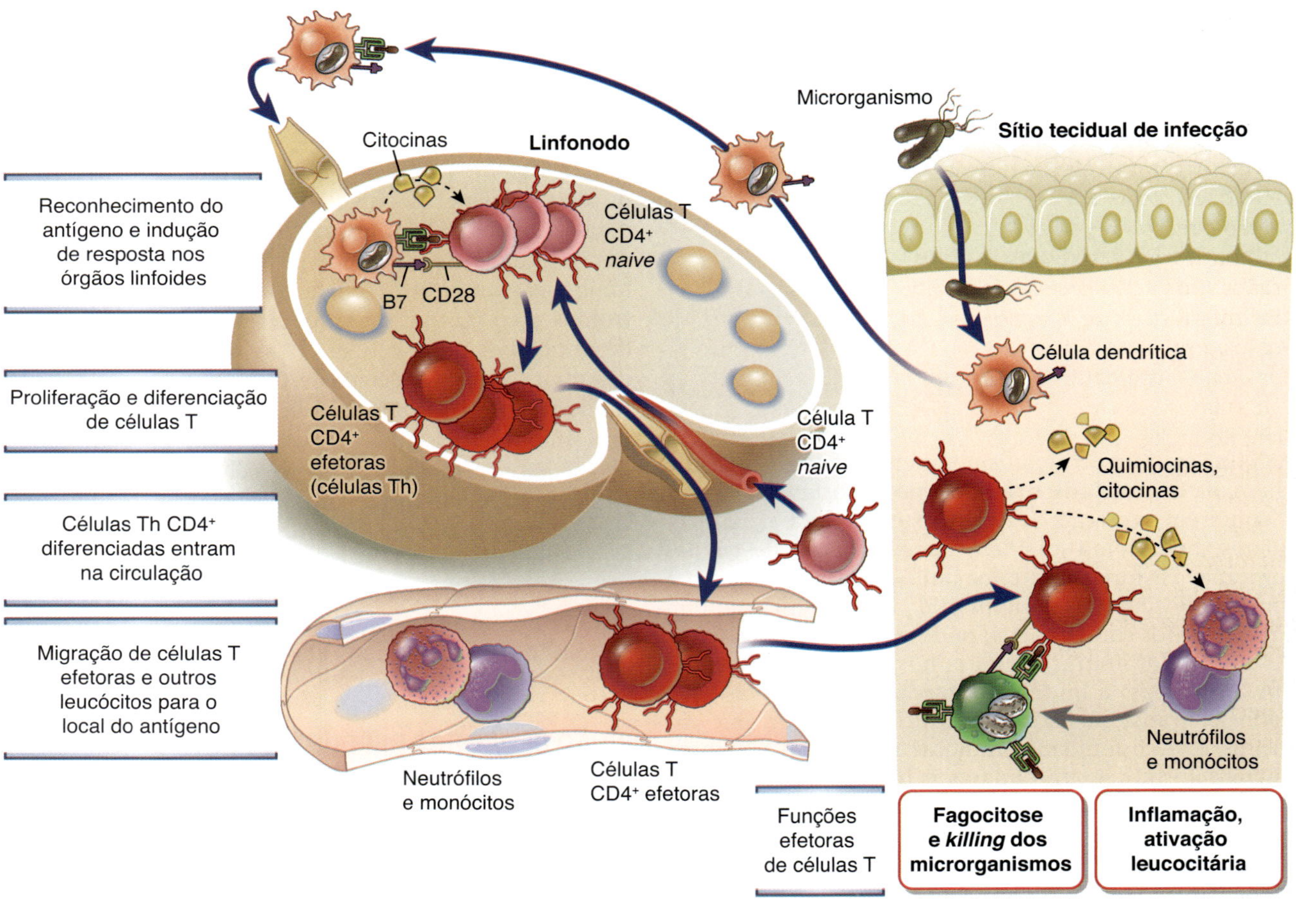


**Figura 10.2 Etapas das respostas imunes mediadas por células T CD4+.** As células T CD4+ reconhecem peptídios derivados de antígenos proteicos que são apresentados por células dendríticas nos órgãos linfoides secundários. Os linfócitos T são estimulados a proliferar e se diferenciar em células efetoras (e de memória), as quais entram na circulação e migram para sítios de infecção nos tecidos periféricos. Nesses tecidos, as células T efetoras reconhecem o antígeno e respondem secretando citocinas que recrutam mais leucócitos e ativam fagócitos para erradicarem a infecção.

etapas iniciais na ativação das células T. Neste capítulo, descreveremos a geração e as funções de células T CD4+ efetoras.

***As células T CD4+ efetoras são geradas nos órgãos linfoides secundários, e a maioria das células efetoras deixa esses órgãos e migra para sítios periféricos de infecção, onde atuam para eliminar microrganismos.*** Essa migração de células T efetoras para os sítios infecciosos depende de moléculas de adesão endotelial e das quimiocinas expressas nesses locais (ver Capítulo 3). Embora a migração seja amplamente independente do antígeno, as células T que reconhecem o antígeno nos tecidos podem ser preferencialmente retidas nesses locais. Uma vez nos tecidos, as células T encontram antígenos microbianos apresentados por macrófagos e outras células apresentadoras de antígeno (APCs; do inglês, *antigen-presenting cells*). As células T que reconhecem antígenos de modo específico recebem sinais oriundos de seus receptores antigênicos, os quais aumentam a afinidade das integrinas por seus ligantes. Duas dessas integrinas, VLA-4 e 5 (do inglês, *very late antigens-4 and -5*), ligam-se à fibronectina nas matrizes extracelulares. Uma terceira molécula de adesão, CD44, também altamente expressa em células T ativadas, liga-se ao hialuronano. Além disso, os receptores de quimiocina expressos em células T ativadas se ligam a quimiocinas produzidas nos tecidos. Como resultado dessas interações adesivas e quimiotáticas, as células T efetoras antígeno-específicas que encontram o antígeno são retidas no sítio extravascular. As células T que não são específicas para o antígeno e migram para um sítio inflamatório podem morrer no tecido ou retornar para a circulação através dos vasos linfáticos. Algumas células T de memória também migram para os tecidos periféricos, usando as mesmas moléculas de adesão e receptores de quimiocina que as células efetoras.

Uma fração das células T CD4+ que são ativadas nos órgãos linfoides secundários não sai desses órgãos, mas migra para os folículos linfoides no interior desses órgãos, onde ajudam as células B a produzirem anticorpos de alta afinidade de isótipos diferentes. Essas células T auxiliares são chamadas células T auxiliares foliculares (Tfh; do inglês, *T follicular helper*), cujo desenvolvimento, propriedades e funções nas respostas imunes são descritos no Capítulo 12.

***Nas respostas imunes mediadas por células contra microrganismos fagocitados, as células T reconhecem, especificamente, antígenos microbianos, porém são os fagócitos recrutados e outras células mieloides que, de fato, destroem os patógenos.*** Assim, as células T efetoras da linhagem CD4+ associam o reconhecimento específico de microrganismos à ativação de outros leucócitos que destroem os microrganismos. Esse conceito fundamental foi apreciado pela primeira vez a partir de estudos de imunidade celular à bactéria intracelular *Listeria monocytogenes* (Figura 10.3). Foi demonstrado que camundongos previamente infectados com uma dose baixa (subletal) de *Listeria* eram protegidos do desafio com doses maiores que eram letais para animais não previamente infectados. A proteção podia ser transferida para animais *naive* por meio dos linfócitos (posteriormente identificados como linfócitos T) oriundos dos

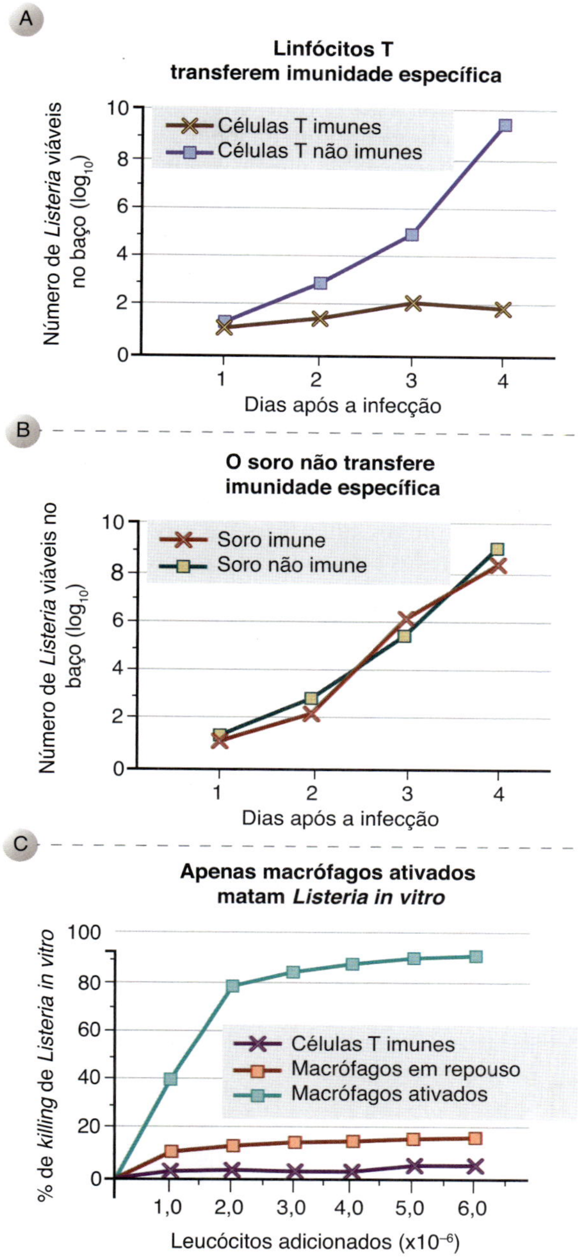


**Figura 10.3 Imunidade mediada por células a *Listeria monocytogenes*.** A imunidade a *L. monocytogenes* é medida por meio da inibição do crescimento bacteriano em baços de animais inoculados com uma dose conhecida de bactérias viáveis. Essa imunidade pode ser transferida para camundongos normais por linfócitos T (**A**), mas não pelo soro (**B**) de camundongos singênicos previamente imunizados com *L. monocytogenes* morta ou doses baixas da bactéria. Em um ensaio *in vitro* de imunidade mediada por células, as bactérias, na verdade, são mortas por macrófagos ativados, e não por células T (**C**).

camundongos infectados, mas não por meio do soro, a fração líquida do sangue coagulado contendo os anticorpos. Esses resultados demonstraram que a proteção específica contra uma infecção bacteriana intracelular era mediada pelas células T. Entretanto, *in vitro*, as bactérias eram mortas não pelas células T dos animais imunizados, e sim pelos macrófagos, enfatizando o papel central dos macrófagos na eliminação microbiana. Esses estudos estabeleceram que a defesa contra microrganismos intracelulares requeria interações cooperativas entre células T antígeno-específicas e fagócitos microbicidas, e hoje sabemos que esse tipo de interação é um componente importante da imunidade mediada por células.

***A ingesta e eliminação de microrganismos por fagócitos é, também, uma das principais reações da imunidade inata, porém as células T intensificam significativamente essa função dos fagócitos.*** Conforme discutimos no Capítulo 4, os fagócitos reconhecem microrganismos e são ativados por padrões moleculares associados ao patógeno, como ligantes dos receptores do tipo *Toll* (TLRs; do inglês, *Toll-like receptors*), além de serem capazes de destruir vários microrganismos. No entanto, muitos patógenos infecciosos evoluíram para resistir a esse mecanismo de imunidade inata e conseguem sobreviver e até se multiplicar dentro dos macrófagos. Nessas infecções, as células T reconhecem antígenos proteicos microbianos e ativam fagócitos, de modo a capacitá-los a destruir microrganismos que não podem ser eliminados pelas funções inatas dos macrófagos na ausência de ajuda das células T. As células T CD4$^+$ efetoras ativam fagócitos via moléculas de superfície, principalmente CD40-ligante (CD40L), e citocinas secretadas. Mais adiante, neste mesmo capítulo, veremos como esses sinais cooperam, ao discutirmos a ativação de macrófagos.

***A inflamação, que consiste no recrutamento e ativação de leucócitos, acompanha muitas das reações dos linfócitos T CD4$^+$.*** Essa inflamação dependente de células T atua como um mecanismo de defesa antimicrobiana, mas também pode ser lesiva aos tecidos. Quando uma reação de célula T causa lesão, é chamada **hipersensibilidade do tipo tardio** (**DTH**; do inglês, *delayed-type hypersensitivity*), em que o termo "hipersensibilidade" se refere a uma resposta imune excessiva ou danosa. A DTH, com frequência, ocorre conjuntamente à imunidade mediada por células protetoras contra microrganismos, podendo ser causa de grande parte da patologia associada a certos tipos de infecção e doenças autoimunes (ver Capítulos 16 e 19).

Como as funções das células T CD4$^+$ são mediadas, em grande parte, por citocinas, tem havido interesse considerável pela definição dessas citocinas, pelas células que as produzem e pelo modo como atuam. Uma descoberta importante em imunologia foi a identificação das populações de células T CD4$^+$ efetoras que produzem diferentes citocinas e, portanto, realizam funções distintas. Começaremos com uma descrição das principais propriedades dessas subpopulações e, em seguida, descreveremos o desenvolvimento e as funções de cada população.

## SUBPOPULAÇÕES DE CÉLULAS T CD4$^+$ EFETORAS

***Existem quatro principais subpopulações de células T CD4$^+$ efetoras, três das quais, chamadas Th1, Th2 e Th17, secretam diferentes conjuntos de citocinas, atuam na defesa do hospedeiro contra tipos distintos de patógenos infecciosos e estão envolvidas em diferentes tipos de lesão tecidual em doenças imunológicas*** (Figura 10.4). A quarta subpopulação, a de células Tfh, é importante na

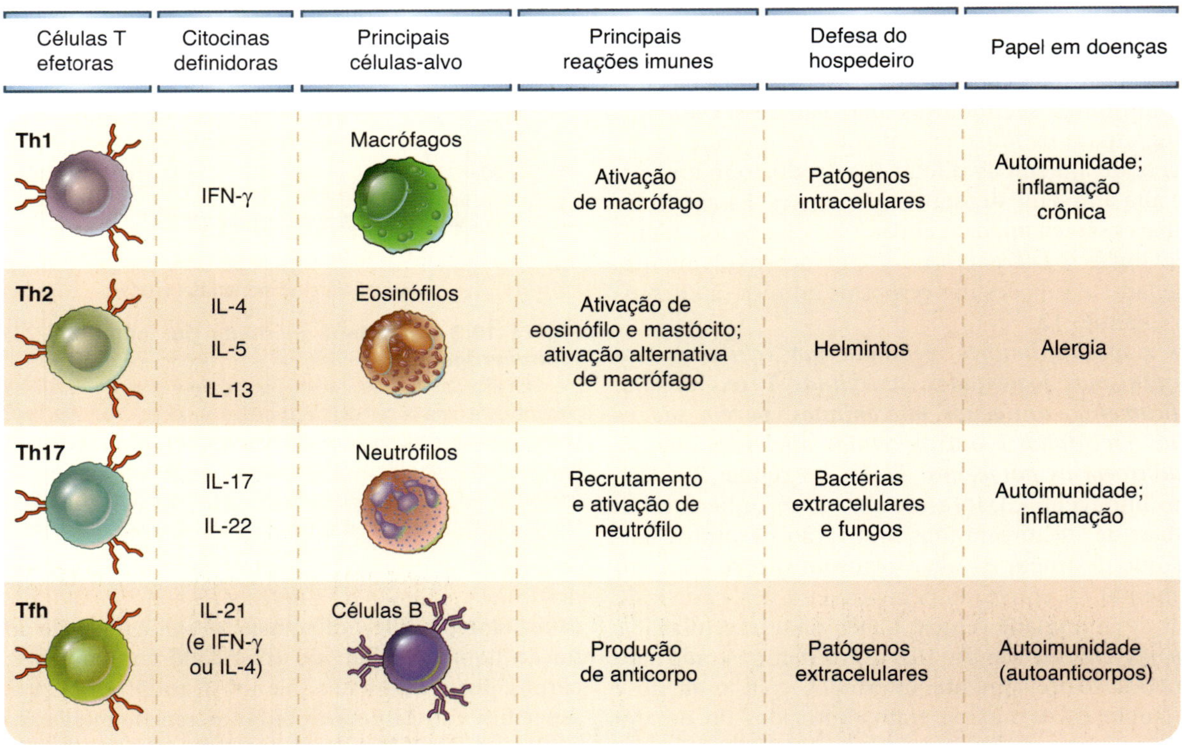

| Células T efetoras | Citocinas definidoras | Principais células-alvo | Principais reações imunes | Defesa do hospedeiro | Papel em doenças |
|---|---|---|---|---|---|
| Th1 | IFN-γ | Macrófagos | Ativação de macrófago | Patógenos intracelulares | Autoimunidade; inflamação crônica |
| Th2 | IL-4<br>IL-5<br>IL-13 | Eosinófilos | Ativação de eosinófilo e mastócito; ativação alternativa de macrófago | Helmintos | Alergia |
| Th17 | IL-17<br>IL-22 | Neutrófilos | Recrutamento e ativação de neutrófilo | Bactérias extracelulares e fungos | Autoimunidade; inflamação |
| Tfh | IL-21<br>(e IFN-γ ou IL-4) | Células B | Produção de anticorpo | Patógenos extracelulares | Autoimunidade (autoanticorpos) |

**Figura 10.4 Propriedades das principais subpopulações de células T auxiliares CD4$^+$.** As células T CD4$^+$ *naive* podem se diferenciar em subpopulações distintas de células efetoras em resposta ao antígeno, coestimuladores e citocinas. Cada subpopulação atua em outra célula do sistema imune (referida como *células-alvo*) e desempenha diferentes funções e papéis na doença. As células T auxiliares foliculares (*Tfh*) são discutidas no Capítulo 12. *IL*, interleucina.

imunidade mediada por anticorpos e é discutida no Capítulo 12. As células T reguladoras constituem outra população distinta de células T $CD4^+$. Não são células efetoras e, em vez disso, atuam controlando as reações imunes a antígenos próprios e estranhos, e serão descritas no Capítulo 15 no contexto de tolerância imunológica.

## Propriedades das subpopulações Th1, Th2 e Th17

Há muitos anos, foi constatado que as respostas do hospedeiro a diferentes infecções variam bastante, assim como as reações em doenças imunológicas diferentes. Por exemplo, a reação imune a bactérias que sobrevivem em fagócitos, como *Mycobacterium tuberculosis*, é dominada por macrófagos ativados, enquanto a reação a parasitas helmínticos consiste na produção do anticorpo imunoglobulina E (IgE) e ativação de eosinófilos. Além disso, em muitas doenças autoimunes crônicas, o dano tecidual é causado por inflamação com acúmulo de neutrófilos e macrófagos, enquanto, nos distúrbios alérgicos, as lesões contêm eosinófilos em abundância e outros leucócitos. A constatação de que todas essas reações imunológicas fenotipicamente diversas dependem das células T $CD4^+$ levantou uma questão evidente: como as mesmas células $CD4^+$ deflagram respostas tão diferentes? A resposta, como sabemos agora, é que as células T $CD4^+$ consistem em subpopulações de células efetoras que produzem diferentes conjuntos de citocinas, deflagram reações bastante diversas e estão envolvidas na defesa do hospedeiro contra microrganismos diferentes, bem como em diferentes tipos de doenças imunológicas. As duas primeiras subpopulações descobertas foram chamadas células T auxiliares do tipo 1 e 2, ou Th1 e Th2. A subpopulação Th17, assim chamada por ter como citocina característica a interleucina-17 (IL-17), foi identificada muitos anos depois como sendo as células T responsáveis por certas doenças inflamatórias mediadas pelas células T $CD4^+$ que não poderiam ser atribuídas às subpopulações Th1 e Th2.

***As características definidoras das subpopulações de células efetoras diferenciadas são as citocinas que estas produzem, e isso está relacionado aos fatores de transcrição que expressam.*** Os fatores de transcrição são responsáveis pela produção de diferentes citocinas por essas subpopulações, bem como a expressão de diferentes receptores de quimiocinas e outras proteínas. Essas características de cada subpopulação são descritas na seção a seguir.

***As citocinas de assinatura produzidas pelas principais subpopulações de células T $CD4^+$ são a interferona (IFN)-γ, para as células Th1; IL-4, IL-5 e IL-13, para as células Th2; e IL-17 e IL-22, para as células Th17*** (ver Figura 10.4). As citocinas produzidas por essas subpopulações de células T determinam suas funções efetoras e seus papéis nas doenças. Algumas das citocinas produzidas por cada subpopulação também estimulam o desenvolvimento e a expansão dessa subpopulação, bem como inibem a diferenciação de outras subpopulações de Th, contribuindo assim para a amplificação de cada tipo de resposta de célula T auxiliar, um processo chamado polarização (discutido adiante). A produção de conjuntos diferentes de citocinas é iniciada pela expressão de fatores de transcrição subpopulação-específicos, e sustentada por modificações epigenéticas de *loci* gênicos específicos de citocinas. Esses mecanismos são descritos adiante.

***As células Th1, Th2 e Th17 têm padrões distintos de*** **homing**, ***em grande parte, por expressarem receptores de quimiocinas e moléculas de adesão que as direcionam para migrar rumo a diferentes sítios de infecção.*** Discutimos o controle da migração dos linfócitos no Capítulo 3. As células Th1, mas não as células Th2, expressam níveis altos dos receptores de quimiocina CXCR3 e CCR5, os quais se ligam às quimiocinas produzidas nos tecidos durante as respostas imunes inatas. Portanto, as células Th1 tendem a ser abundantes nos sítios de infecção em que os agentes infecciosos deflagram reações imunes inatas fortes; esses agentes incluem muitas bactérias e vírus. As células Th1 também expressam níveis elevados de ligantes para E-selectina e P-selectina, os quais auxiliam a migração dessas células para os sítios de inflamação intensa (onde as selectinas são expressas no endotélio). Em contraste, as células Th2 expressam receptores de quimiocina CCR3, CCR4 e CCR8, os quais reconhecem quimiocinas altamente expressas em sítios de infecção por helmintos ou de reações alérgicas, em particular nos tecidos de mucosa. Sendo assim, as células Th2 tendem a migrar para esses tecidos. As células Th17 expressam CCR6, que se liga à quimiocina CCL20, a qual é produzida por diversas células teciduais e por macrófagos em algumas infecções bacterianas e fúngicas.

Embora se tenha pensado por muitos anos que as células Th1 e Th2 ajudavam os linfócitos B a produzirem diferentes anticorpos, hoje está claro que, conforme afirmado anteriormente, a maioria dessas células efetoras diferenciadas sai dos órgãos linfoides onde são geradas e migra para os sítios periféricos de infecção. As respostas de anticorpo se desenvolvem principalmente nos órgãos linfoides secundários e, em particular, nos centros germinativos, onde as células T e B antígeno-específicas interagem. As células T auxiliares $CD4^+$ que permanecem nos órgãos linfoides secundários para auxiliar os linfócitos B não são células Th1 e Th2 clássicas, e sim células Tfh que produzem algumas das mesmas citocinas produzidas pelas células Th1 e Th2 (ver Capítulo 12).

***Doenças inflamatórias distintas são causadas por reações excessivas de diferentes subpopulações de células T auxiliares.*** Em geral, as células Th1 e Th17 exercem papéis proeminentes nas doenças autoimunes associadas à inflamação, enquanto as reações alérgicas são dominadas pelas células Th2.

A identificação das supopulações Th1, Th2 e Th17 propiciou valiosos conhecimentos acerca das respostas imunes. Entretanto, existem algumas ressalvas com relação à ideia de que as células T $CD4^+$ efetoras podem ser classificadas nessas subpopulações com base em critérios definidos. Muitas células T $CD4^+$ efetoras produzem combinações de citocinas ou apenas algumas das citocinas características de uma subpopulação em particular, e não são prontamente classificáveis em populações separáveis. Exemplificando, em muitas reações inflamatórias, pode haver células T individuais produtoras de IFN-γ (característica de células Th1) e também de IL-17 (característica de células Th17). Ao contrário, algumas células podem produzir citocinas que não são características de nenhuma das três subpopulações (p. ex., IL-9) ou apenas algumas das citocinas produzidas por uma subpopulação em particular. Esses perfis restritos de citocinas levaram a uma expansão da nomenclatura que descreve essas populações (p. ex., Th9, Th22 e assim por diante). Não é sabido se as células com padrões mistos ou limitados de citocina são intermediárias no desenvolvimento das células efetoras polarizadas clássicas, ou se são, em si próprias, populações fixas.

Também está claro que algumas dessas células T efetoras podem se converter a partir de um perfil de citocinas em outro em resposta a alterações nas condições de ativação. A extensão e o significado da plasticidade ou estabilidade das células T efetoras diferenciadas continuam sendo tópicos de pesquisa ativa.

Embora as células T $CD4^+$ efetoras sejam as principais fontes de muitas citocinas nas respostas imunes adaptativas protetoras e patológicas, as mesmas citocinas podem ser produzidas por outros tipos celulares, como as células T γδ e as células linfoides inatas (ILCs; do inglês, *innate lymphoid cells*). Como discutimos no Capítulo 4, as ILCs são classificadas em grupos que produzem muitas das mesmas citocinas que as subpopulações de células T $CD4^+$ efetoras. Por essa razão, houve uma evolução no conceito de que a defesa do hospedeiro e as reações patológicas dependentes de citocinas são mediadas pelas ações coordenadas de ILCs na resposta inicial e de células T $CD4^+$ efetoras posteriormente. Essas respostas podem ser vistas como tipos de imunidades; a imunidade do tipo 1 depende de ILC1, NK e células Th1; a imunidade do tipo 2 depende de ILC2 e células Th2; e a imunidade do tipo 3 depende de ILC3 e células Th17.

## Desenvolvimento das subpopulações Th1, Th2 e Th17

***As células Th1, Th2 e Th17 diferenciadas se desenvolvem a partir de linfócitos T $CD4^+$* naive*, principalmente em resposta às citocinas presentes no início das respostas imunes.*** O processo de desenvolvimento de células T efetoras envolve múltiplas etapas. Os sinais recebidos pelas células T a partir das APCs e de outras células no sítio de resposta imune iniciam a conversão das células T antígeno-estimuladas em células efetoras. As células efetoras em desenvolvimento se tornam progressivamente comprometidas com um perfil de produção de citocinas em particular, e as citocinas amplificam essas vias de diferenciação. O resultado líquido é o acúmulo progressivo de populações de células T produtoras de diferentes conjuntos de citocinas.

Existem vários aspectos gerais relevantes da diferenciação das subpopulações de células T:

- ***As citocinas que dirigem o desenvolvimento de subpopulações de células T $CD4^+$ são produzidas pelas APCs (primariamente, células dendríticas [DCs] e macrófagos) e outras células imunes (como células NK e mastócitos) presentes no órgão linfoide em que a resposta imune é iniciada.*** As DCs que encontram microrganismos e exibem antígenos microbianos são ativadas a produzirem citocinas (além de coestimuladores), como parte das respostas imunes inatas aos microrganismos (ver Capítulo 4). Microrganismos diferentes podem estimular DCs a produzirem conjuntos distintos de citocinas, talvez porque os microrganismos ativam diferentes populações de DC ou são reconhecidos por diferentes sensores microbianos nas células. Outras células da imunidade inata, como as células NK, as ILCs e os mastócitos, também produzem citocinas que promovem o desenvolvimento de células T estimuladas por antígenos em diferentes subpopulações efetoras
- ***Outros estímulos que não as citocinas influenciam o padrão de diferenciação das células T auxiliares.*** Evidências experimentais indicam que a afinidade do receptor de célula T (TCR; do inglês, *T cell receptor*) pelo antígeno, a quantidade de antígeno e a natureza da APC determinam a subpopulação dominante que se desenvolve após o reconhecimento do antígeno. Contudo, a contribuição desses fatores no desenvolvimento de subpopulações efetoras na maioria das respostas imunes não está clara. A constituição genética do hospedeiro é outro determinante importante do padrão de diferenciação da célula T. Algumas linhagens consanguíneas murinas desenvolvem respostas Th2 aos mesmos microrganismos que estimulam a diferenciação Th1 na maioria das outras linhagens. As linhagens murinas que desenvolvem respostas Th2-dominantes são suscetíveis a infecções por microrganismos intracelulares (ver Capítulo 16). É possível, mas não comprovado, que as pessoas sejam diferentes quanto a sua propensão a montar respostas Th1, Th2 ou Th17 baseadas em sua herança genética
- ***Os perfis de citocinas distintos de populações celulares diferenciadas são controlados por fatores de transcrição particulares que ativam a expressão dos genes de citocina e por modificações da cromatina que afetam a acessibilidade desses fatores aos promotores e elementos reguladores dos genes das citocinas.*** Os fatores de transcrição são ativados ou induzidos por sinais oriundos do TCR, receptores de imunidade inata, coestimuladores e receptores de citocina. Cada subpopulação expressa seu próprio conjunto característico de fatores de transcrição. Conforme as subpopulações vão se tornando cada vez mais polarizadas, os *loci* gênicos codificadores das citocinas de assinatura dessas subpopulações sofrem modificações nas histonas (como alterações na metilação e acetilação) e outros eventos de remodelamento da cromatina, de modo que esses *loci* permanecem acessíveis à RNA polimerase e aos fatores de transcrição. Entretanto, os *loci* de outras citocinas (aquelas não produzidas por essa subpopulação) permanecem em um estado de cromatina inacessível. Desse modo, os genes de citocinas característicos de uma subpopulação em particular se tornam fixos em um estado antígeno-responsivo, enquanto os genes codificadores das citocinas não produzidas por essa subpopulação

permanecem inativos. Essas alterações epigenéticas são herdadas na progênie das células em proliferação, garantindo, assim, que as células T efetoras se tornem comprometidas de forma estável com a produção de um conjunto particular de citocinas

- ***Cada subpopulação de células efetoras diferenciadas produz citocinas que promovem seu próprio desenvolvimento e podem suprimir o desenvolvimento de outras subpopulações.*** Essa característica do desenvolvimento das subpopulações de células T fornece um mecanismo de amplificação poderoso. Por exemplo, a IFN-γ secretada pelas células Th1 estimula mais diferenciação em Th1 e inibe a geração de células Th2 e Th17. Similarmente, a IL-4 produzida pelas células Th2 promove diferenciação em Th2. Portanto, uma vez que a resposta imune se desenvolve ao longo de uma via efetora, torna-se cada vez mais polarizada nessa direção, sendo que a polarização mais extrema é vista em infecções crônicas ou na exposição crônica a antígenos ambientais, quando a imunoestimulação é prolongada
- ***A diferenciação de cada subpopulação é induzida pelos tipos de microrganismos que a subpopulação melhor consegue combater.*** Exemplificando, o desenvolvimento de células Th1 é dirigido por microrganismos intracelulares contra os quais a principal defesa é Th1-mediada. Em contraste, o sistema imune responde aos parasitas helmínticos desenvolvendo células Th2 que produzem citocinas importantes para o combate dos helmintos. Similarmente, a respostas Th17 são induzidas por algumas bactérias e fungos, e são mais efetivas na defesa contra esses patógenos. A geração e as funções efetoras dessas células T diferenciadas são uma excelente ilustração do conceito de especialização da imunidade adaptativa, o qual se refere à habilidade do sistema imune de responder a diferentes microrganismos de formas que são ideais para combater esses microrganismos.

Com essa introdução, prosseguiremos para uma descrição do desenvolvimento e das funções de cada subpopulação.

## SUBPOPULAÇÃO Th1

***A subpopulação Th1 produtora de IFN-γ é induzida por microrganismos que são ingeridos por fagócitos e que evoluíram para sobreviver e se replicar nessas células. Trata-se da principal população de células T efetoras na defesa do hospedeiro mediada por fagócitos.*** As células Th1 foram a primeira subpopulação de células T auxiliares definida e que comprovadamente medeiam a imunidade celular contra patógenos que sobrevivem no interior de fagócitos.

### Desenvolvimento de células Th1

***A diferenciação em Th1 é dirigida principalmente pelas citocinas IL-12 e IFN-γ, e ocorre em resposta aos microrganismos que ativam DCs, macrófagos e células NK*** (Figura 10.5). A diferenciação das células T CD4+ antígeno-ativadas em células Th1 efetoras é estimulada por muitas bactérias intracelulares, como *Listeria* e micobactérias, e por alguns parasitas, como *Leishmania*, todos microrganismos que infectam DCs e macrófagos. A diferenciação em Th1 também é estimulada por vírus e antígenos proteicos administrados com adjuvantes fortes. Uma característica comum dessas infecções e condições de imunização é a deflagração de reações imunes inatas associadas à produção de certas citocinas, incluindo IL-12, IL-18 e IFNs do tipo I. Todas essas citocinas promovem desenvolvimento de Th1. Dentre essas citocinas, a IL-12 é provavelmente a mais potente. Muitos

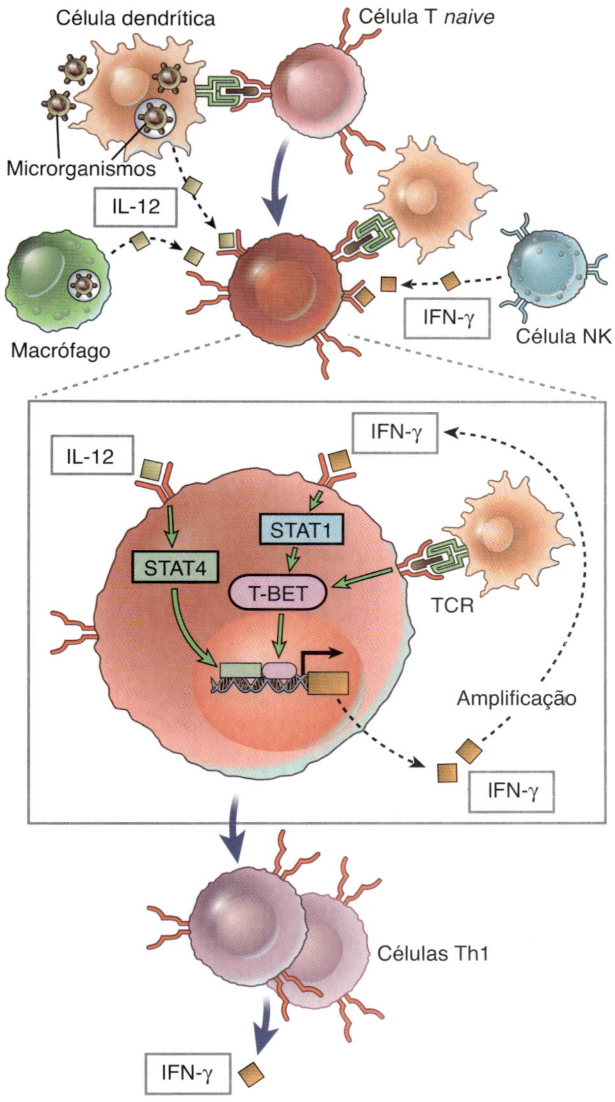


**Figura 10.5 Desenvolvimento de células Th1.** A interleucina-12 (*IL-12*) produzida pelas células dendríticas e macrófagos em resposta aos microrganismos, incluindo microrganismos intracelulares, e a interferona-γ (*IFN-γ*) produzida pelas células *natural killer* (*NK*) (todos parte da resposta imune inata inicial aos microrganismos) ativam os fatores de transcrição T-BET, STAT1 e STAT4, que estimulam a diferenciação de células T CD4+ *naive* em células da subpopulação Th1. A IFN-γ produzida pelas células Th1 amplifica essa resposta e inibe o desenvolvimento de células Th2 e Th17. Outras citocinas, incluindo as IFNs do tipo I e a IL-18, também promovem diferenciação de Th1, mas não são mostradas.

microrganismos estimulam as células NK a produzirem IFN-γ que, em si, é uma citocina fortemente indutora de Th1 e que também atua nas DCs e macrófagos induzindo mais secreção de IL-12. Depois que as células Th1 se desenvolveram, passam a secretar IFN-γ, que promove mais diferenciação Th1 e, desse modo, amplifica a reação. Além disso, a IFN-γ inibe a diferenciação de células T CD4$^+$ *naive* nas subpopulações Th2 e Th17, promovendo, assim, a polarização da resposta imune em uma direção. As células T podem intensificar ainda mais a produção de citocinas pelas DCs e macrófagos por meio do engajamento do CD40L, presente nas células T ativadas, ao CD40, presente nas APCs, bem como estimulando a secreção de IL-12.

***IFN-γ e IL-12 estimulam a diferenciação Th1 induzindo e ativando os fatores de transcrição T-BET, STAT1 e STAT4*** (ver Figura 10.5). T-BET, membro da família T-box de fatores de transcrição, é induzido em células T CD4$^+$ *naive* em resposta ao antígeno e à IFN-γ. A IFN-γ também ativa STAT1 (do inglês, *signal transducer and activator of transcription 1*), que, por sua vez, estimula a expressão de T-BET. Este, então, promove produção de IFN-γ por meio de uma combinação de ativação transcricional direta do gene *IFNG* e de indução de remodelamento da cromatina da região do promotor de IFN-γ. A habilidade da IFN-γ de estimular a expressão de T-BET e a habilidade de T-BET de intensificar a transcrição de IFN-γ estabelecem uma alça de amplificação positiva que conduz à diferenciação das células T no sentido do fenótipo Th1. A IL-12 contribui para o comprometimento com Th1 ligando-se aos receptores presentes em células T CD4$^+$ antígeno-estimuladas e ativando o fator de transcrição STAT4, que intensifica ainda mais a produção de IFN-γ.

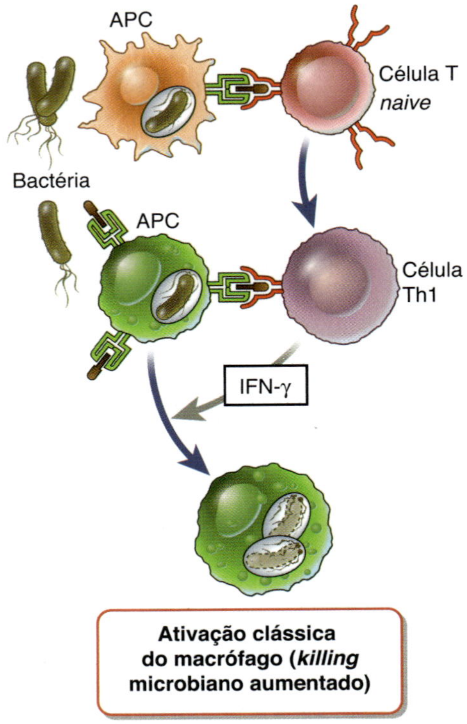


**Figura 10.6 Funções das células Th1.** As células Th1 secretam interferona-γ (*IFN-γ*) que atua em macrófagos para aumentar a fagocitose e o *killing* de microrganismos contidos nos fagolisossomos. As células Th1 também produzem o fator de necrose tumoral, que ativa neutrófilos e promove inflamação (não mostrado). *APC*, célula apresentadora de antígeno.

## Funções das células Th1

***A principal função das células Th1 é ativar os macrófagos para que estes ingiram e destruam os microrganismos*** (Figura 10.6). A mesma reação de ativação de macrófagos mediada por Th1 está envolvida na DTH lesiva, que é um componente de muitas doenças inflamatórias. Algumas dessas condições são caracterizadas por inflamação granulomatosa, incluindo doenças infecciosas (como a tuberculose) e doenças inflamatórias crônicas (como a sarcoidose) (ver Capítulo 19).

Antes de discutir a ativação dos macrófagos e como estes destroem microrganismos, descreveremos as propriedades da IFN-γ, a citocina responsável pela maioria das funções especializadas das células Th1.

### *Interferona-γ*

***A IFN-γ é a principal citocina ativadora de macrófagos.*** A IFN-γ também é chamada IFN imune ou do tipo II. Embora seu nome seja compartilhado com as IFNs antivirais do tipo I, não é uma citocina antiviral potente e atua sobretudo como ativadora de células efetoras do sistema imune.

A IFN-γ é uma proteína homodimérica pertencente à família de citocinas do tipo II (ver Capítulo 7). Além das células Th1 CD4$^+$, as ILC1s, as células NK e as células T CD8$^+$ também produzem IFN-γ. As células NK secretam IFN-γ em resposta aos ligantes ativadores presentes na superfície de células infectadas ou estressadas do hospedeiro (ver Capítulo 4), ou em resposta à IL-12. Nesse contexto, a IFN-γ atua como mediadora da imunidade inata. Na imunidade adaptativa, as células T produzem IFN-γ em resposta ao reconhecimento antigênico, e a produção é intensificada pela IL-12 e pela IL-18.

O receptor para IFN-γ é composto por dois polipeptídios estruturalmente homólogos pertencentes à família do receptor de citocinas de tipo II, chamados IFNγR1 e IFNγR2. A IFN-γ se liga e induz a dimerização das duas cadeias do receptor. Isso leva à ativação das Janus quinases JAK1 e JAK2 associadas e, por fim, resulta na fosforilação e dimerização de STAT1, que, por sua vez, estimula a transcrição de vários genes (ver Capítulo 7). Os genes induzidos pela IFN-γ codificam muitas moléculas diferentes que medeiam as atividades biológicas dessa citocina (descritas a seguir):

- ***A IFN-γ ativa os macrófagos para destruírem microrganismos fagocitados.*** A IFN-γ atua com outros sinais para induzir o tipo de ativação de macrófagos, chamada ativação clássica, discutida em mais detalhes adiante
- ***A IFN-γ promove a diferenciação das células T CD4$^+$ na subpopulação Th1 e inibe o desenvolvimento das células***

*Th2 e Th17*. Esses efeitos da IFN-γ decorrem da indução da expressão de fatores de transcrição necessários para desenvolvimento de Th1 e inibição de fatores de transcrição envolvidos na diferenciação em Th2 e Th17

- ***A IFN-γ estimula a expressão de várias proteínas diferentes que contribuem para uma intensificada apresentação de antígenos e ativação de células T*** (ver Figura 6.8). Essas proteínas incluem moléculas do complexo principal de histocompatibilidade (MHC; do inglês, *major histocompatibility complex*); muitas proteínas envolvidas no processamento antigênico, incluindo componentes do proteassomo; e os coestimuladores B7 nas APCs
- ***A IFN-γ ativa macrófagos, DCs e outra células para produzir citocinas que amplificam a resposta do hospedeiro.*** Essas citocinas incluem TNF, IL-1 e quimiocinas, que recrutam mais leucócitos e induzem inflamação, além de IL-12, que fornece uma alça de regulação positiva para a produção de IFN-γ e desenvolvimento de Th1.

## Outras citocinas Th1

Além da IFN-γ, as células Th1 produzem o fator de necrose tumoral (TNF), que contribui para o recrutamento dos leucócitos e intensificação da inflamação. De modo surpreendente, as células Th1 também são fontes de IL-10, cujas funções consistem principalmente em inibir as DCs e os macrófagos, suprimindo, assim, a ativação Th1. Esse é um exemplo de alça de *feedback* negativo nas respostas de células T.

## Ativação clássica do macrófago Th1-mediada e killing de microrganismos fagocitados

***As células Th1 ativam macrófagos por meio de sinais mediados por contatos emitidos pelas interações CD40L-CD40 e pela IFN-γ*** (Figura 10.7). Essa via de ativação do macrófago é chamada **ativação clássica de macrófagos**, para distingui-la da ativação alternativa de macrófagos induzida por citocinas Th2, descrita posteriormente. Os macrófagos ativados pela via clássica também são

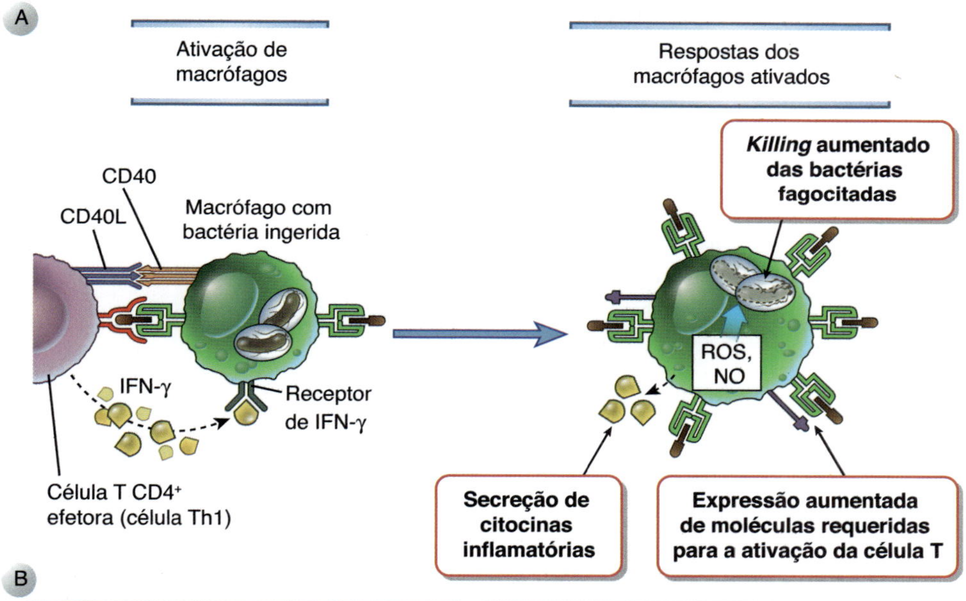


B

| Resposta de macrófago | Papel na imunidade mediada por células |
|---|---|
| Produção de espécies reativas de oxigênio, óxido nítrico, enzimas lisossomais aumentadas | *Killing* de microrganismos nos fagolisossomos (função efetora dos macrófagos) |
| Secreção de citocinas (TNF, IL-1, IL-12) e quimiocinas | TNF, IL-1, quimiocinas: recrutamento de leucócitos (inflamação)<br>IL-12: diferenciação de Th1, produção de IFN-γ |
| Expressão aumentada de coestimuladores B7, moléculas do MHC | Ativação de células T aumentada (amplificação da resposta de células T) |

**Figura 10.7 Ativação do macrófago por células Th1. A.** Os macrófagos são ativados por interações CD40L-CD40 e pela interferona-γ (*IFN-γ*) expressa pelas células Th1, e realizam várias funções que destroem microrganismos, estimulam inflamação e aumentam a capacidade de apresentação antigênica das células. **B.** São listadas as principais respostas dos macrófagos ativados pela via de ativação clássica e seus papéis na defesa do hospedeiro mediada por células T. Os macrófagos também são ativados durante as reações imunes inatas e desempenham funções similares (ver Capítulo 4). *IL, interleucina; MHC*, complexo principal de histocompatibilidade; *NO*, óxido nítrico; *ROS*, espécies reativas de oxigênio; *TNF*, fator de necrose tumoral.

chamados macrófagos M1. Quando as células Th1 são estimuladas pelo antígeno, as células expressam CD40L em sua superfície e secretam IFN-γ. As ações da IFN-γ sobre os macrófagos, descritas anteriormente, sinergizam com as ações de CD40L, e essas duas moléculas, juntas, são um estímulo potente para a ativação do macrófago. Os sinais do CD40 ativam os fatores de transcrição fator nuclear kappa B (NF-κB, do inglês, *nuclear factor κB*) e proteína de ativação 1 (AP1; do inglês, *activation protein 1*), enquanto a IFN-γ, como já discutido, ativa o fator de transcrição STAT1. Juntos, esses fatores de transcrição induzem a expressão de genes codificadores de diversas enzimas localizadas nos fagolisossomos dos macrófagos, incluindo a óxido nítrico sintase induzível (iNOS; do inglês, *inducible nitric oxide synthase*), que estimula a produção de óxido nítrico (NO; do inglês, *nitric oxide*), e enzimas lisossômicas. A ativação dos macrófagos também está associada à montagem da enzima oxidase do fagócito na membrana do fagolisossomo, que induz produção de espécies reativas de oxigênio (ROS; do inglês, *reactive oxygen species*) (embora isso seja menos proeminente que em neutrófilos). O requerimento de interações entre as moléculas de CD40 de superfície nos macrófagos e CD40L nas células T garante que os macrófagos que apresentam antígenos para as células T (*i. e.*, os macrófagos que abrigam microrganismos intracelulares) também são os macrófagos que entrarão em contato com as células T e, portanto, mais eficientemente ativados por essas células.

***Os macrófagos ativados matam microrganismos fagocitados principalmente por meio das ações de NO, ROS e enzimas lisossômicas.*** Todos esses agentes microbicidas potentes são produzidos nos lisossomos de macrófagos e matam os microrganismos depois que os fagossomos se fundem aos lisossomos (ver Figura 4.17). Essas substâncias tóxicas também podem ser liberadas nos tecidos adjacentes, em que matam microrganismos extracelulares e podem danificar os tecidos normais.

***As imunodeficiências herdadas estabeleceram a importância decisiva das células Th1 na imunidade mediada por células contra patógenos intracelulares.*** Diferentes mutações em homozigose afetando o receptor de IFN-γ, a IL-12, o receptor de IL-12 e a STAT1 causam defeitos no desenvolvimento de células Th1. Pacientes com essas mutações hereditárias são suscetíveis a infeções por *Mycobacterium tuberculosis*, micobactérias ambientais de baixa virulência e pela cepa de *Mycobacterium bovis* atenuada usada na vacina de bacilo Calmette-Guérin (BCG). Coletivamente, esses distúrbios são chamados **suscetibilidade mendeliana a doenças por micobactérias**. Os pacientes são também suscetíveis a infecções por outras bactérias intracelulares, como *Salmonella*, além de protozoários parasitas, estabelecendo ainda mais o papel crítico da resposta Th1 na defesa contra microrganismos intracelulares. Raros pacientes produzem autoanticorpos contra sua própria IFN-γ e também são suscetíveis a infecções micobacterianas. Seres humanos com mutações herdadas em CD40L (**síndrome da hiper-IgM ligada ao X**) e camundongos *knockout* para o gene de CD40 ou de CD40L são altamente suscetíveis a infecções por microrganismos intracelulares, notavelmente o fungo *Pneumocystis jiroveci* (ver Capítulo 21), as quais requerem ativação de macrófagos dependente de célula T para serem erradicadas. Esses pacientes e os camundongos *knockout* também têm defeitos na produção de anticorpo dependente de células T auxiliares, devido ao papel decisivo da interação CD40L-CD40 na ativação da célula B (ver Capítulo 12).

Macrófagos ativados por células Th1 estão envolvidos em várias outras reações de defesa do hospedeiro (ver Figura 10.7). Estimulam inflamação, principalmente pela secreção de citocinas, incluindo TNF e IL-1, que recrutam mais leucócitos, intensificando a habilidade do hospedeiro de destruir patógenos infecciosos. Os macrófagos ativados podem amplificar as respostas imunes mediadas por células se tornando APCs mais eficientes, devido aos níveis aumentados de moléculas envolvidas no processamento antigênico e à aumentada expressão de superfície de moléculas de MHC de classe II e coestimuladores, bem como produzindo citocinas (como a IL-12) que estimulam a diferenciação do linfócito T em células efetoras.

Certo grau de lesão tecidual normalmente pode acompanhar as reações imunes mediadas por células Th1 aos microrganismos, porque os produtos microbicidas liberados pelos macrófagos e neutrófilos ativados são capazes de lesionar o tecido normal e não discriminam entre microrganismos e tecido do hospedeiro. Essa lesão tecidual geralmente se resolve com a eliminação da infecção. No entanto, reações Th1 excessivas são a causa de lesão tecidual em muitas doenças inflamatórias crônicas (ver Capítulo 19).

## SUBPOPULAÇÃO Th2

***As células Th2 ativam mecanismos de defesa que usam anticorpos IgE, eosinófilos e mastócitos para combater os microrganismos.*** Essas reações são importantes para a erradicação das infecções helmínticas e, talvez, também para a eliminação de outros microrganismos nos tecidos de mucosa. Elas são centrais ao desenvolvimento de doenças alérgicas (ver Capítulo 20). Acredita-se, também, que as células Th2 sejam importantes para o reparo tecidual.

### Desenvolvimento de células Th2

A diferenciação em Th2 ocorre em resposta aos helmintos e alergênios, e depende da citocina IL-4 (Figura 10.8). Como a principal citocina que promove o desenvolvimento de Th2 é a IL-4 e esta é um produto de células Th2, tem havido alguma incerteza quanto à fonte de IL-4 que inicia as respostas Th2. A citocina pode ser produzida por células T antígeno-estimuladas, por mastócitos e, possivelmente, por células linfoides inatas do grupo 2 (ILC2; do inglês, *innate lymphoid cells 2*; ver Capítulo 4), além de outras células na vizinhança das células T ativadas. Outras citocinas que podem promover o desenvolvimento de Th2 incluem IL-25, IL-33 e linfopoetina estromal tímica (TSLP; do inglês, *thymic stromal lymphopoeietin*), todas as quais são produzidas por células epiteliais danificadas e outras células, e estão envolvidas na ativação de ILC2.

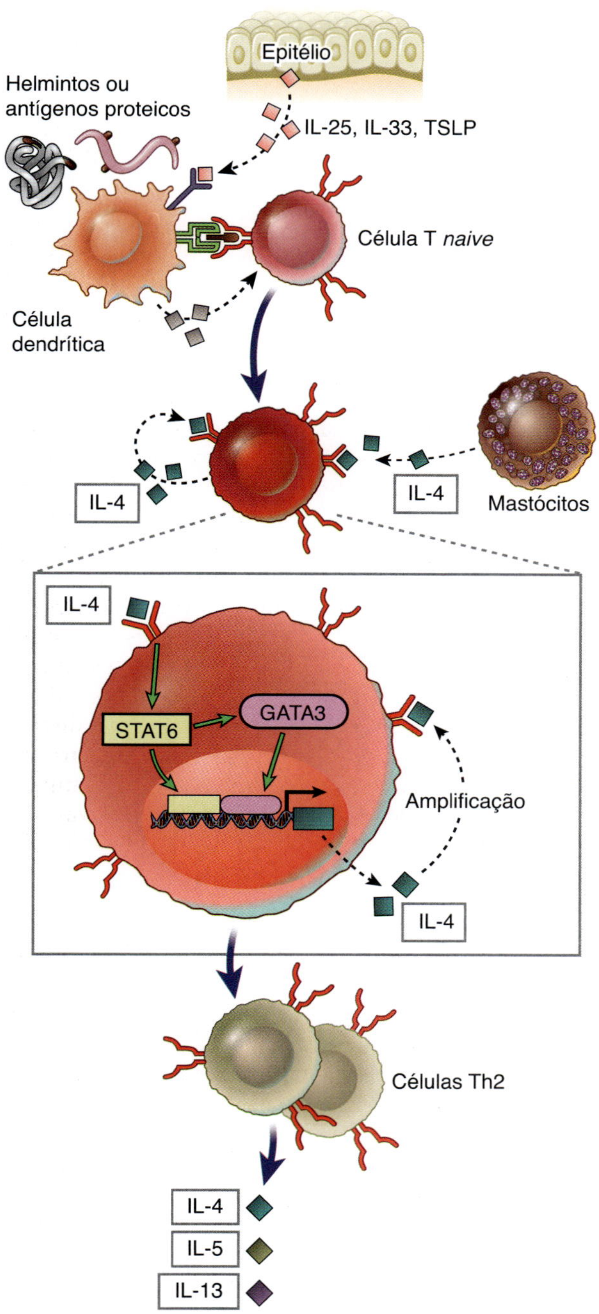


**Figura 10.8 Desenvolvimento de células Th2.** As células dendríticas podem responder às citocinas produzidas nos epitélios se tornando indutoras de Th2, por mecanismos ainda pouco definidos. A interleucina-4 (*IL-4*) produzida pelas próprias células T ativadas ou por mastócitos e eosinófilos, especialmente em resposta a helmintos, ativa os fatores de transcrição GATA3 e STAT6, que estimulam a diferenciação das células T CD4+ *naive* em células da subpopulação Th2. A IL-4 produzida pelas células Th2 amplifica essa resposta e inibe o desenvolvimento das células Th1 e Th17. *TSLP*, linfopoetina estromal tímica.

***A IL-4 estimula o desenvolvimento de Th2 ativando o fator de transcrição STAT6, que, aliado aos sinais emitidos pelo TCR, induz expressão de GATA3*** (ver Figura 10.8). GATA3 é um fator de transcrição necessário para a expressão das citocinas Th2 IL-4, IL-5 e IL-13. GATA3 atua interagindo diretamente com os promotores desses genes de citocina e também levando ao remodelamento da cromatina, que abre o *locus* para acessibilidade a outros fatores de transcrição. Isso é similar ao modo como T-BET influencia a expressão de IFN-γ. GATA3 atua para comprometer estavelmente as células em diferenciação na direção do fenótipo Th2, intensificando sua própria expressão por meio de uma alça de *feedback* positivo. Em adição, GATA3 bloqueia a diferenciação Th1 inibindo a expressão da cadeia de sinalização do receptor de IL-12. Camundongos *knockout* para IL-4, STAT6 ou GATA3 são deficientes de respostas Th2.

## Funções das células Th2

***As células Th2 estimulam as reações mediadas por IgE, mastócitos e eosinófilos, as quais servem para erradicar as infecções helmínticas e promover o reparo tecidual*** (Figura 10.9). Os helmintos são grandes demais para serem fagocitados por neutrófilos e macrófagos, e podem ser mais resistentes às atividades microbicidas desses fagócitos do que a maioria das bactérias e vírus. Portanto, outros mecanismos se fazem necessários para a defesa contra as infecções helmínticas. As funções das células Th2 são mediadas pela IL-5, que ativa eosinófilos, e pela IL-13, que tem diversas ações. As células Tfh produtoras de IL-4 e IL-13 estimulam a produção de anticorpos IgE que estão envolvidos na maioria das reações de defesa Th2-mediadas. Primeiramente, descreveremos as propriedades dessas citocinas e, em seguida, seus papéis na defesa do hospedeiro.

### *Interleucina-4*

***A IL-4 é a citocina de assinatura da subpopulação Th2, atuando como citocina indutora e efetora dessas células.*** É membro da família de citocinas do tipo I com quatro-α-helicoidais. As principais fontes celulares de IL-4 são os linfócitos T CD4+ da subpopulação Th2, as ILC2 s e os mastócitos ativados. O receptor de IL-4 consiste em uma cadeia α de ligação a citocina que é membro da família de receptores de citocina do tipo I, associada à cadeia γc compartilhada com outros receptores de citocina. Esse receptor IL-4Rαγc sinaliza por uma via JAK-STAT envolvendo JAK1, JAK3 e STAT6, e por uma via envolvendo a proteína do substrato de resposta à insulina (IRS; do inglês, *insulin response substrate*) chamada IRS2. O STAT6 ativado induz transcrição de genes que contribuem para muitas ações dessa citocina. Os receptores de IL-4 e IL-13 compartilham uma de suas duas cadeias (descrito posteriormente).

A IL-4 exerce ações importantes em vários tipos celulares:

- ***A IL-4 (e a IL-13) produzida pelas células Tfh estimula a troca de classe da cadeia pesada de Ig da célula B para o isótipo IgE.*** Os mecanismos de troca de classe são descritos no Capítulo 12. A IgE é o principal mediador das reações de hipersensibilidade imediata (alérgica) (ver Capítulo 20). A IL-4 também intensifica a mudança para IgG4 (em seres humanos, ou para o homólogo murino IgG1), embora o significado desse papel da IL-4 não esteja claro porque essas subclasses de IgG não se ligam aos receptores Fc de fagócitos ou ativam o complemento (ver Capítulo 13)
- ***A IL-4 estimula o desenvolvimento de células Th2 efetoras a partir de células T CD4+* naive *e pode ser um***

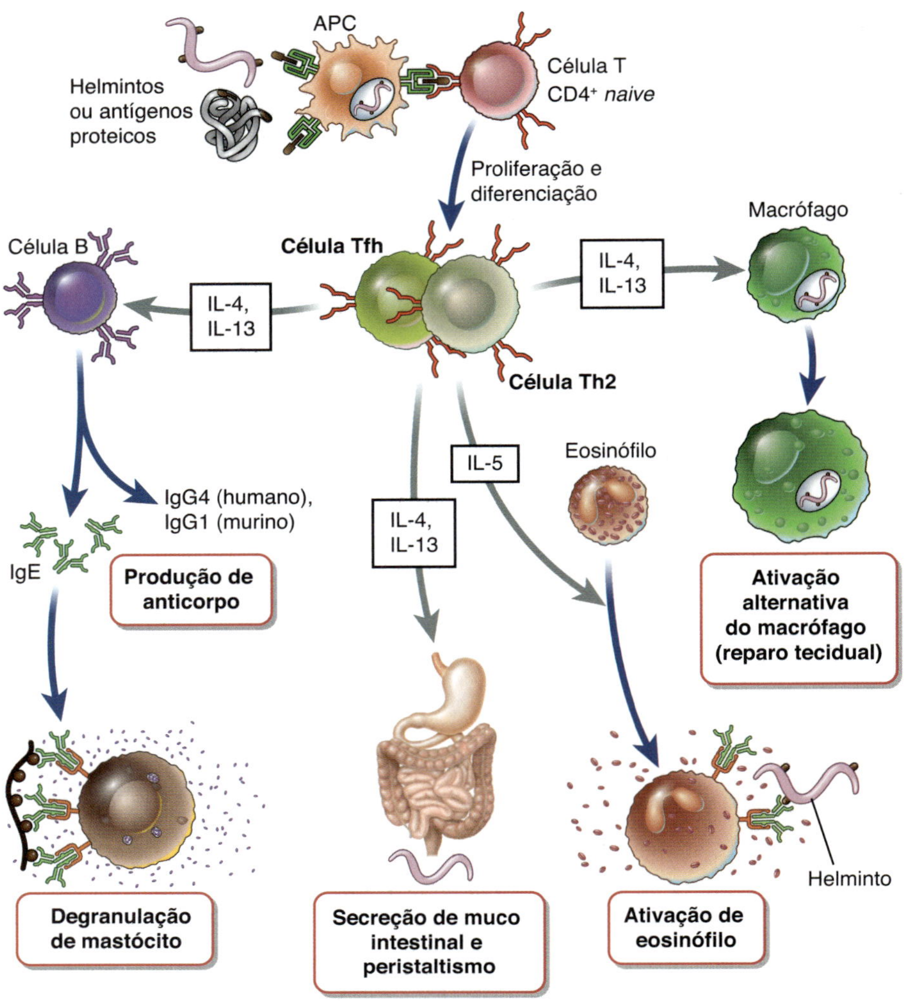


**Figura 10.9 Funções das células Th2.** As células T CD4+ que se diferenciam em células Th2 secretam IL-4, IL-5 e IL-13. A IL-4 (e a IL-13) atua nas células B para estimular a produção de anticorpos que se ligam aos mastócitos e eosinófilos, como a IgE. A ajuda para produção de anticorpo pode ser fornecida pelas células T auxiliares foliculares (*Tfh*) produtoras de citocinas Th2, que residem em órgãos linfoides, mas não pelas células Th2 clássicas. A IL-5 ativa eosinófilos, uma resposta que é importante para a defesa contra infecções helmínticas. A IL-4 e a IL-13 estão envolvidas na imunidade em barreiras de mucosa, induzem uma via alternativa de ativação de macrófagos e inibem a ativação clássica de macrófagos Th1-mediada. *APC*, células apresentadora de antígeno; *Ig*, imunoglobulina; *IL*, interleucina.

*fator de crescimento para células Th2 diferenciadas.* Esta função da IL-4 foi descrita anteriormente

- *A IL-4 atuando com a IL-13 contribui para uma forma alternativa de ativação de macrófagos que difere da resposta do macrófago à IFN-γ.* IL-4 e IL-13 suprimem a ativação clássica do macrófago mediada por IFN-γ, inibindo assim a defesa contra os microrganismos intracelulares que são destruídos por fagocitose. A ativação alternativa de macrófagos é descrita mais adiante
- *A IL-4 (e a IL-13) estimula o peristaltismo no trato gastrintestinal, sendo que a IL-13 aumenta a secreção de muco pelas células epiteliais do intestino e das vias respiratórias.* Ambas as ações contribuem para a eliminação de microrganismos nas superfícies epiteliais
- *IL-4 e IL-13 estimulam o recrutamento de leucócitos,* notavelmente de eosinófilos, por meio da promoção da expressão de moléculas de adesão ao endotélio e pela secreção de quimiocinas que se ligam a receptores de quimiocina expressos nos eosinófilos.

### Interleucina-13

A IL-13 é estrutural e funcionalmente similar à IL-4, e exerce papel na defesa contra helmintos (ver Capítulo 16) e em doenças alérgicas (ver Capítulo 20). A IL-13 é membro de uma família de citocinas do tipo I com quatro-α-helicoidais. A IL-13 é produzida principalmente pela subpopulação Th2; contudo, as ILCs do grupo 2 e outros leucócitos também podem produzi-la. O receptor de IL-13 é um heterodímero das cadeias IL-4Rα e IL-13Rα1. Esse complexo pode se ligar tanto à IL-4 como à IL-13 com alta afinidade, e também sinaliza pela via JAK1, JAK3 e STAT6. O receptor é expresso em uma ampla variedade de células, incluindo as células B, fagócitos mononucleares, DCs, eosinófilos, basófilos, fibroblastos, células endoteliais e células epiteliais brônquicas.

*A IL-13 atua junto com a IL-4 na defesa contra os helmintos e na inflamação alérgica.* Algumas ações da IL-13 se sobrepõem às da IL-4, enquanto outras são distintas. Tanto a IL-13 quanto a IL-4 são capazes de ativar as células B para a mudança de isótipo para IgE e alguns isótipos de IgG, bem como de recrutar leucócitos, sendo que ambas estão envolvidas na ativação alternativa de macrófagos. A IL-13 estimula a produção de muco pelas células epiteliais das vias respiratórias, um componente importante das reações alérgicas, entre as quais a asma. Diferentemente da IL-4, a IL-13 não está envolvida na diferenciação de Th2.

### Interleucina-5

***A IL-5 é um ativador de eosinófilos e atua como principal ligação entre a ativação da célula T e a inflamação eosinofílica.*** É um homodímero de um polipeptídio contendo um domínio quatro-α-helicoidal e é um membro da família de citocinas do tipo I. É produzida principalmente por células Th2 e ILC2s. O receptor da IL-5 é um heterodímero composto por uma cadeia α exclusiva e uma cadeia β comum (βc), que também faz parte dos receptores de IL-3 e do fator estimulador de colônias de granulócitos e macrófagos (GM-CSF; do inglês, *granulocyte-macrophage colony-stimulating factor*) (ver Figura 7.23). A principal via de sinalização induzida pela IL-5 envolve JAK2 e STAT3.

***As principais ações da IL-5 são ativar eosinófilos maduros e estimular o crescimento e a diferenciação de eosinófilos.*** Os eosinófilos ativados são capazes de matar helmintos. Os eosinófilos expressam receptores Fc específicos para IgA e alguns anticorpos IgG, sendo assim capazes de se ligar a microrganismos, como os helmintos, que estejam recobertos por esses anticorpos.

### Papéis das células Th2 na defesa do hospedeiro

As células Th2 atuam na defesa contra infecções helmínticas e outras infecções, por vários mecanismos (ver Figura 10.9):

- ***Reações mediadas por IgE e por eosinófilos.*** A IL-4 e a IL-13 estimulam a produção de anticorpos IgE helminto-específicos que podem ativar os mastócitos no sítio de infecção. A IL-5 ativa eosinófilos e estes liberam os conteúdos de seus grânulos, incluindo a proteína básica principal e a proteína catiônica principal, que são capazes de destruir até mesmo o resistente tegumento dos helmintos (ver Capítulo 16). Em reações alérgicas, a IgE recobre os mastócitos e induz sua degranulação mediante o encontro com o antígeno (ver Capítulo 20)
- ***Defesa do hospedeiro nas barreiras de mucosas.*** As citocinas produzidas pelas células Th2 estão envolvidas no bloqueio da entrada e promoção da expulsão de microrganismos dos órgãos de mucosa pela estimulação da produção de muco e do peristaltismo intestinal. Assim, as células Th2 exercem papel importante na defesa do hospedeiro junto às barreiras de contato com o meio externo, às vezes denominada imunidade de barreira
- ***Ativação alternativa de macrófagos e reparo tecidual.*** A IL-4 e a IL-13 ativam os macrófagos a expressarem enzimas promotoras de síntese de colágeno e fibrose. A resposta do macrófago às citocinas Th2 é chamada **ativação alternativa de macrófagos** (Figura 10.10) para distingui-la da ativação induzida pela IFN-γ, que foi caracterizada primeiro (daí a designação clássica) e que resulta em potentes funções microbicidas

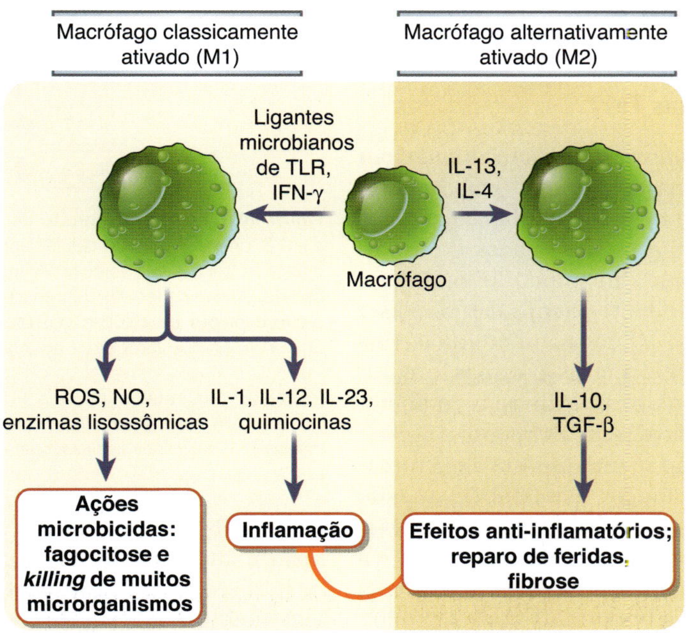


**Figura 10.10 Ativação clássica e alternativa de macrófagos.** Diferentes estímulos ativam macrófagos teciduais a se desenvolverem em populações funcionalmente distintas. Os macrófagos classicamente ativados induzidos por produtos microbianos e citocinas, em particular a interferona-γ (*IFN-γ*), são microbicidas e estão envolvidos em inflamação potencialmente nociva. Os macrófagos alternativamente ativados são induzidos pela interleucina-4 (*IL-4*) e pela IL-13 produzidas pelas células Th2 e outros leucócitos, e atuam controlando a inflamação e promovendo reparo tecidual e fibrose. Algumas evidências sugerem que a população de macrófagos M2 compreende subpopulações, algumas das quais são principalmente anti-inflamatórias e outras são responsáveis pelo reparo tecidual. *NO*, óxido nítrico; *ROS*, espécies reativas de oxigênio; *TGF-β*, fator de transformação do crescimento-β; *TLR*, receptor do tipo *Toll*.

e em inflamação (ver Figura 10.7). Os macrófagos alternativamente ativados (também chamados M2) produzem citocinas que terminam a inflamação e iniciam o reparo após diversos tipos de lesão tecidual. Esses macrófagos, bem como as próprias células Th2, induzem formação de cicatriz por meio da secreção de fatores de crescimento que estimulam a proliferação de fibroblastos (fator de crescimento derivado de plaquetas), síntese de colágeno (IL-13, fator de transformação do crescimento-β [TGF-β; do inglês, *transforming growth factor*-β]) e formação de novos vasos sanguíneos ou angiogênese (fator de crescimento do fibroblasto). As citocinas Th2 também suprimem a ativação clássica dos macrófagos e interferem nas respostas imunes protetoras mediadas por Th1 a infecções intracelulares (ver Capítulo 16). Embora a separação das formas de ativação clássica e alternativa do macrófago propicie um contexto útil para a compreensão da heterogeneidade dos macrófagos, numerosas outras subpopulações foram descritas, e os macrófagos M1 e M2 provavelmente não são subpopulações fixas.

## SUBPOPULAÇÃO Th17

***A subpopulação Th17 está primariamente envolvida no recrutamento de neutrófilos e, em menor extensão, de monócitos para os sítios de infecção e inflamação.*** Algumas citocinas produzidas pelas células Th17 atuam para manter a integridade das barreiras epiteliais. Essas ações são essenciais para a destruição de bactérias e fungos, microrganismos que são mortos pelos fagócitos, bem como para o reparo de camadas epiteliais danificadas, embora também contribuam de maneira significativa para as doenças inflamatórias crônicas.

### Desenvolvimento de células Th17

***O desenvolvimento de células Th17 é estimulado por citocinas pró-inflamatórias produzidas em resposta a bactérias e fungos*** (Figura 10.11). Várias bactérias e fungos atuam sobre as DCs e os macrófagos e estimulam a produção de citocinas, incluindo IL-6, IL-1 e IL-23, todas promotoras de diferenciação das células T $CD4^+$ na subpopulação Th17. O engajamento da lectina Dectina-1 nas células dendríticas pelas glucanas fúngicas é um sinal para a produção dessas citocinas. A combinação de citocinas que dirigem o desenvolvimento da célula Th17 pode ser produzida não só em resposta a microrganismos particulares, como os fungos, mas também quando células infectadas por várias bactérias e fungos entram em apoptose e são ingeridas por DCs. Embora a IL-6 e a IL-1 estimulem as primeiras etapas na diferenciação em Th17, a IL-23 pode ser mais importante para a proliferação e manutenção das células Th17 diferenciadas. Um aspecto surpreendente da diferenciação em Th17 é que o TGF-β, produzido por muitos tipos celulares e sendo uma citocina anti-inflamatória (ver Capítulo 15), promove o desenvolvimento de células Th17 pró-inflamatórias quando outros mediadores de inflamação,

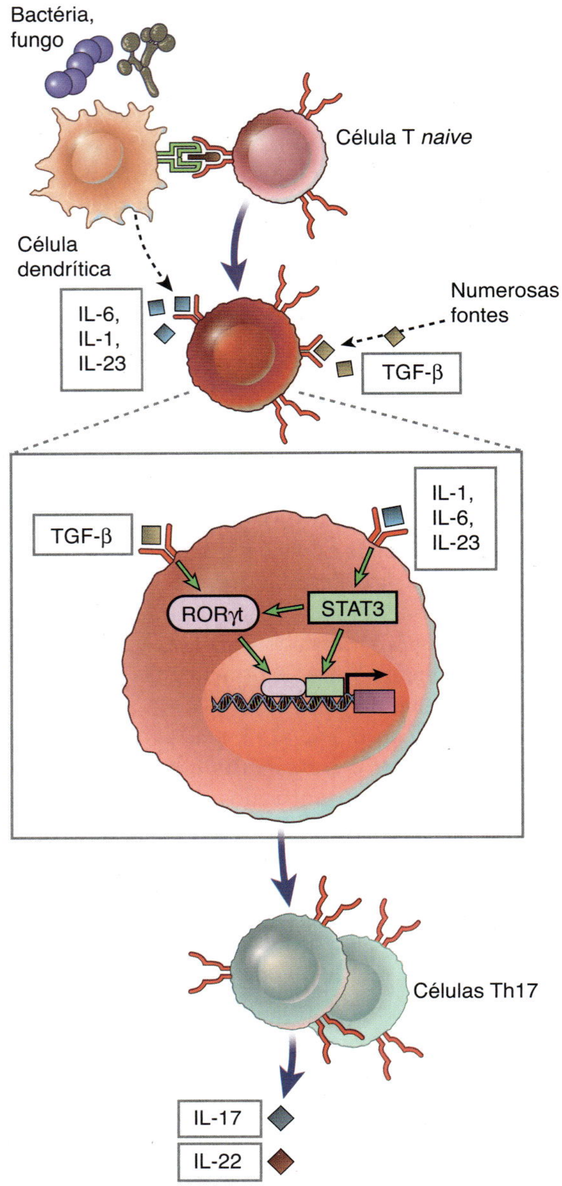


**Figura 10.11 Desenvolvimento de células Th17.** A interleucina-1 (*IL-1*) e a IL-6, produzidas pelas células apresentadoras de antígeno (APCs), e o fator de transformação do crescimento-β (*TGF-β*), produzido por várias células, ativam os fatores de transcrição RORγt e STAT3 que estimulam a diferenciação de células T $CD4^+$ *naive* em células da subpopulação Th17. A IL-23, que também é produzida pelas APCs, especialmente em resposta a fungos, estabiliza as células Th17. O TGF-β pode promover respostas Th17 indiretamente, via supressão das células Th1 e Th2, ambas inibidoras da diferenciação Th17 (não mostrado). A IL-21 produzida pelas células Th17 amplifica essa resposta.

como IL-6 ou IL-1, estão presentes. A diferenciação em Th17 é inibida pela IFN-γ e pela IL-4; desse modo, as respostas Th1 e Th2 fortes tendem a suprimir o desenvolvimento Th17.

***O desenvolvimento das células Th17 é dependente dos fatores de transcrição RORγt e STAT3*** (ver Figura 10.11). A TGF-β e as citocinas inflamatórias, principalmente a IL-6 e a IL-1, atuam em cooperação para induzir a produção de RORγt, um fator de transcrição que é membro da família do receptor do ácido retinoico. RORγt é uma proteína restrita às células T codificada pelo gene *RORC*, sendo, por isso, às vezes chamada RORc. As citocinas inflamatórias, notavelmente a IL-6, ativam o fator de transcrição STAT3, que, por sua vez, atua com RORγt dirigindo a resposta Th17.

As células Th17 parecem ser abundantes nos tecidos de mucosa, particularmente do trato gastrintestinal, sugerindo que o ambiente tecidual influencia a geração dessa subpopulação, talvez por meio do fornecimento de altas concentrações locais de TGF-β e citocinas inflamatórias. Essa observação também sugere que as células Th17 podem ser especialmente importantes no combate a infecções intestinais e no desenvolvimento de inflamação intestinal patológica. O desenvolvimento das células Th17 no trato gastrintestinal é dependente do microbioma intestinal; em camundongos, bactérias comensais relacionadas à espécie *Clostridium* são indutores potentes de células Th17.

## Funções das células Th17

***As células Th17 combatem microrganismos recrutando leucócitos, principalmente neutrófilos, para os sítios de infecção*** (Figura 10.12). A fagocitose pelos neutrófilos é um importante mecanismo de defesa contra muitas bactérias e fungos comuns que podem sobreviver fora das células, mas são mortos nos fagolisossomos dos neutrófilos. As células Th17 exercem papel importante na defesa contra essas infecções ao trazer neutrófilos até os microrganismos. A maioria das funções das células Th17 na defesa do hospedeiro é mediada pela IL-17, mas outras citocinas produzidas por essa subpopulação também podem contribuir.

### *Interleucina-17*

A IL-17 é uma citocina incomum, porque nem ela nem seu receptor são homólogos a nenhum outro par citocina-receptor conhecido. A família da IL-17 inclui seis proteínas estruturalmente relacionadas, dentre as quais a IL-17A e a IL-17F são as mais similares, e as funções imunológicas dessa família de citocina são mediadas primariamente pela IL-17A. A IL-17A é produzida por células Th17, bem como por ILC3 s e algumas células T γδ e CD8⁺. Os receptores de IL-17 são multiméricos e expressos em uma ampla gama de células (ver Capítulo 7). Ativam NF-κB e outros fatores de transcrição.

A IL-17 representa uma ligação importante entre a imunidade adaptativa mediada pela célula T e a resposta inflamatória aguda, que discutimos no Capítulo 4 como sendo uma das principais reações de imunidade inata. Quando as células Th17 são ativadas, essas reações são mais intensas e prolongadas que aquelas que se observam na imunidade inata, quando as células T não estão envolvidas.

A IL-17 tem várias funções importantes na defesa do hospedeiro:

- ***A IL-17 induz inflamação rica em neutrófilos.*** Ela estimula a produção de quimiocinas, como a IL-8, e outras citocinas, como o TNF, que recrutam neutrófilos e, em menor extensão, monócitos para o sítio de ativação de célula T. Também intensifica a geração de neutrófilos, aumentando a produção do fator estimulador de colônia de granulócitos (G-CSF; do inglês, *granulocyte colony-stimulating factor*) e a expressão de seus receptores. Os neutrófilos recrutados ingerem e destroem bactérias e fungos
- ***A IL-17 estimula a produção de substâncias antimicrobianas,*** incluindo defensinas, por numerosos tipos celulares (ver Capítulo 4).

### *Outras citocinas Th17*

A ***IL-22*** é um membro da família de citocinas de tipo II. É produzida por células T ativadas, particularmente as células Th17, e por algumas células NK e ILCs. O receptor da IL-22 é um heterodímero no qual uma das cadeias é também um componente do receptor da IL-10. Ele sinaliza por meio de JAK1, TYK2 e STAT3. A IL-22 é produzida por células Th17 em tecidos epiteliais, especialmente da pele e do trato gastrintestinal, e serve para manter a integridade epitelial, sobretudo por meio da promoção da função de barreira dos epitélios, estimulando as

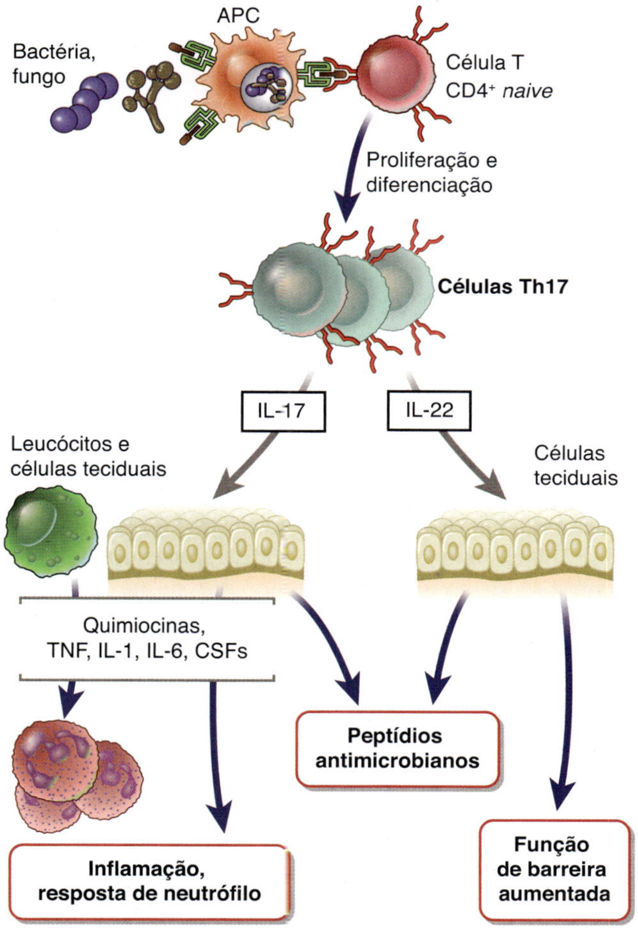


**Figura 10.12 Funções das células Th17.** As citocinas produzidas pelas células Th17 estimulam a produção local de quimiocinas que recrutam neutrófilos e outros leucócitos, aumentam a produção de peptídios antimicrobianos (defensinas) e promovem funções de barreira epitelial. *APCs*, células apresentadoras de antígeno; *CSF*, fator estimulador de colônias; *TNF*, fator de necrose tumoral.

reações de reparo e induzindo a produção de peptídios antimicrobianos. A IL-22 também contribui para a inflamação, em parte, estimulando a produção epitelial de quimiocinas, e pode, portanto, estar envolvida na lesão tecidual em doenças inflamatórias.

A ***IL-21*** é produzida por células T $CD4^+$ ativadas, incluindo as células Th17 e as células Tfh. Apresenta uma ampla variedade de efeitos sobre as células B e T, bem como nas células NK. O receptor da IL-21 pertence à família do receptor de citocinas de tipo I, consistindo em uma cadeia de ligação ao ligante e uma subunidade $\gamma_c$. Esse receptor ativa uma via de sinalização JAK-STAT, em que STAT3 é especialmente proeminente. Uma importante função da IL-21 são as respostas de anticorpo, especialmente as reações que ocorrem nos centros germinativos (ver Capítulo 12). A IL-21 estimula a geração de células Tfh e ativa células B nos centros germinativos. Algumas das outras ações relatadas da IL-21 incluem o aumento da proliferação, diferenciação e função efetora das células T $CD8^+$ e células NK.

### Papéis das células Th17 na defesa do hospedeiro

***A principal função das células Th17 é destruir bactérias e fungos extracelulares, principalmente por meio da indução de inflamação neutrofílica*** (ver Figura 10.12). Os neutrófilos recrutados ingerem e destroem microrganismos extracelulares. A importância desse papel das células Th17 é ilustrada por uma doença hereditária chamada **síndrome de Jó** (ou síndrome de hiper-IgE). Essa condição é causada por mutações em STAT3 que resultam no desenvolvimento defeituoso da Th17, e se caracteriza pela suscetibilidade aumentada a infecções cutâneas bacterianas e fúngicas. Os pacientes apresentam múltiplos abscessos bacterianos e fúngicos na pele, lembrando os relatos bíblicos das punições experimentadas por Jó. A função Th17 defeituosa também está associada à candidíase mucocutânea crônica. Pacientes com a síndrome poliendócrina autoimune produzem autoanticorpos contra sua própria IL-17 e também desenvolvem candidíase (ver Capítulo 15). De modo surpreendente, pacientes com mutações no gene *RORC*, que codifica RORγt, o fator de transcrição canônico para células Th17, apresentam defeitos não só na produção de IL-17, como também na produção de IFN-γ, a citocina Th1 clássica.

***As células Th17 contribuem para a patogênese de muitas doenças inflamatórias.*** As respostas Th17 têm sido associadas à psoríase, enteropatia inflamatória, artrite reumatoide e esclerose múltipla. Agentes que bloqueiam o desenvolvimento ou as funções das células Th17 são bastante eficazes para o tratamento da psoríase e estão sendo testados em outras doenças. Esses antagonistas não são benéficos na doença de Crohn, uma enteropatia inflamatória, portanto, apesar da abundância de células Th17 no intestino, o papel dessas células na doença de Crohn é incerto. Em algumas doenças inflamatórias crônicas, tanto IL-17 quanto IFN-γ contribuem para a doença. Essas duas citocinas podem ser produzidas por uma subpopulação de células Th17 que se acredita serem altamente patogênicas ou por uma mistura de células Th17 e Th1 nas lesões.

***As células Th17 ajudam a manter a integridade das barreiras epiteliais, como no trato intestinal.*** Essa função se deve, em parte, ao fato de as células T limitarem a entrada de microrganismos infecciosos através das barreiras, estimulando a produção local de peptídios antimicrobianos, e também é devida, em parte, à promoção de regeneração dos epitélios pela IL-22. É possível que diferentes populações de células Th17 estejam envolvidas nessa função protetora, bem como nas reações patológicas causadas por essa subpopulação.

## Funções de outras subpopulações de células T auxiliares

Embora as subpopulações Th1, Th2 e Th17 sejam as células efetoras da linhagem $CD4^+$ mais bem definidas, diversas outras populações de células T produtoras de citocinas foram descritas. Algumas são células T $CD4^+$, enquanto outras não pertencem à linhagem CD4 ou CD8.

### Outras subpopulações de células T $CD4^+$ efetoras

Outras subpopulações de células T $CD4^+$ que produzem várias citocinas foram descritas, mas sua importância é menos clara do que das células Th1, Th2 e Th17:

- ***Células Th9.*** A ativação de células T $CD4^+$ na presença das citocinas TGF-β e IL-4 gera uma população de células efetoras que produzem, principalmente, IL-9 e, portanto, são chamadas células Th9. As células Th9 são abundantes na pele e nos tecidos de mucosas. A IL-9 ativa mastócitos e tem muitas outras atividades relatadas. As células Th9 têm sido implicadas em doenças alérgicas, incluindo dermatite atópica e asma, na defesa contra parasitas e em inúmeras outras reações
- ***Células Th22.*** As células Th22 foram definidas como células T $CD4^+$ que produzem IL-22 (uma citocina conhecida de células Th17), mas não IL-17. As funções da IL-22 foram discutidas anteriormente.

Os papéis dessas subpopulações na defesa do hospedeiro ou em doenças imunológicas não estão estabelecidos, em parte, porque não foi possível eliminar seletivamente nenhuma dessas subpopulações ou seus produtos. Além disso, uma assinatura transcricional exclusiva dessas células não foi tão bem-definida, e existe a possibilidade de que sejam estados transitórios na diferenciação dos subconjuntos mais estabelecidos.

### Outras células T produtoras de citocinas

Além das células T $CD4^+$ e $CD8^+$, existem populações menores de células T que têm características distintas e que podem exercer funções especializadas na defesa do hospedeiro. Dentre os linfócitos mais bem-definidos, estão as células T γδ, as células T *natural killer* (NKT) e as células T invariantes associadas à mucosa (MAIT; do inglês, *mucosa-associated invariant T*). Esses três tipos celulares têm características em comum que os distinguem das células T $CD4^+$ e $CD8^+$. Eles reconhecem um número limitado, todavia amplamente variado, de antígenos, muitos dos quais não peptídicos, e esses antígenos não são exibidos por moléculas do MHC de classes I e II nas APCs. Os receptores antigênicos das células T γδ, células NKT e células MAIT exibem diversidade limitada, sugerindo que todos os três tipos celulares podem ter evoluído para reconhecer um pequeno grupo de antígenos microbianos. Outra possibilidade é que essas células respondam principalmente não a um antígeno em particular, mas a citocinas produzidas nos sítios de infecção e dano tecidual. Devido a essas características, costuma- se dizer que essas populações de células T "estão na encruzilhada" entre a imunidade inata e a imunidade adaptativa. Todos os três tipos celulares são abundantes nos tecidos epiteliais, como o trato gastrintestinal. Suas funções podem incluir:

- Defesa inicial contra microrganismos encontrados nos epitélios, antes do desenvolvimento das respostas imunes adaptativas
- Vigilância contra células estressadas, como células que sofreram danos no DNA ou estão infectadas, bem como a eliminação dessas células
- Produção de citocinas que influenciam as respostas imunes adaptativas tardias.

### *Células T* γδ

O receptor antigênico dos linfócitos T $CD4^+$ e $CD8^+$ MHC-restritos é um heterodímero composto por cadeias α e β (ver Capítulo 7). Existe um segundo tipo de receptor clonalmente distribuído constituído por heterodímeros de cadeias γ e δ que são homólogos às cadeias α e β dos TCRs encontrados nos linfócitos T $CD4^+$ e $CD8^+$. As células T expressando o TCR γδ representam uma linhagem distinta da linhagem de células T expressando αβ, mais numerosas. Os percentuais de células T γδ variam amplamente em diferentes tecidos e espécies, mas, de modo geral, menos de 5% de todas as células T expressam essa forma de TCR. O heterodímero γδ se associa às proteínas CD3 e ζ do mesmo modo como fazem os heterodímeros αβ do TCR, e os eventos sinalizadores TCR-induzidos típicos das células T que expressam αβ também são observados nas células T γδ. Embora, em teoria, a diversidade potencial do TCR γδ seja ainda maior que a diversidade do TCR αβ, na realidade, apenas um número limitado de regiões V γ e δ é expresso, e há pouca ou nenhuma diversidade juncional.

***Diferentes populações de células T γδ podem se desenvolver em diferentes momentos no decorrer da ontogenia, contêm regiões V distintas em seus receptores antigênicos, residem em tecidos diferentes e têm capacidade limitada de recircular entre esses tecidos.*** Em camundongos, muitas células T γδ da pele se desenvolvem durante a vida neonatal e expressam um TCR particular, cuja região V essencialmente não apresenta variabilidade, enquanto muitas células T γδ presentes na vagina, no útero e na língua surgem posteriormente e expressam outro TCR com uma região V diferente. A limitada diversidade dos TCRs γδ em muitos tecidos sugere que os antígenos reconhecidos por esses receptores podem ser conservados entre os tipos celulares ou microrganismos que são comumente encontrados nesses tecidos. Uma característica intrigante das células T γδ é sua abundância nos tecidos epiteliais de certas espécies. Por exemplo, mais de 50% dos linfócitos presentes na mucosa do intestino delgado de camundongos e frangos, chamados linfócitos intraepiteliais, são células T γδ. Na pele do camundongo, muitas células T intraepidérmicas expressam o receptor γδ. Populações celulares equivalentes não são tão abundantes nos seres humanos; apenas cerca de 10% das células T intraepiteliais intestinais humanas expressam TCR γδ. As células T γδ presentes nos órgãos linfoides expressam TCRs mais diversificados do que os das células γδ epiteliais.

As células T γδ não reconhecem antígenos peptídicos associados ao MHC e não são restritas ao MHC. Alguns clones de células T γδ reconhecem pequenas moléculas fosforiladas, alquilaminas ou lipídios comumente encontrados em micobactérias e outros microrganismos, e que podem ser apresentadas por moléculas não clássicas semelhantes ao MHC de classe I. Outras células T γδ reconhecem antígenos proteicos ou não proteicos que dispensam processamento ou qualquer tipo particular de APCs para serem apresentados. Muitas células T γδ são desencadeadas por proteínas do choque térmico microbianas. Uma hipótese de trabalho para a especificidade das células T γδ é que essas células são capazes de reconhecer antígenos encontrados com frequência nas fronteiras epiteliais entre o hospedeiro e o meio externo.

***Várias atividades biológicas foram atribuídas às células T γδ, incluindo a secreção de citocinas e o* killing *de células infectadas,*** mas a função dessas células e sua contribuição para as respostas imunes normais continuam sendo pouco conhecidas. Foi postulado que essa subpopulação de células T pode conferir proteção contra microrganismos presentes nos epitélios antes do recrutamento e ativação das células T αβ antígeno-específicas. Entretanto, camundongos sem células T γδ, criados por deleção do gene do TCR γ ou δ, apresentam pouca ou nenhuma imunodeficiência e apenas um aumento modesto na suscetibilidade a infecções por algumas bactérias intracelulares. Essas células também podem estar envolvidas em doenças inflamatórias. Por exemplo, na doença inflamatória cutânea psoríase, as células T γδ parecem estar entre as primeiras células a produzirem IL-17 nas lesões. Não sabemos se é isso que acontece em outros distúrbios inflamatórios ou o que as células γδ reconhecem, nem como contribuem para o desenvolvimento dessa doença.

### *Células T* natural killer *(NKT)*

Uma pequena população de células T, chamadas células NKT, expressa marcadores como o CD56, encontrados nas células NK. As cadeias α do TCR expressas por uma subpopulação de células NKT têm diversidade limitada e, em seres humanos, essas células são caracterizadas por uma cadeia α do TCR contendo uma região V codificada por um segmento gênico Vα24-Jα18 rearranjado, com pouca ou nenhuma diversidade juncional, associada a uma cadeia de TCR β que usa um dentre três segmentos gênicos Vβ Essa diversidade limitada faz com que essas células também sejam chamadas células NKT invariantes (iNKT). Existem, ainda, outras células NKT que exibem receptores antigênicos bastante diversificados. Todos os TCRs das células NKT reconhecem lipídios ligados a moléculas semelhantes ao MHC de classe I, chamadas moléculas CD1. As células NKT e outras células T específicas para antígenos lipídicos são capazes de rapidamente produzir citocinas, como a IL-4 e a IFN-γ, após a ativação, além de também poderem ajudar as células B da zona marginal a produzirem anticorpos contra antígenos lipídicos. As células NKT podem mediar as respostas imunes inatas contra alguns patógenos, como as micobactérias (que têm paredes celulares ricas em lipídios), enquanto as células iNKT podem até mesmo regular as respostas imunes adaptativas primariamente via secreção de citocinas. No entanto, os papéis dessas células na imunidade protetora ou na doença são desconhecidos.

### Células T invariantes associadas à mucosa (MAIT)

As células MAIT constituem outra subpopulação de células T que expressa TCR αβ invariante que usa um segmento gênico Vα7.2-Jα33 rearranjado. As células MAIT reconhecem metabólitos fúngicos e bacterianos da via da síntese de riboflavina, apresentados por uma molécula do tipo MHC de classe I não polimórfica chamada proteína 1 relacionada ao MHC de classe I (MR1; do inglês, *MHC class I-related protein 1*). A maioria das células MAIT é $CD8^+$ e pode ser ativada pela apresentação MR1-restrita de derivados da riboflavina microbiana ou diretamente por citocinas, incluindo IL-12 e IL-18. As funções efetoras das células MAIT incluem a secreção de citocinas inflamatórias, como IFN-γ e TNF, e citotoxicidade contra células infectadas. As células MAIT são encontradas no sangue, no trato gastrintestinal e no fígado; elas representam cerca de 50% de todas as células T presentes no fígado humano. Dada a sua abundância no fígado, é possível que representem uma barreira importante à microbiota intestinal que tenha rompido a barreira epitelial intestinal e entrado no sangue, uma vez que o sangue que drena do intestino entra primeiro no fígado através da circulação porta.

Tendo concluído nossa discussão sobre as funções das células T $CD4^+$ efetoras e algumas populações de células T menos comuns, consideraremos, no Capítulo 11, as células efetoras da linhagem $CD8^+$, cujos principais papéis consistem na defesa contra infecções virais.

## RESUMO

- A imunidade mediada por células é a resposta imune adaptativa estimulada por microrganismos que estão dentro das células do hospedeiro. É mediada por linfócitos T e pode ser transferida de indivíduos imunizados a indivíduos *naive* pelas células T, e não por anticorpos
- Os linfócitos T $CD4^+$ *naive* podem se diferenciar em diferentes tipos de células T efetoras especializadas, incluindo: células Th1 secretoras de interferona-γ (IFN-γ), mediadoras da defesa contra microrganismos intracelulares; células Th2 secretoras de interleucina-4 (IL-4) e IL-5, que favorecem as reações imunes mediadas por IgE e por eosinófilos/mastócitos contra helmintos; ou células Th17, promotoras de inflamação e mediadoras da defesa contra fungos e bactérias extracelulares
- A diferenciação das células T $CD4^+$ *naive* em subpopulações de células T auxiliares é induzida por citocinas produzidas pelas células apresentadoras de antígeno, pelas próprias células T e por outras células. O programa de diferenciação é regido por fatores de transcrição que promovem expressão de genes de citocinas nas células T e alterações epigenéticas em *loci* gênicos de citocina, o que pode estar associado ao comprometimento estável com uma subpopulação particular. Cada subpopulação produz citocinas que aumentam seu próprio desenvolvimento e inibem o desenvolvimento de outras subpopulações, levando assim à polarização aumentada da resposta
- As células Th1 reconhecem antígenos de microrganismos que foram ingeridos por fagócitos e ativam esses fagócitos para destruírem os microrganismos. A ativação dos macrófagos pelas células Th1 é mediada pela IFN-γ e por interações CD40L-CD40. Macrófagos ativados destroem microrganismos fagocitados ingeridos nos fagolisossomos pela ação de espécies reativas de oxigênio e nitrogênio, bem como de enzimas (chamada ativação clássica do macrófago). Os macrófagos ativados também estimulam a inflamação e podem danificar tecidos
- As células Th2 reconhecem antígenos produzidos por helmintos e outros microrganismos, bem como antígenos ambientais associados a alergias. A IL-4 promove troca de isótipo de célula B e produção de IgE que pode causar a degranulação de mastócitos e inflamação. A IL-5 secretada por células Th2 ativadas ativa eosinófilos a liberarem os conteúdos de seus grânulos que destroem os helmintos, mas também podem causar danos aos tecidos do hospedeiro. As IL-4 e a IL-13, juntas, conferem proteção nas barreiras epiteliais e induzem uma forma alternativa de ativação do macrófago em que são gerados macrófagos capazes de controlar a inflamação e mediar o reparo tecidual e a fibrose
- As células Th17 estimulam respostas inflamatórias ricas em neutrófilos que erradicam bactérias e fungos extracelulares e mantêm a integridade do epitélio. As células Th17 também podem ser importantes na mediação do dano tecidual em doenças autoimunes
- As células T γδ, as células T *natural killer* (NKT) e as células T invariantes associadas à mucosa são células T que expressam receptores de diversidade limitada e reconhecem vários antígenos sem requerimento de apresentação associada ao complexo principal de histocompatibilidade. Essas células produzem citocinas e podem contribuir para a defesa do hospedeiro e o desenvolvimento de doenças inflamatórias.

## Leitura sugerida

*Indica as publicações de interesse histórico, geralmente reportando a descoberta de um fenômeno ou processo que mais tarde foi demonstrado como sendo de fundamental importância no sistema imune. Muitas dessas descobertas (mas não todas) levaram seu(s) descobridor(es) a receber o Prêmio Nobel. A natureza da descoberta é brevemente resumida em cada referência.

### *Diferenciação de células T $CD4^+$ em subpopulações de células efetoras: Th1, Th2 e Th17*


Baumjohann D, Ansel KM. MicroRNA-mediated regulation of T helper cell differentiation and plasticity. *Nat Rev Immunol.* 2013;13:666–678.

*Cua DJ, Sherlock J, Chen Y, et al. Interleukin-23 rather than interleukin-12 is the critical cytokine for autoimmune inflammation of the brain. *Nature.* 2003;421:744–748. *(Descoberta das células Th17 dependentes de IL-23 como a população celular patogênica em um modelo de esclerose múltipla.)*

*Ivanov II, McKenzie BS, Zhou L, et al. The orphan nuclear receptor *RORγt* directs the differentiation program of proinflammatory IL-17+ T helper cells. *Cell.* 2006;126:1121–1133. *(Descoberta de RORγt como o principal fator de transcrição de células Th17.)*

Kanno Y, Vahedi G, Hirahara K, et al. Transcriptional and epigenetic control of T helper cell specification: molecular mechanisms underlying commitment and plasticity. *Annu Rev Immunol.* 2012;30:707–731.

Mazzoni A, Maggi L, Liotta F, et al. Biological and clinical significance of T helper 17 cell plasticity. *Immunology.* 2019;158:287–295.

McGeachy MJ, Cua DJ, Gaffen SL. The IL-17 family of cytokines in health and disease. *Immunity.* 2019;50:892–906.

*Mosmann TR, Cherwinski H, Bond MW, et al. Two types of murine helper T cell clone. I. Definition according to profiles of lymphokine activities and secreted proteins. *J Immunol.* 1986;136:2348–2357. *(Descoberta das populações Th1 e Th2 de células T CD4+ que podem ser distinguidas por perfis de produção de citocinas.)*

Murphy KM, Stockinger B. Effector T cell plasticity: flexibility in the face of changing circumstances. *Nat Immunol.* 2010;11:674–680.

Nakayama T, Hirahara K, Onodera A, et al. Th2 cells in health and disease. *Annu Rev Immunol.* 2017:53–84.

Patel DD, Kuchroo VK. Th17 cell pathway in human immunity: lessons from genetics and therapeutic interventions. *Immunity.* 2015;43:1040–1051.

Pritchard GH, Kedl RM, Hunter CA. The evolving role of T-bet in resistance to infection. *Nat Rev Immunol.* 2019;19:398–410.

Pulendran B, Artis D. New paradigms in type 2 immunity. *Science.* 2012;337:431–435.

Sallusto F. Heterogeneity of human CD4(+) T cells against microbes. *Annu Rev Immunol.* 2016;34:317–334.

Schmitt N, Ueno H. Regulation of human helper T cell subset differentiation by cytokines. *Curr Opin Immunol.* 2015:130–136. 201534.

Schorer M, Kuchroo VK, Joller N. Role of Co-stimulatory molecules in T helper cell differentiation. *Adv Exp Med Biol.* 2019;1189:153–177.

Stockinger B, Omenetti S. The dichotomous nature of T helper 17 cells. *Nat Rev Immunol.* 2017;17:535–544.

Sungnak W, Wang C, Kuchroo VK. Multilayer regulation of CD4 T cell subset differentiation in the era of single cell genomics. *Adv Immunol.* 2019;141:1–31.

*Szabo SJ, Kim ST, Costa GL, et al. A novel transcription factor, T-bet, directs Th1 lineage commitment. *Cell.* 2000;100:655–669. *(Descoberta de T-bet como o principal fator de transcrição da subpopulação Th1.)*

Tubo NJ, Jenkins MK. TCR signal quantity and quality in CD4+ T cell differentiation. *Trends Immunol.* 2014;35:591–596.

Walker JA, McKenzie ANJ. TH2 cell development and function. *Nat Rev Immunol.* 2018;18:121–133.

Wynn TA. Type 2 cytokines: mechanisms and therapeutic strategies. *Nat Rev Immunol.* 2015;15:271–282.

*Zheng W, Flavell RA. The transcription factor GATA-3 is necessary and sufficient for Th2 cytokine gene expression in CD4 T cells. *Cell.* 1997;89:587–596. *(Descoberta de GATA-3 como o principal fator de transcrição da subpopulação Th2.)*


### *Imunidade mediada por células: ativação de macrófagos*


Ivashkiv LB. IFNgamma: signalling, epigenetics and roles in immunity, metabolism, disease and cancer immunotherapy. *Nat Rev Immunol.* 2018;18:545–558.

*Mackaness GB. Cellular resistance to infection. *J Exp Med.* 1962;116:381–406. *(Demonstração da imunidade mediada por células contra uma bactéria intracelular e os papéis de linfócitos T e macrófagos.)*

Sica A, Mantovani A. Macrophage plasticity and polarization: in vivo veritas. *J Clin Invest.* 2012;122:787–795.

Van Dyken SJ, Locksley RM. Interleukin-4- and interleukin-13-mediated alternatively activated macrophages: roles in homeostasis and disease. *Annu Rev Immunol.* 2013;31: 317–343.

Wynn TA, Chawla A, Pollard JW. Macrophage biology in development, homeostasis and disease. *Nature.* 2013;496:445–455.


### *Outras populações de célula T*


Godfrey DI, Uldrich AP, McCluskey J, et al. The burgeoning family of unconventional T cells. *Nat Immunol.* 2015;16:1114–1123.

Mori L, Lepore M, De Libero G. The immunology of CD1- and MR1-restricted T cells. *Annu Rev Immunol.* 2016;34:479–510.

Nielsen MM, Witherden DA, Havran WL. γδ T cells in homeostasis and host defence of epithelial barrier tissues. *Nat Rev Immunol.* 2017;17:733–745.

Provine NM, Klenerman P. MAIT cells in health and disease. *Annu Rev Immunol.* 2020;38:203–228.

Vantourout P, Hayday A. Six-of-the-best: unique contributions of γδ T cells to immunology. *Nat Rev Immunol.* 2013;13:88–100.

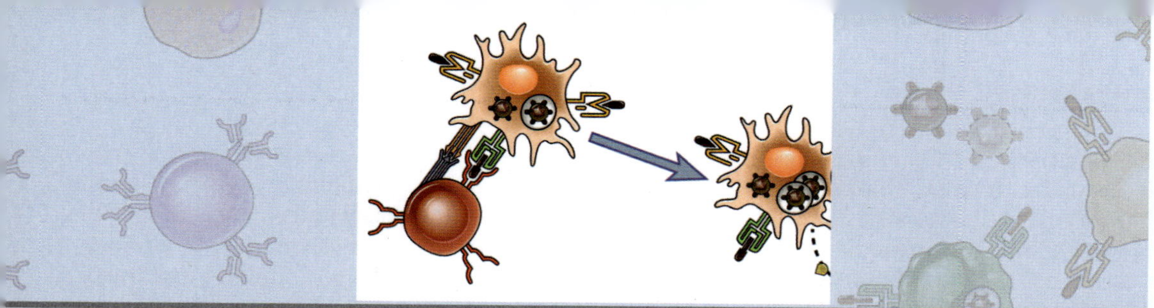

CAPÍTULO

# 11

# Diferenciação e Funções das Células T CD8+ Efetoras


**DIFERENCIAÇÃO DAS CÉLULAS T CD8+ EM LINFÓCITOS T CITOTÓXICOS, 269**

Natureza dos antígenos e das células apresentadoras de antígeno para ativação dos linfócitos T CD8+, 270

Papel da coestimulação e das células T auxiliares, 270

Papel das citocinas e dos fatores de transcrição, 271

Inibição das respostas de células T CD8+: exaustão das células T, 272

**FUNÇÕES EFETORAS DOS LINFÓCITOS T CD8+ CITOTÓXICOS, 272**

Mecanismos de citotoxicidade mediada por CTLs, 273

Células T CD8+ de memória, 276

**PRODUÇÃO DE CITOCINAS PELAS CÉLULAS T CD8+ EFETORAS, 276**

**FUNÇÕES DOS LINFÓCITOS T CITOTÓXICOS CD8+ NA DEFESA DO HOSPEDEIRO, 276**

**RESUMO, 277**


Os vírus evoluíram de maneira a utilizar várias moléculas da superfície celular para invadir as células do hospedeiro e usar a maquinaria genética e de síntese proteica dessas células para se replicar e para disseminar de uma célula para outra. Os vírus podem infectar e se replicar em uma ampla variedade de tipos de célula. Se as células infectadas são incapazes de destruir os patógenos, um meio de erradicar a infecção é matar a célula infectada. Os vírus são microrganismos intracelulares obrigatórios; portanto, o *killing* de células infectadas incapacita a sobrevivência viral no hospedeiro. No sistema imune adaptativo, essa função de *killing* de células que abrigam vírus é mediada pelos **linfócitos T citotóxicos** (**CTLs**; do inglês, *cytotoxic T lymphocytes*), as células efetoras da linhagem T CD8+ (ver Figura 10.1B). O mesmo mecanismo é usado para eliminar fagócitos contendo bactérias ingeridas que escapam dos fagossomos para o citosol e deixam de ser suscetíveis à atividade de *killing* dos fagócitos. Nas reações imunes inatas, a mesma função de *killing* de células infectadas é mediada por células *natural killer* (NK) (ver Capítulo 4).

Além do seu papel na defesa contra microrganismos, outra função importante dos CTLs CD8+ é a erradicação de tumores. Os CTLs também desempenham papéis fundamentais na rejeição aguda a aloenxertos de órgãos.

Os CTLs não apenas matam as células infectadas e tumorais, mas também produzem a citocina interferona-γ (IFN-γ), que ativa os macrófagos para destruir os microrganismos ingeridos e promove a defesa imunológica contra muitos cânceres. Essa atividade das células T CD8+ complementa a produção da mesma citocina pelas células Th1 (ver Capítulo 10). Grande parte do foco deste capítulo está na função citotóxica especializada das células T CD8+.

No Capítulo 6, discutimos a natureza dos antígenos que são reconhecidos por células T CD8+. As células T CD8+ reconhecem peptídios exibidos por moléculas do complexo principal de histocompatibilidade (MHC; do inglês, *major histocompatibility complex*) de classe I e são consideradas MHC de classe I-restritas. Abordamos os passos iniciais da ativação de células T no Capítulo 9, no qual mencionamos algumas características da resposta de células CD8+, incluindo sua notável expansão clonal após a ativação por antígenos e outros sinais. Neste capítulo, descreveremos como células CD8+ *naive*, as quais não apresentam capacidade de *killing*, se diferenciam em CTLs funcionais e como elas matam outras células. Em seguida, discutiremos os papéis dos CTLs na defesa do hospedeiro.

## DIFERENCIAÇÃO DAS CÉLULAS T CD8+ EM LINFÓCITOS T CITOTÓXICOS

***A diferenciação das células T CD8+ em CTLs efetores envolve a aquisição da maquinaria para matar as células infectadas ou tumorais.*** A célula morta pelos CTLs é geralmente chamada célula-alvo. As células CD8+ *naive* reconhecem antígenos, mas são incapazes de matar células-alvo e precisam proliferar e se diferenciar para gerarem um conjunto suficientemente grande de CTLs funcionais para destruir a fonte do antígeno. Dentro do citoplasma dos CTLs diferenciados, existem numerosos lisossomos modificados (denominados grânulos) que contêm proteínas, incluindo perforinas e granzimas, cuja função é matar as células-alvo (descrito mais adiante).

A ativação de células T CD8+ *naive* requer o reconhecimento do antígeno e sinais secundários, e prossegue em passos muito semelhantes àqueles das respostas de células T CD4+ (Figura 11.1). No entanto, a ativação de células T CD8+ *naive* tem duas características únicas: muitas vezes, é dependente da via de apresentação cruzada da apresentação de antígenos por uma subpopulação especializada de células dendríticas (DCs; do inglês, *dendritic cells*) e também pode requerer ajuda das células T CD4+.

## Natureza dos antígenos e das células apresentadoras de antígeno para ativação dos linfócitos T CD8+

A ativação das células T CD8+ *naive*, assim como a ativação das células T CD4+ *naive*, é melhor iniciada pelos antígenos apresentados por DCs. Isso ocorre primariamente porque as células T e B *naive* residem em órgãos linfoides secundários (e não em sítios não linfoides de infecção, lesão ou formação de tumor), e as DCs tecido-residentes capturam os antígenos de microrganismos (ou de tumores) em tecidos não linfoides, e levam os antígenos para os órgãos linfoides secundários por onde circulam as células T *naive*. Os antígenos que são apresentados às células T CD8+ devem estar localizados no citosol das células apresentadoras de antígenos (APCs; do inglês, *antigen-presenting cells*), porque apenas as proteínas citosólicas são processadas em peptídios pelos proteassomos e dirigidas ao retículo endoplasmático para serem exibidas pelas moléculas do MHC de classe I (ver Capítulo 6). No entanto, os vírus infectam tipos celulares específicos, enquanto os tumores surgem de vários tipos de células e, em ambos os casos, as células que produzem o antígeno viral ou tumoral geralmente não são DCs. DCs especializadas (especialmente a subpopulação DC1 clássica [cDC1]) ingerem células infectadas, células tumorais ou proteínas produzidas nessas células, transferem os antígenos proteicos para o citosol e processam os antígenos para a entrada na via do MHC de classe I de apresentação antigênica para o reconhecimento por células T CD8+. Esse processo de **apresentação cruzada** é o primeiro passo essencial da ativação de células T CD8+ *naive*.

## Papel da coestimulação e das células T auxiliares

***A ativação de células T CD8+* naive*, assim como das células T CD4+, requer estímulos adicionais ao antígeno.*** Em infecções virais nas quais o vírus induz fortes respostas imunes inatas, as APCs expressam coestimuladores, como moléculas B7, que se ligam a CD28 nas células T *naive* e fornecem os segundos sinais necessários (ver Capítulo 9). No entanto, em muitas infecções virais, como aquelas

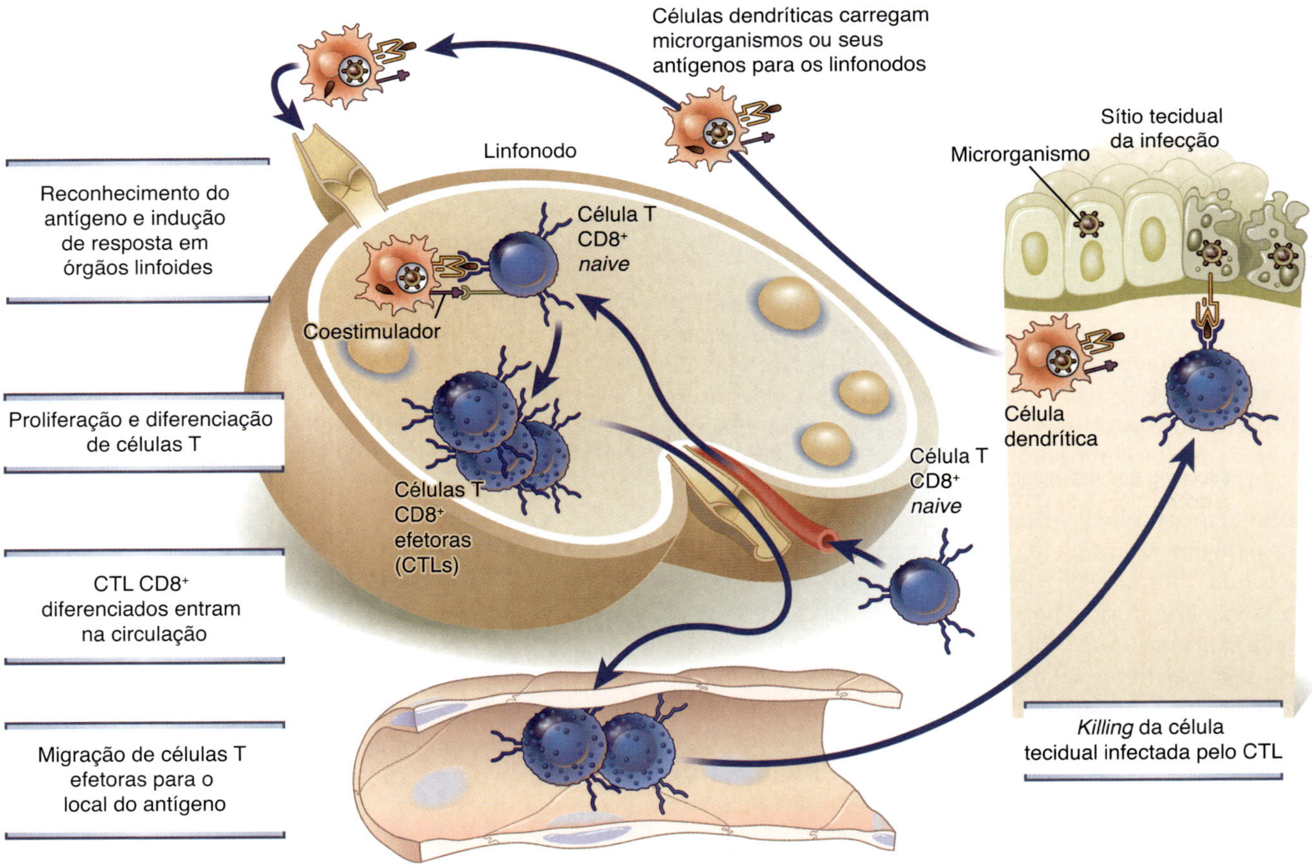


**Figura 11.1 Fases de indução e efetora das respostas de células T CD8+.** As células T CD8+ *naive* reconhecem os antígenos apresentados por células dendríticas nos órgãos linfoides secundários e são estimuladas a proliferar e se diferenciar em células efetoras (linfócitos T citotóxicos [*CTLs*]) e de memória. Os CTLs migram para os sítios de infecção teciduais, de crescimento tumoral ou de rejeição ao enxerto, onde reconhecem o antígeno e respondem realizando o *killing* das células nas quais o antígeno é produzido.

causadas por vírus latentes, e em muitos tumores e transplantes de órgãos, a resposta inata é relativamente fraca porque esses vírus, tumores e tecidos transplantados produzem poucas ou nenhumas das moléculas que ativam receptores imunes inatos. Nessas situações, os segundos sinais podem ser fornecidos por células T auxiliares $CD4^+$.

As células T auxiliares $CD4^+$ promovem a ativação das células T $CD8^+$ *naive* por meio de diversos mecanismos (Figura 11.2). As células T auxiliares podem secretar citocinas que estimulam a diferenciação das células T $CD8^+$. A natureza dessas citocinas será discutida na próxima seção. As células T auxiliares ativadas expressam o ligante de CD40 (CD40L), que pode ligar-se a CD40 nas DCs carregadas com antígenos. Essa interação ativa as APCs e as torna mais eficientes na estimulação da diferenciação de células T $CD8^+$, em parte, induzindo a expressão dos coestimuladores. Esse processo foi denominado licenciamento das APCs.

A importância variável das células T $CD4^+$ no desenvolvimento de respostas dos CTLs é ilustrada por estudos em camundongos que não contêm células T $CD4^+$. Nesses camundongos, algumas infecções virais falham em gerar CTLs eficazes ou células de memória $CD8^+$, e não são erradicadas, enquanto outros vírus estimulam respostas eficazes de CTLs. A falta de função auxiliar das células T $CD4^+$ é responsável pelos defeitos na geração de CTLs observados em indivíduos infectados com o vírus da imunodeficiência humana (HIV; do inglês, *human immunodeficiency virus*), que infecta e elimina apenas as células T $CD4^+$. Há também evidências de que as células auxiliares $CD4^+$ são mais importantes para a geração de células T $CD8^+$ de memória do que para a diferenciação de células T $CD8^+$ *naive* em CTLs efetores.

Como discutiremos mais adiante, uma vez que as células efetoras são produzidas (CTLs diferenciados com a maquinaria para matar outras células), elas podem ser ativadas sem qualquer necessidade de coestimulação e matar qualquer célula que expresse uma proteína antigênica no citosol e apresente um peptídio relevante nas moléculas de MHC de classe I.

## Papel das citocinas e dos fatores de transcrição

Várias citocinas contribuem para a diferenciação das células T $CD8^+$ e para a manutenção de células efetoras e de memória dessa linhagem:

- A interleucina-2 (IL-2) produzida pelas próprias células T $CD8^+$ ou pelas células T $CD4^+$ auxiliares promove a proliferação das células T $CD8^+$ e sua diferenciação em CTLs e células de memória. As células T $CD8^+$ expressam as cadeias $\beta$ e $\gamma$ do receptor de IL-2 e podem expressar níveis elevados da cadeia $\alpha$ de forma transiente após a ativação (ver Capítulo 9)
- A IL-12 e as IFNs do tipo I são capazes de estimular a diferenciação de células T $CD8^+$ *naive* em CTLs efetores. Essas citocinas podem ser produzidas por diferentes populações de DCs durante a resposta imune inata a infecções virais e algumas infecções bacterianas. Recorde-se de que as mesmas citocinas estão envolvidas na diferenciação de células T $CD4^+$ em células Th1. As citocinas promovem o desenvolvimento dessas duas populações efetoras, estimulando a expressão dos fatores de transcrição relacionados T-BET (para as células Th1 e CTLs) e eomesodermina (para CTLs)
- A IL-15 é importante para a sobrevivência das células T $CD8^+$ de memória e pode ser produzida por muitos tipos celulares, incluindo as DCs. Camundongos que não expressam IL-15 apresentam uma perda significativa de células T $CD8^+$ de memória.

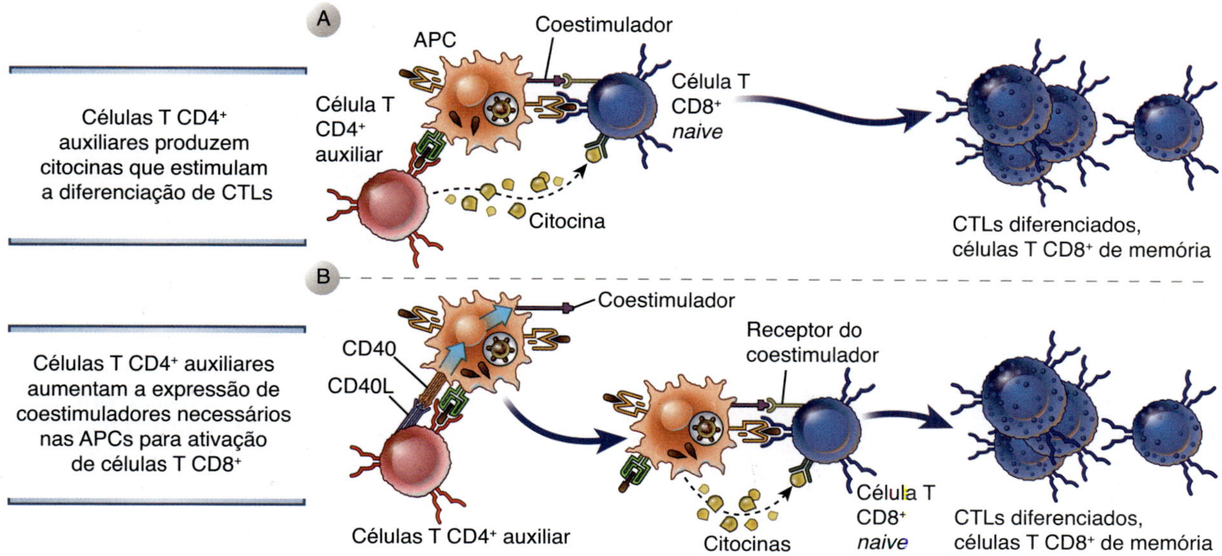


**Figura 11.2 Papel das células T auxiliares na diferenciação de linfócitos T $CD8^+$.** As células T $CD4^+$ auxiliares promovem o desenvolvimento de linfócitos T citotóxicos (*CTLs*) e células de memória $CD8^+$ por meio da secreção de citocinas, que atuam diretamente sobre as células $CD8^+$ (**A**) ou ativando células apresentadoras de antígeno (*APCs*) para se tornarem mais eficientes na estimulação da diferenciação das células T $CD8^+$, por exemplo, aumentando a expressão de coestimuladores nas APCs (**B**). *CD40L*, ligante de CD40.

Três fatores de transcrição que são necessários para o programa de expressão gênica que ocorre durante a diferenciação dos CTLs são: T-BET (que discutimos em relação à diferenciação de Th1 no Capítulo 10); eomesodermina, que é estruturalmente relacionada ao T-BET; e BLIMP-1. A expressão ideal desses fatores de transcrição depende de IL-2, IL-12 e interferonas do tipo I, além das vias de sinalização JAK-STAT que eles ativam. As citocinas trabalham conjuntamente para promover o programa transcricional de diferenciação dos CTLs. Por exemplo, STAT5 induzido por IL-2 juntamente com STAT4 induzido por IL-12 são necessários para a alta expressão de T-BET e BLIMP-1, que estimulam a expressão de perforina, granzimas e algumas citocinas, especialmente IFN-γ.

## Inibição das respostas de células T CD8⁺: exaustão das células T

***Em algumas infecções virais crônicas e cânceres, respostas de CTLs são geradas, porém gradualmente extintas, um fenômeno chamado exaustão*** (Figura 11.3). O termo exaustão tem sido utilizado para indicar que a resposta efetora se inicia, mas é finalizada (ao contrário da tolerância, na qual os linfócitos falham em se tornar células efetoras). Esse fenômeno de exaustão foi descrito pela primeira vez em uma infecção viral crônica em camundongos e associado à persistência prolongada do vírus. Respostas imunes fortes e persistentes a infecções crônicas têm o risco de causar danos colaterais significativos aos tecidos. A exaustão das células T pode ter evoluído como um mecanismo para limitar a imunopatologia associada à infecção crônica. O mesmo mecanismo, provavelmente, diminui a resposta do hospedeiro a qualquer estímulo antigênico crônico ou persistente.

A estimulação repetida leva a numerosos defeitos funcionais nas células T, incluindo diminuição da capacidade proliferativa, produção reduzida de IFN-γ e atividade citotóxica fraca, de forma que as células CD8⁺ são, portanto, incapazes de eliminar infecções ou tumores. Esses defeitos resultam de um bloqueio na diferenciação de células T associado ao aumento da expressão de múltiplos receptores inibitórios em células T repetidamente estimuladas. Esses receptores de inibição incluem PD-1 (proteína de morte celular programada-1) (ver Capítulo 9), bem como CTLA-4, TIM-3, LAG-3 e outros. Um papel importante para o PD-1 como mediador de exaustão é mostrado pela reversão do fenótipo de esgotamento por anticorpos monoclonais anti-PD-1. Estudos em camundongos mostram que o reconhecimento de antígenos por células T CD8⁺ de memória com sinalização simultânea de PD-1 leva as células a um fenótipo permanentemente desativado (exaurido), e o bloqueio de PD-1 induz respostas eficazes, permitindo a ativação das células de memória em efetoras funcionais (não exaurido). A exaustão das células T pode contribuir para a cronicidade de algumas infecções virais em seres humanos, como HIV e vírus da hepatite C (HCV), e para a capacidade de alguns tumores evadirem a resposta imune (ver Capítulo 18).

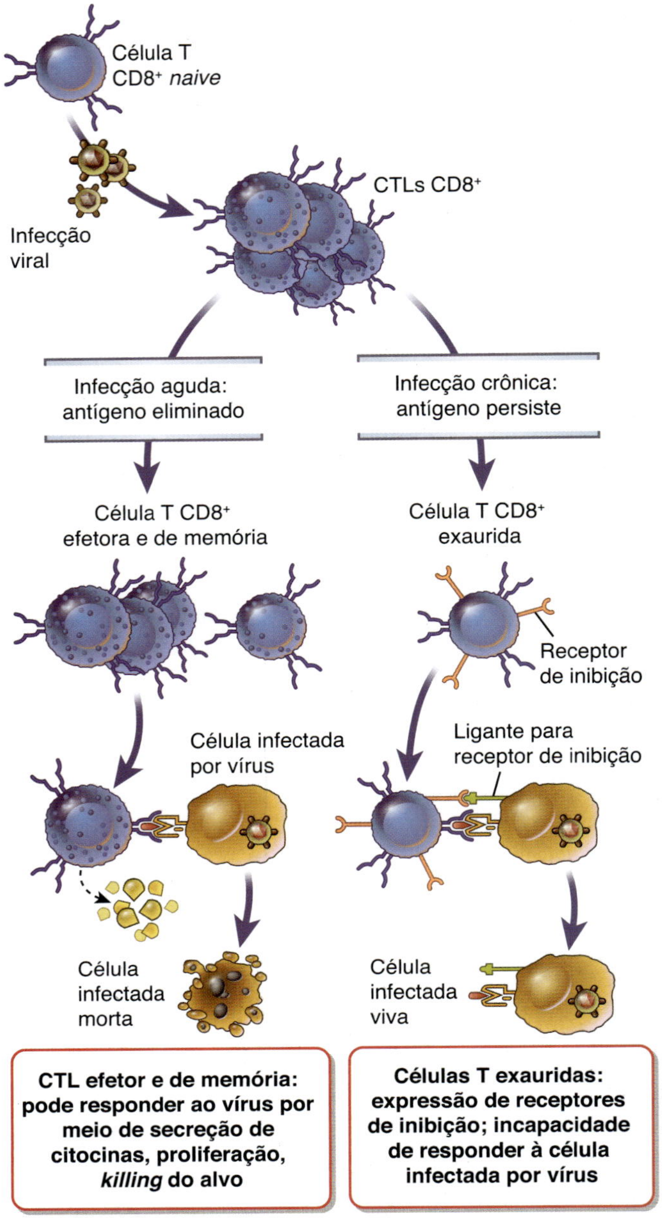


**Figura 11.3 Exaustão das células T.** Em infecções agudas, as células T CD8⁺ diferenciam-se em linfócitos T citotóxicos (*CTLs*) que eliminam as células infectadas. Em situações de exposição antigênica persistente ou crônica, a resposta das células T CD8⁺ é suprimida pela expressão e acoplamento de *PD-1* (proteína de morte celular programada 1) e outros receptores de inibição.

## FUNÇÕES EFETORAS DOS LINFÓCITOS T CD8⁺ CITOTÓXICOS

***Os CTLs CD8⁺ eliminam microrganismos intracelulares principalmente pelo* killing *de células infectadas*** (ver Figura 10.1B). Ao secretar IFN-γ, as células T CD8⁺ também contribuem para a ativação clássica dos macrófagos na defesa do hospedeiro e em reações de hipersensibilidade (ver Capítulo 10). Aqui, discutiremos os mecanismos pelos quais os CTLs diferenciados matam as células portadoras de microrganismos; os CTLs usam os mesmos mecanismos para matar tumores (ver Capítulo 18).

## Mecanismos de citotoxicidade mediada por CTLs

***O* killing *mediado por CTLs envolve o reconhecimento específico de células-alvo e a liberação de proteínas no alvo que induzem morte celular.*** Os CTLs destroem os alvos que exibem o mesmo antígeno peptídio-MHC de classe I que desencadeou a proliferação e diferenciação das células T $CD8^+$ *naive* em CLTs funcionais. O *killing* pelos CTLs é altamente antígeno-específico e as células adjacentes, não infectadas e que não apresentam o antígeno peptídio-MHC, não são prejudicadas. Essa especificidade de *killing* é alcançada porque uma região de contato próximo entre o CTL e a célula-alvo que expressa o antígeno (ver Capítulo 7) é estabelecida, e as moléculas que realmente executam o *killing* são secretadas na sinapse e não se difundem para as outras células vizinhas. As células-alvo são mortas por apoptose, uma via de morte celular que não induz inflamação prejudicial (ao contrário da necrose, que induz inflamação). Dessa forma, não há dano colateral dos tecidos adjacentes normais durante o *killing* mediado pelos CTLs.

O processo de *killing* dos alvos mediado por CTLs consiste em reconhecimento do antígeno, ativação dos CTLs, execução do "golpe letal" que mata as células-alvo e liberação dos CTLs (Figura 11.4). Cada uma dessas etapas é controlada por interações moleculares específicas.

### *Reconhecimento de antígenos e ativação de CTLs*

***Os CTLs se ligam e reagem com a célula-alvo por meio de seu receptor antigênico, do correceptor CD8 e de moléculas de adesão.*** Para serem eficientemente reconhecidas pelos CTLs, as células-alvo devem expressar moléculas do MHC de classe I exibindo um peptídio. A molécula do MHC com o peptídio ligado atua como um ligante para o receptor de células T (TCR; do inglês, *T cell receptor*), e a molécula do MHC é um ligante para o CD8. A sinalização pelo TCR promove a formação da sinapse imunológica especializada, com uma região central contendo TCRs e outras moléculas sinalizadoras, e um anel externo de integrinas, notavelmente LFA-1 (antígeno 1 associado à função leucocitária), na ligação do CTL ao seu ligante ICAM-1 (molécula de adesão intercelular 1) na célula-alvo (Figura 11.5). Uma lacuna fechada está presente dentro do anel entre as membranas das duas células. Regiões distintas da membrana do CTL podem ser observadas por microscopia de imunofluorescência dentro do anel, incluindo uma área de sinalização, com TCR, CD8 e proteínas de sinalização (como a proteinoquinase C-θ e a tirosinoquinase LCK); e uma região secretora, que aparece como uma lacuna em um lado da área de sinalização. O engajamento do TCR pelo antígeno resulta na iniciação de sinais bioquímicos que ativam o CTL, levando ao processo de morte celular, descrito na seção a seguir. As citocinas e os coestimuladores fornecidos pelas DCs, bem como a ajuda de células T, que são necessárias para a diferenciação de células T $CD8^+$ *naive* em CTLs, não são necessários para desencadear a função efetora dos CTLs (*i. e.*, *killing* de células alvo).

Além do TCR, os CTLs $CD8^+$ expressam receptores que também são expressos pelas células NK, que contribuem

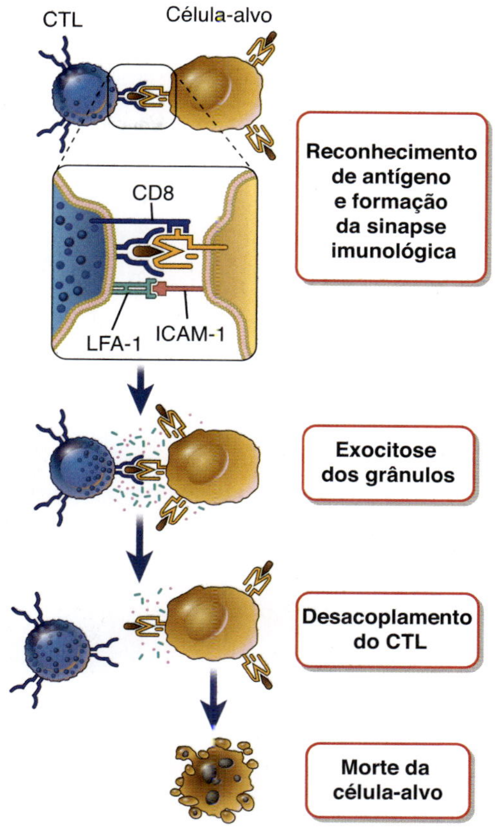


**Figura 11.4 Etapas da lise de células-alvo mediada por linfócitos T citotóxicos.** Um linfócito T citotóxico (*CTL*) reconhece a célula-alvo que expressa o antígeno e é ativado. A ativação resulta na liberação do conteúdo dos grânulos do CTL na célula-alvo por meio da área de contato (sinapse imunológica). O conteúdo dos grânulos executa o "golpe letal" no alvo. O CTL pode desacoplar e matar outras células-alvo. A formação de conjugados entre um CTL e seu alvo e a ativação do CTL também requerem interações entre moléculas acessórias (antígeno 1 associado à função linfocitária [*LFA-1*], CD8) expressas no CTL e seus ligantes específicos (molécula de adesão intercelular-1 [*ICAM-1*] e complexo principal de histocompatibilidade [*MHC*] de classe I, respectivamente) expressos na célula-alvo (não mostrados).

tanto para a regulação quanto para a ativação dos CTLs. Alguns desses receptores pertencem à família KIR (do inglês, *killer immunoglobulin receptor*), discutida no Capítulo 4, e reconhecem moléculas do MHC de classe I, mas não são específicos para um complexo MHC-peptídio particular. Esses KIRs transduzem sinais de inibição que podem servir para prevenir o *killing* de células normais pelos CTLs. Além disso, os CTLs expressam o receptor NKG2D, que reconhece as moléculas do tipo MHC de classe I MIC-A, MIC-B e ULBP, expressas em células submetidas ao estresse (infectadas ou transformadas). O NKG2D pode fornecer sinais que agem em conjunto com o reconhecimento do antígeno pelo TCR para aumentar a atividade de *killing*.

### Killing *das células-alvo por CTLs*

***O principal mecanismo de* killing *da célula-alvo mediada por CTLs é a liberação de proteínas citotóxicas armazenadas dentro de grânulos citoplasmáticos (também chamados lisossomos secretores) sobre a célula-alvo, desencadeando sua apoptose*** (Figura 11.6). Dentro de

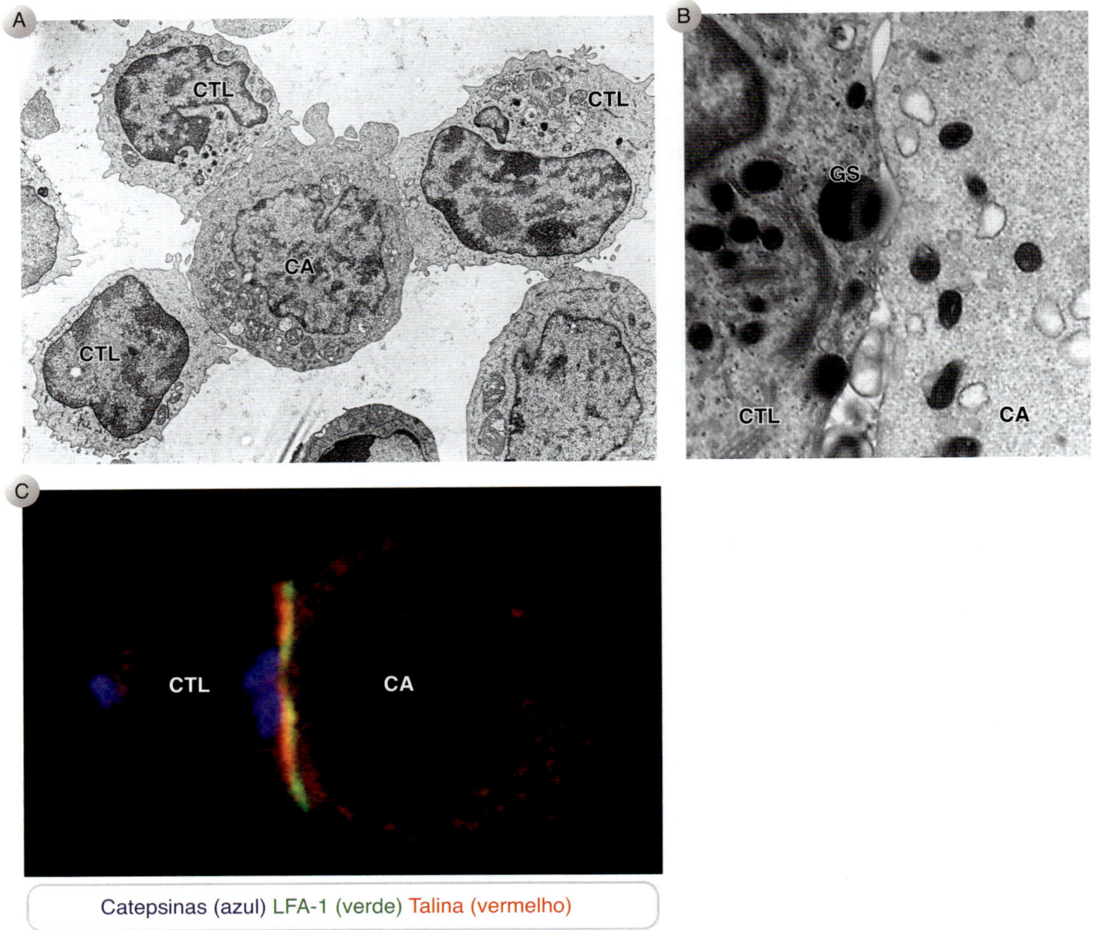


**Figura 11.5 Formação de conjugados entre os linfócitos T citotóxicos e as células-alvo. A.** Micrografia eletrônica de três linfócitos T citotóxicos (*CTLs*), derivados de uma linhagem celular clonada, específicos para a molécula de complexo principal de histocompatibilidade (*MHC*) A2 do antígeno leucocitário humano (*HLA-A2*), ligando-se a uma célula-alvo (CA) expressando HLA-A2, um minuto após a mistura dos CTLs e dos alvos. Note que no CTL do canto *superior esquerdo*, os grânulos foram redistribuídos na direção da célula-alvo. **B.** Micrografia eletrônica do ponto de contato entre a membrana do CTL (*esquerda*) e da célula-alvo (*direita*). Dois grânulos do CTL (grânulos secretores [*GS*]) estão próximos à sinapse. Várias mitocôndrias também são visíveis. **C.** Micrografia de fluorescência confocal de uma sinapse imunológica entre um CTL (*esquerda*) e uma célula-alvo (*direita*) marcados com anticorpos contra as catepsinas presentes em um grânulo secretor (*azul*), antígeno 1 associado à função linfocitária (*LFA-1*) (*verde*) e a proteína talina do citoesqueleto (*vermelho*). A imagem mostra a localização central do grânulo secretor e a localização periférica da molécula de adesão LFA-1, bem como da proteína talina associada ao citoesqueleto. (*A*, cortesia do Dr. P. Peters, Netherlands Cancer Institute, Amsterdam; *B*, de Stinchcombe JC, Bossi G, Booth S, Griffiths GM. The immunological synapse of CTL contains a secretory domain and membrane bridges. *Immunity.* 2001; 8:751-761; Copyright Cell Press, com permissão de Elsevier; *C*, de Stinchcombe JC, Griffiths GM. The role of the secretory immunological synapse in killing by CD8⁺ CTL. *Semin Immunol.* 2003; 15:301-205. Copyright 2003 Elsevier Science Ltd.)

alguns minutos após o receptor e o correceptor antigênicos de um CTL reconhecerem o complexo peptídio-MHC em uma célula-alvo, as proteínas dos grânulos do CTL entram na célula-alvo e a morte ocorre nas 2 a 6 horas seguintes, mesmo se houver desacoplamento do CTL. Assim, é dito que o CTL executa um "golpe letal" na célula-alvo. Quando o CTL reconhece o antígeno, os sinais originados do TCR causam a reorganização do citoesqueleto de actina. Nesse processo, o centro organizador dos microtúbulos do CTL se move para a área do citoplasma próxima à área de contato com a célula-alvo. Os grânulos citoplasmáticos do CTL são transportados ao longo dos microtúbulos e se concentram na região da sinapse, e a membrana dos grânulos se funde à membrana plasmática na região da sinapse. A fusão de membranas resulta na exocitose do conteúdo presente nos grânulos dos CTLs para o espaço confinado no interior do anel sináptico, entre as membranas plasmáticas do CTL e da célula-alvo.

***As principais proteínas citotóxicas dos grânulos dos CTLs (e das células NK) necessárias à citotoxicidade são granzimas e perforina.*** Em células T humanas, existem cinco diferentes granzimas chamadas A, B, H, K e M; destas, as granzimas A, B, H e K são expressas em altos níveis nos CTLs $CD8^+$. Todas as granzimas são serina proteases; a granzima B cliva proteínas após os resíduos de aspartato. Ela pode clivar e, desse modo, ativar as caspases que induzem apoptose. Os grânulos também contêm uma proteoglicana sulfatada, serglicina, que serve para manter as granzimas e a perforina nos grânulos em um estado inativo.

A perforina é uma molécula de perturbação de membrana homóloga à proteína C9 do complemento. Sua principal função é facilitar a entrega das granzimas para o citosol da célula-alvo. A maneira pela qual isso é feito

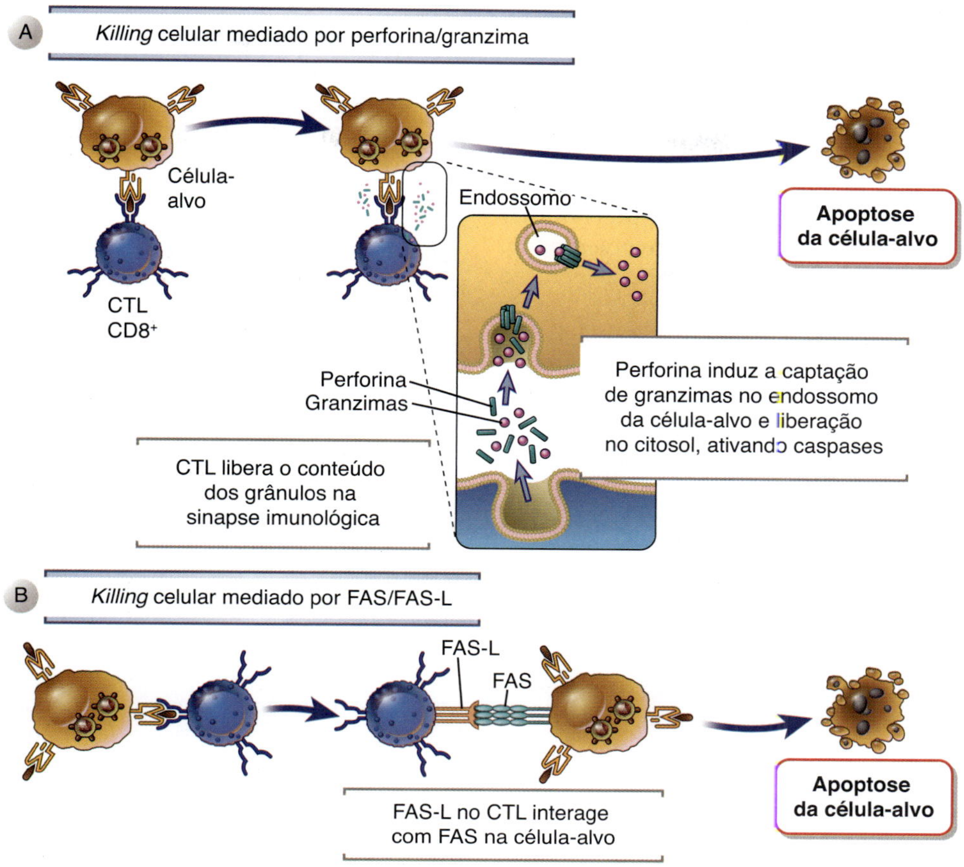


**Figura 11.6 Mecanismos de *killing* das células-alvo mediados pelo linfócito T citotóxico.** Os linfócitos T citotóxicos (*CTLs*) matam as células-alvo por dois mecanismos principais. **A.** Complexos de perforina e granzimas são liberados do CTL por exocitose dos grânulos e entram nas células-alvo. As granzimas são liberadas no citoplasma das células-alvo por um mecanismo dependente de perforina e induzem a apoptose. **B.** O FAS-L é expresso em CTLs ativados, liga-se ao FAS expresso na superfície das células-alvo e induz a apoptose.

ainda não é bem compreendida. A perforina pode se polimerizar e formar poros aquosos na membrana plasmática contendo colesterol da célula-alvo, mas esses poros podem não ser de tamanho suficiente para permitir a entrada das granzimas. De acordo com um modelo vigente, os complexos de granzima B, perforina e serglicina são descarregados pelos CTLs nas células-alvo, e a inserção da perforina na membrana da célula-alvo provoca um processo de reparo da membrana, que leva à internalização tanto da perforina quanto das granzimas nos endossomos. A perforina pode, então, atuar sobre a membrana endossômica, facilitando a liberação das granzimas no citosol da célula-alvo. Uma vez no citosol, as granzimas clivam vários substratos, incluindo caspases, iniciando a morte apoptótica da célula. Por exemplo, a granzima B cliva e ativa a caspase-3, assim como um membro da família BCL-2 BID, que desencadeia a via mitocondrial de apoptose (ver Figura 15.10). Outra proteína encontrada nos grânulos de CTLs (e das células NK) em humanos, chamada granulisina, pode danificar membranas pobres em colesterol, típicas de bactérias, mas não de células de mamíferos. Isso leva à distribuição de granzimas aos microrganismos e indução de espécies reativas do oxigênio, resultando no *killing* de microrganismos intracelulares.

Os CTLs também usam um mecanismo de *killing* independente de grânulos, mediado por interações entre as moléculas da membrana dos CTLs e das células-alvo. Durante sua ativação, os CTLs expressam uma proteína de membrana denominada chamada **ligante de FAS** (**FAS-L**), que se liga ao receptor de morte FAS, expresso em muitos tipos celulares. Essa interação também resulta na ativação de caspases e apoptose dos alvos expressando FAS (ver Figura 15.10). Estudos com camundongos *knockout* com falta de perforina, granzima B ou FAS-L indicam que a perforina e a granzima B são os principais mediadores do *killing* por CTLs CD8+.

Após a execução do "golpe letal", o CTL se desacopla da sua célula-alvo, o que geralmente ocorre mesmo antes da morte da célula-alvo. Os CTLs em si não sofrem danos durante o *killing* da célula-alvo, e dois mecanismos foram propostos para explicar a proteção dos CTLs. Primeiro, os CTLs expressam um inibidor de serina proteases no citosol chamada Spi6 que pode antagonizar as granzimas, incluindo a granzima B. Segundo, os grânulos do CTL contêm uma enzima proteolítica denominada catepsina B, que é exposta na superfície do CTL durante a exocitose dos grânulos, onde degrada as moléculas errantes de perforina que aparecem na vizinhança da membrana do CTL. Não se sabe como a catepsina B é presumivelmente distribuída de maneira preferencial para a superfície dos CTLs e não das células-alvo.

### Células T CD8⁺ de memória

Após a ativação, as células T $CD8^+$ *naive* diferenciam-se não apenas em CTLs funcionais, mas também em células de memória de longa duração. A ajuda das células T $CD4^+$ pode ser especialmente importante para a geração dessas células de memória. As células T $CD8^+$ de memória são funcionalmente inativas e precisam ser reestimuladas pelo antígeno para se desenvolverem em CTLs efetores ativos. Os princípios gerais da geração de memória de células T $CD8^+$ são semelhantes aos de todas as células T, discutidos no Capítulo 9. As células T de memória tecido-residentes ($T_{RM}$; do inglês, *tissue-resident memory*), que permanecem em tecidos não linfoides, como a pele, por longos períodos sem recirculação, foram descritas no Capítulo 9. Muitas dessas células $T_{RM}$ são células T $CD8^+$.

## PRODUÇÃO DE CITOCINAS PELAS CÉLULAS T CD8⁺ EFETORAS

***As células T $CD8^+$ produzem IFN-γ, uma citocina ativadora de macrófagos.*** De fato, a secreção de IFN-γ em resposta a peptídios específicos é um ensaio sensível para a avaliação da frequência de células T $CD8^+$ antígeno-específicas em uma população de linfócitos. É provável que tanto células Th1 $CD4^+$ quanto T $CD8^+$ contribuam para a depuração fagocítica de microrganismos ingeridos induzida por IFN-γ. As células $CD8^+$ podem também desempenhar um papel em algumas reações inflamatórias induzidas por citocinas, como reações cutâneas de sensibilidade de contato induzidas por substâncias químicas ambientais, em que as células T $CD8^+$ produtoras de IFN-γ frequentemente chegam mais cedo e em maior número do que as células T $CD4^+$. As células T $CD8^+$ produtoras de IL-17 são abundantes em algumas doenças inflamatórias cutâneas, como a psoríase.

## FUNÇÕES DOS LINFÓCITOS T CITOTÓXICOS CD8⁺ NA DEFESA DO HOSPEDEIRO

***Em infecções causadas por microrganismos intracelulares, a atividade de* killing *dos CTLs é importante para a erradicação do reservatório de infecção*** (ver Figura 10.1B). Isso é particularmente importante em dois tipos de situações nas quais as células não podem destruir os microrganismos que as infectam. Primeiro, a maioria dos vírus vive e se replica em células que não têm a maquinaria fagossomo/lisossomo para destruição de microrganismos (como os vírus da hepatite em hepatócitos). Segundo, mesmo nos fagócitos, alguns microrganismos escapam das vesículas e vivem no citosol, onde os mecanismos microbicidas são ineficazes, uma vez que são, em grande parte, restritos a vesículas (para proteger as células do hospedeiro contra danos). Bactérias como *Mycobacterium tuberculosis* e *Listeria monocytogenes* são exemplos de microrganismos que escapam das vesículas e entram no citosol de células infectadas. Essas infecções virais e bacterianas podem ser eliminadas apenas pela destruição das células infectadas, e em respostas imunes adaptativas, os CTLs $CD8^+$ constituem o principal mecanismo para o *killing* de células infectadas (ver Capítulo 16). Além disso, as caspases ativadas nas células-alvo por granzimas e FAS-L clivam vários substratos e ativam enzimas que degradam o DNA, mas não distinguem entre as moléculas do hospedeiro e as microbianas. Portanto, por meio da ativação de nucleases nas células-alvo, os CTLs podem iniciar a destruição do DNA microbiano, bem como do genoma da célula-alvo, eliminando, desse modo, o DNA potencialmente infeccioso. A enorme expansão de células T $CD8^+$ que ocorre durante as infecções (ver Figura 9.12) fornece um grande *pool* de CTLs para combatê-las. Defeitos no desenvolvimento e na atividade dos CTLs resultam em aumento da suscetibilidade a infecções virais e algumas infecções bacterianas, e reativação de infecções virais latentes (como a infecção pelo vírus Epstein-Barr), que normalmente são mantidas sob controle pelos CTLs vírus-específicos.

***A destruição de células infectadas por CTLs é uma causa de lesão tecidual em algumas doenças infecciosas.*** Por exemplo, nos casos de infecção pelos vírus da hepatite B e C, os hepatócitos infectados são destruídos pela resposta mediada por CTLs (e células NK) do hospedeiro e não pelos vírus. Esses vírus não são altamente citopáticos, mas o hospedeiro "percebe" e reage contra o microrganismo infeccioso e não é capaz de distinguir os microrganismos que são intrinsecamente nocivos ou relativamente inofensivos (ver Capítulo 19). Os CTLs podem contribuir para a imunopatologia associada a muitas outras infecções virais comuns, como a gripe.

Os CTLs também são importantes mediadores da imunidade contra tumores, como discutido no Capítulo 18. Além das funções protetoras, os CTLs $CD8^+$ contribuem para a destruição tecidual em algumas doenças autoimunes (ver Capítulo 19) e para a rejeição de enxertos teciduais (ver Capítulo 17).

As mutações hereditárias que interferem na função dos CTLs, como mutações na perforina e em genes que codificam as proteínas envolvidas na exocitose de granulócitos, estão associadas à forma familiar de uma doença rara chamada **linfo-histiocitose hemofagocítica** (**HLH**; do inglês, *hemophagocytic lymphohistiocytosis*), parte de um grupo de doenças chamadas **síndromes de ativação macrofágicas**. Nessas doenças, os CTLs ativados pelo antígeno viral secretam IFN-γ, mas não matam as células infectadas pelo vírus porque não conseguem executar o "golpe letal". Assim, há persistência do antígeno viral, produção crônica de IFN-γ pelas células T $CD8^+$ e ativação excessiva dos macrófagos pela IFN-γ. A ativação grave e prolongada dos macrófagos está por trás das manifestações da doença, incluindo o aumento do baço causado pelo aumento do número de macrófagos ativados (linfo-histiocitose) que fagocitam e destroem as hemácias normais (hemofagocitose) (ver Capítulo 21). Um anticorpo que bloqueia IFN-γ foi aprovado para o tratamento da síndrome de ativação macrofágica.

## RESUMO

- As células T da subpopulação CD8+ proliferam e se diferenciam em linfócitos T citotóxicos (CTLs), que expressam grânulos citotóxicos e podem matar células infectadas
- A diferenciação das células T CD8+ em CTLs funcionais e células de memória requer o reconhecimento do antígeno apresentado pelas células dendríticas, sinais das células T CD4+ auxiliares em algumas situações, coestimulação e citocinas. A diferenciação em CTLs envolve a aquisição da maquinaria necessária para matar as células-alvo e é dirigida por vários fatores de transcrição
- Em algumas situações de exposição antigênica crônica (como tumores e infecções virais crônicas), as células T CD8+ iniciam uma resposta, mas, em seguida, expressam receptores de inibição que suprimem a resposta, um processo chamado exaustão
- Os CTLs CD8+ matam as células que expressam peptídios derivados de antígenos citosólicos (p. ex., antígenos virais) que são apresentados em associação às moléculas do MHC de classe I. O *killing* mediado por CTLs é, principalmente, o resultado da exocitose de grânulos secretórios que contêm granzimas e perforina. A perforina facilita a entrada de granzimas no citoplasma das células-alvo, e as granzimas iniciam o processo de apoptose. Outra proteína do grânulo, granulisina, destrói algumas bactérias e fungos intracelulares
- As células T CD8+ também secretam interferona-γ e, portanto, podem participar da defesa contra microrganismos fagocitados e em reações de hipersensibilidade do tipo retardada.

## Leitura sugerida

*Indica as publicações de interesse histórico, geralmente reportando a descoberta de um fenômeno ou processo que mais tarde foi demonstrado como sendo de fundamental importância no sistema imune. Muitas dessas descobertas (mas não todas) levaram seu(s) descobridor(es) a receber o Prêmio Nobel. A natureza da descoberta é brevemente resumida em cada referência.

### *Ativação e exaustão dos linfócitos T CD8+*


*Barber DL, Wherry EJ, Masopust D, et al. Restoring function in exhausted CD8 T cells during chronic viral infection. *Nature*. 2006;439:682–687. *(Demonstração de que na infecção crônica, as células T CD8+ se tornam "exaustas" e este processo pode ser revertido pelo bloqueio do receptor de inibição PD-1.)*

Blank CU, Haining WN, Held W, et al. Defining "T cell exhaustion." *Nat Rev Immunol*. 2019;19:665–674.

*Butz EA, Bevan MJ. Massive expansion of antigen-specific CD8+ T cells during an acute virus infection. *Immunity*. 1998;8:167–175; and Murali-Krishna K, Altman JD, Suresh M, et al. Counting antigen-specific CD8 T cells: a reevaluation of bystander activation during viral infection. *Immunity*. 1998;8:177–187. *(Demonstração da expansão maciça de clones de células T CD8+ específicas para antígenos virais, após exposição ao vírus.)*

Halle S, Halle O, Forster R. Mechanisms and dynamics of T cell-mediated cytotoxicity in vivo. *Trends Immunol*. 2017;38:432–443.

Hashimoto M, Kamphorst AO, Im SJ, et al. CD8 T cell exhaustion in chronic infection and cancer: opportunities for interventions. *Annu Rev Med*. 2018;69:301–318.

Henning AN, Roychoudhuri R, Restifo NP. Epigenetic control of CD8+ T cell differentiation. *Nat Rev Immunol*. 2018;18:340–356.

Laidlaw BJ, Craft JE, Kaech SM. The multifaceted role of CD4(+) T cells in CD8(+) T cell memory. *Nat Rev Immunol*. 2016;16:102–111.

McLane LM, Abdel-Hakeem MS, Wherry EJ. CD8 T cell exhaustion during chronic viral infection and cancer. *Annu Rev Immunol*. 2019;37:457–495.

Tscharke DC, Croft NP, Doherty PC, La Gruta NL. Sizing up the key determinants of the CD8(+) T cell response. *Nat Rev Immunol*. 2015;15:705–716.

Zhang N, Bevan MJ. CD8(+) T cells: foot soldiers of the immune system. *Immunity*. 2011;35:161–168.


### *Mecanismos de citotoxicidade mediada por CTLs*


Dieckmann NM, Frazer GL, Asano Y, et al. The cytotoxic T lymphocyte immune synapse at a glance. *J Cell Sci*. 2016;129:2881–2886.

Dotiwala F, Lieberman J. Granulysin: killer lymphocyte safeguard against microbes. *Curr Opin Immunol*. 2019;60:19–29.

Golstein P, Griffiths GM. An early history of T cell-mediated cytotoxicity. *Nat Rev Immunol*. 2018;18:527–535.

Liu X, Lieberman J. Knockin' em dead: pore-forming proteins in immune defense. *Annu Rev Immunol*. 2020;38:455–485.

Voskoboinik I, Whisstock JC, Trapani JA. Perforin and granzymes: function, dysfunction and human pathology. *Nat Rev Immunol*. 2015;15:388–400.

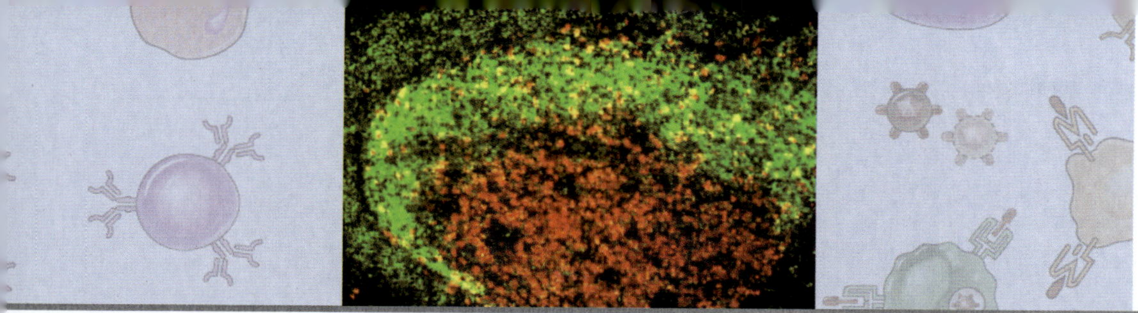

CAPÍTULO

# 12

# Ativação das Células B e Produção de Anticorpos


**VISÃO GERAL DAS RESPOSTAS IMUNES HUMORAIS, 279**

**RECONHECIMENTO ANTIGÊNICO E ATIVAÇÃO ANTÍGENO-INDUZIDA DAS CÉLULAS B, 282**

Captura do antígeno e distribuição para as células B, 282

Ativação das células B por antígenos e outros sinais, 283

**RESPOSTAS DE ANTICORPOS DEPENDENTES DE CÉLULAS T AUXILIARES A ANTÍGENOS PROTEICOS, 284**

Sequência de eventos durante as respostas de anticorpos dependentes de célula T, 284

Ativação inicial e migração de células B e T auxiliares, 285

Apresentação do antígeno por células B e o efeito hapteno-carreador, 286

Papel da interação CD40L:CD40 na ativação T-dependente das células B, 287

Ativação de células B extrafoliculares, 288

Células T auxiliares foliculares (Tfh), 289

Reação de centro germinativo, 290

Troca de isótipo (classe) de cadeia pesada, 292

Maturação de afinidade: mutação somática de genes de imunoglobulina e seleção de células B de alta afinidade, 295

Diferenciação das células B em plasmócitos secretores de anticorpos, 297

Geração de células B de memória, 299

Papel de reguladores transcricionais na determinação do destino das células B ativadas, 300

**RESPOSTAS DE ANTICORPOS A ANTÍGENOS T-INDEPENDENTES, 301**

Subpopulações de células B que respondem a antígenos T-independentes, 301

Mecanismos das respostas de anticorpo T-independentes, 301

Proteção mediada por anticorpos T-independentes, 302

***FEEDBACK* DE ANTICORPOS: REGULAÇÃO DAS RESPOSTAS IMUNES HUMORAIS POR RECEPTORES Fc, 302**

**RESUMO, 303**


A **imunidade humoral** é mediada por anticorpos secretados que são produzidos por células da linhagem dos linfócitos B. Este capítulo descreve os eventos moleculares e celulares da resposta imune humoral, em particular os estímulos indutores de proliferação e diferenciação de células B, e o modo como esses estímulos influenciam o tipo de anticorpo produzido. Os mecanismos pelos quais os anticorpos eliminam microrganismos são descritos no Capítulo 13.

## VISÃO GERAL DAS RESPOSTAS IMUNES HUMORAIS

***A ativação de células B resulta em sua proliferação e diferenciação eventual em plasmócitos secretores de anticorpo e células de memória*** (Figura 12.1). As respostas imunes humorais são iniciadas pelo reconhecimento específico do antígeno pela célula B, em órgãos linfoides secundários. O antígeno se liga à imunoglobulina M (IgM) e IgD de membrana em células B *naive* maduras, gerando os sinais requeridos para sua proliferação e diferenciação em plasmócitos. O anticorpo secretado pelo plasmócito tem, essencialmente, a mesma especificidade que o anticorpo original que serviu de receptor antigênico na superfície da célula B *naive*. Em 1 semana, uma única célula B pode originar até 5.000 células secretoras de anticorpo, cada qual podendo secretar cerca de 2.000 moléculas de anticorpo por segundo. Essa expansão celular e a notável taxa de secreção de anticorpos são necessárias para acompanhar o ritmo dos microrganismos, que se dividem rapidamente.

***As respostas de anticorpos são T-dependentes ou T-independentes, dependendo da natureza do antígeno e do envolvimento de células T auxiliares*** (Figura 12.2). A maioria das respostas aos antígenos proteicos requer ajuda da célula T, de modo que esses antígenos são chamados T-dependentes. O termo linfócitos T auxiliares surgiu a partir da observação de que as células T estimulam (ou ajudam) os linfócitos B a produzirem anticorpos. Nas respostas T-dependentes, algumas células B ativadas começam a produzir anticorpos distintos da IgM, em um processo denominado troca (*switching*) de isótipo (classe) de cadeia pesada (ver Figura 12.1). Conforme a resposta se desenvolve, células B ativadas produzem anticorpos que se ligam aos antígenos com afinidade crescente, e essas células B vão progressivamente dominando a resposta; esse processo é chamado maturação de afinidade. Além da troca de isótipo e da maturação de afinidade, as células T auxiliares estimulam a produção de plasmócitos de vida longa e a geração de células B de memória. Antígenos multivalentes com determinantes repetitivos, como

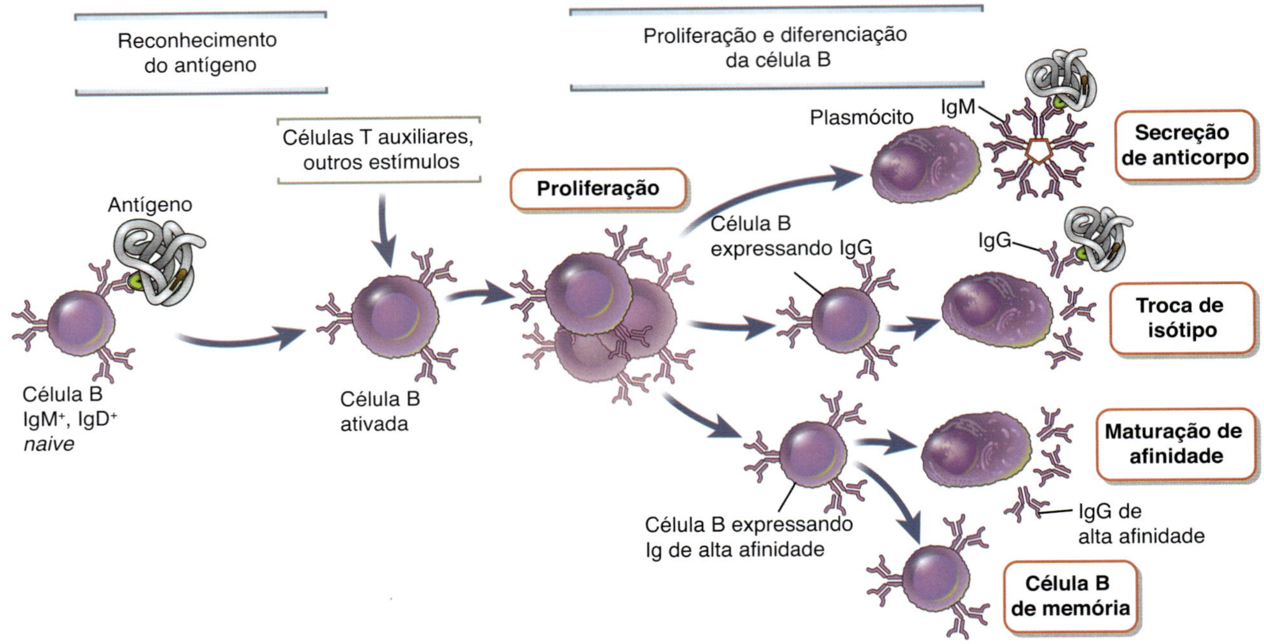


**Figura 12.1 Fases da resposta imune humoral.** A ativação de células B é iniciada pelo reconhecimento específico de antígenos pelos receptores imunoglobulina (Ig) de superfície nas células. O antígeno e outros estímulos, incluindo as células T auxiliares, estimulam a proliferação e a diferenciação do clone de célula B específica. A progênie do clone pode se diferenciar em plasmócitos produtores de IgM ou outros isótipos de Ig (p. ex., IgG), sofrer maturação de afinidade ou persistir como células de memória (que, tipicamente, também passa pela troca de classe e maturação de afinidade).

polissacarídios, podem ativar as células B sem ajuda da célula T. Esses antígenos são chamados T-independentes. As respostas T-independentes são rápidas, porém relativamente simples, consistindo principalmente em anticorpos IgM de baixa afinidade, enquanto as respostas T-dependentes se desenvolvem mais lentamente, mas resultam em anticorpos mais duráveis e de alta afinidade, dos isótipos IgG, IgA ou IgE.

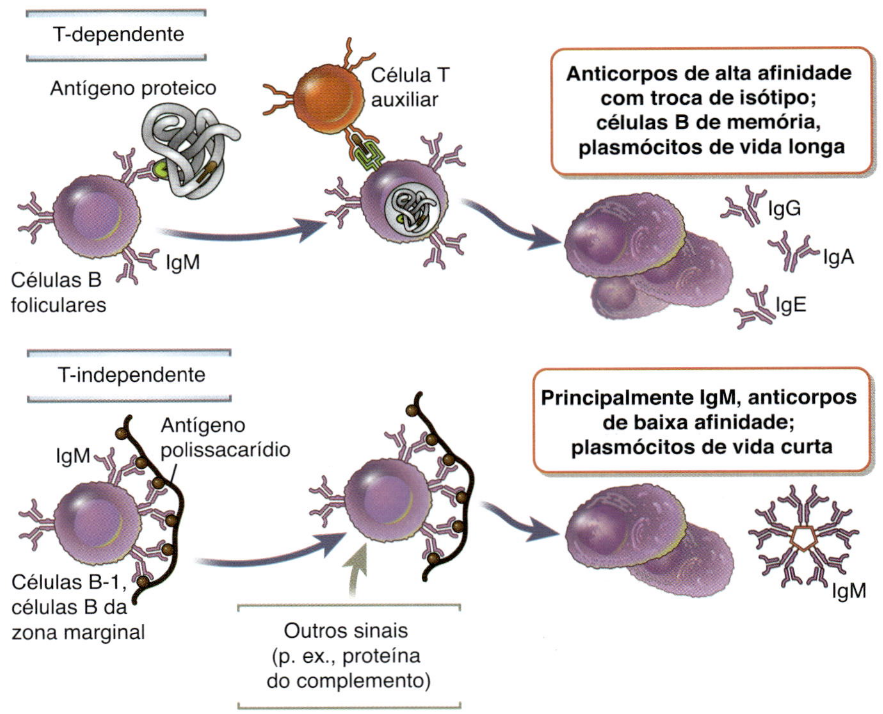


**Figura 12.2 Respostas de anticorpos T-dependente e T-independente.** As respostas de anticorpos T-dependentes a antígenos proteicos envolvem principalmente células B foliculares. As respostas T-independentes a antígenos multivalentes são mediadas principalmente por células B da zona marginal e células B-1 em sítios de mucosa. *Ig*, imunoglobulina.

***As respostas primárias e secundárias de anticorpos a antígenos proteicos diferem qualitativa e quantitativamente*** (Figura 12.3). As respostas primárias resultam da ativação de células B *naive* não previamente estimuladas, enquanto as respostas secundárias são decorrentes da estimulação de clones expandidos de células B de memória. Portanto, a resposta secundária se desenvolve mais rapidamente do que a resposta primária, e quantidades maiores de anticorpos são produzidas na resposta secundária. Além disso, como as células de memória já passaram pela troca de isótipo e alguma maturação de afinidade, há mais IgG e outros isótipos do que IgM, sendo que a afinidade do anticorpo é maior nas respostas secundárias.

***Subpopulações distintas de células B respondem de modo preferencial a diferentes tipos de antígenos*** (ver Figura 12.2). As células B foliculares nos órgãos linfoides secundários (periféricos) produzem, sobretudo, respostas de anticorpos a antígenos proteicos, e essas respostas de célula B exigem colaboração com células T auxiliares. As células B da zona marginal, no baço (e em outros tecidos linfoides em seres humanos), bem como as células B-1 encontradas em tecidos de mucosa e no peritônio, reconhecem antígenos multivalentes, como polissacarídios transportados pelo sangue, e montam primariamente respostas de anticorpos T-independentes. Essas preferências não são absolutas. Algumas células B de zona marginal participam de respostas T-dependentes, enquanto algumas células B foliculares podem montar respostas T-independentes.

Com essa introdução, prosseguiremos para uma discussão sobre a ativação das células B, começando com a interação entre o antígeno e essas células. Descreveremos, então, o papel das células T auxiliares nas respostas de células B a antígenos proteicos, e os mecanismos de troca de isótipo e maturação de afinidade. Concluímos com uma discussão sobre as respostas de anticorpos T-independentes.

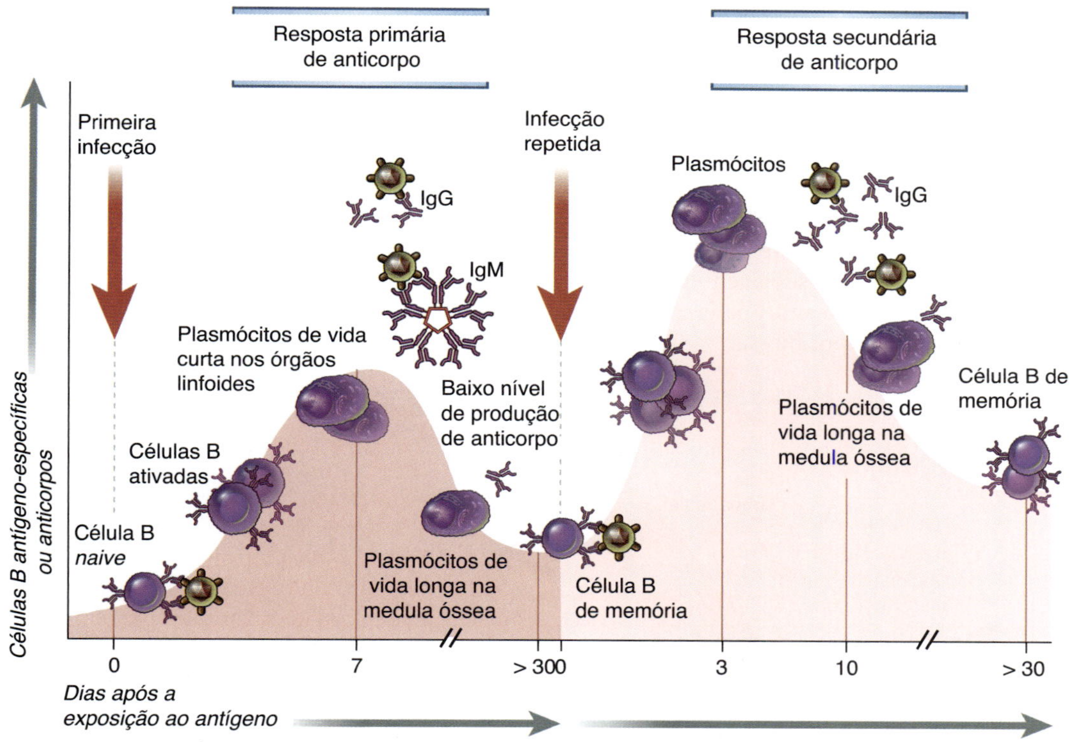


| Característica | Resposta primária | Resposta secundária |
|---|---|---|
| Magnitude | Menor | Maior |
| Isótipo do anticorpo | Geralmente IgM > IgG | Aumento relativo de IgG, geralmente IgA e, às vezes, IgE |
| Afinidade do anticorpo | Menor afinidade média, mais variável | Maior afinidade média (maturação de afinidade) |
| Induzida por | Todos os antígenos | Apenas antígenos proteicos |

**Figura 12.3 Respostas imunes humorais primária e secundária.** Em uma resposta imune primária, as células B naive são estimuladas pelo antígeno, tornam-se ativadas e se diferenciam em células secretoras de anticorpo que produzem anticorpos específicos para o antígeno indutor. Uma resposta imune secundária é elicitada quando o mesmo antígeno estimula células B de memória, levando à produção de quantidades maiores de anticorpos específicos do que aquilo que foi produzido na resposta primária. Note que as características das respostas de anticorpo secundárias resumidas na tabela são típicas de respostas de anticorpos T-dependentes a antígenos proteicos. *Ig*, imunoglobulina.

## RECONHECIMENTO ANTIGÊNICO E ATIVAÇÃO ANTÍGENO-INDUZIDA DAS CÉLULAS B

Para iniciar as respostas de anticorpos, os antígenos precisam ser capturados e transportados para as áreas de células B dos órgãos linfoides secundários. Os antígenos, então, iniciam o processo de ativação das células B, frequentemente trabalhando em conjunto com outros sinais gerados durante as respostas imunes inatas induzidas por microrganismos ou pelos adjuvantes nas vacinas. Em seguida, descreveremos esses eventos iniciais na ativação das células B.

### Captura do antígeno e distribuição para as células B

***O antígeno pode ser distribuído às células B* naive *em órgãos linfoides através de múltiplas vias*** (Figura 12.4). Os antígenos que elicitam respostas de anticorpo podem variar quanto ao tamanho e à composição (podem ser pequenos, solúveis, grandes ou particulados), e também podem ser livres ou estar ligados a anticorpos. As principais vias de distribuição do antígeno para os diferentes tipos de antígenos incluem as que se seguem:

- A maioria dos antígenos originados nos sítios teciduais é transportada para os linfonodos pelos vasos linfáticos aferentes que drenam para o seio subcapsular dos linfonodos. Os antígenos solúveis, em geral menores que 70 kDa, podem então alcançar a zona de célula B através dos condutos que se estendem por entre o seio subcapsular e os folículos subjacentes (ver Capítulo 2). Em alguns casos, antígenos pequenos podem ganhar acesso aos folículos por difusão
- Os macrófagos do seio subcapsular capturam microrganismos grandes e complexos antígeno-anticorpo, e os distribuem aos folículos
- Os antígenos presentes em imunocomplexos que entram no baço podem se ligar a receptores do complemento (em particular, ao receptor do complemento tipo 2 [CR2, CD21]) presentes nas células B da zona marginal, e essas células podem transferir os antígenos contidos nos imunocomplexos às células B foliculares. Células B foliculares recirculantes também podem capturar antígenos via CR2 e levá-los para os folículos. Os imunocomplexos distribuídos em folículos linfoides podem se ligar ao CR2 presente na superfície das células dendríticas foliculares (FDCs; do inglês, *follicular dendritic cells*), e os antígenos nesses complexos são então apresentados para as células B antígeno-específicas de uma maneira sustentada (por muitos dias a semanas)
- Os antígenos polissacarídicos podem ser capturados por macrófagos na zona marginal dos folículos linfoides esplênicos e exibidos ou transferidos para as células B nessa área.

Em todos esses casos, ***o antígeno apresentado às células B geralmente está em sua conformação intacta nativa, e não está processado pelas células apresentadoras de antígeno.*** Certamente, essa é uma das diferenças importantes entre as formas de antígenos reconhecidas por linfócitos B e T (Capítulo 6). Embora a apresentação do antígeno às células B pelos macrófagos do seio subcapsular, macrófagos presentes na zona marginal esplênica e células dendríticas (DCs; do inglês, *dendritic cells*)

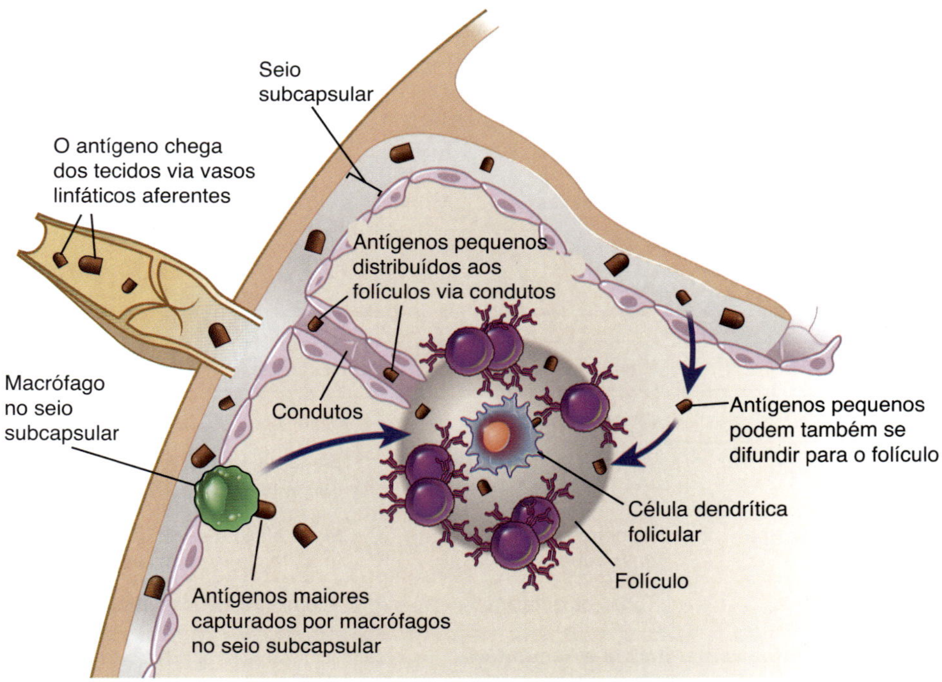


**Figura 12.4 Vias de distribuição de antígeno para as células B foliculares.** Antígenos pequenos são distribuídos às células B nos folículos através dos linfáticos aferentes e via condutos, enquanto os antígenos maiores são distribuídos por macrófagos sinusais subcapsulares ou células dendríticas na medula.

na medula de linfonodos tenha sido descrita em modelos experimentais, o modo como essas células previnem a internalização e a degradação dos antígenos proteicos que capturam ainda é desconhecido.

## Ativação das células B por antígenos e outros sinais

***O complexo receptor de células B (BCR; do inglês,* B cell receptor*) é composto por moléculas de Ig de membrana que ligam antígenos e por proteínas Igα e Igβ que desencadeiam sinais para a ativação da célula B.*** O complexo BCR exerce dois papéis essenciais nas respostas da célula B. Primeiro, a ligação do antígeno ao receptor envia sinais bioquímicos para as células B que iniciam o processo de ativação. Conforme discutido adiante, a sinalização é mais robusta com antígenos T-independentes multivalentes do que com antígenos proteicos T-dependentes. Os sinais bioquímicos antígeno-induzidos são iniciados pela fosforilação das tirosinas do motivo de ativação baseado na tirosina do imunorreceptor (ITAM; do inglês, *immunoreceptor tyrosine-based activation motif*) de Igα e Igβ mediada pelas quinases da família SRC, seguida do recrutamento e ativação de SYK (ver Capítulo 7). Em segundo lugar, o BCR internaliza o antígeno ligado para dentro de vesículas endossomais, e esse antígeno, se for proteico, é processado em peptídios que podem ser apresentados por moléculas do MHC de classe II na superfície da célula B para serem reconhecidos pelas células T auxiliares. Essa função de apresentação antigênica das células B será considerada adiante, no contexto da ativação T-dependente das células B.

Embora o reconhecimento do antígeno possa iniciar respostas de células B, esse processo geralmente é, por si só, inadequado para estimular a proliferação e a diferenciação significativa das células B, até mesmo para antígenos T-independentes. Para a indução de respostas completas, outros estímulos cooperam com o engajamento do BCR, incluindo proteínas do complemento, receptores de reconhecimento de padrão e, no caso dos antígenos proteicos, células T auxiliares (discutidas adiante).

***A ativação das células B é facilitada pelo correceptor CR2 presente nessas células, o qual reconhece fragmentos de complemento ligados de forma covalente ao antígeno ou que sejam parte de imunocomplexos contendo o antígeno*** (Figura 12.5A). As células B foliculares e as células B da zona marginal expressam o receptor de complemento CR2; os níveis de CR2 nas células B da zona marginal são significativamente maiores. Os microrganismos ativam o sistema complemento na ausência de anticorpos pelas vias alternativa e da lectina, e na presença de anticorpos pela via clássica (ver Capítulos 4 e 13). Em todas essas situações, são gerados fragmentos do complemento que se ligam aos microrganismos. Um desses fragmentos, chamado C3d, é reconhecido pelo CR2, e isso intensifica a força da sinalização do BCR, atuando assim como um correceptor para as células B (ver Capítulo 7). Alguns polissacarídios não microbianos também ativam o complemento pela via alternativa ou pela via

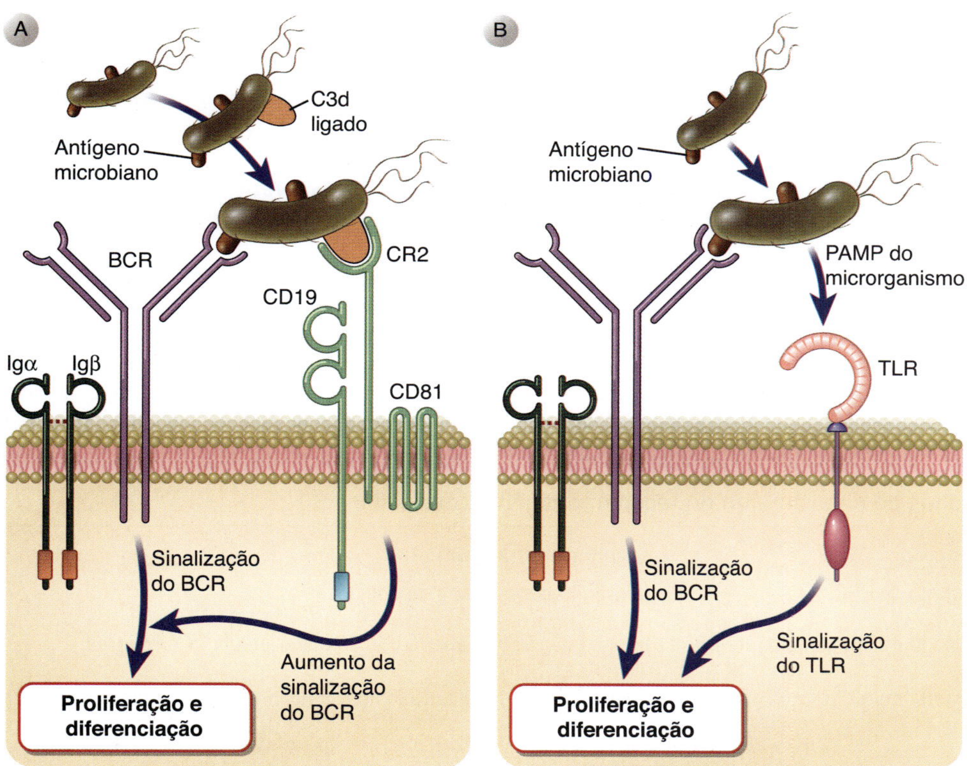


**Figura 12.5 Papel do receptor do complemento tipo 2 e receptores do tipo *Toll* na ativação da célula B.** Nas respostas imunes a microrganismos, a ativação das células B via receptor de célula B (*BCR*) pode ser intensificada por um antígeno recoberto pelo complemento que pode se ligar tanto ao BCR como ao receptor de complemento 2 (*CR2*) (**A**), e também por ativação simultânea de receptores do tipo *Toll* (*TLRs*) nas células B, por moléculas derivadas do microrganismo (padrões moleculares associados a patógenos [*PAMPs*]) (**B**).

da lectina, e isso é um dos motivos pelos quais esses antígenos conseguem induzir respostas de anticorpo sem ajuda da célula T.

***Os produtos microbianos engajam receptores do tipo* Toll *(TLRs; do inglês,* Toll-like receptors*) presentes nas células B, e isso também intensifica a ativação da célula B*** (Figura 12.5B). As células B humanas expressam vários TLRs, incluindo o TLR5 que reconhece flagelina bacteriana; o TLR7 endossomal, que reconhece RNA de fita simples; e o TLR9, que é específico para o DNA rico em CpG não metilado nos endossomos (ver Capítulo 4). As células B murinas (e não as células B humanas) também expressam o TLR4 na superfície celular, o qual reconhece lipopolissacarídios (LPS). Esses receptores de reconhecimento de padrão fornecem sinais que intensificam ou cooperam com aqueles emitidos pelo complexo BCR durante a ativação dessas células. Em adição, a ativação de células mieloides através dos receptores de reconhecimento de padrão pode promover indiretamente a ativação da célula B de duas maneiras. DCs ativadas via TLRs contribuem de maneira significativa para a ativação da célula T auxiliar, e as células T auxiliares estimulam as células B em resposta aos antígenos proteicos. As células mieloides ativadas por TLRs podem secretar APRIL (um ligante indutor de proliferação) e BAFF (do inglês, *B cell-activating fator*), citocinas capazes de promover respostas T-independentes das células B.

***A interação de diferentes tipos de antígenos (proteínas ou estruturas multivalentes) com o BCR inicia a proliferação e a diferenciação da célula B, de modos distintos.*** Os sinais derivados do BCR podem ser suficientes para manter as células B vivas, induzir alterações na expressão de receptores de quimiocinas e promover endocitose do antígeno (Tabela 12.1). A importância da sinalização pelo complexo BCR para as respostas celulares subsequentes varia com a natureza do antígeno. A maioria dos antígenos T-independentes, como os polissacarídios, contém múltiplos epítopos idênticos em cada molécula. Esses antígenos multivalentes podem, efetivamente, fazer ligação cruzada com muitos receptores antigênicos da célula B e iniciar respostas, ainda que não sejam reconhecidos por linfócitos T auxiliares. Em contraste, muitos antígenos proteicos globulares de ocorrência natural têm apenas uma cópia de cada epítopo por molécula. Assim, esses antígenos proteicos, em sua forma funcionalmente monovalente, não podem, simultaneamente, se ligar a múltiplas moléculas de Ig e fazer ligação cruzada, de modo que sua capacidade de ativar diretamente as células B é limitada. Esses antígenos tipicamente não induzem sinais que podem dirigir a proliferação e a diferenciação da célula B. Alguns antígenos proteicos podem ser exibidos na forma de arranjos multivalentes nas superfícies de microrganismos ou células, ou podem ser multivalentes por estarem em agregados; nesses casos, antígenos proteicos podem induzir proliferação e diferenciação de células B.

Depois que as células B específicas reconhecem os antígenos, as etapas subsequentes das respostas imunes humorais diferem bastante nas respostas T-dependente e T-independente. A seguir, descreveremos a ativação das células B por antígenos proteicos e células T auxiliares.

## RESPOSTAS DE ANTICORPOS DEPENDENTES DE CÉLULAS T AUXILIARES A ANTÍGENOS PROTEICOS

A função auxiliar dos linfócitos T foi descoberta em experimentos realizados no final dos anos 1960, os quais demonstraram que as respostas de anticorpos requeriam cooperação entre células B e T. Esses estudos experimentais clássicos estavam entre os primeiros a demonstrar a importância das interações entre duas populações celulares distintas no sistema imune. Posteriormente, foi estabelecido que a maioria das células T auxiliares consiste em linfócitos $CD4^+CD8^-$ que reconhecem antígenos peptídicos apresentados por moléculas do complexo principal de histocompatibilidade (MHC; do inglês, *major histocompatibility complex*) de classe II. Uma das importantes realizações da imunologia foi a elucidação dos mecanismos de interação entre células T e células B e as ações das células T auxiliares nas respostas de anticorpos.

### Sequência de eventos durante as respostas de anticorpos dependentes de célula T

***Os antígenos proteicos são reconhecidos de modo independente por linfócitos B e T específicos nos órgãos linfoides secundários, e esses dois tipos de células ativadas interagem entre si para iniciar as respostas imunes humorais*** (Figura 12.6). As células T $CD4^+$ *naive* são ativadas nas zonas de célula T pelo antígeno (na forma de

**Tabela 12.1** Efeitos do engajamento do receptor antigênico das células B.[a]

| Alteração fenotípica | Consequência funcional |
|---|---|
| Expressão aumentada de CCR7 | Migração rumo à zona de células T |
| Expressão aumentada de coestimuladores B7 | Intensificação da capacidade de ativar células T auxiliares |
| Expressão aumentada de receptores para citocinas de célula T | Responsividade aumentada aos sinais oriundos das células T auxiliares |
| Expressão aumentada de proteínas antiapoptóticas | Aumento da sobrevida das células B |

[a]Essas alterações podem ser induzidas pela ligação de antígenos proteicos ao receptor da célula B e preparam as células B para responder à ajuda das células T. Os antígenos proteicos também são internalizados, processados e apresentados para as células T auxiliares.

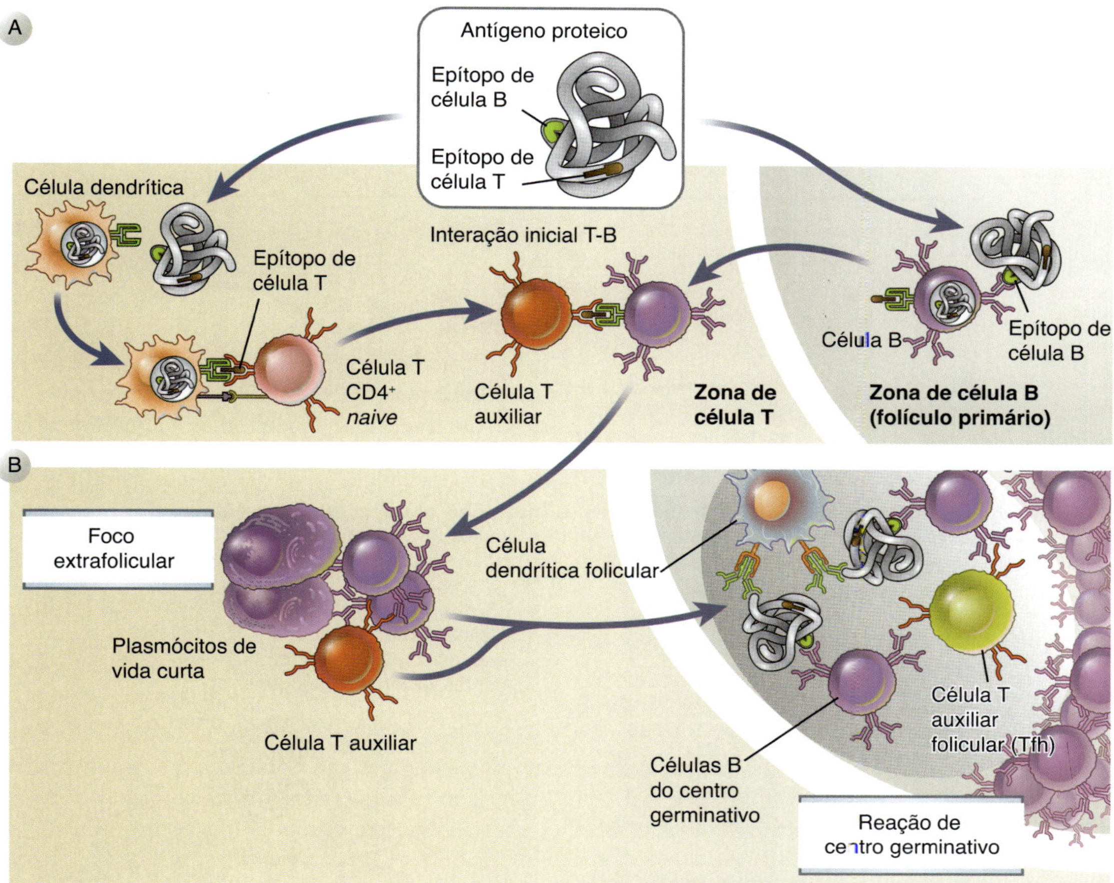


**Figura 12.6 Sequência de eventos nas respostas imunes humorais a antígenos proteicos dependentes de célula T. A.** As respostas imunes são iniciadas pelo reconhecimento de antígenos por células B e células T CD4+. Os linfócitos ativados migram na direção uns dos outros e interagem na interface das zonas de células T e B. **B.** A proliferação e a diferenciação T-dependente iniciais da célula B resultam na formação de um foco extrafolicular, no qual as células B proliferam, podem sofrer troca de isótipo e se diferenciam em plasmócitos (principalmente de vida curta). Algumas células T ativadas no foco extracelular se desenvolvem em células T auxiliares foliculares e migram de volta para dentro dos folículos, juntamente com algumas células B ativadas, para formar um centro germinativo. Os eventos tardios nas respostas de célula B ocorrem em centros germinativos e incluem mutação somática e a seleção de células de alta afinidade (maturação de afinidade), troca adicional de isótipo, geração de célula B de memória e geração de plasmócitos de vida longa, descrito nas figuras seguintes.

peptídios processados associados ao MHC) apresentado por DCs. As células B *naive* presentes nos folículos são ativadas pelo mesmo antígeno (em sua conformação nativa) que lá é transportado. As células T auxiliares ativadas e as células B ativadas migram na direção umas das outras e interagem junto às bordas dos folículos, em que se desenvolve a resposta inicial de anticorpos. Uma parte das células T e B ativadas migra de volta para dentro dos folículos, formando os centros germinativos, nos quais são induzidas respostas de anticorpos mais especializadas. Em seguida, descreveremos detalhadamente cada uma dessas etapas.

## Ativação inicial e migração de células B e T auxiliares

***A ativação contemporânea de células B e T específicas por um antígeno proteico induz alterações que as aproximam, de modo a aumentar a probabilidade de as células B e T antígeno-específicas se colocalizarem e interagirem entre si*** (Figura 12.7). A frequência de células B ou de células T *naive* específicas para um dado epítopo de um antígeno pode ser da ordem de 1 em $10^5$ a 1 em $10^6$ linfócitos, e as células B e T específicas têm que se encontrar e interagir fisicamente para gerarem respostas fortes de anticorpos. Isso se dá, em parte, pelo movimento regulado das células em seguida ao reconhecimento antigênico. Antes do encontro com o antígeno, as células T *naive* residem na zona de células T graças à expressão do receptor de quimiocina CCR7, que se liga às quimiocinas CCL19 e CCL21 produzidas nessas zonas, enquanto as células B *naive* permanecem nos folículos porque expressam CXCR5, que reconhece CXCL13 produzida por FDCs e outras células nos folículos (ver Capítulo 2). Após a ativação, as células T auxiliares regulam negativamente o CCR7 e aumentam a expressão de CXCR5. Como resultado, saem da zona de células T e migram rumo ao folículo, em resposta à CXCL13 nele presente. As células B respondem aos disparos antígeno-mediados do BCR, diminuindo a expressão do receptor de quimiocina CXCR5 e aumentando a expressão de CCR7 na superfície celular. Essas células também regulam positivamente EBI2, um receptor de quimioatração que responde a ligantes de oxisterol produzido ao longo da

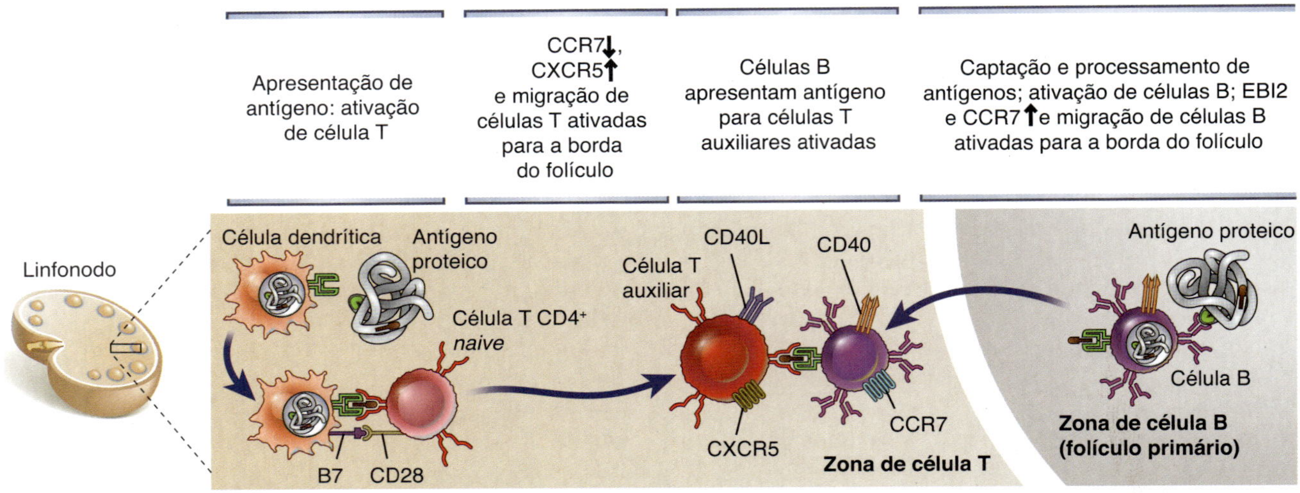


**Figura 12.7 Migração de células B e células T auxiliares, e interação entre células T e células B.** As células B e as células T auxiliares antígeno-ativadas se movem na direção uma da outra em resposta aos sinais de quimiocinas, e fazem contato nas adjacências dos folículos primários. *CD40L*, ligante de CD40.

interface folículo-zona de células T. (EBI2 recebe esse nome porque foi descoberto como um gene induzido pelo vírus Epstein-Barr.) As células B ativadas migram, assim, em direção à zona de células T, direcionadas por um gradiente de CCL21 (o principal ligante do CCR7) e de oxisterois. O resultado líquido dessas alterações é que os linfócitos T e B ativados por antígeno são atraídos em direção uns aos outros.

Os antígenos proteicos são internalizados pelas células B e apresentados em uma forma que pode ser reconhecida pelas células T auxiliares. Isso representa a etapa seguinte no processo de ativação T-dependente das células B.

## Apresentação do antígeno por células B e o efeito hapteno-carreador

***Os antígenos proteicos reconhecidos por BCRs específicos são endocitados e processados para gerarem peptídios que se ligam a moléculas de MHC de classe II, e são apresentados às células T CD4+*** (Figura 12.8). Essa via do MHC de classe II de apresentação de antígeno foi descrita em detalhes no Capítulo 6. Os peptídios apresentados pela célula B à célula T auxiliar são os mesmos peptídios que inicialmente ativaram a célula T CD4+ *naive* ao serem apresentados pelas DCs na zona de células T. Como o BCR reconhece com alta afinidade um epítopo da proteína nativa, as células B específicas se ligam a esse antígeno de forma muito mais eficiente (*i. e.*, em concentrações bem menores), em comparação com outras células B não específicas para o antígeno. Portanto, as células B antígeno-específicas também são muito mais eficientes na apresentação de peptídios derivados do antígeno do que as outras células B que não expressam receptores de membrana para esse antígeno. É por isso que as células B específicas para um antígeno são as mais capazes para interagir com as células T auxiliares específicas para esse antígeno e receber sinais auxiliares, enquanto as células B com outros BCRs permanecem em estado quiescente.

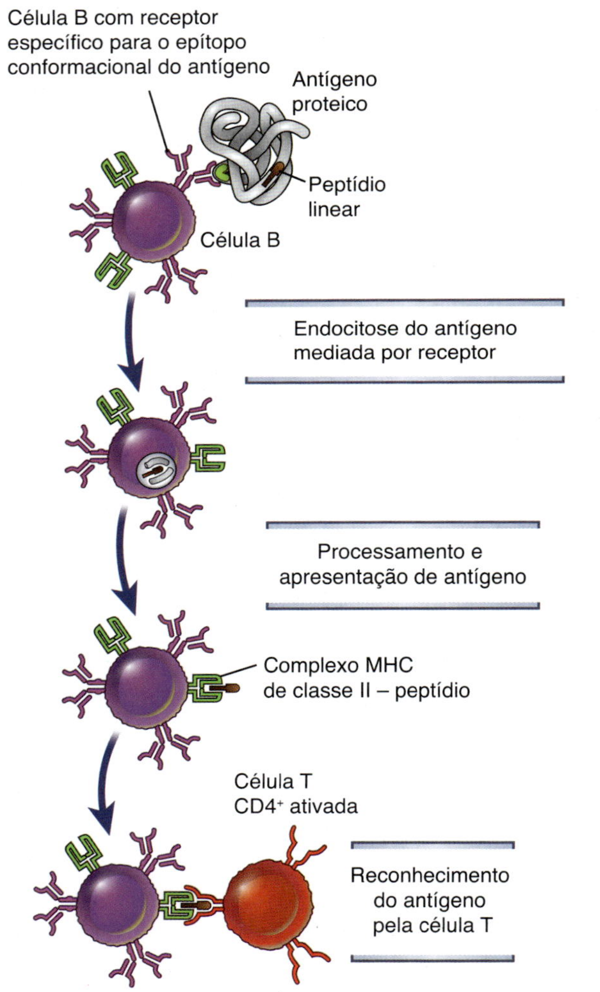


**Figura 12.8 Apresentação de antígeno nas células B para células T auxiliares.** Os antígenos proteicos reconhecidos pela imunoglobulina de membrana são endocitados e processados, e fragmentos peptídicos são apresentados associados a moléculas do complexo principal de histocompatibilidade (*MHC*) de classe II. As células T auxiliares reconhecem os complexos MHC-peptídio nas células B e, então, estimulam respostas de célula B.

Em uma resposta de célula B dependente de célula T a um antígeno proteico, pelo menos dois epítopos diferentes da proteína participam do processo: um epítopo de superfície presente na proteína nativa é reconhecido com alta especificidade por uma célula B; e um epítopo peptídico linear, que pode estar em qualquer parte da proteína intacta, é subsequentemente liberado por proteólise, liga-se a moléculas do MHC de classe II e é reconhecido por células T auxiliares (ver Figura 12.8). Os anticorpos eventualmente secretados, em geral, são específicos para os determinantes conformacionais do antígeno nativo, porque a Ig de membrana presente nas células B é capaz de ligar epítopos conformacionais de proteínas, e essa mesma Ig é secretada por plasmócitos derivados daquelas células B. Essa característica do reconhecimento antigênico pela célula B determina a especificidade fina da resposta de anticorpos e independe do fato de que as células T auxiliares reconhecem somente epítopos lineares de peptídios processados. De fato, um único linfócito B específico para um epítopo nativo pode se ligar e endocitar uma proteína e apresentar múltiplos peptídios diferentes complexados com moléculas do MHC de classe II a diferentes células T auxiliares, porém a resposta de anticorpos resultante continua sendo específica para a proteína nativa.

Os princípios destacados aqui para a colaboração entre as células T e as células B ajudam a explicar um fenômeno conhecido como **efeito hapteno-carreador**. Os haptenos, como o dinitrofenol, são compostos químicos pequenos que podem ser reconhecidos por anticorpos específicos, mas não são imunogênicos por si sós. Entretanto, se os haptenos forem acoplados a proteínas, que servem de carreadores, os conjugados conseguem induzir respostas de anticorpo contra os haptenos. Os haptenos são equivalentes aos epítopos conformacionais reconhecidos pelas células B em uma resposta T-dependente a qualquer antígeno proteico. A análise das respostas de anticorpo contra conjugados hapteno-carreador forneceu uma das primeiras demonstrações de como a apresentação de antígeno pelos linfócitos B contribui para o desenvolvimento de respostas imunes humorais. Existem três características importantes das respostas de anticorpo anti-hapteno dirigidas aos conjugados proteína-hapteno. Primeiro, esse tipo de resposta requer células B hapteno-específicas e células T auxiliares proteína (carreador)-específicas. Em segundo lugar, para estimular uma resposta, as porções hapteno e carreador têm de estar fisicamente ligadas e não podem ser administradas de modo separado. Em terceiro lugar, a interação é restrita ao MHC de classe II, ou seja, as células T auxiliares cooperam somente com os linfócitos B que expressam moléculas de MHC de classe II idênticas àquelas envolvidas na ativação inicial das células T *naive* pelas DCs. Todas essas características das respostas de anticorpo contra conjugados hapteno-proteína podem ser explicadas pelas funções de apresentação de antígeno dos linfócitos B. As células B hapteno-específicas se ligam ao antígeno através do determinante do hapteno, endocitam o conjugado hapteno-carreador, digerem o componente proteico e apresentam peptídios derivados da proteína carreadora aos linfócitos T auxiliares carreador-específicos (ver Figura 12.8). Desse modo, os dois linfócitos em cooperação reconhecem diferentes epítopos do mesmo antígeno. O hapteno é responsável pela internalização eficiente da proteína carreadora para dentro da célula B, o que explica por que hapteno e carreador devem estar fisicamente ligados. Como as células T reconhecem os peptídios associados ao MHC próprio, sua interação com as células B é restrita ao MHC.

As características das respostas humorais elucidadas para os conjugados hapteno-carreador se aplicam a todos os antígenos proteicos em que um determinante intrínseco, em geral um determinante conformacional nativo, é reconhecido por células B (e, portanto, é análogo ao hapteno) e outro determinante, na forma de um peptídio linear associado ao MHC de classe II, é reconhecido por células T auxiliares (e é análogo a um peptídio derivado do carreador proteico). O efeito hapteno-carreador é a base do desenvolvimento de vacinas conjugadas contra bactérias encapsuladas; essas vacinas contêm epítopos carboidratos reconhecidos por células B e que estão ligados a proteínas reconhecidas por células T (discutido adiante, neste capítulo).

## Papel da interação CD40L:CD40 na ativação T-dependente das células B

***Sob ativação, as células T auxiliares expressam CD40-ligante (CD40L) que engaja seu receptor, o CD40, em células B antígeno-estimuladas e induzem proliferação e diferenciação das células B, inicialmente em focos extrafoliculares e, posteriormente, em centros germinativos*** (Figura 12.9). O CD40 é um membro da superfamília do receptor de fator de necrose tumoral (TNF; do inglês, *tumor necrosis factor*) (ver Capítulo 10). Seu ligante, o CD40L (CD154), é uma proteína de membrana trimérica homóloga ao TNF. O CD40 é expresso de modo constitutivo na superfície das células T auxiliares recentemente ativadas pelo antígeno e por coestimuladores. Quando essas células T auxiliares ativadas interagem fisicamente com células B apresentadoras de antígeno, o CD40L se liga ao CD40 na superfície da célula B. Isso resulta em alteração conformacional dos trímeros de CD40 pré-formados que induzem a associação de proteínas citosólicas chamadas fatores associados ao receptor do TNF (TRAFs; do inglês, *TNF receptor-associated factors*) com o domínio citoplasmático de CD40. Os TRAFs recrutados para o CD40 iniciam cascatas enzimáticas que levam à ativação e translocação nuclear de fatores de transcrição, incluindo o fator nuclear kappa B (NF-κB; do inglês, *nuclear factor κB*) e a proteína ativadora 1 (AP1; do inglês, *activator protein 1*), os quais, coletivamente, estimulam a proliferação da célula B, bem como síntese e secreção aumentada de Ig. Vias de sinalização similares são ativadas pelos receptores de TNF (ver Capítulo 7). Os sinais induzidos por CD40 também são decisivos para as reações de centro germinativo subsequentes, conforme discutiremos adiante. Além disso, a ativação de DCs e macrófagos mediada pelas células T envolve a interação de CD40L

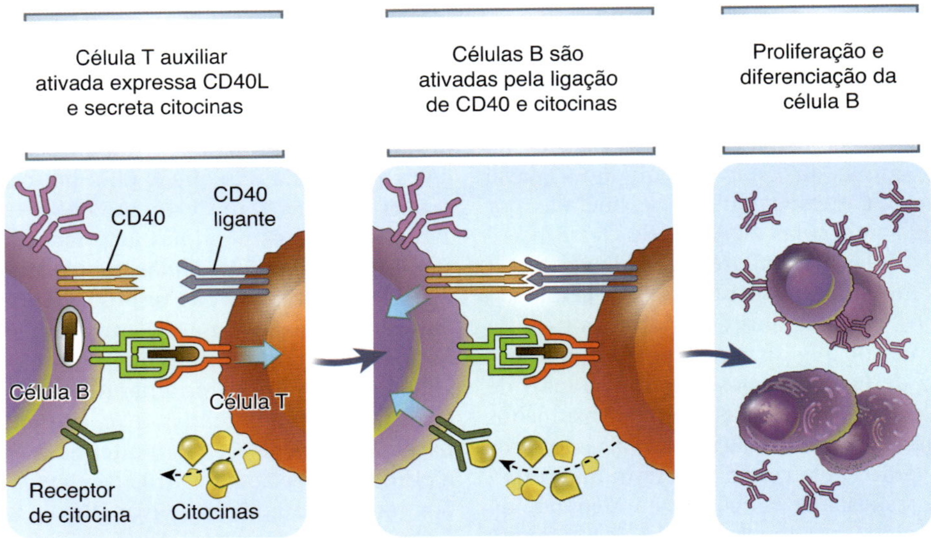


**Figura 12.9 Mecanismos de ativação da célula B mediada pela célula T auxiliar.** As células T auxiliares ativadas pelo reconhecimento de antígenos apresentados pelas células B expressam o CD40 ligante (*CD40L*), que se liga ao CD40 nas células B e estimula a proliferação e a diferenciação dessas células. As citocinas produzidas pelas células T auxiliares também contribuem para as respostas das células B.

nas células T auxiliares ativadas com o CD40 nas DCs e macrófagos (ver Capítulos 6 e 10).

As mutações no gene *CD40L* resultam em uma doença chamada **síndrome de hiper-IgM ligada ao X**. Essa síndrome é caracterizada por defeitos na produção de anticorpos, particularmente na troca de isótipos e na maturação de afinidade, e em imunidade celular deficiente (ver Capítulo 21). Anormalidades similares são vistas em camundongos *knockout* dos genes *CD40* ou *CD40L*. Curiosamente, um vírus de DNA chamado vírus Epstein-Barr (EBV) infecta células B humanas e induz sua proliferação. Isso pode levar à imortalização das células e ao desenvolvimento de linfomas. A cauda citoplasmática de uma proteína do EBV, a proteína latente de membrana 1 (LMP1; do inglês, *latent membrane protein 1*), associa-se às mesmas moléculas de TRAF que o domínio citoplasmático de CD40, e isso parece deflagrar a proliferação das células B. Assim, a LMP1 do EBV é funcionalmente homóloga a uma molécula de sinalização fisiológica da célula B, e o EBV aparentemente cooptou uma via normal de ativação do linfócito B para seu próprio benefício, a qual consiste em promover sobrevida e proliferação das células nas quais o vírus pode se replicar.

Além do CD40L presente nas células T auxiliares ativadoras de células B, as células T auxiliares também secretam citocinas que contribuem para as respostas de célula B. As citocinas derivadas de célula T são essenciais para as reações de centro germinativo, descritas posteriormente. Várias citocinas também foram implicadas nas etapas iniciais da proliferação e diferenciação da célula B, mas não está claro se alguma delas é, de fato, essencial a essas respostas.

Após a interação inicial das células B com as células T auxiliares na interface entre o folículo e a zona de célula T, a ativação subsequente das células B pelas células T auxiliares pode ocorrer em dois locais distintos – um fora dos folículos, em um foco extrafolicular, e o outro nos centros germinativos dos folículos. A natureza da resposta de células B difere nesses locais (Tabela 12.2).

## Ativação de células B extrafoliculares

***A ativação das células B no foco extrafolicular resulta em uma resposta de anticorpos inicial aos antígenos proteicos e estabelece a reação de centro germinativo subsequente.*** Os focos extrafoliculares de ativação T-dependente das células B geram anticorpos de baixa afinidade que podem circular e limitar a disseminação de uma infecção. Cada um desses focos pode produzir 100 a 200 plasmócitos secretores de anticorpo. No baço, os focos extrafoliculares se desenvolvem nas porções externas da bainha linfoide periarteriolar rica em células T (PALS; do inglês, *periarteriolar lymphoid sheath*) ou entre a zona de célula T e a polpa vermelha, e essas coleções de células também são chamadas focos de PALS. Similarmente, focos T-dependentes são observados nos cordões medulares de linfonodos.

As células B ativadas pelas células T auxiliares por meio do CD40L nos focos extrafoliculares sofrem troca de isótipo. De fato, os focos extracelulares são os sítios nos quais a maior parte da troca de isótipo ocorre durante as respostas de anticorpos a antígenos proteicos. As células secretoras de anticorpo geradas nos focos extrafoliculares, incluindo os plasmablastos e plasmócitos teciduais, são principalmente de vida curta e não adquirem a capacidade de migrar para sítios distantes, como a medula óssea. Em órgãos linfoides secundários, os plasmablastos regulam negativamente CXCR5 e CCR7, regulam positivamente CXCR4 e migram para a polpa vermelha (no baço) ou para os cordões medulares (nos linfonodos) em resposta a CXCL12, ligante de CXCR4. Em vez de assumir as propriedades do plasmablasto, algumas das células B ativadas na interface folículo-zona T tornam-se precursoras das células B do centro germinativo. As FDCs liberam CXCL13, que atrai pequenos números (de alguns a 100)

**Tabela 12.2** Respostas de célula B extrafoliculares e de centro germinativo.

| Característica | Resposta extrafolicular | Resposta de centro germinativo |
|---|---|---|
| Localização | Cordões medulares de linfonodos e nas junções entre a zona de célula T e a polpa vermelha do baço | Centros germinativos de folículos secundários |
| Sinais de CD40 | Requeridos | Requeridos |
| Ajuda de célula T especializada | Células T auxiliares extrafoliculares | Células Tfh no centro germinativo |
| Expressão de AID | Sim | Sim |
| Troca de isótipo | Sim | Sim |
| Hipermutação somática | Baixa taxa | Alta taxa |
| Maturação de afinidade de anticorpo | Baixa | Alta |
| Células B terminalmente diferenciadas | Plasmócitos de vida curta (expectativa de vida de ~3 dias) | Plasmócitos de vida longa que migram para a medula óssea e células de memória |
| Fatores de transcrição ativados em células B | BLIMP-1 | BCL-6 |

*AID, activation-induced cytidine deaminase; BCL-6, B cell lymphoma 6; BLIMP-1, B lymphocyte-induced maturation protein 1; Tfh*, célula T auxiliar folicular.
Dados de Vinuesa CG, Sanz I, Cook MC. Dysregulation of germinal centres in autoimmune disease. *Nat Rev Immunol*. 2009; 9:845-885.

dessas células. Essas células precursoras regulam negativamente o EBI2, e regulam positivamente os receptores que promovem seu confinamento ao centro do folículo e iniciam a reação de centro germinativo. A resposta extrafolicular também ajuda a gerar **células T auxiliares foliculares** (**Tfh**; do inglês, *T follicular helper*) que migram para o interior do folículo e são requeridas para a formação do centro germinativo.

## Células T auxiliares foliculares (Tfh)

***Dentro de 4 a 7 dias após a exposição antigênica, células B antígeno-específicas ativadas fora do folículo induzem algumas células T previamente ativadas a se diferenciarem em células Tfh que expressam altos níveis do receptor de quimiocina CXCR5, são atraídas para dentro dos folículos linfoides por CXCL13 (ligante de CXCR5) e exercem papéis essenciais na formação e função do centro germinativo.*** Além de CXCR5, as células Tfh expressam ICOS (do inglês, *inducible costimulator*), PD-1 (do inglês, *programmed cell death protein-1*), a citocina interleucina-21 (IL-21) e o fator de transcrição BCL-6. As células Tfh exibem um fenótipo que as torna distintas das subpopulações de células T efetoras Th1, Th2 e Th17, descritas no Capítulo 10.

A diferenciação das células Tfh a partir das células T CD4$^+$ *naive* requer duas etapas: ativação inicial por DCs apresentadoras de antígeno e subsequente ativação pelas células B (Figura 12.10). A "escolha" entre um destino Th1, Th2 ou Th17 de um lado, ou por um destino Tfh de outro, depende, em parte, da força de interação inicial entre os complexos peptídio-MHC de classe II nas DCs e o receptor de célula T (TCR; do inglês, *T cell receptor*) nas células T CD4$^+$ *naive*. A ativação forte do TCR pelas DCs induz células Tfh por promover a expressão do repressor transcricional BCL-6 e diminuir os níveis da cadeia α do receptor de IL-2 (IL-2R).

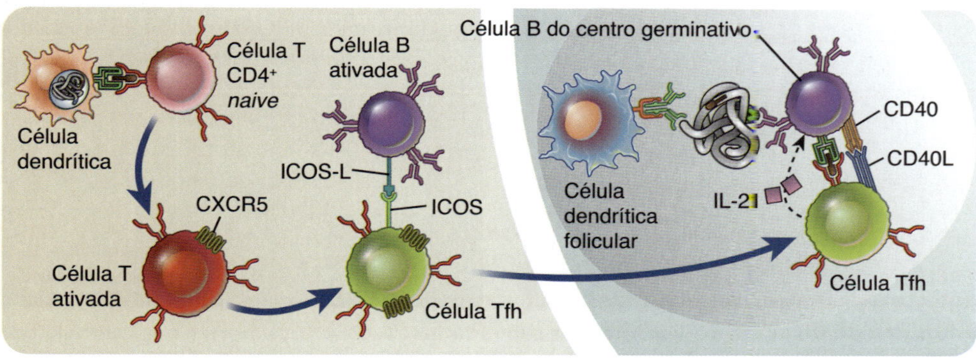


**Figura 12.10 Geração das células T auxiliares foliculares.** A geração das células T auxiliares foliculares (*Tfh*) requer a ativação sequencial de células T, primeiro pelas células dendríticas e, então, por células B ativadas. As interações entre o coestimulador induzido (*ICOS*) e seu ligante (*ICOS-L*) são essenciais para a diferenciação de células Tfh. As células Tfh diferenciadas migram para os centros germinativos, onde ativam células B. *IL*, interleucina.

Essa expressão inicial de BCL-6 combinada à fraca sinalização de IL-2R inibe a aquisição de um destino celular Th1, Th2 ou Th17. Algumas dessas células T ativadas começam a expressar CXCR5, e sua diferenciação final em células Tfh requer interação com células B ativadas. Várias moléculas presentes nas células B e nas células T auxiliares comprovadamente exercem papéis decisivos na geração de células Tfh. A ligação da molécula coestimuladora ICOS ligante presente em células B ativadas ao seu receptor ICOS, um membro da família de CD28, em células T promove diferenciação de células T em células Tfh. A geração de células Tfh também depende das interações entre células B ativadas e células T auxiliares mediadas por membros da família SLAM. Uma molécula sinalizadora que se associa a essas proteínas da família SLAM nas células Tfh é chamada proteína associada a SLAM (SAP; do inglês, *SLAM-associated protein*), e a sinalização de SAP estabiliza a expressão de reguladores transcricionais, em particular BCL-6, requeridos para o desenvolvimento das células Tfh. SAP está mutado em pacientes com a **síndrome linfoproliferativa ligada ao X** (**XLP**; do inglês, *X-linked lymphoproliferative syndrome*), a qual está associada a defeitos nas respostas de anticorpos e de células T citotóxicas (ver Capítulo 21).

A citocina definidora produzida pelas células Tfh é a IL-21. Essa citocina é requerida para o desenvolvimento do centro germinativo e contribui para a geração de plasmócitos na reação de centro germinativo. A IL-21 secretada pelas células Tfh também favorece os eventos de seleção da célula B no centro germinativo e a diferenciação de células B ativadas em plasmablastos. Além da IL-21, as células Tfh secretam outras citocinas, incluindo IL-4 e IL-13, e provavelmente baixos níveis de IFN-γ também; sabe-se que algumas dessas citocinas participam da troca de isótipo, conforme discutido adiante. Algumas células Tfh extrafoliculares podem expressar citocinas como IL-4 e IL-21, que estimulam a troca de isótipo fora do centro germinativo, como descrito resumidamente.

## Reação de centro germinativo

***Os eventos característicos das respostas de anticorpos dependentes de células T auxiliares, incluindo maturação de afinidade, geração de plasmócitos de vida longa e de células B de memória, bem como a troca contínua de isótipo, ocorrem em estruturas organizadas chamadas centros germinativos, as quais são criadas junto aos folículos linfoides durante as respostas imunes T-dependentes.*** O complexo processo de diferenciação de células B e a seleção de células com receptores antigênicos de mais alta afinidade que ocorrem nesses sítios são denominados reação de centro germinativo.

Os centros germinativos se desenvolvem nos órgãos linfoides secundários cerca de 4 a 7 dias após a iniciação de uma resposta T-dependente de células B. Muito tempo antes de a importância funcional dessa estrutura anatômica ter sido compreendida, os morfologistas a denominaram centro germinativo, devido à presença de muitas figuras mitóticas na região, sugerindo que novas células eram geradas ou "germinadas" nesse local. Os centros germinativos consistem em duas regiões distintas: uma **zona escura** densamente concentrada contendo células B em processo de rápida proliferação e que aparece escura em cortes histológicos corados com hematoxilina; e uma **zona clara**, em que células B de alta afinidade são selecionadas para sobreviver e se diferenciar ainda mais, mas onde muitas células morrem, que se cora fracamente com o mesmo corante (Figura 12.11). A composição celular dessas zonas é diferente. As células Tfh estão presentes somente na zona clara. A zona clara também contém um tipo de célula estromal chamada **células dendríticas foliculares** (**FDCs**; do inglês, *follicular dendritic cells*). As FDCs não são derivadas de precursores da medula óssea e são relacionadas às células reticulares fibroblásticas do ponto de vista do desenvolvimento. Elas são encontradas somente em folículos linfoides e expressam receptores do complemento (CR1, CR2 e CR3) e receptores Fc. Essas moléculas estão envolvidas na

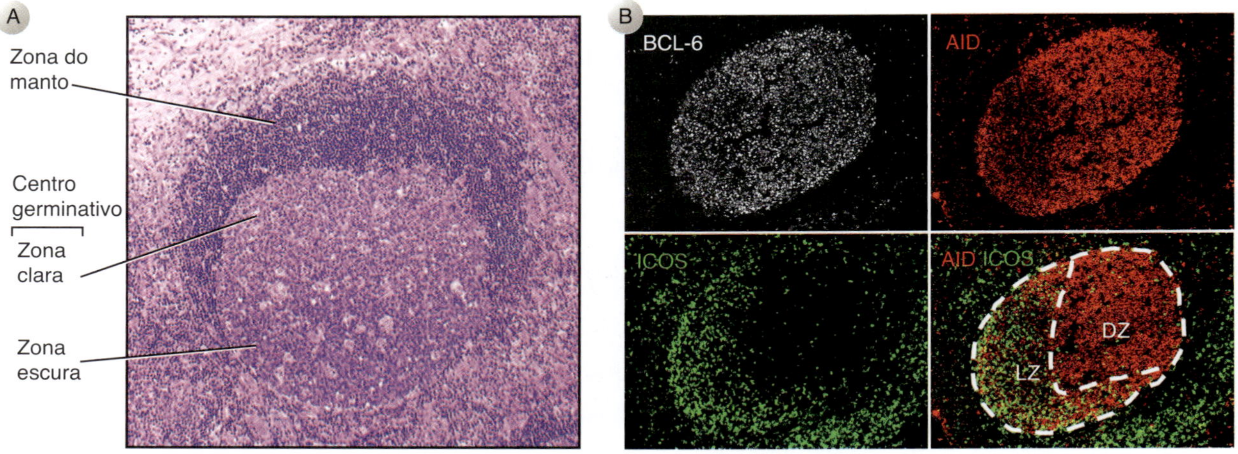


**Figura 12.11 Centros germinativos em órgãos linfoides secundários. A.** O centro germinativo está junto ao folículo e inclui uma zona escura (*DZ*) basal e uma zona clara (*LZ*) adjacente. **B.** As células B do centro germinativo (assim como as células T auxiliares foliculares) expressam *BCL-6* (linfoma 6 de células B); as células T auxiliares que expressam *ICOS* (coestimulador induzido) residem principalmente na zona clara e na área extrafolicular; e *AID* (citidina desaminase induzida por ativação) é expressa em seus níveis mais altos nas células B do centro germinativo, na zona escura. (*A*, Cortesia do Dr. James Gulizia, Departamento de Patologia, Brigham and Women's Hospital, Boston, Massachusetts; *B*, Cortesia do Dr. Naoki Kaneko, Ragon Institute of MGH, MIT e Harvard, Cambridge, Massachusetts.)

exibição de antígenos para a seleção das células B do centro germinativo, conforme será descrito adiante. As FDCs não expressam moléculas do MHC de classe II e, apesar do nome, diferem das DCs que expressam MHC de classe II, as quais apresentam peptídios aos linfócitos T. Os longos processos citoplasmáticos das FDCs formam uma malha em torno da qual os centros germinativos são formados. As células B da zona escura e da zona clara, algumas vezes, são chamadas centroblastos e centrócitos, respectivamente. Essas zonas não são fixas porque as células B se movem entre a zona escura e a zona clara. A borda de células B *naive* no folículo ao redor do centro germinativo compõe a zona do manto.

A reação de centro germinativo consiste em um número de etapas sequenciais (Figura 12.12).

1. *Iniciação do centro germinativo pelas células Tfh:* a reação de centro germinativo começa com a migração das células Tfh para o folículo, guiada pela quimiocina CXCL13 que se liga a CXCR5 nas células T.
2. *Entrada de células B no centro germinativo:* as células B estimuladas pelo antígeno que foram ativadas em células de focos extrafoliculares através das interações CD40L-CD40 regulam negativamente EBI2 e movem-se para o folículo, formando o centro germinativo. Cada centro germinativo contém células B derivadas de apenas alguns a até cerca de uma centena de clones antígeno-específicos. Diferentes clones de células B antígeno-específicos podem dar origem a células B de memória e plasmócitos de vida longa.
3. *Proliferação de células B:* as células B que foram desencadeadas por células Tfh através de interações CD40L-CD40 proliferam repetidamente, formando a zona escura do centro germinativo. O tempo de duplicação dessas células B do centro germinativo em proliferação é estimada em 6 a 12 horas, de modo que, dentro de 5 dias, um único linfócito pode dar origem a pelo menos 5.000 descendentes.
4. *Mutações somáticas em genes de Ig:* células B da zona escura em proliferação sofrem mutação em seus genes V de Ig como parte de um processo chamado hipermutação somática. Esse processo é iniciado pela enzima citidina desaminase induzida por ativação (AID; do inglês, *activation-induced cytidine deaminase*), que é altamente expressa pelas células B da zona escura. O mecanismo de mutação somática é descrito mais adiante.
5. *Migração de células B dentro do centro germinativo:* após múltiplas divisões, as células B da zona escura param de se dividir e desligam a expressão do receptor de quimiocina CXCR4. O ligante de CXCR4, CXCL12, é

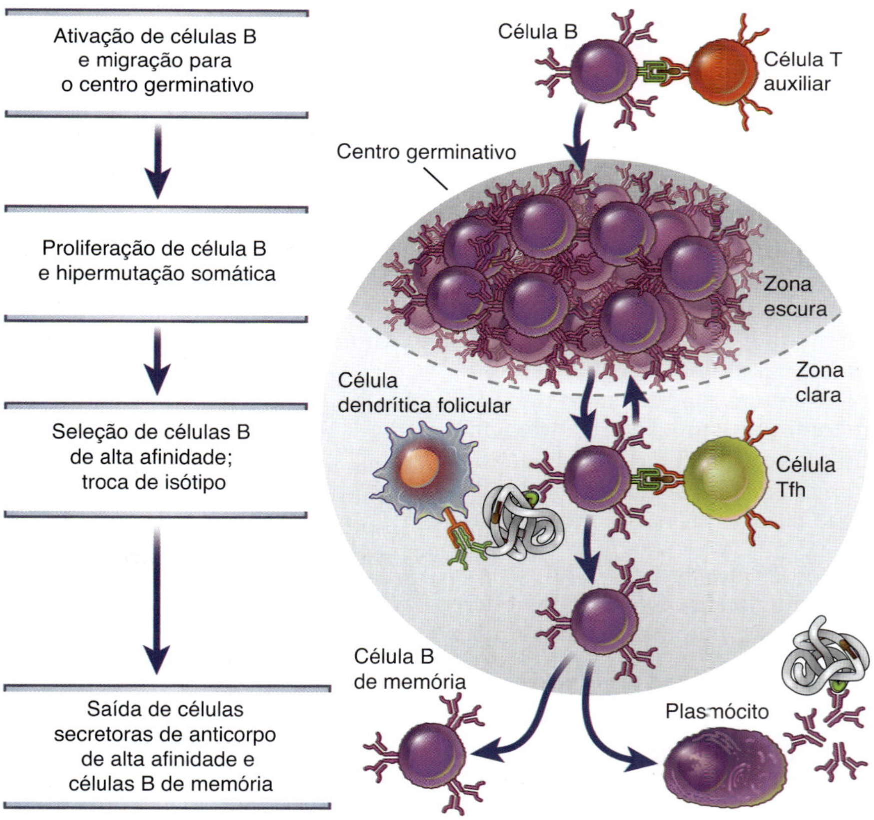


**Figura 12.12 Eventos sequenciais no centro germinativo.** As células B ativadas migram para o folículo e proliferam, formando a zona escura do centro germinativo. Essas células B sofrem hipermutação somática de genes V de imunoglobulina (*Ig*) e migram para a zona clara, onde encontram células dendríticas foliculares que exibem antígeno e células T auxiliares foliculares (*Tfh*). As células B com os receptores de Ig de afinidade mais alta são selecionadas para sobreviver e retornam para a zona escura, onde sofrem mais hipermutação somática. As células selecionadas vão e voltam várias vezes, sofrem repetidas mutações e são selecionadas, até que finalmente se diferenciam em células secretoras de anticorpos. As células B de memória são derivadas de células B que passam por menos ciclos de hipermutação somática e seleção, e emergem mais cedo do centro germinativo do que as células secretoras de anticorpos. As células secretoras de anticorpos saem e residem na medula óssea como plasmócitos de vida longa, enquanto as células B de memória entram no *pool* de linfócitos recirculantes.

mais abundante na zona escura do que na zona clara. A perda da expressão de CXCR4 resulta na migração dessas células B fortemente mutadas e que não se dividem para a zona clara adjacente que contém células Tfh e FDCs. Essas células B da zona escura que não se dividem ainda expressam CXCR5 e são atraídas para zona clara onde a concentração de CXCL13 é mais alta.

6. *Seleção de células B de alta afinidade:* na zona clara, as células B que sofreram hipermutação somática são testadas quanto à sua capacidade de reconhecer antígenos exibidos por FDCs e antígenos livres no centro germinativo. As células B que adquiriram BCRs de alta afinidade são mais propensas a capturar o antígeno, exibi-lo para células Tfh e receber sinais mediados por CD40 e por citocinas das células T. Como resultado, essas células B são selecionadas para sobreviver e diferenciar-se ainda mais. As células B podem falhar na seleção e sofrer morte apoptótica na zona clara. Esse processo de seleção também é descrito com mais detalhes posteriormente.
7. *Mutação e seleção repetitivas:* as células B selecionadas positivamente na zona clara expressam o fator de transcrição MYC, reexpressam o receptor de quimiocina CXCR4 e assim retornam à zona escura. As células B do centro germinativo podem passar por repetidas rodadas de mutação e seleção, migrando da zona clara para a escura e vice-versa, se forem positivamente selecionadas. Esse processo contribui para a maturação por afinidade da resposta do anticorpo.
8. *Diferenciação em plasmócitos de vida longa:* após algumas rodadas de seleção, as células B de alta afinidade saem do centro germinativo como plasmablastos que irão para a medula óssea e se diferenciarão em plasmócitos de vida longa. Não se sabe como é tomada a decisão para que as células B de alta afinidade selecionadas da zona clara não retornem à zona escura, mas saiam do centro germinativo. O que se sabe é que, uma vez tomada essa decisão, as células B de alta afinidade da zona clara reexpressam EBI2 e deixam o centro germinativo.
9. *Formação de células B de memória:* do centro germinativo, as células B que sofrem hipermutação somática limitada e permanecem com afinidade relativamente baixa saem inicialmente como células B de memória. As células de memória têm a capacidade de recircular e migrar de um órgão linfoide secundário para outro.

A formação do centro germinativo é defeituosa em seres humanos e em camundongos com defeitos genéticos no desenvolvimento ou na ativação das células T ou com mutações em CD40 ou em seu ligante, conforme discutido anteriormente. Agora que descrevemos as características básicas e os passos da reação de centro germinativo, discutiremos alguns dos eventos celulares e moleculares individuais que ocorrem durante esse processo.

## Troca de isótipo (classe) de cadeia pesada

***Nas respostas T-dependentes, uma parte da progênie de células B ativadas que expressam IgM e IgD passa pela troca de isótipo (classe) de cadeia pesada e produz anticorpos com cadeias pesadas de diferentes classes, como*** γ, α *e* ε (Figura 12.13). A troca de isótipo fora do folículo é dirigida por células Tfh extrafoliculares do centro pré-germinativo, e o processo continua ocorrendo nos centros germinativos, dirigido pelas células Tfh da zona clara. A capacidade das células B de produzirem diferentes isótipos de anticorpo confere uma notável especialização de respostas imunes humorais gerando anticorpos que desempenham funções efetoras distintas e estão envolvidos na defesa contra diferentes tipos de agentes infecciosos. As células B mudam os isótipos dos anticorpos que produzem, alterando as regiões constantes das cadeias pesadas, mas a especificidade dos anticorpos (determinada pelas regiões variáveis) permanece inalterada. Os mecanismos moleculares responsáveis pela mudança das regiões constantes da cadeia pesada são descritos a seguir.

***A troca de isótipo em resposta a diferentes tipos de patógenos é regulada por citocinas produzidas pelas células T auxiliares que são ativadas por esses patógenos.***

- A troca de IgM para **IgG** é um aspecto proeminente das respostas de anticorpo T-dependentes contra muitas bactérias e vírus. Os anticorpos IgG não somente promovem a fagocitose de microrganismos opsonizados e ativam o complemento, mas também são transferidos através da placenta para conferir proteção aos recém-nascidos, e têm meia-vida maior no sangue em comparação a outros isótipos, por isso, a produção de IgG contribui de muitas maneiras para a capacidade protetora da imunidade humoral. Em camundongos, a troca para subclasses de IgG é induzida pela citocina IFN-γ, que pode ser produzida por células Tfh ativadas por esses microrganismos. No entanto, não há evidências de que a troca de isótipo para IgG envolva IFN-γ em seres humanos. Células Tfh humanas que expressam altos níveis de IL-21 em relação a IL-4 dirigem a troca de IgM para IgG, mas os detalhes de quais citocinas coordenam diferencialmente a troca para IgG1, IgG2, IgG3 e IgG4 ainda precisam ser determinados
- A resposta humoral a muitos parasitas helmínticos é dominada por anticorpos **IgE** que participam da eliminação dos helmintos (ver Capítulos 13 e 16). Os anticorpos IgE também medeiam as reações de hipersensibilidade imediata (alérgicas) (ver Capítulo 20). É provável que os helmintos influenciem a diferenciação das células Tfh e induzam essas células T auxiliares a produzirem as citocinas do tipo Th2 IL-4 e IL-13, que dirigem a troca de isótipo de IgM para IgE
- Adicionalmente, as células B presentes em sítios anatômicos diferentes fazem a troca para isótipos diferentes, em parte por causa das citocinas produzidas nesses locais. De modo específico, as células B presentes nos tecidos de mucosa fazem a troca para **IgA**, que é a classe de anticorpo mais eficientemente transportada ao longo dos epitélios para as secreções mucosas, em que previne a entrada de microrganismos através dos epitélios (ver Capítulo 14). A troca para IgA é estimulada pelo fator transformador do crescimento-β (TGF-β; do inglês, *transforming growth fator*-β), que é produzido por muitos tipos celulares, incluindo as células T auxiliares,

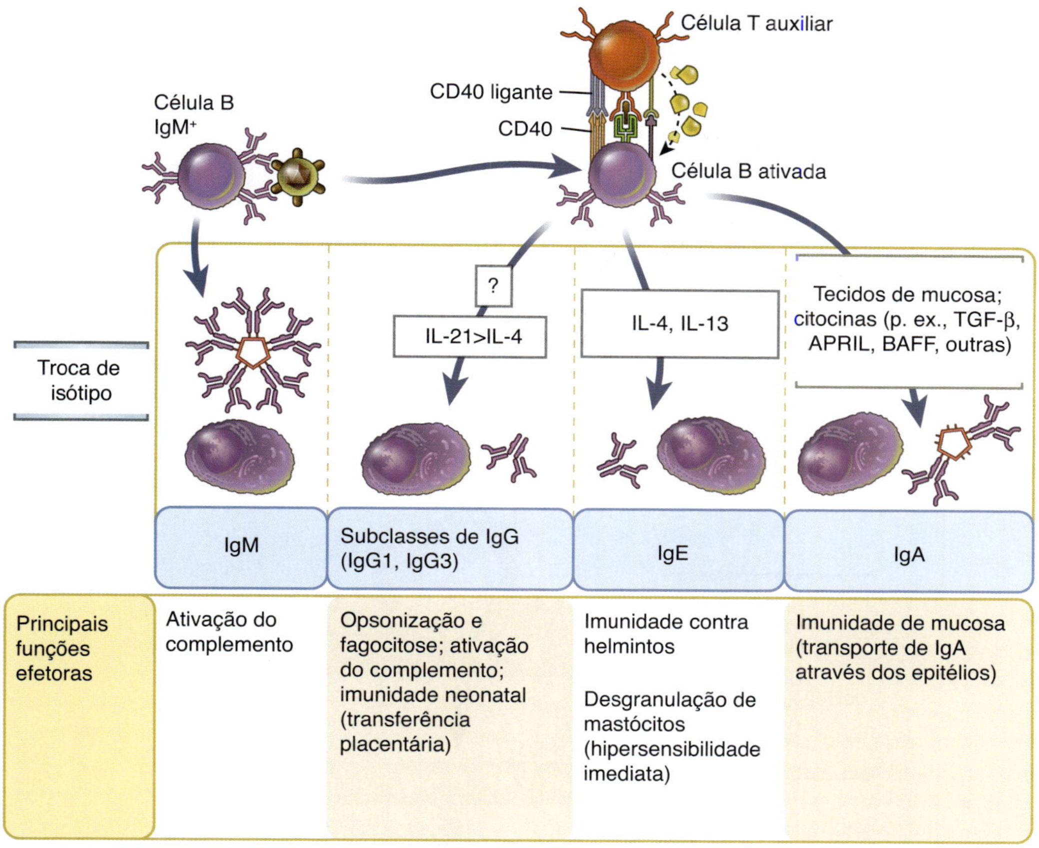


**Figura 12.13 Troca de isótipo de cadeia pesada da imunoglobulina.** As células B ativadas pelos sinais dos linfócitos T auxiliares (CD40, citocinas) sofrem troca para diferentes isótipos de imunoglobulinas, que medeiam funções efetoras distintas. Exemplos selecionados de isótipos trocados são mostrados. Todos os isótipos são capazes de neutralizar microrganismos e toxinas. *APRIL*, ligante indutor de proliferação; *BAFF*, fator ativador de células B; *Ig*, imunoglobulina; *IL*, interleucina; *TGF-β*, fator transformador do crescimento-β.

tanto nas mucosas como em outros tecidos. As citocinas da família do TNF, BAFF e APRIL, também estimulam a troca para IgA. Como essas citocinas são produzidas por células mieloides, podem estimular respostas de IgA na ausência de ajuda da célula T. Alguns indivíduos que herdam versões mutantes do gene *TACI*, codificador de um receptor para essas citocinas, têm uma deficiência seletiva de produção de IgA (ver Capítulo 21).

***Os sinais de CD40 atuam em conjunto com as citocinas para induzir a troca de isótipo.*** O engajamento de CD40 induz expressão da enzima AID que, como veremos adiante, é essencial tanto para a troca de isótipo como para a maturação de afinidade. O requerimento de sinalização por CD40 e AID para promoção da troca de isótipo em células B é bem documentado por análises de camundongos e seres humanos nos quais o CD40, CD40L ou AID estavam ausentes. Em todos esses casos, a resposta de anticorpo a antígenos proteicos é dominada por anticorpos IgM, e há uma troca limitada para outros isótipos.

***O mecanismo molecular da troca de isótipo é um processo chamado recombinação de troca, em que o DNA da cadeia pesada de Ig nas células B é cortado e recombinado de modo que um éxon VDJ previamente formado, codificador do domínio V, é colocado adjacente a uma região C* downstream*, e o DNA interveniente é removido*** (Figura 12.14). Esses eventos de recombinação de DNA envolvem sequências nucleotídicas chamadas regiões de troca, localizadas nos íntrons entre os segmentos J e C nas extremidades 5′ de cada *locus* $C_H$, que não o gene δ. As regiões de troca medem 1 a 10 quilobases de comprimento, contêm numerosas repetições em tandem de sequências de DNA ricas em GC e são encontradas *upstream* aos genes de cadeia pesada. *Upstream* a cada região de troca, há um pequeno éxon I (iniciador de transcrição) precedido por um promotor de região I. Os sinais das citocinas induzem transcrição a partir da leitura de uma região I promotora particular, ao longo do éxon I, região de troca e éxons $C_H$ adjacentes. Esses transcritos são conhecidos como transcritos de linhagem germinativa, porque não são traduzidos em proteínas, mas são requeridos para que a troca de isótipo prossiga. Os transcritos de linhagem germinativa são encontrados no *locus* μ e no *locus* de cadeia pesada *downstream*, ao qual uma célula B ativada está sendo induzida a fazer a troca. Em cada região de troca participante, o transcrito de linhagem germinativa facilita a geração de quebras na fita dupla de DNA, como descrito adiante. A quebra no DNA na região de troca *upstream* (μ) é unida à quebra na região de troca selecionada *downstream*. Como resultado, o éxon VDJ rearranjado *upstream* à região de troca μ na célula B produtora de IgM recombina com o gene de cadeia pesada de Ig localizado imediatamente após a região de troca transcricionalmente ativa *downstream*.

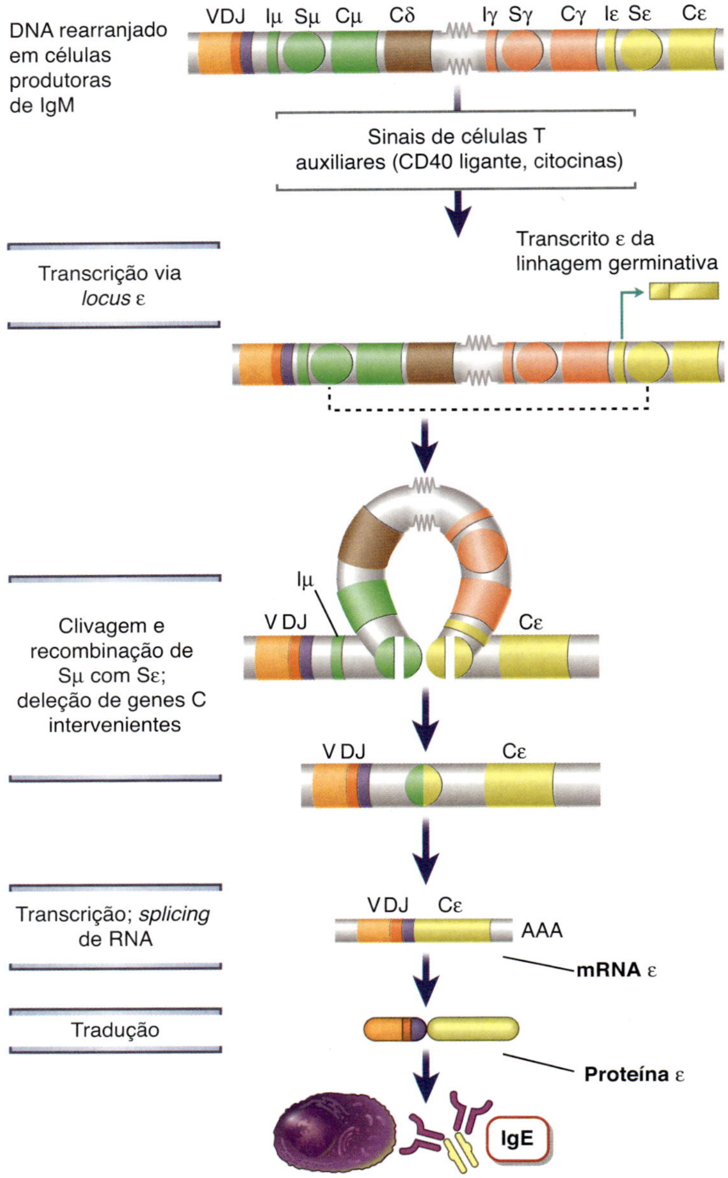


**Figura 12.14 Mecanismos de troca de isótipo de cadeia pesada.** Quando as células B antígeno-ativadas encontram sinais das células T auxiliares (CD40L e, neste exemplo, interleucina-4), as células B sofrem troca para isótipos de imunoglobulina (Ig) que não IgM (no exemplo, IgE). Esses estímulos iniciam a transcrição na linhagem germinativa via *locus* Iε-Sε-Cε, e os genes de CH proximais são removidos, levando à recombinação do éxon VDJ *upstream* ao *locus* μ com o gene Cε. As regiões de troca estão indicadas por círculos e rotuladas como Sμ, Sγ e Sε. Iμ, Iγ e Iε representam os sítios de iniciação para a transcrição da linhagem germinativa. (Note que há múltiplos genes Cγ localizados entre os genes de Cδ e Cε e Cα, *downstream* a Cε, porém isso não foi mostrado.)

As citocinas determinam qual região $C_H$ sofrerá transcrição da linhagem germinativa. Exemplificando, a IL-4 induz transcrição de linhagem germinativa ao longo do *locus* Iε-Sε-Cε (ver Figura 12.14). Isso leva primeiro à produção de transcritos ε de linhagem germinativa em uma célula B que expressa IgM e, então, à recombinação da região de troca Sμ com a região de troca Sε. O DNA interveniente é perdido, e o éxon VDJ é assim colocado adjacente a Cε. O resultado final é a produção de IgE com o mesmo domínio V que o da IgM original produzida pela célula B.

***A enzima-chave necessária para a troca de isótipo (e para a hipermutação somática, descrita posteriormente) é a AID.*** Como mencionado antes, a expressão de AID é induzida em células B ativadas principalmente por sinais de CD40 oriundos das células Tfh. A enzima remove um grupo amino das citosinas em moldes de DNA de fita simples, convertendo resíduos de citosina (C) em resíduos uracila (U) desaminados (Figura 12.15). É pouco compreendido como a AID é dirigida para as regiões de troca. Essa enzima tem predileção por certos motivos tetranucleotídios contendo GC. As regiões de troca são ricas nesses motivos, e a transcrição citocina-induzida ao longo dessas regiões as torna acessíveis à AID. A especificidade relativa da AID para as regiões de troca, quando comparada a outras regiões do genoma também contendo motivos semelhantes, pode ser parcialmente explicada pelo fato de essas regiões ricas em

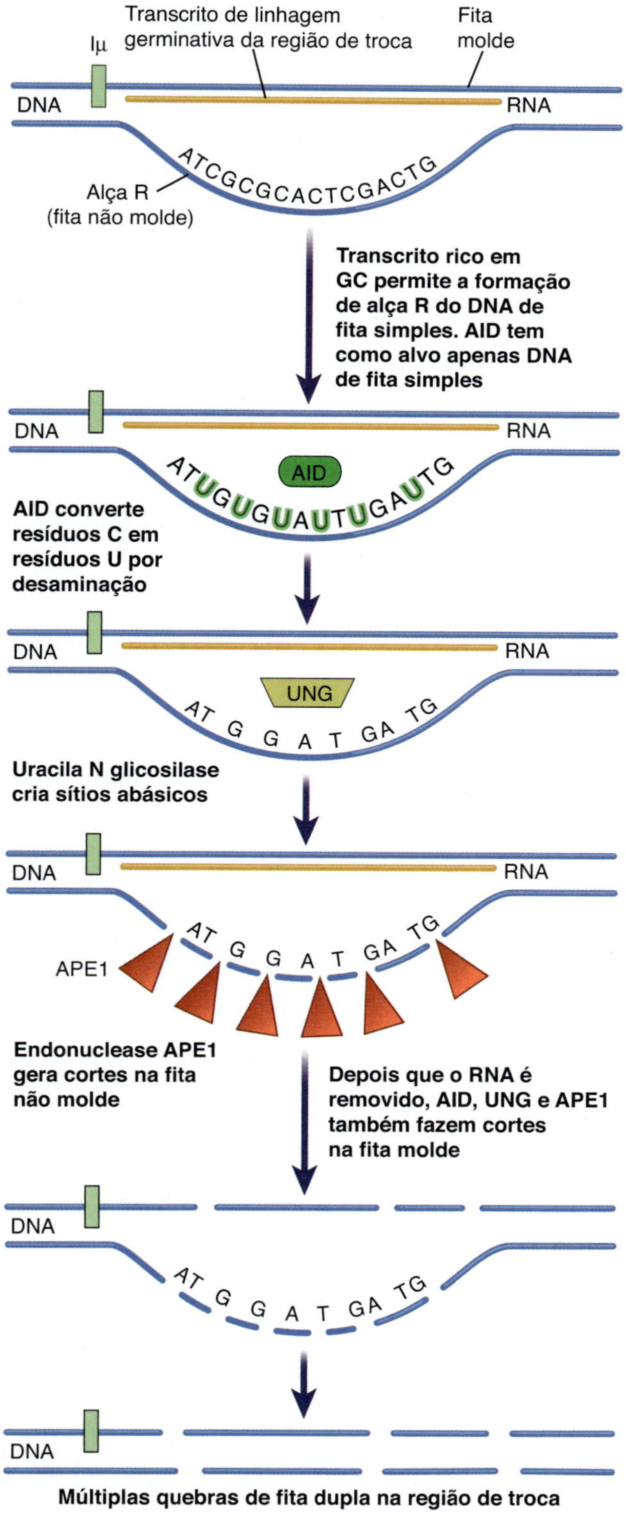


**Figura 12.15 Mecanismo pelo qual a desaminase induzida por ativação gera quebras na dupla fita das regiões de troca.** Os transcritos de linhagem germinativa formam híbridos de DNA-RNA na região de troca e a citidina desaminase induzida por ativação (*AID*) faz a desaminação dos resíduos C para gerar resíduos U no DNA de fita simples. A uracila-N-glicosilase (*UNG*) remove resíduos U para gerar sítios abásicos em que a endonuclease *APEI* cria cortes que levam a uma quebra na dupla fita. Embora essa figura somente ilustre a geração de uma quebra na dupla fita na região de troca μ, uma quebra similar na dupla fita ocorre mais ou menos ao mesmo tempo na região de troca para um isótipo a *downstream*, facilitando assim a recombinação de troca e a troca de isótipo.

GC contribuírem para uma crescente alentecimento da RNA polimerase II que, quando retardada, recruta a AID de maneira eficiente. Os transcritos da região de troca tendem a formar híbridos estáveis de DNA-RNA envolvendo a fita-molde de DNA, liberando assim a fita que não é o molde, que forma uma alça aberta de DNA de fita simples chamada alça R. A geração de DNA fita simples pela formação da alça R é decisiva, porque a AID pode ser direcionada apenas para DNA de fita única. A alça R, portanto, é uma região em que um amplo número de resíduos C na sequência de troca do DNA é convertido em resíduos U pela AID. Uma enzima chamada uracila N-glicosilase (UNG) remove os resíduos U, deixando sítios abásicos. Uma endonuclease chamada APE1 cliva esses sítios abásicos gerando um corte em cada posição. Embora as alças R facilitem a formação de descontinuidades na fita de DNA que não é molde, uma quebra na fita dupla de DNA requer que os cortes também sejam gerados na fita-molde oposta de DNA. O RNA da região de troca rico em GC que permanece firmemente ligado à fita-molde de DNA é degradado por um complexo proteico chamado exossomo de RNA, expondo assim temporariamente os resíduos C da fita-molde e permitindo que AID, UNG e APE1 também gerem alguns cortes nessa fita. Os cortes gerados em ambas as fitas contribuem para as quebras na fita dupla, tanto na região de troca "doadora" Sμ como na região de troca "aceptora" *downstream*, envolvida no evento de troca de um isótipo particular. As quebras na fita dupla em ambas as regiões de troca são unidas (ligadas) pelo uso da maquinaria envolvida no reparo das quebras na fita dupla do DNA pela junção de extremidades não homólogas. Nesse processo, o DNA entre as duas regiões de troca é deletado, e o resultado líquido é que o DNA da região V rearranjada original é fundido a uma nova região constante.

## Maturação de afinidade: mutação somática de genes de imunoglobulina e seleção de células B de alta afinidade

***A maturação de afinidade é o processo que leva ao aumento da afinidade de anticorpos por um antígeno particular, à medida que uma resposta humoral T-dependente progride, e é o resultado da mutação somática dos genes de Ig seguida da sobrevivência seletiva das células B produtoras dos anticorpos com as maiores afinidades.*** O processo de maturação de afinidade gera anticorpos com capacidade crescente de se ligar a antígenos e, assim, de neutralizar mais eficientemente e eliminar microrganismos e suas toxinas (Figura 12.16). Células T auxiliares e interações CD40-CD40L são requeridas para que a mutação somática seja iniciada e, como resultado, a maturação de afinidade é observada somente nas respostas de anticorpo a antígenos proteicos T-dependentes.

***Nas células B em proliferação na zona escura do centro germinativo, genes V de Ig rearranjados sofrem mutações pontuais a uma taxa extremamente alta.*** Estima-se que essa taxa seja de 1 em $10^3$ pares de bases do gene V por divisão celular, que é cerca de 1.000 vezes maior

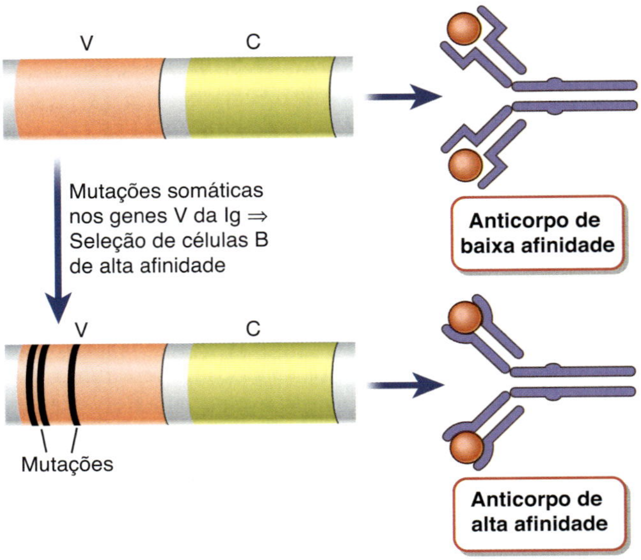


**Figura 12.16 Visão geral da maturação de afinidade.** No início da resposta imunológica, anticorpos de baixa afinidade são produzidos. Durante a reação de centro germinativo, a mutação somática dos genes V de imunoglobulinas (*Ig*) e a seleção de células B com receptores antigênicos de alta afinidade resultam na produção de anticorpos com alta afinidade pelo antígeno.

que a taxa espontânea de mutação em outros genes de mamíferos. Por esse motivo, a mutação em genes V de Ig rearranjados também é chamada **hipermutação somática**. Os genes V de cadeias pesada e leve expressos em cada célula B contêm um total de cerca de 700 nucleotídios; desse modo, as mutações irão se acumular em regiões V expressas a uma taxa média de quase 1 por divisão celular. Mutações no gene V de Ig continuam ocorrendo na progênie de células B individuais. Como resultado, qualquer clone de célula B pode acumular um número cada vez maior de mutações ao longo de sua vida, no centro germinativo. Estima-se que, como consequência de mutações somáticas, as sequências nucleotídicas de anticorpos IgG derivadas de um clone de células B podem divergir da sequência de linhagem germinativa original em até 5%. Isso, em geral, se traduz em até 10 substituições de aminoácidos. As mutações são agrupadas nas regiões V, principalmente nas regiões determinantes de complementariedade (CDRs; do inglês, *complementarity-determining regions*) que se ligam ao antígeno (Figura 12.17), e a presença de mutações se correlaciona com afinidades crescentes dos anticorpos pelo antígeno indutor da resposta.

A enzima AID, discutida anteriormente no contexto de troca de isótipo, também exerce papel essencial na maturação da afinidade. A atividade de DNA desaminase da AID converte resíduos C em resíduos U em pontos de acesso específicos de tetranucleotídicos (AGCT) encontrados ao longo de todo o genoma, mas que são dirigidos primariamente nas regiões V rearranjadas (ou nas regiões de troca, como já discutido). AID pode reconhecer sequências na localização do éxon VDJ rearranjado, e isso explica, ao menos em parte, por que as regiões V rearranjadas são altamente suscetíveis a mutações.

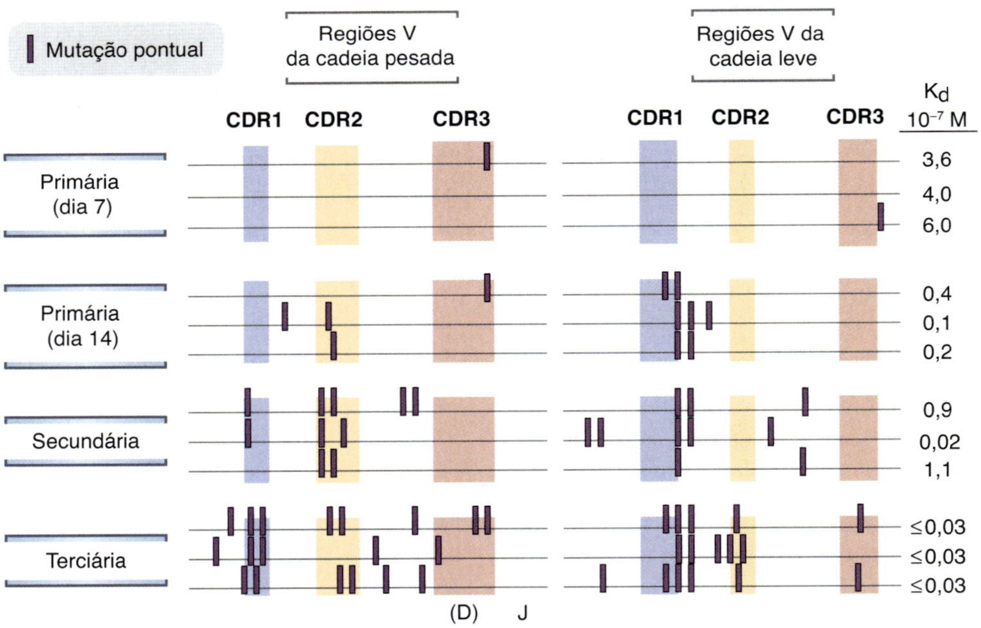


**Figura 12.17 Mutações somáticas em genes V de imunoglobulinas.** Hibridomas foram produzidos a partir de células esplênicas de camundongos imunizados 7 ou 14 dias antes com um hapteno, oxazolona, acoplado a uma proteína, e com células esplênicas obtidas após as imunizações secundária e terciária feitas com o mesmo antígeno. Hibridomas produtores de anticorpos monoclonais oxazolona-específicos foram produzidos, e as sequências nucleotídicas dos genes *V* codificadoras das cadeias pesada e leve de imunoglobulina (*Ig*) foram determinadas. As mutações nos genes V aumentam com o tempo após a imunização e com imunizações repetidas, além de serem agrupadas nas regiões determinantes de complementariedade (*CDRs*, do inglês, *complementarity-determining regions*). A localização da CDR3 nas cadeias pesadas é aproximada. As afinidades dos anticorpos produzidos também tendem a aumentar com mais mutações, conforme indicado pelas constantes de dissociação ($K_d$) menores para ligação ao hapteno. (Modificada de Berek C, Milstein C. Mutation drift and repertoire shift in maturation of the immune response. *Immunol Rev.* 1987; 96:23-41.)

Entretanto, o mecanismo pelo qual esses éxons VDJ rearranjados são especificamente escolhidos ainda é desconhecido. Os resíduos U gerados a partir dos resíduos C podem ser mudados para resíduos T quando ocorre a replicação do DNA, gerando assim um tipo comum de mutação de C para T, ou o U pode ser excisado pela UNG e o sítio abásico então gerado é reparado por meio de um processo de reparo de DNA propenso a erros, eventualmente gerando substituições com qualquer um dos quatro nucleotídios de DNA em cada sítio de desaminação de citidina AID-induzida. Duas enzimas, MSH2 e MSH6, envolvidas normalmente no processo de reparo de incompatibilidade de DNA, são participantes importantes na hipermutação somática. MSH2 e MSH6 podem recrutar nucleases que removem não só os nucleotídios uridina (normalmente presentes no RNA), como também os nucleotídios adjacentes. Essa extensão mutada é então reparada por uma DNA polimerase propensa a erros, e isso estende as mutações para os resíduos localizados além dos resíduos C escolhidos pela AID. Não está claro como dois mecanismos de reparo de DNA bem conhecidos – o reparo de excisão de base e o reparo de incompatibilidade –, os quais normalmente são processos de alta fidelidade, recrutam DNA polimerases propensas a erro em células B no centro germinativo no contexto de hipermutação somática.

A estimulação repetida por antígenos proteicos dependentes de célula T (na zona clara, conforme descrito adiante) leva à migração de células B para a zona escura e a números crescentes de mutações nos genes de Ig de células B antígeno-específicas no centro germinativo. Algumas dessas mutações tendem a ser úteis porque irão gerar anticorpos de alta afinidade. Entretanto, muitas mutações podem resultar em declínio ou até em perda de ligação ao antígeno. Portanto, a etapa seguinte e decisiva no processo de maturação de afinidade é a seleção das células B mais úteis e de maior afinidade, um tipo de seleção natural darwiniana que garante a sobrevivência das melhores células B (as mais adaptadas em termos de ligação antigênica), e isso ocorre na zona clara.

***As células B que se ligam com alta afinidade a antígenos nos centros germinativos são selecionadas para sobreviver*** (Figura 12.18). A resposta inicial ao antígeno resulta na produção de anticorpos, alguns dos quais formam complexos com antígeno residual e podem ativar o complemento. As FDCs expressam receptores para as porções Fc de anticorpos e para os produtos de ativação do complemento, incluindo C3b e C3d. Esses receptores se ligam e exibem antígenos que estejam complexados com anticorpos e produtos do complemento. O antígeno também pode ser exibido na forma livre, no centro germinativo. Enquanto isso, as células B do centro germinativo que sofreram mutação somática migram para dentro da zona clara rica em FDCs, do centro germinativo. Essas células B morrem por apoptose, a menos que sejam resgatadas pelo reconhecimento antigênico. Somente as células B com receptores de alta afinidade conseguem se ligar ao antígeno quando este é apresentado em baixas concentrações, e essas células B sobrevivem preferencialmente graças a vários mecanismos. Primeiro, o reconhecimento antigênico por si só induz expressão de proteínas antiapoptóticas da família BCL-2. Em segundo lugar, as células B de alta afinidade endocitarão e apresentarão o antígeno preferencialmente, interagindo com o número limitado de células Tfh no centro germinativo. Essas células Tfh podem sinalizar via CD40L e citocinas para promover a sobrevivência das células B com as quais interagem.

Conforme mais anticorpos são produzidos, mais antígenos são eliminados e menos ficam disponíveis nos centros germinativos. Portanto, as células B que serão capazes de se ligar especificamente a esse antígeno e assim serem resgatadas da morte precisam expressar receptores antigênicos com afinidades cada vez maiores pelo antígeno. Como resultado, conforme a resposta de anticorpo a um antígeno progride, as células B selecionadas para sobreviver nos centros germinativos produzem Ig de afinidade crescente pelo antígeno. Esse processo de seleção resulta em maturação de afinidade da resposta de anticorpo. Como a mutação somática também gera muitas células B que não expressam receptores de alta afinidade para antígeno e, portanto, não podem ser selecionadas para sobreviver, os centros germinativos são sítios em que ocorrem uma tremenda morte apoptótica de células B.

As quebras de DNA associadas à hipermutação somática e à troca de isótipo predispõem a translocações cromossômicas de vários oncogenes para o interior de *loci* gênicos de Ig, produzindo tumores de células B (linfomas). Isso explica por que muitos linfomas se desenvolvem a partir de células B do centro germinativo. Os centros germinativos também podem contribuir para a patogênese da autoimunidade, se a mutação somática levar um clone de células B no centro germinativo a se tornar fortemente autorreativo. A resposta de células B que carregam mutações somáticas ao antígeno é controlada por células T reguladoras, algumas das quais expressam CXCR5, entram nos folículos e são conhecidas como **células T reguladoras foliculares**. É possível que uma deficiência dessas células T reguladoras leve ao aumento dos números de células Tfh e sobrevivência de células B autorreativas, resultando em autoimunidade.

## Diferenciação das células B em plasmócitos secretores de anticorpos

***Os plasmócitos são células B morfologicamente distintas e terminalmente diferenciadas, comprometidas com uma abundante produção de anticorpos*** (ver Capítulo 2). São gerados após a ativação de células B por meio de sinais oriundos do BCR, CD40, TLRs e outros receptores, incluindo receptores de citocinas.

Existem dois tipos de plasmócitos:

- **Plasmócitos de vida curta** são gerados durante as respostas T-independentes e no início das respostas T-dependentes em focos de células B extrafoliculares (descrito anteriormente). Essas células, geralmente, são encontradas em órgãos linfoides secundários e tecidos periféricos não linfoides
- **Plasmócitos de vida longa** são gerados em respostas de centro germinativo T-dependentes a

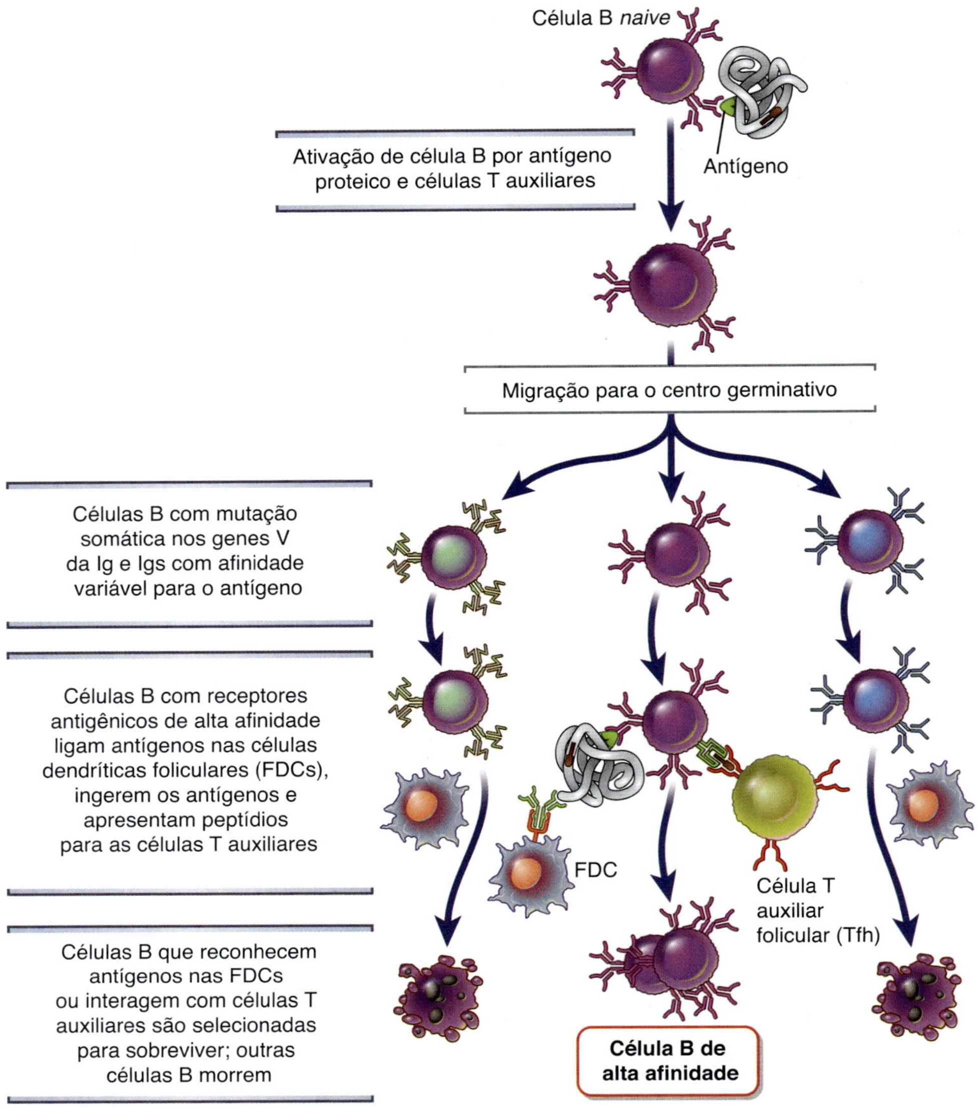


**Figura 12.18 Seleção de células B nos centros germinativos.** A mutação somática de genes V em células B do centro germinativo gera anticorpos com diferentes afinidades antigênicas. A ligação das células B ao antígeno exibido nas células dendríticas foliculares é necessária para resgatar as células B da morte celular programada. As células B também podem apresentar antígeno para células T auxiliares foliculares (*Tfh*) do centro germinativo, e isso promove a sobrevivência das células B. As células B com maior afinidade pelo antígeno, portanto, têm uma vantagem seletiva para sobrevivência, uma vez que a quantidade de antígeno disponível diminui durante uma resposta imune. Isso leva a um aumento médio da afinidade dos anticorpos pelo antígeno, conforme a resposta imune humoral progride.

antígenos proteicos. Sinais oriundos do receptor antigênico da célula B e da IL-21 cooperam na geração de plasmócitos e seus precursores, chamados **plasmablastos**. Os plasmablastos são as primeiras células na linhagem de células secretoras de anticorpos. Elas continuam a proliferar (como as células B ativadas), mas expressam pouco ou nenhuma CD20, o marcador de células B maduras. Os plasmablastos gerados nos centros germinativos entram na circulação e passam a residir na medula óssea, onde param de se dividir e se diferenciam em plasmócitos de vida longa. Esses plasmócitos são mantidos por citocinas da família BAFF, as quais se ligam a um receptor de membrana no plasmócito, chamado BCMA, que fornece sinais que permitem que as células sobrevivam por longos períodos. Tipicamente, 2 a 3 semanas após a imunização com antígeno proteico dependente de célula T, a medula óssea se torna um dos principais sítios de produção de anticorpos. Na medula óssea, os plasmócitos podem continuar secretando anticorpos por décadas após a total eliminação do antígeno. Esses anticorpos podem conferir proteção imediata, caso o antígeno seja encontrado posteriormente. Estima-se que quase metade dos anticorpos presentes no sangue de um adulto saudável seja produzida por plasmócitos de vida longa e seja específica para os antígenos encontrados no passado. Os anticorpos secretados entram na circulação e secreções de mucosas, porém os plasmócitos não recirculam.

***A diferenciação de células B em plasmócitos secretores de anticorpo envolve alterações estruturais relevantes em componentes do retículo endoplasmático e da via secretora, além da produção aumentada de Ig, bem como uma alteração nas cadeias pesadas de Ig da forma de membrana para a forma secretada.*** A célula aumenta drasticamente de tamanho, o retículo endoplasmático e o complexo de Golgi se tornam proeminentes (ver Figura 2.11) e a célula se transforma em uma célula secretora que mostra pouca ou nenhuma semelhança com um linfócito B.

A produção de Ig se altera, da forma de membrana (característica das células B) para a forma secretada (nos plasmócitos), em virtude de uma mudança no carboxiterminal da proteína da cadeia pesada de Ig (Figura 12.19). Exemplificando, na cadeia μ de membrana, Cμ4 é seguida de um espaçador curto, 26 resíduos hidrofóbicos e uma cauda citoplasmática contendo três aminoácidos (lisina, valina e lisina). Na IgM secretada, por outro lado, o domínio Cμ4 é seguido de uma peça caudal contendo aminoácidos polares. Essa transição da Ig de membrana para uma Ig secretada é causada pelo processamento alternativo do RNA mensageiro (mRNA) da cadeia pesada. O transcrito primário de RNA em todas as células B produtoras de IgM contém o cassete VDJ rearranjado, os quatro éxons Cμ codificadores de domínios de região constante (C), e os dois éxons codificadores dos domínios transmembrana e citoplasmático. O processamento alternativo desse transcrito, que é regulado pela clivagem do RNA e a escolha de sítios de poliadenilação, determina se os éxons transmembrana e citoplasmático serão ou não incluídos no mRNA maduro. Quando são incluídos, a cadeia μ produzida contém os aminoácidos que constituem os segmentos transmembrana e citoplasmático, sendo assim ancorada na bicamada lipídica da membrana plasmática. Por outro lado, se o segmento transmembrana for excluído da cadeia μ, o carboxiterminal então consistirá em cerca de 20 aminoácidos constituindo a peça caudal. Como essa proteína não tem uma extensão de aminoácidos hidrofóbicos nem uma cauda citoplasmática positivamente carregada, não pode permanecer ancorada na membrana do retículo endoplasmático e é, então, secretada. Dessa forma, cada célula B pode sintetizar tanto Ig de membrana como Ig secretada. A maioria do mRNA da cadeia pesada de Ig em um plasmócito é clivada em um sítio de poliadenilação *upstream*; por isso, a maior parte desse mRNA é da forma secretada. Não se sabe por que a diferenciação de células B em plasmócitos está associada ao processamento alterado do RNA de Ig. Todos os genes de $C_H$ contêm éxons transmembrana similares, e todas as cadeias pesadas podem ser potencialmente expressas nas formas ligada à membrana e secretada.

## Geração de células B de memória

***As células B de memória são geradas durante a reação de centro germinativo e são capazes de produzir respostas rápidas diante da subsequente introdução do antígeno.*** Como as células de memória se desenvolvem principalmente nos centros germinativos, são geradas primariamente durante as respostas imunes T-dependentes. Embora a maioria das células B de memória

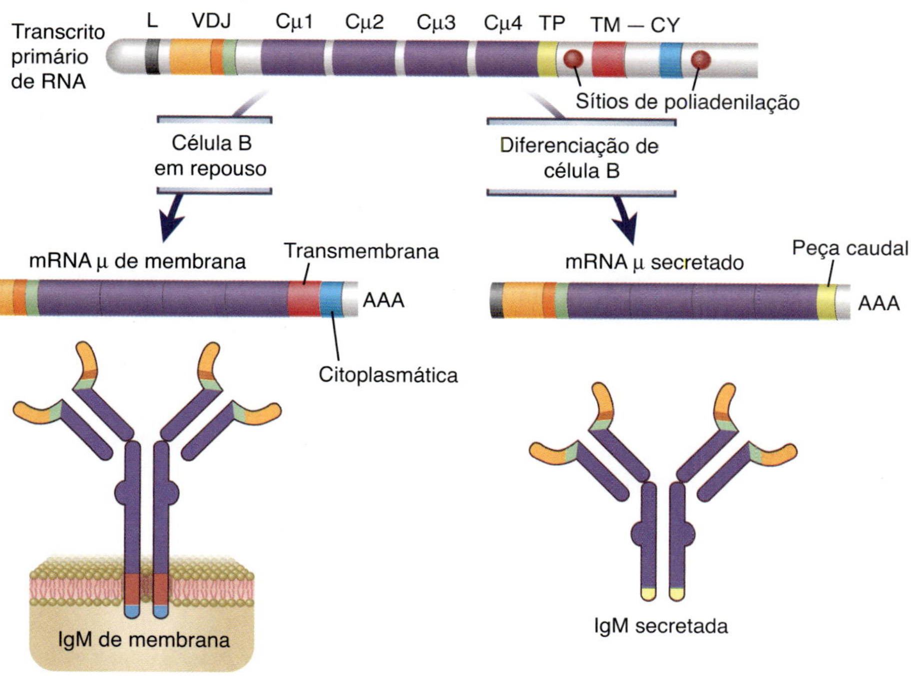


**Figura 12.19 Produção de cadeias μ de membrana e secretada em linfócitos B.** O processamento alternativo de um transcrito primário de RNA resulta na formação de μRNA para a forma de membrana ou para a forma secretada da cadeia pesada μ. A diferenciação da célula B resulta em uma crescente fração da proteína μ produzida na forma secretada. *TP*, *TM* e *CY* se referem a peça caudal, segmento transmembrana e segmento citoplasmático, respectivamente, e *AAA* se refere a poliadenilação. Cμ1, Cμ2, Cμ3 e Cμ4 são quatro éxons do gene Cμ. *IgM*, imunoglobulina M.

se desenvolva nos centros germinativos de maneira T-dependente, algumas células B de memória expressando IgM são geradas sem a ajuda de células T e com pouca ou nenhuma hipermutação somática, de maneira T-independente. As células de memória sobrevivem por longos períodos, aparentemente sem estimulação antigênica contínua, porque elas expressam níveis altos da proteína antiapoptótica BCL-2. Algumas células B de memória podem permanecer no órgão linfoide onde foram geradas, enquanto outras saem dos centros germinativos e recirculam entre o sangue e os órgãos linfoides. As células de memória se desenvolvem a partir de células B antígeno-específicas de afinidade mais baixa que emergem do centro germinativo relativamente cedo, logo após rodadas limitadas de hipermutação somática e seleção. A produção de grandes quantidades de anticorpos com isótipo trocado e de alta afinidade é bastante acelerada após a segunda exposição aos antígenos, sendo que isso pode ser atribuído à ativação das células de memória. Muitas características das respostas secundárias de anticorpo a antígenos proteicos, bem como suas diferenças em relação às respostas primárias (ver Figura 12.3), refletem as diferenças existentes entre as respostas de células de memória e de células B *naive*, respectivamente.

As vacinas efetivas contra microrganismos e toxinas microbianas devem induzir tanto plasmócitos de vida longa produtores de anticorpos de alta afinidade quanto células B de memória, sendo que esses eventos somente ocorrerão se as vacinas forem capazes de ativar as células T auxiliares. Esse conceito foi aplicado ao *design* de vacinas para algumas infecções bacterianas em que o antígeno-alvo é um polissacarídio capsular incapaz de estimular células T. Nesses casos, o polissacarídio é covalentemente ligado a uma proteína estranha, para formar o equivalente a um conjugado hapteno-carreador capaz de ativar células T auxiliares. Essas vacinas, chamadas **vacinas conjugadas**, induzem mais prontamente anticorpos de alta afinidade e células de memória, em comparação ao obtido com vacinas de polissacarídios sem proteínas ligadas (ver Figura 16.13). As vacinas conjugadas se mostraram particularmente efetivas na indução de imunidade protetora em bebês e crianças pequenas, que são menos capazes de produzir respostas T-independentes fortes aos polissacarídios, em comparação aos adultos.

## Papel de reguladores transcricionais na determinação do destino das células B ativadas

***O desfecho da diferenciação da célula B é regulado pela indução e ativação de diferentes fatores de transcrição.*** A discussão conduzida até aqui esclareceu que as células B ativadas podem seguir diversos destinos. Podem se desenvolver em plasmócitos de vida curta ou longa, secretores de grandes quantidades de anticorpos, ou em células de memória de vida longa, que não secretam anticorpos, mas sobrevivem por períodos prolongados, além de responderem rapidamente ao desafio antigênico. No Capítulo 10, discutimos o conceito de que os destinos da célula T são determinados, em grande parte, pela expressão de vários ativadores e repressores transcricionais. O mesmo princípio geral se aplica aos destinos das células B ativadas. Os principais fatores de transcrição envolvidos na determinação do destino das células B de centro germinativo são os seguintes:

- ***BCL-6.*** Nas células B do centro germinativo, os sinais emitidos via CD40 e receptor de IL-21 induzem expressão de BCL-6, que atua como repressor transcricional para manter a reação de centro germinativo, em particular a proliferação em massa das células do centro germinativo. BCL-6 reprime a expressão de inibidores de quinase ciclina-dependente e, desse modo, coopera com os ativadores transcricionais, como c-MYB, para orquestrar a rápida entrada das células B do centro germinativo no ciclo celular. BCL-6 também reprime p53, um fator de transcrição que medeia a parada do ciclo celular e da morte celular apoptótica subsequente ao dano no DNA. Como resultado, as células B da zona escura podem tolerar as quebras de DNA que acompanham a troca de isótipo e a hipermutação somática, e são relativamente resistentes à apoptose. BCL-6 antagoniza outro repressor transcricional chamado proteína 1 de maturação induzida por linfócitos B (BLIMP1; do inglês, *B lymphocyte-induced maturation protein 1*), que é requerido para o desenvolvimento dos plasmócitos (ver adiante), e assim previne as células no centro germinativo de se diferenciarem prematuramente em plasmócitos durante a reação de centro germinativo
- ***BLIMP1 e IRF4.*** BLIMP1, um repressor transcricional, e IRF4, um ativador transcricional, são induzidos em algumas células B ativadas e tornam essas células comprometidas com um destino de plasmócitos. Além de suprimirem BCL-6, o repressor que mantém a reação de centro germinativo das células B, BLIMP1 suprime um segundo fator de transcrição, PAX5, requerido para a manutenção de células B maduras. Assim, BLIMP1 é permissivo para o desenvolvimento de plasmócitos. IRF4 contribui para a expressão de XBP1, um fator de transcrição que exerce papel decisivo na resposta às proteínas não dobradas. XBP1 protege os plasmócitos em desenvolvimento contra as consequências lesivas das proteínas não dobradas (produzidas em consequência do enorme aumento da síntese proteica), além de contribuir para a maturação dos plasmócitos e para a síntese intensificada de Ig observada nessas células
- ***HHEX.*** Células B de afinidade relativamente baixa que recebem ajuda de células T na zona clara regulam negativamente BCL-6, falham em induzir MYC, reduzem a ativação de mTORC e se diferenciam em células B de memória. As células B de memória requerem o fator de transcrição HHEX que é induzido na ausência de BCL-6 e, por sua vez, induz e mantém o nível da proteína antiapoptótica BCL-2, que é necessária para a sobrevivência das células B de memória

- *Outros fatores de transcrição.* São conhecidos diversos outros fatores de transcrição que contribuem para a indução e a manutenção das células B do centro germinativo. Um importante regulador do programa de células B do centro germinativo que reprime outros destinos é o BACH2. O fator de transcrição FOXO1 é necessário para o desenvolvimento de células B da zona escura do centro germinativo. FOXO1 induz a expressão de CXCR4, que é necessário para a migração para a zona escura. Na zona clara, a sinalização da quinase PI-3 regula negativamente FOXO1. Quando as células B são selecionadas positivamente na zona clara, elas expressam MYC e FOXO1 e migram para a zona escura.

## RESPOSTAS DE ANTICORPOS A ANTÍGENOS T-INDEPENDENTES

***Muitos antígenos não proteicos, como os polissacarídios, lipídios e ácidos nucleicos, estimulam a produção de anticorpos na ausência de células T auxiliares, e esses antígenos e as respostas que elicitam são denominados timo-independentes (TI).*** Essas respostas de anticorpos diferem das respostas a antígenos proteicos dependentes de célula T em vários aspectos (Tabela 12.3). Os anticorpos produzidos sem ajuda da célula T geralmente são de baixa afinidade e consistem principalmente em IgM, com uma troca de isótipo limitada a alguns subtipos de IgG e também a IgA.

### Subpopulações de células B que respondem a antígenos T-independentes

***As subpopulações de células B da zona marginal e B-1 são especialmente importantes para as respostas de anticorpos a antígenos TI.*** Embora as respostas a antígenos proteicos T-dependentes sejam amplamente mediadas por células foliculares, outras subpopulações de células B podem ser respondedores primários a antígenos TI (ver Figura 12.3). As células B da zona marginal são uma população distinta de células B que respondem principalmente aos polissacarídios. Após a ativação, essas células se diferenciam em plasmócitos de vida curta produtores principalmente de IgM. As células B-1 representam outra linhagem de células B que respondem prontamente a antígenos TI, sobretudo no peritônio e em sítios de mucosa.

As respostas de anticorpo T-independentes são iniciadas principalmente no baço, cavidade peritoneal e sítios de mucosa. Macrófagos localizados nas zonas marginais que circundam folículos linfoides no baço são particularmente eficientes na captura de polissacarídios, quando esses antígenos são injetados por via intravenosa. Os antígenos TI podem persistir por períodos prolongados nas superfícies dos macrófagos da zona marginal, onde são reconhecidos por células B específicas.

### Mecanismos das respostas de anticorpo T-independentes

***Os antígenos T-independentes são capazes de estimular a proliferação e a diferenciação da célula B sem ajuda das células T.*** Os antígenos TI mais importantes, polissacarídios, glicolipídios e ácidos nucleicos, não podem ser processados e apresentados em associação com as moléculas do MHC, de modo a não poderem ser reconhecidos pelas células T auxiliares $CD4^+$. A maioria dos antígenos TI é multivalente, composta por epítopos antigênicos idênticos repetidos. Esses antígenos multivalentes podem ligar cruzadamente muitas moléculas de BCR em células B específicas, levando à ativação sem necessidade de ajuda da célula T cognata. Além disso, muitos polissacarídios ativam o sistema complemento pela via alternativa ou da lectina, gerando C3d que se liga ao antígeno e é reconhecido por CR2, aumentando assim a ativação da célula B (ver Figura 12.5). Como já mencionado, as respostas TI também podem ser facilitadas por sinais adicionais por derivados de produtos microbianos que ativam TLRs nas células B.

Embora as respostas TI tipicamente exibam pouca troca de isótipo, alguns antígenos não proteicos TI induzem isótipos de Ig que não a IgM. Em seres humanos, a classe de anticorpo dominante induzida pelo polissacarídio capsular pneumocócico é IgG2. Em camundongos modificados por engenharia genética para serem deficientes de CD40, a IgE e muitas subclasses de IgG são praticamente indetectáveis no soro, porém baixos níveis séricos de IgG3 (semelhantes à IgG2 humana) e de IgA foram preservados. As citocinas produzidas por células não T podem estimular a

**Tabela 12.3** Propriedades dos antígenos timo-dependentes e timo-independentes.

| | Antígenos timo-dependentes | Antígenos timo-independentes |
|---|---|---|
| Natureza química | Proteínas | Antígenos poliméricos, em especial polissacarídios; também glicolipídios, ácidos nucleicos |
| **Características da resposta de anticorpos** | | |
| Troca de isótipo | Sim; IgG, IgE e IgA | Níveis baixos de IgG e IgA |
| Maturação de afinidade | Sim | Não |
| Resposta secundária (células B de memória) | Sim | Menos; vista apenas com alguns polissacarídios |

troca de isótipo nas respostas T-independentes. Como já descrito, na ausência de células T, MAFF e APRIL produzidas por células de origem mieloide, como DCs e macrófagos, podem induzir a síntese de AID em células B ativadas por antígeno através de um receptor da família de receptores de BAFF chamado TACI. Isso pode ser adicionalmente facilitado pela ativação de TLRs nessas células. Além disso, citocinas como TGF-β, que auxiliam a mediar a troca para IgA nas células B, são secretadas por muitas células não linfoides em sítios de mucosa, podendo contribuir para a geração de anticorpos IgA dirigidos contra antígenos não proteicos (ver Capítulo 14).

## Proteção mediada por anticorpos T-independentes

O significado prático dos antígenos TI é que muitos polissacarídios de parede celular bacteriana pertencem a essa categoria, e a imunidade humoral é o principal mecanismo de defesa do hospedeiro contra infecções por esse tipo de bactérias encapsuladas. Por esse motivo, indivíduos com deficiências congênitas ou adquiridas de imunidade humoral são especialmente suscetíveis a infecções que ameacem a vida por bactérias encapsuladas, como pneumococos, meningococos e *Haemophilus*.

Os antígenos TI contribuem ainda para a geração de **anticorpos naturais**, que estão presentes na circulação de indivíduos normais e, aparentemente, são produzidos sem exposição evidente a patógenos. A maioria dos anticorpos naturais consiste em anticorpos de baixa afinidade contra carboidratos, postulados como sendo produzidos por células B-1 peritoneais responsivas a antígenos de bactérias colonizadoras do trato gastrintestinal, e por células B da zona marginal do baço. Uma ampla proporção de anticorpos naturais em seres humanos e camundongos é específica para lipídios oxidados, como lisofosfatidilcolina e fosforilcolina. Esses lipídios são encontrados em membranas bacterianas e células apoptóticas, mas não são expostos na superfície das células hospedeiras sadias. Evidências experimentais indicam que os anticorpos naturais específicos para esses fosfolipídios conferem proteção contra infecções bacterianas e facilitam a fagocitose das células apoptóticas. Os anticorpos antigrupo sanguíneo ABO, outro exemplo de anticorpos naturais, reconhecem certos glicolipídios (antígenos de grupo sanguíneo) expressos na superfície de muitos tipos celulares, incluindo as células sanguíneas (ver Capítulo 17). Os anticorpos naturais específicos para antígenos de grupo sanguíneo são importantes barreiras à transfusão de sangue e ao transplante, mas são irrelevantes para a defesa do hospedeiro.

# *FEEDBACK* DE ANTICORPOS: REGULAÇÃO DAS RESPOSTAS IMUNES HUMORAIS POR RECEPTORES Fc

***Os anticorpos secretados inibem a ativação contínua da célula B formando complexos antígeno-anticorpo que simultaneamente se ligam a receptores antigênicos e a receptores Fcγ inibidores nas células B antígeno-específicas*** (Figura 12.20). Essa é a explicação para um fenômeno chamado *feedback* de anticorpos, que se refere à regulação negativa da produção de anticorpos por ação de anticorpos IgG secretados. Os anticorpos IgG inibem a ativação da célula B formando complexos com o antígeno, e esses complexos se ligam a um receptor para as porções Fc da IgG nas células B, chamado receptor II de Fcγ (FcγRIIB ou CD32). (Discutiremos os receptores Fc no Capítulo 13.) A cauda citoplasmática de FcγRIIB contém um motivo de inibição baseado na tirosina do imunorreceptor (ITIM; do inglês, *immunoreceptor tyrosine-based inhibition motif*) (ver Capítulo 7). Quando esse receptor Fcγ é engajado, o ITIM na cauda citosólica do receptor é fosforilado nos resíduos de tirosina e forma um sítio de ancoragem para a fosfatase SHIP (do inglês, *SH2 domain-containing inositol phosphatase*). A SHIP recrutada hidrolisa um fosfato no intermediário sinalizador, o PIP3 (do inglês, *phosphatidylinositol triphosphate*), e inativa essa molécula. Por esse mecanismo, o engajamento de FcγRIIB termina a resposta da célula B ao antígeno. Os complexos antígeno-anticorpo, simultaneamente, interagem com o receptor antigênico (através do antígeno) e com FcγRIIB (através do anticorpo), e isso aproxima as fosfatases inibitórias e os receptores antigênicos cuja sinalização é bloqueada.

O *feedback* de anticorpos mediado pelo receptor Fc é um mecanismo de controle fisiológico nas respostas imunes humorais, uma vez que é deflagrado pelos anticorpos secretados e bloqueia a produção adicional de anticorpos. A importância da inibição mediada por FcγRIIB é demonstrada pela produção descontrolada de anticorpo vista em camundongos *knockout* para o gene codificador desse receptor. Um polimorfismo no gene *FcγRIIB* foi associado à suscetibilidade à doença autoimune conhecida como lúpus eritematoso sistêmico, em seres humanos.

As células B expressam outro receptor de inibição chamado CD22, que é uma lectina ligante de ácido siálico. Seu ligante natural é desconhecido e também não se sabe exatamente como o CD22 é engajado durante as respostas da célula B. No entanto, camundongos *knockout* para CD22 apresentam ativação de célula B significativamente aumentada. A cauda citoplasmática dessa molécula contém resíduos de tirosina no ITIM que, quando fosforilados pela quinase LYN, da família SRC, ligam-se ao domínio SH2 da tirosina fosfatase SHP1. A SHP1 remove fosfatos dos resíduos de tirosina de várias enzimas e proteínas adaptadoras envolvidas na sinalização do BCR, anulando assim a ativação da célula B. Uma linhagem murina chamada *motheaten*, que desenvolve uma grave autoimunidade com ativação descontrolada das células B e produção de autoanticorpos, tem uma mutação de ocorrência natural em SHP1. A deleção condicional de SHP1, bem como a perda de LYN por engenharia genética em células B, leva à quebra da tolerância periférica da célula B e ao desenvolvimento de autoimunidade.

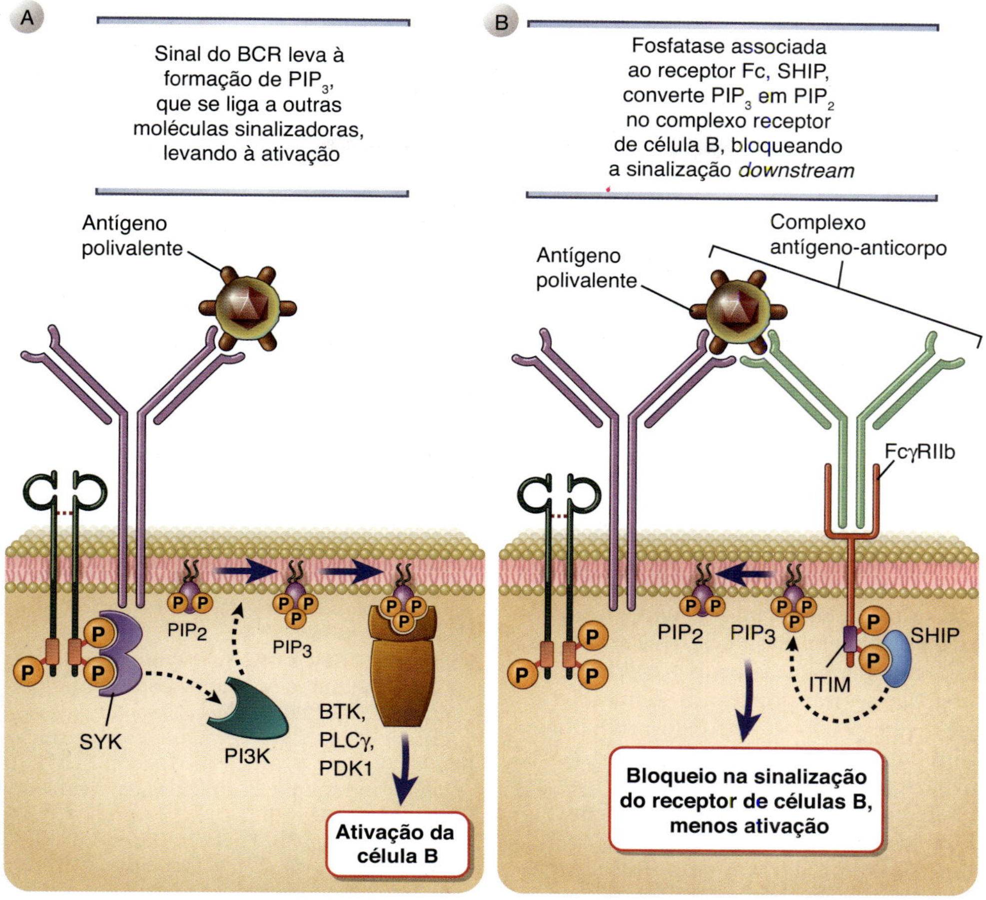


**Figura 12.20 Regulação da ativação da célula B por FcγRIIB. A.** Os complexos antígeno-anticorpo podem, simultaneamente, se ligar à imunogloulina de membrana (através do antígeno) e ao receptor FcγRIIB (pela porção Fc do anticorpo). **B.** Como consequência dessa ligação simultânea de receptores, as fosfatases associadas à cauda citoplasmática de FcγRIIB inibem a sinalização pelo complexo receptor da célula B (*BCR*) e bloqueiam a ativação da célula B. *ITIM*, motivo de inibição baseado na tirosina do imunorreceptor; *PIP2*, fosfatidilinositol bifosfato; *PIP3*, fosfatidilinositol trifosfato; *SHIP*, inositol fosfatase contendo domínio SH2.

## RESUMO

- Nas respostas imunes humorais, os linfócitos B são ativados pelo antígeno e secretam anticorpos que atuam na eliminação do antígeno. Tanto os antígenos proteicos quanto os não proteicos podem estimular respostas de anticorpos. As respostas das células B a antígenos proteicos requerem a contribuição de células T CD4+ auxiliares específicas para o antígeno
- As respostas de célula B dependentes de células T auxiliares a antígenos proteicos requerem ativação inicial independente das células T *naive* nas zonas de célula T e de células B nos folículos linfoides dos órgãos linfoides, cada uma das quais específica para uma parte distinta do mesmo antígeno proteico
- Um linfócito B que reconhece um epítopo conformacional de uma proteína nativa internaliza a proteína, a processa e exibe um peptídio derivado da proteína em suas moléculas do MHC de classe II para reconhecimento das células T auxiliares
- Os linfócitos ativados migram na direção um do outro e interagem nas bordas dos folículos, onde as células B apresentam o antígeno peptídico para células T auxiliares antígeno-específicas
- As células T auxiliares ativadas expressam o ligante de CD40 (CD40L), que, por sua vez, engaja CD40 nas células B. As células T secretam citocinas que se ligam aos receptores de citocina nas células B. A combinação de sinais de CD40 e citocinas estimula a proliferação e a diferenciação das células B
- A estimulação de células B ativadas em sítios extrafoliculares por células T auxiliares leva à formação de focos extrafoliculares, onde ocorre troca de isótipo e são gerados plasmócitos de vida curta
- Algumas células T auxiliares se diferenciam em células T auxiliares foliculares (Tfh) especializadas que expressam altos níveis de coestimulador induzível (ICOS) e CXCR5, e secretam interleucina-21 (IL-21). As células Tfh e as células B ativadas por antígeno migram para dentro do folículo, sendo que as células Tfh ativam essas células B específicas para que iniciem a formação dos centros germinativos. Os eventos tardios nas respostas de anticorpo dependentes de célula T, incluindo troca adicional de isótipo, mutação somática, maturação de afinidade, geração de células B de memória e indução de plasmócitos de vida longa, ocorrem junto aos centros germinativos

- Os sinais derivados das células T auxiliares, incluindo CD40L e citocinas, induzem troca de isótipo nas células B via um processo de recombinação de troca, levando à produção de vários isótipos de imunoglobulina (Ig). A troca de isótipo requer indução da desaminase induzida pela ativação (AID), uma citidina desaminase que converte citosina em uracila no DNA de fita simples, e diferentes citocinas permitem que a AID acesse *loci* distintos de cadeia pesada *downstream*
- A maturação de afinidade ocorre nos centros germinativos e leva a uma crescente afinidade dos anticorpos no decorrer da resposta humoral dependente de células T. A maturação de afinidade resulta de mutação somática nos genes das cadeias pesada e leve de Ig, induzida pela AID, seguida da sobrevida seletiva das células B produtoras de anticorpos de alta afinidade e que se ligam ao antígeno exibido pelas células dendríticas foliculares nos centros germinativos. As células B de alta afinidade são mais capazes de apresentar antígenos para as células Tfh, as quais promovem a sobrevivência das células B
- Uma parte da progênie das células B do centro germinativo se diferencia em plasmócitos secretores de anticorpo que migram para a medula óssea. Outra parte da progênie se transforma em células B de memória que vivem por longos períodos, recirculam entre os órgãos linfoides e os tecidos periféricos, e respondem rapidamente a exposições subsequentes ao antígeno se diferenciando em secretoras de anticorpos de alta afinidade. A expressão de vários fatores de transcrição controla a diferenciação de células B ativadas em plasmócitos ou células de memória
- Os antígenos T-independentes (TI) são geralmente antígenos não proteicos indutores de respostas imunes humorais sem envolvimento de células T auxiliares. Muitos antígenos TI, incluindo polissacarídios, glicolipídios de membrana e ácidos nucleicos, são multivalentes, podem fazer ligação cruzada com múltiplas moléculas de Ig de membrana em uma célula B, e ativam o complemento, ativando assim as células B sem a ajuda de células T. A ativação de receptores do tipo *Toll* (TLRs) nas células B por produtos microbianos pode facilitar a ativação T-independente das células B
- Os antígenos TI estimulam as respostas de anticorpos em que há troca limitada de classe de cadeia pesada, maturação de afinidade ou geração de células B de memória, uma vez que esses eventos são amplamente dependentes das células T auxiliares, as quais não são ativadas por antígenos não proteicos. Entretanto, alguma troca de isótipo T-independente pode ser induzida pela estimulação de TLRs pelos microrganismos, podendo levar à produção de citocinas da família do TNF que ativam células B para indução da AID
- O *feedback* de anticorpos é um mecanismo pelo qual as respostas imunes humorais são negativamente reguladas quando uma quantidade suficiente de anticorpo é produzida e há presença de complexos anticorpo-antígeno solúveis. A Ig de membrana da célula B e o receptor nas células B para as porções Fc da IgG, chamado FcγRIIB, são agrupados por complexos anticorpo-antígeno. Isso ativa uma cascata de sinalização inibitória ao longo da cauda citoplasmática de FcγRIIB, a qual termina a ativação da célula B.

## Leitura sugerida

*Indica as publicações de interesse histórico, geralmente reportando a descoberta de um fenômeno ou processo que mais tarde foi demonstrado como sendo de fundamental importância no sistema imune. Muitas dessas descobertas (mas não todas) levaram seu(s) descobridor(es) a receber o Prêmio Nobel. A natureza da descoberta é brevemente resumida em cada referência.

### *Subpopulações de células B e ativação das células B*


*Claman HN, Chaperon EA, Triplett RF. Thymus-marrow cell combinations. Synergism in antibody production. *Proc Soc Exp Bio Med.* 1966;122:1167–1171. *(Descrição inicial da colaboração entre células de dois órgãos linfoides geradores sendo necessária para a formação de anticorpos.)*

Cyster JG, Allen CDC. B cell responses: cell interaction dynamics and decisions. *Cell.* 2019;177:524–540.

*Glick B, Chang TS, Jaap RG. The bursa of Fabricius and antibody production. *Poult Sci J.* 1956;35:224–225. *(Descrição inicial da contribuição das células da bursa [bolsa] de Fabricius para a produção de anticorpos – e como as células B receberam seu nome.)*

Goodnow CC, Vinuesa CG, Randall KL, et al. Control systems and decision making for antibody production. *Nat Immunol.* 2010;11:681–688.

*Hardy RR, Hayakawa K, Haaijman J, Herzenberg LA. B-cell subpopulations identified by two-colour fluorescence analysis. *Nature.* 1982;297:589–591. *(Demonstração original das subpopulações de células B periféricas usando citometria de fluxo.)*

Heath WR, Kato Y, Steiner TM, Caminschi I. Antigen presentation by dendritic cells for B cell activation. *Curr Opin Immunol.* 2019;58:44–52.

Heesters BA, van der Poel CE, Das A, Carroll MC. Antigen presentation to B cells. *Trends Immunol.* 2016;37:844–854.

*Mitchison NA, Rajewsky K, Taylor RB. Cooperation of antigenic determinants and of cells in the induction of antibodies. In: Sterzl J, Riha I, eds. *Developmental aspects of antibody formation and structure. Proceedings of a symposium held in Prague and Slopy on June 1-7.* Volume II. New York: Academia/Academic Press; 1969:547–561. *(Demonstração original do fenômeno hapteno-carreador da ativação T-dependente de células B.)*

Nutt SL, Hodgkin PD, Tarlinton DM, Corcoran LM. The generation of antibody-secreting plasma cells. *Nat Rev Immunol.* 2015;15:160–171.

Yuseff MI, Pierobon P, Reversat A, Lennon-Dumenil AM. How B cells capture, process and present antigens: a crucial role for cell polarity. *Nat Rev Immunol.* 2013;13:475–486.


### *Células T auxiliares foliculares e a reação de centro germinativo*


walls of protection against pathogens. *Nat Rev Immunol.* 2020;20:229–238.

Bannard O, Cyster JG. Germinal centers: programmed for affinity maturation and antibody diversification. *Curr Opin Immunol.* 2017;45:21–30.

Chang HD, Tokoyoda K, Hoyer B, et al. Pathogenic memory plasma cells in autoimmunity. *Curr Opin Immunol.* 2019;61:86–91.

Crotty S. T follicular helper cell biology: a decade of discovery and diseases. *Immunity.* 2019;50:1132–1148.

De Silva NS, Klein U. Dynamics of B cells in germinal centres. *Nat Rev Immunol.* 2015;15:137–148.

Higgins BW, McHeyzer-Williams LJ, McHeyzer-Williams MG. Programming isotype-specific plasma cell function. *Trends Immunol.* 2019;40:345–357.

Huang Q, Xu L, Ye L. T cell immune response within B-cell follicles. *Adv Immunol.* 2019;144:155–171.

Laidlaw BJ, Cyster JG. Transcriptional regulation of memory B cell differentiation. *Nat Rev Immunol.* 2020;Oct 6:1–12.

Mesin L, Ersching J, Victora GD. Germinal center B cell dynamics. *Immunity.* 2016;45:471–482.

Papa I, Vinuesa CG. Synaptic interactions in germinal centers. *Front Immunol.* 2018;9:1858.

Phan TG, Tangye SG. Memory B cells: total recall. *Curr Opin Immunol.* 2017;45:132–140.

Seth A, Craft J. Spatial and functional heterogeneity of follicular helper T cells in autoimmunity. *Curr Opin Immunol.* 2019;61:1–9.

Shinnakasu R, Kurosaki T. Regulation of memory B and plasma cell differentiation. *Curr Opin Immunol.* 2017;45:126–131.

***Desaminase induzida por ativação, troca de classe e mutação somática***

Aiden EL, Casellas R. Somatic rearrangement in B cells: it's (mostly) nuclear physics. *Cell.* 2015;162:708–711.

Casellas R, Basu U, Yewdell WT, et al. Mutations, kataegis and translocations in B cells: understanding aid promiscuous activity. *Nat Rev Immunol.* 2016;16:164–176.

Chen Z, Wang JH. Signaling control of antibody isotype switching. *Adv Immunol.* 2019;141:105–164.

Hwang JK, Alt FW, Yeap LS. Related mechanisms of antibody somatic hypermutation and class switch recombination. *Microbiol Spectr.* 2015;3:MDNA3-0037-2014.

Kato L, Stanlie A, Begum NA, et al. An evolutionary view of the mechanism for immune and genome diversity. *J Immunol.* 2012;188:3559–3566.

Methot SP, Di Noia JM. Molecular mechanisms of somatic hypermutation and class switch recombination. *Adv Immunol.* 2017;133:37–87.

*Muramatsu M, Sankaranand VS, Anant S, et al. Specific expression of activation-induced cytidine deaminase (AID), a novel member of the RNA-editing deaminase family in germinal center B cells. *J Biol Chem.* 1999;274:18470–18476. *(A descoberta da Aids.)*

*Peterson-Mahrt SK, Harris RS, Neuberger MS. AID mutates E. coli suggesting a DNA deamination mechanism for antibody diversification. *Nature.* 2002;418:99–103. *(Demonstração original de que AID desamina citidinas no DNA, fornecendo dessa forma a explicação mecanística para a hipermutação somática e troca de isotipo.)*

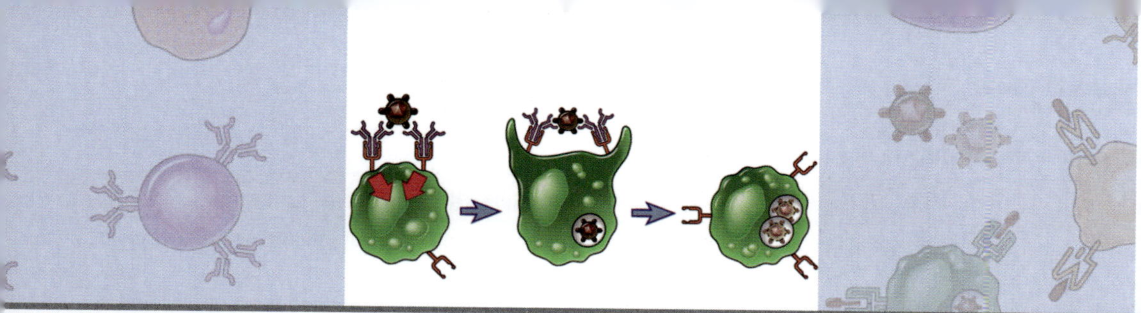

CAPÍTULO

# 13

# Mecanismos Efetores da Imunidade Humoral


**VISÃO GERAL DA IMUNIDADE HUMORAL, 307**

**NEUTRALIZAÇÃO DE MICRORGANISMOS E TOXINAS MICROBIANAS, 309**

**OPSONIZAÇÃO E FAGOCITOSE MEDIADAS POR ANTICORPOS, 310**

Receptores Fc em leucócitos, 310

Citotoxicidade celular dependente de anticorpos, 313

Eliminação de helmintos mediada por anticorpo, 314

**SISTEMA COMPLEMENTO, 314**

Vias de ativação do complemento, 315

Receptores para proteínas do complemento, 323

Regulação da ativação do complemento, 324

Funções do complemento, 328

Deficiências do complemento, 330

Efeitos patológicos do sistema complemento, 331

Evasão do complemento por microrganismos, 331

**RESUMO, 332**


A **imunidade humoral** é mediada por anticorpos secretados, e sua função fisiológica é a defesa contra microrganismos extracelulares e toxinas microbianas. Esse tipo de imunidade contrasta com a imunidade mediada por células, o outro braço efetor do sistema imune adaptativo, mediado por linfócitos T e que atua na erradicação de microrganismos que infectam e vivem no interior das células hospedeiras (ver Capítulos 10 e 11). A imunidade humoral é a forma de imunidade adaptativa que pode ser transferida de indivíduos imunizados para indivíduos *naive* por meio do soro que contém anticorpos. Os tipos de microrganismos combatidos pela imunidade humoral são as bactérias extracelulares, fungos e até microrganismos intracelulares, como vírus, que são alvos de anticorpos antes de infectarem as células ou quando liberados a partir de células infectadas. Defeitos na produção de anticorpos resultam em suscetibilidade aumentada a infecções por muitos microrganismos, incluindo bactérias, fungos e vírus. As vacinas atualmente em uso induzem proteção primariamente por estimularem a produção de anticorpos (Tabela 13.1). Além de seus papéis protetores essenciais, os anticorpos podem ser perigosos e mediar lesão tecidual em indivíduos alérgicos, em determinadas doenças autoimunes, em reações à transfusão sanguínea e na rejeição de transplantes. Neste capítulo, discutiremos os mecanismos efetores utilizados pelos anticorpos para eliminar microrganismos e suas toxinas. A estrutura dos anticorpos é descrita no Capítulo 5, e o processo de produção de anticorpos, no Capítulo 12.

## VISÃO GERAL DA IMUNIDADE HUMORAL

Antes de discutirmos os mecanismos pelos quais os anticorpos proporcionam proteção contra os microrganismos, resumiremos algumas das características mais importantes da defesa do hospedeiro mediada por anticorpos. A eliminação de antígenos mediada por anticorpos envolve diversos mecanismos efetores e requer a participação de várias células e proteínas secretadas do sistema imune, incluindo fagócitos e proteínas do sistema complemento (Figura 13.1).

***Os anticorpos são produzidos por plasmócitos nos órgãos linfoides secundários (periféricos), nos tecidos inflamados e na medula óssea, e podem realizar suas funções efetoras em locais distantes de onde são produzidos.*** Os anticorpos produzidos nos linfonodos, no baço e na medula óssea podem entrar no sangue e, então, circular por todo o corpo. Em órgãos de mucosa, como o intestino e as vias respiratórias, os anticorpos são produzidos na lâmina própria (o espaço de tecido conectivo rico em células que separa a camada mais interna de células epiteliais da camada de músculo liso concêntrica subjacente) e transportados através dos epitélios para o lúmen, em que esses anticorpos secretados bloqueiam a entrada de microrganismos ingeridos ou inalados (ver Capítulo 14). Os anticorpos também são ativamente transportados através da placenta para a circulação do feto em desenvolvimento (ver Capítulo 14). Em estados de doença, os anticorpos podem ser produzidos em tecidos periféricos não linfoides, em sítios de infecção ou de inflamação crônica,

**Tabela 13.1** Imunidade humoral induzida por vacinas.[a]

| Doença infecciosa | Vacina | Mecanismo de imunidade protetora |
|---|---|---|
| Pólio | Poliovírus inativado injetável (Salk) e poliovírus atenuado oral (Sabin) | Neutralização do vírus por anticorpos IgG ou IgA de mucosa |
| Tétano, difteria | Toxoides (toxinas inativadas) | Neutralização da toxina por anticorpo IgG sistêmico |
| Hepatite A ou B | Proteínas recombinantes do envelope viral | Neutralização do vírus por anticorpo IgA de mucosa ou IgG sistêmico |
| Pneumonia pneumocócica, infecções por *Haemophilus influenzae* e meningite bacteriana causada por *Neisseria meningitidis* | Vacinas conjugadas compostas por polissacarídio da cápsula bacteriana ligado à proteína carreadora | Opsonização e fagocitose mediadas por anticorpos IgM e IgG, direta ou secundariamente à ativação do complemento |

[a]São listados exemplos selecionados de vacinas que funcionam por estimulação da imunidade humoral protetora.
*Ig*, imunoglobulina.

algumas vezes chamados órgãos linfoides terciários. Os anticorpos que medeiam a imunidade protetora podem ser derivados de plasmócitos de vida curta ou de vida longa produtores de anticorpos. Os plasmócitos de vida longa residem principalmente na medula óssea. Na imunidade mediada por células, linfócitos T ativados são capazes de migrar para sítios periféricos de infecção e inflamação, mas não são transportados para as secreções de mucosa ou através da placenta. Portanto, os anticorpos representam o único mecanismo de defesa usado para combater microrganismos no lúmen de órgãos de mucosa, em fetos e em recém-nascidos.

***Muitas funções efetoras dos anticorpos são mediadas pelas regiões Fc das moléculas de imunoglobulina (Ig), e os diferentes isótipos de cadeia pesada de Ig têm funções efetoras distintas*** (Tabela 13.2). Por exemplo, algumas subclasses de IgG (IgG1 e IgG3) se ligam aos receptores Fc de fagócitos e promovem a fagocitose de partículas recobertas por anticorpos; a IgM e algumas subclasses de IgG (IgG1, IgG2 de maneira limitada, IgG3, mas não IgG4) ativam o sistema complemento; e a IgE liga-se

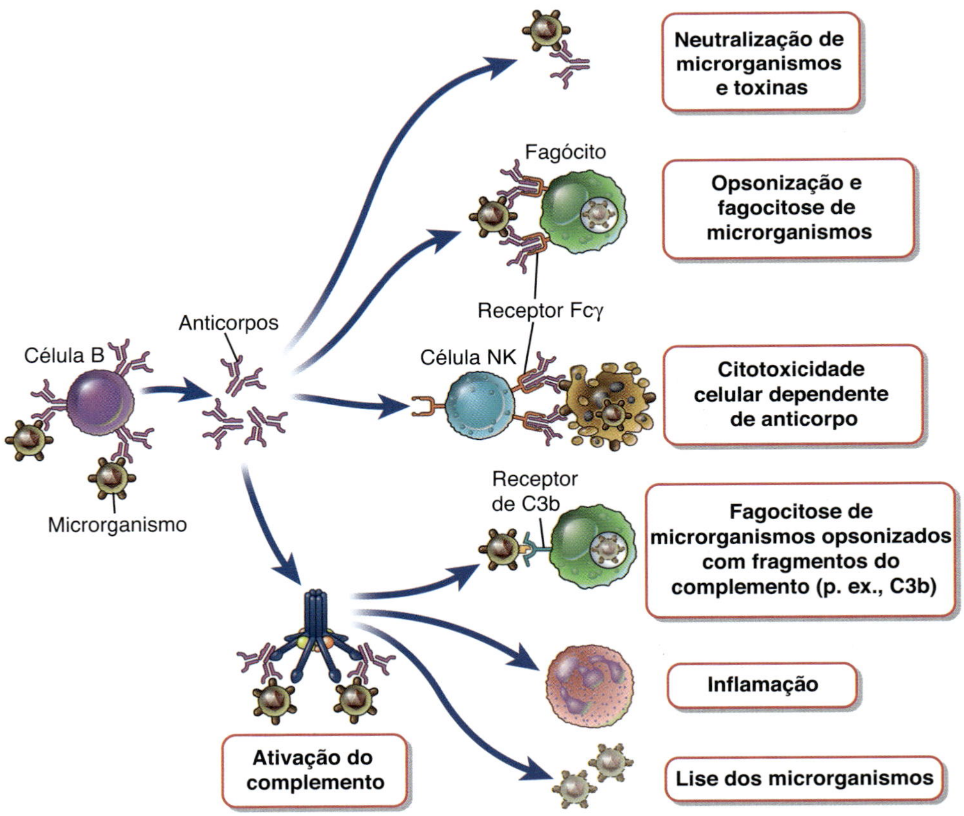


**Figura 13.1 Funções efetoras dos anticorpos.** Anticorpos contra microrganismos (e suas toxinas, não mostrado) neutralizam esses agentes, opsonizam-nos para a fagocitose, sensibilizam-nos para o processo de citotoxicidade celular dependente de anticorpo e ativam o sistema complemento. Essas diversas funções efetoras podem ser mediadas por diferentes isótipos de anticorpos. *NK, natural killer.*

**Tabela 13.2** Funções dos isótipos de anticorpos.

| Isótipo de anticorpo | Funções efetoras |
|---|---|
| IgG | Opsonização de antígenos para fagocitose por macrófagos e neutrófilos<br>Ativação da via clássica do complemento<br>Citotoxicidade celular dependente de anticorpos mediada por células *natural killer*<br>Imunidade neonatal: transferência de anticorpos maternos através da placenta e do intestino<br>Inibição da ativação da célula B por *feedback* de anticorpo<br>Neutralização de microrganismos e toxinas |
| IgM | Ativação da via clássica do complemento<br>Neutralização de microrganismos e toxinas |
| IgA | Imunidade de mucosa: secreção de IgA para o lúmen dos tratos gastrintestinal e respiratório<br>Neutralização de microrganismos e toxinas no lúmen de órgãos de mucosa |
| IgE | Desgranulação de mastócitos (reação de hipersensibilidade imediata)<br>Defesa contra helmintos |

aos receptores Fc de mastócitos e desencadeia sua ativação. Cada um desses mecanismos efetores será discutido posteriormente neste capítulo. O sistema imune humoral é especializado de modo, que diferentes exposições a microrganismos ou antígenos estimulam a troca de isótipo nas células B para aquele que seja mais adequado no combate a esses agentes. O principal estímulo para a troca de isótipo durante o processo de ativação das células B são as citocinas, em conjunto com o ligante de CD40 expresso pelas células T auxiliares ativadas (ver Capítulo 12). A neutralização é a única função dos anticorpos mediada inteiramente pela ligação ao antígeno e não requer a participação das regiões constantes da Ig.

***As funções efetoras dos anticorpos mediadas pelas regiões Fc são desencadeadas pela ligação dos antígenos às regiões variáveis.*** A ligação dos anticorpos a um antígeno multivalente, como um polissacarídio ou um epítopo repetido sobre uma superfície microbiana, aproxima múltiplas moléculas de anticorpo, e o agrupamento dessas moléculas leva à ativação do complemento e permite que os anticorpos se liguem a receptores Fc em fagócitos, ativando-os. A obrigatoriedade da ligação ao antígeno assegura que os anticorpos ativem diversos mecanismos efetores somente quando são necessários, ou seja, quando os anticorpos encontram e se ligam especificamente aos antígenos, mas não quando os anticorpos estão circulando em uma forma livre de antígenos.

Com essa introdução à imunidade humoral, procederemos com a discussão das diversas funções dos anticorpos na defesa do hospedeiro.

## NEUTRALIZAÇÃO DE MICRORGANISMOS E TOXINAS MICROBIANAS

***Os anticorpos contra microrganismos e toxinas microbianas bloqueiam a ligação desses agentes e suas toxinas aos receptores celulares*** (Figura 13.2). Dessa maneira, os anticorpos inibem, ou neutralizam, a infectividade de microrganismos, bem como os potenciais efeitos nocivos das toxinas microbianas. Muitos microrganismos penetram nas células hospedeiras por meio da ligação de determinadas moléculas da superfície microbiana às proteínas ou lipídios da membrana presentes na superfície das células hospedeiras. Por exemplo, os vírus influenza usam a hemaglutinina de seu envelope para infectar as células epiteliais respiratórias, e as bactérias gram-negativas utilizam seus *pili* (fímbrias) para aderir e infectar uma variedade de células hospedeiras. Os anticorpos que se ligam a essas estruturas microbianas interferem na capacidade dos microrganismos de interagir com os receptores celulares por meio de bloqueio estereoquímico e, assim, previnem a infecção. Muitas toxinas microbianas também medeiam seus efeitos patológicos pela ligação a receptores celulares específicos. Por exemplo, a toxina tetânica se liga a receptores na placa motora terminal das junções neuromusculares e inibe a transmissão neuromuscular, provocando paralisia, enquanto a toxina diftérica se liga a receptores celulares e entra em várias células, em que inibe a síntese proteica. Anticorpos contra essas toxinas impedem estereoquimicamente as interações das toxinas com as células hospedeiras e, assim, evitam que as toxinas produzam lesão e doença. A neutralização pode ocorrer de múltiplas formas, que vão além da interferência estérica. Por exemplo, no lúmen do intestino, a agregação ou aglutinação de microrganismos por anticorpos IgA pode reduzir sua infectividade, aprisioná-los no muco e facilitar sua eliminação pelo peristaltismo. Em alguns casos, os anticorpos podem se ligar a um microrganismo e induzir alterações conformacionais em moléculas de superfície que impedem a interação do microrganismo com receptores celulares. Essas interações foram observadas com anticorpos contra certos vírus e são exemplos dos efeitos alostéricos dos anticorpos.

***A neutralização de microrganismos e toxinas mediada por anticorpos requer apenas as regiões de ligação ao antígeno desses anticorpos.*** Portanto, a neutralização pode ser mediada por anticorpos de qualquer isótipo presentes na circulação e nas secreções de mucosa, como também ser experimental e terapeuticamente mediada por fragmentos Fab ou $F(ab)_2$ de anticorpos específicos, os quais não têm as regiões Fc das cadeias pesadas. Os anticorpos neutralizantes no sangue são principalmente do isótipo IgG e, em sítios de mucosa,

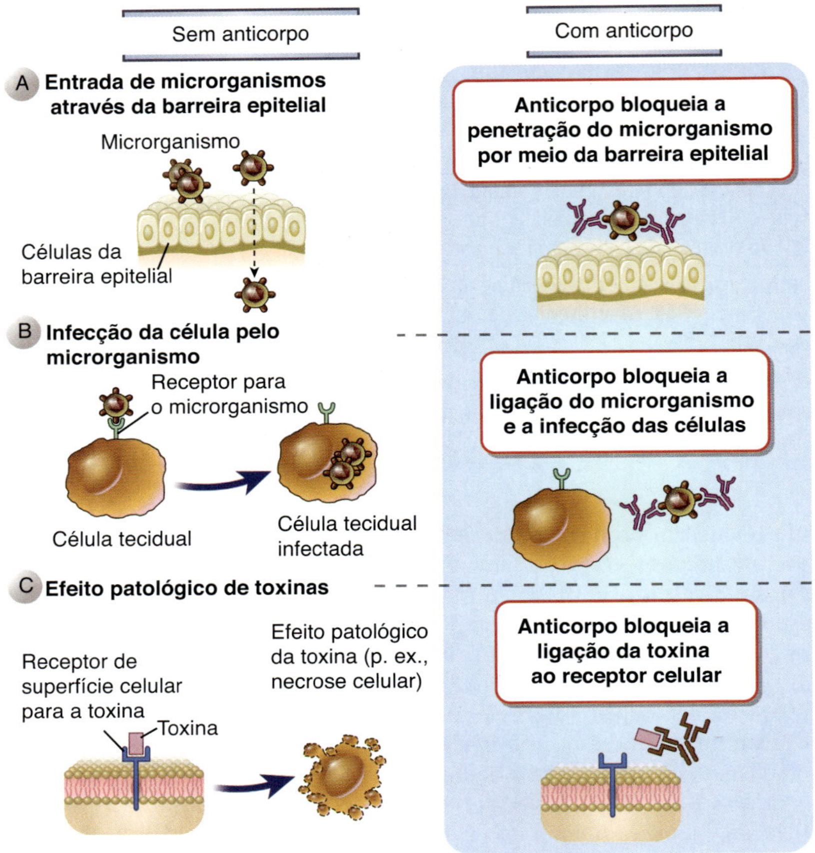


**Figura 13.2 Neutralização de microrganismos e toxinas por anticorpos.** **A.** Os anticorpos impedem a ligação de microrganismos a células e, assim, bloqueiam a capacidade desses agentes de infectarem as células hospedeiras. **B.** Os anticorpos inibem a disseminação dos microrganismos de uma célula infectada para uma célula adjacente não infectada. **C.** Os anticorpos bloqueiam a ligação de toxinas a células e, assim, inibem os efeitos patológicos das toxinas.

são sobretudo, IgA. Os anticorpos neutralizantes mais eficazes são aqueles com alta afinidade para seus antígenos. Os anticorpos de alta afinidade são produzidos pelo processo de maturação de afinidade (ver Capítulo 12). Muitas vacinas profiláticas funcionam estimulando a produção de anticorpos neutralizantes de alta afinidade (ver Tabela 13.1). Um mecanismo que os microrganismos desenvolveram para escapar da imunidade do hospedeiro é a mutação de genes que codificam antígenos de superfície, que são alvo dos anticorpos neutralizantes (ver Capítulo 16).

O papel dos anticorpos na neutralização de microrganismos e toxinas em sítios anatômicos particulares, especialmente em tecidos de mucosa e no feto, é discutido no Capítulo 14.

## OPSONIZAÇÃO E FAGOCITOSE MEDIADAS POR ANTICORPOS

***Os anticorpos do isótipo IgG recobrem (opsonizam) os microrganismos e promovem sua fagocitose pela ligação a receptores Fc nos fagócitos.*** Os fagócitos mononucleares e os neutrófilos ingerem os microrganismos como um prelúdio para o *killing* e a degradação intracelulares. Esses fagócitos expressam uma variedade de receptores de superfície que se ligam diretamente aos microrganismos e os internalizam, mesmo na ausência de anticorpos, o que é um mecanismo da imunidade inata (ver Capítulo 4). A eficiência desse processo pode ser aumentada acentuadamente se o fagócito puder se ligar à partícula com alta afinidade. Os fagócitos mononucleares e os neutrófilos expressam receptores para as porções Fc dos anticorpos IgG que se ligam especificamente a partículas recobertas por anticorpos. Os microrganismos também podem ser cobertos por um produto da ativação do complemento denominado C3b, e são então fagocitados pela ligação a um receptor leucocitário de C3b (descrito mais adiante neste capítulo). Como discutido no Capítulo 4, o processo de cobertura de partículas para promover sua fagocitose é denominado **opsonização**, e as substâncias que realizam essa função, incluindo anticorpos, proteínas do complemento e certas lectinas plasmáticas, são chamadas opsoninas.

### Receptores Fc em leucócitos

***Os leucócitos expressam receptores Fc que se ligam às regiões constantes dos anticorpos e, assim, promovem a fagocitose de partículas recobertas por Ig e liberam sinais que regulam as atividades dos leucócitos; outros receptores Fc medeiam o transporte de anticorpos para diversos locais.*** Os receptores

Fc para diferentes isótipos de cadeia pesada são expressos em muitas populações leucocitárias e apresentam diversas funções na imunidade. Dentre esses receptores Fc, os mais importantes para a fagocitose de partículas opsonizadas são específicos para as cadeias pesadas de anticorpos IgG, chamados receptores Fcγ, e estes serão os receptores primariamente considerados neste capítulo. No Capítulo 20, discutiremos os receptores Fc que se ligam a IgE. No Capítulo 5, descrevemos o receptor Fc neonatal (FcRn), expresso na placenta, no endotélio vascular e em outros tipos celulares, que tem funções únicas relacionadas ao transporte de IgG através da placenta e a proteção do *turnover* de IgG. No Capítulo 14, abordaremos o receptor de poli-Ig, envolvido no transporte, principalmente de IgA, através do epitélio de mucosa.

Os receptores Fcγ foram classificados em três grupos, com base em suas afinidades para as cadeias pesadas de diferentes subclasses de IgG. Diferentes receptores Fc também são expressos em distintos tipos celulares (Tabela 13.3). Em geral, os imunocomplexos contendo IgG1 e IgG3 se ligam eficientemente a receptores Fc de ativação, enquanto os imunocomplexos contendo IgG2 não se ligam bem. A IgG4 tem uma afinidade muito baixa para os receptores Fc de ativação, e a função biológica desse isótipo de anticorpo não é muito bem compreendida. Todos os receptores Fc são ativados de maneira ideal por anticorpos ligados aos seus antígenos e não por anticorpos livres e circulantes. A ligação dos imunocomplexos à maior parte dos receptores Fc resulta em ativação celular, exceto a do FcγRIIB, que é um receptor de inibição. Todos os receptores Fcγ contêm uma cadeia de ligação ao ligante, denominada cadeia α, que reconhece as cadeias pesadas de IgG (Figura 13.3). As diferenças de especificidade ou afinidade de cada FcγR para os diversos isótipos de IgG baseiam-se em distinções da estrutura dessas cadeias α. Em todos os FcRs, exceto o FcγRII, a cadeia α está associada a uma ou mais cadeias polipeptídicas adicionais envolvidas na transdução de sinal. As funções de sinalização de todas as formas de FcγRII são mediadas pela cauda citoplasmática desse receptor de cadeia única.

Há três grupos principais de receptores Fc IgG-específicos, dois dos quais têm múltiplas isoformas que diferem entre si em estrutura e função (ver Tabela 13.3), e são descritos na lista a seguir. As funções exclusivas do FcRn são discutidas nos Capítulos 5 e 14.

- ***FcγRI*** (CD64) é o principal receptor Fcγ em fagócitos. É expresso em macrófagos e neutrófilos e liga-se a IgG1 e IgG3 com alta afinidade (constante de dissociação [$K_d$] de $10^{-8}$ a $10^{-9}$ M). A longa região aminoterminal extracelular da cadeia α de ligação a Fc dobra-se em três domínios do tipo Ig em *tandem*. A cadeia α do FcγRI está associada a um homodímero ligado por dissulfeto de uma proteína de sinalização chamada cadeia γ do FcR. Essa cadeia γ é também encontrada nos complexos de sinalização associados a FcγRIII, FcαR e FcεRI. A cadeia γ tem uma região extracelular aminoterminal curta apenas, mas sua região citoplasmática carboxiterminal é longa e estruturalmente homóloga à cadeia ζ do complexo receptor da célula T (TCR; do inglês, *T cell*

**Tabela 13.3** Receptores Fc.[a]

| FcR | Afinidade para imunoglobulinas | Distribuição celular | Função |
|---|---|---|---|
| FcγRI (CD64) | Alta ($K_d$ ~ $10^{-9}$ M); liga-se a IgG1 e IgG3, pode ligar-se a IgG monomérica | Macrófagos, neutrófilos; eosinófilos | Fagocitose; ativação de fagócitos |
| FcγRIIA (CD32) | Baixa ($K_d$ ~ $10^{-7}$ M) | Macrófagos, neutrófilos, células dendríticas, eosinófilos, plaquetas | Fagocitose; ativação celular |
| FcγRIIB (CD32) | Baixa ($K_d$ ~ $10^{-7}$ M) | Linfócitos B, macrófagos, células dendríticas, outras células | Inibição por *feedback* de diversas respostas celulares |
| FcγRIIC (CD32) | Baixa ($K_d$ ~ $10^{-7}$ M) | Macrófagos, neutrófilos, células NK | Fagocitose, ativação celular |
| FcγRIIIA (CD16) | Baixa ($K_d$ ~ $10^{-6}$ M) | Células NK, macrófagos, células dendríticas | Citotoxicidade celular dependente de anticorpo (células NK) |
| FcγRIIIB (CD16) | Baixa ($K_d$ ~ $10^{-6}$ M); proteína ligada a GPI | Neutrófilos | Fagocitose (ineficiente) |
| FcεRI | Alta ($K_d$ ~ $10^{-10}$ M); liga-se a IgE monomérica | Mastócitos, basófilos | Ativação celular (desgranulação) |
| FcεRII (CD23) | Baixa ($K_d$ ~ $10^{-7}$ M) | Linfócitos B, eosinófilos, células de Langerhans | Desconhecida |
| FcαR (CD89) | Baixa ($K_d$ ~ $10^{-6}$ M) | Neutrófilos, eosinófilos, monócitos | Ativação celular? |

[a]Os três grupos de receptores Fcγ são numerados I, II e III, e as isoformas de dois deles são denominadas A, B e C.
*GPI*, glicofosfatidilinositol; *IgG*, imunoglobulina G; *NK*, *natural killer*.

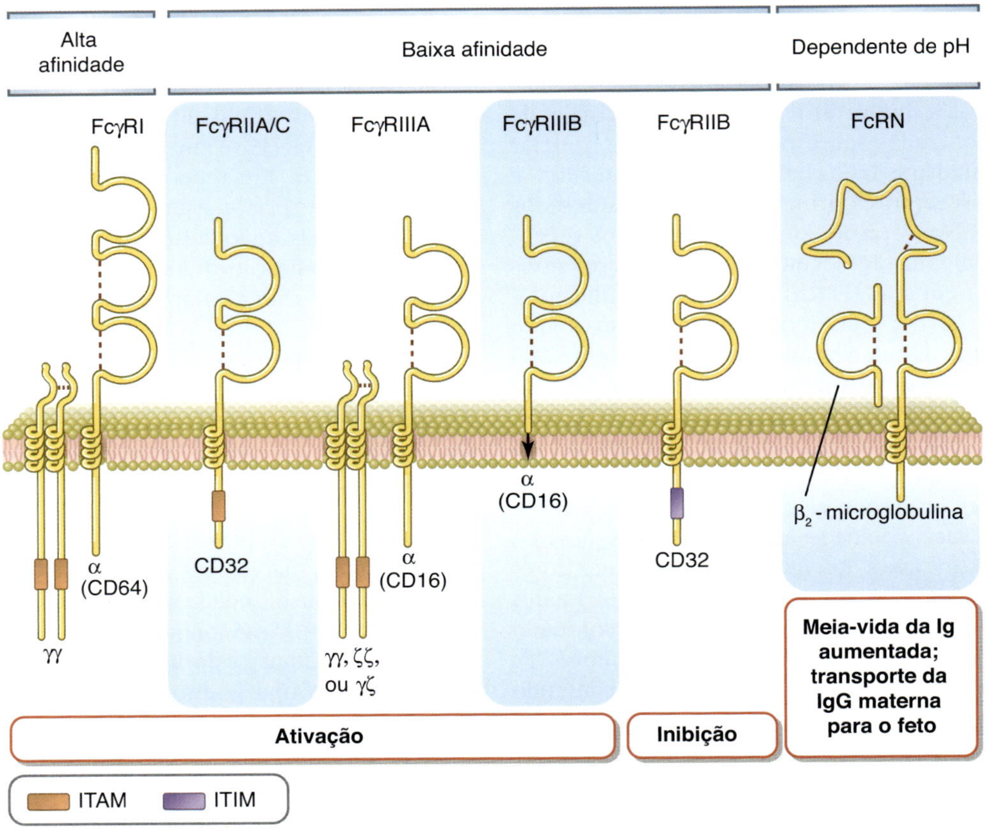


**Figura 13.3 Composição das subunidades dos receptores Fcγ.** Modelos esquemáticos dos diferentes receptores Fc humanos ilustram as cadeias α de ligação ao Fc e as subunidades de sinalização. O FcγRIIIB é uma proteína de membrana ancorada a glicofosfatidilinositol (GPI), sem funções de sinalização conhecidas. O FcγRIIA e IIC são receptores de ativação de baixa afinidade estruturalmente semelhantes com padrões de expressão ligeiramente diferentes. Note que, embora o FcγRIIA/C e o FcγRIIB sejam, ambos, designados CD32, representam diferentes proteínas com funções distintas (ver texto). O FcR neonatal (FcRn) assemelha-se estruturalmente a moléculas do complexo principal de histocompatibilidade de classe I, mas não tem uma fenda de ligação ao peptídio. *Ig*, imunoglobulina; *ITAM*, motivo de ativação baseado na tirosina do imunorreceptor; *ITIM*, motivo de inibição baseado na tirosina do imunorreceptor.

*receptor*). Assim como a cadeia ζ do TCR, a cadeia γ do FcR contém um motivo de ativação baseado na tirosina do imunorreceptor (ITAM; do inglês, *immunoreceptor tyrosine-based activation motif*) que faz o pareamento dos receptores agrupados para ativar as tirosinas quinases proteicas. A ligação cruzada de diversas moléculas de IgG ligadas a receptores Fc por antígenos multivalentes resulta na ativação celular

- ***FcγRII*** (CD32): liga-se a IgG1 e IgG3 com uma afinidade baixa ($K_d$ $10^{-6}$ M). A duplicação e a diversificação gênica resultaram na geração de três formas desse receptor, chamadas FcγRII A, B e C. Essas isoformas têm domínios extracelulares e especificidades ao ligante semelhantes, mas diferem na estrutura da cauda citoplasmática, na distribuição celular e nas funções. O FcγRIIA é expresso pelos neutrófilos, fagócitos mononucleares e células dendríticas (DCs; do inglês, *dendritic cells*), e participa da fagocitose de partículas opsonizadas, enquanto o FcγRIIC é expresso em fagócitos mononucleares, neutrófilos e células *natural killer* (NK). As caudas citoplasmáticas do FcγRIIA e do FcγRIIC contêm ITAMs que podem transmitir um sinal de ativação a fagócitos quando há agrupamento de partículas ou células recobertas por IgG1 ou IgG3. Nas DCs, esse receptor pode contribuir para a captura de antígeno em imunocomplexos e, consequentemente, ativação das células T. O FcγRIIB é um receptor de inibição expresso em células mieloides e em células B, sendo o único receptor Fc em células B. Seu papel no *feedback* por anticorpos é descrito no Capítulo 12
- ***FcγRIII*** (CD16) é também um receptor de baixa afinidade para a IgG. A porção extracelular de ligação ao ligante do FcγRIII é semelhante à do FcγRII em termos de estrutura, afinidade e especificidade para IgG. Esse receptor existe em duas formas, codificadas por genes separados. A isoforma FcγRIIIA é uma proteína transmembrana expressa principalmente em células NK, e também em macrófagos e DCs. O FcγRIIIA associa-se a homodímeros da cadeia γ do FcR, homodímeros da cadeia ζ do TCR, ou heterodímeros compostos por uma cadeia γ do FcR e uma cadeia ζ. Essas cadeias associadas contêm ITAMs que transmitem sinais de ativação após a ligação do anticorpo aos receptores Fc e são, dessa forma, necessários para as funções dos receptores. A isoforma FcγRIIIB é uma proteína ligada a glicofosfatidilinositol (GPI; do inglês, *glycophosphatidylinositol*) expressa em neutrófilos; não medeia a fagocitose ou dispara a ativação de neutrófilos, e sua função não é bem compreendida.

Além desses receptores Fcγ, há receptores para as cadeias pesadas de IgE e IgA (ver Tabela 13.3). Descreveremos o FcεRI no Capítulo 20. A função do FcαR não está bem estabelecida.

### *Papel dos receptores Fcγ na fagocitose e ativação de fagócitos*

***A ligação dos receptores Fc presentes em fagócitos a partículas recobertas por moléculas de anticorpo leva à internalização dessas partículas e à ativação dos fagócitos*** (Figura 13.4). Os subtipos de IgG que melhor se ligam aos receptores Fcγ (IgG1 e IgG3) são as opsoninas mais eficientes para promover a fagocitose. Como discutido anteriormente, o FcγRI é o receptor Fcγ de alta afinidade das células fagocíticas, sendo o receptor mais importante para a fagocitose de partículas opsonizadas.

As partículas opsonizadas são internalizadas em vesículas conhecidas como fagossomos, as quais se fundem aos lisossomos, e são destruídas nesses fagolisossomos. A ativação requer a ligação cruzada dos FcRs por várias moléculas de Ig adjacentes (p. ex., em microrganismos recobertos com anticorpos ou em imunocomplexos). A ligação cruzada das cadeias α de ligação ao ligante de um FcR resulta em eventos de transdução de sinal semelhantes aos que ocorrem após a ligação cruzada do receptor antigênico em linfócitos (ver Capítulo 7). Esses eventos incluem a fosforilação de tirosinas dos ITAMs mediada por quinases SRC nas cadeias de sinalização dos FcRs; o recrutamento de quinases da família SYK aos ITAMs mediado pelo domínio SH2; a ativação da fosfatidilinositol 3 quinase; o recrutamento de moléculas adaptadoras, incluindo SLP76 e BLNK; e o recrutamento de enzimas como fosfolipase Cγ e quinases da família TEC. Esses eventos levam à geração de inositol trifosfato e diacilglicerol, e ao aumento sustentado de cálcio citosólico.

As vias de sinalização *downstream* dos receptores Fcγ induzem inúmeras respostas nos leucócitos, incluindo a transcrição de genes que codificam citocinas, mediadores inflamatórios e enzimas microbicidas; e a mobilização do citoesqueleto, levando à fagocitose, exocitose de grânulos e migração celular. As principais substâncias microbicidas produzidas pelos fagócitos ativados são as espécies reativas de oxigênio, óxido nítrico e enzimas hidrolíticas. Essas são as mesmas substâncias produzidas pelos fagócitos ativados nas respostas imunes inatas, discutidas no Capítulo 4. Essas substâncias microbicidas podem danificar também os tecidos; o mecanismo de lesão tecidual mediada por anticorpos é importante nas doenças de hipersensibilidade (ver Capítulo 19). Camundongos *knockout* deficientes da cadeia α de ligação ao ligante do FcγRI, ou da cadeia γ transdutora de sinal do FcR, apresentam defeitos na defesa contra microrganismos mediada por anticorpos, e não desenvolvem algumas formas de lesão tecidual mediada por anticorpo IgG, demonstrando, dessa maneira, o papel essencial dos receptores Fc nesses processos.

### *Sinalização de inibição pelo receptor FcγRIIB*

O receptor FcγRIIB é um receptor Fc de inibição descrito anteriormente no contexto da sinalização de inibição em células B e do fenômeno de *feedback* por anticorpo (ver Capítulo 12). O FcγRIIB também é expresso em DCs, neutrófilos, macrófagos e mastócitos, e pode exercer papel na regulação das respostas dessas células seguidas da ativação de receptores Fc e de outros estímulos. Um tratamento de certa forma empírico, mas frequentemente útil, de muitas doenças autoimunes e inflamatórias, é a administração intravenosa de uma mistura de IgG humana, chamada imunoglobulina intravenosa (IVIG; do inglês, *intravenous immunoglobulin*). A IVIG pode se ligar a FcγRIIB e fornecer sinais inibidores aos linfócitos B e células mieloides, reduzindo assim a produção de anticorpos e abrandando a inflamação. No entanto, diversos outros mecanismos foram propostos para explicar como a IVIG funciona.

## Citotoxicidade celular dependente de anticorpos

***As células NK e outros leucócitos ligam-se a células recobertas por anticorpos por meio dos receptores Fc, e as destroem.*** Esse processo é chamado citotoxicidade

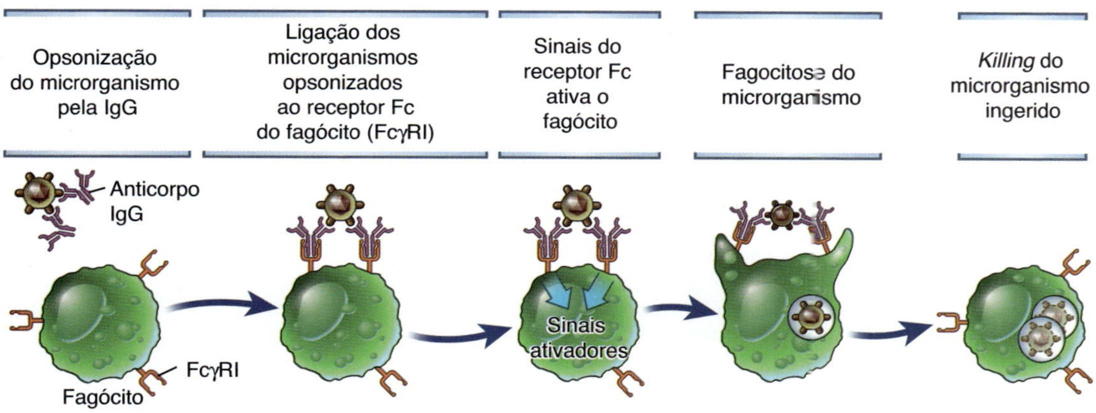


**Figura 13.4 Opsonização e fagocitose de microrganismos mediadas por anticorpo.** Anticorpos de determinadas subclasses de imunoblobulina G (*IgG*) ligam-se a microrganismos e são então reconhecidos por receptores Fc em fagócitos. Os sinais dos receptores Fc promovem a fagocitose dos microrganismos opsonizados e ativam os fagócitos para destruir esses microrganismos. Os mecanismos microbicidas dos fagócitos estão descritos nos Capítulos 4 (ver Figura 4.17) e 10 (ver Figura 10.7).

celular dependente de anticorpos (CCDA) (Figura 13.5). Foi descrito pela primeira vez como uma função das células NK, as quais utilizam seu receptor Fc, FcγRIIIA (CD16), para se ligar a células recobertas por anticorpos. O FcγRIIIA é um receptor de baixa afinidade que se liga a moléculas de IgG agregadas, exibidas em superfícies celulares, mas não se liga a moléculas de IgG monoméricas circulantes. Portanto, a CCDA ocorre somente quando a célula-alvo está recoberta por moléculas de anticorpo, enquanto a IgG livre no plasma não ativa as células NK nem compete eficientemente com a IgG ligada às células pela ligação ao FcγRIII. O acoplamento do FcγRIII a células-alvo recobertas por anticorpos ativa as células NK para que elas sintetizem e secretem citocinas, como a IFN-γ, além de descarregar o conteúdo dos seus grânulos, os quais medeiam as funções de *killing* desse tipo celular (ver Capítulo 4). A CCDA também pode ser mediada por macrófagos.

A CCDA pode ser prontamente demonstrada *in vitro*, mas seu papel na defesa do hospedeiro contra os microrganismos não está estabelecido. É provável que seja um mecanismo importante para a eliminação de células recobertas por determinados anticorpos monoclonais terapêuticos, como as células B e as células tumorais derivadas de células B que são alvos do anticorpo anti-CD20.

### Eliminação de helmintos mediada por anticorpo

***Anticorpos, eosinófilos e mastócitos atuam conjuntamente para mediar o* killing *e a expulsão de alguns parasitas helmínticos.*** Os helmintos (vermes) são muito grandes para serem internalizados pelos fagócitos, e seus tegumentos são relativamente resistentes aos produtos microbicidas dos neutrófilos e macrófagos. No entanto, esses parasitas podem ser mortos por uma proteína catiônica tóxica, conhecida como proteína básica principal, presente nos grânulos dos eosinófilos. A resposta imune a parasitas helmínticos é dominada pela ativação de células Th2, produção do anticorpo IgE e eosinofilia, sugerindo que todos devem cooperar na defesa. Anticorpos que recobrem os helmintos, especialmente IgG, podem se ligar a receptores Fc em eosinófilos e causar a desgranulação dessas células, liberando proteínas catiônicas dos grânulos e outros mediadores que matam os parasitas. Nem os eosinófilos humanos nem os de camundongos expressam níveis apreciáveis dos receptores de IgE de alta afinidade e, em eosinófilos humanos, esse receptor não tem a cadeia β de sinalização, de modo que parece improvável um papel direto da IgE na ativação dessas células. Eosinófilos humanos podem expressar o receptor de baixa afinidade para a IgE (CD23), mas a função de CD23 nessas células permanece pouco compreendida. Os anticorpos IgE que reconhecem antígenos na superfície dos helmintos podem também iniciar a desgranulação local dos mastócitos ou basófilos por meio do receptor de alta afinidade para IgE (ver Capítulo 20). Os mediadores dos mastócitos podem induzir broncoconstrição e aumento da motilidade intestinal, contribuindo para a expulsão de vermes de locais como as vias respiratórias e o lúmen do trato gastrintestinal.

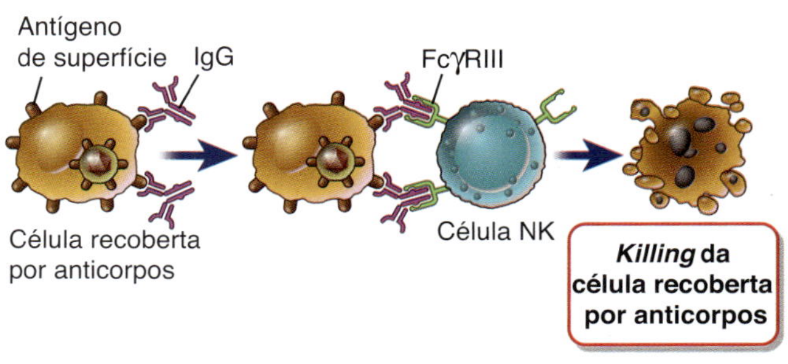


**Figura 13.5 Citotoxicidade celular dependente de anticorpo.** Os anticorpos de determinadas subclasses de imunoglobulina G (*IgG*) ligam-se a células (p. ex., células infectadas), e as regiões Fc dos anticorpos ligados são reconhecidas por um receptor Fcγ em células *natural killer* (*NK*), as quais são ativadas e matam as células recobertas por anticorpo.

## SISTEMA COMPLEMENTO

O sistema complemento é um dos principais mecanismos efetores da imunidade humoral e é também um importante mecanismo efetor da imunidade inata. Discutimos brevemente o papel do complemento na imunidade inata no Capítulo 4. Aqui, descreveremos a ativação e a regulação do complemento em mais detalhes.

O nome complemento é derivado de experimentos realizados por Jules Bordet logo após a descoberta de anticorpos. Ele demonstrou que, se um soro fresco contendo anticorpo antibacteriano for adicionado a uma cultura de bactérias mantida em temperatura fisiológica (37°C), as bactérias são lisadas. Se, no entanto, o soro for aquecido a 56°C ou mais, o soro perde sua capacidade lítica. Essa perda da capacidade lítica não se deve ao decaimento da atividade dos anticorpos, porque as moléculas são relativamente estáveis ao calor, e mesmo o soro aquecido é capaz de aglutinar bactérias. A capacidade lítica do soro pode ser restaurada pela adição de soro fresco, mesmo que proveniente de animais que não foram imunizados. Bordet concluiu que, para lisar a bactéria, o soro deve conter algum outro componente termolábil presente em todos os indivíduos, e que auxilia, ou complementa, a função lítica dos anticorpos. Esse componente recebeu posteriormente o nome **complemento**.

***O sistema complemento consiste em um conjunto de proteínas séricas e de superfície celular que interagem umas com as outras e com outras moléculas do sistema imune de maneira altamente regulada, para gerar produtos que atuam na eliminação dos microrganismos.*** As proteínas do complemento são proteínas plasmáticas normalmente inativas; elas são ativadas apenas em condições particulares para gerar produtos que medeiam várias funções efetoras. Diversas características de ativação do complemento são essenciais para sua função normal:

- ***O sistema complemento é ativado por microrganismos e por anticorpos e lectinas que estão ligados aos microrganismos e outros antígenos.*** Dessa maneira, o complemento direciona o ataque imune às superfícies microbianas. Os mecanismos de ativação inicial serão descritos mais adiante

- ***A ativação do complemento envolve a proteólise sequencial de proteínas para gerar complexos enzimáticos com atividade proteolítica.*** As proteínas que adquirem atividade enzimática proteolítica pela ação de outras proteases são chamadas zimógenos. O processo de ativação sequencial dos zimógenos, uma característica que define uma cascata enzimática proteolítica, também é característico dos sistemas de coagulação e das cininas. As cascatas proteolíticas permitem enorme e rápida amplificação porque cada molécula de enzima ativa produzida em uma etapa pode gerar múltiplas moléculas de enzima ativada na etapa seguinte
- ***Diversos produtos de clivagem biologicamente ativos resultantes da ativação do complemento se tornam covalentemente ligados às superfícies celulares microbianas, aos anticorpos ligados a microrganismos e outros antígenos, e aos corpos apoptóticos.*** As proteínas do complemento são inativas ou apenas transientemente ativas (por segundos) em fase fluida, mas se tornam ativadas de maneira estável, uma vez que estejam ligadas a microrganismos, anticorpos ou células em processo de morte. Assim, a ativação completa e, consequentemente, as funções biológicas do sistema complemento, são limitadas às superfícies celulares microbianas ou a sítios dos anticorpos ligados aos antígenos, mas não ocorrem no sangue
- ***A ativação do complemento é inibida por proteínas reguladoras que estão presentes em células normais do hospedeiro e ausentes nos microrganismos.*** As proteínas reguladoras são uma adaptação das células normais que minimizam os danos mediados pelo complemento às células hospedeiras. Como os microrganismos não contêm essas proteínas reguladoras, a ativação do complemento pode ocorrer nas superfícies microbianas.

## Vias de ativação do complemento

***Há três vias de ativação do complemento: a via clássica, ativada por anticorpos IgM e IgG ligados a antígenos; a via alternativa, ativada na superfície das células microbianas na ausência de anticorpo; e a via das lectinas, ativada por lectinas plasmáticas que se ligam a carboidratos de superfície em microrganismos*** (Figura 13.6). A nomenclatura "clássica" e "alternativa" surgiu porque a via clássica foi descoberta e caracterizada antes das demais, mas a via alternativa é filogeneticamente mais antiga. As vias alternativa e das lectinas representam mecanismos efetores da imunidade inata, ao passo que a via clássica representa um dos principais mecanismos de imunidade humoral adaptativa.

***O evento central na ativação do complemento é a proteólise da proteína C3 do complemento, que gera produtos biologicamente ativos, e a subsequente ligação covalente de um produto de C3, denominado C3b, às superfícies celulares microbianas ou ao anticorpo ligado ao antígeno*** (ver Figura 13.6). Embora existam diferenças em como as vias de ativação do complemento são iniciadas, todas resultam na clivagem de C3, a proteína mais abundante do complemento. A ativação do complemento envolve a geração de um complexo proteolítico, a **convertase de C3** (ou C3 convertase), que cliva C3 em dois fragmentos denominados C3a e C3b. (Por convenção, os produtos proteolíticos de cada proteína do complemento são identificados por sufixos em letras minúsculas, sendo "a" referente ao produto menor, e "b" ao maior; por motivos históricos, C2 é uma exceção.) O C3b torna-se covalentemente ligado à superfície celular microbiana ou a moléculas de anticorpos ligadas ao antígeno. Todas as funções biológicas do complemento são dependentes da clivagem proteolítica de C3. Por exemplo, a ativação do complemento promove a fagocitose porque o C3b torna-se covalentemente ligado aos microrganismos, e os fagócitos (neutrófilos e macrófagos) expressam receptores para C3b. Os peptídios produzidos por proteólise de C3 (e de outras proteínas do complemento) estimulam a inflamação.

Em todas as três vias de ativação do complemento, após a geração de C3b pela C3 convertase, um segundo complexo enzimático chamado **convertase de C5** (ou C5 convertase) é montado, o qual cliva C5 em C5a e C5b. A C5 convertase contribui para a inflamação por meio da geração do fragmento C5a e para a formação de poros nas membranas dos alvos microbianos. As vias de ativação do complemento diferem na forma como o C3b é produzido, mas seguem uma sequência compartilhada de reações após a clivagem de C5.

Com essa introdução, prosseguimos para uma descrição mais detalhada das vias alternativa, clássica e das lectinas.

### Via alternativa

***A via alternativa de ativação do complemento resulta na proteólise de C3 e na fixação estável de seu produto de degradação C3b às superfícies microbianas, sem a participação de anticorpo*** (Figura 13.7 e Tabela 13.4). Normalmente, o C3 está sendo continuamente hidrolisado e então clivado no plasma a uma taxa baixa (1 a 2% do total de C3 plasmático por hora) para gerar C3b em um processo chamado C3 *tickover*. Esse processo envolve os fatores B e D, descritos adiante. A proteína C3 contém uma ligação de tioéster reativa que fica escondida em uma região da proteína conhecida como domínio tioéster. Quando o C3 é clivado, a molécula C3b sofre uma mudança conformacional dramática e o domínio tioéster é exteriorizado (um deslocamento maciço de cerca de 85 Å), expondo a ligação tioéster reativa que estava escondida. Uma pequena quantidade de C3b pode se tornar covalentemente ligada às superfícies das células, incluindo microrganismos, por meio do domínio tioéster, o qual reage com os grupos amino ou hidroxila de proteínas da superfície celular ou dos polissacarídios para formar ligações amida ou éster (Figura 13.8). Se essas ligações não forem formadas, o C3b permanece na fase fluida, e a ligação tioéster reativa exposta é rapidamente hidrolisada, tornando a proteína inativa. Como resultado, a ativação subsequente do complemento não pode continuar no plasma.

Quando o C3b passa por mudança conformacional pós-clivagem, é também exposto um sítio de ligação

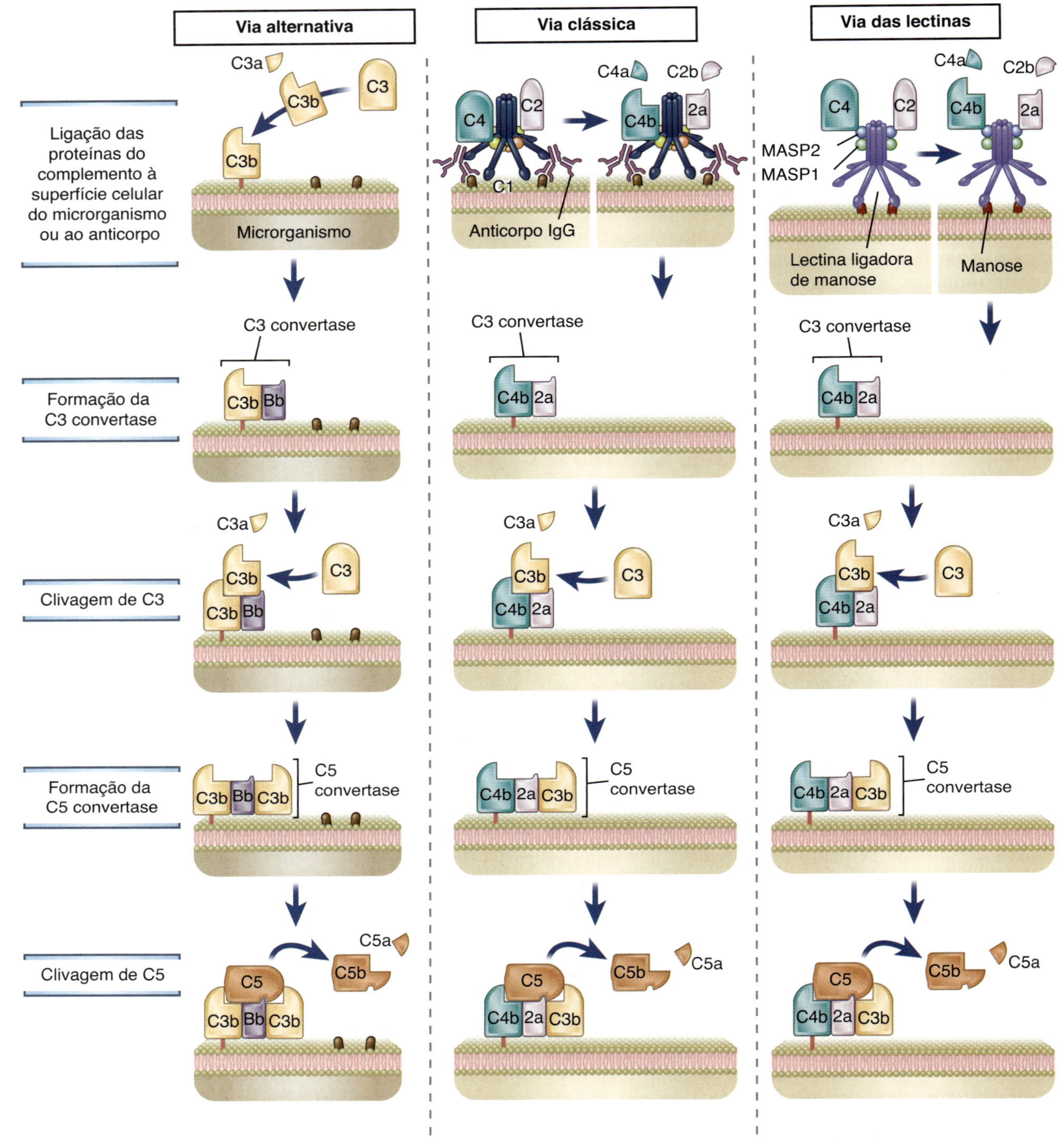


**Figura 13.6 Etapas iniciais da ativação do complemento pelas vias alternativa, clássica e das lectinas.** A via alternativa é ativada pela ligação de C3b a diversas superfícies ativadoras, como as paredes celulares microbianas; a via clássica é iniciada pela ligação do C1 aos complexos antígeno-anticorpo; e a via das lectinas é ativada pela ligação de uma lectina plasmática a microrganismos. O C3b gerado pela ação da C3 convertase liga-se à superfície celular microbiana ou ao anticorpo e torna-se um componente da enzima que cliva C5 (C5 convertase) e inicia as etapas terminais da ativação do complemento. As etapas terminais de todas as três vias são as mesmas (não mostrado), e o complemento ativado por todas as três vias serve às mesmas funções. *MASP,* serina protease associada à lectina ligante de manose.

para uma proteína plasmática chamada fator B. Este liga-se, então, à proteína C3b, que fica agora presa de forma covalente à superfície da célula. O fator B ligado é, por sua vez, clivado por uma serina protease plasmática chamada fator D, liberando um pequeno fragmento denominado Ba e gerando um fragmento maior chamado Bb que permanece ligado ao C3b. O complexo C3bBb é a C3 convertase da via alternativa e atua clivando mais moléculas de C3, estabelecendo, assim, uma sequência de amplificação. Mesmo quando o C3b é gerado pelas vias clássica ou das lectinas, ele pode formar um complexo com Bb, e esse complexo é capaz de clivar

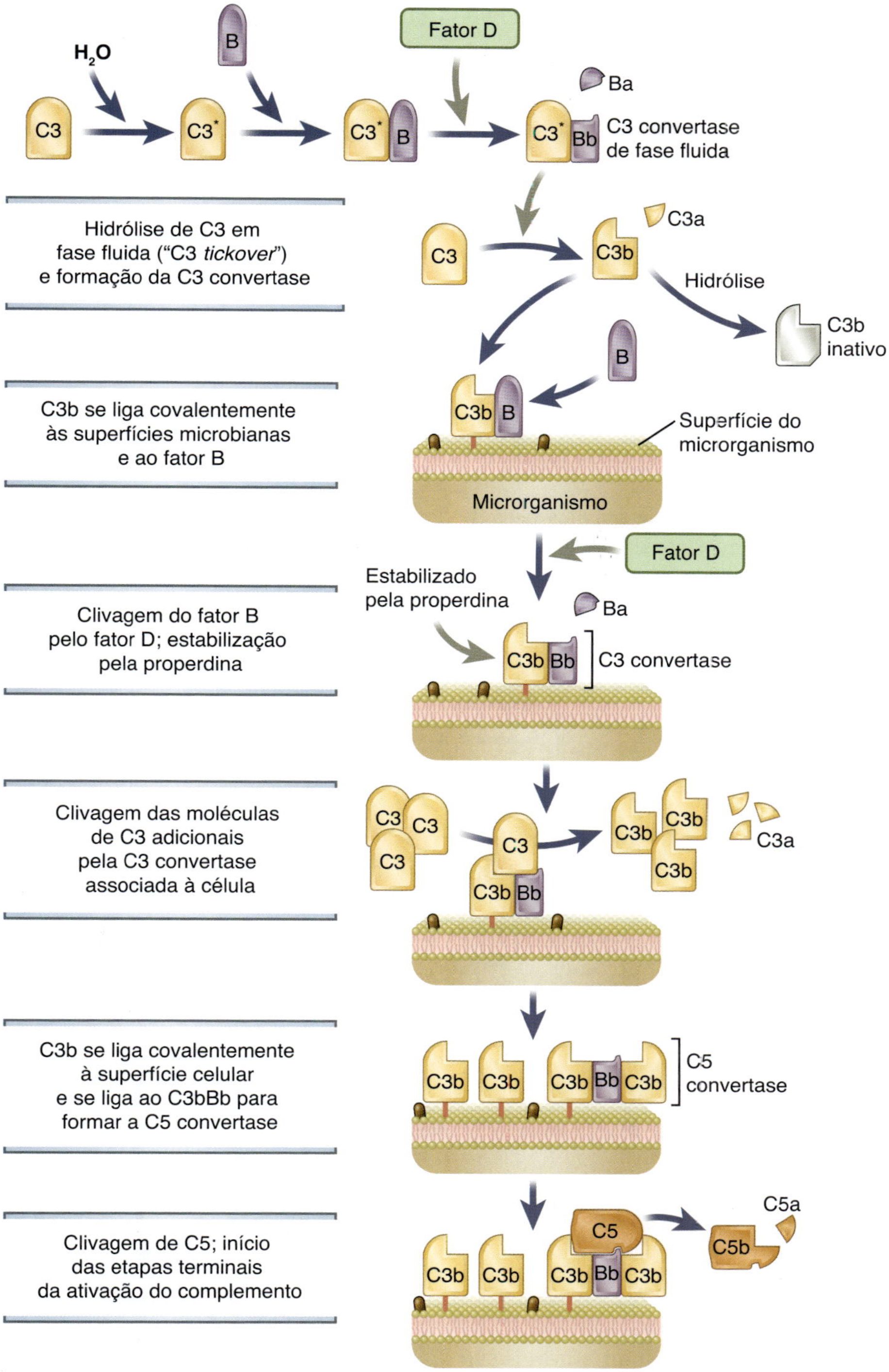


**Figura 13.7 Via alternativa de ativação do complemento.** A hidrólise espontânea do C3 plasmático leva à formação de uma C3 convertase de fase fluida e à geração de C3b pelo processo chamado C3 *tickover*. O C3 hidrolisado ativado, indicado como C3*, é depositado em superfícies microbianas, em que se liga ao fator B e forma a C3 convertase da via alternativa. Essa convertase (C3bBb) cliva C3 para produzir mais C3b, que se liga a superfícies microbianas e participa da formação da C5 convertase. A C5 convertase, C3bBbC3b, cliva C5 para gerar C5b, o evento iniciador das etapas terminais de ativação do complemento.

mais C3. Assim, a C3 convertase da via alternativa atua para amplificar a ativação do complemento iniciada por qualquer uma das três vias. Quando o C3 é clivado, o C3b permanece ligado às células e o C3a é liberado. Esse fragmento solúvel tem várias atividades biológicas que serão discutidas posteriormente.

***A ativação da via alternativa ocorre prontamente nas superfícies de células microbianas, mas não em células de mamíferos.*** Se o complexo C3bBb é formado na superfície das células de mamíferos, é rapidamente degradado, e a reação finalizada pela ação de diversas proteínas reguladoras presentes nessas células (discutido adiante). A ausência

**Tabela 13.4** Proteínas da via alternativa do complemento.

| Proteína | Estrutura | Concentração sérica (μg/mℓ) | Função |
|---|---|---|---|
| C3 | 185 kDa (subunidade α, 110 kDa; subunidade β, 75 kDa) | 1.400 a 1.700 | C3b liga-se à superfície do microrganismo, em que atua como uma opsonina e como um componente das C3 e C5 convertases.<br>C3a estimula inflamação (anafilotoxina). |
| Fator B | Monômero de 93 kDa | 200 a 400 | Bb é uma serina protease e a enzima ativa das C3 e C5 convertases. |
| Fator D | Monômero de 25 kDa | 1 a 3 | Serina protease plasmática que cliva o fator B quando está ligado a C3b. |
| Properdina | Composta por até 4 subunidades de 56 kDa | 20 a 35 | A properdina estabiliza as C3 convertases (C3bBb) na superfície microbiana. |

de proteínas reguladoras nas células microbianas permite a ligação e a ativação da C3 convertase da via alternativa. Além disso, outra proteína da via alternativa, denominada properdina, pode se ligar e estabilizar o complexo C3bBb, e a ligação da properdina é favorecida nos microrganismos, em oposição às células normais do hospedeiro.

Algumas das moléculas de C3b geradas pela C3 convertase da via alternativa ligam-se à própria convertase.

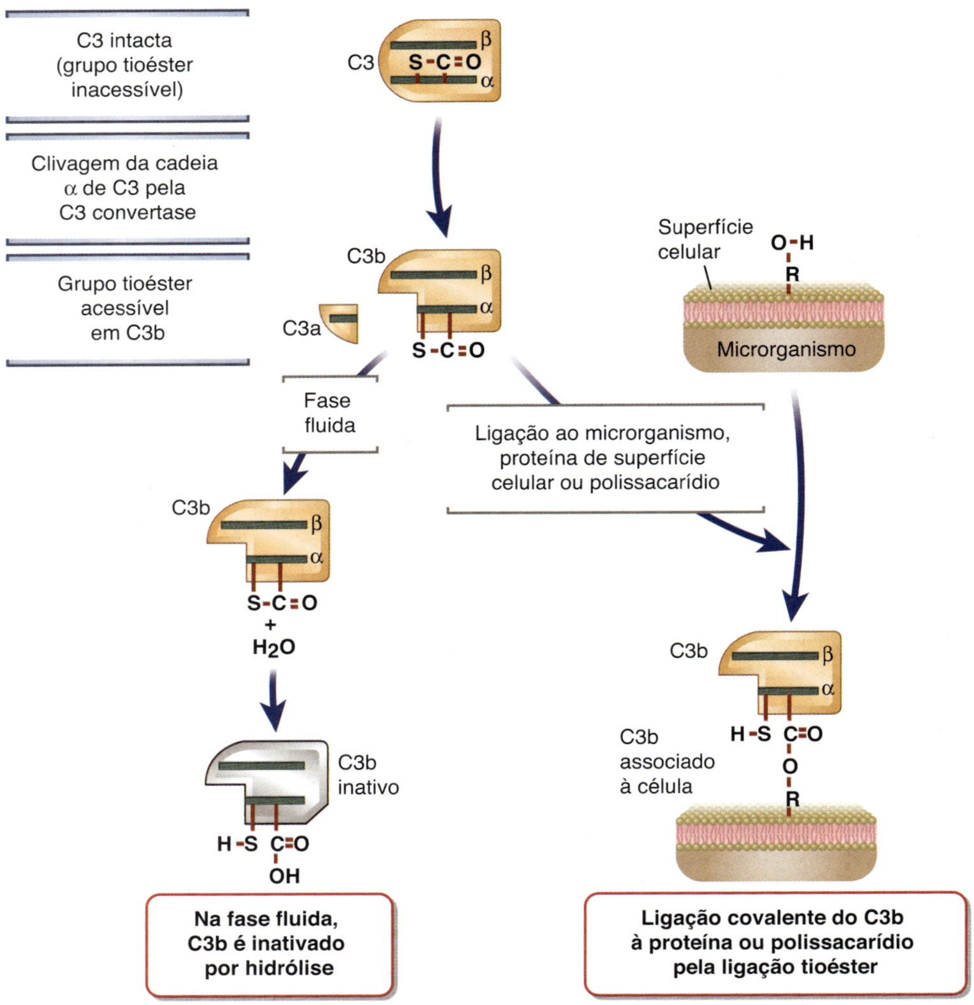


**Figura 13.8 Ligações tioéster internas de C3.** A clivagem proteolítica da cadeia α de C3 a converte para uma forma metaestável na qual as ligações tioéster internas são expostas e tornam-se suscetíveis ao ataque nucleofílico de átomos de oxigênio (como mostrado) ou de nitrogênio. O resultado é a formação de ligações covalentes com proteínas ou carboidratos nas superfícies celulares. O C4 é estruturalmente homólogo a C3 e tem uma ligação tioéster idêntica.

Isso resulta na formação de um complexo contendo uma porção de Bb e duas moléculas de C3b, que funciona como a C5 convertase da via alternativa, a qual cliva C5 e inicia as etapas terminais da ativação do complemento.

### *Via clássica*

***A via clássica é iniciada pela ligação da proteína C1 do complemento ao domínio CH2 das moléculas de IgG ou ao domínio CH3 das moléculas de IgM que contêm antígeno ligado a elas*** (Figura 13.9 e Tabela 13.5). Entre os anticorpos IgG, a IgG1 e a IgG3 (em humanos) são ativadores do complemento mais eficientes do que as outras subclasses. A IgG2 tem alguma capacidade de ativar o complemento, mas IgG4 não. O C1 é um complexo proteico grande e multimérico, composto pelas subunidades C1q, C1r e C1s; C1q liga-se ao anticorpo, enquanto C1r e C1s são proteases. A subunidade C1q é constituída por um arranjo radial de seis cadeias, semelhante a um guarda-chuva,

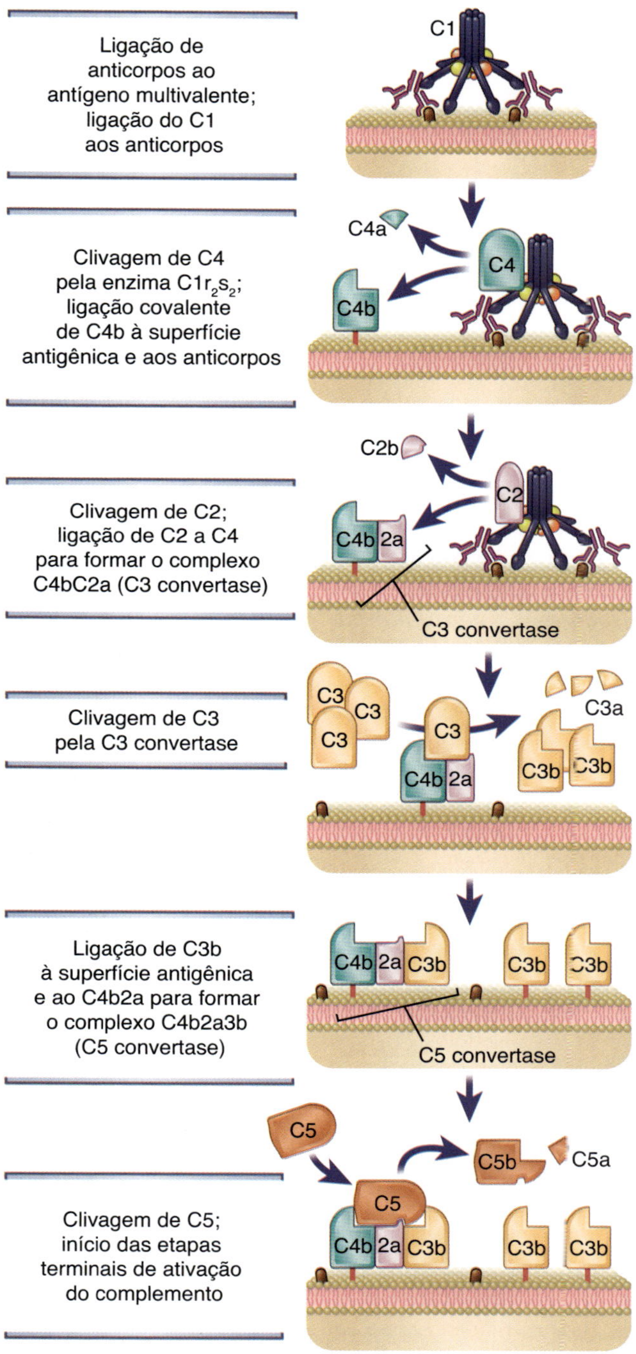


**Figura 13.9 Via clássica da ativação do complemento.** Os complexos antígeno-anticorpo que ativam a via clássica podem ser solúveis, fixados na superfície de células (como mostrado) ou depositados em matrizes extracelulares. A via clássica é iniciada pela ligação do C1 a moléculas de anticorpo complexadas ao antígeno, que leva à produção das convertases de C3 e de C5 ligadas às superfícies nas quais os anticorpos foram depositados. A C5 convertase cliva C5 para iniciar as etapas terminais de ativação do complemento.

**Tabela 13.5** Proteínas da via clássica do complemento.

| Proteína | Estrutura | Concentração sérica ($\mu$g/mℓ) | Função |
|---|---|---|---|
| C1 (C1qr2s2) | 750 kDa | – | Inicia a via clássica |
| C1q | 460 kDa; hexâmero com três pares de cadeias (22, 23, 24 kDa) | 50 a 150 | Liga-se à porção Fc do anticorpo que está ligado ao antígeno, a células apoptóticas e a superfícies catiônicas |
| C1r | Dímero de 85 kDa | 50 | Serina protease, cliva C1s para torná-la ativa |
| C1s | Dímero de 85 kDa | 50 | Serina protease, cliva C4 e C2 |
| C4 | 210 kDa; trímero com cadeias de 97, 75 e 33 kDa | 300 a 600 | C4b liga-se covalentemente a superfície de um microrganismo ou célula, em que o anticorpo está ligado e o complemento é ativado<br>C4b liga-se a C2 para clivagem por C1s<br>C4a estimula inflamação (anafilatoxina) |
| C2 | Monômero de 102 kDa | 20 | C2a é uma serina protease e atua como enzima ativa da C3 e C5 convertase para clivar C3 e C5 |
| C3 | Ver Tabela 13.4 | | |

cada uma contendo uma cabeça globular conectada a uma haste central por meio de um braço do tipo colágeno (Figura 13.10). Esse hexâmero desempenha a função de reconhecimento da molécula e liga-se especificamente às regiões Fc de cadeias pesadas $\mu$ e de algumas cadeias pesadas $\gamma$. Como mencionado no Capítulo 4, C1q se liga a pentraxinas, como a proteína C reativa e a proteína amiloide sérica, e também se liga a corpos apoptóticos.

***Somente anticorpos ligados a antígenos, e não anticorpos livres circulantes, podem iniciar a ativação da via clássica.*** A razão para isso é que cada molécula de C1q deve se ligar a pelo menos duas cadeias pesadas de Ig para ser ativada e cada região Fc de Ig tem apenas um único sítio de ligação a C1q. Dessa maneira, duas ou mais regiões Fc precisam estar acessíveis a C1 para que a ativação da via clássica seja iniciada. Como cada molécula de IgG tem apenas uma região Fc, várias moléculas de IgG precisam estar próximas antes que C1q possa se ligar, e múltiplos anticorpos IgG somente são aproximados quando se ligam simultaneamente a epítopos idênticos de um antígeno multivalente ou a várias moléculas antigênicas em um microrganismo, célula ou superfície tecidual (Figura 13.11). Ainda que a IgM livre (circulante) seja pentamérica, não se liga a C1q porque seus domínios $C_H3$ estão em uma configuração inacessível a C1q. A ligação da IgM a um antígeno induz uma alteração conformacional que expõe os sítios de ligação de C1q nos domínios $C_H3$, permitindo a ligação de C1q. Em decorrência de sua estrutura pentamérica, uma única molécula de IgM pode se ligar a múltiplas moléculas de C1q, e essa é uma das razões pela qual a IgM é um anticorpo mais eficiente para a ligação ao complemento (também chamada fixação do complemento) do que a IgG.

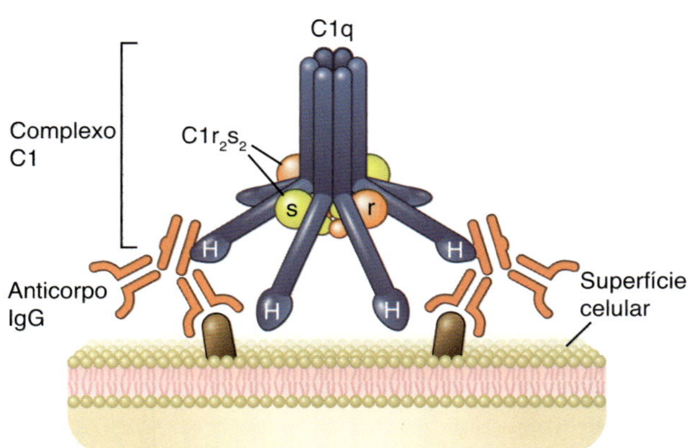


**Figura 13.10 Estrutura de C1.** C1q consiste em seis subunidades idênticas arranjadas para formar um núcleo central com braços radiais simetricamente projetados. As cabeças globulares na terminação de cada braço, designadas H, são as regiões de contato para as porções Fc dos anticorpos (neste caso, IgG). C1r e C1s formam um tetrâmero composto de duas moléculas de C1r e duas de C1s. As extremidades de C1r e de C1s contêm os domínios catalíticos dessas proteínas. Um tetrâmero C1r2s2 enrola-se em volta dos braços radiais do complexo C1q de modo, que os domínios catalíticos de C1r e de C1s ficam justapostos.

C1r e C1s são serina proteases que formam um tetrâmero contendo duas moléculas de cada proteínas. A ligação de duas ou mais cabeças globulares de C1q a regiões Fc de IgG ou de IgM leva à ativação enzimática da C1r associada, que cliva e ativa C1s (ver Figura 13.9). A C1s ativada cliva a proteína seguinte da cascata, C4, para gerar C4b. (O fragmento menor C4a é liberado e tem atividades biológicas que serão descritas mais adiante.) O C4 é homólogo a C3, e C4b contém uma ligação tioéster interna, semelhante àquela presente em C3b, que forma ligações covalentes do tipo amida ou éster com o complexo antígeno-anticorpo ou com a superfície adjacente de uma célula a qual o anticorpo esteja ligado. Essa ligação de C4b assegura que a ativação da via clássica prossiga sobre uma superfície celular ou imunocomplexo. A proteína seguinte do complemento, C2, se complexa com o C4b ligado à superfície celular, sendo clivada por uma molécula C1s próxima para gerar

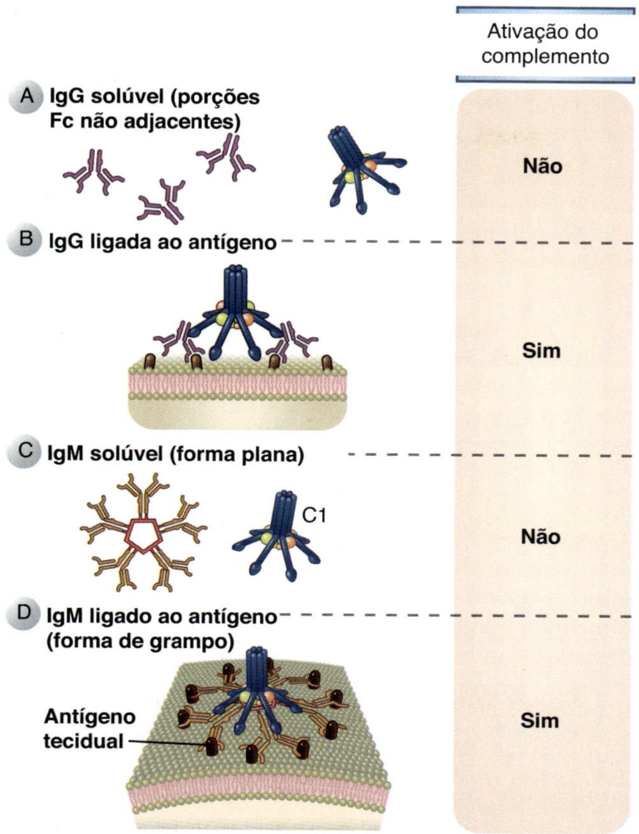


**Figura 13.11 Ligação de C1 às porções Fc de imunoglobulinas M e G.** O C1 deve se ligar a duas ou mais porções Fc para iniciar a cascata do complemento. Moléculas de IgG solúveis não ativarão C1 porque cada IgG tem somente uma região Fc (*A*), mas, após a ligação aos antígenos de superfície celular, porções Fc de IgG adjacentes podem se ligar e ativar C1 (*B*). As porções Fc de uma IgM pentamérica solúvel não são acessíveis a C1 (*C*). Após ligação a antígenos de superfície, a IgM passa por uma mudança em sua forma que permite ligação a C1 e sua ativação (*D*).

um fragmento solúvel C2b, de importância desconhecida, e um fragmento C2a maior que permanece fisicamente associado a C4b na superfície da célula. O complexo resultante, C4b2a, é a C3 convertase da via clássica, que tem a capacidade de se ligar e clivar proteoliticamente C3. A ligação desse complexo enzimático a C3 é mediada pelo componente C4b, e a proteólise é catalisada pelo componente C2a. A clivagem de C3 resulta na remoção do fragmento pequeno C3a, e o C3b pode formar ligações covalentes com as superfícies celulares ou com o anticorpo em que a ativação do complemento se iniciou. Após sua deposição, o C3b pode se ligar ao fator B e gerar mais C3 convertase pela via alternativa, como discutido anteriormente. O resultado líquido das diversas etapas enzimáticas e de amplificação é que milhões de moléculas de C3b podem ser depositadas, em questão de minutos, na superfície celular em que o complemento é ativado. As etapas-chave iniciais das vias alternativa e clássica são análogas: o C3 da via alternativa é homólogo a C4 da via clássica, e o fator B é homólogo a C2.

Algumas das moléculas de C3b geradas pela C3 convertase da via clássica ligam-se à convertase (como na via alternativa) e formam um complexo C4b2a3b. Esse complexo atua como a C5 convertase da via clássica; cliva C5 e inicia as etapas terminais da ativação do complemento.

### Via das lectinas

***A ativação do complemento pela via das lectinas é desencadeada pela ligação de polissacarídios microbianos a lectinas circulantes, como a lectina ligante de manose plasmática (MBL; do inglês,* mannose-binding lectin*) ou a ficolinas*** (Tabela 13.6). Essas lectinas solúveis são proteínas do tipo colágeno que se assemelham estruturalmente a C1q (ver Figura 4.13). MBL, L-ficolina e H-ficolina são proteínas plasmáticas; a M-ficolina é secretada principalmente por macrófagos ativados nos tecidos. A MBL tem um domínio

**Tabela 13.6** Proteínas da via das lectinas do complemento.

| Proteína | Estrutura | Concentração sérica (μg/mℓ) | Função |
|---|---|---|---|
| Lectina ligante de manose | Trímero helicoidal com cadeia de 32 kDa; dímeros a hexâmeros dessa tripla-hélice | 1 a 8 | Aglutinina, opsonina, fixação do complemento |
| M-ficolina (ficolina-1) | Trímero helicoidal com cadeia de 34 kDa; um tetrâmero dessa tripla-hélice | Indetectável | Aglutinina, opsonina, fixação do complemento |
| L-ficolina (ficolina-2) | Trímero helicoidal com cadeia de 34 kDa; um tetrâmero dessa tripla-hélice | 1 a 7 | Aglutinina, opsonina, fixação do complemento |
| H-ficolina (ficolina-3) | Trímero helicoidal com cadeia de 34 kDa; um tetrâmero dessa tripla-hélice | 6 a 83 | Aglutinina, opsonina, fixação do complemento |
| MASP1 | Homodímero de 90 kDa; homólogo a C1r/C1s | 2 a 13 | Forma complexo com MASP2 e com colectinas ou ficolinas e ativa MASP3 |
| MASP2 | Homodímero de 110 kDa; homólogo a C1r/C1s | 2 a 13 | Forma complexo com lectinas, especialmente ficolina-3 |
| MASP3 | Homodímero de 76 kDa; homólogo a C1r/C1s | 0,02 a 1 | Associa-se a colectinas ou ficolinas e MASP1, e cliva C4 |

As concentrações séricas indicadas são aproximadas para algumas dessas proteínas.
*MASP*, serina protease associada à lectina ligante de manose.

N-terminal do tipo colágeno e um domínio C-terminal de reconhecimento de carboidrato (lectina), sendo, dessa maneira, um membro de aglutininas séricas da família das colectinas. As ficolinas têm uma estrutura semelhante, com um domínio N-terminal do tipo colágeno e um domínio C-terminal do tipo fibrinogênio. Os domínios do tipo colágeno auxiliam na montagem das estruturas básicas em tripla hélice que podem formar oligômeros de ordem superior. A MBL liga-se a resíduos de manose em polissacarídios, e o domínio do tipo fibrinogênio da ficolina liga-se aos glicanos contendo N-acetilglicosamina. Esses polissacarídios e glicanos são abundantes em bactérias e fungos. Tanto a MBL quanto as ficolinas se ligam a serina proteases associadas à MBL (MASPs; do inglês, *MBL-associated serine proteases*), incluindo MASP1, MASP2 e MASP3 (ver Tabela 13.6). As MASPs são estruturalmente homólogas às proteases C1r e C1s e apresentam função semelhante, a saber, a clivagem de C4 e de C2 para ativar a via do complemento. Multímeros de MBL associam-se a MASP1 e MASP2 (ou MASP3 e MASP2), sendo MASP2 a protease que cliva C4 e C2. Os eventos subsequentes dessa via são idênticos aos que ocorrem na via clássica.

### *Etapas terminais da ativação do complemento*

***As C5 convertases geradas pelas vias alternativa, clássica ou das lectinas iniciam a ativação dos componentes tardios do sistema complemento, que culmina na formação do complexo de ataque à membrana (MAC; do inglês,* membrane attack complex*) citocida*** (Tabela 13.7 e Figura 13.12). As C5 convertases clivam C5 no pequeno fragmento C5a, que é liberado, e no fragmento C5b com duas cadeias (contendo uma cadeia α e uma cadeia β), que também é liberado, mas se liga ao C6 plasmático. O C6 sofre uma mudança conformacional, e o complexo C5b-C6 então liga-se à membrana celular através de interações iônicas e hidrofóbicas. O C5a tem potentes efeitos biológicos em diversas células que são discutidos adiante. O C7 plasmático se liga então à cadeia α do C5b e forma o complexo C5b-C6-C7 (C5b-7). O C7 ligado passa por uma

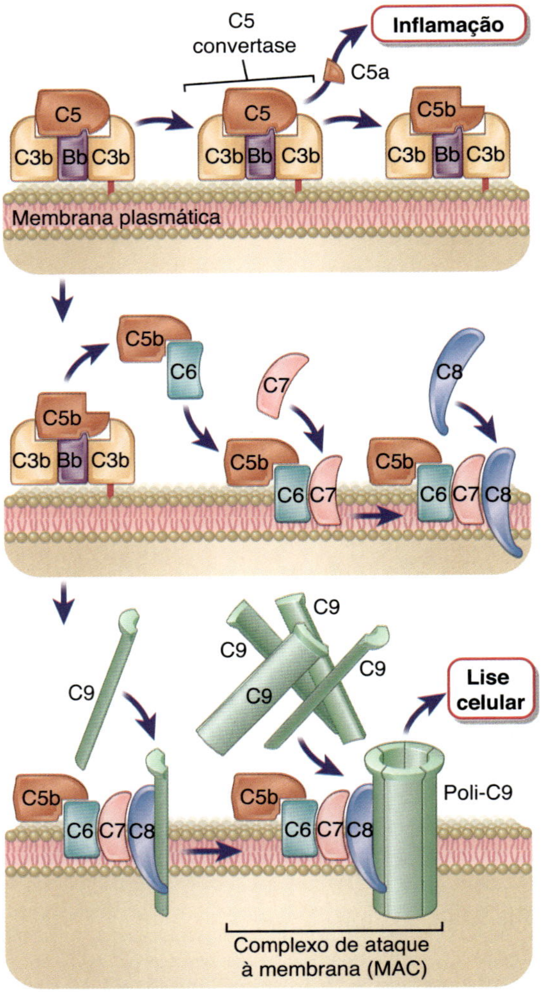


**Figura 13.12 Etapas terminais da ativação do complemento e formação do complexo de ataque à membrana.** A C5 convertase associada à célula cliva C5 e gera C5b, que fica ligado à convertase. O C5b se liga a C6 e C7 sequencialmente, e o complexo C5b-7 se insere na membrana plasmática, seguido pela formação do complexo C5b-8 que forma poros instáveis. O complexo C5b-8 pode formar um poro com C9 e pode induzir C9 a se homo-oligomerizar no complexo. Até 15 moléculas de C9 podem se polimerizar para formar o complexo de ataque à membrana (MAC), o qual cria poros na membrana e induz a lise celular. O C5a liberado pela proteólise de C5 estimula a inflamação.

**Tabela 13.7** Proteínas das etapas terminais da ativação do complemento.

| Proteína | Estrutura | Concentração sérica (μg/mℓ) | Função |
|---|---|---|---|
| C5 | Dímero de 190 kDa com cadeias de 115 e 75 kDa | 80 | C5b inicia a montagem do MAC<br>C5a estimula inflamação (anafilotoxina) |
| C6 | Monômero de 110 kDa | 45 | Componente do MAC: liga-se ao C5b e é aceptora de C7 |
| C7 | Monômero de 110 kDa | 90 | Componente do MAC: liga-se a C5b,6 e insere-se na membrana lipídica |
| C8 | Trímero de 155 kDa com cadeias de 64, 64 e 22 kDa | 60 | Componente do MAC: liga-se a C5b,6,7 e inicia a ligação e polimerização do C9 |
| C9 | Monômero de 79 kDa | 60 | Componente do MAC: liga-se a C5b,6,7,8 e polimeriza-se para formar poros na membrana |

*MAC*, complexo de ataque à membrana.

transição anfifílica, penetra na membrana e pode contribuir para a liberação de algumas micelas fosfolipídicas da membrana, porém não forma poros completos. A proteína C8 é um trímero composto por três cadeias distintas, uma das quais se liga ao componente C5b do complexo C5b-7 e forma um heterodímero covalente com a segunda cadeia; a terceira cadeia se insere na bicamada lipídica da membrana. Esse complexo C5b,6,7,8 (C5b-8) inserido estavelmente forma poros instáveis que variam de 0,4 a 3 nm de diâmetro, e grandes números desses complexos C5b-8 podem lisar as células. A formação de um MAC completamente ativo é alcançada pela ligação de C9, o componente final da cascata do complemento, ao complexo C5b-8. O C9 é uma proteína sérica que se polimeriza no local em que o C5b-8 está ligado para formar poros nas membranas plasmáticas, constituídos de complexos C5b-9 contendo C5b, C6, C7, C8 e muitas moléculas de C9. Esses poros têm aproximadamente 20 nm de diâmetro externo, 1 a 11 nm de diâmetro interno, uma altura de aproximadamente 15 nm e formam canais que permitem a livre circulação de água e de íons. O tamanho do canal varia com base no número de moléculas de C9 no complexo C5b-C9. Complexos tubulares de C9 apenas podem também se formar. A entrada de água resulta em dilatação osmótica e ruptura das células em cuja superfície o MAC foi depositado. Os poros na membrana formados pelo C9 polimerizado são semelhantes aos formados pela perforina, a proteína do grânulo citolítico encontrado em linfócitos T citotóxicos e em células NK (ver Capítulo 11), e o C9 é estruturalmente homólogo à perforina.

## Receptores para proteínas do complemento

***Muitas das atividades biológicas do sistema do complemento são mediadas pela ligação de fragmentos do complemento a receptores de membrana expressos em vários tipos celulares.*** Os mais bem caracterizados desses receptores são específicos para os fragmentos de C3 e são descritos aqui (Tabela 13.8):

- ***O receptor de complemento do tipo 1 (CR1; do inglês,* type 1 complement receptor*, ou CD35) atua principalmente para promover a fagocitose de partículas recobertas por C3b e C4b, para remover os imunocomplexos da circulação.*** O CR1 é um receptor de alta afinidade para C3b e C4b, expresso principalmente em células derivadas da medula óssea, incluindo eritrócitos, neutrófilos, monócitos, macrófagos, eosinófilos e linfócitos T e B; também é encontrado em células dendríticas foliculares (FDCs; do inglês, *follicular dendritic cells*) nos folículos dos órgãos linfoides secundários. Os fagócitos utilizam esse receptor para se ligar e internalizar partículas opsonizadas por C3b ou C4b. A ligação das partículas recobertas por C3b ou C4b ao CR1 também transduz sinais que ativam os mecanismos microbicidas dos fagócitos, especialmente quando o receptor Fcγ é simultaneamente engajado por partículas revestidas com anticorpos. Nos eritrócitos, o CR1 liga-se a imunocomplexos circulantes com C3b e C4b ligados, e transporta esses complexos para o fígado e para o baço. Nesses órgãos, os fagócitos removem os imunocomplexos da superfície dos eritrócitos e os eritrócitos continuam a circular. O CR1 também é um regulador

**Tabela 13.8** Receptores para Fragmentos de C3.

| Receptor | Estrutura | Ligantes | Distribuição celular | Função |
|---|---|---|---|---|
| Receptor de complemento do tipo 1 (CR1, CD35) | 160 a 250 kDa; múltiplos CCPRs | C3b > C4b > iC3b | Fagócitos mononucleares, neutrófilos, células B e T, eritrócitos, eosinófilos, FDCs | Fagocitose<br>Eliminação de imunocomplexos<br>Promove a dissociação das C3 convertases agindo como cofator para clivagem de C3b, C4b |
| Receptor de complemento do tipo 2 (CR2, CD21) | 145 kDa; múltiplos CCPRs | C3d, C3dg > iC3b | Linfócitos B, FDCs, epitélio nasofaríngeo | Correceptor para ativação das células B<br>Captura de antígenos nos centros germinativos<br>Receptor para EBV |
| Receptor de complemento do tipo 3 (CR3, MAC-1, CD11bCD18) | Integrina, com cadeia α de 165 kDa e cadeia β2 de 95 kDa | iC3b, ICAM-1; também se liga a microrganismos | Fagócitos monoculares, neutrófilos, células NK | Fagocitose<br>Adesão de leucócitos ao endotélio (via ICAM-1) |
| Receptor de complemento do tipo 4 (CR4, p150,95, CD11 cCD18) | Integrina, com cadeia α de 150 kDa e cadeia β2 de 95 kDa | iC3b | Fagócitos monoculares, neutrófilos, células NK | Fagocitose, adesão celular? |

*CCPRs*, proteínas de repetição de controle do complemento; *EBV*, vírus Epstein-Barr; *FDCs*, células dendríticas foliculares; *ICAM-1*, molécula de adesão intercelular 1; *MAC*, complexo de ataque à membrana; *NK*, *natural killer*.

da ativação do complemento (discutido na seção a seguir)

- ***O receptor do complemento do tipo 2 (CR2 ou CD21) atua estimulando as respostas imunes humorais, aumentando a ativação de células B por antígenos e promovendo a retenção de complexos antígeno-anticorpo nos centros germinativos.*** O CR2 está presente em linfócitos B, FDCs e algumas células epiteliais. Liga-se especificamente a produtos de clivagem de C3b, denominados C3d, C3dg e iC3b (i refere-se a inativo), gerados por proteólise mediada pelo fator I (discutido mais adiante). Em células B, o CR2 é expresso como parte de um complexo trimolecular que inclui duas outras proteínas ligadas não covalentemente, denominadas CD19 e CD81 (ou TAPA1; do inglês, *target of antiproliferative antibody-1*). Esse complexo transmite sinais para as células B, aumentando suas respostas ao antígeno (ver Figura 7.20). Nas FDCs, o CR2 atua capturando complexos antígeno-anticorpo recobertos por iC3b, C3d e C3dg nos centros germinativos. As funções do complemento relacionadas com a ativação de células B serão descritas mais adiante
- ***O receptor do complemento do tipo 3, também chamado MAC-1 (CR3, CD11b/CD18), é uma integrina que atua como um receptor para o fragmento iC3b produzido por proteólise de C3b.*** O MAC-1 é expresso em neutrófilos, fagócitos mononucleares, mastócitos e células NK. Esse membro da família de integrinas (ver Capítulo 3) consiste em uma cadeia α (CD11b) não covalentemente ligada a uma cadeia β (CD18) idêntica às cadeias β de duas moléculas de integrina estreitamente relacionadas, o antígeno associado à função de leucócitos 1 (LFA-1; do inglês, *leukocyte function-associated antigen 1*) e p150,95 (CR4). Em neutrófilos e monócitos, MAC-1 promove a fagocitose de microrganismos opsonizados com iC3b. Além disso, MAC-1 pode reconhecer diretamente bactérias para a fagocitose pela ligação a algumas moléculas microbianas desconhecidas (ver Capítulo 4). MAC-1 também se liga à molécula de adesão intercelular 1 (ICAM-1; do inglês, *intercellular adhesion molecule-1*) em células endoteliais e promove a adesão estável dos leucócitos ao endotélio, mesmo sem ativação do complemento. Essa ligação leva ao recrutamento de leucócitos para os locais de infecção e de lesão tecidual (ver Capítulo 3)
- ***O receptor de complemento do tipo 4 (CR4, p150,95, CD11 c CD18) é outra integrina com uma cadeia α diferente (CD11 c) e a mesma cadeia β do MAC-1.*** O CR4 também se liga a iC3b, e sua função é provavelmente semelhante à do MAC-1. O CD11 c é abundantemente expresso em DCs, sendo utilizado como um marcador para esse tipo de células
- ***O receptor do complemento da família das imunoglobulinas (CRIg; do inglês,* complement receptor of the immunoglobulin family*) é expresso na superfície de macrófagos no fígado, conhecidos como células de Kupffer.*** O CRIg é uma proteína integral de membrana com uma região extracelular constituída por domínios de Ig. Liga-se aos fragmentos C3b e iC3b do complemento e está envolvido na remoção de bactérias opsonizadas e de outros patógenos transmitidos pelo sangue.

Outros receptores incluem aqueles para C3a, C4a e C5a, que estimulam a inflamação, e para C1q. Os efeitos pró-inflamatórios de C3a, C4a e C5a são mediados pela ligação desses fragmentos a receptores específicos em diversos tipos celulares. O receptor de C5a, C5aR1, é o mais minuciosamente caracterizado. É um membro da família de receptores acoplados a proteína G expressos em muitos tipos celulares incluindo neutrófilos, eosinófilos, basófilos, monócitos, macrófagos, mastócitos, células endoteliais, células musculares lisas, células epiteliais e astrócitos. O receptor de C3a é também um membro da família de receptores acoplados a proteína G. Esses receptores colaboram com os receptores do tipo *Toll* (TLRs; do inglês, *Toll-like receptors*) na ativação de células-sentinela e de fagócitos. O receptor de C1q é expresso em fagócitos e pode auxiliar na remoção de corpos apoptóticos e fibras proteicas como as fibrilas amiloides, que se ligam a C1q.

## Regulação da ativação do complemento

***A ativação da cascata do complemento e a estabilidade de proteínas ativas do complemento são fortemente reguladas para prevenir a ativação do complemento em células normais do hospedeiro e para limitar a duração dessa ativação, mesmo em células microbianas e complexos antígeno-anticorpo.*** A regulação do complemento é mediada por diversas proteínas circulantes e de membrana celular (Tabela 13.9). Muitas dessas proteínas pertencem a uma família denominada reguladores da atividade do complemento (RCA; do inglês, *regulators of complement activity*) e são codificadas por genes homólogos que estão localizados adjacentes um ao outro, na localização q3.2 do cromossomo 1. As proteínas RCA incluem as proteínas de membrana celular fator de aceleração do decaimento (DAF; do inglês, *decay-accelerating factor* [CD55]), proteína cofator de membrana (MCP; do inglês, *membrane cofactor protein* [CD46]), receptor de complemento do tipo 1 (CR1) e receptor do complemento do tipo 2 (CR2). As proteínas RCA circulantes no plasma incluem o fator H e a proteína ligante de C4 (C4BP; do inglês, *C4-binding protein*).

A ativação do complemento precisa ser regulada por dois motivos. Primeiro, baixos níveis de ativação do complemento ocorrem espontaneamente, e caso o prosseguimento dessa ativação seja permitido, o resultado pode ser danoso para as células e os tecidos normais. Segundo, mesmo quando o complemento é ativado onde é realmente necessário, como nas células microbianas ou em complexos antígeno-anticorpo, ele precisa ser controlado porque os produtos da degradação de proteínas do complemento podem se difundir para as células adjacentes e produzir lesão.

Diferentes mecanismos reguladores inibem a formação das C3 convertases nas etapas iniciais da ativação do complemento, quebram e inativam as convertases de C3 e de C5 e inibem a formação do MAC nas etapas terminais da ativação do complemento:

**Tabela 13.9** Reguladores da ativação do complemento.

| Receptor | Estrutura | Distribuição | Interação com | Função |
|---|---|---|---|---|
| Inibidor de C1 (C1 INH) | 104 kDa | Proteína plasmática; conc. 200 μg/mℓ | C1r, C1s | Inibidor de serina protease; liga-se a C1r a C1s e os dissocia de C1q |
| Fator I | Dímero de 88 kDa com subunidades de 50 e 38 kDa | Proteína plasmática; conc. 35 μg/mℓ | C4b, C3b | Serina protease; cliva C3b e C4b usando o fator H, MCP, C4BP ou CR1 como cofatores |
| Fator H | 150 kDa; múltiplos CCPRs | Proteína plasmática; conc. 480 μg/mℓ | C3b | Liga-se a C3b e desloca Bb Cofator para clivagem de C3b mediada pelo fator I |
| Proteína ligante de C4 (C4BP) | 570 kDa; múltiplos CCPRs | Proteína plasmática; conc. 300 μg/mℓ | C4b | Liga-se a C4b e desloca C2 Cofator para clivagem de C4b mediada pelo fator I |
| Proteína cofatora de membrana (MCP, CD46) | 45 a 70 kDa; quatro CCPRs | Leucócitos, células epiteliais, células endoteliais | C3b, C4b | Cofator para clivagem de C3b e de C4b mediada pelo fator I |
| Fator de aceleração de decaimento (DAF) | 70 kDa; ligada a GPI, quatro CCPRs | Células sanguíneas, células endoteliais, células epiteliais | C4b2a, C3bBb | Desloca C2a de C4b e Bb de C3b (dissociação de C3 convertases) |
| CD59 | 18 kDa; ligada a GPI | Células sanguíneas, células endoteliais, células epiteliais | C7, C8 | Bloqueia a ligação de C9 e evita a formação de MAC |

*CCPRs*, proteínas de repetição de controle do complemento; *conc.*, concentração; *GPI*, glicofosfatidilinositol; *MAC*, complexo de ataque à membrana.

- ***A atividade proteolítica de C1r, C1s e MASP2 é inibida por uma proteína plasmática denominada inibidor de C1 (C1 INH; do inglês, C1 inhibitor).*** O C1 INH é um inibidor de serina proteases (serpina) que mimetiza os substratos normais de C1r e de C1s. Se o C1q se ligar a um anticorpo e iniciar o processo de ativação do complemento, o C1 INH torna-se um alvo da atividade enzimática do $C1r_2$-$C1s_2$ ligado. O C1 INH é clivado e se torna covalentemente ligado a essas proteínas do complemento e, como resultado, o tetrâmero $C1r_2$-$C1s_2$ se dissocia de C1q, impedindo, assim, a ativação da via clássica (Figura 13.13). Dessa maneira, o C1 INH impede o acúmulo de $C1r_2$-$C1s_2$ enzimaticamente ativo no plasma e limita o tempo durante o qual $C1r_2$-$C1s_2$ ativo fica disponível para ativar as etapas subsequentes da cascata do complemento. De maneira semelhante, ao inativar MASP2, o C1 INH também limita a via das lectinas. Uma doença hereditária autossômica dominante denominada angioedema hereditário ocorre em virtude de uma deficiência de C1 INH. As manifestações clínicas da doença incluem o acúmulo intermitente agudo de fluido edematoso na pele e mucosas, o que provoca dor abdominal, vômitos, diarreia e obstrução das vias respiratórias, potencialmente fatal. Em alguns desses pacientes, os níveis plasmáticos da proteína C1 INH estão suficientemente reduzidos (< 20 a 30% do normal) para que a ativação de C1 por imunocomplexos não seja adequadamente controlada e ocorra aumento da degradação de C4 e de C2. Os mediadores responsáveis

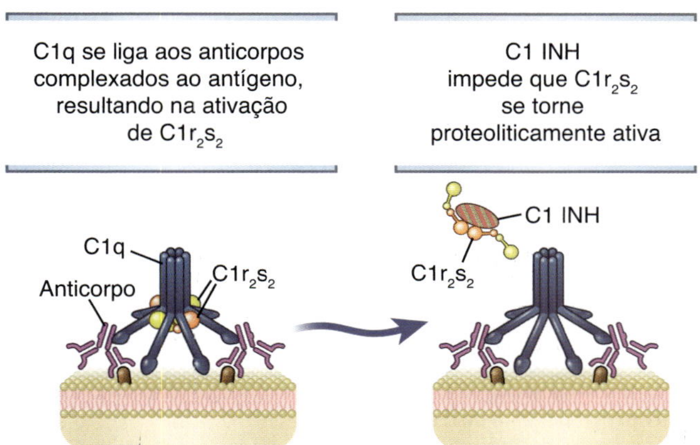


**Figura 13.13 Regulação da atividade de C1 pelo inibidor de C1.** O inibidor de C1 (*C1 INH*) desloca $C1r_2s_2$ de C1q e interrompe a ativação da via clássica.

pela formação do edema em pacientes com angioedema hereditário incluem um fragmento proteolítico de C2, chamado cinina C2, e a bradicinina. Além de C1, C1 INH é um inibidor de outras serina proteases plasmáticas, incluindo a calicreína e o fator XII da coagulação, ambas capazes de promover aumento na formação de bradicinina. Uma versão recombinante de C1 INH é usada atualmente para tratar pacientes com essa deficiência

- ***A montagem dos componentes das convertases de C3 e C5 é inibida pela ligação de proteínas reguladoras da família RCA a C3b e C4b depositados nas superfícies celulares*** (Figura 13.14). Se depositado sobre as superfícies de células normais de mamíferos, o C3 pode se ligar a várias proteínas de membrana, incluindo MCP (CD46), CR1 e DAF, além da proteína plasmática fator H. De maneira semelhante, o C4b depositado nas superfícies celulares é ligado por DAF, CR1, MCP e outra proteína plasmática, C4BP. Ao se ligarem a C3b ou C4b, essas proteínas inibem competitivamente a ligação de outros componentes da C3 convertase, como Bb da via alternativa e C2a da via clássica, bloqueando, assim, a progressão adicional da cascata do complemento. (O fator H inibe somente a ligação de Bb a C3b sendo, portanto, um regulador da via alternativa, mas não da via clássica.) MCP, CR1 e DAF são produzidos por células de mamíferos, mas não por microrganismos. Dessa maneira, esses reguladores inibem seletivamente a ativação do complemento sobre as células do hospedeiro e permitem que prossiga em microrganismos. Além disso, as superfícies celulares ricas em ácido siálico favorecem a ligação da proteína reguladora fator H em detrimento da proteína da via alternativa fator B. As células de mamíferos expressam níveis mais elevados de ácido siálico que a maioria dos microrganismos, outra razão pela qual a ativação do complemento é impedida nas células normais do hospedeiro e permitida nos microrganismos. DAF é uma proteína de membrana ligada a GPI expressa em células endoteliais e eritrócitos. Uma deficiência da enzima necessária para formar essas ligações proteína-lipídio em células-tronco hematopoéticas resulta na perda de expressão de muitas proteínas de membrana ligadas a GPI nas células sanguíneas, incluindo DAF e CD59 (ver a seguir), e causa uma doença chamada **hemoglobinúria paroxística noturna**. Essa doença é caracterizada por episódios recorrentes de hemólise intravascular atribuída, pelo menos em parte, à ativação desregulada do complemento na superfície de eritrócitos. A hemólise intravascular recorrente, por sua vez, leva a anemia hemolítica crônica e trombose venosa. Uma característica incomum dessa doença é que a mutação causadora no gene que codifica uma enzima responsável pela geração da âncora de GPI não é herdada, mas se trata de uma mutação somática adquirida em células-tronco hematopoéticas. Uma deficiência hereditária rara de DAF causa trombose de pequenos vasos e enteropatia com perda de proteína, que responde bem à terapia com inibidor de C5. Essa deficiência não causa hemoglobinúria paroxística noturna porque a expressão de CD59 é normal

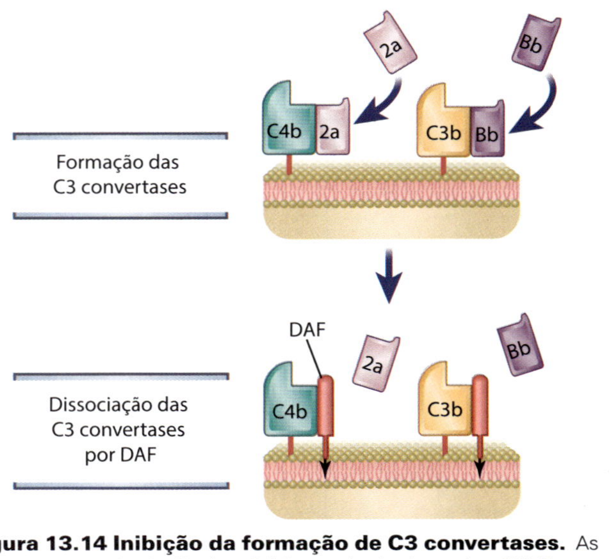


**Figura 13.14 Inibição da formação de C3 convertases.** As C3 convertases da via clássica, C4b2a, ou da via alternativa, C3bBb, podem ser dissociadas pela substituição de um componente pelo fator de aceleração do decaimento (*DAF*). Outras proteínas reguladoras, como a proteína cofator de membrana (*MCP*) e o receptor de complemento do tipo 1 (*CR1*), atuam de maneira similar ao DAF (ver texto).

- ***O C3b associado à célula é degradado proteoliticamente por uma serina protease plasmática chamada fator I, que só é ativa na presença de proteínas reguladoras*** (Figura 13.15). MCP, fator H, C4BP e CR1 atuam, todos, como cofatores para clivagem de C3b (e C4b) mediada pelo fator I. Assim, essas proteínas reguladoras das células do hospedeiro promovem a degradação proteolítica das proteínas do complemento; como discutido anteriormente, as mesmas proteínas reguladoras causam a dissociação dos complexos contendo C3b (e C4b). A clivagem de C3b mediada pelo fator I gera os fragmentos chamados iC3b, C3d e C3dg, que não participam da ativação do complemento, mas são reconhecidos por receptores em fagócitos e linfócitos B
- ***A inflamação induzida por C3a e C5a é regulada pela rápida clivagem de seus resíduos de arginina C-terminais por carboxipeptidases plasmáticas.*** Isso resulta na geração de C3a des-Arg e C5a des-Arg, cada uma das quais tem aproximadamente 10% apenas da atividade da forma nativa dessas proteínas
- ***A formação do MAC é inibida por uma proteína de membrana chamada CD59.*** O CD59 é uma proteína ligada a GPI expressa em muitos tipos celulares, que funciona por meio da sua autoincorporação aos MACs que estão sendo montados após a inserção de C5b-8 na membrana, inibindo, dessa forma, a subsequente adição de moléculas C9 (Figura 13.16). O CD59 está presente nas células normais do hospedeiro, onde limita a formação do MAC, mas está ausente em microrganismos. A formação do MAC também é inibida por proteínas plasmáticas como a proteína S, que atua pela ligação aos complexos C5b,6,7 solúveis e, assim, impede sua inserção em membranas celulares próximas ao local em que a

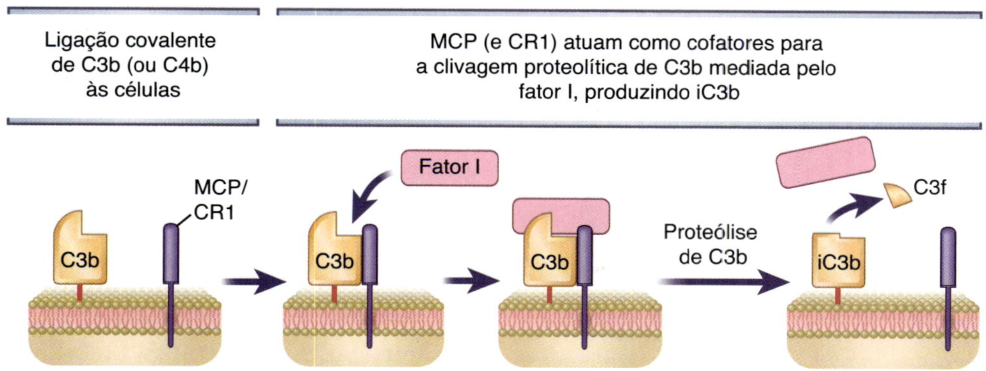


**Figura 13.15 Clivagem de C3b mediada pelo fator I.** Na presença de cofatores ligados à membrana celular (proteína cofator de membra [*MCP*] ou receptor de complemento do tipo 1 [*CR1*]), o fator I plasmático cliva proteoliticamente o C3b ligado às superfícies celulares, produzindo uma forma inativa de C3b (iC3b). O fator H e a proteína ligante de C4 também podem atuar como cofatores para a clivagem de C3b mediada pelo fator I. O mesmo processo está envolvido na proteólise de C4.

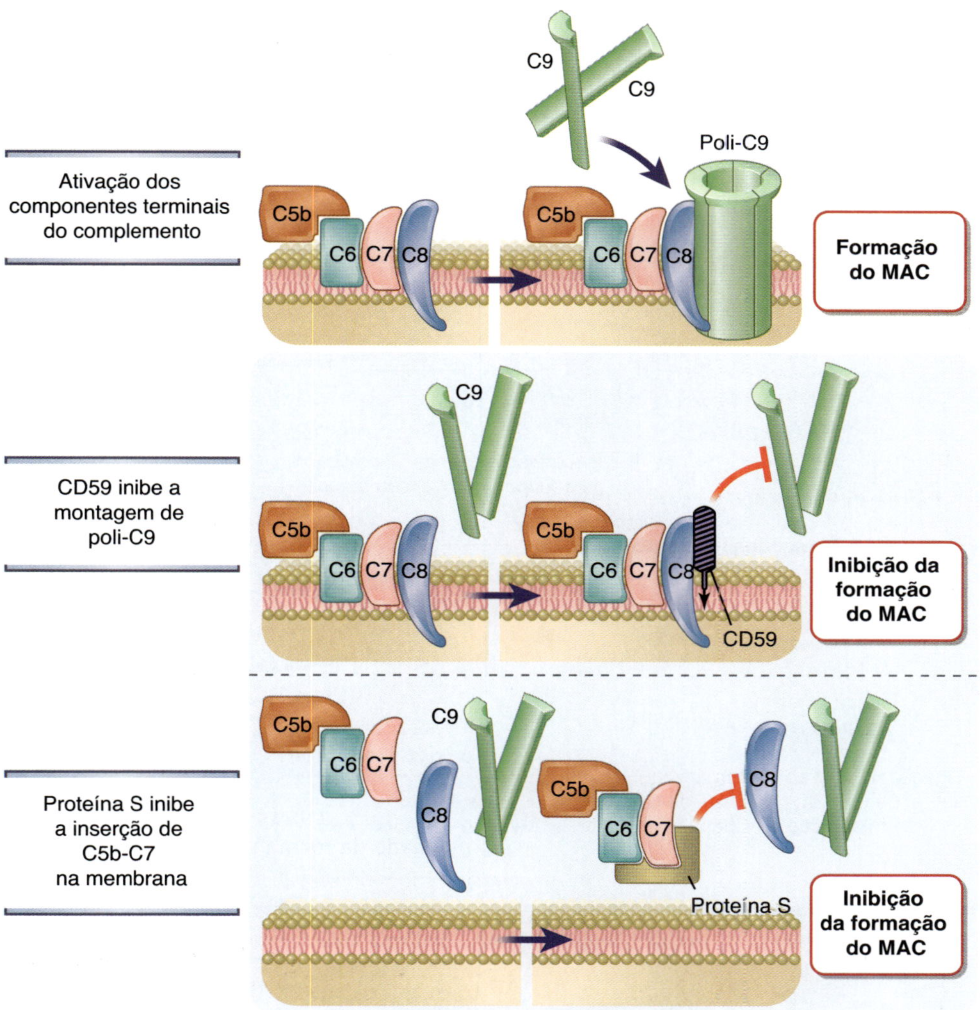


**Figura 13.16 Regulação da formação do complexo de ataque à membrana.** O complexo de ataque à membrana (*MAC*) é formado sobre as superfícies celulares como resultado final da ativação do complemento. A proteína de membrana CD59 e a proteína S plasmática inibem a formação do MAC.

cascata do complemento foi iniciada. Os MACs em formação podem se inserir em qualquer membrana celular vizinha além da membrana em que foram gerados. Os inibidores do MAC no plasma e nas membranas celulares hospedeiras asseguram que não ocorra a lise de células "inocentes", que estejam de passagem ou próximas do local da ativação do complemento.

Uma porção apreciável da análise da função de proteínas reguladoras do complemento baseou-se em experimentos *in vitro*, e a maior parte desses experimentos concentrou-se em ensaios que determinam a lise de eritrócitos mediada pelo MAC como um parâmetro. Com base nesses estudos, pensa-se que exista uma hierarquia, em termos de importância, para a inibição da ativação do complemento: CD59 > DAF > MCP; essa hierarquia deve refletir a abundância relativa dessas proteínas nas superfícies celulares.

***A função das proteínas reguladoras pode ser suplantada pela excessiva ativação das vias do complemento.*** Enfatizamos a importância dessas proteínas reguladoras na prevenção da ativação do complemento em células normais. No entanto, a fagocitose mediada pelo complemento e os danos a células normais são mecanismos patogênicos importantes em muitas doenças imunológicas (ver Capítulo 19). Nessas doenças, grandes quantidades de anticorpos podem ser depositadas nas células hospedeiras, gerando proteínas ativas do complemento suficientes para que as moléculas reguladoras sejam incapazes de controlar a ativação do complemento.

## Funções do complemento

***As principais funções do sistema do complemento na imunidade inata e na imunidade adaptativa humoral são: promover a fagocitose de microrganismos sobre os quais o complemento é ativado, estimular a inflamação e induzir a lise desses microrganismos.*** Além disso, os produtos de ativação do complemento facilitam a ativação dos linfócitos B e a produção de anticorpos. A fagocitose, a inflamação e a estimulação da imunidade humoral são todas mediadas pela ligação de fragmentos proteolíticos de proteínas do complemento a vários receptores da superfície celular, enquanto a lise celular é mediada pelo MAC. Na próxima seção, descreveremos essas funções do sistema complemento e seus papéis na defesa do hospedeiro.

### *Opsonização e fagocitose*

***Os microrganismos sobre os quais o complemento é ativado tornam-se recobertos com C3b, iC3b ou C4b, e são fagocitados pela ligação dessas proteínas a receptores específicos em macrófagos e neutrófilos*** (Figura 13.17A). Como previamente discutido, a ativação do complemento leva

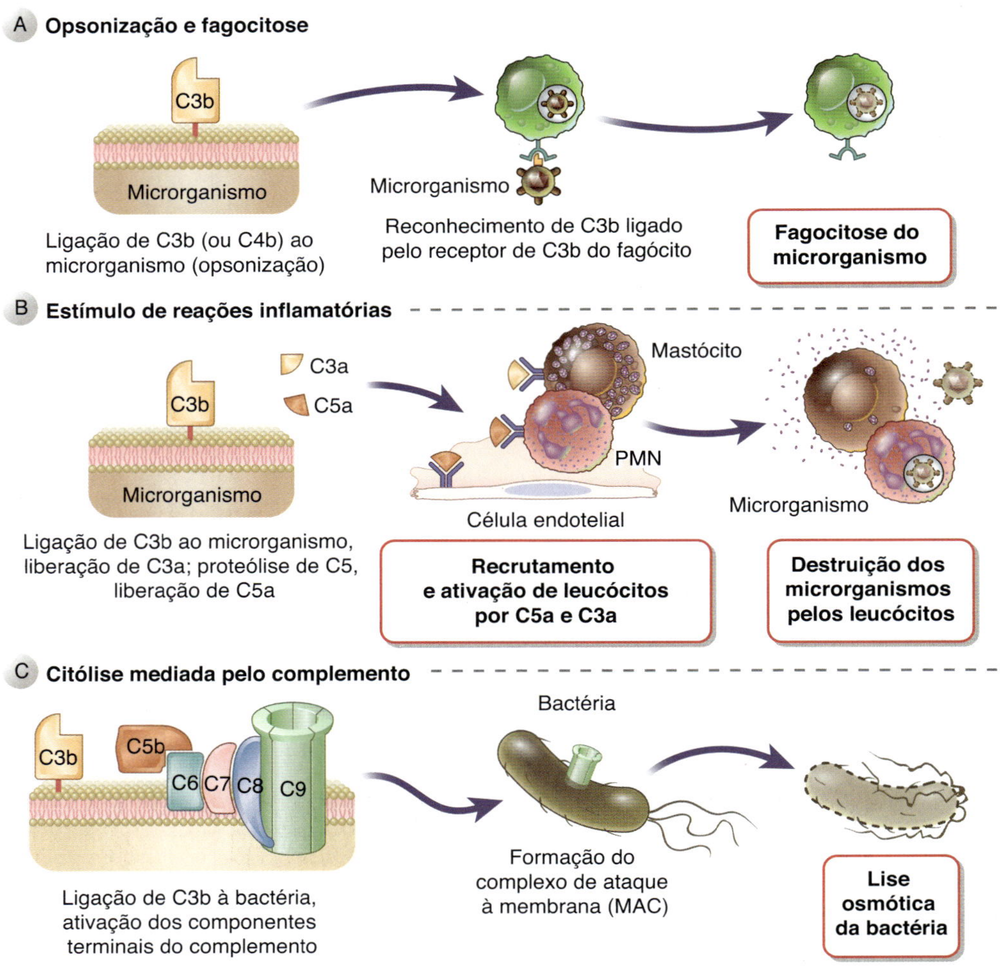


**Figura 13.17 Funções do complemento.** As principais funções do sistema complemento na defesa do hospedeiro são mostradas. O C3b ligado à célula é uma opsonina que promove a fagocitose das células recobertas (**A**); os produtos proteolíticos C5a, C3a e (em menor extensão) C4a estimulam o recrutamento de leucócitos e a inflamação (**B**); e o complexo de ataque à membrana (MAC) lisa as células (**C**).

à geração de C3b e de iC3b ligados covalentemente a superfícies celulares. Ambos, C3b e iC3b, atuam como opsoninas, em virtude da capacidade de se ligarem especificamente a receptores em neutrófilos e macrófagos. C3b e C4b (este último gerado somente pela via clássica) ligam-se a CR1, e iC3b liga-se a CR3 (MAC-1) e CR4. Por si só, o CR1 não é eficiente na indução da fagocitose de microrganismos recobertos com C3b, mas sua capacidade pode ser aumentada se os microrganismos estiverem revestidos com anticorpos IgG que se ligam simultaneamente a receptores Fcγ. A ativação de macrófagos pela citocina IFN-γ também melhora a fagocitose mediada por CR1. A fagocitose de microrganismos dependente de C3b e de iC3b é um importante mecanismo de defesa contra infecções nas imunidades inata e adaptativa. Um exemplo da importância do complemento é a defesa do hospedeiro contra bactérias com cápsulas ricas em polissacarídios, como pneumococos e meningococos, mediada primariamente pela imunidade humoral. Os anticorpos IgM contra polissacarídios capsulares ligam-se às bactérias, ativam a via clássica do complemento e estimulam a eliminação fagocítica das bactérias no baço. É por isso que indivíduos que perderam o baço (p. ex., como resultado da autoesplenoctemia em pacientes com anemia falciforme ou devido à remoção cirúrgica após ruptura traumática do baço ou para tratar pacientes com anemia hemolítica autoimune) são suscetíveis à septicemia pneumocócica e meningocócica disseminada.

### Estimulação das respostas inflamatórias

***Os fragmentos proteolíticos C5a, C4a e C3a do complemento induzem inflamação aguda pela ativação de mastócitos, neutrófilos e células endoteliais*** (ver Figura 13.17B). Todos os três peptídios ligam-se a mastócitos e induzem sua desgranulação, com a liberação de mediadores vasoativos, como a histamina. Esses peptídios também são denominados anafilatoxinas porque as reações de mastócitos que desencadeiam são características da anafilaxia (ver Capítulo 20). Em neutrófilos, C5a estimula a motilidade, a adesão firme às células endoteliais e, em altas concentrações, a explosão (*burst*) respiratória e a produção de espécies reativas de oxigênio. Além disso, C5a pode atuar diretamente sobre as células endoteliais vasculares e induzir aumento da permeabilidade vascular e expressão de P-selectina, que promove a ligação de neutrófilos. Essa combinação de ações de C5a em mastócitos, neutrófilos e células endoteliais contribui para a inflamação nos sítios de ativação do complemento. O C5a é o mediador mais potente de desgranulação de mastócitos; o C3a é cerca de 20 vezes menos potente; e o C4a, aproximadamente 2.500 vezes menos potente.

### Citólise mediada pelo complemento

A lise de organismos estranhos mediada pelo complemento é realizada pelo MAC (ver Figura 13.17C). A maioria dos patógenos desenvolveu paredes celulares espessas ou cápsulas durante sua evolução que impedem o acesso do MAC a suas membranas celulares. A lise mediada pelo complemento parece ser essencial apenas para a defesa contra alguns poucos agentes patogênicos que são incapazes de resistir à inserção do MAC, como bactérias do gênero *Neisseria*, que possuem paredes celulares muito delgadas.

### Outras funções do sistema complemento

***Por se ligarem aos complexos antígeno-anticorpo, as proteínas do complemento promovem a solubilização desses complexos e sua remoção por fagócitos.*** Um pequeno número de imunocomplexos é frequentemente formado na circulação quando um indivíduo monta uma resposta vigorosa de anticorpos a um antígeno circulante. Se os imunocomplexos se acumulam no sangue, eles podem ser depositados na parede dos vasos e induzir reações inflamatórias que danificam os vasos e o tecido circundante. A formação de imunocomplexos pode exigir não apenas a ligação multivalente das regiões Fab da Ig aos antígenos, mas também as interações não covalentes das regiões Fc das moléculas de Ig justapostas. A ativação do complemento em moléculas de Ig pode bloquear estericamente essas interações Fc-Fc, promovendo, assim, a dissolução dos imunocomplexos. Além disso, como foi discutido anteriormente, os imunocomplexos contendo C3b aderido se ligam ao CR1 nos eritrócitos e os complexos são removidos pelos fagócitos no fígado.

***A proteína C3d gerada a partir de C3 liga-se a CR2 em células B e facilita a ativação dessas células e o desenvolvimento das respostas imunes humorais.*** C3d é gerado quando o complemento é ativado por um antígeno, seja diretamente (p. ex., quando o antígeno é um polissacarídio microbiano) ou após a ligação ao anticorpo. A ativação do complemento resulta na ligação covalente de C3b e de seu produto de clivagem, C3d, ao antígeno. Os linfócitos B podem se ligar ao antígeno através de seus receptores de Ig e, simultaneamente, ao C3d por meio do CR2, o correceptor das células B, aumentando, assim, a sinalização antígeno-induzida nessas células (ver Capítulos 7 e 12). Antígenos opsonizados também se ligam às FDCs nos centros germinativos dos órgãos linfoides. As FDCs exibem os antígenos às células B nos centros germinativos, e esse processo é importante para a seleção de células B de alta afinidade (ver Figura 12.18). A importância do complemento nas respostas imunes humorais é ilustrada pela diminuição da produção de anticorpos e formação do centro germinativo observadas em camundongos deficientes de C3 ou C4, ou, ainda, da proteína CR2.

As proteínas do complemento e os anticorpos naturais contribuem para a remoção de células e fragmentos apoptóticos. Muitas proteínas diferentes do hospedeiro contribuem para a remoção de células apoptóticas pelos macrófagos, mas a importância funcional das proteínas do complemento nesse processo é revelada em pacientes com deficiências hereditárias do complemento (discutida a seguir).

## Deficiências do complemento

As deficiências genéticas das proteínas do complemento e de proteínas reguladoras são as causas de várias doenças humanas. Foram descritas deficiências hereditárias e espontâneas em muitas proteínas do complemento nos seres humanos:

- Foram descritas deficiências genéticas em componentes da via clássica, incluindo C1q, C1r, C4, C2 e C3; a deficiência de C2 é a mais comum em humanos. Mais de 50% dos pacientes com deficiências em C1q, C2 e C4 desenvolvem lúpus eritematoso sistêmico. A razão para essa associação entre defeitos do complemento e uma doença autoimune por imuno complexos é desconhecida, mas pode estar relacionada à remoção inadequada de imunocomplexos circulantes decorrentes de defeitos na ativação do complemento. Se os imunocomplexos normalmente gerados não forem removidos da circulação, podem se depositar nas paredes dos vasos sanguíneos e tecidos, onde ativam leucócitos por meio de vias dependentes do receptor Fc e produzem inflamação local. O complemento também pode exercer um papel importante na remoção de corpos apoptóticos contendo DNA fragmentado. Esses corpos apoptóticos são prováveis fontes de antígenos nucleares que desencadeiam respostas de autoanticorpos observadas no lúpus. Além disso, as proteínas do complemento regulam sinais mediados por antígenos recebidos pelas células B; na ausência desses antígenos, os autoantígenos podem não induzir tolerância das células B, resultando em autoimunidade. Alguns pacientes com deficiências de C2 e de C4 apresentam suscetibilidade aumentada a infecções, enquanto outros são assintomáticos. A deficiência de C3 está associada a infecções frequentes e graves por bactérias piogênicas que podem ser fatais, ilustrando o papel central de C3 na opsonização, aumento da fagocitose e destruição desses organismos
- Deficiências em componentes da via alternativa resultam em aumento da suscetibilidade a infecções meningocócicas. Deficiências do fator B e do fator D são raras, mas a deficiência recessiva ligada ao X da properdina é mais comum. Variantes genéticas de genes que codificam MBL e MASP2 contribuem para a imunodeficiência em alguns pacientes, discutida no Capítulo 21
- Deficiências em componentes da via terminal do complemento, incluindo C5, C6, C7, C8 e C9 também foram descritas. Curiosamente, o único problema clínico consistente nesses pacientes é uma propensão no desenvolvimento de infecções disseminadas por bactérias do gênero *Neisseria*, incluindo *Neisseria meningitidis* e *Neisseria gonorrhoeae*. Como também mencionado, a lise bacteriana mediada pelo complemento é particularmente importante para a defesa contra esses organismos de paredes delgadas
- Deficiências em proteínas reguladoras do complemento estão associadas à ativação anormal do complemento e uma variedade de anormalidades clínicas associadas
  - Deficiências de C1 INH e DAF causam angioedema hereditário e hemoglobinúria paroxística notuna, respectivamente, mencionadas anteriormente
  - Em pacientes com deficiência do fator I, há depleção do C3 plasmático como resultado da formação desregulada de C3 convertase em fase fluida (pelo mecanismo *tickover* normal). A consequência clínica é o aumento de infecções por bactérias piogênicas
  - A deficiência do fator H é rara e caracterizada por excesso de ativação da via alternativa e consumo de C3, além de glomerulonefrite causada pela remoção inadequada de imunocomplexos e deposição de subprodutos do complemento nos rins
  - Uma forma de síndrome hemolítico-urêmica envolve a regulação defeituosa do complemento, e as mutações mais comuns dessa condição ocorrem no gene *fator H*. Outro gene mutado em alguns pacientes é o *MCP*. Crianças com essa doença apresentam anemia hemolítica microangiopática, trombocitopenia e insuficiência renal aguda, todas desencadeadas por lesão celular endotelial causada pela hiperativação da via alternativa do complemento. O fator H ou MCP mutantes se ligam com menos eficiência a C3b e C4b em superfícies endoteliais e, como resultado, levam à formação de microtrombos e dano vascular
  - Mutações no fator I ou fator H resultam em ativação desregulada da via alternativa do complemento e doenças renais chamadas coletivamente glomerulonefrites C3. Isso é semelhante aos efeitos de um autoanticorpo denominado fator nefrítico de C3 (C3NeF; do inglês, *C3 nephritic factor*), específico para a C3 convertase da via alternativa (C3bBb). O C3NeF estabiliza C3bBb e protege o complexo de dissociação mediada pelo fator H, o que resulta em ativação desregulada de C3
  - Variações alélicas específicas do fator H estão associadas com a degeneração macular associada ao envelhecimento. A inflamação excessiva na ausência de regulação do complemento contribui para a disrupção de células fotorreceptoras na região da mácula e consequente cegueira
  - Mutações no gene da PIG-A (fosfatidilinositol glicosiltransferase-A; do inglês, *phosphatidylinositol glycosyltransferase-A*) resultam em hemoglobinúria paroxística noturna, como resultado do defeito em âncoras de GPI no CD59 e DAF, discutido anteriormente
- Deficiências em receptores do complemento incluem a ausência de CR3 e CR4, ambas resultantes de mutações raras na cadeia β (CD18) compartilhada pela família CD11/CD18 de moléculas de integrina. A doença causada por esse defeito genético é chamada deficiência de adesão leucocitária (ver Capítulo 21). O distúrbio é caracterizado por infecções piogênicas recorrentes e é causado por adesão inadequada de neutrófilos ao endotélio nos sítios de infecção tecidual e, talvez, pela fagocitose prejudicada de bactérias dependente de iC3b.

## Efeitos patológicos do sistema complemento

Mesmo quando devidamente regulado e apropriadamente ativado, o sistema complemento pode causar lesão tecidual significativa. Alguns dos efeitos patológicos associados a infeções bacterianas podem ocorrer em decorrência de respostas inflamatórias agudas mediadas pelo complemento a organismos infecciosos. Em algumas situações, a ativação do complemento está associada à trombose intravascular e pode levar a lesões isquêmicas nos tecidos. Por exemplo, os anticorpos antiendotélio contra órgãos vascularizados transplantados e os imunocomplexos produzidos em doenças autoimunes podem se ligar ao endotélio vascular e ativar o complemento, induzindo, desse modo, a inflamação e a geração do MAC, com danos à superfície endotelial, o que favorece a coagulação. Também há evidências de que algumas das proteínas terminais do complemento podem ativar protrombinases na circulação, iniciando a trombose independente de danos endoteliais mediados pelo MAC.

Os exemplos mais evidentes de condições patológicas mediadas pelo complemento são as doenças mediadas por imunocomplexos. A vasculite sistêmica e a glomerulonefrite por imunocomplexo resultam da deposição de complexos antígeno-anticorpo nas paredes dos vasos sanguíneos e glomérulos renais (ver Capítulo 19). O complemento ativado por esses imunocomplexos depositados inicia respostas inflamatórias agudas que destroem as paredes dos vasos ou glomérulos e levam a trombose, dano isquêmico tecidual e cicatrização. Estudos com camundongos deficientes das proteínas C3 ou C4 do complemento ou para receptores Fcγ, sugerem que a ativação de leucócitos mediada pelo receptor Fc também pode causar inflamação e lesão tecidual como resultado da deposição de IgG, mesmo na ausência de ativação do complemento.

Dois agentes terapêuticos que têm o sistema complemento como alvo estão atualmente aprovados para uso clínico. Anticorpos contra o C5 humano que bloqueiam a clivagem proteolítica de C5 são usados para tratar pacientes com hemoglobinúria paroxística noturna, síndrome urêmica hemolítica mediada por complemento e neuromielite óptica, e também estão sendo investigados como terapias em diversas doenças inflamatórias crônicas. O C1 INH recombinante humano é usado para tratar pacientes com angioedema hereditário.

## Evasão do complemento por microrganismos

Os patógenos evoluíram diversos mecanismos de evasão do sistema complemento. Alguns microrganismos sintetizam paredes celulares espessas que previnem a ligação das proteínas de complemento, como o MAC. As bactérias gram-positivas e alguns fungos são exemplos de microrganismos que usam essa estratégia de evasão relativamente inespecífica. Alguns mecanismos mais específicos utilizados por certos patógenos serão aqui considerados. Esses mecanismos de evasão podem ser divididos em três grupos:

- ***Microrganismos podem se evadir do sistema complemento por meio do recrutamento de proteínas reguladoras do complemento do hospedeiro.*** Muitos patógenos, em contraste aos microrganismos não patogênicos, expressam ácidos siálicos, que podem inibir a via alternativa do complemento por recrutamento do fator H, o qual dissocia C3b de Bb. Alguns patógenos, como esquistossomas, *N. gonorrhoeae* e certas espécies de *Haemophilus*, removem os resíduos de ácido siálico do hospedeiro e transferem enzimaticamente o açúcar para suas superfícies celulares. Outros, incluindo *Escherichia coli K1* e alguns meningococos, evoluíram rotas biossintéticas especiais para a geração de ácido siálico. Alguns microrganismos sintetizam proteínas que podem recrutar a proteína reguladora fator H para a superfície da célula. A GP41, do vírus da imunodeficiência humana (HIV; do inglês, *human immunodeficiency virus*), pode se ligar ao fator H, e acredita-se que essa propriedade do vírus contribua para a proteção do vírion. Muitos outros patógenos evoluíram proteínas que facilitam o recrutamento do fator H para suas paredes celulares. Esses patógenos incluem bactérias, como *Streptococcus pyogenes*, *Borrelia burgdorferi* (o agente causador da doença de Lyme), *N. gonorrhoeae* e *N. meningitidis*; o fungo patogênico *Candida albicans*; e nematódeos, como o *Echinococcus granulosus*. Outros microrganismos, como o HIV, incorporam múltiplas proteínas reguladoras do hospedeiro em seus envelopes. Por exemplo, o HIV incorpora as proteínas reguladoras do complemento ancoradas por GPI, como o DAF e o CD59, quando brota de uma célula infectada
- ***Inúmeros patógenos produzem proteínas que inibem diferentes passos na ativação do complemento.*** *E. coli* produz uma proteína ligante de C1q (que inibe a associação de C1q, C1r e C1s. *Staphylococcus aureus* produz uma proteína chamada inibidor do complemento estafilocócico que se liga às C3 convertases, inibindo-as de forma estável e, assim, bloqueia todas as três vias do complemento. A glicoproteína C1 do herpes-vírus simples desestabiliza a convertase da via alternativa, impedindo que seu componente C3b se ligue à properdina. A GP160, uma proteína de membrana do *Trypanosoma cruzi*, o agente causador da doença de Chagas, liga-se ao C3b e evita a formação da C3 convertase, além de acelerar sua degradação. A proteína inibidora do complemento do vírus *vaccinia* se assemelha estruturalmente à C4BP humana, mas pode se ligar tanto a C4b quanto a C3b e acelera a degradação de ambas as convertases de C3 e de C5
- ***A inflamação mediada pelo complemento também pode ser inibida por produtos microbianos.*** *S. aureus* sintetiza uma proteína chamada proteína inibidora de quimiocina de estafilococos (CHIPS; do inglês, *chemokine inhibitory protein of staphylococci*), que é um antagonista da anafilatoxina C5a.

## RESUMO

- A imunidade humoral é mediada por anticorpos e é o braço efetor do sistema imune adaptativo, responsável pela defesa contra microrganismos extracelulares e toxinas microbianas. Os anticorpos que conferem proteção contra infecções podem ser produzidos por plasmócitos de vida longa, gerados após a primeira exposição ao antígeno microbiano ou por reativação de células B de memória induzida pelo antígeno
- Os anticorpos bloqueiam, ou neutralizam, a infectividade de microrganismos por meio da ligação a esses organismos e impedindo estereoquimicamente suas interações com receptores celulares. De maneira semelhante, os anticorpos bloqueiam as ações patológicas de toxinas, impedindo sua ligação às células hospedeiras
- As partículas recobertas com anticorpo (opsonizadas) são fagocitadas por meio da ligação das porções Fc dos anticorpos aos respectivos receptores em fagócitos. Existem vários tipos de receptores Fc específicos para distintas subclasses de IgG e para anticorpos IgA e IgE; diferentes receptores Fc ligam-se aos anticorpos com afinidades variáveis. A adesão de Ig complexada com antígeno aos receptores Fc dos fagócitos também desencadeia sinais que estimulam as atividades microbicidas dos fagócitos
- O sistema complemento é composto por proteínas séricas e de membrana que interagem de maneira altamente regulada para produzir produtos biologicamente ativos. As três principais vias de ativação do complemento são a via alternativa, ativada em superfícies microbianas na ausência de anticorpo; a via clássica, ativada por complexos antígeno-anticorpo; e a via das lectinas, iniciada pela ligação de lectinas circulantes a carboidratos presentes em patógenos. Essas vias geram enzimas que clivam a proteína C3; os produtos de clivagem de C3 tornam-se covalentemente ligados a superfícies microbianas ou anticorpos, de modo que os passos subsequentes da ativação do complemento fiquem limitados a esses locais. Todas as vias convergem para o conjunto comum de etapas terminais, que envolvem a clivagem proteolítica de C5 e culminam na formação de um poro na membrana
- A ativação do complemento é regulada por várias proteínas plasmáticas e de membrana celular que inibem diferentes etapas das cascatas
- As funções biológicas do sistema complemento incluem opsonização de organismos e de imunocomplexos por fragmentos proteolíticos de C3, seguida pela ligação a receptores para esses fragmentos em fagócitos e remoção por fagocitose; ativação de células inflamatórias por fragmentos proteolíticos de proteínas do complemento denominadas anafilatoxinas (C3a, C4a, C5a); citólise mediada pela formação do complexo de ataque à membrana nas superfícies celulares; solubilização e remoção dos imunocomplexos; e aumento das respostas imunes humorais.

## Leitura sugerida

*Indica as publicações de interesse histórico, geralmente reportando a descoberta de um fenômeno ou processo que mais tarde foi demonstrado como sendo de fundamental importância no sistema imune. Muitas dessas descobertas (mas não todas) levaram seu(s) descobridor(es) a receber o Prêmio Nobel. A natureza da descoberta é brevemente resumida em cada referência.

### *Funções efetoras do anticorpo e receptores Fc*


*Berken A, Benacerraf B. Properties of antibodies cytophilic for macrophages. *J Exp Med.* 1966;123:119–144. *(Este foi o primeiro artigo que reconheceu a existência dos receptores Fc.)*

Bournazos S, Wang TT, Dahan R, et al. Signaling by antibodies: recent progress. *Annu Rev Immunol.* 2017;35:285–311.

Castro-Dopico T, Clatworthy MR. IgG and Fc gamma receptors in intestinal immunity and inflammation. *Front Immunol.* 2019;10:805.

Chenoweth AM, Wines BD, Anania JC, Mark Hogarth P. Harnessing the immune system via FcγR function in immune therapy: a pathway to next-gen MAbs. *Immunol Cell Biol.* 2020;98:287–304.

de Taeye SW, Rispens T, Vidarsson G. The ligands for human IgG and their effector functions. *Antibodies (Basel).* 2019;8:30.

Lu LL, Suscovich TJ, Fortune SM, Alter G. Beyond binding: antibody effector functions in infectious diseases. *Nat Rev Immunol.* 2018;18:46–61.

Seeling M, Bruckner C, Nimmerjahn F. Differential antibody glycosylation in autoimmunity: sweet biomarker or modulator of disease activity? *Nat Rev Rheumatol.* 2017;13:621–630.

Wang TT, Ravetch JV. Functional diversification of IgGs through Fc glycosylation. *J Clin Invest.* 2019;129:3492–3498.


### *Complemento*


*Bordet J. On the agglutination and dissolution of red blood cells by the serum of animals injected with defibrinated blood. *Ann Inst Pasteur.* 1898;12:688–695. *(Neste estudo, foi descoberto um componente sérico diferente do anticorpo que ajudou anticorpos a causar lise de hemácias, mais tarde chamado "complemento". Bordet recebeu o Prêmio Nobel por esta descoberta.)*

Garcia BL, Zwarthoff SA, Rooijakkers SH, Geisbrecht BV. Novel evasion mechanisms of the classical complement pathway. *J Immunol.* 2016;197:2051–2060.

Goldberg BS, Ackerman ME. Antibody-mediated complement activation in pathology and protection. *Immunol Cell Biol.* 2020;98:305–317.

Haapasalo K, Meri S. Regulation of the complement system by pentraxins. *Front Immunol.* 2019;10:1750.

Liszewski MK, Java A, Schramm EC, Atkinson JP. Complement dysregulation and disease: insights from contemporary genetics. *Annu Rev Pathol.* 2017;12:25–52.

Presumey J, Bialas AR, Carroll MC. Complement system in neural synapse elimination in development and disease. *Adv Immunol.* 2017;135:53–79.

Reis ES, Mastellos DC, Hajishengallis G, Lambris JD. New insights into the immune functions of complement. *Nat Rev Immunol.* 2019;19:503–516.

Ricklin D, Lambris JD. New milestones ahead in complement-targeted therapy. *Semin Immunol.* 2016;28:208–222.

Xie CB, Jane-Wit D, Pober JS. Complement membrane attack complex: new roles, mechanisms of action, and therapeutic targets. *Am J Pathol.* 2020;190:1138–1150.

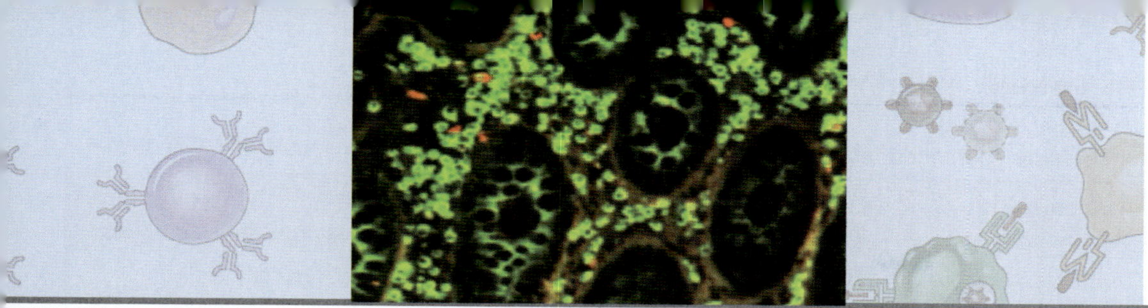

CAPÍTULO

# 14

# Imunidade Especializada nas Barreiras Epiteliais e Tecidos Imunoprivilegiados


CARACTERÍSTICAS GERAIS DA IMUNIDADE NAS BARREIRAS EPITELIAIS, 333

IMUNIDADE NO SISTEMA GASTRINTESTINAL, 335

Imunidade inata no trato gastrintestinal, 336

Imunidade adaptativa no trato gastrintestinal, 339

Anatomia funcional do sistema imune adaptativo no trato gastrintestinal, 339

Regulação da imunidade no trato gastrintestinal por células T reguladoras e citocinas, 347

Tolerância oral e vacinas orais, 347

Papel do microbioma comensal na imunorregulação, 348

IMUNIDADE EM OUTROS TECIDOS DE MUCOSA, 349

Imunidade no sistema respiratório, 349

Imunidade no sistema geniturinário, 350

SISTEMA IMUNE CUTÂNEO, 350

Respostas imunes inata e adaptativa na pele, 350

TECIDOS IMUNOPRIVILEGIADOS, 352

Imunoprivilégio no cérebro, olho e testículo, 353

IMUNIDADE DO FETO DE MAMÍFERO E RECÉM-NASCIDO, 355

Imunoprivilégio do feto de mamífero, 355

Imunidade passiva no feto e no recém-nascido, 355

RESUMO, 357


A maior parte da nossa discussão sobre a imunidade inata e a imunidade adaptativa, até esta parte do livro, abrangeu as características e os mecanismos das respostas imunes em qualquer localização anatômica no corpo. Entretanto, o sistema imune desenvolveu propriedades especializadas em diferentes partes do corpo, sobretudo nos tecidos de barreira epitelial. Essas características são essenciais para a proteção contra os tipos de desafios microbianos mais frequentemente encontrados nesses locais, além de também garantirem que vivamos em harmonia com os organismos comensais não patogênicos que colonizam as superfícies epiteliais da pele e os lúmens dos órgãos revestidos por mucosa (Tabela 14.1). A coleção de células imunes e moléculas que exercem funções especializadas em determinada localização anatômica em particular é chamada sistema imune regional. Este capítulo, em sua maior parte, é dedicado a uma discussão sobre esses sistemas imunes regionais. Finalizamos com uma consideração acerca de alguns tecidos que normalmente não sustentam as respostas imunes e podem, inclusive, suprimi-las ativamente, sendo denominados tecidos imunoprivilegiados.

## CARACTERÍSTICAS GERAIS DA IMUNIDADE NAS BARREIRAS EPITELIAIS

***Os sistemas imunes regionais incluem os sistemas imunes de mucosa, que protegem as barreiras de mucosa gastrintestinal, broncopulmonar e geniturinária, além do sistema imune cutâneo (pele).*** O sistema imune gastrintestinal é o maior e mais complexo. Estima-se que a mucosa intestinal de um adulto humano contenha cerca de 50 × $10^9$ linfócitos (Tabela 14.2), e mais anticorpos são produzidos no intestino do que em todas as outras partes do sistema imune combinadas. A dedicação de tantos recursos do sistema imune ao intestino reflete a ampla área de superfície da mucosa intestinal, a qual se desenvolveu não só para maximizar a função absortiva primária do tecido, mas também para resistir à invasão por trilhões de bactérias em seu lúmen. A pele também é uma barreira tecidual com uma vasta área de superfície que deve ser protegida dos microrganismos ambientais que têm acesso imediato ao revestimento externo. O número total de linfócitos na pele de um adulto é estimado em 20 × $10^9$, cerca do dobro do número total de linfócitos circulantes (ver Tabela 14.2). As diferentes características físicas da mucosa (mole, úmida e quente) e da pele (firme, seca e fria) favorecem a colonização e a invasão por diferentes tipos de microrganismos. Portanto, não surpreende que o sistema imune se especialize de diferentes modos nesses dois tipos de tecidos.

Tabela 14.1 Características da imunidade regional.

| Região | Características especiais | Estruturas anatômicas especiais | Células ou moléculas especializadas: funções |
|---|---|---|---|
| Trato gastrintestinal | Tolerância a antígenos alimentares<br>Tolerância à microbiota comensal, porém responsividade a patógenos raros<br>Enorme área de superfície | Tonsilas<br>Placas de Peyer<br>Folículos na lâmina própria | *Células epiteliais intestinais*: secreção de muco<br>*Células M:* amostragem de antígenos luminais<br>*Células de Paneth:* produção de defensinas<br>*IgM e IgA secretórias:* neutralização de microrganismos no lúmen<br>*Subpopulações de células dendríticas:* amostragem de antígenos luminais; amostragem de antígenos na lâmina própria; indução de tolerância das células T; ativação de células T efetoras; indução de troca de classe de IgA nas células B; impressão de fenótipo de *homing* intestinal de células B e T |
| Sistema respiratório | Exposição à mistura de patógenos transportados pelo ar, e microrganismos e partículas inócuas | Tonsilas<br>Adenoides | *Células epiteliais respiratórias ciliadas:* produção de muco e de defensinas, e movimento de muco com microrganismos e partículas capturados para fora das vias respiratórias<br>*IgA, IgM e IgG secretórias:* neutralização de microrganismos fora da barreira epitelial |
| Sistema imune cutâneo | Ampla área de superfície | Barreira epitelial estratificada escamosa queratinizante | *Queratinócitos:* produção de queratina, secreção de citocinas e defensinas<br>*Células de Langerhans:* amostragem de antígenos epidérmicos<br>*Subpopulações de células dendríticas:* amostragem de antígenos dérmicos; indução de tolerância nas células T; ativação de células T efetoras; impressão de fenótipo de *homing* cutâneo em células T |

***Os sistemas imunes nas barreiras epiteliais compartilham uma organização anatômica básica, com uma camada epitelial externa que previne a invasão microbiana, um tecido conectivo subjacente contendo vários tipos celulares mediadores das respostas imunes a organismos que invadem através do epitélio, e tecidos linfoides secundários drenantes locais ou mais distantes, em que se desenvolvem as respostas imunes adaptativas aos microrganismos invasores.*** A barreira epitelial pode ter várias camadas de espessura, como na pele, ou apenas uma camada assentada sobre uma membrana basal, como nos intestinos. O tecido conectivo subjacente, como a derme na pele e a lâmina própria no intestino, contém numerosos linfócitos dispersos, células dendríticas (DCs; do inglês, *dendritic cells*), macrófagos e outras células mediadoras das respostas imunes inatas, além da fase efetora das respostas imunes adaptativas. Os tecidos de mucosa também contêm tecidos linfoides secundários não encapsulados, porém organizados, logo abaixo da barreira epitelial, os quais incluem linfócitos B e T, DCs e macrófagos. Essas coleções de células imunes, muitas vezes chamadas **tecido linfoide associado à mucosa** (**MALT**; do inglês, *mucosa-associated lymphoid tissue*), são sítios de desenvolvimento de algumas respostas imunes adaptativas especializadas para a mucosa particular. As respostas imunes adaptativas nos sistemas imunes de barreira epitelial também são induzidas nos linfonodos drenantes localizados fora dos tecidos de barreira. Na pele e nos tecidos de mucosa, os antígenos que estão fora da barreira epitelial são amostrados por células especializadas junto ao epitélio e distribuídos aos linfonodos drenantes ou ao MALT.

Tabela 14.2 Números estimados de linfócitos em diferentes tecidos humanos.

| | |
|---|---|
| Baço | $70 \times 10^9$ |
| Linfonodos | $190 \times 10^9$ |
| Medula óssea | $50 \times 10^9$ |
| Sangue | $10 \times 10^9$ |
| Pele | $20 \times 10^9$ |
| Intestinos | $50 \times 10^9$ |
| Fígado | $10 \times 10^9$ |
| Pulmões | $30 \times 10^9$ |

***Os sistemas imunes regionais contêm tipos celulares e moléculas especializadas que podem não ser abundantes em outros sítios.*** Os tipos celulares restritos a um ou mais sistemas imunes regionais e que não estão presentes em todo o sistema imune incluem subpopulações de DCs (p. ex., células de Langerhans na pele), células transportadoras de antígeno (p. ex., células de micropregas [M] no intestino), linfócitos T (p. ex., células T γδ nos epitélios), subpopulações de linfócitos B (p. ex., plasmócitos e células B produtoras de imunoglobulina A [IgA] em tecidos de mucosa) e várias células linfoides inatas (ILCs; do inglês, *innate lymphoid cells*). As características anatômicas exclusivas e os tipos celulares em cada tecido conferem a estes características funcionais especiais. Exemplificando, a amostragem de antígenos no intestino e seu transporte para os órgãos linfoides secundários contam com tipos de células e rotas de drenagem linfática que diferem daquilo que ocorre na pele ou nos órgãos internos. Além disso, as estruturas do MALT em várias regiões do intestino e em outros órgãos de mucosa exibem características distintivas.

***Os linfócitos efetores gerados nos linfonodos drenantes de um sistema imune regional particular (p. ex., pele ou intestino delgado) entrarão no sangue e, preferencialmente, voltarão a residir no mesmo órgão (p. ex., derme ou lâmina própria, respectivamente).*** A migração e a localização de subpopulações de linfócitos em diferentes tecidos são, em parte, resultado de mecanismos de *homing* tecido-específicos que direcionam essas subpopulações do sangue para tecidos particulares, os quais discutiremos em detalhes adiante, neste capítulo.

***Os sistemas imunes regionais têm funções reguladoras importantes que previnem respostas indesejadas a microrganismos não patogênicos e substâncias estranhas que tendem a estar presentes nas diferentes barreiras.*** O exemplo mais claro é o sistema imune associado ao intestino, que deve suprimir as respostas às bactérias comensais colonizadoras do lúmen intestinal, bem como às substâncias alimentares estranhas, mas devem responder às bactérias patogênicas que estarão presentes em número bem menor que as comensais. A supressão das respostas imunes aos organismos não patogênicos e às substâncias estranhas não prejudiciais também é importante em outros sítios do corpo, incluindo pele, pulmão e trato geniturinário, que não são estéreis e estão constantemente expostos ao ambiente.

Com essa introdução, discutiremos os detalhes desses vários aspectos em diferentes sistemas imunes regionais, começando pelo maior deles.

## IMUNIDADE NO SISTEMA GASTRINTESTINAL

O sistema gastrintestinal, assim como outros tecidos de mucosa, é composto por uma estrutura semelhante a um tubo, revestida com uma camada contínua de células epiteliais assentadas sobre uma membrana basal que serve de barreira física ao ambiente externo. Subjacente ao epitélio, há uma camada de tecido conectivo frouxo chamada lâmina própria, que contém vasos sanguíneos, vasos linfáticos e MALTs (Figura 14.1). A submucosa é uma densa camada de tecido conectivo entre a mucosa e as camadas de músculo liso.

Da perspectiva do imunologista, o trato gastrintestinal tem diversas propriedades notáveis. Primeiro, a mucosa combinada do intestino delgado e do intestino grosso tem uma área de superfície total maior que 200 $m^2$ (o tamanho de uma quadra de tênis), cuja maior parte consiste em microvilos e vilos do intestino delgado. Em segundo lugar, o lúmen intestinal é repleto de microrganismos, muitos dos quais são ingeridos com a comida e a maioria dos quais está em crescimento contínuo no lúmen de indivíduos sadios, como comensais. Estima-se que mais de 500 a 1.000 espécies diferentes de bactérias, somando aproximadamente $10^{14}$ células, vivam no intestino de um mamífero – número quase igual ao total de todas as células humanas existentes no corpo, ou cerca de 10 vezes maior que o número de células nucleadas humanas existentes no corpo (~90% das células humanas são hemácias anucleadas). Existem cerca de 600 mil genes no microbioma intestinal humano, equivalente a 30 vezes mais que o número total de genes no genoma humano. Essas proporções levaram os microbiologistas a destacar o fato de que nós, na verdade, somos mais seres bacterianos do que humanos! Evoluímos para depender desses comensais em diversas funções, incluindo a degradação de componentes da nossa dieta que as nossas próprias células não conseguem digerir. Esses comensais também competem com microrganismos potencialmente patogênicos no intestino e previnem infecções perigosas. Embora os organismos comensais sejam benéficos quando ficam contidos no lado externo da barreira da mucosa intestinal, tornam-se potencialmente lesivos quando atravessam essa barreira e entram na circulação ou atravessam a parede intestinal, sobretudo em indivíduos imunocomprometidos. Além disso, a qualquer momento, os organismos patogênicos não comensais podem se tornar parte da diversificada mistura de organismos que constituem a microbiota intestinal, se forem ingeridos em alimentos ou água contaminados. Esses organismos patogênicos, incluindo bactérias, vírus, protozoários e parasitas helmínticos, podem causar doença significativa, mesmo que representem uma fração mínima dos microrganismos presentes no lúmen intestinal. Para que a saúde seja mantida, o sistema imune das mucosas deve ser capaz de reconhecer e eliminar esses patógenos numericamente raros na presença de grandes números de microrganismos não patogênicos. Terceiro, o intestino está constantemente exposto a substâncias não microbianas estranhas no alimento ingerido e normalmente não monta respostas imunes contra elas.

Esses desafios foram vencidos graças à evolução de um complexo conjunto de mecanismos efetores e estratégias de imunorreconhecimento inatas e adaptativas. De modo geral, a imunidade intestinal nos protege contra as infecções ao mesmo tempo em que permite a persistência dos microrganismos comensais. O intestino previne infecções de três modos principais:

1. A presença de uma espessa camada de muco no epitélio intestinal afasta a maior parte dos microrganismos presentes no lúmen.
2. Peptídios antibióticos produzidos pelas células epiteliais intestinais matam patógenos presentes no lúmen ou diminuem sua entrada no epitélio.

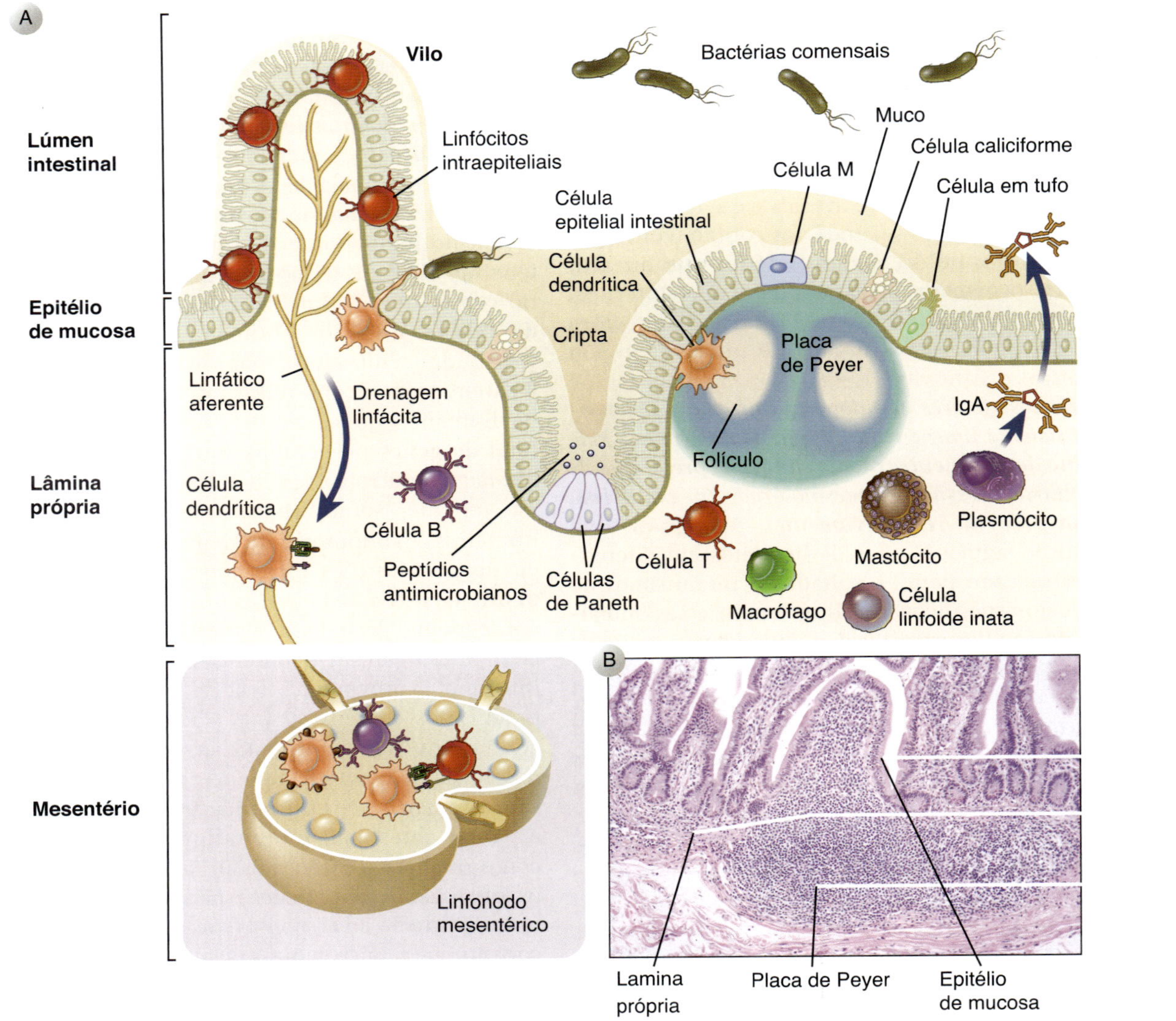


**Figura 14.1 Sistema imune gastrintestinal.** **A.** Diagrama esquemático dos componentes celulares do sistema imune de mucosa no intestino. As principais características incluem uma barreira epitelial coberta de muco secretado; células dendríticas (*DCs*) e células de micropregas (*M*) que amostram antígenos; células em tufo que respondem aos helmintos secretando citocinas; várias células-sentinela inatas e linfócitos na lâmina própria sob a camada epitelial; tecidos linfoides associados à mucosa organizados sob a barreira epitelial, como as placas de Peyer; linfonodos mesentéricos drenantes; e plasmócitos subepiteliais que secretam imunoglonulina A (*IgA*), a qual é transportada para o lúmen. Os detalhes da amostragem de antígenos pelas DCs e células M, a estrutura das placas de Peyer, a migração dos linfócitos por entre a mucosa e os linfonodos mesentéricos e a secreção e transporte de IgA são todos descritos neste capítulo. **B.** Fotomicrografia de tecido linfoide de mucosa no intestino humano. Agregados similares de tecido linfoide são encontrados ao longo do trato gastrintestinal.

3. IgA, produzida por plasmócitos na lâmina própria, é transportada para dentro do lúmen e neutraliza os patógenos antes que possam entrar através do epitélio.

O sistema imune gastrintestinal tem de manter um equilíbrio constante entre defesa imune contra patógenos intestinais e tolerância a comensais e antígenos alimentares. Somente alguns desses mecanismos responsáveis por esse equilíbrio são conhecidos. Infelizmente, as infecções intestinais por organismos patogênicos frequentemente não são controladas pela imunidade de mucosa e se tornam responsáveis por milhões de mortes a cada ano em todo o mundo. Muitas das características do sistema imune gastrintestinal são compartilhadas por outros tecidos de mucosa, e nós destacaremos essas características comuns da imunidade de mucosa.

## Imunidade inata no trato gastrintestinal

***As células epiteliais intestinais que revestem os intestinos delgado e grosso são parte integral do sistema imune inato gastrintestinal, envolvidas nas respostas aos patógenos e amostragem de antígeno para distribuição ao sistema imune adaptativo no intestino.*** Existem vários tipos diferentes de células epiteliais intestinais, todas derivadas de um precursor comum encontrado nas criptas das glândulas intestinais. Entre estas, estão as células caliciformes secretoras de muco, residentes no ápice dos vilos intestinais; as células M que fazem a amostragem de antígenos, encontradas nas estruturas em forma de cúpula especializadas que recobrem os tecidos linfoides; e células de Paneth secretoras de peptídios antibacterianos, encontradas no fundo das criptas (ver Figura 14.1). Todos esses tipos celulares contribuem de diferentes modos para a função de barreira da mucosa, conforme veremos adiante.

A imunoproteção inata no intestino é mediada, em parte, pelas barreiras físico-químicas fornecidas pelas células epiteliais mucosas e suas secreções de muco. As células epiteliais intestinais adjacentes são unidas por proteínas que formam as *tight junctions* (ou zonas de oclusão), as quais bloqueiam o movimento dos microrganismos entre as células para dentro da lâmina própria. Em adição, as células epiteliais da mucosa produzem substâncias antimicrobianas, incluindo defensinas (ver Capítulo 4). Vários tipos de células localizadas na mucosa, incluindo as células epiteliais, DCs, macrófagos e ILCs, são capazes de montar respostas inflamatórias e antivirais. A maioria dessas respostas é induzida pelo engajamento do receptor de reconhecimento de padrão aos ligantes microbianos, discutidos no Capítulo 4.

***Várias proteínas extensivamente glicosiladas distintas, chamadas mucinas, são secretadas pelas células caliciformes e formam uma barreira física viscosa que impede os microrganismos de entrar em contato com o revestimento epitelial do trato gastrintestinal.*** As mucinas contêm muitos oligossacarídios O-ligados diferentes e incluem glicoproteínas de superfície celular e secretadas. A maior parte da camada de muco intestinal é composta de MUC2, que forma um gel hidratado cuja espessura varia de 300 a 700 μm de espessura. No intestino delgado, o muco forma uma camada única, e a maioria das bactérias está na porção externa dessa camada. Sendo assim, as bactérias raramente entram em contato direto com as células epiteliais do intestino delgado, exceto nas extremidades dos vilos que se estendem na direção do topo da camada de muco. Em contraste, a mucosa colônica tem duas camadas: uma camada externa menos densa e colonizada por bactérias e uma camada interna mais densa presa ao epitélio e livre de bactérias. Essas camadas de muco também servem de matriz para exibição de substâncias antimicrobianas produzidas pelas células epiteliais. Algumas mucinas atuam como moléculas decodificadoras que podem ser liberadas das células epiteliais e se ligarem às proteínas adesinas usadas pelas bactérias patogênicas para se fixarem às membranas da célula hospedeira. Além do muco secretado, a superfície apical das células epiteliais gastrintestinais é coberta com proteínas mucinas ligadas à membrana, as quais se combinam a vários glicolipídios para formar o glicocálice. Trata-se de uma densa camada macromolecular, cuja espessura varia de 30 a 500 nm em diferentes localizações do intestino. O glicocálice, assim como o muco secretado, atua como uma barreira física para prevenir o contato microbiano.

***A barreira mucosa do intestino sofre renovação e alterações químicas em resposta a diversos sinais ambientais e imunes, permitindo que ocorram amplificações rápidas na função de barreira da mucosa.*** As mucinas são constitutivamente produzidas por células caliciformes no epitélio gastrintestinal e pelas glândulas da submucosa. São substituídas por moléculas recém-sintetizadas a cada 6 a 12 horas, e muitos litros de muco são secretados diariamente no intestino adulto. Vários estímulos imunes e ambientais podem induzir aumentos drásticos na produção de mucina. Esses estímulos incluem as citocinas (interleucina-1 [IL-1], IL-4, IL-6, IL-9, IL-13, fator de necrose tumoral [TNF; do inglês, *tumor necrosis factor*] e interferonas do tipo I), produtos de neutrófilos (como a elastase) e proteínas de adesão microbianas. Esses estímulos não só aumentam a expressão gênica da mucina como também alteram sua glicosilação, devido às alterações induzidas na expressão de enzimas glicosiltransferases. Acredita-se que as alterações na quantidade e na glicosilação das mucinas intensifique a função de barreira contra patógenos.

***As defensinas produzidas pelas células epiteliais intestinais conferem proteção imune inata contra bactérias luminais.*** As defensinas são peptídios produzidos por vários tipos celulares no corpo, que exercem efeitos tóxicos letais em microrganismos por inserirem e causarem perda da integridade de suas membranas fosfolipídicas externas (ver Capítulo 4). No intestino delgado, as principais defensinas são as α-defensinas, incluindo as defensinas humanas 5 (HD5) e 6 (HD6), produzidas de maneira constitutiva como proteínas precursoras pelas células de Paneth localizadas na base das criptas existentes entre os microvilos. Os peptídios HD5 e HD6 ativos são gerados por clivagem proteolítica pela tripsina, também produzida pelas células de Paneth. No cólon, as β-defensinas são produzidas por células epiteliais de absorção nas criptas intestinais, algumas de modo constitutivo e outras em resposta à IL-1 ou a bactérias invasivas. Adicionalmente, os grânulos neutrofílicos são ricos em α-defensinas que tendem a contribuir para suas funções antimicrobianas no contexto das infecções da parede intestinal.

As células de Paneth e outras células epiteliais do intestino também secretam lectinas do tipo C chamadas proteínas regeneradoras ilhota-derivadas (REGIIIs), que bloqueiam a colonização bacteriana da superfície epitelial. REGIIIγ em camundongos e seu homólogo REGIIIα em seres humanos se ligam ao peptidoglicano de bactérias gram-positivas e produzem efeitos bactericidas.

***Os receptores do tipo* Toll *(TLRs; do inglês,* Toll-like receptors*) e os receptores citoplasmáticos do tipo NOD (NLRs; do inglês,* NOD-like receptors*) expressos nas células epiteliais intestinais promovem respostas imunes a patógenos invasores, mas também limitam as respostas inflamatórias dirigidas a bactérias comensais.*** Conforme discutimos no Capítulo 4, TLRs e NLRs são receptores celulares que reconhecem padrões moleculares associados a patógenos (PAMPs; do inglês, *pathogen-associated molecular patterns*) produzidos por microrganismos, e geram sinais promotores de respostas celulares inflamatórias e antivirais pelas células. As bactérias luminais do intestino, em sua maioria, não são patogênicas se forem retidas fora da barreira epitelial, ainda que expressem o mesmo conjunto de PAMPs que as bactérias patogênicas, como lipopolissacarídio, peptidoglicanos, CpG DNA e flagelina. As células epiteliais intestinais expressam uma ampla gama de TLRs, incluindo TLRs 2, 4, 5, 6, 7 e 9, com diferentes receptores expressos em regiões distintas do intestino. A ligação de alguns TLRs resulta na fosforilação e reorganização de proteínas das *tight junctions*, aumentando a força das junções entre as células epiteliais. A sinalização de TLRs também aumenta a motilidade e a proliferação epitelial intestinal, além de estimular a secreção de defensinas, lectinas REGIII e IgA, que impedem a transgressão bacteriana da barreira.

Como as respostas inflamatórias que envolvem as células epiteliais podem comprometer a função da barreira e levar à invasão bacteriana e à inflamação patológica, não surpreende que rigorosos mecanismos de controle tenham se desenvolvido para limitar as respostas imunes inatas. As respostas dos TLRs no intestino parecem ser reguladas, em parte, pelos níveis de expressão ou expressão compartimentalizada apenas em certos locais. Diversos TLRs, incluindo o TLR5, que reconhece as flagelinas bacterianas, e o TLR4, que reconhece a endotoxina bacteriana, são expressos principalmente na superfície basolateral das células epiteliais intestinais, onde serão acessíveis às bactérias que tiverem invadido através da barreira, mas não às bactérias comensais no lúmen. Similarmente, os receptores de flagelina da família NLR (p. ex., NAIP) são expressos no citosol das células epiteliais intestinais e ativarão respostas inflamatórias apenas quando bactérias patogênicas ou seus produtos ganharem acesso ao citosol. Há, ainda, evidências de que os reguladores da sinalização de TLR no interior das células epiteliais intestinais mantêm um limiar mais alto para a ativação de respostas inflamatórias, em comparação ao observados nas células epiteliais e DCs em outros tecidos.

***Em indivíduos sadios, as DCs e os macrófagos na lâmina própria do intestino inibem a inflamação e mantêm a homeostasia.*** Alguns macrófagos intestinais exibem um fenótipo único que lhes permite fagocitar e matar microrganismos, ao mesmo tempo em que secretam citocinas anti-inflamatórias, como a IL-10. Esse fenótipo, aparentemente, é induzido no ambiente de mucosa local, pela ação do fator de transformação do crescimento-β (TGF-β). A expressão de TLR4 em macrófagos e DCs na lâmina própria é menor do que em outros tecidos, enquanto a expressão de genes inflamatórios nessas células frequentemente é inibida por produtos microbianos. Este pode ser um mecanismo para prevenir a inflamação danosa em resposta a bactérias comensais e produtos bacterianos que atravessam a barreira epitelial.

***As ILCs presentes na mucosa intestinal contribuem para a defesa imune contra bactérias e parasitas, promovem a função de barreira epitelial e podem suprimir as respostas às bactérias comensais.*** As ILCs não expressam receptores antigênicos de células T (TCRs; do inglês, *T cell receptors*), mas respondem a sinais de citocina locais secretando citocinas efetoras. Além disso, subpopulações de ILCs secretam citocinas típicas de subpopulações de células T auxiliares (ver Capítulos 2 e 4). Algumas das citocinas ativadoras de ILCs são referidas como alarminas, porque são liberadas por células epiteliais em resposta a lesão ou microrganismos, como um alarme para o sistema imune. A maioria das ILC3s existentes no corpo é encontrada no intestino. Em resposta à IL-1 (uma alarmina) e à IL-23, as ILC3s secretam IL-17 e IL-22. A IL-17 promove resposta inflamatória aguda aos microrganismos e ambas, IL-17 e IL-22, intensificam a função de barreira da mucosa intestinal, estimulando a produção de defensinas e intensificando a função das *tight junctions* epiteliais. Estudos realizados com camundongos mostram que as ILC2s exercem um importante papel na imunidade inata intestinal contra helmintos. Em resposta à citocina alarmina IL-33 liberada por células epiteliais estressadas ou danificadas e à citocina IL-25 derivada do epitélio, as ILC2s secretam IL-5 e IL-13. A IL-5 ativa eosinófilos que secretam enzimas que degradam o tegumento externo dos helmintos, enquanto a IL-13 aumenta a produção de muco, contribuindo para a expulsão dos vermes. Um tipo de célula epitelial intestinal especializada, chamada célula em tufo (*tuft cell*), é ativada por helmintos e outros microrganismos a secretar IL-25 em abundância, e isso estimula as ILC2s a secretarem IL-13, que, por sua vez, estimula a diferenciação de células caliciformes secretoras de muco, bem como de mais células em tufo, a partir das células-tronco localizadas nas criptas intestinais.

***A função das ILCs na mucosa intestinal é regulada, em parte, pelo sistema nervoso autônomo.*** Evidências experimentais de estudos com camundongos mostram que as ILCs do intestino são estimuladas por neuropeptídios produzidos por neurônios entéricos da parede intestinal e inibidos por neurotransmissores produzidos por neurônios simpáticos que inervam o intestino. A maior parte das evidências para a regulação neuronal das ILCs se concentrou em ILC2s. Muitos neurônios entéricos produzem neuropeptídios, incluindo neuromedina U e peptídio vasointestinal, e a produção dessas moléculas aumenta após infecções por helmintos intestinais. Ambos os peptídios podem estimular forte e rapidamente ILC2s a secretar IL-5 e IL-13, aumentando assim a imunidade anti-helmíntica. Em contrapartida, a norepinefrina produzida por neurônios simpáticos intestinais inibe a produção de IL-5 e IL-13 por ILC2s, o que pode atuar para regular negativamente a resposta inflamatória após a eliminação do parasita. As células gliais entéricas, que estão intimamente associadas aos neurônios entéricos, secretam ligantes para um receptor de sinalização expresso em ILC3s intestinais chamado RET. Os ligantes de RET derivados das células gliais estimulam a produção de IL-22 por ILC3s, que promove a integridade da barreira epitelial intestinal.

As células T invariantes associadas à mucosa (MAIT; do inglês, *mucosa-associated invariant T*) são específicas para metabólitos da vitamina B gerados por bactérias e fungos intestinais. A maioria das células MAIT humanas está no fígado e, assim, está em posição de responder aos microrganismos que lá chegam oriundos do intestino, via circulação porta. Essas células são descritas no Capítulo 10.

## Imunidade adaptativa no trato gastrintestinal

O sistema imune adaptativo no trato gastrintestinal tem características distintas daquelas dos sistemas imunes adaptativos em outros órgãos:

- ***A principal forma de imunidade adaptativa no intestino é a imunidade humoral dirigida aos microrganismos no lúmen.*** Essa função é mediada principalmente por anticorpos IgA diméricos secretados no lúmen intestinal ou, no caso dos bebês em fase de amamentação, a IgA secretada no colostro e no leite materno e ingerida pelo bebê. O anticorpo no lúmen se liga aos comensais e aos patógenos e previne que invadam cruzando a barreira epitelial mucosa e colonizando os tecidos
- ***A dominância da IgA nas secreções mucosas, especialmente no intestino, é em virtude do fato de as células B ativadas nos linfonodos drenantes da mucosa ou em tecidos linfoides de mucosa tenderem a sofrer troca de classe para IgA, e as células B produtoras de IgA tenderem a residir no intestino.*** Posteriormente, discutiremos os mecanismos subjacentes a essas duas características incomuns das células B de mucosa
- ***As respostas imunes celulares protetoras contra microrganismos no intestino são mediadas por células T auxiliares.*** As células Th17 constituem a subpopulação de células T efetoras mais numerosa na mucosa intestinal, mas as células Th1 e Th2 também estão presentes
- ***Um dos principais mecanismos de controle das reações inflamatórias no intestino é a ativação das células T reguladoras (Tregs).*** Em nenhum outro lugar no corpo há um comprometimento tão extensivo do sistema imune com a manutenção da tolerância a antígenos estranhos, incluindo os antígenos alimentares e os antígenos microbianos comensais. As subpopulações de Treg produtoras de IL-10 são mais abundantes no MALT do que nos demais órgãos linfoides.

Agora, discutiremos as características especiais da imunidade adaptativa no sistema gastrintestinal, incluindo organização anatômica, amostragem de antígeno, *homing* e diferenciação de linfócitos, e distribuição de anticorpos para o lúmen.

## Anatomia funcional do sistema imune adaptativo no trato gastrintestinal

***As respostas imunes adaptativas no intestino são iniciadas em coleções discretamente organizadas de linfócitos e células apresentadoras de antígeno em estreita associação com o revestimento epitelial de mucosa do intestino e nos linfonodos mesentéricos*** (ver Figura 14.1). Os linfócitos *naive* são expostos aos antígenos nesses sítios e se diferenciam em células efetoras. Esses tecidos linfoides associados ao intestino adjacentes ao epitélio de mucosa, por vezes, são referidos como GALT, que é a versão gastrintestinal do MALT, embora os termos sejam usados com frequência como sinônimos. As estruturas mais proeminentes do GALT são as **placas de Peyer**, encontradas sobretudo sob o epitélio no íleo distal, porém existem muitos folículos linfoides, isolados ou em pequenos agregados, na lâmina própria do apêndice e do cólon. As placas de Peyer têm a estrutura de folículos linfoides, com centros germinativos contendo linfócitos B, células T auxiliares foliculares, células dendríticas foliculares e macrófagos. Os centros germinativos nos folículos estão circundados por células B foliculares *naive* expressando IgM e IgD. Uma região chamada cúpula (*dome*) está localizada entre os folículos e o epitélio sobrejacente, e contém linfócitos B e T, DCs e macrófagos. Entre os folículos, estão as áreas parafoliculares ricas em células T, similares aos linfonodos, embora, de modo geral, a razão células B/células T no GALT seja cerca de cinco vezes maior do que nos linfonodos. Diferentemente dos linfonodos, as estruturas do GALT não são encapsuladas, e o antígeno é distribuído diretamente a essas estruturas, de modo independente dos linfáticos. O desenvolvimento de ambas – estruturas linfoides especializadas (p. ex., placas de Peyer) e folículos isolados na lâmina própria intestinal – requer células indutoras de tecido linfoide, as quais constituem uma subpopulação de ILC3s produtoras da citocina linfotoxina-β (LTβ).

***O antígeno pode ser distribuído a partir do lúmen para o GALT por meio de células especializadas junto ao epitélio intestinal, chamadas células M*** (Figura 14.2). As células M estão localizadas em regiões do epitélio intestinal chamadas epitélio folículo-associado (ou cúpula), que se sobrepõem às cúpulas das placas de Peyer e outras estruturas do GALT. Embora as células M e as células epiteliais absortivas mais numerosas provavelmente surjam de um precursor epitelial comum, as células M são distinguíveis por um glicocálice delgado, microvilos irregulares relativamente curtos (referidos como micropregas), e amplas fenestrações em suas membranas – todas características que aumentam a captação de antígenos a partir do lúmen intestinal. Ao contrário do epitélio absortivo, o epitélio folículo-associado em que as células M estão localizadas exibe uma escassez de células caliciformes secretoras de muco e de células de Paneth secretoras de defensina, bem como capacidade diminuída de transportar IgA para o lúmen. Essas características das células M facilitam sua íntima associação com antígenos microbianos luminais. A principal função das células M é o transporte transcelular de várias substâncias desde o lúmen intestinal, através da barreira epitelial para as células apresentadoras de antígeno subjacentes. As células M captam os conteúdos luminais de modo eficiente e diversificado, realizando fagocitose de modo semelhante ao realizado pelos macrófagos, além de endocitose vesicular ou pinocitose de fase fluida. As células M expressam várias moléculas de superfície que se ligam a estruturas microbianas e medeiam sua captação; um exemplo é a glicoproteína 2, que se liga às fímbrias (*pili*) do tipo I presentes em bactérias gram-negativas no intestino, e medeia a captação e a distribuição dessas bactérias às placas de Peyer. As vias permitem a captação de bactérias inteiras, vírus e produtos microbianos solúveis. Diferentemente dos macrófagos ou DCs, as células M não se engajam em um extensivo

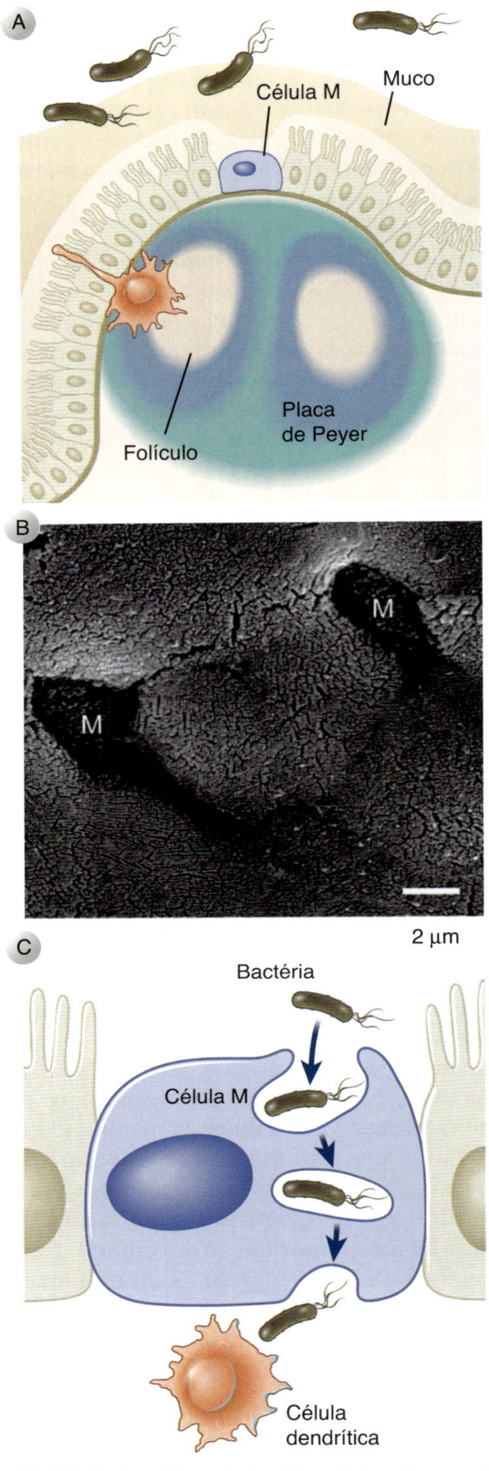


**Figura 14.2 Células M no intestino delgado.** As células de microprega (*M*) são células epiteliais intestinais especializadas encontradas no epitélio do intestino delgado recobrindo as placas de Peyer e os folículos linfoides da lâmina própria (**A**). Diferentemente das células epiteliais vizinhas dotadas de bordas com microvilos altos e funções primárias de absorção, as células M têm vilos mais curtos. Parecem estar imersas nas proximidades das células epiteliais absortivas na imagem de microscopia eletrônica de varredura mostrada em (**B**). As células M se engajam no transporte de microrganismos intactos ou moléculas ao longo da barreira mucosa e para os tecidos linfoides associados ao intestino, em que são entregues para as células dendríticas (**C**). (Electron micrograph from Ohno H. Intestinal M cells. *J Biochem*. 2016;159:151-60.)

processamento das substâncias que englobam, em vez disso, movimentam as partículas e moléculas através de vesículas endocíticas ao longo do citosol e as distribuem por exocitose à membrana basolateral para as DCs ou células B nas regiões de cúpula das placas de Peyer e folículos linfoides subjacentes na lâmina própria. Embora as células M exerçam papel importante na imunidade protetora aos microrganismos luminais, alguns microrganismos evoluíram para tirar vantagem das células M como uma rota de invasão através da barreira de mucosa. O melhor exemplo descrito é *Salmonella typhimurium*, que é similar ao patógeno humano *Salmonella typhi*, causador da febre tifoide. As células M expressam lectinas que permitem a essas bactérias se ligarem de modo específico e serem internalizadas. As bactérias são tóxicas para as células M, produzindo hiatos (*gaps*) no epitélio que promovem a invasão de mais organismos. As lectinas das células M também podem ser usadas por certos vírus entéricos, para romper a barreira epitelial.

***Os linfonodos mesentéricos coletam antígenos originados na linfa a partir dos intestinos delgado e grosso, e são sítios de diferenciação de linfócitos efetores e reguladores que retornam para residir na lâmina própria.*** Existem 100 a 150 desses linfonodos no mesentério. Os linfonodos mesentéricos exercem algumas das funções do GALT, incluindo a diferenciação de células B em plasmócitos secretores de IgA e o desenvolvimento de células T efetoras, bem como de células T reguladoras. As células que se diferenciam nos linfonodos mesentéricos em resposta à invasão da parede intestinal por patógenos ou comensais, muitas vezes, residem na lâmina própria (discutido posteriormente).

***As tonsilas lingual e palatina são estruturas linfoides não encapsuladas localizadas sob a mucosa epitelial estratificada escamosa, na base da língua e orofaringe, respectivamente, e são sítios de respostas imunes aos microrganismos na cavidade oral.*** Essas tonsilas, junto com as tonsilas nasofaríngeas (também chamadas adenoides), formam um anel de tecido linfoide chamado anel de Waldeyer. A massa de tecido tonsilar é composta por folículos linfoides, geralmente com centros germinativos proeminentes. As tonsilas lingual e palatina estão separadas da cavidade oral rica em microrganismos por múltiplas camadas de células epiteliais escamosas, em vez de uma única camada celular epitelial colunar que separa o lúmen intestinal dos demais GALTs. Existem numerosas invaginações estreitas e profundas na superfície do epitélio escamoso, chamadas criptas, que crescem para dentro do tecido folicular tonsilar. As tonsilas lingual e palatina respondem às infecções da mucosa epitelial com respostas significativamente aumentadas e vigorosas de anticorpos, principalmente IgA. Tipicamente, o crescimento tonsilar é causado pela infecção por estreptococos e pelo vírus Epstein-Barr, geralmente em crianças.

***Os linfócitos efetores gerados no GALT e nos linfonodos mesentéricos são impressos com propriedades seletivas de* homing *intestinal dependente de receptores de integrina e de quimiocina, e circulam a partir do sangue de volta para a lâmina própria do intestino*** (Figura 14.3). As funções do sistema imune gastrintestinal dependem

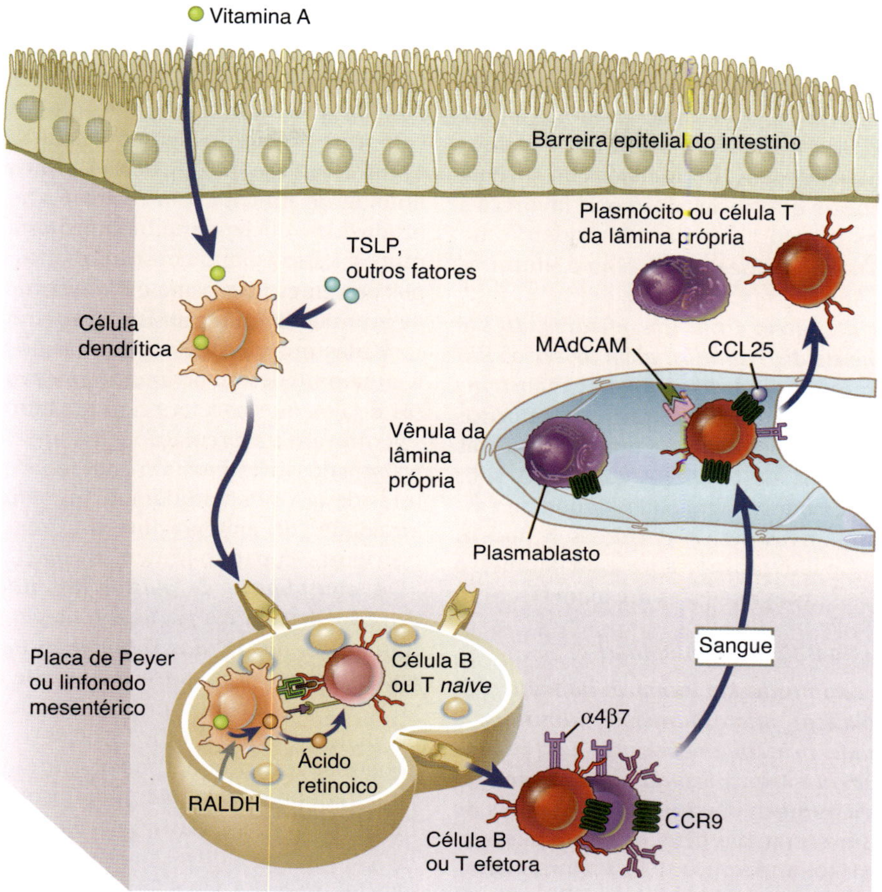


**Figura 14.3 Propriedades de *homing* de linfócitos intestinais.** As propriedades de *homing* de linfócitos efetores no intestino são impressas nos tecidos linfoides, onde essas células sofrem diferenciação a partir de precursores *naive*. As células dendríticas nos tecidos linfoides associados ao intestino (*GALT*), incluindo as placas de Peyer e linfonodos mesentéricos, são induzidas por citocinas, como a linfopoetina estromal tímica (*TSLP*) e outros fatores, a expressarem retinaldeído desidrogenase (*RALDH*), que converte a vitamina A da dieta em ácido retinoico. Quando as células T ou B *naive* são ativadas pelo antígeno no GALT, são expostas ao ácido retinoico produzido pelas células dendríticas, e isso induz a expressão do receptor de quimiocina CCR9 e da integrina $\alpha_4\beta_7$ nos plasmablastos e células T efetoras que surgem a partir dos linfócitos *naive*. Os linfócitos efetores entram na circulação e se alojam de volta na lâmina própria intestinal, porque a quimiocina CCL25 (ligante do CCR9) e a molécula 1 de adesão celular da adressina da mucosa (*MAdCAM-1*) (ligante de $\alpha_4\beta_7$) são exibidas nas células endoteliais venulares da lâmina própria.

de um grande número de células T e células secretoras de anticorpo capazes de recircular de volta para a lâmina própria e responder rapidamente aos patógenos. Células T efetoras e células B secretoras de IgA adquirem, ambas, esse fenótipo de *homing* intestinal devido às alterações nas moléculas de adesão e receptores de quimiocinas adquiridos durante a ativação dos linfócitos no GALT ou nos linfonodos drenantes do intestino. A principal integrina nos linfócitos B e T residentes no intestino é $\alpha_4\beta_7$, que se liga à proteína MAdCAM-1 expressa nas células endoteliais de vênulas pós-capilares na lâmina própria intestinal. O *homing* intestinal requer a expressão do receptor de quimiocina CCR9 em linfócitos B e T, bem como de seu ligante, a quimiocina CCL25, produzida pelas células epiteliais intestinais. A expressão combinada de MAdCAM-1 no endotélio e de CCL25 nos tecidos é restrita ao intestino. O *homing* de células produtoras de IgA para o cólon também requer expressão de CCR10 e da quimiocina CCL28, mas essa não é uma via intestino-específica, porque o CCL28 é expresso por células epiteliais em outros tecidos de mucosa, como o pulmão e o trato geniturinário. Anticorpos monoclonais bloqueadores específicos para a cadeia $\alpha_4$ de $\alpha_4\beta_7$ foram usados no tratamento de pacientes com enteropatia inflamatória (EI), com base no conhecimento de que as células T efetoras usam essa integrina para entrar nos tecidos intestinais.

***O fenótipo de* homing *intestinal das células B produtoras de IgA e das células T efetoras é impresso pelas DCs, por meio da ação do ácido retinoico durante o processo de ativação das células T*** (ver Figura 14.3). Além de promover a diferenciação das células T *naive* em células T efetoras e a diferenciação das células B *naive* em células secretoras de anticorpo IgA (discutido adiante), as DCs no GALT e nos linfonodos mesentéricos também fornecem sinais que levam à expressão de integrina $\alpha_4\beta_7$ e CCR9 nas células efetoras. A indução das moléculas de *homing* depende da secreção de ácido retinoico pelas DCs. Os tecidos linfoides intestinais são expostos à vitamina A da dieta, enquanto as DCs no GALT e linfonodos periféricos expressam retinaldeído desidrogenase (RALDH), a enzima necessária para a síntese de ácido retinoico a partir da vitamina A. As DCs em outros tecidos não expressam RALDH. Adicionalmente, as células epiteliais intestinais expressam RALDH e podem sintetizar ácido retinoico. O modo como o ácido retinoico induz expressão de moléculas de *homing* intestinal é desconhecido. Consistente com essas propriedades do sistema imune intestinal, sabe-se que a vacinação oral favorece a expansão das células B produtoras de IgA residentes no intestino, em comparação ao observado com a imunização intradérmica.

***A lâmina própria contém linfócitos efetores, DCs e macrófagos difusamente distribuídos, além de ser o sítio da fase efetora das respostas imunes adaptativas gastrintestinais.*** Como discutido anteriormente, os linfócitos efetores gerados nas placas de Peyer, em outras estruturas do GALT e nos linfonodos mesentéricos voltam a residir na lâmina própria. Nesse local, as células T podem responder aos patógenos invasores, e as células B podem secretar anticorpos que são transportados para o lúmen e neutralizam patógenos antes que estes invadam o tecido.

## Imunidade humoral no trato gastrintestinal

***A principal função da imunidade humoral no trato gastrintestinal é neutralizar microrganismos luminais, e essa função é mediada principalmente pela IgA produzida na lâmina própria e transportada ao longo do epitélio da mucosa para o lúmen.*** Quantidades menores de IgG e IgM também são secretadas dentro do lúmen intestinal. Junto ao lúmen, os anticorpos se ligam aos microrganismos e toxinas e os neutralizam, impedindo-os de se ligar às células do hospedeiro. Essa forma de imunidade humoral, por vezes chamada imunidade secretora, evoluiu até se tornar particularmente proeminente em mamíferos. Estudos realizados com camundongos indicam que as respostas de IgA são feitas para antígenos expressos apenas em uma pequena fração de todas as espécies comensais presentes no intestino, as quais são, em grande parte, bactérias que ficam no intestino delgado e não no cólon. Além de se ligarem especificamente aos microrganismos, as glicanas no componente secretor da IgA (discutido adiante) podem se ligar às bactérias e diminuir sua motilidade, impedindo-as, assim, de atingir a barreira epitelial. Pacientes com deficiência seletiva de IgA frequentemente apresentam infecções gastrintestinais e respiratórias (ver Capítulo 21). Além de um papel na imunidade protetora, a IgA também pode facilitar a colonização do intestino delgado por comensais "úteis", especialmente espécies de *Bacteroides*. Um mecanismo pelo qual a IgA secretada pode promover a sobrevivência de certas espécies bacterianas é que os glicanos nas regiões Fc e a peça secretora servem como fontes de carbono para os micróbios. As respostas de anticorpo aos antígenos encontrados via ingesta são tipicamente dominadas por IgA, e a imunidade secretora é o mecanismo de proteção induzido pelas vacinas orais, como a vacina contra a pólio.

***A IgA é produzida em quantidades maiores do que qualquer outro isótipo de anticorpo.*** Estima-se que um adulto normal pesando 70 kg secrete cerca de 2 g de IgA por dia, o que equivale a 60 a 70% da produção total de anticorpos. Essa tremenda produção de IgA se deve ao amplo número de plasmócitos produtores de IgA presentes no GALT, o qual representa 80% de todos os plasmócitos produtores de anticorpo existentes no corpo, conforme sugerem algumas estimativas (Figura 14.4). Como a síntese de IgA ocorre principalmente no tecido linfoide de mucosa, e a maior parte da IgA localmente produzida é eficientemente transportada para o lúmen da mucosa, esse isótipo constitui menos de 1/4 dos anticorpos presentes no plasma e é um componente minoritário da imunidade humoral sistêmica, se comparado à IgG.

Várias propriedades exclusivas do ambiente intestinal resultam no desenvolvimento seletivo de células secretoras de IgA que permanecem no trato gastrintestinal ou, se entrarem na circulação, alojam-se de volta na lâmina própria dos intestinos. O resultado é que as células secretoras de IgA se acumulam de maneira eficiente nas proximidades do epitélio que irá captar a IgA secretada e transportá-la para o lúmen.

***A abundância de plasmócitos intestinais produtores de IgA é devido, em parte, à indução seletiva da troca do isótipo IgA nas células B presentes no GALT e nos linfonodos mesentéricos.*** A troca de classe de IgA no intestino pode se dar por mecanismos T-dependentes ou T-independentes (Figura 14.5). Estudos realizados em camundongos sugerem que a maior parte da IgA secretada no lúmen é produzida via mecanismos T-independentes. Tanto na troca de classe para IgA T-dependente quanto T-independente, duas etapas essenciais são a transcrição induzida por citocinas através do *locus* genômico de IgA, que permite o acesso às enzimas necessárias para a

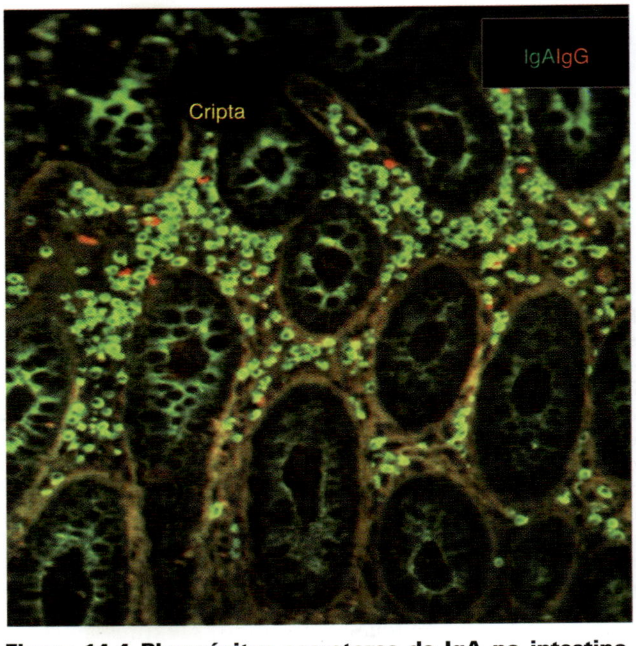


**Figura 14.4 Plasmócitos secretores de IgA no intestino.** A abundância de plasmócitos produtores de imunoglobulina A (*IgA*) (*verde*) na mucosa do cólon, em comparação às células secretoras de IgG (*vermelho*), é mostrada na marcação por imunofluorescência. A IgA que está sendo transportada por transcitose pelas células epiteliais da cripta é visualizada no seu citoplasma (*marcação verde-fluorescente*). (De Brandtzaeg P. The mucosal imune system and its integration with the mammary glands. *J Pediatr.* 2020;156[Suppl. 1]:S8-S16.)

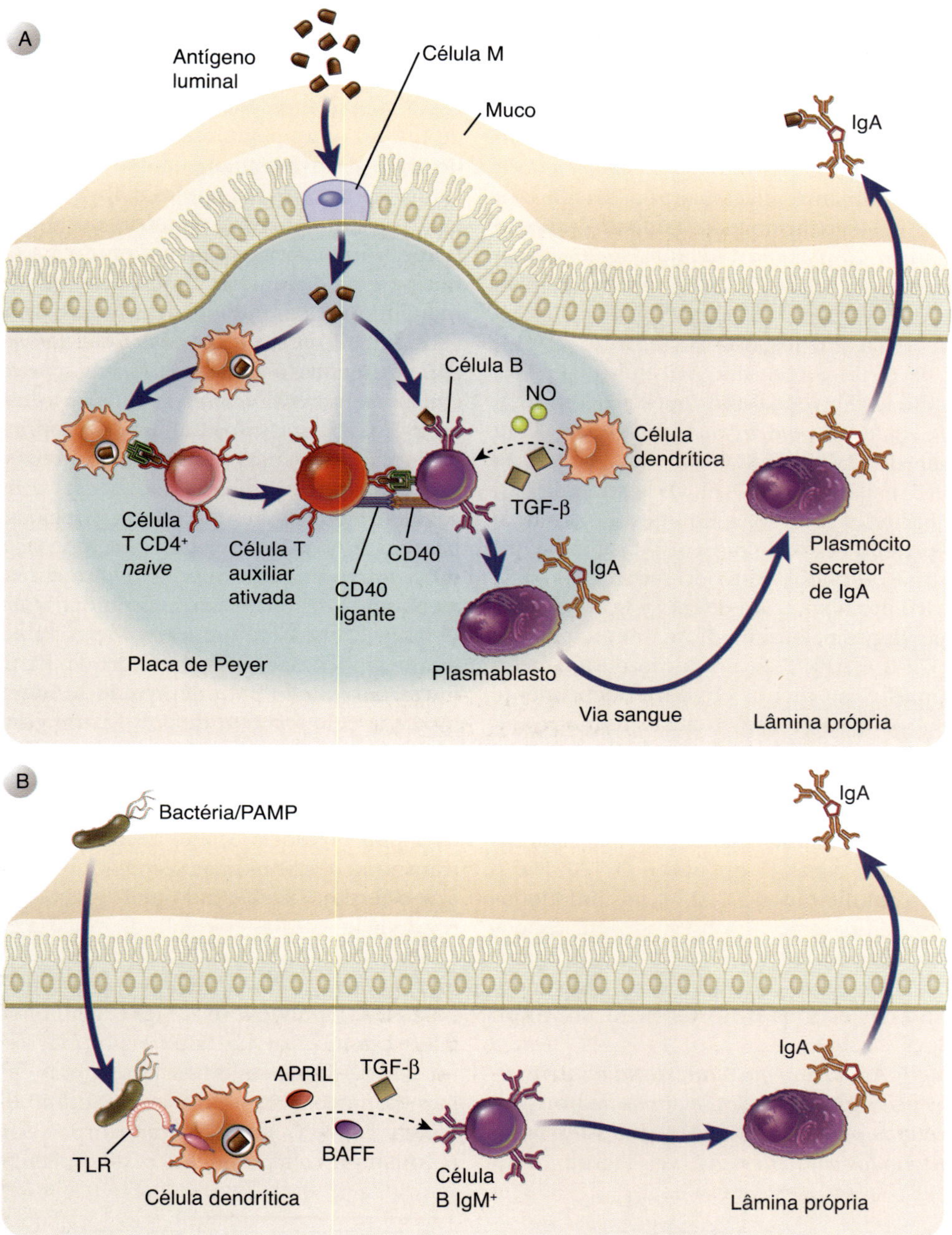


**Figura 14.5 Troca de classe para IgA no intestino. A troca de classe para imunoglobulina A (*IgA*) no intestino se dá por mecanismos T-dependentes e T-independentes. A.** Na troca de classe para IgA T-dependente, as células dendríticas na cúpula subepitelial das placas de Peyer capturam antígenos bacterianos distribuídos pelas células de micropregas (*M*) e migram para a zona interfolicular, onde apresentam antígeno para as células T CD4+ *naive*. As células T ativadas se diferenciam em células T auxiliares com fenótipo de célula T auxiliar folicular, e se engajam em interações cognatas com células B apresentadoras de antígeno IgM+, as quais também capturaram e processaram o antígeno bacteriano. A troca de classe na célula B para IgA é estimulada por meio da ligação de CD40L na célula T ao CD40 na célula B, aliada à ação do fator de transformação do crescimento-β (*TGF-β*). Essa via dependente da célula T produz anticorpos IgA de alta afinidade. **B.** A troca de classe para IgA T-independente envolve a ativação pelas células dendríticas de células B IgM+, incluindo células B-1. As células dendríticas ativadas por ligantes de receptores do tipo *Toll* (TLR) secretam citocinas que induzem troca de classe para IgA, incluindo BAFF, APRIL e TGF-β. Essa via independente da célula T produz anticorpos IgA de afinidade relativamente baixa pelas bactérias intestinais. Os mecanismos moleculares de troca de classe são descritos no Capítulo 12. *APRIL*, um ligante indutor de proliferação; *BAFF*, fator ativador de célula B; *PAMP*, padrão molecular associado a patógenos.

recombinação de troca, e a expressão induzida da desaminase induzida por ativação (AID; do inglês, *activation-induced deaminase*), a enzima que medeia a recombinação de troca (ver Capítulo 12). O TGF-β é a principal citocina requerida para a troca de isótipo T-dependente e T-independente para IgA no intestino e em outros tecidos de mucosa. No intestino, o TGF-β é produzido por células epiteliais e DCs no GALT. Além disso, as DCs do GALT expressam a integrina $\alpha_V\beta_8$, requerida para a ativação do TGF-β. Na troca de classe para IgA T-dependente, a AID é induzida nas células B pela sinalização de CD40, ativada pelo ligante de CD40 em células T auxiliares foliculares

(Tfh) que se ligam a CD40 em células B que apresentam antígeno para as células Tfh (ver Figura 14.5A). Na troca de classe para IgA T-independente, a expressão de AID em células B é induzida por formas de membrana e secretadas das citocinas APRIL (do inglês, *a proliferation-inducing ligand*) e BAFF (do inglês, *B cell-activating factor*), os quais são estruturalmente relacionados a CD40L e se ligam ao receptor CD40-relacionado chamado TACI (do inglês, *transmembrane activator and calcium-modulating cyclophilin-ligand interactor*). APRIL e BAFF são produzidos pelas DCs do GALT, enquanto as células epiteliais intestinais produzem APRIL em resposta aos ligantes de TLR produzidos por bactérias comensais. As células epiteliais intestinais também produzem lisofosfopoetina estromal tímica (TSLP; do inglês, *thymic stromal lymphopoietin*) em resposta aos sinais de TLR, e a TSLP estimula a produção adicional de APRIL pelas DCs do GALT. Os ligantes de TLR produzidos por bactérias comensais no intestino também aumentam a expressão de óxido nítrico sintase induzível em DCs, levando à produção de óxido nítrico. Pensa-se que o óxido nítrico promova troca de classe IgA T-dependente e T-independente pelo aumento da expressão dos receptores de TGF-β e APRIL. A produção de IgA pelas células B intestinais é, ao menos em parte, dependente de um metabólito da vitamina A, o ácido retinoico *all-trans*, produzido pelas células epiteliais intestinais e DCs do GALT, embora os mecanismos pelos quais o ácido retinoico promove a produção de IgA sejam desconhecidos. O ácido retinoico também é importante para o *homing* das células B no intestino, como já discutido. O TGF-β e o ácido retinoico são abundantes no GALT e nos linfonodos mesentéricos, em comparação ao observado em tecidos linfoides que não são de mucosa, como o baço e os linfonodos drenantes da pele, contribuindo amplamente para a propensão das células B no GALT de sofrerem troca para produção de IgA.

***A produção de IgA no trato gastrintestinal é intensificada ainda mais pelas propriedades seletivas de* homing *intestinal das células produtoras de IgA que surgem no GALT e nos linfonodos mesentéricos*** (ver Figura 14.3). Uma parte da IgA transportada ao longo do epitélio intestinal pode ser produzida por plasmócitos que se diferenciaram e permaneceram junto aos folículos do GALT subjacentes. No entanto, os plasmócitos secretores de IgA estão amplamente dispersos pela lâmina própria do trato gastrintestinal, não só nos folículos linfoides. Como já discutido, as células B ativadas que sofrem troca e se tornam células produtoras de IgA no GALT e linfonodos mesentéricos podem entrar na circulação sistêmica e então retornarem à lâmina própria intestinal de maneira seletiva, onde podem residir como plasmócitos.

***A IgA secretada é transportada por meio das células epiteliais para o lúmen intestinal via um receptor Fc chamado receptor de poli-Ig*** (Figura 14.6). A IgA secretada pelos plasmócitos na lâmina própria está na forma de um dímero cujas unidades são unidas pela cadeia J, coordenadamente produzida, a qual é ligada de modo covalente por pontes dissulfeto às regiões Fc das cadeias pesadas α de duas moléculas de IgA. Os plasmócitos de mucosa produzem cadeia J em abundância, mais do que os plasmócitos em tecidos não mucosa, enquanto a IgA sérica geralmente é um monômero sem cadeia J. A IgA dimérica deve ser transportada da lâmina própria ao longo do epitélio para dentro do lúmen. Essa função é mediada pelo receptor de poli-Ig, um glicoproteína integral de membrana com cinco domínios Ig extracelulares. A IgM produzida pelos plasmócitos da lâmina própria também é um polímero (pentâmero) associado de modo covalente à cadeia J, e o receptor de poli-Ig também transporta a IgM para as secreções intestinais. É por isso que o receptor é chamado poli-Ig. Esse receptor é sintetizado pelas células epiteliais da mucosa e é expresso nas superfícies basal e lateral das células epiteliais. Sua produção pode ser aumentada por estímulos inflamatórios.

A IgA dimérica (e a IgM pentamérica) secretada pelos plasmócitos na lâmina própria se liga ao receptor de poli-Ig na superfície basolateral das células epiteliais da mucosa através de um domínio da cadeia J (ver Figura 14.6). O complexo anticorpo-receptor é endocitado para a célula epitelial e, diferentemente dos outros

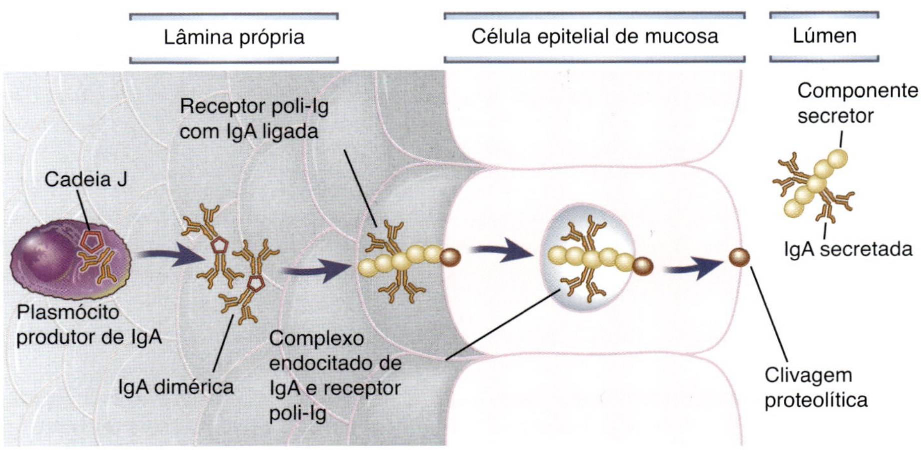


**Figura 14.6 Transporte de IgA ao longo das células epiteliais.** A IgA é produzida por plasmócitos na lâmina própria do tecido de mucosa e se liga ao receptor poli-Ig na base de uma célula epitelial. O complexo é transportado ao longo da célula epitelial e a IgA ligada é liberada dentro do lúmen por clivagem proteolítica. O processo de transporte ao longo da célula, a partir da superfície basolateral para a superfície luminal, neste caso, é chamado transcitose.

endossomos que tipicamente transitam para os lisossomos, as vesículas contendo receptor de poli-Ig são dirigidas à membrana plasmática apical (luminal) da célula epitelial e a ela se fundem. Na superfície celular apical, o receptor de poli-Ig é proteoliticamente clivado, seus domínios transmembrana e citoplasmático são fixos à célula epitelial, e o domínio extracelular do receptor, que carrega a molécula de IgA, é liberado no lúmen intestinal. Esse processo de transporte de IgA ao longo do epitélio é chamado transcitose. A parte clivada do receptor de poli-Ig, chamada componente secretor, permanece associada à IgA dimérica no lúmen. Pensa-se que o componente secretor ligado protege a IgA (e a IgM) contra a proteólise por ação das proteases presentes no lúmen intestinal, e esses anticorpos, assim, conseguem exercer sua função de neutralizar microrganismos e toxinas no lúmen.

A IgG está presente nas secreções intestinais em níveis iguais aos da IgM, porém em níveis menores que os de IgA. Em algumas secreções de mucosa (*i. e.*, no reto, trato geniturinário e vias respiratórias), os níveis de IgG são bastante elevados. O transporte de IgG para as secreções das mucosas pode ser mediado por transcitose via receptor Fc neonatal (FcRn), conforme discutido nos Capítulo 5 e 13.

***A IgA produzida nos tecidos linfoides na glândula mamária é secretada no colostro e no leite maduro materno por transcitose mediada por receptor de poli-Ig, e medeia a imunidade passiva de mucosa em crianças em fase de amamentação.*** A glândula mamária humana em fase de lactação contém um grande número de plasmócitos secretores de IgA, enquanto o epitélio glandular mamário é capaz de armazenar amplas quantidades de IgA secretória. Os plasmócitos na mama podem se originar em vários MALTs. Esses plasmócitos residem na mama porque a maioria dos plasmablastos de IgA expressam CCR10, independentemente dos tecidos linfoides em que são gerados, e os tecidos mamários expressam CCL28, a quimiocina que se liga ao CCR10. Durante a amamentação, uma criança ingere uma quantidade significativa de IgA materna que confere ampla proteção polimicrobiana no intestino do bebê. Quantidades moderadas de IgG e IgM também são secretadas no leite materno e contribuem para a imunidade passiva das crianças amamentadas. Numerosos estudos epidemiológicos demonstraram que a amamentação diminui significativamente o risco de doença diarreica e sepse, especialmente em países em desenvolvimento, e isso tem correlação com a presença no leite materno de IgA secretória específica para as espécies enterotóxicas de bactérias, incluindo *Escherichia coli* e *Campylobacter*.

### Imunidade mediada pelas células T no trato gastrintestinal

As células T exercem papéis importantes na proteção contra patógenos microbianos junto ao sistema gastrintestinal e na regulação das respostas aos antígenos comensais e alimentícios. Além disso, as células T contribuem para as doenças inflamatórias no trato gastrintestinal. Como em outras partes do corpo, a imunidade das células T no intestino envolve diferentes subpopulações de células T e é influenciada de vários modos pelas DCs apresentadoras de antígeno, as quais também pertencem a diferentes subpopulações. Nesta seção, discutiremos aspectos importantes das funções da célula T e da DC nos intestinos.

***As células T são encontradas junto à camada epitelial intestinal, dispersas ao longo da lâmina própria e submucosa, bem como ao redor e no interior dos folículos nas placas de Peyer e outras estruturas do GALT.*** Em seres humanos, a maioria das células T intraepiteliais consiste em células $CD8^+$, e somente cerca de 10% dos linfócitos intraepiteliais são células $\gamma\delta$, o que ainda é um número maior que as porcentagens de células T $\gamma\delta$ em outros tecidos. Em camundongos, cerca de 50% dos linfócitos intraepiteliais expressam a forma $\gamma\delta$ do TCR, de modo similar aos linfócitos intraepidérmicos na pele. Ambos os linfócitos intraepiteliais, que expressam TCR $\alpha\beta$ e $\gamma\delta$, exibem diversidade limitada de receptores antigênicos e, portanto, uma gama restrita de especificidades, em comparação com a maioria das células T. Esse repertório restrito pode ter evoluído para reconhecer microrganismos comumente encontrados na superfície epitelial. As células T da lâmina própria são principalmente $CD4^+$, sendo que a maioria tem fenótipo de células T efetoras previamente ativadas ou células T de memória (ver Capítulo 9). Muitas das células T de memória são residentes teciduais não circulantes. Lembre-se de que essas células T efetoras e de memória da lâmina própria são geradas a partir de precursores *naive* no GALT e nos linfonodos mesentéricos, entram na circulação e, preferencialmente, voltam a residir na lâmina própria (ver Figura 14.3). As células T junto às placas de Peyer e outros folículos adjacentes ao epitélio intestinal são principalmente células T auxiliares $CD4^+$, incluindo as células T auxiliares foliculares e células T reguladoras.

***DCs e macrófagos são abundantes no sistema imune gastrintestinal e podem participar da estimulação de respostas protetoras de célula T efetoras ou da indução de respostas de células T reguladoras que suprimem a imunidade aos antígenos ingeridos e organismos comensais.*** Na lâmina própria, as DCs captam e processam antígenos proteicos oriundos de microrganismos que estão no lúmen ou que atravessam a barreira epitelial e transportam os antígenos via linfáticos para os linfonodos mesentéricos (Figura 14.7). No interior dos linfonodos mesentéricos, as DCs apresentam os antígenos proteicos processados para as células T *naive* e induzem a diferenciação dessas células T em células efetoras Th1, Th2 ou Th17, ou ainda em células Treg $FOXP3^+$. Algumas DCs derivadas de macrófagos junto ao íleo terminal do intestino emitem projeções dendríticas por entre as células epiteliais e coletam amostras dos conteúdos luminais (ver Figura 14.7). Essas células amostradoras de antígeno especializadas, identificáveis pela expressão do receptor de quimiocina CX3CR, mantêm a integridade da barreira epitelial, ainda que projetem seus dendritos por entre as células epiteliais, por meio da produção das mesmas proteínas juncionais expressas pelas células epiteliais. Essas DCs promovem respostas imunes adaptativas protetoras contra patógenos no lúmen, passando os

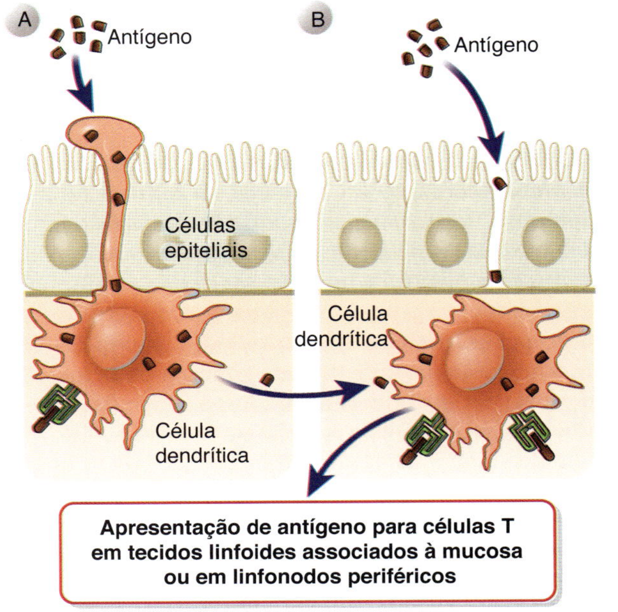


**Figura 14.7 Amostragem de antígeno pelas células dendríticas intestinais.** As células dendríticas (*DCs*) estão presentes na mucosa intestinal e amostram antígenos para a apresentação às células T no GALT e nos linfonodos mesentéricos. **A.** Algumas DCs estendem processos dendríticos por entre as células epiteliais intestinais e para dentro do lúmen, para amostrar antígenos, e então passam os antígenos para DCs móveis da lâmina própria, as quais migram para o MALT e apresentam os antígenos para células T *naive*. Os macrófagos também podem amostrar antígenos luminais dessa maneira. **B.** Outras DCs presentes na lâmina própria amostram antígenos derivados de conteúdos luminais e que atravessaram a barreira epitelial e apresentam antígenos para células T *naive* no MALT.

antígenos amostrados para as DCs mais móveis presentes na lâmina própria, as quais então migram para os linfonodos e ativam respostas de célula T efetora dirigidas a esses antígenos.

***No trato gastrintestinal, diferentes subpopulações de células T CD4⁺ efetoras são induzidas por e contra diferentes espécies microbianas*** (Figura 14.8). No Capítulo 10, introduzimos o conceito de que as subpopulações de células T auxiliares secretam diferentes citocinas e são especializadas para a proteção contra diferentes tipos de microrganismos. Esse conceito fundamental é altamente relevante para o sistema imune das mucosas. As células Th1, Th2 e Th17 são encontradas na lâmina própria do intestino, e a microbiota bacteriana comensal do lúmen intestinal exerce influências profundas sobre os fenótipos de célula T, até mesmo durante a homeostasia:

- ***Células Th17.*** Estudos conduzidos em camundongos demonstraram que certas classes de bactérias ou, em alguns casos, espécies bacterianas individuais, podem mudar o padrão dominante de produção de citocina da célula T. Exemplificando, a lâmina própria do intestino delgado em camundongos sadios é particularmente rica em células produtoras de IL-17, ao contrário do cólon. A presença de células Th17 depende da colonização do intestino por um determinado filo de bactérias (bactérias filamentosas segmentadas) no período pós-natal. Essas e outras bactérias estimulam a produção de fatores pelas células epiteliais intestinais, como a amiloide sérica A, que aumentam a liberação de IL-1, IL-6 e TGF-β pelas DCs, promovendo assim a diferenciação de Th17. Substâncias derivadas de

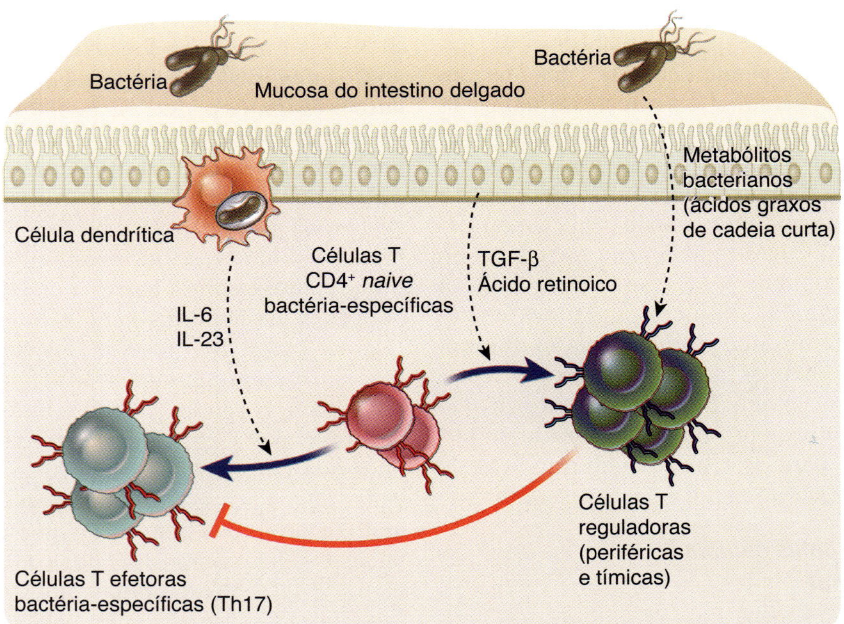


**Figura 14.8 Células T efetoras e reguladoras na mucosa intestinal.** As células T efetoras Th17 e as células T reguladoras são abundantes na mucosa intestinal. As células Th17 específicas para os antígenos bacterianos se diferenciam a partir de células T CD4⁺ *naive* em tecidos linfoides associados ao intestino (não mostrado) em resposta aos antígenos apresentados pelas células dendríticas (*DCs*) e às citocinas por elas secretadas, incluindo interleucina-6 (*IL-6*) e *IL-23*. A diferenciação de células T reguladoras (*Tregs*) específicas para os antígenos bacterianos é promovida pelo fator de transformação do crescimento-β (*TGF-β*) e pelo ácido retinoico produzidos pelas células epiteliais intestinais. As Tregs tímicas que migram para o intestino se expandem numericamente sob influência de metabólitos bacterianos. As células T reguladoras requerem apresentação de antígenos pelas DCs (não mostrado); a natureza desses antígenos é desconhecida.

alimentos ou de microrganismos intestinais ativam o fator de transcrição receptor de aril-hidrocarboneto nas células Th17, que é necessário para a secreção de IL-22. A presença de células Th17 no estado basal é requerida para a proteção contra espécies patogênicas de bactérias (p. ex., *Citrobacter rodentium*). As células Th17 parecem exercer papel especial na manutenção da função da barreira epitelial da mucosa, devido às duas citocinas-assinatura que produzem, IL-17 e IL-22. Essas citocinas, conforme discutido anteriormente, também são produtos da subpopulação de ILCs do grupo 3 no intestino. Os receptores para essas duas citocinas são expressos nas células epiteliais intestinais, e ambas induzem a expressão de proteínas importantes para a função de barreira, como as mucinas e β-defensinas, que protegem as células epiteliais contra a lesão induzida por microrganismos

- ***Células Th2.*** As infecções intestinais por helmintos induzem fortes respostas Th2, as quais são efetivas na eliminação dos vermes porque as citocinas Th2, IL-4 e IL-13 cooperam na intensificação das secreções de fluidos e muco, bem como na indução da contração da musculatura lisa e motilidade intestinal
- ***Células Th1.*** Essas células estão relativamente dispersas na lâmina própria sadia, em comparação às células Th17 ou Th2, mas aumentam numericamente no contexto da EI e podem contribuir para a patogênese desse distúrbio.

## Regulação da imunidade no trato gastrintestinal por células T reguladoras e citocinas

***As células T reguladoras são abundantes no GALT e previnem reações inflamatórias contra microrganismos comensais intestinais.*** Estima-se que a proporção de Tregs FOXP3⁺ entre as células CD4⁺ seja aproximadamente duas vezes maior no intestino do que em outros tecidos. Muitas células Tregs são induzidas no intestino em resposta aos antígenos encontrados localmente e, assim, pertencem à categoria de Tregs periféricas (ver Capítulo 15) (ver Figura 14.8). Os fatores que contribuem para a geração das Tregs periféricas incluem a produção local de ácido retinoico e TGF-β por DCs CD103⁺ e macrófagos da lâmina própria. Ambos, ácido retinoico e TGF-β, promovem expressão de FOXP3 e inibem a geração de células Th1 e Th2. Além disso, os metabólitos de fermentação, como o ácido graxo de cadeia curta butirato, produzidos pelas bactérias comensais intestinais, especialmente espécies de *Clostridia*, estimulam a expansão periférica de Tregs. Como discutido no Capítulo 15, acredita-se que as Tregs suprimam as respostas imunes por meio de vários mecanismos. Dentre esses, o mecanismo dominante no intestino parece ser a produção da citocina imunossupressora IL-10.

***Várias citocinas, incluindo TGF-β, IL-10 e IL-2, exercem papéis decisivos na manutenção da homeostase do sistema imune intestinal, e as deficiências dessas citocinas ou de seus receptores resultam em inflamação intestinal patológica.*** Grande parte do nosso conhecimento sobre a regulação mediada por citocinas no intestino advém de estudos realizados com camundongos nocauteados para genes de citocinas ou de receptores de citocinas. Uma das principais características do fenótipo de camundongos com deficiências induzidas de TGF-β, IL-10, receptor de IL-10, IL-2 e receptor de IL-2 é a inflamação descontrolada no intestino. Mutações no gene do receptor de IL-10 também causam um tipo raro de colite em bebês, confirmando a importância da IL-10 na prevenção da inflamação intestinal patológica em seres humanos. A inflamação descontrolada observada no intestino na ausência dessas citocinas ou de seus receptores é mais provavelmente causada pelas respostas imunes à microbiota intestinal comensal, uma vez que não ocorre inflamação em camundongos criados sob condições "livres de germes" (*germ-free*).

As fontes celulares de citocinas e as células-alvo relevantes que expressam receptores essenciais à prevenção da inflamação intestinal não estão completamente definidas. Modelos murinos nos quais citocinas, receptores de citocinas e sinalização de receptores de citocinas são geneticamente anulados somente em tipos celulares específicos têm sido usados para responder à questão sobre os tipos celulares importantes. No caso da regulação da inflamação intestinal dependente de TGF-β e de IL-10, evidências indicam que as Tregs são uma fonte importante de citocinas. Por exemplo, a deleção seletiva do gene *Il10* em células FOXP3⁺ leva ao desenvolvimento de colite grave, consistente com o papel decisivo da IL-10 produzida por Tregs na manutenção da homeostasia no trato gastrintestinal. As células-alvo que expressam receptores para TGF-β e IL-10, e são reguladas por essas citocinas, provavelmente incluem DCs, células T efetoras, células efetoras inatas (p. ex., macrófagos) e células epiteliais. Em camundongos com ausência da IL-2 ou do seu receptor, a EI é consequência de defeitos no desenvolvimento e função de Tregs, as quais requerem IL-2 para sua manutenção (ver Capítulo 15).

## Tolerância oral e vacinas orais

***A tolerância oral é a não responsividade sistêmica a antígenos ingeridos ou administrados via tecidos de mucosa.*** A tolerância oral foi mais claramente demonstrada em modelos experimentais com roedores. Camundongos alimentados com altas doses de um antígeno proteico podem, subsequentemente, apresentar comprometimento das respostas humoral e mediada por células T ao mesmo antígeno administrado por outras rotas, como a via cutânea. Um fenômeno similar pode ser demonstrado quando antígenos são administrados pelas vias nasais na mucosa respiratória, sendo que o termo mais geral "tolerância de mucosa" é usado para descrever a tolerância induzida pela administração oral ou nasal do antígeno. Especula-se que o papel fisiológico da tolerância oral seja a prevenção de respostas imunes potencialmente prejudiciais a proteínas alimentares e bactérias comensais. Os mecanismos subjacentes de tolerância oral não são bem conhecidos, mas provavelmente incluem os mecanismos de tolerância periférica discutidos no Capítulo 15, como anergia, deleção e supressão mediada por Tregs. A tolerância oral é sistêmica porque as Tregs induzidas na mucosa podem circular para outros tecidos, ou células T efetoras podem ser mortas ou tornadas não responsivas no intestino, e então deixam de estar disponíveis para responder a antígenos em outros sítios. Até o presente, as tentativas de tratar doença autoimune por meio da administração oral ou nasal de autoantígenos relevantes têm fracassado, porém houve êxito na minimização do desenvolvimento de alergia ao amendoim por meio da administração oral de extrato de amendoim no início da infância (ver Capítulo 20).

***A administração oral de antígeno no contexto de estimulação concomitante da imunidade inata pode levar a respostas imunes adaptativas produtivas, como ocorre no uso de vacinas orais para indução de respostas de anticorpo protetoras contra poliovírus ou contra a bactéria* S. typhi.** Essas vacinas consistem em microrganismos vivos atenuados capazes de infectar células no intestino e de estimular respostas inatas fortes que, então, promovem ativação de células T e B.

## Papel do microbioma comensal na imunorregulação

O microbioma intestinal humano inclui todas as bactérias comensais que normalmente residem nos intestinos, discutidas anteriormente, bem como milhares de espécies de vírus, fungos e protozoários. Os seres humanos e seus microbiomas intestinais coevoluíram mecanismos para o benefício mútuo, incluindo mecanismos para defesa contra a invasão por esses organismos, aliados a mecanismos para manutenção do equilíbrio por meio da minimização de respostas imunes pró-inflamatórias desnecessárias a organismos comensais. Uma consequência dessa coevolução é uma profunda influência do microbioma sobre o sistema imune. O microbioma muda com a idade, a dieta e a doença, e estudos experimentais indicam que essas alterações afetam a função imune localmente no intestino, e também sistemicamente.

***Os organismos comensais nos intestinos induzem e regulam as respostas imunes inatas no intestino e também influenciam a imunidade inata.*** Estudos realizados com camundongos demonstraram que as bactérias comensais são necessárias para a proliferação e o reparo da barreira epitelial intestinal após a lesão – um efeito mediado pelos PAMPs da parede celular bacteriana e pelos TLRs, aos quais se ligam nas células epiteliais. Conforme já mencionado, a microbiota intestinal estimula a expressão de mucinas e moléculas antimicrobianas (incluindo defensinas e REGIIIγ) que previnem a colonização bacteriana. Em adição, vários estudos realizados em camundongos demonstraram que produtos de bactérias comensais presentes no intestino influenciam o modo como neutrófilos circulantes e macrófagos atuam sistemicamente. Por exemplo, ácidos graxos de cadeia curta oriundos de bactérias intestinais diminuem as respostas inflamatórias dos neutrófilos, enquanto os fragmentos de peptidoglicano de bactérias intestinais intensificam a capacidade dos neutrófilos circulantes de matar bactérias gram-positivas. Do mesmo modo, as bactérias intestinais parecem ser requeridas para as funções antivirais sistêmicas de macrófagos, DCs e células *natural killer* (NK).

***Os organismos comensais intestinais influenciam as respostas imunes adaptativas local e sistêmica.*** Em camundongos, a produção de IgA na mucosa intestinal, que é um dos principais mecanismos imunes adaptativos para proteção contra a invasão microbiana através da barreira epitelial intestinal, depende da presença de uma subpopulação da microbiota bacteriana luminal do intestino delgado. Os antígenos bacterianos comensais ativam respostas de IgA específica ao induzirem a expressão de BAFF, APRIL e ácido retinoico, que são fatores de troca de IgA requeridos para a troca de classe T-dependente e T-independente de IgA na célula B (discutido anteriormente). Ao impedir os comensais de alcançarem o epitélio da barreira, a IgA do intestino diminui as respostas inatas contra esses organismos e limita tanto a ativação da célula B como as respostas de anticorpos, local e sistemicamente. Certas espécies de organismos comensais presentes no intestino também são requeridas para o acúmulo de células Th17 nesse local, como já discutido, e a presença dessas espécies diminui a resistência a alguns patógenos intestinais, mas pode aumentar a suscetibilidade à doença autoimune fora do intestino. Outras espécies comensais contribuem para o desenvolvimento das Tregs.

Em seres humanos, o impacto da microbiota intestinal sobre as respostas imunes locais e sistêmicas é inferido a partir de numerosas observações clínicas e terapias experimentais. A microbiota normal parece ser requerida para prevenir respostas inatas intestinais prejudiciais e a inflamação induzida por bactérias patogênicas. Exemplificando, o tratamento com antibióticos para infecções fora do intestino, invariavelmente, alterará a constituição da microbiota intestinal, e isso está associado ao risco aumentado de infecções bacterianas patológicas no cólon, em especial por *Clostridium difficile*. Pacientes com infecção crônica por *C. difficile* são beneficiados pela administração oral de transplantes fecais, que repovoam o intestino com a microbiota oriunda de indivíduos sadios.

Foi sugerido que alterações no microbioma intestinal, às vezes chamadas disbiose, podem ser subjacentes ao desenvolvimento de numerosos distúrbios, mas a maneira como a microbiota intestinal comensal humana influencia a saúde imunológica sistêmica é amplamente desconhecida. O risco de desenvolvimento de doença alérgica, incluindo a asma, foi associado a variações na microbiota adquiridas durante a fase inicial da infância, como consequência do modo de nascimento (parto vaginal *versus* parto por cesariana), amamentação e uso de antibióticos. Atualmente, os microbiomas de várias populações de indivíduos normais e de pacientes estão sendo caracterizados por métodos genéticos. Embora esse trabalho possa levar a uma melhor compreensão acerca do modo como o sistema imune humano é regulado pelas bactérias intestinais, um dos principais desafios na interpretação dos dados é a significativa variação do microbioma humano entre indivíduos e ao longo do tempo, mesmo na mesma pessoa.

## IMUNIDADE EM OUTROS TECIDOS DE MUCOSA

Assim como a mucosa gastrintestinal, as mucosas do sistema respiratório e do sistema geniturinário devem manter uma barreira contra a invasão de diversos microrganismos presentes no ambiente, bem como equilibrar as respostas protetoras efetivas contra os microrganismos invasores com a supressão das respostas a organismos comensais. Muitos dos aspectos da imunidade gastrintestinal que descrevemos são compartilhados pela imunidade das mucosas nesses diferentes locais. Esses aspectos compartilhados incluem as barreiras epiteliais secretoras de muco e defensina relativamente impermeáveis; acúmulos localizados de tecidos linfoides sob o epitélio; a amostragem constante de antígenos localizados fora das barreiras por células imunes junto à barreira; a integração de sinais pró-inflamatórios e reguladores gerados pela ligação de produtos microbianos a receptores de imunidade inata presentes em células epiteliais e DCs; a forte dependência da imunidade humoral mediada por IgA secretora para prevenção de invasão microbiana; e a presença de populações de DCs que estimulam tipos particulares de respostas de células T efetoras e reguladoras. Além desses aspectos compartilhados, tecidos de mucosa distintos apresentam propriedades únicas que refletem as diferentes funções e anatomia dos órgãos dos quais fazem parte, bem como a gama de antígenos ambientais e microrganismos presentes em cada local. A seguir, discutiremos algumas das principais características da imunidade de mucosas nos sistemas respiratório e geniturinário.

### Imunidade no sistema respiratório

A mucosa do sistema respiratório reveste as vias nasais, nasofaringe, traqueia e árvore brônquica. Os alvéolos, que são os terminais em forma de saco revestidos de epitélio, também podem ser considerados parte da mucosa respiratória. A inalação do ar expõe a mucosa respiratória a uma ampla variedade de substâncias estranhas, incluindo organismos infecciosos transportados pelo ar, pólens de plantas, partículas de poeira e diversos outros antígenos ambientais. A microbiota das vias respiratórias é menos densa e menos diversificada do que no intestino, enquanto as vias respiratórias profundas e os alvéolos contêm menos organismos que as vias respiratórias superiores. Mesmo assim, mecanismos similares se desenvolveram junto ao sistema imune da mucosa respiratória para alcançar um equilíbrio entre imunoativação para proteger contra patógenos e imunorregulação para evitar respostas desnecessárias ou excessivas que possam comprometer as funções fisiológicas. A falha do sistema imune em controlar as infecções broncopulmonares e as respostas imunes ou inflamatórias excessivas às infecções constituem as principais causas de morbidade e mortalidade no mundo inteiro.

#### *Imunidade inata no sistema respiratório*

O epitélio colunar ciliado pseudoestratificado que reveste a maior parte da mucosa respiratória, incluindo as vias nasais, nasofaringe e árvore brônquica, exerce funções de barreira física e química similares àquelas do epitélio intestinal, graças a *tight junctions* existentes entre as células e à secreção de muco, defensinas e catelicidinas. O muco nas vias respiratórias captura substâncias estranhas, incluindo microrganismos, enquanto os cílios movem o muco e os microrganismos capturados para cima e para fora dos pulmões. A importância do muco e dos cílios na imunoproteção inata nos pulmões é ilustrada pela frequência significativamente aumentada de infecções broncopulmonares graves em pessoas com função ciliar diminuída, como indivíduos que fumam muitos cigarros, ou pela produção anormal de muco, como em pacientes com fibrose cística.

As respostas inatas nos alvéolos exercem funções antimicrobianas, mas são rigorosamente controladas para prevenir a inflamação, a qual comprometeria as trocas gasosas. Os alvéolos são suscetíveis ao espalhamento da infecção por broncopneumonia, e as células do revestimento alveolar podem ser diretamente infectadas por vírus. As proteínas surfactantes A (SP-A) e D (SP-D), secretadas dentro dos espaços alveolares, são membros da família das colectinas (ver Capítulo 4) e se ligam a PAMPs carboidratos na superfície de muitos patógenos. Esses surfactantes estão envolvidos na neutralização viral e na remoção de microrganismos dos alvéolos, mas também suprimem respostas inflamatórias e alérgicas no pulmão. Por exemplo, a SP-A inibe a sinalização de TLR2 e TLR4, bem como a produção de citocinas inflamatórias em macrófagos alveolares, sendo que a SP-A também se liga ao TLR4 e inibe a ligação do lipopolissacarídio. A SP-A e a SP-D diminuem a atividade fagocítica dos macrófagos alveolares.

Os macrófagos alveolares representam a maioria das células livres junto aos espaços alveolares. Esses macrófagos tecido-residentes são funcionalmente distintos daqueles da maioria dos outros tecidos, no sentido de que mantêm um fenótipo anti-inflamatório. Expressam IL-10, óxido nítrico e TGF-β, além de serem fracamente fagocíticos em comparação aos macrófagos residentes em outros tecidos, como baço e fígado. Os macrófagos alveolares inibem as respostas de célula T, bem como a função de apresentação de antígeno das DCs das vias respiratórias – efeitos atribuídos à IL-10 e ao TGF-β que secretam.

As ILCs estão presentes nos tecidos de mucosa brônquica e contribuem para as respostas inflamatórias pulmonares aos helmintos e alergênios ambientais. O dano ao epitélio brônquico causado pelos microrganismos resulta na liberação de citocinas alarminas como IL-33, que ativa ILC2s e células Th2. As ILC2s pulmonares também são ativadas por neuropeptídios derivados de nervos autonômicos e de células neuroendócrinas brônquicas.

#### *Imunidade adaptativa no sistema respiratório*

A imunidade humoral protetora nas vias respiratórias é dominada pela IgA secretória, assim como em outros tecidos de mucosa, embora a quantidade de IgA secretada seja menor do que no trato gastrintestinal. A IgA secretória exerce papel importante nas vias respiratórias superiores. Os sítios anatômicos de ativação, diferenciação e troca de classe para IgA das células B *naive* podem variar e incluem as tonsilas e adenoides na nasofaringe e nos linfonodos do mediastino, e adjacente aos brônquios, nos pulmões. Há relativamente poucos folículos linfoides agregados ou isolados na lâmina própria, em comparação ao observado no intestino, e provavelmente menos iniciação de respostas imunes humorais nesses locais. O *homing* de plasmablastos secretores de IgA de volta para o interior do tecido das vias respiratórias nas proximidades do epitélio da mucosa respiratória depende da quimiocina CCL28 secretada pelo epitélio respiratório e seu receptor CCR10 nos plasmócitos. A IgA é transportada para dentro do lúmen das vias respiratórias pelo mesmo mecanismo de receptor de poli-Ig de transporte transcelular do intestino. As respostas de IgE aos antígenos nas vias respiratórias são frequentes e estão envolvidas nas doenças alérgicas do sistema respiratório, incluindo a febre do feno e a asma. A IgE desempenha suas funções efetoras inflamatórias quando ligada aos mastócitos, os quais são abundantes na submucosa das vias respiratórias.

As respostas de células T no pulmão são iniciadas pela amostragem de antígenos das vias respiratórias pelas DCs, e apresentação desses antígenos a células T *naive* nos linfonodos peribrônquicos e mediastínicos. Uma rede de DCs está presente na mucosa das vias respiratórias e uma subpopulação dessas DCs brônquicas estende os dendritos por entre as células epiteliais bronquiais e para o lúmen das vias respiratórias. Essas DCs mostram antígenos das vias respiratórias, migram para os linfonodos drenantes e apresentam os antígenos processados para células T *naive*. Outras DCs são encontradas na lâmina própria, sob as células epiteliais, onde capturam antígenos que atravessam o epitélio. As DCs das vias respiratórias podem dirigir a diferenciação de células T $CD4^+$ *naive* para diferentes fenótipos, dependendo da natureza do antígeno e do contexto da doença. Por exemplo, células Th1 são normalmente geradas em infecções virais, enquanto células Th2 são frequentes em respostas alérgicas a alergênios inalados na asma.

### Imunidade no sistema geniturinário

A defesa imune inata contra a invasão e a infecção microbiana na mucosa geniturinária depende principalmente do revestimento epitelial, como em outras barreiras de mucosa. O epitélio escamoso estratificado reveste a mucosa vaginal e a uretra terminal masculina, e uma camada única de epitélio colunar secretor de muco reveste o sistema genital feminino. O epitélio vaginal contém células de Langerhans, e uma variedade de DCs e macrófagos foi descrita sob o epitélio na vagina, endocérvice e uretra. Também há células B e T residentes na mucosa genital. O sistema imune adaptativo na mucosa geniturinária carece de MALTs proeminentes. Diferentemente de outras mucosas, nas quais a IgA é o isótipo de anticorpo dominante, a maioria dos anticorpos presentes nas secreções genitais é IgG, e metade desses anticorpos é produzida por plasmócitos na mucosa do sistema genital, enquanto o restante é oriundo da circulação. As infecções no trato geniturinário são uma das principais causas de morbidade e mortalidade em todo o mundo, e ocorrem quando as barreiras epiteliais são danificadas, a função do trato urinário é prejudicada ou os microrganismos escapam dos mecanismos locais de defesa.

## SISTEMA IMUNE CUTÂNEO

A pele inclui duas camadas principais, a epiderme externa, composta majoritariamente de células epiteliais, e, separada por uma fina membrana basal, a derme subjacente composta por tecido conectivo e estruturas acessórias especializadas, como folículos pilosos e glândulas sudoríparas. Junto a essas duas camadas, há uma variedade de tipos celulares distintos e seus produtos, abrangendo o sistema imune cutâneo, os quais fornecem as funções de barreira física e defesa imune ativa contra microrganismos (Figura 14.9). A pele de um adulto tem uma área aproximada de 2 $m^2$ e é a segunda maior barreira do corpo contra microrganismos ambientais e outros materiais estranhos. Dada a sua localização mais externa, a pele normalmente é colonizada por muitos microrganismos, e frequentemente é rompida por traumatismos e queimaduras. Dessa forma, a pele é uma porta de entrada comum para uma ampla variedade de microrganismos e outras substâncias estranhas, além de ser o sítio de muitas respostas imunes.

### Respostas imunes inata e adaptativa na pele

***A epiderme fornece uma barreira física à invasão microbiana.*** A epiderme consiste em múltiplas camadas de epitélio estratificado escamoso, constituídas quase totalmente por células epiteliais especializadas chamadas queratinócitos. A camada basal de queratinócitos, ancorada na membrana basal, está em contínua proliferação, e as células de sua progênie em maturação são deslocadas para cima e se diferenciam para formar várias camadas distintas. Na camada do topo, chamada estrato córneo, as células sofrem morte celular programada, e assim formam uma barreira de permeabilidade rica em queratina e lipídios, importante para a proteção contra microrganismos e agentes físicos e químicos prejudiciais.

***Além de formar uma barreira física, os queratinócitos respondem ativamente aos patógenos e à lesão produzindo peptídios antimicrobianos que matam os microrganismos, bem como várias citocinas que promovem e regulam as respostas imunes.*** Os peptídios antimicrobianos produzidos pelos queratinócitos incluem defensinas, S100 e catelicidinas (ver Capítulo 4). As citocinas produzidas pelos queratinócitos incluem TNF, TSLP, IL-1, IL-6, IL-18, IL-25 e IL-33, que promovem inflamação; fator estimulador de colônia de granulócitos-macrófagos (GM-CSF; do inglês, *granulocyte-macrophage colony-stimulating factor*), indutor de diferenciação e ativação de DCs na epiderme (discutido adiante); e IL-10, que controla as respostas imunes. Os queratinócitos produzem a quimiocina CCL27, que participa do recrutamento de linfócitos que expressam CCR10. A expressão de defensinas, citocinas e quimiocinas pelos queratinócitos é induzida por receptores imunes inatos, entre os

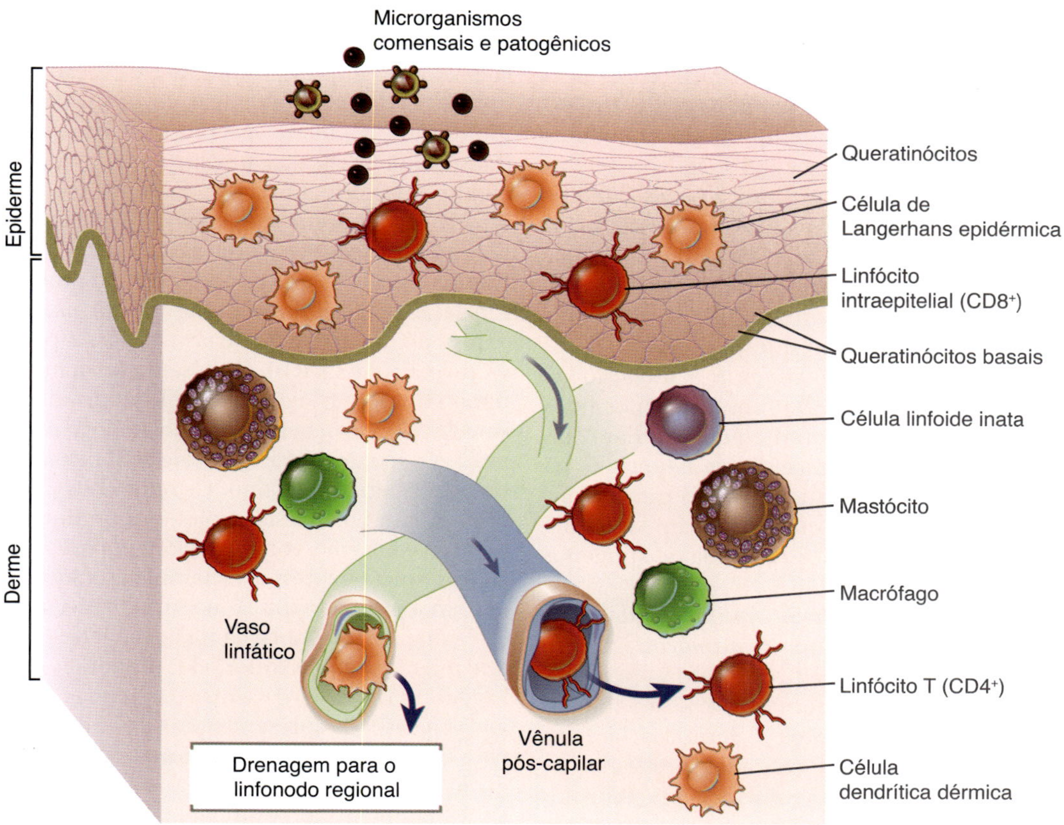


**Figura 14.9 Componentes celulares do sistema imune cutâneo.** Os principais componentes do sistema imune cutâneo mostrados neste diagrama esquemático incluem os queratinócitos, as células de Langerhans e os linfócitos intraepiteliais, todos localizados na epiderme, além de linfócitos T, células linfoides inatas, células dendríticas e macrófagos localizados na derme.

quais TLRs e NLRs (ver Capítulo 4). Na pele normal, os queratinócitos sintetizam constitutivamente pró-IL-1β e pró-IL-18. Estímulos como a radiação ultravioleta ativam o inflamassomo a processar essas prócitocinas nas formas ativas, explicando assim a resposta inflamatória à queimadura solar. Quando as vias transdutoras de sinal ligadas às respostas inflamatórias, como as vias do fator nuclear kappa B (NF-κB, do inglês, *nuclear factor κB*) e do transdutor de sinal e ativador de transcrição 3 (STAT3; do inglês, *signal transducer and activator of transcription 3*), são geneticamente ativadas apenas em queratinócitos, os camundongos desenvolvem doenças cutâneas inflamatórias. Isso demonstra o potencial dos queratinócitos de atuarem como agentes centrais nas respostas imunes cutâneas.

***As respostas imunes inatas aos patógenos que rompem a barreira epidérmica são iniciadas por macrófagos, mastócitos e ILCs na derme.*** Conforme descrevemos para outros tecidos, as células-sentinela residentes do tecido, como os macrófagos e os mastócitos, expressam TLRs e outros receptores inatos de reconhecimento de padrão e respondem aos PAMPs e aos padrões moleculares associados ao dano (DAMPs; do inglês, *damage-associated molecular patterns*) secretando citocinas inflamatórias e mediadores lipídicos. As ILCs são ativadas por citocinas secretadas pelos queratinócitos e células-sentinela, secretando, por sua vez, citocinas inflamatórias que influenciam o tipo de respostas inflamatórias subsequentes. Exemplificando, as ILC2s são ativadas por TSLP, IL-25 e IL-33 derivados de queratinócitos, e então secretam IL-5 que promove inflamação eosinofílica. A produção de IL-18 por queratinócitos e células-sentinela ativa ILC1s a secretarem IFN-γ, que promove a defesa mediada por macrófagos. As DCs também exercem um importante papel de sentinela na pele, como discutido em mais detalhes a seguir.

***Várias populações de DCs normalmente estão presentes na pele e contribuem para as respostas imunes inatas e iniciação das respostas de células T aos antígenos microbianos e ambientais que entram no corpo através da pele.*** Na epiderme, as DCs mais abundantes são as células de Langerhans (ver Figura 2.5), que expressam um receptor de lectina tipo C chamado langerina (CD207) e contêm numerosos grânulos de Birbeck no citoplasma. As células de Langerhans povoam a pele durante o desenvolvimento embrionário e, do ponto de vista do desenvolvimento, estão relacionadas a outros macrófagos residentes teciduais e não às DCs convencionais. Os dendritos das células de Langerhans formam uma malha densa entre os queratinócitos da epiderme. Na derme, DCs relativamente escassas expressam langerina, bem como CD103 em camundongos e CD141 em seres humanos, representando uma linhagem que se distingue das células de Langerhans. Cada uma dessas populações de DCs expressa receptores inatos de reconhecimento de padrão para PAMPs, bem como para

DAMPs derivados de células lesadas. As DCs respondem a esses ligantes secretando citocinas inflamatórias.

Ambas, células de Langerhans epidérmicas e DCs dérmicas, captam antígenos proteicos, processam os antígenos em peptídios e migram para os linfonodos drenantes em que apresentam complexos peptídio-MHC a células T *naive* (ver Capítulo 6). As contribuições das diferentes subpopulações de DCs cutâneas para a iniciação de diferentes tipos de respostas de célula T não estão totalmente definidas. Foram desenvolvidos modelos murinos em que subpopulações particulares de DCs foram eliminadas, e esses modelos mostram que as células de Langerhans murinas são dispensáveis para a ativação de respostas de células T $CD4^+$ e $CD8^+$ contra muitos tipos de antígenos na pele, mas, aparentemente, atuam nas respostas Th17 a patógenos extracelulares, bem como na tolerância a alguns antígenos cutâneos. Em camundongos e seres humanos, as cDC1s que expressam langerina são requeridas para a apresentação cruzada de antígenos para células T $CD8^+$ *naive*.

***A pele humana normal contém muitas células T, e 95% dessas células exibem fenótipo de memória.*** Existem cerca de $2 \times 10^{10}$ células T na pele. Cerca de 98% dessas células T estão presentes na derme e 2% são linfócitos intraepidérmicos. Os linfócitos T dérmicos (ambos, células $CD4^+$ e $CD8^+$) estão localizados predominantemente adjacentes a vasos sanguíneos e em folículos pilosos. A maioria dessas células T dérmicas consiste em células de memória residentes do tecido geradas nos linfonodos em infecções cutâneas prévias, as quais então se alojam e permanecem na pele por longos períodos sem recircular. Pequenos números de células T de memória residentes, tanto $CD4^+$ como $CD8^+$, são encontradas na epiderme e expressam a integrina CD103 que se liga a ligantes existentes nas células epiteliais e serve para reter as células T na pele. Todas essas células T de memória residentes exibem funções efetoras potentes quando ativadas pelo antígeno, incluindo células $CD4^+$ de cada uma das principais subpopulações auxiliares, Th1, Th2, Th17 e Treg. As células Th1 e Th17 são importantes para a defesa microbiana contra microrganismos intra e extracelulares, respectivamente. As duas citocinas-assinatura de Th17, IL-17 e IL-22, induzem a expressão de defensinas e catelicidinas pelos queratinócitos, enquanto a IL-22 induz proliferação das células epidérmicas. Em contraste, as citocinas Th2 IL-4 e IL-13 suprimem a produção de defensinas e de catelicidina, podendo resultar em infecções nas doenças cutâneas dirigidas por Th2. As células T $\gamma\delta$ dérmicas podem ser uma fonte de IL-17 em algumas doenças cutâneas inflamatórias crônicas.

***As células T na pele expressam moléculas de* homing *que dirigem sua migração para fora dos microvasos dérmicos*** (Figura 14.10). A migração de células T efetoras ou de memória para a pele depende da expressão do antígeno linfocitário cutâneo (CLA; do inglês, *cutaneous lymphocyte antigen*) nas células T, o qual tem uma porção carboidrato ligante de E-selectina exibido em diversas glicoproteínas na membrana plasmática da célula endotelial. Além disso, a expressão na célula T de CCR4, CCR8 e CCR10, que se ligam às quimiocinas CCL17, CCL1 e CCL27, respectivamente, também é requerida para o trânsito da célula T até a pele. As propriedades de *homing* na pele das células T são impressas durante a ativação nos linfonodos drenantes da pele, por meio de um processo análogo à impressão (*imprinting*) das propriedades de *homing* para o intestino das células T nos linfonodos mesentéricos, discutido anteriormente neste capítulo. Quando as células T *naive* reconhecem antígenos apresentados por DCs nos linfonodos drenantes da pele, as células T recebem sinais oriundos das DCs que não só induzem proliferação e diferenciação em células efetoras, como também induzem expressão de moléculas de *homing* para a pele, como CLA, CCR4, CCR8 e CCR10. Curiosamente, a luz solar e a vitamina D parecem exercer papel importante na migração da célula T para a pele, de modo análogo ao papel da vitamina A e seu metabólito, o ácido retinoico, na migração de linfócitos para o intestino. Os raios UVB presentes na luz solar atuam no 7-desidrocolesterol produzido na camada basal da epiderme, convertendo-o em pré-vitamina $D_3$. As DCs dérmicas expressam vitamina $D_3$ hidrolases que convertem a pré-vitamina $D_3$ na forma ativa, a $1,25(OH)_2D_3$, que pode ser transportada na forma livre ou junto às DCs que migram para os linfonodos drenantes da pele. No linfonodo, a $1,25(OH)_2D_3$ entra nas células T que foram ativadas pelas DCs apresentadoras de antígeno, transloca-se para o núcleo e induz transcrição de CCR10. A IL-12 produzida pelas DCs participa na indução de CLA. CCR4 e CCR8 também são positivamente regulados, enquanto a integrina $\alpha_4\beta_7$ de *homing* para o intestino é regulada negativamente, por sinais desconhecidos, durante a ativação da célula T nos linfonodos drenantes da pele. Assim, as células T *naive* ativadas nos linfonodos drenantes da pele irão se diferenciar em células T efetoras que preferencialmente se alojam de volta na pele. A $1,25(OH)_2D_3$ também pode agir localmente, junto à derme, sobre as células T efetoras e de memória, para regular positivamente CCR10 e promover migração das células T para a epiderme em resposta ao ligante de CCR10, o CCL27, produzido pelos queratinócitos.

## TECIDOS IMUNOPRIVILEGIADOS

As respostas imunes e a inflamação associada em certas partes do corpo, incluindo cérebro, olhos, testículos, placenta e feto, trazem um alto risco de disfunção orgânica letal ou falência reprodutiva. Esses tecidos, que evoluíram para serem protegidos da resposta imune, em graus variáveis, são chamados **sítios imunoprivilegiados**. Peter Medawar cunhou o termo *imunoprivilégio* na década de 1940, para descrever a ausência de respostas imunes a tecidos transplantados no cérebro ou na câmara anterior do olho de animais de experimentação. Antígenos estranhos que evocariam uma resposta imune na maioria dos tecidos com frequência são tolerados nos sítios de imunoprivilégio. Os mecanismos subjacentes ao imunoprivilégio variam entre esses tecidos e não são totalmente conhecidos. Alguns desses mecanismos são similares aos mecanismos de regulação no intestino e na pele (discutidos anteriormente), bem como aos mecanismos de autotolerância (discutidos no Capítulo 15).

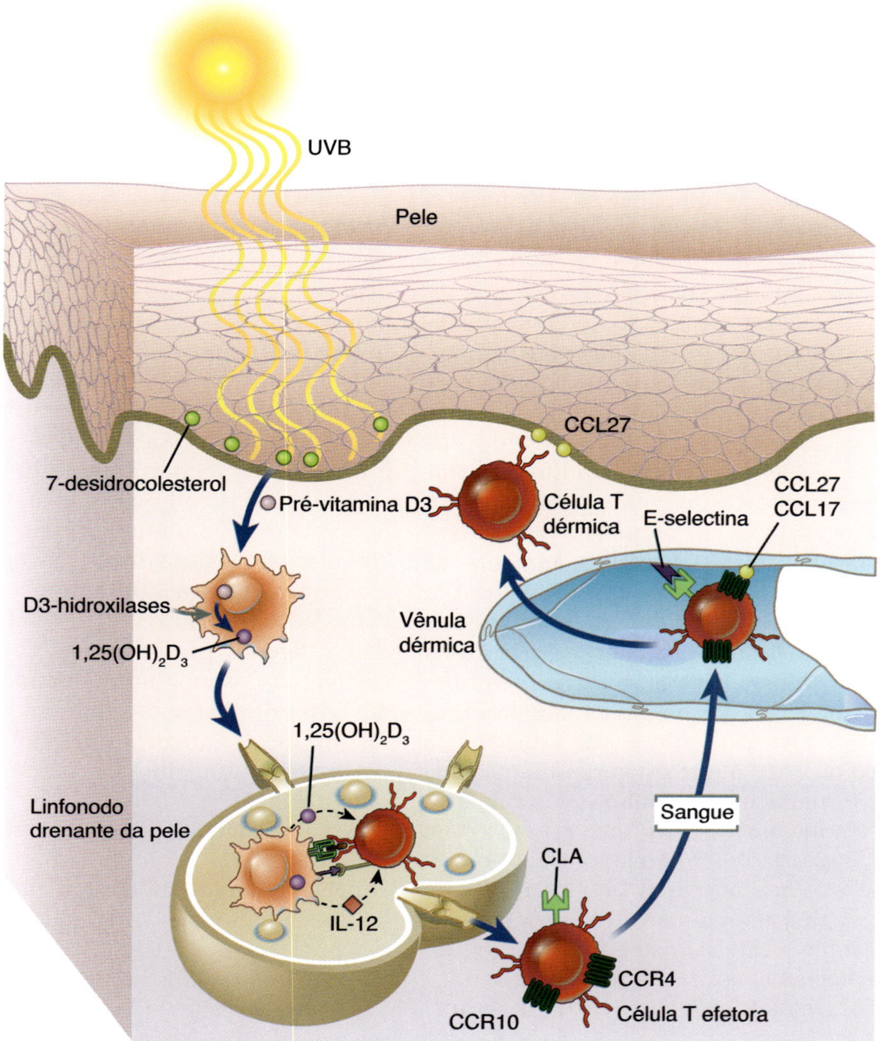


**Figura 14.10 Propriedades de *homing* de linfócitos cutâneos.** As propriedades de *homing* na pele de linfócitos efetores são impressas nos linfonodos drenantes da pele, onde essas células sofrem diferenciação a partir de precursores *naive.* Os raios ultravioleta presentes na luz solar (*UVB*) estimulam a produção de vitamina D, que induz expressão de CCR10; a interleucina-12 (*IL-12*) induz expressão do ligante de E-selectina CLA; e outros sinais induzem expressão de CCR4, CCR8 e CCR10. Essas moléculas de *homing* dirigem a migração das células T efetoras para a pele. *CLA,* antígeno leucocitário cutâneo.

## Imunoprivilégio no cérebro, olho e testículo

### *Cérebro*

A inflamação no cérebro pode levar ao desarranjo funcional e à morte de neurônios, com consequências desastrosas. Uma característica importante do cérebro que prejudica as respostas inflamatórias é a presença de barreiras vasculares que impedem o movimento de células inflamatórias e microrganismos no cérebro. Se essas barreiras forem quebradas, patógenos comuns podem estimular fortes respostas inflamatórias que danificam o parênquima cerebral. A principal barreira vascular é a barreira hematencefálica, que inclui a camada endotelial de pequenos vasos, com *tight junctions* que são menos permeáveis do que em outros leitos vasculares. Além disso, os pericitos, que são células contráteis que circundam a camada endotelial, também são fundamentais para limitar o movimento de leucócitos e microrganismos do sangue para fora dos vasos cerebrais. Além disso, verificou-se que os pericitos dos vasos cerebrais inibem as respostas das células T, em parte, produzindo TGF-β e ácido retinoico e induzindo a diferenciação de células T reguladoras. Macrófagos perivasculares e células gliais fornecem funções adicionais de barreira hematencefálica contra a entrada de patógenos e o tráfego de células imunes, e mesmo que as células T tenham migrado para fora dos vasos, elas são frequentemente encontradas restritas a um manguito ao redor do vaso e não migram prontamente para o interior do parênquima cerebral. Além disso, há presença das barreiras pial e epitelial que, em condições normais, impedem o movimento de leucócitos e microrganismos do sangue para o líquido cefalorraquidiano (LCR) e do LCR para o parênquima cerebral, além de separar o LCR do parênquima cerebral. No entanto, quando os patógenos obtêm acesso ao LCR, podem ocorrer respostas inflamatórias robustas, como ocorre na meningite bacteriana.

Além dessas barreiras que limitam o acesso de organismos infecciosos e de células imunes ao cérebro, fortes respostas inatas e iniciação de imunidade adaptativa a antígenos no cérebro podem ser relativamente prejudicadas em comparação com outros tecidos por outros mecanismos. Estas incluem vias de sinalização inibitórias que bloqueiam a ativação de células microgliais, que são os principais macrófagos tecido-residentes do cérebro, e uma relativa escassez de DCs. O início de uma resposta de células T a um microrganismo no cérebro, provavelmente, exigiria a distribuição do antígeno ao LCR e, depois, aos vasos linfáticos meníngeos que drenam para os linfonodos cervicais.

Ao contrário de afirmações comuns acerca do privilégio imune, há evidência de que a imunovigilância contra microrganismos ocorre no sistema nervoso central (SNC). Por exemplo, a frequência de algumas infecções oportunistas junto ao cérebro aumenta de modo significativo em pacientes imunossuprimidos. Um exemplo é a ativação do vírus JC latente em pacientes com imunossupressão primária, adquirida e induzida por drogas, levando a uma doença do SNC uniformemente fatal chamada leucoencefalopatia multifocal progressiva (LMP). Um dos fármacos que está associado ao aumento do risco de LMP é um anticorpo monoclonal que bloqueia o recrutamento de monócitos e células T mediado por integrina no cérebro, que é usado para tratar pacientes com esclerose múltipla e EI. Essa observação sugere que o tráfego de células T ou monócitos no cérebro seja necessário para manter os vírus latentes sob controle e reforça que o cérebro não é um local estritamente imunoprivilegiado.

### Olho

A visão, essencial para a sobrevivência da maioria dos vertebrados, pode ser facilmente comprometida pela inflamação no interior do olho. Várias características anatômicas e fisiológicas evoluíram para minimizar a probabilidade de respostas imunes e inflamação no olho. Muitas dessas características são análogas àquelas subjacentes ao imunoprivilégio no cérebro. A retina é anatomicamente uma extensão do SNC e é protegida por uma barreira hematorretiniana com muitas das mesmas propriedades de parede vascular encontradas na barreira hematencefálica. A câmara anterior do olho é o espaço preenchido por um fluido, localizado entre a córnea transparente (na frente) e a íris e a lente (atrás). A inflamação nessa câmara poderia levar à opacificação da córnea transparente e da lente, com perda da visão. O fluido nesse espaço, o humor aquoso, é bioquimicamente semelhante ao LCR e, em termos de acesso ao sistema imunológico, é análogo à linfa, pois drena para as veias ou para os linfáticos conjuntivais. Apesar desse acesso, a câmara anterior do olho normal mantém um grau significativo de imunoprivilégio. As características anatômicas da câmara anterior que contribuem para o imunoprivilégio incluem as *tight junctions* da camada epitelial e a resistência ao extravasamento dos vasos sanguíneos nos tecidos adjacentes à câmara anterior, além da natureza avascular da córnea. Existem vários fatores solúveis com propriedades imunossupressoras e anti-inflamatórias no humor aquoso que preenche a câmara anterior, incluindo os neuropeptídios (hormônio α-melanócito-estimulante, peptídio vasointestinal, somatostatina), TGF-β e indolamina 2,3-dioxigenase (IDO, discutida adiante). As células que revestem a câmara anterior, incluindo o epitélio da íris e o endotélio, expressam constitutivamente FAS-ligante e PD-L1, que podem induzir morte ou inativação de células T, respectivamente.

Uma consequência do sequestro de autoantígenos no olho é que a imunotolerância a esses antígenos não é induzida. Essa ausência de tolerância se torna problemática apenas quando um traumatismo expõe os antígenos do olho ao sistema imune. Um exemplo notável disso é a oftalmia simpática, em que o trauma em um olho causa liberação de antígenos oculares levando à doença autoimune tanto no olho lesado como no olho não lesado. Provavelmente, embora os autoantígenos presentes no olho normal sejam inacessíveis ao sistema imune extraocular para a indução de autoimunidade ou tolerância, as células efetoras imunes e anticorpos gerados na periferia quando da lesão de um olho têm acesso e causam dano ao olho normal.

Um fenômeno experimental chamado desvio imunológico associado à câmara anterior ocorre quando um antígeno colocado na câmara anterior de um dos olhos de um camundongo resulta em tolerância imunológica sistêmica a esse antígeno. Um fenômeno semelhante foi descrito quando o antígeno é colocado no cérebro. Vários mecanismos diferentes foram propostos, mas a relevância desse fenômeno para o imunoprivilégio não é clara.

### Testículo

O imunoprivilégio nos testículos serve para limitar a inflamação que pode comprometer a fertilidade masculina. Muitos autoantígenos do testículo masculino são expressos pela primeira vez no momento da puberdade, bem depois do desenvolvimento de um sistema imune competente, de modo que é improvável que linfócitos específicos para esses antígenos sejam eliminados durante o desenvolvimento. Portanto, o imunoprivilégio no testículo também pode servir para prevenir a autoimunidade. Assim como o olho e o cérebro, o testículo tem uma barreira hematotecidual que limita a distribuição de células e moléculas para os sítios de espermatogênese. Essa barreira não é formada por células endoteliais e, sim, por células de Sertoli, as quais revestem a camada externa dos túbulos seminíferos em que a espermatogênese ocorre. O *milieu* hormonal do testículo, rico em andrógenos, exerce influência anti-inflamatória sobre os macrófagos. O TGF-β é produzido por células de Leydig, Sertoli e peritubulares, e provavelmente contribui para a imunossupressão local.

## IMUNIDADE DO FETO DE MAMÍFERO E RECÉM-NASCIDO

### Imunoprivilégio do feto de mamífero

***Em mamíferos eutérios (mamíferos com placenta), o feto expressa genes de herança paterna que são estranhos à mãe, porém os fetos normalmente não são rejeitados pela mãe.*** Em essência, o feto é um aloenxerto de ocorrência natural, mas protegido da rejeição a enxertos. (A rejeição ao aloenxerto é discutida no Capítulo 17.) Está claro que a mãe é exposta aos antígenos fetais durante a gravidez, porque anticorpos maternos contra moléculas do complexo principal de histocompatibilidade (MHC; do inglês, *major histocompatibility complex*) paternas são facilmente detectáveis. Evidentemente, houve uma pressão seletiva muito forte que levou à evolução dos mecanismos que protegem o feto do sistema imune materno, chamado tolerância fetal, embora esses mecanismos ainda sejam pouco conhecidos. Muitas características especiais moleculares e de barreira da placenta, bem como a imunossupressão local, podem contribuir.

***A localização anatômica do feto é um fator decisivo na ausência de rejeição.*** Exemplificando, animais prenhes conseguem reconhecer e rejeitar aloenxertos singênicos ao feto posicionado em sítios extrauterinos, sem comprometer a sobrevivência fetal. Blastocistos fetais totalmente alogênicos nos quais os genes maternos estão ausentes podem se desenvolver com sucesso em uma mãe grávida ou pseudográvida. Portanto, nem os genes maternos ou os genes paternos específicos são necessários para a sobrevivência do feto. A hiperimunização da mãe com células contendo antígenos paternos não compromete o desenvolvimento placentário e fetal.

A falha em rejeitar o feto se concentra na região de contato físico entre a mãe e o feto. Os tecidos fetais da placenta que entram em contato mais intimamente com a mãe são compostos por trofoblastos vasculares, os quais ficam expostos ao sangue materno para fins de mediação de trocas gasosas e suprimento de nutrientes, ou por trofoblastos de sítio de implantação, que infiltram difusamente o revestimento uterino (decídua) para fins de ancoragem da placenta à mãe.

Uma explicação simples para a sobrevida fetal é que as células trofoblásticas falham em expressar moléculas de MHC paternas. Moléculas de MHC de classe II não foram detectadas em células trofoblásticas. Em camundongos, as células de implantação trofoblástica, e não o trofoblasto vascular, expressam moléculas de MHC classe I paternas. Em seres humanos, a situação pode ser mais complexa no sentido de que as células trofoblásticas expressam principalmente uma molécula de classe I não polimórfica chamada HLA-G. Essa molécula pode estar envolvida na proteção das células trofoblásticas contra a lise mediada pelas células NK maternas. Uma subpopulação especializada de células NK chamadas células NK uterinas constitui o principal tipo de linfócitos presentes nos sítios de implantação, e a produção de interferona-γ (IFN-γ) por essas células é essencial ao desenvolvimento decidual. O modo como as células NK uterinas são estimuladas e seu papel nas respostas maternas a aloantígenos fetais são desconhecidos. Mesmo que as células trofoblásticas expressem moléculas de MHC clássicas, podem não ter moléculas coestimuladoras e falhar em atuar como células apresentadoras de antígeno.

***A decídua uterina pode ser um sítio em que as respostas imunes são funcionalmente inibidas.*** Sustentando essa ideia, está a observação de que a decídua murina é altamente suscetível à infecção por *Listeria monocytogenes* e incapaz de suportar uma resposta de hipersensibilidade do tipo tardio. A base do imunoprivilégio claramente não é uma simples barreira anatômica, porque o sangue materno está em extensivo contato com as células trofoblásticas. Em vez disso, é provável que a barreira imune seja criada por inibição funcional, atribuível a múltiplos mecanismos.

***A tolerância materna do feto pode ser mediada por Tregs.*** Evidência experimental sugere que as Tregs previnem reações imunes contra antígenos de origem paterna que não são expressos pela mãe. Os antígenos fetais induzem Tregs FOXP3$^+$ de vida longa em camundongos, e a depleção dessas células resulta em perda fetal. Durante a gravidez, aumenta o número de Tregs sistêmicas e deciduais nas mães, e Tregs são encontradas em abundância no feto. De fato, os mamíferos eutérios desenvolveram uma alteração transpóson-mediada em uma sequência reguladora do gene *FoxP3* que permite a essas espécies gerar Tregs periféricas estáveis. A região reguladora de *FoxP3* está ausente nos primeiros vertebrados ou até em mamíferos metatérios, como os cangurus e *wallabies* que carregam seus filhotes. A contribuição das Tregs na gestação humana está sob ativa investigação, assim como a possibilidade de defeitos em Treg servirem de base para os abortos espontâneos recorrentes.

***As respostas imunes ao feto podem ser reguladas pelas concentrações locais de triptofano e seus metabólitos na decídua, as quais inibem as respostas de células T.*** A enzima IDO é produzida na placenta e cataboliza o triptofano, gerando um subproduto – a quinurenina. O triptofano é requerido para as células em proliferação, inclusive linfócitos, enquanto a quinurenina é tóxica para essas células. Essas observações levaram à hipótese de que as respostas de células T ao feto normalmente são bloqueadas porque os níveis de triptofano decidual são mantidos baixos ou os níveis de metabólitos tóxicos produzidos pela IDO são altos.

Vários outros mecanismos também podem inibir a resposta imune materna do feto, incluindo a expressão de FASL pelas células trofoblásticas fetais, com consequente promoção de apoptose de linfócitos maternos ativados expressando FAS; e a indução de DCs tolerogênicas pela galectina-1 na decídua, que facilitam a geração de Tregs.

### Imunidade passiva no feto e no recém-nascido

***Fetos e neonatos de mamíferos não podem produzir seus próprios anticorpos IgG, mas se defendem contra infecções por meio da IgG transportada através da placenta para a circulação fetal e da IgA presente no***

***leite materno ingerido durante a amamentação infantil.*** O transporte de IgG materna através da placenta é mediado pelo **receptor Fc neonatal (FcRn)** específico para IgG. Esse receptor é expresso nas células do sinciciotrofoblasto das vilosidades placentárias, que formam uma barreira entre os tecidos materno e fetal. O FcRn liga a IgG do sangue materno presente nos espaços intervilosos, e o receptor medeia a transcitose da IgG para o lado fetal do sinciciotrofoblasto, onde é liberada no estroma viloso. A IgG é então transportada através do endotélio dos capilares fetais para a circulação fetal (Figura 14.11A). Assim, um recém-nascido contém essencialmente os mesmos anticorpos IgG que a mãe. Os níveis protetores de IgG materna são mantidos por cerca de 6 meses, após os quais a maior parte da IgG circulante é produzida pelo bebê (Figura 14.11B). Esse período de transição é de maior suscetibilidade dos bebês a infecções, porque eles não terão acumulado células B de memória e plasmócitos de vida longa de infecções anteriores. O transporte transepitelial da IgA materna para o leite materno depende do receptor poli-Ig descrito anteriormente neste capítulo, e a IgA ingerida pode neutralizar organismos patogênicos que tentam colonizar o intestino do bebê.

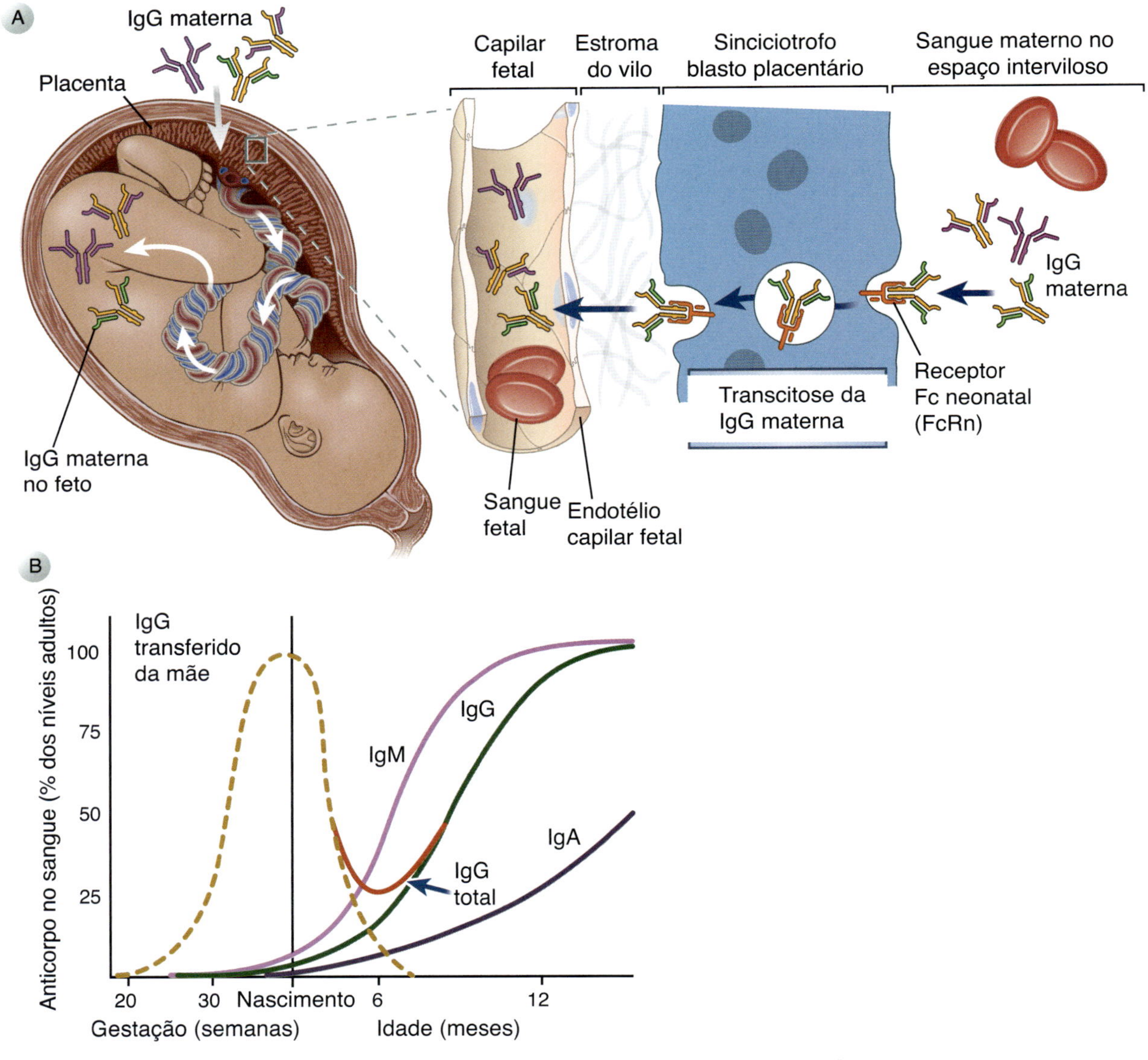


**Figura 14.11 Imunidade fetal e neonatal mediada por transferência passiva de IgG materna. A.** A IgG é transportada do sangue materno nos espaços intervilosos da placenta através das células trofoblásticas sinciciais placentárias pelo receptor Fc neonatal (*FcRn*), e, então, transportada através das células endoteliais dos vasos fetais para a circulação fetal. **B.** Níveis séricos de imunoglobulina no feto e no neonato. O recém-nascido começa a produzir IgG logo após o nascimento, mas a perda da IgG materna e o aumento lento da IgG derivada do recém-nascido resultam em uma baixa na concentração de IgG no sangue por volta dos 6 meses de idade. O feto inicia a produção de IgM no final da gravidez, e as concentrações de IgM no bebê se aproximam dos níveis adultos mais rapidamente do que as de IgG. No entanto, essas IgMs não serão específicas para a ampla gama de micróbios que as IgGs maternas reconhecem, por isso o bebê tem um risco aumentado de infecção no momento da baixa de IgG. Os níveis de IgA no bebê demoram mais para atingir os níveis adultos do que a IgM ou a IgG, porém a IgA presente no leite materno pode fornecer imunidade intestinal passiva em bebês que recebem esse leite.

## RESUMO

- Os sistemas imunes regionais, incluindo aqueles no trato gastrintestinal, trato respiratório e pele, são coleções especializadas de células imunes inatas e adaptativas em locais anatômicos particulares, que exercem funções protetoras e reguladoras exclusivas a esses sítios
- O sistema imune gastrintestinal tem de lidar com a presença de trilhões de bactérias comensais no lúmen intestinal, prevenindo sua invasão e tolerando sua presença no lúmen, ao mesmo tempo em que identifica e responde a organismos patogênicos numericamente raros
- No sistema gastrintestinal, a imunidade inata é mediada por células de revestimento epitelial de mucosa, as quais impedem a invasão microbiana por meio de *tight junctions* intercelulares, secreção de muco e produção de moléculas antimicrobianas, como as defensinas. As células efetoras imunes inatas na lâmina própria incluem macrófagos, DCs, ILCs e mastócitos. Os linfócitos intraepiteliais, incluindo as células T $\gamma\delta$, conferem defesa contra microrganismos comumente encontrados na barreira epitelial intestinal
- O sistema imune adaptativo no trato intestinal inclui coleções subepiteliais de tecidos linfoides chamados tecidos linfoides associados ao intestino (GALT), como as tonsilas orofaríngeas, placas de Peyer no íleo, e coleções semelhantes no cólon. As células M presentes no revestimento epitelial amostram antígenos no lúmen e os transportam até as células apresentadoras de antígeno no GALT. As DCs na lâmina própria estendem processos ao longo das células de revestimento epitelial, para amostrar antígenos luminais
- Os linfócitos B e T efetores que se diferenciam a partir de células T *naive* no GALT ou nos linfonodos mesentéricos entram na circulação e migram seletivamente de volta para a lâmina própria intestinal
- A imunidade humoral no trato gastrintestinal é dominada pela secreção de IgA no lúmen, em que os anticorpos neutralizam patógenos potencialmente invasores. As células B no GALT e nos linfonodos mesentéricos se diferenciam em plasmócitos secretores de IgA por mecanismos T-dependentes e T-independentes, enquanto os plasmócitos migram para a lâmina própria sob a barreira epitelial e secretam IgA. A IgA dimerizada é transportada ao longo do epitélio pelo receptor poli-Ig, e liberada no lúmen. A IgA também é secretada no leite materno e medeia a imunidade passiva no intestino de bebês em fase de amamentação
- As células Th17 no trato intestinal secretam interleucina-17 (IL-17) e IL-22, as quais intensificam a função de barreira epitelial. As células Th2 são importantes na defesa contra parasitas intestinais. Alterações na microbiota bacteriana influenciam o equilíbrio entre as respostas de diferentes subpopulações de células T auxiliares, tanto no intestino como sistemicamente
- As respostas imunes a organismos comensais e antígenos alimentares no lúmen do trato intestinal são minimizadas pela expressão seletiva de receptores de reconhecimento de padrão nas superfícies basolaterais das células epiteliais de revestimento, e pela geração de células T reguladoras que suprimem as respostas imunes adaptativas. TGF-$\beta$, IL-10 e IL-2 são essenciais para manter a homeostasia imunológica na parede intestinal. A tolerância sistêmica a alguns antígenos pode ser induzida alimentando camundongos com os antígenos, em um fenômeno chamado tolerância oral
- A imunidade de mucosa no sistema respiratório protege contra patógenos transportados pelo ar e é causa de doenças alérgicas de vias respiratórias como a asma. A imunidade inata na árvore brônquica depende do revestimento epitelial ciliado produtor de muco, que movimenta o muco contendo microrganismos capturados para fora dos pulmões. As defensinas, proteínas surfactantes e macrófagos alveolares exercem funções antimicrobianas e anti-inflamatórias. Treg e citocinas imunossupressoras são importantes para a prevenção de respostas prejudiciais a organismos não patogênicos ou outros antígenos inalados
- O sistema imune cutâneo defende contra a invasão microbiana através da pele e suprime as respostas contra numerosos organismos comensais. A epiderme fornece uma barreira física à invasão microbiana. Os queratinócitos secretam defensinas e citocinas inflamatórias em resposta a produtos microbianos. A derme contém uma população mista de mastócitos, macrófagos e DCs que respondem aos microrganismos e à lesão, e medeiam as respostas inflamatórias
- As DCs cutâneas medeiam as respostas imunes inatas e transportam antígenos microbianos e ambientais que entram pela pele para os linfonodos drenantes, onde iniciam as respostas de células T. As células T ativadas em linfonodos drenantes da pele expressam receptores de quimiocinas e moléculas de adesão que favorecem o retorno à pele
- As células de memória efetoras $CD4^+$ ou $CD8^+$ geradas em resposta a infecções de pele ou comensais migram e permanecem na derme e epiderme por longos períodos. Essas células de memória residentes contêm fenótipos Th1, Th2, Th17 e CTL, são importantes para a defesa contra diferentes tipos de patógenos invasores da pele. As Tregs de memória residentes também estão presentes na pele e provavelmente mantêm a tolerância a organismos comensais desse tecido
- Sítios imunoprivilegiados, que são tecidos em que as respostas imunes não são prontamente iniciadas, incluem o cérebro, a câmara anterior dos olhos e os testículos. Os mecanismos de imunoprivilégio incluem as *tight junctions* das células endoteliais nos vasos sanguíneos, a produção local de citocinas imunossupressoras e a expressão de moléculas da superfície celular que inativam ou matam os linfócitos
- A tolerância imunológica materna ao feto mamífero em desenvolvimento, que expressa antígenos paternos alogênicos, depende de mecanismos que atuam localmente na interface materno-fetal da placenta. Os possíveis mecanismos incluem a falta de expressão do MHC nos trofoblastos fetais, as ações das Tregs e a depleção local de triptofano mediada por IDO necessária para o crescimento de linfócitos e geração de um subproduto tóxico
- A proteção neonatal contra infecções até cerca de 6 meses de idade é mediada por anticorpos IgG maternos transferidos para a circulação fetal através da placenta e nos intestinos de bebês lactantes pela IgA materna no leite materno ingerido.

## Leitura sugerida

*Indica as publicações de interesse histórico, geralmente reportando a descoberta de um fenômeno ou processo que mais tarde foi demonstrado como sendo de fundamental importância no sistema imune. Muitas dessas descobertas (mas não todas) levaram seu(s) descobridor(es) a receber o Prêmio Nobel. A natureza da descoberta é brevemente resumida em cada referência.


### *Sistema imune gastrintestinal*

Agace WW, McCoy KD. Regionalized development and maintenance of the intestinal adaptive immune landscape. *Immunity*. 2017;46:532–548.

Ahern PP, Maloy KJ. Understanding immune-microbiota interactions in the intestine. *Immunology*. 2000;159:4–14.

Al Nabhani Z, Eberl G. Imprinting of the immune system by the microbiota early in life. *Mucosal Immunol*. 2020;13:183–189.

Blander JM, Longman RS, Iliev ID, et al. Regulation of inflammation by microbiota interactions with the host. *Nat Immunol*. 2017;18:851–860.

Brown EM, Kenny DJ, Xavier RJ. Gut microbiota regulation of T cells during inflammation and autoimmunity. *Annu Rev Immunol*. 2019;37:599–624.

Burgueno JF, Abreu MT. Epithelial Toll-like receptors and their role in gut homeostasis and disease. *Nat Rev Gastroenterol Hepatol*. 2020;17:263–278.

Chewning JH, Weaver CT. Development and survival of Th17 cells within the intestines: the influence of microbiome-and diet-derived signals. *J Immunol*. 2014;193:4769–4777.

Diefenbach A, Gnafakis S, Shomrat O. Innate lymphoid cell-epithelial cell modules sustain intestinal homeostasis. *Immunity*. 2020;52:452–463.

Gensollen T, Iyer SS, Kasper DL, Blumberg RS. How colonization by microbiota in early life shapes the immune system. *Science*. 2016;352:539–544.

Godfrey DI, Koay HF, McCluskey J, Gherardin NA. The biology and functional importance of MAIT cells. *Nat Immunol*. 2019;20:1110–1128.

Habtezion A, Nguyen LP, Hadeiba H, Butcher EC. Leukocyte trafficking to the small intestine and colon. *Gastroenterology*. 2016;150:340–354.

Honda K, Littman DR. The microbiota in adaptive immune homeostasis and disease. *Nature*. 2016;535:75–84.

Joeris T, Muller-Luda K, Agace WW, Mowat AM. Diversity and functions of intestinal mononuclear phagocytes. *Mucosal Immunol*. 2017;10:845–864.

Johansson ME, Hansson GC. Immunological aspects of intestinal mucus and mucins. *Nat Rev Immunol*. 2016;16:639–649.

Kanaya T, Williams IR, Ohno H. Intestinal M cells: tireless samplers of enteric microbiota. *Traffic*. 2020;21:34–44.

Kurashima Y, Kiyono H. Mucosal ecological network of epithelium and immune cells for gut homeostasis and tissue healing. *Annu Rev Immunol*. 2017;35:119–147.

Muller PA, Matheis F, Mucida D. Gut macrophages: key players in intestinal immunity and tissue physiology. *Curr Opin Immunol*. 2020;62:54–61.

Sun T, Nguyen A, Gommerman JL. Dendritic cell subsets in intestinal immunity and inflammation. *J Immunol*. 2020;204:1075–1083.

Tanoue T, Atarashi K, Honda K. Development and maintenance of intestinal regulatory T cells. *Nat Rev Immunol*. 2016;16:295–309.

Van Kaer L, Olivares-Villagomez D. Development, homeostasis, and functions of intestinal intraepithelial lymphocytes. *J Immunol*. 2018;200:2235–2244.

Varyani F, Fleming JO, Maizels RM. Helminths in the gastrointestinal tract as modulators of immunity and pathology. *Am J Physiol Gastrointest Liver Physiol*. 2017;312:G537–G549.

Whibley N, Tucci A, Powrie F. Regulatory T cell adaptation in the intestine and skin. *Nat Immunol*. 2019;20:386–396.

### *Produção de anticorpo no sistema imune gastrintestinal*

Bunker JJ, Bendelac A. IgA responses to microbiota. *Immunity*. 2018;49:211–224.

Chen K, Magri G, Grasset EK, Cerutti A. Rethinking mucosal antibody responses: IgM, IgG and IgD join IgA. *Nat Rev Immunol*. 2020;20:427–441.

*Chodirker WB, Tomasi Jr TB. Gamma-globulins: quantitative relationships in human serum and nonvascular fluids. *Science*. 1963;142:1080–1081. *(Descoberta fundamental no campo da Imunologia de mucosas de que a IgA é a classe de anticorpo predominante presente em uma variedade de secreções encontradas nas superfícies de mucosa, incluindo saliva, bile, lágrimas e fluido intestinal, o que levou à caracterização da IgA secretora.)*

Gutzeit C, Magri G, Cerutti A. Intestinal IgA production and its role in host-microbe interaction. *Immunol Rev*. 2014;260:76–85.

Macpherson AJ, Yilmaz B, Limenitakis JP, Ganal-Vonarburg SC. IgA function in relation to the intestinal microbiota. *Annu Rev Immunol*. 2018;36:359–381.

### *Sistema imune da mucosa respiratória*

Chen K, Kolls JK. T cell-mediated host immune defenses in the lung. *Annu Rev Immunol*. 2013;31:605–633.

Hussell T, Bell TJ. Alveolar macrophages: plasticity in a tissue-specific context. *Nat Rev Immunol*. 2014;14:81–93.

Silva-Sanchez A, Randall TD. Role of iBALT in respiratory immunity. *Curr Top Microbiol Immunol*. 2020. 31974759.

Stehle C, Hernandez DC, Romagnani C. Innate lymphoid cells in lung infection and immunity. *Immunol Rev*. 2018;286:102–119.

### *Sistema imune da pele*

Ali N, Rosenblum MD. Regulatory T cells in skin. *Immunology*. 2017;152:372–381.

Chen YE, Fischbach MA, Belkaid Y. Skin microbiota-host interactions. *Nature*. 2018;553:427–436.

Ho AW, Kupper TS. T cells and the skin: from protective immunity to inflammatory skin disorders. *Nat Rev Immunol*. 2019;19:490–502.

Klicznik MM, Szenes-Nagy AB, Campbell DJ, Gratz IK. Taking the lead: how keratinocytes orchestrate skin T cell immunity. *Immunol Lett*. 2018;200:43–51.

Malissen B, Tamoutounour S, Henri S. The origins and functions of dendritic cells and macrophages in the skin. *Nat Rev Immunol*. 2014;14:417–428.

### *Outros sistemas imunes especializados*

Deshmukh H, Way SS. Immunological basis for recurrent fetal loss and pregnancy complications. *Ann Rev Pathol*. 2019;14:185–210.

Engelhardt B, Vajkoczy P, Weller RO. The movers and shapers in immune privilege of the CNS. *Nat Immunol*. 2017;18:123–131.

Erlebacher A. Mechanisms of T cell tolerance towards the allogeneic fetus. *Nat Rev Immunol*. 2013;13:23–33.

Forrester JV, McMenamin PG, Dando SJ. CNS infection and immune privilege. *Nat Rev Neurosci*. 2018;19:655–671.

PrabhuDas M, Bonney E, Caron K, et al. Immune mechanisms at the maternal-fetal interface: perspectives and challenges. *Nat Immunol*. 2015;16:328–334.

Schumacher A, Sharkey DJ, Robertson SA, Zenclussen AC. Immune cells at the fetomaternal interface: how the microenvironment modulates immune cells to foster fetal development. *J Immunol*. 2018;201:325–334.

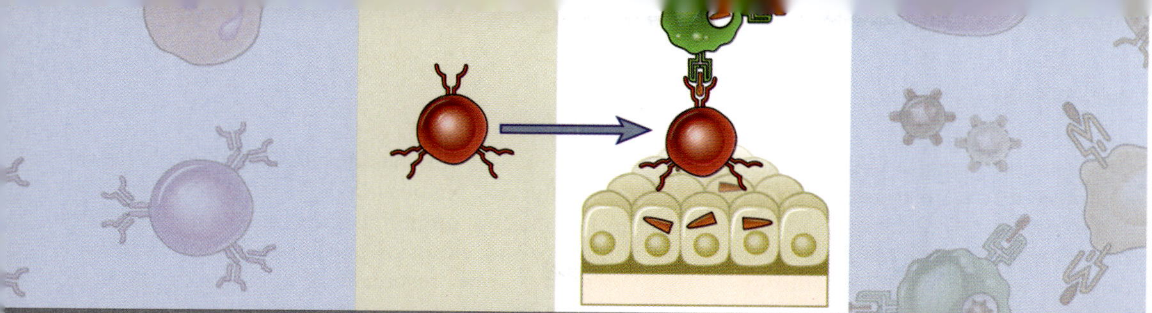

CAPÍTULO

15

# Tolerância Imunológica e Autoimunidade


**VISÃO GERAL DA TOLERÂNCIA IMUNOLÓGICA, 359**

**TOLERÂNCIA DOS LINFÓCITOS T, 361**

Tolerância central das células T, 361

Tolerância periférica das células T, 363

Fatores que determinam a tolerogenicidade de autoantígenos, 373

**TOLERÂNCIA DOS LINFÓCITOS B, 374**

Tolerância central das células B, 374

Tolerância periférica das células B, 375

**TOLERÂNCIA A MICRORGANISMOS COMENSAIS E OUTROS ANTÍGENOS ESTRANHOS, 376**

Indução de tolerância terapêutica, 376

**MECANISMOS DE AUTOIMUNIDADE, 377**

Características gerais das doenças autoimunes, 377

Anormalidades imunológicas que levam à autoimunidade, 377

Bases genéticas da autoimunidade, 379

Papel das infecções na autoimunidade, 382

Outros fatores na autoimunidade, 384

**RESUMO, 385**


A **tolerância imunológica** é definida como a não responsividade a um antígeno, induzida pela exposição a esse mesmo antígeno. O termo surgiu com base em observações experimentais de que animais que já haviam entrado em contato com um antígeno em condições particulares não responderiam, ou seja, tolerariam o mesmo antígeno em exposições subsequentes. Quando encontram antígenos, os linfócitos específicos podem ser ativados, induzindo respostas imunes, ou podem ser inativados ou eliminados, levando à tolerância. O mesmo antígeno pode induzir uma resposta imune ou tolerância, dependendo das condições de exposição e da presença ou ausência de outros estímulos concomitantes, como coestimuladores. Os antígenos que induzem tolerância são chamados tolerógenos, ou antígenos tolerogênicos, para distingui-los dos imunógenos que geram imunidade. A tolerância aos autoantígenos, também chamada **autotolerância**, é uma propriedade fundamental do sistema imunológico normal, e a falha na autotolerância resulta em reações imunes contra antígenos próprios (autoantígenos ou antígenos autólogos). Essas reações são denominadas **autoimunidade**, e as doenças que causam são chamadas **doenças autoimunes**. No Capítulo 1, o conceito de discriminação do próprio/não próprio foi introduzido, o qual consiste na capacidade do sistema imune em reconhecer e responder a antígenos estranhos, mas não aos autoantígenos. Macfarlane Burnet, dentre os primeiros pesquisadores a propor a hipótese da seleção clonal, adicionou a dedução de que linfócitos específicos para autoantígenos são eliminados para prevenir reações imunológicas do indivíduo contra seus próprios tecidos. Agora sabemos que há múltiplos mecanismos de autotolerância, além da eliminação dos linfócitos autorreativos. A elucidação desses mecanismos e por que eles, algumas vezes, falham são a chave para compreender a patogênese da autoimunidade.

Neste capítulo, discutiremos a tolerância imunológica, principalmente no contexto da autotolerância, e como a autotolerância pode falhar, resultando em autoimunidade. Também consideraremos a tolerância a antígenos estranhos e o potencial de indução da tolerância como uma estratégia terapêutica para as doenças alérgicas e autoimunes. A indução da tolerância na prevenção da rejeição de células e órgãos transplantados é discutida no Capítulo 17.

## VISÃO GERAL DA TOLERÂNCIA IMUNOLÓGICA

Há diversas características de tolerância nas populações de linfócitos T e B. É importante explorar os princípios gerais antes de discutir os mecanismos específicos de tolerância nesses linfócitos.

***Os mecanismos de tolerância eliminam ou inativam linfócitos que expressam receptores de alta afinidade para autoantígenos.*** Todos os indivíduos herdam essencialmente os mesmos segmentos gênicos do receptor antigênico, que se recombinam e são expressos pelos linfócitos tão logo essas células se desenvolvam a partir de células precursoras. As especificidades dos receptores codificados pelos genes recombinados são aleatórias e não são influenciadas pelo que é estranho ou próprio no organismo de cada indivíduo (ver Capítulo 8). Não é de surpreender que, durante esse processo de geração de um repertório grande e diversificado, algumas células T e B em desenvolvimento em todos os indivíduos possam expressar receptores capazes de reconhecer moléculas normais daquele indivíduo (p. ex., autoantígenos). Portanto, há um risco de que os linfócitos reajam contra as células e tecidos daquele indivíduo, causando doença. Os mecanismos de tolerância imunológica previnem essas reações.

***A tolerância é antígeno-específica, resultante do reconhecimento antigênico pelos clones individuais de linfócitos.*** Isso contrasta com a imunossupressão terapêutica, a qual afeta linfócitos com muitas especificidades. Os avanços essenciais que permitiram aos imunologistas estudarem a tolerância foram a capacidade de induzir esse fenômeno em animais mediante exposição a antígenos definidos sob condições variadas, e então analisar a sobrevivência e as funções dos linfócitos que encontraram os antígenos. Na década de 1950, Peter Medawar *et al.* mostraram que, quando camundongos neonatos de uma linhagem são expostos a células de outras linhagens, tornam-se não responsivos a enxertos de pele subsequentes oriundos da linhagem doadora. Estudos posteriores mostraram que a tolerância poderia ser induzida não somente a células estranhas, mas também a proteínas e outros antígenos. Qualquer antígeno pode ser um imunógeno ou um tolerógeno, dependendo de numerosos fatores, como exposição ao antígeno durante a maturação dos linfócitos e reconhecimento pelos linfócitos específicos na presença ou ausência de respostas imunes inatas. Esses fatores são discutidos posteriormente neste capítulo.

***A autotolerância pode ser induzida em linfócitos imaturos autorreativos nos órgãos linfoides geradores (tolerância central) ou em linfócitos maduros nos sítios periféricos (tolerância periférica)*** (Figura 15.1).

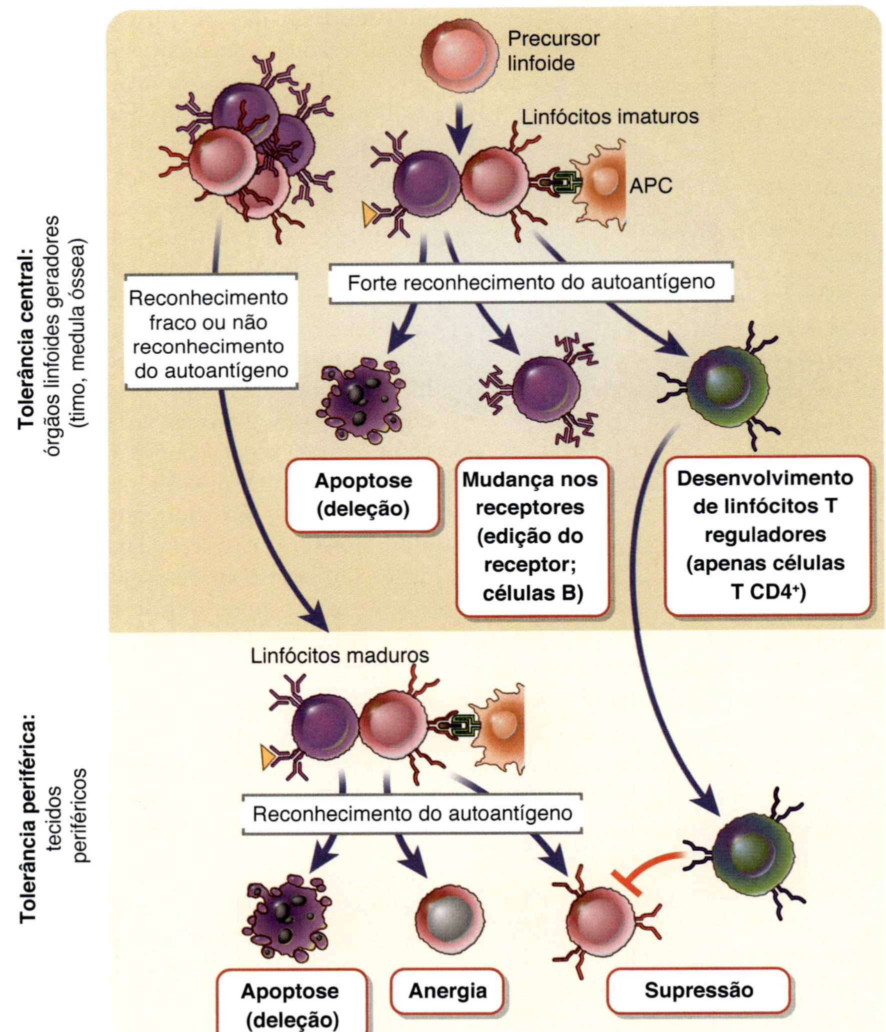


**Figura 15.1 Tolerância central e periférica a autoantígenos.** Na tolerância central, os linfócitos imaturos específicos para autoantígenos podem encontrar esses antígenos nos órgãos linfoides geradores (referidos como órgãos centrais no contexto de indução de tolerância) e são deletados, mudam sua especificidade (somente células B) ou, no caso das células T $CD4^+$, diferenciam-se em linfócitos reguladores (Tregs). Na tolerância periférica, alguns linfócitos autorreativos podem amadurecer e entrar nos tecidos periféricos, em que podem ser inativados ou deletados ao encontrarem autoantígenos nesses tecidos, ou podem ser suprimidos pelas Tregs (tolerância periférica).

A tolerância central garante que o repertório de linfócitos *naive* maduros se torne incapaz de responder a autoantígenos que são expressos nos órgãos linfoides geradores (o timo para as células T, e a medula óssea para os linfócitos B, também chamados órgãos linfoides primários ou centrais). Entretanto, a tolerância central não é perfeita, e muitos linfócitos autorreativos completam sua maturação e estão presentes em indivíduos saudáveis. Portanto, os mecanismos de tolerância periférica são necessários para prevenir a ativação desses linfócitos potencialmente perigosos.

***A tolerância central ocorre durante um estágio da maturação dos linfócitos, quando um encontro com um antígeno pode levar à morte celular ou à substituição de um receptor antigênico autorreativo por outro não autorreativo.*** Uma vez que os linfócitos estão amadurecendo nos órgãos linfoides geradores, células imaturas podem encontrar antígenos nesses locais. Os antígenos que estão presentes nesses órgãos são majoritariamente autoantígenos, porque os antígenos estranhos (p. ex., microbianos) que entram a partir do ambiente externo são tipicamente capturados e levados para os órgãos linfoides secundários, como linfonodos, baço e tecidos linfoides associados às mucosas, não sendo concentrados no timo ou na medula óssea. Os antígenos normalmente presentes no timo e na medula óssea incluem autoantígenos onipresentes, ou amplamente disseminados, alguns dos quais podem ser expressos pelas células do timo e outros podem ser transportados pelo sangue. Além disso, muitos antígenos periféricos tecido-específicos são expressos no timo por um mecanismo especial descrito posteriormente. Portanto, nos órgãos linfoides geradores, os linfócitos imaturos que reconhecem antígenos são tipicamente células com receptores com alta afinidade por autoantígenos. Os destinos dos linfócitos imaturos que reconhecem autoantígenos com alta afinidade serão descritos mais adiante (ver Figura 15.1).

***Linfócitos maduros que reconhecem autoantígenos nos tecidos periféricos se tornam incapazes de serem ativados pela reexposição àquele antígeno ou morrem por apoptose.*** Esses mecanismos de tolerância periférica são importantes para a manutenção da não responsividade a autoantígenos expressos em tecidos periféricos, e não nos órgãos linfoides geradores, e para a tolerância a antígenos expressos depois que linfócitos maduros específicos para esses antígenos já foram gerados.

***A tolerância periférica também é mantida pelas células T reguladoras (Tregs) que suprimem ativamente a ativação dos linfócitos específicos para antígenos próprios e outros antígenos.*** A supressão mediada pelas células Tregs ocorre nos órgãos linfoides secundários e nos tecidos não linfoides. Além de suprimir as respostas imunológicas a autoantígenos, as Tregs podem também prevenir as respostas a antígenos derivados de microrganismos comensais, ou do feto em fêmeas grávidas.

***Alguns autoantígenos são sequestrados do sistema imune, e outros antígenos são ignorados.*** Antígenos podem ser sequestrados do sistema imunológico por barreiras anatômicas, como nos testículos e nos olhos, e, assim, não podem ligar receptores antigênicos (ver Capítulo 14). Os microrganismos comensais também podem ser separados do sistema imunológico por barreiras físicas, como a camada de queratina da pele e a camada de muco dos tratos gastrintestinais e respiratório. Em modelos experimentais, alguns autoantígenos estão disponíveis para o reconhecimento pelos linfócitos, mas, por motivos desconhecidos, falham em elicitar qualquer resposta, e são funcionalmente ignorados. A importância desse fenômeno de ignorância para a manutenção da autotolerância ainda não está estabelecida.

***A indução da tolerância imunológica é uma potencial abordagem terapêutica para a prevenção de respostas imunes prejudiciais em doenças autoimunes e alérgicas e na rejeição ao transplante.*** A indução da tolerância também pode ser útil para prevenir reações imunológicas contra os produtos de novos genes expressos em protocolos de terapia gênica, para prevenir reações a proteínas injetadas em pacientes com deficiências dessas proteínas (p. ex., pacientes com hemofilia tratados com Fator VIII) e para promover a aceitação dos transplantes de células-tronco.

Abordagens experimentais, especialmente a criação de camundongos geneticamente modificados, proveram modelos valiosos para a análise da autotolerância, e muitos dos nossos conceitos atuais baseiam-se nos estudos com esses modelos. Além disso, por meio da identificação de mutações e polimorfismos gênicos que podem estar associados à autoimunidade em camundongos e humanos, foi possível deduzir alguns dos mecanismos da autotolerância. Contudo, para a maioria dos autoantígenos, ainda não se sabe quais deles induzem tolerância central ou periférica (ou quais são ignorados). E, mais importante, ainda não se sabe quais mecanismos de tolerância podem falhar nas doenças autoimunes humanas mais comuns, permanecendo um desafio essencial ao entendimento da autoimunidade.

Discutiremos as tolerâncias central e periférica, primeiramente nas células T e depois nos linfócitos B, embora muitos aspectos desses processos sejam comuns a ambas as linhagens.

## TOLERÂNCIA DOS LINFÓCITOS T

Muito do nosso entendimento sobre a tolerância aos autoantígenos está baseada no estudo desse processo em linfócitos T. Em parte, isso ocorre porque os imunologistas desenvolveram modelos experimentais informativos para estudar a tolerância em células T. Além disso, muitas estratégias terapêuticas que estão sendo desenvolvidas para induzir tolerância a transplantes e autoantígenos têm como foco a inativação ou eliminação das células T. Isso ocorre porque as reações inflamatórias patológicas são tipicamente mediadas pelas células T, e as células T auxiliares $CD4^+$ também promovem a produção de anticorpos potencialmente prejudiciais pelas células B.

### Tolerância central das células T

***Durante sua maturação no timo, muitas células T imaturas que reconhecem antígenos com grande avidez morrem,***

***e algumas das células sobreviventes da linhagem CD4⁺ se desenvolvem em Tregs*** (Figura 15.2). A morte de células T imaturas como resultado do reconhecimento de antígenos no timo é conhecida como **deleção**, ou **seleção negativa**; o processo já foi descrito no Capítulo 8, na discussão acerca da maturação das células T. Esse processo afeta as células T restritas ao complexo principal de histocompatibilidade (MHC; do inglês, *major histocompatibility complex*) de classe I e classe II, sendo importante para a tolerância nas populações de linfócitos $CD8^+$ e $CD4^+$. A seleção negativa de timócitos é responsável pelo fato de o repertório de células T maduras que deixam o timo e povoam os tecidos linfoides periféricos não responder a muitos autoantígenos que estão presentes no timo. A seleção negativa ocorre em células T duplo-positivas no córtex tímico e em células T simples-positivas recém-geradas na medula. Em ambos os locais, timócitos imaturos com receptores de alta afinidade para autoantígenos que encontram esses antígenos morrem por apoptose. Os dois principais fatores que determinam se um autoantígeno particular induzirá a seleção negativa de timócitos autorreativos são a presença daquele antígeno no timo (por expressão local ou transporte pelo sangue) e a afinidade dos receptores de célula T (TCRs; do inglês, *T cell receptors*) dos timócitos que reconhecem o antígeno. Assim, as questões importantes e relevantes para a seleção negativa são quais autoantígenos estão presentes no timo e como as células T imaturas que reconhecem esses antígenos são deletadas.

Os antígenos que estão presentes no timo incluem muitas proteínas circulantes e proteínas associadas a células que estão amplamente distribuídas na maioria dos tecidos. O timo conta, ainda, com um mecanismo especial de expressão de numerosos antígenos proteicos que não são expressos de forma ubíqua, mas limitados a certos tecidos periféricos, de modo que as células T imaturas específicas para esses antígenos podem ser deletadas do repertório de células T em desenvolvimento. Esses antígenos de tecidos periféricos são produzidos nas células epiteliais medulares tímicas (MTECs; do inglês, *medullary thymic epithelial cells*) sob o controle da proteína chamada **regulador autoimune** (**AIRE**; do inglês, *autoimmune regulator*). Mutações no gene *AIRE* são a causa de uma doença autoimune chamada **síndrome poliendócrina autoimune tipo 1** (**APS1**; do inglês, *autoimmune polyendocrine syndrome type 1*). Esse grupo de doenças caracteriza-se por lesões causadas por anticorpos e mediadas por linfócitos que atingem diversos órgãos endócrinos, incluindo as paratireoides, as adrenais e as ilhotas pancreáticas, bem como a pele e outros tecidos. Um modelo murino de APS1 foi desenvolvido pelo nocaute do gene *AIRE*, reproduzindo muitas características da doença humana. Estudos em camundongos mostraram que várias proteínas produzidas em órgãos periféricos (p. ex., a insulina pancreática) também são expressas em baixos níveis pelas MTECs por um mecanismo dependente de AIRE, e células T imaturas que reconhecem esses antígenos são deletadas no timo ou se desenvolvem em Tregs. Na ausência de AIRE funcional (como em pacientes com APS1 e camundongos deficientes de AIRE), esses antígenos não são expressos no timo, e as células T específicas $CD4^+$ e $CD8^+$ para esses antígenos escapam da deleção, amadurecem e dirigem-se para a periferia, onde atacam os tecidos-alvo nos quais os antígenos são expressos de maneira independente de AIRE (Figura 15.3). Os pacientes também produzem uma variedade de autoanticorpos, provavelmente devido à falha na deleção de células T auxiliares específicas para autoantígenos. Curiosamente, alguns desses autoanticorpos reagem e neutralizam a interleucina-17 (IL-17), IL-22 e interferonas tipo I (IFNs) do próprio paciente. A deficiência de IL-17 (e talvez IL-22) torna esses pacientes suscetíveis à candidíase mucocutânea, que é uma característica comum da APS1 e reflete o papel essencial das citocinas Th17 na defesa contra essa infecção fúngica (ver Capítulo 10). A proteína AIRE pode funcionar como um regulador transcricional para promover a expressão tímica de antígenos tecido-restritos

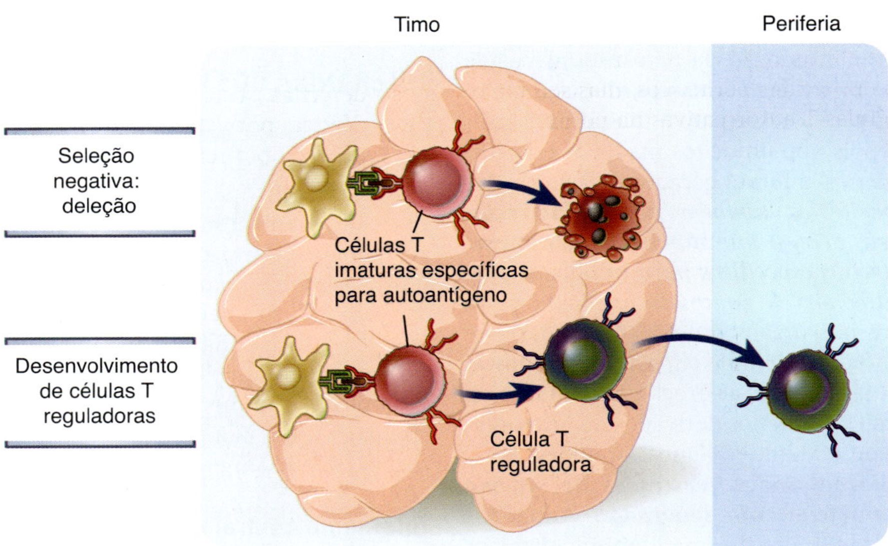


**Figura 15.2 Tolerância central das células T.** O reconhecimento de autoantígenos por células T imaturas no timo leva à morte dessas células (seleção negativa ou deleção) ou ao desenvolvimento de células T reguladoras (Tregs) que entram nos tecidos periféricos.

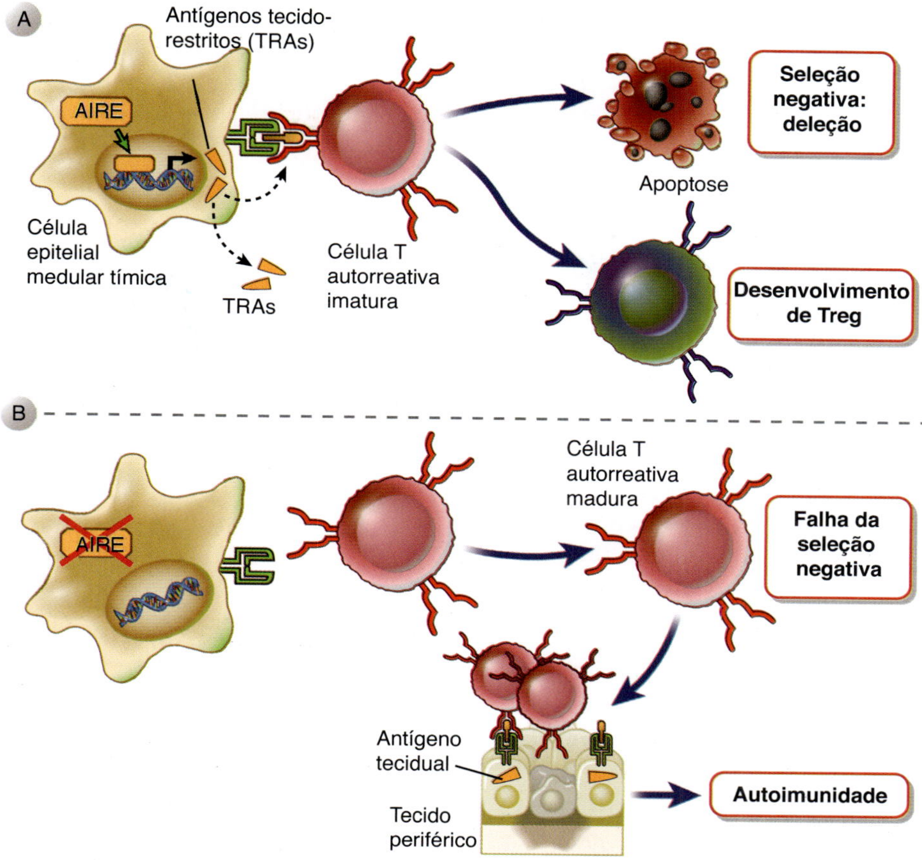


**Figura 15.3 Função de AIRE na deleção de células T no timo.** **A.** A proteína reguladora autoimune (*AIRE*) é parte de um complexo que regula a expressão de antígenos tecido-restritos (*TRAs*) nas células epiteliais da medula do timo (MTECs). (Outras proteínas deste complexo regulador transcricional não são mostradas.) Os peptídios derivados desses antígenos são exibidos pelas MTECs e reconhecidos por células T antígeno-específicas imaturas, levando à deleção de muitas células T autorreativas. **B.** Na ausência de AIRE funcional, essas células T autorreativas imaturas não são eliminadas; elas podem amadurecer em células T *naive* que podem ser ativadas em órgãos linfoides secundários, gerando células T efetoras (*não mostrado*), que entram nos tecidos em que os antígenos continuam a ser produzidos e causar danos. Embora apenas células T CD4+ sejam mostradas, AIRE também controla a deleção de células T CD8+.

selecionados. AIRE é um componente de um complexo multiproteico expresso principalmente em MTECs e está envolvido no elongamento transcricional e no remodelamento da cromatina. A forma como AIRE controla a expressão de uma ampla variedade de antígenos teciduais, mas não de outras proteínas, ainda não é conhecida. AIRE também é expresso em tecidos periféricos, mas seu papel na eliminação de células T autorreativas na periferia não está estabelecido.

A sinalização do TCR com alta afinidade em células T imaturas dispara a via mitocondrial de apoptose. Os mecanismos de apoptose são descritos adiante neste capítulo, quando discutiremos a deleção como um mecanismo de tolerância periférica de células T. Claramente, linfócitos imaturos e maduros "interpretam" os sinais do receptor antigênico de maneira diferente – e os primeiros morrem e os últimos são ativados. A base bioquímica dessa diferença é desconhecida.

***Algumas células T CD4+ autorreativas que encontram autoantígenos no timo não são deletadas; em vez disso, diferenciam-se em células Tregs específicas para esses antígenos*** (ver Figura 15.2). As células reguladoras deixam o timo e inibem as respostas contra autoantígenos na periferia. Não se sabe o que determina a escolha entre a deleção e o desenvolvimento das Tregs. Possíveis fatores incluem a afinidade de reconhecimento do antígeno, os tipos de células apresentadoras de antígenos (APCs; do inglês, *antigen-presenting cells*) que apresentam o antígeno e a disponibilidade de certas citocinas localmente no timo. As características e funções das Tregs serão descritas posteriormente, no contexto da tolerância periférica, porque essas células suprimem as respostas imunes na periferia.

## Tolerância periférica das células T

***Os mecanismos de tolerância periférica são anergia (não responsividade funcional), supressão pelas Tregs e deleção (morte celular)*** (Figura 15.4). Esses mecanismos podem ser responsáveis pela tolerância das células T a autoantígenos tecido-específicos, especialmente aqueles que não são abundantes no timo. Não se sabe se a tolerância a diferentes autoantígenos é mantida por um ou outro mecanismo ou se todos esses mecanismos funcionam cooperativamente para prevenir a autoimunidade. Os mesmos mecanismos podem também induzir não responsividade a antígenos estranhos que são apresentados ao sistema imune sob condições tolerogênicas.

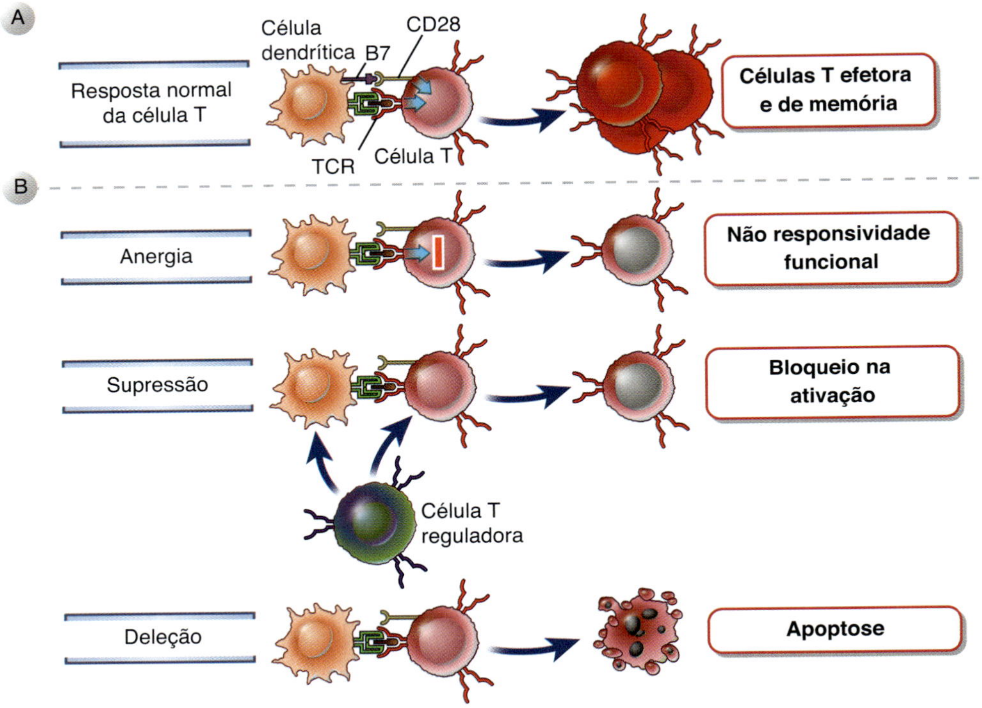


**Figura 15.4 Mecanismos de tolerância periférica das células T.** Os sinais envolvidos em uma resposta imunológica normal (**A**) e os três principais mecanismos de tolerância periférica da célula T (**B**) estão ilustrados. *TCR*, receptor de célula T.

## *Anergia (ausência de responsividade funcional)*

***A exposição de células T CD4$^+$ maduras a um antígeno na ausência de coestimulação ou imunidade inata pode tornar as células incapazes de responder àquele antígeno.*** Nesse processo, chamado anergia, as células autorreativas não são mortas, mas tornam-se não responsivas a um antígeno. O conceito de que a ativação total das células T requer o reconhecimento do antígeno pelo TCR (o qual fornece o sinal 1) e dos coestimuladores, principalmente B7-1 e B7-2 pelo CD28 (sinal 2) foi previamente introduzido (ver Capítulo 9). O sinal 1 prolongado (*i. e.*, reconhecimento antigênico), quando sozinho, pode levar à anergia. É provável que os autoantígenos sejam exibidos continuamente às células T específicas na ausência de imunidade inata e forte coestimulação. A anergia induzida por antígeno foi demonstrada em uma grande variedade de modelos experimentais, incluindo estudos com clones de células T expostos a antígenos *in vitro* (que serviu de base para a definição original de anergia), e em experimentos nos quais os antígenos foram administrados aos camundongos na ausência de adjuvantes. Outros estudos usaram camundongos transgênicos, nos quais antígenos proteicos particulares foram expressos ao longo da vida e reconhecidos pelas células T na ausência de inflamação e de respostas imunes inatas que normalmente acompanham a exposição aos microrganismos. Há evidências de que a anergia é um mecanismo de tolerância a alguns autoantígenos também em seres humanos. Células anérgicas podem sobreviver por dias ou semanas em um estado quiescente e então morrem.

Diversos mecanismos podem atuar na indução e manutenção do estado anérgico (Figura 15.5):

- ***A transdução de sinal induzida pelo TCR é bloqueada em células anérgicas.*** Os mecanismos dessa sinalização de bloqueio não são completamente conhecidos. Em diferentes modelos experimentais, atribui-se esse sinal à expressão diminuída de TCR (talvez em virtude do aumento da degradação; comentado posteriormente) e ao recrutamento de moléculas inibidoras, como tirosina fosfatases, para o complexo TCR
- ***O reconhecimento de autoantígenos sem coestimulação pode ativar as ubiquitinas ligases celulares, as quais ubiquitinam as proteínas associadas ao TCR e as direcionam para a degradação proteolítica nos proteossomos ou lisossomos.*** O resultado líquido é a perda dessas moléculas de sinalização e ativação defeituosa das células T (ver Figura 7.22). Uma ubiquitina ligase importante nas células T é a CBL-b (ver Capítulo 7). Camundongos deficientes para o gene que codifica a CBL-b apresentam proliferação espontânea de células T e manifestações de autoimunidade, sugerindo que essa enzima está envolvida na manutenção da não responsividade das células T aos autoantígenos. Ainda não se sabe por que o reconhecimento de autoantígenos, que ocorre tipicamente sem forte coestimulação, ativa essas ubiquitina ligases, ao passo que antígenos estranhos, reconhecidos com coestimulação, as ativam muito menos ou simplesmente não as ativam
- ***Quando as células T reconhecem autoantígenos na ausência de respostas imunes inatas, estes podem engajar receptores de inibição da família CD28, cuja função é finalizar as respostas das células T.*** As funções

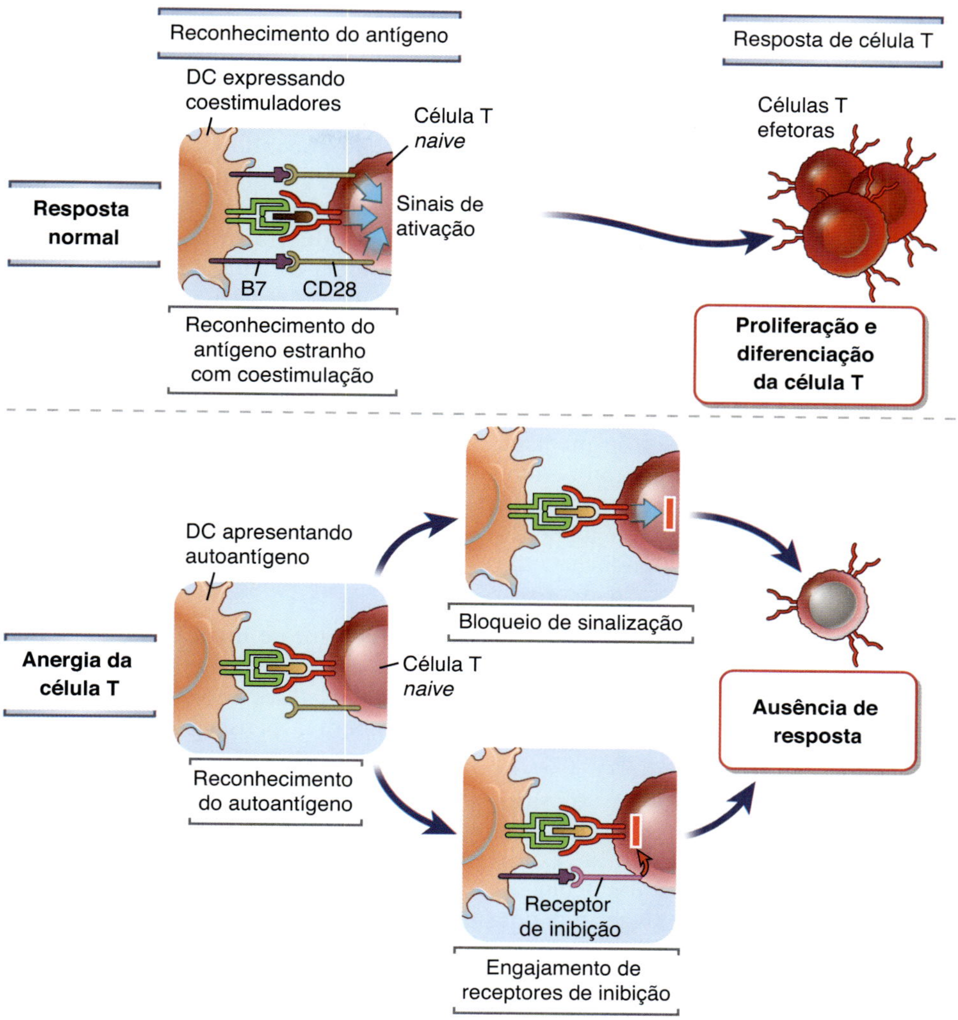


**Figura 15.5 Mecanismos de anergia das células T.** As respostas das células T são induzidas quando as células reconhecem um antígeno apresentado por uma célula apresentadora de antígeno (APC) profissional, e os receptores de ativação nas células T (como o CD28) reconhecem coestimuladores (como o B7) nas APCs. Se a célula T reconhece um autoantígeno sem coestimulação, a célula T torna-se não responsiva ao antígeno em decorrência de um bloqueio na sinalização do complexo receptor de célula T (TCR) ou do engajamento de receptores de inibição (como o antígeno 4 do linfócito T citotóxico [CTLA-4] e a proteína de morte celular programada-1 [PD-1]). O bloqueio da sinalização pode ser resultado do recrutamento de fosfatases para o complexo TCR ou da ativação de ubiquitina ligases que degradam proteínas de sinalização. A célula T permanece viável, mas não é capaz de responder ao autoantígeno. *DC*, célula dendrítica.

dos receptores inibidores de células T mais conhecidos encontram-se descritas na próxima seção.

## *Regulação das respostas das células T por receptores inibidores*

No Capítulo 9, foi introduzido o conceito geral de que o resultado do reconhecimento antigênico pelas células T é determinado por um equilíbrio entre os sinais derivados dos receptores de ativação e de inibição no momento do reconhecimento do antígeno pelo TCR. Embora muitos receptores de inibição tenham sido descritos, dois deles têm papéis fisiológicos mais bem estabelecidos na autotolerância: CTLA-4 e PD-1. Esses receptores foram chamados **coinibidores**, em contraste aos coestimuladores. Estudos sobre esses receptores inibidores ampliaram o entendimento sobre os mecanismos de tolerância e levaram a novas abordagens terapêuticas para a manipulação das respostas imunes.

### CTLA-4

O antígeno-4 do linfócito T citotóxico (CTLA-4; do inglês, *cytotoxic T lymphocyte antigen-4*), assim denominado pela maneira como foi descoberto, é um membro da família de receptores CD28 (ver Figura 9.5) e, assim como o receptor de ativação CD28, liga-se às moléculas B7. A importância do CTLA-4 na indução de tolerância é ilustrada pela descoberta de que camundongos deficientes para CTLA-4 e indivíduos com mutações com perda de função no gene *CTLA4* (discutido em mais detalhes adiante) desenvolvem lesões inflamatórias contendo células T e macrófagos que afetam múltiplos órgãos. Esses resultados indicam que defeitos nesse mecanismo de controle resultam em falha da autotolerância. Os polimorfismos do gene *CTLA4* também estão associados a diversas doenças autoimunes em humanos, incluindo diabetes tipo 1 e doença de Graves.

***O CTLA-4 atua como um inibidor competitivo de CD28 e reduz a disponibilidade de B7 para o receptor CD28*** (Figura 15.6). O CTLA-4 tem um mecanismo de ação incomum. É expresso de maneira constitutiva em níveis elevados nas Tregs e de maneira transiente em células T recentemente ativadas, e previne a ativação de células T respondedoras. Em outras palavras, o CTLA-4 em uma célula T (uma Treg) pode inibir as respostas de outras células T. Lembre-se de que CD28 e CTLA-4 reconhecem os mesmos ligantes, B7-1 (CD80) e B7-2 (CD86) (ver Figura 9.5). O CTLA-4 tem uma afinidade 10 a 20 vezes maior por B7 do que CD28. A cauda citoplasmática de CTLA-4 não parece ter qualquer função de sinalização; em vez disso, contém um motivo que se conecta à clatrina, uma proteína envolvida na endocitose mediada por receptor. Por essa razão, CTLA-4 é um receptor endocítico que se liga a moléculas B7 nas APCs e que remove e internaliza essas moléculas, um processo que foi denominado transcitose (no qual uma célula endocita uma proteína de outra célula). Portanto, quando é expresso em células Tregs ou T ativadas, o CTLA-4 compete com o CD28 e reduz a quantidade de B7 disponível nas APCs para fornecer coestimulação via CD28. Essa inibição competitiva é especialmente importante quando os níveis de B7 nas APCs são baixos (como o são em APCs em repouso exibindo autoantígenos). Quando os níveis de B7 aumentam, por exemplo, após a exposição a microrganismos, ocorre uma interação relativamente maior do receptor de baixa afinidade CD28. Como o CTLA-4 limita a ativação inicial de células T dependente de coestimulação nos órgãos linfoides secundários, a mutação ou bloqueio desse receptor leva a respostas imunes severamente desreguladas com linfonodos aumentados, linfoproliferação e inflamação múltipla de órgãos.

Mutações de até mesmo um alelo de CTLA-4 causam inflamação sistêmica envolvendo múltiplos órgãos, com grave linfoproliferação. Pensa-se que a haploinsuficiência reduz o nível de CTLA-4 expresso o suficiente para que não possa competir de maneira eficiente com o CD28. Mutações que afetam uma proteína chamada LRBA, que está envolvida na endocitose e reciclagem de CTLA-4, causam uma doença inflamatória sistêmica semelhante, enfatizando ainda mais o papel crítico do tráfego de CTLA-4 em sua função inibitória. Como essas doenças são causadas por coestimulação excessiva mediada por B7-CD28 resultante da falha na competição mediada por CTLA-4, elas podem ser tratadas bloqueando as moléculas B7 com o fármaco CTLA-4-Ig (ver Figura 9.7).

A percepção de que o CTLA-4 limita, ou age como um ponto de controle, nas respostas imunológicas levou à ideia de que a ativação do linfócito pode ser promovida ao reduzir-se a inibição. O bloqueio de CTLA-4 com anticorpos resulta em respostas imunológicas aumentadas aos tumores, um processo conhecido como bloqueio dos pontos de controle (ver Capítulo 18). O anticorpo anti-CTLA-4 está aprovado atualmente para o tratamento de melanomas avançados e outros tipos de câncer. De forma previsível, alguns dos pacientes tratados desenvolvem manifestações de autoimunidade com inflamação em vários órgãos.

### PD-1

Outro receptor de inibição da família CD28 é chamado proteína de morte celular programada-1 (PD-1; do inglês, *programmed cell death protein 1*) e tem esse nome porque, originalmente, pensava-se que estaria envolvido na morte celular programada, mas agora se sabe que ele não tem papel na apoptose da célula T. O PD-1 reconhece dois ligantes, conhecidos como PD-L1 e PD-L2; o PD-L1 é expresso nas APCs e em muitas outras células teciduais, enquanto o PD-L2 é expresso principalmente nas APCs derivadas de medula óssea. O receptor PD-1 é expresso em células T ativadas pelo antígeno. O acoplamento de PD-1 com qualquer um dos seus ligantes leva à fosforilação de um motivo de inibição baseado na tirosina do imunorreceptor (ITIM; do inglês, *immunoreceptor tyrosine-based inhibitory motif*) e um motivo de troca baseado na tirosina do imunorreceptor (ITSM; do inglês, *immunoreceptor tyrosine-based switch motif*) na cauda citoplasmática (ver Capítulo 7). Esses motivos se ligam à fosfatase SHP2, que remove fosfatos de diversos substratos (Figura 15.7). Desse modo, o PD-1 neutraliza os sinais dependentes de quinase provenientes do complexo TCR-correceptor, e do CD28 e outros receptores coestimuladores, resultando

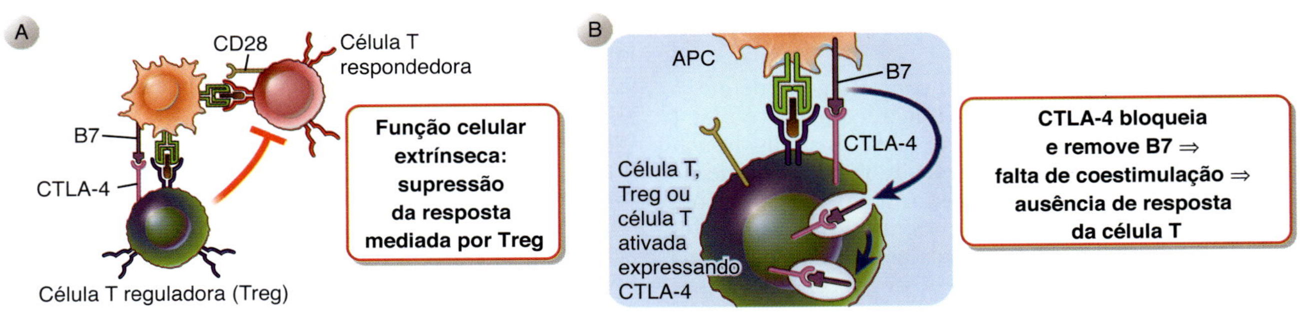


**Figura 15.6 Mecanismos de ação do CTLA-4. A.** O antígeno 4 do linfócito T citotóxico (*CTLA-4*) expresso em células T reguladoras (*Tregs*) ou em células T ativadas pode inibir a ativação de células T respondedoras às mesmas células apresentadoras de antígenos (*APCs*). **B.** O CTLA-4 presente em células T reguladoras ou ativadas se liga a moléculas B7 nas APCs e remove essas moléculas da superfície das APCs, tornando os coestimuladores B7 indisponíveis para CD28 e bloqueando a ativação da célula T. Essa atividade de CTLA-4 é capaz de suprimir as respostas imunes de maneira mais eficiente quando os níveis de B7 são baixos, capacitando o CTLA-4 a superar a competição com o CD28, um receptor de B7 de menor afinidade.

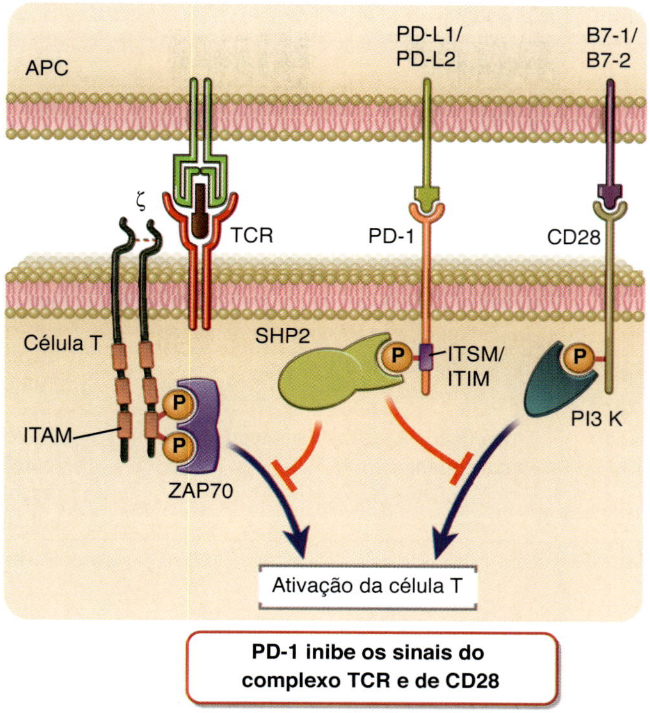


**Figura 15.7 Mecanismos de ação do PD-1.** O acoplamento de PD-1 (proteína de morte celular programada-1) aos seus ligantes, mais frequentemente PD-L1, em células T recruta uma fosfatase associada ao receptor, SHP2, para um ITIM ou ITSM na cauda citoplasmática de PD-1, que remove fosfatos de outras proteínas e inibe os sinais dependentes de quinase do CD28 e do complexo receptor de células T. Observe que apenas alguns sinais do complexo TCR e CD28 são mostrados. *APC*, célula apresentadora de antígeno; *ITAM*, motivo de ativação baseado na tirosina do imunorreceptor; *ITIM*, motivo de inibição baseado na tirosina do imunorreceptor; *ITSM*, motivo de troca baseado na tirosina do imunorreceptor; *PD-1*, proteína-1 de morte celular programada; *TCR*, receptor de células T.

na inativação das células T. Camundongos deficientes de PD-1 desenvolvem autoimunidade, que é tipicamente mais branda que aquela vista em camundongos deficientes de CTLA-4. A expressão de PD-1 em células T aumenta com a estimulação pelo antígeno, sendo especialmente importante para controlar as respostas decorrentes de exposição antigênica prolongada, como ocorre com autoantígenos, tumores e infecções crônicas. O bloqueio dos pontos de controle com anticorpos anti-PD-1 e anti-PD-L1 é usado para tratar uma ampla variedade de cânceres, mas está associado ao desenvolvimento de reações autoimunes (ver Capítulo 18).

Embora o CTLA-4 e o PD-1 estabeleçam pontos de controle nas respostas imunes, suas funções devem ser complementares e não idênticas. Por exemplo, o PD-1 parece ser mais importante para finalizar as respostas das células T efetoras, especialmente células $CD8^+$, nos tecidos periféricos, enquanto o CTLA-4 limita a ativação inicial de células T em órgãos linfoides secundários, como discutido previamente. Além disso, a função principal do CTLA-4 é prevenir respostas a autoantígenos, enquanto PD-1 deve ter evoluído para limitar reações excessivas contra microrganismos, especialmente vírus, e reduzir a imunopatologia associada a essas infecções. Algumas das suas principais diferenças estão resumidas na Tabela 15.1.

Muitos outros receptores de inibição foram identificados, incluindo alguns pertencentes à família de receptores do fator de necrose tumoral (TNF; do inglês, *tumor necrosis fator*) e outros que pertencem à família das imunoglobulinas e mucinas das células T (TIM; do inglês, *T cell immunoglobulin and mucin*). O significado e os papéis biológicos desses receptores não estão tão bem estabelecidos quanto os mecanismos de ação e funções de CTLA-4 e PD-1. Há grande interesse em definir o papel desses receptores na regulação das respostas imunes e de tornar essas moléculas em alvos terapêuticos, especialmente para imunoterapia do câncer (ver Capítulo 18).

### Supressão pelas células T reguladoras

O conceito de que alguns linfócitos poderiam controlar as respostas de outros linfócitos foi proposto muitos anos atrás e logo seguido por demonstrações experimentais de populações de linfócitos T que suprimiam as respostas imunológicas. Esses resultados iniciais levaram a um grande interesse pelas células T supressoras, que se tornaram um dos tópicos dominantes da pesquisa em Imunologia na década de 1980. Entretanto, esse campo de estudo teve uma história um tanto complicada, principalmente porque as tentativas iniciais de definir as populações de células supressoras e seus mecanismos de ação foram amplamente malsucedidas. Na década de 1990, a ideia renasceu de uma forma impressionante, com a aplicação de melhores abordagens para definir, purificar e analisar as populações de linfócitos T que inibem as respostas imunológicas. Essas células são denominadas células T reguladoras (Tregs).

**Tabela 15.1** Ações e funções de CTLA-4 e PD-1.

| | CTLA-4 | PD-1 |
|---|---|---|
| Principal sítio de ação | Órgãos linfoides secundários | Tecidos periféricos |
| Etapa da resposta imune que é inibida | Indução (*priming*) | Fase efetora |
| Tipo celular inibido | $CD4^+ \geq CD8^+$ | $CD8^+ > CD4^+$ |
| Expressão celular principal | Tregs, células T ativadas | Células T ativadas |
| Principais sinais inibidos | Inibidor competitivo da coestimulação por CD28 (ligação ao B7 com alta afinidade e remoção do B7 de APCs) | Inibidor da sinalização de CD28 e TCR: inibe sinais quinase-dependentes de CD28 e TCR pelo recrutamento de SHP2 |
| Papel fisiológico principal (postulado) | Prevenção de respostas autoimunes a autoantígenos | Prevenção de respostas excessivas (patológicas) a microrganismos (especialmente vírus) e alguns autoantígenos |

*APCs*, células apresentadoras de antígenos; *CTLA-4*, antígeno-4 do linfócito T citotóxico; *PD-1*, proteína de morte celular programada-1; *TCR*, receptor de célula T; *Tregs*, células T reguladoras.

***As Tregs constituem uma subpopulação de células T CD4⁺ cuja principal função é suprimir as respostas imunes*** (Figura 15.8). As Tregs $CD4^+$ expressam altos níveis da cadeia α do receptor de IL-2 (CD25) e do fator de transcrição chamado FOXP3, um membro da família de fatores de transcrição *forkhead*, crítico para o desenvolvimento e função da maioria das Tregs. O papel essencial das Tregs $FOXP3^+$ na manutenção da autotolerância e prevenção da autoimunidade foi estabelecido pela análise de doenças hereditárias. Uma doença autoimune sistêmica rara em humanos chamada síndrome de imunodesregulação, poliendocrinopatia e enteropatia ligada ao X (IPEX; do inglês, *immune dysregulation, polyendocrinopathy, enteropathy, X-linked*) é causada por mutações de perda de função no gene *FOXP3*, que resultam em uma deficiência de Tregs. Essa doença é fatal, a menos que as crianças recebam transplantes de células-tronco hematopoéticas que restauram as Tregs normais.

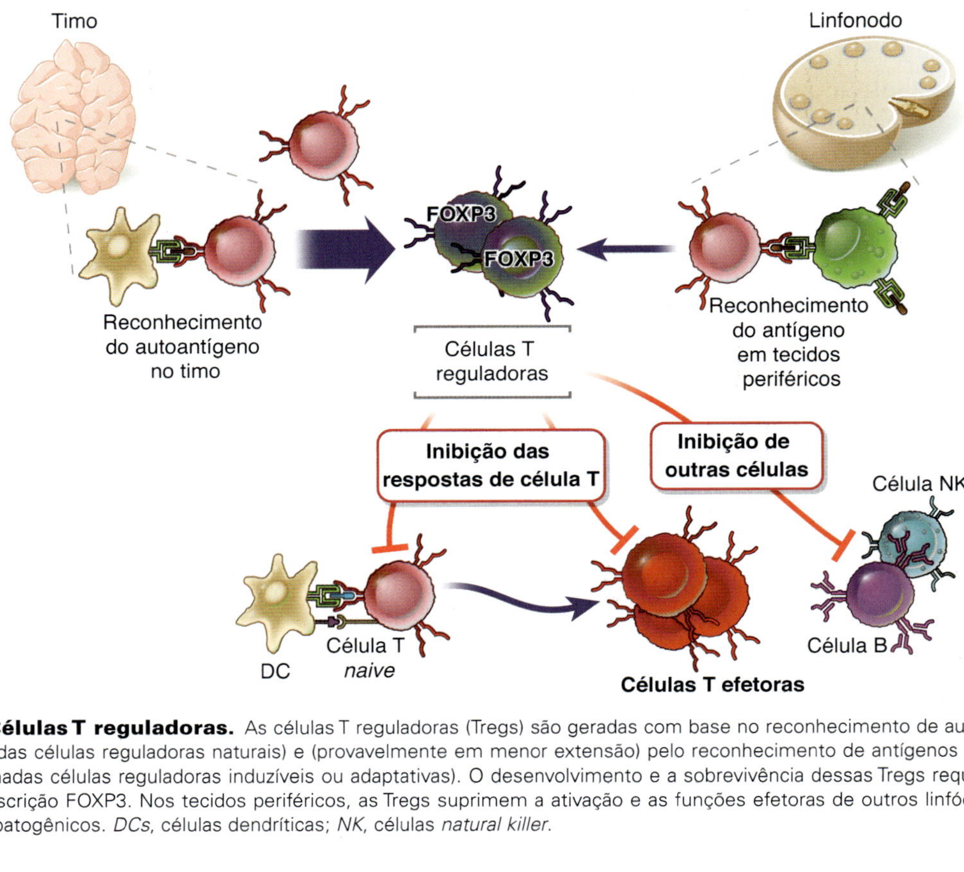


**Figura 15.8 Células T reguladoras.** As células T reguladoras (Tregs) são geradas com base no reconhecimento de autoantígenos no timo (às vezes chamadas células reguladoras naturais) e (provavelmente em menor extensão) pelo reconhecimento de antígenos nos órgãos linfoides periféricos (chamadas células reguladoras induzíveis ou adaptativas). O desenvolvimento e a sobrevivência dessas Tregs requerem interleucina-2 e o fator de transcrição FOXP3. Nos tecidos periféricos, as Tregs suprimem a ativação e as funções efetoras de outros linfócitos autorreativos e potencialmente patogênicos. *DCs*, células dendríticas; *NK*, células *natural killer*.

Camundongos com mutações espontâneas ou induzidas experimentalmente no gene *foxp3* desenvolvem uma doença autoimune multissistêmica semelhante associada à ausência de Tregs CD25⁺, que pode ser prevenida pela introdução de Tregs normais. Essas observações estabeleceram a importância das Tregs na manutenção da autotolerância. O aumento recente do interesse nas Tregs ocorre em virtude de uma crescente valorização de seus papéis fisiológicos, bem como da possibilidade de que defeitos nessas células possam resultar em várias doenças autoimunes e, por outro lado, de que as Tregs possam ser administradas ou expandidas para tratar doenças inflamatórias.

### Marcadores fenotípicos e heterogeneidade das células T reguladoras

Embora numerosas populações de células T tenham sido descritas como tendo atividade supressora, o tipo celular cujo papel regulador está mais bem estabelecido é a população $CD4^+$ $FOXP3^+$ $CD25^{high}$. FOXP3 e CD25 são essenciais para a geração, manutenção e função dessas células. Tipicamente, essas células expressam baixos níveis do receptor de IL-7 (CD127) e, conforme previsto a partir desse padrão de expressão do receptor, utilizam IL-2, mas não IL-7, como seu fator de crescimento e sobrevivência. As Tregs $FOXP3^+$ normalmente expressam altos níveis de CTLA-4, que também é necessário para sua função. A desmetilação do *locus* do gene *FOXP3*, bem como de outros *loci* contendo genes que são expressos nessas células, serve para manter um fenótipo estável da Treg. Essas alterações epigenéticas são atualmente utilizadas para identificar as Tregs em pesquisa básica e clínica. As Tregs $FOXP3^+$ são classificadas como tímicas ou periféricas, com base no local em que se desenvolvem (discutido a seguir). Também pode haver subconjuntos de Tregs que se distinguem pelo histórico de resposta ao antígeno (*naive*, ativada e de memória) ou tecido onde reside (linfoide e não linfoide). As Tregs localizadas em tecidos periféricos, como intestinos, pulmões, pele e tecido adiposo, podem ter funções exclusivas para cada tecido (discutido posteriormente). As Tregs foram descritas nos folículos de órgãos linfoides secundários, onde podem inibir a resposta de anticorpos. Em diferentes tipos de respostas imunes, as Tregs podem ser induzidas a expressar os mesmos receptores de quimiocinas que as células T efetoras. Essa é uma maneira pela qual as Tregs se colocalizam em tecidos com células efetoras, permitindo que controlem diversas reações imunes nos tecidos.

### Geração e manutenção das células T reguladoras

As Tregs são geradas principalmente pelo reconhecimento de autoantígenos no timo e também pelo reconhecimento de autoantígenos e antígenos estranhos em tecidos periféricos. No timo, o desenvolvimento das Tregs é um dos destinos das células T comprometidas com a linhagem CD4 que reconhecem autoantígenos. Nos tecidos periféricos, o reconhecimento do antígeno na ausência de fortes respostas imune inatas favorece a geração de células reguladoras a partir de linfócitos T $CD4^+$ *naive*; as Tregs também podem se desenvolver depois de reações inflamatórias. Acredita-se que a maior parte das Tregs em tecidos linfoides seja derivada do timo como uma consequência da expressão de autoantígenos. Embora muitos marcadores tenham sido propostos para distinguir as Tregs tímicas das Tregs periféricas, não está estabelecido se esses marcadores podem ser usados para distinguir de maneira confiável os dois subtipos nos órgãos linfoides ou no sangue de camundongos e seres humanos.

***A geração, a sobrevivência e a competência funcional das Tregs são dependentes da citocina IL-2.*** Pacientes com mutações em homozigose na cadeia α ou β do receptor de IL-2 desenvolvem autoimunidade sistêmica e têm poucas Tregs funcionais. Camundongos deficientes para o gene da IL-2 ou para a cadeia α ou β do receptor de IL-2 também desenvolvem autoimunidade, manifestada por enteropatia inflamatória (EI), anemia hemolítica autoimune e múltiplos autoanticorpos (incluindo anticorpos antieritrócitos e anti-DNA). Esses camundongos apresentam números muito reduzidos de Tregs $CD25^+$ $FOXP3^+$ e sua doença pode ser corrigida por meio da injeção dessas células. A IL-2 promove a diferenciação de células T no timo em uma subpopulação reguladora, sendo necessária para a manutenção dessa população celular na periferia. Como as Tregs $FOXP3^+$ não produzem IL-2, esse fator de crescimento é fornecido pelas células T convencionais respondendo a antígenos próprios ou estranhos (Figura 15.9). A IL-2 ativa o fator de transcrição STAT5, que pode aumentar a expressão de FOXP3, assim como de outros genes envolvidos na função das Tregs. Esses resultados são a base para os ensaios clínicos em andamento, testando a capacidade da IL-2 de promover Tregs em humanos para o controle da doença do enxerto *versus* hospedeiro, da inflamação autoimune e da rejeição aos enxertos.

***A geração de algumas Tregs requer a citocina fator transformador do crescimento-β (TGF-β; do inglês,* transforming growth factor-β*).*** A cultura de células T *naive* com anticorpos anti-TCR ativadores juntamente com TGF-β (e IL-2, discutida anteriormente) pode induzir o desenvolvimento de células reguladoras *in vitro*. Em camundongos, a eliminação de TGF-β ou bloqueio de sinais de TGF-β em células T causa uma doença inflamatória sistêmica devido à ativação descontrolada de leucócitos. O TGF-β estimula a expressão de FOXP3, e este pode ser seu papel principal no desenvolvimento de Tregs.

### Mecanismos de ação das células T reguladoras

As Tregs parecem suprimir as respostas imunológicas em múltiplos estágios – na indução da ativação das células T *naive* nos órgãos linfoides, assim como na fase efetora dessas respostas nos tecidos. Elas controlam as respostas de células T principalmente inibindo a capacidade estimuladora das células dendríticas (DCs; do inglês, *dendritic cells*) e também suprimindo a ativação das células T. As Tregs também podem suprimir a ativação das células B e inibir a proliferação e diferenciação de células *natural killer* (NK). Embora diversos mecanismos de supressão tenham sido propostos, aqueles que apresentam maior suporte de acordo com os dados disponíveis são os seguintes:

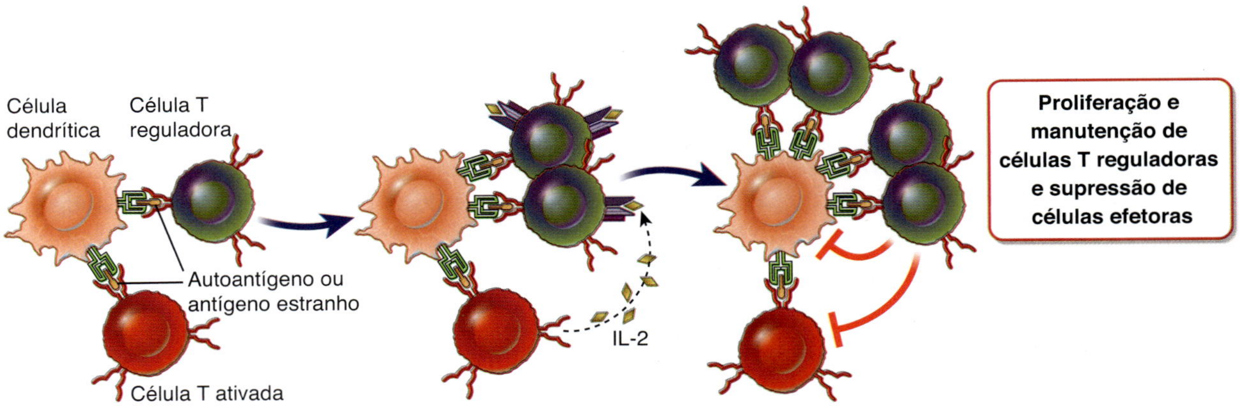


**Figura 15.9 Papel da interleucina-2 na manutenção das células T reguladoras.** A interleucina-2 (*IL-2*) produzida por células T convencionais, responsivas a autoantígenos ou antígenos estranhos, atua em células T reguladoras (Tregs) que reconheceram o antígeno apresentado pelas células dendríticas apresentadoras de antígenos e promove a sobrevivência e função das Tregs, tornando-as capazes de controlar as respostas das células T convencionais.

- ***Inibição da coestimulação mediada por CTLA-4.*** O CTLA-4 presente nas Tregs se liga em moléculas B7 nas APCs e remove essas moléculas, resultando na redução da disponibilidade de B7 para a coestimulação mediada por CD28 (ver Figura 15.6)
- ***Produção das citocinas imunossupressoras IL-10 e TGF-β.*** Estas citocinas são discutidas adiante
- ***Consumo de IL-2.*** Em virtude do alto nível de expressão do receptor de IL-2, essas células podem consumir IL-2, privando outras populações celulares desse fator de crescimento, o que resulta na redução da proliferação e diferenciação de outras células dependentes de IL-2.

Ainda não está estabelecido se todas as células reguladoras atuam por meio de todos esses mecanismos ou se há subpopulações que utilizam mecanismos diferentes para controlar as respostas imunes. De fato, existem evidências em humanos de que duas populações diferentes de Tregs podem ser distinguidas pela expressão de FOXP3 ou produção de IL-10, mas essa separação pode não ser absoluta.

### Citocinas inibidoras produzidas por células T reguladoras

O TGF-β e a IL-10 estão envolvidos na geração e nas funções das Tregs. Essas citocinas são produzidas e agem em muitos outros tipos celulares além das células reguladoras. Aqui, descrevemos as propriedades e ações dessas citocinas.

***Fator transformador do crescimento-β.*** O TGF-β foi descoberto como uma proteína produzida por tumores capaz de promover a sobrevivência das células cancerígenas *in vitro*. Na verdade, o TGF-β constitui uma família de moléculas proximamente relacionadas, codificadas por genes distintos, comumente designadas TGF-β1, TGF-β2 e TGF-β3. As células do sistema imunológico sintetizam principalmente o TGF-β1, sendo produzido por Tregs CD4⁺, macrófagos ativados e muitos outros tipos celulares. O processamento de TGF-β, dos receptores de TGF-β e a sinalização *downstream* desses receptores foram descritos no Capítulo 7.

O TGF-β tem muitos papéis importantes e diversos no sistema imunológico:

- ***O TGF-β inibe a proliferação e as funções efetoras das células T e a ativação dos macrófagos.*** O TGF-β inibe a ativação clássica dos macrófagos, mas é uma das citocinas secretadas por macrófagos alternativamente ativados (ver Capítulo 10). O TGF-β também suprime a ativação de outras células como os neutrófilos e as células endoteliais. Por meio dessas ações inibitórias, o TGF-β atua no controle das respostas imune e inflamatória
- ***O TGF-β regula a diferenciação de subpopulações de Tregs funcionalmente distintas.*** Conforme descrito anteriormente, o TGF-β estimula o desenvolvimento de Tregs FOXP3⁺ periféricas, melhor estabelecidas *in vitro*. Em combinação com citocinas produzidas durante as respostas imunes inatas, como IL-1 e IL-6, o TGF-β promove o desenvolvimento da subpopulação Th17 de células T CD4⁺, em virtude de sua habilidade de induzir o fator de transcrição RORγt (ver Capítulo 10). A habilidade do TGF-β de suprimir as respostas imunes e inflamatórias, em parte pela geração de Tregs, e também de promover o desenvolvimento de células pró-inflamatórias Th17 na presença de outras citocinas, é um exemplo interessante de como uma única citocina pode ter diversas ações, algumas vezes opostas, dependendo do contexto no qual é produzida. O TGF-β também pode inibir o desenvolvimento de subpopulações Th1 e Th2
- ***O TGF-β estimula a produção de imunoglobulina A (IgA) pela indução da troca para esse isótipo nas células B.*** A IgA é o principal isótipo de anticorpo necessário para a imunidade de mucosa (ver Capítulo 14)
- ***O TGF-β promove o reparo tecidual após o término das reações imune e inflamatória locais.*** Essa função é mediada, principalmente, pela capacidade do TGF-β de estimular a síntese de colágeno e a produção de enzimas modificadoras da matriz por macrófagos e

fibroblastos, e pela promoção da angiogênese. Essa citocina pode desempenhar um papel patológico em doenças nas quais a fibrose é um componente importante, como a fibrose pulmonar e a esclerose sistêmica.

***Interleucina-10.*** A IL-10 é um inibidor de macrófagos e DCs ativados, estando envolvida no controle das reações imunes inatas e da imunidade mediada por células. É um membro da família de citocinas heterodiméricas que incluem IL-22 e outras. O receptor de IL-10 pertence à família de receptores de citocina do tipo II (semelhantes aos receptores para IFNs) e consiste em duas cadeias que se associam às quinases da família Janus, JAK1 e TYK2, e ativam a STAT3. A IL-10 é produzida por muitas populações de células imunes, incluindo macrófagos e DCs ativados, Tregs e células Th1 e Th2. Como é produzida por macrófagos e DCs e também inibe essas células, a IL-10 atua como um regulador de *feedback* negativo. A IL-10 também é produzida por alguns linfócitos B, os quais apresentaram funções de supressão imunológica, sendo chamados células B reguladoras.

Os efeitos biológicos da IL-10 resultam da sua capacidade de inibir muitas funções dos macrófagos e DCs ativados:

- ***A IL-10 inibe a produção de IL-12 por DCs e macrófagos ativados.*** Como a IL-12 é um estímulo crítico para a secreção de IFN-γ, a qual desempenha papel importante nas reações imunológicas imunes inatas e adaptativas mediadas por células contra microrganismos intracelulares, a IL-10 suprime todas essas reações. De fato, a IL-10 foi identificada inicialmente como uma citocina capaz de inibir a produção de IFN-γ
- ***A IL-10 inibe a expressão de coestimuladores e de moléculas de MHC classe II em DCs e macrófagos.*** Em decorrência dessas atividades, a IL-10 inibe a ativação de células T e limita as reações imunes mediadas por células.

Bebês que apresentam mutações em homozigose com perda de função no gene *IL10* ou no gene do receptor da IL-10 desenvolvem colite grave antes de 1 ano de idade. Camundongos deficientes para IL-10 em todas as células ou somente nas Tregs também desenvolvem colite, provavelmente como resultado da ativação descontrolada dos linfócitos e macrófagos reagindo aos microrganismos entéricos. Em consequência desses achados, pensa-se que a IL-10 seja especialmente importante para o controle de reações inflamatórias em tecidos de mucosa, particularmente o trato gastrintestinal (ver Capítulo 14).

O vírus Epstein-Barr contém um gene homólogo à IL-10 humana, e essa IL-10 viral tem as mesmas atividades que a citocina natural. Isso levanta a intrigante possibilidade de que o vírus adquiriu o gene semelhante à IL-10 durante sua evolução, conferindo-lhe a capacidade de inibir a imunidade do hospedeiro e, desse modo, uma vantagem de sobrevivência no hospedeiro infectado.

#### Papéis das células T reguladoras na autotolerância e na autoimunidade

A elucidação das bases genéticas da síndrome IPEX e do modelo da doença em camundongos causada por mutações no gene *foxp3* (descritas anteriormente) é uma prova convincente da importância das Tregs na manutenção da autotolerância e homeostasia do sistema imunológico. Diversas tentativas vêm sendo feitas para identificar defeitos no desenvolvimento ou função das Tregs nas doenças autoimunes e inflamatórias mais comuns em humanos, como EI, diabetes tipo 1 e esclerose múltipla (EM), bem como nas doenças alérgicas. Defeitos nas Tregs ou resistência das células efetoras à supressão pelas Tregs podem contribuir para a patogênese dessas doenças. No entanto, provou-se difícil estabelecer definitivamente o papel dos defeitos de Tregs nessas doenças comuns, em parte, porque é um desafio definir e quantificar Tregs funcionais em seres humanos.

Também há potencial no processo de expansão de Tregs em cultura e sua posterior reinoculação nos pacientes, a fim de controlar respostas imunes patológicas. Existem ensaios clínicos de transferência de Tregs em andamento na tentativa de tratar a rejeição ao transplante, doença do enxerto *versus* hospedeiro e outros distúrbios autoimunes e inflamatórios. Além disso, testes clínicos estão em andamento para expandir essas células em pacientes por meio da administração da citocina IL-2 em doses ou formulações que preferencialmente se liguem ao CD25 e assim ativem Tregs.

Além de sua importância no controle da autoimunidade, as Tregs apresentam outras funções. Subpopulações de Tregs com assinaturas transcricionais únicas estão presentes em muitos tecidos e parecem desempenhar funções que são especialmente benéficas para aqueles tecidos. As Tregs que residem na pele, no músculo e em órgãos como pulmão promovem reparo tecidual, além de proliferação e diferenciação de células-tronco, ajudando assim a restaurar a integridade do tecido após o término das reações inflamatórias. As Tregs do tecido adiposo controlam o metabolismo lipídico. As Tregs estão também envolvidas na manutenção da tolerância fetal e na prevenção da rejeição ao feto, e desempenham um papel na prevenção de respostas inflamatórias a microrganismos comensais (ver Capítulo 14).

### Deleção das células T via morte celular por apoptose

***Os linfócitos T que reconhecem autoantígenos com alta afinidade ou que são repetidamente estimulados por antígenos podem morrer por apoptose.*** Há duas vias principais de apoptose (Figura 15.10), e ambas estão envolvidas na deleção periférica das células T maduras:

- A **via mitocondrial** (ou **intrínseca**) é regulada pela família de proteínas BCL-2, que receberam esse nome em decorrência da descoberta de seu primeiro membro, BCL-2, como um oncogene de um linfoma de célula B capaz de inibir a apoptose. Alguns membros dessa família são pró-apoptóticos e outros são antiapoptóticos. Essa via inicia-se quando as proteínas citoplasmáticas da família BCL-2, as quais pertencem à subfamília BH3-*only* (assim chamadas porque contêm um domínio homólogo ao terceiro domínio conservado de BCL-2), são induzidas ou ativadas como resultado da privação de fatores

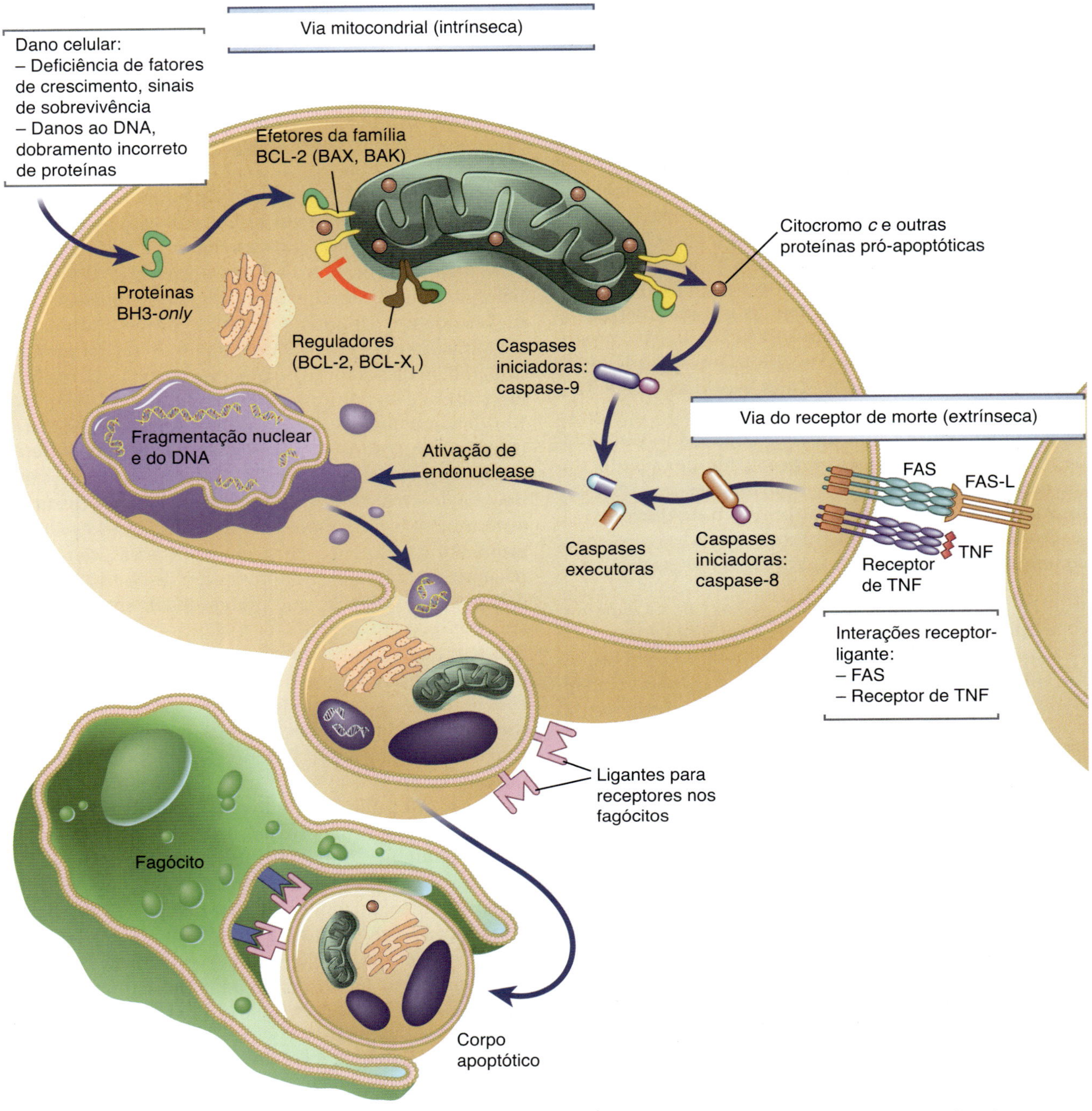


**Figura 15.10 Vias de indução de apoptose.** A apoptose é induzida pelas vias mitocondrial e do receptor de morte, descritas no texto, que culminam na fragmentação da célula morta e fagocitose dos corpos apoptóticos. *TNF*, fator de necrose tumoral.

de crescimento, estímulos nocivos, dano ao DNA, ou certos tipos de sinalização mediada por receptor (p. ex., sinais fortes disparados por autoantígenos em linfócitos imaturos). As proteínas BH3-*only* são sensores de estresse celular que se ligam e influenciam efetores e reguladores do processo de morte celular. Em linfócitos, o mais importante desses sensores é uma proteína chamada BIM. A BIM ativada liga-se a duas proteínas efetoras pró-apoptóticas da família BCL-2, chamadas BAX e BAK, que se oligomerizam e se inserem na membrana externa da mitocôndria, levando a um aumento da permeabilidade mitocondrial. Fatores de crescimento e outros sinais de sobrevivência induzem a expressão de membros antiapoptóticos da família BCL-2, como a BCL-2 e a BCL-X$_L$, que funcionam como inibidores da apoptose, bloqueando BAX e BAK, e mantendo assim a mitocôndria intacta. As proteínas BH3-*only* também antagonizam BCL-2 e a BCL-XL. Quando as células são privadas dos sinais de sobrevivência, a mitocôndria passa a extravasar seu conteúdo em decorrência das ações das proteínas sensoras BH3-*only* e das proteínas efetoras BAX e BAK, além da relativa deficiência de proteínas antiapoptóticas como a BCL-2 e a BCL-X$_L$. Como resultado, muitos componentes mitocondriais, incluindo o citocromo *c*, extravasam para o citosol da célula e ativam enzimas citosólicas chamadas **caspases**. O citocromo *c* se liga à proteína citosólica chamada APAF-1, que então se oligomeriza e ativa a pró-caspase-9, liberando a caspase-9 ativa. A caspase-9, por sua vez, cliva e, consequentemente, ativa caspases *downstream* que induzem a fragmentação do DNA e a outras alterações que culminam na morte apoptótica

- Na **via do receptor de morte** (ou **extrínseca**), os receptores de superfície celular da superfamília do receptor de TNF são engajados por ligantes da superfamília do TNF. Os receptores oligomerizam-se e ativam proteínas adaptadoras citoplasmáticas que montam a pró-caspase-8, a qual sofre autoclivagem quando oligomerizada e produz a caspase-8 ativa. Essa caspase-8 ativa cliva outras caspases *downstream*, resultando novamente em apoptose. Nas células T, o receptor de morte mais importante é o FAS (CD95), sendo seu ligante denominado ligante de FAS ou FAS-ligante (FAS-L). O FAS é um membro da família dos receptores de TNF, e o FASL é homólogo ao TNF. Em muitos tipos celulares, a caspase-8 cliva e ativa uma proteína BH3-*only* chamada BID, que se liga a BAX e BAK, induzindo apoptose pela via mitocondrial. Portanto, a via mitocondrial pode servir para amplificar a sinalização do receptor de morte.

Nas células que estão em apoptose, fragmentos do núcleo e do citoplasma são segregados em estruturas ligadas à membrana, chamadas corpos apoptóticos. Também há alterações bioquímicas na membrana plasmática, incluindo a exposição de lipídios como fosfatidilserina, que normalmente encontra-se na face interna da membrana plasmática. Essas alterações são reconhecidas por receptores nos fagócitos, e os corpos apoptóticos e as células são rapidamente englobados e eliminados sem elicitar nenhuma resposta inflamatória. Esse processo é chamado eferocitose. Adicionalmente, a fagocitose de células apoptóticas pode induzir a produção de mediadores anti-inflamatórios pelos macrófagos.

A melhor evidência para o envolvimento das duas vias apoptóticas na eliminação de linfócitos maduros autorreativos é o fato de que a remoção genética de qualquer uma delas em camundongos resulta em autoimunidade sistêmica, e a doença é mais grave se ambas as vias estiverem desativadas. Mutações de FAS, FAS-L ou caspases *downstream* causam uma doença autoimune humana chamada **síndrome linfoproliferativa autoimune** (**ALPS**; do inglês, *autoimmune lymphoproliferative syndrome*). Essas duas vias de morte podem funcionar de diferentes maneiras para manter a autotolerância:

- Células T que reconhecem autoantígenos na ausência de coestimulação podem induzir apoptose pela via mitocondrial. Nas respostas imunes normais, os linfócitos responsivos recebem sinais do TCR, dos coestimuladores e dos fatores de crescimento. Esses sinais estimulam a expressão de proteínas antiapoptóticas da família BCL-2 (BCL-2, BCL-$X_L$) e, assim, previnem a apoptose e promovem a sobrevivência celular, o prelúdio necessário para a proliferação. Quando as células T reconhecem autoantígenos com alta avidez, podem ativar BIM, desencadeando sua morte pela via mitocondrial, conforme já descrito. Ao mesmo tempo, devido à relativa falta de coestimulação e de fatores de crescimento, os membros antiapoptóticos da família BCL-2 permanecem em baixos níveis, e as ações dos efetores BAX e BAK não são, assim, neutralizadas. A via mitocondrial de apoptose BIM-dependente também está envolvida na seleção negativa de células T autorreativas no timo (previamente descrita) e na fase de contração (declínio) das respostas imunes, depois que o antígeno iniciador tiver sido eliminado (ver Capítulo 9)
- A estimulação repetida das células T resulta em coexpressão do receptor de morte FAS e seu ligante, FAS-L, e a ativação de FAS desencadeia a morte apoptótica. Quando as células T são repetidamente ativadas, tanto o FAS quanto o FAS-L são expressos na superfície celular, e a interação do ligante com o receptor ativa uma cascata de caspases, que, por fim, causa a morte apoptótica das células. A mesma via de apoptose pode estar envolvida na eliminação de linfócitos B autorreativos também na periferia (discutido adiante).

## Fatores que determinam a tolerogenicidade de autoantígenos

Estudos com uma variedade de modelos experimentais mostraram que muitas características dos antígenos proteicos determinam se esses antígenos induzirão a ativação da célula T ou sua tolerância (Tabela 15.2). Os autoantígenos apresentam diversas propriedades que os tornam tolerogênicos. Esses antígenos são expressos em órgãos linfoides geradores, em que são reconhecidos por linfócitos imaturos. Em tecidos periféricos, os autoantígenos interagem com os receptores antigênicos de linfócitos específicos por períodos prolongados, sem inflamação ou imunidade inata.

***A natureza da DC que exibe antígenos para os linfócitos T é um determinante importante da resposta subsequente.*** As DCs residentes dos órgãos linfoides e dos tecidos não linfoides podem apresentar autoantígenos para os linfócitos T e manter a tolerância. DCs teciduais normalmente ficam em um estado de repouso (imaturo) e expressam baixos níveis de coestimuladores; algumas podem trafegar, a pequenas taxas, a partir dos epitélios para os órgãos linfoides secundários, mesmo que em um estado basal (na ausência de infecção ou inflamação). Essas APCs podem apresentar autoantígenos constantemente sem fornecer forte coestimulação, e as células T que reconhecem esses antígenos se tornam anérgicas ou se diferenciam em Tregs, em vez de se diferenciarem em linfócitos efetores e de memória. Em contrapartida, as DCs que são ativadas por microrganismos constituem as principais APCs para iniciarem as respostas das células T (ver Capítulo 6). Conforme discutiremos adiante, infecções locais e inflamação podem ativar DCs residentes, levando a expressão aumentada de coestimuladores, quebra da tolerância e reações autoimunes contra antígenos teciduais. Há grande interesse na manipulação das

**Tabela 15.2** Fatores que determinam a imunogenicidade e tolerogenicidade de antígenos proteicos.

| | Fatores que favorecem a estimulação das respostas imunes | Fatores que favorecem a tolerância |
|---|---|---|
| Persistência | Vida curta (eliminada pela resposta imune) | Prolongada, levando à persistência do engajamento do receptor antigênico |
| Porta de entrada; localização | Subcutânea, intradérmica; ausência nos órgãos geradores | Intravenosa, mucosa; presença nos órgãos geradores |
| Presença de adjuvantes | Antígenos com adjuvantes: induzem coestimuladores e citocinas | Antígenos sem adjuvantes: baixos níveis de coestimuladores e citocinas |
| Propriedades de APCs | Células dendríticas maduras: altos níveis de coestimuladores | Células dendríticas imaturas (em repouso): baixos níveis de coestimuladores e citocinas |

*APCs*, células apresentadoras de antígenos.

propriedades de DCs como forma de potencializar ou inibir as respostas imunológicas para fins terapêuticos.

Nosso entendimento sobre os mecanismos que conectam os sinais recebidos por uma célula T no momento do reconhecimento do antígeno e o destino dessa célula T permanece incompleto. Esses conceitos baseiam-se amplamente em modelos experimentais, nos quais os antígenos são administrados a camundongos ou produzidos por transgenes expressos nesses animais. Um dos desafios contínuos nesse campo é definir os mecanismos pelos quais vários autoantígenos naturais (normalmente expressos) induzem tolerância, de maneira especial em seres humanos.

## TOLERÂNCIA DOS LINFÓCITOS B

A tolerância dos linfócitos B é necessária para manter a não responsividade aos autoantígenos T-independentes, como polissacarídios e lipídios. A tolerância das células B também desempenha um papel na prevenção de respostas dos anticorpos a antígenos proteicos. Estudos experimentais revelaram múltiplos mecanismos pelos quais o encontro com os autoantígenos pode abortar a maturação e ativação da célula B.

### Tolerância central das células B

Durante sua maturação na medula óssea, os linfócitos B expressam, primeiro, IgM como seu receptor antigênico e são funcionalmente imaturos nesse estágio (ver Capítulo 8). Se esses linfócitos B reconhecerem autoantígenos na medula óssea com alta afinidade, eles mudam sua especificidade ou são deletados (Figura 15.11):

- ***Edição dos receptores.*** Se células B imaturas reconhecem autoantígenos que estão presentes em alta concentração na medula óssea, e especialmente se o antígeno é exibido em uma forma multivalente (p. ex., superfícies celulares), muitos receptores antigênicos em cada célula B fazem ligações cruzadas, transmitindo fortes sinais para as células. Uma consequência desse tipo de sinalização é que as células B imaturas reativam seus genes *RAG1* e *RAG2* e iniciam uma nova rodada de recombinação VJ no *locus* gênico da cadeia leve κ de Ig (ver Capítulo 8). Um segmento Vκ *upstream* da unidade VκJκ já rearranjada é unido a um Jκ *downstream*. Como resultado, o éxon VκJκ previamente rearranjado na célula B imatura autorreativa é removido, e uma nova cadeia leve de Ig é expressa, criando, assim, um receptor de célula B (BCR; do inglês, *B cell receptor*) com uma nova especificidade. Esse processo é chamado **edição do receptor** e consiste em um importante mecanismo para eliminação da autorreatividade do repertório de células B maduras. Se o rearranjo da cadeia leve editada não for produtivo, rearranjos adicionais Vκ-para-Jκ serão feitos no mesmo *locus*. Caso todos os rearranjos falhem, o processo deverá continuar no *locus* κ do outro cromossomo; se continuarem sendo não produtivos, ocorrerão rearranjos nos *loci* de cadeia leve λ. Uma célula B expressando uma cadeia leve λ provavelmente é uma célula que já passou pela edição do receptor. Estima-se que entre as células B do sangue periférico em humanos, algo como um quarto até metade de todas as células e a maioria das células expressando λ passaram por edição do receptor durante sua maturação
- ***Deleção.*** O forte reconhecimento de autoantígenos por células B imaturas/transicionais na medula óssea ou logo após essas células emergirem da medula óssea pode levar à apoptose das células B. Isso é presumivelmente semelhante à apoptose em células T, quando o reconhecimento de antígenos com alta afinidade no timo desencadeia a via mitocondrial da apoptose, embora os mecanismos não estejam bem-definidos. É provável que as células B autorreativas, primeiramente, tentem mudar sua especificidade e morram se a edição do receptor falhar
- ***Anergia.*** Se células B em desenvolvimento reconhecerem autoantígenos fracamente (p. ex., se o antígeno for solúvel e não realizar muitas ligações cruzadas com receptores antigênicos, ou se os BCRs reconhecerem o antígeno com baixa afinidade), as células tornam-se funcionalmente não responsivas (anérgicas) e saem da medula óssea nesse estado de não responsividade. A anergia decorre da regulação negativa da expressão do receptor antigênico, assim como um bloqueio na sua sinalização.

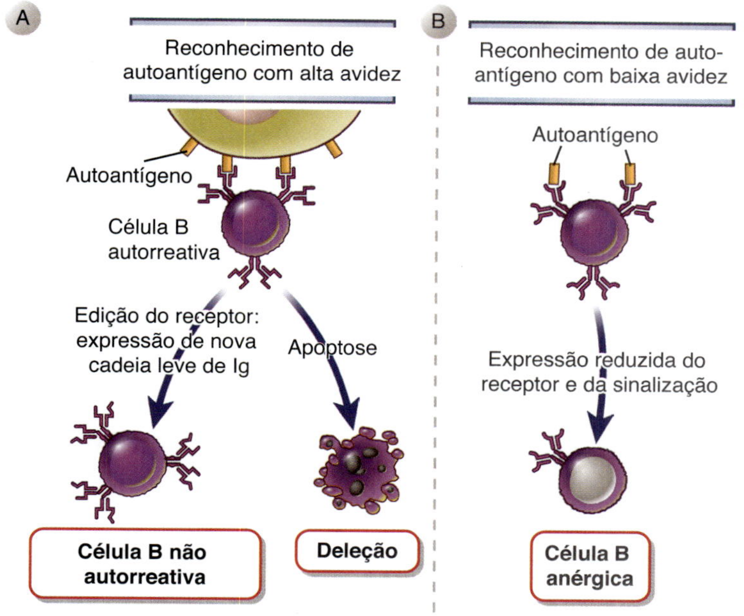


**Figura 15.11 Tolerância central das células B. A.** Células B imaturas, que reconhecem autoantígenos na medula óssea com alta avidez (p. ex., matrizes polivalentes de antígenos nas células), morrem por apoptose ou alteram a especificidade de seus receptores antigênicos (edição do receptor, a qual envolve somente as cadeias leves, mas é ilustrada como uma alteração da região de ligação ao antígeno do receptor). **B.** O fraco reconhecimento de autoantígenos na medula óssea pode levar à anergia (inativação funcional) das células B.

## Tolerância periférica das células B

Linfócitos B maduros que reconhecem autoantígenos em tecidos periféricos na ausência de células T auxiliares específicas podem ser considerados funcionalmente não responsivos ou morrer por apoptose (Figura 15.12). Os sinais das células T auxiliares podem estar ausentes se essas células T tiverem sido deletadas ou estiverem anérgicas (no caso de antígenos proteicos) ou se os autoantígenos forem antígenos não proteicos. Uma vez que autoantígenos não elicitam respostas imunes inatas, as células B também não serão ativadas via receptores de complemento ou receptores de reconhecimento de padrões. Desse modo, assim como ocorre com as células T, o reconhecimento de antígeno na ausência de estímulos adicionais resulta em tolerância. Os mecanismos de tolerância periférica também eliminam clones de células B autorreativos que podem ser gerados como uma consequência não intencional da mutação somática nos centros germinativos.

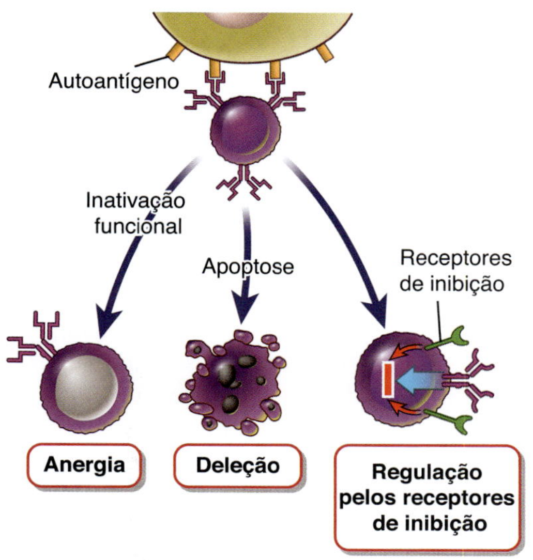


**Figura 15.12 Tolerância periférica das células B.** As células B que encontram autoantígenos em tecidos periféricos tornam-se anérgicas ou morrem por apoptose. Em algumas situações, o reconhecimento de autoantígenos pode desencadear receptores de inibição que impedem a ativação da célula B.

Diversos mecanismos de tolerância periférica das células B foram descritos:

- ***Anergia.*** Algumas células B autorreativas que são repetidamente estimuladas por autoantígenos tornam-se não responsivas a ativações subsequentes. As células B anérgicas requerem níveis mais altos que o normal do fator de crescimento BAFF (do inglês, *B-cell activating factor*), também chamado BLys (do inglês, *B lymphocyte stimulator*), para sua sobrevivência, e não podem competir eficientemente pela sobrevivência com células B *naive* normais pelo BAFF. Como resultado, as células B que encontraram autoantígenos têm sobrevida reduzida e são eliminadas mais rapidamente do que as células que não reconheceram autoantígenos
- ***Deleção.*** As células B que se ligam com alta avidez aos autoantígenos na periferia também podem sofrer morte por apoptose pela via mitocondrial. A deleção de células B específicas para antígenos proteicos pode ocorrer fora da medula óssea nos estágios de células B transicionais encontradas no baço e no sangue. As células B transicionais são células que estão em processo de maturação na periferia em células B foliculares. Uma grande fração de células B transicionais pode

ser autorreativa, e a maioria delas é deletada e não amadurece em células B foliculares. Os mecanismos de deleção no estágio de células B transicionais não estão bem definidos. Mutações somáticas dos genes de Ig durante a reação do centro germinativo também podem levar ao surgimento de células B autorreativas (ver Capítulo 12). Algumas dessas células B autorreativas podem ser deletadas pela via de FAS

- ***Sinalização por receptores de inibição.*** As células B que reconhecem autoantígenos podem ser impedidas de responder por meio do acoplamento de vários receptores de inibição. A função desses receptores inibidores é definir um limiar para ativação da célula B e assim permitir respostas a antígenos estranhos, porque estes tipicamente elicitam sinais fortes provenientes da combinação do BCR, de correceptores, de receptores da imunidade inata e de células T auxiliares (para antígenos proteicos), mas não permitem respostas a autoantígenos, os quais acoplam apenas o BCR. Esse mecanismo de tolerância periférica foi revelado por estudos mostrando que camundongos com defeitos na tirosina fosfatase SHP1, na tirosinoquinase LYN e nos receptores de inibição FcγRIIB e CD22 desenvolvem autoimunidade. O CD22, também conhecido como Siglec-2, se liga ao ácido siálico presente nas cadeias laterais de proteínas de superfície das células B e enfraquece a sinalização pelo BCR. Motivos de inibição baseados na tirosina do imunorreceptor (ITIMs; do inglês, *immunoreceptor tyrosine-based inhibitory motifs*) localizados na cauda citoplasmática do CD22 são fosforilados por LYN, e esse receptor inibidor recruta SHP1, atenuando assim a sinalização do BCR. Não é totalmente compreendido como, exatamente, o CD22 contribui para a tolerância de células B
- ***Regulação de células B por Tregs.*** Um subconjunto especializado de Tregs, chamado células T reguladoras foliculares (Tfr), entra nos folículos linfoides e contribui para a atenuação das células T, ajudando as células B do centro germinativo durante as respostas de anticorpos. Defeitos em células T reguladoras também demonstraram resultar em um aumento do número de células Tfh sendo geradas fora do folículo na fronteira entre a zona de células B e a zona de células T. No geral, as Tregs fora do folículo e as células Tfr no centro germinativo, juntas, contribuem para limitar o número e a atividade das células Tfh e, assim, evitar a ativação promíscua das células B. Previsivelmente, a deficiência de Tregs está associada à produção de autoanticorpos.

## TOLERÂNCIA A MICRORGANISMOS COMENSAIS E OUTROS ANTÍGENOS ESTRANHOS

Microrganismos comensais são abundantes no intestino, pele e outros tecidos, mas não elicitam respostas imunes, mesmo sendo estranhos. Há várias razões para essa ausência de imunogenicidade. Muitos desses microrganismos não são capazes de invadir as barreiras epiteliais e, portanto, podem não estar acessíveis para o sistema imune adaptativo. Esses microrganismos também induzem e ativam Tregs, as quais previnem o desenvolvimento de células efetoras e de memória (ver Capítulo 14).

***Antígenos estranhos podem ser administrados de maneira que induzam preferencialmente a tolerância, em vez de respostas imunológicas.*** Em geral, antígenos proteicos administrados com adjuvantes favorecem a imunidade, ao passo que doses repetidas de antígenos administradas sem adjuvantes tendem a induzir tolerância. A provável razão para isso é que os adjuvantes estimulam respostas imunológicas inatas e a expressão de coestimuladores nas APCs, enquanto, na ausência desses segundos sinais, as células T que reconhecem o antígeno podem tornar-se anérgicas, morrer ou diferenciar-se em Tregs. Muitas outras características dos antígenos e a forma como são administrados podem influenciar o equilíbrio entre a imunidade e a tolerância (ver Tabela 15.2).

A administração oral de um antígeno proteico frequentemente leva à supressão das respostas imunológicas humorais e mediadas por célula sistêmicas em resposta à imunização com esse mesmo antígeno. Esse fenômeno, chamado **tolerância oral**, foi discutido no Capítulo 14.

### Indução de tolerância terapêutica

Compreender como induzir a tolerância pela administração de antígenos é a chave para o desenvolvimento de tolerância antígeno-específica como estratégia de tratamento para doenças imunológicas. Numerosos estudos clínicos estão em andamento para induzir tolerância em doenças autoimunes e alergias nas quais o antígeno relevante é conhecido. As doenças autoimunes incluem diabetes tipo 1 (em que um autoantígeno principal é a insulina), EM (proteína básica da mielina) e artrite reumatoide (peptídios citrulinados). Várias estratégias estão sendo tentadas:

- Administração repetida de pequenas doses de peptídios imunodominantes derivados do autoantígeno, na forma aquosa sem adjuvantes. Espera-se que o antígeno seja reconhecido na ausência de coestimulação e induza anergia ou deleção de células T periféricas, ou ative preferencialmente Tregs, embora a consequência celular da administração do antígeno permaneça desconhecida nesses estudos clínicos. Também não está claro o quão eficaz essa abordagem será na inibição das respostas imunes em andamento nos pacientes. Essa abordagem tem sido usada por muitos anos para tratar alergias (o processo é chamado dessensibilização ou imunoterapia com peptídios, ver Capítulo 20). É eficaz em um subconjunto de pacientes alérgicos, mas também não está estabelecido como funciona essa dessensibilização
- Administração de peptídios derivados de autoantígenos acoplados a substratos não imunogênicos, como nanopartículas e membranas eritrocitárias. A ideia é semelhante à administração de antígenos aquosos, descrita anteriormente

- A transferência ou ativação de Tregs foi mencionada anteriormente
- O bloqueio da coestimulação refere-se ao bloqueio de moléculas B7 usando o fármaco CTLA4-Ig (ver Capítulo 9). É provável que este tratamento iniba as respostas imunes, mas não induza tolerância de longa duração.

Apesar da promessa dessas abordagens, até agora, tem havido pouco sucesso na prevenção de respostas imunes contra autoantígenos em pacientes com doenças autoimunes em curso. A definição dos mecanismos pelos quais as diferentes estratégias podem funcionar exigirá a análise de linfócitos antígeno-específicos, para os quais a tecnologia ainda está em desenvolvimento.

## MECANISMOS DE AUTOIMUNIDADE

A possibilidade de que o sistema imunológico de um indivíduo pudesse reagir contra antígenos autólogos e causar dano tecidual foi avaliada por imunologistas na época em que a especificidade do sistema imunológico para antígenos estranhos foi reconhecida. No início da década de 1900, Paul Ehrlich cunhou a expressão um tanto melodramática "horror autotóxico" (o horror à autotoxicidade) para descrever o temor da autodestruição do organismo pelo sistema imunológico. A autoimunidade é uma causa importante de doenças em humanos, e estima-se que afete pelo menos 2 a 5% da população dos EUA, e a incidência de muitas doenças autoimunes parece estar crescendo. O termo autoimunidade é com frequência usado erroneamente para qualquer doença em que as reações imunes são acompanhadas de dano tecidual, embora seja difícil ou mesmo impossível estabelecer um papel para as respostas imunes contra autoantígenos particulares como causa desses distúrbios. Como a inflamação é um componente importante dessas doenças, costuma-se agrupá-las como doenças inflamatórias imunomediadas, o que não implica a resposta patológica sendo direcionada contra autoantígenos (ver Capítulo 19).

As questões fundamentais a respeito da autoimunidade são como a autotolerância falha e como os linfócitos autorreativos são ativados. Respostas a essas perguntas são necessárias para a compreensão da causa e da patogênese das doenças autoimunes, um dos principais desafios da Imunologia. Nosso entendimento de autoimunidade melhorou bastante durante as duas últimas décadas, principalmente em decorrência do desenvolvimento de modelos animais informativos dessas doenças, da identificação de genes que podem predispor à autoimunidade e do aprimoramento de métodos para a análise das respostas imunes em seres humanos.

***Os fatores que contribuem para o desenvolvimento da autoimunidade são a suscetibilidade genética e os desencadeadores ambientais, como infecções e lesão tecidual local.*** Genes de suscetibilidade podem quebrar os mecanismos de autotolerância, enquanto a infecção ou necrose nos tecidos promovem o influxo de linfócitos autorreativos e a ativação dessas células, resultando em lesão tecidual (Figura 15.13). Infecções e lesão tecidual também podem alterar a forma como os autoantígenos são exibidos para o sistema imune e induzem a produção de citocinas pró-inflamatórias, levando à falha da autotolerância e à ativação dos linfócitos autorreativos. Os papéis desses fatores no desenvolvimento da autoimunidade serão discutidos posteriormente. Outros fatores, como mudanças no microbioma do hospedeiro, podem desempenhar papéis na patogênese e estão sendo estudados de maneira ativa, mas esse campo de investigação está apenas em seu início.

### Características gerais das doenças autoimunes

***As doenças autoimunes podem ser sistêmicas ou órgão-específicas dependendo da distribuição dos autoantígenos que são reconhecidos.*** Por exemplo, a formação de imunocomplexos circulantes compostos de autoantígenos e anticorpos específicos tipicamente produz doenças sistêmicas, como o lúpus eritematoso sistêmico (LES). Ao contrário, respostas de autoanticorpos ou de células T contra autoantígenos com distribuição tecidual restrita levam a doenças órgão-específicas, como a miastenia *gravis*, que acomete a função muscular; o diabetes tipo 1, que afeta a produção de insulina pelo pâncreas; e a EM, que acomete a função do nervo mielinizado.

***Vários mecanismos efetores são responsáveis pela lesão tecidual em diferentes doenças autoimunes.*** Esses mecanismos incluem imunocomplexos, autoanticorpos circulantes e linfócitos T autorreativos, e serão discutidos no Capítulo 19. As características clínicas e patológicas da doença geralmente são determinadas pela natureza da resposta autoimune dominante.

***Doenças autoimunes tendem a ser crônicas, progressivas e de autoperpetuação.*** As razões para essas características são que os autoantígenos que desencadeiam essas reações são persistentes e, uma vez que a resposta imunológica se inicia, muitos mecanismos de amplificação são ativados e perpetuam essa resposta. Adicionalmente, uma resposta iniciada contra um autoantígeno que causa dano tecidual pode resultar na liberação e alteração de outros antígenos do tecido, na ativação de linfócitos específicos para esses outros antígenos e na exacerbação da doença. Esse fenômeno, conhecido como **propagação do epítopo**, pode explicar por que, uma vez desenvolvida a doença autoimune, esta pode se tornar prolongada e se autoperpetuar.

### Anormalidades imunológicas que levam à autoimunidade

Diversas aberrações imunológicas têm sido associadas ao desenvolvimento de autoimunidade em seres humanos e modelos experimentais. As principais anormalidades desse tipo são:

- ***Autotolerância defeituosa. A eliminação ou regulação inadequadas das células T ou B, levando ao desequilíbrio entre ativação e controle de linfócitos, é a causa subjacente a todas as doenças autoimunes.*** O potencial para autoimunidade existe em todos

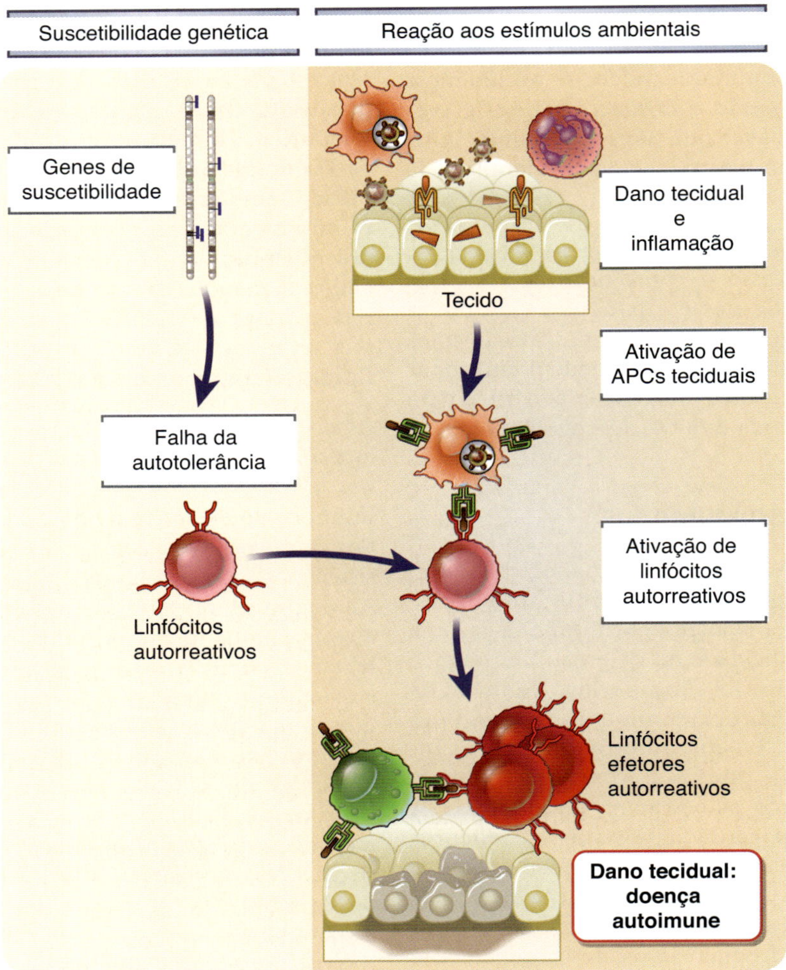


**Figura 15.13 Mecanismos postulados de autoimunidade.** Neste modelo proposto de uma doença autoimune órgão-específica mediada por célula T, vários *loci* gênicos podem conferir suscetibilidade à autoimunidade, em parte, por influenciarem a manutenção da autotolerância. Fatores ambientais desencadeadores, como infecções e outros estímulos inflamatórios, promovem o influxo de linfócitos para os tecidos e a ativação de células T autorreativas, resultando em lesão tecidual. *APCs*, células apresentadoras de antígenos.

os indivíduos, porque alguns dos clones de linfócitos em desenvolvimento podem expressar receptores específicos para autoantígenos, e nem todos esses clones são eliminados durante sua maturação, de modo que muitos linfócitos autorreativos estão presentes em indivíduos sadios. Além disso, muitos autoantígenos estão prontamente acessíveis aos linfócitos. Conforme discutido anteriormente, a tolerância a autoantígenos é normalmente mantida por meio de processos de seleção que previnem a maturação de alguns linfócitos específicos para autoantígenos e de mecanismos que inativam ou eliminam linfócitos autorreativos que amadurecem. A perda da autotolerância pode ocorrer se os linfócitos autorreativos não forem deletados ou inativados e se as APCs forem ativadas de modo que autoantígenos sejam apresentados ao sistema imune de forma imunogênica. Modelos experimentais e alguns resultados de análise de doenças humanas mostram que qualquer um dos mecanismos a seguir pode contribuir para a falha da autotolerância:

- Defeitos na deleção (seleção negativa) de células T ou B ou na edição de receptor em células B durante a maturação dessas células nos órgãos linfoides geradores
- Defeitos nos números ou funções de linfócitos T reguladores
- Apoptose defeituosa de linfócitos autorreativos maduros
- Função inadequada de receptores de inibição

- ***Exibição anormal de autoantígenos.*** Anormalidades podem incluir alterações estruturais em autoantígenos resultantes de modificações enzimáticas, de estresse ou lesão celular. Se essas alterações levarem à exibição de epítopos antigênicos que normalmente não estão presentes, o sistema imune pode não ser tolerante a esses "neoantígenos", permitindo, dessa forma, o desenvolvimento de respostas contra o próprio. Como exemplos, temos a citrulinação de vários peptídios próprios na artrite reumatoide e as modificações pós-traducionais de proteínas das ilhotas no diabetes tipo 1
- ***Inflamação ou uma resposta imune inata inicial.*** Conforme abordado em capítulos anteriores, a resposta imune inata é um forte estímulo para a ativação de

linfócitos e para a geração de respostas imunes adaptativas. Infecções ou danos celulares podem elicitar reações imunes inatas locais com inflamação. Essas reações podem contribuir para o desenvolvimento de doença autoimune, talvez pela ativação das APCs para expressar níveis aumentados de coestimuladores, a qual se sobrepõe aos mecanismos reguladores e resulta em ativação excessiva da célula T. As citocinas produzidas durante as respostas imunes inatas também são capazes de ativar linfócitos T e B. Um exemplo é a produção de IFN do tipo I associada com LES e outras doenças autoimunes.

Muito da atenção recente tem convergido para o papel das células T na autoimunidade, por duas razões principais. Primeiro, as células T auxiliares são os reguladores-chave tanto das respostas imunes mediadas por células quanto humorais às proteínas, e muitos autoantígenos envolvidos nas doenças autoimunes são proteínas. Segundo, o risco de desenvolver diversas doenças autoimunes está associado à herança de certos alelos do MHC (o complexo HLA [do inglês, *human leukocyte antigen*] em seres humanos), e a função das moléculas do MHC é a apresentação de antígenos peptídicos para as células T. A falha da autotolerância em linfócitos T pode resultar em doenças autoimunes, nas quais o dano tecidual é causado por reações imunes mediadas por células. Anormalidades nas células T auxiliares também podem levar à produção de autoanticorpos, porque essas células são necessárias para a produção de anticorpos de alta afinidade contra antígenos proteicos.

Na próxima seção, serão descritos os princípios gerais da patogênese das doenças autoimunes, com ênfase nos genes de suscetibilidade, infecções e outros fatores que contribuem para o desenvolvimento da autoimunidade. A patogênese e as características de algumas doenças autoimunes ilustrativas serão descritas no Capítulo 19.

## Bases genéticas da autoimunidade

A partir dos primeiros estudos sobre doenças autoimunes em pacientes e animais experimentais, observou-se que essas doenças têm um forte componente genético. Por exemplo, o diabetes tipo 1 apresenta concordância de 35 a 50% em gêmeos monozigóticos e de 5 a 6% em gêmeos dizigóticos, e outras doenças autoimunes mostram evidência similar de uma contribuição genética. Análise do histórico familiar, estudos de associação genômica ampla e esforços de sequenciamento em larga escala estão revelando novas informações sobre os genes que podem apresentar papel causal no desenvolvimento da autoimunidade e de distúrbios inflamatórios crônicos.

***A maioria das doenças autoimunes é decorrente de traços poligênicos complexos nos quais os indivíduos afetados herdam polimorfismos genéticos múltiplos que contribuem para a suscetibilidade à doença. Esses genes agem em conjunto com os fatores ambientais para causarem as doenças.*** Alguns desses polimorfismos estão associados a diversas doenças autoimunes, sugerindo que os genes associados influenciam mecanismos gerais de imunorregulação e autotolerância. Outros *loci* estão associados a doenças particulares, sugerindo que podem afetar o dano aos órgãos ou linfócitos autorreativos de especificidades particulares. Cada polimorfismo genético faz uma pequena contribuição para o desenvolvimento de doenças autoimunes particulares e também é encontrado em indivíduos saudáveis, contudo, em uma frequência menor do que em pacientes com as doenças. Postula-se que, em pacientes individuais, esses polimorfismos múltiplos são coerdados e, juntos, explicam o desenvolvimento da doença. Um dos desafios contínuos nesse campo de estudo é a compreensão da interação dos múltiplos genes entre si e com fatores ambientais.

Os genes mais bem caracterizados associados às doenças autoimunes, assim como o entendimento atual sobre como podem contribuir para a perda da autotolerância, são descritos a seguir.

### *Associação de alelos de MHC com autoimunidade*

***Dentre os genes que estão associados à autoimunidade, as associações mais fortes são com os genes do MHC.*** De fato, em muitas doenças autoimunes, como o diabetes tipo 1, 20 a 30 genes associados à doença já foram identificados; na maioria dessas doenças, o *locus* do HLA sozinho contribui para metade ou mais da suscetibilidade genética. A tipagem do HLA de grandes grupos de pacientes com diversas doenças autoimunes mostra que alguns alelos de HLA ocorrem com maior frequência nesses pacientes do que na população em geral. A partir desses estudos, pode-se calcular a probabilidade de desenvolvimento de uma doença em indivíduos que herdam vários alelos de HLA (frequentemente referido como risco relativo) (Tabela 15.3). A associação mais forte ocorre entre a espondilite anquilosante (uma doença inflamatória e presumivelmente autoimune das articulações vertebrais) e o alelo de classe I HLA-B27. Indivíduos HLA-B27 positivos são mais de 100 vezes mais propensos a desenvolverem espondilite anquilosante do que indivíduos B27 negativos. Não se conhece o mecanismo dessa doença, tampouco a base de sua associação com o HLA-B27. A associação dos alelos de classe II, HLA-DR e HLA-DQ, com doenças autoimunes tem recebido grande atenção, principalmente porque os genes do MHC de classe II estão mais frequentemente associados com doenças autoimunes (bem como outros distúrbios imunomediados) do que os genes do MHC de classe I. As moléculas do MHC de classe II estão envolvidas na seleção e ativação das células T CD4$^+$, que regulam todas as respostas imunológicas a antígenos proteicos.

Diversas características da associação dos alelos HLA com doenças autoimunes são dignas de nota:

- Uma associação doença-HLA pode ser identificada pela tipagem sorológica de um *locus* de HLA, mas a associação real pode ocorrer com outros alelos que estão ligados ao alelo tipado e que foram herdados conjuntamente. Por exemplo, indivíduos com um alelo HLA-DR particular (hipoteticamente, DR3) podem mostrar maior probabilidade de herdar um alelo HLA-DQ particular (hipoteticamente, DQ5) do que a probabilidade de herdar esses alelos separados e aleatoriamente (*i. e.*, em equilíbrio) na população.

**Tabela 15.3** Associação de alelos de antígenos leucocitários humanos com doenças autoimunes.

| Doença | Alelo de HLA | Razão de probabilidade[a] |
|---|---|---|
| AR (Ac anti-CCP positivo)[b] | *DRB1*, 1 alelo *SE*[c]<br>*DRB1*, 2 alelos *SE* | 4<br>12 |
| DT1 | Haplótipo *DRB1*0301-DQA1*0501-DQB1*0201* | 4 |
| | Haplótipo *DRB1*0401-DQA1*0301-DQB1*0302* | 8 |
| | Heterozigotos *DRB1*0301/0401* | 35 |
| Esclerose múltipla | *DRB1*1501* | 3 |
| LES | *DRB1*0301*<br>*DRB1*1501* | 2<br>1,3 |
| EA | *B27* (principalmente *B*2705* e *B*2702*) | 100 |
| Doença celíaca[d] | Haplótipo *DQA1*0501-DQB1*0201* | 7 |

[a]A razão de probabilidade (do inglês, *odds ratio*) estima valores de risco aumentado de doenças associadas à hereditariedade a alelos HLA particulares. Os dados foram coletados de populações com ancestralidade europeia. Alelos de genes do complexo principal de histocompatibilidade individuais (p. ex., *DRB1*) são indicados por quatro números (p. ex., 0301), com base na tipagem sorológica e molecular.
[b]Ac anti-CCP, anticorpos antipeptídios citrulinados cíclicos. Dados são provenientes de pacientes positivos para esses anticorpos no soro.
[c]SE refere-se a epítopo compartilhado, assim chamado porque é uma sequência de consenso da proteína DRB1 (posições 70 a 74) presente em múltiplos alelos *DRB1*.
[d]Doença celíaca é uma reação imunológica a gliadina, uma proteína no glúten, e não uma doença autoimune.
*AR*, artrite reumatoide; *DT1*, diabetes tipo 1; *EA*, espondilite anquilosante; *LES*, lúpus eritematoso sistêmico.
Cortesia da Dra. Michelle Fernando, Imperial College, Londres.

Essa hereditariedade é um exemplo de desequilíbrio de ligação. Pode-se presumir que uma doença está associada ao DR3 pela tipagem do HLA, mas a associação causal pode ser, na verdade, com o DQ5 coerdado. Esse entendimento enfatizou o conceito de haplótipos de HLA estendidos, que se refere a conjuntos de genes ligados, tanto genes de HLA-clássicos quanto genes adjacentes não HLA, que tendem a ser herdados conjuntamente, como uma única unidade

- Em muitas doenças autoimunes, os polimorfismos de nucleotídios associados à doença codificam aminoácidos das fendas de ligação de peptídios das moléculas de MHC. Essa observação não é surpreendente, porque os resíduos polimórficos das moléculas do MHC estão localizados dentro e ao redor das fendas, e a estrutura das fendas é o determinante-chave de ambas as funções das moléculas do MHC a saber: apresentação de antígenos e o reconhecimento pelas células T (ver Capítulo 6)
- Sequências de HLA associadas a doenças são encontradas em indivíduos saudáveis. De fato, se todos os indivíduos que carregam um alelo de HLA particular associado à doença forem monitorados prospectivamente, a maioria deles nunca desenvolverá a doença. Portanto, a expressão de um gene de HLA particular não é, por si só, a causa ou o fator de predição de qualquer doença autoimune, mas pode ser um dos diversos fatores que contribuem para a autoimunidade
- A herança de certos alelos de HLA confere proteção contra o desenvolvimento de algumas doenças autoimunes, como diabetes tipo 1 e artrite reumatoide.

Os mecanismos subjacentes à associação dos diferentes alelos de HLA com várias doenças autoimunes ainda não estão claros. Nas doenças em que alelos particulares do MHC aumentam seu risco, a molécula MHC associada à doença pode apresentar um peptídio próprio e ativar células T patogênicas, e isso foi estabelecido em alguns casos. No entanto, uma questão primordial não foi respondida em muitos casos: o quanto a molécula de HLA associada à doença apresenta o autoantígeno relevante de maneira diferente das moléculas de HLA que não estão associadas com a doença. Quando um alelo em particular mostra ser protetor, a hipótese é que esse alelo deve induzir seleção negativa de algumas células T potencialmente patogênicas ou que deve promover o desenvolvimento de Tregs, mas não há evidências claras que apoiem nenhuma das hipóteses.

### *Polimorfismos em genes não HLA associados à autoimunidade*

A técnica de estudos de associação genômica ampla levou à provável identificação de polimorfismos de nucleotídios (variantes) de diversos genes que estão associados a doenças autoimunes, e essa identificação vem se ampliando pelos recentes esforços de sequenciamento do genoma. Antes de discutir sobre os genes que estão mais claramente validados, é importante resumir algumas das características gerais desses genes:

- Como apresentado anteriormente, é provável que combinações de múltiplos polimorfismos genéticos herdados, interagindo com fatores ambientais, induzam anormalidades imunológicas que levam à autoimunidade
- Muitos dos polimorfismos associados a várias doenças autoimunes estão em genes que influenciam o desenvolvimento e a regulação das respostas imunes. Embora essa conclusão pareça previsível, ela reforçou a utilidade das abordagens que estão sendo utilizadas na identificação de genes associados à autoimunidade
- Diferentes polimorfismos podem proteger contra o desenvolvimento de uma doença ou aumentar sua incidência. Os métodos estatísticos usados nos estudos de associação genômica ampla revelaram ambos os tipos de associações
- A maior parte dos polimorfismos associados a doenças localizam-se em regiões não codificadoras dos genes.

Isso sugere que muitos dos polimorfismos podem afetar a expressão de proteínas codificadas.

Alguns dos muitos genes associados a doenças autoimunes humanas, definidos por análise de ligação, estudos de associação genômica ampla e sequenciamento genômico completo estão listados na Tabela 15.4, e alguns são brevemente descritos a seguir.

- ***PTPN22.*** Uma variante da tirosina fosfatase proteica PTPN22, na qual a arginina da posição 620 é substituída por um triptofano, está associada a artrite reumatoide, diabetes tipo 1, tireoidite autoimune e outras doenças autoimunes. A variante associada à doença causa complexas alterações de sinalização em múltiplas populações celulares imunes. Não é conhecida de que forma essas alterações precisamente levam à autoimunidade
- ***NOD2.*** Polimorfismos neste gene estão associados à doença de Crohn, um tipo de EI. O NOD2 é um sensor citoplasmático de peptidoglicanos bacterianos (ver Capítulo 4) expresso em múltiplos tipos celulares, incluindo as células epiteliais intestinais. Postula-se que o polimorfismo associado à doença reduz a função do NOD2, de modo que não pode fornecer defesa efetiva contra certos microrganismos

**Tabela 15.4** Genes não antígeno leucocitário humano selecionados associados a doenças autoimunes.

| Gene (proteína codificada) | Função da proteína | Doença |
|---|---|---|
| **Sinalização e fatores de transcrição** | | |
| *PTPN22* | Sinalização do TCR e BCR e outra? | AR, LES, DAIT, DT1 |
| *BLK* | Ativação da célula B | LES |
| *IRF5* | Produção de IFN do tipo I | LES |
| *TRAF1* | Regula a sinalização de TNFR, via do NF-κB | AR |
| *STAT4* | Resposta de IFN-γ | AR, LES |
| **Imunidade inata** | | |
| *NOD2* | Receptor citosólico de peptideoglicanos bacterianos | DC |
| *C1QA*, C2, C4 (C1q, C2, C4 do Complemento) | Remoção de imunocomplexos e corpos apoptóticos; papel na tolerância de células B? | LES |
| **Citocinas, receptores de citocinas, citocinas sinalizadoras** | | |
| *IL2* | Ativação de células T, manutenção de Treg (IL-2) | DT1, AR, doença celíaca |
| IL23R (receptor de IL-23) | Diferenciação de Th17 | AP, PS, DC, EA |
| *IL2RA* (CD25) | Ativação de células T, manutenção de Treg | EM, DT1, DG |
| *IL7RA* (CD127) | Sobrevivência de células T *naive* e de memória | EM |
| *IL12B* (p40) | Diferenciação de Th1 | PS, DC |
| *IL10* | Inibição de respostas Th1 | EI, LES, DT1 |
| **Regulação de linfócitos** | | |
| *CTLA4* | Inibição de células T, função de Treg | DT1, AR |
| *FCGR2B* (FcγRIIB) | Inibição de células B por *feedback* | LES |
| **Relacionado à autofagia** | | |
| *ATG16 L1* | Autofagia | DC |
| **Autoantígenos** | | |
| *INS* (insulina) | Antígeno de células β da ilhota pancreática | DT1 |
| *TSHR* (receptor de hormônio tireoestimulante) | Antígeno tireoidiano | DAIT |
| **Processamento de antígeno ou enzimas modificadoras** | | |
| *ARTS1* | Clivagem do peptídio para via do MHC de classe I | EA |
| *PAD14* | Citrulinação de peptídios próprios | AR |

A tabela lista alguns dos *loci* gênicos não HLA nos quais os polimorfismos estão associados a várias doenças autoimunes comuns. As proteínas codificadas são indicadas quando o nome do gene não é idêntico ao da proteína. Os exemplos selecionados são discutidos no texto.

*AR*, artrite reumatoide; *AP*, artrite psoriática; *DAIT*, doença autoimune da tireoide; *DC*, doença de Crohn; *DG*, doença de Graves; *DT1*, diabetes tipo 1; *EA*, espondilite anquilosante; *EI*, enteropatia inflamatória; *EM*, esclerose múltipla; *LES*, lúpus eritematoso sistêmico; *PS*, psoríase; *TCRs*, receptores de célula T. Modificada de Gregersen PK, Olsson LM. Recent advances in the genetics of autoimmune diseases. *Ann Rev mmunol.* 2009;27:363-91.

intestinais. Como resultado, esses microrganismos são capazes de atravessar o epitélio e iniciar uma reação inflamatória crônica na parede intestinal, a qual é a marca principal da EI (ver Capítulo 19). A doença de Crohn pode ser decorrente de uma resposta desregulada a microrganismos comensais com características de doenças autoimunes

- ***Proteínas do complemento.*** Deficiências genéticas de diversas proteínas do complemento, incluindo C1q, C2 e C4 (ver Capítulo 13) estão associadas ao LES. O mecanismo proposto dessa associação é que a ativação do complemento promove a remoção de imunocomplexos circulantes e de corpos apoptóticos celulares. Na ausência das proteínas do complemento, esses complexos se acumulam no sangue, se depositam nos tecidos e os antígenos de células mortas persistem. Há também algumas evidências de que a ativação do complemento aumenta a sinalização em células B e promove tolerância, porém não está claro como, ou mesmo se, o sistema complemento é ativado por autoantígenos
- ***Receptor de IL-23 (IL-23R).*** Alguns polimorfismos no receptor de IL-23 estão associados à suscetibilidade aumentada para a EI e para a doença cutânea chamada psoríase, enquanto outros polimorfismos protegem contra o desenvolvimento dessas doenças. A IL-23 é uma das citocinas envolvidas no desenvolvimento das células Th17, que estimulam reações inflamatórias (ver Capítulo 10)
- ***CD25 (IL-2Rα).*** Os polimorfismos que afetam a expressão ou a função do CD25, a cadeia α do receptor de IL-2, estão associados à EM, ao diabetes tipo 1 e a outras doenças autoimunes. Essas alterações no CD25 provavelmente afetam a geração ou função das Tregs, embora não haja evidência definitiva para uma ligação causal entre a anormalidade de CD25, defeitos de Tregs e a doença autoimune
- ***FcγRIIB.*** Um polimorfismo que substitui uma isoleucina por uma treonina no domínio transmembrana desse receptor Fc inibidor prejudica a sinalização de inibição e está associado ao LES em humanos. A deleção genética desse receptor em camundongos também resulta em uma doença autoimune semelhante ao lúpus. O mecanismo provável da doença é uma inibição defeituosa de células B mediada pelo *feedback* de anticorpos (ver Capítulo 12)
- ***ATG16L1.*** Um polimorfismo de perda de função neste gene, no qual há a substituição de uma treonina na posição 300 por uma alanina, está associada à doença de Crohn. A ATG16L1 é membro de uma família de proteínas envolvidas em autofagia, uma resposta celular à infecção, privação de nutrientes e outras formas de estresse. Ainda não se sabe de que modo esse polimorfismo contribui para a EI; alguns mecanismos possíveis são discutidos no Capítulo 19
- ***Insulina.*** Polimorfismos no gene da insulina que codifiquem números variáveis de sequências repetidas estão associados ao diabetes tipo 1. Esses polimorfismos podem afetar a expressão tímica da insulina. Postula-se que, se a proteína é expressa em baixos níveis no timo por causa de um polimorfismo genético, as células T em desenvolvimento específicas para insulina não podem ser selecionadas negativamente. Essas células sobrevivem no repertório imunológico maduro e são capazes de atacar células β das ilhotas produtoras de insulina, causando diabetes.

Embora muitas associações genéticas com doenças autoimunes tenham sido relatadas, a correlação dos polimorfismos genéticos com a patogênese das doenças continua sendo um desafio.

### *Anormalidades herdadas de gene único (mendelianas) que causam autoimunidade*

Estudos em modelos murinos e em pacientes identificaram diversos genes que influenciam fortemente a manutenção da tolerância a autoantígenos (Tabela 15.5). Ao contrário dos polimorfismos complexos descritos anteriormente, esses defeitos de gene único são exemplos de doenças mendelianas nas quais a mutação é rara, mas apresenta uma alta penetrância, de modo que a maioria dos indivíduos portadores da mutação é afetada. Muitos desses genes foram mencionados anteriormente no capítulo, quando os mecanismos de autotolerância foram discutidos. Embora esses genes estejam associados a doenças autoimunes raras, sua identificação forneceu informações valiosas a respeito da importância de vários mecanismos na manutenção da autotolerância. As proteínas codificadas por esses genes contribuem para a tolerância central (*AIRE*), geração e função das Tregs (*FOXP3, IL2, IL2R*), anergia e função das Tregs (*CTLA4*), deleção periférica de linfócitos T e B (*FAS, FAS-L*) e regulação de células T patogênicas em tecidos associados à mucosa (*IL10, IL10R*). Nenhuma dessas mutações é observada em doenças autoimunes comuns.

## Papel das infecções na autoimunidade

***Infecções virais e bacterianas podem contribuir para o desenvolvimento e a exacerbação da autoimunidade.*** Em pacientes e em alguns modelos animais, o surgimento das doenças autoimunes está frequentemente associado a infecções ou é precedido por estas. Na maioria desses casos, o microrganismo infeccioso não está presente em lesões, e nem mesmo é detectável no indivíduo quando a autoimunidade se desenvolve. Portanto, as lesões da autoimunidade não se devem à infecção por si só, mas resultam das respostas imunes do hospedeiro, que podem ser desencadeadas ou desreguladas pelo microrganismo.

As infecções podem promover o desenvolvimento da autoimunidade por meio de dois mecanismos principais (Figura 15.14):

- Infecções de tecidos particulares podem induzir respostas imunológicas inatas locais que recrutam leucócitos para os tecidos e resultam na ativação de APCs teciduais. Essas APCs passam a expressar coestimuladores e secretar citocinas ativadoras de células T, resultando na quebra da tolerância da célula T. Assim, a infecção resulta na ativação de células T que são

**Tabela 15.5** Exemplos de mutações de genes únicos que causam doenças autoimunes.

| Gene | Fenótipo do camundongo mutante ou deficiente | Mecanismo de falha da tolerância | Doença humana |
|---|---|---|---|
| *AIRE* | Destruição de órgãos endócrinos por anticorpos, linfócitos | Falha da tolerância central | APS |
| *C4* | LES | Remoção defeituosa de imunocomplexos; falha da tolerância de células B | LES |
| *CTLA4* | Linfoproliferação; infiltrados de células T em múltiplos órgãos; letal em 3 a 4 semanas | Função defeituosa de Tregs; falha na anergia de células T | Doença inflamatória sistêmica |
| FAS/FAS-L | Anticorpos anti-DNA e outros autoanticorpos; nefrite mediada por imunocomplexos; artrite; linfoproliferação | Deleção defeituosa de células B autorreativas e células T $CD4^+$ | ALPS |
| *FOXP3* | Infiltrados linfocíticos em múltiplos órgãos, fadiga | Deficiência de Treg funcionais | IPEX |
| *IL10, IL10R* | Enteropatia inflamatória | Controle defeituoso das respostas imunes de mucosa | Colite (mutações no *IL10R*) |
| *IL2RA/B, IL2* | Doença inflamatória intestinal; autoanticorpos antieritrócitos e anti-DNA | Defeitos no desenvolvimento, sobrevivência ou Tregs | Doença autoimune multissistêmica |
| *SHP1* | Múltiplos autoanticorpos | Falha na regulação negativa de células B | Nenhuma conhecida |

Os papéis dessas mutações como causadoras de autoimunidade foram estabelecidos por doenças hereditárias em humanos e em camundongos deficientes nesses genes. *AIRE*, gene regulador autoimune; *ALPS*, síndrome linfoproliferativa autoimune; *APS*, síndrome poliendócrina autoimune; *IL-2*, interleucina-2; *IPEX*, desregulação imune, poliendocrinopatia e enteropatia ligada ao X; *LES*, lúpus eritematoso sistêmico, *SHP-1*, fosfatase contendo SH2, *Tregs*, células T reguladoras.

específicas para os autoantígenos e não somente para os patógenos infecciosos. A importância da expressão aberrante de coestimuladores é sugerida pela evidência experimental de que a imunização de camundongos com autoantígenos na presença de adjuvantes fortes (que mimetizam microrganismos) resulta na quebra da autotolerância e no desenvolvimento de doença autoimune. Em outros modelos experimentais, antígenos virais expressos em tecidos como as células β das ilhotas pancreáticas induzem tolerância na célula T, enquanto a infecção sistêmica de camundongos com o vírus resulta em falha da tolerância e destruição autoimune das células produtoras de insulina. Microrganismos podem também se ligar a receptores do tipo *Toll* (TLRs; do inglês, *Toll-like receptors*) em DCs, levando à produção de citocinas ativadoras de linfócitos e coestimuladores e, em células B autorreativas, levando à produção de autoanticorpos. Modelos murinos de lúpus demonstraram um papel da sinalização de TLR na autoimunidade

- Microrganismos infecciosos podem conter antígenos que reagem de maneira cruzada com autoantígenos, de modo que respostas imunológicas a esses microrganismos podem resultar em reações contra autoantígenos. Esse fenômeno chama-se **mimetismo molecular**, porque os antígenos do microrganismo reagem cruzadamente ou mimetizam os autoantígenos. Um exemplo de reatividade imunológica cruzada entre antígenos microbianos e autoantígenos é a febre reumática, que se desenvolve após infecções estreptocócicas e é causada por anticorpos antiestreptocócicos que têm reatividade cruzada com proteínas do miocárdio. Esses anticorpos são depositados no coração, causando miocardite. O sequenciamento do DNA revelou numerosos trechos curtos de homologias entre as proteínas miocárdicas e proteínas estreptocócicas. Contudo, o significado de homologias limitadas entre antígenos microbianos e autoantígenos em doenças autoimunes comuns ainda precisa ser estabelecido.

***Algumas infecções podem proteger contra o desenvolvimento da autoimunidade.*** Estudos epidemiológicos sugerem que a redução de infecções aumenta a incidência de diabetes tipo 1 e EM. Estudos experimentais mostram que o diabetes em camundongos NOD (do inglês, *nonobese diabetic*) é bastante retardado se os animais estiverem com infecção. Parece paradoxal que as infecções possam desencadear a autoimunidade e, ao mesmo tempo, possam inibir doenças autoimunes. Ainda não se sabe como as infecções reduzem a incidência de doenças autoimunes.

***O microbioma intestinal e cutâneo pode influenciar o desenvolvimento de doenças autoimunes.*** Conforme discutido no Capítulo 14, humanos são colonizados por microrganismos comensais que têm efeitos significativos na maturação e ativação do sistema imunológico. Essa ideia é sustentada pela descoberta de que alterações no microbioma afetam a incidência e a gravidade de doenças autoimunes em modelos experimentais. É menos claro se as mudanças no microbiano humano afetam a incidência de doenças autoimunes, principalmente devido às variações e complexidades inerentes aos microbiomas dos indivíduos.

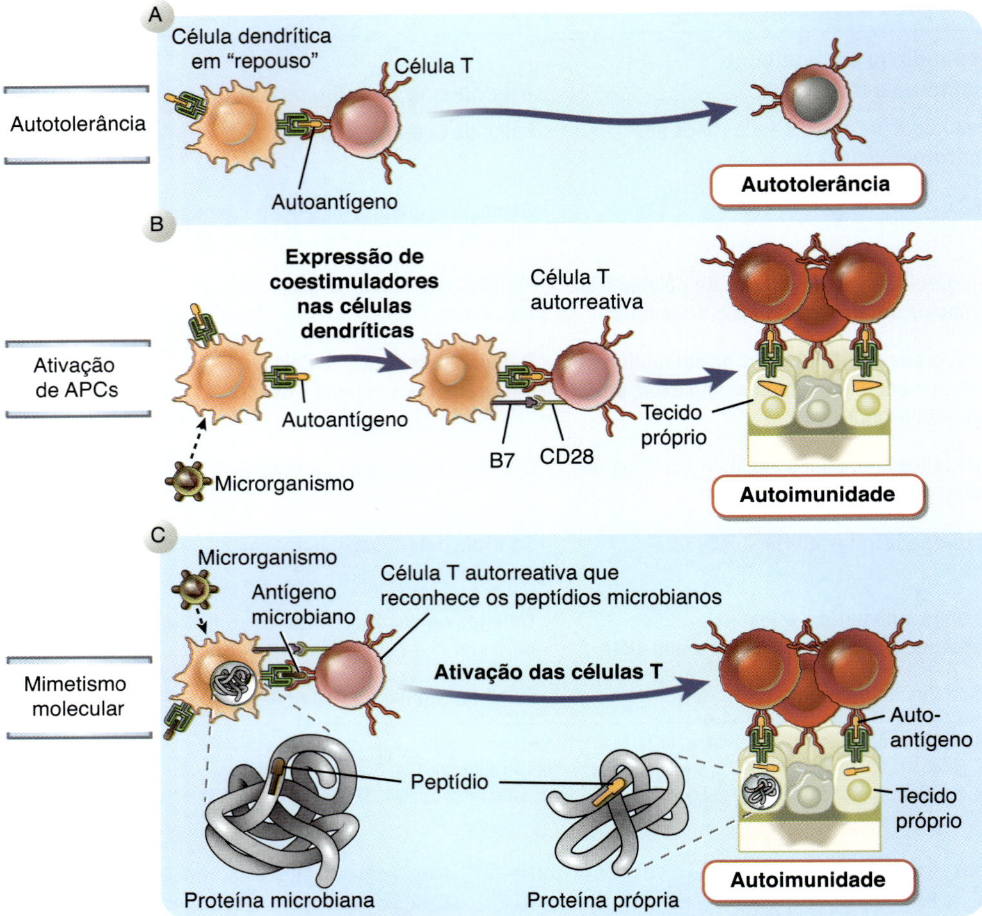


**Figura 15.14 Papel das infecções no desenvolvimento da autoimunidade. A.** Normalmente, o encontro de uma célula T autorreativa madura com um autoantígeno apresentado por células apresentadoras de antígeno (*APC*) em repouso com deficiência de coestimuladores resulta em tolerância periférica por anergia. (Outros mecanismos possíveis de autotolerância não são mostrados.) **B.** Microrganismos podem ativar as APCs para que expressem coestimuladores, e, quando essas APCs apresentam autoantígenos, as células T autorreativas são ativadas em vez de se tornarem tolerantes. **C.** Alguns antígenos microbianos podem apresentar reação cruzada com autoantígenos (mimetismo molecular). Portanto, as respostas imunológicas iniciadas por microrganismos podem ativar células T específicas para autoantígenos. *DCs*, células dendríticas.

## Outros fatores na autoimunidade

O desenvolvimento da autoimunidade está relacionado com vários fatores, além da suscetibilidade genética e infecções:

- ***Alterações anatômicas em tecidos, causadas por inflamação (possivelmente secundárias a infecções), lesão isquêmica ou traumatismo, podem levar à exposição de autoantígenos que normalmente são ocultos ao sistema imunológico.*** Os antígenos "sequestrados" podem não ter induzido autotolerância. Portanto, se forem liberados, esses autoantígenos previamente ocultos podem interagir com linfócitos imunocompetentes e induzir respostas imunes específicas. Exemplos de antígenos anatomicamente sequestrados, nos assim chamados tecidos "imunoprivilegiados", incluem proteínas intraoculares e testiculares (ver Capítulo 14). Acredita-se que a uveíte e a orquite pós-traumáticas, as quais podem ser bilaterais mesmo quando o traumatismo é unilateral, devem-se a respostas autoimunes contra antígenos próprios que são liberados de suas localizações normais pelo traumatismo
- ***O gênero sexual desempenha um papel em diversas doenças autoimunes.*** Muitas doenças autoimunes têm incidência maior em mulheres do que em homens (Figura 15.15). Por exemplo, o LES afeta mulheres com uma frequência 10 vezes maior do que homens. A doença semelhante ao lúpus em camundongos F1 (NZB × NZW) desenvolve-se apenas em fêmeas e é retardada pelo tratamento com hormônios andrógenos. Não se sabe se essa predominância em fêmeas resulta da influência dos hormônios sexuais ou de outros fatores relacionados com o gênero.

As doenças autoimunes estão entre os problemas científicos e clínicos mais desafiadores da Imunologia. O conhecimento atual dos mecanismos patogênicos permanece incompleto, de modo que teorias e hipóteses continuam a ser mais numerosos do que os fatos. Espera-se que a aplicação de novos avanços técnicos e o conhecimento rapidamente crescente sobre a autotolerância levem a respostas mais claras e definitivas dos enigmas da autoimunidade.

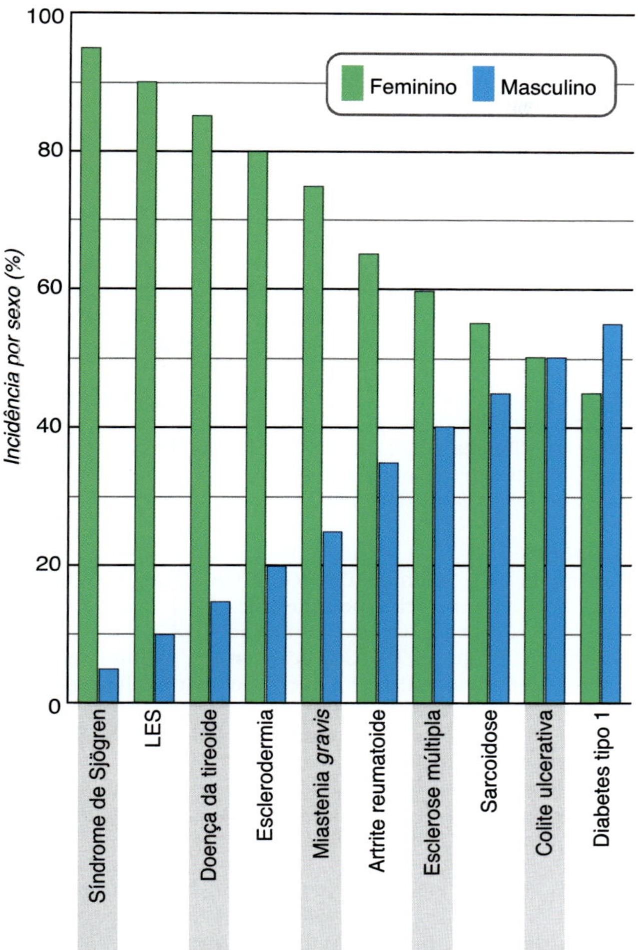


**Figura 15.15 Distribuição das principais doenças autoimunes por sexo.** As porcentagens são aproximações baseadas em dados de incidência até o ano de 2000. Uma das doenças incluídas (sarcoidose) não é considerada autoimune. *LES*, lúpus eritematoso sistêmico. (De Whitacre CC. Sex differences in autoimmune diseases. *Nat Immunol.* 2001;2:777. Com permissão dos editores.)

## RESUMO

- Tolerância imunológica é a não responsividade a um antígeno, induzida pela exposição de linfócitos específicos a esse antígeno. A tolerância a autoantígenos é uma propriedade fundamental do sistema imune normal, e a falha da autotolerância leva a doenças autoimunes. Antígenos podem ser administrados de forma a induzir tolerância em vez de imunidade, o que pode ser explorado para a prevenção e o tratamento de rejeição a transplantes e de doenças alérgicas e autoimunes
- A tolerância central é induzida nos órgãos linfoides geradores (timo e medula óssea), quando linfócitos imaturos encontram autoantígenos presentes nesses órgãos. A tolerância periférica ocorre quando linfócitos maduros reconhecem autoantígenos nos tecidos periféricos em condições particulares
- Nos linfócitos T, a tolerância central ocorre quando timócitos imaturos com receptores de alta afinidade para autoantígenos reconhecem esses antígenos no timo. Algumas células T imaturas que encontram autoantígenos no timo morrem (seleção negativa), enquanto outras desenvolvem-se em linfócitos T reguladores (Tregs) FOXP3$^+$ que atuam no controle das respostas a autoantígenos em tecidos periféricos
- Diversos mecanismos são responsáveis pela tolerância periférica em células T maduras. Em células T CD4$^+$, a anergia é induzida pelo reconhecimento do antígeno sem coestimulação adequada ou por engajamento de receptores de inibição como o CTLA-4 (antígeno-4 do linfócito T citotóxico) e a PD-1 (proteína de morte celular programada-1). As Tregs inibem respostas imune por múltiplos mecanismos. As células T que encontram autoantígenos sem outros estímulos ou que são repetidamente estimuladas podem morrer por apoptose
- Nos linfócitos B, a tolerância central é induzida quando células B imaturas reconhecem autoantígenos multivalentes na medula óssea. O resultado é a aquisição de uma nova especificidade, chamada edição do receptor, ou a morte por apoptose das células B imaturas. As células B maduras que reconhecem autoantígenos na periferia, na ausência de ajuda da célula T, podem tornar-se anérgicas e, ao fim, morrer por apoptose, ou se tornar funcionalmente não responsivas por causa da ativação de receptores inibidores
- A autoimunidade resulta da autotolerância ou regulação dos linfócitos inadequados. Reações autoimunes podem ser desencadeadas em indivíduos geneticamente suscetíveis por estímulos ambientais como as infecções
- A maioria das doenças autoimunes é poligênica, e numerosos genes de suscetibilidade contribuem para o seu desenvolvimento. A maior contribuição vem de genes do complexo principal de histocompatibilidade (MHC); pensa-se que outros genes influenciem a seleção ou a regulação de linfócitos autorreativos
- Infecções podem predispor à autoimunidade por meio de diversos mecanismos, incluindo a expressão elevada de coestimuladores nos tecidos e reações cruzadas entre antígenos microbianos e autoantígenos. Algumas infecções podem proteger indivíduos da autoimunidade por mecanismos desconhecidos.

## Leitura sugerida

*Indica as publicações de interesse histórico, geralmente reportando a descoberta de um fenômeno ou processo que mais tarde foi demonstrado como sendo de fundamental importância no sistema imune. Muitas dessas descobertas (mas não todas) levaram seu(s) descobridor(es) a receber o Prêmio Nobel. A natureza da descoberta é brevemente resumida em cada referência.

### *Tolerância imunológica e mecanismos gerais*

Billingham RE, Brent L, Medawar PB. Actively acquired tolerance of foreign cells. *Nature.* 1953;172:603–606. *(Descoberta de que a exposição de animais neonatos a células de outros animais induziu um estado de tolerância imunológica de longa duração. Peter Medawar recebeu o Prêmio Nobel por seu trabalho. Ver* https://www.nobelprize.org/prizes/medicine/1960/medawar/lecture.*)*

Richards DM, Kyewski B, Feuerer M. Re-examining the nature and function of self-reactive T cells. *Trends Immunol.* 2016;37:114–125.

Schwartz RH. Historical overview of immunological tolerance. *Cold Spring Harb Perspect Biol*. 2012;4:a006908.

von Boehmer H, Melchers F. Checkpoints in lymphocyte development and autoimmune disease. *Nat Immunol*. 2010;11:14–20.

Yi J, Kawabe T, Sprent J. New insights on T-cell self-tolerance. *Curr Opin Immunol*. 2019;63:14–20.

### *Tolerância central*

Anderson MS, Su MA. Aire expands: new roles in immune tolerance and beyond. *Nat Rev Immunol*. 2016;16:247–258.

Cheng M, Anderson MS. Thymic tolerance as a key brake on autoimmunity. *Nat Immunol*. 2018;19:659–664.

Klein L, Robey EA, Hsieh CS. Central CD4(+) T cell tolerance: deletion versus regulatory T cell differentiation. *Nat Rev Immunol*. 2019;19:7–18.

Nemazee D. Mechanisms of central tolerance for B cells. *Nat Rev Immunol*. 2017;17:281–294.

Stritesky GL, Jameson SC, Hogquist KA. Selection of self-reactive T cells in the thymus. *Annu Rev Immunol*. 2012;30:95–114.

### *Anergia e receptores de inibição*

Anderson AC, Joller N, Kuchroo VK. LAG-3, TIM-3, and TIGIT: co-inhibitory receptors with specialized functions in immune regulation. *Immunity*. 2016;44:989–1004.

*Jenkins MK, Schwartz RH. Antigen presentation by chemically modified splenocytes induces antigen-specific T cell unresponsiveness in vitro and in vivo. *J Exp Med*. 1987;165:302–319. *(Descoberta de que células apresentadoras de antígeno modificadas quimicamente, agora conhecidas pela deficiência de coestimuladores, induzem anergia de células T.)*

Okazaki T, Chikuma S, Iwai Y, et al. A rheostat for immune responses: the unique properties of PD-1 and their advantages for clinical application. *Nat Immunol*. 2013;14:1212–1218.

Schildberg FA, Klein SR, Freeman GJ, Sharpe AH. Coinhibitory pathways in the B7-CD28 ligand-receptor family. *Immunity*. 2016;44:955–972.

Sharpe AH, Pauken KE. The diverse functions of the PD-1 inhibitory pathway. *Nat Rev Immunol*. 2018;18:153–167.

Walker LS, Sansom DM. Confusing signals: recent progress in CTLA-4 biology. *Trends Immunol*. 2015;36:63–70.

Zhang Q, Vignali DA. Co-stimulatory and co-inhibitory pathways in autoimmunity. *Immunity*. 2016;44:1034–1051.

### *Células T reguladoras*

Bilate AM, Lafaille JJ. Induced $CD4^+FoxP3^+$ regulatory T cells in immune tolerance. *Annu Rev Immunol*. 2012;30:733–758.

Campbell DJ. Control of regulatory T cell migration, function, and homeostasis. *J Immunol*. 2015;195:2507–2513.

Chaudhry A, Rudensky AY. Control of inflammation by integration of environmental cues by regulatory T cells. *J Clin Invest*. 2013;123:939–944.

Deshmukh H, Way SS. Immunological basis for recurrent fetal loss and pregnancy complications. *Annu Rev Pathol*. 2019;14:185–210.

Dominguez-Villar M, Hafler DA. Regulatory T cells in autoimmune disease. *Nat Immunol*. 2018;19:665–673.

Georgiev P, Charbonnier LM, Chatila TA. Regulatory T cells: the many faces of FoxP3. *J Clin Immunol*. 2019;39:623–640.

Kalekar LA, Mueller DL. Relationship between CD4 regulatory T cells and anergy in vivo. *J Immunol*. 2017;198:2527–2533.

Klatzmann D, Abbas AK. The promise of low-dose interleukin-2 therapy for autoimmune and inflammatory diseases. *Nat Rev Immunol*. 2015;15:283–294.

Panduro M, Benoist C, Mathis D. Tissue Tregs. *Annu Rev Immunol*. 2016;34:609–633.

Raffin C, Vo LT, Bluestone JA. Treg cell-based therapies: challenges and perspectives. *Nat Rev Immunol*. 2020;20:158–172.

Ramsdell F, Ziegler SF. FoxP3 and scurfy: how it all began. *Nat Rev Immunol*. 2014;14:343–349.

Roncarolo MG, Gregori S, Bacchetta R, et al. The biology of T regulatory type 1 cells and their therapeutic application in immune-mediated diseases. *Immunity*. 2018;49:1004–1019.

Rosenblum MD, Way SS, Abbas AK. Regulatory T cell memory. *Nat Rev Immunol*. 2016;16:90–101.

Sakaguchi S, Mikami N, Wing JB, et al. Regulatory T cells and human disease. *Annu Rev Immunol*. 2020;38:541–566.

*Sakaguchi S, Sakaguchi N, Asano M, et al. Immunologic self-tolerance maintained by activated T cells expressing IL-2 receptor alpha-chains (CD25): breakdown of a single mechanism of self-tolerance causes various autoimmune diseases. *J Immunol*. 1995;155:1151–1164. *(Demonstração de que células T CD4+ expressando altos níveis de CD25 eram essenciais para a manutenção da autotolerância, dando origem ao campo das células T reguladoras.)*

Savage PA, Klawon DEJ, Miller CH. Regulatory T cell development. *Annu Rev Immunol*. 2020;38:421–453.

Wing JB, Tanaka A, Sakaguchi S. Human FoxP3(+) regulatory T cell heterogeneity and function in autoimmunity and cancer. *Immunity*. 2019;50:302–316.

### *Apoptose*

Carrington EM, Tarlinton DM, Gray DH, et al. The life and death of immune cell types: the role of Bcl-2 anti-apoptotic molecules. *Immunol Cell Biol*. 2017;95:870–877.

Griffith TS, Ferguson TA. Cell death in the maintenance and abrogation of tolerance: the five Ws of dying cells. *Immunity*. 2011;35:456–466.

Nagata S. Apoptosis and clearance of apoptotic cells. *Annu Rev Immunol*. 2018;36:489–517.

Rieux-Laucat F, Magerus-Chatinet A, Neven B. The autoimmune lymphoproliferative syndrome with defective Fas or Fas-ligand functions. *J Clin Immunol*. 2018;38:558–568.

Spetz J, Presser AG, Sarosiek KA. T cells and regulated cell death: kill or be killed. *Int Rev Cell Mol Biol*. 2019;342:27–71.

### *Mecanismos de autoimunidade: conceitos gerais*

Banchereau R, Cepika AM, Banchereau J, Pascual V. Understanding human autoimmunity and autoinflammation through transcriptomics. *Annu Rev Immunol*. 2017;35:337–370.

Bluestone JA, Bour-Jordan H, Cheng M, Anderson M. T cells in the control of organ-specific autoimmunity. *J Clin Invest*. 2015;125:2250–2260.

Rosen A, Casciola-Rosen L. Autoantigens as partners in initiation and propagation of autoimmune rheumatic diseases. *Annu Rev Immunol*. 2016;34:395–420.

Rosenblum MD, Remedios KA, Abbas AK. Mechanisms of human autoimmunity. *J Clin Invest*. 2015;125:2228–2233.

Rubin SJS, Bloom MS, Robinson WH. B cell checkpoints in autoimmune rheumatic diseases. *Nat Rev Rheumatol*. 2019; 15:303–315.

Suurmond J, Diamond B. Autoantibodies in systemic autoimmune diseases: specificity and pathogenicity. *J Clin Invest*. 2015;125:2194–2202.

Theofilopoulos AN, Kono DH, Baccala R. The multiple pathways to autoimmunity. *Nat Immunol*. 2017;18:716–724.

### *Mecanismos de autoimunidade: fatores genéticos*

Cheng MH, Anderson MS. Monogenic autoimmunity. *Annu Rev Immunol*. 201230:393–427.

Dendrou CA, Petersen J, Rossjohn J, Fugger L. HLA variation and disease. *Nat Rev Immunol*. 2018;18:325–339.

Inshaw JRJ, Cutler AJ, Burren OS, et al. Approaches and advances in the genetic causes of autoimmune disease and their implications. *Nat Immunol*. 2018;19:674–684.

Lenardo M, Lo B, Lucas CL. Genomics of immune diseases and new therapies. *Annu Rev Immunol*. 2016;34:121–149.

Marson A, Housley WJ, Hafler DA. Genetic basis of autoimmunity. *J Clin Invest*. 2015;125:2234–2241.

Zenewicz LA, Abraham C, Flavell RA, Cho JH. Unraveling the genetics of autoimmunity. *Cell*. 2010;140:791–797.

### *Mecanismos de autoimunidade: fatores ambientais*

Bach JF. The hygiene hypothesis in autoimmunity: the role of pathogens and commensals. *Nat Rev Immunol*. 2018;18:105–120.
Belkaid Y, Hand TW. Role of the microbiota in immunity and inflammation. *Cell*. 2014;157:121–141.
Haase S, Haghikia A, Wilck N, et al. Impacts of microbiome metabolites on immune regulation and autoimmunity. *Immunology*. 2018;154:230–238.
Palm NW, de Zoete MR, Flavell RA. Immune-microbiota interactions in health and disease. *Clin Immunol*. 2015;159:122–127.
Rose NR. Negative selection, epitope mimicry and autoimmunity. *Curr Opin Immunol*. 2017;49:51–55.

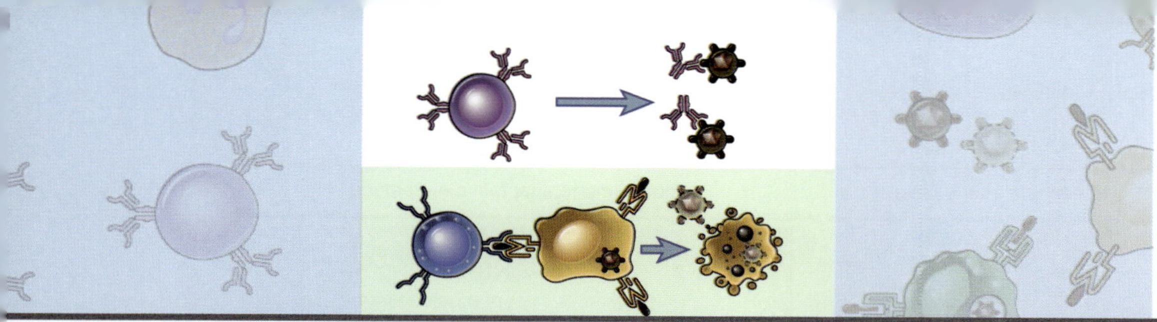

CAPÍTULO

# 16

# Imunidade aos Microrganismos


**VISÃO GERAL DAS RESPOSTAS IMUNES AOS MICRORGANISMOS, 389**

**IMUNIDADE A BACTÉRIAS EXTRACELULARES, 393**

Imunidade inata a bactérias extracelulares, 393

Imunidade adaptativa a bactérias extracelulares, 394

Efeitos lesivos das respostas imunes a bactérias extracelulares, 395

Imunoevasão por bactérias extracelulares, 396

**IMUNIDADE A BACTÉRIAS INTRACELULARES, 396**

Imunidade inata a bactérias intracelulares, 396

Imunidade adaptativa a bactérias intracelulares, 398

Imunoevasão por bactérias intracelulares, 399

**IMUNIDADE AOS FUNGOS, 399**

Imunidade inata aos fungos, 400

Imunidade adaptativa aos fungos, 400

**IMUNIDADE AOS VÍRUS, 401**

Imunidade inata aos vírus, 401

Imunidade adaptativa aos vírus, 401

Imunoevasão por vírus, 404

**IMUNIDADE AOS PARASITAS, 406**

Imunidade inata aos parasitas, 406

Imunidade adaptativa aos parasitas, 407

Imunoevasão por parasitas, 408

**ESTRATÉGIAS PARA O DESENVOLVIMENTO DE VACINAS, 409**

Vacinas bacterianas e virais atenuadas e inativadas, 410

Vacinas de antígenos purificados (subunidades), 410

Vacinas de antígenos sintéticos, 411

Vacinas virais vivas envolvendo vírus recombinantes, 411

Vacinas de DNA, 411

Vacinas de mRNA, 412

Adjuvantes e imunomoduladores, 412

Imunização passiva, 412

**RESUMO, 412**


Nos capítulos anteriores, nos referimos à proteção contra infecções como sendo a principal função fisiológica do sistema imune, e discutimos as respostas imunes no contexto das respostas aos microrganismos. No presente capítulo, integraremos essa informação e discutiremos os principais aspectos da imunidade a diferentes tipos de microrganismos patogênicos, bem como os mecanismos usados por esses microrganismos para resistir às defesas imunes.

O desenvolvimento de uma doença infecciosa em um indivíduo envolve interações complexas entre o microrganismo e o hospedeiro. Os eventos-chave durante a infecção incluem entrada do microrganismo, invasão e colonização de tecidos do hospedeiro, evasão da imunidade do hospedeiro e lesão tecidual ou comprometimento funcional. Os microrganismos produzem doença ao destruírem as células do hospedeiro que infectam ou liberam toxinas capazes de causar dano tecidual e desorganização funcional em células e tecidos, próximos ou distantes, que não foram infectados. Além disso, os microrganismos frequentemente causam doença por estimularem respostas imunes inatas e adaptativas que matam esses microrganismos, mas também podem lesionar e prejudicar a função dos tecidos normais. Muitas características dos microrganismos determinam sua virulência, e numerosos mecanismos distintos contribuem para a patogênese das doenças infecciosas. O tópico sobre patogênese microbiana foge ao escopo deste livro, e a nossa discussão enfocará as respostas imunes do hospedeiro aos microrganismos patogênicos.

## VISÃO GERAL DAS RESPOSTAS IMUNES AOS MICRORGANISMOS

Os microrganismos podem causar doenças de gravidade e cronicidade variadas (Figura 16.1). Em muitos casos, uma infecção é assintomática e se resolve sem intervenção. Uma resposta imunológica típica é rapidamente desencadeada pela infecção, diminui à medida que a infecção é eliminada e deixa células de memória que podem fornecer proteção a longo prazo. Doenças recorrentes ocorrem quando a resposta do hospedeiro não consegue erradicar os microrganismos e pode até contribuir para a doença. Embora as reações antimicrobianas de defesa do hospedeiro sejam numerosas e variadas,

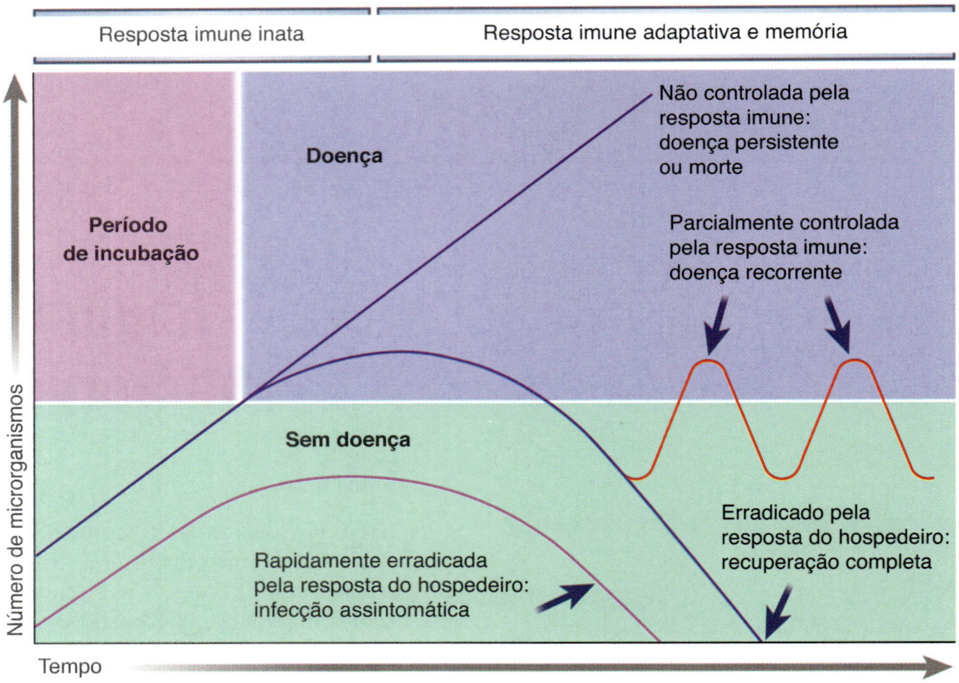


**Figura 16.1 Progressão e desfecho das infecções.** A maioria das infecções tem um período de incubação seguido de doença que pode ser de curta duração, se a resposta do hospedeiro for efetiva, ou progressiva ou crônica, se a resposta não controlar adequadamente a infecção. (Modificada de Engleberg NC, DiRita V, Dermody TS, eds. *Schaechter's Mechanisms of Microbial Disease*. 5th ed. Baltimore, MD: Lippincott Williams & Wilkins; 2013.)

existem diversos aspectos gerais importantes da imunidade aos microrganismos.

***A defesa contra os microrganismos é mediada pelos mecanismos efetores da imunidade inata e adaptativa.*** O sistema imune inato fornece a defesa inicial, enquanto o sistema imune adaptativo fornece uma resposta mais sustentada e forte, bem como proteção contra infecções repetidas pelo mesmo microrganismo. Muitos microrganismos patogênicos evoluíram para resistir à imunidade inata, e a proteção contra essas infecções é criticamente dependente das respostas imunes adaptativas. As respostas adaptativas são efetivas inclusive contra microrganismos virulentos, uma vez que eles geram grandes números de células efetoras e moléculas de anticorpo que atuam eliminando os microrganismos, além das células de memória que protegem o indivíduo contra infecções repetidas. No entanto, normalmente leva vários dias para que as respostas imunes adaptativas se desenvolvam completamente (o tempo necessário para proliferação de células *naive* e sua diferenciação em células efetoras), e a imunidade inata fornece defesa crítica durante esta janela.

***O sistema imune responde de maneira especializada e diferenciada aos diversos tipos de microrganismos, para combater esses agentes infecciosos mais efetivamente.*** Diferentes microrganismos requerem mecanismos distintos de eliminação, e o sistema imune adaptativo evoluiu para responder de forma ótima a uma vasta diversidade de microrganismos. A geração de diferentes subpopulações de células T $CD4^+$ efetoras (ver Capítulo 10) e a produção de diferentes isótipos de anticorpos (ver Capítulo 12) são excelentes exemplos de especialização da imunidade adaptativa.

***A sobrevida e a patogenicidade dos microrganismos em um hospedeiro são criticamente influenciadas pela habilidade desses microrganismos de evadir ou resistir aos mecanismos efetores de imunidade.*** Conforme veremos adiante, neste mesmo capítulo, os microrganismos desenvolveram vários mecanismos de sobrevivência em face das poderosas defesas imunológicas. Os microrganismos infecciosos e o sistema imune coevoluíram e estão engajados em uma batalha constante pela sobrevivência. O equilíbrio entre as respostas imunes do hospedeiro e as estratégias microbianas de resistência à imunidade, muitas vezes, determina o desfecho das infecções.

***Alguns microrganismos estabelecem infecções latentes, ou persistentes, em que a resposta imune controla, mas não elimina o microrganismo.*** Diversos vírus, especialmente os vírus de DNA pertencentes às famílias do herpes-vírus e poxvírus, bem como algumas bactérias intracelulares, conseguem estabelecer infecções latentes. Nas infecções virais latentes, o DNA viral persiste no genoma das células infectadas, porém nenhum vírus infeccioso é produzido. Nas infecções bacterianas persistentes, como a tuberculose, a bactéria pode sobreviver nas vesículas fagocíticas dos macrófagos infectados. Em todas essas situações, alguns microrganismos latentes ocasionalmente se tornarão ativados e começarão a se replicar, especialmente se o sistema imune estiver enfraquecido por qualquer razão.

***Em muitas infecções, a lesão tecidual e a doença podem ser causadas pela resposta do hospedeiro ao microrganismo, em vez do próprio microrganismo em si.*** A imunidade é necessária para a sobrevivência do hospedeiro, mas também tem o potencial de causar lesão nesse mesmo hospedeiro.

***Defeitos herdados ou adquiridos na imunidade inata e adaptativa são causas importantes de suscetibilidade a infecções.*** As causas adquiridas comuns de imunodeficiência incluem a infecção pelo vírus da imunodeficiência humana (HIV; do inglês, *human immunodeficiency virus*) e a imunossupressão terapêutica por fármacos usados no tratamento de doenças inflamatórias e autoimunes, ou na prevenção à rejeição de transplantes. Apesar de menos comuns, há um grande número de síndromes de imunodeficiência hereditárias causadas por mutações em genes únicos, cuja principal consequência clínica é o aumento de infecções. Além disso, defeitos sutis ou pouco definidos nas defesas do hospedeiro podem estar por trás de infecções comuns. Descreveremos as imunodeficiências em detalhes no Capítulo 21. Indivíduos idosos também apresentam maior suscetibilidade a infecções, presumivelmente devido à redução das respostas imunes adaptativas. Paradoxalmente, com a idade, pode haver aumento da inflamação sem gatilhos evidentes.

***As infecções na população provocam respostas imunes que estabelecem a imunidade de rebanho, que protege contra a propagação da infecção.*** Em contrapartida, as infecções emergentes podem se espalhar, em parte, devido à ausência de imunidade de rebanho, resultando em epidemias e pandemias. A maioria dessas novas infecções é causada por vírus que desenvolvem novas cepas devido ao rearranjo entre os genomas de cepas humanas existentes e cepas animais. (Esse processo será discutido em mais detalhes posteriormente, quando considerarmos como os vírus influenza escapam da defesa imunológica.) A pandemia mais devastadora da história recente foi causada pelo vírus influenza em 1918 a 1920 e estima-se que tenha matado de 20 a 50 milhões de pessoas na Europa Ocidental e outras regiões do mundo. Mais recentemente, infecções generalizadas foram causadas pelo coronavírus que causou a síndrome do desconforto respiratório agudo grave (SARS; do inglês, *severe acute respiratory distress*) em 2002; uma nova cepa de influenza em 2009; o coronavírus que causou a síndrome respiratória do Oriente Médio (MERS; do inglês, *Middle Eastern respiratory syndrome*), que surgiu em 2012; o vírus Zika, em 2015 (que causa defeitos neurológicos em recém-nascidos); e o coronavírus SARS-CoV-2, a partir de 2019 (que causa a doença chamada covid-19). A rápida disseminação da pandemia de covid-19, que causou mais de 2 milhões de mortes no início de 2021 e grandes rupturas nas sociedades em todo o mundo, demonstra o extremo perigo de infecções emergentes em populações que não têm imunidade preexistente.

A análise das respostas imunes é um ensaio clínico valioso para avaliação das infecções. O teste mais útil é a medida de anticorpos séricos específicos para microrganismos particulares. Isso é útil para a detecção de infecções em que o microrganismo não pode ser cultivado, não é detectável no sangue por ensaios moleculares ou está presente em tecidos não facilmente acessíveis. A presença de anticorpos IgM (imunoglobulina M) é indicativa de infecção recente, enquanto a presença apenas de IgG sugere infecção antiga, refletindo a sequência da produção dos isótipos de anticorpos (IgM seguida de IgG) em resposta a qualquer imunização (ver Capítulo 12). Outros testes incluem ensaios para respostas de célula T, como os testes de reações cutâneas para antígenos microbianos e testes de liberação de citocinas (p. ex., interferona-γ [IFN-γ]) após ativação de células sanguíneas periféricas com antígenos, usados para detectar infecção por *Mycobacterium tuberculosis*.

Neste capítulo, iremos considerar os principais aspectos da imunidade a cinco categorias principais de microrganismos patogênicos: bactérias extracelulares, bactérias intracelulares, fungos, vírus e protozoários, bem como parasitas multicelulares (Tabela 16.1; ver também Tabela 16.4 mais adiante neste capítulo). Essa separação fornece um contexto valioso para a discussão da imunidade porque a resposta imune dominante a esses tipos de infecção é diferente. Usamos os termos "bactéria extracelular" e "bactéria intracelular" para nos referirmos onde os

**Tabela 16.1** Exemplos de microrganismos patogênicos.[a]

| Microrganismo | Exemplos de doenças humanas | Mecanismos de patogenicidade |
|---|---|---|
| **Bactérias extracelulares** | | |
| *Staphylococcus aureus* | Infecções cutâneas e de tecidos moles, abscesso pulmonar<br>Sistêmica: síndrome do choque tóxico<br>Intoxicação alimentar | Infecções cutâneas: inflamação aguda induzida por toxinas; morte celular causada por toxinas formadoras de poros<br>Sistêmica: produção de citocinas induzida por toxina ("superantígeno") por células T, causando necrose, choque, diarreia |
| *Streptococcus pyogenes* (grupo A) | Faringite<br>Infecções cutâneas: impetigo, erisipelas, celulite<br>Sistêmica: febre escarlate | Inflamação aguda induzida por várias toxinas (p. ex., estreptolisina O danifica as membranas celulares) |
| *Streptococcus pneumoniae* (pneumococos) | Pneumonia, meningite | Inflamação aguda induzida por constituintes da parede celular; pneumolisina é similar à estreptolisina O |
| *Escherichia coli* | Infecções do trato urinário, gastrenterite, choque séptico | Toxinas induzem secreção de água e cloreto pelo epitélio intestinal; endotoxina (LPS) estimula a secreção de citocinas por macrófagos |

*(Continua)*

**Tabela 16.1** Exemplos de microrganismos patogênicos.[a] *(Continuação)*

| Microrganismo | Exemplos de doenças humanas | Mecanismos de patogenicidade |
|---|---|---|
| *Vibrio cholerae* | Diarreia (cólera) | Toxina colérica ADP-ribosila a subunidade da proteína G, levando ao aumento de cAMP nas células epiteliais intestinais, resultando em secreção de cloreto e perda de água |
| *Clostridium tetani* | Tétano | Toxina tetânica se liga à placa motora terminal nas junções neuromusculares e causa contração muscular irreversível |
| *Corynebacterium diphtheriae* | Difteria | Toxina diftérica ADP-ribosila o fator de elongação-2 e inibe a síntese proteica |
| **Bactérias intracelulares facultativas** | | |
| *Mycobacterium tuberculosis* | Tuberculose | Ativação de macrófagos resultando em inflamação granulomatosa e destruição tecidual |
| *Salmonella typhi* | Tifo | Enterocolite |
| *Neisseria meningitidis* (meningococos) | Meningite | Inflamação aguda e doença sistêmica causada por toxina potente |
| *Listeria monocytogenes* | Listeriose | Listeriolisina danifica as membranas celulares |
| *Legionella pneumophila* | Doença dos legionários | Citotoxina lisa células e causa lesão pulmonar e inflamação |
| **Bactérias intracelulares obrigatórias** | | |
| *Mycobacterium leprae* | Hanseníase | Lesões destrutivas ou granulomatosas associadas a graus variáveis de respostas imunes mediadas por células |
| *Chlamydia* | Infecções urogenitais e oculares | Inflamação aguda |
| *Rickettsia* | Tifo, outras doenças | Infecção e disfunção endotelial |
| **Fungos extracelulares** | | |
| *Candida albicans* | Candidíase | Inflamação aguda; liga proteínas do complemento |
| *Aspergillus fumigatus* | Aspergilose | Invasão e trombose de vasos sanguíneos causando necrose isquêmica e lesão celular |
| **Fungos intracelulares** | | |
| *Histoplasma capsulatum* | Histoplasmose | Infecção pulmonar causa inflamação granulomatosa |
| *Pneumocystis jiroveci* | Pneumonia | Comprometimento da remoção pelo macrófago no contexto de comprometimento da imunidade de células T, levando à inflamação alveolar |
| *Cryptococcus neoformans* | Criptococose | Múltiplos fatores de virulência |
| **Vírus** | | |
| Pólio | Poliomielite | Inibe a síntese proteica da célula hospedeira (tropismo por motoneurônios do corno anterior da medula espinal) |
| Influenza | Pneumonia | Inibe a síntese proteica pela célula hospedeira (tropismo pelo epitélio ciliado) |
| Raiva | Encefalite | Inibe a síntese proteica da célula hospedeira (tropismo para nervos periféricos) |
| Herpes simples | Várias infecções de herpes (cutânea, sistêmica) | Inibe a síntese proteica da célula hospedeira; comprometimento funcional de células imunes |
| Hepatite (A, B, C) | Hepatite viral | Resposta de CTL do hospedeiro aos hepatócitos infectados |
| Vírus Epstein-Barr | Mononucleose infecciosa; proliferação de célula B, linfomas | Infecção aguda: lise celular (tropismo por linfócitos B)<br>Infecção latente: estimula a proliferação de células B |

*(Continua)*

**Tabela 16.1** Exemplos de microrganismos patogênicos.[a] *(Continuação)*

| Microrganismo | Exemplos de doenças humanas | Mecanismos de patogenicidade |
|---|---|---|
| HIV | AIDS | Múltiplos: *killing* de células T CD4+, comprometimento funcional de células imunes (ver Capítulo 20) |

[a]São listados exemplos de microrganismos patogênicos de diferentes classes, com breves resumos dos mecanismos conhecidos ou postulados de lesão tecidual e doença. As bactérias intracelulares facultativas podem viver dentro ou fora das células, enquanto os organismos intracelulares obrigatórios podem viver e se replicar apenas no interior das células. Exemplos de parasitas são listados na Tabela 16.4.

*ADP*, adenosina difosfato; *AIDS*, síndrome da imunodeficiência adquirida; *cAMP*, adenosina monofosfato cíclico; *CTL*, linfócitos T citotóxico; *HIV*, vírus da imunodeficiência humana; *LPS*, lipopolissacarídio.

Esta tabela foi compilada com assistência da Dra. Arlene Sharpe, Department of Pathology, Harvard Medical School and Brigham and Women's Hospital, Boston, Massachusetts.

microrganismos sobrevivem e se replicam; mesmo as bactérias extracelulares se tornam intracelulares quando são ingeridas pelos fagócitos, mas não sobrevivem no interior dessas células. A discussão sobre as respostas imunes a esses microrganismos ilustra o significado fisiológico das funções efetoras dos linfócitos discutidos nos capítulos anteriores.

## IMUNIDADE A BACTÉRIAS EXTRACELULARES

As bactérias extracelulares são capazes de se replicar fora das células hospedeiras, por exemplo, no sangue e nos tecidos conectivos, bem como nos espaços teciduais, como lúmens das vias respiratórias e do trato gastrintestinal. Muitas espécies diferentes de bactérias extracelulares são patogênicas, e a doença é causada por meio de dois mecanismos principais. Primeiro, essas bactérias induzem inflamação que resulta em lesão tecidual no sítio de infecção. Em segundo lugar, as bactérias produzem toxinas que induzem diversos efeitos patológicos. As toxinas incluem uma endotoxina, que é o complexo lipopolissacarídio (LPS) da parede celular das bactérias gram-negativas, e exotoxinas, secretadas por muitos tipos de bactérias. A endotoxina ativa macrófagos e outras células, além de estimular a produção de citocinas que medeiam a defesa do hospedeiro e também podem causar doença. Muitas exotoxinas são citotóxicas e matam as células hospedeiras, e outras causam doença por vários mecanismos. Exemplificando, a toxina diftérica bloqueia a síntese proteica nas células infectadas; a toxina colérica interfere no transporte de íons e água; a toxina tetânica inibe a transmissão neuromuscular; e a toxina do antraz interrompe diversas vias de sinalização bioquímica importantes nas células infectadas.

### Imunidade inata a bactérias extracelulares

***Os principais mecanismos da imunidade inata a bactérias extracelulares são a fagocitose, a ativação do complemento e a resposta inflamatória:***

- ***Ativação de fagócitos e inflamação.*** As bactérias extracelulares são mortas de maneira eficiente pelos fagócitos (neutrófilos e macrófagos), porque esses microrganismos não se adaptaram para sobreviver dentro dessas células. Portanto, o recrutamento e a ativação de fagócitos para o local da infecção, que faz parte da resposta inflamatória, são os principais mecanismos de defesa contra esses microrganismos. Os fagócitos são recrutados e ativados em resposta a produtos bacterianos, que atuam diretamente nos fagócitos e também induzem a secreção de citocinas que atuam nas células. Células dendríticas (DCs; do inglês, *dendritc cells*) e macrófagos tecido-residentes que são ativados pelos microrganismos secretam citocinas que promovem a infiltração de leucócitos nos locais de infecção. Neutrófilos e macrófagos derivados de monócitos do sangue recrutados, bem como macrófagos tecido-residentes, usam receptores de superfície, incluindo receptores de manose e receptores *scavenger*, para reconhecer bactérias extracelulares, e receptores Fc e de complemento para reconhecer bactérias opsonizadas com anticorpos e proteínas do complemento, respectivamente. Os produtos microbianos ativam receptores do tipo *Toll* (TLRs; do inglês, *Toll-like receptors*), além de outros receptores de reconhecimento de padrões em fagócitos e outras células. Alguns desses receptores atuam principalmente promovendo a fagocitose dos microrganismos (p. ex., receptores de manose, receptores *scavenger*); outros estimulam as atividades microbicidas dos fagócitos (principalmente TLRs); e, ainda, outros promovem tanto fagocitose como ativação de fagócitos (receptores Fc e do complemento) (ver Capítulo 4). Os fagócitos ativados ingerem microrganismos e os destroem principalmente nos fagolisossomos
- ***Ativação do complemento.*** As bactérias fornecem uma superfície para a ativação do complemento pela via alternativa (ver Capítulos 4 e 13). As bactérias expressam manose em sua superfície que se liga à lectina de ligação à manose, ou compostos N-acetil que se ligam às ficolinas, ambas ativando o complemento pela via das lectinas (ver Capítulo 4). Um resultado da ativação do complemento é a opsonização e a fagocitose aumentada das bactérias. Além disso, o complexo de ataque à membrana (MAC; do inglês, *membrane attack complex*) gerado pela ativação do complemento lisa bactérias, especialmente espécies de *Neisseria*, que são particularmente suscetíveis à lise por causa de suas paredes celulares delgadas, e os subprodutos do complemento estimulam respostas inflamatórias recrutando e ativando leucócitos

- Células linfoides inatas (ILCs; do inglês, *innate lymphoid cells*), células T γδ e células NKT foram descritas em infecções, principalmente em modelos experimentais, mas seu papel na defesa do hospedeiro, especialmente em humanos, não está estabelecido.

## Imunidade adaptativa a bactérias extracelulares

***A imunidade humoral constitui uma das principais respostas imunes protetoras contra bactérias extracelulares, e atua bloqueando a infecção, eliminando os microrganismos e neutralizando suas toxinas*** (Figura 16.2A). As respostas de anticorpo contra bactérias extracelulares são dirigidas contra os antígenos da parede celular e as toxinas, que podem ser polissacarídios ou proteínas. Os polissacarídios são antígenos T-independentes que induzem respostas de anticorpo sem, contudo, ativar células T. Dessa forma, a imunidade humoral é o principal mecanismo de defesa contra bactérias encapsuladas ricas em polissacarídios. Para esses microrganismos, incluindo *Streptococcus pneumoniae*, espécies de *Neisseria* e outros, o baço exerce papel importante tanto na produção de anticorpos como na eliminação fagocítica de bactérias opsonizadas. As pessoas cujo baço é removido cirurgicamente em decorrência de traumatismo ou outras razões, ou está danificado por distúrbios hematológicos, correm grande risco de contrair infecções graves causadas por essas bactérias encapsuladas. Os antígenos proteicos, presentes ou secretados pela maioria das bactérias, induzem anticorpos de alta afinidade e com troca de isótipo, bem como imunidade mediada por células. Os mecanismos efetores usados pelos anticorpos para combater as infecções incluem neutralização, opsonização e fagocitose, além de ativação do complemento pela via clássica (ver Capítulo 13). A neutralização é mediada pelos isótipos de alta afinidade IgG, IgM e IgA, com este último atuando principalmente nos lúmens de órgãos revestidos por mucosa. A opsonização é mediada pelas subclasses IgG1 e IgG3 da IgG, enquanto a ativação do complemento é iniciada pela IgM, IgG1 e IgG3.

***Os antígenos proteicos de bactérias extracelulares também ativam células T auxiliares CD4⁺, as quais produzem citocinas e expressam moléculas de superfície celular que induzem inflamação local, intensificam as atividades fagocítica e microbicida de macrófagos e neutrófilos, e estimulam a produção de anticorpo*** (Figura 16.2B). As respostas Th17 induzidas por esses microrganismos

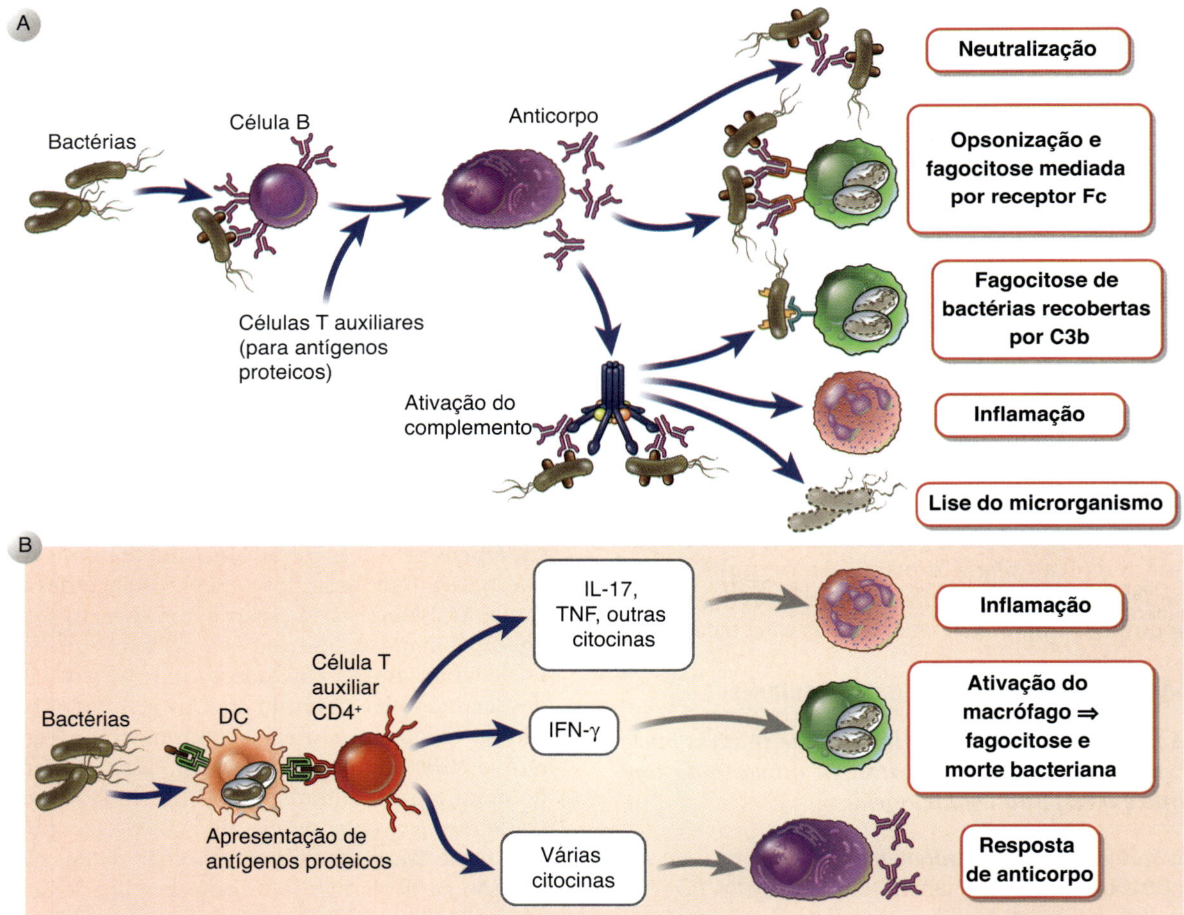


**Figura 16.2 Respostas imunes adaptativas a microrganismos extracelulares.** As respostas imunes adaptativas a microrganismos extracelulares, como bactérias e suas toxinas, consistem na produção de anticorpo (**A**) e na ativação de células T auxiliares CD4⁺, que atuam pelas citocinas secretadas (**B**) e ligante de CD40 (não mostrado). Os anticorpos neutralizam e eliminam microrganismos e toxinas por meio de vários mecanismos. As células T auxiliares produzem citocinas que estimulam inflamação, ativação de macrófagos e respostas de célula B. *DC*, célula dendrítica; *IFN-γ*, interferona-gama; *IL*, interleucina; *TNF*, fator de necrose tumoral.

recrutam neutrófilos e monócitos, promovendo, assim, inflamação local em sítios de infecção bacteriana. Pacientes com defeitos genéticos no desenvolvimento de Th17 e aqueles que produzem autoanticorpos neutralizantes específicos para IL-17 apresentam suscetibilidade aumentada a infecções bacterianas extracelulares e fúngicas, e desenvolvem múltiplos abscessos cutâneos.

## Efeitos lesivos das respostas imunes a bactérias extracelulares

***As principais consequências lesivas das respostas do hospedeiro às bactérias extracelulares são inflamação e sepse.*** As mesmas reações dos neutrófilos e macrófagos que atuam erradicando a infecção também causam dano tecidual pela produção local de espécies reativas do oxigênio (ROS; do inglês, *reactive oxygen species*) e enzimas lisossômicas. Essas reações inflamatórias geralmente são autolimitadas e controladas. As citocinas secretadas pelos leucócitos em resposta aos produtos bacterianos também estimulam a produção de proteínas de fase aguda e acarretam as manifestações sistêmicas da infecção (ver Capítulo 4). **Sepse** é uma consequência patológica de infecção grave, local ou disseminada causada por algumas bactérias gram-negativas e gram-positivas, bem como por alguns fungos. A sepse normalmente se manifesta clinicamente como anormalidades de perfusão sanguínea tecidual, coagulação, metabolismo e função orgânica. O choque séptico é a forma mais grave e frequentemente fatal de sepse, caracterizada pelo colapso circulatório (choque) e coagulação intravascular disseminada. A fase inicial da sepse bacteriana é causada por citocinas produzidas pelos macrófagos ativados por componentes da parede celular bacteriana, incluindo LPS e peptidoglicanos. O fator de necrose tumoral (TNF; do inglês, *tumor necrosis factor*), a IL-6 e a IL-1 são as principais citocinas mediadoras da sepse, porém IFN-$\gamma$ e IL-12 também podem contribuir (ver Capítulo 4). Essa explosão inicial de grandes quantidades de citocinas, por vezes, é chamada tempestade de citocinas. Há evidências de que, na sepse induzida por LPS, a ativação da via não canônica do inflamassomo cause morte celular e liberação de mediadores inflamatórios (o processo chamado piroptose, ver Capítulo 4), e isso é essencial para o desenvolvimento da doença.

Certas toxinas bacterianas estimulam todas as células T que expressam membros de uma família particular de genes V$\beta$ do receptor de célula T (TCR; do inglês, *T cell receptor*). Essas toxinas são chamadas **superantígenos** porque, assim como os antígenos típicos reconhecidos pelas células T, ligam-se aos TCRs e às moléculas do complexo principal de histocompatibilidade (MHC; do inglês, *major histocompatibility complex*) de classe II (embora não se liguem às fendas de ligação de peptídio), mas ativam um número muito maior de clones de células T do que aquele induzido pelos antígenos peptídicos convencionais (Figura 16.3). Sua importância reside em sua habilidade de ativar muitas células T, com subsequente produção de grandes quantidades de citocinas que também podem causar uma síndrome de resposta inflamatória sistêmica semelhante à sepse.

Uma complicação tardia da resposta imune humoral à infecção bacteriana pode ser a geração de anticorpos

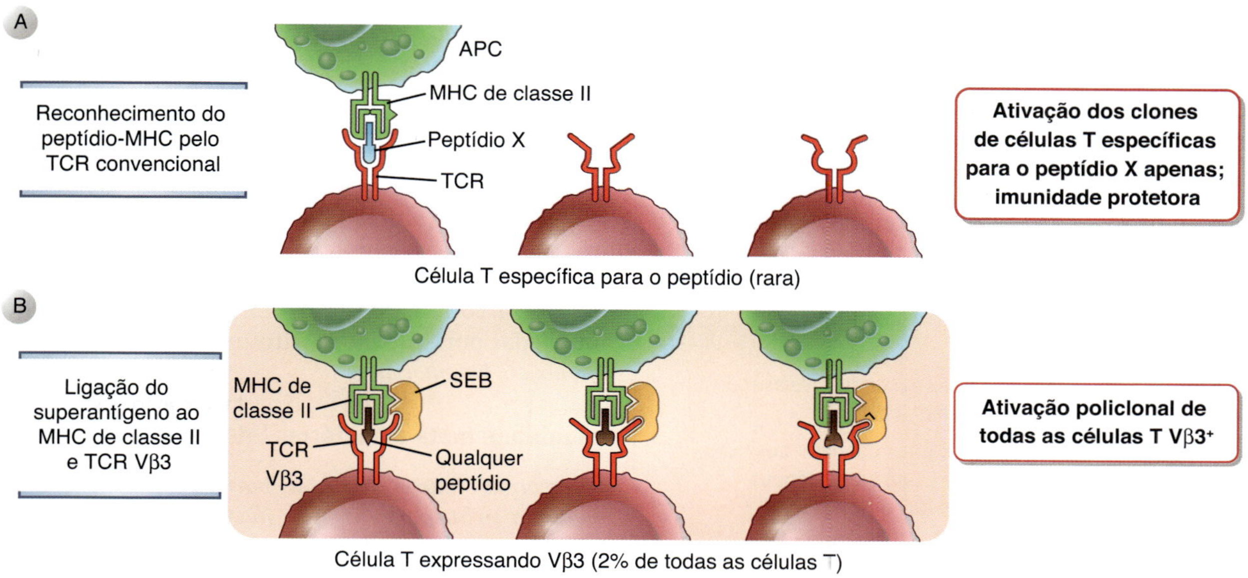


**Figura 16.3 Ativação policlonal de células T por superantígenos bacterianos. A.** Antígenos de célula T microbianos convencionais, compostos por um peptídio ligado à fenda de ligação ao peptídio de uma molécula do complexo principal de histocompatibilidade (*MHC*), são reconhecidos por uma fração muito pequena de células T em um indivíduo qualquer, e apenas essas células T são ativadas para se tornarem células T efetoras que protegem contra o microrganismo. **B.** Em contraste, um superantígeno se liga a moléculas de MHC de classe II fora da fenda de ligação ao peptídio, de maneira não específica ao alelo, e, simultaneamente, liga-se à região variável de muitas cadeias $\beta$ do receptor de células T (*TCR*) diferentes, independentemente da especificidade peptídica do TCR. Diferentes superantígenos se ligam a TCRs de diferentes famílias V$\beta$. Como muitas células T expressam uma cadeia $\beta$ de TCR de uma família V$\beta$ particular, os superantígenos podem ativar um amplo número de células T. No exemplo mostrado, o superantígeno estafilocócico enterotoxina B (*SEB*) se liga ao antígeno leucocitário humano (HLA)-DR e às regiões V dos TCRs pertencentes à família V$\beta$3. Outros superantígenos podem se ligar a diferentes moléculas do MHC de classe II e TCRs de variadas famílias V$\beta$. *APC*, célula apresentadora de antígeno.

produtores de doença. Os exemplos mais bem definidos são duas sequelas raras das infecções estreptocócicas de garganta ou de pele, as quais se manifestam semanas ou até meses após as infecções terem sido controladas. A febre reumática é uma sequela da infecção faringiana por estreptococos beta-hemolíticos do grupo A. As infecções levam à produção de anticorpos é à ativação de células T específicas para proteínas da parede celular bacteriana. Alguns desses anticorpos e células T fazem reação cruzada com proteínas miocárdicas e causam inflamação afetando o músculo (miocardite) e as válvulas (endocartite) cardíacos. A glomerulonefrite pós-estreptocócica é uma sequela da infecção da pele ou da garganta pelas cepas nefritogênicas dos estreptococos beta-hemolíticos do grupo A. Os anticorpos produzidos contra essas bactérias formam complexos com antígenos bacterianos, e esses complexos podem se depositar nos glomérulos renais e causar nefrite.

### Imunoevasão por bactérias extracelulares

A virulência das bactérias extracelulares foi associada a alguns mecanismos que permitem aos microrganismos resistir à imunidade inata (Tabela 16.2). Bactérias com cápsulas ricas em polissacarídios resistem à fagocitose e são, portanto, mais virulentas que as cepas homólogas desprovidas de cápsula. As cápsulas de muitas bactérias gram-positivas e gram-negativas contêm resíduos de ácido siálico que inibem a ativação do complemento pela via alternativa.

***Um mecanismo usado pelas bactérias para evadir a imunidade humoral é a variação dos antígenos de superfície*** (Figura 16.4). Alguns antígenos de superfície de bactérias como gonococos e *Escherichia coli* estão contidos em suas fímbrias (ou *pili*). Essas são as estruturas responsáveis pela adesão bacteriana às células hospedeiras. O principal antígeno das fímbrias é uma proteína chamada pilina. Os genes de pilina de gonococos sofrem uma extensiva conversão gênica que permite à progênie de um único organismo produzir até $10^6$ moléculas de pilina antigenicamente distintas. A habilidade de alterar antígenos ajuda as bactérias a evadirem o ataque por anticorpos pilina-específicos, embora sua principal importância para as bactérias possa ser a seleção de fímbrias mais aderentes às células do hospedeiro, de modo que as bactérias sejam mais virulentas. Alterações na produção de glicosidases levam a alterações químicas na superfície dos oligossacarídios, permitindo que as bactérias evadam as respostas imunes humorais contra esses antígenos. As bactérias também liberam antígenos de superfície em *blebs* de membrana (alterações semelhantes a um "borbulhamento"), as quais podem desviar os anticorpos afastando-os dos próprios microrganismos.

**Tabela 16.2** Mecanismos de imunoevasão por bactérias.

| Mecanismos de imunoevasão | Exemplos |
|---|---|
| **Bactérias extracelulares** | |
| Variação antigênica | *Neisseria gonorrhoeae, Escherichia coli, Salmonella typhimurium* |
| Inibição da ativação do complemento | Muitas bactérias |
| Resistência à fagocitose | *Pneumococcus, Neisseria meningitidis* |
| *Scavenging* de espécies reativas de oxigênio | Bactérias catalase-positivas (incluindo estafilococos e muitas outras) |
| **Bactérias intracelulares** | |
| Inibição da formação do fagolisossomo | *Mycobacterium tuberculosis, Legionella pneumophila* |
| Inativação de espécies reativas de oxigênio e nitrogênio | *Mycobacterium leprae* (glicolipídio fenólico) |
| Ruptura da membrana do fagossomo, escape para o citoplasma | *Listeria monocytogenes* (proteína hemolisina) |

## IMUNIDADE A BACTÉRIAS INTRACELULARES

Bactérias intracelulares são aquelas ingeridas pelos macrófagos, mas são capazes de sobreviver e até replicar dentro dessas células. Como esses microrganismos encontram um nicho onde se tornam inacessíveis aos anticorpos circulantes, sua eliminação requer os mecanismos de imunidade mediada por células (Figura 16.5). Conforme discutiremos adiante, ainda nesta seção, em muitas infecções bacterianas intracelulares, a resposta do hospedeiro também causa lesão tecidual. A maioria das bactérias não infecta células não fagocíticas como fazem os vírus. Portanto, um mecanismo primário de defesa do hospedeiro contra essas bactérias é ativar os fagócitos para destruir os microrganismos ingeridos. Algumas bactérias infectam células não fagocíticas, incluindo espécies de *Rickettsia* que infectam células endoteliais, e espécies que *Chlamydia* que infectam células epiteliais. Um mecanismo de defesa contra essas bactérias é o *killing* de células infectadas por linfócitos T citotóxicos (CTLs; do inglês, *cytotoxic T lymphocytes*).

### Imunidade inata a bactérias intracelulares

***A resposta imune inata a bactérias intracelulares é mediada principalmente por fagócitos e células NK.*** Os fagócitos – inicialmente neutrófilos e depois macrófagos – ingerem e tentam destruir esses microrganismos, porém as bactérias intracelulares patogênicas são resistentes à degradação no interior dos fagócitos. Os produtos dessas bactérias são reconhecidos por TLRs e proteínas citoplasmáticas da família de receptores do tipo NOD (NLR; do inglês, *NOD-like receptor*), resultando na ativação dos fagócitos (ver Capítulo 4). O DNA bacteriano e os dinucleotídios cíclicos produzidos pelas bactérias no citosol estimulam respostas de IFN tipo I através da via STING.

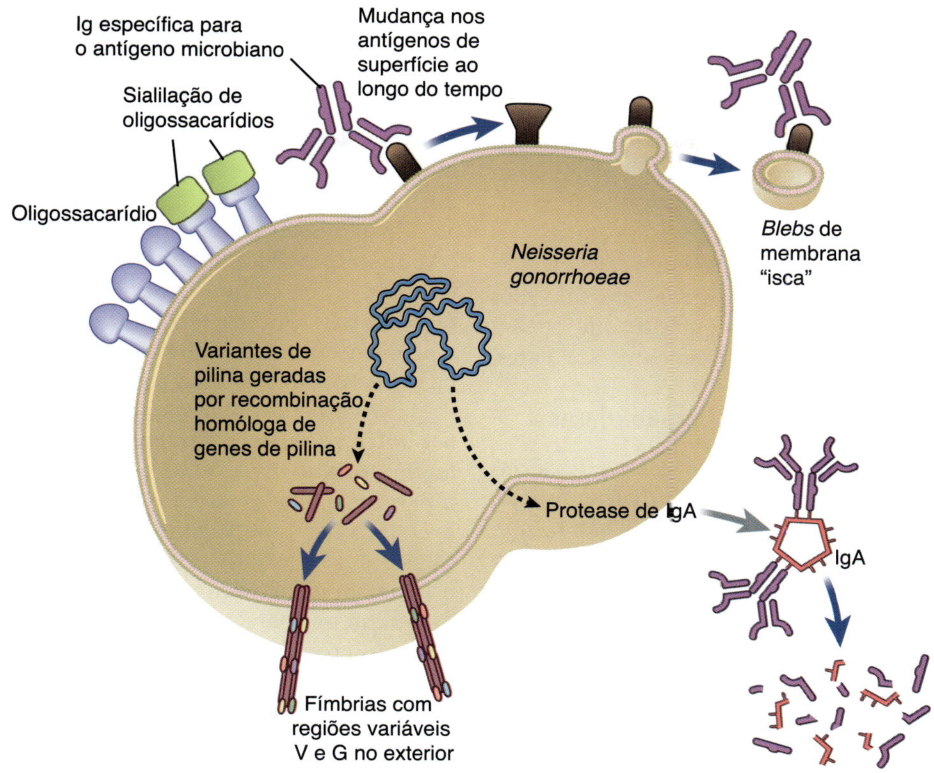


**Figura 16.4 Mecanismos de imunoevasão em bactérias.** A ilustração mostra os múltiplos mecanismos usados por uma espécie bacteriana, *Neisseria*, para evadir a imunidade humoral. *Ig*, imunoglobulina.

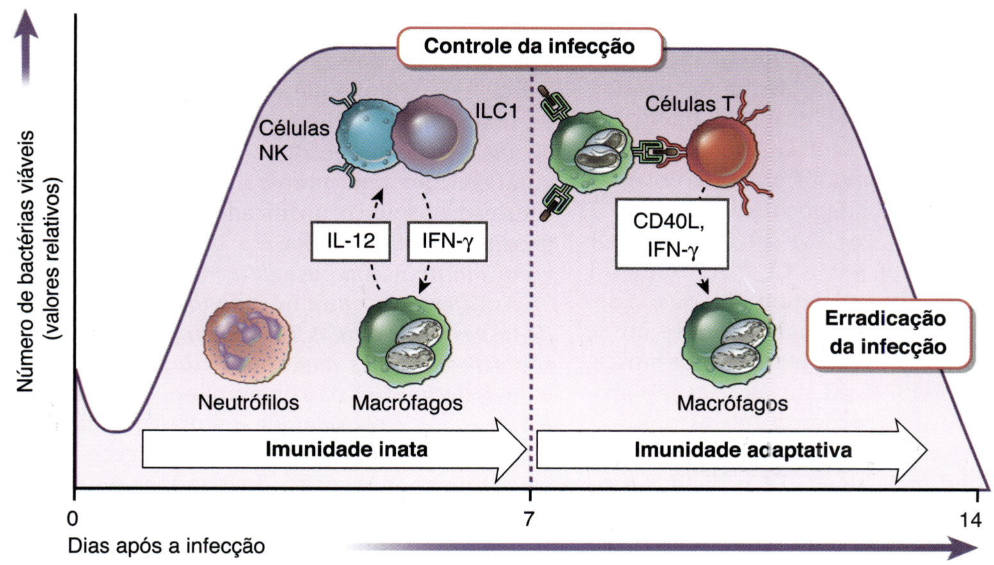


**Figura 16.5 Imunidade inata e adaptativa a bactérias intracelulares.** A resposta imune inata a bactérias intracelulares consiste em fagócitos e células *natural killer* (*NK*), com as interações entre ambos mediadas por citocinas (interleucina-12 [*IL-12*] e interferona-γ [*IFN-γ*]). A resposta imune adaptativa típica a esses microrganismos é a imunidade mediada por células, na qual células T ativam fagócitos para eliminar os microrganismos. A imunidade inata pode controlar o crescimento bacteriano, porém a eliminação das bactérias requer imunidade adaptativa. Esses princípios são amplamente fundamentados na análise da infecção por *Listeria monocytogenes* em camundongos; os números de bactérias viáveis mostrados no eixo *y* são valores relativos de colônias bacterianas que podem ser cultivadas a partir dos tecidos de camundongos infectados.

As bactérias intracelulares ativam células NK por meio da indução da expressão de ligantes ativadores de células NK nas células infectadas, e também estimulando a produção por DCs e macrófagos de IL-12 e IL-15, que são citocinas ativadoras de células NK. As células NK produzem IFN-γ que, por sua vez, ativa macrófagos e promove o *killing* das bactérias fagocitadas. Assim, as células NK conferem uma defesa inicial contra esses microrganismos antes do desenvolvimento da imunidade adaptativa. De fato, camundongos com imunodeficiência combinada grave, que não têm células T e B, são capazes de controlar transientemente a infecção causada pela bactéria intracelular *Listeria monocytogenes*, via produção de IFN-γ derivada de células NK. Entretanto, a imunidade inata geralmente falha em erradicar essas infecções, sendo que a erradicação exige imunidade adaptativa mediada por células.

A capacidade das ILCs do tipo I de conferir defesa contra bactérias intracelulares foi demonstrada em modelos murinos. Essas ILCs secretam IFN-γ e TNF que ativam macrófagos e ajudam a eliminar os patógenos intracelulares.

## Imunidade adaptativa a bactérias intracelulares

***A principal resposta imune protetora contra bactérias intracelulares consiste em recrutamento e ativação de fagócitos mediados pelas células T (imunidade celular).*** Indivíduos com imunidade celular deficiente, como pacientes com AIDS (síndrome da imunodeficiência adquirida), são extremamente suscetíveis a infecções com bactérias intracelulares (bem como por fungos e vírus intracelulares). Muitas características importantes da imunidade mediada por células foram estabelecidas na década de 1950, com base em estudos sobre respostas imunes à bactéria intracelular *L. monocytogenes* em camundongos. Essa forma de imunidade poderia ser adotivamente transferida para animais *naive* com linfócitos, mas não com o soro de animais infectados ou imunizados (ver Figura 10.3).

Conforme discutido nos Capítulos 10 e 11, as células T conferem defesa contra infecções por meio de dois tipos de reações: ativação de fagócitos pelas células Th1 $CD4^+$, por meio das ações do ligante de CD40 e da IFN-γ, resultando no *killing* de microrganismos ingeridos por fagócitos em fagolisossomos, e CTLs $CD8^+$, que eliminam os microrganismos que escapam dos mecanismos de *killing* dos fagócitos. As células T $CD4^+$ se diferenciam em efetores Th1 sob influência de IL-12, produzida por macrófagos e DCs. As células T expressam ligante de CD40 e secretam IFN-γ, e esses dois estímulos ativam macrófagos para a produção de várias substâncias microbicidas, incluindo óxido nítrico, enzimas lisossômicas e ROS. Essas substâncias são produzidas principalmente dentro dos fagolisossomos e, portanto, têm como alvo os microrganismos ingeridos nas vesículas. A importância da IL-12 e da IFN-γ na imunidade a bactérias intracelulares foi demonstrada em modelos experimentais e em imunodeficiências congênitas. Exemplificando, indivíduos com mutações hereditárias em receptores para IFN-γ ou IL-12 são altamente suscetíveis a infecções com micobactérias normalmente avirulentas (ver Capítulo 21).

Numerosas citocinas, em adição à IFN-γ, exercem papéis importantes na defesa contra bactérias intracelulares, como *M. tuberculosis*. O TNF, produzido por macrófagos ativados e outras células, recruta e ativa fagócitos mononucleares para combater as micobactérias; é por isso que pacientes com artrite reumatoide e outras doenças imunes tratados com antagonistas de TNF se tornam suscetíveis a infecções por micobactérias.

Em algumas infecções, as bactérias escapam das vesículas e entram no citoplasma de células infectadas. Por exemplo, *Listeria* produz uma proteína que cria poros na membrana dos fagossomos e permite que as bactérias escapem para o citosol, evadindo, assim, dos mecanismos microbicidas dos fagócitos (que estão concentrados nos fagolisossomos). Para a erradicação dessas infecções, as células infectadas devem ser mortas pelos CTLs, que reconhecem peptídios citosólicos exibidos pelas moléculas do MHC de classe I. Assim, os efetores da imunidade mediada por células, a saber, as células T $CD4^+$ que ativam macrófagos e os CTLs $CD8^+$, atuam de modo cooperativo na defesa contra bactérias intracelulares (Figura 16.6).

***A ativação de macrófagos que ocorre em resposta aos microrganismos intracelulares é capaz de causar lesão tecidual.*** Essa lesão pode resultar de reações de hipersensibilidade tardia (DTH; do inglês, *delayed-type hypersensitivity*) a antígenos proteicos microbianos (ver Capítulo 19). Como evoluíram para resistir ao *killing* no interior dos fagócitos, as bactérias intracelulares frequentemente persistem por longos períodos e causam ativação crônica das células T e dos macrófagos, e isso pode resultar na formação de granulomas circundando os microrganismos (ver Figura 19.8). A marca histológica da infecção com alguma bactéria intracelular é a inflamação granulomatosa. Esse tipo de reação inflamatória pode servir para localizar e prevenir a disseminação dos microrganismos, mas também está associado a graves comprometimentos funcionais causados por necrose e fibrose tecidual. De fato, os granulomas necrosantes e a fibrose (formação de cicatriz) que acompanham a inflamação granulomatosa são causas importantes de lesão tecidual e doença clínica na tuberculose. Indivíduos previamente infectados com *M. tuberculosis* apresentam reações de DTH ao desafio cutâneo com uma preparação de antígeno bacteriano (derivado proteico purificado [PPD; do inglês, *purified protein derivative*]). Essa é a base de um teste cutâneo comumente usado para detectar infecção prévia.

***As diferenças entre os indivíduos quanto aos padrões de respostas de células T a microrganismos intracelulares são determinantes importantes da progressão da doença e do desfecho clínico.*** A hanseníase, causada por *Mycobacterium leprae*, é considerada um exemplo da relação entre o tipo de resposta de célula T e o desfecho da doença em seres humanos. Existem duas formas polares de hanseníase (lepra) – as formas lepromatosa e tuberculoide –, embora muitos pacientes sejam classificados em grupos intermediários menos definidos. Na hanseníase lepromatosa, os pacientes exibem altos títulos de anticorpo específico, porém respostas celulares fracas aos antígenos de *M. leprae*. As micobactérias proliferam nos macrófagos e são detectáveis em grandes números. O crescimento bacteriano e a ativação persistente (porém inadequada) dos macrófagos resultam em lesões destrutivas na pele e no tecido subjacente. Em contraste, pacientes com hanseníase tuberculoide têm forte imunidade mediada por células, porém níveis baixos de anticorpos. Esse padrão de imunidade é refletido nos granulomas que se formam ao redor dos nervos e produzem defeitos em nervos

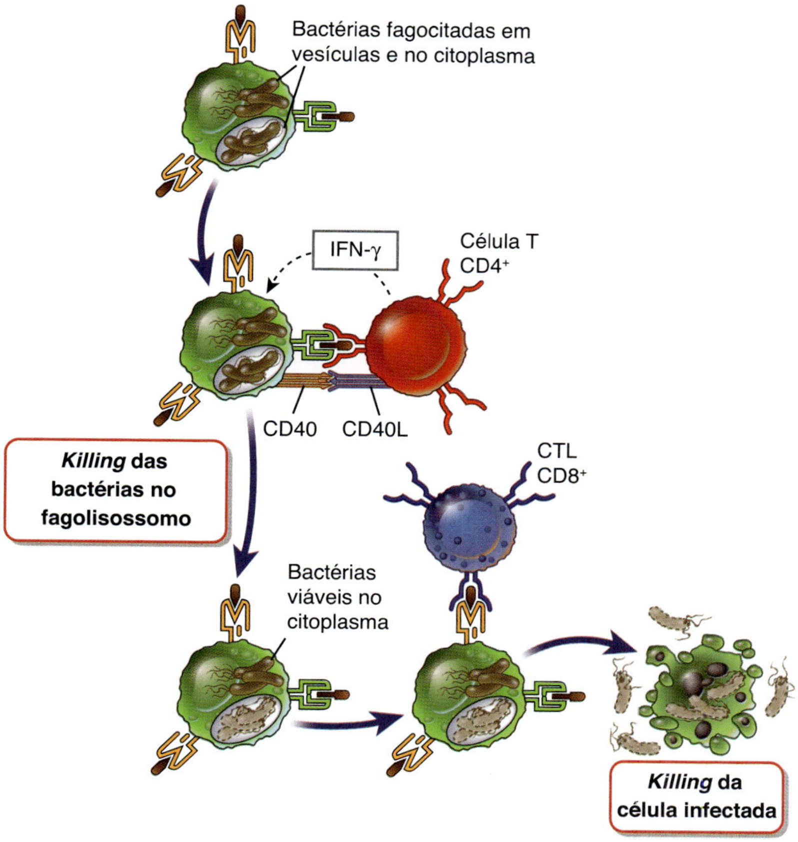


**Figura 16.6 Cooperação de células T CD4+ e CD8+ na defesa contra microrganismos intracelulares.** Bactérias intracelulares como *L. monocytogenes* são fagocitadas por macrófagos e podem sobreviver em fagossomos e escapar para o citoplasma. As células T CD4+ respondem a antígenos peptídicos associados ao complexo principal de histocompatibilidade (MHC) de classe II derivados de bactérias intravesiculares. Essas células T produzem interferona-γ (*IFN-γ*) e expressam o ligante de CD40, que ativa macrófagos para a destruição dos microrganismos no interior dos fagossomos. As células T CD8+ respondem a peptídios associados à classe I derivados de antígenos citosólicos, e matam células infectadas. *CTL*, célula T citotóxica.

sensoriais periféricos, bem como lesões cutâneas traumáticas secundárias, todavia com menos destruição tecidual e escassez de bactérias nas lesões. Uma possível razão para as diferenças entre essas duas formas da doença causadas pelo mesmo organismo pode ser a existência de diferentes padrões de diferenciação de célula T e produção de citocina nos indivíduos. Alguns estudos indicam que pacientes com a forma tuberculoide da doença produzem IFN-γ e IL-2 nas lesões (indicativo de ativação de células Th1), enquanto pacientes com hanseníase lepromatosa produzem menos IFN-γ e podem exibir imunidade celular fraca e falha em controlar a disseminação bacteriana. O papel das citocinas derivadas de Th1 e de Th2 na determinação do desfecho da infecção foi mais claramente demonstrado na infecção pelo parasita protozoário *Leishmania major* em diferentes linhagens de camundongos consanguíneos (discutido adiante neste capítulo).

### Imunoevasão por bactérias intracelulares

As bactérias intracelulares desenvolveram várias estratégias para resistir à eliminação pelos fagócitos (ver Tabela 16.2). Entre estas, estão a inibição da fusão do fagolisossomo ou o escape para o citosol e a remoção ou inativação direta das substâncias microbicidas, como as ROS. O desfecho da infecção por esses organismos, muitas vezes, varia conforme prevalecem os mecanismos antimicrobianos de macrófagos estimulados por células T ou a resistência microbiana ao *killing*. A resistência à eliminação fagócito-mediada também é a razão pela qual esse tipo de bactéria tende a causar infecções crônicas difíceis de erradicar. Algumas dessas infecções, principalmente a tuberculose, podem persistir por anos. As bactérias sobrevivem em um estado latente quiescente dentro dos fagócitos, e muitas vezes se tornam ativas, especialmente se o sistema imunológicos estiver comprometido.

## IMUNIDADE AOS FUNGOS

As infecções fúngicas, também chamadas micoses, são causas importantes de morbidade e mortalidade em seres humanos. Algumas infecções fúngicas são endêmicas e, em geral, são causadas por fungos presentes no ambiente e cujos esporos entram nos seres humanos. Outras infecções fúngicas são ditas oportunistas, porque os agentes etiológicos provocam doença branda ou não causam doença em indivíduos sadios, mas podem infectar e causar doença grave em indivíduos imunodeficientes. A imunidade comprometida é o fator predisponente mais importante para as infecções fúngicas causadoras de doenças graves. A deficiência de neutrófilos como resultado de dano ou supressão da medula óssea com frequência está associada a essas infecções. As infecções fúngicas oportunistas também estão associadas à imunodeficiência causada pelo HIV e pela terapia para o câncer disseminado e a rejeição de transplantes.

Diferentes fungos infectam seres humanos e podem viver fora das células em muitos tecidos ou no interior dos fagócitos. Portanto, as respostas imunes a esses microrganismos, muitas vezes, são combinações das respostas a microrganismos extra e intracelulares.

## Imunidade inata aos fungos

***Os principais mediadores da imunidade inata contra os fungos são os fagócitos e o sistema complemento*** (Figura 16.7). A fagocitose por neutrófilos e macrófagos é importante para o controle de infecções fúngicas nos tecidos. Esses fagócitos detectam moléculas fúngicas por uma variedade de receptores de reconhecimento de padrões, incluindo TLRs e lectinas, como receptores de dectina e de manose (ver Capítulo 4). Os neutrófilos parecem ser especialmente importantes na defesa contra fungos predominantemente extracelulares, e as infecções fúngicas disseminadas são complicações frequentes de condições associadas à neutropenia, como leucemias e terapias contra o câncer que comprometem a função da medula óssea. Os neutrófilos e os macrófagos liberam substâncias fungicidas, como as ROS e as enzimas lisossômicas, e fagocitam os fungos para o *killing* intracelular.

A ativação do complemento está envolvida principalmente na defesa contra fungos que entram na corrente sanguínea, como organismos de *Candida*. Os fungos podem ativar as vias alternativa ou das lectinas do complemento. Os produtos derivados do complemento opsonizam os fungos para a fagocitose, mas podem não lisar os fungos diretamente por conta de suas paredes celulares espessas, que resistem ao *killing* pelo MAC.

## Imunidade adaptativa aos fungos

***As células Th17 desempenham um papel crítico na imunidade adaptativa a infecções fúngicas extracelulares em tecidos*** (ver Figura 16.7). Fungos como *Candida* infectam frequentemente tecidos epiteliais como a pele e a mucosa orofaríngea; outros fungos frequentemente infectam o trato gastrintestinal. Em todos esses locais, os fungos induzem respostas Th17, em grande parte, porque os carboidratos fúngicos estimulam as DCs e os macrófagos por meio de receptores como dectina para liberar citocinas que promovem a diferenciação Th17 (ver Capítulo 10). As células Th17 recrutam neutrófilos que fagocitam e destroem os fungos. Previsivelmente, a complicação mais proeminente das mutações hereditárias que afetam o desenvolvimento de Th17 é a candidíase mucocutânea crônica.

***A imunidade celular mediada por Th1 é um mecanismo de defesa importante contra as infecções por fungos intracelulares.*** *Histoplasma capsulatum*, um parasita intracelular facultativo que vive em macrófagos,

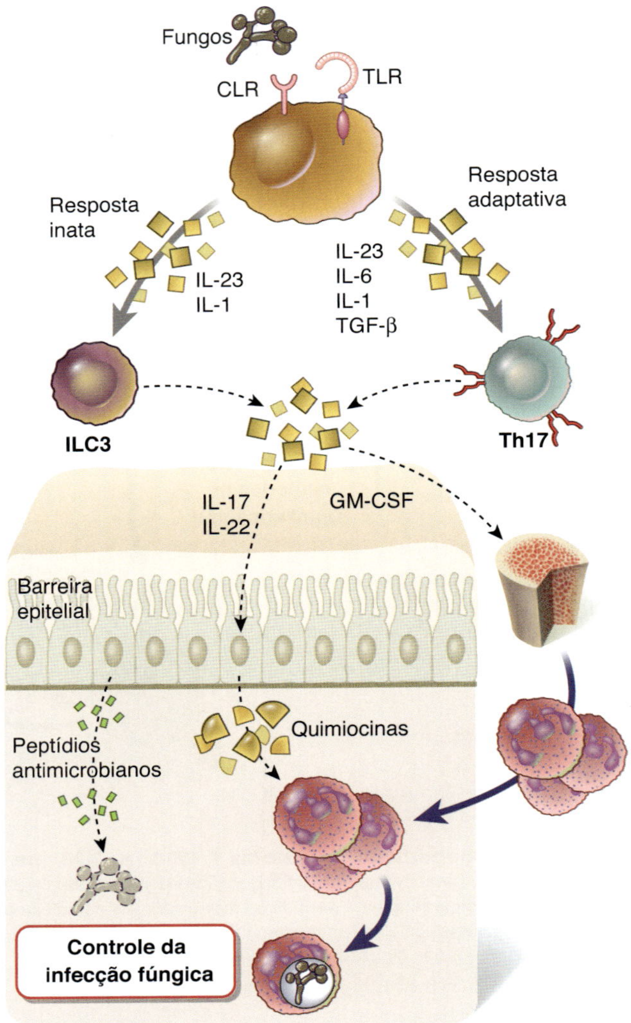


**Figura 16.7 Papel da imunidade inata e das células Th17 na defesa contra a infecção fúngica.** Células dendríticas (DCs) e macrófagos (não mostrado) reconhecem as glucanas fúngicas e liberam citocinas que estimulam células linfoides inatas (*ILC3 s*) residentes nos tecidos a liberarem citocinas, principalmente interleucina-17 (*IL-17*), as quais recrutam neutrófilos e induzem produção de peptídios antimicrobianos que protegem contra a infecção. As citocinas também podem recrutar neutrófilos diretamente. As DCs também estimulam a diferenciação de células T CD4⁺ *naive*, específicas para antígenos fúngicos, em células Th17 nos linfonodos drenantes, que migram de volta para o sítio de infecção. O fator estimulador de colônias de granulócitos e macrófagos (*GM-CSF*) produzido pelas ILCs (e, talvez, pelas células Th17) podem contribuir para o recrutamento de neutrófilos. *CLR*, receptor de lectina do tipo C (p. ex., dectina-1); *TGF-β*, fator transformador do crescimento; *TLR*, receptor do tipo *Toll*.

é eliminado pelos mesmos mecanismos celulares que são efetivos contra bactérias intracelulares. As células Th1 $CD4^+$ e $CD8^+$ cooperam para eliminar as formas de levedura de *Cryptococcus neoformans*, as quais tendem a colonizar os pulmões e o cérebro em hospedeiros imunodeficientes. *Pneumocystis jiroveci* é outro fungo intracelular causador de graves infecções em indivíduos com imunidade mediada por células defeituosa, como pacientes com AIDS; falência da medula óssea, normalmente resultantes de leucemias; e deficiência hereditária em CD40 ligante (ver Capítulo 21).

As respostas Th2 são consideradas ineficazes na eliminação de fungos e podem causar danos. Na infecção das vias respiratórias por *Aspergillus*, as respostas Th2 contra o fungo causam uma reação inflamatória grave chamada aspergilose broncopulmonar alérgica.

Pouco se sabe sobre como os fungos evitam a imunidade do hospedeiro. Cepas virulentas de *C. neoformans* inibem a produção de citocinas, como TNF e IL-12 pelos macrófagos, e estimulam a produção de IL-10, inibindo assim a ativação dos macrófagos.

## IMUNIDADE AOS VÍRUS

Os vírus são microrganismos intracelulares obrigatórios que usam componentes do ácido nucleico e a maquinaria de síntese proteica do hospedeiro para se replicar. Os vírus tipicamente infectam vários tipos celulares, por endocitose mediada por receptor, após a ligação a moléculas de superfície celular normais. Os vírus podem causar lesão tecidual e doença por diversos mecanismos. A replicação viral interfere na síntese proteica e na função celular normal, leva à lesão e, por fim, à morte da célula infectada. Esse resultado é um tipo de efeito citopático dos vírus, e a infecção é dita lítica porque a célula infectada é lisada. Os vírus podem estimular respostas inflamatórias que causam danos aos tecidos. Os vírus também podem causar infecções latentes (discutidas adiante).

As respostas imunes inata e adaptativa aos vírus são destinadas a bloquear a infecção e a eliminar células infectadas (Figura 16.8).

### Imunidade inata aos vírus

***Os principais mecanismos da imunidade inata contra vírus são a inibição da infecção por IFNs tipo I e o* killing *das células infectadas mediado por células NK.*** A infecção por muitos vírus está associada à produção de IFNs tipo I pelas células infectadas, bem como por DCs plasmacitoides e macrófagos, em resposta aos produtos virais (ver Capítulo 4). Diversas vias bioquímicas disparam a produção de IFN. Entre essas vias, estão o reconhecimento de RNA e DNA viral por TLRs endossômicos e a ativação de receptores tipo RIG citoplasmáticos, bem como da via STING, pelo RNA e DNA viral, respectivamente (Figura 16.9). Essas vias convergem na ativação de proteínas quinases que, por sua vez, ativam fatores de transcrição IRF, que estimulam a transcrição do gene de IFN. As IFNs tipo I inibem a replicação viral tanto em células infectadas como em células não infectadas. Os mecanismos pelos quais essas citocinas bloqueiam a replicação viral foram discutidos no Capítulo 4 (ver Figura 4.18). As IFNs tipo I também estimulam a produção de outras proteínas do hospedeiro que interferem na replicação viral e são chamados fatores de restrição. O papel dos fatores de restrição na defesa contra os vírus é mais bem compreendido para o HIV (ver Capítulo 21).

As células NK matam células infectadas por vírus e constituem um importante mecanismo de imunidade contra vírus, especialmente os de DNA (herpes-vírus, papilomavírus humano [HPV; do inglês, *human papilloma virus*] e outros), no início do curso da infecção, antes de as respostas imunes adaptativas terem se desenvolvido. A expressão do MHC de classe I frequentemente é "desligada" nas células infectadas por vírus, como um mecanismo de escape dos CTLs. Isso permite que as células NK matem as células infectadas, uma vez que a ausência de classe I libera as células NK de um estado normal de inibição (ver Figura 4.10). A infecção viral também pode estimular a expressão de ligantes de célula NK nas células infectadas.

### Imunidade adaptativa aos vírus

***A imunidade adaptativa contra infecções virais é mediada por anticorpos que bloqueiam a ligação e a entrada do vírus nas células hospedeiras e por CTLs, que eliminam a infecção destruindo as células infectadas*** (ver Figura 16.8). Os anticorpos mais efetivos são anticorpos de alta afinidade produzidos nas reações de centros germinativos T-dependentes (ver Capítulo 12). Os anticorpos são efetivos contra os vírus somente durante o estágio de vida extracelular desses microrganismos. Os vírus podem ser extracelulares logo que entram no corpo antes de infectarem as células hospedeiras, ou quando são liberados das células infectadas por brotamento viral ou com a morte das células infectadas. Os anticorpos antivirais se ligam ao envelope viral ou aos antígenos do capsídeo e atuam principalmente como anticorpos neutralizadores, para prevenir a fixação e a entrada dos vírus nas células hospedeiras. Assim, os anticorpos previnem tanto a infecção inicial como a disseminação célula a célula. Os anticorpos secretados, especialmente do isótipo IgA, são importantes para neutralizar os vírus juntos aos tratos respiratório e intestinal. A imunização oral contra o poliovírus funciona induzindo a imunidade de mucosa. Além da neutralização, os anticorpos podem opsonizar partículas virais e promover sua eliminação pelos fagócitos. A ativação do complemento também pode participar na imunidade viral mediada por anticorpos, principalmente via promoção de fagocitose e, possivelmente, pela lise direta dos vírus contendo envelopes lipídicos.

A importância da imunidade humoral na defesa contra infecções virais é sustentada pela observação de que a resistência a um vírus particular, induzida por infecção ou vacinação, costuma ser específica para o tipo sorológico (anticorpo-definido) do vírus. Um exemplo é o vírus influenza, em que a exposição a um tipo sorológico não confere resistência aos outros sorotipos do vírus. Os anticorpos neutralizantes bloqueiam a infecção viral das células e a disseminação viral célula a célula; entretanto, depois que os vírus entram e passam a se replicar no meio intracelular, tornam-se inacessíveis aos anticorpos. Portanto, a imunidade humoral induzida por infecção prévia ou vacinação é capaz de conferir proteção aos indivíduos a partir da infecção viral, mas, por si só, não consegue erradicar uma infecção estabelecida.

***A eliminação de vírus residentes nas células é mediada por CTLs que matam as células infectadas.*** Conforme mencionamos nos capítulos anteriores, a principal função fisiológica dos CTLs é a vigilância contra a infecção viral.

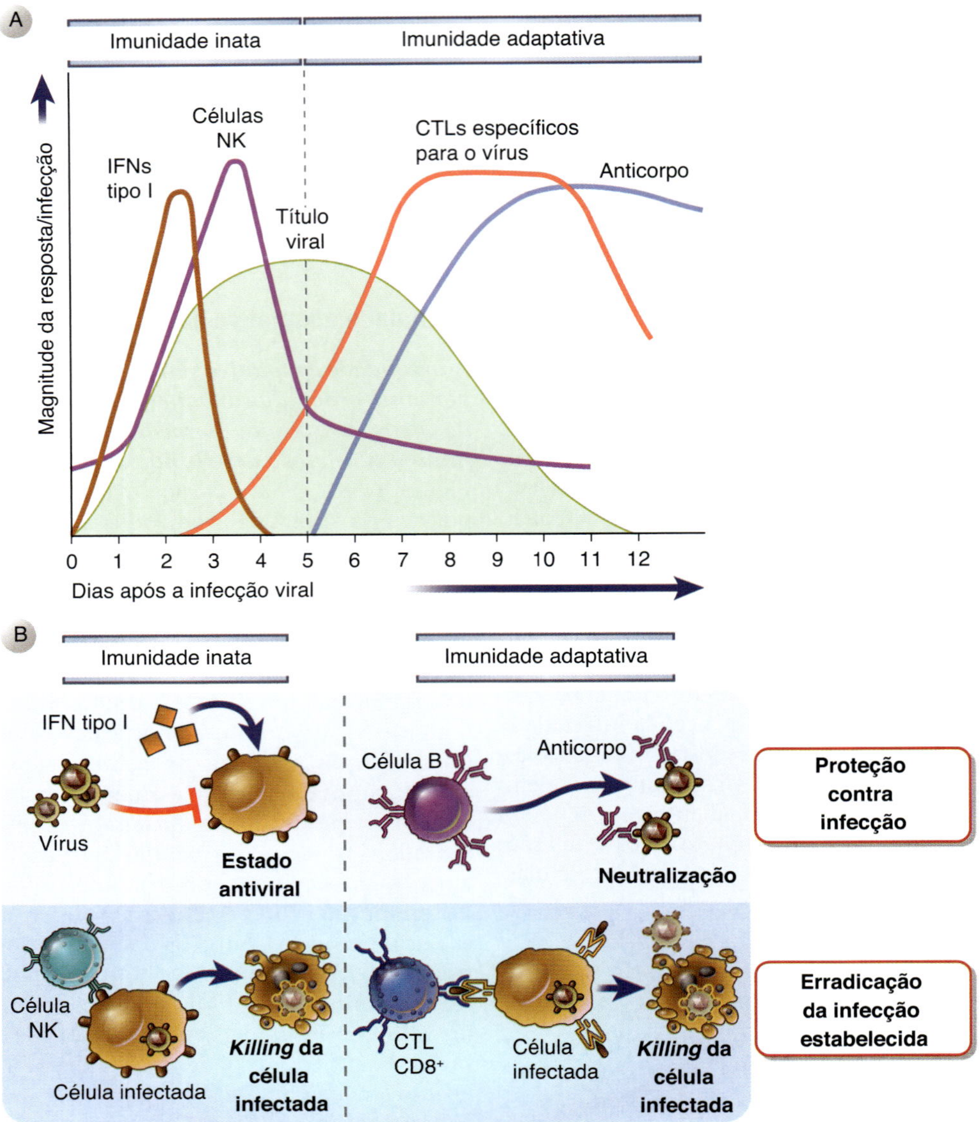


**Figura 16.8 Respostas imunes inata e adaptativa contra vírus. A.** Cinética das respostas imunes inata e adaptativa a uma infecção viral. **B.** Mecanismos pelos quais as imunidades inata e adaptativa previnem e erradicam as infecções virais. A imunidade inata é mediada por interferonas (*IFNs*) tipo I, que previnem a infecção, e células *natural killer (NK)*, que eliminam células infectadas. A imunidade adaptativa é mediada por anticorpos e linfócitos T citotóxicos (*CTLs*), que bloqueiam a infecção e matam as células infectadas, respectivamente.

A maioria dos CTLs vírus-específicos consiste em células T $CD8^+$ que reconhecem peptídios virais citosólicos, em geral sintetizados endogenamente, apresentados por moléculas do MHC classe I. Se a célula infectada for uma célula tecidual, e não uma célula apresentadora de antígeno (APC; do inglês, *antigen-presenting cell*), como uma DC, a célula infectada ou as proteínas virais liberadas da célula podem ser fagocitadas pela DC, que processa os antígenos virais e os apresenta às células T $CD8^+$ *naive* para iniciar a resposta antiviral de células T. Descrevemos esse processo de apresentação cruzada, ou *crosspriming*, no Capítulo 6 (ver Figura 6.14). A diferenciação integral dos CTLs $CD8^+$, muitas vezes, requer citocinas produzidas por células auxiliares $CD4^+$ ou coestimuladores expressos em APCs (ver Capítulo 11). Como discutido nos Capítulos 9 e 11, as células T $CD8^+$ sofrem uma intensa proliferação durante a infecção viral, e a maioria das células que proliferaram é específica para apenas alguns peptídios virais. As células T ativadas se diferenciam em CTLs efetores capazes de destruir qualquer célula nucleada infectada que estiver produzindo antígenos virais no citosol e apresentando peptídios derivados desses antígenos em moléculas do MHC de classe I da superfície celular. Os efeitos antivirais dos CTLs são devidos, principalmente, ao *killing* das células infectadas, porém outros mecanismos são a ativação de nucleases nas células infectadas, as quais degradam os genomas virais, e também à secreção de citocinas, como a IFN-γ, que ativa fagócitos.

Muitas linhas de evidência experimentais e clínicas sustentam a importância dos CTLs na defesa contra a infecção viral. A suscetibilidade a essas infecções é aumentada em pacientes e animais deficientes de linfócitos T. Seres humanos e animais de experimentação podem ser protegidos contra algumas infecções virais por meio

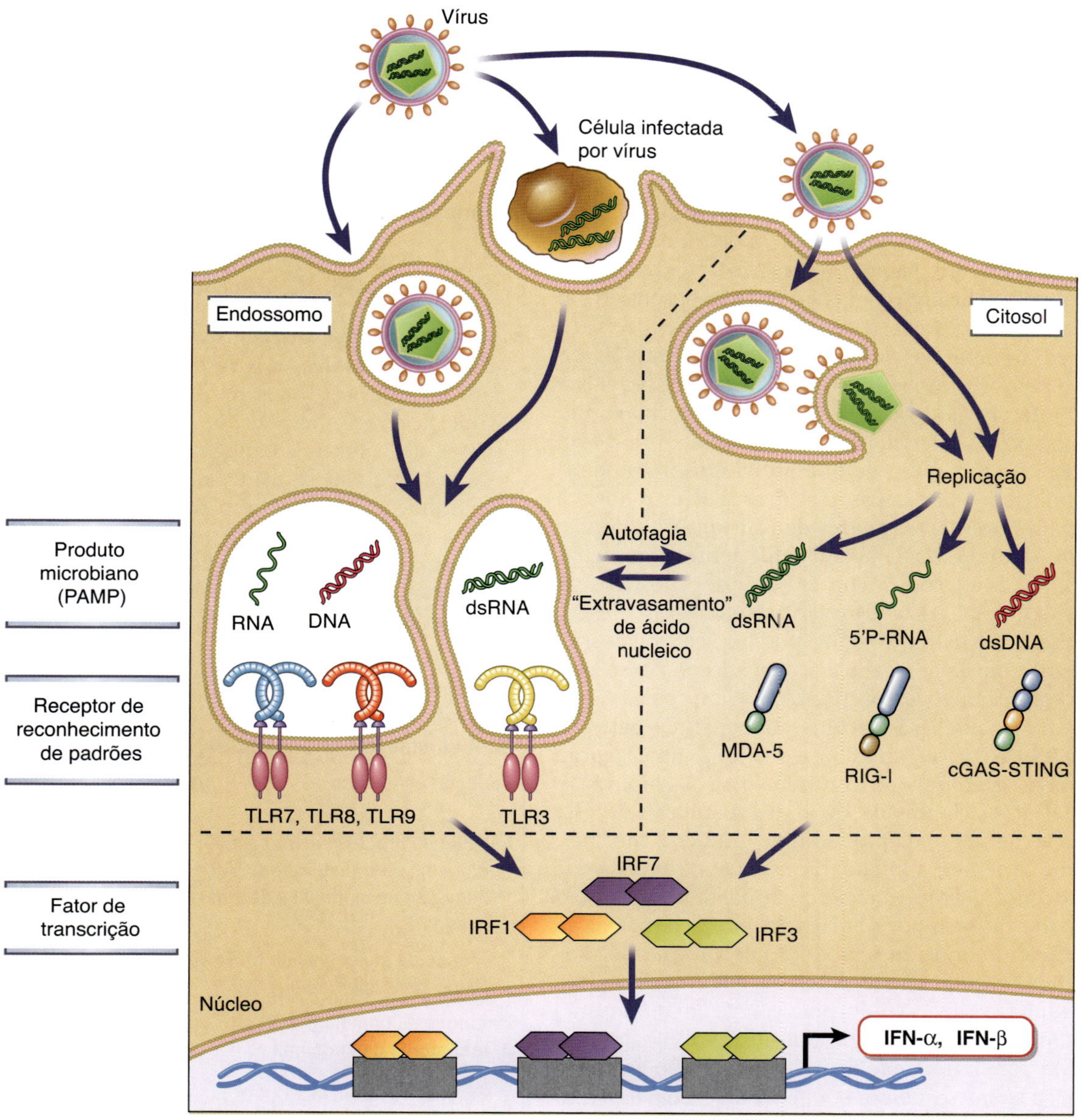


**Figura 16.9 Produção de interferonas do tipo I.** Os ácidos nucleicos virais nas células infectadas ativam inúmeras vias que levam à produção de interferonas antivirais do tipo I (*IFNs*). Se os vírus entrarem na célula por endocitose, o RNA e DNA virais podem se ligar a receptores do tipo *Toll* (*TLRs*) na membrana endossomal, o que induz sinais que ativam fatores de resposta à IFN (*IRFs*) e expressão gênica de IFN tipo I. Durante a replicação viral, o RNA viral no citosol pode ativar receptores do tipo gene induzível por ácido retinoico (*RIG*), como o gene 5 associado à diferenciação de melanoma (*MDA5*) e RIG-1, e o dsDNA viral pode ativar a via cGAS-STING, ambos levando à ativação de IRF e à expressão gênica de IFN tipo I. *ds*, fita dupla; *cGAS*, monofosfato de guanosina cíclico-monofosfato de adenosina; *STING*, estimulador de genes IFN.

da transferência adotiva de CTLs vírus-específicos restritos à classe I. Os vírus desenvolveram numerosas estratégias para escapar ao ataque dos CTLs CD8+. Entre estas, estão o bloqueio do processamento e a apresentação de antígenos pela via do MHC de classe I e o desligamento das respostas de célula T CD8+ pela indução do fenômeno de exaustão. Esses mecanismos de evasão são discutidos adiante, neste capítulo.

***Nas infecções latentes, o DNA viral persiste nas células hospedeiras, porém o vírus não se replica nem mata as células infectadas.*** A latência é uma característica de infecções por vários vírus, principalmente vírus de DNA das famílias herpes-vírus e poxvírus. Em infecções virais latentes, o DNA viral pode ser integrado ao DNA das células infectadas, mas nenhum vírus infeccioso é produzido. A resposta imune do hospedeiro controla, mas não elimina a infecção. Se o sistema imunológico do hospedeiro tornar-se defeituoso por qualquer motivo, o vírus pode ser reativado, causando doença clínica significativa. Exemplos incluem herpes-zóster, devido à reativação de infecção latente por varicela, e herpes labial, devido à reativação do herpes-vírus simples latente.

***Em algumas infecções virais, a lesão tecidual pode ser causada por CTLs.*** Certo grau de imunopatologia acompanha as respostas do hospedeiro a muitas (se não a maioria) das infecções virais. Um modelo experimental de uma doença cuja condição patológica é primariamente devida à resposta imune do hospedeiro é a infecção pelo vírus da coriomeningite linfocítica (LCMV; do inglês, *lymphocytic choriomeningitis virus*) em camundongos, que induz inflamação das meninges medulares espinais. O LCMV infecta as células meníngeas, mas é não citopático e não lesiona diretamente as células infectadas. O vírus estimula o desenvolvimento de CTLs vírus-específicos que matam as células meníngeas infectadas durante uma tentativa fisiológica de erradicar a infecção. Portanto, a meningite se desenvolve em camundongos normais com sistemas imunes intactos; contudo, camundongos deficientes em células T não desenvolvem a doença e, em vez disso, se tornam portadores do vírus. Essa observação parece contradizer a situação usual, em que indivíduos imunodeficientes são mais suscetíveis a doenças infecciosas do que os indivíduos normais. Em seres humanos, a infecção pelo vírus da hepatite B tem a característica incomum de que indivíduos imunodeficientes infectados não costumam desenvolver a doença e se tornam portadores capazes de transmitir a infecção a indivíduos saudáveis. O fígado de pacientes com hepatite ativa aguda e crônica contém grandes números de células T $CD8^+$, e CTLs restritos ao MHC de classe I específicos para o vírus da hepatite podem ser isolados de amostras de biopsia de fígado e propagados *in vitro*. Esses achados sustentam a perspectiva de que a resposta CTL é a principal causa de lesão tecidual na hepatite viral.

O SARS-CoV-2, algumas vezes, induz uma reação inflamatória sistêmica que contribui para a patologia e as manifestações clínicas da covid-19. A inflamação está associada ao aumento da produção de inúmeras citocinas. Em alguns pacientes, a inflamação é grave e com risco de vida. A doença grave é caracterizada por inflamação em grande parte causada por células mieloides, com ativação exuberante de monócitos e produção de citocinas induzidas pelo RNA viral e, possivelmente, produtos de células mortas. Muitas vezes, há linfopenia grave com diminuição do número de células T. A contribuição das células imunes adaptativas para a inflamação nessa doença não está bem estabelecida, nem se sabe por que esse coronavírus, em particular, tem propensão a provocar essa reação. Também não está claro por que a doença grave é observada em indivíduos mais velhos, especialmente em homens com condições preexistentes, como diabetes tipo 2.

O envolvimento das respostas imunes a infecções virais na produção de doença pode se dar de outros modos. Os anticorpos antivirais podem promover a ativação de macrófagos e outras células mieloides através da ligação a receptores Fc e até mesmo aumentar a entrada de vírus nas células hospedeiras. Essa reação, chamada amplificação mediada por anticorpos, foi postulada para o aumento da inflamação pulmonar associada a algumas infecções virais, como coronavírus, dengue e vírus sincicial respiratório. Uma consequência da infecção persistente por alguns vírus, como na hepatite B, é a formação de imunocomplexos circulantes compostos por antígenos virais e anticorpos específicos (ver Capítulo 19). Esses complexos são depositados em vasos sanguíneos e levam à vasculite sistêmica. Alguns coronavírus que causam doenças graves com risco de vida podem induzir dano endotelial e ativar a coagulação, induzindo assim a formação de trombos locais e lesão tecidual. Algumas proteínas virais contêm sequências de aminoácidos que também estão presentes em certos autoantígenos. Foi postulado que, devido ao mimetismo molecular, a imunidade antiviral pode levar a respostas imunes contra autoantígenos.

## Imunoevasão por vírus

Os vírus desenvolveram numerosos mecanismos para evadir a imunidade do hospedeiro (Tabela 16.3):

- ***Os vírus podem alterar seus antígenos e, portanto, deixar de ser alvos das respostas imunes.*** Os antígenos afetados são mais comumente glicoproteínas de superfície reconhecidas por anticorpos, porém os epítopos de células T também podem sofrer variação. Os principais mecanismos de variação antigênica são as mutações pontuais e o rearranjo dos genomas de RNA (em vírus de RNA), que levam à deriva antigênica e à variação antigênica. Esses processos são de grande importância na disseminação do vírus influenza. Os dois antígenos principais desse vírus são

**Tabela 16.3** Mecanismos de imunoevasão por vírus.

| Mecanismos de imunoevasão | Exemplos |
|---|---|
| Variação antigênica | Influenza, rinovírus, HIV |
| Inibição do processamento antigênico | |
| Bloqueio do transportador TAP | HSV |
| Remoção de moléculas de classe I do RE | CMV |
| Produção de moléculas de MHC "isca" para inibir células NK | Citomegalovírus (murino) |
| Produção de homólogos de receptores de citocinas | Vacínia, poxvírus (IL-1, IFN-γ), citomegalovírus (quimiocina) |
| Produção de citocina imunossupressora | Epstein-Barr (IL-10) |
| Infecção e morte ou comprometimento funcional de células imunes | HIV |
| Inibição da ativação do complemento | |
| Recrutamento de fator H | HIV |
| Incorporação de CD59 ao envelope viral | HIV, vacínia, CMV humano |
| Inibição da imunidade inata | |
| Inibição de acesso ao sensor de RNA RIG-I | Vacínia, HIV |
| Inibição de PKR (sinalização pelo receptor de IFN) | HIV, HCV, HSV, pólio |

São listados exemplos representativos de diferentes mecanismos usados por vírus para resistir à imunidade do hospedeiro.
*CMV*, citomegalovírus; *RE*, retículo endoplasmático; *HCV*, vírus da hepatite C; *HIV*, vírus da imunodeficiência humana; *HSV*, herpes-vírus simples; *IFN*, interferona; *IL*, interleucina; *MHC*, complexo principal de histocompatibilidade; *células NK*, células *natural killer*; *TAP*, transportador associado com o processamento antigênico.

a hemaglutinina viral trimérica (proteína da espícula viral) e a neuraminidase. Os genomas virais sofrem mutações nos genes codificadores dessas proteínas de superfície, e a variação resultante é chamada **deriva antigênica**. De maneira alternativa, os genomas de RNA segmentado de várias cepas de vírus influenza que normalmente habitam diferentes espécies de hospedeiro podem se recombinar nas células hospedeiras, e esses vírus recombinados podem diferir de forma bastante drástica das cepas prevalentes (Figura 16.10). A recombinação de genes virais resulta em alterações significativas na estrutura antigênica, chamadas **variação antigênica**, que cria vírus distintos como o da gripe aviária ou o da gripe suína. Devido à variação antigênica, um vírus pode se tornar resistente à imunidade gerada na população por infecções prévias. As pandemias de influenza ocorridas em 1918, 1957 e 1968 foram decorrentes das diferentes cepas do vírus, e a pandemia de H1N1 de 2009 foi causada por uma cepa em que as fitas do genoma de RNA foram recombinadas entre cepas endêmicas em porcos, frangos e seres humanos. Variantes virais mais sutis surgem com maior frequência. Existem tantos sorotipos de rinovírus, que a vacinação contra o resfriado comum pode não ser uma estratégia preventiva factível. O HIV-1, causador da AIDS, também é

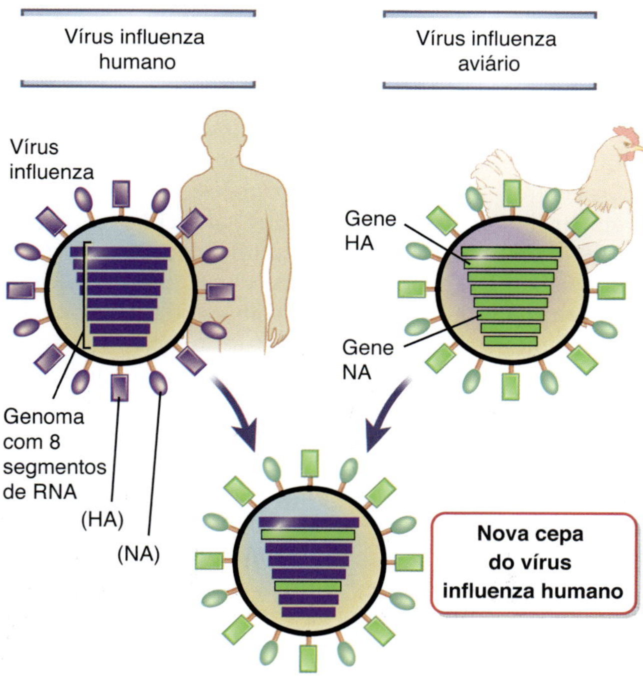


**Figura 16.10 Geração de novas cepas de vírus influenza por recombinação gênica (variação antigênica).** O genoma do vírus influenza é composto por oito fitas de RNA separadas, as quais permitem recombinação gênica por rearranjo dos segmentos em vários hospedeiros, como porcos (não mostrado), aves ou seres humanos, que são simultaneamente infectados por duas cepas distintas. Esses rearranjos gênicos criam novos vírus antigenicamente distintos de seus precursores e, assim, são capazes de evadir a imunodetecção em grandes números de hospedeiros recém-infectados. O vírus influenza H1N1, responsável pela pandemia de 2009, foi gerado pelo rearranjo de vírus suínos, aviários e humanos em porcos, e então transmitidos de volta aos seres humanos. *HA*, hemaglutinina; *NA*, neuraminidase.

capaz de uma tremenda variação antigênica devido a uma elevada taxa de erros na transcrição reversa de seu genoma de RNA durante a reprodução viral (ver Capítulo 21). Nessas situações, a vacinação profilática pode ter de ser dirigida contra proteínas virais invariantes

- ***Alguns vírus inibem a capacidade do hospedeiro de induzir o estado antiviral.*** Os coronavírus SARS-CoV, MERS-CoV e SARS-CoV-2 podem desligar a resposta de IFN tipo I do hospedeiro. Entre as proteínas produzidas pelo SARS-CoV-2, 10 de 29 são dedicadas a atenuar ou prevenir a produção de IFN tipo I do hospedeiro. Eles fazem isso por vários meios. Algumas proteínas virais modificam o RNA viral para torná-lo mais parecido com o mRNA do hospedeiro (adicionando uma versão de um cap de 7-metil guanosina e adicionando um grupo 2-O-metil à ribose no próximo nucleotídio). Isso impede o reconhecimento por RIG-I e MDA-5 (ver Capítulo 4). Outras proteínas atenuam a tradução de IFNs tipo I do hospedeiro.

A importância da IFN tipo I como um mecanismo antiviral é ainda mais destacada pela observação de que indivíduos que produzem autoanticorpos contra sua própria IFN tipo I ou têm defeitos genéticos que afetam a produção ou sinalização de IFN estão em maior risco de desenvolver covid-19 grave após infecção por SARS-CoV-2:

- ***Alguns vírus inibem a apresentação de antígenos proteicos citosólicos associada ao MHC de classe I.*** Os vírus produzem uma variedade de proteínas que bloqueiam diferentes etapas no processamento, transporte e apresentação do antígeno (Figura 16.11). A inibição da apresentação antigênica bloqueia a montagem e a expressão de moléculas do MHC de classe I e a exibição de peptídios virais. Como resultado, as células infectadas por esses vírus não podem ser reconhecidas nem mortas por CTLs $CD8^+$. Como já discutido, as células NK são ativadas por células infectadas, especialmente na ausência de moléculas do MHC de classe I. Alguns vírus podem produzir proteínas que atuam como ligantes de receptores de inibição das células NK e, assim, inibem a ativação dessas células
- ***Alguns vírus produzem moléculas que inibem a fase efetora das respostas imunes.*** Os poxvírus codificam moléculas que são secretadas por células infectadas e se ligam a várias citocinas, incluindo IFN-$\gamma$, TNF, IL-1, IL-18 e quimiocinas. As proteínas ligantes de citocinas podem atuar como antagonistas competitivos das citocinas. O vírus Epstein-Barr produz uma proteína homóloga à citocina IL-10, que inibe a ativação de macrófagos eDCs, podendo assim suprimir a imunidade mediada por células. Esses exemplos provavelmente representam uma pequena fração de moléculas virais imunossupressoras. A identificação dessas moléculas levanta a intrigante possibilidade de que os vírus adquiriram genes codificadores de inibidores endógenos de respostas imunes durante sua passagem pelos hospedeiros humanos e, portanto, evoluíram para infectar e colonizar seres humanos

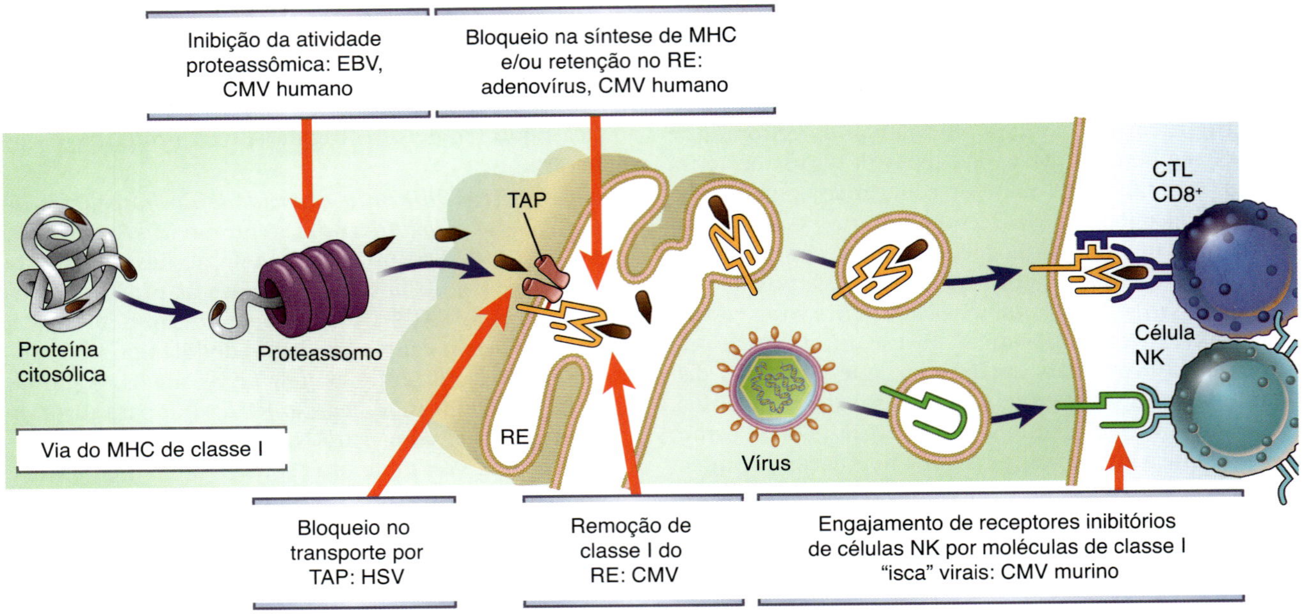


**Figura 16.11 Mecanismos pelos quais os vírus inibem o reconhecimento pelas células T CD8+ e NK.** A via de apresentação do antígeno associado ao complexo principal de histocompatibilidade (*MHC*) de classe I é mostrada, com exemplos de vírus que bloqueiam diferentes etapas dessa via. Além de interferir no reconhecimento de células T CD8+, alguns vírus produzem moléculas de MHC "isca" que engajam receptores de inibição em células NK. *CMV*, citomegalovírus; *CTL*, linfócito T citotóxico; *EBV*, vírus Epstein-Barr; *RE*, retículo endoplasmático; *HSV*, herpes-vírus simples; *TAP*, transportador associado com o processamento antigênico.

- ***Algumas infecções virais crônicas estão associadas à falha das respostas de CTLs, chamada exaustão, a qual permite a persistência viral.*** Estudos sobre infecção crônica com o LCMV em camundongos demonstraram que esse tipo de déficit imune pode resultar da estimulação antigênica persistente levando à regulação positiva de receptores inibidores da célula T, como a proteína de morte celular programada 1 (PD-1; do inglês, *programmed cell death protein 1*; ver Figura 11.3). Há evidência de exaustão das células T CD8+ em infecções virais humanas crônicas, incluindo as infecções pelo HIV e pelo vírus da hepatite. A importância fisiológica da inibição de células T mediada por PD-1 pode ser que ela limita a patologia causada por fortes respostas imunes a vírus
- ***Os vírus podem infectar e destruir ou inativar células imunocompetentes.*** O exemplo evidente é o HIV, que sobrevive infectando e eliminando as células T CD4+, as principais indutoras das respostas imunes a antígenos proteicos.

## IMUNIDADE AOS PARASITAS

Os parasitas incluem protozoários unicelulares, vermes multicelulares complexos (helmintos) e ectoparasitas (p. ex., carrapatos e ácaros). As infecções parasitárias são um importante problema de saúde, particularmente nos países de baixa renda. Estima-se que cerca de 30% da população mundial sofra de infestações parasitárias. A cada ano, ocorrem cerca de 200 milhões de casos novos de malária em todo o mundo, e aproximadamente 400 mil mortes. A magnitude desse problema de saúde pública é o principal motivo do grande interesse pela imunidade aos parasitas, bem como pelo desenvolvimento da Imunoparasitologia como um ramo distinto da Imunologia.

A maioria dos parasitas passa por ciclos de vida complexos, parte dos quais ocorre em seres humanos (ou outros vertebrados) e parte em hospedeiros intermediários, como moscas, carrapatos e caracóis. Os seres humanos geralmente são infectados pelas picadas dos hospedeiros intermediários infectados ou a partir do compartilhamento de um hábitat particular com um hospedeiro intermediário. Exemplificando, a malária e a tripanossomíase são transmitidas por picada de insetos, enquanto a esquistossomose é transmitida pela exposição à água em que residem caracóis infectados. Muitas infecções parasitárias são crônicas, por causa de uma imunidade inata fraca e da habilidade dos parasitas de evadir ou resistir à eliminação pelas respostas imunes adaptativas. Além disso, muitos fármacos antiparasitários não são efetivos no *killing* dos organismos. Indivíduos vivendo em áreas endêmicas requerem quimioterapia recorrente, devido à exposição contínua, e esse tipo de tratamento muitas vezes é impossibilitado pelo custo e por problemas de logística.

### Imunidade inata aos parasitas

Embora tenha sido demonstrado que diferentes protozoários e helmintos parasitas ativam diferentes mecanismos de imunidade inata, esses organismos frequentemente conseguem sobreviver e se replicar em seus hospedeiros, por estarem bem adaptados para resistir às defesas do hospedeiro. A principal resposta imune inata aos protozoários é a fagocitose, mas muitos desses parasitas são resistentes ao *killing* fagocítico e podem até mesmo se replicar no interior dos macrófagos. Alguns protozoários expressam moléculas de superfície reconhecidas por TLRs e ativam fagócitos. Espécies de *Plasmodium* (os protozoários responsáveis pela malária), *Toxoplasma gondii* (o agente causador da toxoplasmose) e espécies de *Cryptosporidium* (uma das principais causas de doença diarreica em pacientes infectados pelo HIV) expressam, todos, glicolipídios que podem ativar TLR2 e TLR4. Os eosinófilos contribuem para a resposta inata aos helmintos liberando os conteúdos dos grânulos que são capazes de destruir os tegumentos dos vermes. Os fagócitos também podem atacar parasitas helmintos e secretar substâncias microbicidas para matar organismos. Entretanto, muitos helmintos têm tegumentos espessos que os tornam resistentes aos mecanismos citocidas de neutrófilos e macrófagos, além de serem também muito grandes para serem ingeridos por esses fagócitos. Alguns protozoários e helmintos ativam a via alternativa do complemento, mas também desenvolveram estratégias efetivas para evadir ao sistema complemento.

## Imunidade adaptativa aos parasitas

Protozoários e helmintos distintos variam enormemente quanto às propriedades estruturais e bioquímicas, ciclos de vida e mecanismos patogênicos. Portanto, não surpreende que diferentes parasitas induzam respostas imunes adaptativas distintas (Tabela 16.4). Alguns protozoários patogênicos evoluíram para sobreviver dentro das células hospedeiras, por isso, a imunidade protetora contra esses organismos é mediada por mecanismos similares àqueles que eliminam bactérias intracelulares e vírus. Em contraste, metazoários como os helmintos sobrevivem em tecidos extracelulares, e sua eliminação, muitas vezes, depende de tipos especiais de respostas de anticorpo.

***O principal mecanismo de defesa contra os protozoários que sobrevivem nos macrófagos é a imunidade mediada por células, particularmente a ativação de macrófagos por citocinas derivadas de células Th1.*** A infecção de camundongos por *L. major*, um protozoário que sobrevive no interior dos endossomos dos macrófagos, ilustra como a dominância das respostas Th1 ou Th2 determina a resistência ou a suscetibilidade à doença (Figura 16.12). A resistência à infecção está associada à ativação de células Th1 leishmania-específicas, as quais produzem IFN-γ e, dessa forma, ativam os macrófagos para destruir parasitas intracelulares. Ao contrário, a ativação de células Th2 pelos protozoários resulta em aumentada sobrevivência dos parasitas e exacerbação das lesões, porque as citocinas Th2 inibem a ativação clássica dos macrófagos. A maioria das linhagens consanguíneas de camundongos é resistentes à infecção por *L. major*, porém a linhagem murina consanguínea BALB/c e outras linhagens murinas relacionadas são altamente suscetíveis e morrem se forem infectadas com doses altas de parasitas. As cepas resistentes produzem grandes quantidades de IFN-γ em resposta aos antígenos de leishmania, enquanto as linhagens suscetíveis à leishmaniose fatal produzem mais IL-4 em resposta ao parasita. A promoção da resposta Th1 ou a inibição da resposta Th2 em linhagens suscetíveis aumenta sua resistência à infecção. Os mecanismos dessa diferença marcante entre as linhagens murinas não estão definidos.

Os protozoários que se replicam dentro de várias células hospedeiras e as lisam estimulam respostas específicas de anticorpos e CTLs, similarmente aos vírus citopáticos. Um exemplo desse tipo de organismo é o parasita da malária, que reside principalmente nas hemácias e em hepatócitos durante seu ciclo de vida. Por muitos anos, considerava-se que os anticorpos eram o principal mecanismo protetor contra a malária, e as tentativas iniciais de vacinação contra essa infecção enfocavam a geração de anticorpos protetores. Hoje, é evidente que a resposta de CTLs contra os parasitas residentes nos hepatócitos é uma defesa importante contra a disseminação desse protozoário intracelular. A citocina IFN-γ, comprovadamente, é protetora em muitas infecções por protozoários, incluindo malária, toxoplasmose e criptosporidiose.

**Tabela 16.4** Respostas imunes a parasitas causadores de doença.[a]

| Parasita | Doença | Principais mecanismos de imunidade protetora |
|---|---|---|
| **Protozoários** | | |
| *Espécies de Plasmodium* | Malária | Anticorpos e linfócitos T citotóxicos CD8+ |
| *Leishmania donovani* | Leishmaniose (mucocutânea disseminada) | Células Th1 CD4+ ativam macrófagos para matar parasitas fagocitados |
| *Trypanosoma brucei* | Tripanossomíase africana | Anticorpos |
| *Entamoeba histolytica* | Amebíase | Anticorpos, fagocitose |
| **Metazoários** | | |
| Espécies de *Schistosoma* | Esquistossomose | *Killing por eosinófilos, macrófagos* |
| Filária (p. ex., *Wuchereria bancrofti*) | Filariose | Imunidade mediada por células; papel de anticorpos? |

[a]São listados exemplos selecionados de parasitas e respostas imunes a estes.

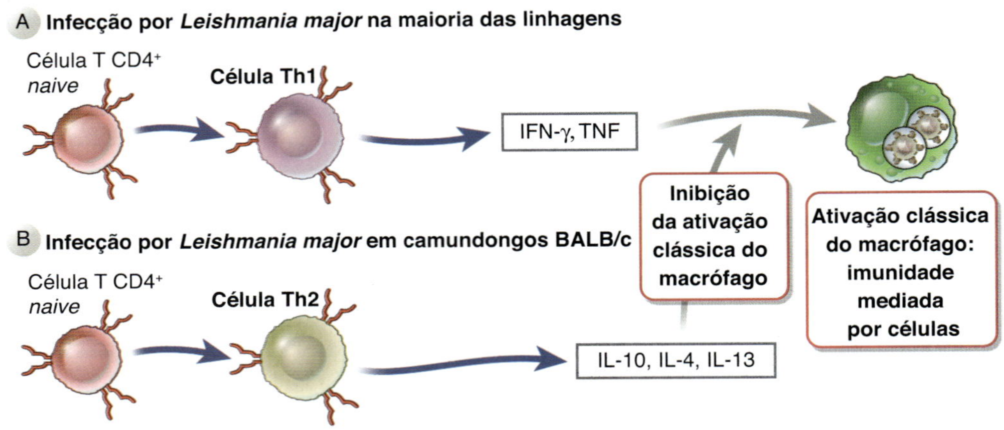


**Figura 16.12 Papel das células T e citocinas na determinação do desfecho das infecções.** Os linfócitos T CD4+ *naive* podem se diferenciar em células Th1, as quais ativam fagócitos para a destruição de microrganismos ingeridos, e em células Th2, que inibem essa via clássica de ativação dos macrófagos. O equilíbrio entre essas duas subpopulações de células T pode influenciar o desfecho de infecções, conforme ilustrado pela infecção por *Leishmania* em camundongos – a maioria das linhagens murinas desenvolve respostas Th1 contra o parasita e remove efetivamente os organismos, porém camundongos BALB/c desenvolvem fortes respostas Th2 e sucumbem à infecção. *IFN*, interferona; *IL*, interleucina; *TNF*, fator de necrose tumoral.

***A defesa contra muitas infecções helmínticas é mediada pela ativação de células Th2, a qual resulta em produção de anticorpos IgE e ativação de eosinófilos.*** Os helmintos estimulam a diferenciação de células T CD4+ *naive* na subpopulação Th2 de células efetoras que secretam IL-4 e IL-5. A IL-4 estimula a produção de IgE, que se liga ao receptor Fcε de mastócitos, enquanto a IL-5 ativa eosinófilos. As ações combinadas de mastócitos e eosinófilos também contribuem para a expulsão dos parasitas do intestino, embora como, exatamente, eles contribuem permanece pobremente definido. A expulsão de alguns nematódeos intestinais pode ser decorrente de mecanismos Th2-dependentes que não requerem IgE, como a produção de muco e o peristaltismo causado pelas citocinas Th2.

As respostas imunes adaptativas a parasitas também podem contribuir para a lesão tecidual. Alguns parasitas e seus produtos induzem respostas granulomatosas com fibrose concomitante. Os ovos de *Schistosoma mansoni* depositados no fígado estimulam células T CD4+ que, por sua vez, ativam macrófagos e induzem reações de DTH. As reações de DTH resultam na formação de granulomas ao redor dos ovos; uma característica incomum desses granulomas, especialmente em camundongos, é sua associação com as respostas Th2. (Os granulomas geralmente são induzidos por respostas Th1 contra antígenos persistentes; ver Capítulo 19.) Esses tipos de granulomas Th2-induzidos servem para conter os ovos do esquistossoma, porém a fibrose intensa associada a essa resposta imune celular crônica leva à cirrose, interrupção do fluxo de sangue venoso no fígado e hipertensão portal. Na filariose linfática, o alojamento dos parasitas nos vasos linfáticos leva a reações imunes celulares crônicas e, por fim, à fibrose. Isso resulta em obstrução linfática e linfedema grave. As infestações parasíticas crônicas e persistentes frequentemente estão associadas à formação de complexos de antígenos do parasita e anticorpos específicos. Os complexos podem ser depositados nos vasos sanguíneos e glomérulos renais, e produzem vasculite e nefrite, respectivamente (ver Capítulo 19). A doença do imunocomplexo é uma complicação da esquistossomíase e da malária.

## Imunoevasão por parasitas

***Os parasitas evadem a imunidade protetora diminuindo a própria imunogenicidade e inibindo as respostas imunes do hospedeiro.*** Diferentes parasitas desenvolveram meios notavelmente efetivos de resistir à imunidade (Tabela 16.5):

- Os parasitas alteram seus antígenos de superfície durante o ciclo de vida nos hospedeiros vertebrados. Há duas formas de variação antigênica bem-definidas. A primeira é uma alteração estágio-específica na expressão antigênica, de modo que os estágios teciduais maduros dos parasitas produzem antígenos diferentes daqueles dos estágios infectivos. Por exemplo, o estágio de esporozoíta infectivo dos parasitas da malária é antigenicamente distinto dos merozoítas que residem no hospedeiro e que são

**Tabela 16.5** Mecanismos de imunoevasão por parasitas.

| Mecanismos de imunoevasão | Exemplos |
|---|---|
| Variação antigênica | Tripanossomas, *Plasmodium* |
| Resistência adquirida ao complemento, linfócitos T citotóxicos | Esquistossomas |
| Inibição de respostas imunes do hospedeiro | Filária (secundário à obstrução linfática), tripanossomas |
| Liberação de antígenos | *Entamoeba* |

responsáveis pela infecção crônica. Quando o sistema imune tiver respondido à infecção pelos esporozoítas, o parasita terá se diferenciado, expressará novos antígenos e já não será alvo da imunoeliminação. Um exemplo notável de variação antigênica em parasitas é a variação contínua dos principais antígenos de superfície vistos em tripanossomos africanos, como *Trypanosoma brucei* e *Trypanosoma rhodesiense*. A variação antigênica contínua nos tripanossomos ocorre principalmente em virtude das alterações na expressão dos genes codificadores do principal antígeno de superfície. Pacientes infectados apresentam ondas de parasitemia no sangue, e cada onda consiste em parasitas expressando um antígeno de superfície que é diferente da onda precedente. Desse modo, no momento em que o hospedeiro produz anticorpos contra o parasita, um organismo antigenicamente diferente já cresceu. Mais de 100 ondas de parasitemia desse tipo podem ocorrer em uma única infecção. Uma consequência da variação antigênica nos parasitas é que é difícil vacinar efetivamente os indivíduos contra essas infecções

- Os parasitas se tornam resistentes aos mecanismos imunes efetores durante o período em que residem nos hospedeiros vertebrados. Talvez, os melhores exemplos sejam as larvas de esquistossoma, que trafegam para os pulmões de animais infectados e, durante essa migração, desenvolvem um tegumento que é resistente ao dano causado pelo complemento e pelos CTLs
- Os parasitas protozoários podem se ocultar do sistema imune, seja vivendo dentro das células hospedeiras, seja desenvolvendo cistos resistentes aos efetores imunes. Alguns parasitas helmintos residem nos lúmens intestinais onde ficam abrigados dos mecanismos efetores imunes celulares. Os parasitas também podem soltar suas coberturas antigênicas, seja de modo espontâneo ou após a ligação a anticorpos específicos. A descamação dos antígenos torna os parasitas resistentes a ataques subsequentes mediados por anticorpos. *Entamoeba histolytica* é um parasita protozoário que solta os antígenos e também pode se converter em uma forma cística no lúmen do intestino grosso
- Os parasitas inibem a resposta imune do hospedeiro por múltiplos mecanismos. A anergia das células T aos antígenos do parasita tem sido observada na esquistossomose grave envolvendo o fígado e o baço, e em infecções filarióticas. Os mecanismos de irresponsividade imunológica nessas infecções são pouco conhecidos. Na filariose linfática, a infecção dos linfonodos com subsequente desorganização arquitetônica pode contribuir para uma imunidade deficiente. Alguns parasitas, como *Leishmania*, estimulam o desenvolvimento de células T reguladoras que suprimem a resposta imune o suficiente para permitir a persistência dos parasitas. Uma imunossupressão mais inespecífica e generalizada é observada na malária e na tripanossomíase africana. Essa imunodeficiência foi atribuída à produção de citocinas imunossupressoras por macrófagos ativados e células T, bem como a defeitos na ativação das células T.

As consequências das infestações parasíticas para a saúde e o desenvolvimento econômico são devastadoras. Tentativas de desenvolver vacinas efetivas contra essas infecções têm sido ativamente perseguidas, há muitos anos. Apesar de o progresso alcançado ser lento, a elucidação dos mecanismos fundamentais das respostas imunes e da imunoevasão dos parasitas se mostra promissora para o futuro.

## ESTRATÉGIAS PARA O DESENVOLVIMENTO DE VACINAS

O nascimento da Imunologia como ciência data da vacinação bem-sucedida contra a varíola, realizada em 1796 por Edward Jenner. A importância da imunização profilática contra doenças infecciosas é mais bem ilustrada pelo fato de programas internacionais de vacinação terem levado à completa ou quase completa erradicação de muitas dessas doenças em muitos países (ver Tabela 1.1). O princípio fundamental da vacinação consiste em administrar a forma morta ou atenuada de um agente infeccioso, ou um componente de um microrganismo, que não causa doença, mas deflagra uma resposta imune que confere proteção contra a infecção pelo microrganismo patogênico vivo.

***O sucesso da vacinação na erradicação da doença infecciosa depende de várias propriedades dos microrganismos.*** As vacinas são mais efetivas quando o agente infeccioso não estabelece latência, não sofre variação antigênica e não interfere na resposta imune do hospedeiro. É difícil vacinar efetivamente contra microrganismos como o HIV, que estabelece infecção latente, é altamente variável e inibe a imunidade do hospedeiro. As vacinas também são mais efetivas contra infecções que são limitadas aos hospedeiros humanos e não têm reservatórios animais.

***A maioria das vacinas atualmente em uso atua induzindo imunidade humoral.*** Os anticorpos são o único mecanismo imune que previne infecções, neutralizando e removendo microrganismos antes que estes conquistem sua base de apoio no hospedeiro. As melhores vacinas são aquelas que estimulam o desenvolvimento de plasmócitos de vida longa produtores de anticorpos de alta afinidade e células B de memória. Esses aspectos das respostas imunes humorais são melhor induzidos na reação de centro germinativo (ver Capítulo 12), que requer ajuda fornecida pelas células T auxiliares foliculares (Tfh) $CD4^+$ antígeno proteico-específicas.

Existem grandes desafios no desenvolvimento de vacinas eficazes contra várias infecções importantes. Os correlatos imunológicos de proteção são frequentemente mal definidos. Questões fundamentais sobre como estimular ao máximo a memória duradoura, as células Tfh eficazes e os plasmócitos de vida longa permanecem sem solução. A experiência clínica nos ensinou que a longevidade da proteção induzida pelas vacinas varia muito, sendo vitalícia com as vacinas de antígeno da hepatite B e bastante curta com muitas outras. As razões para esta diferença crítica são desconhecidas. Espera-se que os avanços contínuos na Imunologia básica e nos métodos para analisar as respostas imunes em humanos levem a respostas para essas perguntas que colocarão o desenvolvimento de vacinas em uma base sólida de mecanismos e compreensão básica.

Na próxima seção, resumiremos as abordagens de vacinação já experimentadas (Tabela 16.6), bem como seus principais valores e limitações.

## Vacinas bacterianas e virais atenuadas e inativadas

Algumas das vacinas mais antigas (primeira geração) e mais efetivas são compostas por microrganismos intactos tratados de modo a serem atenuados ou mortos, para assim não mais causarem a doença e, ao mesmo tempo, reterem sua imunogenicidade. A grande vantagem das vacinas microbianas atenuadas é a indução de muitas das respostas imunes inatas e adaptativas (tanto humorais como celulares) que o microrganismo patogênico induziria, sendo assim a forma ideal de indução de imunidade protetora. Louis Pasteur demonstrou, pela primeira vez, que bactérias vivas atenuadas conferem imunidade específica. As vacinas com bactérias atenuadas ou mortas atualmente em uso, em geral, induzem proteção limitada e são efetivas somente por curtos períodos. As vacinas com vírus vivos atenuados geralmente são mais efetivas, e três bons exemplos são as vacinas contra poliomielite, sarampo e febre amarela. A primeira abordagem para produção desses vírus atenuados foi a passagem repetida em culturas celulares. Mais recentemente, mutantes termossensíveis e com deleção de genes foram gerados para criar vírus atenuados. As vacinas virais, muitas vezes, induzem imunidade específica duradoura, por isso, a imunização de crianças é suficiente para conferir proteção por toda a vida. O aspecto mais preocupante das vacinas virais ou bacterianas atenuadas é a segurança. A vacina oral viva e atenuada contra a poliomielite quase erradicou a doença, mas, em casos raros, o próprio vírus contido na vacina é reativado e causa poliomielite paralítica. De fato, o êxito da vacinação mundial está criando o problema da doença induzida por vacina que, apesar de rara, poderia se tornar mais frequente que a doença naturalmente adquirida. Esse problema em potencial pode ter de ser abortado por meio da reversão para a vacina com o vírus morto, para completar o programa de erradicação.

Uma vacina inativada amplamente usada de considerável importância em saúde pública é a vacina contra influenza. Vírus influenza cultivados em ovos de galinha são usados em dois tipos de vacinas. A vacina mais comum é uma vacina inativada (morta) trivalente usada na vacinação contra gripe administrada por via intramuscular. Três das cepas de influenza encontradas com mais frequência são selecionadas a cada ano e incorporadas nessa vacina. Um segundo tipo de vacina contra influenza envolve as mesmas três cepas, porém a vacina é feita com vírus vivos atenuados e usada como *spray* nasal. Duas das principais limitações das vacinas atuais contra a gripe são que elas não produzem anticorpos amplamente neutralizantes que reconhecem múltiplas cepas do vírus e que a proteção mediada por anticorpos é de curta duração.

**Tabela 16.6** Abordagens de vacinação.[a]

| Tipos de vacina | Exemplos |
|---|---|
| Bactérias vivas atenuadas ou mortas | Bacilo de Calmette-Guérin, cólera |
| Vírus vivos atenuados ou mortos | Pólio, influenza, raiva |
| Vacinas de subunidades (antígeno) | Toxoide tetânico, toxoide diftérico |
| Vacinas de conjugados | Haemophilus influenzae, pneumococos |
| Vacinas sintéticas | Hepatite (proteínas recombinantes) |
| Vetores virais | Ensaios clínicos com a proteína da espícula do SARS-CoV-2 humano produzida por vetores adenovirais humanos e de chimpazés |
| Vacinas de RNA mensageiro | Aprovadas para a covid-19 |

[a]A tabela lista exemplos selecionados de vacinas em uso em dezembro de 2020.

## Vacinas de antígenos purificados (subunidades)

Essas vacinas de segunda geração foram produzidas para eliminar as preocupações relacionadas com segurança associadas aos microrganismos atenuados. As vacinas de subunidades são compostas por antígenos purificados de microrganismos ou toxinas inativadas, e geralmente são administradas com um adjuvante. Um uso efetivo dos antígenos purificados como vacinas é na prevenção de doenças causadas por toxinas bacterianas. As toxinas podem ser tornadas inofensivas sem perder a imunogenicidade, e esses toxoides induzem fortes respostas de anticorpo. A difteria e o tétano são duas infecções cujas consequências prejudiciais à vida foram amplamente controladas graças à imunização de crianças com preparações contendo toxoides. As vacinas compostas por antígenos polissacarídicos bacterianos são usadas contra pneumococos e *Haemophilus influenzae*. Como os polissacarídios são antígenos T-independentes, tendem a deflagrar respostas de anticorpo de baixa afinidade e são fracamente imunogênicas em bebês (que não montam respostas fortes de anticorpos célula T-independentes). Podem ser geradas respostas de anticorpo de alta afinidade contra antígenos polissacarídicos até mesmo em bebês, por meio do acoplamento de polissacarídios a proteínas para formar **vacinas conjugadas** (Figura 16.13). Essas vacinas elicitam células T auxiliares para estimular reações de centro germinativo, as quais não ocorreriam com vacinas de polissacarídios simples. Essas vacinas atuam como conjugados hapteno-carreador e são uma aplicação prática do princípio de cooperação celular T e B (ver Capítulo 12). As vacinas atualmente

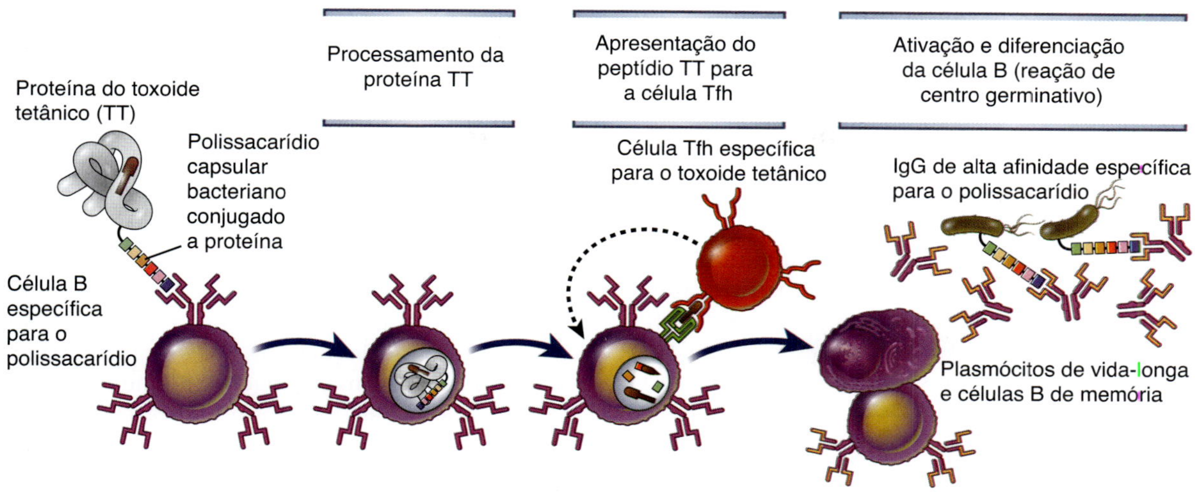


**Figura 16.13 Vacinas conjugadas.** Conjugados de polissacarídios bacterianos e um carreador proteico (nesse caso, o toxoide tetânico [*TT*]) induzem respostas potentes de anticorpos de alta afinidade porque o carreador recruta células T auxiliares para a reação. Observe que o anticorpo produzido é específico para o polissacarídio. *IgG*, imunoglobulina G; *Tfh*, célula T auxiliar folicular.

em uso contra *H. influenzae*, pneumococos e meningococos são vacinas conjugadas. As vacinas de proteínas purificadas estimulam respostas de células T auxiliares e de anticorpos, mas não geram CTLs potentes. A razão para o fraco desenvolvimento de CTLs está no fato de as proteínas (e peptídios) exógenas em geral entrarem na via de apresentação antigênica do MHC de classe II (exceto na situação especial de apresentação cruzada). Como resultado, as vacinas de proteínas são reconhecidas de modo ineficiente pelas células T $CD8^+$ restritas ao MHC de classe I.

### Vacinas de antígenos sintéticos

Uma meta da pesquisa em vacinas tem sido identificar os antígenos ou epítopos microbianos mais imunogênicos, para sintetizá-los em laboratório e usá-los como vacinas. É possível deduzir as sequências proteicas dos antígenos microbianos a partir dos dados da sequência nucleotídica, e preparar grandes quantidades de proteínas através da tecnologia do DNA recombinante. Vacinas feitas com antígenos derivados de DNA recombinante atualmente são usadas para o vírus da hepatite B e HPV. No caso da vacina contra HPV mais amplamente usada, desenvolvida para prevenir cânceres causados pelo vírus, proteínas virais recombinantes de quatro cepas (HPV 6, 11, 16 e 18) são produzidas em leveduras e combinadas com um adjuvante. HPV 6 e 11 são causas comuns de verrugas, enquanto HPV 16 e 18 são as cepas de HPV mais frequentemente associadas ao câncer cervical.

## Vacinas virais vivas envolvendo vírus recombinantes

Outra abordagem para o desenvolvimento de vacinas consiste em introduzir genes codificadores de antígenos microbianos em um vírus não citopático e infectar indivíduos com esse vírus. Assim, esse vírus serve de fonte de antígeno em um indivíduo inoculado. A grande vantagem dos vetores virais é que estes, assim como outros vírus vivos, induzem o complemento integral de respostas imunes, incluindo respostas fortes de CTL. Essa técnica tem sido usada mais comumente com vetores de vírus da vacínia e, mais recentemente, com vetores virais da varíola dos canários, que não são patogênicos em seres humanos. A inoculação desses vírus recombinantes em muitas espécies de animais induz imunidade humoral e celular contra o antígeno produzido pelo gene estranho (e, claro, contra antígenos dos vetores virais também). Um potencial problema com os vírus recombinantes é que os vírus podem infectar células hospedeiras e, mesmo que não sejam patogênicos, podem produzir antígenos que estimulam respostas de CTL que matam as células hospedeiras infectadas. Além disso, os vírus não patogênicos poderiam se recombinar com vírus do hospedeiro ou sequências gênicas e se tornarem virulentos. Essas preocupações com a segurança têm limitado o uso amplamente disseminado dos vetores virais para aplicação de vacinas. Uma abordagem que supera muitos desses problemas e preocupações é o uso de vacinas híbridas recombinantes vivas que não são replicantes. Um vetor adenovírus 26 (os humanos geralmente não têm anticorpos para esse adenovírus) e um vetor adenovírus de chimpanzé foram usados para gerar vacinas para vários vírus, incluindo vírus Ebola, vírus Zika e SARS-CoV-2. Os adenovírus não replicantes infectam numerosas células hospedeiras e, assim, produzem uma quantidade significativa do antígeno viral.

## Vacinas de DNA

Um método de vacinação interessante foi desenvolvido com base em uma observação inesperada. A inoculação de um plasmídio contendo DNA complementar (cDNA) codificador de um antígeno proteico leva a respostas imunes humorais e celulares contra esse antígeno. É provável que APCs, como as DCs, sejam transfectadas pelo plasmídio, e o cDNA seja então transcrito e traduzido em uma proteína imunogênica indutora de respostas específicas. Os plasmídios bacterianos são ricos em nucleotídios CpG não metilados que são reconhecidos por TLR9 presente em DCs e outras células, deflagrando assim uma resposta imune inata que intensifica a imunidade adaptativa (ver Capítulo 4). Portanto, as vacinas contendo plasmídio de DNA poderiam ser efetivas mesmo que fossem administradas sem adjuvantes. A capacidade de armazenar DNA sem refrigeração para uso em campo também torna essa tecnologia promissora. No entanto, as vacinas de DNA não foram tão efetivas quanto o esperado nos estudos clínicos, principalmente porque a primeira geração dessas vacinas não produziu quantidades adequadas do imunógeno. Atualmente, estão sendo conduzidos estudos usando vetores mais modernos para vacinação com DNA.

## Vacinas de mRNA

Outra maneira relativamente recente de vacinação usa RNA mensageiro (mRNA) que codifica antígenos microbianos. As principais vantagens das vacinas de mRNA são a facilidade com que podem ser rapidamente desenvolvidas, a capacidade de contornar a necessidade de fabricação e purificação de antígenos proteicos em larga escala (reduzindo assim o custo enormemente) e a capacidade de combinar mRNAs que codificam muitos diferentes antígenos proteicos de um patógeno em uma única vacina. Embora as tentativas iniciais de usar mRNA não tenham sido bem-sucedidas, em grande parte, devido a problemas de estabilidade, vários avanços recentes tornaram a vacinação com mRNA uma modalidade prática. Um grande avanço são as modificações do próprio mRNA. Essas modificações incluem a adição de um *cap* 5′ sintético e uma cauda poli A longa para aumentar a estabilidade, alterando as regiões não traduzidas 5′ e 3′ do mRNA para melhorar a tradução e a estabilidade, além da otimização do códon das porções de codificação para aumentar a traduzibilidade. As vacinas atuais de mRNA para covid-19 mantêm alguma capacidade de ativar a imunidade nata acionando sensores de RNA. O mRNA é encapsulado em nanopartículas lipídicas que facilitam a captação pelas células, incluindo células dendríticas, e também funcionam como adjuvante. Outra abordagem para vacinas de mRNA que ainda não está em uso clínico envolve a ligação do mRNA a um genoma de RNA de alfavírus modificado que permite a autorreplicação, permitindo assim que muitas cópias da vacina sejam geradas nas células receptoras.

## Adjuvantes e imunomoduladores

A iniciação de respostas imunes dependentes de célula T contra antígenos proteicos requer que os antígenos sejam administrados com adjuvantes. A maioria dos adjuvantes deflagra respostas imunes inatas, com expressão aumentada de coestimuladores e produção de citocinas, como a IL-12, que estimulam o crescimento e a diferenciação de células T. Bactérias mortas pelo calor são poderosos adjuvantes usados comumente em animais de experimentação. Entretanto, a intensa inflamação local que esse tipo de bactéria induz impede seu uso como adjuvante em seres humanos. Esforços significativos estão sendo dedicados ao desenvolvimento de adjuvantes seguros e efetivos para uso clínico. Apenas alguns estão aprovados para pacientes: hidróxido de alumínio em gel (que parece promover principalmente respostas de célula B); monofosforil lipídio A, um produto bacteriano, usado sozinho ou com sal de alumínio; e uma formulação lipídica chamada esqualeno, que pode ativar fagócitos. Recentemente, oligonucleotídios ricos em CG (CpG DNA) foram aprovados como adjuvantes para vacinas contra hepatite B; ao ativar TLR9, esses agentes elicitam reações imunes inatas potentes. Uma alternativa aos adjuvantes é a administração de substâncias naturais que estimulam respostas de células T junto com os antígenos. Como mencionado, o DNA plasmidial e algumas formulações de mRNA apresentam atividades adjuvantesímile intrínsecas, e é possível incorporar coestimuladores (p. ex., moléculas B7) ou citocinas às vacinas de plasmídio de DNA. Essas ideias interessantes ainda são experimentais.

## Imunização passiva

A imunidade protetora também pode ser conferida por imunização passiva, por exemplo, pela transferência de anticorpos específicos. Na situação clínica, a imunização passiva é mais comumente usada para o tratamento rápido de doenças potencialmente fatais causadas por toxinas, como o tétano, e para proteção contra raiva, hepatite e SARS-CoV-2. Anticorpos contra veneno de cobra podem salvar vidas quando administrados após a picada de serpentes venenosas. O plasma convalescente tem sido usado em casos de Ebola e covid-19. Anticorpos monoclonais neutralizantes agora são utilizados como terapia para covid-19. A imunidade passiva, empregando as abordagens correntes, tem curta duração, porque o hospedeiro não responde à imunização e a proteção dura apenas enquanto os anticorpos injetados persistirem. Além disso, a imunização passiva não induz memória, por isso, um indivíduo imunizado não está protegido contra a exposição subsequente à toxina ou ao microrganismo. Entretanto, com base na identificação bem-sucedida de anticorpos monoclonais humanos amplamente neutralizantes contra patógenos, como o HIV e o vírus da gripe, foram desenvolvidas novas tentativas de imunização passiva de longa duração usando um processo chamado imunoprofilaxia com vetor. Nessa abordagem, vetores virais adenoassociados são usados para introduzir genes das cadeias leve e pesada de Ig humana para um anticorpo neutralizante em seres humanos. A meta é fazer com que os indivíduos injetados sintetizem um anticorpo amplamente neutralizante protetor específico por um período prolongado. Os estudos clínicos já foram iniciados.

## RESUMO

- A interação do sistema imune com organismos infecciosos é uma interface dinâmica de mecanismos do hospedeiro destinados a eliminar infecções e estratégias microbianas projetadas para permitir a sobrevivência diante de poderosas defesas. Diferentes tipos de agentes infecciosos estimulam tipos distintos de respostas imunes e desenvolveram mecanismos exclusivos para evadir a imunidade. Em algumas infecções, a resposta imune é causa de lesão tecidual e doença

- A imunidade inata contra bactérias extracelulares é mediada por fagócitos e o sistema complemento (as vias alternativa e das lectinas)
- A principal resposta imune adaptativa contra bactérias extracelulares consiste em anticorpos específicos que opsonizam as bactérias para fagocitose e ativam o sistema complemento. As toxinas produzidas por essas bactérias são neutralizadas por anticorpos específicos. Algumas toxinas bacterianas são poderosos indutores da produção de citocinas que são responsáveis por grande parte da doença sistêmica associada às infecções disseminadas graves causadas por esses microrganismos
- A imunidade inata contra bactérias intracelulares é mediada principalmente por macrófagos. Entretanto, as bactérias intracelulares são capazes de sobreviver e se replicar no interior das células hospedeiras, inclusive dos fagócitos, por terem desenvolvido mecanismos para resistir à degradação junto aos fagócitos
- A imunidade adaptativa contra bactérias intracelulares é principalmente mediada por células e consiste na ativação de macrófagos por células T $CD4^+$, bem como no *killing* de células infectadas por linfócitos T citotóxicos (CTLs) $CD8^+$. A resposta patológica característica à infecção por bactérias intracelulares é a inflamação granulomatosa
- As respostas protetoras aos fungos consistem em imunidade inata, mediada por neutrófilos e macrófagos; imunidade adaptativa mediada por células, principalmente envolvendo células Th17; e imunidade humoral. Em geral, os fungos são prontamente eliminados por fagócitos, sendo por isso que as infecções fúngicas disseminadas são vistas sobretudo em indivíduos imunodeficientes
- A imunidade inata contra vírus é mediada por interferonas tipo I e células *natural killer*. Os anticorpos neutralizantes protegem contra a entrada de vírus nas células logo no início do curso da infecção e, posteriormente, se os vírus forem liberados a partir de células infectadas mortas. O principal mecanismo de defesa contra a infecção estabelecida é o *killing* CTL-mediado de células infectadas. Os CTLs podem contribuir para a lesão tecidual, mesmo quando os vírus infecciosos não forem perigosos por si sós. Os vírus evadem as respostas imunes envolvidas por meio da variação antigênica, bloqueio da produção e ação da IFN tipo I, inibição da apresentação antigênica, inativação de células T e produção de moléculas imunossupressoras
- Parasitas como protozoários e helmintos originam infecções crônicas e persistentes, porque a imunidade inata que os ataca é fraca, e os parasitas desenvolveram múltiplos mecanismos para evadir e resistir à imunidade específica. A diversidade estrutural e antigênica de parasitas patogênicos se reflete na heterogeneidade das respostas imunes adaptativas deflagradas por esses parasitas. Os protozoários que vivem dentro das células hospedeiras são destruídos pela imunidade mediada por células, enquanto os helmintos são eliminados pelo *killing* eosinófilo-mediado. Os parasitas evadem o sistema imune variando seus antígenos durante a permanência em hospedeiros vertebrados, por meio da aquisição de resistência aos mecanismos efetores imunes, e mascarando e soltando seus antígenos de superfície
- A vacinação é uma poderosa estratégia para prevenir infecções. As vacinas mais efetivas são aquelas que estimulam a produção de anticorpos de alta afinidade e células de memória. Muitas abordagens para vacinação estão em uso clínico e estão sendo experimentadas para diversas infecções.

## Leitura sugerida

*Indica as publicações de interesse histórico, geralmente reportando a descoberta de um fenômeno ou processo que mais tarde foi demonstrado como sendo de fundamental importância no sistema imune. Muitas dessas descobertas (mas não todas) levaram seu(s) descobridor(es) a receber o Prêmio Nobel. A natureza da descoberta é brevemente resumida em cada referência.

### *Princípios gerais*

Attanasio J, Wherry EJ. Costimulatory and coinhibitory receptor pathways in infectious disease. *Immunity*. 2016;44:1052–1068.

Bucciol G, Moens L, Bosch B, et al. Lessons learned from the study of human inborn errors of innate immunity. *J Allergy Clin Immunol*. 2019;143:507–527.

Casanova JL, Abel L. Human genetics of infectious diseases: unique insights into immunological redundancy. *Semin Immunol*. 2018;36:1–12.

Ermert D, Ram S, Laabei M. The hijackers guide to escaping complement: lessons learned from pathogens. *Mol Immunol*. 2019;114:49–61.

Honda K, Littman DR. The microbiota in adaptive immune homeostasis and disease. *Nature*. 2016;535:75–84.

Lauvau G, Loke P, Hohl TM. Monocyte-mediated defense against bacteria, fungi, and parasites. *Semin Immunol*. 2015;27:397–409.

Mandl JN, Torabi-Parizi P, Germain RN. Visualization and dynamic analysis of host-pathogen interactions. *Curr Opin Immunol*. 2014;29:8–15.

### *Imunidade a bactérias extracelulares e intracelulares*

Curtis MM, Way SS. Interleukin-17 in host defence against bacterial, mycobacterial and fungal pathogens. *Immunology*. 2009;126:177–185.

Kaufmann SHE, Dorhoi A. Molecular determinants in phagocyte-bacteria interactions. *Immunity*. 2016;44:476–491.

Lin PL, Flynn JL. The end of the binary era: revisiting the spectrum of tuberculosis. *J Immunol*. 2018;201:2541–2548.

### *Imunidade aos vírus*

Berry R, Watson GM, Jonjic S, et al. Modulation of innate and adaptive immunity by cytomegaloviruses. *Nat Rev Immunol*. 2020;20:113–127.

Jeyanathan M, Afkhami S, Smaill F, et al. Immunological considerations for COVID-19 vaccine strategies. *Nat Rev Immunol*. 2020;20:615–632.

Kahan SM, Wherry EJ, Zajac AJ. T cell exhaustion during persistent viral infections. *Virology*. 2015;479–480:180–193.

Mandl JN, Ahmed R, Barreiro LB, et al. Reservoir host immune responses to emerging zoonotic viruses. *Cell*. 2015;160:20–35.

Merad M, Martin JC. Pathologic inflammation in patients with COVID-19: a key role for monocytes and macrophages. *Nat Rev Immunol*. 2020;20:355–362.

Pfeiffer JK, Virgin HW. Viral immunity: transkingdom control of viral infection and immunity in the mammalian intestine. *Science*. 2016;351 :10.1126/science.aad5872 aad5872.

Sariol A, Perlman S. Lessons for COVID-19 immunity from other coronavirus infections. *Immunity*. 2020;53:248–263.

Schuren AB, Costa AI, Wiertz EJ. Recent advances in viral evasion of the MAH class I processing pathway. *Curr Opin Immunol*. 2016;40:43–50.

Sette A, Crotty S. Adaptive immunity to SARS-CoV-2 and COVID-19. *Cell*. 2021.

Swain SL, McKinstry KK, Strutt TM. Expanding roles for CD4(+) T cells in immunity to viruses. *Nat Rev Immunol*. 2012;12:136–148.

Tay MZ, Poh CM, Renia L, et al. The trinity of COVID-19: immunity, inflammation, and clinical intervention. *Nat Rev Immunol*. 2020;20:363–374.

Virgin HW, Wherry EJ, Ahmed R. Redefining chronic viral infection. *Cell*. 2009;138:30–50.

Wan Z, Zhou Z, Liu Y, et al. Regulatory T cells and T helper 17 cells in viral infection. *Scand J Immunol*. 2020;91:e12873.

### *Imunidade aos fungos*

Netea MG, Joosten LA, van der Meer JW, et al. Immune defence against *Candida* fungal infections. *Nat Rev Immunol*. 2015;15:630–642.

Santamaria R, Rizzetto L, Bromley M, et al. Systems biology of infectious diseases: a focus on fungal infections. *Immunobiology*. 2011;216:1212–1227.

Zelante T, Pieraccini G, Scaringi L, et al. Learning from other diseases: protection and pathology in chronic fungal infections. *Semin Immunopathol*. 2016;38:239–248.

### *Imunidade aos parasitas*

de Freitas EO, Leoratti FM, Freire-de-Lima CG, et al. The contribution of immune evasive mechanisms to parasite persistence in visceral leishmaniasis. *Front Immunol*. 2016;7:153.

Kurup SP, Butler NS, Harty JT. T cell-mediated immunity to malaria. *Nat Rev Immunol*. 2019;19:457–471.

Maizels RM, Smits HH, McSorley HJ. Modulation of host immunity by helminths: the expanding repertoire of parasite effector molecules. *Immunity*. 2018;49:801–818.

White MPJ, McManus CM, Maizels RM. Regulatory T cells in helminth infection: induction, function and therapeutic potential. *Immunology*. 2020;160:248–260.

### *Vacinas e adjuvantes*

Apostolico Jde S, Lunardelli VA, Coirada FC, et al. Adjuvants: classification, modus operandi, and licensing. *J Immunol Res*. 2016:1459394.

Furman D, Davis MM. New approaches to understanding the immune response to vaccination and infection. *Vaccine*. 2015;33:5271–5281.

Hobernik D, Bros M. DNA vaccines: how far from clinical use? *Int J Mol Sci*. 2018;19:3605.

Kamphorst AO, Araki K, Ahmed R. Beyond adjuvants: immunomodulation strategies to enhance T cell immunity. *Vaccine*. 2015;33(suppl 2):B21–B28

Wimmers F, Pulendran B. Emerging technologies for systems vaccinology: multi-omics integration and single-cell (epi) genomic profiling. *Curr Opin Immunol*. 2020;65:57–64.

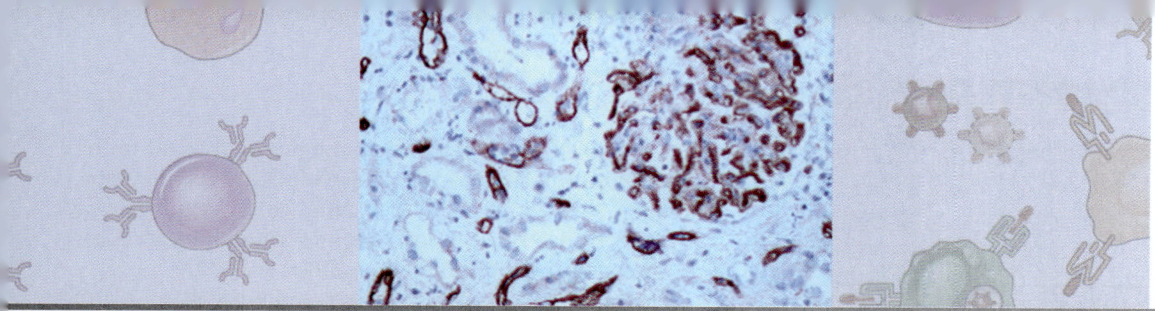

CAPÍTULO

# 17

# Imunologia do Transplante


PRINCÍPIOS GERAIS DA IMUNOLOGIA DO TRANSPLANTE, 415

RESPOSTAS IMUNES AOS ALOENXERTOS, 416

Natureza dos aloantígenos, 416

Reconhecimento de aloantígenos pelas células T, 419

Ativação e funções efetoras dos linfócitos T alorreativos, 422

Ativação das células B alorreativas, produção e funções dos aloanticorpos, 424

Respostas imunes inatas aos aloenxertos, 424

PADRÕES E MECANISMOS DE REJEIÇÃO DOS ALOENXERTOS, 424

Rejeição hiperaguda, 424

Rejeição aguda, 425

Rejeição crônica, 427

PREVENÇÃO E TRATAMENTO DA REJEIÇÃO DOS ALOENXERTOS, 428

Métodos para reduzir a imunogenicidade dos aloenxertos, 428

Imunossupressão para prevenir ou tratar a rejeição de aloenxertos, 430

Métodos para induzir tolerância doador-específica, 434

TRANSPLANTE XENOGÊNICO, 435

TRANSFUSÃO SANGUÍNEA E OS GRUPOS DE ANTÍGENOS SANGUÍNEOS ABO E Rh, 435

Antígenos dos grupos sanguíneos ABO, 436

Outros antígenos de grupos sanguíneos, 437

TRANSPLANTE DE CÉLULAS-TRONCO HEMATOPOÉTICAS (CTHs), 438

Indicações, métodos e barreiras imunológicas no transplante de células-tronco hematopoéticas, 438

Complicações imunológicas dos transplantes de células-tronco hematopoéticas, 438

RESUMO, 440


O transplante é amplamente utilizado para a substituição de órgãos e tecidos não funcionais por órgãos ou tecidos saudáveis. O transplante é o processo de remoção de células, tecidos ou órgãos, chamados **enxertos**, de um indivíduo e sua transferência para um indivíduo (geralmente) diferente. O indivíduo que fornece o enxerto é chamado **doador**, e o indivíduo que o recebe é o **receptor** ou **hospedeiro**. Se o enxerto é colocado em sua localização anatômica normal, o procedimento é chamado transplante ortotópico; se o enxerto é colocado em local diferente, o procedimento é chamado transplante heterotópico. A **transfusão** refere-se à transferência de células sanguíneas circulantes ou de plasma de um indivíduo para outro. O transplante clínico para tratamento de doenças humanas tem aumentado continuamente durante os últimos 60 anos. O transplante de células-tronco hematopoéticas (CTHs), rins, fígados e corações é uma prática comum na medicina clínica, e o transplante de outros órgãos, como pulmão e pâncreas, está se tornando mais frequente (Figura 17.1). Quase 40 mil transplantes renais, de coração, pulmão, fígado, pâncreas e intestino são atualmente realizados nos EUA a cada ano. Além disso, transplantes de mãos e faces estão sendo realizados em alguns centros médicos, enquanto transplantes de vários outros órgãos ou células, incluindo células-tronco teciduais, estão sendo testados.

Assim que o desafio técnico de transplantar órgãos cirurgicamente foi superado, logo se tornou claro que a resposta imunológica contra os tecidos enxertados seria a principal barreira para a sobrevivência de órgãos e tecidos transplantados. Em contrapartida, controlar a resposta imunológica é a chave para o sucesso do transplante. Essa percepção tem levado ao desenvolvimento da imunologia do transplante como uma disciplina dentro do tópico mais amplo da imunologia, e este é o tema do presente capítulo.

## PRINCÍPIOS GERAIS DA IMUNOLOGIA DO TRANSPLANTE

Com base em estudos experimentais e observações clínicas, há vários princípios que se aplicam unicamente às respostas imunes contra transplantes.

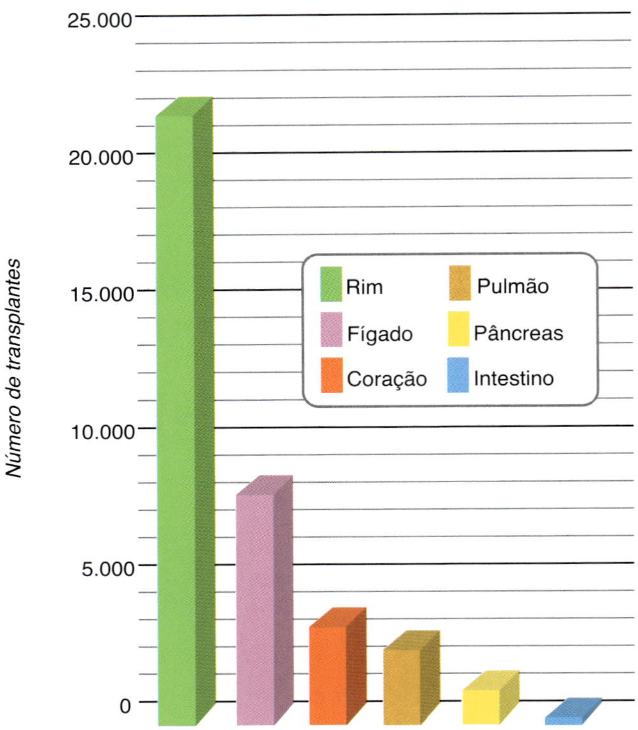


**Figura 17.1 Número de transplantes de órgãos sólidos nos EUA em 2018, por tipo de órgão.** (Dados da United Network for Organ Sharing. Disponível em: https://unos.org/data/transplant/.)

***O transplante de células ou tecidos de um indivíduo para outro geneticamente não idêntico leva, invariavelmente, à rejeição do transplante devido a uma resposta imune adaptativa.*** Esse problema foi inicialmente observado quando as tentativas para substituir a pele lesionada de pacientes com queimaduras pela pele de doadores não relacionados mostraram-se invariavelmente malsucedidas. Dentro de 1 a 2 semanas, a pele transplantada sofria necrose e se soltava. A falência dos enxertos levou Peter Medawar e outros pesquisadores a estudarem o transplante de pele em modelos animais. Esses experimentos estabeleceram que a falência do enxerto de pele foi causada por uma reação inflamatória, que foi chamada **rejeição**. O conhecimento de que a rejeição do enxerto é o resultado de uma resposta imune adaptativa surgiu com base em experimentos demonstrando que o processo tem características de memória e especificidade, além de ser mediado por linfócitos (Figura 17.2). Por exemplo, a rejeição após o primeiro transplante entre um doador e um receptor não idênticos (chamada rejeição de primeira fase) ocorre entre 10 e 14 dias. Já o segundo transplante do mesmo doador para esse receptor (chamada rejeição de segunda fase) ocorre mais rapidamente, indicando que o receptor desenvolveu memória para tecido enxertado. Indivíduos que rejeitaram um enxerto de um doador apresentam rejeição acelerada a outro enxerto proveniente do mesmo doador, mas não de um doador diferente, demonstrando que o processo de rejeição é imunologicamente específico. Esses resultados experimentais foram repetidos em transplantes clínicos. Talvez, a evidência mais convincente mostrando que a rejeição do enxerto é uma resposta imunológica adaptativa tenha sido a constatação de que a capacidade de rejeitar rapidamente um transplante com cinética de segunda fase pode ser transferida por linfócitos de um animal receptor do transplante para um animal *naive*.

Os imunologistas de transplantes desenvolveram um vocabulário especial para descrever os tipos de células e tecidos encontrados no contexto dos transplantes. Um enxerto transplantado de um indivíduo para o mesmo indivíduo é chamado **enxerto autólogo**. Um enxerto transplantado entre dois indivíduos geneticamente idênticos é denominado **enxerto singênico**. Um enxerto transplantado entre dois indivíduos geneticamente diferentes da mesma espécie é chamado **enxerto alogênico** (ou **aloenxerto**). Um enxerto transplantado entre indivíduos de espécies diferentes é chamado **enxerto xenogênico** (ou **xenoenxerto**). As moléculas reconhecidas como estranhas em enxertos são chamadas **aloantígenos** e aquelas presentes nos xenoenxertos são chamadas **xenoantígenos**. Os linfócitos e anticorpos que reagem com os aloantígenos ou xenoantígenos são descritos como **alorreativos** ou **xenorreativos**, respectivamente.

A maior parte deste capítulo enfoca o transplante alogênico, por ser, de longe, o mais comumente realizado do que o transplante xenogênico, discutido brevemente no final do capítulo. Consideraremos tanto a imunologia básica quanto alguns aspectos da prática clínica do transplante. Concluiremos o capítulo com uma discussão sobre o transplante de CTHs, o que levanta questões especiais geralmente não encontradas nos transplantes de órgãos sólidos.

## RESPOSTAS IMUNES AOS ALOENXERTOS

As respostas imunes que medeiam a rejeição ao aloenxerto são fundamentalmente semelhantes às respostas que combatem os microrganismos. A principal diferença é a natureza do que é reconhecido como estranho. As respostas imunes adaptativas desempenham o papel principal na rejeição ao enxerto, mas as respostas inatas podem contribuir em algumas situações. Nesta seção, nos concentramos nas respostas imunes adaptativas a aloantígenos e mencionamos o possível papel da imunidade inata posteriormente.

Os aloantígenos elicitam tanto respostas imunes celulares quanto humorais. Os mecanismos do alorreconhecimento são mais bem entendidos quando considerados os antígenos do enxerto que estimulam respostas alogênicas e as propriedades dos linfócitos que respondem a esses antígenos.

### Natureza dos aloantígenos

***A maioria dos antígenos que estimulam respostas imunes adaptativas contra aloenxertos consiste em proteínas codificadas por genes polimórficos que diferem entre os indivíduos.*** Essas proteínas são chamadas moléculas de histocompatibilidade porque determinam se um tecido (*histo*, tecido) enxertado é compatível ou incompatível com o sistema imune do hospedeiro. As mais

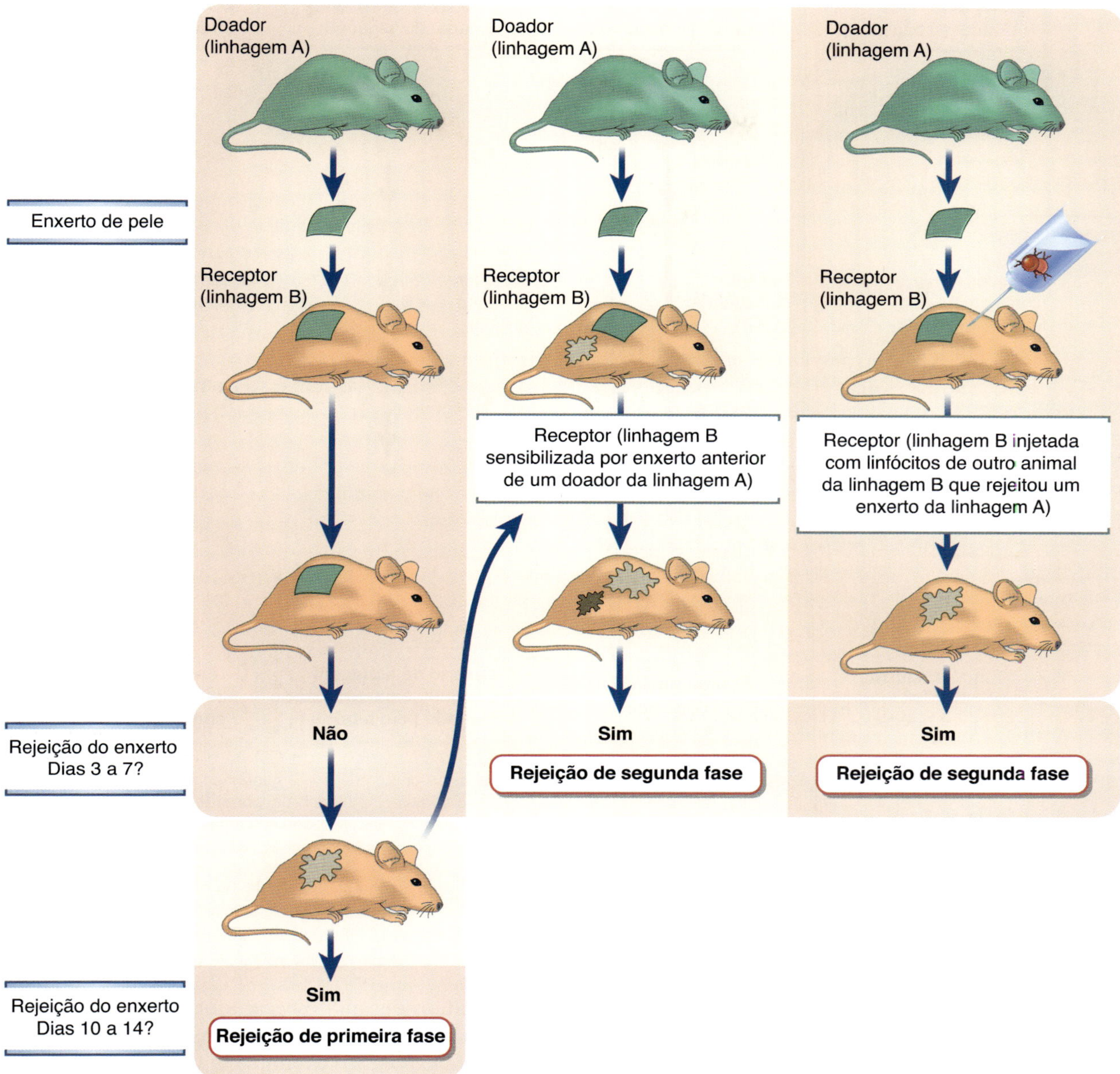


**Figura 17.2 Rejeição de primeira e segunda fase de aloenxertos.** Os resultados dos experimentos apresentados indicam que a rejeição do enxerto apresenta as características das respostas imunes adaptativas, ou seja, memória e mediação por linfócitos. Um camundongo da linhagem consanguínea B rejeitará o enxerto de um camundongo da linhagem consanguínea A com uma cinética de primeira fase (*painel esquerdo*). Um camundongo da linhagem consanguínea B sensibilizado por um enxerto anterior de um camundongo da linhagem consanguínea A rejeitará um segundo enxerto da linhagem consanguínea A com uma cinética de segunda fase (*painel central*), demonstrando memória. Um camundongo da linhagem consanguínea B injetado com linfócitos de outro camundongo da mesma linhagem que rejeitou o enxerto de um camundongo da linhagem consanguínea A rejeitará um enxerto do camundongo da linhagem A com cinética de segunda fase (*painel direito*), demonstrando o papel dos linfócitos como mediadores da rejeição e da memória. Um camundongo da linhagem consanguínea B sensibilizado por um enxerto anterior de um camundongo da linhagem A rejeitará o enxerto de uma terceira linhagem não relacionada com cinética de primeira fase, demonstrando assim outra característica da imunidade adaptativa: a especificidade (*não mostrada*). Enxertos singênicos nunca são rejeitados (*não mostrados*).

importantes dessas moléculas são as proteínas do complexo principal de histocompatibilidade (MHC; do inglês, *major histocompatibility complex*) (ver Capítulo 6). Todos os animais de uma linhagem consanguínea são geneticamente idênticos e são homozigotos para todos os genes (exceto os genes dos cromossomos sexuais nos machos). Contudo, os animais consanguíneos de diferentes linhagens, e indivíduos em uma espécie não consanguínea (exceto gêmeos idênticos), diferem em muitos dos genes que herdam. As regras básicas da imunologia dos transplantes, inicialmente estabelecidas com base em experimentos realizados em camundongos geneticamente definidos, incluem as seguintes (Figura 17.3):

- Células ou órgãos transplantados entre indivíduos geneticamente idênticos (gêmeos idênticos ou membros da mesma linhagem consanguínea de animais) não são rejeitados

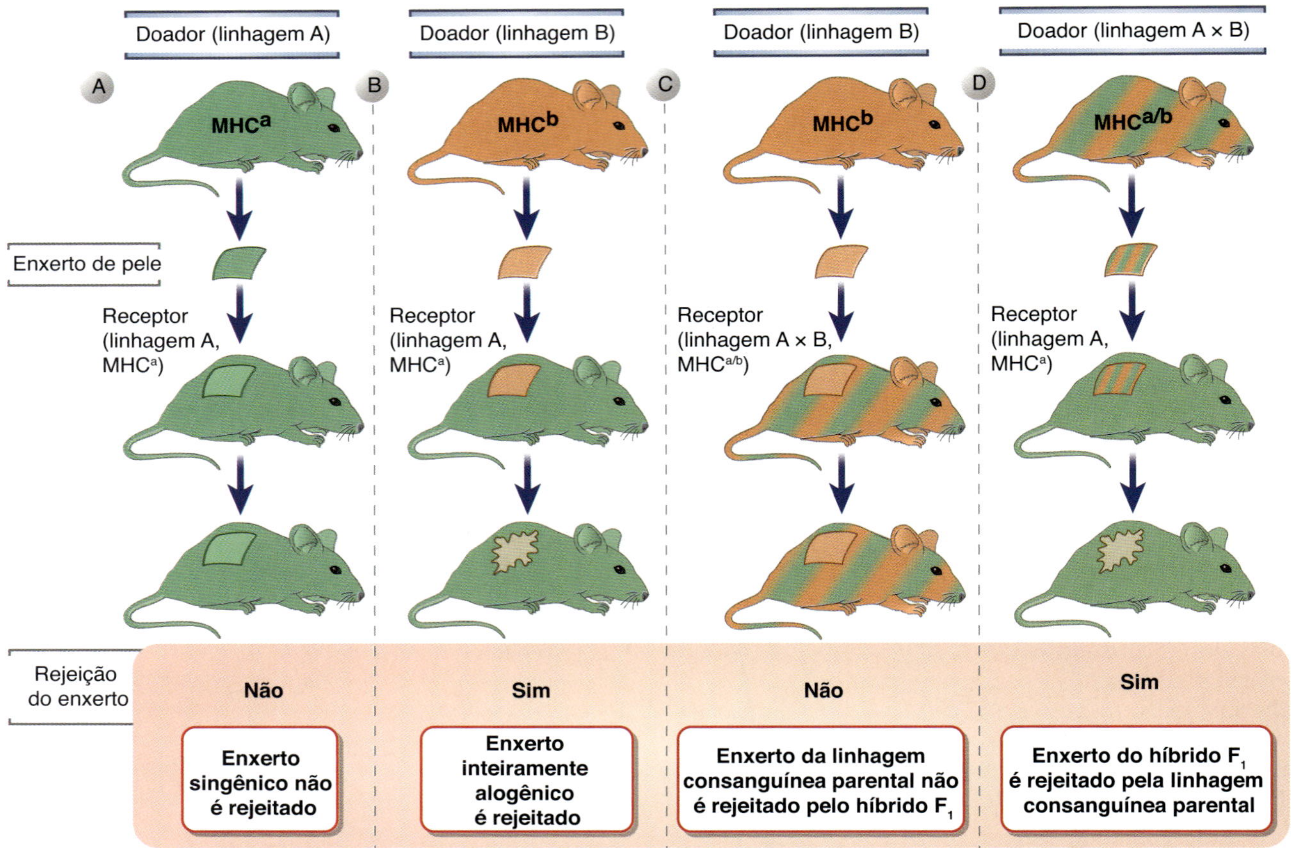


**Figura 17.3 Genética da rejeição do enxerto.** Na ilustração, as duas cores diferentes do camundongo representam as linhagens consanguíneas com diferentes conjuntos de genes, referidos aqui como A ou B, que codificam moléculas importantes para a rejeição de enxertos, chamadas moléculas do complexo principal de histocompatibilidade (*MHC*). Os alelos do MHC herdados de ambos os pais são expressos de maneira codominante na pele de uma prole A × B e, portanto, esses camundongos são representados por ambas as cores. Enxertos singênicos não são rejeitados (**A**). Os aloenxertos são sempre rejeitados (**B**). Enxertos de um progenitor A ou B não serão rejeitados por um descendente F1 (A × B) (**C**), mas os enxertos de F1 serão rejeitados por ambos os progenitores (**D**). Esses fenômenos se devem ao fato de que os produtos dos genes *MHC* são responsáveis pela rejeição do enxerto; enxertos são rejeitados somente se expressarem um tipo de MHC (representado por *verde* ou *laranja*), que não é expresso pelo camundongo receptor.

- Células ou órgãos transplantados entre pessoas geneticamente não idênticas ou membros de duas linhagens consanguíneas diferentes de uma espécie são quase sempre rejeitados
- A prole de um cruzamento entre duas linhagens consanguíneas diferentes de animais não irá rejeitar enxertos de qualquer um dos pais. Em outras palavras, um animal F1 (A × B) não rejeitará enxertos de animais da linhagem A ou B. (Essa regra é violada no transplante de CTHs, quando as células *natural killer* [NK] de um receptor F1 [A × B] rejeitam as CTHs de qualquer um dos pais, como veremos mais adiante neste capítulo.)
- Um enxerto derivado da prole de um cruzamento entre duas linhagens consanguíneas diferentes de animais será rejeitado por qualquer um dos pais. Em outras palavras, um enxerto de um animal F1 (A × B) será rejeitado por qualquer animal da linhagem A ou B.

Esses resultados indicaram que as moléculas dos enxertos responsáveis por elicitar a rejeição devem ser polimórficas, e sua expressão é codominante. Polimórfico refere-se à propriedade de esses antígenos do enxerto diferirem entre os indivíduos de uma espécie (quando não são gêmeos idênticos) ou entre diferentes linhagens consanguíneas de animais. A expressão codominante significa que cada indivíduo herda genes que codificam as moléculas de ambos os pais, e ambos os alelos parentais são expressos. Dessa maneira, animais F1 (A × B) expressam os alelos A e B, "enxergam" tanto os tecidos de A quanto os tecidos de B como próprios e são tolerantes tanto a proteína A quanto a B. Em contraste, os animais consanguíneos A ou B expressam somente o respectivo alelo, não são tolerantes às proteínas que não expressam e "enxergam" os tecidos de F1 (A × B) como parcialmente estranhos. Assim, um animal F1 (A × B) não rejeita enxertos da linhagem A ou B, ao passo que as linhagens receptoras A e B rejeitam um enxerto de F1 (A × B).

A genética da rejeição ao enxerto forneceu uma das primeiras linhas de evidência de que o sistema imune adaptativo distingue antígenos próprios de antígenos estranhos. Todos os indivíduos são normalmente tolerantes aos autoantígenos e geralmente não não reagem contra estes, mas reagem contra antígenos estranhos. Isso é agora conhecido por ser uma propriedade fundamental do sistema imunológico normal, em que "estranho" se refere mais frequentemente a antígenos microbianos. No contexto do transplante de órgãos, "estranho" geralmente significa produtos de genes polimórficos do MHC.

***As moléculas responsáveis por reações de rejeição fortes e rápidas são as do MHC, que ligam e apresentam os peptídios às células T.*** As moléculas do MHC, descritas no Capítulo 6, receberam esse nome antes que sua função fisiológica fosse entendida. George Snell *et al.* produziram pares de linhagens congênitas de camundongos consanguíneos, criados para serem geneticamente idênticos uns aos outros, exceto quanto aos genes necessários para a rejeição do enxerto. Eles utilizaram esses camundongos para identificar genes polimórficos, nomeados genes do MHC, que codificam os alvos moleculares da rejeição dos aloenxertos. Os transplantes da maioria dos tecidos entre qualquer par de indivíduos não relacionados serão rejeitados porque os genes que codificam as moléculas do MHC são tão polimórficos que é extremamente improvável que dois indivíduos não relacionados herdem os mesmos alelos. O papel das moléculas do MHC como antígenos que causam a rejeição ao enxerto é uma consequência da natureza do reconhecimento antigênico pelas células T, como discutiremos adiante. Lembre-se de que as moléculas do MHC humano são chamadas antígenos leucocitários humanos (HLA; do inglês, *human leukocyte antigens*) e, no contexto do transplante em seres humanos, os termos de *MHC* e *HLA* são utilizados indistintamente um do outro.

Em qualquer transplante entre doador e receptor geneticamente não idênticos, haverá antígenos polimórficos diferentes das moléculas do MHC contra as quais o receptor pode montar uma resposta imunológica. Esses antígenos normalmente induzem reações de rejeição fracas ou mais lentas (mais graduais) do que as moléculas do MHC e, por isso, são chamados **antígenos de histocompatibilidade secundários**. A relevância dos antígenos de histocompatibilidade secundários na clínica do transplante de órgãos sólidos é incerta, principalmente porque houve pouco sucesso na identificação dos antígenos relevantes. Em camundongos, o antígeno H-Y masculino parece ser um alvo do reconhecimento imunológico por fêmeas receptoras de enxertos provenientes de doadores machos. Em seres humanos, embora exista um risco ligeiramente maior de rejeição aos transplantes cardíacos realizados entre doador do sexo masculino para receptoras do sexo feminino, em comparação com transplantes entre indivíduos do mesmo sexo, dada a escassez de doadores de coração, o pareamento pelo sexo não é exequível. Os antígenos de histocompatibilidade secundários desempenham um papel mais significativo na estimulação de respostas do enxerto *versus* hospedeiro após o transplante de CTHs, discutidos mais adiante, embora a natureza dos antígenos relevantes nesse cenário também não esteja definida.

## Reconhecimento de aloantígenos pelas células T

***As moléculas alogênicas do MHC de um enxerto podem ser apresentadas para o reconhecimento pelas células T do receptor de duas maneiras diferentes, chamadas vias direta e indireta*** (Figura 17.4). Estudos iniciais demonstraram que as células T de um receptor do enxerto reconhecem as moléculas do MHC intactas (não processadas) do enxerto, e isso é chamado **apresentação direta** (ou **reconhecimento direto**) **dos aloantígenos**. Estudos subsequentes mostraram que, por vezes, as células T do receptor reconhecem as moléculas do MHC do enxerto (doador) somente no contexto de moléculas de MHC do receptor, o que implica que as moléculas de MHC do receptor devem estar apresentando peptídios derivados de proteínas do MHC do doador alogênico para células T do receptor. Esse processo é chamado **apresentação indireta** (ou **reconhecimento indireto**), e é essencialmente o mesmo que o reconhecimento de qualquer antígeno proteico estranho (p. ex., microbiano). Como será discutido adiante, a resposta inicial de células T aos aloantígenos do MHC provavelmente ocorre nos linfonodos drenantes do enxerto, independentemente de resultar de reconhecimento direto ou indireto.

### Reconhecimento direto de aloantígenos do complexo principal de histocompatibilidade em células do doador

***No caso do reconhecimento direto, as moléculas intactas de MHC exibidas pelas células do enxerto são reconhecidas pelas células T do receptor sem a necessidade de processamento pelas células apresentadoras de antígeno (APCs; do inglês,* antigen-presenting cells*) do hospedeiro*** (ver Figura 17.4A). Pode parecer intrigante que as células T, normalmente selecionadas durante a sua maturação para serem restritas ao MHC próprio, sejam capazes de reconhecer moléculas de MHC estranhas (alogênicas ou xenogênicas). Uma provável explicação é que os receptores de células T (TCRs; do inglês, *T cell receptor*) têm alguma especificidade intrínseca por moléculas do MHC, independentemente do fato de serem próprias ou estranhas. Além disso, durante o desenvolvimento das células T no timo, a seleção positiva promove a sobrevivência de células T com fraca reatividade ao MHC próprio, e, entre essas células T, pode haver muitas com forte reatividade às moléculas de MHC alogênicas. A seleção negativa no timo elimina eficientemente as células T com alta afinidade para o MHC próprio (ver Capítulos 8 e 15), mas não elimina as células T que se ligam fortemente às moléculas de MHC alogênico, simplesmente porque as moléculas do MHC alogênico não estão presentes no timo. O resultado é que o repertório maduro inclui muitas células T que se ligam a moléculas de MHC alogênico com alta afinidade. Pode-se pensar em alorreconhecimento direto como exemplo de uma reação imunológica cruzada na qual uma célula T selecionada para ser restrita ao MHC próprio é capaz de se ligar a moléculas de MHC alogênicas estruturalmente semelhantes com afinidade suficientemente alta para permitir a ativação da célula T (Figura 17.5).

As moléculas de MHC expressas em superfícies celulares normalmente contêm peptídios ligados e, em alguns casos, o peptídio contribui para a estrutura reconhecida

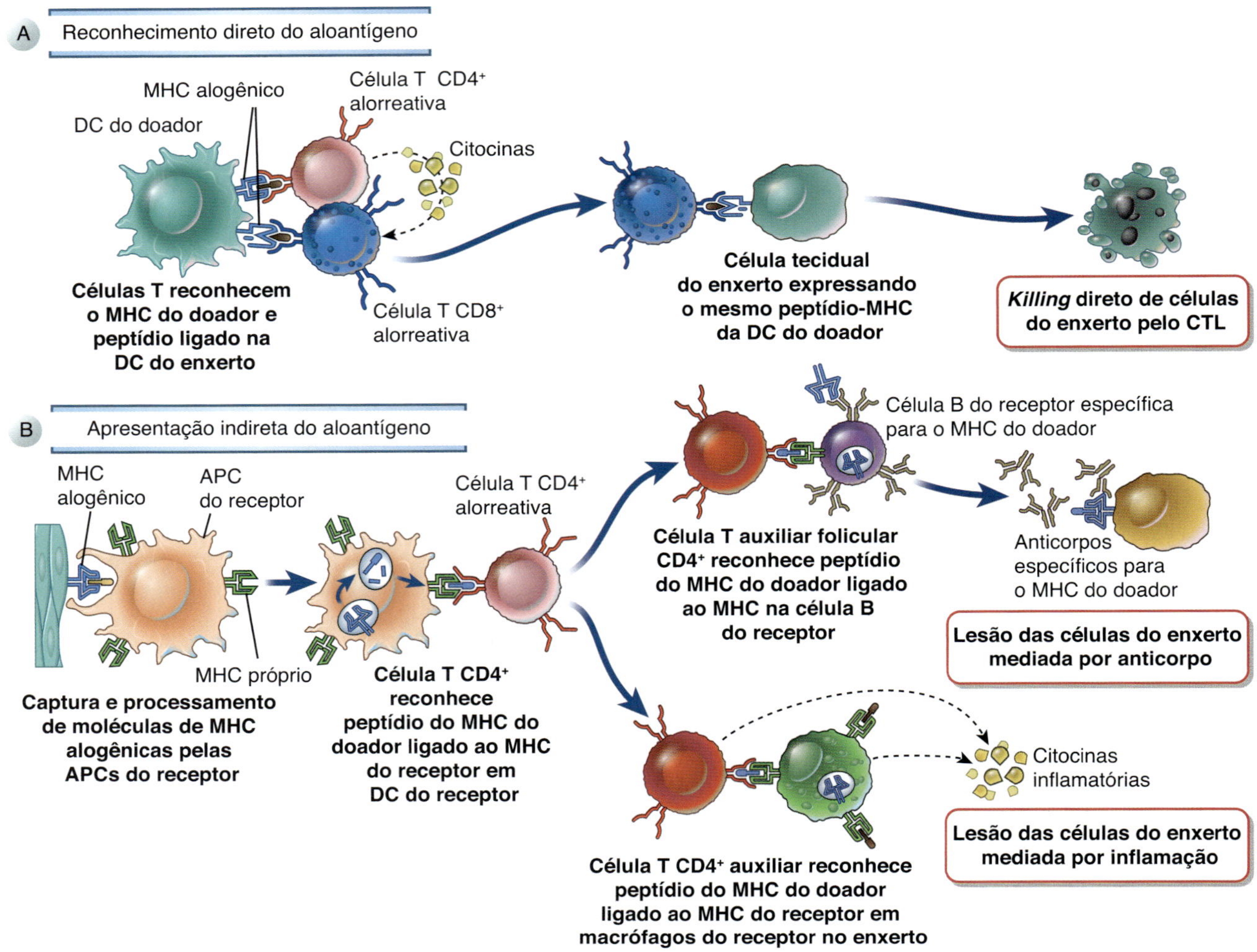


**Figura 17.4 Reconhecimento direto e indireto de aloantígenos.** **A.** O reconhecimento direto do aloantígeno ocorre quando as células T alorreativas se ligam diretamente a uma molécula do complexo principal de histocompatibilidade (*MHC*) alogênica intacta com um peptídio ligado presente em uma célula dendrítica (*DC*) ou outra célula apresentadora de antígeno (*APC*) do enxerto (doador), no interior dos linfonodos. As células T CD4+ ou CD8+ do receptor podem reconhecer diretamente as moléculas do MHC de classe II ou de classe I do doador, respectivamente, e se diferenciarão em células T auxiliares ou linfócitos T citotóxicos (*CTLs*). Os CTLs reconhecerão diretamente o mesmo complexo MHC-peptídio do doador exibido nas células teciduais do enxerto e destruirão essas células. **B.** O reconhecimento indireto do aloantígeno ocorre quando as moléculas de MHC alogênicas originárias das células do enxerto são capturadas e processadas pelas APCs do receptor e os fragmentos peptídicos das moléculas de MHC alogênicas contendo resíduos de aminoácidos polimórficos são ligados e apresentados pelas moléculas de MHC do receptor (próprias). As células T auxiliares MHC-específicas do doador geradas dessa maneira podem auxiliar as células B a produzir anticorpos específicos para o MHC do doador que podem lesionar as células do enxerto. As células T auxiliares podem também ser ativadas no enxerto por macrófagos do receptor apresentando os mesmos peptídios derivados do MHC do doador, levando à lesão inflamatória do enxerto.

pela célula T alorreativa, exatamente o mesmo papel dos peptídios no reconhecimento normal dos antígenos estranhos pelas células T restritas ao MHC próprio (Figura 17.5B). Mesmo que possam ser derivados de proteínas que estão presentes no doador e no receptor, esses peptídios são exibidos pelas moléculas de MHC alogênicas das células do enxerto. Portanto, os complexos de peptídios (próprios ou estranhos) e moléculas de MHC alogênico vão ter uma "aparência" diferente dos complexos peptídio-MHC próprio. Em outros casos, o reconhecimento direto e a ativação de uma célula T alorreativa podem ocorrer de maneira independente de qual peptídio é carreado pela molécula de MHC alogênica, porque os resíduos de aminoácidos polimórficos da molécula de MHC alogênico sozinhos formam uma estrutura que se assemelha ao MHC próprio mais o peptídio (Figura 17.5C).

***As respostas das células T para as moléculas do MHC alogênico diretamente apresentadas são muito fortes, porque há uma alta frequência de células T que podem reconhecer diretamente qualquer proteína do MHC alogênico.*** Estima-se que cerca de 1 a 10% de todas as células T de um indivíduo irão reconhecer diretamente e reagir contra uma molécula de MHC alogênica de uma célula do doador. Em um notável contraste, a frequência de células T *naive* que reagem contra qualquer peptídio microbiano exibido pelas moléculas do MHC próprias é de aproximadamente 1 em $10^5$ ou $10^6$ células T. Há várias explicações para essa alta frequência de células T alorreativas:

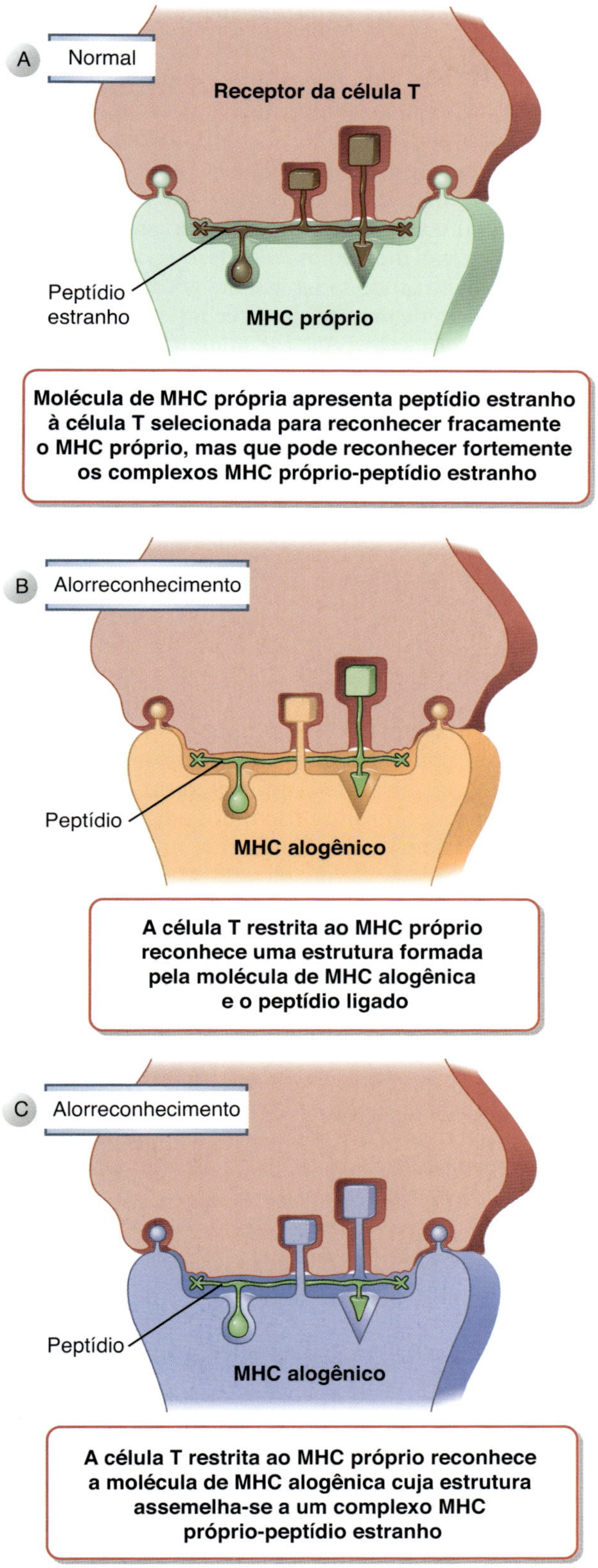


**Figura 17.5 Base molecular do reconhecimento direto das moléculas do complexo principal de histocompatibilidade alogênicas.** O reconhecimento direto das moléculas do complexo principal de histocompatibilidade (*MHC*) alogênicas pode ser pensado como uma reação cruzada na qual uma célula T específica para um complexo molécula do MHC próprio-peptídio estranho (**A**) também reconhece uma molécula de MHC alogênica (**B** e **C**). Os peptídios do doador ou próprios (do receptor) que se ligam a moléculas do MHC no enxerto podem contribuir (**B**) ou não (**C**) para o alorreconhecimento.

- Muitos peptídios diferentes derivados de proteínas celulares do doador podem se combinar com uma única molécula de MHC alogênico, e cada uma dessas combinações peptídio-MHC pode, teoricamente, ativar um clone diferente de células T do receptor. Ao contrário, a maioria dos microrganismos ou dos antígenos proteicos contém relativamente poucos peptídios imunodominantes que podem ser exibidos a qualquer momento pelas moléculas de MHC próprio de um indivíduo, de modo que poucos clones de células T são ativados. Estima-se que cada APC expresse milhares de moléculas do MHC. Em uma APC alogênica, a maioria delas pode ser reconhecida por células T alorreativas de uma vez. Entretanto, no caso de uma infecção, menos de 1% (chegando, talvez, a 0,1%) das moléculas de MHC próprias em uma APC normalmente apresenta qualquer peptídio microbiano de uma só vez, e somente essas moléculas podem ser reconhecidas por células T específicas para o antígeno microbiano
- Moléculas de MHC alogênico podem exibir não somente peptídios estranhos das células do doador, como também autopeptídios, e esses complexos MHC-peptídio (próprios ou estranhos) podem ativar as células T. Como não são normalmente expressos no timo ou em tecidos periféricos, esses complexos não participaram da seleção negativa das células T que poderiam reconhecer células de enxertos alogênicos e potencialmente causar danos ao enxerto. Em contraste, as células T específicas para autopeptídios exibidos por moléculas de MHC próprias são eliminadas pela seleção negativa no timo e por mecanismos de tolerância periférica (ver Capítulos 8 e 15). Por isso, a gama de complexos peptídio-MHC que podem ativar as células T é muito maior se o MHC for alogênico
- Muitas das células T que respondem a uma molécula de MHC alogênica, mesmo na primeira exposição, são células T de memória. É provável que essas células de memória tenham sido geradas durante a exposição prévia a outros antígenos estranhos (p. ex., microbianos) e reagem de forma cruzada com as moléculas de MHC alogênicas. Essas células de memória não são apenas populações expandidas de células antígeno-específicas, mas também são as que respondem de maneira mais rápida e potente do que os linfócitos *naive*. Assim, essas células T de memória alorreativas contribuem para a maior força da resposta inicial de células T a um novo enxerto, comparada à resposta ao primeiro encontro com um antígeno microbiano.

O alorreconhecimento direto pode gerar tanto células T $CD4^+$ quanto células T $CD8^+$ que reconhecem antígenos dos enxertos e contribuem para a rejeição. O papel da resposta de células T alorreativas na rejeição é descrito mais adiante.

### *Reconhecimento indireto de aloantígenos*

***Na via indireta, as moléculas de MHC do doador (alogênicas) são capturadas e processadas pelas APCs do receptor, e os peptídios derivados dessas moléculas são***

*apresentados em associação a moléculas de MHC próprias* (ver Figura 17.4B). Assim, os peptídios derivados das moléculas de MHC alogênico são exibidos pelas APCs do hospedeiro e reconhecidos pelas células T como antígenos convencionais derivados de proteínas microbianas. Como as moléculas do MHC alogênico apresentam sequências de aminoácidos diferentes daquelas do hospedeiro, elas próprias podem agir como antígenos estranhos e gerar peptídios estranhos associados às moléculas de MHC próprias na superfície de APCs do hospedeiro. Cada molécula de MHC alogênico pode dar origem a múltiplos peptídios que são estranhos para o hospedeiro, cada um deles reconhecido por um clone diferente de células T. A apresentação indireta pode resultar no alorreconhecimento por células T CD4$^+$, porque os aloantígenos são adquiridos pelas APCs do hospedeiro principalmente através da via vesicular endossomal (*i. e.*, como uma consequência da fagocitose) e, por isso, apresentados por moléculas do MHC de classe II. Alguns antígenos de células fagocitadas do enxerto entram na via do MHC de classe I de apresentação antigênica e são indiretamente reconhecidos por células T CD8$^+$. Esse fenômeno é um exemplo de apresentação cruzada ou *cross-priming* (ver Figura 6.14), na qual as células dendríticas (DCs; do inglês, *dendritic cells*) ingerem proteínas de outra célula, como as do enxerto; as proteínas são liberadas para o citosol, em que são processadas em peptídios pelos proteassomos; e os peptídios são apresentados pelas moléculas do MHC de classe I, para ativar (primar) os linfócitos T CD8$^+$.

As evidências de que o reconhecimento indireto das moléculas de MHC alogênicas desempenha papel significativo na rejeição de enxertos foram obtidas com base em estudos com camundongos *knockout* deficientes na expressão do MHC de classe II. Por exemplo, enxertos de pele de camundongos doadores que não têm o MHC de classe II são capazes de induzir respostas das células T CD4$^+$ no receptor (*i. e.*, restritas ao MHC de classe II) aos peptídios derivados das moléculas do MHC de classe I do doador. Nesses experimentos, as moléculas do MHC de classe I do doador são processadas e apresentadas pelas moléculas próprias de classe II em APCs do receptor e estimulam as células T auxiliares do receptor. Também foram obtidas evidências de que a apresentação indireta do antígeno pode contribuir para a rejeição crônica de aloenxertos humanos (discutido adiante). As células T CD4$^+$ de coração e fígado dos receptores de aloenxertos reconhecem e são ativadas por peptídios derivados do MHC de doadores apresentados pelas próprias APCs do paciente. A via indireta pode se tornar mais importante ao longo do tempo após o transplante, à medida que as DCs do doador presentes no enxerto são substituídas pelas DCs do receptor.

## Ativação e funções efetoras dos linfócitos T alorreativos

Quando reconhecem aloantígenos, os linfócitos se tornam ativados para proliferar, diferenciar-se e executar funções efetoras que podem danificar os enxertos. As etapas de ativação são semelhantes àquelas descritas para os linfócitos que reagem aos antígenos microbianos.

### Ativação de linfócitos T alorreativos

***A resposta das células T a um enxerto de órgãos pode ser iniciada nos linfonodos que drenam o enxerto*** (Figura 17.6). A maioria dos órgãos contém APCs residentes, como as DCs, e, consequentemente, os órgãos transplantados carregam consigo APCs que expressam as moléculas de MHC do doador. Essas APCs dos doadores podem migrar para os linfonodos regionais e apresentar, em sua superfície, moléculas do MHC de classe I ou classe II alogênicas não processadas às células T CD8$^+$ e CD4$^+$ do receptor, respectivamente (alorreconhecimento direto do MHC). As DCs do receptor podem também migrar para o enxerto, adquirir aloantígenos e transportá-los de volta para os linfonodos drenantes, em que são exibidos (via indireta). A conexão entre os vasos linfáticos nos aloenxertos e os linfonodos do receptor é cirurgicamente interrompida durante o processo de transplante, sendo provavelmente restabelecida pelo crescimento de novos canais linfáticos em resposta a estímulos inflamatórios produzidos durante a transferência do enxerto. Os linfócitos *naive* CD4$^+$ e CD8$^+$ que normalmente trafegam através do linfonodo encontram esses aloantígenos e são induzidos a proliferar e diferenciar-se em células T auxiliares e linfócitos T citotóxicos (CTLs; do inglês, *cytotoxic T lymphocytes*) efetores. Esse processo é algumas vezes chamado sensibilização aos aloantígenos. As células T efetoras migram de volta para o enxerto e medeiam a rejeição pelos mecanismos discutidos adiante.

Como mencionado anteriormente, muitas das células T que respondem aos antígenos do MHC alogênico em um novo enxerto são células T de memória que fazem reação cruzada e que são previamente geradas contra antígenos ambientais antes do transplante. Ao contrário das células T *naive*, as células T de memória podem não precisar encontrar os antígenos apresentados por DCs nos linfonodos para serem ativadas, podendo migrar diretamente para os enxertos, onde podem ser ativadas pelas APCs ou por células teciduais exibindo o aloantígeno.

A resposta de células T alorreativas a moléculas de MHC estranho pode ser avaliada *in vitro* pela **reação mista de linfócitos** (MLR; do inglês, *mixed lymphocyte reaction*), na qual linfócitos provenientes de dois indivíduos geneticamente distintos são misturados em uma cultura celular. As células T de um indivíduo se tornam ativadas pelo reconhecimento das moléculas de MHC alogênicas do outro indivíduo. A MLR foi clinicamente utilizada no passado como um teste preditivo da rejeição de enxertos mediada por células T e como modelo *in vitro* para o estudo de mecanismos de alorreatividade; no entanto, atualmente, tem significado principalmente histórico.

### Papel da coestimulação nas respostas de células T aos aloantígenos

***Além do reconhecimento do aloantígeno, a coestimulação de células T, primariamente por moléculas B7 nas APCs, é importante para a ativação de células T alorreativas.*** A coestimulação é provavelmente mais importante para ativar células T alorreativas *naive*, entretanto, mesmo respostas de células T de memória podem ser amplificadas pela coestimulação. A rejeição

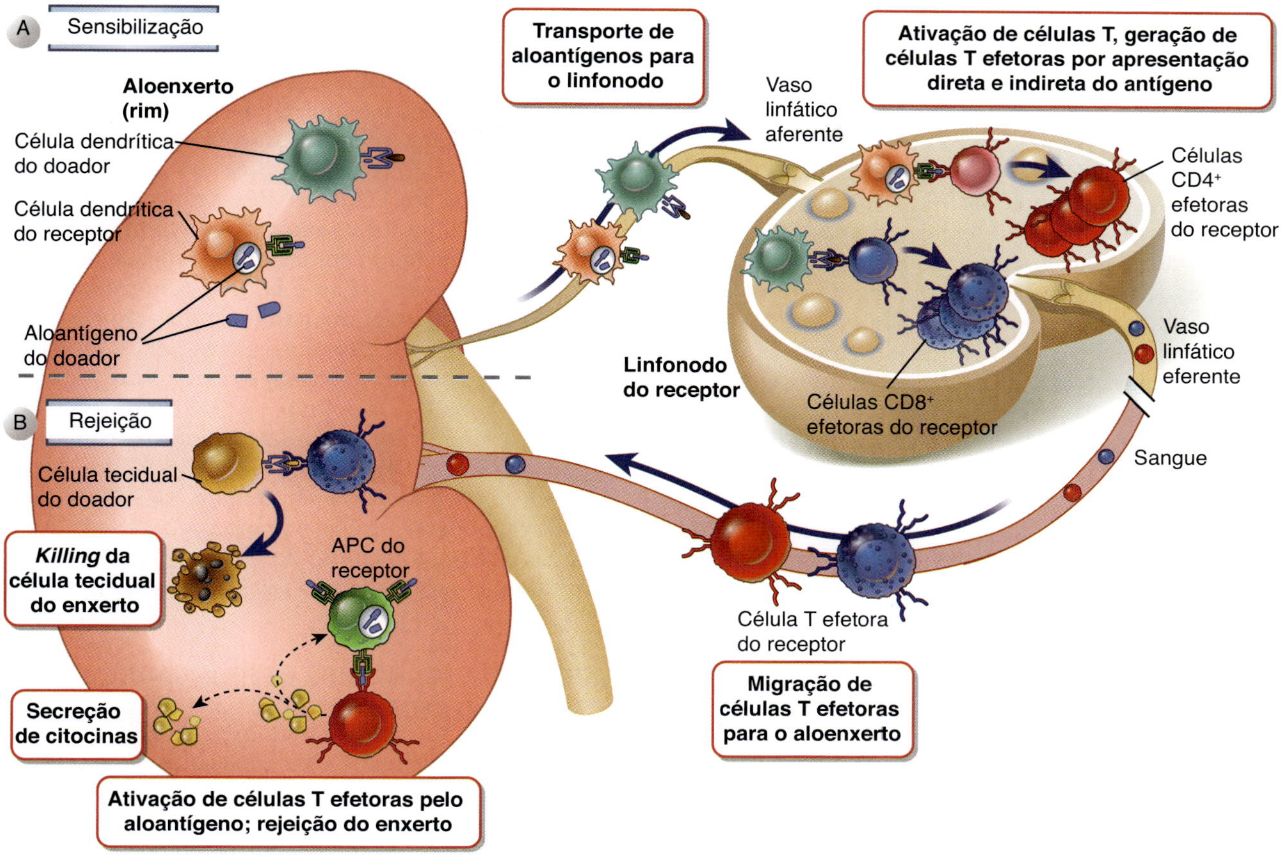


**Figura 17.6 Ativação de células T alorreativas.** **A.** No caso do alorreconhecimento direto, as células dendríticas do doador no aloenxerto migram para tecidos linfoides secundários, onde apresentam diretamente as moléculas do complexo principal de histocompatibilidade (*MHC*) alogênicas para as células T do hospedeiro. Somente as células T CD8+ que reconhecem o MHC de classe I do doador são mostradas, mas células T CD4+ podem também reconhecer diretamente o MHC de classe II do doador. No caso do alorreconhecimento indireto, as células dendríticas do receptor que entraram no aloenxerto transportam as proteínas do MHC do doador para os tecidos linfoides secundários e apresentam os peptídios derivados dessas proteínas do MHC a células T alorreativas do hospedeiro. Isso é mostrado para as células T CD4+, e o reconhecimento indireto do MHC alogênico por células T CD8+ é provavelmente menos importante. Após o alorreconhecimento direto e indireto, as células T se tornam ativadas e se diferenciam em células T efetoras CD4+ auxiliares e linfócitos T citotóxicos (CTLs) CD8+. **B.** As células T efetoras alorreativas migram para o aloenxerto, são reativadas pelos aloantígenos e medeiam a lesão. No enxerto, o reconhecimento direto do MHC de classe I alogênico por CTLs CD8+ é necessário para o *killing* de células parenquimais do enxerto, porque essas células expressam somente o MHC alogênico. Ao contrário, as células T auxiliares CD4+ que podem reconhecer o MHC alogênico de classe II direta e indiretamente podem ser ativadas por células apresentadoras de antígeno (*APCs*) do doador ou do receptor, respectivamente, e, em ambos os casos, promover inflamação que provoca lesão no enxerto.

dos aloenxertos e a estimulação de células T alorreativas em uma MLR podem ser, ambas, inibidas por agentes que bloqueiam as moléculas B7. Os aloenxertos sobrevivem por períodos mais longos quando são transplantados em camundongos *knockouts* com ausência de B7-1 (CD80) e B7-2 (CD86) em comparação com o transplante em receptores normais. Como discutiremos posteriormente, o bloqueio dos coestimuladores B7 é também uma estratégia terapêutica para inibir a rejeição de enxertos humanos.

A exigência para a coestimulação conduz à interessante pergunta de por que esses coestimuladores são expressos pelas APCs do enxerto na ausência de infecção, um requisito previamente discutido, como o estímulo fisiológico para a expressão de coestimuladores (ver Capítulo 9). Uma possibilidade é que a resposta imune inata à lesão isquêmica de algumas células no enxerto, discutida adiante, resulta em aumento da expressão de coestimuladores nas APCs.

### *Funções efetoras das células T alorreativas*

***As células T CD4+ e CD8+ alorreativas ativadas por aloantígenos do enxerto causam rejeição por mecanismos distintos*** (ver Figura 17.6). As células T CD4+ auxiliares diferenciam-se em células efetoras produtoras de citocinas que danificam os enxertos por meio da inflamação mediada por citocinas, semelhante a uma reação de hipersensibilidade do tipo tardia (DTH; do inglês, *delayed-type hypersensitivity*) (ver Capítulos 10 e 19). As células T CD8+ alorreativas diferenciam-se em CTLs, que matam as células do enxerto.

***Somente os CTLs gerados pelo alorreconhecimento direto podem matar as células do enxerto, enquanto os CTLs e as células T auxiliares geradas tanto pelo reconhecimento direto quanto indireto do aloantígeno podem causar dano mediado por citocinas aos enxertos.*** Os CTLs CD8+ gerados pelo alorreconhecimento direto de moléculas do MHC do doador em APCs desse doador podem reconhecer as mesmas moléculas do MHC nas células do parênquima do enxerto e matar essas células. As células T podem também secretar citocinas que causam inflamações prejudiciais. Em contrapartida, quaisquer CTLs $CD8^+$ gerados em resposta ao reconhecimento indireto do MHC alogênico são restritos ao reconhecimento de peptídios presentes nessas moléculas de MHC alogênico ligados às moléculas de MHC do receptor (próprias). Portanto, as células T são incapazes de matar as células do aloenxerto, porque as células do enxerto não expressam moléculas de MHC do receptor. Quando as células T $CD4^+$ efetoras são geradas pelo reconhecimento direto ou indireto do MHC alogênico, o principal mecanismo de rejeição é a inflamação causada pelas citocinas produzidas por células T efetoras. As células T $CD8^+$ que podem ser ativadas pela via indireta podem também contribuir para a rejeição por meio da produção de citocinas inflamatórias. Presumivelmente, as células efetoras ativadas pela via indireta infiltram-se no enxerto e reconhecem os peptídios das moléculas de MHC do enxerto exibidas pelas APCs do hospedeiro que também entraram no enxerto.

## Ativação das células B alorreativas, produção e funções dos aloanticorpos

***Os anticorpos contra os antígenos do enxerto, chamados anticorpos doador-específicos, também contribuem para a rejeição.*** Aloanticorpos de alta afinidade são produzidos principalmente pela ativação de células B alorreativas dependentes de células T auxiliares, muito semelhantes aos anticorpos contra outros antígenos proteicos (ver Capítulo 12). Os antígenos mais frequentemente reconhecidos por aloanticorpos são as moléculas de MHC do doador, incluindo as proteínas de classe I e de classe II do MHC. A provável sequência de eventos que levam à geração dessas células produtoras de aloanticorpos é a de linfócitos B *naive* que reconhecem as moléculas de MHC alogênicas, internalizam e processam essas proteínas, e apresentam os seus peptídios derivados às células T auxiliares que foram previamente ativadas pelos mesmos peptídios apresentados por DCs (ver Figura 17.4). Assim, a ativação de células B alorreativas é um exemplo da apresentação indireta de aloantígenos. Além disso, anticorpos doador-específicos contra aloantígenos não HLA também contribuem para a rejeição.

Os anticorpos alorreativos produzidos em receptores de enxertos exercem os mesmos mecanismos efetores que os anticorpos utilizam para combater infecções, incluindo a ativação do complemento, e a ativação de neutrófilos, macrófagos e células NK mediada pela ligação ao receptor Fc. Como os antígenos do MHC são expressos nas células endoteliais, a maior parte do dano mediado por aloanticorpos tem como alvo a vasculatura do enxerto, como discutido adiante.

## Respostas imunes inatas aos aloenxertos

Além das respostas imunes adaptativas específicas para diferenças aloantigênicas entre doador e receptor, a imunidade inata desempenha papel no resultado do transplante. A interrupção do fornecimento de sangue aos tecidos e órgãos durante o tempo entre a remoção de um doador e o transplante para um receptor geralmente causa algum dano isquêmico. Isso pode resultar na expressão de padrões moleculares associados ao dano (DAMPs; do inglês, *damage-associated molecular patterns*) no enxerto (ver Capítulo 4), que simulam respostas inatas mediadas por células inatas dentro do enxerto e pelo sistema imunológico inato do receptor. Essas respostas inatas podem causar diretamente a lesão do enxerto, mas acredita-se que também intensifiquem as respostas adaptativas aumentando a migração de células T de memória circulantes alorreativas para o enxerto e ativando APCs, como é o caso das respostas imunes a microrganismos (ver Capítulo 6). A ativação de APCs aumenta a expressão de coestimuladores e a produção de citocinas e, portanto, o *priming* de linfócitos T *naive* alorreativos. Além disso, as células NK do receptor podem responder à ausência de moléculas de MHC próprias nas células do enxerto do doador (ver Capítulo 4) e, portanto, contribuir para a rejeição do enxerto.

# PADRÕES E MECANISMOS DE REJEIÇÃO DOS ALOENXERTOS

Até aqui, descrevemos a base molecular do reconhecimento aloantigênico e as células envolvidas no reconhecimento e respostas aos aloenxertos. Mudaremos agora para uma consideração a respeito dos mecanismos efetores responsáveis pela rejeição imunológica dos aloenxertos. Em diferentes modelos experimentais e em transplantes clínicos, as células T $CD4^+$ e $CD8^+$ alorreativas e os aloanticorpos como um todo têm se mostrado capazes de mediar a rejeição do aloenxerto. Esses diferentes efetores imunes causam a rejeição do enxerto por mecanismos distintos, e todos os três efetores podem contribuir para a rejeição simultaneamente.

Por razões históricas, a rejeição do enxerto é classificada com base no tempo de curso da rejeição após o transplante e em características histopatológicas em vez de mecanismos efetores imunes. Com base na experiência adquirida com transplantes renais, os padrões histopatológicos são chamados hiperagudo, agudo e crônico. É útil considerar a rejeição no contexto desses padrões porque o mecanismo imunológico da rejeição se correlaciona bem com o padrão. Nossa discussão desses tipos de rejeição enfatizará os mecanismos subjacentes em vez de características patológicas ou clínicas.

## Rejeição hiperaguda

***A rejeição hiperaguda é caracterizada pela oclusão trombótica da vasculatura do enxerto que se inicia dentro de minutos a horas após os vasos sanguíneos do hospedeiro serem anastomosados aos vasos do enxerto, e é mediada por anticorpos preexistentes na circulação do hospedeiro que se ligam aos antígenos endoteliais do doador*** (Figura 17.7A). A ligação do anticorpo ao endotélio ativa o complemento e, juntos, os anticorpos e os produtos do complemento induzem uma série de mudanças no endotélio do enxerto, as quais promovem trombose

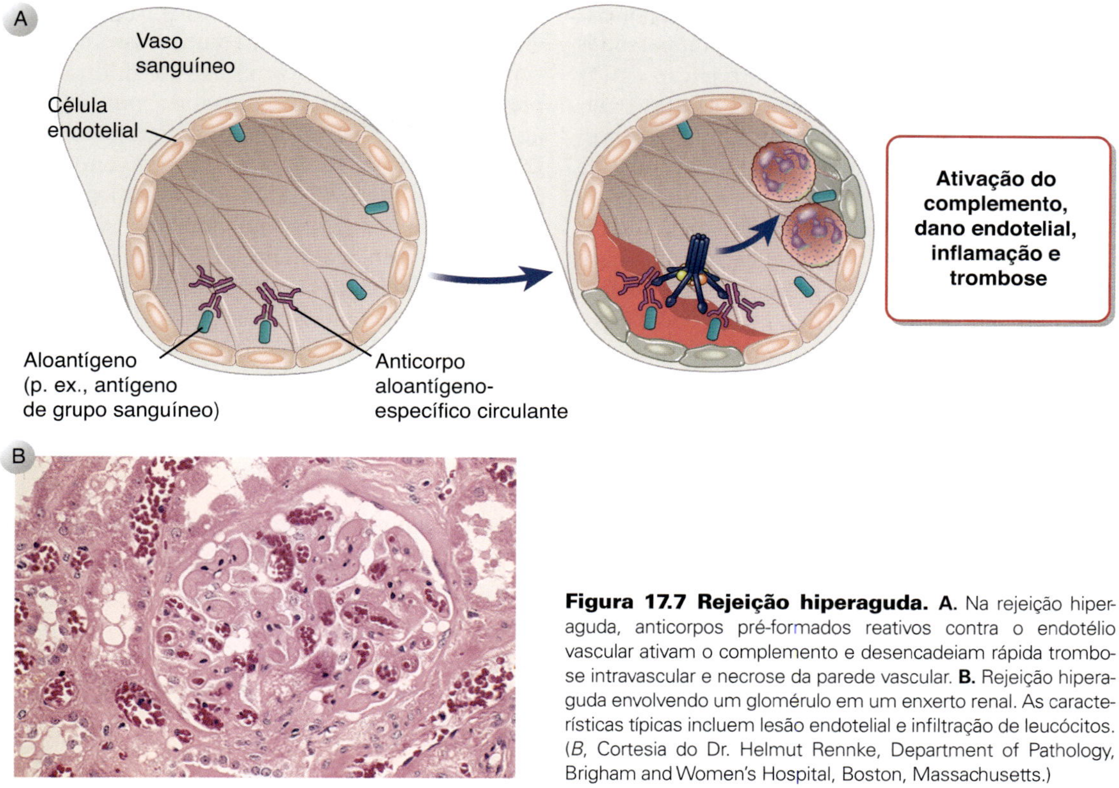


**Figura 17.7 Rejeição hiperaguda. A.** Na rejeição hiperaguda, anticorpos pré-formados reativos contra o endotélio vascular ativam o complemento e desencadeiam rápida trombose intravascular e necrose da parede vascular. **B.** Rejeição hiperaguda envolvendo um glomérulo em um enxerto renal. As características típicas incluem lesão endotelial e infiltração de leucócitos. (*B*, Cortesia do Dr. Helmut Rennke, Department of Pathology, Brigham and Women's Hospital, Boston, Massachusetts.)

intravascular. A ativação do complemento provoca lesão das células endoteliais e exposição das proteínas da membrana basal subendotelial que ativam as plaquetas. As células endoteliais são estimuladas a secretar formas de alto peso molecular do fator de von Willebrand, que promovem a adesão e a agregação plaquetária. Tanto as células endoteliais quanto as plaquetas sofrem vesiculação da membrana, levando à descamação de partículas lipídicas que promovem coagulação. As células endoteliais perdem os proteoglicanos de heparan-sulfato da superfície celular que normalmente interagem com a antitrombina III para inibir a coagulação. Esses processos contribuem para trombose e oclusão vasculares (Figura 17.7B), e o órgão enxertado sofre necrose isquêmica irreversível.

Nos primórdios dos transplantes, a rejeição hiperaguda era muitas vezes mediada por aloanticorpos IgM preexistentes, específicos para os carboidratos dos antígenos do grupo sanguíneo ABO expressos em hemácias e células endoteliais. Esses anticorpos naturais estão presentes na maioria dos indivíduos (discutido adiante). A rejeição hiperaguda mediada por anticorpos anti-ABO é extremamente rara atualmente, porque todos os pares doador e receptor são selecionados de maneira a terem tipos ABO compatíveis. A rejeição hiperaguda causada por anticorpos naturais específicos para uma variedade de antígenos que diferem entre as espécies é uma barreira essencial para o xenotransplante e limita o uso de órgãos animais para transplantes humanos.

Atualmente, os raros casos de rejeição hiperaguda dos aloenxertos que ainda ocorrem são mediados por anticorpos IgG dirigidos contra aloantígenos proteicos, como as moléculas de MHC do doador, ou contra aloantígenos menos definidos expressos nas células endoteliais vasculares. Esses anticorpos geralmente surgem como resultado de exposição prévia a aloantígenos por transfusão sanguínea, transplante anterior ou múltiplas gestações. Se o nível desses anticorpos alorreativos é baixo, a rejeição hiperaguda pode se desenvolver lentamente durante vários dias, mas seu início ainda ocorrerá mais cedo que a rejeição aguda típica. Como discutiremos mais adiante, os pacientes que necessitam de enxertos são rotineiramente monitorados antes do transplante para verificar a presença de anticorpos que se ligam a células sanguíneas de um possível doador de órgãos, a fim de evitar o uso de órgãos que provavelmente sofrerão rejeição hiperaguda.

Em raros casos nos quais os enxertos têm de ser transferidos entre doadores e receptores ABO-incompatíveis, a sobrevida do enxerto pode ser melhorada por meio de rigorosa depleção de anticorpos e de células B. Algumas vezes, se o enxerto não for rapidamente rejeitado, ele sobrevive mesmo na presença de anticorpos antienxerto. Um possível mecanismo dessa resistência à rejeição hiperaguda é um aumento na expressão de proteínas reguladoras do complemento em células endoteliais do enxerto, uma adaptação benéfica do tecido chamada acomodação.

## Rejeição aguda

***A rejeição aguda é um processo de lesão do parênquima e dos vasos sanguíneos do enxerto mediada por células T alorreativas e anticorpos.*** Antes dos fármacos imunossupressores modernos, a rejeição aguda frequentemente se iniciava vários dias a poucas semanas após o transplante. O tempo para o início da rejeição aguda reflete o período necessário para geração de células T efetoras alorreativas e anticorpos em resposta ao enxerto. Na prática clínica atual, os episódios de rejeição aguda podem ocorrer muito mais tarde, mesmo anos depois do transplante, se a imunossupressão for reduzida por qualquer motivo. Embora os padrões de rejeição aguda sejam divididos em rejeição mediada por células T (celular) e rejeição mediada por anticorpos (humoral), ambos costumam coexistir em um órgão que sofre a rejeição aguda.

### Rejeição celular aguda

***Os principais mecanismos de rejeição celular aguda são o* killing *das células do parênquima e das células endoteliais do enxerto mediado por CTLs e a inflamação causada pelas citocinas produzidas por células T auxiliares*** (Figura 17.8A). Em exames histológicos de aloenxertos renais, em que esse tipo de rejeição está mais bem caracterizado, há infiltrados de linfócitos e macrófagos. Em aloenxertos renais, os infiltrados podem envolver os túbulos (chamado tubulite; Figura 17.8B), com necrose tubular associada, e os vasos sanguíneos (chamado endotelite; Figura 17.8C), com necrose das paredes dos capilares e pequenas artérias. Os infiltrados celulares presentes nos enxertos passando por rejeição celular aguda incluem tanto células T auxiliares $CD4^+$ quanto CTLs $CD8^+$ específicos para aloantígenos do enxerto, e ambos os tipos de células T podem causar lesão das células do parênquima e endoteliais. As células T auxiliares são principalmente as células Th1 produtoras de interferona-$\gamma$ (IFN-$\gamma$) e de fator de necrose tumoral (TNF; do inglês, *tumor necrosis factor*). Elas causam a ativação de macrófagos e do endotélio, e dano inflamatório ao órgão. Experimentalmente, a transferência adotiva de células T $CD4^+$ auxiliares alorreativas ou de CTLs $CD8^+$ pode causar a rejeição celular aguda do enxerto em camundongos receptores.

### Rejeição aguda mediada por anticorpos (humoral)

***Os aloanticorpos causam rejeição aguda por ligação aos aloantígenos, principalmente as moléculas de HLA, em células endoteliais vasculares, causando lesão endotelial e trombose intravascular que resultam na destruição do enxerto*** (Figura 17.9A). A ligação dos aloanticorpos à

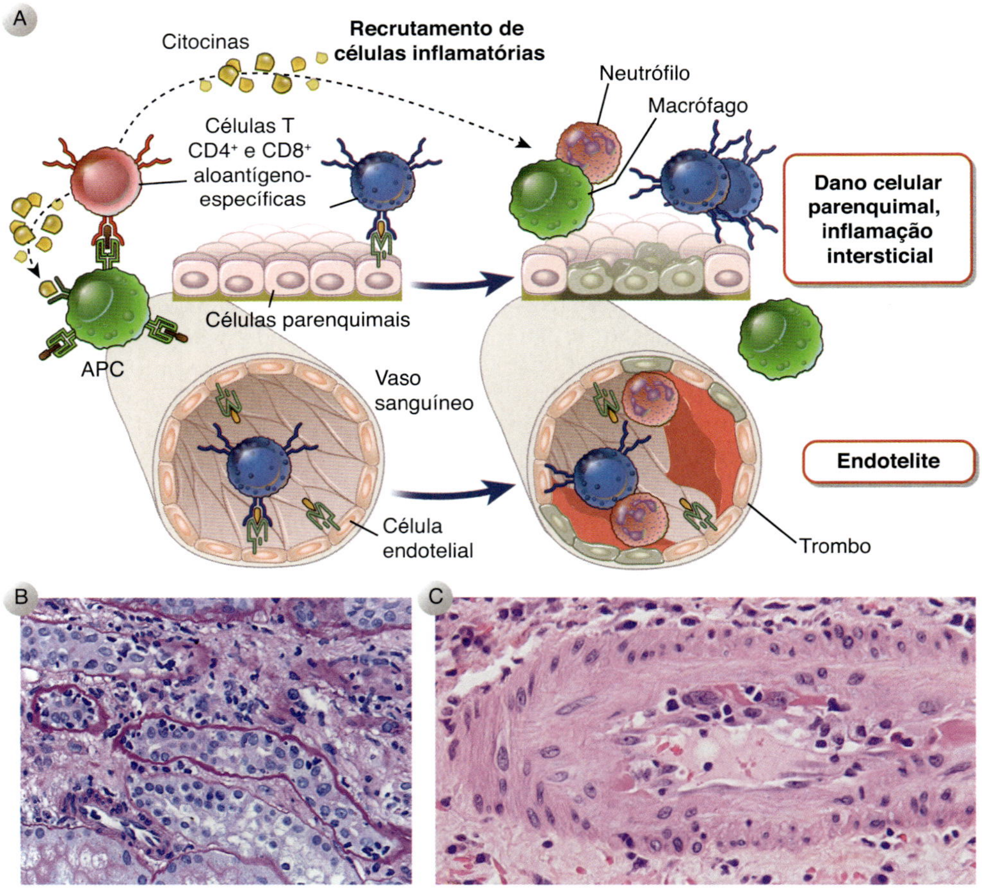


**Figura 17.8 Rejeição celular aguda. A.** Na rejeição celular aguda, os linfócitos T $CD4^+$ ou $CD8^+$ reativos aos aloantígenos nas células endoteliais dos vasos sanguíneos e células parenquimais medeiam a lesão a esses tipos celulares. **B.** Rejeição celular aguda de um rim por células inflamatórias no tecido conectivo ao redor dos túbulos e entre as células epiteliais dos túbulos. **C.** Inflamação da camada endotelial de um vaso sanguíneo (endotelite) em uma rejeição celular aguda, com lesão do endotélio por células inflamatórias. (*B*, Cortesia do Dr. Helmut Rennke, Department of Pathology, Brigham and Women's Hospital, Boston, Massachusetts. *C*, Cortesia do Dr. Zoltan Laszik, Department of Pathology, University of California, San Francisco, California.)

superfície das células endoteliais desencadeia a ativação local do complemento, que provoca a lise das células, o recrutamento e a ativação de neutrófilos, e a formação de trombos. Os aloanticorpos também podem se acoplar a receptores Fc em neutrófilos e células NK, as quais então destroem as células endoteliais. Além disso, a ligação do aloanticorpo à superfície endotelial pode alterar diretamente a função endotelial por induzir sinais intracelulares que aumentam a expressão de moléculas pró-inflamatórias e pró-coagulantes de superfície.

As características histológicas da rejeição aguda de aloenxertos renais mediada por anticorpos são a inflamação aguda de glomérulos e de capilares peritubulares com trombose capilar focal (Figura 17.9B). A identificação imuno-histoquímica do fragmento C4d do complemento em capilares de aloenxertos renais é usada clinicamente como um indicador de ativação da via clássica do complemento e de rejeição humoral (Figura 17.9C).

## Rejeição crônica

***À medida que a terapia para a rejeição aguda foi aperfeiçoada, a maior causa da falha de aloenxertos de órgãos vascularizados tornou-se a rejeição crônica.*** Desde 1990, a sobrevida de 1 ano dos aloenxertos renais foi maior que 90%, mas a sobrevivência de 10 anos manteve-se em cerca de 60%, apesar dos avanços na terapia imunossupressora. A rejeição crônica desenvolve-se insidiosamente durante meses ou anos e pode ou não ser precedida por episódios clinicamente reconhecidos de rejeição aguda. A rejeição crônica de diferentes órgãos transplantados está associada a alterações patológicas distintas. No rim e no coração, a rejeição crônica resulta em oclusão vascular e fibrose intersticial. Os transplantes de pulmão passando por rejeição crônica apresentam espessamento das vias respiratórias inferiores (chamado bronquiolite obliterante), enquanto transplantes de fígado apresentam ductos biliares fibróticos e não funcionais.

***A lesão dominante da rejeição crônica em enxertos vascularizados é a oclusão arterial, como resultado da proliferação de células musculares lisas da íntima, e os enxertos eventualmente falham principalmente por causa do dano isquêmico resultante*** (Figura 17.10). As alterações arteriais são chamadas vasculopatias do enxerto ou arteriosclerose acelerada do enxerto (Figura 17.10B). A vasculopatia do enxerto é frequentemente observada em aloenxertos cardíacos e renais que entraram em falência e podem se desenvolver em qualquer transplante de órgão vascularizado dentro de 6 meses a 1 ano após o transplante. Os prováveis mecanismos subjacentes às lesões vasculares oclusivas da rejeição crônica são a ativação de células T alorreativas e a secreção de IFN-γ e outras citocinas que estimulam a proliferação de células musculares lisas vasculares. Conforme as lesões arteriais de arteriosclerose do enxerto progridem, o fluxo sanguíneo para o parênquima do enxerto é comprometido, e o parênquima é lentamente substituído por tecido fibrótico não funcional (Figura 17.10C). A fibrose intersticial observada na rejeição crônica pode também ser uma resposta de

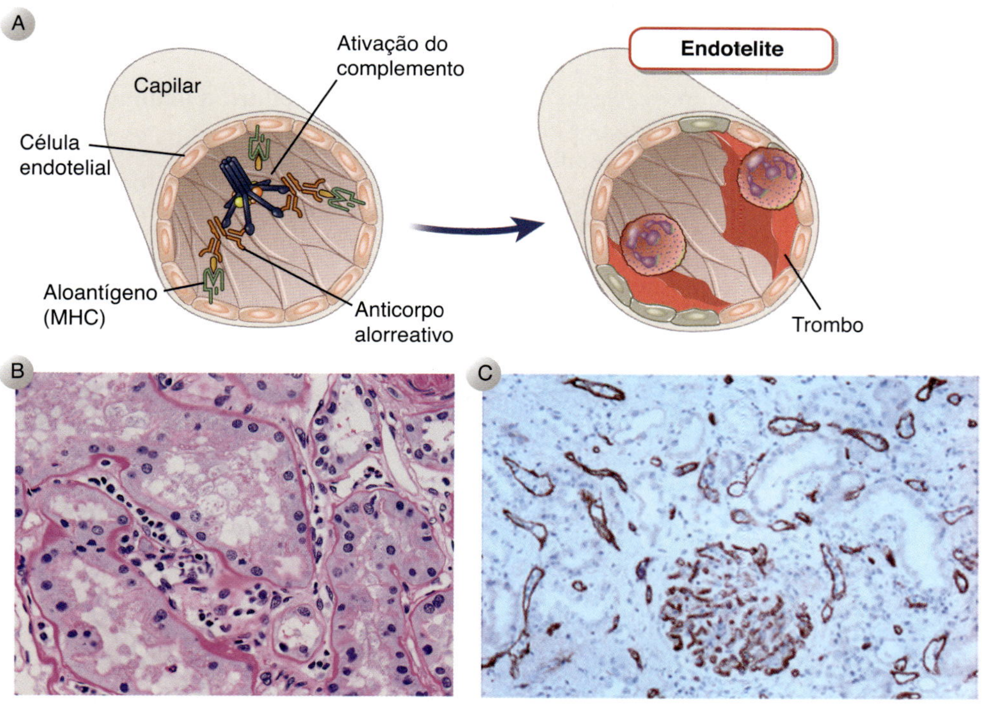


**Figura 17.9 Rejeição aguda mediada por anticorpos.** **A.** Anticorpos alorreativos formados após o transplante podem contribuir para a lesão parequimal e vascular. **B.** Rejeição aguda mediada por anticorpos de um aloenxerto renal com células inflamatórias nos capilares peritubulares. **C.** Deposição do componente C4d do complemento em capilares na rejeição mediada por anticorpos, revelada por imuno-histoquímica com marcação em marrom. *MHC*, complexo principal de histocompatibilidade. (*B* e *C*, Cortesia do Dr. Zoltan Laszik, Department of Pathology, University of California, San Francisco, California.)

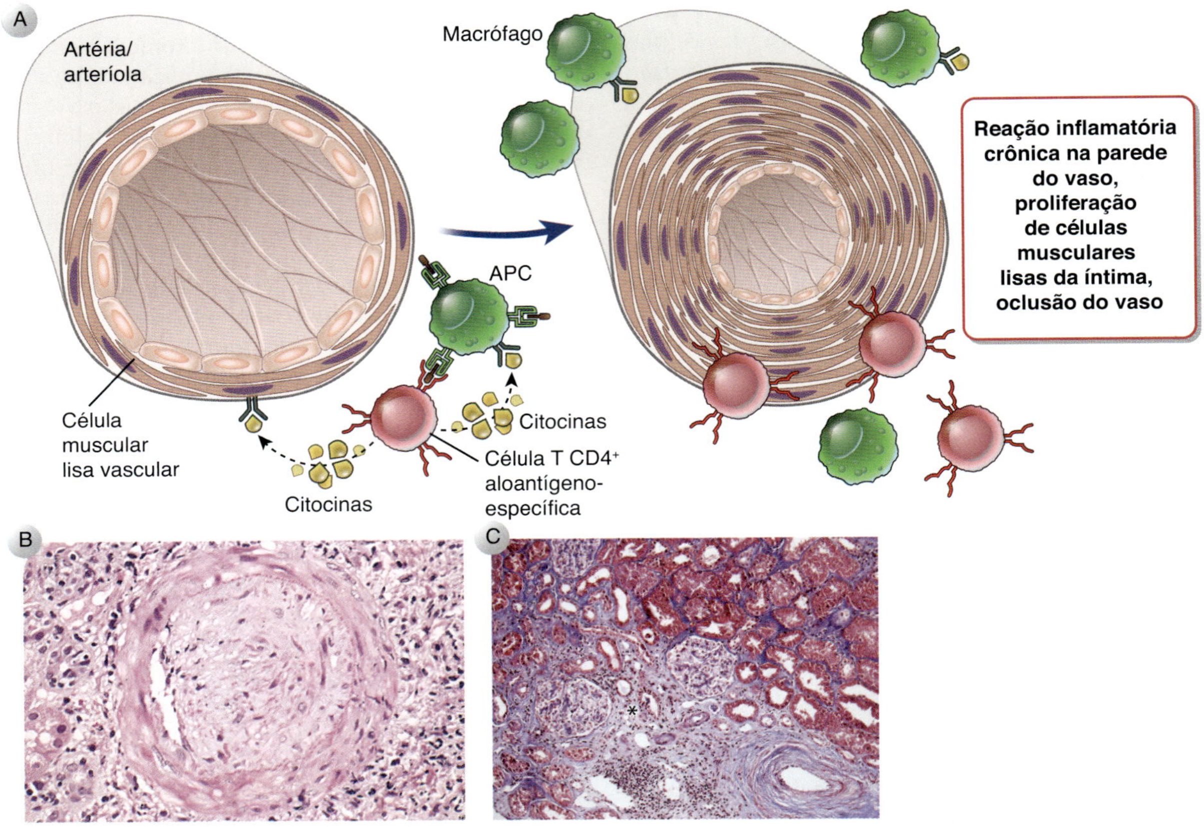


**Figura 17.10 Rejeição crônica.** **A.** Na rejeição crônica com arteriosclerose do enxerto, a lesão à parede do vaso leva a proliferação de células musculares lisas da íntima e oclusão luminal. Essa lesão pode ser causada por uma reação inflamatória crônica aos aloantígenos da parede vascular. **B.** Rejeição crônica de um aloenxerto renal com arteriosclerose do enxerto. O lúmen vascular é substituído por um acúmulo de células musculares lisas e tecido conectivo na íntima do vaso. **C.** Fibrose e perda dos túbulos em um rim com rejeição crônica (*região inferior esquerda*) adjacente a um rim relativamente normal (*região superior direita*). As áreas em azul mostram fibrose, e uma artéria com arteriosclerose no enxerto está presente (*região inferior direita*). (*B*, Cortesia do Dr. Helmut Rennke, Department of Pathology, Brigham and Women's Hospital, Boston, Massachusetts; *C*, Cortesia do Dr. Zoltan Laszik, Department of Pathology, University of California, San Francisco, California.)

reparo ao dano celular do parênquima causado por repetidos ataques de rejeição aguda mediada por anticorpos ou de rejeição celular, isquemia perioperatória, efeitos tóxicos de fármacos imunossupressores e até mesmo infecções virais crônicas. A rejeição crônica leva à insuficiência cardíaca congestiva ou arritmias em pacientes de transplantes cardíacos, ou à perda da função glomerular e tubular e insuficiência renal em pacientes transplantados renais.

## PREVENÇÃO E TRATAMENTO DA REJEIÇÃO DOS ALOENXERTOS

Se o receptor de um aloenxerto tem um sistema imunológico totalmente funcional, o transplante quase invariavelmente resulta em alguma forma de rejeição. As estratégias utilizadas na prática clínica e em modelos experimentais para evitar ou retardar a rejeição são a imunossupressão geral e a redução da força da reação alogênica específica. Um objetivo importante da pesquisa em transplantes é encontrar maneiras de induzir tolerância doador-específica, que permitiria a sobrevivência dos enxertos sem a realização de imunossupressão inespecífica.

### Métodos para reduzir a imunogenicidade dos aloenxertos

***Os órgãos sólidos usados em transplantes se originam de doadores vivos e falecidos, e a sobrevivência do enxerto após o transplante varia em função da fonte.*** A maior barreira para o transplante como opção terapêutica para falência de órgãos é a disponibilidade de órgãos. Atualmente, nos EUA, há aproximadamente 110 mil pessoas aguardando um transplante de órgão que lhes salve a vida, mas apenas cerca de 20 mil doadores ao ano. Doadores vivos podem doar um rim, um lobo de um pulmão e partes do fígado, pâncreas ou intestino, porque podem permanecer saudáveis após esses tipos de doações. Doadores vivos podem ser geneticamente relacionados ao receptor, incluindo irmãos, pais, crianças (com mais de 18 anos de idade), tias, tios, primos, primas e sobrinhos. Outros doadores vivos podem ser pessoas não relacionadas. Como discutimos, a rejeição imunológica do enxerto tem como alvo proteínas alogênicas codificadas por alelos polimórficos do receptor que não são compartilhadas pelo doador. Doadores relacionados irão compartilhar mais alelos de genes polimórficos, incluindo genes do MHC, do que doadores não relacionados, e isso reduzirá a incidência e a gravidade de episódios de rejeição (discutidos mais adiante). Por exemplo, como os genes do MHC são herdados como haplótipos ligados, há 25% de probabilidade de que dois irmãos tenham genes do MHC idênticos, enquanto a probabilidade de um doador e um receptor não relacionados ter genes idênticos do MHC é extremamente baixa.

Doadores falecidos, chamados doadores cadáveres, são fontes de qualquer órgão transplantável e a única fonte de órgãos que não podem ser removidos de um doador vivo, como o coração. Muitos doadores falecidos sofrem morte cerebral, com perda completa e irreversível de qualquer função nobre do cérebro, mas os demais órgãos podem ser mantidos vivos no corpo por meio de suporte vital cardiorrespiratório até pouco antes da coleta do órgão. Menos frequentemente, os órgãos são recuperados de pessoas logo em seguida à parada irreversível da circulação e da respiração, como após os traumatismos. A sobrevivência de enxertos de doadores falecidos é, em média, menor que a sobrevivência de enxertos de doadores vivos relacionados ou não relacionados, porque ocorre mais lesão isquêmica nos órgãos removidos após a morte do doador. Ademais, a maioria dos doadores falecidos não é relacionada aos receptores, e enxertos desse tipo normalmente expressam mais antígenos distintos daqueles do receptor, e podem estimular respostas de rejeição mais fortes que as estimuladas por doadores vivos.

***No transplante humano, a principal estratégia para reduzir a imunogenicidade do enxerto tem sido a de minimizar as diferenças alogênicas entre o doador e o receptor.*** Vários testes clínicos de laboratório são realizados rotineiramente para reduzir o risco de rejeição imunológica de enxertos. Estes incluem a tipagem sanguínea ABO; a determinação de alelos de HLA expressos em células do doador e do receptor, chamada tipagem do tecido; a detecção dos anticorpos pré-formados no receptor que reconhecem o HLA e outros antígenos representativos da população do doador; e a detecção de anticorpos pré-formados do receptor que se ligam aos antígenos dos leucócitos de um doador identificado, chamada prova cruzada. Nem todos esses testes são feitos em todos os tipos de transplantes. A seguir, vamos resumir cada um deles e discutir seu significado.

***Para evitar a rejeição hiperaguda, os antígenos do grupo sanguíneo ABO do doador do enxerto são selecionados para serem compatíveis com o receptor.*** Esse teste é utilizado uniformemente no transplante de órgãos, porque os enxertos normalmente não sobrevivem se houver incompatibilidade ABO entre o doador e o receptor. Os anticorpos naturais IgM específicos para os antígenos do grupo sanguíneo ABO alogênico causarão uma rejeição hiperaguda. A tipagem sanguínea é realizada por meio da mistura das hemácias do sangue de um paciente com soros padronizados contendo anticorpos anti-A e anti-B. Se o paciente expressa qualquer antígeno de grupo sanguíneo, o soro específico para o antígeno irá aglutinar as hemácias. A biologia do sistema de grupo sanguíneo ABO é discutida mais adiante neste capítulo, no contexto da transfusão sanguínea.

***No transplante renal, quanto maior forem os alelos de MHC compatíveis entre o doador e o receptor, melhor a sobrevida do enxerto*** (Figura 17.11). A compatibilidade de HLA teve influência mais profunda na sobrevida do enxerto antes de os fármacos imunossupressores modernos serem rotineiramente utilizados. Entretanto, os dados atuais ainda mostram uma sobrevida significativamente maior dos enxertos quando doador e receptor têm menos incompatibilidade de alelos do HLA. A experiência clínica do passado, empregando métodos de tipagem mais antigos, demonstrou que, de todos os *loci* de classe I e de classe II do MHC, a compatibilidade de HLA-A, HLA-B e HLA-DR é a mais importante para predizer a sobrevida dos aloenxertos renais. (O HLA-C não é tão polimórfico quanto HLA-A ou HLA-B, enquanto o HLA-DR e o HLA-DQ estão em desequilíbrio de ligação, de modo que a compatibilidade do *locus* DR frequentemente também representa compatibilidade do *locus* DQ.) Apesar de os protocolos atuais de tipagem em muitos centros incluírem os *loci* HLA-C, HLA-DQ e HLA-DP, a maior parte dos dados disponíveis para predição dos resultados do enxerto se refere apenas às incompatibilidades de HLA-A, HLA-B e HLA-DR. Como dois alelos expressos codominantemente são herdados para cada um desses genes de HLA, é possível que haja de zero a seis incompatibilidades HLA desses três *loci* entre o doador e o receptor. A ausência de incompatibilidade antigênica significa a melhor sobrevida dos enxertos de doadores vivos, e de enxertos com incompatibilidade antigênica significa sobrevida similar. A sobrevida de enxertos com duas a seis incompatibilidades de HLA é significativamente

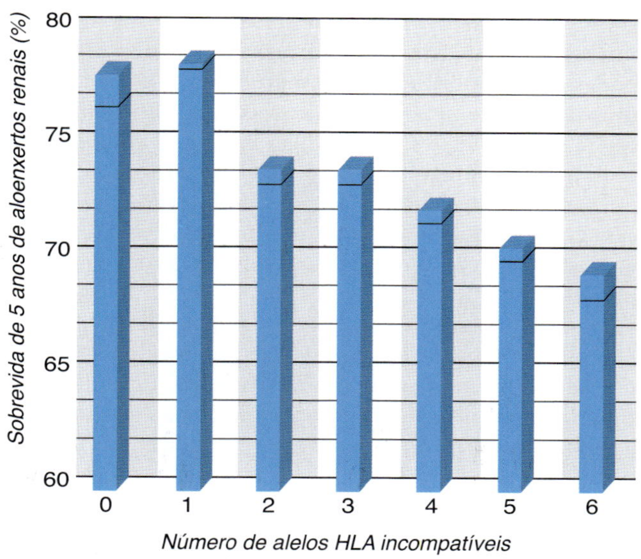


**Figura 17.11 Influência da compatibilidade do complexo principal de histocompatibilidade na sobrevida do enxerto.** A compatibilidade de alelos do complexo principal de histocompatibilidade (*MHC*) entre o doador e o receptor melhora significativamente a sobrevivência do enxerto renal. Os dados mostrados referem-se a enxertos de doadores falecidos (cadáveres). A compatibilidade dos antígenos leucocitários humanos (*HLA*) tem menos impacto na sobrevida dos aloenxertos renais de doadores vivos e alguns alelos do MHC são mais importantes que outros na determinação do resultado. (Dados do Scientific Registry of Transplant Recipients. SRTR annual report 2012. Disponível em http://www.srtr.org/. Acesso em: julho de 2013.)

pior que a de enxertos com nenhuma ou uma incompatibilidade antigênica. A incompatibilidade de dois ou mais genes de HLA tem impacto ainda maior sobre os aloenxertos renais de doadores cadáveres (não relacionados). Portanto, as tentativas feitas para reduzir o número de diferenças em alelos de HLA expressos em células do doador e do receptor apresentarão um efeito modesto na redução da probabilidade de rejeição.

A avaliação da compatibilidade de HLA nos transplantes renais é possível porque os rins dos doadores podem ser armazenados por algum tempo antes de serem transplantados, e os pacientes que necessitam de um aloenxerto renal podem ser mantidos em diálise até que um órgão bastante compatível esteja disponível. No caso dos transplantes de coração e fígado, a preservação dos órgãos é mais difícil, e os potenciais receptores normalmente estão em estado crítico. Por essas razões, a tipagem do HLA não é considerada no pareamento de potenciais doadores e receptores, e a escolha do doador e do receptor baseia-se na compatibilidade do grupo sanguíneo ABO, em outras medidas de compatibilidade imunológica descritas mais adiante e na compatibilidade anatômica. A escassez de doadores de coração, a necessidade emergencial de transplante e o sucesso da imunossupressão se sobrepõem a qualquer benefício da redução da incompatibilidade de HLA entre doador e receptor. Como será discutido mais adiante, em transplantes de CTHs, a compatibilidade de HLA é essencial para reduzir o risco da doença do enxerto-*versus*-hospedeiro (GVHD; do inglês, *graft-versus-host disease*).

A maioria das determinações do haplótipo de HLA é realizada agora pela reação em cadeia da polimerase (PCR; do inglês, *polymerase chain reaction*), substituindo métodos sorológicos mais antigos. Os genes do MHC podem ser amplificados pelo método da PCR com o uso de *primers* que se ligam às sequências não polimórficas nas terminações 5′ e 3′ dos éxons que codificam as regiões polimórficas das moléculas do MHC de classe I e de classe II. O segmento de DNA amplificado pode então ser sequenciado. Assim, a sequência real de nucleotídios e, portanto, a de aminoácidos prevista pode ser determinada diretamente para os alelos do MHC de qualquer célula, fornecendo uma tipagem molecular precisa do tecido. Com base nesses esforços de sequenciamento do DNA, a nomenclatura dos alelos de HLA mudou para refletir a identificação de diversos alelos não distinguidos pelos métodos sorológicos anteriores. Cada alelo definido pela sequência tem pelo menos um número de quatro dígitos, mas alguns alelos requerem seis ou oito dígitos para uma definição precisa. Os primeiros dois dígitos geralmente correspondem ao alotipo mais antigo definido sorologicamente, enquanto o terceiro e o quarto dígitos indicam os subtipos. Os alelos com diferenças nos quatro primeiros dígitos codificam proteínas com diferentes aminoácidos. Por exemplo, HLA-DRB1*1301 é o alelo 01 definido pela sequência da família de genes sorologicamente definida HLA-DR13, que codifica a proteína β1 do HLA-DR.

***Os pacientes que necessitam de aloenxertos também são testados quanto à presença de anticorpos pré-formados contra as moléculas de MHC do doador ou outros antígenos da superfície celular***. Dois tipos de testes são realizados para detectar esses anticorpos. No teste do painel de reatividade de anticorpos (PRA), os pacientes à espera do transplante de órgãos são testados quanto à presença de anticorpos reativos pré-formados contra moléculas de HLA alogênicas prevalentes na população. A presença desses anticorpos, que podem ser produzidos como um resultado de gestações, transfusões ou transplantes anteriores, aumenta o risco de rejeição vascular hiperaguda ou aguda. Pequenas quantidades de soro do paciente são misturadas a esferas (*beads*) marcadas com múltiplas fluorescências e revestidas com moléculas de MHC definidas, representativas dos alelos de MHC que podem estar presentes na população de doadores de órgãos. Cada molécula de MHC está ligada a uma esfera com um marcador fluorescente colorido diferente. A ligação dos anticorpos do paciente às esferas é determinada por citometria de fluxo. Os resultados são apresentados na forma de porcentagem do painel de alelos do MHC com qual o soro do paciente reage. O PRA é determinado em várias ocasiões enquanto um paciente aguarda pelo aloenxerto de um órgão. Isso ocorre porque o PRA pode variar, uma vez que cada painel é escolhido aleatoriamente, e o título dos anticorpos do soro do paciente pode mudar ao longo do tempo.

Se um potencial doador é identificado, o teste de prova cruzada irá determinar se o paciente tem anticorpos que reagem especificamente com as células daquele doador. O teste é realizado por meio da mistura de soro do receptor com os linfócitos do sangue do doador (uma fonte conveniente de células, algumas das quais expressam proteínas do MHC tanto de classe I quanto de classe II). Testes de citotoxicidade mediada pelo complemento ou ensaios de citometria de fluxo podem então ser usados para determinar se os anticorpos no soro do receptor se ligaram às células do doador. Por exemplo, o complemento é adicionado à mistura de células e de soro. Se os anticorpos pré-formados, geralmente contra moléculas de MHC do doador, estiverem presentes no soro do receptor, as células do doador serão lisadas. Essa seria uma prova cruzada positiva, indicando que o doador é inadequado para aquele receptor.

## Imunossupressão para prevenir ou tratar a rejeição de aloenxertos

***Os fármacos imunossupressores que inibem ou matam os linfócitos T são os principais agentes utilizados para tratar ou prevenir a rejeição dos enxertos***. Vários fármacos são geralmente utilizados (Figura 17.12).

### Inibidores das vias de sinalização das células T

***Os inibidores da calcineurina, ciclosporina e tracrolimo (FK506) inibem a transcrição de determinados genes em células T, mais notavelmente genes que codificam citocinas como a IL-2***. A ciclosporina é um peptídio fúngico que se liga com alta afinidade a uma proteína celular ubíqua chamada ciclofilina. O complexo formado por

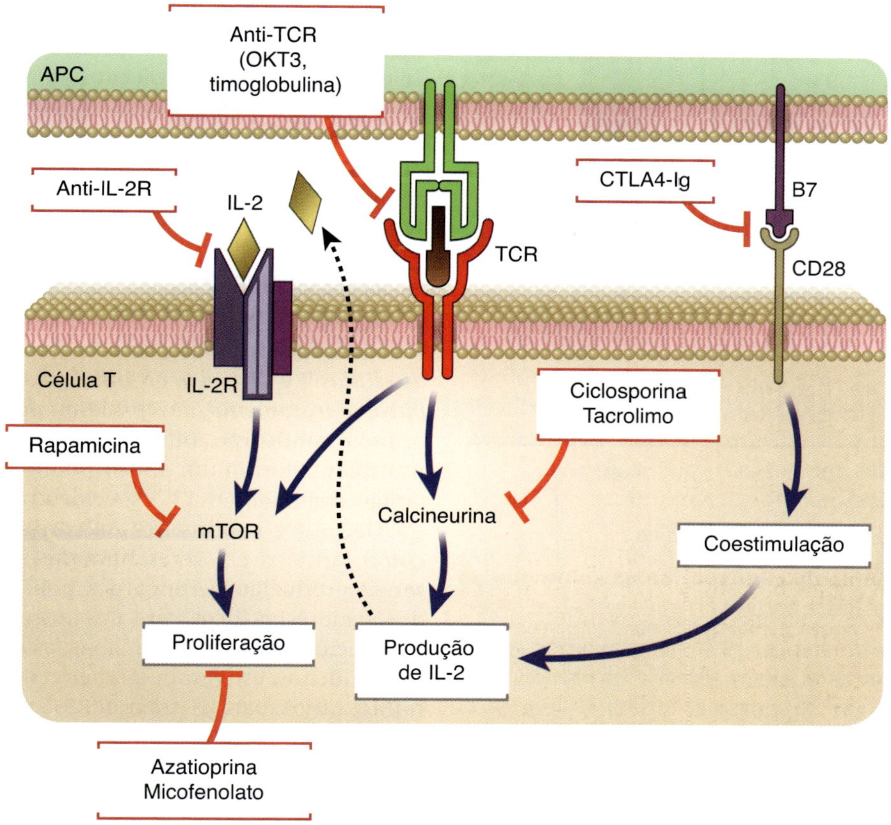


**Figura 17.12 Mecanismos de ação dos fármacos imunossupressores.** Cada categoria principal de fármacos usados para prevenir ou tratar a rejeição de aloenxertos é mostrada juntamente com os alvos moleculares dos fármacos. *APC*, célula apresentadora de antígeno; *CTL*, linfócito T citotóxico; *IL*, interleucina; *mTOR*, alvo mecanístico da rapamicina; *TCR*, receptor de célula T.

ciclosporina e ciclofilina se liga e inibe a atividade enzimática da calcineurina, uma serina/treonina fosfatase ativada por cálcio/calmodulina (ver Capítulo 7). Como a calcineurina é necessária para ativar o fator de transcrição fator nuclear das células T ativadas (NFAT; do inglês, *nuclear factor of activated T cells*), a ciclosporina inibe a ativação do NFAT e a transcrição da IL-2 e de outros genes de citocinas. O resultado líquido é que a ciclosporina bloqueia a proliferação e diferenciação de células T dependentes de IL-2. O tacrolimo é um macrolídio produzido por uma bactéria que funciona como a ciclosporina. O tacrolimo se liga à proteína ligante de FK506 (FKBP; do inglês, *FK506 binding protein*), e o complexo compartilha com o complexo ciclosporina-ciclofilina a capacidade de se ligar à calcineurina e inibir a sua atividade.

A introdução de ciclosporina na prática clínica inaugurou a era moderna dos transplantes. Antes do uso da ciclosporina, a maioria dos corações e fígados transplantados era rejeitada. Agora, como um resultado do uso da ciclosporina, tacrolimo e outros fármacos introduzidos mais recentemente, a maioria desses aloenxertos sobrevive por mais de 5 anos (Figura 17.13). No entanto, os inibidores de calcineurina têm limitações. Por exemplo, em doses necessárias para a imunossupressão ótima, a ciclosporina causa danos renais e alguns episódios de rejeição são refratários ao tratamento com o fármaco. O tacrolimo foi inicialmente usado em receptores de transplante de fígado, mas agora substituiu amplamente a ciclosporina em todos os transplantes de órgãos devido à melhor eficácia e segurança.

***O fármaco imunossupressor rapamicina (sirolimo) inibe a proliferação de células T mediada por fatores de crescimento.*** Assim como o tracrolimo, a rapamicina se liga a FKBP, mas o complexo rapamicina-FKBP não inibe a calcineurina. Em vez disso, esse complexo liga-se e inibe uma enzima celular chamada alvo mecanístico da rapamicina (mTOR; do inglês, *mechanistic target of rapamycin*), uma serina/treonina quinase proteica necessária para a tradução de proteínas que promovem a sobrevivência e a proliferação celular. A mTOR é regulada negativamente por um complexo proteico chamado complexo esclerose tuberosa 1 (TSC1; do inglês, *tuberous sclerosis complex 1*)-TSC2. A sinalização por fosfatidilinositol 3-quinase (PI3 K)-AKT resulta na fosforilação de TSC2 e liberação da inibição de mTOR. Várias vias de sinalização dos receptores de fatores de crescimento, incluindo a via do receptor de IL-2 nas células T, bem como os sinais do TCR e CD28, ativam mTOR através de PI3 K-AKT, levando à tradução de proteínas necessárias para a progressão do ciclo celular. Assim, por meio da inibição da função de mTOR, a rapamicina bloqueia a proliferação de células T. A combinação de inibidores de calcineurina (que bloqueiam a síntese de IL-2) e rapamicina (que bloqueia a proliferação dirigida por IL-2) inibe de maneira potente as respostas de células T.

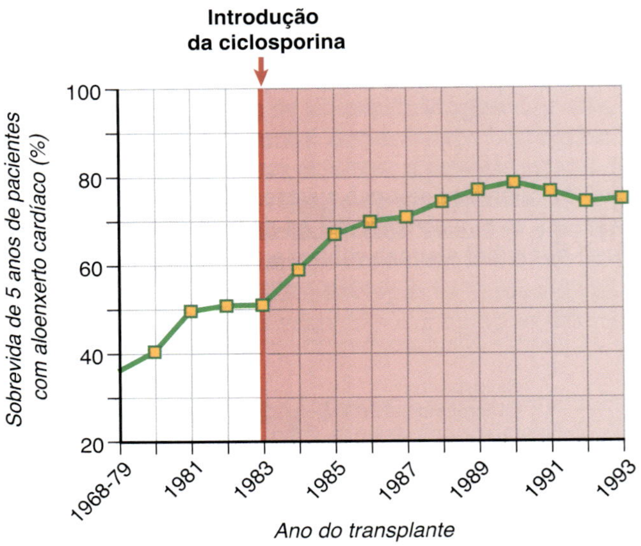


**Figura 17.13 Influência da ciclosporina na sobrevida do enxerto.** As taxas de sobrevivência de 5 anos para os pacientes que receberam enxertos cardíacos aumentaram significativamente começando quando a ciclosporina foi introduzida, em 1983 (Dados do Transplant Patient DataSource, United Network for Organ Sharing, Richmond, Virginia.)

Curiosamente, a rapamicina inibe a geração de células T efetoras, mas não prejudica tanto a sobrevivência e as funções das células T reguladoras (Tregs), o que pode promover a supressão imunológica da rejeição do enxerto. A mTOR está envolvida com as funções de DCs e, portanto, os efeitos da rapamicina sobre essas células podem suprimir as respostas de células T. A mTOR está também envolvida na proliferação de células B e respostas dos anticorpos e, por isso, a rapamicina pode também ser eficaz na prevenção ou no tratamento da rejeição mediada por anticorpos.

Outras moléculas envolvidas na sinalização de citocinas e do TCR também são alvos de fármacos imunossupressores que estão em ensaios clínicos para tratamento ou prevenção de rejeição de aloenxertos. Essas moléculas-alvo incluem a tirosinoquinase JAK3, que está envolvida na sinalização por vários receptores de citocinas, incluindo IL-2, e a proteinoquinase C, uma quinase essencial na sinalização do TCR.

### Antimetabólitos

***Toxinas metabólicas que matam as células T em proliferação são usadas em combinação com outros fármacos para tratar a rejeição do enxerto.*** Esses agentes inibem a proliferação de precursores de linfócitos durante sua maturação e também matam células T maduras em proliferação que foram estimuladas por aloantígenos. A primeira substância a ser desenvolvida para a prevenção e o tratamento da rejeição foi a azatioprina. Esse fármaco ainda é usado, mas é tóxico para precursores de leucócitos na medula óssea e os enterócitos no intestino. O fármaco mais amplamente usado dessa classe é o micofenolato de mofetila (MMF). O MMF é metabolizado a ácido micofenólico, que bloqueia a atividade da inosina monofosfato desidrogenase, uma enzima necessária para a síntese *de novo* dos nucleotídios de guanina. Como os linfócitos em proliferação são particularmente dependentes da síntese *de novo* das purinas, o MMF atinge os linfócitos de maneira relativamente específica. O MMF é agora usado rotineiramente, em geral, em combinação com o tacrolimo, para prevenir a rejeição aguda do enxerto.

### Bloqueio de função ou depleção de anticorpos antilinfócitos

***Os anticorpos que reagem com estruturas da superfície de células T e destroem ou inibem as células T são usados para o tratamento de episódios de rejeição aguda.*** O primeiro anticorpo anticélulas T utilizado em pacientes transplantados foi um anticorpo monoclonal de camundongo chamado OKT3, específico para o CD3 humano. (O OKT3 foi o primeiro anticorpo monoclonal usado como fármaco em seres humanos, mas não está mais sendo produzido.) Anticorpos policlonais de coelho ou de cavalo específicos para uma mistura de proteínas da superfície de células T humanas, as chamadas globulinas antitimócitos, estiveram também em uso clínico durante muitos anos para o tratamento da rejeição aguda de aloenxertos. Esses anticorpos anticélulas T eliminam as células T circulantes seja pela ativação do sistema complemento que elimina as células T ou pela sua opsonização para a fagocitose.

Os anticorpos monoclonais específicos para CD25, a subunidade α do receptor da IL-2, estão agora em uso clínico. Esses reagentes previnem a ativação das células T pelo bloqueio da ligação da IL-2 a células T ativadas e de sua sinalização.

Outro anticorpo monoclonal utilizado no transplante clínico é um específico para CD52, uma proteína da superfície celular amplamente expressa na maioria das células B e T maduras, cuja função não é compreendida. O anti-CD52 (chamado alemtuzumabe) foi originalmente desenvolvido para o tratamento de tumores de células B, e verificou-se que depleta a maior parte das células T e B periféricas por muitas semanas após a injeção em pacientes. Nos primeiros ensaios clínicos, o anti-CD52 foi administrado antes e logo após o transplante, com a esperança de que poderia induzir um estado de tolerância prolongada do enxerto, mas não é amplamente usado nos dias atuais.

A principal limitação para a utilização de anticorpos monoclonais ou policlonais de outras espécies é que os seres humanos, quando recebem esses agentes, produzem anticorpos anti-Ig que eliminam a Ig exógena injetada. Por esse motivo, anticorpos humanizados (p. ex., contra CD3 e CD25), que são menos imunogênicos, foram desenvolvidos (ver Capítulo 5).

### Bloqueio da coestimulação

***Os fármacos que bloqueiam as vias de coestimulação de células T reduzem a rejeição aguda do aloenxerto.*** A base racional para o uso desses tipos de fármacos é impedir a entrega dos sinais coestimuladores necessários para a ativação das células T (ver Capítulo 9). Lembre-se de que a CTLA4-Ig é uma proteína recombinante formada pela porção extracelular de CTLA-4 fundida a um domínio Fc de IgG. Uma forma de alta afinidade da CTLA4-Ig, chamada belatacepte, que se liga às moléculas B7 nas APCs impedindo-as de interagir com o CD28 das células T (ver Figura 9.7), está aprovada para utilização em pacientes transplantados. Estudos clínicos mostraram que a belatacepte pode ser tão eficiente quanto a ciclosporina na prevenção da rejeição aguda, mas seu alto custo e outros fatores têm limitado o uso generalizado desse agente biológico. Um anticorpo que se liga ao ligante de CD40 (CD40L) da célula T e impede suas interações com CD40 nas APCs (ver Capítulo 9) também se mostrou benéfico para a prevenção da rejeição do enxerto em animais de laboratório. Em alguns protocolos experimentais, o bloqueio simultâneo de B7 e CD40 parece ser mais eficiente que o bloqueio isolado para promover a sobrevivência do enxerto. Todavia, em ensaios clínicos com o anticorpo anti-CD40L, os pacientes desenvolveram complicações trombóticas, aparentemente relacionadas à expressão de CD40L em plaquetas humanas.

### Tratamento para a redução de aloanticorpos e células B alorreativas

À medida que aprendemos mais acerca da importância dos aloanticorpos mediando a rejeição aguda e, talvez, a rejeição crônica, terapias que têm como alvo os anticorpos e as células B, desenvolvidas para outras doenças, estão agora sendo utilizadas em pacientes transplantados. Por exemplo, a plasmaférese é usada, às vezes, para o tratamento de rejeição aguda mediada por anticorpos. Nesse procedimento, o sangue do paciente é bombeado por meio de uma máquina que remove o plasma, mas retorna às células sanguíneas para a circulação. Dessa forma, os anticorpos circulantes, incluindo os anticorpos alorreativos patogênicos, podem ser removidos. A imunoglobulina intravenosa (IVIG; do inglês, *intravenous immunoglobulin*), uma terapia aceita para várias doenças inflamatórias mediadas por anticorpos, também está sendo usada para tratar rejeição aguda mediada por anticorpos. Na terapia com IVIG, a IgG coletada de vários doadores normais é injetada por via intravenosa em um paciente. Os mecanismos de ação não estão totalmente compreendidos, mas provavelmente envolvem a ligação da IgG injetada aos receptores Fc do paciente em vários tipos celulares, reduzindo assim a produção de aloanticorpos e bloqueando as funções efetoras dos anticorpos do próprio paciente. A IVIG também aumenta a degradação dos anticorpos do paciente pela inibição competitiva da sua ligação ao receptor Fc neonatal (ver Capítulo 5). A depleção de células B por meio da administração de rituximabe, um anticorpo anti-CD20 aprovado para o tratamento de linfomas de células B e de doenças autoimunes, é usada em alguns casos de rejeição aguda mediada por anticorpos. O inibidor dos proteassomos, bortezomibe, que destrói plasmócitos e está aprovado para o tratamento do mieloma múltiplo, também é usado em alguns casos para tratar a rejeição do aloenxerto mediada por anticorpos.

### Fármacos anti-inflamatórios

***Os agentes anti-inflamatórios, especificamente os corticosteroides, são frequentemente usados para reduzir a reação inflamatória aos aloenxertos de órgãos.*** O mecanismo de ação proposto para esses hormônios naturais e seus análogos sintéticos é o bloqueio da síntese e a secreção de citocinas, incluindo o TNF e a IL-1, além de outros mediadores inflamatórios, como as prostaglandinas, as espécies reativas de oxigênio e o óxido nítrico, produzidos pelos macrófagos e outras células inflamatórias. O resultado líquido dessa terapia é a redução do recrutamento de leucócitos, inflamação e danos ao enxerto.

***Os protocolos imunossupressores atuais têm melhorado dramaticamente a sobrevida do enxerto.*** Antes do uso dos inibidores de calcineurina, a taxa de sobrevida de 1 ano dos enxertos renais de cadáveres não relacionados estava entre 50 e 60%, com uma taxa de 90% para enxertos de doadores familiares vivos (que são mais compatíveis com os receptores). Desde a introdução da ciclosporina, tacrolimo, rapamicina e MMF, a taxa de sobrevida de 1 ano dos enxertos renais de cadáveres não relacionados aumentou para cerca de 90%. Os transplantes cardíacos, para os quais a compatibilidade do HLA não é exequível, também se beneficiaram de forma significativa com o uso de várias classes de fármacos imunossupressores comentados anteriormente e agora apresentam em torno de 90% de taxa de sobrevida em 1 ano e cerca de 75% de taxa de sobrevida em 5 anos. A experiência com outros órgãos é mais limitada, mas as taxas de sobrevida dos pacientes também melhoraram com o uso da terapia imunossupressora moderna, com taxas de sobrevida de 10 anos de aproximadamente 60 e 75% para os receptores de pâncreas e fígado, respectivamente, e taxa de sobrevida de 3 anos em 70 a 80% para os receptores de pulmão.

Uma imunossupressão forte é geralmente iniciada em receptores de aloenxertos no momento do transplante com uma combinação de fármacos chamada terapia de indução. Depois de alguns dias, os fármacos são alterados para a manutenção da imunossupressão a longo prazo. Por exemplo, no caso de transplante renal em adultos, um paciente pode ser inicialmente induzido com um anticorpo de depleção antirreceptor de IL-2 ou anticélulas T e uma alta dose de corticosteroides, e então mantido com um inibidor de calcineurina, um antimetabólito e, talvez, corticosteroides em doses baixas. A rejeição aguda, quando ocorre, é controlada com a rápida intensificação da terapia imunossupressora. Em transplantes modernos, a rejeição crônica se tornou uma causa mais comum de falência do aloenxerto, especialmente em transplantes cardíacos. A rejeição crônica é muito menos responsiva à imunossupressão do que a rejeição aguda.

***A terapia imunossupressora leva ao aumento da suscetibilidade a infecções e tumores.*** O principal objetivo da imunossupressão para tratar a rejeição do enxerto é reduzir a geração e a função das células T auxiliares e dos CTLs, que medeiam a rejeição celular aguda. Dessa forma, não é de se estranhar que a defesa contra vírus e outros patógenos e tumores intracelulares, a função fisiológica das células T, também esteja comprometida em receptores de transplantes imunossuprimidos. A reativação de herpes-vírus latentes é um problema frequente em pacientes imunossuprimidos, incluindo o citomegalovírus, o herpes-vírus simples, vírus varicela-zóster e o vírus Epstein-Barr (EBV). Por essa razão, os receptores de transplantes agora recebem a terapia antiviral profilática para infecções por herpes-vírus. Os pacientes transplantados imunossuprimidos também apresentam maior risco de contrair uma variedade de infecções oportunistas, que normalmente não ocorrem nas pessoas imunocompetentes, incluindo infecções fúngicas (pneumonia por *Pneumocystis jiroveci*, histoplasmose, coccidioidomicose e microsporidiose) e infecções por protozoários (toxoplasmose e criptosporidiose). Os receptores imunossuprimidos de aloenxertos têm risco mais alto de desenvolver câncer em comparação com a população em geral, incluindo várias formas de câncer de pele. Alguns tumores mais frequentemente encontrados em pacientes transplantados são reconhecidamente originados de infecções virais e, portanto, podem surgir em decorrência de imunidade antiviral deficiente. Esses tumores incluem o carcinoma cervical uterino, que está relacionado com a infecção pelo papilomavírus humano, e linfomas causados pela infecção por EBV. Os linfomas encontrados em receptores de aloenxertos são chamados doenças linfoproliferativas pós-transplante (PTLDs; do inglês, *post-transplantation lymphoproliferative disorders*), e a maior parte delas é derivada de linfócitos B infectados pelo EBV.

Apesar do risco de infecções e neoplasias associadas ao uso de fármacos imunossupressores, a maior limitação da maioria desses medicamentos, incluindo os inibidores da calcineurina, os inibidores de mTOR, os antimetabólitos e os corticosteroides, é a toxicidade direta às células não relacionadas à imunossupressão. Em alguns casos, a toxicidade atinge as mesmas células afetadas pela rejeição, como a toxicidade da ciclosporina para as células epiteliais tubulares renais, o que pode complicar a interpretação do declínio da função renal em receptores de aloenxertos renais.

## Métodos para induzir tolerância doador-específica

***A rejeição de aloenxertos pode ser prevenida, tornando o hospedeiro tolerante aos aloantígenos do enxerto.*** A tolerância nesse contexto significa que o sistema imunológico do hospedeiro não danifica o enxerto, a despeito da suspensão dos agentes imunossupressores. Presume-se que a tolerância a um aloenxerto envolverá os mesmos mecanismos que participam da tolerância a autoantígenos (ver Capítulo 15), ou seja, anergia, deleção e supressão ativa de células T alorreativas por Tregs. A tolerância é desejável no transplante porque poderia ser específica ao aloantígeno e, consequentemente, evitaria os principais problemas associados à imunossupressão não específica, a saber: a imunodeficiência que leva ao aumento da suscetibilidade às infecções e ao desenvolvimento de tumores, e a toxicidade do fármaco. Além disso, alcançar a tolerância do enxerto pode reduzir a rejeição crônica, que, até o momento, não tem sido afetada pelos agentes imunossupressores comumente usados que previnem e revertem os episódios de rejeição aguda.

Várias abordagens experimentais e observações clínicas demonstraram que deve ser possível atingir a tolerância aos aloenxertos. Em experimentos com camundongos, Medawar *et al.* descobriram que, se os camundongos neonatos de uma linhagem (receptora) recebem células do baço de outra linhagem (doadora), os receptores, subsequentemente, aceitarão enxertos de pele do doador. Essa tolerância é aloantígeno-específica porque os receptores rejeitarão enxertos dos camundongos de linhagens que expressam alelos de MHC diferentes daqueles das células do baço do doador. Pacientes transplantados renais que receberam transfusões sanguíneas contendo leucócitos alogênicos têm menor incidência de episódios de rejeição aguda do que aqueles que nunca foram transfundidos. A explicação postulada para esse efeito é que a introdução de leucócitos alogênicos por transfusão produz tolerância a aloantígenos. Um mecanismo subjacente à indução de tolerância pode ser a presença entre as células transfundidas do doador de DCs imaturas indutoras de não responsividade aos aloantígenos do doador. De fato, o pré-tratamento de potenciais receptores com transfusões sanguíneas é agora utilizado como terapia profilática para reduzir a rejeição.

Várias estratégias estão sendo testadas para induzir a tolerância doador-específica em receptores de aloenxertos:

- ***Bloqueio de coestimulador.*** Postulou-se que o reconhecimento de aloantígenos, na ausência de coestimulação, levaria à tolerância das células T, e há algumas evidências experimentais em animais que dão suporte a isso. Entretanto, a experiência clínica com agentes que bloqueiam a coestimulação é que eles suprimem as respostas imunes ao aloenxerto, mas não induzem tolerância de longa duração, e os pacientes têm de ser mantidos na terapia
- ***Quimerismo hematopoético.*** Mencionamos anteriormente que a transfusão de células sanguíneas do doador para o receptor do enxerto inibe a rejeição. Se as células transfundidas do doador ou a progênie das células sobrevivem durante longos períodos, o receptor torna-se uma quimera. A tolerância de longa duração do aloenxerto por quimerismo hematopoético foi alcançada em um pequeno número de receptores de aloenxertos renais que receberam um transplante de CTHs do doador ao mesmo tempo em que o aloenxerto do órgão foi realizado, embora os riscos associados ao transplante de CTHs e a disponibilidade de doadores adequados possam limitar a aplicabilidade dessa abordagem
- ***Transferência ou indução de Tregs.*** As tentativas de gerar Tregs doador-específicas em cultura e transferi-las para receptores de enxertos estão em curso. Houve algum sucesso relatado em receptores de transplantes de CTHs, nos quais as infusões de Tregs reduzem da GVHD.

Em casos raros, alguns transplantes sobrevivem e funcionam mesmo após a interrupção da imunossupressão ou sua redução significativa devido a infecções ou toxicidades. Isso tem sido mais frequentemente observado em pacientes com transplante de fígado. Os médicos usam o termo tolerância operacional para se referirem a esse fenômeno. Em muitos casos, não está claro se as respostas de células T alorreativas estão reduzidas ou extinguidas. Também não se sabe por que isso ocorre com mais frequência com o transplante de fígado.

## TRANSPLANTE XENOGÊNICO

O uso de transplantes de órgãos sólidos como forma de terapia clínica é bastante limitado pelo número insuficiente de doadores de órgãos disponíveis. Por esse motivo, a possibilidade de transplante de órgãos de outros mamíferos, como porcos, em receptores humanos tem atraído grande interesse.

***Uma barreira imunológica essencial ao transplante xenogênico é a presença de anticorpos naturais nos receptores humanos que causam a rejeição hiperaguda.*** Mais de 95% dos primatas têm anticorpos IgM naturais que são reativos com determinantes carboidratos expressos por células de espécies evolutivamente distantes, como os porcos, os quais têm órgãos anatomicamente compatíveis com os dos seres humanos. A maioria dos anticorpos naturais humanos antiporco é dirigida a um determinante carboidrato formado pela ação de uma enzima α-galactosiltransferase suína. Essa enzima que posiciona uma porção de α-galactose ligada no mesmo substrato que em células de seres humanos e outros primatas é fucosilada para formar o antígeno do grupo sanguíneo H. Os pesquisadores produziram porcos geneticamente deficientes da α-galactosiltransferase na tentativa de resolver esse problema, mas essa estratégia apenas não foi bem-sucedida. Os seres humanos raramente produzem anticorpos naturais contra determinantes carboidratos de espécies estreitamente relacionadas, como os chimpanzés. Assim, órgãos de chimpanzés ou outros primatas superiores poderiam, teoricamente, ser aceitos em seres humanos. No entanto, preocupações éticas e logísticas têm limitado esses procedimentos.

Os anticorpos naturais contra xenoenxertos induzem rejeição hiperaguda pelos mesmos mecanismos observados na rejeição hiperaguda de aloenxertos. Esses mecanismos incluem a geração de pró-coagulantes nas células endoteliais e substâncias que causam agregação plaquetária, associados à perda de mecanismos anticoagulantes endoteliais. Entretanto, as consequências da ativação do complemento humano em células suínas são normalmente mais graves que as consequências da ativação do complemento por anticorpos naturais em células humanas alogênicas. Isso deve ocorrer porque algumas proteínas reguladoras do complemento produzidas pelas células dos porcos não são capazes de interagir com as proteínas do complemento humano e, portanto, não podem limitar a extensão da lesão induzida pelo sistema complemento humano (ver Capítulo 13). Por essas razões, os pesquisadores desenvolveram porcos geneticamente modificados que são transgênicos para as proteínas reguladoras do complemento humanas. A tecnologia CRISPR-Cas9 de edição gênica está sendo agora aplicada para gerar porcos com múltiplas modificações genéticas, escolhidas para reduzir a rejeição de xenoenxertos.

Mesmo quando a rejeição hiperaguda é prevenida, os xenoenxertos são frequentemente lesionados por uma forma de rejeição vascular aguda que ocorre dentro de 2 a 3 dias após o transplante. Essa forma de rejeição foi chamada rejeição tardia ao xenotransplante, rejeição aguda acelerada ou rejeição vascular aguda, sendo caracterizada por trombose intravascular e necrose das paredes dos vasos. Os mecanismos da rejeição tardia ao xenoenxerto não são completamente entendidos; achados recentes indicam que deve haver incompatibilidade entre as plaquetas dos primatas e as células endoteliais suínas que promovem trombose independentemente do dano mediado por anticorpos.

Os xenoenxertos também podem ser rejeitados pela resposta imune mediada por células T. Pensa-se que os mecanismos da rejeição mediada por células ao xenoenxertos sejam semelhantes aos descritos para a rejeição de aloenxertos.

## TRANSFUSÃO SANGUÍNEA E OS GRUPOS DE ANTÍGENOS SANGUÍNEOS ABO E Rh

***A transfusão sanguínea é uma forma de transplante na qual o sangue total ou células sanguíneas de um ou mais indivíduos são transferidos intravenosamente para a circulação de outro indivíduo.*** As transfusões sanguíneas são realizadas mais frequentemente para repor o sangue perdido por hemorragia ou para corrigir defeitos causados pela produção inadequada de células sanguíneas, que pode ocorrer em uma variedade de doenças. A principal barreira para as transfusões sanguíneas bem-sucedidas é a resposta imune contra moléculas da superfície celular que diferem entre os indivíduos. O sistema de aloantígenos mais importante na transfusão sanguínea é o sistema ABO, que será discutido em detalhes mais adiante. Os indivíduos que não expressam um antígeno de grupo sanguíneo em particular produzem anticorpos IgM naturais contra esse antígeno. Se esses indivíduos recebem hemácias expressando aquele antígeno, os anticorpos preexistentes ligam-se às células transfundidas, ativam o complemento e provocam reações de transfusão, que podem ser fatais. A transfusão que desrespeite a barreira ABO pode desencadear uma reação hemolítica imediata, resultando tanto na lise intravascular das hemácias, provavelmente mediada pelo sistema complemento, como na extensa fagocitose de eritrócitos revestidos por anticorpos e complemento, pelos macrófagos do fígado e do baço. A hemoglobina é liberada a partir das hemácias lisadas em quantidades que podem ser tóxicas para as células renais, causando a necrose aguda de células tubulares dos rins e falência renal. Febre alta, choque e coagulação intravascular disseminada podem também se desenvolver, sugestivos da liberação de quantidades massivas de citocinas (p. ex., TNF ou IL-1). A coagulação intravascular disseminada consome fatores de coagulação mais rápido do que eles podem ser sintetizados, e o paciente pode, paradoxalmente, morrer de hemorragia na presença de coagulação generalizada. Reações hemolíticas mais tardias podem resultar da incompatibilidade dos antígenos de grupos sanguíneos secundários. Isso resulta na perda progressiva das hemácias transfundidas, provocando anemia e icterícia, esta última uma consequência da sobrecarga do fígado com pigmentos derivados da hemoglobina.

## Antígenos dos grupos sanguíneos ABO

***Os antígenos ABO são carboidratos ligados a proteínas e lipídios da superfície celular, sintetizados por enzimas glicosiltransferases polimórficas, cuja atividade varia dependendo do alelo herdado*** (Figura 17.14). Os antígenos ABO foram o primeiro sistema de aloantígenos a ser definido em mamíferos. Esses antígenos específicos de carboidratos estão presentes nas hemácias, daí seu nome, mas também são encontrados em células endoteliais e em algumas células epiteliais. Todos os indivíduos normais produzem um núcleo glicana comum ligado principalmente às proteínas da membrana plasmática. A maioria dos indivíduos contém uma fucosiltransferase que adiciona uma porção de fucose a um resíduo não terminal de açúcar do núcleo glicana, sendo as glicanas fucosiladas chamadas antígeno H. Um único gene no cromossomo 9 codifica a enzima glicosiltransferase que pode modificar adicionalmente o antígeno H. Existem três variantes alélicas desse gene. O produto gênico do alelo O é desprovido de atividade enzimática. A enzima codificada pelo alelo A transfere uma porção *N*-acetilgalactosamina terminal para o antígeno H, enquanto o produto gênico do alelo B transfere uma porção galactose terminal. Os indivíduos que são homozigotos para o alelo O não podem adicionar açúcares terminais ao antígeno H e expressam apenas o antígeno H. Em contraste, os indivíduos que contêm um alelo A (homozigoto AA, heterozigotos AO, ou heterozigotos AB) formam o antígeno A pela adição da *N*-acetilgalactosamina terminal em alguns dos seus antígenos H. Do mesmo modo, os indivíduos que expressam um alelo B (homozigotos

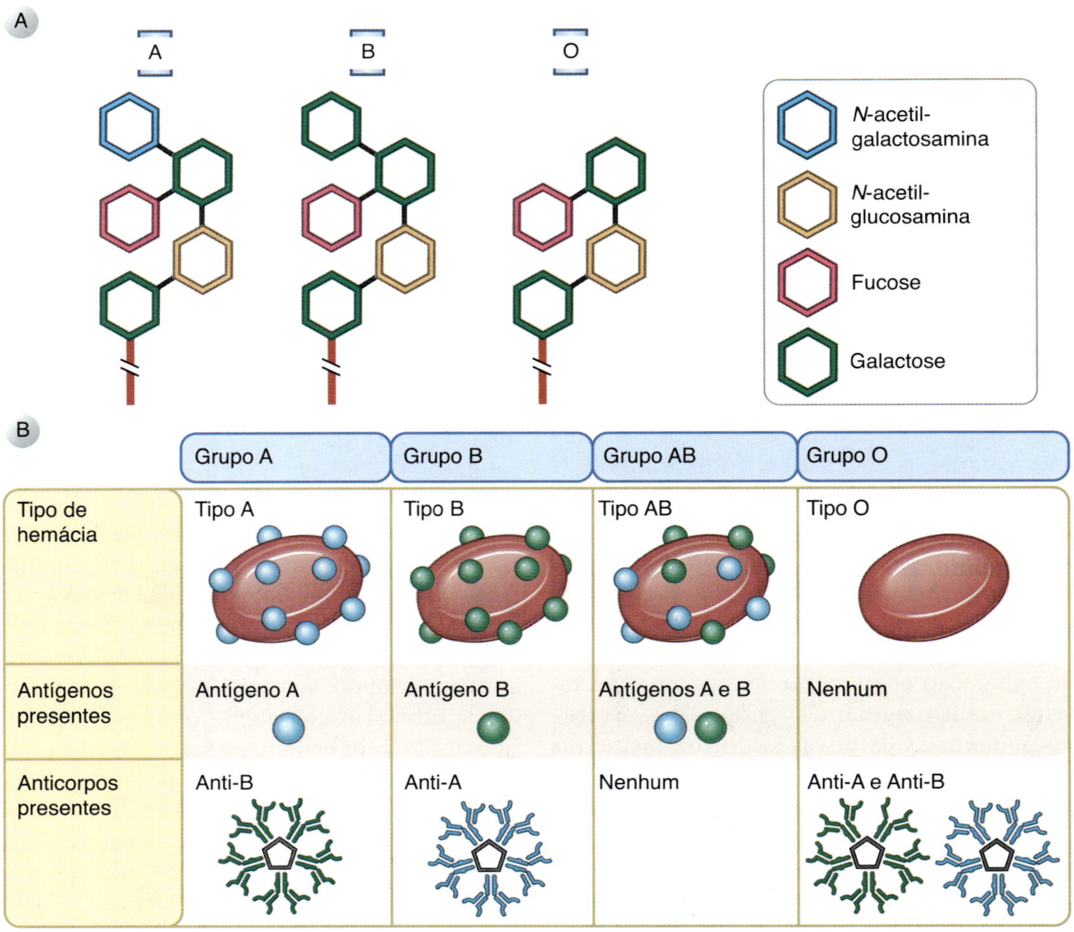


**Figura 17.14 Antígenos do grupo sanguíneo ABO. A.** Antígenos do grupo sanguíneo são estruturas de carboidratos adicionados a proteínas ou lipídios pela ação de glicosiltransferases (ver texto). **B.** Antígenos de diferentes grupos sanguíneos são produzidos pela adição de diversos açúcares por diferentes glicosiltransferases herdadas. Os indivíduos que expressam um antígeno de grupo sanguíneo particular são tolerantes a esse antígeno, mas produzem anticorpos naturais que reagem com antígenos de outros grupos sanguíneos.

BB, heterozigotos BO, ou heterozigotos AB) formam o antígeno B pela adição da galactose terminal a alguns de seus antígenos H. Os heterozigotos AB formam tanto antígenos A quanto antígenos B a partir de alguns de seus antígenos H. A terminologia foi simplificada de maneira que os indivíduos OO são ditos do tipo sanguíneo O; os indivíduos AA e AO são do tipo sanguíneo A; os indivíduos BB e BO são do tipo sanguíneo B; e os indivíduos AB são do sanguíneo AB. As mutações no gene codificador da fucosiltransferase que produz o antígeno H são raras; indivíduos homozigotos para essa mutação são ditos do grupo sanguíneo Mumbai e não podem produzir antígenos H, A ou B.

***Os indivíduos que expressam um antígeno particular do grupo sanguíneo A ou B são tolerantes a esse antígeno, enquanto os indivíduos que não o expressam produzem anticorpos naturais que reconhecem o antígeno.*** Praticamente todos os indivíduos expressam o antígeno H e, portanto, são tolerantes a esse antígeno e não produzem anticorpos anti-H. Os indivíduos que expressam antígenos A ou B são tolerantes a essas moléculas e não produzem anticorpos anti-A e anti-B, respectivamente. Entretanto, os indivíduos dos grupos sanguíneos O e A produzem anticorpos IgM anti-B, enquanto os indivíduos dos grupos sanguíneos O e B produzem anticorpos IgM anti-A. Os indivíduos com o fenótipo Mumbai, incapazes de produzir antígenos do núcleo H, produzem anticorpos contra os antígenos H, A, e B. À primeira vista, parece paradoxal que os indivíduos que não expressam um antígeno de grupo sanguíneo produzam anticorpos contra esse antígeno. A explicação provável é que os anticorpos são produzidos contra glicolipídios de bactérias intestinais que acabam reagindo de forma cruzada com os antígenos ABO, a menos que o indivíduo seja tolerante a um ou mais desses antígenos. De forma previsível, a presença de qualquer antígeno de grupo sanguíneo nas hemácias de um indivíduo induz a tolerância a esse antígeno.

***Na transfusão clínica, a escolha dos doadores de sangue para um receptor em particular é baseada na expressão de antígenos dos grupos sanguíneos e nas respostas de anticorpos contra eles.*** Se um paciente recebe uma transfusão de hemácias de um doador que expressa o antígeno não expresso em suas próprias hemácias, uma reação transfusional pode ocorrer (descrita anteriormente). Acontece que os indivíduos AB podem tolerar transfusões de todos os potenciais doadores e são, portanto, chamados receptores universais; da mesma maneira, os indivíduos O podem tolerar transfusões apenas de doadores O, mas podem fornecer sangue para todos os receptores e, assim, são chamados doadores universais. Em geral, as diferenças nos grupos sanguíneos secundários levam à lise de hemácias somente depois de repetidas transfusões desencadearem uma resposta secundária de anticorpos.

Os antígenos dos grupos sanguíneos A e B são expressos em muitos outros tipos celulares além das células sanguíneas, incluindo células endoteliais. Por esse motivo, a tipagem ABO é crucial para evitar a rejeição hiperaguda de certos aloenxertos de órgãos sólidos, como discutido anteriormente neste capítulo. A incompatibilidade ABO entre a mãe e o feto geralmente não causa problemas para o feto, porque a maior parte dos anticorpos anticarboidratos consiste em IgM e não atravessa a placenta.

## Outros antígenos de grupos sanguíneos

### *Antígeno Lewis*

As mesmas glicoproteínas que transportam os determinantes dos grupos sanguíneos A e B podem ser modificadas por outras glicosiltransferases para gerar antígenos de grupos sanguíneos secundários. Por exemplo, a adição de porções de fucose em outras posições não terminais pode ser catalisada por diferentes fucosiltransferases e criar os epítopos do sistema de antígeno Lewis. Os antígenos Lewis receberam muita atenção por parte dos imunologistas porque esses grupos carboidratos servem como ligantes para E-selectina e P-selectina e, assim, desempenham um papel na migração de leucócitos (ver Capítulo 3). No entanto, os antígenos Lewis não estão envolvidos em reações transfusionais fortes, porque os indivíduos não produzem anticorpos naturais contra eles.

### *Antígeno* rhesus

Os antígenos *rhesus* (Rh), nomeados assim devido à espécie de macacos em que foram originalmente identificados, são outro conjunto de antígenos dos grupos sanguíneos clinicamente importante. Os antígenos Rh são proteínas de superfície celular não glicosiladas e hidrofóbicas, encontradas nas membranas das hemácias e estão estruturalmente relacionadas a outras proteínas com funções transportadoras nessas membranas. As proteínas Rh são codificadas por dois genes fortemente ligados e altamente homólogos, mas apenas um deles, chamado RhD, é comumente considerado na tipagem sanguínea clínica. Isso ocorre porque até 15% da população tem uma deleção ou outra alteração do alelo RhD. Essas pessoas, chamadas Rh negativas, não são tolerantes ao antígeno RhD e produzirão anticorpos para o antígeno se forem expostas a células sanguíneas Rh-positivas.

***O principal significado clínico dos anticorpos anti-Rh está relacionado às reações hemolíticas nos fetos em desenvolvimento, as quais são semelhantes às reações de transfusão.*** Mães Rh negativas gestando um feto Rh positivo podem ser sensibilizadas por hemácias fetais que entram na circulação materna, geralmente durante o parto. Como o antígeno Rh é uma proteína, ao contrário dos antígenos carboidratos ABO, anticorpos IgG de alta afinidade, que passaram por troca de classe, específicos para Rh são produzidos em mães Rh negativas. As gestações subsequentes nas quais o feto é Rh positivo estão em risco, pois os anticorpos IgG anti-Rh maternos podem atravessar a placenta e mediar a destruição das hemácias fetais. Isso causa a **doença hemolítica do feto e do recém-nascido** (também chamada eritroblastose fetal), e pode ser letal para o feto. Essa doença pode ser prevenida pela administração de anticorpos anti-RhD para a mãe dentro de 72 horas após o nascimento do primeiro bebê Rh positivo. O tratamento previne que as hemácias Rh positivas do bebê que entraram na circulação materna induzam a produção de anticorpos anti-Rh na mãe. Os mecanismos de ação exatos dos anticorpos administrados não são claros, mas devem incluir a remoção fagocítica ou a lise das hemácias do bebê mediada pelo complemento antes que possam desencadear uma resposta de anticorpos maternos, ou ainda a inibição por *feedback* dependente do receptor Fc das células B RhD-específicas da mãe (ver Capítulo 12).

## TRANSPLANTE DE CÉLULAS-TRONCO HEMATOPOÉTICAS (CTHs)

***O transplante de CTHs é um procedimento clínico para tratar doenças causadas por defeitos intrínsecos em uma ou mais linhagens hematopoéticas e, mais comumente, para tratar leucemias.*** Nesse procedimento, as células hematopoéticas do próprio paciente são destruídas e as CTHs de um doador sadio são então transferidas para o paciente. Consideramos o transplante de CTHs separadamente de outras formas de transplante, visto que esse tipo de enxerto tem muitas características únicas que não são encontradas no transplante de órgãos sólidos.

### Indicações, métodos e barreiras imunológicas no transplante de células-tronco hematopoéticas

O transplante de CTHs pluripotentes foi realizado no passado usando um inóculo de células da medula óssea coletadas por aspiração, e o procedimento é muitas vezes chamado transplante de medula óssea. Na prática clínica moderna, as CTHs são mais frequentemente obtidas a partir do sangue de doadores, após o tratamento com fatores estimuladores de colônias que mobilizam as células-tronco da medula óssea. O receptor é tratado antes do transplante com uma combinação de quimioterapia, imunoterapia ou irradiação para liberar nichos para as células-tronco transferidas e, no caso do tratamento de malignidades hematopoéticas, matar o maior número possível de células-tronco cancerosas. Após o transplante, as células-tronco inoculadas repovoam a medula óssea do receptor e se diferenciam em todas as linhagens hematopoéticas.

O transplante de CTHs é mais frequentemente usado na clínica para o tratamento de leucemias e condições pré-leucêmicas. O mecanismo pelo qual o transplante de CTHs cura neoplasias hematopoéticas é, em parte, decorrente do efeito enxerto *versus* tumor, no qual as células T maduras presentes na medula óssea ou no inóculo de células-tronco reconhecem aloantígenos das células tumorais residuais e os destrói. As células NK no inóculo de CTHs injetado também podem reconhecer e matar células leucêmicas. O transplante autólogo de CTHs é usado para tratar o tumor derivado de células plasmáticas chamado mieloma. Como muitas das células neoplásicas estão na medula óssea do paciente, elas são mortas quando a medula óssea é removida como parte do regime de condicionamento. As CTHs transplantadas são do mesmo paciente, mas não contêm células de mieloma porque essas células não circulam no sangue. Assim, a função da medula óssea é restaurada, e as células tumorais são eliminadas. Como o transplante é autólogo, não há risco de rejeição ou GVHD (descrito posteriormente).

O transplante de CTHs também é usado clinicamente para o tratamento de doenças causadas por mutações hereditárias em genes que afetam apenas células derivadas das CTHs, como linfócitos ou hemácias. Exemplos de doenças que podem ser tratadas por meio do transplante de CTHs são a doença de imunodeficiência combinada grave ligada ao X (X-SCID; do inglês, *X-linked severe combined immunodeficiency disease*), a IPEX (doença causada por mutações em FOXP3 e uma deficiência de células T reguladoras) e as mutações da hemoglobina, como a betatalassemia maior e a anemia falciforme. A X-SCID também foi tratada pela expressão do gene normal nas próprias CTHs do paciente, e transplantando-as para corrigir a deficiência. A mesma abordagem é aplicável a outras doenças nas quais o gene defeituoso é conhecido, e é funcional nas células sanguíneas, que são produzidas a partir das CTHs. Por serem autólogos, esses transplantes não causam problemas imunológicos.

***As CTHs alogênicas são rejeitadas mesmo por um hospedeiro minimamente imunocompetente e, consequentemente, o doador e o receptor devem ser cuidadosamente pareados para todos os loci do MHC.*** Os mecanismos da rejeição das CTHs não são completamente conhecidos, mas, além de mecanismos imunes adaptativos, as CTHs podem ser rejeitadas pelas células NK. O papel das células NK na rejeição da medula óssea foi estudado em animais experimentais. Camundongos híbridos F1 irradiados rejeitam as células da medula óssea doada por qualquer um dos pais consanguíneos. Esse fenômeno, chamado resistência do híbrido, parece violar as leis clássicas do transplante de órgãos sólidos (na qual camundongos F1 não reagem contra enxertos provenientes de ambos os pais – ver Figura 17.3). A resistência do híbrido é observada em camundongos deficientes de células T, e a depleção das células NK do receptor com anticorpos anticélulas NK previne a rejeição das células da medula óssea dos progenitores. A resistência do híbrido ocorre provavelmente em virtude das células NK do hospedeiro que reagem contra os precursores da medula óssea que não contêm moléculas de MHC de classe I expressas pelo hospedeiro. Lembre-se que, normalmente, o reconhecimento do MHC de classe I próprio inibe a ativação das células NK, e, se essas moléculas próprias do MHC estiverem ausentes, as células NK são liberadas da inibição (ver Figura 4.10).

Mesmo depois que um enxerto é bem-sucedido, dois problemas adicionais estão frequentemente associados ao transplante de CTHs, ou seja, GVHD e imunodeficiência, os quais são discutidos a seguir.

### Complicações imunológicas dos transplantes de células-tronco hematopoéticas

#### *Doença do enxerto-versus-hospedeiro*

***A GVHD é causada pela reação de células T maduras do enxerto, presentes no inóculo de CTHs, com aloantígenos do hospedeiro.*** A GVHD ocorre quando o hospedeiro está imunocomprometido e, portanto, incapaz de rejeitar as células alogênicas do enxerto. Na maioria dos casos, a reação é dirigida contra os antígenos de histocompatibilidade secundários do hospedeiro, porque o transplante de medula óssea normalmente não é realizado quando doador e receptor apresentam diferenças em alelos do MHC. A GVHD pode também se desenvolver quando órgãos sólidos que contêm um número significativo de células T são transplantados, como o intestino delgado, o pulmão ou o fígado.

A GVHD é uma limitação importante para o sucesso do transplante de medula óssea. Imediatamente após o transplante das CTHs, agentes imunossupressores são indicados para a profilaxia contra o desenvolvimento da GVHD, incluindo inibidores da calcineurina como a ciclosporina e o tacrolimo, antimetabólitos como o metotrexato, e o inibidor de mTOR, sirolimo. Apesar dessas estratégias profiláticas agressivas, a GVHD é a principal causa de mortalidade entre receptores de transplantes de CTHs. A GVHD pode ser classificada em formas aguda e crônica, com base nos padrões histológicos.

A **GVHD aguda** é caracterizada pela morte das células epiteliais da pele (Figura 17.15A-B), fígado (principalmente do epitélio biliar) e trato gastrintestinal, manifestando-se clinicamente por erupção cutânea, icterícia, diarreia e hemorragia gastrintestinal. Quando a morte das células epiteliais é extensa, a pele ou o revestimento do intestino podem se desprender. Nessa circunstância, a GVHD aguda pode ser fatal.

A **GVHD crônica** é caracterizada por fibrose e atrofia de um ou mais dos mesmos órgãos, sem evidência de morte celular aguda (Figura 17.15C). A GVHD crônica pode também envolver os pulmões e produzir obliteração das vias respiratórias inferiores, chamada bronquiolite obliterante, semelhante ao que é visto na rejeição crônica de aloenxertos pulmonares. Quando grave, a GVHD crônica leva a uma completa disfunção do órgão afetado.

Em modelos animais, a GVHD aguda é iniciada pelas células T maduras transferidas com as CTHs. A eliminação das células T maduras provenientes do doador do enxerto pode impedir o desenvolvimento da GVHD. Em transplantes clínicos de CTHs, os esforços para eliminar as células T do inóculo diminuíram a incidência de GVHD, mas também reduziram o efeito enxerto *versus* leucemia, que é normalmente crítico no tratamento de leucemias por esse tipo de transplante. As preparações de CTHs depletadas de células T também tendem a enxertar fracamente, talvez porque as células T maduras produzem fatores estimuladores de colônias que auxiliam no repovoamento das células-tronco.

Embora a GVHD seja iniciada por células T enxertadas que reconhecem aloantígenos do hospedeiro, as células efetoras que causam lesão nas células epiteliais não estão bem-definidas. Em exames histológicos, as células NK estão frequentemente associadas às células epiteliais em processo de morte, sugerindo que as células NK são importantes efetoras da GVHD aguda. Os CTLs $CD8^+$ e as citocinas também parecem estar envolvidos na lesão tecidual da GVHD aguda.

A relação entre a GVHD crônica e GVHD aguda não é conhecida e levanta questões semelhantes àquelas

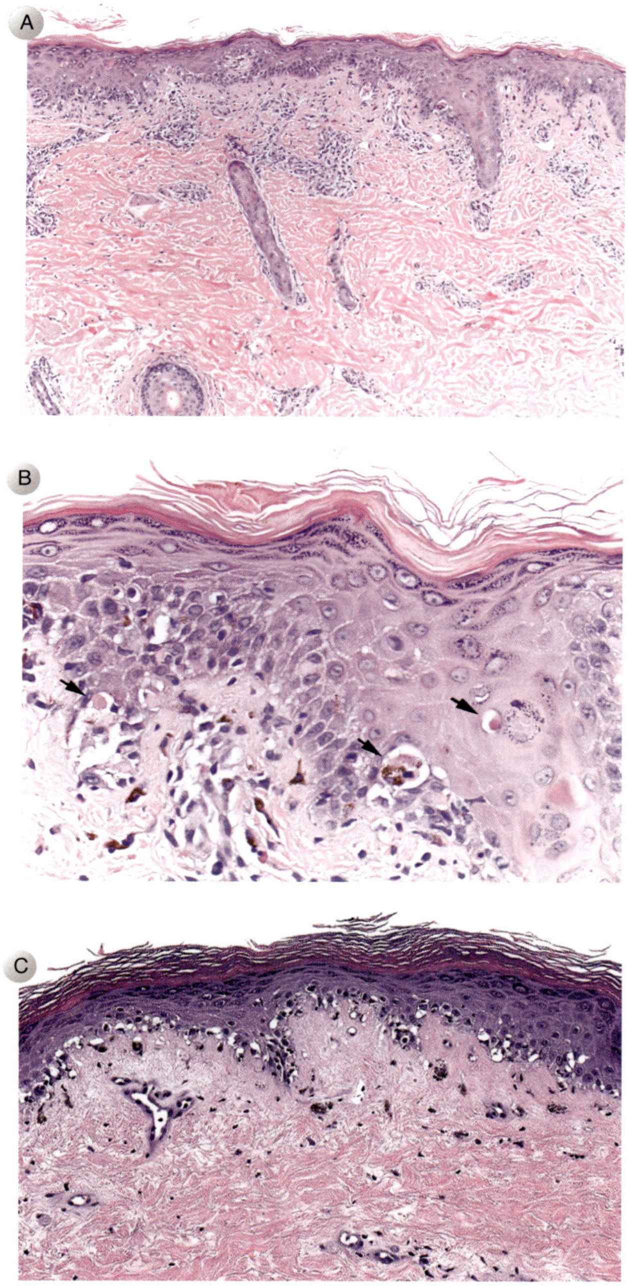


**Figura 17.15 Histopatologia da doença do enxerto-*versus*-hospedeiro na pele.** *GVHD aguda.* Fotomicrografias de baixa resolução (**A**) e de alta resolução (**B**) de uma biopsia de pele de um paciente com doença do enxerto-*versus*-hospedeiro aguda (*GVHD*) são mostradas. Um infiltrado linfocítico disperso pode ser visto na junção dermoepidérmica, e o dano na camada epitelial está indicado por espaços na junção dermoepidérmica (vacuolização), células com coloração anormal para a queratina (disqueratose), queratinócitos apoptóticos (*setas*) e desorganização da maturação de queratinócitos a partir da lâmina basal até a superfície. *GVHD crônica.* **C.** GVHD crônica mostrando um infiltrado linfocítico disperso na junção dermoepidérmica, resultando em dano ocasional de queratinócitos. A epiderme está afinada, significando atrofia. A derme subjacente mostra espessamento dos feixes de colágeno, indicativo de esclerose. (*A* e *B*, Cortesia do Dr. Scott Grantor, Department of Pathology, Brigham and Women's Hospital and Harvard Medical School, Boston, Massachusetts. *C*, Cortesia do Dr. Jarish Cohen, Department of Pathology, University of California San Francisco.)

relacionadas à rejeição crônica e à rejeição aguda de aloenxertos. Por exemplo, a GVHD crônica pode refletir a fibrose de cicatrização de feridas, secundária à perda aguda de células epiteliais. No entanto, a GVHD crônica pode surgir sem evidências de GVHD aguda prévia. Uma explicação alternativa é de que a GVHD crônica representa uma resposta à isquemia causada pela lesão vascular.

Tanto a GVHD aguda quanto a crônica são comumente tratadas com imunossupressão intensa (p. ex., altas doses de corticosteroides), mas muitos pacientes não respondem bem à terapia. Falhas terapêuticas podem acontecer porque esses tratamentos têm como alvo apenas alguns dos muitos mecanismos efetores em jogo na GVHD, e alguns tratamentos podem depletar as Tregs, que são importantes para a prevenção da GVHD. O inibidor da BTK (tirosinoquinase de Bruton), ibrutinibe, previamente aprovado para o tratamento de malignidades de células B, também apresentou eficácia no tratamento da GVHD crônica em ensaios clínicos, e foi aprovado pela Food and Drug Administration (FDA) para esse fim. As terapias em desenvolvimento incluem a transferência de Tregs.

### *Imunodeficiência após o transplante de células-tronco hematopoéticas*

***O transplante de CTHs é frequentemente acompanhado por imunodeficiência.*** Vários fatores podem contribuir para as respostas imunes defeituosas nos receptores. Os receptores do transplante podem não ser capazes de regenerar um novo repertório completo de linfócitos. A radioterapia e a quimioterapia usadas para preparar os receptores para o transplante podem depletar as células de memória e os plasmócitos de longa vida do paciente, e pode levar um longo tempo para essas populações se regenerarem.

A consequência da imunodeficiência é que os receptores de transplante de CTHs são suscetíveis a infecções virais, especialmente infecção por reativação do citomegalovírus, além de muitas infecções bacterianas e fúngicas. Esses receptores também são suscetíveis aos linfomas de células B provocados pelo EBV. As imunodeficiências dos receptores de transplantes de CTHs podem ser mais graves que as dos pacientes imunodeprimidos convencionalmente. Portanto, os receptores normalmente recebem tratamento profilático com antibióticos, profilaxia antiviral para prevenir infecções por citomegalovírus e profilaxia antifúngica para impedir a infecção invasiva por *Aspergillus*. Os receptores são também imunizados contra infecções comuns para restaurar a imunidade protetora perdida devido à ablação da medula óssea antes do transplante de CTHs.

Há um grande interesse no uso de células-tronco pluripotentes para reparar tecidos que têm pouca capacidade regenerativa natural, como o músculo cardíaco, o cérebro e a medula espinal. Uma abordagem é o uso de células-tronco embrionárias, que são células-tronco pluripotentes derivadas da fase de blastocisto dos embriões humanos. Embora as células-tronco embrionárias ainda não tenham sido amplamente utilizadas clinicamente, é provável que uma barreira essencial para enxertos bem-sucedidos seja sua aloantigenicidade e rejeição pelo sistema imunológico do receptor. Uma possível solução para isso pode ser o uso de células-tronco pluripotentes induzidas (iPS; do inglês, *induced pluripotent stem cells*), que podem ser derivadas de tecidos somáticos adultos pela transdução de determinados genes. A vantagem imunológica da abordagem usando iPS é que essas células podem ser derivadas de células somáticas coletadas do paciente, e, portanto, não serão rejeitadas. No entanto, a experiência atual é que as células iPS não geram eficientemente populações de células maduras e estáveis *in vivo*, de modo que seu potencial de reposição celular pode ser limitado. Outra solução em investigação é a remoção de genes do MHC das células-tronco embrionárias alogênicas por meio da tecnologia de edição do genoma CRISPR-Cas9.

## RESUMO

- Aloenxertos são tecidos ou órgãos transplantados de um indivíduo para um receptor geneticamente não idêntico. Os aloenxertos estimulam uma resposta imunológica específica chamada rejeição, que pode destruir o enxerto. Os principais alvos moleculares da rejeição do aloenxerto são as moléculas do complexo principal de histocompatibilidade (MHC) de classes I e II alogênicas
- Moléculas de MHC alogênicas intactas podem ser apresentadas pelas células apresentadoras de antígeno (APCs) do doador às células T do receptor (reconhecimento direto), ou as moléculas de MHC alogênicas podem ser internalizadas pelas APCs do hospedeiro que entram no enxerto ou residem nos órgãos linfoides drenantes, e serem processadas e apresentadas às células T, como peptídios associados às moléculas do MHC próprias (reconhecimento indireto)
- A frequência de células T capazes de reconhecer as moléculas do MHC alogênicas é muito alta comparada com as células T que reconhecem qualquer peptídio microbiano ligado ao MHC próprio, o que explica por que a resposta aos aloantígenos é muito mais forte que a resposta a antígenos estranhos convencionais
- A rejeição do enxerto é mediada pelas células T, incluindo os linfócitos T citotóxicos, que matam as células do enxerto e células T auxiliares que causam inflamação mediada por citocinas (semelhantes às reações de hipersensibilidade do tipo tardia) e por anticorpos
- Vários mecanismos efetores causam a rejeição de enxertos de órgãos sólidos. Os anticorpos preexistentes específicos para os antígenos do grupo sanguíneo do doador, do MHC ou outros antígenos causam rejeição hiperaguda caracterizada por trombose vascular do enxerto. As células T alorreativas e os anticorpos produzidos em resposta ao enxerto causam danos à parede do vaso sanguíneo e morte das células do parênquima, denominada rejeição aguda. A rejeição crônica é caracterizada pela fibrose e estenose arterial (vasculopatia do enxerto), que pode ser decorrente de reações inflamatórias mediadas por citocinas de células T

- A rejeição de enxertos pode ser prevenida minimizando-se a imunogenicidade do enxerto (limitando diferenças alélicas do MHC) e tratada com imunossupressão. A maior parte da imunossupressão é dirigida às respostas das células T e implica o uso de fármacos citotóxicos, agentes imunossupressores específicos ou anticorpos anticélulas T. Os agentes imunossupressores mais amplamente utilizados têm como alvo a calcineurina, o mTOR (alvo mecanístico da rapamicina) e a síntese de DNA dos linfócitos. A imunossupressão é frequentemente combinada com fármacos anti-inflamatórios, como os corticosteroides, que inibem a síntese de citocinas por macrófagos e outras células. Os pacientes que recebem transplantes de órgãos sólidos podem se tornar imunodeficientes devido à sua terapia, e são suscetíveis a infecções virais e tumores malignos
- O transplante xenogênico de órgãos sólidos de porcos em seres humanos é limitado pela presença de anticorpos naturais contra antígenos carboidratos nas células de espécies discordantes e que causam a rejeição hiperaguda. Outros mecanismos de falência do xenotransplante incluem a rejeição vascular aguda mediada por anticorpos, resposta imune mediada por células T a moléculas do MHC xenogênicas, e efeitos pró-trombóticos do endotélio xenogênico em plaquetas humanas e proteínas da coagulação
- Os antígenos do grupo sanguíneo ABO são estruturas de carboidratos polimórficos presentes nas células sanguíneas e no endotélio que limitam as transfusões e alguns transplantes de órgãos sólidos entre os indivíduos. Os anticorpos naturais IgM anti-A ou anti-B preexistentes estão presentes em indivíduos que não expressam os antígenos A ou B em suas células, respectivamente, e esses anticorpos podem causar reações transfusionais e rejeição hiperaguda do aloenxerto
- Antígenos *rhesus* (Rh) são proteínas presentes nas hemácias que podem estimular respostas de anticorpos IgG em mulheres Rh negativas portadoras de fetos Rh positivos. Esses anticorpos anti-Rh podem causar a doença hemolítica em fetos Rh positivos durante gestações subsequentes
- Os transplantes de células-tronco hematopoéticas (CTHs) são realizados para o tratamento de leucemias e de defeitos genéticos restritos às células hematopoéticas. Transplantes de CTHs são suscetíveis à rejeição, e os receptores exigem intensa imunossupressão preparatória. Além disso, os linfócitos T e as células NK presentes nos enxertos de CTHs podem responder aos aloantígenos do hospedeiro e causar a doença do enxerto-*versus*-hospedeiro (GVHD). A GVHD aguda é caracterizada pela morte de células epiteliais na pele, trato intestinal e fígado, que pode ser fatal. A GVHD crônica é caracterizada por fibrose e atrofia de um ou mais desses mesmos órgãos-alvo, assim como os pulmões, e também pode ser fatal. Os receptores de transplantes de CTHs também desenvolvem frequentemente uma imunodeficiência grave, tornando-os suscetíveis a infecções.

## Leitura sugerida

*Indica as publicações de interesse histórico, geralmente reportando a descoberta de um fenômeno ou processo que mais tarde foi demonstrado como sendo de fundamental importância no sistema imune. Muitas dessas descobertas (mas não todas) levaram seu(s) descobridor(es) a receber o Prêmio Nobel. A natureza da descoberta é brevemente resumida em cada referência.


### *Reconhecimento e rejeição de transplantes alogênicos*

Brzostek J, Gascoigne NRJ. Thymic origins of T cell receptor alloreactivity. *Transplantation.* 2017;101:1535–1541.

Ford ML. T cell cosignaling molecules in transplantation. *Immunity.* 2016;44:1020–1033.

Loupy A, Lefaucheur C. Antibody-mediated rejection of solid-organ allografts. *N Engl J Med.* 2018;379:1150–1160.

Merola J, Jane-Wit DD, Pober JS. Recent advances in allograft vasculopathy. *Curr Opin Organ Transplant.* 2017;22:1–7.

Thurman JM, Panzer SE, Le Quintrec M. The role of complement in antibody mediated transplant rejection. *Mol Immunol.* 2019;112:240–246.

Todd JL, Palmer SM. Danger signals in regulating the immune response to solid organ transplantation. *J Clin Invest.* 2017;127:2464–2472.

### *Transplante clínico*

Chabannon C, Kuball J, Bondanza A, et al. Hematopoietic stem cell transplantation in its 60s: a platform for cellular therapies. *Sci Translational Med.* 2018;10:eaap9630.

Dierickx D, Habermann TM. Post-transplantation lymphoproliferative disorders in adults. *N Engl J Med.* 2018;378:549–562.

McDonald-Hyman C, Turka LA, Blazar BR. Advances and challenges in immunotherapy for solid organ and hematopoietic stem cell transplantation. *Sci Translational Med.* 2015;7:280rv2.

*Merrill JP, Murray JE, Harrison JH, Guild WR. Successful homotransplantation of the human kidney between identical twins. *JAMA.* 1956;160:277–282. *(Artigo sobre o primeiro transplante de órgão sólido bem sucedido, que envolveu doador e receptor que eram gêmeos idênticos. Murray recebeu o Prêmio Nobel por este trabalho. Ver* https://www.nobelprize.org/prizes/medicine/1990/thomas/lecture/.*)*

*Thomas ED, Lochte Jr HL, Lu WC, Ferrebee JW. Intravenous infusion of bone marrow in patients receiving radiation and chemotherapy. *N Engl J Med.* 1957;257:491–496. *(Artigo sobre o primeiro transplante de medula óssea bem sucedido para tratar leucemia, que envolveu doador e receptor que eram gêmeos idênticos. Thomas recebeu o Prêmio Nobel por este trabalho. Ver* https://www.nobelprize.org/prizes/medicine/1990/murray/lecture/.*)*

Zeiser R, Blazar BR. Acute graft-versus-host disease: biologic process, prevention, and therapy. *N Engl J Med.* 2017;377:2167–2179.

Zeiser R, Blazar BR. Pathophysiology of chronic graft-versus-host disease and therapeutic targets. *N Engl J Med.* 2017;377:2565–2579.

Zwang NA, Turka LA. Transplantation immunology in 2013: new approaches to diagnosis of rejection. *Nat Rev Nephrol.* 2014;10:72–74.

### *Imunossupressão e indução de tolerância aos aloenxertos*

Alessandrini A, Turka LA. Foxp3-positive regulatory T cells and kidney allograft tolerance. *Am J Kidney Dis.* 2017;69:667–674.

Leventhal JR, Mathew JM. Outstanding questions in transplantation: tolerance. *Am J Transplant.* 2020;20:348–354.

McDonald-Hyman C, Turka LA, Blazar BR. Advances and challenges in immunotherapy for solid organ and hematopoietic stem cell transplantation. *Sci Translational Med.* 2015;7:280rv2.

Schroder PM, Fitch ZW, Schmitz R, et al. The past, present, and future of costimulation blockade in organ transplantation. *Curr Opin Organ Transplant.* 2019;24:391–401.

Waldner M, Fantus D, Solari M, Thomson AW. New perspectives on mTOR inhibitors (rapamycin, rapalogs and torkinibs) in transplantation. *Br J Clin Pharmacol.* 2016;82:1158–1170.

Yeung MY, Grimmig T, Sayegh MH. Costimulation blockade in transplantation. *Adv Exp Med Biol.* 2019;1189:267–312.

### *Xenotransplante*

Rosales IA, Colvin RB. The pathology of solid organ xenotransplantation. *Curr Opin Organ Transplant.* 2019;24:535–542.

Sykes M, Sachs DH. Transplanting organs from pigs to humans. *Sci Immunol.* 2019;4:eaau6298.

### *Antígenos de grupos sanguíneos*

Carter JH, Flegel WA. Red cell transfusions in the genomics era. *Semin Hematol.* 2019;56:236–240.

*Landsteiner K. Ueber Agglutinationsersche inungen normalen menschlichen blutes. [Agglutination phenomena of normal human blood. *Wiener Klinische Wochenschrift.* 1901;46:1132–1134. (*Este artigo descreve os resultados de estudos de aglutinação de hemácias pelo soro que demonstrou pela primeira vez a existência de diferentes grupos sanguíneos. Landsteiner realizou uma caracterização detalhada dos grupos sanguíneos ABO e Rh. Estes estudos levaram às primeiras transfusões sanguíneas bem sucedidas e ele recebeu o Prêmio Nobel de Medicina em 1930 por este trabalho. Ver* https://www.nobelprize.org/prizes/medicine/1930/landsteiner/lecture/.)

Lee-Sundlov MM, Stowell SR, Hoffmeister KM. Multifaceted role of glycosylation in transfusion medicine, platelets, and red blood cells. *J Thromb Haemost.* 2020;18:1535–1547.

Westhoff CM. Blood group genotyping. *Blood.* 2019;133:1814–1820.

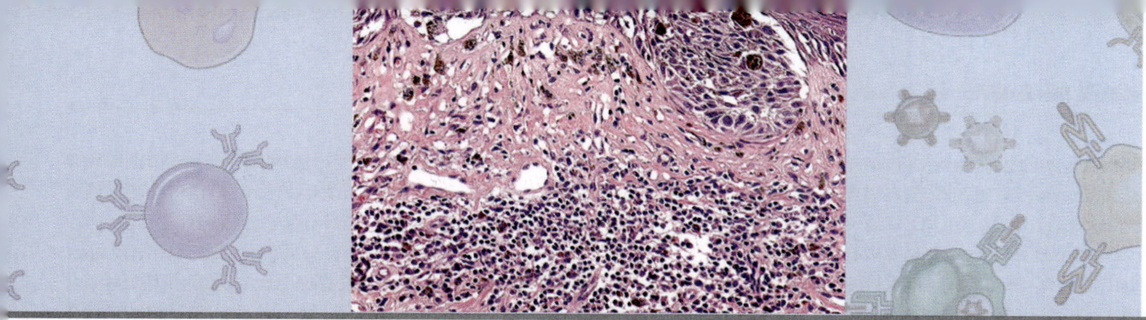

CAPÍTULO

# 18

# Imunologia dos Tumores


**VISÃO GERAL DA IMUNIDADE AOS TUMORES, 443**

**ANTÍGENOS TUMORAIS, 445**

Neoantígenos: antígenos codificados por genes mutantes, 445

Antígenos de vírus oncogênicos, 445

Proteínas celulares superexpressas, 446

Outros antígenos de tumores, 448

**RESPOSTAS IMUNES AOS TUMORES, 448**

Linfócitos T, 449

Anticorpos, 450

Células *natural killer*, 451

Macrófagos, 451

Papel da imunidade inata e adaptativa na promoção do crescimento tumoral, 451

**EVASÃO DAS RESPOSTAS IMUNES PELOS TUMORES, 453**

Moléculas e células que inibem as respostas imunes aos tumores, 453

Perda da expressão de antígeno tumoral, 454

**IMUNOTERAPIA PARA TUMORES, 455**

Imunoterapia passiva com anticorpos monoclonais ou moléculas semelhantes a anticorpos, 455

Terapia celular adotiva com células T antitumorais, 457

Bloqueio de pontos de controle imunológico: vias de inibição das células T como alvo, 460

Vacinação com antígenos tumorais, 462

Outras abordagens para estimular a imunidade antitumoral, 464

**RESUMO, 465**


O câncer é um dos principais problemas de saúde em todo o mundo, e uma das causas mais importantes de morbidade e mortalidade em crianças e adultos. A letalidade dos tumores malignos se deve ao seu crescimento e propagação descontrolados junto aos tecidos normais, causando danos e comprometimento funcional. O fenótipo maligno dos cânceres resulta da regulação defeituosa da proliferação celular, resistência das células tumorais à morte apoptótica e à habilidade das células tumorais de invadir os tecidos do hospedeiro e metastatizar para sítios distantes. Além disso, como reflexo do nosso conhecimento aprimorado acerca das respostas imunes contra cânceres e o sucesso terapêutico da imunoterapia do câncer, atualmente, incluímos a habilidade das células tumorais de evadir os mecanismos de defesa imune do hospedeiro como uma das características marcantes do câncer. O conceito de **imunovigilância** do câncer, proposto por Macfarlane Burnet e Lewis Thomas nos anos 1950, estabelece que uma função fisiológica do sistema imune é reconhecer e destruir clones de células transformadas antes de seu desenvolvimento em tumores, bem como matar tumores já formados. A existência da imunovigilância foi demonstrada pelo aumento na incidência de alguns tipos de tumores em seres humanos e animais de experimentação imunocomprometidos. Mais recentemente, aprendemos que as respostas imunes contra muitos cânceres humanos são ineficazes, mas podem ser estimuladas terapeuticamente para destruir tumores. Neste capítulo, descreveremos os tipos de antígenos expressos por tumores malignos, como o sistema imune reconhece e responde a esses antígenos, como os tumores evadem o sistema imune do hospedeiro, e a aplicação das abordagens imunológicas para o tratamento do câncer.

## VISÃO GERAL DA IMUNIDADE AOS TUMORES

Várias características dos antígenos tumorais e das respostas imunes aos tumores são fundamentais para uma compreensão da imunidade tumoral e para o desenvolvimento de estratégias usadas na imunoterapia do câncer.

***Antígenos tumorais estimulam respostas imunes adaptativas específicas que podem prevenir ou limitar o crescimento e a disseminação dos tumores.*** Estudos clínicos, análises patológicas dos tumores e experimentos com animais estabeleceram que, embora as células tumorais sejam derivadas de células do hospedeiro, os tumores elicitam respostas imunes nesses hospedeiros. A maioria das evidências indica que as respostas imunes clinicamente relevantes envolvem as células T, especialmente os linfócitos T citotóxicos CD8$^+$ (CTLs; do inglês, *cytotoxic T lymphocytes*). Estudos histopatológicos mostram que muitos tumores são circundados por infiltrados de células mononucleares compostos por linfócitos T e macrófagos, e que linfócitos e macrófagos ativados estão presentes nos linfonodos que drenam os sítios de crescimento tumoral (Figura 18.1A-C). Análises quantitativas desses infiltrados em cânceres de cólon e em alguns outros tipos de tumores revelaram que números aumentados de células T, em particular CTLs $CD8^+$, além de células de memória e células Th1 $CD4^+$, estão associados a um melhor prognóstico, em comparação aos tumores que contêm um número menor dessas células (Figura 18.1D).

A primeira demonstração experimental de que os tumores podem induzir respostas imunes protetoras veio de estudos com tumores transplantados realizados na década de 1950. Um sarcoma pode ser induzido em um camundongo consanguíneo pintando sua pele com o carcinógeno químico metilcolantreno (MCA). Se o tumor MCA-induzido for excisado e transplantado em outros camundongos singênicos, haverá crescimento tumoral. Em contraste, se células do tumor original forem transplantadas de volta no hospedeiro original, o camundongo rejeitará o transplante e não haverá crescimento tumoral. O mesmo camundongo que se tornou imune ao seu próprio tumor não rejeita os tumores MCA-induzidos produzidos em outros camundongos, os quais têm diferentes mutações induzidas pelo MCA e expressam antígenos tumorais distintos. Adicionalmente, a transferência de células T do animal portador de tumor para um animal livre de tumor pode transmitir a imunidade protetora contra aquele tumor. Portanto, as respostas imunes a esses tumores exibem as características que definem a imunidade adaptativa, ou seja, especificidade, memória e um papel-chave dos linfócitos. Trabalhos subsequentes mostraram que a frequência de tumores espontâneos ou MCA-induzidos em camundongos geneticamente imunodeficientes é maior, em comparação ao que ocorre em camundongos imunologicamente normais, estabelecendo adicionalmente um papel do sistema imune na imunovigilância tumoral. Seres humanos imunodeficientes, como pacientes com síndrome da imunodeficiência adquirida (AIDS; do inglês, *acquired immunodeficiency symdrome*) ou receptores de transplante que receberam fármacos imunossupressores, apresentam risco aumentado de desenvolvimento

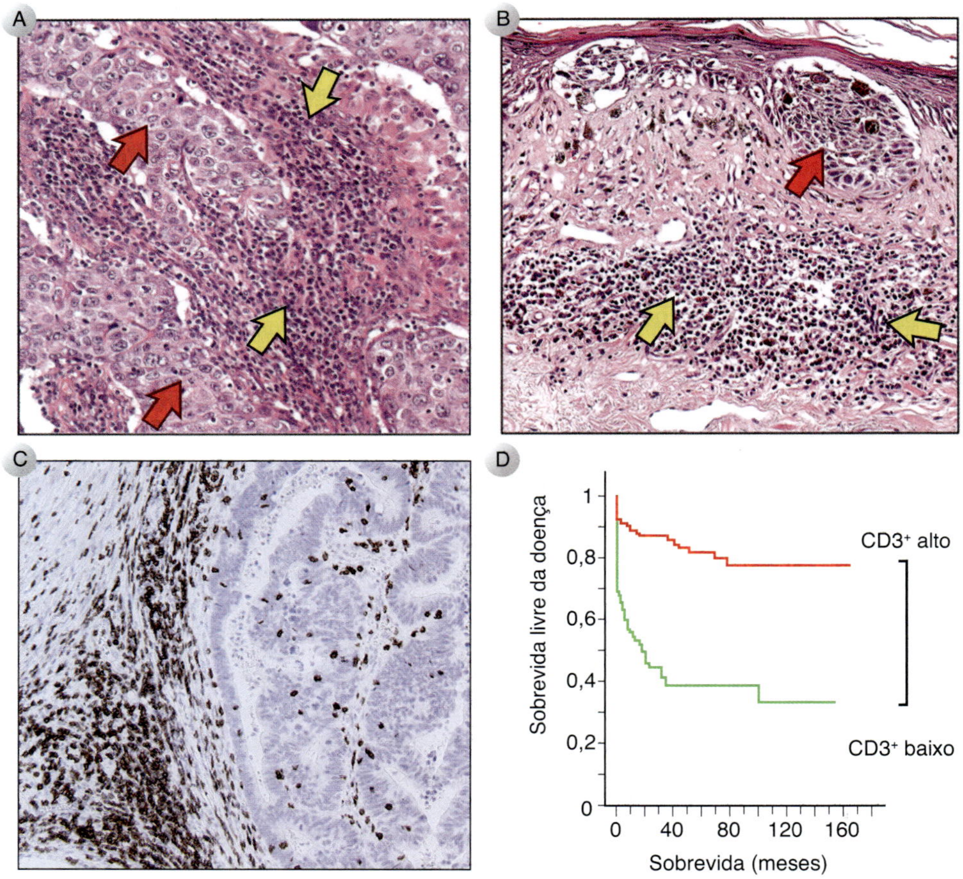


**Figura 18.1 Inflamação linfocítica associada a tumores.** Certos tipos de tumor estão mais frequentemente associados a infiltrados linfocíticos, entre os quais o carcinoma medular da mama (**A**) e o melanoma maligno (**B**). As *setas vermelhas* indicam células malignas. As *setas amarelas* indicam infiltrados inflamatórios ricos em linfócitos. A coloração imuno-histoquímica de tumores ressseccionados pode ser usada para enumerar os diferentes tipos de células T associadas ao tumor, como um infiltrado de células T $CD8^+$ em um carcinoma de cólon (**C**). As células tumorais aparecem *em azul*, e as células T $CD8^+$ aparecem *em marrom*. A densidade aumentada de células T $CD3^+$ no interior do tumor, detectada desse modo, está associada a uma sobrevida livre de doença mais prolongada (**D**). (*C*, Cortesia do Department of Pathology, Brigham and Women's Hospital. *D*, De Galon J, Costes A, Sanchez-Cabo F. Type, density, and location of immune cells within human colorectal tumors predict clinical outcome. *Science*. 2006; 313:1960-1964.)

de tumores, alguns dos quais causados por vírus (refletindo a imunidade antiviral defeituosa), mas também alguns tumores não conhecidos por apresentarem etiologia viral.

***As respostas imunes frequentemente falham em prevenir o crescimento de tumores.*** Pode haver diversos motivos para a imunidade antitumoral ser incapaz de erradicar os cânceres. Primeiro, muitos tumores desenvolveram mecanismos especializados para subverter as respostas imunes do hospedeiro. Retornaremos a esses mecanismos de inibição mais adiante, neste capítulo. Em segundo lugar, as células tumorais perdem a expressão de antígenos que podem ser reconhecidos pelo sistema imune do hospedeiro. Até mesmo tumores que deflagram respostas imunes efetivas podem se tornar menos imunogênicos com o passar do tempo, porque seus subclones que não expressam antígenos imunogênicos têm uma vantagem seletiva de sobrevida. Em terceiro lugar, o rápido crescimento e a disseminação de um tumor podem sobrepujar a capacidade do sistema imune de controlar efetivamente o tumor, o que requer que todas as células malignas sejam eliminadas.

***As respostas imunes adaptativas inefetivas aos cânceres podem ser superadas por estratégias terapêuticas que estimulam tais respostas, de modo que as células T antitumorais podem ser ativadas para matar efetivamente as células tumorais.*** Conforme discutiremos adiante, ainda neste capítulo, essa percepção estimulou novos rumos na imunoterapia do câncer, em que a intensificação da resposta antitumoral do hospedeiro é a meta do tratamento.

A existência de imunidade antitumoral específica implica que os tumores devem expressar antígenos reconhecidos como estranhos pelo hospedeiro. A natureza e o significado desses antígenos são descritos a seguir.

## ANTÍGENOS TUMORAIS

***As respostas imunes a tumores malignos são direcionadas a vários tipos de moléculas que as células cancerígenas expressam e podem ser reconhecidas pelo sistema imunológico.*** Os antígenos proteicos que estimulam as respostas das células T são os tipos mais importantes de antígenos para a imunidade protetora antitumoral. No passado, o termo antígeno tumoral foi usado para abranger muitas moléculas diferentes expressas por células tumorais que são detectadas pela ligação de anticorpos antitumorais, quer estimulassem, independentemente de estimularem ou não respostas imunes protetoras. Os antígenos tumorais que elicitam respostas imunes de células T podem ser classificados em vários grupos.

### Neoantígenos: antígenos codificados por genes mutantes

***Neoantígenos tumorais são proteínas codificadas por genes mutantes, que parecem estranhos ao sistema imunológico porque não existem em células normais e surgem novamente à medida que um câncer se desenvolve.*** Em geral, esses neoantígenos são codificados por genes portadores de mutações do tipo passageiro, que são mutações pontuais ou deleções em genes não relacionados ao desenvolvimento ou fenótipo maligno dos tumores (Figura 18.2B). A ocorrência de mutações do tipo passageiro reflete a instabilidade genômica das células cancerígenas. Alternativamente, um número menor de neoantígenos pode ser codificado por mutações condutoras em oncogenes promotores de tumor ou genes supressores de tumor. Como as células T reconhecem apenas peptídios ligados às moléculas do complexo principal de histocompatibilidade (MHC; do inglês, *major histocompatibility complex*), os neoantígenos tumorais podem ser reconhecidos apenas se os peptídios que carregam as sequências de aminoácidos mutantes puderem se ligar aos alelos do MHC do paciente. O sequenciamento do exoma de muitos cânceres revelou um grande número de mutações do tipo passageiro, e algoritmos de computador foram usados para prever quais dessas mutações ocorrem dentro de sequências peptídicas que provavelmente se ligarão aos alelos MHC do paciente com câncer. Estudos de células T de pacientes com câncer indicam que os neoantígenos peptídicos tumorais com predição de se ligar às moléculas do MHC em pacientes individuais, de fato, estimulam as respostas das células T nesses pacientes, e que o número de diferentes clones de células T específicas para o antígeno tumoral que são ativadas se correlaciona com o número de mutações no câncer. Um exemplo disso é um subconjunto de pacientes com câncer cujos tumores têm mutações em genes que codificam proteínas de reparo de incompatibilidade de DNA, o que resulta em uma carga mutacional muito alta. Esses pacientes têm fortes respostas de células T a seus tumores, e são mais propensos a se beneficiar de terapias projetadas para ativar as células T, discutidas mais adiante neste capítulo.

### Antígenos de vírus oncogênicos

***Os produtos de vírus oncogênicos atuam como antígenos tumorais e elicitam respostas de células T específicas que podem servir para erradicar tumores induzidos por vírus.*** Os vírus estão implicados no desenvolvimento de vários tumores em seres humanos e animais de experimentação. Entre os seres humanos, são exemplos o vírus Epstein-Barr (EBV), que está associado aos linfomas de célula B e ao carcinoma nasofaríngeo; e o papilomavírus humano (HPV), que está associado aos carcinomas de colo uterino, orofaringe e outros sítios. Na maioria desses tumores induzidos por vírus de DNA, o DNA viral se integra ao DNA do hospedeiro, e os antígenos proteicos codificados pelo vírus são encontrados no núcleo, citoplasma ou membrana plasmática das células tumorais (Figura 18.2C). Essas proteínas virais endogenamente sintetizadas podem ser processadas e apresentadas por moléculas do MHC na superfície da célula tumoral. Alguns vírus, como os das hepatites B e C, estão associados ao câncer, mas não são diretamente oncogênicos. Acredita-se que esses vírus promovam tumores induzindo reações inflamatórias crônicas em que são gerados fatores de crescimento promotores de tumor e outros sinais. As células tumorais podem conter antígenos virais, mas isso é altamente variável.

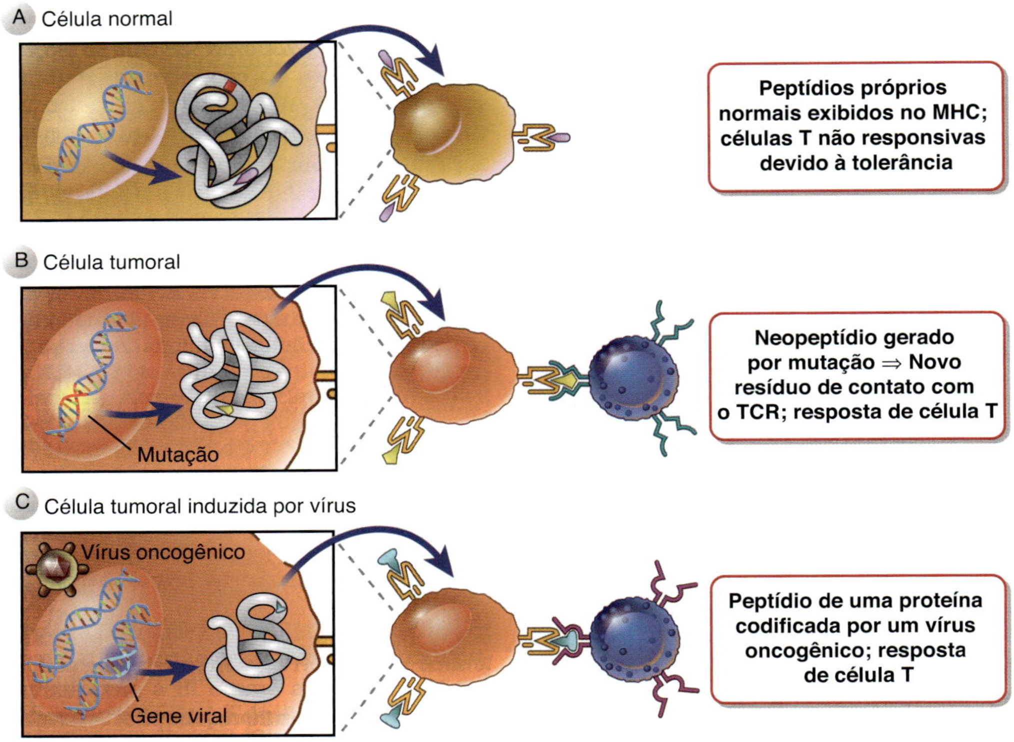


**Figura 18.2 Neoantígenos tumorais. A.** As células normais exibem peptídios próprios em moléculas do MHC, mas não há resposta das células T devido aos mecanismos de autotolerância. **B.** Os neoantígenos tumorais são mais frequentemente codificados por mutações somáticas, que produzem peptídios mutantes que têm novos resíduos de contato com o receptor de células T (*TCR*) e são reconhecidos como estranhos pelas células T do paciente. **C.** Tumores causados por vírus oncogênicos produzem proteínas virais que estimulam células T $CD8^+$ específicas para as células cancerosas infectadas. *MHC*, complexo principal de histocompatibilidade.

A capacidade da imunidade adaptativa de prevenir o crescimento de tumores induzidos por vírus de DNA foi estabelecida por muitas observações. Exemplificando, os linfomas associados ao EBV e os cânceres de colo uterino associados ao HPV surgem com mais frequência em indivíduos imunossuprimidos, como os receptores de aloenxertos submetidos à terapia imunossupressora e os pacientes com AIDS. A eficácia da imunidade adaptativa vírus-específica para prevenção de tumores pode ser decorrente, em grande parte, da prevenção da infecção e eliminação de células infectadas antes do desenvolvimento dos cânceres. A vacinação para prevenção da infecção por esses vírus também diminui a incidência dos cânceres associados aos vírus. Uma vacina contra o HPV diminuiu a incidência de câncer de colo de útero e outras lesões associadas ao HPV. A vacina é composta por proteínas recombinantes do capsídio do HPV oriundas das cepas oncogênicas mais comuns de HPV, as quais formam partículas semelhantes ao vírus sem o genoma viral. A vacinação contra o vírus da hepatite B diminuiu a incidência do câncer hepático associado ao HBV.

## Proteínas celulares superexpressas

***Alguns antígenos tumorais são os produtos de genes que estão silenciados em células normais e desreprimidos em células tumorais ou são proteínas produzidas por células normais, mas que são produzidas em excesso por tumores.*** Embora esses antígenos não sejam inerentemente estranhos para o hospedeiro, mesmo assim, estimulam respostas imunes. Existem várias explicações possíveis para sua antigenicidade. Os antígenos normalmente podem ser expressos por um tempo limitado ou em um local particular – por exemplo, apenas durante o desenvolvimento embrionário ou somente em tecidos não acessíveis ao sistema imunológico –, não havendo, por isso, tolerância imunológica duradoura a essas proteínas. A expressão desses antígenos em um tumor mais tardiamente na vida, ou em locais não protegidos contra as células imunes, pode ser suficiente para estimular respostas imunes. A quantidade de antígeno produzido em um paciente com câncer pode ser anormalmente alta, devido à superexpressão em cada célula tumoral ou por causa de uma abundância de células tumorais, e isso também pode ser suficiente para elicitar uma resposta imune ativa.

As principais categorias de antígenos tumorais não mutantes que são mais abundantes em tumores do que em tecidos normais incluem os antígenos de câncer/testículo, proteínas codificadas por genes amplificados, e antígenos de diferenciação tecidual (Figura 18.3). A expressão de somente alguns desses antígenos tumorais estruturalmente inalterados é suficientemente diferente da expressão em células normais, em termos de estimulação de imunidade protetora nos pacientes. Entretanto, muitos desses antígenos tumorais são alvos para a terapia com anticorpos e candidatos em potencial para vacinas tumorais.

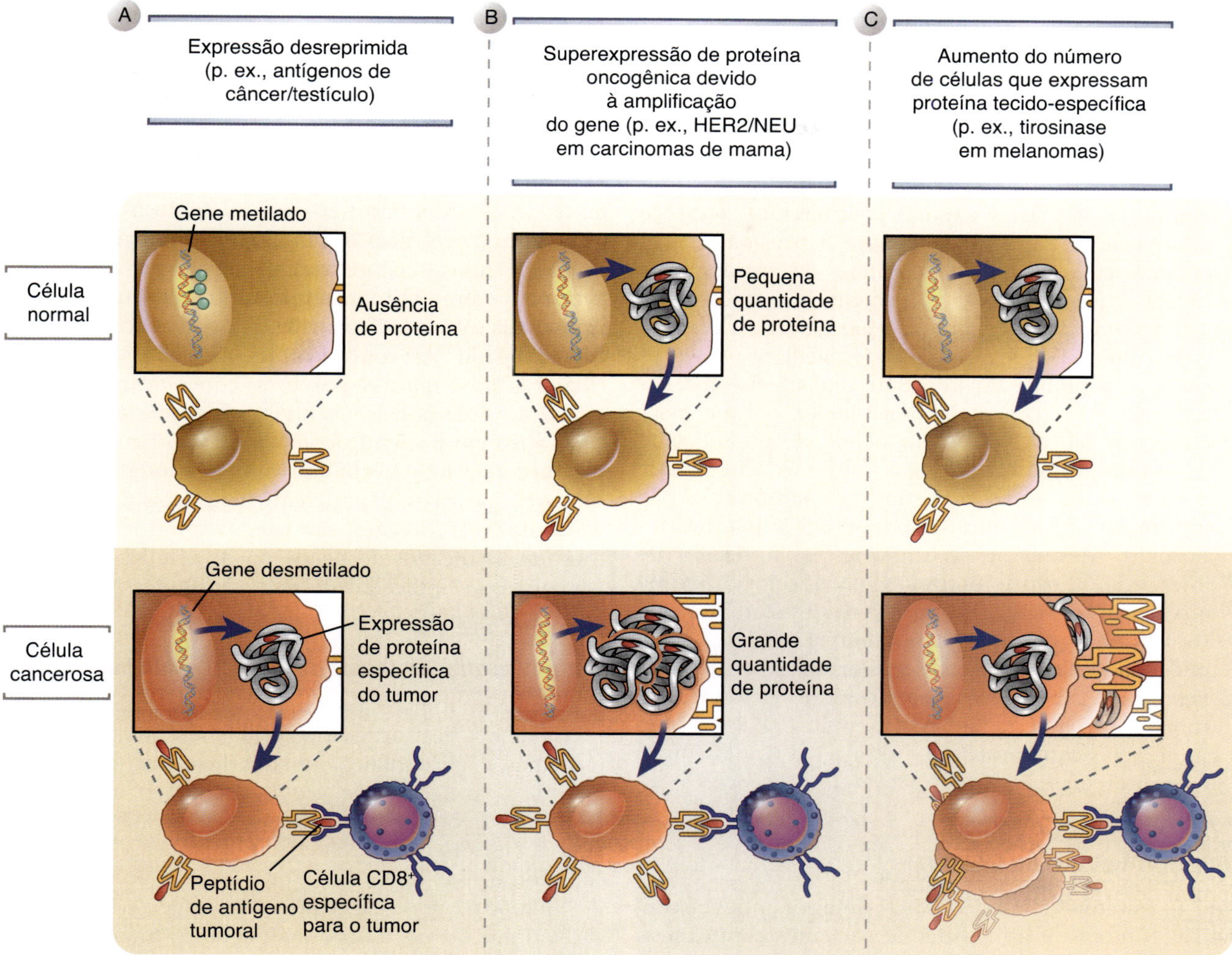


**Figura 18.3 Antígenos tumorais não mutantes.** As proteínas não mutantes e que são expressas pelo tumor de forma mais abundante do que pelas células normais podem induzir resposta de células T em seus hospedeiros. Muitos desses antígenos tumorais incluem proteínas, como os antígenos câncer-testículo, codificadas por genes que normalmente não estão expressos na maioria das células dos adultos, devido à supressão epigenética, que está deprimida nas células tumorais (**A**). Alguns antígenos tumorais podem estar superexpressos em consequência de amplificações gênicas, como é o caso da proteína HER2/NEU, que é abundante em muitos carcinomas de mama (**B**). Os antígenos tecido-específicos são proteínas expressas tanto por células cancerosas quanto pelos tipos celulares normais dos quais as células tumorais derivam, como as tirosinases produzidas por melanócitos e por células de melanoma maligno. Por causa da desregulação gênica ou da abundância de células tumorais, a quantidade dessas proteínas é alta nos tumores, levando às respostas de células T (**C**).

- ***Os antígenos de câncer/testículo são proteínas expressas em gametas e trofoblastos, bem como em muitos tipos de cânceres, mas não em tecidos somáticos normais*** (ver Figura 18.3A). Os primeiros antígenos de câncer/testículo identificados foram os antígenos associados ao melanoma (MAGEs; do inglês, *melanoma-associated antigens*). São expressos em melanomas e muitos outros tipos de tumores, bem como no testículo normal. Subsequentemente, várias outras famílias de genes não relacionados foram identificadas, as quais codificam antígenos expressos por células de melanoma e são reconhecidas por clones de CTLs derivados de pacientes com melanoma. As proteínas MAGE e esses outros antígenos de melanoma são silenciosos na maioria dos tecidos normais, exceto no testículo e trofoblasto placentário, mas são expressos em uma variedade de tumores malignos. Mais de 200 genes de câncer/testículo foram identificados em mais de 40 famílias de genes diferentes. Cerca de metade é codificada por genes localizados no cromossomo X, enquanto o restante está distribuído nos demais cromossomos. Foi postulado que, na maioria das células somáticas, os genes codificadores dessas proteínas são silenciados por mecanismos epigenéticos, como a metilação das regiões promotoras, porém seus *loci* são desmetilados nas células cancerosas, possibilitando a expressão gênica
- ***Algumas proteínas são expressas em níveis anormalmente altos nas células tumorais porque os genes codificadores dessas proteínas são amplificados*** (ver Figura 18.3B). Um exemplo desse tipo de proteína é uma variante do fator de crescimento epidérmico oncogênico chamada HER2/NEU, que é superexpressa em alguns cânceres de mama. Não há evidência de que a proteína deflagre respostas imunes protetoras em pacientes, provavelmente por estar presente nas

células normais e induzir tolerância. Um anticorpo monoclonal dirigido contra HER2 é usado para tratar pacientes cujos tumores apresentam alta expressão da proteína

- ***Antígenos de diferenciação são encontrados em células tumorais e nos tipos celulares de origem dos tumores, mas não em células de outros tecidos*** (ver Figura 18.3C). Dois exemplos desses antígenos de diferenciação em melanomas são a tirosinase, uma enzima envolvida na biossíntese da melanina, e MART-1 (Melan-A), uma proteína requerida para a função do melanossomo. Respostas de CTLs $CD8^+$ e de células T auxiliares $CD4^+$ específicas para tirosinase e peptídios MART-1 são, ambas, encontradas em pacientes com melanoma, talvez porque esses antígenos são expressos em níveis elevados devido ao grande número de células tumorais. Entretanto, em muitos casos, os antígenos de diferenciação não induzem respostas imunes por serem autoantígenos normais. Mesmo nessas situações, os antígenos de diferenciação são importantes em oncologia porque auxiliam no diagnóstico preciso dos tipos tumorais e servem de alvos para a imunoterapia passiva. Exemplificando, alguns linfomas e leucemias se originam de células B e expressam marcadores de superfície característicos dessa linhagem, como CD19 e CD20. As terapias com anticorpo e célula T dirigidas contra essas proteínas são usadas para tratar os cânceres.

## Outros antígenos de tumores

Muitas tentativas foram feitas para detectar antígenos em células tumorais e no plasma de pacientes com câncer, por meio da produção de anticorpos contra os tumores e do uso de anticorpos como reagentes de triagem. Várias classes de antígenos tumorais foram identificadas com essa abordagem. Todavia, está claro que a maioria desses antígenos é produzida até mesmo em células normais, especialmente sob condições de lesão tecidual e inflamação. Portanto, o papel desses antígenos na imunidade tumoral é incerto.

### *Antígenos oncofetais*

**Antígenos oncofetais** foi a denominação dada às proteínas que se pensava serem expressas em altos níveis em células cancerosas e tecidos fetais, mas não nos tecidos adultos. Contudo, a expressão dessas proteínas em adultos não se limita aos tumores, mas está aumentada nos tecidos e na circulação em várias condições inflamatórias, sendo que os antígenos são encontrados em pequenas quantidades até mesmo em tecidos adultos normais. Também não há evidência de que os antígenos oncofetais sejam indutores de imunidade antitumoral. Assim, sua utilidade como marcadores tumorais, alvos de anticorpos ou candidatos a vacinas é limitada. Os dois antígenos oncofetais mais estudados são o antígeno carcinoembrionário (CEA; do inglês, *cancinoembryomic antigen*) e a α-fetoproteína (AFP).

O CEA (CD66) é uma proteína de membrana altamente glicosilada que atua como molécula de adesão intercelular. Uma alta expressão de CEA normalmente é restrita às células do intestino, pâncreas e fígado durante os dois primeiros trimestres de gestação. Sua expressão está aumentada em muitos carcinomas do cólon, pâncreas, estômago e mama, e seus níveis séricos também estão aumentados nesses pacientes. Em contrapartida, o CEA sérico pode estar elevado no contexto de doenças não neoplásicas, como as condições inflamatórias crônicas dos intestinos ou fígado, daí sua utilidade clínica ser limitada.

A AFP é uma glicoproteína circulante normalmente sintetizada e secretada, na vida fetal, pelo saco vitelínico e pelo fígado. As concentrações séricas fetais podem chegar a 2 a 3 mg/mℓ, porém as concentrações séricas em adultos são baixas. Os níveis séricos de AFP podem estar altos em pacientes com carcinoma hepatocelular, tumores de células germinativas e, ocasionalmente, em cânceres gástricos e pancreáticos. Níveis séricos elevados de AFP, às vezes, são usados como indicador de tumores avançados do fígado ou de células germinativas, ou como indicador da recorrência desses tumores após o tratamento.

### *Antígenos glicoproteicos e glicolipídicos alterados*

A maioria dos tumores humanos e experimentais expressa níveis acima do normal ou formas anormais de glicoproteínas e glicolipídios de superfície, incluindo gangliosídios, antígenos de grupo sanguíneo e mucinas. Os tumores costumam apresentar expressão desregulada das enzimas que sintetizam as cadeias laterais de carboidrato das mucinas, o que leva ao aparecimento de epítopos tumor-específicos nas cadeias laterais de carboidrato ou no núcleo polipeptídico anormalmente exposto. Várias mucinas têm sido o foco de estudos diagnósticos e terapêuticos. Uma dessas mucinas, chamada MUC1, é uma proteína integral de membrana normalmente expressa apenas na superfície apical do epitélio ductal da mama, um sítio que fica relativamente escondido do sistema imune. Em alguns carcinomas, contudo, MUC1 é expressa de modo não polarizado e contém epítopos peptídicos e carboidratos tumor-específicos novos detectáveis por anticorpos monoclonais murinos. Ainda é uma questão aberta se é possível desenvolver vacinas efetivas com esses epítopos.

# RESPOSTAS IMUNES AOS TUMORES

Ambas as respostas imunes, inata e adaptativa, aos tumores podem ser detectadas em pacientes e animais de experimentação, e diversos mecanismos imunes podem matar células tumorais *in vitro*. Os desafios para os imunologistas de tumores têm sido determinar quais dos mecanismos podem contribuir de maneira significativa para a proteção contra os tumores e desenvolver terapias que intensifiquem esses mecanismos efetores de modos que sejam tumor-específicos. Avanços técnicos recentes na caracterização de respostas imunes antitumorais antígeno-específicas, bem como dados de estudos envolvendo pacientes com câncer tratados com fármacos que estimulam células T, indicaram que os CTLs são os mais importantes colaboradores da defesa imune contra os tumores. Nesta seção, revisaremos as evidências da imunidade antitumoral mediada por células T e outros mecanismos efetores imunes.

## Linfócitos T

***O principal mecanismo de imunoproteção contra tumores é o* killing *de células tumorais por CTLs CD8+*** (Figura 18.4). A habilidade dos CTLs de conferir imunidade antitumoral efetiva *in vivo* é vista claramente em experimentos com animais usando tumores induzidos por carcinógeno e por vírus de DNA. Os CTLs podem exercer uma função de imunovigilância reconhecendo e destruindo células potencialmente malignas que expressam peptídios derivados de antígenos tumorais e apresentados em associação com moléculas do MHC de classe I. CTLs tumor-específicos podem ser isolados de animais e seres humanos com tumores estabelecidos, e, como discutido anteriormente, há evidências de que o prognóstico dos tumores humanos, incluindo tipos comuns como os carcinomas colônicos, é mais favorável quando mais CTLs estão presentes no tumor (ver Figura 18.1D). Além disso, as células mononucleares derivadas do infiltrado inflamatório em tumores sólidos humanos, chamados linfócitos tumor-infiltrantes (TILs; do inglês, *tumor-infiltrating lymphocytes*), contêm CTLs capazes de destruir o tumor do qual foram isolados. É importante ressaltar que a incapacidade de detectar CTLs tumor-específicos funcionais em alguns pacientes pode ser decorrente dos mecanismos reguladores empregados pelo tumor para suprimir as respostas de CTL, sendo que as novas terapias que bloqueiam esses mecanismos reguladores levam ao desenvolvimento de fortes respostas de CTL contra o tumor (discutido adiante).

***As respostas de células T CD8+ específicas para antígenos tumorais podem requerer apresentação cruzada desses antígenos pelas células dendríticas*** (**DCs**; do inglês, *dendritic cells*). A maioria das células tumorais não deriva de células apresentadoras de antígeno (APC; do inglês, *antigen-presenting cells*) e, portanto, não está presente nos órgãos linfoides secundários em que podem exibir antígenos para as células T *naive*. As células tumorais também não expressam as moléculas coestimuladoras necessárias para a ativação de células T *naive*. Assim,

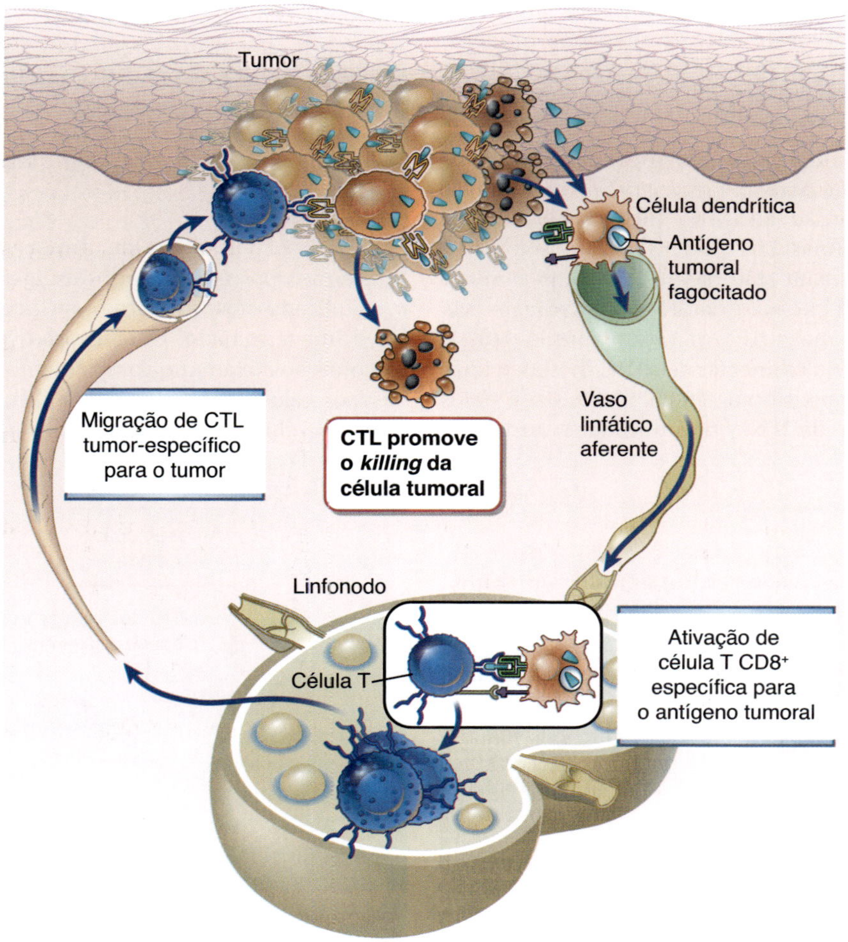


**Figura 18.4 Resposta de linfócitos T citotóxicos contra tumores.** Os antígenos tumorais são captados pelas células dendríticas do hospedeiro, e as respostas são iniciadas nos órgãos linfoides secundários. Os linfócitos T citotóxicos (*CTLs*) tumor-específicos migram de volta para o tumor e matam as células tumorais. As respostas de células T CD4+ contra os tumores envolvem etapas iniciais semelhantes para gerar células T auxiliares tumor-específicas, embora os mecanismos efetores sejam diferentes. Outros mecanismos de imunidade tumoral não são mostrados.

para iniciar as respostas das células T CD8+ antitumorais, os antígenos tumorais devem ser apresentados pelas DCs, as melhores APCs para o transporte de antígenos tumorais aos órgãos linfoides secundários e para ativar células T *naive*. As DCs presentes em um sítio tumoral podem ingerir células tumorais ou seus antígenos proteicos, transportar os antígenos tumorais para os linfonodos e colocalizar com células T CD8+ *naive* (ver Capítulo 6). Além disso, as DCs podem distribuir as proteínas ingeridas dos fagossomos para o citosol para que sejam processadas pelos proteassomas em peptídios que são então exibidos ligados a moléculas do MHC de classe I para o reconhecimento por células T CD8+ (Figura 18.5). Esse processo de apresentação cruzada, ou *crosspriming*, é realizado principalmente pela subpopulação cDC1 de DCs, conforme descrito em capítulos anteriores no contexto de respostas iniciais de CD8+ a vírus. As DCs também expressam coestimuladores, e tanto elas como as células T auxiliares ativadas ao mesmo tempo fornecem os sinais necessários à diferenciação das células T CD8+ *naive* em CTLs tumor-específicos. Uma vez gerados, os CTLs efetores são capazes de reconhecer e matar as células tumorais sem nenhum requerimento de coestimulação.

***As células T auxiliares CD4+ contribuem para as respostas imunes antitumorais por meio de vários mecanismos.*** As respostas de célula T CD4+ aos antígenos tumorais comumente são encontradas em modelos animais e pacientes com câncer, enquanto a presença de células Th1, assim como de CTLs, em tumores humanos está correlacionada a um prognóstico favorável. Alguns estudos mostram benefício terapêutico decorrente da transferência adotiva para o hospedeiro, de células T CD4+ específicas para o antígeno tumoral. Os efeitos antitumorais das células Th1 podem refletir seu papel comprovado na intensificação das respostas da célula T CD8+ (ver Capítulo 11) e na ativação de macrófagos, via secreção de interferona-γ (IFN-γ) (ver Capítulo 10). A IFN-γ pode aumentar a expressão do MHC de classe I nas células tumorais, bem como a sensibilidade à lise pelos CTLs. A importância da IFN-γ na imunidade tumoral é demonstrada pelo achado de incidência aumentada de tumores em camundongos *knockout* desprovidos dessa citocina, de seu receptor ou de moléculas sinalizadoras induzidas pela IFN-γ.

***A demonstração de que os números de diferentes tipos de células T em tumores extirpados estão correlacionados com a probabilidade de doença metastática tem levado à ideia de que determinar uma escala imune para cânceres pode ser útil para avaliar o prognóstico e dirigir as opções de tratamento direto.*** Isso tem sido mais completamente estudado em alguns centros médicos, em casos de câncer de cólon, em que uma escala foi atribuída aos tumores com base no número de células T de memória CD45RO+ e CTLs CD8+ nas margens dos tumores extirpados. Foi constatado que um valor baixo na escala é preditivo de uma probabilidade mais alta de recidiva, metástases e morte em 5 anos, em comparação aos tumores com valor alto na escala, mesmo quando comparados tumores sem evidência de metástases para linfonodos ou de metástases distantes no momento da ressecção. Em alguns estudos, foi constatado que a escala imune tinha maior valor prognóstico do que a avaliação histológica do tumor. A pesquisa atual enfoca a expansão do uso das escalas imunes para uma gama mais ampla de tumores, bem como a ampliação das análises dos tumores extirpados, para incluir mais subpopulações de células imunes, empregando imuno-histoquímica e outros métodos. Padrões adicionais de expressão gênica imune/inflamatória de tumores individuais também estão sendo estudados e podem suplementar as escalas imunes.

## Anticorpos

Hospedeiros portadores de tumor muitas vezes produzem anticorpos contra vários antígenos tumorais, porém o significado dos anticorpos na proteção contra cânceres é indeterminado. Os anticorpos podem matar células tumorais ao ativarem o complemento ou inibirem a citotoxicidade celular dependente de anticorpos, em que macrófagos ou células *natural killer* (NK) expressando receptores

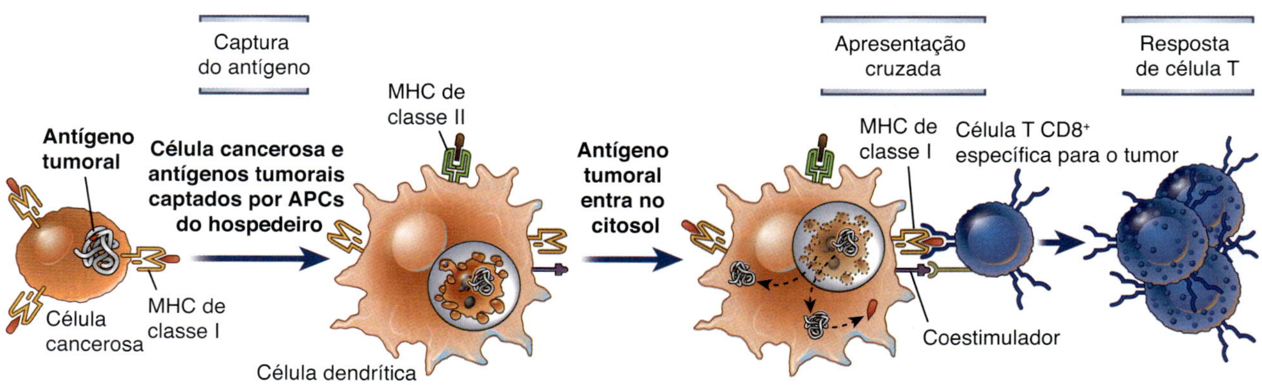


**Figura 18.5 Ativação de células T CD8+ tumor-específicas por apresentação cruzada.** Antígenos tumorais proteicos ou células cancerosas que produzem o antígeno são ingeridos pelas células dendríticas (*DCs*) em vesículas endocíticas. Os antígenos são então distribuídos para o citosol, onde entram na via de processamento e apresentação de antígenos do complexo principal de histocompatibilidade (*MHC*) de classe I, resultando na exibição de peptídios tumorais ligados ao MHC de classe I exibidos na superfície da DCs, juntamente com moléculas coestimuladoras. Células T CD8+ *naive* específicas para esses peptídio-MHC antigênicos podem então ser ativadas. *APCs*, células apresentadoras de antígenos; *CTL*, linfócito T citotóxico.

Fc medeiam o *killing*. No entanto, há poucas evidências de que as respostas imunes humorais contra tumores exercem efeito significativo na prevenção do desenvolvimento ou progressão tumoral. Há vários anticorpos antitumorais efetivos e aprovados que são usados para conferir imunidade passiva contra tumores (discutido adiante).

## Células *natural killer*

***As células NK são capazes de destruir muitos tipos de células tumorais e podem contribuir para a imunovigilância contra os cânceres.*** Alguns estudos indicaram que pessoas com defeitos envolvendo o número ou a função de células NK causados por mutações genéticas ou com atividade de célula NK abaixo do normal na ausência de defeitos genéticos comprovados apresentam risco maior de desenvolver certos tipos de tumores causados por vírus, em comparação à população geral. Estudos realizados com camundongos também demonstraram que os defeitos genéticos na função da célula NK ou a depleção de células NK com anticorpos intensifica o crescimento tumoral e as metástases. Embora esses achados sustentem uma contribuição das células NK para a imunovigilância, as células geralmente representam apenas uma pequena fração dos infiltrados inflamatórios presentes na maioria dos tumores humanos e murinos, e seu papel na erradicação imune de tumores estabelecidos não está claro.

As células tumorais se tornam suscetíveis ao *killing* pelas células NK quando regulam negativamente a expressão do MHC de classe I ou quando regulam positivamente a expressão de ligantes que ativam receptores da célula NK. As células NK expressam receptores inibidores que se ligam a moléculas do MHC de classe I expressas em células sadias (ver Capítulo 4). Conforme veremos adiante, alguns tumores perdem a expressão de moléculas do MHC de classe I como resultado da seleção contra células que expressam MHC de classe I, as quais são prontamente destruídas pelos CTLs. Essa perda de moléculas do MHC de classe I transforma os tumores em alvos particularmente bons para as células NK. Em adição, muitos tumores expressam ligantes do receptor ativador NKG2D em células NK, como MIC-A, MIC-B e ULB, sendo que a sinalização por NKG2D pode se sobrepor aos sinais de inibição oriundos da ligação de receptores do MHC de classe I. As células NK também podem ser ativadas para matar células tumorais recobertas com anticorpos antitumorais, por citotoxicidade celular dependente de anticorpo. A capacidade tumoricida das células NK é aumentada pelas citocinas, incluindo interleucina-2 (IL-2), IL-15 e IL-12, sendo que os efeitos antitumorais das citocinas *in vivo* são parcialmente atribuíveis à estimulação da atividade de células NK.

## Macrófagos

***Os macrófagos são capazes tanto de inibir como de promover o crescimento e a disseminação dos cânceres, dependendo de seu estado de ativação.*** Os macrófagos M1 classicamente ativados, discutidos no Capítulo 10, podem matar muitos tipos de células tumorais. O modo como os macrófagos são ativados pelos tumores é desconhecido. Um possível mecanismo é o reconhecimento de padrões moleculares associados ao dano, originados por células tumorais em processo de morte, pelos receptores imunes inatos dos macrófagos. Os macrófagos presentes em tumores também podem ser ativados para matar células tumorais via IFN-γ produzido por células Th1 tumor-específicas, CTLs e células NK. Isso pode ser o que leva à correlação entre um grande número de células Th1 presentes em alguns tumores com um prognóstico favorável. Os macrófagos M1 podem matar células tumorais via mecanismos que também são usados para destruir organismos infecciosos, incluindo a liberação de enzimas lisossomais, óxido nítrico e espécies reativas do oxigênio. Na próxima seção, discutiremos como os macrófagos M2 promovem crescimento tumoral.

## Papel da imunidade inata e adaptativa na promoção do crescimento tumoral

Embora grande parte da ênfase da Imunologia de tumores tenha sido dada ao papel do sistema imune na erradicação de tumores, está claro que o sistema imune também pode contribuir para o crescimento de alguns tumores sólidos. De fato, a inflamação crônica é reconhecida há muito tempo como fator de risco de desenvolvimento tumoral em numerosos tecidos diferentes, especialmente naqueles afetados por doenças inflamatórias crônicas, como o esôfago de Barrett e a colite ulcerativa. Alguns cânceres associados a infecções também são considerados resultados indiretos dos efeitos promotores de tumor dos estados inflamatórios crônicos induzidos por organismos infecciosos. Entre estes estão o carcinoma gástrico e o linfoma no contexto da infecção crônica por *Helicobacter pylori*, além dos carcinomas hepatocelulares associados a infecções crônicas causadas pelos vírus das hepatites B e C. Embora os mecanismos pelos quais a inflamação crônica promove o desenvolvimento tumoral sejam pouco conhecidos, existem várias possibilidades sustentadas por dados obtidos com modelos experimentais em roedores.

Entre todas as células imunes, as células mieloides do sistema imune inato são consideradas as culpadas mais diretas da promoção tumoral. Elas podem contribuir para a transformação maligna das células gerando radicais livres que causam danos ao DNA e provocam mutações em genes supressores tumorais e oncogenes. Alguns dados sugerem que as células do sistema imune inato, incluindo mastócitos, neutrófilos e macrófagos, secretam fatores solúveis promotores da progressão do ciclo celular e sobrevivência de células tumorais. O fator de transcrição NF-κB (do inglês, *nuclear factor κB*), um mediador-chave das respostas imunes inatas, pode exercer papel importante na progressão do câncer associada à inflamação. Macrófagos associados a tumores do fenótipo alternativamente ativado (M2), assim como outras células, são fontes do fator de crescimento endotelial vascular (VEGF; do inglês, *vascular endothelial growth factor*), um fator de crescimento que promove a angiogênese, além de metaloproteinases de matriz, enzimas que modificam o tecido extracelular (Figura 18.6). Portanto, a ativação

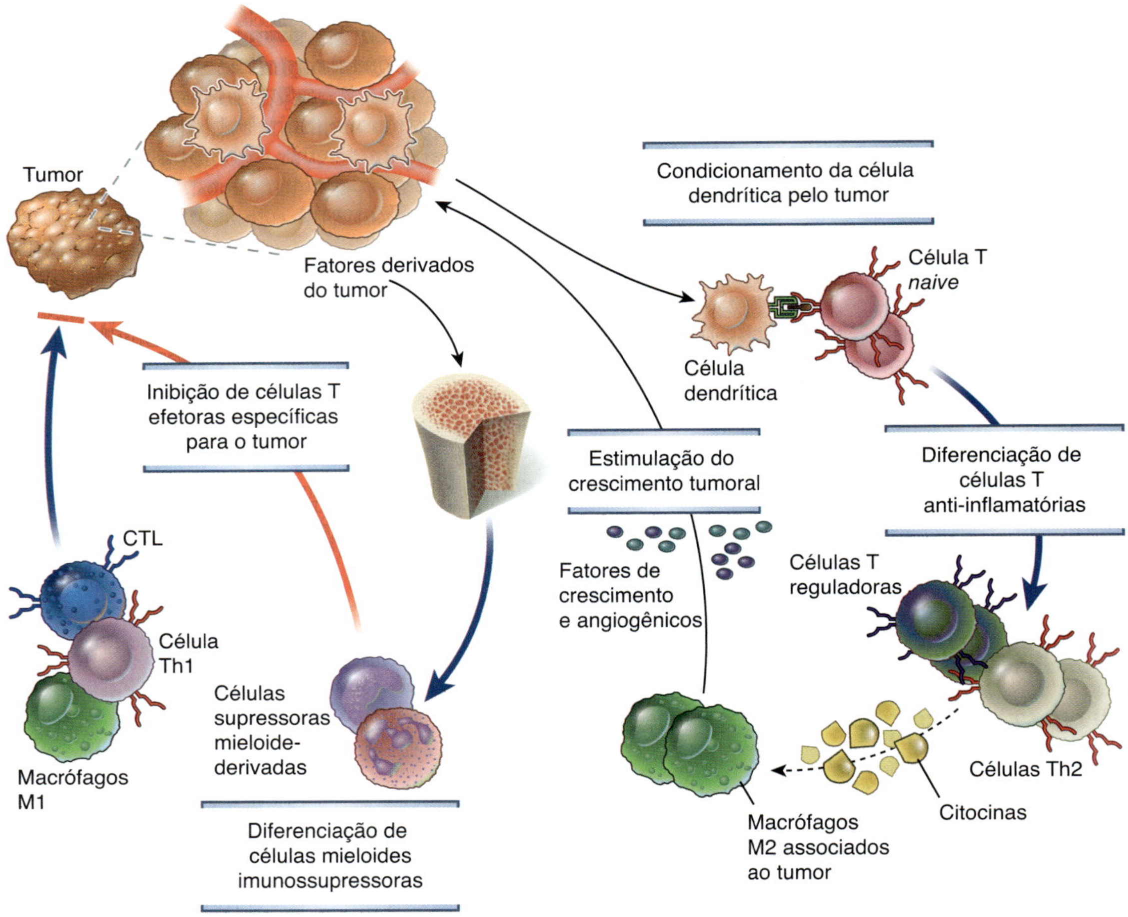


**Figura 18.6 Promoção de crescimento tumoral pelo microambiente tumoral anti-inflamatório.** Embora a inflamação possa promover a transformação maligna das células e o desenvolvimento de cânceres, tumores estabelecidos costumam criar um microambiente que suprime a imunidade antitumoral e promove o crescimento das células cancerosas. Os tumores alteram o fenótipo das células dendríticas, de modo a promover a diferenciação de células T reguladoras anti-inflamatórias e células Th2, as quais, por sua vez, promovem a diferenciação e o acúmulo de macrófagos M2 e de células supressoras mieloide-derivadas. Essas células bloqueiam a ação de linfócitos T citotóxicos e células Th1 antitumorais, além de fornecerem fatores de crescimento para as células tumorais e vasos sanguíneos tumorais. (As *setas azuis* mostram alterações ou movimentação das células, as *setas pretas* mostram os efeitos dos fatores liberados dos tumores nas células imunes ou vice-versa, e as *setas vermelhas* se referem à inibição.)

crônica de algumas células imunes inatas é caracterizada por angiogênese e remodelamento tecidual, que favorecem o crescimento e a disseminação tumoral.

Macrófagos alternativamente ativados e populações de células menos bem caracterizadas, como células supressoras mieloide-derivadas (MDSCs; do inglês, *myeloid-derived suppressor cells*), também podem promover o crescimento tumoral indiretamente, inibindo a imunidade antitumoral efetiva. O papel dessas células supressoras na imunoevasão é discutido adiante.

O sistema imune adaptativo pode intensificar o desenvolvimento tumoral de vários modos. Em resposta aos tumores, as DCs podem ser condicionadas a dirigirem a diferenciação T CD4$^+$ para células Th2 ou células T reguladoras (Tregs), ambas supressoras das respostas Th1 e CLT que destroem os tumores, além de intensificar o desenvolvimento de macrófagos M2 e outros tipos celulares que promovem o crescimento do tumor (ver Figura 18.6). Evidências experimentais em camundongos sugerem que os linfócitos B podem contribuir para a progressão tumoral, o que é controverso, visto que as células B têm sido associadas à regressão tumoral.

Os efeitos de promoção tumoral do sistema imune são paradoxais, sendo atualmente temas de ativa investigação. Um grande problema é que a natureza dos estímulos imunes promotores de tumor varia entre os diferentes tumores, e um tipo de células que promove alguns tumores pode inibir outros. Como resultado, tem sido difícil estabelecer de maneira definitiva os mecanismos promotores de tumores mais importantes. Esses efeitos de inflamação crônica, teoricamente, são alvos para a intervenção farmacológica dada a grande variedade de fármacos anti-inflamatórios efetivos já disponíveis. O desafio dos oncologistas é conseguir um equilíbrio benéfico em que as respostas imunes antitumorais protetoras não sejam comprometidas, ao mesmo tempo em que as reações inflamatórias promotoras de tumores e potencialmente prejudiciais sejam controladas.

## EVASÃO DAS RESPOSTAS IMUNES PELOS TUMORES

Para crescer em hospedeiros imunocompetentes, os tumores precisam evadir ou resistir às respostas imunes do hospedeiro. Vários mecanismos de imunoevasão tumoral foram propostos e sustentados com evidências experimentais ou pelo êxito clínico alcançado por abordagens terapêuticas dirigidas aos mecanismos de evasão (Figura 18.7). Um dos principais focos da Imunologia tumoral é compreender esses mecanismos de imunoevasão com a meta de que as intervenções destinadas à prevenção da imunoevasão venham a aumentar a imunogenicidade dos tumores e maximizar a efetividade das respostas do hospedeiro. A maioria dos mecanismos de evasão pode ser classificada como inibição ativa de respostas imunes antitumorais ou perda dos antígenos que dirigem essas respostas.

### Moléculas e células que inibem as respostas imunes aos tumores

***Os tumores evadem as respostas de células T antitumorais engajando moléculas inibidoras de células T (ponto de controle imune) que normalmente atuam prevenindo a autoimunidade ou regulando as respostas imunes aos microrganismos.*** Isso foi mostrado mais claramente por CTLA-4 (do inglês, *cytotoxic T lymphocyte-associated protein 4*) e PD-1 (do inglês, *programmed cell death protein-1*), duas das vias de inibição mais bem definidas em células T (ver Capítulo 15). A importância dessas moléculas na imunoevasão tumoral ficou clara a partir de trabalhos experimentais em camundongos que mostraram que o bloqueio desses inibidores aumentou a imunidade antitumoral, seguido por ensaios clínicos bem-sucedidos e agora pelo uso amplamente adotado de anticorpos anti-PD-1 e anti-CTLA-4 para tratar cânceres. Os tumores são capazes de resistir ao ataque imunológico de células T regulando positivamente a expressão de PD-1 e CTLA-4 em células T específicas do tumor, provavelmente como resultado da estimulação crônica de células T por antígenos tumorais persistentes. As células T que infiltram tumores costumam exibir um fenótipo disfuncional (de exaustão) que foi descrito pela primeira vez no contexto de infecções virais crônicas (ver Capítulo 11). Células T exaustas são caracterizadas pelas funções efetoras comprometidas e pela expressão aumentada de CTLA-4, PD-1 e outras moléculas inibidoras. Além de regular positivamente CTLA-4 em células T efetoras tumor-específicas, o microambiente tumoral também pode promover a diferenciação de células T reguladoras, que expressam CTLA-4.

Para que PD-1 e CTLA-4 funcionem como inibidores de células T, eles devem se ligar aos seus ligantes. Os ligantes para PD-1 são PD-L1 (PD-1 ligante) e PD-L2, proteínas da família B7 (ver Capítulo 15). Muitos tumores expressam PD-L1, às vezes por causa da amplificação do gene *PDL1*, e alguns tumores expressam PD-L2. A IFN-γ produzida por células T infiltrantes de tumor também induz a expressão de PD-L1 em células tumorais e em células mieloides no microambiente tumoral. Assim, muitos tumores ou células ao redor dos tumores podem acoplar PD-1 em células T infiltrantes e impedir que as células T desempenhem suas funções de *killing* tumoral. Os ligantes para CTLA-4 são B7-1 e B7-2, moléculas coestimuladoras

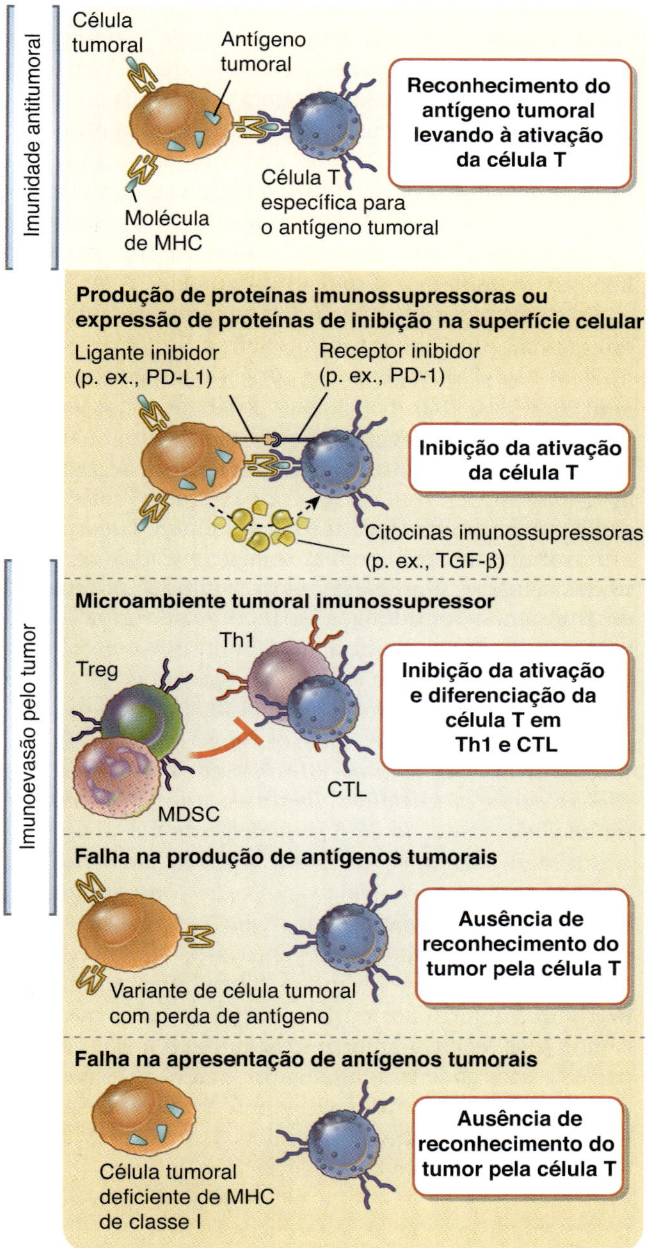


**Figura 18.7 Mecanismos pelos quais os tumores escapam das defesas imunes.** A imunidade antitumoral se desenvolve quando as células T reconhecem os antígenos tumorais e são ativadas. As células tumorais podem evadir as respostas imunes perdendo a expressão de antígenos ou moléculas do complexo principal de histocompatibilidade (*MHC*), produzindo ligantes para os receptores de inibição das células T e citocinas imunossupressoras. O microambiente tumoral, que inclui células mieloides e linfócitos imunossupressores, inibe a ativação, a diferenciação e a infiltração de células T efetoras antitumorais. *CTL*, linfócitos T citotóxicos; *MDSC*, célula supressora mieloide-derivada; *PD-1*, proteína de morte celular programada-1; *PD-L1*, ligante de PD-1; *TGF-β*, fator transformador do crescimento-β; *Treg*, célula T reguladora.

expressas principalmente em células apresentadoras de antígenos em órgãos linfoides secundários que atuam acoplando o CD28. O CTLA-4 liga-se ao B7 mais fortemente que o CD28 e, portanto, atua como um inibidor competitivo da coestimulação de células T (ver Capítulo 15). Uma possível razão pela qual os tumores podem explorar CTLA-4 para regular as respostas antitumorais é o fato de os antígenos tumorais serem frequentemente apresentados por APCs na ausência de imunidade inata forte e, portanto, com baixos níveis de coestimuladores B7 nas APCs. Esses níveis reduzidos podem estar todos preferencialmente ligados pelo receptor CTLA-4 de alta afinidade em células T efetoras e Tregs e, portanto, não acessíveis a CD28. Além de PD-1 e CTLA-4, outros receptores de inibição expressos por células T tumor-específicas, incluindo LAG3, TIM3 e TIGIT, também podem contribuir para a inibição de respostas imunes antitumorais.

***Produtos secretados de células tumorais podem suprimir as respostas imunes antitumorais.*** Um exemplo de produto tumoral imunossupressor é o TGF-β, que é secretado por muitos tumores e inibe a proliferação e as funções efetoras de linfócitos e macrófagos (ver Capítulo 15).

***As Tregs podem suprimir as respostas de célula T aos tumores.*** Evidências fornecidas por estudos realizados com tumores murinos e pacientes com câncer indicam que as Tregs podem ser encontradas em infiltrados celulares em determinados tumores. A depleção de Tregs em camundongos portadores de tumor intensifica a imunidade antitumoral e diminui o crescimento tumoral. Entretanto, o papel e o valor prognóstico das Tregs presentes em tumores humanos continuam indefinidos, podendo variar entre os tipos tumorais.

***As células supressoras mieloide-derivadas (MDSCs) são precursores mieloides imaturos que se acumulam na medula óssea, tecidos linfoides, sangue e tumores de animais portadores de tumor, além de pacientes com câncer, e que suprimem as respostas imunes antitumorais inatas e mediadas por célula T.*** As MDSCs constituem uma coleção heterogênea de diferentes tipos de células mieloides, incluindo células mais similares a monócitos, neutrófilos ou DCs. Além dos pacientes com tumores, as MDSCs também se acumulam nos tecidos de pacientes com doenças inflamatórias crônicas. Há relatos de que as MDSCs suprimem as respostas imunes inatas e adaptativas por meio de muitos mecanismos distintos, incluindo a secreção de citocinas imunossupressoras, como IL-10 e TGF-β; a promoção da diferenciação de Tregs; e a inibição da diferenciação de CTL e Th1. A produção de prostaglandina E2 dependente de ciclo-oxigenase-2 pode aumentar a diferenciação de MDSCs com essas funções imunossupressoras. Embora a presença de MDSCs nos tumores esteja correlacionada com respostas imunes antitumorais comprometidas, há muitos hiatos em nosso conhecimento acerca da natureza dessas células, do modo como se desenvolvem e atuam, e de como podem ser visadas para fins terapêuticos. Conforme mencionado antes, os macrófagos M2 ativados por tumores também podem inibir a imunidade antitumoral e promover crescimento de tumores.

## Perda da expressão de antígeno tumoral

***As respostas imunes a células tumorais conferem pressões seletivas que resultam na sobrevivência e crescimento de células tumorais variantes com imunogenicidade reduzida.*** Experimentos comparando tumores que se desenvolvem em camundongos normais *versus* camundongos Rag-deficientes, que não apresentam imunidade adaptativa, mostraram que apenas no contexto de um sistema imune normal os tumores se tornam menos imunogênicos com o passar do tempo. Esse achado é consistente com a sobrevida seletiva de clones menos imunogênicos. O fenômeno foi chamado imunoedição (*immune editing*), implicando que a resposta imune seleciona para alterações nos tumores que os ajudam a evadir a resposta. Dada a alta taxa mitótica das células tumorais e sua instabilidade genética, é comum que ocorram mutações ou deleções em gene codificadores de antígenos tumorais. Se esses antígenos não forem necessários para o crescimento tumoral ou para a manutenção do fenótipo transformado, as células tumorais antígeno-negativas contarão com uma vantagem de crescimento diante da resposta imune do hospedeiro. Estudos recentes confirmaram que isso ocorre em pacientes com câncer. Os antígenos tumor-específicos que dirigem as respostas de células T nos pacientes foram identificados por sequenciamento completo do exoma e pela identificação de peptídios mutantes que se ligavam aos alelos do MHC dos pacientes. Nesses pacientes, foi possível identificar subclones tumorais que já não traziam as mutações codificadoras de neoantígenos imunogênicos.

A expressão do MHC de classe I costuma estar negativamente regulada em células tumorais, de modo que essas moléculas não podem apresentar antígenos tumorais a células T $CD8^+$. Esta é provavelmente uma forma mais eficiente de imunoevasão que a perda de antígenos individuais por mutação. Vários tumores mostram síntese diminuída de moléculas do MHC de classe I ou de proteínas requeridas para a expressão do MHC de classe I na superfície celular, como β2-microglobulina, ou, ainda, de componentes da maquinaria de processamento antigênico, como o transportador associado com o processamento antigênico-1 (TAP1; do inglês, *transporter associated with antigen processing-1*) e TAP2 e subunidades do proteassomo. A perda de expressão de moléculas do MHC de classe I ou de proteínas envolvidas na montagem do MHC e na apresentação de antígenos deve-se a mutações nos genes que codificam essas moléculas. As células tumorais com tais mutações presumivelmente têm uma vantagem seletiva de sobrevivência porque podem evadir as respostas imunes mediadas por CTLs. Como já discutimos, tumores que perdem o MHC de classe I são mais propensos a serem reconhecidos por células NK. Entretanto, podem emergir mutações adicionais que comprometem a expressão na célula tumoral de ligantes para os receptores de ativação das células NK, promovendo o crescimento de subclones que também evadem o ataque da célula NK.

## IMUNOTERAPIA PARA TUMORES

Oncologistas e imunologistas trabalham há muitos anos em abordagens imunológicas para tratar pacientes com câncer, mas foi apenas recentemente que descobertas excitantes e amplamente aplicáveis foram usadas com sucesso no tratamento de pacientes (Figura 18.8). Um dos principais motivos para o interesse em tratamentos imunológicos é o fato de a maioria das terapias estabelecidas para o câncer ser baseada em fármacos (quimioterapia) ou radiação que matam células em divisão ou que bloqueiam a divisão celular, e esses tratamentos produzem efeitos prejudiciais às células normais em proliferação. Como resultado, o tratamento de cânceres causa significativa morbidade e mortalidade. Teoricamente, as respostas imunes aos tumores podem ser altamente específicas para células tumorais e, assim, não lesionar a maioria das células normais. Dessa forma, a imunoterapia tem o potencial de ser o tratamento mais tumor-específico que é possível idealizar. Avanços recentes na identificação de antígenos tumorais e métodos para modificar geneticamente as células T de modo a torná-las específicas para esses antígenos nos aproximaram ainda mais da imunoterapia tumor-específica. As abordagens inovadoras utilizadas atualmente na clínica que estimulam a resposta imune para controlar tumores não são totalmente específicas para antígenos tumorais e produzem efeitos colaterais de dano aos tecidos normais. Mesmo assim, as abordagens propiciam grande benefício a muitos pacientes.

O segundo dentre os principais motivos para explorar as abordagens imunológicas no tratamento de tumores é que os fármacos citotóxicos têm fracassado em promover benefícios duradouros na maioria dos cânceres, que então acabam se espalhando pelo corpo, além de seu sítio de origem. Como a memória de longa duração é uma característica cardinal das respostas imunes adaptativas, e a imunidade é sistêmica, é possível que tão logo seja iniciada uma resposta imune adaptativa efetiva a um tumor, tal resposta seja sustentada por um longo período e seja efetiva no corpo inteiro. Devido a essa característica da resposta imunológica, há esperança de que algumas abordagens imunoterapêuticas alcancem curas a longo prazo.

Nesta seção, descrevemos os diferentes modos de imunoterapia tumoral usados clinicamente nos dias atuais ou em desenvolvimento.

### Imunoterapia passiva com anticorpos monoclonais ou moléculas semelhantes a anticorpos

A terapia passiva com anticorpos envolve a transferência de anticorpos tumor-específicos em pacientes, sendo uma abordagem rápida e, teoricamente, muito específica, mas que não leva à imunidade duradoura. Alguns anticorpos monoclonais têm estado em uso no tratamento de cânceres há mais de 20 anos, sendo que muitos outros estão aprovados atualmente para uso ou estão em fase avançada de desenvolvimento (Tabela 18.1). Além disso, proteínas polipeptídicas recombinantes únicas com sítios de ligação ao antígeno semelhantes a anticorpos, chamados fragmentos variáveis de cadeia simples, específicos para antígenos tumorais, foram desenvolvidas para o tratamento do câncer.

- Alguns anticorpos antitumorais se ligam a moléculas da superfície celular presentes nas células tumorais e engajam mecanismos efetores do hospedeiro que destroem as células tumorais (Figura 18.9A). Esses mecanismos incluem a citotoxicidade mediada pela célula NK, a lise mediada pelo complemento, e a fagocitose mediada por complemento ou pelo receptor Fc realizada pelos macrófagos (ver Capítulo 13). Vários anticorpos antitumorais atualmente aprovados para o tratamento de certos cânceres agem desse modo. Por exemplo, conforme mencionado antes, o anti-CD20 é usado para tratar linfomas de célula B e atua depletando todas as células que expressam CD20, incluindo as células B e as células de linfoma derivado de célula B, principalmente via citotoxicidade celular dependente de anticorpo e, talvez, também via ativação do complemento

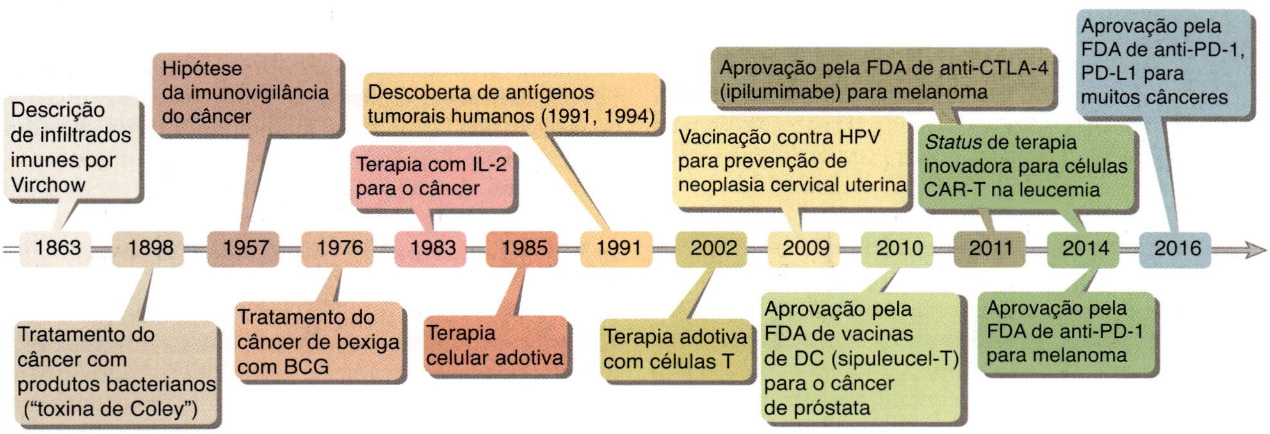


**Figura 18.8 História da imunoterapia do câncer.** Algumas descobertas importantes no campo da imunoterapia do câncer são resumidas. *BCG*, bacilo de Calmette-Guérin; *CAR*, receptor antigênico quimérico; *CTLA-4*, proteína associada ao linfócito T citotóxico 4; *FDA*, U.S. Federal Drug Administration; *HPV*, papilomavírus humano; *IL-2*, interleucina-2; *PD-1*, proteína de morte celular programada-1; *PD-L1*, ligante de PD-1. (Modificada de Lesterhuis WJ, Haanen JB, Punt CJ. Cancer immunotherapy – revisited. *Nat Ver Drug Disc.* 2011; 10:591.)

**Tabela 18.1** Anticorpos monoclonais aprovados para terapia do câncer.

| Especificidade do anticorpo | Nome do fármaco | Forma de anticorpo usada | Uso clínico |
|---|---|---|---|
| HER2/Neu (EGFR) | Trastuzumabe | Humanizado | Câncer de mama |
| CD19 | Blinatumomabe | Anticorpo CD19/CD3-biespecífico (BiTE) | Leucemia linfoblástica aguda (*killing* do tumor mediado por células T) |
| CD20 | Rituximabe<br>Ofatumumabe | Quimérico<br>Humano | Leucemias e linfomas de célula B<br>Leucemia linfocítica crônica |
| CD20 | 90Y-Ibritumomabe tiuxetana | Conjugado a radioisótopo, murino | Linfoma não Hodgkin de célula B transformada ou de baixo grau |
| CD30 | Brentuximabe vedotina | Conjugado com fármaco, quimérico | Linfoma de Hodgkin ou de célula grande anaplásica sistêmico |
| CD33 | Gemtuzumabe ozogamicina | Conjugado com fármaco, humanizado | Leucemia mieloide aguda |
| CD52 | Alemtuzumabe | Humanizado | CLL, CTCL e linfoma de célula T |
| EGFR | Cetuximabe<br>Panitumumabe<br>Nimotuzumabe | Quimérico<br>Humano<br>Humanizado | Câncer colorretal, de mama e de pulmão; outros tumores<br>Câncer de cabeça e pescoço |
| VEGFA | Bevacizumabe | Humanizado | Câncer colorretal e de pulmão (inibição da angiogênese) |
| CD254 (ligante de RANK) | Denosumabe | Humano | Metástases ósseas de tumor sólido (estimulação de reparação óssea) |

A maioria dos anticorpos listados se liga a antígenos tumorais e destrói ou inibe o crescimento das células tumorais. Anticorpos que têm efeitos tumorais por outros mecanismos são indicados.
*BiTE*, engajadores de células T biespecíficos; *CLL*, leucemia linfocítica crônica; *CTCL*, linfoma cutâneo de célula T; *EGFR*, receptor do fator de crescimento epidérmico; *VEGEFA*, fator de crescimento endotelial vascular A.

- As imunotoxinas, ou anticorpos monoclonais conjugados, são anticorpos específicos para antígenos tumorais que estão ligados a um fármaco quimioterápico ou a um radioisótopo (Figura 18.9B). O racional para esses agentes é que eles permitirão que altas concentrações locais do fármaco ou isótopo citotóxico sejam entregues às células tumorais, devido à especificidade do anticorpo. Vários anticorpos conjugados com fármacos estão aprovados para uso clínico, incluindo aqueles específicos para HER2/NEU para tratar câncer de mama, CD30 para tratar linfoma de Hodgkin, CD33 para tratar leucemia mieloide aguda, CD22 para tratar algumas leucemias linfoblásticas agudas e CD79b para tratar alguns linfomas de células B. Muitos outros conjugados anticorpo-fármaco foram desenvolvidos, mas alguns falharam em ensaios clínicos por conta da toxicidade sistêmica significativa decorrente do acúmulo não específico do componente tóxico em vários tecidos
- Outros anticorpos monoclonais usados na terapia do câncer se ligam a receptores de fatores de crescimento presentes nas células cancerosas e interferem na sinalização requerida para o crescimento e sobrevida tumoral (Figura 18.9C). O anti-HER2/NEU é um anticorpo monoclonal aprovado usado para tratar cânceres de mama que superexpressam HER2/NEU, uma molécula de sinalização do fator de crescimento de superfície celular. Um anticorpo que se liga e bloqueia a função do receptor do fator de crescimento epidérmico (EGFR; do inglês, *epidermal growth factor receptor*) está aprovado para uso no tratamento de cânceres colorretais metastáticos e cânceres de cabeça e pescoço. Outro anticorpo em uso clínico para vários cânceres bloqueia um fator de crescimento endotelial, o VEGF, que estimula a angiogênese requerida para manutenção do crescimento tumoral. Nesse caso, o anticorpo não se liga à célula tumoral
- Os engajadores de células T biespecíficos (BiTEs; do inglês, *bispecific T cell engagers*) facilitam o direcionamento das células T do hospedeiro de qualquer especificidade para o ataque às células tumorais (Figura 18.9D). Esses reagentes são proteínas recombinantes obtidas por engenharia genética, de modo a expressarem dois sítios de ligação antigênica distintos, um específico para um antígeno tumoral, e outro específico para uma molécula de superfície da célula T, em geral CD3. Nos BiTEs, cada sítio de ligação antigênica é composto por um fragmento variável de cadeia única, que é um único polipeptídio contendo os domínios variáveis das cadeias pesada e leve de imunoglobulina (Ig) em *tandem*. O provável mecanismo de ação dos BiTEs, com base em estudos *in vitro*, é a formação de sinapses imunológicas entre as células tumorais e as células T, aliada à ativação

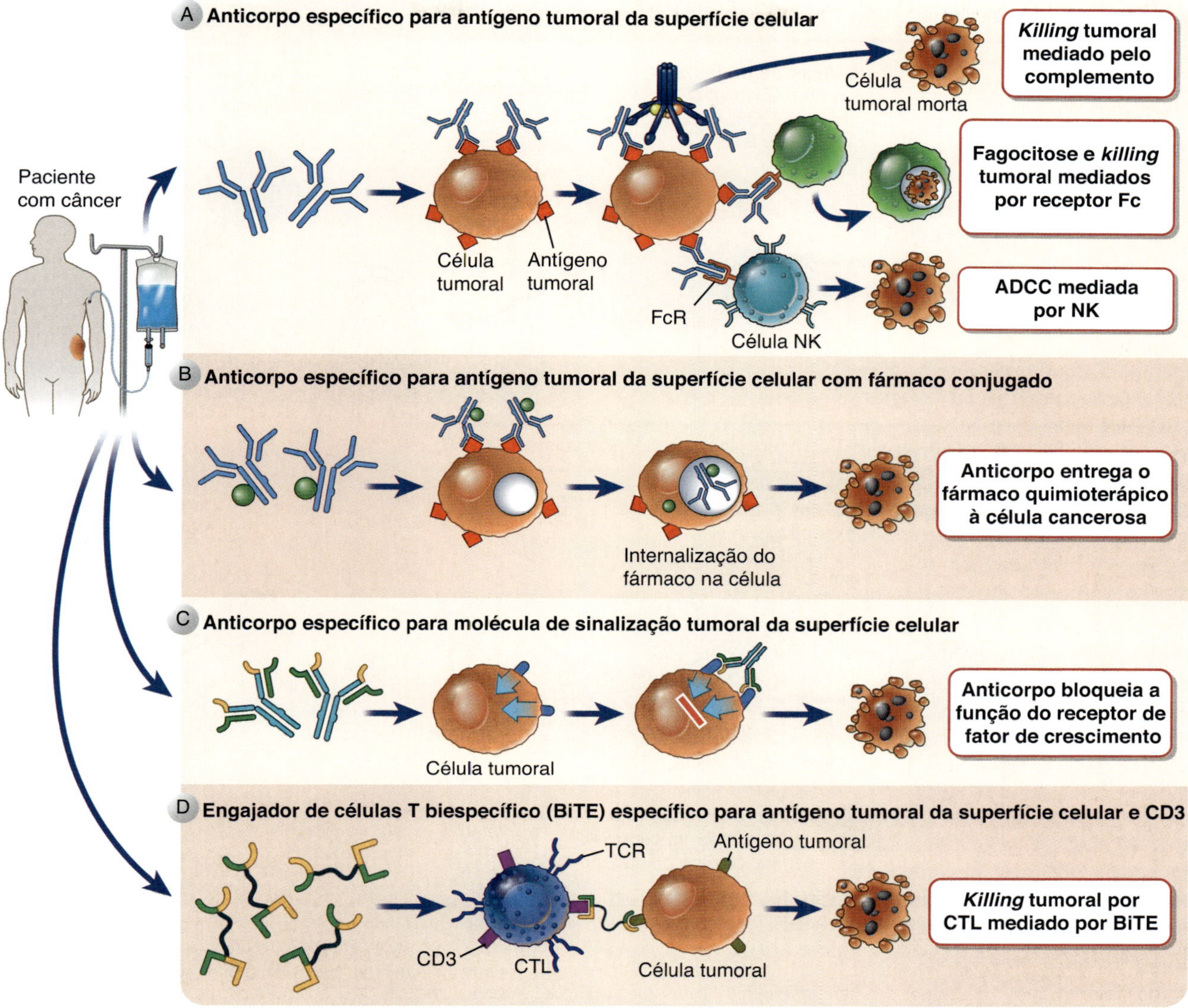


**Figura 18.9 Mecanismos de ação dos anticorpos antitumorais.** Muitos anticorpos monoclonais diferentes que se ligam diretamente a moléculas na superfície das células cancerosas são usados como fármacos para tratar cânceres. Alguns dos principais mecanismos pelos quais esses anticorpos trabalham para matar células cancerosas são mostrados. Outros anticorpos monoclonais usados para imunoterapia do câncer que têm como alvo fatores de crescimento solúveis ou moléculas de superfície celular em células imunes não são mostrados. *ADCC*, citotoxicidade celular dependente de anticorpos; *CTL*, linfócito T citotóxico; *FcR*, receptor Fc; *NK*, célula *natural killer*; *TCR*, receptor de células T.

das células T pela ligação de CD3. Um BiTE CD19-específico está aprovado para uso no tratamento da leucemia linfocítica aguda. Foram desenvolvidos BiTEs específicos para muitos outros antígenos tumorais, incluindo CD20, BCMA, EpCAM, HERr2/NEU, EGFR, CEA, receptor de folato e CD33, os quais estão em vários estágios de estudos pré-clínicos e clínicos.

## Terapia celular adotiva com células T antitumorais

A imunoterapia celular adotiva é a transferência de células imunes com reatividade antitumoral para um hospedeiro portador de tumor. As células imunes são derivadas do sangue de um paciente com câncer ou de um tumor sólido, e são então tratadas de várias formas, *in vitro*, para serem numericamente expandidas e assim intensificar sua atividade antitumoral, antes da reinfusão de volta no paciente.

### Terapia celular adotiva com células T tumor-específicas autólogas

***Células T específicas para antígenos tumorais podem ser coletadas do tecido tumoral ou do sangue de um paciente, expandidas e ativadas* in vitro*, e então reinoculadas em pacientes com câncer*** (Figura 18.10A). Essa abordagem geral tem sido usada em vários estudos por muitos anos, contudo, apresentou sucesso limitado, provavelmente porque as células isoladas de pacientes contêm baixa frequência de células T tumor-específicas potentes. Com o advento das tecnologias discutidas anteriormente para a identificação de neoantígenos que dirigem respostas de células T tumor-específicas em pacientes individuais, há um interesse renovado pela terapia adotiva com células T específicas para esses antígenos. A abordagem envolverá a coleta de células T do sangue ou de tumores de pacientes, estimulação das células com o neoantígenos

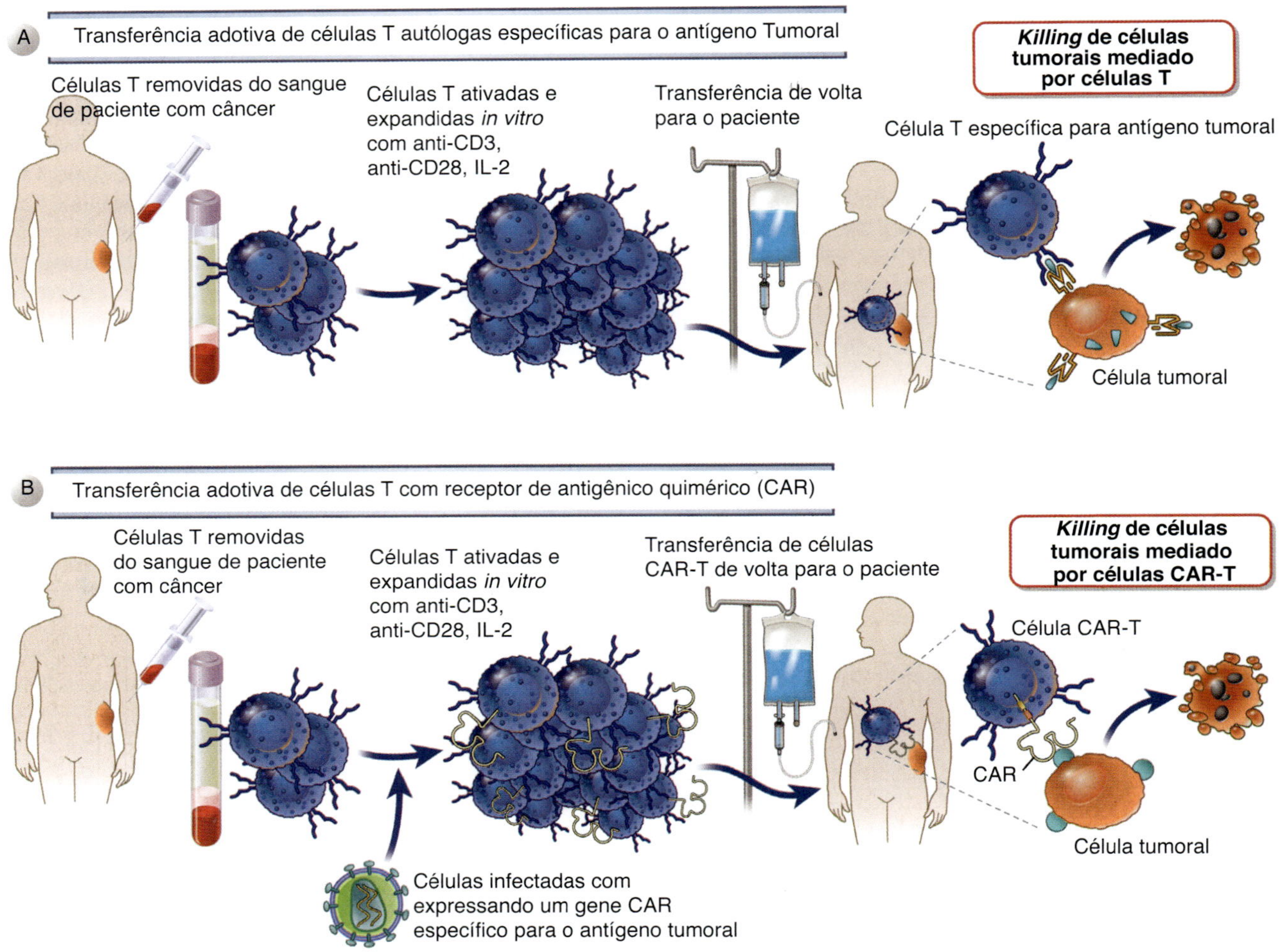


**Figura 18.10 Terapia Adotiva com Células T. A.** As células T isoladas do sangue de um paciente com câncer são ativadas *in vitro* para expandir seus números e induzir fenótipos efetores, e são então infundidas de volta à circulação do mesmo paciente. Algumas dessas células T são específicas para antígenos tumorais e serão ativadas por células tumorais que expressam esses antígenos, matando-as. **B.** Os receptores de antígeno quimérico (*CARs*) são receptores ligados à membrana geneticamente projetados que reconhecem o antígeno tumoral por meio de sítios de ligação semelhantes a anticorpos e geram sinais intracelulares que ativam as células T. As células CAR-T são geradas pela transdução *in vitro* das células T do sangue de um paciente com câncer, com vírus projetados para expressar os CARs, sendo então expandidas *in vitro* antes da infusão de volta ao paciente. A terapia com células CAR-T tem sido bem-sucedida no tratamento de certas leucemias e linfomas. *IL-2*, interleucina-2.

tumorais *in vitro* para aumentar os números e a atividade funcional das células específicas para o tumor e, então, a transferência das células T ativadas de volta ao paciente. Alguns êxitos já foram conseguidos em pequenos ensaios clínicos que empregaram a abordagem em pacientes com melanoma. Outra abordagem de terapia adotiva de células T atualmente em desenvolvimento é a transdução das células T de um paciente para expressar receptores de células T (TCRs; do inglês, *T cell receptors*) específicos para um antígeno tumoral comumente expresso por um tipo de tumor específico e exibido por uma molécula conhecida como HLA (antígeno leucocitário humano; do inglês, *human leukocyte antigen*). Os genes que codificam as cadeias polipeptídicas do TCR são derivados de células T clonadas retiradas de um paciente com aquele tumor e são incorporados a um vetor de expressão lentiviral que pode ser usado para infectar células T retiradas de qualquer paciente com aquele tipo de tumor e com o mesmo HLA. Essa abordagem exigirá a identificação de antígenos que são alvos de células T e expressos no mesmo tipo de tumor em diferentes pacientes. Os genes do TCR podem ser otimizados pela introdução de mutações que aumentam a afinidade dos TCRs pelo antígeno.

### *Terapia de célula T com receptor antigênico quimérico*

***A terapia adotiva usando células T expressando receptores antigênicos quiméricos (CARs; do inglês,* chimeric antigen receptors*) foi comprovadamente bem-sucedida em algumas malignidades hematológicas, e essa abordagem está sendo desenvolvida para outros tumores*** (Figura 18.10B). Os CARs são receptores geneticamente modificados ligados à membrana, com sítios de ligação específicos para antígenos tumorais, codificados por genes variáveis de Ig recombinante (*i. e.*, fragmentos variáveis de cadeia simples) e caudas citoplasmáticas contendo domínios de sinalização tanto do complexo TCR como dos receptores de coestimulação de células T (Figura 18.11). A razão para usar um sítio de ligação semelhante ao anticorpo como receptor de reconhecimento do antígeno tumoral é que essa abordagem evita o problema da restrição ao MHC dos TCRs, de modo que o mesmo construto de CAR pode ser usado por um tipo particular de tumor em qualquer paciente. Além disso, os CARs serão capazes de reconhecer antígenos tumorais mesmo que os tumores parem de expressar moléculas de MHC, um mecanismo frequente de imunoevasão. As caudas citoplasmáticas geneticamente projetadas dos CARs contêm domínios de sinalização que normalmente desempenham papéis críticos na ativação de células T. Diversas variações de construções de sinalização têm sido usadas até agora em CARs desenvolvidos em diferentes centros, mas todos contêm os motivos de ativação baseados na tirosina do imunorreceptor (ITAM; do inglês, *immunoreceptor tyrosine-based activation motif*) da cadeia ζ do TCR e os motivos de sinalização citoplasmática de receptores coestimuladores como CD28 ou CD137 (4-1BB). Esses motivos de sinalização conferem ao receptor semelhante a Ig específico para o tumor a capacidade de ativar potentemente as células T.

Nos protocolos atuais, as células T do sangue periférico de um paciente com câncer são isoladas, infectadas com vetores retrovirais ou lentivirais que codificam CAR e, em seguida, estimuladas com anticorpos anti-CD3 e/ou

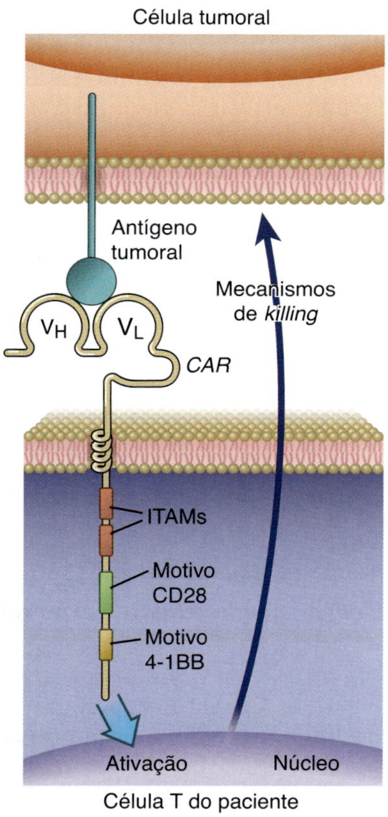


**Figura 18.11 Receptor antigênico quimérico.** Os receptores antigênicos quiméricos (*CARs*) são compostos de um fragmento variável de cadeia única de imunoglobulina extracelular específico para um antígeno tumoral e de domínios de sinalização citoplasmática que ativam células T, como o motivo de ativação baseado na tirosina do imunorreceptor (*ITAMs*) da cadeia ζ, além de motivos da cauda citoplasmática dos receptores coestimuladores CD28 e 4-1BB, que promovem ativação robusta de células T. *VH*, região V de uma cadeia pesada; *VL*, região V de uma cadeia leve.

anti-CD28 para expandir seus números. As células T expressando CAR expandidas são então injetadas de volta no paciente (ver Figura 18.10B). Antes da transferência, os pacientes geralmente são tratados com medicamentos que esgotam seus próprios linfócitos, o que maximiza a proliferação das células CAR-T transferidas. As células T transferidas sofrem expansão robusta no paciente, em resposta ao reconhecimento do antígeno tumoral pelo domínio Ig do CAR e aos sinais coestimulatórios fornecidos pelos domínios de sinalização. As especificidades dos TCRs endógenos nessas células T (que ainda estão presentes) tornam-se irrelevantes para o objetivo de matar células tumorais, porque todas as células T que expressam CAR podem ser ativadas pelo antígeno tumoral que se liga ao receptor codificado pelo gene CAR. O *killing* do tumor é alcançado por mecanismos citotóxicos diretos e mediados por citocinas. As células CAR-T específicas para CD19, um marcador celular pan-B expresso em células tumorais derivadas de células B, estão aprovadas para o tratamento de várias malignidades de células B refratárias a outros tratamentos, incluindo leucemia linfocítica crônica, leucemia linfoblástica aguda e linfomas de células B, enquanto células CAR-T específicas para CD20 são aprovadas para linfomas de células B. As células CAR-T de memória podem persistir nos pacientes tratados, de modo que a vigilância contra a recorrência do tumor é mantida. As tecnologias para produzir um grande número de células CAR-T para cada paciente em pouco tempo avançaram bastante, e as células CAR-T agora são usadas em muitos centros médicos.

Restam alguns obstáculos significativos que precisarão ser superados para a expansão bem-sucedida do uso da terapia com células CAR-T:

- Os antígenos tumorais alvos das células CAR-T podem ser expressos por algumas células normais, que também serão mortas. No caso dos primeiros CARs em uso clínico específico para CD19, as células B normais são mortas, mas, se necessário, os pacientes podem ser suplementados com um *pool* de Ig para compensar a falta de células B. Como as células plasmáticas produtoras de anticorpos de vida longa encontradas na medula óssea e nos tecidos da mucosa de adultos não expressam CD19 e não são mortas, elas continuam a fornecer imunidade mediada por anticorpos em pacientes adultos tratados com células T CAR-T específicas de CD19
- Outro problema comumente encontrado na terapia com células CAR-T é a síndrome de liberação de citocinas, uma reação adversa perigosa que ocorre frequentemente logo após a transferência adotiva das células T para pacientes com alta carga tumoral. Nesses pacientes, tantas células T são ativadas ao mesmo tempo que ocorre uma intensa resposta inflamatória sistêmica devido às citocinas secretadas pelas células T, que, por sua vez, estimulam a liberação de citocinas de macrófagos e outros tipos de células. Alguns pacientes que desenvolvem essa reação foram tratados com sucesso com anticorpo antirreceptor de IL-6. A gravidade dessa complicação pode ser diminuída

tratando os pacientes com quimioterapia citotóxica para reduzir a carga tumoral antes da transferência de células CAR-T. Isso limita a magnitude da ativação das células CAR-T que ocorre após a transferência. Outros pacientes desenvolveram neurotoxicidade grave após a infusão de células CAR-T, que pode estar relacionada à lesão microvascular ou aos efeitos de citocinas secretadas que alcançam o cérebro, e o risco de danos a longo prazo ao sistema nervoso central continua sendo uma preocupação, especialmente em crianças cujos cérebros não estão completamente desenvolvidos

- Os tumores podem perder a expressão do antígeno alvo do CAR e retornar. A pressão seletiva imposta pelas células CAR-T provavelmente promove o surgimento de variantes tumorais com perda de antígeno. Este problema pode ser reduzido expressando simultaneamente CARs específicos para dois (ou, teoricamente, mais) antígenos tumorais; a chance de um clone tumoral perder múltiplos antígenos é menor
- Em alguns pacientes, as células CAR-T transferidas parecem se tornar não responsivas ao longo do tempo, e os tumores inicialmente controlados retornaram. As células CAR-T nesses pacientes expressam marcadores de exaustão (ver Capítulo 11), incluindo altos níveis de PD-1, e se assemelham às células T exaustas mencionadas anteriormente. Esse problema pode ser resolvido tratando os receptores de células CAR-T com anticorpos bloqueadores específicos para PD-1 ou usando métodos de edição genômica para eliminar o gene PD-1 nas células CAR-T. Para evitar o risco de autoimunidade induzida pelas células T PD-1-negativas, os TCRs endógenos também são eliminados das células T antes da transferência. Isso cria células T que têm apenas o receptor específico para o antígeno tumoral introduzido e não se tornam exaustas porque carecem de moléculas de ponto de controle (*checkpoint*) imunológico
- As tentativas de tratar tumores sólidos não hematológicos com células CAR-T foram complicadas por dificuldades na identificação de antígenos-alvo ideais para células CAR-T em tumores sólidos que também não sejam expressos em células normais cuja destruição causaria toxicidade grave. A razão para isso pode ser que os antígenos de superfície celular, que devem ser os alvos dos CARs, geralmente são não específicos do tumor e são frequentemente antígenos de diferenciação ou receptores de sinalização expressos em algum nível em células normais de linhagens particulares. Uma abordagem para superar esse problema é identificar pares de antígenos que são comumente expressos ao mesmo tempo apenas em células tumorais e transduzir células T com dois CARs diferentes, cada um específico para um dos antígenos e cada um com diferentes domínios de sinalização, ambos os quais precisam ser acionados para ativar as células T. Espera-se que os antígenos possam ser identificados de tal forma que a probabilidade de células tumorais expressarem os dois antígenos seja maior do que qualquer célula normal expressando ambos. Fazer com que as células CAR-T injetadas migrem para os locais de tumores sólidos também é um desafio. Estratégias para projetar geneticamente células CAR-T com funções migratórias aprimoradas estão em desenvolvimento.

Estudos também estão em andamento para expressar CARs em células que não sejam células T CD8$^+$, como células NK, com a esperança de que estes serão eficazes em matar tumores, mas causarão menos toxicidade que as células CAR-T.

## Bloqueio de pontos de controle imunológico: vias de inibição das células T como alvo

***O bloqueio de moléculas inibidoras da célula T emergiu como um dos métodos mais promissores para intensificar efetivamente as respostas imunes dos pacientes aos seus tumores.*** Essa abordagem é baseada na ideia de que as células tumorais exploram diversas vias normais de imunorregulação ou tolerância para evadir a resposta imune do hospedeiro, conforme já discutido. Como esses mecanismos de inibição estabelecem pontos de controle nas respostas imunes, a abordagem de estimular respostas imunes com um fármaco que inibe os inibidores é chamada **bloqueio de pontos de controle imunológico** (Figura 18.12). O primeiro fármaco dessa classe a ser desenvolvido é um anticorpo monoclonal específico para CTLA-4, o receptor em células T que se liga a B7-1 e B7-2 e bloqueia a coestimulação de células T, especialmente durante o *priming* da célula T em órgãos linfoides secundários (ver Capítulo 15). O anti-CTLA-4 foi aprovado pela primeira vez como uma terapia para o melanoma avançado, sendo efetiva para deter ou retardar a progressão tumoral em muitos, mas não na maioria, dos pacientes tratados. Esse anticorpo pode funcionar bloqueando a ação do CTLA-4 expresso em células T ativadas e em Tregs. Conforme discutido anteriormente, as respostas de células T contra tumores também podem ser inibidas pela via PD-L1/PD-1, que funciona ativando uma fosfatase que bloqueia a ativação das células T efetoras. O bloqueio de PD-1 ou seu ligante, PD-L1, com anticorpos parece ser ainda mais efetivo que o anti-CTLA-4 na intensificação do *killing* tumoral pelas células T e na contenção da progressão de cânceres avançados, outrora letais. Os anticorpos anti-PD-1 e anti-PD-L1 também causam efeitos adversos menos graves (descritos adiante) do que o anti-CTLA-4, e esses anticorpos agora estão aprovados para uso no tratamento de muitos tipos de cânceres, incluindo melanoma, carcinomas de pulmão, carcinomas renais, carcinomas de bexiga, carcinomas de cólon, linfoma de Hodgkin e outros. De fato, o anti-PD-1 é aprovado para todos os tumores recorrentes ou metastáticos com defeitos do reparo de incompatibilidades, que resultam em altos níveis de mutações e, portanto, produção de neoantígenos abundantes em todos os tipos histológicos de tumor. Essa é a primeira terapia contra o câncer que foi aprovada com base em uma assinatura genética do tumor, independentemente do tecido ou célula de origem do tumor. É provável que

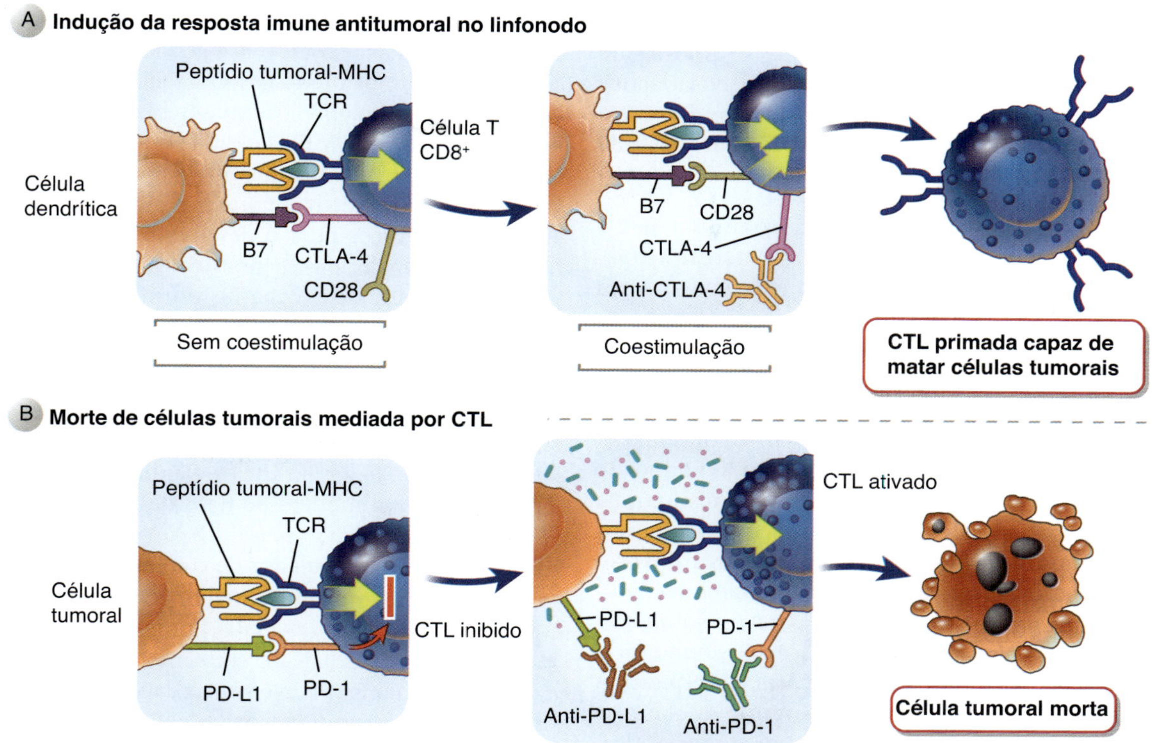


**Figura 18.12 Bloqueio dos pontos de controle.** Os pacientes com tumor geralmente montam respostas de células T ineficazes aos seus tumores devido à regulação positiva de receptores de inibição, como CTLA-4 e PD-1 nas células T específicas para o tumor, e expressão do ligante PD-L1 nas células tumorais. Anticorpos bloqueadores anti-CTLA-4 (**A**) ou anticorpos anti-PD-1 ou anti-PD-L1 (**B**) são altamente eficazes no tratamento de vários tipos de tumores avançados, liberando a inibição de células T tumor-específicas por essas moléculas. O anti-CTLA-4 pode funcionar bloqueando o CTLA-4 nas células T responsivas (*mostrado*) ou nas células T reguladoras (Treg). *CTLA-4*, antígeno de linfócito T citotóxico 4; *MHC*, complexo principal de histocompatibilidade; *PD-1*, proteína de morte celular programada-1; *PD-L1*, ligante-1 de PD-1; *TCR*, receptor de células T.

as células T antitumorais que respondem a esse tipo de terapia em cada paciente sejam células T CD8$^+$ que reconhecem peptídios derivados de neoantígenos apresentados pelo MHC classe I. Um bloqueio combinado de PD-1 e CTLA-4 parece ser mais efetivo contra certos cânceres do que o bloqueio isolado de um ou outro, e seu uso está aprovado para vários cânceres.

Os efeitos adversos comuns do tratamento de bloqueio de pontos de controle para cânceres são as reações autoimunes e inflamatórias, coletivamente chamadas eventos adversos imunorrelacionados, o que é previsível à luz dos papéis conhecidos de CTLA-4 e PD-1 na manutenção de autotolerância e na regulação das respostas de célula T. Os eventos adversos mais frequentes envolvem a inflamação do cólon, pulmão, fígado e vários órgãos endócrinos, embora muitos outros órgãos e tecidos, incluindo músculos, coração e sistema nervoso central possam ser afetados. Alguns desses distúrbios inflamatórios são raros na ausência do bloqueio de pontos de controle, como a destruição autoimune da glândula pituitária anterior, ou a destruição rápida e de início agudo das ilhotas pancreáticas, causando o diabetes insulinodependente. A maioria desses eventos adversos pode ser tratada com sucesso usando medicações anti-inflamatórias, como corticosteroides, ou corrigida com terapia de reposição hormonal, mas muitos requerem a interrupção da terapia de bloqueio de pontos de controle, enquanto alguns, como a miocardite, apresentam uma alta taxa de mortalidade.

***No geral, apenas cerca de 15 a 20% dos pacientes com câncer tratados com anti-CTLA-4 e/ou anti-PD-1 apresentam melhora objetiva de sua doença e, entre esses, há recorrência de alguns tumores após uma resposta inicial.*** Existem várias razões possíveis para essas falhas terapêuticas:

- É improvável que a terapia de bloqueio de pontos de controle funcione em pacientes com tumores que têm relativamente poucas mutações somáticas codificando neoantígenos devido à existência de poucos clones de células T tumor-específicas que serão responsivos
- Muitos tumores não têm a vantagem da via de CTLA-4 ou PD-1/PD-L1 como estratégia para evasão da imunidade antitumoral e, em vez disso, empregam outros mecanismos de imunoevasão. Consistente com esse conceito, níveis baixos de expressão de PD-L1 em alguns tipos tumorais, detectados por imuno-histoquímica, são preditivos de uma resposta precária à terapia de anti-PD-1
- Tumores expressando PD-L1 inicialmente responsivos à terapia anti-PD-1 podem se tornar resistentes na presença da resposta imune forte. A resistência adquirida poderia se dar pelo crescimento seletivo de clones

de células tumorais que expressam outras moléculas, que não PD-L1, capazes de inibir as respostas de células T. Alternativamente, podem ser selecionados clones de células tumorais que induzem as células T a expressarem outros receptores de pontos de controle além de PD-1.

Uma meta importante tanto dos oncoimunologistas quanto dos oncologistas é identificar características histológicas ou genéticas dos tumores ou biomarcadores circulantes que possam predizer quais pacientes responderão melhor a qual terapia de bloqueio de pontos de controle. A natureza do infiltrado celular ao redor do tumor tem algum valor preditivo da resposta ao bloqueio dos pontos de controle. Em geral, células T efetoras abundantes, mesmo que tenham o fenótipo de células disfuncionais (ou exaustas), predizem uma boa resposta, enquanto infiltrados celulares esparsos ou uma abundância de Tregs predizem respostas ruins. No futuro, ensaios para células T que expressam receptores de antígenos (TCRs) específicos para neoantígenos podem ser combinados com a análise da abundância de neoantígenos para fornecer maior valor preditivo. A presença de células B no infiltrado tumoral também se correlaciona com boas respostas ao bloqueio dos pontos de controle. Não se sabe se isso ocorre porque as células B e os anticorpos contribuem para a imunidade antitumoral ou se a presença de células B implica uma resposta imune robusta contra o tumor.

Para aumentar o percentual de pacientes responsivos ao bloqueio dos pontos de controle, os oncologistas estão testando a eficácia do bloqueio de outras moléculas de inibição das células T, incluindo LAG3, TIGIT e TIM3, individualmente ou em combinação com anti-PD-1 ou anti-CTLA-4. Outras abordagens incluem a combinação do bloqueio de pontos de controle com protocolos mais convencionais de radiação ou quimioterapia, ou combinando o bloqueio dos pontos de controle com vacinas antitumorais (discutidas posteriormente), inibidores de quinase que bloqueiam vias oncogênicas nos tumores, ou a estimulação (agonística) de anticorpos específicos para ativar receptores de células T.

## Vacinação com antígenos tumorais

***A vacinação de indivíduos portadores de tumores com antígenos tumorais pode resultar em respostas imunes intensificadas contra o tumor.*** As primeiras tentativas de reforçar a imunidade antitumoral foram baseadas na imunoestimulação inespecífica. Mais recentemente, vacinas compostas por células tumorais mortas, antígenos tumorais recombinantes ou DCs incubadas com antígenos tumorais foram testadas em modelos experimentais com animais e em estudos clínicos com pacientes de câncer.

A identificação de peptídios reconhecidos por CTLs tumor-específicos e de genes mutantes codificadores de antígenos tumor-específicos reconhecidos por CTLs forneceu numerosos antígenos candidatos à inclusão em vacinas antitumorais. Novas tecnologias de sequenciamento de DNA agora são amplamente usadas para determinar com rapidez todas as mutações nas sequências de DNA codificadoras de proteínas (exomas) dos genomas das células cancerosas. Algoritmos preditivos são aplicados a esses dados para identificar os peptídios mutantes mais propensos a se ligarem aos alelos de MHC de cada paciente. Esses avanços técnicos hoje permitem a identificação precisa de neoantígenos tumor-específicos em tumores individuais, e isso tem estimulado esforços para o desenvolvimento de vacinais tumorais personalizadas (Figura 18.13).

As estratégias de vacinação antitumoral empregam uma variedade de adjuvantes e métodos de aplicação:

- As moléculas pró-inflamatórias são usadas para intensificar os números de DCs ativadas no sítio de vacinação. Esses adjuvantes incluem ligantes de receptores do tipo *Toll* (TLRs; do inglês, *Toll-like receptors*), como DNA CpG e miméticos de RNA de fita dupla (dsRNA; do inglês, *double-stranded RNA*), além de citocinas como o fator estimulador de colônias de granulócitos-macrófagos (GM-CSF; do inglês, *granulocyte-macrophage colony-stimulating factor*) e IL-12
- Os antígenos tumorais são entregues na forma de vacinas de DCs (Figura 18.14). Nessa abordagem, as DCs são purificadas de pacientes, incubadas com antígenos tumorais e, então, inoculadas de volta nos pacientes. Uma vacina à base de DC atualmente está aprovada para o tratamento do câncer de próstata avançado, mas não provou ser efetiva na maioria dos pacientes. Os desafios técnicos com as vacinas de DC são a necessidade de coletar as células de cada paciente e, então, ter de expandi-las em cultura celular, o que é difícil de padronizar
- As vacinas de DNA e os vetores virais codificadores de antígenos tumorais estão sendo testados em estudos clínicos. Essas vacinas podem ser a melhor forma de induzir respostas de CTL, porque os antígenos codificados são sintetizados no citosol de células como as DCs, e entram com eficiência na via do MHC de classe I da apresentação antigênica.

De modo geral, os resultados dos estudos realizados com numerosos tipos diferentes de vacinas tumorais têm sido inconsistentes e geralmente não muito bem-sucedidos. Ao contrário de muitas vacinas-padrão contra microrganismos, que previnem infecções profilaticamente, as vacinas contra tumores são usadas como terapias que precisam ser eficazes para interromper a progressão de tumores que já se desenvolveram. A maioria das vacinas contra tumores testadas até hoje tem como alvo antígenos que são comumente compartilhados pelo mesmo tipo de tumor em diferentes pacientes, e esses antígenos são geralmente antígenos de diferenciação também expressos em células do tecido normal a partir do qual o câncer se originou. As vacinas que usam esses antígenos geralmente não têm sido bem-sucedidas, provavelmente porque os antígenos nas células normais induzem tolerância que deve ser superada para a indução de imunidade antitumoral eficiente.

O desenvolvimento de tumores induzidos por vírus pode ser diminuído com a vacinação preventiva usando

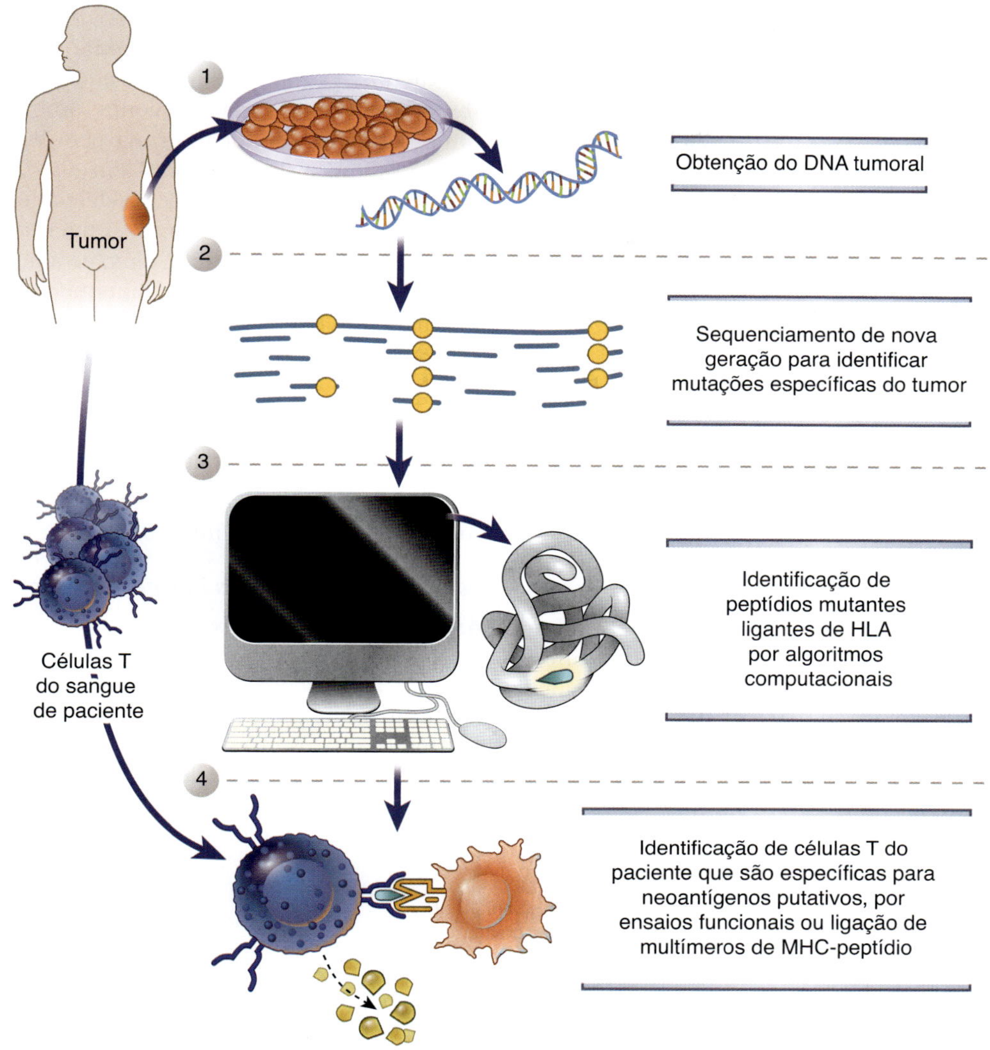


**Figura 18.13 Detecção de neoantígenos tumorais que elicitam respostas de célula T.** O DNA tumoral pode ser purificado (*1*), e o sequenciamento do exoma pode detectar mutações aleatórias no genoma das células cancerosas (*2*). Um algoritmo computadorizado pode então ser usado para determinar quais mutações ocorrem em sequências de aminoácidos codificadoras de peptídios que se ligariam aos alelos do complexo principal de histocompatibilidade (*MHC*) do paciente (*3*). A validação dos peptídios neoantigênicos putativos pode ser testada por meio de ensaios da resposta de célula T do paciente a esses peptídios *in vitro* ou testando se os complexos MHC-peptídio multiméricos podem se ligar às células T (*4*). Essa abordagem está sendo usada para criar vacinas antitumorais personalizadas. *gen*, geração; *HLA*, antígeno leucocitário humano.

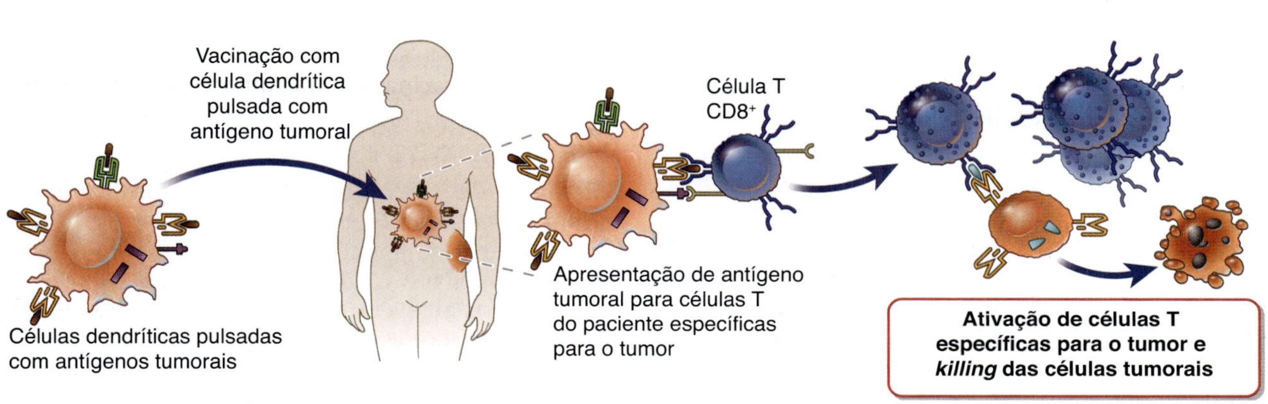


**Figura 18.14 Vacinas de células dendríticas.** As células dendríticas (DCs), geradas *in vitro* a partir de monócitos sanguíneos de um paciente com tumor, podem ser pulsadas com antígenos tumorais definidos e infundidas de volta no paciente, em que apresentarão os antígenos a células T específicas para este antígeno e reforçarão a resposta imune tumor-específica. Em outras abordagens, as DCs são transfectadas com um gene codificador do antígeno tumoral e, às vezes, também com uma citocina promotora de respostas imunes. Essas células, então, são usadas como vacinas.

antígenos virais ou vírus vivos atenuados. Como mencionado anteriormente, vacinas para HPV foram efetivas em diminuir a incidência de lesões pré-malignas induzidas por HPV e câncer na cérvice. Essa abordagem tem sido extremamente bem-sucedida em diminuir a incidência de cânceres hematológicos induzidos pelo vírus da leucemia felina em gatos, bem como em prevenir a doença de Marek, um linfoma induzido pelo herpes-vírus, em frangos.

## Outras abordagens para estimular a imunidade antitumoral

Diversas abordagens adicionais têm sido usadas para intensificar a imunidade do hospedeiro contra tumores, alcançando graus variáveis de sucesso.

### *Terapia de citocinas*

***Os pacientes de câncer podem ser tratados com citocinas que estimulam a proliferação e a diferenciação de linfócitos T e células NK.*** Essas citocinas podem intensificar a ativação de DCs e células T tumor-específicas, particularmente de CTLs $CD8^+$. Muitas citocinas também têm o potencial de induzir respostas inflamatórias inespecíficas que, por si sós, podem apresentar atividade antitumoral. A maior experiência clínica é a administração de uma dose alta de IL-2 por via intravenosa, que tem sido efetiva na indução de uma regressão tumoral mensurável em cerca de 10% dos pacientes com melanoma avançado e carcinoma de células renais, sendo atualmente uma terapia aprovada para esses cânceres. O uso de IL-2 em altas doses, entretanto, é limitado por estimular a produção de quantidades tóxicas de citocinas pró-inflamatórias, como TNF e IFN-γ, que atuam em células endoteliais vasculares e outras células, levando a uma grave síndrome de extravasamento vascular.

A IFN-α está aprovada para uso no tratamento de vários cânceres, incluindo melanoma maligno, certos linfomas e leucemias, e o sarcoma de Kaposi associado à AIDS. Os mecanismos dos efeitos antineoplásicos da IFN-α provavelmente incluem a inibição da proliferação celular tumoral, atividade citotóxica aumentada de células NK, e expressão aumentada do MHC de classe I nas células tumorais, tornando-as mais suscetíveis ao *killing* por CTLs.

Outras citocinas, como TNF e IFN-γ, são agentes antitumorais efetivos em modelos animais, porém seu uso nos pacientes é limitado por seus efeitos colaterais tóxicos. Os fatores de crescimento hematopoéticos, incluindo GM-CSF e G-CSF, são usados em protocolos de tratamento de câncer para encurtar os períodos de neutropenia e trombocitopenia após a quimioterapia ou o transplante de medula óssea autólogo.

### *Vírus oncolíticos*

Os vírus oncolíticos são vírus geneticamente modificados que se replicam seletivamente e causam a morte lítica de células cancerosas, e, ao fazê-lo, promovem respostas de CTL específicas para os antígenos tumorais que são liberados. O primeiro vírus oncolítico aprovado para uso clínico foi o talimogene laherparepvec (TVEC) para tratamento do melanoma metastático. O TVEC é um herpes-vírus simples no qual genes foram deletados para aumentar a lise celular induzida pelo vírus e reduzir a infecção crônica dos nervos. Além disso, um gene que codifica um inibidor de TAP foi deletado, aumentando assim a via de apresentação de antígenos pelo MHC de classe I em células infectadas, além da adição de um gene que codifica GM-CSF, o que aumenta o acúmulo de DCs no microambiente tumoral. O TVEC é injetado diretamente em locais de tumor sólido, mas aumenta as respostas de CTL antitumorais mesmo em locais distantes do local de injeção, uma evidência de que o vírus oncolítico promove imunidade antitumoral sistêmica. Ensaios clínicos estão sendo conduzidos para testar a eficácia do TVEC em outros tipos de tumor, e outros vírus oncolíticos estão em desenvolvimento.

### *Estímulos inflamatórios inespecíficos*

***As respostas imunes aos tumores podem ser estimuladas pela administração local de substâncias inflamatórias ou pelo tratamento sistêmico com agentes que atuam como ativadores policlonais de linfócitos.*** Um dos exemplos mais antigos de imunoterapia antitumoral era praticado no século XIX, pelo médico William Coley, que tratava seus pacientes com câncer usando extratos de bactérias mortas, conhecidas como toxina de Coley. Essa abordagem pode ter sido intermitentemente bem-sucedida devido à indução de respostas imunes inatas fortes, levando à produção de TNF e outras citocinas causadoras de inflamação aguda que destruía as células tumorais. A imunoestimulação inespecífica dos pacientes com tumores por meio da injeção de substâncias inflamatórias, como o bacilo de Calmette-Guérin (BCG) morto, em sítios de crescimento tumoral tem sido usada há muitos anos. As micobactérias BCG ativam macrófagos que, assim, promovem o *killing* das células tumorais. Além disso, as bactérias atuam como adjuvantes e podem estimular respostas de células T aos antígenos tumorais. A BCG intravesicular atualmente é usada para tratar o câncer de bexiga. As terapias com citocinas, já discutidas, representam outro método de intensificar as respostas imunes de uma maneira inespecífica.

### *Efeito enxerto*-versus-*leucemia*

***Em pacientes com leucemia tratados com transplante de células-tronco hematopoéticas (CTH) alogênicas, a presença de células T e células NK no inóculo pode contribuir para a erradicação do tumor.*** O efeito de enxerto *versus* leucemia mediado por células T é dirigido para as moléculas presentes nas células hematopoéticas do receptor, incluindo as células leucêmicas, as quais são reconhecidas como estranhas pelas células T administradas. As células NK do doador respondem às células tumorais porque os tumores podem expressar níveis baixos de moléculas do MHC de classe I ou expressam alelos do MHC de classe I que não são reconhecidos pelas células NK do doador. Lembre-se de que o reconhecimento do MHC de classe I próprio normalmente inibe a ativação das células NK (ver Capítulo 4). O desafio no uso desse tratamento para melhorar o resultado clínico é minimizar o desenvolvimento da perigosa doença do enxerto *versus* hospedeiro que pode ser mediada pelas mesmas células T do doador (ver Capítulo 17).

Os notáveis avanços recentes em Imunologia do câncer prometem mudar drasticamente o cuidado prestado aos pacientes com essas temidas doenças. O êxito do bloqueio de pontos de controle para muitos tumores sólidos, bem como da infusão de células T-CAR para malignidades hematológicas, revitalizou o campo da Imunologia de tumores. Apesar das limitações e problemas que ainda permanecem, o enorme esforço que está sendo investido neste campo torna provável a ocorrência de avanços adicionais em um futuro muito próximo.

## RESUMO

- Os tumores expressam antígenos que são reconhecidos pelo sistema imune, porém a maioria dos tumores suprime as respostas imunes ou é fracamente imunogênica, enquanto as respostas imunes frequentemente falham em prevenir o crescimento tumoral. Mesmo assim, o sistema imune pode ser estimulado terapeuticamente para destruir de maneira efetiva os tumores
- Os antígenos tumorais reconhecidos por linfócitos T citotóxicos (CTLs) são os principais indutores e alvos da imunidade antitumoral. Os neoantígenos tumor-específicos gerados por mutações aleatórias de proteínas celulares, as quais podem ser processadas em peptídios mutantes de ligação ao complexo principal de histocompatibilidade (MHC), são os mais importantes. Entretanto, outros antígenos tumorais que comprovadamente estimulam as células T do hospedeiro incluem produtos de oncogenes mutantes, proteínas normais com expressão desregulada ou aumentada em tumores, e antígenos de vírus oncogênicos
- Anticorpos específicos para antígenos celulares tumorais são usados para fins diagnósticos, sendo que os antígenos são potenciais alvos para a terapia com anticorpos. Esses antígenos incluem antígenos oncofetais, normalmente expressos durante a vida fetal e cuja expressão está desregulada em alguns tumores, glicolipídios e glicoproteínas de superfície alteradas, e moléculas normalmente expressas nas células de origem dos tumores e que são, portanto, antígenos de diferenciação para tipos celulares particulares
- As respostas imunes capazes de destruir células tumorais são mediadas por CTLs, células *natural killer* (NK) e macrófagos, possivelmente ativados por células T auxiliares específicas para antígenos tumorais. Entre os mecanismos imunoefetores, o papel dos CTLs na proteção de indivíduos contra tumores é o mais bem-definido
- Os tumores evadem as respostas imunes através de vários mecanismos, incluindo a regulação negativa da expressão de moléculas do MHC; o crescimento seletivo de células que não expressam antígenos tumorais; a produção de substâncias imunossupressoras solúveis; o engajamento de receptores de inibição em linfócitos por seus ligantes expressos em células tumorais; e a indução de células T reguladoras. Os macrófagos associados ao tumor e as células supressoras mieloide-derivadas, encontradas na maioria dos tumores sólidos, podem suprimir a imunidade antitumoral
- A imunoterapia para tumores inclui abordagens que intensificam as respostas imunes ativas contra esses tumores ou o fornecimento de efetores imunes tumor-específicos para prover imunidade passiva aos pacientes. A imunidade antitumoral pode ser intensificada com o bloqueio dos mecanismos de imunorregulação. As respostas imunes também podem ser ativamente estimuladas por vacinação com células ou antígenos do tumor, bem como pela administração sistêmica de citocinas que estimulam respostas imunes
- Os anticorpos antitumorais são amplamente utilizados na imunoterapia tumoral. Os anticorpos se ligam a moléculas na superfície das células tumorais e desencadeiam mecanismos efetores para matar os tumores, incluindo complemento, células NK e fagócitos, ou se ligam aos receptores de fatores de crescimento, o que bloqueia a sinalização necessária para sustentar o crescimento das células tumorais. Anticorpos específicos para antígenos tumorais também têm sido conjugados com toxinas quimioterápicas ou radioisótopos, para direcionar esses agentes especialmente para os tumores. Alguns anticorpos biespecíficos geneticamente projetados ligam-se simultaneamente a antígenos tumorais e receptores de ativação em células T
- A terapia com células T-CAR é um tipo de tratamento do câncer no qual as células T de um paciente com câncer são submetidas à engenharia genética *ex vivo*, para expressarem um receptor antigênico híbrido (receptor antigênico quimérico [CAR; do inglês, *chimeric antigen receptor*]) que reconhece um antígeno tumoral por meio de domínios V de anticorpo e sinaliza via motivos citoplasmáticos do receptor de células T e de receptores coestimuladores. As células T-CAR são então transferidas de volta ao paciente com tumor, em que se tornam ativadas pelos antígenos tumorais e matam as células do tumor. A terapia com células CAR-T tem sido efetiva no tratamento de alguns tumores hematopoéticos
- O bloqueio dos pontos de controle imunológico é um modo de imunoterapia tumoral em que anticorpos bloqueadores de função contra receptores inibitórios em células T ou seus ligantes, incluindo PD-1 (proteína de morte celular programada-1), PD-L1 (PD-1 ligante) e CTLA-4 (antígeno de linfócito T citotóxico 4), são administrados para remover os freios na ativação de linfócitos e, assim, promover imunidade antitumoral por células T do hospedeiro previamente inibidas específicas para antígenos tumorais. O bloqueio dos pontos de controle tem sido amplamente adotado para tratar muitos tipos de câncer.

## Leitura sugerida

*Indica as publicações de interesse histórico, geralmente reportando a descoberta de um fenômeno ou processo que mais tarde foi demonstrado como sendo de fundamental importância no sistema imune. Muitas dessas descobertas (mas não todas) levaram seu(s) descobridor(es) a receber o Prêmio Nobel. A natureza da descoberta é brevemente resumida em cada referência.

## Respostas imunes aos tumores

### *Geral*


Burnet FM. The concept of immunological surveillance. *Progr Exp Tumor Res*. 1970;13:1–27.

Egen JG, Ouyang W, Wu LC. Human anti-tumor immunity: insights from immunotherapy clinical trials. *Immunity*. 2020;l52:36–54.


### *Antígenos tumorais*


Schumacher TL, Hacohen N. Neoantigens encoded in the cancer genome. *Curr Opin Immunol*. 2016;41:98–103.

Ward JP, Gubin MM, Schreiber RD. The role of neoantigens in naturally occurring and therapeutically induced immune responses to cancer. *Adv Immunol*. 2016;130:25–74.


### *Mecanismos efetores*


Ahrends T, Borst J. The opposing roles of CD4(+) T cells in anti-tumour immunity. *Immunology*. 2018;154:582–592.

Borst J, Ahrends T, Babala N, et al. CD4(+) T cell help in cancer immunology and immunotherapy. *Nat Rev Immunol*. 2018;18:635–647.

Chiossone L, Dumas PY, Vienne M, Vivier E. Natural killer cells and other innate lymphoid cells in cancer. *Nat Rev Immunol*. 2018;18:671–688.

DeNardo DG, Ruffell B. Macrophages as regulators of tumour immunity and immunotherapy. *Nat Rev Immunol*. 2019;19:369–382.

Noy R, Pollard JW. Tumor-associated macrophages: from mechanisms to therapy. *Immunity*. 2014;41:49–61.

Sharonov GV, Serebrovskaya EO, Yuzhakova DV, et al. B cells, plasma cells and antibody repertoires in the tumour microenvironment. *Nat Rev Immunol*. 2020;20:294–307.


### *Evasão tumoral das respostas imunológicas*


Chen DS, Mellman I. Elements of cancer immunity and the cancer-immune set point. *Nature*. 2017;541:321–330.

Dysthe M, Parihar R. Myeloid-derived suppressor cells in the tumor microenvironment. *Adv Exp Med Biol*. 2020;1224:117–140.

Jayakumar A, Bothwell ALM. Functional diversity of myeloid-derived suppressor cells: the multitasking hydra of cancer. *J Immunol*. 2019;203:1095–1103.

O'Donnell JS, Teng MWL, Smyth MJ. Cancer immunoediting and resistance to T cell-based immunotherapy. *Nat Rev Clin Oncol*. 2019;16:151–167.

Ruffell B, Coussens LM. Macrophages and therapeutic resistance in cancer. *Cancer Cell*. 2015;27:462–472.


## Imunoterapia de tumores

### *Geral*


Demaria O, Cornen S, Daeron M, et al. Harnessing innate immunity in cancer therapy. *Nature*. 2019;574:45–56.

Hegde PS, Chen DS. Top 10 challenges in cancer immunotherapy. *Immunity*. 2020;52:17–35.

Waldmann AD, Fritz JM, Lenardo MJ. A guide to cancer immunotherapy: from T cell basic science to clinical practice. *Nat Rev Immunol*. 2020;May 20:1–18.


### *Bloqueio dos pontos de controle imunológicos*


Fritz JM, Lenardo MJ. Development of immune checkpoint therapy for cancer. *J Exp Med*. 2019;216:1244–1254.

Kalbasi A, Ribas A. Tumor-intrinsic resistance to immune checkpoint blockade. *Nat Rev Immunol*. 2020;20:25–39.

Keenan TE, Burke KP, Van Allen EM. Genomic correlates of response to immune checkpoint blockade. *Nat Med*. 2019;25:389–402.

*Leach DR, Krummel MF, Allison JP. Enhancement of antitumor immunity by CTLA-4 blockade. *Science*. 1996;271:1734–1736. *(Primeira demonstração em camundongos de que o bloqueio do ponto de controle (*checkpoint*) imunológico pode aumentar as respostas antitumorais de células T, o que levou a ensaios clínicos e aprovação do tratamento com anti-CTLA-4 para pacientes com câncer. James Allison foi agraciado com o Prêmio Nobel de 2018 [ver* https://www.nobelprize.org/prizes/medicine/2018/allison/lecture*)* e Freeman GJ, Long AJ, Iwai Y, et al. Engagement of the PD-1 immunoinhibitory receptor by a novel B7 family member leads to negative regulation of lymphocyte activation. *J Exp Med*. 2000;192:1027–1034. *(Honjo recebeu o Prêmio Nobel pela descoberta de PD-1 como um receptor de inibição de células T e do uso do bloqueio de PD-1 na imunoterapia do câncer. Ver* https://www.nobelprize.org/prizes/medicine/2018/honjo/lecture.*)*

Patel SA, Minn AJ. Combination cancer therapy with immune checkpoint blockade: mechanisms and strategies. *Immunity*. 2018;48:417–433.

Postow MA, Sidlow R, Hellmann MD. Immune-related adverse events associated with immune checkpoint blockade. *N Engl J Med*. 2018;378:158–168.

Ribas A. Releasing the brakes on cancer immunotherapy. *N Engl J Med*. 2015;373:1490–1492.

Wolchok J. Putting the immunologic brakes on cancer. *Cell*. 2018;175:1452–1454.


### *Terapia adotiva de células T*


Brightman SE, Naradikian MS, Miller AM, Schoenberger SP. Harnessing neoantigen specific CD4 T cells for cancer immunotherapy. *J Leukocyte Biol*. 2020;107:625–633.

Brown CE, Mackall CL. CAR T cell therapy: inroads to response and resistance. *Nat Rev Immunol*. 2019;19:73–74.

June CH, O'Connor RS, Kawalekar OU, et al. CAR-T cell immunotherapy for human cancer. *Science*. 2018;359:1361–1365.

June CH, Sadelain M. Chimeric antigen receptor therapy. *N Engl J Med*. 2018;379:64–73.

Majzner RG, Mackall CL. Clinical lessons learned from the first leg of the CAR T cell journey. *Nat Med*. 2019;25:1341–1355.

Singh AK, McGuirk JP. CAR T cells: continuation in a revolution of immunotherapy. *Lancet Oncol*. 2020;21:e168–e178.

Stroncek DF, Reddy O, Highfill S, Panch SR. Advances in T-cell immunotherapies. *Hematol Oncol Clin North Am*. 2019;33:825–837.

Yamamoto TN, Kishton RJ, Restifo NP. Developing neoantigen-targeted T cell-based treatments for solid tumors. *Nat Med*. 2019;25:1488–1499.


### *Vacinas e vírus oncolíticos*


Bommareddy PK, Shettigar M, Kaufman HL. Integrating oncolytic viruses in combination cancer immunotherapy. *Nat Rev Immunol*. 2018;18:498–513.

Finn OJ. The dawn of vaccines for cancer prevention. *Nat Rev Immunol*. 2018;18:183–194.

Sahin U, Tureci O. Personalized vaccines for cancer immunotherapy. *Science*. 2018;359:1355–1360.

Vormehr M, Tureci O, Sahin U. Harnessing tumor mutations for truly individualized cancer vaccines. *Annu Rev Med*. 2019;70:395–407.

Wculek SK, Cueto FJ, Mujal AM, et al. Dendritic cells in cancer immunology and immunotherapy. *Nat Rev Immunol*. 2020;20:7–24.


### *Anticorpos*


Thomas A, Teicher BA, Hassan R. Antibody-drug conjugates for cancer therapy. *Lancet Oncol*. 2016;17:e254–e262.

Trabolsi A, Arumov A, Schatz JH. T cell-activating bispecific antibodies in cancer therapy. *J Immunol*. 2019;203:585–592.

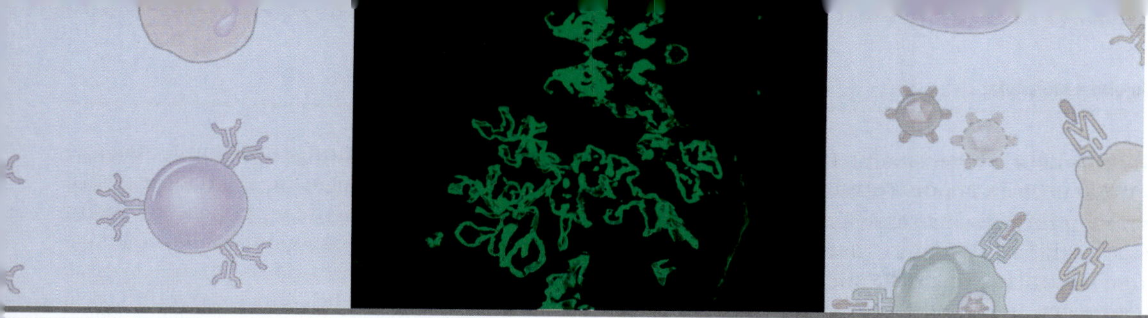

CAPÍTULO

19

# Distúrbios de Hipersensibilidade


**CAUSAS DAS DOENÇAS DE HIPERSENSIBILIDADE, 467**

**MECANISMOS E CLASSIFICAÇÃO DAS REAÇÕES DE HIPERSENSIBILIDADE, 468**

**DOENÇAS CAUSADAS POR ANTICORPOS E COMPLEXOS ANTÍGENO-ANTICORPO, 469**

Doenças causadas por anticorpos contra células fixas e antígenos teciduais, 469

Doenças mediadas por imunocomplexos, 471

**DOENÇAS CAUSADAS POR LINFÓCITOS T, 474**

Doenças causadas pela inflamação mediada por citocinas, 475

Doenças causadas por linfócitos T citotóxicos, 478

**ABORDAGENS TERAPÊUTICAS PARA AS DOENÇAS IMUNOLÓGICAS, 478**

**DOENÇAS IMUNOLÓGICAS SELECIONADAS: PATOGÊNESE E ESTRATÉGIAS TERAPÊUTICAS, 480**

Lúpus eritematoso sistêmico (LES): o protótipo de doença mediada por imunocomplexo, 480

Artrite reumatoide (AR), 481

Esclerose múltipla (EM), 484

Diabetes tipo 1, 485

Enteropatia inflamatória, 485

Doença celíaca, 487

Psoríase, 487

**RESUMO, 488**


O sistema imune tem a importante função de defesa do hospedeiro contra infecções microbianas, mas as respostas imunes também são capazes de causar lesão tecidual e doença. Os distúrbios causados pelas respostas imunes são chamados **doenças de hipersensibilidade**. Esse termo surgiu da definição clínica de imunidade como uma sensibilidade, baseada na observação de que um indivíduo exposto a um antígeno exibe uma reação detectável (ou torna-se sensível) a encontros subsequentes com esse antígeno. As reações patológicas, ou prejudiciais e excessivas, foram então chamadas hipersensibilidade. Normalmente, as respostas imunes erradicam os patógenos infecciosos sem provocar graves lesões aos tecidos do hospedeiro. No entanto, essas respostas são algumas vezes controladas de maneira inadequada, inapropriadamente direcionadas aos tecidos do hospedeiro ou desencadeadas por microrganismos comensais ou antígenos ambientais que geralmente são inócuos. Nessas situações, a resposta imune, normalmente benéfica, torna-se a causa da doença.

Neste capítulo, descreveremos a patogênese de diferentes tipos de reações de hipersensibilidade, com ênfase nos mecanismos efetores que causam lesão tecidual. Concluiremos com uma breve consideração acerca do tratamento de doenças imunológicas e exemplos de doenças que ilustram princípios importantes.

## CAUSAS DAS DOENÇAS DE HIPERSENSIBILIDADE

As reações de hipersensibilidade podem ser específicas para diferentes tipos de antígeno:

- ***Reações contra autoantígenos: autoimunidade.*** A falha dos mecanismos normais de autotolerância resulta em reações de células T e células B contra as próprias células e tecidos do indivíduo, chamadas **autoimunidade** (ver Capítulo 15), e as doenças causadas por essas reações são denominadas **doenças autoimunes**. Estima-se que as doenças autoimunes afetem pelo menos 5% da população nos países de renda mais alta, e a incidência desses distúrbios é crescente. Muitas dessas doenças são mais comuns em mulheres do que em homens; os mecanismos subjacentes ao viés de gênero permanecem obscuros. As doenças autoimunes geralmente são crônicas e frequentemente debilitantes, e representam um enorme problema médico e econômico. Embora esses distúrbios tenham se mostrado difíceis de tratar no passado, muitas terapias efetivas recentes baseadas em avanços científicos em Imunologia foram desenvolvidas desde a década de 1990. Os mecanismos de autoimunidade foram descritos no Capítulo 15. Neste capítulo, mencionaremos diversos distúrbios autoimunes para ilustrar como as reações imunológicas contra o próprio podem causar doenças

- *Reações contra microrganismos.* As respostas imunes contra antígenos microbianos podem causar doença se as reações forem excessivas ou se os microrganismos forem anormalmente resistentes à erradicação e, desse modo, as infeções forem persistentes. As respostas das células T em andamento contra microrganismos persistentes podem dar origem a uma inflamação grave, algumas vezes com a formação de granulomas; essa é a causa da lesão tecidual observada na tuberculose e outras infecções crônicas. Se forem produzidos contra antígenos microbianos, os anticorpos podem se ligar aos antígenos, produzindo imunocomplexos que se depositam nos tecidos e desencadeiam inflamação. Raramente, os anticorpos ou as células T contra um microrganismo apresentarão reação cruzada com os autoantígenos e causarão danos aos tecidos do hospedeiro. Em alguns casos envolvendo o trato intestinal (*i. e.*, enteropatia inflamatória [EI]), a resposta imune pode ser direcionada contra bactérias comensais que normalmente residem no intestino e não causam danos. Algumas vezes, os mecanismos que uma resposta imune usa para erradicar um microrganismo patogênico requerem o *killing* das células infectadas e, portanto, inevitavelmente causam lesão ao tecido do hospedeiro. Por exemplo, na infecção pelo vírus da hepatite B, o vírus que infecta as células hepáticas não é citopático, mas é reconhecido como estranho pelo sistema imunológico. Os linfócitos T citotóxicos (CTLs; do inglês, *cytotoxic T lymphocytes*) eliminam as células infectadas, e essa resposta imune normal causa danos às células do fígado. Esse tipo de reação normal não é considerado hipersensibilidade
- *Reações contra antígenos ambientais não microbianos.* A maioria dos indivíduos saudáveis não reage contra substâncias ambientais comuns, geralmente inócuas, mas 20% ou mais da população é anormalmente responsiva a uma ou mais dessas substâncias. Esses indivíduos produzem anticorpos IgE (imunoglobulina E) que causam doenças alérgicas (ver Capítulo 20). Alguns indivíduos tornam-se sensibilizados a antígenos ambientais e substâncias químicas que, em contato com a pele, desencadeiam reações de células T que levam à inflamação mediada por citocinas, resultando em sensibilidade de contato. Reações imunológicas idiossincráticas contra fármacos terapêuticos são também um problema clínico frequente.

Em todas essas condições, os mecanismos de lesão tecidual são os mesmos que normalmente participam da eliminação de agentes infecciosos. Esses mecanismos incluem as respostas imunes inatas e adaptativas que envolvem fagócitos, anticorpos, linfócitos T, mastócitos e outros leucócitos, além dos mediadores da inflamação. O problema das doenças de hipersensibilidade é que a resposta imune não é controlada adequadamente ou é dirigida aos tecidos normais. Como os estímulos para essas respostas imunes anormais são frequentemente impossíveis de se eliminar (p. ex., autoantígenos, microrganismos comensais e antígenos ambientais), e o sistema imune tem muitas alças de retroalimentação positiva intrínsecas (mecanismos de amplificação), assim que uma resposta imune patológica é iniciada, torna-se difícil controlá-la ou interrompê-la. Dessa maneira, essas doenças de hipersensibilidade tendem a ser crônicas e progressivas, e se apresentam como desafios terapêuticos da medicina clínica.

Em situações clínicas, o termo hipersensibilidade é geralmente usado para descrever respostas imunes nocivas contra antígenos estranhos (p. ex., antígenos ambientais, fármacos, microrganismos). Entretanto, em nossa discussão, consideraremos todas as causas de reações imunes prejudiciais, enfatizando principalmente os mecanismos comuns de patogenicidade.

## MECANISMOS E CLASSIFICAÇÃO DAS REAÇÕES DE HIPERSENSIBILIDADE

***As doenças de hipersensibilidade são geralmente classificadas de acordo com o tipo de resposta imune e o mecanismo efetor responsável pela lesão celular e tecidual*** (Tabela 19.1). Alguns desses mecanismos são predominantemente dependentes de anticorpos e outros de células T, embora as imunidades humoral e mediada por células costumem coexistir, e ambas contribuem para a lesão tecidual em muitas doenças de hipersensibilidade:

- **Hipersensibilidade imediata (tipo I).** É causada por anticorpos IgE específicos para antígenos ambientais não microbianos e é o tipo mais prevalente de doença de hipersensibilidade; será descrita separadamente, em detalhes, no Capítulo 20. As doenças de hipersensibilidade imediata, agrupadas como **alergia** ou **atopia**, são normalmente causadas pela ativação de células Th2 produtoras de interleucina-4 (IL-4), IL-5 e IL-13, e pela produção de anticorpos IgE que ativam mastócitos e eosinófilos e induzem inflamação
- **Hipersensibilidade mediada por anticorpos (tipo II).** Anticorpos IgG e IgM específicos para antígenos da superfície celular ou da matriz extracelular podem causar lesão tecidual ativando o sistema complemento, direcionando células para fagocitose por leucócitos, recrutando células inflamatórias e interferindo nas funções celulares normais
- **Hipersensibilidade mediada por imunocomplexos (tipo III).** Anticorpos IgM e IgG específicos para antígenos solúveis no sangue formam complexos com antígenos, e esses imunocomplexos podem se depositar nas paredes dos vasos sanguíneos em vários tecidos, causando inflamação, trombose e lesão tecidual
- **Hipersensibilidade mediada por células T (tipo IV).** Nesses distúrbios, a lesão tecidual pode ser causada por linfócitos T $CD4^+$, que secretam citocinas indutoras de inflamação, ou CTLs $CD8^+$, que matam as células-alvo.

Essa classificação é útil porque tipos distintos de respostas imunopatológicas apresentam diferentes padrões

**Tabela 19.1** Classificação das doenças de hipersensibilidade.

| Tipo de hipersensibilidade | Mecanismos imunopatológicos | Mecanismos de lesão tecidual e doença |
|---|---|---|
| Imediata: tipo I | Anticorpo IgE, Células Th2 | Mastócitos, eosinófilos e seus mediadores (aminas vasoativas, mediadores lipídicos, enzimas proteolíticas, citocinas) |
| Mediada por anticorpos: tipo II | Anticorpos IgM e IgG contra antígenos de superfície celular ou da matriz extracelular | Opsonização e fagocitose de células<br>Recrutamento e ativação de leucócitos (neutrófilos e macrófagos) mediados por receptor Fc e complemento<br>Anormalidades nas funções celulares, por exemplo, sinalização por receptor de hormônio, bloqueio de receptor neurotransmissor |
| Mediada por imunocomplexos: tipo III | Imunocomplexos de antígenos circulantes e anticorpos IgM ou IgG | Deposição em paredes de vasos sanguíneos e tecidos<br>Recrutamento e ativação de leucócitos mediados por receptor Fc e complemento |
| Mediada por células T: tipo IV | 1. Células T $CD4^+$ (células Th1 e Th17)<br>2. CTLs $CD8^+$ | 1. Inflamação mediada por citocinas e ativação de macrófagos<br>2. *Killing* celular direto, inflamação mediada por citocinas |

*CTLs*, linfócitos T citotóxicos; *Ig*, imunoglobulina.

de lesão tecidual e podem variar em relação à sua especificidade tecidual. Como resultado, os diferentes mecanismos imunológicos causam distúrbios com características clínicas e patológicas distintas. Entretanto, as doenças imunológicas nos seres humanos são frequentemente complexas e causadas por combinações de respostas imunes humorais e mediadas por células, além de múltiplos mecanismos efetores. Essa complexidade não é surpreendente, dado que um único antígeno pode estimular ambas as respostas imunes, humoral e mediada por células, nas quais são produzidos diversos tipos de anticorpos e de células T efetoras. Na discussão que se segue, usaremos descrições que identificam os mecanismos patogênicos em vez de designações numéricas menos informativas para os tipos de hipersensibilidade.

## DOENÇAS CAUSADAS POR ANTICORPOS E COMPLEXOS ANTÍGENO-ANTICORPO

***Doenças mediadas por anticorpos são causadas pela ligação de anticorpos a antígenos em determinadas células ou tecidos extracelulares ou, ainda, em consequência da formação de complexos antígeno-anticorpo na circulação com subsequente deposição nas paredes dos vasos.*** Os anticorpos produzidos contra antígenos celulares ou teciduais resultam em doenças nas quais o dano imunológico afeta as células ou tecidos onde esses antígenos estão presentes e, desse modo, essas doenças são frequentemente órgão-específicas e não sistêmicas. Em contraste, as manifestações das doenças causadas por imunocomplexos refletem o local da deposição desses imunocomplexos, e não são determinadas pela fonte celular do antígeno. Dessa maneira, as doenças mediadas por imunocomplexos tendem a ser sistêmicas e afetam múltiplos órgãos e tecidos.

Para provar que a doença é causada por anticorpos, seria necessário demonstrar que as lesões podem ser induzidas em um animal normal pela transferência adotiva de Ig purificada do sangue ou dos tecidos afetados de indivíduos com a doença. Ocasionalmente, é possível observar uma situação dessa natureza em crianças de mães com doenças mediadas por anticorpos. Essas crianças podem nascer com manifestações transitórias dessas doenças em decorrência da passagem transplacentária de anticorpos. No entanto, em situações clínicas, o diagnóstico de doenças causadas por anticorpos ou imunocomplexos geralmente se baseia na demonstração de anticorpos ou de imunocomplexos na circulação ou depositados nos tecidos, além das semelhanças clinicopatológicas com doenças experimentais que se provaram ser mediadas por transferência adotiva de anticorpos.

### Doenças causadas por anticorpos contra células fixas e antígenos teciduais

***As doenças mediadas por anticorpos são produzidas pelos anticorpos que se ligam a antígenos presentes em determinadas células ou em tecidos extracelulares.*** Os anticorpos contra antígenos celulares e teciduais produzem doença por três mecanismos principais:

- ***Opsonização e fagocitose*** (Figura 19.1A). Os anticorpos que se ligam a antígenos da superfície em células circulantes podem opsonizar essas células ou ativar o sistema complemento, resultando na produção de proteínas do complemento que opsonizam as células. Essas células opsonizadas são fagocitadas e destruídas pelos fagócitos que expressam receptores para a porção Fc dos anticorpos IgG e receptores para proteínas do complemento. Esse é o principal mecanismo de destruição celular na anemia hemolítica autoimune e na trombocitopenia autoimune, nas quais anticorpos específicos para hemácias ou plaquetas, respectivamente, levam à opsonização e remoção dessas células da circulação. A esplenectomia é benéfica nessas

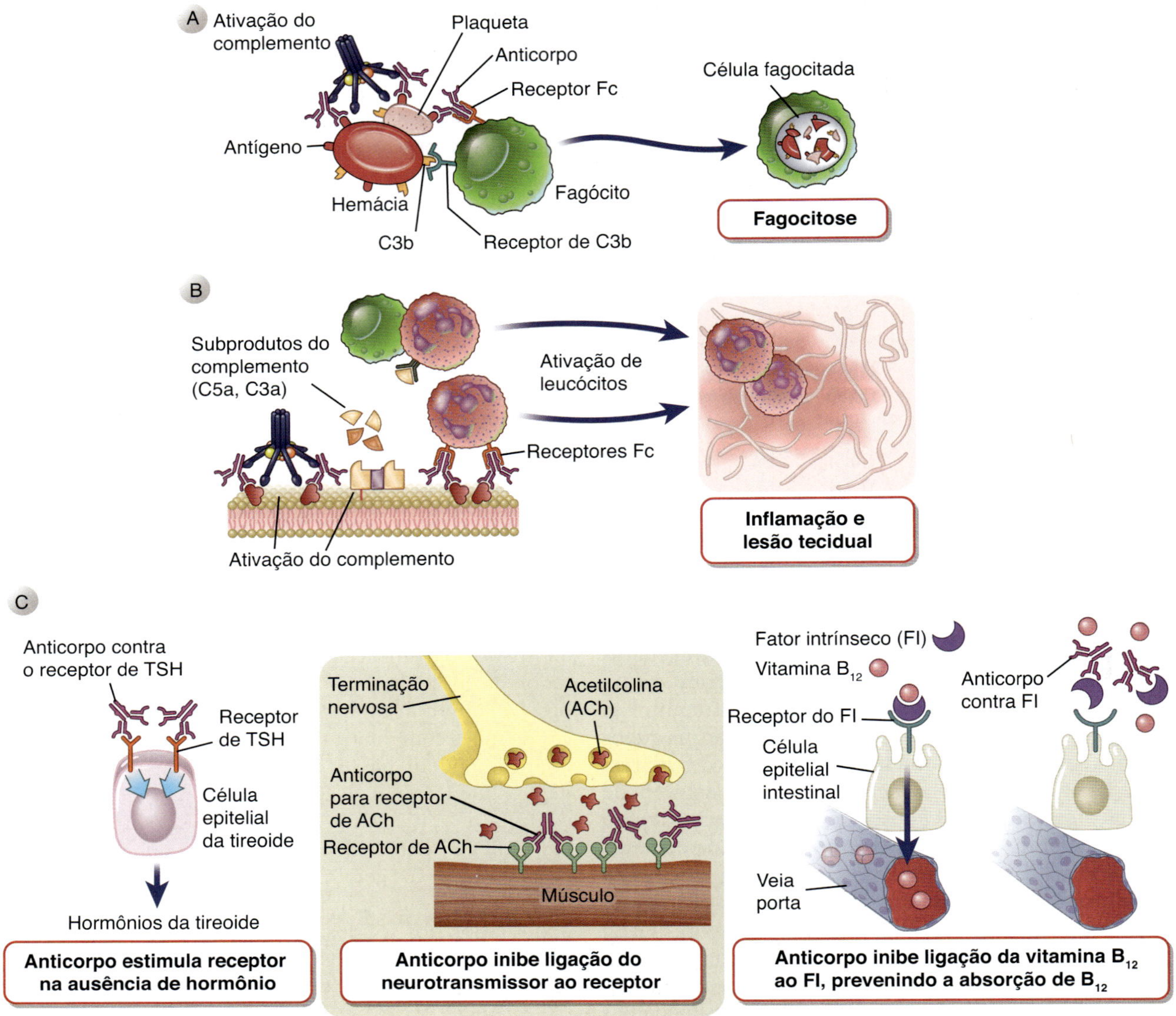


**Figura 19.1 Mecanismos efetores da doença mediada por anticorpo. A.** Opsonização e fagocitose. Os anticorpos opsonizam as células e podem ativar o complemento, cujos produtos também opsonizam células, levando à sua fagocitose por meio dos receptores Fc ou dos receptores para C3b nos fagócitos. **B.** Inflamação. Os anticorpos recrutam leucócitos pela ligação aos receptores Fc ou pela ativação do complemento e, desse modo, liberam subprodutos que são quimiotáticos para leucócitos. **C.** Anormalidades funcionais. Os anticorpos específicos para receptores de hormônios, neurotransmissores ou proteínas secretadas da superfície celular interferem na fisiologia normal. Por exemplo, na doença de Graves (*painel esquerdo*), autoanticorpos específicos para o receptor do hormônio estimulador da tireoide (*TSH*) na glândula tireoide estimulam a atividade dos receptores mesmo na ausência de TSH, causando liberação excessiva dos hormônios da tireoide (hipertireoidismo). Na miastenia *gravis* (*painel do meio*), autoanticorpos específicos para o receptor da acetilcolina em células musculares bloqueiam a ação da acetilcolina, levando à paralisia. Na anemia perniciosa autoimune (*painel direito*), anticorpos contra o fator intrínseco interferem na absorção da vitamina $B_{12}$, resultando em uma deficiência que prejudica a hematopoese e causa anemia.

doenças porque o baço é um órgão importante, em que as células opsonizadas são eliminadas por fagocitose e no qual os anticorpos são produzidos. Hemácias e plaquetas recobertas por anticorpos também podem ser lisadas pelo complexo de ataque à membrana do complemento. Os mesmos mecanismos são responsáveis pela hemólise nas reações transfusionais (ver Capítulo 17)

- ***Inflamação.*** Os anticorpos depositados nos tecidos ativam o complemento, levando à liberação de produtos de clivagem, como o C5a e o C3a, que recrutam neutrófilos e macrófagos (Figura 19.1B). Esses leucócitos expressam receptores para Fc e receptores para o complemento que ligam anticorpos ou proteínas ligadas do complemento. Os leucócitos são ativados pela sinalização dos receptores (particularmente receptores Fc), enquanto produtos de leucócitos (incluindo enzimas lisossomais e espécies reativas de oxigênio) são liberados e produzem lesão tecidual. Anticorpos livres se depositam mais frequentemente nas membranas basais e matriz extracelular. A glomerulonefrite é um exemplo de inflamação mediada por anticorpos e ativação leucocitária que causam lesão tecidual decorrente de anticorpos contra a membrana basal glomerular (chamada síndrome de

Goodpasture, caso os anticorpos também se liguem às membranas basais dos pulmões)

- ***Funções celulares anormais.*** Os anticorpos que se ligam a receptores celulares normais ou outras proteínas podem interferir nas funções desses receptores ou proteínas e causar doença sem inflamação ou dano tecidual (Figura 19.1C). Por exemplo, anticorpos específicos contra o receptor do hormônio estimulador da tireoide ou contra o receptor nicotínico da acetilcolina provocam anormalidades funcionais que levam à doença de Graves e à miastenia *gravis*, respectivamente. Os anticorpos específicos para o fator intrínseco, necessário para a absorção de vitamina $B_{12}$, causam anemia perniciosa. Anticorpos específicos para citocinas são causas conhecidas de imunodeficiências, ainda que raras.

***Os anticorpos que causam doenças específicas de células ou de tecidos são geralmente autoanticorpos produzidos como parte de uma reação autoimune, mas, algumas vezes, são anticorpos específicos para microrganismos.*** Exemplos de autoanticorpos contra antígenos teciduais estão listados na Tabela 19.2. Menos frequentemente, os anticorpos podem ser produzidos contra um antígeno estranho (p. ex., microbiano) que, imunologicamente, reagem de forma cruzada com um componente dos tecidos próprios. Em uma rara sequela de infecção estreptocócica conhecida como febre reumática, os anticorpos produzidos contra as bactérias reagem de forma cruzada com antígenos do coração, depositam-se nesse órgão e causam inflamação e dano tecidual. Os depósitos teciduais de anticorpos podem ser detectados por exame patológico em algumas dessas doenças, e a deposição de anticorpo frequentemente está associada à ativação local de complemento, inflamação e lesão tecidual (Figura 19.2A).

## Doenças mediadas por imunocomplexos

***As doenças mediadas por imunocomplexos são geralmente causadas por complexos antígeno-anticorpo que se formam na circulação e se depositam em múltiplos tecidos, produzindo distúrbios sistêmicos*** (Figura 19.3). Os

**Tabela 19.2** Exemplos de doenças causadas por anticorpos específicos para células ou tecidos.

| Doença | Antígeno-alvo | Mecanismo da doença | Manifestações clinicopatológicas |
|---|---|---|---|
| Anemia hemolítica autoimune | Proteínas da membrana de eritrócitos (várias); agentes químicos (fármacos terapêuticos) ligados a proteínas dos eritrócitos | Opsonização e fagocitose de eritrócitos, lise mediada pelo complemento | Hemólise, anemia |
| Púrpura trombocitopênica autoimune | Proteínas da membrana de plaquetas (p. ex., integrina gpIIb-IIIa) | Opsonização e fagocitose de plaquetas | Sangramento |
| Pênfigo vulgar | Proteínas da junção intercelular de células epidérmicas (desmogleína) | Ativação de proteases mediada por anticorpos, disrupção das adesões intercelulares | Vesículas cutâneas (bolhas) |
| Vasculite causada por ANCA | Proteínas dos grânulos de neutrófilos, presumidamente liberadas por neutrófilos ativados | Desgranulação de neutrófilos e inflamação | Vasculite |
| Síndrome de Goodpasture | Proteína NC1 não colagenosa da membrana basal de glomérulos e pulmões | Inflamação mediada por receptor Fc e complemento | Nefrite, hemorragia pulmonar |
| Febre reumática aguda | Antígeno da parede celular de estreptococos; anticorpos que apresentam reação cruzada com antígenos miocárdicos | Inflamação, ativação de macrófagos | Miocardite |
| Miastenia *gravis* | Receptor de nicotínico acetilcolina | Anticorpo inibe ligação da acetilcolina, modulação negativa dos receptores | Fraqueza muscular, paralisia |
| Doença de Graves (hipertireoidismo) | Receptor do TSH | Estimulação de receptores do TSH mediada por anticorpos | Hipertireoidismo |
| Anemia perniciosa autoimune | Fator intrínseco secretado por células parietais gástricas | Neutralização do fator intrínseco; absorção reduzida da vitamina $B_{12}$ | Eritropoese anormal, anemia, sintomas neurológicos |

*ANCA*, anticorpos anticitoplasma de neutrófilos; *TSH*, hormônio estimulador da tireoide.

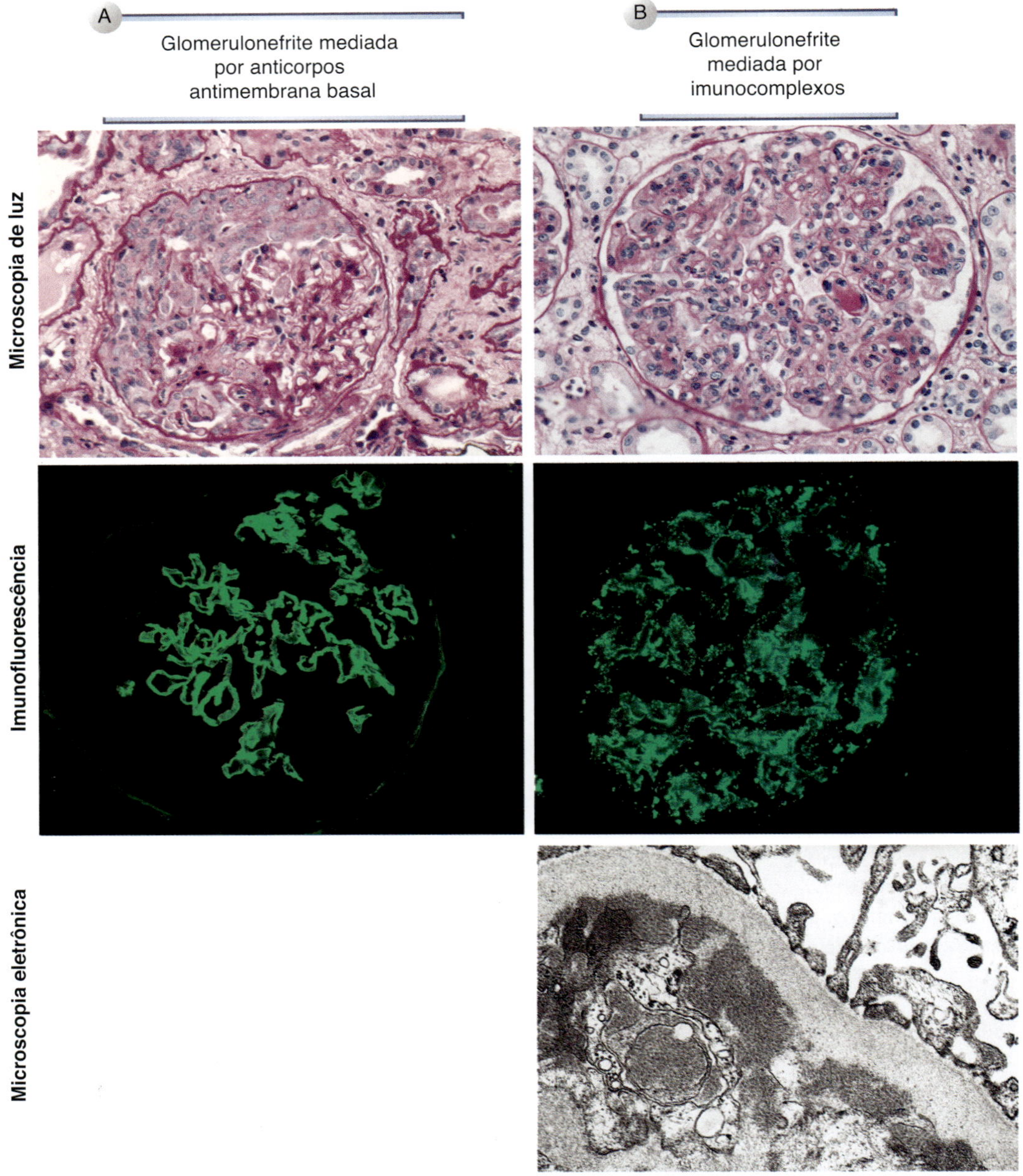


**Figura 19.2 Características patológicas da glomerulonefrite mediada por anticorpos.** **A.** Glomerulonefrite induzida por um anticorpo contra a membrana basal glomerular (síndrome de Goodpasture). A micrografia de luz mostra a inflamação glomerular e o dano grave, enquanto a imunofluorescência mostra os depósitos planos (lineares) de anticorpos ao longo da membrana basal. **B.** Glomerulonefrite induzida pela deposição de imunocomplexos (lúpus eritematoso sistêmico). A micrografia de luz mostra a inflamação neutrofílica, enquanto a imunofluorescência e a eletromicrografia mostram os depósitos grosseiros (granulares) de complexos antígeno-anticorpo ao longo da membrana basal. (As micrografias de imunofluorescência são uma cortesia do Dr. Jean Olson, Department of Pathology, University of California, San Francisco; a eletromicrografia é uma cortesia do Dr. Helmut Rennke, Department of Pathology, Brigham and Women's Hospital, Boston, Massachusetts.)

imunocomplexos que causam doença podem ser compostos por anticorpos ligados a autoantígenos ou a antígenos estranhos. Quase todas essas doenças são sistêmicas, mas algumas são restritas aos rins, talvez porque, nesses casos, os complexos sejam formados apenas na membrana basal glomerular.

No início dos anos 1900, um médico perspicaz chamado Clemens von Pirquet suspeitou da ocorrência de doenças causadas por imunocomplexos. Naquele tempo, as infecções diftéricas eram tratadas com soros provenientes de cavalos que haviam sido imunizados com a toxina diftérica – um exemplo de imunização passiva contra a toxina por meio da transferência de soro contendo anticorpos antitoxina. Von Pirquet percebeu que pacientes injetados repetidas vezes com o soro equino contendo a antitoxina desenvolviam inflamação das articulações (artrite), erupção cutânea e febre. As características clínicas dessa reação sugeriram que isso não era resultado da infeção ou de um componente tóxico do próprio soro. Os sintomas apareciam pelo menos 1 semana após a primeira injeção do soro de cavalo, e mais rapidamente após cada repetição da injeção. Von Pirquet concluiu que essa

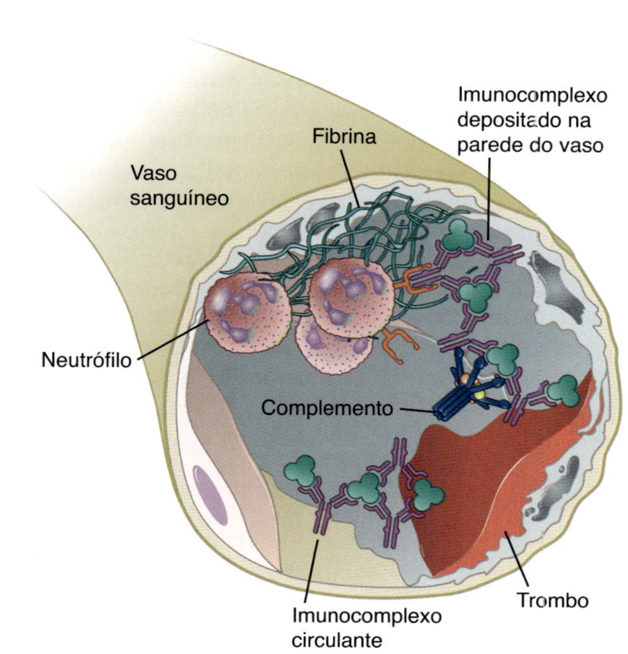


**Figura 19.3 Lesão por imunocomplexos.** Os imunocomplexos circulantes se depositam nas paredes dos vasos e induzem inflamação (vasculite) e trombose.

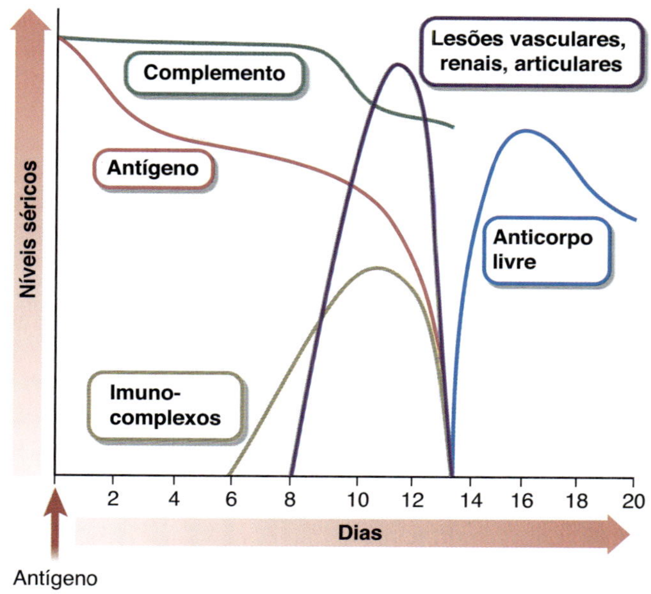


**Figura 19.4 Sequência das respostas imunológicas na doença do soro aguda experimental.** A injeção de albumina sérica bovina em um coelho leva à produção de anticorpos específicos e à formação de imunocomplexos. Esses complexos se depositam em diversos tecidos, ativam o complemento (levando à redução dos níveis séricos do complemento) e causam lesões inflamatórias. Essas lesões se resolvem à medida que os complexos e o antígeno remanescente são removidos e anticorpos livres (não ligados ao antígeno) aparecem na circulação. (Modificada de Cochrane CG. Immune complex-mediated tissue injury. In: Cohen S, Ward PA, McCluskey RT, eds. *Mechanisms of immunopathology.* New York, NY: Werbel & Peck; 1979:29-48. Copyright © 1979, Wiley-Liss, Inc.)

doença era causada por uma resposta do hospedeiro a algum componente do soro. Ele sugeriu que o hospedeiro produzia anticorpos contra as proteínas séricas do cavalo; esses anticorpos formavam complexos com as proteínas injetadas, e a doença resultava dos anticorpos ou dos imunocomplexos produzidos. Sabemos agora que suas conclusões eram inteiramente corretas. Ele chamou essa condição doença sérica (*serum disease*); ela é atualmente conhecida como doença do soro (*serum sickness*). A doença do soro permanece uma preocupação clínica nos dias atuais em indivíduos que recebem anticorpos terapêuticos produzidos em animais que não contêm sequências humanas, como os antissoros usados para o tratamento de picadas de cobras ou da raiva, ou globulina antitimócito, usada para suprimir a rejeição ao enxerto.

## Modelos experimentais de doenças mediadas por imunocomplexos

### Doença do soro

Muito do nosso conhecimento atual acerca de doenças causadas por imunocomplexos tem como base análises de modelos experimentais da doença do soro. A imunização de um animal (p. ex., um coelho) com uma alta dose de um antígeno proteico estranho leva à formação de anticorpos contra o antígeno (Figura 19.4). Esses anticorpos ligam-se aos antígenos circulantes e formam imunocomplexos, os quais são inicialmente removidos por macrófagos no fígado e no baço. À medida que mais complexos são formados, alguns deles depositam-se nas paredes dos vasos sanguíneos, onde induzem inflamação rica em neutrófilos pela ativação da via clássica do complemento e pelo acoplamento a receptores Fc em leucócitos (ver Figura 19.3). A consequência deste processo inflamatório depende da localização dos vasos sanguíneos. Na pele e na maioria dos órgãos, a inflamação da parede vascular danifica as células endoteliais que revestem os vasos, o que promove a formação de trombos e, assim, prejudica o fluxo sanguíneo para os tecidos. O resultado é dano isquêmico e necrose desses tecidos. Os capilares dos glomérulos renais e da sinóvia são locais em que o plasma é ultrafiltrado (para formar urina e líquido sinovial, respectivamente), passando à alta pressão através de membranas basais especializadas, e esses sítios estão entre os locais mais comuns de deposição de imunocomplexos. Assim, algumas das manifestações clínicas e patológicas mais comuns são artrite e nefrite; erupção cutânea também é frequente. Os sintomas clínicos são geralmente de curta duração, e as lesões se curam a menos que o antígeno seja injetado novamente. Esse tipo de doença é um exemplo de doença do soro aguda. Uma doença mais indolente e prolongada, denominada doença do soro crônica, é produzida por meio de múltiplas injeções de pequenas quantidades de antígeno, o que leva à formação de complexos menores que normalmente se depositam nos rins, nas artérias e nos pulmões.

### Reação de Arthus

Uma forma localizada de vasculite experimental mediada por imunocomplexos é chamada reação de Arthus. Essa reação é induzida pela injeção subcutânea de um antígeno em um animal previamente imunizado ou em um animal que tenha recebido uma injeção intravenosa de anticorpos específicos para o antígeno. Os anticorpos circulantes ligam-se rapidamente ao antígeno injetado e formam imunocomplexos que são depositados nas paredes de pequenos vasos no local da injeção. Essa deposição dá origem a uma vasculite cutânea local, com trombose dos vasos afetados, levando à necrose tecidual. A relevância clínica da reação de Arthus é limitada; raramente, um indivíduo que recebeu uma dose de reforço de uma vacina pode desenvolver inflamação no local da injeção em decorrência do acúmulo local de imunocomplexos, como em uma reação de Arthus.

### Patogênese das doenças mediadas por imunocomplexos

***A quantidade de imunocomplexos depositados nos tecidos é determinada pela natureza dos complexos e pelas características dos vasos sanguíneos.*** Os complexos antígenoanticorpo são gerados durante a maioria das respostas imunes normais, mas somente causam doença quando são produzidos em quantidades excessivas, não são eficientemente removidos e se depositam nos tecidos. Pequenos complexos não são normalmente fagocitados e tendem a se depositar nos vasos em maior proporção do que os grandes complexos, geralmente removidos pelos fagócitos. Os complexos contendo antígenos catiônicos ligam-se avidamente a componentes negativamente carregados das membranas basais dos vasos sanguíneos e dos glomérulos renais. Esses complexos geralmente produzem lesão tecidual grave e de longa duração. Embora os imunocomplexos sejam frequentemente observados nas articulações e nos rins, eles podem se depositar nos pequenos vasos de praticamente qualquer tecido. Depósitos de anticorpo e de complemento podem ser detectados nos vasos e, se o antígeno for conhecido, também é possível identificar as suas moléculas nos depósitos (Figura 19.2B). Os imunocomplexos depositados nas paredes dos vasos e nos tecidos ativam os leucócitos e mastócitos que secretam citocinas e mediadores vasoativos. Esses mediadores podem ampliar a deposição dos imunocomplexos nas paredes dos vasos pelo aumento da permeabilidade vascular e do fluxo sanguíneo.

***O principal mecanismo de lesão tecidual nas doenças causadas por imunocomplexos é a inflamação no interior das paredes dos vasos sanguíneos, que ocorre quando os anticorpos de complexos depositados ativam o complemento e se ligam a receptores Fc presentes nos leucócitos.*** Esses são os mesmos mecanismos que causam lesão tecidual na doença do soro, descrita anteriormente.

***Muitas doenças imunológicas sistêmicas em seres humanos são causadas pela deposição de imunocomplexos nos vasos sanguíneos*** (Tabela 19.3). O lúpus eritematoso sistêmico (LES) é uma doença autoimune na qual complexos constituídos de antígenos nucleares e anticorpos antinucleares depositam-se nos vasos sanguíneos dos glomérulos renais, pele e muitos outros tecidos. Em uma doença chamada poliarterite nodosa, a vasculite mediada por imunocomplexos envolve as artérias musculares de calibre médio. Em uma pequena fração desses pacientes, a doença é uma complicação tardia de infeção viral, e os complexos são constituídos de antígeno viral (p. ex., antígenos do vírus da hepatite) e anticorpos. A deposição de imunocomplexos também é o mecanismo de uma doença chamada glomerulonefrite pós-estreptocócica, que se desenvolve em casos raros após a infeção estreptocócica e é causada por complexos de antígenos estreptocócicos e anticorpos que se depositam nos glomérulos renais (ver Figura 19.2B). Em algumas formas de glomerulonefrite, os imunocomplexos não são detectados na circulação, levantando a possibilidade de que os antígenos sejam inicialmente fixados no rim e os complexos se formam localmente.

## DOENÇAS CAUSADAS POR LINFÓCITOS T

***Os linfócitos T provocam lesão tecidual pela produção de citocinas que induzem inflamação ou pela destruição direta das células-alvo*** (Figura 19.5). As reações inflamatórias são desencadeadas principalmente por células T CD4$^+$ das subpopulações Th1 e Th17. Em algumas doenças mediadas por células T, o principal mecanismo de lesão tecidual é o *killing* de células pelos CTLs CD8$^+$. As células T que causam lesão tecidual podem ser autorreativas ou específicas para os antígenos proteicos estranhos que estão presentes ou ligados às células ou tecidos. A lesão tecidual mediada por linfócitos T também pode ser acompanhada de fortes respostas imunes protetoras contra microrganismos persistentes, especialmente os intracelulares, que resistem à erradicação pelos fagócitos e anticorpos.

A suspeita de um papel das células T como causadoras de uma doença imunológica específica ocorre, principalmente, em decorrência da demonstração da presença de

**Tabela 19.3** Exemplos de doenças humanas mediadas por imunocomplexos.

| Doença | Antígeno envolvido | Manifestações clinicopatológicas |
|---|---|---|
| Lúpus eritematoso sistêmico | DNA, nucleoproteínas, outros | Nefrite, artrite, vasculite |
| Poliarterite nodosa | Antígeno da superfície do vírus da hepatite B (na minoria dos casos) | Vasculite |
| Glomerulonefrite pós-estreptocócica | Antígenos da parece celular de estreptococos | Nefrite |
| Doença do soro | Várias proteínas | Artrite, vasculite, nefrite |

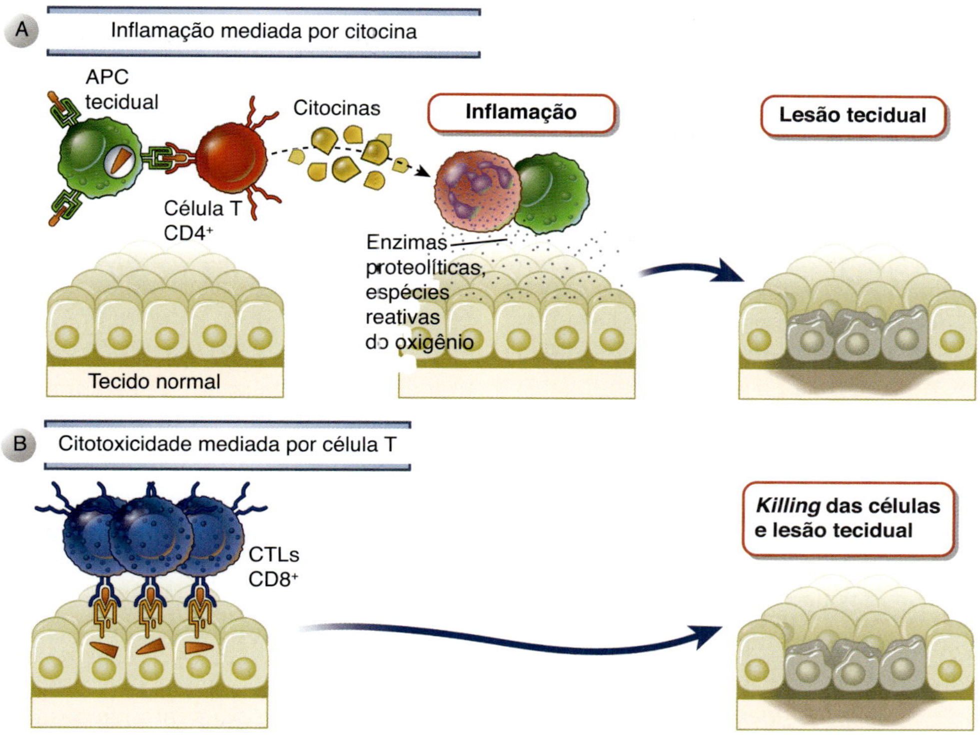


**Figura 19.5 Mecanismos das doenças mediadas por células T. A.** Nas reações inflamatórias mediadas por citocinas, as células T CD4+ (e, algumas vezes, as células CD8+, não mostradas) respondem aos antígenos teciduais secretando citocinas que estimulam a inflamação e ativam leucócitos, causando lesão tecidual. **B.** Em algumas doenças, os linfócitos T citotóxicos (*CTLs*) CD8+ destroem diretamente as células teciduais. *APC*, célula apresentadora de antígeno.

células T em lesões e da detecção de níveis aumentados de citocinas no sangue ou tecidos que podem ser derivadas de células T. Os modelos animais foram úteis na elucidação da patogênese dessas doenças.

## Doenças causadas pela inflamação mediada por citocinas

***Na inflamação imunomediada, as células Th1 e Th17 secretam citocinas que recrutam e ativam leucócitos.*** Lembre-se que a inflamação é uma importante reação de defesa da imunidade inata (ver Capítulo 4). Quando as células T estão envolvidas, a inflamação se torna mais grave e crônica porque as células T induzem a produção de potentes mediadores inflamatórios por períodos prolongados. A IL-17, produzida por células Th17, promove o recrutamento de neutrófilos; a interferona-γ (IFN-γ), produzido por células Th1, ativa macrófagos; e o fator de necrose tumoral (TNF; do inglês, *tumor necrosis factor*) e as quimiocinas, produzidos pelos linfócitos T e células da imunidade inata (como células dendríticas [DCs; do inglês, *dendritic cells*] e macrófagos), estão envolvidos no recrutamento e na ativação de muitos tipos de leucócitos. (As citocinas Th2 induzem inflamação alérgica rica em eosinófilos [hipersensibilidade tipo I] e são discutidas no Capítulo 20.) Embora tenha sido enfatizado que as células CD4+ Th1 e Th17 são as fontes de citocinas, várias outras células podem produzir as mesmas citocinas nas lesões. Por exemplo, na psoríase, as células T CD8+ também produzem IL-17. Em alguns modelos animais de inflamação cutânea crônica, uma fonte de IL-17 no início do curso da doença parece ser as células T γδ, enquanto muitas das mesmas citocinas produzidas pelas células T também são secretadas pelas células linfoides inatas (ILCs; do inglês, *innate lymphoid cells*) teciduais (ver Capítulo 4).

A lesão tecidual resulta de produtos dos neutrófilos e macrófagos recrutados e ativados, como enzimas lisossomais e espécies reativas de oxigênio. As citocinas produzidas por linfócitos e macrófagos ativados estimulam o recrutamento de mais leucócitos e a inflamação, assim propagando a lesão (ver Capítulo 10). As células endoteliais vasculares nas lesões podem expressar níveis aumentados de proteínas de superfície reguladas por citocinas, como moléculas de adesão e moléculas do complexo principal de histocompatibilidade (MHC; do inglês, *major histocompatibility complex*) de classe II. A inflamação associada a doenças mediadas por células T normalmente é crônica, mas crises de inflamação aguda podem se sobrepor em uma condição de inflamação crônica de fundo. A hipersensibilidade do tipo tardio (DTH; do inglês, *delayed-type hypersensitivity*) é um exemplo dessas reações inflamatórias e será descrita mais adiante. As reações inflamatórias crônicas frequentemente produzem fibrose como resultado da secreção de citocinas e de fatores de crescimento por macrófagos e células T que ativam fibroblastos e estimulam a produção de colágeno.

***Muitas doenças autoimunes órgão-específicas são causadas pela ativação de células T autorreativas por autoantígenos, levando à liberação de citocinas e inflamação.*** Pensa-se que esse seja o principal mecanismo subjacente da artrite reumatoide, da esclerose múltipla (EM), do diabetes tipo 1, da psoríase e de outras doenças autoimunes (Tabela 19.4). Algumas dessas doenças são descritas em mais detalhes ao final deste capítulo.

***As respostas de células T específicas para microrganismos e outros antígenos estranhos também podem levar à inflamação e à lesão tecidual.*** Bactérias intracelulares, como *Mycobacterium tuberculosis*, induzem fortes respostas de células T e de macrófagos que resultam em inflamação granulomatosa e fibrose (descritas mais adiante); a inflamação e a fibrose podem causar destruição extensa do tecido e prejuízo funcional, tipicamente nos pulmões. A tuberculose é um bom exemplo de uma doença infecciosa na qual a lesão tecidual se deve, principalmente, à resposta imune do hospedeiro (ver Capítulo 16). Pensa-se que as respostas de células T contra bactérias intestinais constituam a base de algumas formas de EI.

***Uma variedade de doenças cutâneas, chamadas sensibilidade de contato, resulta da exposição tópica a produtos químicos e antígenos ambientais.*** Esses distúrbios são causados por reações inflamatórias provavelmente desencadeadas por neoantígenos formados pela ligação de produtos químicos a proteínas próprias, incluindo moléculas do MHC. Ambas as células T, $CD4^+$ e $CD8^+$, podem ser a fonte de citocinas nas reações de sensibilidade de contato. Exemplos de sensibilidade de contato incluem erupções cutâneas induzidas por hera venenosa e carvalho venenoso (nas quais as células T reagem contra proteínas próprias que foram modificadas por produtos químicos vegetais denominados uruxióis); pelo contato com metais (níquel e berílio), além de uma variedade de produtos químicos, como tiourama, que é utilizado na fabricação de luvas de látex; e por fármacos terapêuticos. Algumas dessas reações tornam-se crônicas e são chamadas clinicamente **eczema** (um termo clínico também usado para descrever uma condição diferente chamada dermatite atópica, discutida no Capítulo 20).

### *Hipersensibilidade do tipo tardio (DTH)*

***A DTH é uma reação inflamatória prejudicial mediada por citocinas, resultante da ativação de células T, particularmente das células T $CD4^+$.*** A reação é chamada tardia porque se desenvolve tipicamente 24 a 48 horas após o desafio antigênico em um indivíduo previamente imunizado (sensibilizado), em contraste com as reações de hipersensibilidade imediata (alérgicas), que se desenvolvem em minutos (descritas no Capítulo 20).

No modelo animal clássico de DTH, uma cobaia foi primeiro imunizada pela administração de um antígeno proteico emulsificado em adjuvante; esse passo é chamado sensibilização. Cerca de 2 semanas depois, o animal foi desafiado por via subcutânea com o mesmo antígeno, e a reação subsequente foi analisada; esse passo é chamado fase de elicitação. Seres humanos podem ser sensibilizados para as reações de DTH por infeção microbiana, por sensibilização de contato com produtos químicos e antígenos ambientais, ou por injeção intradérmica ou subcutânea de antígenos proteicos (Figura 19.6). A exposição subsequente ao mesmo antígeno (chamada desafio) provoca a reação. Por exemplo, o derivado proteico purificado (PPD; do inglês, *purified protein derivative*), um antígeno proteico de *Mycobacterium tuberculosis*, induz uma reação de DTH chamada reação de tuberculina quando é injetado em indivíduos previamente expostos ao *M. tuberculosis*. Uma resposta positiva do teste cutâneo para tuberculina é um indicador clínico amplamente utilizado para avaliar infecção prévia ou ativa de tuberculose.

**Tabela 19.4** Doenças mediadas por células T.

| Doença | Especificidade das células T patogênicas | Mecanismos principais do dano tecidual |
|---|---|---|
| Artrite reumatoide | Colágeno? Proteínas próprias citrulinadas? | Inflamação mediada por citocinas Th1e Th17. Papel dos anticorpos e imunocomplexos? |
| Esclerose múltipla | Antígenos proteicos da mielina (p. ex., proteína básica da mielina) | Inflamação mediada por citocinas Th1 e Th17; destruição da mielina por macrófagos ativados |
| Diabetes melito tipo 1 | Antígenos das células β das ilhotas pancreáticas (insulina, descarboxilase do ácido glutâmico, outros) | Inflamação mediada por células T; destruição das células das ilhotas por CTLs |
| Enteropatia inflamatória | Bactérias entéricas. Autoantígenos? | Inflamação mediada por citocinas Th1 e Th17 |
| Psoríase | Antígenos de pele desconhecidos | Inflamação mediada por citocinas derivadas de células T |

Exemplos de doenças humanas mediadas por células T estão listados. Em muitos casos, a especificidade das células T e os mecanismos de lesão tecidual são inferidos com base na semelhança com modelos animais experimentais das doenças. Os papéis das células Th1 e Th17 foram inferidos a partir de modelos experimentais, e a presença de citocinas específicas de subpopulações em lesões humanas. As citocinas podem ser produzidas por outras células além dos linfócitos T $CD4^+$.

Ensaios clínicos em andamento direcionados a essas citocinas podem fornecer novas informações sobre as contribuições das citocinas em diferentes doenças.

*CTLs*, linfócitos T citotóxicos.

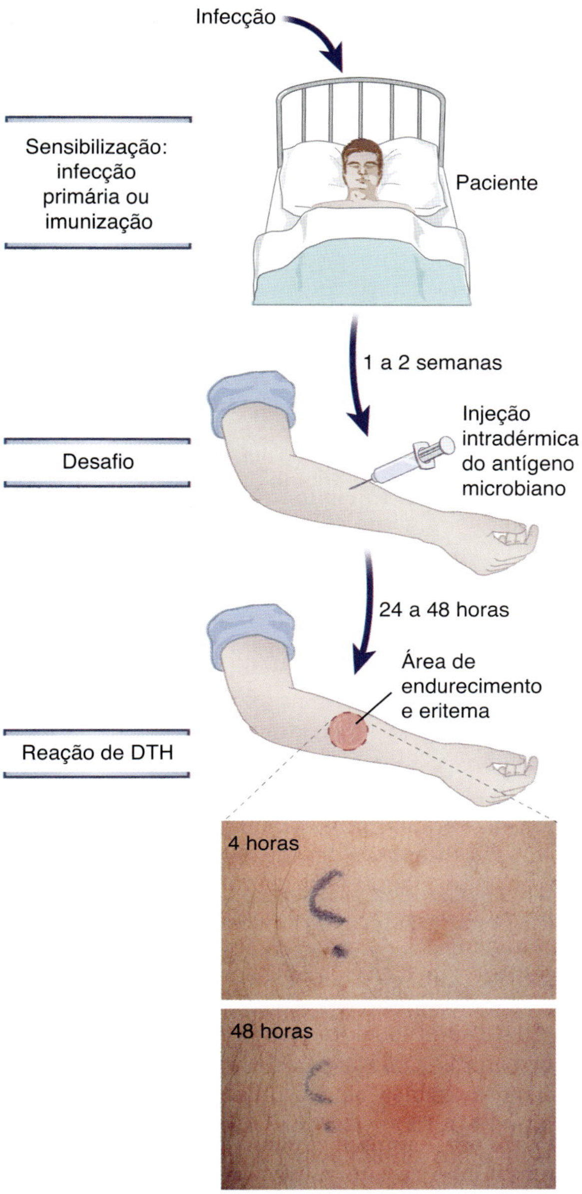


**Figura 19.6 Reação de hipersensibilidade do tipo tardio.** A infecção ou imunização (vacinação) sensibiliza um indivíduo, e o desafio subsequente com um antígeno do agente infeccioso elicita uma reação de hipersensibilidade do tipo tardio (*DTH*). A reação se manifesta pelo endurecimento com eritema e inchaço no local do desafio, com pico em aproximadamente 48 horas. (Cortesia do Dr. J. Faix, Department of Pathology, Stanford University School of Medicine, Palo Alto, California.)

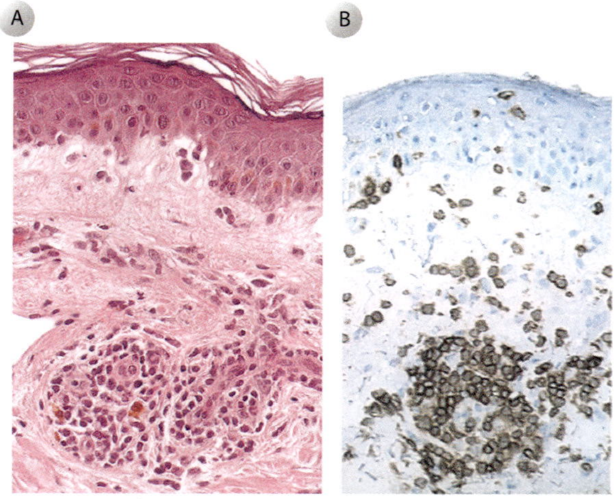


**Figura 19.7 Morfologia de uma reação de hipersensibilidade do tipo tardio. A.** Exame histopatológico da reação cutânea ilustrada na Figura 19.6 mostra o infiltrado de células mononucleares perivasculares na derme. No maior aumento (não mostrado), o infiltrado observado consiste em linfócitos e macrófagos ativados ao redor dos pequenos vasos sanguíneos nos quais as células endoteliais também estão ativadas. **B.** Coloração imuno-histoquímica demonstra a presença de muitos linfócitos T $CD4^+$. (Cortesia do Dr. J. Faix, Department of Pathology, Stanford University School of Medicine, Palo Alto, California.)

A resposta característica da DTH se desenvolve durante 24 a 48 horas. Cerca de 4 horas após a injeção do antígeno em um indivíduo sensibilizado, os neutrófilos acumulam-se em torno das vênulas pós-capilares no local da injeção. Após 12 horas, aproximadamente, o local da injeção torna-se infiltrado por células T e monócitos sanguíneos, também organizados em uma distribuição perivenular (Figura 19.7). As células endoteliais que revestem essas vênulas tornam-se intumescidas, exibem aumento de organelas e os vasos extravasam macromoléculas plasmáticas. Há escape de fibrinogênio dos vasos sanguíneos para os tecidos circundantes, em que é convertido em fibrina. A deposição de fibrina, o edema e o acúmulo de células T e de monócitos no espaço extravascular do tecido em torno do local da injeção promovem o inchaço do tecido, que se torna firme (endurecido). O endurecimento, um diagnóstico característico da DTH, é detectável por cerca de 18 horas após a injeção do antígeno e torna-se máximo após 24 a 48 horas. Na prática clínica, a perda de respostas de DTH para antígenos universalmente encontrados (p. ex., antígenos de *Candida*) é uma indicação de deficiência da função das células T, uma condição conhecida como **anergia**. (Essa perda geral da responsividade imunológica é diferente da anergia de linfócitos, um mecanismo para a manutenção da tolerância a antígenos específicos, discutida no Capítulo 15.)

Embora a DTH tenha sido tradicionalmente considerada uma reação prejudicial Th1-mediada, outras células T podem contribuir para a inflamação. Em algumas lesões de DTH, os neutrófilos são proeminentes, sugerindo o envolvimento de células Th17. Em infecções por alguns parasitas helmínticos, as reações contra os ovos do parasita elicitam uma DTH com forte componente de eosinófilos. Nesses casos, foi demonstrado um papel para as citocinas Th2. As células T $CD8^+$ também produzem IFN-$\gamma$ e contribuem para as reações de DTH, especialmente na pele.

***As reações crônicas de DTH e a fibrose podem se desenvolver se uma resposta Th1 a uma infecção ativar os macrófagos, mas falhar em eliminar os microrganismos fagocitados.*** Em algumas infecções, a reação produz nódulos de tecido inflamatório chamados granulomas (Figura 19.8A). A DTH crônica, como exemplificada pela inflamação granulomatosa, é causada por sinais prolongados de citocinas (Figura 19.8B). Nessas reações, as células T e os macrófagos ativados continuam

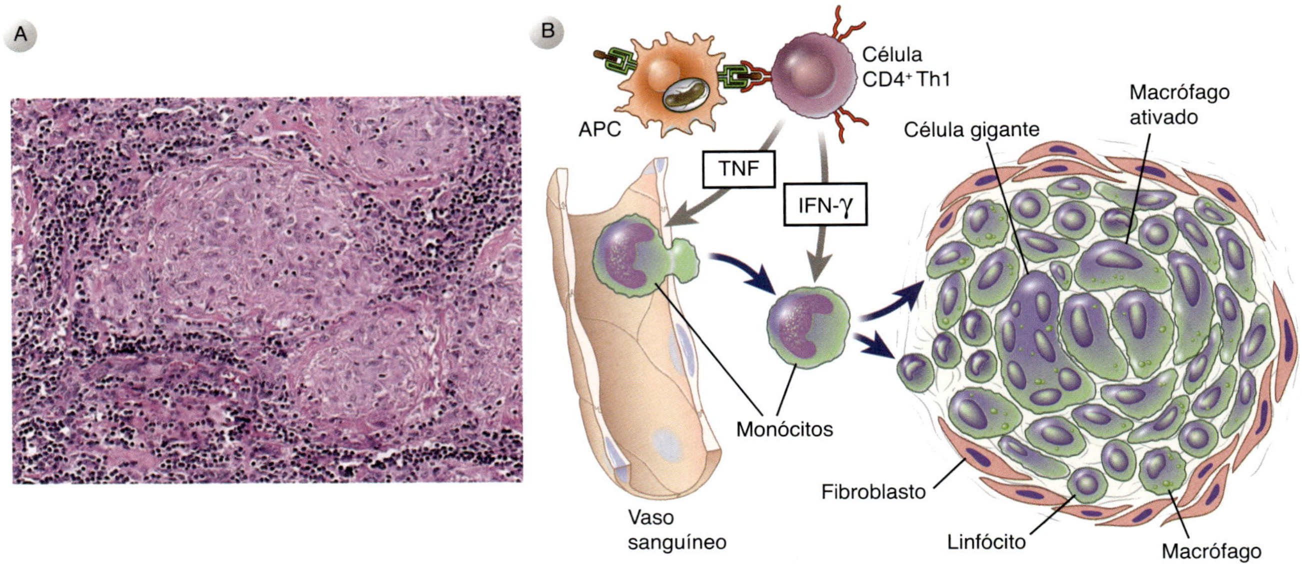


**Figura 19.8 Inflamação granulomatosa.** **A.** Linfonodo de um paciente com tuberculose contendo granulomas com macrófagos ativados, células gigantes multinucleadas e linfócitos. Em alguns granulomas, pode existir uma área central de necrose (não mostrada). Estudos imuno-histoquímicos identificariam os linfócitos como sendo células T. **B.** Mecanismos de formação do granuloma. Citocinas estão envolvidas na geração de células Th1, ativação de macrófagos e recrutamento de leucócitos. As reações prolongadas desse tipo levam à formação de granulomas. *APC*, célula apresentadora de antígeno; *IFN-γ*, interferona-γ; *TNF*, fator de necrose tumoral.

a produzir citocinas e fatores de crescimento que amplificam as reações de ambos os tipos celulares e modificam progressivamente o ambiente local do tecido ativando fibroblastos que depositam colágeno. O resultado é um ciclo de lesão tecidual e inflamação crônica, seguido por substituição por tecido conectivo (fibrose). Em reações crônicas de DTH, os macrófagos ativados também respondem a sinais persistentes de citocinas aumentado o citoplasma e as organelas citoplasmáticas. Histologicamente, esses macrófagos podem se assemelhar às células epiteliais cutâneas, motivo pelo qual são muitas vezes chamados células epitelioides. Os macrófagos ativados podem se fundir para formar as células gigantes multinucleadas. A inflamação granulomatosa é uma tentativa de conter a infecção, mas também é a causa de lesão tecidual significativa e prejuízo funcional. Esse tipo de inflamação é uma resposta característica de alguns microrganismos persistentes, como *M. tuberculosis* e alguns fungos. Grande parte da dificuldade respiratória associada à tuberculose ou à infecção fúngica crônica dos pulmões é causada pela substituição do tecido pulmonar normal por tecido fibrótico, não sendo diretamente atribuível aos microrganismos.

## Doenças causadas por linfócitos T citotóxicos

***As respostas de CTLs à infecção viral podem levar à lesão tecidual em decorrência do* killing *de células infectadas, mesmo se o vírus, por si só, não induzir efeito citopático.*** A principal função fisiológica dos CTLs é eliminar os microrganismos intracelulares, principalmente vírus, por meio do *killing* das células infectadas. Alguns vírus lesionam diretamente as células infectadas e são considerados citopáticos, ao passo que outros não o são. Como não podem distinguir entre os vírus citopáticos e não citopáticos, os CTLs matam células infectadas por vírus, independentemente se a infecção é em si prejudicial para o hospedeiro. Exemplos de infecções virais, nas quais as lesões são decorrentes da resposta de CTL do hospedeiro e não ao próprio vírus, incluem a coriomeningite linfocitária em camundongos e determinadas formas de hepatite viral em humanos (ver Capítulo 16).

Os CTLs podem contribuir para a lesão tecidual em doenças autoimunes nas quais a destruição de determinadas células hospedeiras é um componente importante, como acontece no diabetes tipo 1, no qual as células β produtoras de insulina nas ilhotas pancreáticas são destruídas. Os CTLs também causam lesão em aloenxertos de órgãos durante as respostas de rejeição (ver Capítulo 17).

# ABORDAGENS TERAPÊUTICAS PARA AS DOENÇAS IMUNOLÓGICAS

Uma das realizações mais impressionantes da Imunologia foi o desenvolvimento de novas terapias para imunopatologias com base no entendimento dos mecanismos fundamentais desses distúrbios (Figura 19.9). Essas terapias podem ser divididas em vários grupos abrangentes.

### *Agentes anti-inflamatórios de ação ampla*

Por muitos anos, a terapia de escolha para o tratamento das doenças de hipersensibilidade foi o uso de fármacos anti-inflamatórios, particularmente corticosteroides. Esses fármacos inibem a secreção de citocinas e de outros mediadores de inflamação e, assim, reduzem a inflamação associada às respostas imunes patológicas. Fármacos anti-inflamatórios não esteroides são comumente usados para reduzir reações inflamatórias leves.

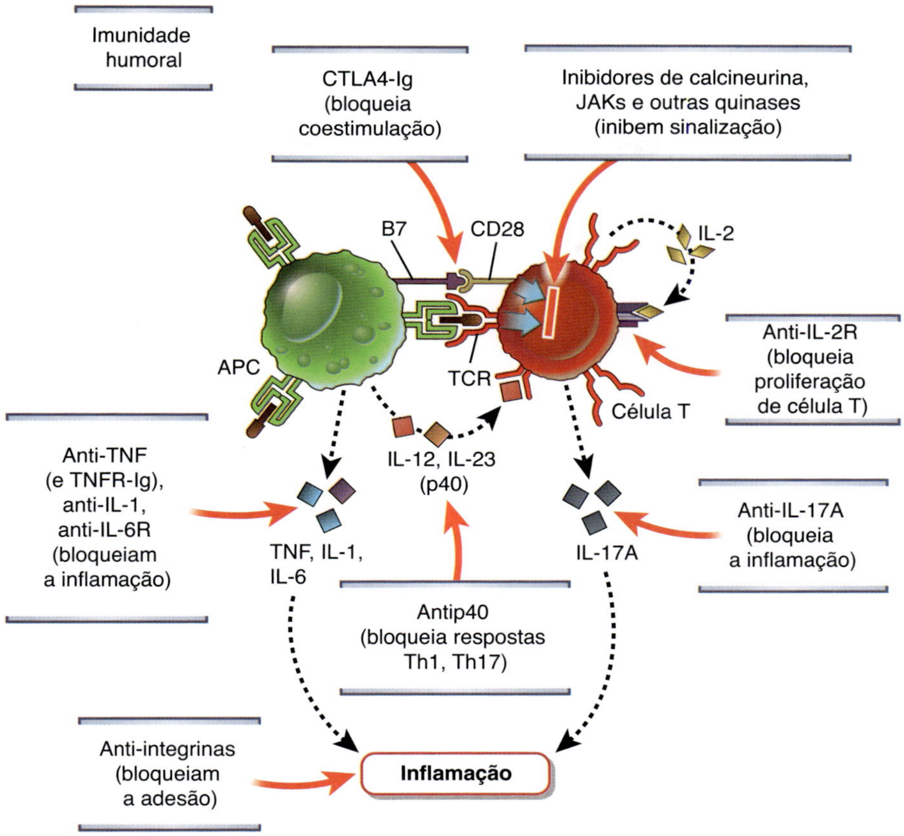


**Figura 19.9 Terapias biológicas para doenças inflamatórias com alvo em respostas de células T e inflamação.** Os locais de ação de alguns agentes terapêuticos que bloqueiam diferentes componentes das respostas imunes e inflamatórias são ilustrados. Muitos desses agentes têm como alvo as citocinas e seus receptores. A depleção de células B por anti-CD20 também pode reduzir as respostas patológicas de células T (*não mostrado*). *APC,* células apresentadoras de antígeno; *CTLA-4,* antígeno 4 do linfócito T citotóxico; *IL,* interleucina; *JAKs,* Janus quinases; *TCR,* receptor de células T; *TNF,* fator de necrose tumoral; *TNFR-Ig,* receptor de TNF-imunoglobulina.

### *Antagonistas de citocinas*

Um grande número de citocinas e seus receptores envolvidos na inflamação têm sido alvos de antagonistas específicos para o tratamento de doenças inflamatórias crônicas mediadas por célula T (Tabela 19.5). Os primeiros antagonistas bem-sucedidos clinicamente tiveram como alvo o TNF e incluíram uma forma solúvel do receptor de TNF e anticorpos anti-TNF, que se ligam e neutralizam essa citocina. Esses agentes trazem grandes benefícios para muitos pacientes com artrite reumatoide (AR), doença de Crohn e psoríase. Anticorpos contra o receptor da IL-6 também foram utilizados com sucesso em algumas formas de artrite. Antagonistas de outras citocinas pró-inflamatórias e seus receptores, incluindo IL-1, IL-12, IL-17, e os receptores para IL-12, IL-17 e IL-23, estão agora aprovados para várias doenças inflamatórias e muitos outros estão passando por ensaios clínicos. Anticorpos contra citocinas Th2 ou seus receptores estão aprovados para o tratamento de doenças alérgicas (ver Capítulo 20). Além desses agentes biológicos, pequenas moléculas inibidoras das Janus quinases (JAKs) (importantes mediadores de sinalização intracelular de uma variedade de receptores de citocinas; ver Capítulo 7) estão também aprovadas para inibir as ações das citocinas na AR, e inibidores de outras quinases (como BTK, a molécula de sinalização das células B) estão aprovados para doenças mediadas por anticorpos (p. ex., AR e LES).

### *Depleção de células e de anticorpos*

Os anticorpos monoclonais que depletam todas as células linfoides, somente as células B ou somente as células T, são utilizados para tratar doenças inflamatórias. No Capítulo 5, listamos alguns desses anticorpos depletores usados na prática clínica (ver Tabela 5.3). Um desenvolvimento recente é o uso bem-sucedido do anticorpo anti-CD20 (rituximabe), que depleta apenas células B, para o tratamento de doenças que se pensava serem causadas principalmente pela inflamação mediada por células T. Esse tratamento tem demonstrado eficácia em pacientes com AR e EM. A eficácia do anti-CD20 pode estar relacionada com um papel das células B como células apresentadoras de antígeno (APCs; do inglês, *antigen-presenting cells*) nas respostas de células T, especialmente para a geração e manutenção das células T de memória. A plasmaférese tem sido utilizada para eliminar autoanticorpos e imunocomplexos circulantes.

### *Outros agentes biológicos*

CTLA-4-Ig, uma proteína de fusão do domínio extracelular do CTLA-4 e uma região Fc de IgG, bloqueia

**Tabela 19.5** Exemplos de antagonistas de citocinas em uso ou em ensaios clínicos.

| Citocina ou receptor-alvo | Efeitos biológicos previstos do antagonista | Indicações clínicas |
|---|---|---|
| TNF | Inibe a migração leucocitária para os sítios de inflamação | Artrite reumatoide, psoríase, enteropatia inflamatória |
| IL-1 | Inibe a migração de leucócitos para os sítios de inflamação | Síndromes autoinflamatórias raras, gota grave, artrite reumatoide |
| Receptor de IL-6 | Inibe a inflamação, resposta de anticorpos? | Artrite juvenil idiopática, artrite reumatoide |
| IL-17 | Inibe o recrutamento de leucócitos para os sítios de inflamação | Psoríase |
| Receptor de IL-17 | Inibe o recrutamento de leucócitos para os sítios de inflamação | Psoríase |
| Cadeia p-40 da IL-12 e IL-23 | Inibe desenvolvimento de Th1 e Th17 | Enteropatia inflamatória, psoríase |
| Receptor de IL-2 (CD25) | Inibe proliferação de células T mediada por IL-2 | Rejeição aguda de enxerto |
| BAFF | Reduz a sobrevida de linfócitos B | Lúpus eritematoso sistêmico |

A tabela lista exemplos de antagonistas de citocinas (anticorpos ou receptores solúveis) aprovados para uso ou ensaios clínicos. Anticorpos monoclonais específicos para cada alvo listado estão em uso clínico; antagonistas solúveis dos receptores de TNF e de IL-1 também estão sendo usados.
*BAFF*, fator ativador de células B; *IL*, interleucina; *TNF*, fator de necrose tumoral.

coestimuladores B7 (ver Capítulo 9) e está aprovado para o tratamento da AR e rejeição ao enxerto. Anticorpos contra integrinas têm sido usados para inibir migração de leucócitos para os tecidos, particularmente o sistema nervoso central (SNC), em pacientes com EM (anti-VLA-4), além dos intestinos, em pacientes com EI (anti-$\alpha_4\beta_7$).

### *IgG intravenosa*

A Ig intravenosa (IVIG; do inglês, *intravenous immunoglobulin*) é uma mistura de IgG obtida de doadores saudáveis, administrada por via intravenosa. Ela apresenta efeitos benéficos em algumas doenças autoimunes, como a trombocitopenia autoimune e a anemia hemolítica. Não está claro como essa preparação, que contém IgG de muitas especificidades desconhecidas, inibe as reações de hipersensibilidade. Uma possibilidade é que a IgG se ligue ao receptor Fc de inibição (FcγRIIB) em linfócitos B (ver Capítulo 12) e DCs, e assim atenue a produção de autoanticorpos e as respostas inflamatórias. A IVIG também pode competir com os anticorpos patogênicos para a ligação ao receptor Fc neonatal (FcRn), que funciona em adultos para proteger os anticorpos do catabolismo (ver Capítulo 5), resultando na redução da meia-vida dos anticorpos patogênicos.

### *Terapias indutoras de tolerância*

Há tentativas em andamento de tratamentos mais específicos para as doenças inflamatórias imunomediadas adaptativas, como a indução de tolerância em células T produtoras de doença. A EM e o diabetes tipo 1 são duas doenças nas quais os antígenos-alvo foram definidos; em ambos os distúrbios, estudos clínicos estão em curso e se baseiam na administração de antígenos (peptídios da proteína básica de mielina [MBP; do inglês, *myelin basic protein*] e de insulina, respectivamente) aos pacientes, de forma a inibir os linfócitos específicos para esses antígenos. Um risco de muitos tratamentos que bloqueiam vários componentes do sistema imune é a interferência na função normal do sistema imunológico no combate a microrganismos e, portanto, a possibilidade de tornar os indivíduos suscetíveis a infecções. A tolerância antígenoespecífica evita esse problema ao afetar seletivamente os linfócitos causadores da doença.

Também tem havido interesse em explorar o conhecimento sobre células T reguladoras (Tregs) para tratar doenças inflamatórias. Numerosos ensaios clínicos estão em andamento para purificar as Tregs dos pacientes, expandi-las e ativá-las em cultura, e transferi-las de volta para os pacientes. Uma outra abordagem é tratar pacientes com baixas doses de IL-2, cuja expectativa é ativar e manter as Tregs em detrimento das células efetoras, ou com uma IL-2 mutada, para ligar preferencialmente ao CD25, a cadeia do receptor de IL-2 que é expressa em níveis altos e constantes nas Tregs.

## DOENÇAS IMUNOLÓGICAS SELECIONADAS: PATOGÊNESE E ESTRATÉGIAS TERAPÊUTICAS

Na seção a seguir, descreveremos a patogênese de doenças selecionadas causadas por anticorpos e células T, além da aplicação de novas terapias para essas doenças. O objetivo da discussão não é apresentar os detalhes clínicos, mas salientar como as doenças ilustram os princípios subjacentes das reações imunes anormais.

### Lúpus eritematoso sistêmico (LES): o protótipo de doença mediada por imunocomplexo

O LES é uma doença autoimune crônica multissistêmica, remitente e recidivante, que afeta predominantemente mulheres, com incidência, nos EUA, de 1 em 700 mulheres entre 20 e 60 anos de idade (cerca de 1 em 250 entre as mulheres negras) e uma relação de 10:1 entre mulheres e homens. O LES é considerado a doença humana mediada por imunocomplexo clássica. As principais manifestações clínicas incluem erupções cutâneas, artrite e glomerulonefrite, mas anemia hemolítica, trombocitopenia e distúrbios neuropsiquiátricos também são comuns. Muitos autoanticorpos diferentes são encontrados em pacientes com LES. Os mais frequentes são os anticorpos antinucleares, particularmente anti-DNA; outros incluem anticorpos contra ribonucleoproteínas, histonas e antígenos dos nucléolos. Os imunocomplexos formados a partir desses autoanticorpos e seus antígenos específicos se depositam em pequenas artérias e capilares em todo o corpo e são responsáveis por glomerulonefrite, artrite e vasculite. A anemia hemolítica e a trombocitopenia são causadas por autoanticorpos contra eritrócitos e plaquetas, respectivamente. O principal teste diagnóstico para a doença é a presença de anticorpos antinucleares; os anticorpos contra o DNA nativo de dupla fita são específicos para o LES.

### Patogênese do lúpus eritematoso sistêmico

No LES, fatores genéticos e ambientais contribuem para a quebra da tolerância de linfócitos B e T autorreativos. Entre os fatores genéticos, está a herança de determinados alelos do antígeno leucocitário humano (HLA; do inglês, *human leukocyte antigen*). A probabilidade (risco relativo) de indivíduos portadores do HLA-DR2 ou HLADR3 é de 2 a 3 e, se ambos os haplótipos estiverem presentes, de aproximadamente 5. As deficiências genéticas de proteínas da via clássica do complemento, especialmente C1q, C2 ou C4, são observadas em cerca de 5% dos pacientes com LES. As deficiências do complemento podem resultar na remoção defeituosa de imunocomplexos e de células apoptóticas e na falha da tolerância de células B. Um polimorfismo no receptor Fc de inibição, FcγRIIB, foi descrito em alguns pacientes; isso pode contribuir para o controle inadequado da ativação de células B ou para uma falha em atenuar as respostas inflamatórias em células imunes inatas. Muitos outros genes foram detectados por estudos de associação genômica ampla, e os papéis de alguns desses genes, como o da fosfatase PTPN22, foram discutidos no Capítulo 15. Os fatores ambientais incluem a exposição à luz ultravioleta (UV), e postula-se que essa exposição leve à morte apoptótica das células da pele e liberação de antígenos nucleares.

Duas observações geraram novas hipóteses sobre a patogênese do LES. Primeiro, os estudos em pacientes revelaram que as células sanguíneas exibem uma assinatura molecular marcante (padrão de expressão gênica) que indica exposição à IFN-α, uma interferona do tipo I produzido principalmente por DCs plasmacitoides. Alguns estudos mostraram que as DCs plasmacitoides de pacientes com LES produzem quantidades anormalmente altas de IFN-α. Segundo, estudos em modelos animais mostraram que os receptores do tipo *Toll* (TLRs; do inglês, *Toll-like receptors*), particularmente o TLR9 e o TLR7, que reconhecem DNA e RNA, respectivamente, desempenham um papel na ativação de células B específicas para os autoantígenos nucleares. Com base nesses estudos, foi proposto um modelo para a patogênese do LES (Figura 19.10). De acordo com esse modelo, a radiação UV e outros insultos ambientais induzem apoptose de células. A remoção inadequada dos núcleos dessas células, em parte decorrentes de defeitos nos mecanismos de eliminação, como proteínas do complemento e nucleases como a TREX1, resulta em grande carga de antígenos nucleares. Polimorfismos em diversos genes de suscetibilidade para o LES levam ao defeito na capacidade de manter a autotolerância em linfócitos B e T, motivo pelo qual os linfócitos autorreativos permanecem funcionais. A falha na tolerância das células B pode ser decorrente de defeitos na edição do receptor ou na deleção de células B imaturas na medula óssea, ou, ainda, na tolerância periférica. As células B autorreativas que não se tornam tolerantes são estimuladas por autoantígenos nucleares, e anticorpos são produzidos contra esses antígenos. Os complexos antígeno-anticorpo ligam-se a receptores Fc em DCs e ao receptor antigênico de células B, podendo ser internalizados em endossomos. Os componentes de ácidos nucleicos ligam-se aos TLRs endossomais e estimulam as células B a produzirem mais autoanticorpos, além de ativar as DCs, particularmente as plasmacitoides, a produzirem IFN-α, que aumenta ainda mais a resposta imune e pode provocar mais apoptose. O resultado líquido é um ciclo de liberação de antígenos e imunoativação, que leva à produção de autoanticorpos de alta afinidade.

### Novas terapias para o lúpus eritematoso sistêmico

Os recentes avanços em nossa compreensão do LES têm levado a novas tentativas terapêuticas, mas o sucesso tem se provado ilusório. Tem havido grande interesse na depleção de células B por meio da utilização de um anticorpo contra CD20, uma proteína de superfície dessas células, embora os ensaios clínicos usando esse anticorpo tenham tido pouco sucesso. Um anticorpo que bloqueia o fator de crescimento de células B, o fator de ativação de células B (BAFF; do inglês, *B cell-activating factor*) foi recentemente aprovado para o tratamento de LES, embora pareça ter eficácia modesta. Abordagens adicionais que estão sendo experimentadas visam à depleção combinada de células B e de plasmócitos de longa vida usando inibidores do proteassomo (o que leva à acumulação de proteínas mal dobradas e, consequentemente, morte celular), além da ativação de Tregs pelo tratamento de pacientes com baixas doses de IL-2 (ver Capítulo 15). Apesar do envolvimento da IFN-α na doença, os ensaios clínicos para testar a eficácia dos anticorpos contra essa citocina ou seu receptor não foram bem-sucedidos.

## Artrite reumatoide (AR)

A AR é uma doença inflamatória que envolve pequenas e grandes articulações das extremidades, incluindo

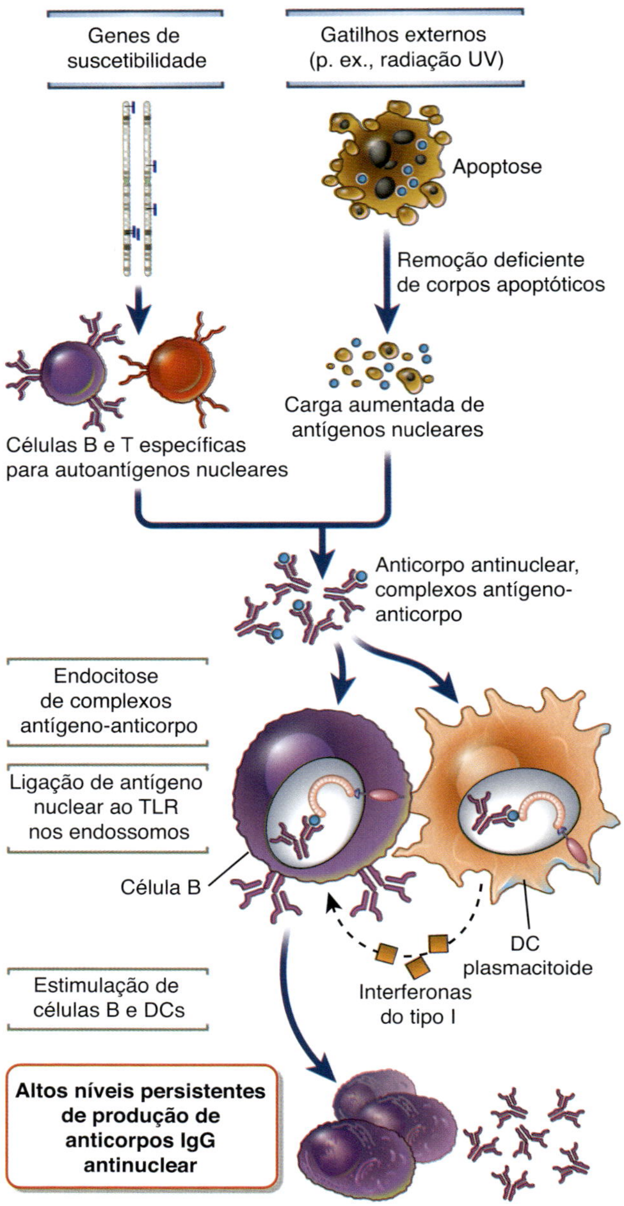


**Figura 19.10 Um modelo para a patogenia do lúpus eritematoso sistêmico.** Neste modelo hipotético, diversos genes de suscetibilidade interferem na manutenção da autotolerância, e gatilhos externos levam à persistência dos antígenos nucleares. O resultado é uma resposta de anticorpos contra autoantígenos nucleares, amplificada pela ativação de células dendríticas (*DCs*) e células B dependente de receptores do tipo *Toll* (*TLR*) por ácidos nucleicos, além da produção de interferonas do tipo I. *IgG*, imunoglobulina G; *UV*, ultravioleta.

dedos das mãos e pés, punhos, ombros, joelhos e tornozelos. A doença é caracterizada por inflamação da sinóvia associada à destruição da cartilagem articular e óssea, com uma aparência morfológica indicativa de uma resposta imune local. Ambas as respostas imunes, humoral e mediada por células, podem contribuir para o desenvolvimento de sinovite. Células $CD4^+$ Th1 e Th17, linfócitos B ativados, plasmócitos e macrófagos, bem como outras células inflamatórias, são encontradas na sinóvia inflamada. Em casos graves, folículos linfoides bem formados com centros germinativos (os chamados órgãos linfoides terciários) podem estar presentes. Inúmeras citocinas, incluindo IL-1, IL-8, TNF, IL-6, IL-17 e IFN-γ, foram detectadas no líquido sinovial (articular). Acredita-se que as citocinas recrutem leucócitos, cujos produtos causam lesão tecidual, e também estimulem células sinoviais residentes a produzirem enzimas proteolíticas, como a colagenase, que medeiam a destruição da cartilagem, ligamentos e tendões das articulações. A atividade aumentada dos osteoclastos nas articulações contribui para a destruição óssea na AR, e isso pode ser causado pela produção do ligante do receptor ativador do fator nuclear κB (RANK; do inglês, *receptor activator of nuclear factor κB*), uma citocina da família do TNF, por células T ativadas. O ligante de RANK liga-se a RANK, um membro da família do receptor de TNF, expresso em precursores de osteoclastos, induzindo sua diferenciação e ativação. Complicações sistêmicas da AR incluem vasculite, presumivelmente causada por imunocomplexos, e lesão pulmonar com fibrose.

Embora muito da ênfase nos estudos da artrite reumatoide tenha sido sobre o papel das células T, os anticorpos também podem contribuir para a destruição da articulação. As células B ativadas e os plasmócitos estão frequentemente presentes na sinóvia das articulações afetadas. Os pacientes frequentemente apresentam anticorpos circulantes IgM ou IgG que reagem com as porções Fc (e raramente Fab) de suas próprias moléculas de IgG. Esses autoanticorpos são denominados fatores reumatoides, e sua presença é utilizada como um teste diagnóstico para a AR. Outro tipo de anticorpo detectado em mais da metade dos pacientes é específico para proteínas citrulinadas. (Esses anticorpos são chamados anticorpos antiproteínas citrulinadas, ou ACPAs [do inglês, *anti-citrullinated protein antibodies*], porque são testados por ligação a peptídios citrulinados.) Esses antígenos quimicamente alterados são derivados de proteínas como a vimentina e o fibrinogênio, entre outras, modificadas em um ambiente inflamatório pela conversão enzimática de resíduos de arginina em citrulina. Cerca de 60 a 80% dos pacientes com AR têm o fator reumatoide e/ou ACPAs e são ditos AR-soropositivos, o que tende a ser mais grave que a AR não soropositiva. Muitos indivíduos soropositivos assintomáticos foram estudados, e observou-se que desenvolvem AR soropositiva gradualmente. Ambos os tipos de anticorpos são marcadores diagnósticos e podem estar envolvidos na formação de imunocomplexos patogênicos.

### *Patogênese da artrite reumatoide*

Como outras doenças autoimunes, a artrite reumatoide é uma doença complexa, na qual fatores genéticos e ambientais contribuem para a quebra de tolerância a autoantígenos. A especificidade das células B e T patogênicas permanece desconhecida, embora tenham sido identificadas células B e T que reconhecem proteínas citrulinadas. A suscetibilidade à AR está ligada ao haplótipo HLA-DR4 e a outros poucos alelos de HLA-DR, em que todos compartilham um segmento de cinco resíduos (chamado epítopo compartilhado) na fenda de ligação ao peptídio. Recentes estudos de associação genômica ampla revelaram um grande número de polimorfismos genéticos associados à AR, incluindo o gene que codifica uma tirosina fosfatase, PTPN22, discutida no Capítulo 15.

A identificação de ACPAs levou a novas teorias sobre a patogênese da AR (Figura 19.11). Alguns dos primeiros ACPAs tendem a ser do isótipo IgA, por isso postula-se que essa doença se inicia em sítios de mucosa, incluindo o trato respiratório. De acordo com um dos modelos, agressões ambientais, como tabagismo e algumas infecções, induzem a citrulinação de proteínas próprias, levando à criação de novos epítopos antigênicos. Como esses epítopos quimicamente modificados são neoantígenos que não estão normalmente presentes no organismo, não existe tolerância a esses antígenos. Os indivíduos portadores de alelos de HLA capazes de apresentar esses epítopos podem montar respostas de células T e de anticorpos contra as proteínas. Se essas proteínas próprias modificadas também estiverem presentes nas articulações, as células T e os anticorpos atacarão as articulações. Células Th17, e talvez Th1, secretam citocinas que recrutam leucócitos para a articulação e ativam as células sinoviais para produzir colagenases e outras enzimas. O resultado líquido é a destruição progressiva da cartilagem e do osso. As respostas imunes crônicas nas articulações podem levar à formação de tecidos linfoides terciários na sinóvia, que podem manter e propagar a reação inflamatória local.

### *Novas terapias para a artrite reumatoide*

A percepção do papel central das células T e das citocinas na doença tem levado a avanços notáveis em termos de tratamento, sendo que moléculas específicas têm sido escolhidas como alvo, com base no conhecimento científico. A principal entre essas novas terapias são os antagonistas de TNF, que transformaram o curso da doença, em muitos pacientes, de uma destruição progressiva e inexorável das articulações para uma inflamação crônica latente, porém tratável. Várias outras terapias com alvos

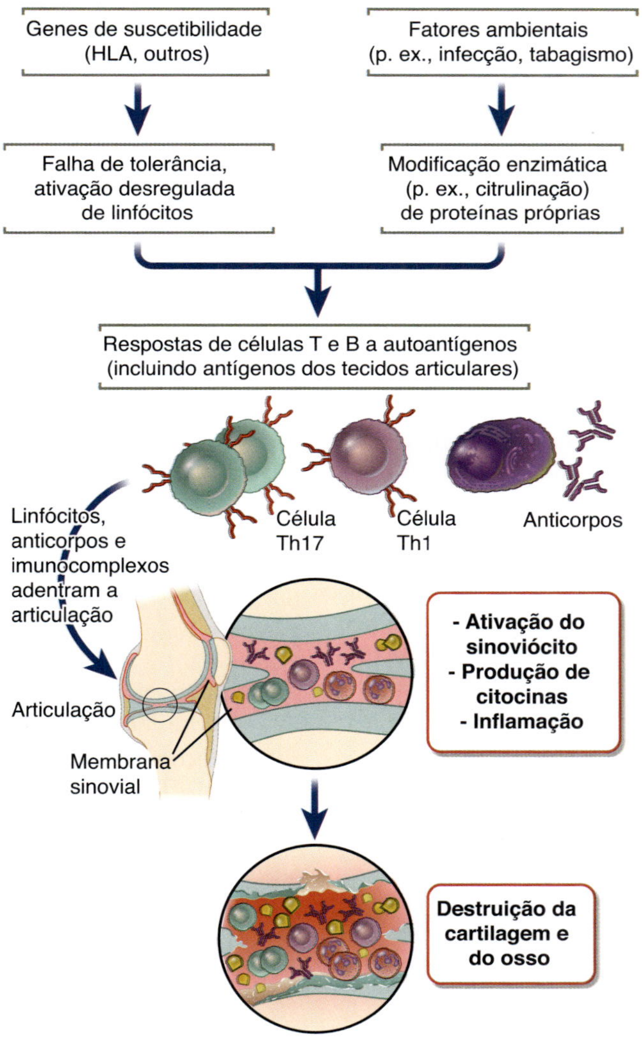


**Figura 19.11 Um modelo para a patogênese da artrite reumatoide.** De acordo com esse modelo, as proteínas citrulinadas induzidas por estímulos ambientais elicitam respostas de células T e de anticorpos em indivíduos geneticamente suscetíveis. As células T e os anticorpos entram nas articulações, respondem a proteínas próprias e causam lesão tecidual principalmente pela secreção de citocinas e, possivelmente, também por mecanismos efetores dependentes de anticorpos. Outras modificações de proteínas além da citrulinação podem levar ao mesmo resultado. *HLA*, antígeno leucocitário humano.

definidos foram desenvolvidas nos últimos 5 a 10 anos. O bloqueio de outras citocinas além do TNF vem se mostrando eficaz, incluindo um anticorpo que bloqueia o receptor de IL-6, um antagonista de IL-1 e uma pequena molécula que inibe a sinalização de JAK. A inibição da ativação de células T tem sido realizada pelo bloqueio da coestimulação de B7:CD28 com CTLA-4-Ig (ver Capítulo 9). A depleção de células B com anticorpo anti-CD20 também se provou eficaz, embora os mecanismos subjacentes a esse efeito não estejam bem compreendidos.

## Esclerose múltipla (EM)

A EM é uma doença autoimune do SNC, na qual as células T CD4$^+$ das subpopulações Th1 e Th17 reagem contra autoantígenos de mielina, resultando em inflamação com ativação de macrófagos ao redor dos nervos no cérebro e na medula espinal, destruição da mielina, anormalidades na condução nervosa e déficit neurológicos. É a doença neurológica mais comum de adultos jovens. O exame patológico revela inflamação na substância branca do SNC e desmielinização. A EM é caracterizada clinicamente por fraqueza, paralisia e sintomas oculares com exacerbações e remissões; o imageamento do SNC sugere que, em pacientes com doença ativa, há formação frequente de novas lesões.

O modelo de EM é a encefalomielite autoimune experimental (EAE), desenvolvida em camundongos, ratos, cobaias e primatas não humanos, e um dos modelos experimentais mais bem caracterizados de uma doença autoimune órgão-específica mediada principalmente por linfócitos T. A EAE é induzida pela imunização de animais com antígenos normalmente presentes na mielina do SNC, como a MBP, a proteína proteolipídica e a glicoproteína da mielina do oligodendrócito, administrados na presença de um adjuvante contendo bactérias mortas pelo calor, condição necessária para elicitar uma forte resposta de células T. Cerca de 1 a 2 semanas após a imunização, os animais desenvolvem encefalomielite, caracterizada por infiltrados perivasculares de linfócitos e macrófagos na substância branca do SNC, seguida por desmielinização. As lesões neurológicas podem ser leves e autolimitadas ou crônicas e reincidentes. Essas lesões resultam em paralisia progressiva ou com remissão e recidiva. A doença também pode ser transferida para animais *naive* pelas células T dos animais doentes. Embora os anticorpos contra os antígenos da mielina sejam detectados em pacientes e em modelos animais, o significado patogênico desses anticorpos não está estabelecido.

### *Patogênese da esclerose múltipla*

Há evidências abundantes de que a EAE seja causada por células CD4$^+$ Th1 e Th17 ativadas e específicas para antígenos proteicos da mielina. Por analogia com a doença experimental, acredita-se que a EM também seja causada por células Th1 e Th17 mielina-específicas, e essas células foram detectadas em pacientes e isoladas a partir do sangue e do SNC. Ainda é um enigma como essas células são ativadas em pacientes. Uma teoria é que uma infecção, muito provavelmente viral, ative as células T reativas à mielina própria pelo fenômeno de mimetismo molecular (ver Capítulo 15). A autotolerância pode falhar por causa da herança de genes de suscetibilidade. Gêmeos idênticos apresentam taxa de concordância de 25 a 30% para o desenvolvimento da EM, ao passo que gêmeos não idênticos têm taxa de concordância de 6%. Essas observações implicam fatores genéticos no desenvolvimento da doença, mas também indicam que a genética contribui com parte do risco apenas. Os polimorfismos genéticos associados à EM incluem o *locus* HLA, com o alelo HLA-DRB1*1501 apresentando a ligação mais forte. Estudos de associação genômica ampla e outras análises genômicas revelaram mais de 100 variantes genéticas que contribuem para o risco da doença; a maioria dessas variações é mapeada em genes envolvidos na função imune. Uma associação interessante ocorre com um polimorfismo na região não codificadora do gene para a cadeia α do receptor de IL-2, CD25. Esse polimorfismo pode alterar a geração e a manutenção de células T efetoras e/ou Tregs. Outros estudos sugeriram que a manutenção periférica de células Tregs é defeituosa em pacientes com EM, mas não se sabe o quanto isso contribui para uma falha da autotolerância. Uma vez ativadas, as células mielina-específicas migram para o SNC, onde encontram as proteínas da mielina e liberam citocinas que recrutam e ativam macrófagos e mais células T, levando à destruição da mielina. Estudos no modelo de EAE sugerem que a doença é propagada por um processo conhecido como **espalhamento de epítopos** (ver Capítulo 15). A ruptura do tecido resulta na liberação de novos antígenos proteicos e expressão de novos epítopos, previamente sequestrados, que ativam mais células T autorreativas.

### *Novas terapias para esclerose múltipla*

No passado, a imunoterapia para a EM dependeu de abordagens cuja base científica não era bem compreendida. Essas incluem a administração de IFN-β, que pode alterar as respostas de citocinas, e o tratamento com um polímero aleatório de quatro aminoácidos, o qual postula-se que se ligue a moléculas de HLA e bloqueie a apresentação antigênica. Entretanto, recentemente, foram desenvolvidas diversas terapias novas com modificadores imunológicos baseadas em princípios racionais. Uma delas é um anticorpo contra a subunidade $\alpha_4$ da integrina $\alpha_4\beta_1$, também conhecida como VLA-4 (do inglês, *very late antigen 4*) (ver Capítulo 3). O anticorpo bloqueia a migração de leucócitos para o SNC e se mostrou benéfico para os pacientes. No entanto, em um pequeno número de pacientes, esse tratamento resultou na reativação de uma infecção latente do vírus JC, causando uma doença do SNC grave e, por vezes, fatal. Outro fármaco recentemente aprovado para tratar a EM também interfere na migração de leucócitos. O fármaco, chamado fingolimode (FTY720), bloqueia a via mediada pela esfingosina 1-fosfato da célula T egressa de tecidos linfoides (ver Capítulo 3). Em um subgrupo de pacientes, a depleção de células B com anticorpo anti-CD20 é benéfica. Esses resultados sugerem um papel importante das células B, presumivelmente como APCs, na ativação de células T patogênicas. Como a MBP é conhecida por ser um importante autoantígeno-alvo da resposta imune na EM, há esperança de que a administração de peptídios da MBP poderá induzir tolerância antígeno-específica ou gerar Tregs específicas para o antígeno relevante. É também surpreendente que a maioria das terapias seja mais eficaz na EM inicial, caracterizada pela inflamação; do que na EM progressiva, caracterizada pela neurodegeneração e que representa a maior causa de invalidez permanente. Essa percepção está direcionando a novas tentativas de se restaurar a mielinização e reparar os axônios e neurônios danificados.

## Diabetes tipo 1

O diabetes tipo 1, anteriormente chamado diabetes insulinodependente, é uma doença metabólica multissistêmica resultante da produção deficiente de insulina que afeta aproximadamente 0,2% da população dos EUA, com um pico de início entre 11 e 12 anos de idade. A incidência da doença parece estar aumentando na América do Norte e na Europa. A doença é caracterizada por hiperglicemia e cetoacidose. As complicações crônicas do diabetes incluem aterosclerose progressiva das artérias, o que pode levar à necrose isquêmica dos membros e órgãos internos, e obstrução microvascular, causando danos na retina, nos glomérulos renais e nos nervos periféricos. O diabetes tipo 1 é causado por uma deficiência de insulina resultante da destruição imunomediada das células β produtoras de insulina das ilhotas de Langerhans no pâncreas, sendo necessária uma terapia de reposição hormonal contínua. Em geral, existe um longo período de muitos anos entre o início da autoimunidade e a manifestação da doença clínica, porque 90% ou mais das ilhotas precisam ser destruídas antes que as manifestações clínicas sejam observadas.

### *Patogenia do diabetes tipo 1*

Vários mecanismos podem contribuir para destruição das células β, incluindo a inflamação mediada por células $CD4^+$ Th1 reativas aos antígenos das ilhotas (incluindo a insulina), lise de células das ilhotas mediada por CTLs, produção local de citocinas (TNF e IL-1) que danificam as células das ilhotas e autoanticorpos contra as células das ilhotas. Nos poucos casos em que as lesões pancreáticas foram examinadas nas fases ativas iniciais da doença, as ilhotas exibiram necrose celular e infiltração linfocitária consistindo em células T $CD4^+$ e $CD8^+$. Essa lesão é denominada insulite. Os autoanticorpos contra as células das ilhotas e a insulina também são detectados no sangue desses pacientes. Em crianças suscetíveis que não desenvolveram diabetes (como parentes de pacientes), a presença de anticorpos contra as células das ilhotas é preditiva do desenvolvimento do diabetes tipo 1. Um modelo animal informativo da doença é o camundongo diabético não obeso (NOD; do inglês, *nonobese diabetic*), que desenvolve diabetes espontaneamente. Nesse modelo, há evidência de sobrevivência e função defeituosas das Tregs, e resistência de células T efetoras à supressão por Tregs. Outra ideia interessante que tem surgido com base no modelo murino é a modificação pós-traducional dos antígenos das ilhotas, podendo levar à criação de novos epítopos que elicitam respostas imunes, semelhante aos neoantígenos na AR, previamente discutida.

Múltiplos genes estão associados ao diabetes tipo 1. Muita atenção tem sido direcionada ao papel dos genes do HLA. Entre 90 e 95% dos caucasianos com diabetes tipo 1 são portadores dos alelos HLA-DR3 ou DR4, ou de ambos, em contraste com aproximadamente 40% dos indivíduos saudáveis. Além disso, 40 a 50% dos pacientes são heterozigotos para DR3/DR4, em contraste com 5% dos indivíduos saudáveis. Os genes de HLA que realmente podem desempenhar um papel na patogênese podem ser alelos HLA-DQ que estão em desequilíbrio de ligação com os alelos DR. Diversos genes não HLA também contribuem para a doença. O primeiro desses genes a ser identificado é o da insulina, sendo que as repetições em *tandem* da região promotora estão associadas com a suscetibilidade à doença. O mecanismo dessa associação é desconhecido e pode estar relacionado ao nível de expressão de insulina no timo, que determina o quanto as células T insulinoespecíficas serão deletadas (selecionadas negativamente) durante sua maturação. Vários outros polimorfismos foram identificados em pacientes e em camundongos NOD, incluindo nos genes *IL2* e *CD25*. Diferentes polimorfismos nesses genes podem aumentar ou diminuir o risco para o desenvolvimento da doença, porém não está totalmente estabelecido como esses polimorfismos afetam as respostas de células T. Alguns estudos sugerem que infecções virais (p. ex., com vírus Coxsackie B4) podem preceder o aparecimento do diabetes tipo 1, talvez por iniciarem a lesão celular, induzindo inflamação e expressão do coestimuladores, e desencadeando uma resposta autoimune. Entretanto, dados epidemiológicos sugerem que infecções repetidas protegem contra o diabetes tipo 1, sendo que isso ocorre de maneira semelhante no modelo NOD. De fato, foi postulado que uma das razões para o aumento da incidência do diabetes tipo 1 em países de renda mais alta é o controle das doenças infecciosas.

### *Novas terapias para o diabetes tipo 1*

As novas estratégias terapêuticas mais interessantes para o diabetes tipo 1 concentram-se na indução de tolerância com peptídios diabetogênicos derivados de antígenos das ilhotas (como a insulina) e na geração ou administração de Tregs aos pacientes. Esses ensaios clínicos estão em estágio inicial.

## Enteropatia inflamatória

A EI é um grupo heterogêneo de distúrbios caracterizados por inflamação crônica remitente no intestino delgado ou grosso, que é provavelmente resultado de respostas inadequadamente reguladas a bactérias comensais. Os dois principais tipos de EI são a **doença de Crohn**, que pode afetar toda a espessura da parede em qualquer parte do trato gastrintestinal, mas envolve mais frequentemente o íleo terminal, e a **colite ulcerativa**, restrita à mucosa do cólon.

### *Patogênese da enteropatia inflamatória*

Embora as causas da doença de Crohn e da colite ulcerativa sejam pouco compreendidas, vários tipos de evidências sugerem que esses distúrbios são resultado de defeitos na regulação das respostas imunes a organismos comensais no intestino em indivíduos geneticamente suscetíveis. Várias anormalidades imunológicas podem contribuir para o desenvolvimento da EI (Figura 19.12).

- Defeitos na imunidade inata aos comensais intestinais. Mutações de perda de função no gene que codifica o sensor imune inato citoplasmático NOD2 estão associadas a um subgrupo da doença de Crohn e podem levar à redução das defesas inatas contra os microrganismos intestinais (ver Capítulos 4 e 14). Também pode haver expressão defeituosa de moléculas como defensinas, levando ao aumento da invasão bacteriana comensal através do epitélio intestinal
- Respostas Th17 e Th1 anormais. A análise das respostas de células T em modelos animais e pacientes com EI indica que há uma resposta Th17 ativa nas partes afetadas do intestino. Estudos genéticos mostraram que polimorfismos em genes que codificam o receptor da IL-23 carregam risco aumentado para EI, embora o efeito dos polimorfismos na expressão ou função do receptor não seja conhecido. A doença de Crohn também é caracterizada por inflamação granulomatosa dirigida por células Th1 produtoras de interferona (IFN)-γ
- Função defeituosa das células T reguladoras. É possível que a EI seja causada por supressão inadequada mediada por Treg de respostas imunes a organismos comensais. As evidências que apoiam essa hipótese originalmente vieram de modelos murinos nos quais a ausência de Tregs leva à colite. Em humanos, as mutações em *FOXP3* resultam em uma falha no desenvolvimento de Tregs e causam a doença chamada síndrome IPEX (desregulação imune, poliendocrinopatia, enteropatia ligada ao X), que inclui inflamação intestinal grave, além do envolvimento autoimune de muitos outros tecidos. Mutações no receptor de IL-10, uma citocina imunossupressora produzida por Tregs (e outras células) causam colite grave de início precoce
- Polimorfismos de genes que estão associados com macroautofagia e a resposta de proteínas maldobradas ao estresse do retículo endoplasmático são fatores de risco para EI. A macroautofagia é um processo no qual as células sequestram organelas citoplasmáticas dentro dos autofagossomos, que então se fundem com os lisossomos, promovendo a destruição das organelas. Variantes de genes de autofagia (incluindo *ATG16L1* e *IRGM*) que estão associados com doença de Crohn prejudicam a autofagia nas células de Paneth e, por motivos pouco claros, isso reduz a secreção de lisozima e defensinas no lúmen intestinal.

### *Imunoterapias para a enteropatia inflamatória*

Os antagonistas de TNF foram os primeiros agentes biológicos usados para tratar a EI. Os achados de respostas Th1 e Th17 exageradas são a base para o tratamento

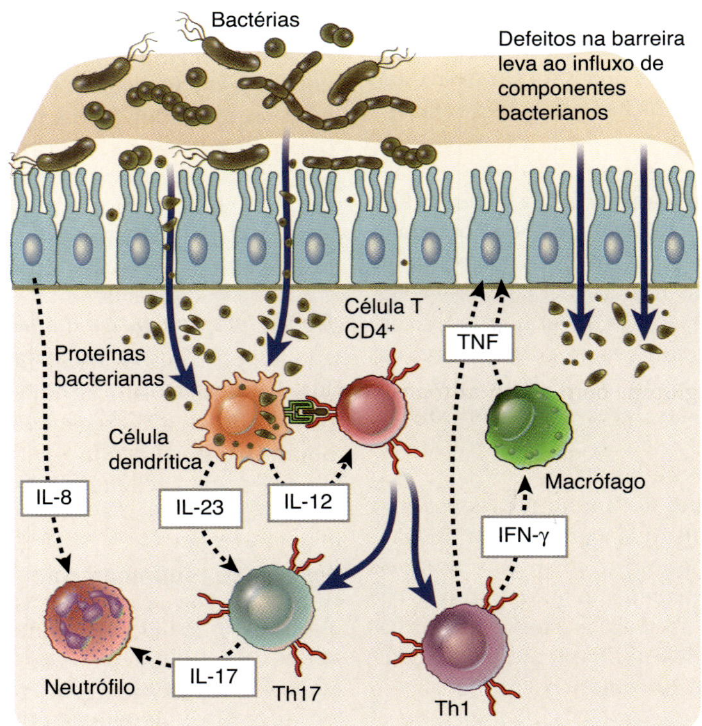


**Figura 19.12 Patogênese postulada da doença de Crohn.** Bactérias do lúmen intestinal entram na lâmina própria, em que induzem o desenvolvimento de células Th1 e Th17. As citocinas produzidas por essas células causam inflamação e lesão tecidual. *IFN-γ*, interferona-γ; *TNF*, fator de necrose tumoral.

de pacientes com um anticorpo monoclonal que se liga a um polipeptídio (p40) compartilhado por IL-23 e IL-12. A IL-23 é necessária para as respostas imunes mediadas por Th17, enquanto a IL-12 é necessária para as respostas Th1 (ver Capítulo 10). Ensaios clínicos de tratamento com antagonistas de IL-17 para a doença de Crohn não mostraram eficácia, sugerindo que a produção excessiva de IL-17 pode não ser, por si só, responsável por esse distúrbio. Outro agente biológico aprovado para a doença de Crohn é um anticorpo monoclonal específico para a integrina $\alpha_4\beta_7$, que é expressa em linfócitos que realizam *homing* para o intestino.

## Doença celíaca

A doença celíaca (enteropatia sensível ao glúten) é uma doença inflamatória da mucosa do intestino delgado causada por respostas imunes contra a gliadina ingerida, um importante componente proteico de um grupo mais amplo de proteínas chamadas glúten, presentes no trigo e outros grãos. A doença celíaca é caracterizada por inflamação crônica na mucosa do intestino delgado, levando à atrofia das vilosidades, má absorção e diversas deficiências nutricionais que levam a manifestações extraintestinais. A doença é tratada restringindo as dietas a alimentos sem glúten.

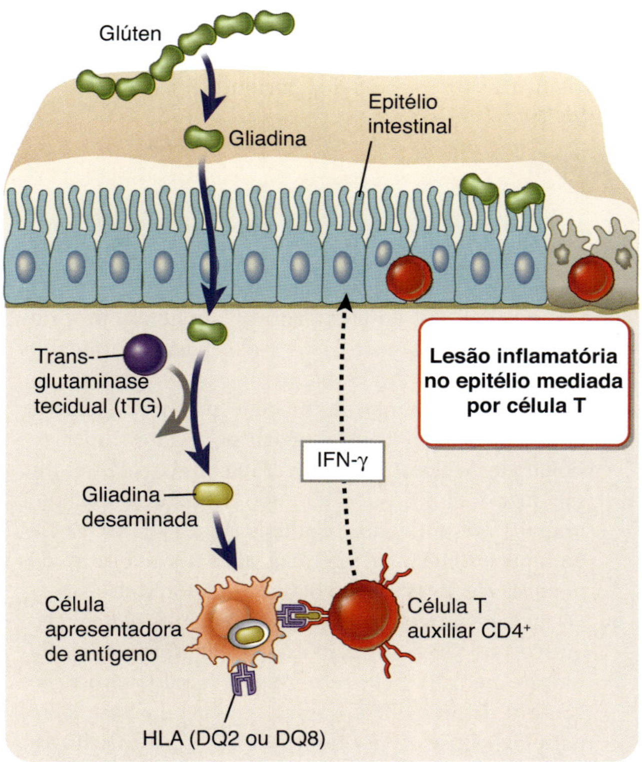


**Figura 19.13 Patogênese postulada da doença celíaca.** A gliadina é convertida em um peptídio que é apresentado por células dendríticas da lâmina própria para linfócitos T CD4+. As citocinas produzidas pelas células T lesionam o epitélio intestinal. *HLA*, antígeno leucocitário humano; *IFN-γ*, interferona-γ.

### *Patogênese da doença celíaca*

As respostas das células T CD4+ à gliadina provavelmente estão envolvidas na patogênese da doença (Figura 19.13). Células T específicas para peptídios de gliadina são encontradas em pacientes com doença celíaca, e o processo inflamatório no intestino inclui células T e citocinas de células T. O risco de desenvolver doença celíaca está fortemente associado aos alelos HLA-DQ2 e DQ8, e há evidências de que essas moléculas de classe II do HLA podem apresentar peptídios de glúten modificados às células T CD4+ da mucosa em indivíduos afetados. Uma enzima do hospedeiro, transglutaminase 2 (TG2), converte um aminoácido neutro glutamina em peptídios de glúten no resíduo ácido glutâmico carregado negativamente; os peptídios carregados negativamente se ligam mais eficientemente a DQ2 e DQ8 e ativam células T específicas que secretam citocinas que contribuem para a inflamação intestinal. Os pacientes produzem anticorpos IgA e IgG específicos para glúten, bem como autoanticorpos específicos para TG2. Não se sabe se esses anticorpos contribuem para o desenvolvimento da doença, mas são um marcador diagnóstico para a doença. Além das respostas das células T CD4+, o *killing* de células epiteliais intestinais por CTLs CD8+ e células *natural killer* (NK) também pode contribuir para a doença, embora não seja clara a fonte dos peptídios reconhecidos pelos CTLs ou ao que as células NK estão respondendo.

## Psoríase

A psoríase é a doença autoimune inflamatória crônica mediada por IL-17 prototípica. Envolve principalmente a pele e também afeta as articulações e outros tecidos em alguns casos. Os autoantígenos responsáveis não estão claramente definidos, mas possíveis candidatos incluem catelicidina (uma proteína antimicrobiana) e uma queratina, ambas produzidas por queratinócitos e outras proteínas produzidas pelos melanócitos. A resposta autoimune pode ser desencadeada por infecção ou outros estímulos desconhecidos. Várias linhas de evidência estabeleceram o papel central das células produtoras de IL-17 na inflamação resultante. Altos níveis de IL-17 e da citocina indutora de Th17 IL-23 são encontrados em lesões psoriáticas, bem como um grande número de células T CD4+ e CD8+ produtoras de IL-17. A contribuição de células T γδ produtoras de IL-17 e ILCs foi sugerida, mas não claramente estabelecida. Estudos de associação ampla do genoma revelaram polimorfismos associados à doença no gene do receptor de IL-23 e outros genes associados ao desenvolvimento de Th17. Postula-se que, uma vez que as células T produtoras de IL-17 sejam ativadas, presumivelmente por um ou mais autoantígenos, a IL-17 que elas produzem estimula a inflamação e ativa as DCs para produzir TNF e outras citocinas indutoras de Th17. Essa reação estabelece um ciclo vicioso de inflamação contínua. Novas terapias biológicas eficazes foram desenvolvidas com base nesse modelo. Os primeiros desses agentes a serem usados na doença foram os antagonistas de TNF. Estes foram seguidos por um anticorpo específico para a cadeia p40 que é compartilhada por IL-12 e IL-23, mencionados anteriormente na terapia da EI. Os mais bem-sucedidos desses agentes biológicos são os anticorpos que bloqueiam IL-17 ou IL-23, que são muito eficazes na maioria dos pacientes.

## RESUMO

- Os distúrbios causados por respostas imunes anormais são chamados doenças de hipersensibilidade. As respostas imunes patológicas podem ser respostas autoimunes dirigidas contra antígenos próprios ou respostas descontroladas e excessivas a antígenos estranhos (p. ex., microbianos)
- As doenças de hipersensibilidade podem resultar de anticorpos que se ligam a células ou tecidos (hipersensibilidade do tipo II), imunocomplexos circulantes que são depositados nos tecidos (tipo III) ou de linfócitos T reativos aos antígenos teciduais (tipo IV). As reações de hipersensibilidade imediata (tipo I) são a causa das doenças alérgicas e estão descritas no Capítulo 20
- Os mecanismos efetores da lesão tecidual mediada por anticorpos são a ativação do complemento e a inflamação mediada pelo receptor Fc. Alguns anticorpos causam doença por opsonizar células do hospedeiro para fagocitose ou por interferir nas funções celulares normais, sem produzir lesão tecidual
- Os mecanismos efetores da lesão tecidual mediada por células T são as reações inflamatórias induzidas por citocinas secretadas principalmente por células $CD4^+$ Th1 e Th17 e a lise celular por linfócitos T citotóxicos. A reação clássica mediada pelas células T é a hipersensibilidade do tipo tardio, induzida pela ativação de células T previamente primadas e pela produção de citocinas que recrutam e ativam vários leucócitos, principalmente os macrófagos
- O tratamento atual das doenças autoimunes objetiva reduzir a ativação imune e as consequências nocivas da reação autoimune. Os agentes incluem aqueles que bloqueiam a inflamação, como anticorpos contra citocinas e integrinas, e aqueles que bloqueiam a ativação de linfócitos ou os destroem. Um objetivo futuro da terapia é inibir as respostas de linfócitos específicos para antígenos próprios e induzir a tolerância dessas células
- As doenças autoimunes, como lúpus eritematosos sistêmico, artrite reumatoide, esclerose múltipla, diabetes tipo 1, enteropatia inflamatória, doença celíaca e psoríase, ilustram muitos dos mecanismos efetores que causam lesão tecidual em reações de hipersensibilidade e os papéis dos genes de suscetibilidade e fatores ambientais no desenvolvimento desses distúrbios.

## Leitura sugerida

*Indica as publicações de interesse histórico, geralmente reportando a descoberta de um fenômeno ou processo que mais tarde foi demonstrado como sendo de fundamental importância no sistema imune. Muitas dessas descobertas (mas não todas) levaram seu(s) descobridor(es) a receber o Prêmio Nobel. A natureza da descoberta é brevemente resumida em cada referência.

### *Geral*


Barrat FJ, Crow MK, Ivashkiv LB. Interferon target-gene expression and epigenomic signatures in health and disease. *Nat Immunol.* 2019;20:1574–1583.

Bombardieri M, Lewis M, Pitzalis C. Ectopic lymphoid neogenesis in rheumatic autoimmune diseases. *Nat Rev Rheumatol.* 2017;13:141–154.

Chu C, Artis D, Chiu IM. Neuro-immune interactions in the tissues. *Immunity.* 2020;52:464–474.

*Coombs RRA, Gell PGH. Classification of allergic reactions responsible for clinical hypersensitivity and disease. In: *Clinical Aspects of Immunology* (3rd ed.) (eds. PGH Gell, RRA Coombs, PJ Lachmann). London: Blackwell Scientific Publications; 1975;761–781. *(Classificação original dos distúrbios de hipersensibilidade.)*

Pavlov VA, Chavan SS, Tracey KJ. Molecular and functional neuroscience in immunity. *Annu Rev Immunol.* 2018;36:783–812.

Son M, Diamond B, Santiago-Schwarz F. Fundamental role of C1q in autoimmunity and inflammation. *Immunol Res.* 2015;63:101–106.


### *Distúrbios mediados por anticorpos e imunocomplexos*


Faurschou M, Jayne DR. Anti-B cell antibody therapies for inflammatory rheumatic diseases. *Annu Rev Med.* 2014;65:263–278.

Jancar S, Sanchez Crespo M. Immune complex-mediated tissue injury: a multistep paradigm. *Trends Immunol.* 2005;26:48–55.


*Ver Leituras Selecionadas no Capítulo 13 para referências sobre os papéis do complemento e dos receptores Fc nas doenças mediadas por anticorpos e imunocomplexos.*

### *Distúrbios mediados por células T*


Joosten LA, Abdollahi-Roodsaz S, Dinarello CA, et al. Toll-like receptors and chronic inflammation in rheumatic diseases: new developments. *Nat Rev Rheumatol.* 2016;12:344–357.

O'Shea JJ, Schwartz DM, Villarino AV, et al. The JAK-STAT pathway: impact on human disease and therapeutic intervention. *Annu Rev Med.* 2015;66:311–328.

Palmer MT, Weaver CT. Autoimmunity: increasing suspects in the $CD4^+$ T cell lineup. *Nat Immunol.* 2010;11:36–40.

Pavlos R, Mallal S, Ostrov D, et al. T cell-mediated hypersensitivity reactions to drugs. *Annu Rev Med.* 2015;66:439–454.

Teng MW, Bowman EP, McElwee JJ, et al. IL-12 and IL-23 cytokines: from discovery to targeted therapies for immune-mediated inflammatory diseases. *Nat Med.* 2015;21:719–729.


### *Lúpus eritematoso sistêmico*


Crow MK. Type I interferon in the pathogenesis of lupus. *J Immunol.* 2014;192:5459–5468.

Hagberg N, Ronnblom L. Systemic lupus erythematosus: a disease with a dysregulated type I interferon system. *Scand J Immunol.* 2015;82:199–207.

Lo MS, Tsokos GC. Recent developments in systemic lupus erythematosus pathogenesis and applications for therapy. *Curr Opin Rheumatol.* 2018;30:222–228.

Nundel K, Marshak-Rothstein A. The role of nucleic acid sensors and type I IFNs in patient populations and animal models of autoinflammation. *Curr Opin Immunol.* 2019;61:74–79.


### *Artrite reumatoide*


Malmstrom V, Catrina AI, Klareskog L. The immunopathogenesis of seropositive rheumatoid arthritis: from triggering to targeting. *Nat Rev Immunol.* 2017;17:60–75.

Smolen JS, Aletaha D, Barton A, et al. Rheumatoid arthritis. *Nat Rev Dis Primers.* 2018;4:18001.

Tan EM, Smolen JS. Historical observations contributing insights on etiopathogenesis of rheumatoid arthritis and role of rheumatoid factor. *J Exp Med.* 2016;213:1937–1950.

### *Esclerose múltipla*

Axisa PP, Hafler DA. Multiple sclerosis: genetics, biomarkers, treatments. *Curr Opin Neurol.* 2016;29:345–353.

Ransohoff RM. How neuroinflammation contributes to neurodegeneration. *Science.* 2016;353:777–783.

Ransohoff RM, Hafler DA, Lucchinetti CF. Multiple sclerosis: a quiet revolution. *Nat Rev Neurol.* 2015;11:134–142.

Sabatino Jr JJ, Zamvil SS, Hauser SL. B-cell therapies in multiple sclerosis. *Cold Spring Harb Perspect Med.* 2019;9:a032037.

### *Diabetes tipo 1*

Atkinson MA, Roep BO, Posgai A, et al. The challenge of modulating beta-cell autoimmunity in type 1 diabetes. *Lancet Diabetes Endocrinol.* 2019;7:52–64.

Pugliese A. Autoreactive T cells in type 1 diabetes. *J Clin Invest.* 2017;127:2881–2891.

Reed JC, Herold KC. Thinking bedside at the bench: the NOD mouse model of T1DM. *Nat Rev Endocrinol.* 2015;11:308–314.

Unanue ER. Antigen presentation in the autoimmune diabetes of the NOD mouse. *Annu Rev Immunol.* 2014;32:579–608.

Warshauer JT, Bluestone JA, Anderson MS. New frontiers in the treatment of type 1 diabetes. *Cell Metab.* 2020;31:46–61.

### *Outras doenças imunológicas*

Alexander H, Nestle FO. Pathogenesis and immunotherapy in cutaneous psoriasis: what can rheumatologists learn? *Curr Opin Rheumatol.* 2017;29:71–78.

Graham DB, Xavier RJ. Pathway paradigms revealed from the genetics of inflammatory bowel disease. *Nature.* 2020;578:527–539.

Hawkes JE, Yan BY, Chan TC, Krueger JG. Discovery of the IL-23/IL-17 signaling pathway and the treatment of psoriasis. *J Immunol.* 2018;201:1605–1613.

Jabri B, Sollid LM. T cells in celiac disease. *J Immunol.* 2017;198:3005–3014.

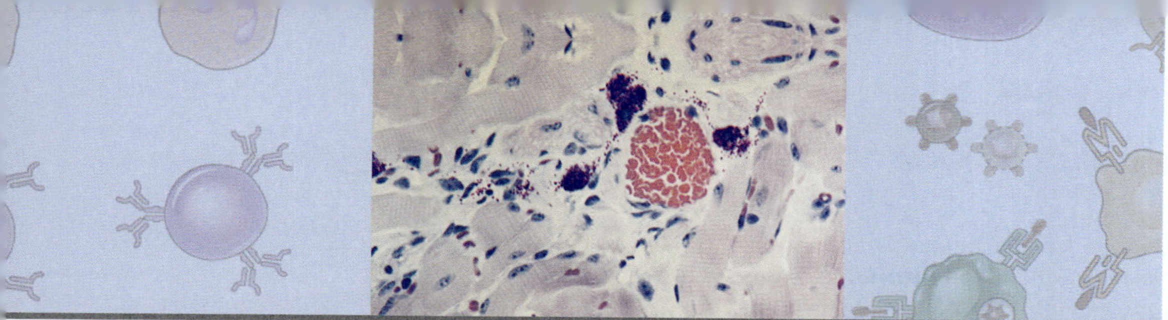

CAPÍTULO

# 20

# Alergia


**VISÃO GERAL DAS REAÇÕES ALÉRGICAS IgE-DEPENDENTES, 492**

**PRODUÇÃO DE IgE, 493**

Natureza dos alergênios, 493

Ativação das células T auxiliares produtoras de citocina do tipo 2, 494

Ativação das células B e troca para IgE, 494

**CÉLULAS ENVOLVIDAS NAS REAÇÕES ALÉRGICAS, 494**

Papel das células Th2 e das células linfoides inatas na doença alérgica, 494

Propriedades dos mastócitos e basófilos, 494

Propriedades dos eosinófilos, 503

**REAÇÕES DEPENDENTES DE IgE E DE MASTÓCITOS, 503**

Reação imediata, 503

Reação de fase tardia, 504

**SUSCETIBILIDADE GENÉTICA À DOENÇA ALÉRGICA, 505**

Fatores ambientais na alergia, 507

**DOENÇAS ALÉRGICAS EM SERES HUMANOS: PATOGÊNESE E TERAPIA, 507**

Anafilaxia sistêmica, 507

Asma, 508

Reações de hipersensibilidade imediata no trato respiratório superior, no trato gastrintestinal e na pele, 510

Imunoterapia específica ("dessensibilização") para doenças alérgicas, 510

**PAPÉIS PROTETORES DAS REAÇÕES IMUNES MEDIADAS POR IgE E POR MASTÓCITOS, 511**

**RESUMO, 511**


Diversas doenças humanas são causadas por respostas imunes a antígenos ambientais não microbianos e envolvem as citocinas do tipo 2, interleucina-4 (IL-4), IL-5 e IL-13, produzidas por células Th2 e células linfoides inatas do grupo 2 (ILC2s; do inglês, *group 2 innate lymphoid cells*), IgE (imunoglobulina E), mastócitos e eosinófilos. Na fase efetora dessas respostas, mastócitos e eosinófilos são ativados a liberarem rapidamente mediadores causadores de permeabilidade vascular aumentada, vasodilatação e contração da musculatura lisa brônquica e visceral. Essa reação vascular é chamada **hipersensibilidade imediata (tipo 1)**, porque se inicia rapidamente, dentro de minutos após o desafio com o antígeno, em um indivíduo previamente sensibilizado (imediata), tendo consequências patológicas (hipersensibilidade). Após a resposta imediata, há um componente inflamatório que se desenvolve mais lentamente chamado **reação de fase tardia**, caracterizado pelo acúmulo, principalmente, de eosinófilos e neutrófilos. Em medicina clínica, essas reações são chamadas **alergia** ou **atopia**, e as doenças associadas são chamadas doenças de hipersensibilidade alérgica, atópica ou imediata. (O termo "alergia" frequentemente é usado de maneira imprecisa na prática clínica, para descrever outras reações de hipersensibilidade a antígenos ambientais, como a hipersensibilidade de contato, uma reação inflamatória mediada por células T e citocinas.) Crises repetidas de reações dependentes de IgE e de mastócitos podem levar a doenças alérgicas crônicas, acompanhadas de dano e remodelamento tecidual. Dentre esses distúrbios crônicos, os mais comuns são a febre do feno (rinite alérgica) e a asma. Os antígenos que elicitam as reações alérgicas são chamados **alergênios**. A maioria deles consiste em proteínas ambientais comuns produzidas por animais ou plantas e agentes químicos, incluindo fármacos, capazes de modificar proteínas próprias.

Embora o termo atopia tenha sido cunhado para descrever uma reação que está "fora de lugar" (incomum), agora percebemos que a alergia é o distúrbio de imunidade mais comum, afetando cerca de 30% de todos os indivíduos nos EUA e na Europa, com uma prevalência que vem aumentando no mundo inteiro. Neste capítulo, descreveremos a sequência de eventos que levam à produção de citocinas do tipo 2 e de IgE, a ativação dos mastócitos e os papéis de vários mediadores na hipersensibilidade imediata. Em seguida, descreveremos síndromes clínicas selecionadas associadas às reações alérgicas, bem como os princípios da terapia para essas doenças. Concluímos com uma discussão sobre o papel fisiológico das reações imunes mediadas por IgE na defesa do hospedeiro.

## VISÃO GERAL DAS REAÇÕES ALÉRGICAS IgE-DEPENDENTES

Todas as reações alérgicas compartilham características comuns, embora sejam muito diferentes quanto aos tipos de antígenos que deflagram as reações, bem como em relação as suas manifestações clínicas e patológicas.

***A alergia é o protótipo da doença inflamatória do tipo 2, mediada pelas citocinas IL-4, IL-5 e IL-13, cujas diferentes combinações são secretadas por células Th2, células T auxiliares foliculares (Tfh; do inglês,* T follicular helper cells*), ILC2s e alguns outros tipos celulares.*** As respostas de citocinas dessas células são frequentemente chamadas coletivamente **respostas imunes do tipo 2.** Muitos dos eventos iniciais e características patológicas da reação são desencadeados por essas citocinas, que podem ser produzidas por células Tfh nos órgãos linfoides e por células ILC2s e Th2 nos tecidos. A hipersensibilidade do tipo tardio (DTH; do inglês, *delayed-type hypersensitivity*), descrita no Capítulo 19, é a reação inflamatória clássica do tipo 1 e difere em muitos aspectos da alergia.

***Uma característica marcante das doenças alérgicas é a produção de anticorpos IgE, que depende da ativação de células T auxiliares produtoras de IL-4 e IL-13.*** Embora indivíduos sadios não respondam a antígenos ambientais comuns ou somente montem respostas inócuas de anticorpos e de célula T a esses antígenos, indivíduos atópicos desenvolvem fortes respostas de célula T auxiliar do tipo 2 e produzem IgE mediante exposição a essas substâncias.

***As reações alérgicas requerem produção prévia de IgE alergênio-específica dependente de células T por células B, além da ligação da IgE aos mastócitos.*** A típica sequência de eventos que levam a uma reação de hipersensibilidade imediata é ilustrada na Figura 20.1. A IgE dependente de células T auxiliares produzida em resposta ao alergênio se liga aos receptores Fc presentes nos mastócitos, em um processo denominado **sensibilização** de mastócitos. A reexposição ao alergênio, então, ativa os mastócitos a liberarem mediadores que causam a reação danosa. Descreveremos cada uma dessas etapas detalhadamente, mais adiante, neste capítulo.

***As manifestações clínicas e patológicas da alergia consistem em reações vasculares e musculares lisas que se desenvolvem rapidamente após o desafio com o alergênio em um indivíduo sensibilizado (hipersensibilidade imediata) e em uma reação inflamatória de fase tardia retardada.*** Todas essas reações podem ser iniciadas pela ativação IgE-mediada do mastócito, porém diferentes mediadores são responsáveis pelas reações imediatas e de fase tardia. Como os mastócitos são abundantes nos tecidos conjuntivos e sob as barreiras epiteliais, esses tecidos são os sítios mais comuns de reações alérgicas. Algumas reações de hipersensibilidade imediata podem ser desencadeadas por estímulos não imunológicos, como exercício, temperaturas baixas e diversos fármacos. Esses estímulos induzem desgranulação de mastócitos e liberação de mediadores na ausência de exposição antigênica ou de produção de IgE. Essas reações são ditas não atópicas.

***As reações alérgicas se manifestam de diversos modos, dependendo dos tecidos afetados, incluindo erupções***

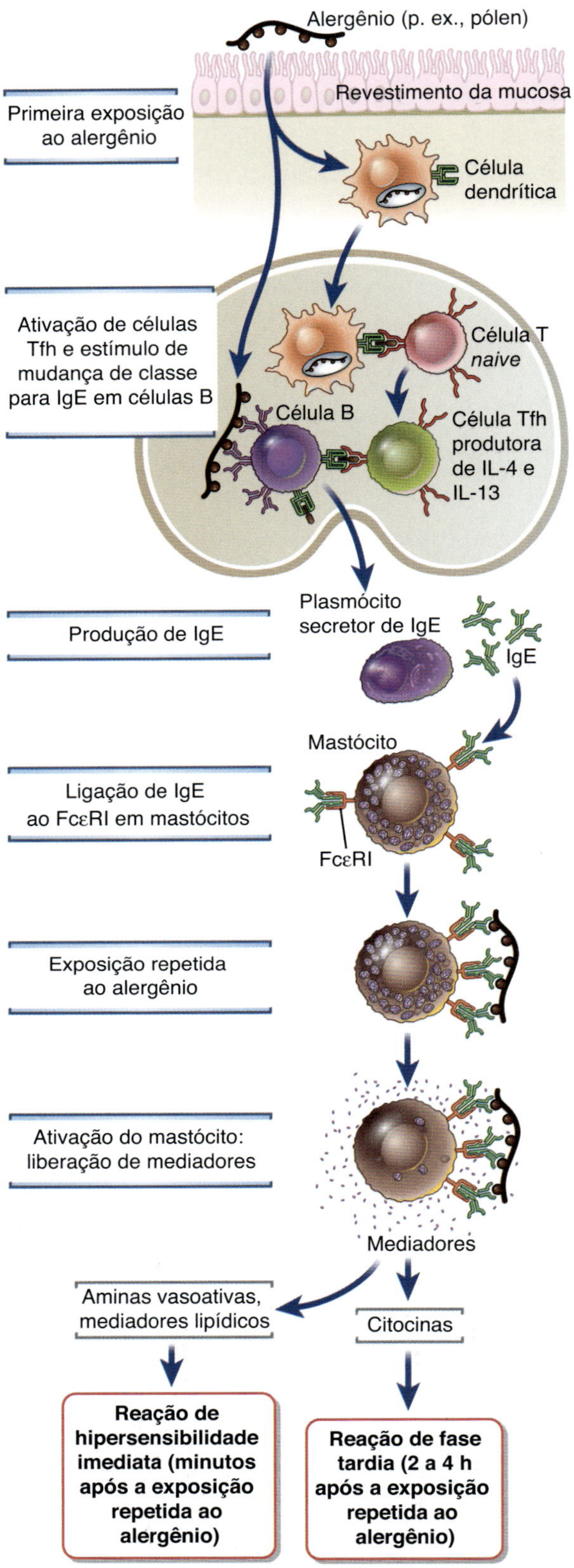


**Figura 20.1 Sequência de eventos nas reações de hipersensibilidade imediata.** As doenças de hipersensibilidade imediata são iniciadas pela introdução de um alergênio, que estimula respostas de células T auxiliares produtoras de IL-4 e IL-13 e produção de IgE. A IgE sensibiliza os mastócitos ligando-se ao FcεRI, e a subsequente exposição ao alergênio ativa os mastócitos a secretarem os mediadores responsáveis pelas reações patológicas de hipersensibilidade imediata. *Tfh*, células T auxiliares foliculares.

***cutâneas, congestão nasal e sinusal, inflamação da conjuntiva, broncoconstrição com dificuldade respiratória, dor abdominal, diarreia e choque.*** Na forma sistêmica mais extrema, chamada **anafilaxia**, os mediadores derivados dos mastócitos podem restringir as vias respiratórias a ponto de causar asfixia e produzir colapso cardiovascular levando ao choque, que, juntos, podem resultar em morte. (O termo anafilaxia foi cunhado para indicar que anticorpos, nesses casos anticorpos IgE, poderiam conferir o oposto de proteção [profilaxia] em um indivíduo desafortunado.) Retomaremos a patogênese dessas reações adiante, neste mesmo capítulo.

***O desenvolvimento de alergias resulta de interações gene-ambiente complexas e pouco compreendidas.*** Existe uma predisposição genética para o desenvolvimento das alergias, sendo que os parentes de indivíduos alérgicos são mais propensos a ter alergias do que as pessoas não relacionadas, mesmo que não compartilhem os ambientes. Muitos genes de suscetibilidade foram identificados e serão discutidos adiante, ainda neste capítulo. Diversos fatores ambientais, além da exposição aos alergênios, sobretudo nas sociedades industrializadas, incluindo a poluição do ar e a exposição a microrganismos, exercem profunda influência sobre a propensão ao desenvolvimento de alergias.

Com essa introdução, prosseguiremos para uma descrição das etapas que levam às reações de hipersensibilidade imediata.

## PRODUÇÃO DE IgE

***Indivíduos atópicos produzem altos níveis de IgE em resposta a alergênios ambientais, enquanto indivíduos normais geralmente produzem outros isótipos de Ig, como IgM e IgG, e apenas pequenas quantidades de IgE.*** A IgE tem importância central na alergia, porque esse isótipo é responsável pela sensibilização dos mastócitos. A IgE é o isótipo de anticorpo que contém a cadeia pesada ε (ver Capítulo 5). Liga-se a receptores Fc específicos presentes nos mastócitos e ativa essas células mediante a ligação antigênica. A quantidade de IgE sintetizada depende da propensão de um indivíduo a gerar células Tfh alergênio-específicas produtoras de IL-4 e IL-13, porque essas citocinas estimulam a troca de classe de anticorpo da célula B para IgE (ver Capítulo 12). O desenvolvimento de respostas de célula T expressando IL-4 e IL-13 contra antígenos particulares pode ser influenciado por diversos fatores, incluindo a natureza dos antígenos, a história de exposição antigênica e os genes herdados.

### Natureza dos alergênios

***Os antígenos que elicitam reações de hipersensibilidade imediata (alergênios) são proteínas ou compostos químicos ligados a proteínas.*** Entre os alergênios típicos, estão as proteínas do pólen, os ácaros presentes na poeira doméstica, pelo de animais, alimentos e fármacos. Não se sabe por que somente alguns antígenos induzem respostas de células T auxiliares produtoras de IL-4 e reações alérgicas, enquanto outros não o fazem. Duas características importantes dos alergênios são a exposição repetida dos indivíduos a esses antígenos e, diferentemente do observado com microrganismos, a ausência de estimulação dos tipos de respostas imunes inatas associadas ao macrófago e a secreção de citocinas indutoras de Th1 e Th17 por células dendríticas (DCs; do inglês, *dendritic cells*).

A habilidade de um antígeno de deflagrar reações alérgicas também pode estar relacionada a sua natureza química. Embora nenhuma característica estrutural proteica possa prever definitivamente se uma proteína será alergênica, algumas características são típicas de muitos alergênios comuns. Entre estes, estão o peso molecular baixo a médio (5 a 70 kDa), a estabilidade, a glicosilação e a solubilidade nos fluidos corporais. Essas características estruturais provavelmente protegem os antígenos contra a desnaturação e permitem que sejam absorvidos intactos e disseminados amplamente. Curiosamente, muitos alergênios, como a cisteína protease do ácaro da poeira doméstica e a fosfolipase A2 (PLA2) presente no veneno de abelhas, são enzimas, porém a importância da atividade enzimática para o seu papel como alergênios é desconhecida.

Como as reações de hipersensibilidade imediata dependem de células T $CD4^+$, antígenos independentes de célula T, como os polissacarídios, somente podem elicitar essas reações quando se fixam a proteínas. Algumas substâncias não proteicas, como a penicilina, podem elicitar fortes respostas de IgE. Essas moléculas reagem quimicamente com resíduos de aminoácidos em proteínas próprias para formar conjugados hapteno-carreador (ver Capítulo 12), que induzem respostas de célula T auxiliar do tipo 2 e produção de IgE.

A história natural de exposição antigênica é um determinante importante da quantidade de anticorpos IgE específicos produzida e a subsequente ativação de mastócitos. A exposição repetida a um antígeno particular é necessária ao desenvolvimento de uma reação alérgica a esse antígeno, porque a troca para o isótipo IgE e a sensibilização de mastócitos com IgE devem acontecer antes de uma possível reação de hipersensibilidade imediata a algum antígeno. Indivíduos com rinite alérgica ou asma muitas vezes são beneficiados por uma mudança geográfica de residência acompanhada de modificação dos pólens das plantas nativas, ainda que os antígenos ambientais na nova residência possam deflagrar um eventual retorno dos sintomas. Um exemplo drástico da importância da exposição repetida ao antígeno na doença alérgica é visto em casos de alergia a ferroada de abelha. As proteínas presentes nos venenos de insetos geralmente não são preocupantes no primeiro encontro, porque um indivíduo atópico não tem anticorpos IgE específicos preexistentes. Contudo pode haver produção de IgE após um único encontro com o antígeno, sem consequências danosas, enquanto uma segunda ferroada de um inseto da mesma espécie pode induzir anafilaxia fatal! Similarmente, exposições a pequenas quantidades de amendoim podem deflagrar reações fatais em indivíduos previamente sensibilizados.

### Ativação das células T auxiliares produtoras de citocina do tipo 2

***O desenvolvimento da doença alérgica começa com a diferenciação de células T auxiliares CD4⁺ produtoras de IL-4, IL-5 e IL-13 em tecidos linfoides.*** Os sinais que dirigem a diferenciação das células T $CD4^+$ *naive* em células Th2 e células Tfh produtoras de IL-4 e IL-13 em resposta à maioria dos antígenos ambientais não estão estabelecidos. Como discutido adiante, existe uma forte propensão genética à produção de respostas tipo 2 contra alguns alergênios, porém isso, por si só, não explica por que os indivíduos atópicos são propensos a desenvolver essas respostas. Em algumas doenças alérgicas crônicas, um evento iniciador pode ser a lesão à barreira epitelial resultando em produção local de citocinas Th2-indutoras. Por exemplo, em uma reação alérgica crônica cutânea chamada dermatite atópica, a anormalidade da barreira epitelial geralmente é invisível e tem causa desconhecida, mas às vezes está relacionada à deficiência hereditária de filagrina, uma proteína de queratinócito necessária para manter a função normal da barreira da pele. Na árvore brônquica do pulmão, as infecções virais são consideradas uma das principais causas de lesão inicial. Em ambos os tecidos, a lesão induz as células epiteliais a secretar IL-25, IL-33 e linfopoetina estromal tímica (TSLP; do inglês, *thymic stromal lymphopoietin*). As DCs expostas a essas citocinas são mobilizadas a migrar para os linfonodos e a conduzir a diferenciação de células T *naive* nos linfonodos em células Tfh e Th2 produtoras de IL-4, IL-5 e IL-13. IL-25, IL-33 e TSLP também ativam ILC2s a regularem positivamente GATA3 que, por sua vez, intensifica a transcrição e secreção de IL-5 e IL-13. Desse modo, as citocinas derivadas de células epiteliais podem promover uma ligação entre alergênios e respostas do tipo 2.

As células Th2 diferenciadas migram para sítios teciduais de exposição ao alergênio, em que contribuem para a fase inflamatória das reações alérgicas, descrita posteriormente. As células Tfh permanecem em órgãos linfoides, em que podem auxiliar as células B.

### Ativação das células B e troca para IgE

As células B específicas para alergênios são ativadas por células Tfh em órgãos linfoides secundários, como em outras respostas de célula B dependentes de célula T (ver Capítulo 12). Em resposta ao CD40-ligante e às citocinas (sobretudo IL-4 e IL-13) produzidas por células T auxiliares, as células B sofrem troca de isótipo de cadeia pesada e produzem IgE. A IgE circula como anticorpo bivalente e normalmente está presente no plasma em concentrações abaixo de 150 ng/mℓ. Em condições patológicas, como nas infecções helmínticas e na atopia grave, esse nível pode aumentar de maneira significativa. A IgE alergênio-específica produzida por plasmoblastos e plasmócitos entra na circulação e se liga a receptores Fc presentes nos mastócitos teciduais e nos basófilos circulantes, de modo que essas células são sensibilizadas e estarão prontas a reagir a um encontro subsequente com o alergênio.

## CÉLULAS ENVOLVIDAS NAS REAÇÕES ALÉRGICAS

***As células secretoras de citocinas do tipo 2 (células Th2, células Tfh e, possivelmente, ILC2s), mastócitos, basófilos e eosinófilos são as principais células efetoras das reações de hipersensibilidade imediata e da doença alérgica.*** Embora cada um desses tipos celulares tenha características exclusivas, todos os quatro secretam mediadores envolvidos em reações alérgicas. As células Tfh estimulam a produção de IgE em órgãos linfoides secundários, e as células Th2 e ILC2s contribuem para a inflamação tecidual secretando citocinas. Os mastócitos, basófilos e eosinófilos liberam o conteúdo de seus grânulos e produzem outros mediadores, os quais são responsáveis pelas consequências patológicas das reações alérgicas. Nesta seção, discutiremos os papéis dos tipos celulares na alergia.

### Papel das células Th2 e das células linfoides inatas na doença alérgica

***As células Th2 e ILC2s secretam citocinas, incluindo IL-4, IL-5 e IL-13, que promovem respostas inflamatórias a alergênios junto aos tecidos.*** As propriedades gerais das células Th2 e os sinais que dirigem sua diferenciação a partir de células T *naive* foram discutidos no Capítulo 10. A IL-4 secretada por células Th2 induz expressão da molécula 1 de adesão celular vascular (VCAM-1; do inglês, *vascular cell adhesion molecule 1*) endotelial, que promove recrutamento de eosinófilos e células Th2 adicionais para os tecidos. A IL-5 secretada pelas células Th2 melhora a produção de eosinófilos na medula óssea e ativa os eosinófilos maduros nos tecidos. A IL-13 estimula as células epiteliais (p. ex., nas vias respiratórias) a secretarem quantidades aumentadas de muco, sendo que a produção excessiva de muco também é uma característica comum dessas reações.

Consistente com um papel central das células Th2 na hipersensibilidade imediata, mais células T alergênio-específicas secretoras de IL-4 são encontradas no sangue de indivíduos atópicos do que em indivíduos não atópicos. Em pacientes atópicos, as células T alergênio-específicas também produzem mais IL-4 por célula do que em indivíduos normais. Em modelos experimentais com animais, uma doença semelhante à asma humana pode ser induzida pela geração de células Th2 específicas para um antígeno inalado, ou por transferência adotiva dessas células para camundongos *naive*. Acúmulos de células Th2 são encontrados em sítios de reações de hipersensibilidade imediata na pele e mucosa brônquica.

Os ILC2s produzem muitas das mesmas citocinas originadas pelas células Th2, especificamente IL-5 e IL-13, podendo assim exercer papéis similares nas reações alérgicas. Como os ILCs normalmente residem nos tecidos, suas citocinas podem contribuir para a inflamação alérgica inicial, antes de as células Th2 serem geradas e migrarem para os tecidos. Os ILC2s também podem atuar em conjunto com as células Th2, posteriormente, para sustentar a inflamação.

## Propriedades dos mastócitos e basófilos

Mastócitos, basófilos e eosinófilos são células mieloides que compartilham algumas características, mas que apresentam significativas diferenças fenotípicas e funcionais (Tabela 20.1). Todos os mastócitos derivam de progenitores na medula óssea. Normalmente, os mastócitos maduros não são encontrados na circulação. Os progenitores migram para os tecidos periféricos, como células imaturas, e sofrem diferenciação em resposta a estímulos bioquímicos locais, incluindo o fator de células-tronco liberado por células teciduais que se liga ao receptor de c-Kit em precursores de mastócitos. Os mastócitos maduros são encontrados em todo o corpo, de forma predominante próximos aos vasos sanguíneos (Figura 20.2A) e nervos, e também sob os epitélios. São encontrados ainda em órgãos linfoides. Os mastócitos humanos variam quanto ao formato, têm núcleos redondos e seu citoplasma contém corpúsculos lipídicos e grânulos ligados à membrana. Os grânulos contêm proteoglicanas acídicas que se ligam a corantes básicos.

***Mastócitos ativados secretam vários mediadores responsáveis pelas manifestações de reações alérgicas*** (Tabela 20.2). Estes incluem substâncias que são estocadas nos grânulos e rapidamente liberadas mediante ativação, e outras que são sintetizadas mediante ativação e, então, secretadas. A produção e as ações desses mediadores são descritas adiante.

Subpopulações de mastócitos foram descritas em camundongos e humanos, diferindo em sua localização principal (mucosa *versus* tecido conjuntivo em camundongos) ou teor de protease dos grânulos (apenas triptase ou triptase e chimase em humanos). No entanto, a heterogeneidade dos mastócitos parece ser maior que apenas duas subpopulações e não reflete linhagens de desenvolvimento distinto, mas, sim, o resultado de diferentes perfis de expressão gênica induzida por fatores e estímulos do microambiente que variam entre os tecidos.

***Os basófilos são granulócitos sanguíneos que apresentam similaridades estruturais e funcionais com os mastócitos.*** Como outros granulócitos, os basófilos derivam de progenitores da medula óssea (os quais diferem dos precursores de mastócitos), amadurecem na medula óssea e circulam no sangue (Figura 20.2B). Os basófilos constituem 0,5% ou menos dos leucócitos sanguíneos. Apesar de normalmente estarem ausentes nos tecidos, os basófilos podem ser recrutados para alguns sítios inflamatórios. Os basófilos contêm grânulos que se ligam a corantes básicos e são capazes de sintetizar muitos dos mesmos mediadores produzidos pelos mastócitos (ver Tabela 20.2). Assim como os mastócitos, os basófilos expressam receptor Fcε tipo I (FcεRI), ligam IgE e podem ser desencadeados pela ligação do antígeno à IgE. Portanto, os basófilos recrutados para os sítios teciduais em que o antígeno está presente podem contribuir para as reações de hipersensibilidade imediata.

### *Ligação de IgE aos mastócitos e basófilos: receptor Fcε*

***Mastócitos e basófilos expressam um receptor Fc de alta afinidade específico para cadeias pesadas ε, chamado FcεRI, que se liga à IgE.*** A IgE, como todos os outros anticorpos, é produzida exclusivamente por células B, embora atue como receptor de antígeno na superfície de mastócitos e basófilos. Essa função é realizada por meio da ligação da IgE ao FcεRI nessas células. A afinidade do FcεRI pela IgE é muito alta (constante de dissociação [*Kd*] de aproximadamente $1 \times 10^{-10}$ M), maior que a de qualquer outro receptor Fc para seu anticorpo ligante. Sendo assim, embora a concentração sérica normal de IgE seja baixa em comparação a dos outros isótipos de Ig ($< 5 \times 10^{-10}$ M), há ocupação total dos receptores FcεRI pela IgE, e a maioria dos mastócitos está sempre recoberta com IgE, mesmo em indivíduos não atópicos.

**Tabela 20.1** Propriedades de mastócitos, basófilos e eosinófilos.

| Característica | Mastócitos | Basófilos | Eosinófilos |
|---|---|---|---|
| Principal sítio de maturação | Precursores na medula óssea amadurecem no tecido conjuntivo e nos tecidos de mucosa | Medula óssea | Medula óssea |
| Localização das células | Tecido conjuntivo e tecidos de mucosa | Sangue (~0,5% dos leucócitos sanguíneos); recrutados para os tecidos | Sangue (~2% dos leucócitos sanguíneos); recrutados para os tecidos |
| Expectativa de vida | Semanas a meses | Dias | Dias a semanas |
| Principal fator de crescimento e diferenciação (citocinas) | Fator de células-tronco, IL-3 | IL-3 | IL-5 |
| Expressão de FcεRI | Alta | Alta | Baixa |
| Principais conteúdos do grânulo | Histamina, heparina e/ou sulfato de condroitina, proteases | Histamina, sulfato de condroitina, protease | Proteína básica principal, proteína catiônica do eosinófilo, peroxidases, hidrolases, lisofosfolipase |

*FcεRI*, receptor Fcε do tipo I; *IL*, interleucina.

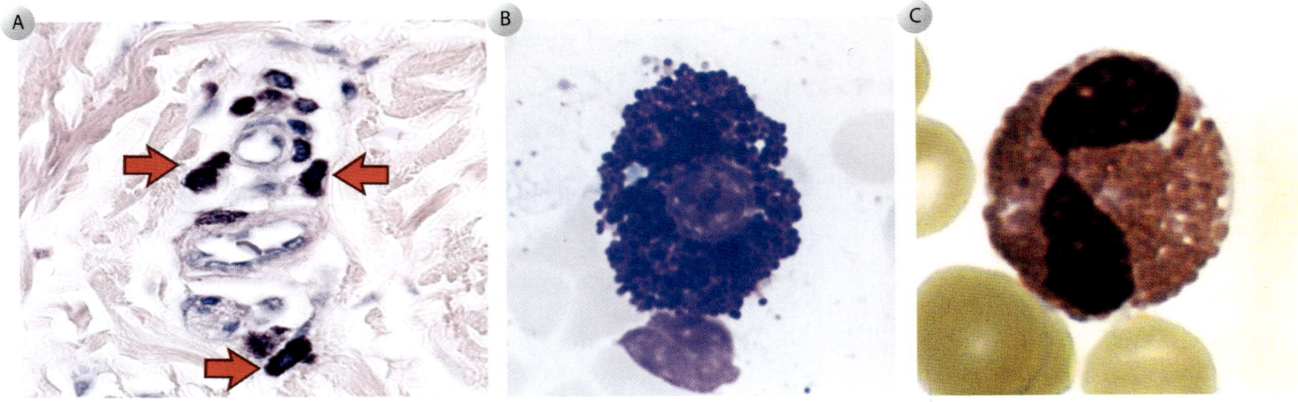


**Figura 20.2 Morfologia dos mastócitos, basófilos e eosinófilos.** São apresentadas fotomicrografias de mastócitos dérmicos perivasculares corados com Wright-Giemsa (**A**, *setas*), basófilo do sangue periférico (**B**), e eosinófilo do sangue periférico (**C**). Observe os grânulos citoplasmáticos característicos do basófilo, *corados em azul*, e do eosinófilo, *corados em vermelho*. (*A*, Cortesia do Dr. George Murphy. *B* e *C*, Cortesia do Dr. Jonathan Hecht, Department of Pathology, Brigham and Women's Hospital, Boston, Massachusetts.)

***Cada molécula de FcεRI presente nos mastócitos é composta de uma cadeia α que se liga à região Fc da IgE, além de uma cadeia β e duas cadeias γ responsáveis pela sinalização*** (Figura 20.3). A porção aminoterminal extracelular da cadeia α inclui dois domínios Ig-símile que formam o sítio de ligação para IgE. A cadeia β do FcεRI contém um único motivo de ativação baseado na tirosina do imunorreceptor (ITAM; do inglês, *immunoreceptor tyrosine-based activation motif*) no domínio carboxiterminal citoplasmático. Os dois polipeptídios de cadeia γ idênticos são ligados por uma ligação dissulfeto e são homólogos à cadeia ζ do complexo receptor antigênico da célula T (ver Capítulo 7). A porção citoplasmática de cada cadeia γ contém um ITAM. A mesma cadeia γ atua como subunidade sinalizadora para FcγRI, FcγRIIIA e FcαR, sendo chamada cadeia γ de FcR (ver Capítulo 13). A fosforilação da tirosina dos ITAMs das cadeias β e γ inicia a cascata de sinalização a partir do receptor requerida para a ativação dos mastócitos, descrita brevemente.

A importância do FcεRI nas reações de hipersensibilidade imediata mediada por IgE foi demonstrada em camundongos nocauteados para a cadeia α de FcεRI.

**Tabela 20.2** Mediadores produzidos por mastócitos, basófilos e eosinófilos.

| Tipo celular | Categoria do mediador | Mediador | Função/efeitos patológicos |
|---|---|---|---|
| Mastócitos e basófilos | Estocado na apresentação pré-formada em grânulos citoplasmáticos | Histamina | Aumenta a permeabilidade vascular, estimula a contração das células musculares lisas |
| | | Enzimas: proteases neutras (triptase e/ou quimase), hidrolases ácidas, catepsina G, carboxipeptidase | Degradação de estruturas microbianas; dano/remodelamento tecidual |
| | Principais mediadores lipídicos produzidos pela ativação | $PGD_2$ | Vasodilatação; broncoconstrição; quimiotaxia de leucócitos |
| | | Leucotrienos $C_4$, $D_4$, $E_4$ | Broncoconstrição prolongada; secreção de muco; permeabilidade vascular aumentada |
| | | PAF | Vasodilatação; permeabilidade vascular aumentada; adesão, quimiotaxia, desgranulação e explosão respiratória (*burst* oxidativo) de leucócitos |
| | Citocinas produzidas pela ativação | IL-3, TNF, MIP-1α | Proliferação de mastócitos; inflamação (reação de fase tardia) |
| | | IL-13 | Secreção de muco |
| | | IL-4 | Diferenciação de Th2 |
| | | IL-5 | Produção e ativação de eosinófilos |

(*Continua*)

**Tabela 20.2** Mediadores produzidos por mastócitos, basófilos e eosinófilos. *(Continuação)*

| Tipo celular | Categoria do mediador | Mediador | Função/efeitos patológicos |
|---|---|---|---|
| Eosinófilos | Estocado na apresentação pré-formada em grânulos citoplasmáticos | Proteína básica principal, proteína catiônica do eosinófilo | Tóxico para helmintos, bactérias, células do hospedeiro |
| | | Enzimas: peroxidase do eosinófilo, hidrolases lisossômicas, lisofosfolipase | Degradação da parede celular de helmintos e protozoários; dano/remodelamento tecidual |
| | Pré-formado no citosol | Galectina 10 | Formação de cristais de Charcot-Leyden; ativação de inflamassomas, promovendo inflamação e respostas Th2 |
| | Principais mediadores lipídicos produzidos pela ativação | Leucotrienos $C_4$, $D_4$, $E_4$ | Broncoconstrição prolongada; secreção de muco; permeabilidade vascular aumentada |
| | Citocinas produzidas pela ativação | IL-4 | Diferenciação de Th2 |
| | | TGF-β | Fibrose |
| | | IL-8, IL-10, RANTES, MIP-1α, eotaxina | Quimiotaxia de leucócitos |

*DC*, célula dendrítica; *FcεRI*, receptor Fcε do tipo I; *GM-CSF*, fator estimulador de colônia de granulócito-macrófago; *IL*, interleucina; *MIP-1α*, proteína inflamatória do monócito 1α; *PAF*, fator ativador de plaquetas; *PGD₂*, prostaglandina $D_2$; *RANTES*, regulado por ativação, expresso e secretado pela célula T normal; *TNF*, fator de necrose tumoral; *TGF-β*, fator transformador do crescimento β.

Quando esses camundongos receberam injeções intravenosas de IgE específica para um antígeno conhecido seguidas do próprio antígeno, não houve desenvolvimento de anafilaxia ou apenas uma reação branda foi observada.

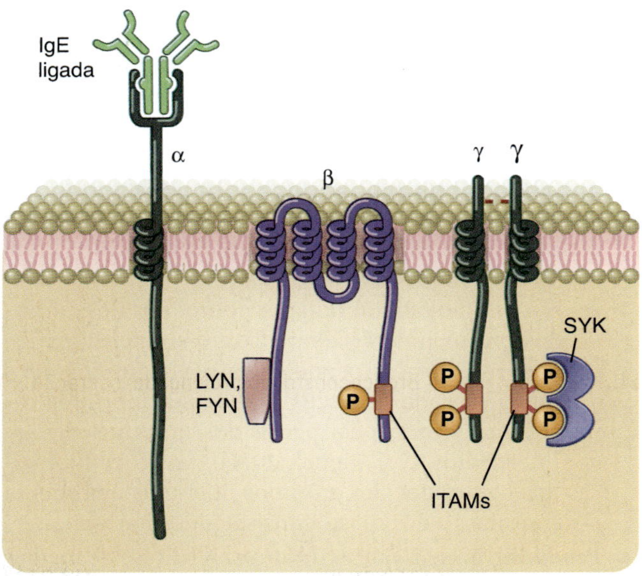


**Figura 20.3 Estrutura da cadeia polipeptídica do receptor Fc IgE-específico de alta afinidade (FcεRI).** A IgE se liga aos domínios Ig-símile da cadeia α. A cadeia β e as cadeias γ medeiam a tradução de sinal. Os ITAMs na região citoplasmática das cadeias β e γ são similares aos encontrados no complexo receptor da célula T (ver Figura 7.8). LYN e FYN são tirosinoquinases que se ligam à extremidade citoplasmática N-terminal da cadeia β, e SYK é uma tirosinoquinase que se liga aos motivos ITAM fosforilados nas caudas citoplasmáticas C-terminais das cadeias β e γ. Essas quinases participam dos eventos de sinalização que ativam mastócitos. *ITAM*, motivo de ativação baseado na tirosina do imunorreceptor.

Em contrapartida, camundongos do tipo selvagem tratados do mesmo modo desenvolveram uma reação grave. A expressão de FcεRI na superfície dos mastócitos e basófilos é aumentada pela IgE, fornecendo assim um mecanismo para a amplificação de reações mediadas por IgE.

Enquanto o FcεRI nos mastócitos e basófilos é expresso como um tetrâmero $\alpha\beta\gamma_2$, os receptores nos eosinófilos são principalmente trímeros $\alpha\gamma_2$ e são expressos em níveis baixos, não havendo evidências convincentes de que os eosinófilos possam ser ativados por antígenos que se ligam à IgE ligada ao FcεRI. Outro receptor de IgE, chamado FcεRII, também conhecido como CD23, é uma proteína relacionada às lectinas do tipo C de mamíferos, cuja afinidade pela IgE é significativamente menor que a do FcεRI. O papel biológico do FcεRII é desconhecido.

### Ativação de mastócitos

***Os mastócitos são ativados pela ligação cruzada de moléculas FcεRI, a qual se dá por meio da ligação de antígenos multivalentes a moléculas de IgE que estão fixas a receptores Fc*** (Figura 20.4). Em um indivíduo alérgico a um antígeno particular, uma ampla proporção da IgE ligada ao FcεRI na superfície dos mastócitos é específica a esse antígeno. A exposição ao antígeno causará ligação cruzada (*cross-link*) de moléculas de IgG suficientes para desencadear a ativação dos mastócitos. Ao contrário, em indivíduos não atópicos, as moléculas de IgE ligadas aos mastócitos são específicas para muitos antígenos diferentes, todos os quais podem ter induzido a produção de baixos níveis de IgE. Portanto, nenhum antígeno individual ligará cruzadamente moléculas de IgE suficientes para causar a ativação dos mastócitos.

***A ativação de mastócitos resulta em três tipos de resposta biológica: secreção dos conteúdos pré-formados dos***

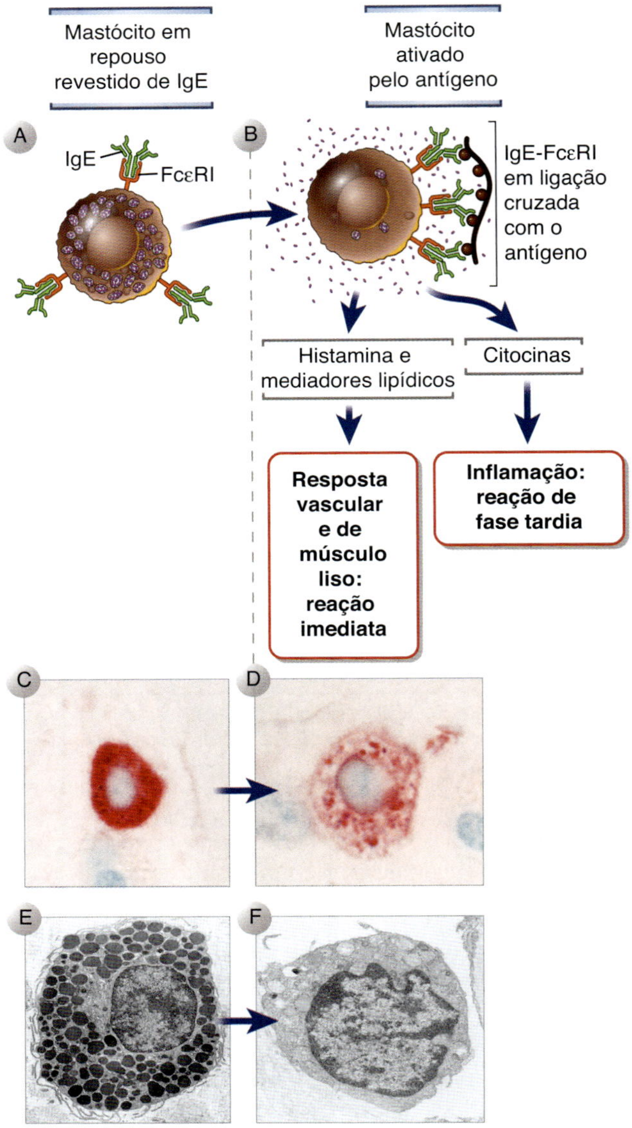


**Figura 20.4 Ativação do mastócito.** A ligação do antígeno à imunoglobulina E (IgE) faz ligação cruzada com moléculas de FcεRI nos mastócitos, que induz a liberação de mediadores causadores de reação de hipersensibilidade (**A** e **B**). Outros estímulos, incluindo ligantes de receptores tipo *Toll* (TLR), o fragmento C5a do complemento, citocinas, neuropeptídios e secretagogos catiônicos, também podem ativar mastócitos independentes de FcεRI. Uma fotomicrografia de um mastócito em repouso contendo abundantes grânulos citoplasmáticos *corados em púrpura* é mostrada em **C**. Esses grânulos também são vistos na micrografia eletrônica de um mastócito em repouso mostrado em **E**. Em contraste, os grânulos depletados de um mastócito ativado são mostrados na fotomicrografia (**D**) e micrografia eletrônica (**F**). (Cortesia do Dr. Daniel Friend, Department of Pathology, Brigham and Women's Hospital and Harvard Medical School, Boston, Massachusetts.)

***grânulos por exocitose (desgranulação), síntese e secreção de mediadores lipídicos e síntese e secreção de citocinas.*** As cascatas de sinalização iniciadas pela ligação cruzada de FcεRI alergênio-mediada são similares aos eventos sinalizadores proximais iniciados pela ligação do antígeno aos linfócitos (Figura 20.5; ver também Capítulo 7). Quando o FcεRI sofre ligação cruzada pela ligação de alergênio à IgE, a tirosinoquinase LYN, que é constitutivamente associada à cauda citoplasmática da cadeia β do FcεRI, fosforila os ITAMs próximos localizados nas caudas citoplasmáticas das cadeias β e γ de FcεRI. A tirosinoquinase SYK então é recrutada para os ITAMs da cadeia γ, se torna ativada, fosforilando e ativando outras proteínas da cascata de sinalização, incluindo várias moléculas adaptadoras e enzimas que participam na formação de complexos sinalizadores multicomponentes, como descrito nas células T. O complexo inclui a fosfolipase Cγ (PLCγ) que catalisa a quebra de fosfatidilinositol bifosfato para geração de trifosfato de inositol (IP3) e diacilglicerol (DAG) que, por sua vez, geram os sinais de $Ca^{++}$ e da proteinoquinase C (PKC), respectivamente (ver Capítulo 7). FYN, uma tirosinoquinase que também está constitutivamente associada à cauda citoplasmática da cadeia β do FcεRI, fosforila a proteína de ancoragem GAB2, levando à ativação de PI3-quinase, que contribui para a geração de $Ca^{++}$ e sinais de PKC. Esses eventos de sinalização levam a três respostas principais:

- ***Desgranulação.*** A PKC ativada fosforila a cadeia leve da miosina que compõe os complexos actina-miosina localizados sob a membrana plasmática, levando à desmontagem do complexo. Isso permite que os grânulos citoplasmáticos entrem em contato com a membrana plasmática. A membrana dos grânulos dos mastócitos então se funde à membrana plasmática, em um processo mediado pelos membros da família de proteínas SNARE, envolvidas em muitos outros eventos de fusão de membrana. Diferentes proteínas SNARE presentes nas membranas dos grânulos e plasmática interagem para formar um complexo multimérico que catalisa a fusão. A formação de complexos SNARE é regulada por várias moléculas acessórias, incluindo guanosina trifosfatases RAB3, além de fosfatases e quinases RAB-associadas. Nos mastócitos em repouso, essas enzimas inibem a fusão da membrana dos grânulos dos mastócitos à membrana plasmática. Na ligação cruzada de FcεRI, o aumento resultante nas concentrações citoplasmáticas de cálcio e a ativação de PKC bloqueiam a atividade de moléculas inibidoras. Em adição, as proteínas sensoras de cálcio respondem a concentrações de cálcio elevadas, promovendo a formação do complexo SNARE e a fusão da membrana. Após a fusão da membrana, os conteúdos dos grânulos dos mastócitos são liberados no ambiente extracelular. Esse processo pode ocorrer segundos após a ligação cruzada de FcεRI e pode ser morfologicamente visualizado pela perda dos grânulos densos dos mastócitos (ver Figura 20.4). As ações biológicas dos conteúdos dos grânulos liberados quando da desgranulação dos mastócitos são descritas adiante
- ***Produção de mediadores lipídicos.*** A síntese de mediadores lipídicos é controlada pela enzima citosólica fosfolipase A2 ($PLA_2$) (ver Figura 20.5). A enzima é ativada por dois sinais: $Ca^{++}$ citoplasmático elevado e fosforilação catalisada por uma proteinoquinase ativada por mitógeno (MAP; do inglês, *mitogen-activated protein*), como a quinase ativada por receptor extracelular (ERK, do inglês, *extracellular receptor-activated quinase*). A ERK é ativada em consequência

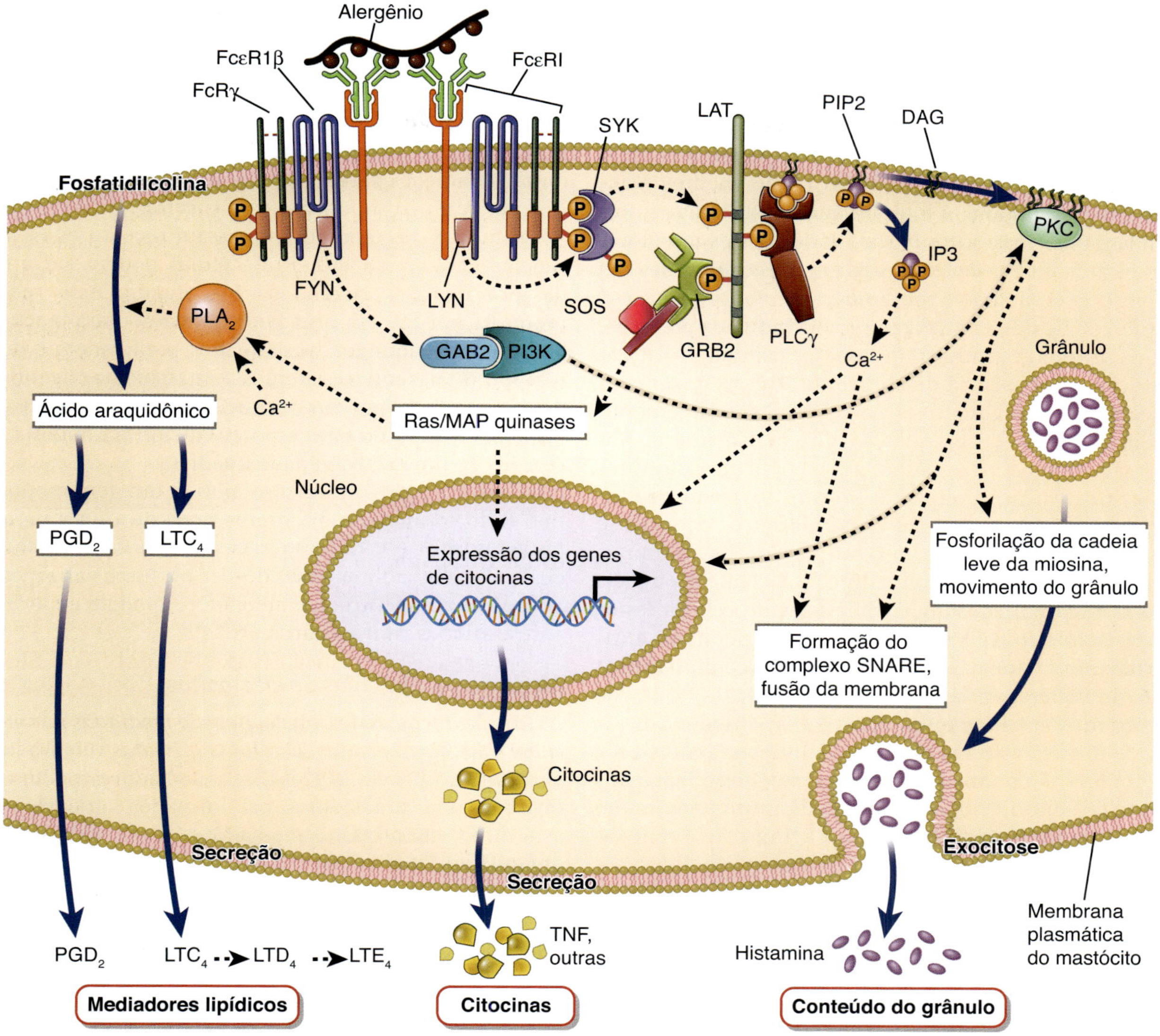


**Figura 20.5 Eventos bioquímicos da ativação do mastócito.** A ligação cruzada de imunoglobulina E ligada pelo antígeno promove a fosforilação de outras moléculas de sinalização por LYN, o que leva à ativação da proteína tirosinoquinase SYK, que, por sua vez, causa a ativação de uma cascata de proteinoquinase ativada por mitógeno (*MAP*) e fosfolipase Cγ (*PLCγ*). A PLCγ catalisa a liberação de trifosfato de inositol (*IP3*) e diacilglicerol (*DAG*) a partir de fosfatidilinositol 4,5-bifosfato (*PIP2*) de membrana. IP3 causa liberação do cálcio intracelular a partir do retículo endoplasmático. Cálcio e DAG ativam a proteinoquinase C (*PKC*). A fosforilação de GAB2 por FYN leva à ativação de PI3K, que contribui para a ativação de PKC. Cálcio, MAP quinases e PKC promovem transcrição de genes de citocina, levando à secreção de citocinas. PKC e cálcio também intensificam a exocitose de grânulos, com liberação de histamina e outros mediadores pré-formados. Cálcio e MAP quinases se combinam para ativar a enzima citosólica fosfolipase $A_2$ (*$PLA_2$*), que inicia a síntese de mediadores lipídicos, incluindo prostaglandina $D_2$ (*$PGD_2$*) e leucotrieno $C_4$ (*$LTC_4$*).

de uma cascata de quinases iniciada pelos ITAMs do FcεRI, provavelmente usando os mesmos intermediários que nas células T (ver Capítulo 7). Uma vez ativada, a $PLA_2$ hidrolisa os fosfolipídios de membrana a liberarem ácido araquidônico, e este é convertido pela ciclo-oxigenase ou pela lipo-oxigenase em diferentes mediadores (discutidos adiante)

- ***Produção de citocinas.*** A secreção de citocinas por mastócitos ativados é uma consequência da transcrição de genes de citocinas neoformadas. Os eventos bioquímicos que regulam a transcrição gênica em mastócitos parecem ser similares aos eventos que ocorrem nas células T. O recrutamento e a ativação de várias moléculas adaptadoras e quinases em resposta à ligação cruzada de FcεRI levam à translocação nuclear do fator nuclear de células T ativadas (NFAT; do inglês, *nuclear factor of activated T cells*) e do fator nuclear κB (NF-κB, do inglês, *nuclear fator κB*), bem como à ativação da proteína ativadora 1 (AP-1; do inglês, *activator protein 1*) por proteínas quinases como a quinase c-JUN N-terminal. Esses fatores de transcrição estimulam a expressão de várias citocinas (IL-4, IL-5, IL-6, IL-13 e fator de necrose tumoral [TNF; do inglês, *tumor necrosis factor*], entre outras), todavia, contrastando com as células T, não induzem IL-2.

A ativação dos mastócitos pela via do FcεRI é regulada por vários receptores de inibição contendo motivos de inibição baseados na tirosina do imunorreceptor (ITIMs; do inglês, *immunoreceptor tyrosine-based inhibition motifs*) em suas caudas citoplasmáticas (ver Capítulo 7). Um desses receptores inibidores é FcγRIIB, que se coagrega ao FcεRI durante a ativação dos mastócitos. O ITIM do FcγRIIB é fosforilado por LYN, e isso leva ao recrutamento da fosfatase chamada inositol 5-fosfatase contendo domínio SH2 (SHIP; do inglês, *SH2 domain-containing inositol 5-phosphatase*), além de inibição da sinalização de FcεRI. Experimentos realizados com camundongos indicam que FcγRIIB inibe a desgranulação dos mastócitos *in vivo*. Vários outros receptores de inibição também são expressos em mastócitos, mas sua importância *in vivo* não é conhecida.

Além da ligação cruzada alergênio-induzida de FcεRI, muitos outros estímulos inflamatórios podem ativar mastócitos na ausência de alergênios ou sinergizar com alergênios. Os fragmentos C3a e C5a do complemento podem causar a desgranulação dos mastócitos e, por isso, são nomeados anafilatoxinas. Outros estímulos induzem ativação seletiva de mastócitos para produção de metabólitos do ácido araquidônico, citocinas e quimiocinas, mas não a desgranulação. Os estímulos incluem ligantes de receptor tipo *Toll* (TLR; do inglês, *Toll-like receptor*); substâncias liberadas de células lesionadas, incluindo ATP; glucanas fúngicas; peptídios antimicrobianos; citocinas, como fator das células-tronco (SCF; do inglês, *stem cell factor*), IL-3, IL-4, IL-9 e IL-33; leucotrienos; e várias quimiocinas. Esses modos adicionais de ativação de mastócitos IgE-independentes provavelmente são importantes para o papel fisiológico dos mastócitos como células-sentinela da imunidade inata, iniciando respostas inflamatórias à infecção ou lesão tecidual (ver Capítulo 4).

Muitos neuropeptídios, incluindo a substância P, somatostatina e peptídio vasoativo intestinal, induzem a liberação de histamina pelos mastócitos e podem mediar a ativação de mastócitos neuroendócrino-associada. O sistema nervoso central comprovadamente modula as reações alérgicas, podendo haver envolvimento de neuropeptídios nesse efeito. A erupção produzida nas bordas da pápula durante as reações de hipersensibilidade imediata é, em parte, mediada pelo sistema nervoso, como podemos constatar pela observação de sua acentuada diminuição em sítios cutâneos não inervados. Temperaturas frias e exercício intenso também deflagram a desgranulação dos mastócitos, mas os mecanismos envolvidos são desconhecidos.

A desgranulação dos mastócitos também pode ser estimulada por muitas substâncias catiônicas diferentes, coletivamente chamadas secretagogos. Estas incluem peptídios inflamatórios endógenos, fármacos que comprovadamente causam reações adversas semelhantes à alergia, e os compostos 48/80 e mastoparana usados experimentalmente como desencadeadores farmacológicos para mastócitos.

Muitos agentes ativam mastócitos independentemente de FcεRI, ligando-se a um receptor chamado receptor X2 MAS-relacionado acoplado à proteína G (MRGPRX2; do inglês, *MAS-related G protein-coupled receptor-X2*), que é altamente expresso apenas pela pele e outros mastócitos teciduais, além de neurônios do gânglio da raiz dorsal, mas não mastócitos da mucosa. Os ligantes que se ligam ao MRGPRX2 e, assim, ativam os mastócitos, incluem vários antibióticos e fármacos anestésicos, componentes de venenos de insetos, peptídios antimicrobianos, moléculas secretadas por eosinófilos e neuropeptídios. O MRGPRX2 é considerado um mediador provável de muitas reações semelhantes à alergia por fármacos e outras condições patológicas caracterizadas por urticária (edema dérmico superficial com coceira).

Os mastócitos também expressam receptores Fc para cadeias pesadas de IgG, e as células podem ser ativadas por ligação cruzada da IgG ligada. Essa reação mediada por IgG é a provável explicação para o achado de que camundongos nocauteados para cadeia ε de Ig não são totalmente resistentes à anafilaxia antígeno-induzida mediada por mastócitos. No entanto, a IgE é o principal isótipo de anticorpo envolvido na maioria das reações de hipersensibilidade imediata.

A ativação dos mastócitos não é um fenômeno do tipo tudo ou nada, e diferentes tipos ou níveis de estímulos podem elicitar respostas parciais, com produção de alguns mediadores e não de outros. Essas variações na ativação e na liberação de mediadores podem explicar as apresentações clínicas variáveis.

## Mediadores derivados de mastócitos

***As funções efetoras dos mastócitos são mediadas por moléculas solúveis liberadas de células ativadas*** (Figura 20.6; ver também Tabela 20.2). Esses mediadores podem ser divididos em mediadores pré-formados, que incluem as aminas vasoativas; e mediadores recém-sintetizados, que incluem mediadores lipídicos e citocinas.

### Aminas vasoativas

***Muitos dos efeitos biológicos da ativação dos mastócitos são mediados pelas aminas vasoativas liberadas dos grânulos citoplasmáticos e atuam nos vasos sanguíneos e na musculatura lisa.*** As aminas vasoativas são compostos de baixo peso molecular que contêm um grupo amina e atuam diretamente sobre os vasos sanguíneos. Em mastócitos humanos, o principal mediador dessa classe é a **histamina**, mas, em alguns roedores, a serotonina também pode ser importante. A histamina atua se ligando aos receptores da célula-alvo, sendo que diferentes tipos celulares expressam classes distintas de receptores de histamina (p. ex., H1, H2, H3) que podem ser distinguidos por sua sensibilidade a diferentes inibidores farmacológicos. As ações da histamina são de curta duração, porque a histamina é rapidamente removida do *milieu* extracelular por sistemas de transporte amina-específicos. A ligação da histamina aos receptores celulares se inicia em eventos intracelulares, como a quebra de fosfatidilinositol em IP3 e DAG, e esses produtos causam diferentes alterações em tipos celulares distintos. As ações da histamina ao endotélio incluem contração das células endoteliais, levando a espaços interendoteliais aumentados, aumento da permeabilidade vascular e extravasamento plasmático para dentro dos tecidos. A histamina também estimula as células endoteliais a sintetizarem relaxantes de células musculares lisas vasculares, como a prostaciclina ($PGI_2$) e o óxido nítrico, causadores de vasodilatação. Essas ações

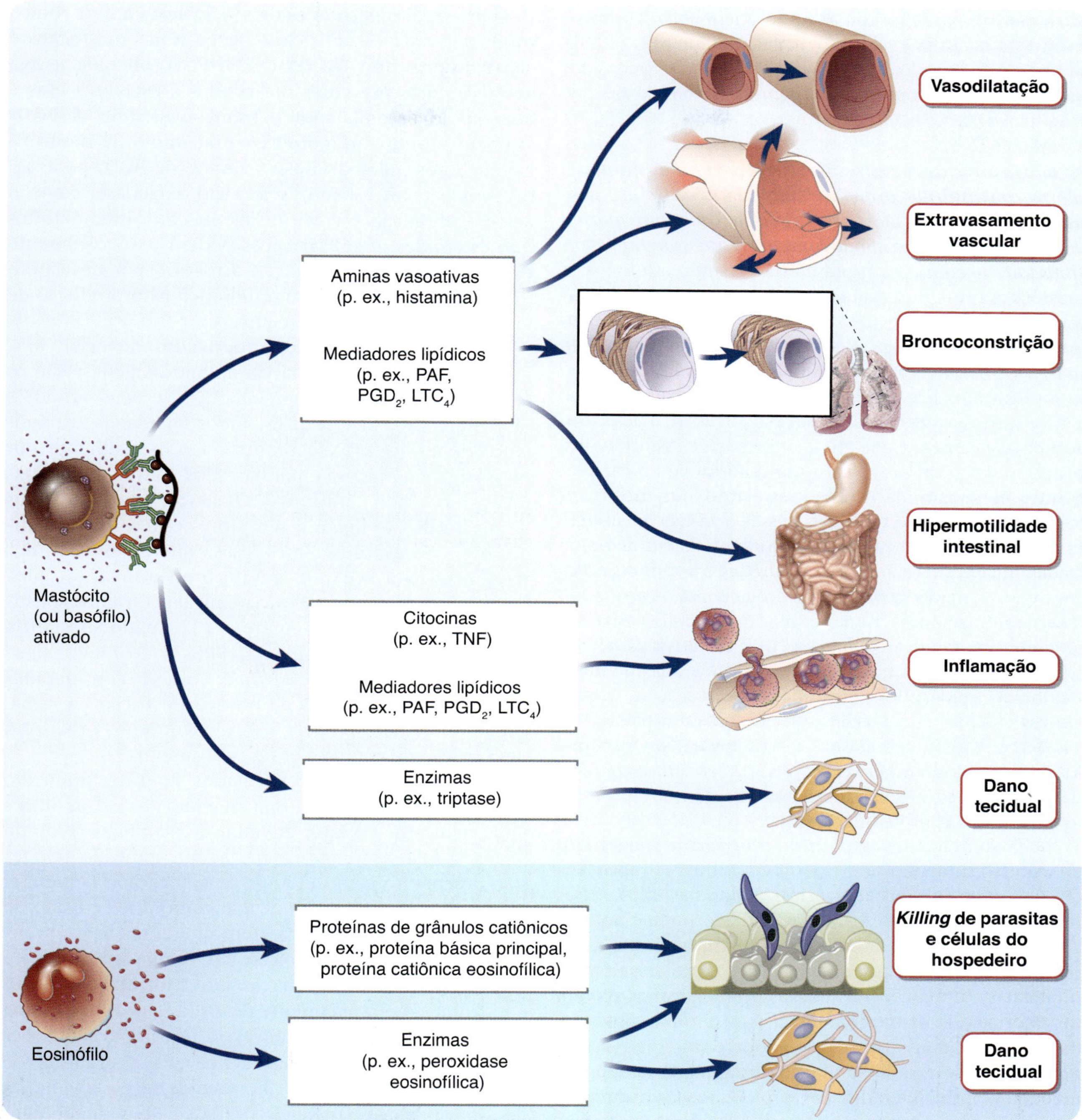


**Figura 20.6 Efeitos biológicos dos mediadores da hipersensibilidade imediata.** Os mediadores de mastócitos e basófilos incluem as aminas vasoativas e enzimas armazenadas pré-formadas nos grânulos, bem como citocinas e mediadores lipídicos, os quais são amplamente sintetizados *de novo* quando da ativação celular. As aminas biogênicas e mediadores lipídicos induzem extravasamento vascular, broncoconstrição e hipermotilidade intestinal, todos componentes da resposta imediata. As citocinas e mediadores lipídicos contribuem para a inflamação, que é parte da reação de fase tardia. As enzimas provavelmente contribuem para o dano tecidual. Os eosinófilos ativados liberam proteínas catiônicas pré-formadas e enzimas tóxicas para parasitas e células do hospedeiro. Algumas enzimas dos grânulos dos eosinófilos provavelmente contribuem para o dano tecidual nas doenças alérgicas crônicas. *LTC4,* leucotrieno C4; *PAF,* fator ativador de plaquetas; *PGD2*, prostaglandina D2; *TNF,* fator de necrose tumoral.

da histamina produzem a resposta de pápula e eritema da hipersensibilidade imediata (descrita adiante). Os antagonistas do receptor H1 (comumente chamados anti-histamínicos) podem inibir as respostas vasculares a alergênios intradérmicos. A histamina também causa contração da musculatura lisa intestinal e brônquica. Assim, a histamina pode contribuir para o peristaltismo aumentado e broncospasmo associados a alergênios ingeridos e inalados, respectivamente. Entretanto, em alguns distúrbios alérgicos e especialmente na asma, os anti-histamínicos são inefetivos para suprimir a reação. Além disso, a broncoconstrição na asma é mais prolongada do que os efeitos da histamina, indicando que outros mediadores derivados dos mastócitos são importantes em algumas formas de alergia.

### Enzimas e proteoglicanas dos grânulos

***As serina proteases neutras, incluindo a triptase e quimase, são os constituintes proteicos mais abundantes dos grânulos secretores dos mastócitos e podem contribuir para o dano tecidual produzido durante as reações de hipersensibilidade imediata.*** A triptase está presente em todos os mastócitos humanos, e sua presença em outro tipo celular qualquer é desconhecida. Portanto, a presença de triptase em fluidos biológicos humanos é interpretada como marcador de ativação de mastócitos, e ensaios para triptase sérica têm sido usados para diagnosticar anafilaxia e outros distúrbios associados com a ativação de mastócitos. A quimase é encontrada em alguns mastócitos humanos, e sua presença ou ausência é um critério para a caracterização de subpopulações de mastócitos humanos, conforme já discutido. As funções dessas enzimas *in vivo* não estão estabelecidas; entretanto, várias atividades demonstradas *in vitro* sugerem ações biológicas importantes. Por exemplo, a triptase cliva e ativa a colagenase, acarretando assim dano tecidual, enquanto a quimase pode converter angiotensina I em angiotensina II, que causa vasoconstrição transiente. A quimase também degrada membranas basais epidérmicas e estimula a secreção de muco. Outras enzimas encontradas nos grânulos dos mastócitos incluem a carboxipeptidase A e a catepsina G. Os grânulos dos basófilos também contêm várias enzimas, algumas das quais são as mesmas presentes nos grânulos dos mastócitos, como as proteases neutras.

As proteoglicanas, incluindo a heparina e o sulfato de condroitina, também são constituintes importantes dos grânulos dos mastócitos e dos basófilos. Essas moléculas são compostas de um núcleo polipeptídico e de múltiplas cadeias laterais de glicosaminoglicanas não ramificadas que conferem uma forte carga negativa às moléculas. Junto aos grânulos, as proteoglicanas servem de matrizes de armazenamento para aminas positivamente carregadas, proteases e outros mediadores, e previnem sua acessibilidade ao restante da célula. Os mediadores são liberados das proteoglicanas a diferentes taxas após a exocitose dos grânulos, com as aminas vasoativas se dissociando mais rápido que a triptase ou a quimase. Nesse sentido, as proteoglicanas podem controlar a cinética das reações de hipersensibilidade imediata.

### Mediadores lipídicos

***A ativação dos mastócitos resulta na rápida síntese* de novo *e liberação de mediadores lipídicos que produzem uma variedade de efeitos sobre os vasos sanguíneos, músculo liso brônquico e leucócitos.*** Dentre os mediadores, os mais importantes são os derivados do ácido araquidônico, gerado pela hidrólise $PLA_2$-mediada dos fosfolipídios de membrana, como discutido antes. O ácido araquidônico então é metabolizado pelas vias da ciclo-oxigenase ou da lipo-oxigenase, para produzir mediadores de reações alérgicas.

O principal mediador derivado do ácido araquidônico produzido pela via da ciclo-oxigenase nos mastócitos é a **prostaglandina D2** ($PGD_2$). A $PGD_2$ liberada se liga aos receptores presentes nas células musculares lisas e atua como vasodilatador e broncoconstritor. A $PGD_2$ também promove quimiotaxia e acúmulo de neutrófilos em sítios inflamatórios. A síntese de $PGD_2$ pode ser prevenida pelos inibidores de ciclo-oxigenase, como o ácido acetilsalicílico e outros agentes anti-inflamatórios não esteroides. Esses fármacos podem paradoxalmente exacerbar a broncoconstrição asmática, por desviarem o metabolismo do ácido araquidônico para produção de leucotrienos (discutido a seguir).

Os principais mediadores derivados do ácido araquidônico produzidos pela via da lipo-oxigenase são os **leucotrienos**, especialmente o $LTC_4$ e seus produtos de degradação, $LTD_4$ e $LTE_4$, todos chamados cisteinil-leucotrienos. O $LTC_4$ é produzido principalmente por mastócitos na mucosa e por basófilos, mas não por mastócitos no tecido conjuntivo. Os leucotrienos derivados de mastócitos se ligam a receptores específicos presentes em células musculares lisas, diferentemente dos receptores para $PGD_2$, e causam broncoconstrição prolongada. Coletivamente, os cisteinil-leucotrienos constituem aquilo que antigamente era chamado substância de reação lenta da anafilaxia (SRS-A; do inglês, *slow-reacting substance of anaphylaxis*), e, hoje, são considerados mediadores importantes da broncoconstrição na asma. Quando injetados na pele, esses leucotrienos produzem uma reação de pápula e eritema duradoura.

Um terceiro tipo de mediador lipídico produzido pelos mastócitos e basófilos, bem como por vários outros tipos celulares, é o fator ativador de plaquetas (PAF; do inglês, *platelet-activating factor*), assim nomeado por ter sido descoberto como indutor de agregação plaquetária em coelhos. O PAF é sintetizado como um derivado de fosfolipídios de membrana. Tem diferentes ações broncoconstritoras, causa retração das células endoteliais e relaxa a musculatura lisa vascular. Entretanto, o PAF é hidrofóbico e rapidamente destruído por uma enzima plasmática chamada PAF hidrolase, que limita suas ações biológicas. Indivíduos com deficiência hereditária de PAF hidrolase apresentam alto risco de desenvolvimento de asma precoce. Os níveis de PAF e seus metabólitos estão elevados na anafilaxia. Em modelos experimentais com roedores, os inibidores farmacológicos dos receptores de PAF melhoram alguns aspectos da hipersensibilidade imediata no pulmão; contudo, os antagonistas de PAF não se mostraram úteis em estudos clínicos. O PAF também pode ser importante em reações de fase tardia, nas quais pode ativar leucócitos inflamatórios.

### Citocinas

***Os mastócitos produzem muitas citocinas que contribuem para a inflamação alérgica (a reação de fase tardia).*** Essas citocinas incluem TNF, IL-1, IL-4, IL-5, IL-6, IL-9, IL-13, CCL3, CCL4 e fatores estimuladores de colônia, como IL-3 e fator estimulador de colônia de granulócito-macrófago GM-CSF; do inglês, *granulocyte-macrophage* *colony-stimulating factor*). Como já mencionado, a ativação dos mastócitos induz transcrição e síntese dessas citocinas. As células Th2 recrutadas para os sítios de reações alérgicas também produzem algumas dessas citocinas. As citocinas liberadas pelos mastócitos ativados, células Th2 e, possivelmente, ILC2s são responsáveis principalmente pela inflamação associada à reação de fase tardia. O TNF ativa a expressão endotelial de moléculas de adesão que, junto com as quimiocinas, é responsável pelo recrutamento de neutrófilos e de monócitos para o sítio da reação (ver Capítulo 3). Em adição à inflamação alérgica, as citocinas dos mastócitos também contribuem para as respostas inatas às infecções. Por exemplo, conforme discutiremos mais adiante, os modelos murinos indicam que os mastócitos são requeridos para a defesa efetiva contra algumas infecções bacterianas, e esta função efetora é mediada em grande parte pelo TNF.

### Propriedades dos eosinófilos

***Os eosinófilos são granulócitos derivados da medula óssea abundantes nos infiltrados inflamatórios de reações de fase tardia e estão envolvidos em muitos processos patológicos nas doenças alérgicas.*** GM-CSF, IL-3 e IL-5 promovem a diferenciação de eosinófilos a partir de precursores mieloides na medula óssea e, após a maturação, circulam no sangue. Os eosinófilos normalmente estão presentes nos tecidos periféricos, em especial nos revestimentos de mucosa dos tratos respiratório, gastrintestinal e geniturinário. Os grânulos dos eosinófilos contêm proteínas básicas que se ligam a corantes ácidos, como a eosina (ver Tabela 20.2 e Figura 20.2C). Os eosinófilos expressam níveis muito baixos de FcεRI, e o receptor não dispõe de uma cadeia de sinalização, de modo que sua função nessas células não é clara.

***As citocinas produzidas pelas células Th2 e ILC2s promovem a ativação de eosinófilos e seu recrutamento para os sítios de reação de fase tardia.*** Ambos, células Th2 e ILC2s, são fontes de IL-5. A IL-5 estimula a produção de eosinófilos pela medula óssea e é uma potente citocina ativadora de eosinófilos maduros que intensifica a capacidade dessas células de liberar os conteúdos dos grânulos. Na ausência dessa citocina (p. ex., em camundongos nocauteados para IL-5), existe uma deficiência numérica e funcional de eosinófilos. Pacientes com asma tratados com anti-IL-5 ou antirreceptor de IL-5 também apresentam números reduzidos de eosinófilos e melhora dos sintomas. Os eosinófilos são recrutados para os sítios de reação de fase tardia, bem como para os sítios de infecção helmíntica, e seu recrutamento é mediado por uma combinação de interações de moléculas de adesão e quimiocinas. Os eosinófilos se ligam a células endoteliais que expressam E-selectina e VCAM-1 (ligante da integrina VLA-4). A IL-4 produzida pelas células Th2 pode intensificar a expressão de moléculas de adesão para os eosinófilos. O recrutamento e infiltração de eosinófilos nos tecidos também dependem da quimiocina eotaxina (CCL11) que é produzida por células epiteliais em sítios de reações alérgicas e se liga ao receptor de quimiocina CCR3, expresso em eosinófilos. Em adição, o produto do complemento C5a e os mediadores lipídicos PAF e $LTB_4$ produzidos pelos mastócitos também atuam como quimioatraentes para eosinófilos.

***Mediante ativação, os eosinófilos liberam proteínas dos grânulos que são tóxicas para os microrganismos e podem lesionar os tecidos normais.*** Os conteúdos dos grânulos dos eosinófilos incluem hidrolases lisossômicas encontradas em outros granulócitos, bem como proteínas específicas de eosinófilos, que são particularmente tóxicas para os organismos helmínticos, incluindo a proteína básica principal e a proteína catiônica do eosinófilo. Esses dois polipeptídios catiônicos não têm atividades enzimáticas conhecidas, mas danificam o integumento de helmintos e as paredes celulares das bactérias, bem como as células em tecidos normais. Em adição, os grânulos eosinofílicos contêm a peroxidase do eosinófilo, que difere da mieloperoxidase encontrada em neutrófilos e catalisa a produção de ácidos hipocloroso ou hipobromoso. Esses produtos também são tóxicos para helmintos, protozoários e células do hospedeiro.

Eosinófilos ativados, assim como mastócitos e basófilos, produzem e liberam mediadores lipídicos, incluindo PAF, prostaglandinas e cisteinil-leucotrienos. Esses mediadores lipídicos derivados dos eosinófilos podem contribuir para os processos patológicos de doenças alérgicas. Os eosinófilos também produzem várias citocinas, incluindo IL-4 e TGF-β, que podem promover respostas inflamatórias e fibrose, respectivamente. Os eosinófilos produzem grandes quantidades da proteína galectina-10 em comparação com outros tipos de células e, quando liberada de eosinófilos ativados e em processo de morte, essa proteína se agrega para formar cristais, historicamente chamados cristais de Charcot-Leyden. Esses cristais são frequentemente encontrados em locais de inflamação crônica do tipo 2, como os brônquios de pacientes alérgicos com asma. Evidências experimentais indicam que os cristais de Charcot-Leyden têm uma variedade de atividades pró-inflamatórias, incluindo ativação do inflamassoma, além de primar DCs para induzir a diferenciação de células Th2. Esses efeitos são reduzidos em animais experimentais pelo tratamento com anticorpos que bloqueiam especialmente a cristalização da galectina 10.

## REAÇÕES DEPENDENTES DE IgE E DE MASTÓCITOS

As células e mediadores até então discutidos são responsáveis pelas alterações vasculares imediatas e pelas reações inflamatórias tardias que ocorrem nas alergias (Figura 20.7). Nas próximas seções, descreveremos essas reações imediatas e de fase tardia.

### Reação imediata

***As alterações vasculares iniciais que ocorrem durante as reações de hipersensibilidade imediata são demonstradas pela reação de pápula e eritema à injeção intradérmica de um alergênio*** (Figura 20.8). Quando um indivíduo que encontrou previamente um alergênio e produziu anticorpo IgE é desafiado pela injeção intradérmica do mesmo antígeno, o sítio de injeção se torna avermelhado em consequência dos

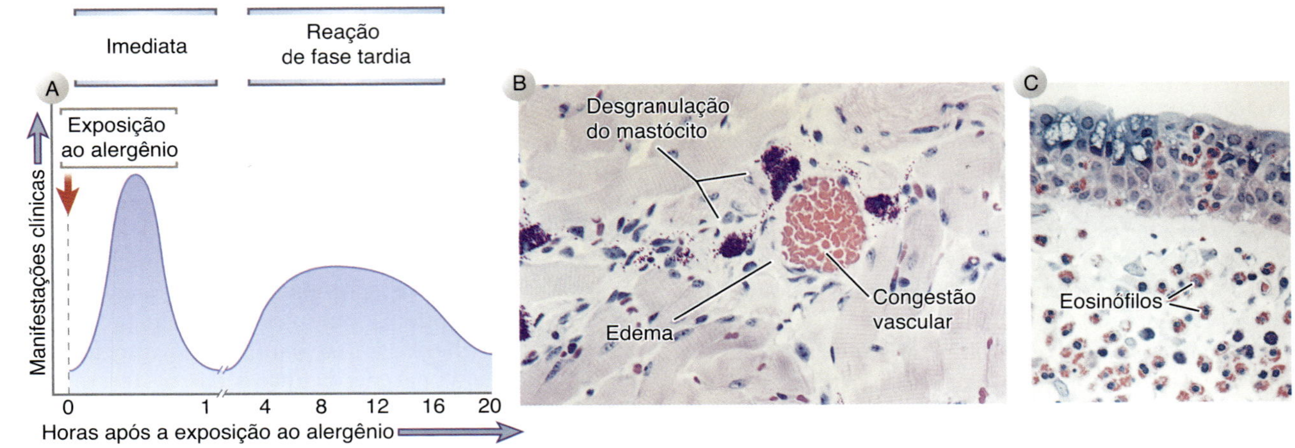


**Figura 20.7 Reações imediata e de fase tardia da alergia.** **A.** Cinética. A reação imediata da vasculatura e da musculatura lisa ao alergênio se desenvolve minutos após o desafio (exposição ao alergênio em indivíduo previamente sensibilizado), e a reação de fase tardia se desenvolve após 2 a 24 horas. **B** e **C.** Morfologia. A reação imediata (**B**) é caracterizada por vasodilatação, congestão e edema, enquanto a reação de fase tardia (**C**) é caracterizada por um infiltrado inflamatório rico em eosinófilos, neutrófilos e células T. (Cortesia do falecido Dr. Daniel Friend, Department of Pathology, Brigham and Women's Hospital, Boston, Massachusetts.)

vasos sanguíneos localmente dilatados ingurgitados de hemácias. O local então incha rapidamente como resultado do extravasamento plasmático das vênulas. Esse leve inchaço é denominado pápula e pode envolver uma área cutânea que mede alguns centímetros de diâmetro. Subsequentemente, os vasos sanguíneos nas margens da pápula dilatam e se tornam ingurgitados com hemácias, produzindo uma borda vermelha característica chamada eritema. A reação completa de pápula e eritema pode surgir em 5 a 10 minutos após a administração do antígeno e geralmente desaparece em menos de 1 hora.

***A reação de pápula e eritema depende de IgE e de mastócitos.*** O exame histológico mostra que os mastócitos presentes na área de pápula e eritema liberaram seus grânulos citoplasmáticos (*i. e.*, liberaram seus mediadores pré-formados). Uma associação causal da IgE e mastócitos com a hipersensibilidade imediata foi deduzida pela primeira vez a partir de experimentos envolvendo a transferência passiva de anticorpos IgE de um indivíduo alérgico para um receptor normal. Exemplificando, a reação de hipersensibilidade imediata contra um alergênio pode ser elicitada em indivíduos não responsivos, se o sítio cutâneo local for injetado primeiro com IgE oriunda de um indivíduo alérgico. Esses experimentos de transferência adotiva foram realizados pela primeira vez com o soro de indivíduos imunizados, e o fator sérico responsável pela reação originalmente era chamado reagina. Por esse motivo, as moléculas de IgE, às vezes, ainda são chamadas anticorpos reagínicos. Experimento subsequentes mostraram que a resposta de pápula e eritema poderia ser reproduzida pela injeção de anticorpos anti-IgE que fazem ligação cruzada dos FcεRI de mastócitos aos quais a IgE está ligada. A reação cutânea antígeno-iniciada que segue a transferência adotiva de IgE é chamada anafilaxia cutânea passiva.

A reação de pápula e eritema resulta da sensibilização de mastócitos dérmicos pela ligação da IgE ao FcεRI, ligação cruzada de IgE pelo antígeno, e ativação de mastócitos com liberação de mediadores, notavelmente a histamina. A histamina se liga aos receptores de histamina presentes nas células endoteliais venulares; as células endoteliais sintetizam e liberam $PGI_2$ e óxido nítrico, e esses mediadores causam vasodilatação e extravasamento vascular, como já descrito. Os mastócitos cutâneos parecem produzir apenas pequenas quantidades de mediadores de ação prolongada, como os leucotrienos, de modo que a resposta de pápula e eritema desaparece rapidamente. Os alergologistas costumam submeter os pacientes a testes de alergia para diferentes antígenos, avaliando a habilidade desses antígenos de deflagrar reações de pápula e eritema quando aplicados na pele como adesivos ou através de picadas com agulhas pequenas.

## Reação de fase tardia

***Decorridas 2 a 4 horas da reação imediata de pápula e eritema, observa-se uma reação de fase tardia que consiste no acúmulo de leucócitos inflamatórios, incluindo neutrófilos, eosinófilos, basófilos e células T auxiliares*** (ver Figura 20.7). A inflamação é máxima por volta de 24 horas e, então, desaparece gradativamente. Assim como a reação imediata de pápula e eritema, a capacidade de montar uma reação de fase tardia também pode ser adotivamente transferida pela IgE, e a reação pode ser mimetizada com anticorpos anti-IgE ou com agentes ativadores de mastócitos. As citocinas produzidas pelos mastócitos, incluindo TNF, regulam positivamente a expressão endotelial de moléculas de adesão leucocitárias, como E-selectina e molécula de adesão intercelular 1 (ICAM-1; do inglês, *intercellular adhesion molecule 1*), bem como de quimiocinas, resultando no recrutamento de leucócitos sanguíneos (ver Capítulo 3). Assim, a ativação dos mastócitos promove o influxo de leucócitos para os tecidos. Os tipos de leucócitos típicos das reações de fase tardia são eosinófilos e células T auxiliares. Embora as células Th2 sejam a população de células T dominante nas reações de fase tardia sem complicações, os infiltrados

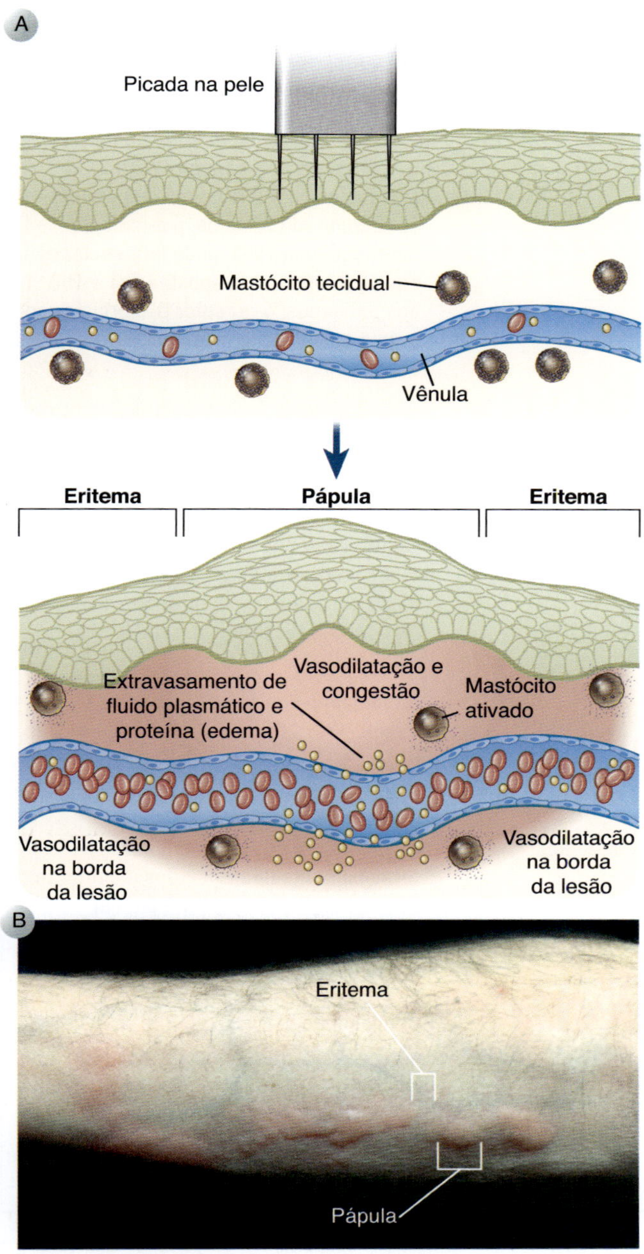


**Figura 20.8 Reação de pápula e eritema na pele e testes cutâneos de alergia. A.** Em um teste clínico para alergias, diferentes antígenos são introduzidos na pele usando agulhas pequenas. Pacientes com alergias a um antígeno já terão IgE antígeno-específica ligada aos mastócitos na pele, e estes serão ativados. Em resposta à liberação antígeno-estimulada de mediadores de mastócitos, os vasos sanguíneos locais primeiramente dilatam e, então, passam a extravasar fluido e macromoléculas, produzindo vermelhidão e inchaço local (pápula). A subsequente dilatação dos vasos na borda do inchaço confere o aspecto de uma orla avermelhada (o eritema). **B.** Fotografia de um teste cutâneo de positivo típico, mostrando reações de pápula e eritema na pele em resposta à injeção de alergênios. (Cortesia do Dr. David Sloane, Department of Medicine, Brigham and Women's Hospital, Boston, Massachusetts.)

celulares na dermatite atópica crônica e na asma contêm células Th1 e Th17, bem como células T produtoras de IL-17 e IFN-γ. Os neutrófilos frequentemente também estão presentes nessas reações. Eosinófilos e células Th2 expressam, ambos, CCR4 e CCR3, sendo que as quimiocinas que se ligam a esses receptores são produzidas por muitos tipos celulares em sítios de reações de hipersensibilidade imediata, incluindo as células epiteliais.

***A reação de fase tardia pode ocorrer sem nenhuma reação de hipersensibilidade imediata precedente detectável.*** A asma brônquica é uma doença em que podem ocorrer ataques repetidos de inflamação com acúmulos de eosinófilos e células Th2, na ausência das alterações vasculares características da resposta imediata. Nesses distúrbios, pode haver pouca ativação de mastócitos, e as citocinas que sustentam a reação de fase tardia podem ser produzidas principalmente pelas células T.

## SUSCETIBILIDADE GENÉTICA À DOENÇA ALÉRGICA

***A propensão ao desenvolvimento de alergias é influenciada pela herança de vários genes.*** A doença atópica frequentemente afeta diversos membros da mesma família e estudos demonstraram uma transmissão autossômica da atopia, embora o padrão de herança integral seja multigênico. Dentro da mesma família, o órgão-alvo da doença atópica é variável. Assim, rinite alérgica (febre do feno), asma e dermatite atópica (eczema) podem estar presentes em graus variados em diversos membros da mesma família e podem aparecer em tempos diferentes. Todos esses indivíduos podem apresentar níveis plasmáticos de IgE acima da média.

Diversas abordagens foram conduzidas para identificar genes que trouxessem risco de doenças alérgicas, incluindo clonagem posicional, estudos de genes candidatos e estudos de associação genômica ampla. Essas abordagens identificaram muitas variantes gênicas diferentes que conferem suscetibilidade aumentada à asma e a outras doenças atópicas (Tabela 20.3). Com base nas funções conhecidas das proteínas codificadas por muitos desses genes, é possível fazer especulações racionais sobre como a expressão ou atividade alteradas das proteínas poderia afetar o desenvolvimento ou a gravidade das doenças alérgicas. Mesmo assim, ainda sabemos muito pouco sobre a possibilidade de os polimorfismos genéticos associados ao risco aumentado de alergia realmente alterarem a expressão ou a função das proteínas codificadas e, em muitos casos, não está claro como a função de muitas proteínas codificadas poderia afetar o desenvolvimento da alergia.

Um dos primeiros achados significativos dos estudos genéticos de alergia foi a identificação de um *locus* de suscetibilidade à atopia no cromossomo 5q, perto do sítio do agrupamento gênico codificador das citocinas IL-4, IL-5, IL-9 e IL-13. Essa região é de grande interesse devido à conexão entre os vários genes nela localizados e aos mecanismos de regulação da IgE e do crescimento e diferenciação de mastócitos e eosinófilos. Entre os genes contidos nesse agrupamento, os polimorfismos no gene *IL33* parecem ter a associação mais forte com a asma. Os *loci* contendo genes codificadores de IL-33, um componente do receptor de IL-33, e o fator de transcrição RORα foram identificados em estudos de associação genômica ampla de suscetibilidade à asma. Conforme discutido anteriormente, a IL-33 é uma citocina liberada por células

**Tabela 20.3** Exemplos de genes associados com atopia e asma.

| Genes candidatos ou proteína codificada | Localização cromossômica | Associação com doença | Papel postulado de produtos gênicos na doença |
|---|---|---|---|
| Genes no agrupamento do gene de citocinas (IL-4,IL-5, IL-13), CD14, receptor $\beta_2$-adrenérgico | 5q | Asma | IL-4 e IL-13 promovem troca de IgE; IL-5 promove crescimento e ativação de eosinófilos; CD14 é um componente do receptor de LPS que, por meio da interação com TLR4, pode influenciar o equilíbrio entre as respostas Th1 e Th2 aos antígenos; o receptor $\beta_2$-adrenérgico regula a contração muscular lisa brônquica |
| MHC classe II | 6 p | Asma | Alguns alelos podem regular as respostas de célula T aos alergênios |
| Cadeia β do FcεRI | 11q | Asma | Medeia a ativação de mastócitos |
| Fator da célula-tronco, IFN-γ, STAT6 | 12q | Asma | O fator de célula-tronco regula o crescimento e a diferenciação de mastócitos; a IFN-γ contrapõe as ações da IL-4; STAT6 medeia a transdução de sinal de IL-4 |
| Cadeia α do receptor de IL-4 | 16 | Asma | Subunidade dos receptores de IL-4 e de IL-13 |
| *ADAM33* | 20 p | Asma | Metaloproteinase envolvida no remodelamento das vias respiratórias |
| Filagrina | 1q | Dermatite atópica | Componente de queratinócitos terminalmente diferenciados importante para a função de barreira epitelial |
| IL-33, receptor de IL-33 | 2q | Asma | A IL-33 induz citocinas do tipo 2 nas células T, mastócitos, eosinófilos, ILCs |
| *ORMDL3* | 17q | Asma | Resposta de estresse do RE |
| Fosfodiesterase 4D | 5q | Asma | Degrada cAMP e regula a contratilidade da musculatura lisa das vias respiratórias |
| TSLP | 5q | Asma | Ativação de células dendríticas na derme |

*ADAM33*, domínio disintegrina e metaloprotease 33; *cAMP*, adenosina monofosfato cíclica; *FcεRI*, receptor Fcε tipo I; *IFN-γ*, interferona-γ; *Ig*, imunoglobulina; *IL*, interleucina; *ILCs*, células linfoides inatas; *LPS*, lipopolissacarídio; *MHC*, complexo principal de histocompatibilidade; *ORMDL3*, *orosomucoid like* 3; *RE*, retículo endoplasmático; *STAT6*, transdutor de sinal e ativador de transcrição-6; *TLR*, *Toll-like receptors*; *TSLP*, linfopoetina estromal tímica.

epiteliais danificadas e é um indutor de inflamação do tipo 2, em que células Th2 e ILC2s liberam IL-5 e IL-13. RORα pode ser requerido para diferenciação de ILC2.

Mutações que promovem perda da expressão ou função da proteína filagrina resultam em risco significativo de desenvolvimento de dermatite atópica na fase de lactação, e em doenças alérgicas subsequentes, incluindo a asma. Conforme mencionado, a filagrina é requerida para as funções de barreira cutânea e retenção de água, sendo considerado que sua falta promove dano aos queratinócitos e liberação de citocinas, bem como entrada de alergênios na derme. Assim, mutações da filagrina podem aumentar o risco de doença alérgica, aumentando o acesso de alergênios ao sistema imunológico.

Alguns genes cujos produtos regulam a resposta imune inata a infecções foram associados à alergia e à asma. Entre esses produtos, estão o CD14 (um componente do receptor de lipopolissacarídio), TLR2 e TLR4. É possível que polimorfismos ou mutações em genes que resultem em respostas inatas intensificadas ou diminuídas a organismos infecciosos comuns influenciem o risco de desenvolvimento de atopia. Outros estudos de associação genômica ampla encontraram associações significativas de variantes comuns de numerosos outros genes com a asma e outras doenças atópicas. Entretanto, ou os produtos desses genes têm função desconhecida, ou a conexão entre suas funções conhecidas e o desenvolvimento de doença atópica é indeterminada.

## Fatores ambientais na alergia

Está claro que as influências ambientais exercem impacto significativo sobre o desenvolvimento da alergia e sinergizam com os fatores de risco genéticos. As influências ambientais incluem a exposição aos próprios alergênios em si, a organismos infecciosos e, possivelmente, a outros fatores que tenham impacto sobre a função de barreira da mucosa, como a poluição do ar. Além disso, o tempo de vida quando da ocorrência de exposição a esses fatores ambientais, especialmente a exposição nas primeiras fases da vida, parece ser importante.

***A exposição a microrganismos durante a fase de lactação pode diminuir o risco de desenvolvimento de alergias.*** Uma possível explicação para a prevalência aumentada de asma e outras doenças atópicas em países industrializados é que a frequência de infecções ou a exposição a produtos microbianos nesses países geralmente é menor. Vários dados epidemiológicos mostram que, na fase de lactação, a exposição a microrganismos ambientais como aqueles encontrados em fazendas e não nas cidades está associada à prevalência diminuída de doença alérgica. Com base nesses dados, foi proposta a **hipótese da higiene**, segundo a qual a exposição durante as primeiras fases da vida e até mesmo a exposição perinatal aos microrganismos ambientais e comensais e a infecções leva ao amadurecimento regulado do sistema imune e, talvez, ao desenvolvimento precoce de células T reguladoras. Como resultado, mais tardiamente na vida, esses indivíduos têm menos tendência de montar respostas Th2 a antígenos ambientais não infecciosos e a desenvolver doenças alérgicas.

***A infecções respiratórias virais e bacterianas constituem um fator predisponente ao desenvolvimento de asma e exacerbações de asma preexistente.*** Estima-se que as infecções respiratórias virais precedam até 80% das crises de asma em crianças. Isso pode parecer contraditório à hipótese da higiene, mas as infecções asma-associadas são causadas por patógenos humanos que podem danificar as barreiras de mucosa pulmonar; os dados que sustentam a hipótese da higiene enfocam a exposição a uma ampla gama de bactérias ambientais não necessariamente relacionadas à lesão tecidual. Alguns estudos epidemiológicos indicam que uma falha de certos microrganismos comensais particulares em colonizar o trato respiratório ou o trato gastrintestinal nas primeiras fases da vida pode aumentar o risco de infecções respiratórias virais que induzem asma.

# DOENÇAS ALÉRGICAS EM SERES HUMANOS: PATOGÊNESE E TERAPIA

***As manifestações de doenças alérgicas dependem dos tecidos nos quais os mediadores dos mastócitos e as citocinas do tipo 2 têm efeitos, bem como da cronicidade do processo inflamatório resultante.*** Indivíduos atópicos podem ter um ou mais tipos de alergia, e as formas mais comuns são rinite alérgica, asma brônquica, dermatite atópica e alergias alimentares. Frequentemente, um indivíduo desenvolverá mais de um distúrbio atópico. A apresentação clínica da dermatite atópica em bebês seguida, mais tarde na infância, por rinite alérgica e asma é conhecida como marcha atópica, e essas três condições, descritas posteriormente, são chamadas tríade atópica.

As características clínicas e patológicas das reações alérgicas variam com o sítio anatômico da reação, por diversos motivos. O ponto de contato com o alergênio pode determinar os órgãos ou tecidos em que os mastócitos e células Th2 são ativados. Por exemplo, antígenos inalados causam rinite ou asma e antígenos ingeridos costumam causar vômito e diarreia. Embora haja uma propensão para as reações locais dependerem do local de entrada do alergênio, muitos alergênios podem se tornar amplamente disseminados, quer sejam inalados ou ingeridos, e podem causar sintomas em todo o corpo, independentemente do local de entrada. Antígenos injetados, como drogas, podem causar efeitos sistêmicos rapidamente. A concentração de mastócitos em vários órgãos-alvo também influencia a gravidade das respostas. Os mastócitos são particularmente abundantes na pele e mucosa dos tratos respiratório e gastrintestinal, e esses tecidos frequentemente sofrem a maior parte da lesão durante as reações de hipersensibilidade imediata. O fenótipo do mastócito local pode influenciar as características da reação de hipersensibilidade imediata. Exemplificando, os mastócitos do tecido conjuntivo produzem histamina em abundância e são responsáveis pelas reações de pápula e eritema na pele.

Na próxima seção, discutiremos as principais características das doenças alérgicas manifestadas em diferentes tecidos.

## Anafilaxia sistêmica

***A anafilaxia é uma reação de hipersensibilidade imediata sistêmica caracterizada por edema em muitos tecidos e diminuição da pressão arterial secundária à vasodilatação e ao extravasamento vascular.*** Esses efeitos geralmente resultam da presença sistêmica do antígeno introduzido por injeção (p. ex., uma picada de inseto) ou da absorção ao longo de uma superfície epitelial como a mucosa intestinal. Os alergênios que mais frequentemente causam anafilaxia incluem os antibióticos da família da penicilina, além das proteínas encontradas em amendoim, nozes de árvores, peixes, mariscos, leite, ovos e veneno de abelha, porém existem muitos outros fármacos, alimentos e culpados ambientais. O alergênio ativa os mastócitos em muitos tecidos, resultando na liberação de mediadores que ganham acesso aos leitos vasculares em todo o corpo. A diminuição do tônus vascular e o extravasamento de plasma causado pelos mediadores dos mastócitos podem acarretar uma significativa queda na pressão arterial, ou choque, chamado choque anafilático, que frequentemente é fatal. Os mediadores dos mastócitos podem comprometer a respiração causando edema de laringe, broncoconstrição e produção excessiva de muco brônquico. Frequentemente, há diarreia como resultado de hipermotilidade intestinal ou efusão de muco no intestino, além de lesões urticariformes (urticária) na pele. A anafilaxia geralmente ocorre em segundos a 1 hora de exposição ao alergênio. Em cerca de 20% dos pacientes, uma segunda recorrência dos sintomas é vista na ausência de reexposição comprovada ao alergênio, em até 12 horas após o primeiro episódio. Isso muitas vezes é chamado reação anafilática de fase tardia, mas não deve ser confundido com a resposta de fase tardia ao alergênio discutida anteriormente. Não é sabido quais mediadores dos mastócitos são mais importantes no choque anafilático. A base do tratamento é a injeção de epinefrina, que pode salvar vidas revertendo os efeitos broncoconstritores e vasodilatadores dos mediadores dos mastócitos. A epinefrina também melhora o débito cardíaco, auxiliando adicionalmente a sobrevivência a partir da ameaça de colapso circulatório. Os anti-histamínicos são frequentemente administrados a pacientes com anafilaxia, mas sem efetividade comprovada.

## Asma

***A asma inclui um grupo de doenças pulmonares caracterizadas pela obstrução recorrente e reversível do fluxo de ar e pela hiper-responsividade das células musculares lisas brônquicas, mais frequentemente causada por repetidas reações de hipersensibilidade imediata e reações de fase tardia*** (Figura 20.9). Os pacientes apresentam paroxismos por broncoconstrição e produção aumentada de muco espesso, o que leva à obstrução brônquica e acarreta dificuldades respiratórias. A asma em adultos frequentemente coexiste com a doença pulmonar obstrutiva crônica, e a combinação dessas doenças pode causar uma obstrução grave e irreversível do fluxo de ar. Os indivíduos afetados podem apresentar considerável morbidade, e a asma pode ser fatal. A asma afeta aproximadamente 25 milhões de pessoas nos EUA, e a frequência dessa doença aumentou ao longo dos últimos 30 a 40 anos. A taxa de prevalência é similar àquela observada em outros países industrializados e maior do que em áreas de menor renda.

Aproximadamente 70% dos casos de asma estão associados a reações mediadas por IgE refletindo atopia. Nos 30% de pacientes restantes, a asma pode ser deflagrada por estímulos não imunes, como fármacos, frio e exercício. Mesmo entre os asmáticos não atópicos, o processo fisiopatológico da constrição das vias respiratórias é similar, sugerindo que os mecanismos alternativos da degranulação dos mastócitos (p. ex., neurotransmissores produzidos localmente) podem estar por trás da doença.

A sequência fisiopatológica na asma atópica é provavelmente iniciada pela ativação dos mastócitos em resposta à ligação do alergênio à IgE e pela reação das células Th2 aos alergênios (Figura 20.10). Os mediadores lipídicos e citocinas produzidas pelos mastócitos e pelas células T levam ao recrutamento de eosinófilos, basófilos e mais células Th2. A inflamação crônica nessa doença pode continuar na ausência de ativação de mastócitos. Há evidências experimentais de que outras subpopulações de células T, incluindo células Th1 e Th17, bem como células T secretoras de IL-9, podem contribuir para os processos patológicos na doença estabelecida. A hipertrofia e hiper-reatividade das células musculares lisas são consideradas

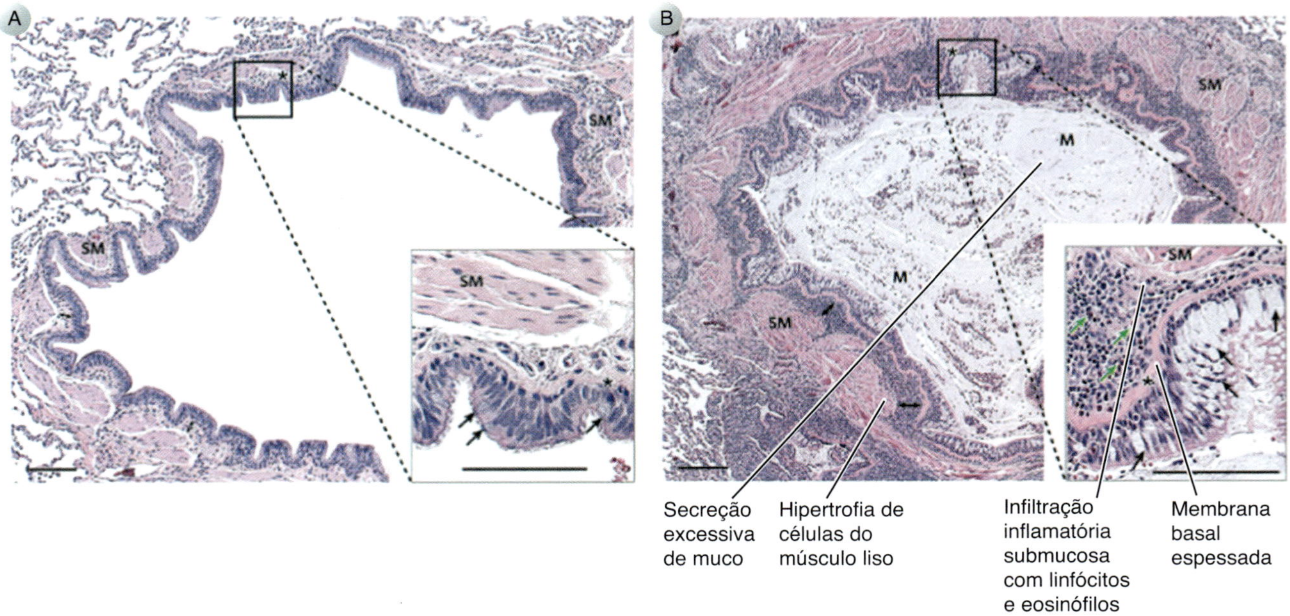


**Figura 20.9 Características histopatológicas da asma brônquica.** A asma brônquica atópica resulta de reações de hipersensibilidade imediata nos pulmões com reações de fase tardia crônicas. Um corte transversal de um brônquio normal (**A**) e um corte transversal de um brônquio de um paciente com asma (**B**) são mostrados. O brônquio adoecido exibe produção excessiva de muco (*M*), numerosas células inflamatórias submucosas (incluindo eosinófilos), hipertrofia muscular lisa (*SM*) e muitas mais células globosas do que o observado no brônquio normal (*setas pretas nos destaques*). (De Galli SJ, Tsai M, Piliponsky AM. The development of allergic inflammation. *Nature* 2008; 454:445-454. Cortesia de G. J. Berry, Stanford University, California.)

resultantes de citocinas e mediadores derivados de leucócitos. Mastócitos, basófilos e eosinófilos são todos produtores de mediadores que promovem a constrição da musculatura lisa das vias respiratórias. Os mediadores de broncoconstrição mais importantes são os cisteinil-leucotrienos, incluindo $LTC_4$ e seus metabólitos. A secreção aumentada de muco resulta da ação de citocinas, principalmente a IL-13, sobre as células epiteliais brônquicas.

Subgrupos de pacientes com asma grave podem ser segregados com base em níveis altos ou baixos de biomarcadores que refletem a inflamação tipo 2. Esses marcadores incluem contagens de eosinófilos no escarro e no sangue, bem como assinaturas de expressão gênica de citocinas do tipo 2 em biopsias brônquicas. Embora haja uma heterogeneidade significativa de características clínicas mesmo entre pacientes com fenótipos de doença tipo 2 alto e baixo, essa classificação provou ser útil para determinar quais pacientes são mais propensos a se beneficiar de novas terapias dirigidas por citocinas para asma, discutidas a seguir.

A terapia vigente para asma tem duas metas principais: prevenção e reversão da inflamação, e relaxamento da musculatura lisa das vias respiratórias (ver Figura 20.10). Várias classes de fármacos são usadas atualmente para tratar a asma, porém os agentes anti-inflamatórios são, hoje, o modo de tratamento primário. Os corticosteroides inalados bloqueiam a produção de citocinas inflamatórias. Os corticosteroides também podem ser administrados sistemicamente, especialmente na iminência de uma crise, para minimizar a inflamação. O relaxamento das células musculares lisas brônquicas é conseguido principalmente com fármacos que elevam

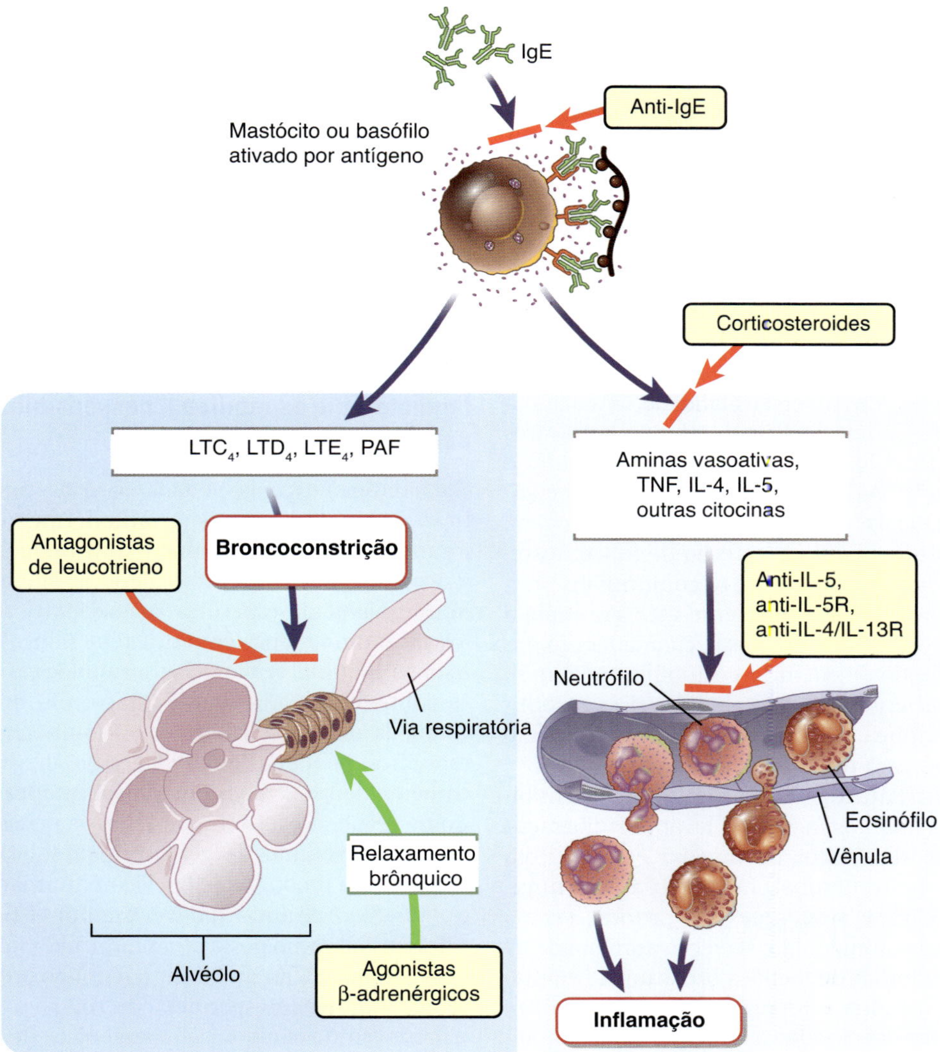


**Figura 20.10 Mediadores e tratamento da asma.** Os leucotrienos e o fator ativador de plaquetas (*PAF*) derivados dos mastócitos são considerados os principais mediadores da broncoconstrição aguda. A terapia objetiva diminuir a ativação dos mastócitos com anti-imunoglobulina (*IgE*), a desgranulação de mastócitos com inibidores, como a cromolina, e também visa contrapor as ações dos mediadores na musculatura lisa brônquica por meio de antagonistas de leucotrienos e broncodilatadores, como os agonistas de receptor β-adrenérgico inalados. As citocinas derivadas de mastócitos são consideradas os principais mediadores da inflamação contínua das vias respiratórias, a qual exemplifica uma reação de fase tardia; a terapia com corticosteroide é usada para inibir a síntese de citocinas, enquanto os anticorpos são usados para bloquear as ações das citocinas. As citocinas também são produzidas por células T auxiliares (*não mostrado*). *IL*, interleucina; *$LTC_4$*, leucotrieno $C_4$; *PAF*, fator ativador de plaquetas; *TNF*, fator de necrose tumoral.

os níveis intracelulares de monofosfato de adenosina cíclico (cAMP; do inglês, *cyclic adenosine monophosphate*), que inibe a contração. Os principais fármacos usados para aumentar o cAMP são ativadores de adenilato ciclase, incluindo os agonistas $\beta_2$-adrenérgicos de longa duração. Antagonistas específicos para o receptor de $LTC_4$ localizados nas células musculares lisas das vias respiratórias são efetivos na redução de broncoconstrição. Um anticorpo monoclonal anti-IgE humanizado é uma terapia aprovada que diminui efetivamente os níveis séricos de IgE nos pacientes. Vários anticorpos monoclonais fármacos específicos para citocinas ou receptores de citocinas foram aprovados para o tratamento da asma, incluindo anticorpos específicos para IL-5, receptor de IL-5, IL-4RA (que é compartilhado por receptores de IL-4 e IL-13), e TSLP. Esses medicamentos biológicos são usados principalmente em pacientes com doença do tipo 2 alta grave refratária a outros tratamentos. Como a histamina exerce um papel pequeno na constrição das vias respiratórias, os anti-histamínicos (antagonistas de receptor 1 da histamina [H1]) são inúteis no tratamento da asma. De fato, como muitos anti-histamínicos também são anticolinérgicos, esses fármacos podem piorar a obstrução das vias respiratórias por causarem espessamento das secreções de muco.

## Reações de hipersensibilidade imediata no trato respiratório superior, no trato gastrintestinal e na pele

A **rinite alérgica**, também chamada febre do feno, talvez seja a doença alérgica mais prevalente, e é uma consequência das reações de hipersensibilidade imediata a alergênios comuns, como o pólen de plantas ou ácaros da poeira doméstica, localizados no trato respiratório superior por inalação. As manifestações patológicas e clínicas incluem edema de mucosa, infiltração leucocitária com abundância de eosinófilos, secreção de muco, tosse, espirros e dificuldade respiratória. A conjuntivite alérgica com coceira nos olhos comumente está associada à rinite. Projeções focais da mucosa nasal, chamadas pólipos nasais, cheias de fluido de edema e eosinófilos, podem se desenvolver em pacientes que apresentam crises repetitivas frequentes de rinite alérgica. Os anti-histamínicos são comumente usados para tratar a rinite alérgica.

As **alergias alimentares** são reações de hipersensibilidade imediata a alimentos ingeridos, levando à liberação de mediadores por mastócitos de mucosa e submucosa intestinal do trato gastrintestinal, incluindo a orofaringe. As manifestações clínicas resultantes são prurido, edema tecidual, peristaltismo aumentado, secreção aumentada de fluido epitelial e sintomas de inchaço orofaríngeo, vômito e diarreia. Rinite, urticária e broncospasmo leve também estão frequentemente associados a reações alérgicas a alimentos, sugerindo exposição antigênica sistêmica, e a anafilaxia ocasionalmente pode ocorrer. Os indivíduos podem ser sensíveis o suficiente a esses alergênios para que ocorram reações sistêmicas graves em resposta a pequenas ingestas acidentais. Alergias a alimentos, incluindo leite de vaca, ovos, amendoim, nozes, marisco, peixe, soja e trigo, são extremamente comuns em todo o mundo.

As reações alérgicas comuns na pele incluem urticária e dermatite atópica. A **urticária** é uma reação de pápula e eritema aguda induzida por mediadores de mastócitos, e ocorre em resposta ao contato local direto com um alergênio ou após a entrada do alergênio na circulação. Como a reação que se segue é mediada em grande parte pela histamina, os anti-histamínicos podem atenuar essa resposta e constituem a base da terapia. A urticária pode persistir por várias horas ou dias. Casos raros de urticária crônica se devem a autoanticorpos IgG específicos para FcεRI ou para a porção Fc da IgE.

A **dermatite atópica** (comumente chamada **eczema**) é caracterizada por surtos agudos de pápulas exsudativas avermelhadas com coceira e pele escamosa cronicamente seca. É parte da tríade atópica (dermatite atópica, rinite alérgica e asma) discutida anteriormente, mas também pode ocorrer isoladamente. Trata-se de um distúrbio cutâneo comum, por vezes associado a mutações na filagrina, resultando em uma função defeituosa da barreira cutânea. Como resultado, há exposição aumentada a antígenos ambientais e ativação de queratinócitos para secreção de citocinas que promovem respostas imunes do tipo 2. Pacientes com eczema progridem desenvolvendo reações de fase tardia crônicas na pele. Como seria esperado para uma resposta mediada por citocinas, a reação inflamatória de fase tardia não é inibida por anti-histamínicos, mas pode ser tratada com corticosteroides que inibem a síntese de citocinas. O anticorpo anti-IL-4R está aprovado para o tratamento de dermatite atópica e urticária crônica.

## Imunoterapia específica ("dessensibilização") para doenças alérgicas

Em adição à terapia voltada para as consequências da hipersensibilidade imediata, anteriormente discutida, os imunologistas clínicos tentam com frequência minimizar o aparecimento das reações alérgicas alterando a resposta imune alergênio-específica no paciente. Vários protocolos de imunoterapia empírica têm sido usados, os quais induzem múltiplas alterações imunológicas que podem ser responsáveis pelo benefício clínico. Em uma abordagem, chamada **dessensibilização**, ou imunoterapia alergênio-específica, pequenas quantidades do alergênio são repetidamente administradas por via subcutânea ou sublingual. Como resultado desse tratamento, os níveis de IgE específica caem e os títulos de IgG costumam subir, talvez inibindo ainda mais a produção de IgE via neutralização do antígeno e por *feedback* de anticorpo (ver Capítulo 12). É possível que a dessensibilização possa atuar induzindo tolerância específica de células T, ao modificar o fenótipo predominante das células T antígeno-específicas, de Th2 para Th1, induzindo a produção de isótipos não alergênicos de IgG específicos para o alergênio, ou pela indução de células T reguladoras alergênio-específicas; entretanto, não há evidência clara que sustente qualquer uma dessas hipóteses. Os efeitos benéficos da dessensibilização podem ocorrer em questão de horas, muito antes do que as alterações nos níveis de IgE. Embora o mecanismo preciso seja desconhecido, essa abordagem foi efetiva em prevenir as respostas anafiláticas agudas aos antígenos proteicos (p. ex., veneno de inseto) ou fármacos essenciais (p. ex., penicilina). Muitas pessoas com condições atópicas crônicas mais comuns, como a febre do feno e a asma, também são beneficiadas pela terapia de dessensibilização, embora a efetividade geral para os distúrbios alérgicos seja mais variável. Agora, é possível identificar os alergênios que se ligam à IgE em cada paciente, usando ensaios de ligação de anticorpo à base de *chip*, e isso pode facilitar enormemente o desenvolvimento da imunoterapia antígeno-específica.

Dados de ensaios epidemiológicos e clínicos mostraram que a exposição de bebês de 4 a 11 meses de idade a alimentos contendo amendoim reduz o risco de desenvolvimento de alergia ao amendoim posteriormente na vida. Esses resultados levaram a uma reversão de recomendações clínicas padrão, aumentando a exposição em vez de evitá-la, para todas as crianças com risco de desenvolvimento de alergia ao amendoim (p. ex., crianças com forte histórico familiar ou eczema grave). Nos ensaios, a prevenção de alergia por exposição precoce se correlacionou com a indução de anticorpos IgG4 não alergênicos específicos para os alergênios do amendoim, mas não se sabe se este ou outros mecanismos são a base da indução de tolerância, e não se sabe se essa abordagem de exposição precoce será eficaz para outros alergênios alimentares. Uma preparação de amendoim em pó tomado por via oral demonstrou reduzir os riscos de reações alérgicas graves ao amendoim em crianças com mais de 4 anos com alergia conhecida ao amendoim, e é aprovada para uso em crianças de 4 a 17 anos de idade.

## PAPÉIS PROTETORES DAS REAÇÕES IMUNES MEDIADAS POR IgE E POR MASTÓCITOS

Embora as reações mediadas por IgE e por mastócito estejam implicadas, sobretudo, em hipersensibilidade imediata, é razoável afirmar que essas respostas evoluíram por fornecerem funções protetoras. Essa consideração é sustentada pela correlação de algumas infecções com níveis altos de IgE e eosinofilia. Estudos realizados com camundongos deficientes em IgE, citocinas Th2 ou mastócitos forneceram evidências de que as respostas mediadas por IgE e mastócitos são importantes para a defesa contra certos tipos de infecção.

***As reações imunes iniciadas por IgE podem contribuir para a erradicação de vários microrganismos, inclusive parasitas helmínticos.*** O *killing* eosinófilo-mediado de helmintos é uma defesa efetiva contra esses organismos (ver Capítulo 10). Algumas evidências indicam que as atividades de IL-4 e IL-13 na produção de IgE, e a de IL-5 na ativação do eosinófilo contribuem para uma defesa coordenada contra helmintos. Além disso, a ativação IgE-dependente dos mastócitos no trato gastrintestinal promove a expulsão dos parasitas por meio da intensificação do peristaltismo e da efusão de muco. Estudos realizados com camundongos destacaram esses papéis importantes da IgE e dos mastócitos. Por exemplo, camundongos tratados com anticorpo anti-IL-4 e camundongos *knockout* para IL-4 não produzem IgE e parecem ser mais suscetíveis que os animais normais a certas infecções helmínticas. Camundongos *knockout* para IL-5, que são incapazes de ativar eosinófilos, também mostram suscetibilidade aumentada a alguns helmintos. Em adição, camundongos geneticamente deficientes em mastócitos apresentam suscetibilidade aumentada à infecção por larvas de carrapato, e a imunidade pode ser conferida a esses camundongos via transferência adotiva de IgE específica e mastócitos (e não por um ou outro componente isolado). As larvas são erradicadas pela reação de fase tardia. Mesmo assim, o papel das respostas do tipo 2 na proteção dos seres humanos contra helmintos é controversa, com infecções por vermes sendo frequentemente sustentadas durante décadas, em face das respostas do tipo 2 crônicas.

***Os mastócitos exercem papel protetor importante como parte da resposta imune inata a infecções bacterianas e venenos.*** Estudos realizados com camundongos indicaram que os mastócitos podem ser ativados por mecanismos independentes de IgE no decorrer de uma infecção bacteriana aguda, e que os mediadores liberados pelos mastócitos são essenciais para a eliminação da infecção. Camundongos deficientes de mastócitos têm menor capacidade de eliminação e são mais propensos a morrerem de infecção bacteriana aguda do peritônio do que camundongos normais. O papel protetor dos mastócitos nesse contexto é mediado pelo TNF e depende do influxo TNF-estimulado de neutrófilos para o peritônio, especificamente a reação de fase tardia. Os mecanismos pelos quais os mastócitos são ativados durante as respostas imunes inatas à infecção bacteriana incluem a ligação de padrões moleculares associados ao patógeno a TLRs presentes nos mastócitos e a ativação do complemento pela via alternativa, levando à liberação de C5a que desencadeia diretamente a desgranulação dos mastócitos.

As proteases derivadas dos mastócitos, comprovadamente, destroem alguns venenos de cobra e de inseto em camundongos, e a IgE veneno-específica confere proteção contra o envenenamento. Trata-se de uma forma incomum de imunidade contra um encontro potencialmente letal com organismos não microbianos e suas toxinas.

## RESUMO

- A hipersensibilidade imediata é uma reação imune deflagrada pela ativação dos mastócitos, geralmente pela ligação de um antígeno à IgE (imunoglobulina E) ligada aos mastócitos
- As etapas no desenvolvimento de hipersensibilidade imediata são a exposição a um antígeno (alergênio) que estimula respostas do tipo 2, caracterizadas pela produção das citocinas interleucina-4 (IL-4), IL-5 e IL-13, bem como de IgE, pela ligação da IgE a receptores Fcε presentes nos mastócitos, pela ligação cruzada da IgE ligada pelo alergênio, pela ativação dos mastócitos e pela liberação de mediadores
- Indivíduos suscetíveis às reações de hipersensibilidade imediata são chamados atópicos e costumam ter mais IgE no sangue e mais receptores Fc IgE-específicos

por mastócito do que os indivíduos não atópicos. A síntese de IgE pelas células B é induzida pela exposição ao antígeno e pela IL-4 e IL-13 secretadas pelas células T auxiliares foliculares (Tfh)

- As doenças atópicas são caracterizadas por crises repetidas de inflamação do tipo 2, que envolvem vários tipos celulares, incluindo células Th2, células linfoides inatas (ILC2s), mastócitos, basófilos e eosinófilos
- Os mastócitos derivam de precursores da medula óssea que amadurecem nos tecidos, expressam receptores de alta afinidade para IgE (FcεRI) e contêm grânulos citoplasmáticos nos quais são estocados vários mediadores inflamatórios. Os basófilos são um tipo de granulócito circulante que também expressam receptores Fcε de alta afinidade e contêm grânulos cujos conteúdos são similares ao conteúdo dos grânulos dos mastócitos
- Os eosinófilos constituem uma classe especial de granulócitos; são recrutados para as reações inflamatórias pela ação de quimiocinas e de IL-4, e são ativados pela IL-5. Os eosinófilos são células efetoras que estão envolvidas no *killing* de parasitas. Nas reações alérgicas, os eosinófilos contribuem para a lesão tecidual
- Mediante a ligação do antígeno à IgE na superfície dos mastócitos ou de basófilos, os receptores Fcε de alta afinidade sofrem ligação cruzada e ativam vias de sinalização intracelular que levam à exocitose dos grânulos, liberando histamina e outras aminas e proteases vasoativas. Em resposta ao alergênio, mastócitos e basófilos também são ativados para sintetizar e secretar mediadores lipídicos, como as prostaglandinas, leucotrienos e fator ativador de plaquetas, além de citocinas, como fator de necrose tumoral, IL-4, IL-13 e IL-5
- As aminas vasoativas e mediadores lipídicos causam rápidas reações de hipersensibilidade imediata vasculares e musculares lisas, como vasodilatação, extravasamento vascular e edema, broncoconstrição, e hipermotilidade intestinal. As citocinas liberadas por mastócitos e células Th2 medeiam a reação de fase tardia, que consiste em uma reação inflamatória envolvendo infiltração de neutrófilos e eosinófilos
- A suscetibilidade a doenças alérgicas é herdada, e as variações alélicas de diversos genes foram associadas com a asma alérgica. A suscetibilidade genética interage com fatores ambientais para promover atopia
- Vários órgãos exibem formas distintas de hipersensibilidade imediata envolvendo diferentes mediadores e tipos de células-alvo. A forma mais grave e quase sempre fatal é uma reação sistêmica chamada choque anafilático, caracterizado por edema difuso com redução do volume sanguíneo e obstrução das vias respiratórias. A asma é uma doença crônica das vias respiratórias com inflamação brônquica e episódios de constrição brônquica reversível. A maioria dos casos de asma é uma manifestação de reações de hipersensibilidade imediata repetidas no pulmão. A rinite alérgica (febre do feno) é a doença alérgica do trato respiratório superior mais comum. Os alergênios alimentares podem causar diarreia e vômito. Na pele, a hipersensibilidade imediata se manifesta na forma de reações de pápula e eritema (urticária) e de fase tardia, podendo levar à dermatite atópica crônica (eczema)
- A terapia farmacológica está voltada para a inibição da produção de mediadores dos mastócitos, bem como para o bloqueio ou neutralização dos efeitos dos mediadores liberados sobre os órgãos-alvo. Os anticorpos monoclonais contra citocinas, receptores de citocinas e IgE estão aprovados para algumas doenças alérgicas, incluindo asma. A imunoterapia de dessensibilização envolve a exposição controlada a alergênios específicos com o objetivo de prevenir ou diminuir as respostas de célula Th2 e a produção de IgE específica para esses alergênios
- As reações de hipersensibilidade imediata conferem proteção contra as infecções helmínticas, por meio da promoção de citotoxicidade mediada por eosinófilos e peristaltismo intestinal. Os mastócitos também podem atuar nas respostas imunes inatas a infecções bacterianas.

## Leitura sugerida

*Indica as publicações de interesse histórico, geralmente reportando a descoberta de um fenômeno ou processo que mais tarde foi demonstrado como sendo de fundamental importância no sistema imune. Muitas dessas descobertas (mas não todas) levaram seu(s) descobridor(es) a receber o Prêmio Nobel. A natureza da descoberta é brevemente resumida em cada referência.

### *Mastócitos e eosinófilos*


Dudeck A, Koberle M, Goldmann O, et al. Mast cells as protectors of health. *J Allergy Clin Immunol.* 2019;144:S4–S18.

Espinosa E, Valitutti S. New roles and controls of mast cells. *Curr Opin Immunol.* 2018;50:39–47.

Galli SJ. The mast cell-IgE paradox: from homeostasis to anaphylaxis. *Am J Pathol.* 2016;186:212–224.

Karasuyama H, Miyake K, Yoshikawa S, Yamanishi Y. Multifaceted roles of basophils in health and disease. *J Allergy Clin Immunol.* 2018;142:370–380.

Klion AD, Ackerman SJ, Bochner BS. Contributions of eosinophils to human health and disease. *Annu Rev Pathol.* 2020;15:179–209.

Kubo M. Mast cells and basophils in allergic inflammation. *Curr Opin Immunol.* 2018;54:74–79.

Olivera A, Beaven MA, Metcalfe DD. Mast cells signal their importance in health and disease. *J Allergy Clin Immunol.* 2018;142:381–393.

Rigoni A, Colombo MP, Pucillo C. Mast cells, basophils and eosinophils: from allergy to cancer. *Semin Immunol.* 2018;35:29–34.

Siebenhaar F, Redegeld FA, Bischoff SC, et al. Mast cells as drivers of disease and therapeutic targets. *Trends Immunol.* 2018;39:151–162.

Weller PF, Spencer LA. Functions of tissue-resident eosinophils. *Nat Rev Immunol.* 2017;17:746–760.


### *Respostas imunológicas subjacentes a distúrbios atópicos*


Bonnelykke K, Sparks R, Waage J, Milner JD. Genetics of allergy and allergic sensitization: common variants, rare mutations. *Curr Opin Immunol.* 2015;36:115–126.

Goleva E, Berdyshev E, Leung DY. Epithelial barrier repair and prevention of allergy. *J Clin Invest.* 2019;129:1463–1474.

Gowthaman U, Chen JS, Eisenbarth SC. Regulation of IgE by T follicular helper cells. *J Leukocyte Biol.* 2020;107:409–418.

Haspeslagh E, Heyndrickx I, Hammad H, Lambrecht BN. The hygiene hypothesis: immunological mechanisms of airway tolerance. *Curr Opin Immunol.* 2018;54:102–108.

*Ishizaka K, Ishizaka T, Hornbrook MM. Physico-chemical properties of human reaginic antibody. IV. Presence of a unique immunoglobulin as a carrier of reaginic activity. *J Immunol.* 1966;97:75–85. *(Descoberta da IgE como sendo a substância no plasma, anteriormente chamada reagina, que sensibilizava leucócitos para mediar as reações de hipersensibilidade na pele.)*

Kabesch M, Tost J. Recent findings in the genetics and epigenetics of asthma and allergy. *Semin Immunopathol.* 2020;42:43–60.

Kemter AM, Nagler CR. Influences on allergic mechanisms through gut, lung, and skin microbiome exposures. *J Clin Invest.* 2019;130:1483–1492.

Lambrecht BN, Hammad H. The immunology of the allergy epidemic and the hygiene hypothesis. *Nat Immunol.* 2017;18:1076–1083.

Muehling LM, Lawrence MG, Woodfolk JA. Pathogenic CD4(+) T cells in patients with asthma. *J Allergy Clin Immunol.* 2017;140:1523–1540.

Noti M. New perspectives on the initiation of allergic immune responses at barrier sites. *Curr Opin Immunol.* 2018;54:130–136.

Perdijk O, Marsland BJ. The microbiome: toward preventing allergies and asthma by nutritional intervention. *Curr Opin Immunol.* 2019;60:10–18.

*Portier P, Richet C. De Faction anaphylactique de certains venins. *C R Soc Biol.* 1902;54:170. *(Um dentre uma série de artigos de Portier e Richet descrevendo a primeira indução experimental [e nomeação] de anafilaxia por injeções repetidas da toxina de Physalia em cães. Richet recebeu o Prêmio Nobel por este trabalho. Ver* https://www.nobelprize.org/prizes/medicine/1913/richet/lecture.*)*

Roan F, Obata-Ninomiya K, Ziegler SF. Epithelial cell-derived cytokines: more than just signaling the alarm. *J Clin Invest.* 2019;129:1441–1451.

Valenta R, Karaulov A, Niederberger V, et al. Molecular aspects of allergens and allergy. *Adv Immunol.* 2018;138:195–256.

### *Doenças alérgicas*

Anvari S, Miller J, Yeh CY, Davis CM. IgE-mediated food allergy. *Clin Rev Allergy Immunol.* 2019;57:244–260.

Boonpiyathad T, Sozener ZC, Satitsuksanoa P, Akdis CA. Immunologic mechanisms in asthma. *Semin Immunol.* 2019;46:101333.

Gieseck 3rd RL, Wilson MS, Wynn TA. Type 2 immunity in tissue repair and fibrosis. *Nat Rev Immunol.* 2018;18:62–76.

Holgate ST, Wenzel S, Postma DS, et al. Asthma. *Nat Rev Dis Primers.* 2015;1:15025.

Huang C, Li F, Wang J, Tian Z. Innate-like lymphocytes and innate lymphoid cells in asthma. *Clin Rev Allergy Immunol.* 2019. https://doi.org/10.1007/s12016-019-08773-6.

Lambrecht BN, Hammad H, Fahy JV. The cytokines of asthma. *Immunity.* 2019;50:975–991.

Mavissakalian M, Brady S. The current state of biologic therapies for treatment of refractory asthma. *Clin Rev Allergy Immunol.* 2020;59:195–207.

Milner JD. Primary atopic disorders. *Annu Rev Immunol.* 2020; 38:785–808.

Reber LL, Hernandez JD, Galli SJ. The pathophysiology of anaphylaxis. *J Allergy Clin Immunol.* 2017;140:335–348.

Renz H, Allen KJ, Sicherer SH, et al. Food allergy. *Nat Rev Dis Primers.* 2018;4:17098.

Sampath V, Nadeau KC. Newly identified T cell subsets in mechanistic studies of food immunotherapy. *J Clin Invest.* 2019;129:1431–1440.

Schmiechen ZC, Weissler KA, Frischmeyer-Guerrerio PA. Recent developments in understanding the mechanisms of food allergy. *Curr Opin Pediatr.* 2019;31:807–814.

Weidinger S, Beck LA, Bieber T, et al. Atopic dermatitis. *Nat Rev Dis Primers.* 2018;4:1.

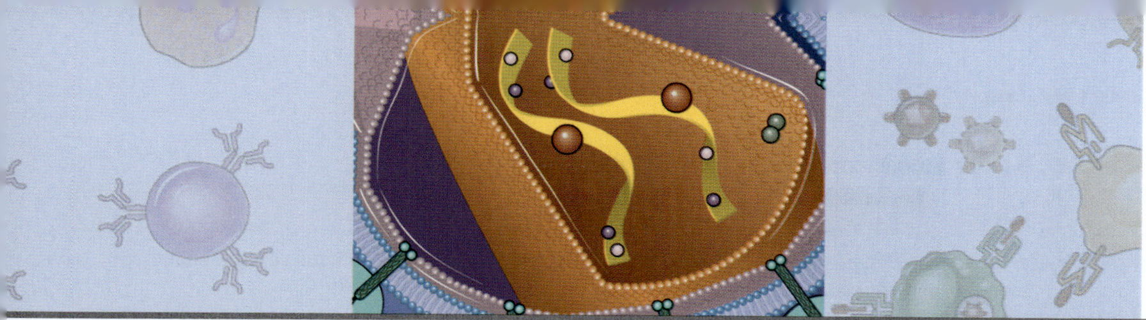

CAPÍTULO

# 21

# Imunodeficiências Primárias e Adquiridas


**VISÃO GERAL DAS DOENÇAS POR IMUNODEFICIÊNCIAS, 515**

**IMUNODEFICIÊNCIAS PRIMÁRIAS (CONGÊNITAS), 516**

Defeitos na imunidade inata, 517

Imunodeficiência combinada grave, 521

Deficiências de anticorpos: defeitos no desenvolvimento e ativação das células B, 526

Deficiências de anticorpos: defeitos no desenvolvimento e ativação das células B, 526

Defeitos na ativação e função dos linfócitos T, 529

Distúrbios multissistêmicos com imunodeficiência, 532

Abordagens terapêuticas para imunodeficiências primárias, 532

**IMUNODEFICIÊNCIAS SECUNDÁRIAS (ADQUIRIDAS), 533**

**VÍRUS DA IMUNODEFICIÊNCIA HUMANA E A SÍNDROME DA IMUNODEFICIÊNCIA ADQUIRIDA, 534**

Visão geral da virologia do HIV, 534

Patogênese da infecção pelo HIV e AIDS, 538

Características clínicas da doença causada pelo HIV, 541

Respostas imunes ao HIV, 542

Controladores de elite e não progressores de longo prazo: uma possível função para os genes do hospedeiro, 544

Tratamento e prevenção da AIDS e desenvolvimento de vacinas, 545

**RESUMO, 546**


A integridade do sistema imune é essencial para a defesa contra organismos infecciosos e seus produtos tóxicos e, portanto, para a sobrevivência de todos os indivíduos. Defeitos em um ou mais componentes do sistema imune podem causar distúrbios graves e, muitas vezes, fatais, que são coletivamente chamados **doenças por imunodeficiências**. Essas doenças são amplamente classificadas em dois grupos. As **imunodeficiências primárias** são defeitos genéticos que resultam no aumento da suscetibilidade à infecção, que frequentemente se manifesta na fase de lactação e início da infância, mas que, às vezes, é clinicamente detectada, pela primeira vez, posteriormente na vida. Um grande número de indivíduos pode herdar genes mutantes que comprometem a função do sistema imunológico. No entanto, uma fração menor herda mutações deletérias que, por si só, apresentam efeitos grandes o suficiente no desenvolvimento ou na função do sistema imunológico para serem categorizadas como distúrbios de imunodeficiência primária. As estimativas de prevalência de imunodeficiências primárias nos EUA variam de 1 em 1.200 a 1 em 10.000, embora apenas uma pequena proporção seja afetada de forma grave o suficiente para desenvolver complicações com risco de vida. As **imunodeficiências secundárias**, ou **adquiridas**, não são doenças hereditárias, mas se desenvolvem como uma consequência de desnutrição, câncer disseminado, tratamento com fármacos imunossupressores ou infecção de células do sistema imune, especialmente pelo vírus da imunodeficiência humana (HIV), o agente etiológico da síndrome da imunodeficiência adquirida (AIDS). Este capítulo descreve os principais tipos de imunodeficiências congênitas e adquiridas, com ênfase em sua patogênese e componentes do sistema imune envolvidos nesses distúrbios.

## VISÃO GERAL DAS DOENÇAS POR IMUNODEFICIÊNCIAS

Antes de iniciar a discussão sobre as doenças individualmente, é importante resumir algumas características gerais das imunodeficiências.

***A principal consequência da imunodeficiência é o aumento da suscetibilidade à infecção.*** A natureza da infecção em determinado paciente depende, em grande parte, do componente do sistema imune que está defeituoso (Tabela 21.1). A imunidade humoral defeituosa normalmente resulta em infecção por bactérias encapsuladas formadoras de pus e alguns vírus, enquanto os defeitos na imunidade mediada por células levam à infecção por vírus e outros microrganismos intracelulares ou à reativação de infecções latentes. As deficiências combinadas, tanto da imunidade humoral como da imunidade mediada por células, tornam os pacientes suscetíveis à infecção por todas as classes de microrganismos. Pacientes imunodeficientes geralmente apresentam

**Tabela 21.1** Características das imunodeficiências que afetam os linfócitos T e B.

| Característica | Deficiência da célula B | Deficiência da célula T |
|---|---|---|
| Suscetibilidade à infecção | Bactérias piogênicas (otite, pneumonia, meningite, osteomielite), bactérias entéricas e vírus, alguns parasitas | *Pneumocystis jiroveci*, muitos vírus, micobactérias atípicas, fungos |
| Níveis séricos de imunoglobulina | Reduzido | Normal ou reduzido |
| Reações de DTH a antígenos comuns | Normal | Reduzida |
| Morfologia de tecidos linfoides | Folículos e centros germinativos (zonas de células B) ausentes ou reduzidos | Folículos geralmente normais, regiões corticais parafoliculares (zonas de células T) podem estar reduzidas |

*DTH*, hipersensibilidade do tipo tardio.

infecções por microrganismos comumente encontrados, mas eficientemente eliminados, nas pessoas saudáveis; essas infecções são chamadas **oportunistas**. Defeitos na imunidade inata podem resultar em infecções por diferentes categorias de microrganismos, dependendo da via ou do tipo celular afetados. Além das doenças por imunodeficiência clinicamente bem-definidas, há evidências crescentes de que adultos com infecções recorrentes ou graves podem ser portadores de mutações em genes que regulam a função imunológica.

***Pacientes com imunodeficiências também são suscetíveis a certos tipos de câncer.*** Muitos desses cânceres parecem ser causados por vírus oncogênicos, como o vírus Epstein-Barr (EBV; do inglês, *Epstein-Barr virus*) e os papilomavírus humanos (HPVs; do inglês, *human papilloma viruses*) e, portanto, refletem uma imunidade antiviral defeituosa, embora a incidência de linfoma e câncer de pele, estômago e outros órgãos sem associação conhecida com infecções virais também aumente.

Neste capítulo, descreveremos primeiramente as imunodeficiências primárias (congênitas), incluindo os defeitos em componentes do sistema imune inato, além dos defeitos nos ramos humoral e mediado por células do sistema imune adaptativo. Concluiremos com uma discussão sobre as imunodeficiências secundárias (adquiridas), com ênfase na AIDS.

## IMUNODEFICIÊNCIAS PRIMÁRIAS (CONGÊNITAS)

***As imunodeficiências primárias são doenças monogênicas causadas por mutações da linhagem germinativa em genes que regulam o desenvolvimento ou a função do sistema imunológico.*** Embora os primeiros distúrbios de imunodeficiência primária em que defeitos genéticos precisos foram identificados fossem doenças recessivas ligadas ao X, a maioria das imunodeficiências primárias exibe uma herança autossômica recessiva. Alelos autossômicos recessivos são frequentemente vistos em famílias consanguíneas quando a mesma mutação é herdada de ambos os pais. Em outros casos, especialmente em descendentes de casamentos não consanguíneos, um alelo defeituoso de um gene específico é herdado de um dos pais e uma mutação defeituosa diferente no mesmo gene é herdada do outro genitor; indivíduos com este tipo de padrão de herança autossômico recessivo são referidos como heterozigotos compostos. Às vezes, um heterozigoto composto pode incluir um ou ambos alelos parcialmente defeituosos ou hipomórficos.

Algumas imunodeficiências primárias estão associadas à herança autossômica dominante. Estes incluem mutações de ganho de função, como mutações de ativação em *PIK3CD* (que codifica uma forma hiperativa de PI3 quinase δ). Outras mutações hereditárias dominantes incluem mutações de perda de função em um alelo de um gene que leva à função comprometida, mas não à perda completa de uma proteína específica. Essas mutações podem causar doença devido à haploinsuficiência, observada em mutações no *CTLA4*, ou devido a um efeito negativo dominante pelo qual um produto gênico defeituoso prejudica a atividade do produto proteico do alelo normal. Ocasionalmente, a mutação causadora surge *de novo*[1] no paciente e não está presente em nenhum dos pais. Essas mutações da linhagem germinativa não hereditárias geralmente ocorrem em uma célula germinativa de um dos pais ou no óvulo fertilizado.

A expressão e a apresentação clínica de doenças causadas pela mesma mutação podem ser variáveis. Vários fatores podem contribuir para a variabilidade fenotípica, incluindo a coerança de genes modificadores, fatores ambientais e modificações epigenéticas de genes que variam de um indivíduo para outro. No entanto, na maioria dos casos, diferentes manifestações fenotípicas da mesma mutação permanecem inexplicadas.

As doenças por imunodeficiências primárias geralmente são identificadas em função de um histórico clínico de infecções de repetição. Alguns diagnósticos são bastante fáceis de se realizar por meio da determinação dos níveis séricos de imunoglobulinas (Ig), da citometria de fluxo de células imunes ou da avaliação da função dos neutrófilos *in vitro*. Entretanto, investigações mais detalhadas frequentemente

[1]N.R.T.: Mutações de novo são alterações genéticas que surgem em um indivíduo sem que nenhum de seus progenitores apresente a mesma mutação.

são necessárias para a obtenção de um diagnóstico preciso. As imunodeficiências primárias de células T são diagnosticadas pelo número reduzido de células T no sangue periférico, baixa resposta proliferativa de linfócitos sanguíneos a ativadores policlonais de células T, como fito-hemaglutinina, e deficiência das reações cutâneas de hipersensibilidade do tipo tardio (DTH; do inglês, *delayed-type hypersensitivity*) a antígenos microbianos onipresentes, como antígenos de *Candida*. Nos EUA, agora, é obrigatório que recém-nascidos sejam testados por meio de um ensaio que detecta os círculos de excisão do receptor das células T (TRECs; do inglês, *T cell receptor excision circles*) nas células sanguíneas, buscando pelo DNA deletado durante o rearranjo gênico do receptor das células T (TCR; do inglês, *T cell receptor*) nas células T em desenvolvimento. A falha na detecção desses círculos de DNA indica ausência no desenvolvimento de células T. Esse ensaio é usado para diagnosticar a imunodeficiência combinada grave, discutida adiante, imediatamente após o nascimento, e permite uma correção oportuna do defeito por meio de transplante de células-tronco hematopoéticas. O diagnóstico precoce também pode tornar a terapia gênica viável antes que uma doença significativa se desenvolva.

***A imunodeficiência pode resultar de defeitos no desenvolvimento ou ativação de linfócitos ou de defeitos nos mecanismos efetores da imunidade inata e adaptativa.*** As doenças de imunodeficiência são clínica e patologicamente heterogêneas, em parte, porque diferentes doenças envolvem diferentes componentes do sistema imunológico. Anormalidades no desenvolvimento dos linfócitos podem ser causadas por mutações em genes que codificam receptores e outras moléculas envolvidas na sinalização, incluindo enzimas, adaptadores, proteínas de transporte e fatores de transcrição. Esses defeitos hereditários e as disrupções direcionadas correspondentes em camundongos têm sido instrutivos na elucidação dos mecanismos de desenvolvimento e função dos linfócitos (ver Capítulo 8).

A disponibilidade de novas tecnologias de sequenciamento de DNA rápidas e eficientes aumentou muito nossa capacidade de identificar genes específicos que, quando mutados, conferem suscetibilidade a patógenos. Uma das lições surpreendentes que está surgindo da análise de imunodeficiências causadas por mutações de um único gene é que muitas delas tornam os indivíduos suscetíveis a um conjunto restrito de infecções. Essa observação sugere que, em humanos, mecanismos de proteção distintos são frequentemente críticos para a defesa contra patógenos específicos, de modo que defeitos em qualquer mecanismo tornam os indivíduos suscetíveis a apenas algumas infecções.

***Paradoxalmente, certas imunodeficiências estão associadas a um aumento da incidência de autoimunidade.*** A autoimunidade geralmente é observada em imunodeficiências nas quais há uma perda incompleta de uma população ou função imune por causa de uma mutação hipomórfica, possivelmente resultando na atenuação de algum mecanismo de regulação. Também é possível que as infecções persistentes associadas a imunodeficiências causem ativação imune inata e lesão tecidual, além de promover a ativação de linfócitos autorreativos.

Nas próximas seções, descreveremos as imunodeficiências causadas por mutações hereditárias nos genes que codificam componentes do sistema imune inato ou em genes necessários para o desenvolvimento e ativação de linfócitos. Muitas das mutações conhecidas estão listadas nas tabelas, e somente as mais comuns e aquelas que ilustram princípios importantes estão descritas no texto. Concluiremos com uma breve discussão sobre as estratégias terapêuticas para essas doenças.

## Defeitos na imunidade inata

A imunidade inata constitui a primeira linha de defesa contra organismos infecciosos; portanto, distúrbios de componentes da imunidade inata geralmente resultam em infecções recorrentes. Os mecanismos da imunidade inata foram descritos no Capítulo 4. Nesta seção do capítulo, discutiremos alguns exemplos de distúrbios congênitos dos fagócitos, deficiências das células *natural killer* (NK) e defeitos genéticos nas vias de sinalização dos receptores do tipo *Toll* (TLR; do inglês, *Toll-like receptor*) e da interleucina-12 (IL-12)/interferona-γ (IFN-γ) (Tabela 21.2). Os defeitos dos fagócitos geralmente resultam em infecções de pele e do trato respiratório por bactérias ou fungos, que envolvem predominantemente espécies de *Aspergillus* e *Candida*. Abscessos profundos e estomatite oral também são comuns. Os defeitos na sinalização de TLR e de IFN do tipo I podem contribuir para infecções piogênicas recorrentes e infecções virais graves; defeitos na via de IL-12 e da IFN-γ aumentam a suscetibilidade a patógenos intracelulares, particularmente infecções micobacterianas. As deficiências do complemento estão descritas no Capítulo 13.

### Atividades microbicidas defeituosas dos fagócitos: doença granulomatosa crônica

***A doença granulomatosa crônica (DGC) é causada por mutações em componentes do complexo enzimático da oxidase dos fagócitos (PHOX).*** É uma doença rara e estima-se que afete cerca de 1 em cada 200.000 indivíduos nos EUA. Cerca de dois terços dos casos exibem um padrão de herança recessiva ligada ao X, e o restante é autossômico recessivo. Na forma da doença ligada ao X, há uma mutação no gene que codifica a subunidade α de 91 kDa do citocromo *b*558, uma proteína integral de membrana, também conhecida como PHOX-91. Muitas mutações diferentes nesse gene ligado ao X foram identificadas, e resultam na produção defeituosa do ânion superóxido, uma das várias espécies reativas do oxigênio que constituem um mecanismo microbicida central dos fagócitos, especialmente neutrófilos (ver Capítulo 4). A produção defeituosa de espécies reativas do oxigênio resulta em falha na destruição dos microrganismos fagocitados. Mutações em outros componentes do complexo PHOX causam formas autossômicas recessivas de DGC.

**Tabela 21.2** Distúrbios congênitos da imunidade inata.

| Doença | Deficiências funcionais | Mecanismos do defeito |
|---|---|---|
| Doença granulomatosa crônica | Defeitos na produção de espécies reativas do oxigênio pelos fagócitos; infecções bacterianas e fúngicas recorrentes | Mutação nos genes que codificam proteínas do complexo oxidase dos fagócitos; *PHOX-91* (subunidade α do citocromo *b*558) está mutada na forma ligada ao X |
| Deficiência de adesão leucocitária tipo 1 | Defeito na adesão dos leucócitos às células endoteliais e na migração para os tecidos associado à diminuição ou à ausência da expressão de $\beta_2$ integrinas; infecções bacterianas e fúngicas recorrentes | Mutações no gene que codificam a cadeia β (CD18) das $\beta_2$ integrinas |
| Deficiência de adesão leucocitária tipo 2 | Defeito no rolamento e migração dos leucócitos para os tecidos associado à diminuição ou à ausência da expressão de ligantes leucocitários para as E e P-selectinas endoteliais, causando falha na migração de leucócitos para os tecidos; infecções bacterianas e fúngicas recorrentes | Mutações no gene que codifica o transportador-1 GDP-fucose, necessário para o transporte de fucose no complexo de Golgi e sua incorporação ao sialil Lewis X, o ligante para selectinas |
| Deficiência de adesão leucocitária tipo 3 | Defeito na adesão e migração dos leucócitos para os tecidos associado à ativação deficiente de integrinas estimulada por quimiocinas | Mutação no gene que codifica KINDLIN-3, uma proteína do citoesqueleto associada à ativação da integrina |
| Síndrome de Chédiak-Higashi | Defeito na fusão das vesículas e função lisossômica dos neutrófilos, macrófagos, células dendríticas, células NK, células T citotóxicas e muitos outros tipos celulares; infecções recorrentes por bactérias piogênicas | Mutação no gene *LYST* que causa defeito na exocitose dos grânulos secretores e função lisossômica |
| Deficiências de células NK | Redução ou ausência de células NK | Mutações no gene que codifica o fator de transcrição GATA2 e no gene que codifica a DNA helicase MCM4 |
| Defeitos na sinalização do TLR | Infecções recorrentes causadas por defeitos na sinalização de TLR e CD40 e na produção de interferona do tipo I | Mutações nos genes *TLR3, TRIF, TBK1, NEMO, UNC93B, MyD88, IκBα* e *IRAK4* comprometem a ativação de NF-κB *downstream* ao TLR |
| Suscetibilidade mendeliana a doenças micobacterianas | Doença grave causada por micobactérias ambientais não tuberculosas, BCG, *Salmonella* e outras bactérias intracelulares | Mutação nos genes *IL-12p40, IL-12RB, IFNGR1, IFNGR2, STAT1, NEMO* e *ISG15* |

*BCG*, bacilo Calmette-Guérin; *GDP*, guanosina difosfato; *IRAK-4*, quinase 4 associada ao receptor de IL-1; *LYST*, proteína reguladora do tráfego lisossômico; *NEMO*, modulador essencial de NF-κB; *células NK*, células *natural killer*; *TLR*, receptor do tipo *Toll*.

A DGC é caracterizada por infecções recorrentes causadas por fungos e bactérias, como *Staphylococcus*, geralmente começando no início da infância. A infecção invasiva pelo fungo *Aspergillus* é a principal causa de morte. Muitos dos organismos que são particularmente problemáticos para os pacientes com DGC produzem catalase, que destrói o peróxido de hidrogênio microbicida que pode ser produzido pelas células do hospedeiro a partir do superóxido, o radical reativo de oxigênio residual. Como não são controladas pelos neutrófilos, as infecções estimulam respostas crônicas mediadas por células, resultando na ativação de macrófagos mediada por células T e na formação de granulomas compostos de macrófagos ativados, que tentam eliminar os microrganismos. Esse achado histológico é a base para o nome do distúrbio. A doença era frequentemente fatal no passado, mesmo com antibioticoterapia agressiva, mas agora o prognóstico tem melhorado significativamente em função do diagnóstico precoce e do melhor controle das infecções.

A citocina IFN-γ aumenta a transcrição do gene que codifica a PHOX-91 e também estimula outros componentes do complexo enzimático PHOX. Portanto, a IFN-γ estimula a produção de superóxido por neutrófilos na DGC, especialmente nos casos em que a porção codificadora do gene da *PHOX-91* está intacta, mas a sua transcrição está reduzida. Uma vez que a produção de superóxido dos neutrófilos seja restabelecida para cerca de 10% dos níveis normais, a resistência às infecções torna-se amplamente melhorada. Nos EUA, a terapia com IFN-γ é utilizada, hoje, em alguns centros médicos para o tratamento da DGC ligada ao X.

### Deficiências de adesão leucocitária

***As deficiências de adesão leucocitária representam um grupo de distúrbios autossômicos recessivos causados por defeitos nas moléculas de adesão dos leucócitos e do endotélio.*** Essas doenças são caracterizadas por uma falha no recrutamento dos leucócitos, particularmente neutrófilos, para os locais de infecção, resultando em periodontite grave e outras infecções bacterianas recorrentes no início da vida, bem como em incapacidade de formar pus. Tipos distintos de deficiências de adesão leucocitária são causados por mutações em diferentes genes:

- ***Deficiência de adesão leucocitária tipo 1 (LAD-1).*** É uma doença autossômica recessiva rara, caracterizada por infecções bacterianas e fúngicas recorrentes e comprometimento na cicatrização de feridas. Há atraso na separação do cordão umbilical (que normalmente ocorre como consequência de inflamação e infiltração de neutrófilos), sendo comum a leucocitose. Nesses pacientes, a maioria das funções dependentes da adesão dos leucócitos está defeituosa, incluindo a aderência ao endotélio, a agregação e a quimiotaxia de neutrófilos, fagocitose e citotoxicidade mediada por neutrófilos, células NK e linfócitos T. A base molecular do defeito é a expressão reduzida ou ausente das integrinas $\beta_2$ (heterodímeros de CD18 e da família CD11 de glicoproteínas), como resultado de mutações no gene *CD18*. As $\beta_2$-integrinas incluem o antígeno 1 associado à função leucocitária (LFA-1; do inglês, *leukocyte function-associated antigen 1*, ou CD11aCD18), MAC-1 (CD11bCD18) e p150,95 (CD11cCD18). Essas proteínas participam da adesão dos leucócitos a outras células, particularmente as células endoteliais, e da ligação dos linfócitos T às células apresentadoras de antígenos (APCs; do inglês, *antigen-presenting cells*) (ver Capítulo 3)
- ***Deficiência de adesão leucocitária tipo 2 (LAD-2).*** Trata-se de outro distúrbio raro, no qual, assim como na LAD-1, as crianças apresentam infecções recorrentes e leucocitose, mas também exibem anormalidades de desenvolvimento. A LAD-2 resulta de uma ausência de sialil Lewis X, o ligante de carboidratos tetrassacarídicos presente em neutrófilos e outros leucócitos, necessário para a ligação a E-selectina e a P-selectina no endotélio ativado por citocinas (ver Capítulo 3). Esse defeito é causado pela mutação de um transportador de guanosina difosfato (GDP)-fucose responsável pelo transporte de fucose no complexo de Golgi, resultando em incapacidade de sintetizar sialil Lewis X. A ausência de sialil Lewis X resulta em uma ligação defeituosa dos leucócitos ao endotélio, na ausência de rolamento dos leucócitos e, consequentemente, no recrutamento defeituoso de leucócitos para os sítios de infecção. Essa anormalidade da fucosilação observada na LAD-2 também contribui para um fenótipo do grupo sanguíneo Mumbai, representado pela ausência de glicanos H fucosilados, que formam o núcleo de antígenos dos grupos sanguíneos A, B e O. Como a LAD-2 resulta em muitas manifestações não imunológicas relacionadas ao metabolismo defeituoso de fucose, também é chamada distúrbio congênito da glicosilação (DCG)
- ***Deficiência de adesão leucocitária tipo 3 (LAD-3).*** Pacientes com LAD-3 se apresentam clinicamente com infecções bacterianas repetidas e atraso na separação do cordão umbilical, como na LAD-1. Contudo, esses pacientes também têm um distúrbio de coagulação potencialmente fatal que requer transfusões sanguíneas em função do defeito de agregação plaquetária, mesmo com contagens normais de plaquetas. Essa deficiência é causada por um defeito na via de sinalização de dentro para fora, que medeia a ativação de integrinas induzida por quimiocinas, necessária para a ligação firme dos leucócitos ao endotélio (ver Capítulo 3) e para a agregação plaquetária. Em um subgrupo de pacientes, é causada por mutações no gene codificador de KINDLIN-3, uma proteína que se liga à cauda citoplasmática de algumas integrinas e está envolvida na sinalização.

### Defeitos nas células NK e fagócitos

Raros pacientes apresentam ausência de células NK devido a mutações autossômicas dominantes no gene que codifica o fator de transcrição GATA2. A perda da atividade de GATA2 resulta em diminuição das populações precursoras na medula óssea e uma consequente perda de células NK, bem como diminuição de monócitos, células dendríticas (DCs; do inglês, *dendritic cells*) e células B. Mutações autossômicas recessivas em *MCM4* (componente 4 do complexo de manutenção do minicromossoma; do inglês, *minichromosome maintenance complex component 4*), uma DNA helicase, também resultam na perda de células NK acompanhada por insuficiência da suprarrenal e retardo do crescimento. Mutações autossômicas recessivas que afetam CD16 (FcγRIIIA), um receptor Fc que medeia a citotoxicidade celular dependente de anticorpo (CCDA), resultam em uma perda da função das células NK que vai além da perda da atividade de CCDA. Ainda não está claro como o CD16 é necessário para a função da célula NK de maneira geral. Os pacientes apresentam infecções graves causadas por vírus, principalmente das famílias herpes-vírus e papilomavírus.

A **síndrome de Chédiak-Higashi** é uma doença autossômica recessiva rara, caracterizada por infecções recorrentes por bactérias piogênicas, albinismo oculocutâneo parcial e infiltração de diversos órgãos por linfócitos não neoplásicos. Os neutrófilos, monócitos e linfócitos desses pacientes contêm lisossomos gigantes. Essa doença é causada por mutações no gene que codifica a proteína LYST, que regula o tráfego intracelular dos lisossomos. As mutações resultam em fusão defeituosa dos fagolisossomos em neutrófilos e macrófagos (causando resistência reduzida às infecções), formação defeituosa de melanossomos nos melanócitos (causando albinismo) e anormalidades lisossômicas em células do sistema nervoso (causando defeitos em nervos) e em plaquetas (causando distúrbios de coagulação). Lisossomos gigantes se formam nos neutrófilos durante sua maturação a partir de precursores mieloides. Alguns desses precursores dos neutrófilos morrem prematuramente, resultando em leucopenia moderada. Os neutrófilos que sobrevivem podem conter níveis reduzidos de enzimas lisossômicas, que normalmente atuam no *killing* microbiano. A quimiotaxia e a fagocitose nessas células também são defeituosas, contribuindo ainda mais para a sua atividade microbicida deficiente. A função das células NK nos pacientes é prejudicada, provavelmente em decorrência de uma anormalidade nos grânulos citoplasmáticos que armazenam as proteínas que medeiam a citotoxicidade. A gravidade do defeito na função de linfócitos T citotóxicos (CTLs; do inglês, *cytotoxic T lymphocytes*) é variável entre os pacientes. Uma linhagem de camundongos chamada "camundongo bege" carrega uma mutação no homólogo murino do gene codificador da LYST, sendo caracterizada por defeitos na função das células NK e presença de lisossomos gigantes em leucócitos.

### Defeitos hereditários nas vias de TLR, sinalização do NF-κB e IFNs do tipo I

Os defeitos hereditários nas respostas induzidas por TLR são raros e tendem a causar fenótipos clínicos bastante circunscritos. Mutações em TLR3 resultam em encefalite herpética. Quase todos os vírus, incluindo vírus de DNA como o herpes-vírus, geram transcritos de RNA de fita dupla (dsRNA) que são reconhecidos pelo TLR3 (ver Capítulo 4). A principal via de sinalização *downstream* da maioria dos TLRs e do receptor da IL-1 (IL-1R) envolve o adaptador MyD88 e as quinases IRAK-4 e IRAK-1 (ver Capítulo 4), e essa via resulta na indução de citocinas pró-inflamatórias dependentes do fator nuclear-κB (NF-κB). Indivíduos com mutações em *MyD88* e *IRAK4* têm infecções bacterianas invasivas graves no início da vida, especialmente pneumonia pneumocócica. Em fases mais tardias da vida, as infecções tendem a ser menos graves. A sinalização pelo TLR3 usa a proteína adaptadora TRIF, em vez de MyD88, além de TBK1, uma serina-treonina quinase que atua *downstream* a TRIF para ativar IRF3 e NF-κB pela via não canônica. Mutações autossômicas recessivas em *TRIF* e mutações autossômicas dominantes que afetam TRAF3, uma E3-ligase, também resultam em suscetibilidade à encefalite herpética. Um fenótipo semelhante é observado em mutações autossômicas dominantes no gene que codifica TBK1. Os TLR3, 7, 8 e 9 reconhecem ácidos nucleicos, estão localizados em endossomos e necessitam de uma proteína chamada UNC93B (do inglês, *uncoordinated 93B*) para a sua função. A UNC93B é uma proteína de membrana do retículo endoplasmático que interage com os TLRs endossomais quando estes são sintetizados no retículo endoplasmático, ajudando a distribuir os TLRs para os endossomos. A proteína UNC93B também é crítica para a sinalização de TLRs específicos ao ácido nucleico. Mutações homozigóticas em *UNC93B* resultam em redução da geração de IFN do tipo I e aumento da suscetibilidade à encefalite herpética.

A sinalização *downstream* dos TLRs endossomais resulta em síntese e secreção de IFNs do tipo I, que se ligam aos seus receptores e ativam o fator de transcrição transdutor de sinal e ativador da transcrição 1 (STAT1; do inglês, *signal transducer and activator of transcription 1*). Em alguns pacientes, mutações com perda de função em *STAT1* estão ligadas a infecções virais graves, particularmente a encefalite herpética. O achado de que mutações no próprio *TLR3* ou em genes que afetam a localização e a sinalização do TLR3 resultam, todas, em suscetibilidade à encefalite herpética indica que a produção de IFN do tipo I *downstream* à ativação de TLR3 é crucial na defesa contra a infecção no sistema nervoso central (SNC). Curiosamente, pacientes com covid-19 grave (mas não com doença mais branda) frequentemente apresentam mutações nos genes *TLR3* e *downstream* ligados à produção de interferona tipo I.

Algumas imunodeficiências são causadas por defeitos que afetam especificamente a ativação do NF-κB. As mutações pontuais na quinase γ inibidora de κB (*IKKγ*), também conhecida como modulador essencial do NF-κB (*NEMO*; do inglês, *NF-κB essential modulator*), que codifica um componente do complexo da quinase IκB necessário para a ativação do NF-κB, contribuem para a doença recessiva ligada ao X conhecida como displasia ectodérmica anidrótica com imunodeficiência (EDA-ID; do inglês, *anhidrotic ectodermal dysplasia with immunodeficiency*). Nessa doença, a diferenciação de estruturas derivadas do ectoderma é anormal, e a função imunológica é prejudicada em inúmeras vias. As respostas aos sinais de TLR, bem como sinais de CD40, estão comprometidas. Esses pacientes sofrem de infecções por bactérias piogênicas encapsuladas, e por patógenos bacterianos intracelulares incluindo micobactérias, vírus e fungos, como *Pneumocystis jiroveci* (ver também a discussão adiante na seção *Defeitos na ativação da célula B dependente da célula T: síndromes de hiper-IgM*).

### Defeitos na via de IL-12/IFN-γ

A IL-12 é secretada por DCs e macrófagos, e a sinalização do receptor de IL-12 (IL-12R) estimula a síntese de IFN-γ pelas células T auxiliares, células T citotóxicas e células NK (ver Capítulos 4 e 10). Mutações nos genes que codificam a IL-12 p40, a cadeia IL-12Rβ1 e ambas as cadeias do receptor de IFN-γ, bem como algumas mutações em *STAT1* e *IKKγ/NEMO*, resultam em suscetibilidade às espécies de *Mycobacterium* ambientais (comumente chamadas micobactérias atípicas), como *Mycobacterium avium*, *Mycobacterium kansasii* e *Mycobacterium fortuitum*. O termo "suscetibilidade mendeliana à doença micobacteriana" (MSMD; do inglês, *Mendelian susceptibility to mycobacterial disease*) é usado para esses distúrbios nos quais os indivíduos são predispostos a doenças graves causadas por micobactérias fracamente virulentas que não causam doença em indivíduos saudáveis, assim como outros patógenos intracelulares, incluindo *Salmonella* e várias outras espécies bacterianas, fúngicas e virais.

### Defeitos no desenvolvimento esplênico

O desenvolvimento esplênico pode falhar em virtude de uma condição autossômica dominante (e, às vezes, esporádica) chamada asplenia congênita isolada. Nesses pacientes, mutações *missense* (definidas pela codificação de um aminoácido diferente do normal) em heterozigose têm sido encontradas no gene *NBX2.5*, que codifica um fator de transcrição. A asplenia também pode ser causada por mutações em genes que controlam a lateralidade esquerda-direita, que também afeta outros órgãos. Pacientes congenitamente asplênicos costumam sofrer de infecções graves por bactérias encapsuladas, especialmente *Streptococcus pneumoniae*.

## Imunodeficiência combinada grave

***As imunodeficiências que afetam tanto a imunidade humoral como a imunidade mediada por células são chamadas imunodeficiência combinada grave (SCID; do inglês,* severe combined immunodeficiency*)*** (Tabela 21.3). Em geral, a SCID é uma consequência do desenvolvimento comprometido de linfócitos T, resultando em imunidade mediada por células defeituosas, associada ou não a defeitos na maturação de células B. Quando não há bloqueio no desenvolvimento das células B, o defeito na imunidade humoral deve-se à ausência da ajuda de células T.

Os pacientes com SCID sofrem de graves infecções que podem ser fatais, incluindo pneumonia, meningite e bacteriemia. Entre os organismos mais perigosos no contexto da SCID está um fungo intracelular denominado *P. jiroveci*, que pode causar pneumonia grave em pacientes com essa imunodeficiência. Muitos vírus causam doenças sérias em pacientes com SCID. A catapora (varicela) normalmente permanece limitada à pele e às membranas mucosas em crianças imunologicamente normais, e tipicamente se resolve em dias, ao passo que, nos pacientes com SCID, a infecção pode progredir e envolver pulmões, fígado e cérebro. O citomegalovírus (CMV), que está presente como uma infecção latente na maioria das pessoas, pode ser transmitido com facilidade, geralmente de mães de pacientes com SCID para os filhos, e causar pneumonia fatal em recém-nascidos. Crianças com SCID frequentemente desenvolvem infecções gastrintestinais normalmente causadas por rotavírus, por CMV ou pelos protozoários *Crytosporidium* e *Giardia lamblia*, provocando diarreia persistente e má absorção.

Crianças com SCID também podem desenvolver infecções causadas por vacinas vivas atenuadas, as quais não são prejudiciais em crianças que apresentam imunidade normal. As vacinas para varicela, sarampo, caxumba, rubéola e rotavírus são vacinas de vírus vivos, e as crianças com SCID podem desenvolver infecções sérias a partir dessas vacinas.

Alguns pacientes com SCID desenvolvem uma erupção cutânea crônica que é frequentemente confundida com infecção. A erupção é causada por uma reação enxerto-*versus*-hospedeiro na qual as células T maternas entram no feto, mas não são rejeitadas (porque o feto não apresenta um sistema imune competente) e reagem contra os antígenos alogênicos paternos nos tecidos do bebê.

***Mutações em genes envolvidos em diferentes etapas do desenvolvimento de linfócitos podem causar SCID*** (Figura 21.1). O processo de maturação dos linfócitos T e B a partir de células-tronco hematopoéticas em linfócitos maduros funcionalmente competentes envolve a proliferação dos progenitores de linfócitos, rearranjo dos genes do receptor antigênico e seleção de células com especificidades úteis (ver Capítulo 8). Foram descritos defeitos em muitas dessas etapas nas várias formas de SCID, incluindo no desenvolvimento tímico, no metabolismo de purinas e na sinalização de citocinas. Cerca de 50% das SCID são autossômicas recessivas; o restante é ligado ao X.

### *SCID ligada ao X*

***A SCID ligada ao X é causada por mutações no gene que codifica a cadeia γ comum (γc) compartilhada pelos receptores das muitas citocinas, incluindo IL-2, IL-4, IL-7, IL-9, IL-15 e IL-21*** (ver Capítulo 7). A SCID ligada ao X caracteriza-se pela maturação deficiente das células T e células NK e grande redução dos números de células T e células NK maduras, enquanto o número de células B frequentemente está normal ou aumentado. Essa doença é um resultado da incapacidade da citocina linfopoética IL-7, cujo receptor utiliza a cadeia γc para sinalização, de estimular o crescimento de timócitos imaturos. A imunodeficiência humoral nessa doença deve-se à falta de ajuda das células T para a produção de anticorpos. O receptor da IL-15, que é necessário para o desenvolvimento das células NK, também utiliza a cadeia de sinalização γc, e a falha da função de IL-15 explica a deficiência de células NK.

Mulheres heterozigotas geralmente são portadoras fenotipicamente normais, enquanto os homens que herdam o cromossomo X anormal manifestam a doença. Como as células em desenvolvimento nas mulheres inativam aleatoriamente um dos dois cromossomos X, o alelo normal que codifica uma proteína γc funcional não será expresso na metade dos precursores de linfócitos em uma mulher portadora. Essas células não conseguirão amadurecer e, consequentemente, todos os linfócitos maduros em uma mulher portadora terão o mesmo cromossomo X inativado (portador do alelo mutante). Em contraste, metade de todas as células não linfoides terá um cromossomo X inativado, e metade, o outro. Uma comparação da inativação do cromossomo X nas células linfoides *versus* células não linfoides é às vezes usada para identificar portadoras do alelo mutante. O uso não aleatório dos cromossomos X em linfócitos maduros também é uma característica de mulheres portadoras de mutações de outros genes ligados ao X que afetam o desenvolvimento dos linfócitos, como discutido mais adiante.

### *Deficiência de ADA e outras formas de SCID causadas por defeitos no metabolismo nucleotídico*

***A causa mais comum de SCID autossômica recessiva é a deficiência de uma enzima chamada adenosina desaminase (ADA), devido a mutações no gene* ADA.** A ADA atua na via de salvamento da síntese de purinas e catalisa a desaminação irreversível da adenosina e da 2′-desoxiadenosina em inosina e 2′-desoxinosina, respectivamente. A deficiência da enzima leva ao acúmulo de desoxiadenosina e seus precursores, S-adenosil-homocisteína e trifosfato de desoxiadenosina (dATP). Esses subprodutos

**Tabela 21.3** Imunodeficiências combinadas graves.

| Doença | Deficiências funcionais | Mecanismos do defeito |
|---|---|---|
| **Desenvolvimento tímico defeituoso** | | |
| Defeito no ponto de controle do pré-TCR | Células T reduzidas; células B normais ou reduzidas; Ig sérica reduzida | Mutação nos genes *CD45, CD3D, CD3E, ORAI1* (componente do canal CRAC), *STIM1* |
| Síndrome de DiGeorge | Células T reduzidas; células B normais; Ig sérica normal ou reduzida | Deleção em 22q11; mutações no fator de transcrição T-box 1 (*TBX1*) |
| Deficiência de FOXN1 | Aplasia tímica com desenvolvimento defeituoso de células T | Mutação recessiva em *FOXN1* |
| Deficiência da cadeia $\alpha$ do TCR | Ausência de células T $\alpha\beta$; células T $\gamma\delta$ normais; infecções recorrentes e autoimunidade | Deleção autossômica recessiva na região C da cadeia $\alpha$ do *TCR* |
| Deficiência no egresso de células T tímicas e defeitos da sinalização de células T | Redução acentuada de todas as células T periféricas | Mutações nos genes *RHOH* e *MST1* |
| Perda seletiva de células T CD4$^+$ e deficiência da sinalização de células T | Células T CD4$^+$ reduzidas | Mutações nos genes *LCK* e *UNC119* |
| Síndrome do linfócito nu | Expressão defeituosa do MHC de classe II e defeitos em células T CD4$^+$; imunidade mediada por células e respostas imunes humorais T-dependentes defeituosas | Defeitos nos fatores de transcrição que regulam a expressão gênica do MHC de classe II, incluindo os genes *CIITA, RFXANK, RFX5* e *RFXAP* |
| Deficiência do MHC de classe I | Níveis do MHC de classe I diminuídos; células T CD8$^+$ reduzidas | Mutações nos genes *TAP1, TAP2* e *TAPASINA* |
| Disgenesia reticular | Células T, células B e células mieloides reduzidas | Mutação no gene *AK2* |
| **Defeitos em vias de salvamento de nucleotídios** | | |
| Deficiência de ADA | Diminuição progressiva de células T, células B e células NK; Ig sérica reduzida | Mutação no gene *ADA*, levando ao acúmulo de metabólitos tóxicos em linfócitos |
| Deficiência de PNP | Diminuição progressiva de células T, células B e células NK; Ig sérica reduzida | Mutação no gene *PNP*, levando ao acúmulo de metabólitos tóxicos em linfócitos |
| **Defeitos na sinalização de citocinas** | | |
| SCID ligada ao X | Diminuição acentuada de células T; células B normais ou aumentadas; Ig sérica reduzida | Mutações na cadeia $\gamma$ comum do receptor de citocinas; desenvolvimento defeituoso de células T devido à ausência de sinais derivados de IL-7 |
| SCID autossômica recessiva | Diminuição acentuada de células T; células B normais ou aumentadas; Ig sérica reduzida | Mutações nos genes *IL7RA, JAK3* |
| **Defeitos na recombinação V(D)J** | | |
| Deficiência de RAG1 ou RAG2[a] | Células T e B reduzidas; Ig sérica reduzida; ausência ou deficiência de células T e B | Clivagem defeituosa durante recombinação V(D)J; mutações nos genes *RAG1* ou *RAG2* |
| Defeitos no reparo da quebra do DNA de dupla fita | Células T e B reduzidas; Ig sérica reduzida; ausência ou deficiência de células T e B | Falha em resolver grampos durante a recombinação V(D)J; mutações nos genes *ARTEMIS, DNA-PKcs, CERNUNNOS, LIG4, NBS1, MRE11, ATM* |

[a]Mutações hipomórficas nos genes *RAG* e em *ARTEMIS* podem causar a síndrome de Omenn.

*ADA*, adenosina desaminase; *AK2*, adenilato quinase 2; *ATM*, ataxia-telangiectasia mutada; *CRAC*, canal de liberação de cálcio ativado; *DNA-PKcs*, subunidade catalítica da proteinoquinase dependente de DNA; *Ig*, imunoglobulina; *LIG4*, DNA ligase 4; *MREI11*, homólogo 11 da recombinação meiótica; *NBS1*, síndrome de ponto de quebra 1 de Nijmegen; *células NK*, células *natural killer; PNP*, purina nucleosídio fosforilase; *SCID*, imunodeficiência combinada grave; *TCR*, receptor da célula T.

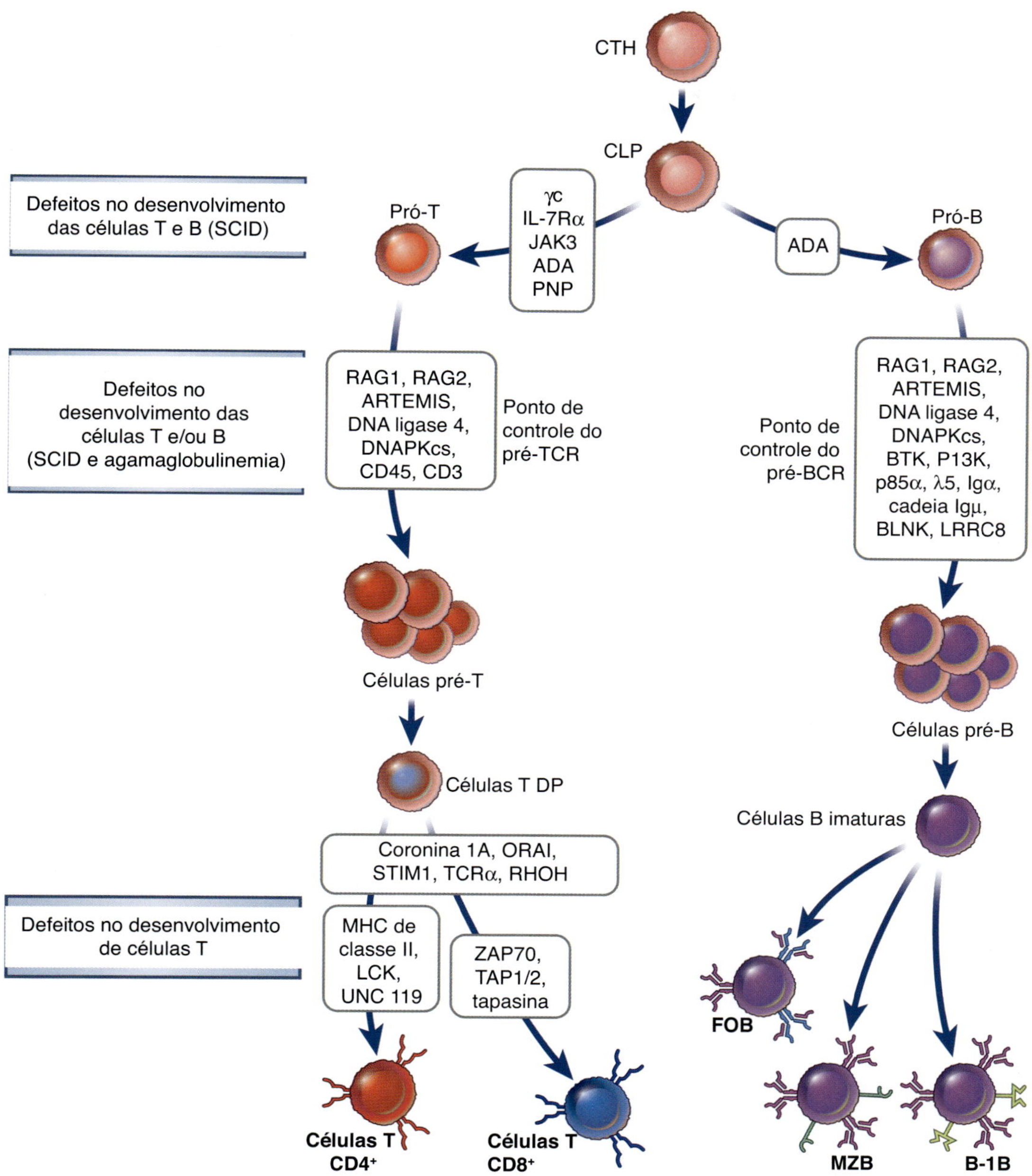


**Figura 21.1 Imunodeficiência causada por defeitos na maturação de células T e B.** As imunodeficiências primárias causadas por defeitos genéticos na maturação de linfócitos são mostradas. Os genes codificadores das proteínas listadas estão mutados nos pacientes imunodeficientes. Esses defeitos podem afetar somente a maturação das células T, somente a maturação das células B, ou ambas. *ADA*, adenosina desaminase; *B-1B*, células B-1; *BCR*, receptor de células B; *CTH*, células-tronco hematopoéticas; *CLP*, progenitor linfoide comum; *DP*, duplo-positivas; *FOB*, células B foliculares; *IL*, interleucina; *MHC*, complexo principal de histocompatibilidade; *MZB*, células B da zona marginal; *PNP*, purina nucleosídio fosforilase; *SCID*, imunodeficiência combinada grave.

apresentam vários efeitos tóxicos, incluindo a inibição da síntese de DNA. Embora a ADA esteja presente na maioria das células, os linfócitos em desenvolvimento são menos eficientes que a maioria dos outros tipos celulares na degradação de dATP em 2'-desoxiadenosina, e, portanto, a maturação dos linfócitos é particularmente sensível à deficiência de ADA. Outras características da doença podem incluir surdez, anormalidades costocondrais, dano hepático e problemas comportamentais. A deficiência de ADA leva à redução do número de células B e T; os números de linfócitos geralmente estão normais ao nascimento, mas diminuem drasticamente durante o primeiro ano de vida. Alguns pacientes podem apresentar um número quase normal de células T, mas essas células não proliferam em resposta à estimulação antigênica.

Uma forma autossômica recessiva mais rara de SCID deve-se à deficiência de purina nucleosídio fosforilase (PNP; do inglês, *purine nucleoside phosphorylase*), uma enzima que também está envolvida no catabolismo das purinas. A PNP catalisa a conversão de inosina em hipoxantina e de guanosina em guanina, e a deficiência de

PNP leva ao acúmulo de desoxiguanosina e desoxiguanosina trifosfato, com efeitos tóxicos sobre os linfócitos imaturos, principalmente as células T. A anemia hemolítica autoimune e a deterioração neurológica progressiva também são características desse distúrbio.

Uma forma particularmente grave de SCID é observada em uma doença chamada **disgenesia reticular**. Essa doença rara é caracterizada pela ausência de linfócitos T e B e da maioria das células mieloides, incluindo granulócitos, e deve-se a um defeito no desenvolvimento de progenitores linfoides e mieloides. É uma doença autossômica recessiva causada por uma mutação no gene adenilato quinase 2 (*AK2*). A proteína AK2 regula o nível de adenosina difosfato, e na ausência de AK2 há aumento da apoptose de precursores mieloides e linfoides.

### Mutações autossômicas recessivas em componentes de sinalização das citocinas

Alguns pacientes com doença clinicamente idêntica à SCID ligada ao X exibem uma herança autossômica recessiva. Esses pacientes apresentam mutações na cadeia α do receptor de IL-7 ou na quinase JAK3, que se associa à cadeia γc e é necessária para a sinalização por esse receptor (ver Capítulo 7). Os pacientes com mutações no gene que codifica a cadeia IL-7Rα têm um defeito no desenvolvimento das células T, mas exibem desenvolvimento normal das células NK, porque a sinalização via IL-15 não é afetada, além de apresentar números normais de células B.

### Imunodeficiência combinada grave causada por defeitos na recombinação V(D)J e sinalização de ponto de controle do pré-TCR

***A ausência de recombinação V(D)J leva a uma falha na expressão do pré-TCR e do pré-BCR (do inglês,* B cell receptor*), e um bloqueio no desenvolvimento das células T e B.*** Mutações nos genes *RAG1* ou *RAG2*, que codificam proteínas que medeiam a etapa de clivagem durante a recombinação V(D)J, ou no gene *ARTEMIS*, que codifica uma endonuclease que elimina as alças em forma de grampo durante a recombinação V(D)J, resultam todas em falhas na recombinação V(D)J. Essas doenças são raras, mas representam uma grande porcentagem das formas autossômicas recessivas de SCID. As funções dessas proteínas são discutidas no Capítulo 8. Em crianças com essas mutações, os linfócitos B e T estão ausentes, e a imunidade gravemente comprometida. As mutações em genes que codificam as proteínas envolvidas no reparo das quebras de dupla-fita ou das junções terminais não homólogas do DNA também causam SCID em função de defeitos na recombinação V(D)J. Essas mutações incluem genes que codificam a subunidade catalítica da proteinoquinase dependente de DNA (DNA-PK, do inglês, *DNA-dependent protein kinase*) e a DNA LIGASE 4. Defeitos genéticos nesse processo de junção terminal também resultam em aumento da sensibilidade celular à radiação e podem levar a outras manifestações, como microcefalia, dismorfias faciais e defeito no desenvolvimento dos dentes.

Embora muitas formas autossômicas recessivas de SCID estejam associadas a mutações nos genes *ADA*, *RAG1*, *RAG2* e *ARTEMIS*, outras formas da síndrome são causadas por mutações nos genes codificadores da fosfatase de CD45 (que é um regulador positivo de quinases da família SRC, como FYN, LCK e LYN) e mutações nas cadeias δ ou ε do CD3, ou na cadeia ζ associada ao CD3. Essas mutações contribuem para um defeito na sinalização do pré-TCR e resultam em um bloqueio no desenvolvimento de células T αβ.

Um defeito específico no desenvolvimento de células T αβ e uma apresentação clínica que envolve infecções virais recorrentes é causada por mutações em homozigose no gene que codifica a região constante da cadeia α do receptor de células T (TCRα). Os indivíduos afetados apresentam maior suscetibilidade a infecções, incluindo aquelas causadas pelo vírus varicela-zóster e EBV, bem como autoimunidade e características de atopia. Os sinais clínicos incluem eosinofilia, vitiligo, eczema, alopecia areata, anemia hemolítica autoimune e a presença de outros autoanticorpos. A desregulação imunológica pode refletir a ausência de células T reguladoras. As únicas células T presentes em crianças com essa doença são as células T γδ.

Mutações autossômicas recessivas em *LCK*, que codifica uma tirosinoquinase necessária na sinalização do pré-TCR e do TCR, também contribuem para a SCID com deficiência de células T, ausência de células T reguladoras, infecções recorrentes e sinais de desregulação imune.

Mutações hipomórficas (que reduzem apenas parcialmente a função) nos genes *RAG* ou *ARTEMIS* são a causa de um distúrbio chamado **síndrome de Omenn**, caracterizada pela geração reduzida de células T e B, imunodeficiência e manifestações autoimunes e alérgicas. A síndrome de Omenn é fenotipicamente muito diferente da SCID, que é causada por mutações mais graves nesses mesmos genes, porque a imunodeficiência nessa síndrome coexiste com a imunoativação exacerbada e com autoimunidade. Embora o mecanismo subjacente da ativação imune excessiva na doença não esteja claro, ele pode ser o resultado de uma proporção anormalmente baixa de células T reguladoras em relação às células T efetoras ou, nos casos de redução da recombinação V(D)J, do defeito na edição de receptores em células B imaturas. A SCID causada pela perda completa da função de RAG e a síndrome de Omenn causada pela sua perda parcial ilustram como a gravidade dos defeitos no mesmo gene pode influenciar muito o fenótipo resultante.

### Síndrome de DiGeorge e outras formas de SCID devido ao defeito no desenvolvimento epitelial tímico

***A falha completa ou parcial do desenvolvimento do primórdio tímico pode levar à maturação defeituosa das células T.*** O defeito mais comum no desenvolvimento do timo causador de SCID é observado em crianças com a **síndrome de DiGeorge**. Essa deficiência seletiva de células T resulta no desenvolvimento defeituoso do timo e das glândulas paratireoides, bem como de outras estruturas que se desenvolvem a partir da terceira e quarta bolsas faríngeas durante a vida fetal. A doença é caracterizada por imunodeficiência em decorrência de hipoplasia ou agenesia do timo, o que leva a maturação defeituosa das células T, homeostase anormal do cálcio e espasmos musculares (tetania) devido à ausência das glândulas paratireoides, desenvolvimento anormal dos grandes vasos e deformidades faciais. Diferentes pacientes podem apresentar graus variados dessas anormalidades. A doença é causada mais frequentemente por uma deleção na região cromossômica 22q11. Uma linhagem murina que apresenta um defeito semelhante no desenvolvimento tímico é portadora de uma mutação em um gene que codifica um fator de transcrição denominado T-box 1 (TBX1), que se situa dentro da mesma região cromossômica. Isso sugere que a imunodeficiência associada à síndrome de DiGeorge pode ser explicada, pelo menos em parte, pela deleção do gene *TBX1*.

Nessa síndrome, os linfócitos T do sangue periférico estão ausentes ou em número bastante reduzido, e as células não respondem aos ativadores policlonais de células T ou em reações mistas de leucócitos. Os níveis de anticorpos geralmente estão normais, mas podem estar reduzidos nos pacientes gravemente afetados. Como em outras deficiências graves de células T, os pacientes são suscetíveis a infecções micobacterianas, virais e fúngicas. A imunodeficiência associada à síndrome de DiGeorge pode ser corrigida pelo transplante fetal tímico ou pelo transplante de medula óssea. No entanto, esse tratamento geralmente não é necessário porque a função das células T tende a melhorar com a idade em uma grande fração dos pacientes, tornando-se normal por volta dos 5 anos. Essa melhora provavelmente ocorre devido à presença de algum tecido tímico residual ou porque alguns sítios extratímicos ainda não definidos assumem a função de maturação das células T. É também possível que, à medida que esses pacientes envelheçam, o tecido do timo desenvolva-se em sítios ectópicos (*i. e.*, fora da localização normal).

Mutações autossômicas recessivas no gene *FOXN1* foram descritas em um pequeno número de pacientes que apresentam SCID, alopecia (perda de cabelo) e distrofia de unhas. O FOXN1 é um fator de transcrição da família *Forkhead* necessário para o desenvolvimento do primórdio tímico e outras estruturas ectodérmicas. O camundongo "nu" (*nude mouse*), uma linhagem amplamente usada em pesquisa imunológica, tem ausência do timo e de pelos em decorrência de uma mutação no mesmo gene.

Além dos defeitos no desenvolvimento do primórdio tímico, os genes que regulam a saída das células T do timo também podem causar SCID. Um defeito raro no timo foi descrito envolvendo uma mutação em *CORONIN1A*, que codifica uma proteína que regula a actina do citoesqueleto. A ausência de CORONIN1A funcional resulta em defeitos no egresso das células T maduras do timo. Mutações em homozigose no gene *MST1*, que codifica uma serina/treonina quinase proteica, resulta em falha da emigração das células T do timo e ausência de células T *naive* na circulação. Os pacientes apresentam infecções bacterianas e virais recorrentes, e alguns desenvolvem linfomas associados ao EBV. Alguns pacientes apresentam epidermodisplasia verruciforme, um distúrbio caracterizado por verrugas infectadas pelo HPV e carcinomas de pele. O MST1 desempenha diversos papéis na proliferação, sobrevivência e migração celular. Embora o principal defeito seja na emigração de células T do timo, também ocorrem defeitos imunes humorais em alguns pacientes, que apresentam diminuição no número de células B e hipogamaglobulinemia.

### *Síndrome do linfócito nu e outros defeitos na seleção positiva das células T*

A geração de células T CD4$^+$ e CD8$^+$ simples-positivas a partir de timócitos duplo-positivos depende de eventos de seleção positiva e comprometimento de linhagem. Mutações hereditárias específicas em genes que regulam o processo de seleção positiva bloqueiam o desenvolvimento de células T CD4$^+$ ou de células T CD8$^+$.

A deficiência do complexo principal de histocompatibilidade (MHC; do inglês, *major histocompatibility complex*) de classe II, chamada **síndrome do linfócito nu**, é um grupo heterogêneo raro de doenças autossômicas recessivas, nas quais os pacientes expressam pouco ou nenhum antígeno leucocitário humano (HLA; do inglês, *human leukocyte antigen*)-DP, HLA-DQ ou HLA-DR nos linfócitos B, macrófagos e DCs, e falham em expressar moléculas do MHC de classe II em resposta à IFN-$\gamma$. Os pacientes expressam níveis normais ou apenas levemente reduzidos de moléculas do MHC de classe I. A maioria dos casos da síndrome do linfócito nu é causada por mutações em genes codificadores de proteínas que regulam a transcrição de genes do MHC de classe II. Por exemplo, mutações que afetam a expressão constitutiva do fator de transcrição RFX5 ou do ativador transcricional CIITA induzido por IFN-$\gamma$, causam redução na expressão do MHC de classe II. A falha na apresentação antigênica pode resultar na seleção positiva defeituosa das células T no timo, levando a uma redução no número de células T CD4$^+$ maduras, e ativação deficiente das células CD4$^+$ sobreviventes na periferia. Os indivíduos afetados apresentam deficiência nas respostas de DTH e nas respostas de anticorpos a antígenos proteicos T-dependentes. A doença se manifesta durante o primeiro ano de vida e normalmente é fatal, a menos que seja tratada com transplante de células-tronco hematopoéticas.

Deficiências autossômicas recessivas do MHC de classe I também foram descritas e são caracterizadas pela diminuição do número e função das células T CD8$^+$. Em alguns casos, a falha em expressar moléculas do MHC de classe I deve-se a mutações nos genes *TAP-1* ou *TAP-2*, que codificam as subunidades do complexo TAP (transportador associado ao processamento antigênico). O TAP normalmente transporta os peptídios do citosol para o retículo endoplasmático, em que são carregados em moléculas do MHC de classe I (ver Capítulo 6). Como as moléculas do MHC vazias são degradadas intracelularmente, o nível de moléculas do MHC de classe I na superfície celular está reduzido nesses pacientes com deficiência de TAP; um fenótipo semelhante ao de camundongos deficientes para o gene *tap*. Os pacientes sofrem principalmente de lesões cutâneas granulomatosas necrosantes e infecções bacterianas do trato respiratório, mas não de infecções virais, o que é surpreendente, considerando que a principal função das células T CD8$^+$ é a defesa contra os vírus. Uma deficiência semelhante na expressão do MHC de classe I foi observada em pacientes com mutações no gene que codifica a proteína TAPASINA, requerida para o carregamento de peptídios transportados para o RE em moléculas do MHC de classe I nascentes (ver Capítulo 6).

Os pacientes com deficiência de ZAP70 apresentam um defeito no comprometimento de linhagem, resultando na redução das células T CD8$^+$, mas com números normais de células T CD4$^+$; a razão para a perda seletiva não é clara. Embora o desenvolvimento das células T CD4$^+$ ou sua emigração para a periferia não estejam comprometidas, as células não proliferam normalmente quando desafiadas por antígenos.

### *SCID causada por defeitos na ativação da célula T*

Outra forma rara de SCID é causada por uma mutação no gene que codifica ORAI1, um componente do canal ativado pela liberação de cálcio (CRAC; do inglês, *calcium release-activated channel*) (ver Capítulo 7). A sinalização do receptor antigênico desencadeia a ativação da isoforma γ da fosfolipase C (PLCγ) e a liberação de íons-cálcio dependente de trifosfato de inositol (IP3) do retículo endoplasmático e mitocôndrias. O cálcio liberado é reabastecido por canais CRAC que facilitam o influxo de cálcio extracelular. Esse processo é fundamental para a ativação dos linfócitos e é deficiente nas células que apresentam *ORAI1* mutante. Um fenótipo semelhante é observado em pacientes com mutações em *STIM1*, que codifica uma proteína do retículo endoplasmático que detecta a depleção dos estoques de cálcio e contribui para a abertura do canal CRAC. Os pacientes com mutações em *ORAI1* e *STIM1* não exibem um defeito no desenvolvimento de células T, mas suas células T não podem ser ativadas adequadamente.

## Deficiências de anticorpos: defeitos no desenvolvimento e ativação das células B

Enquanto os defeitos no desenvolvimento das células T ou no desenvolvimento conjunto das células T e B causam o fenótipo de SCID, defeitos mais restritos às células B resultam em doenças nas quais a anormalidade primária está na produção de anticorpos (Tabela 21.4). Algumas dessas doenças são causadas por defeitos no desenvolvimento das células B (ver Figura 21.1), e outras são causadas por anormalidades na ativação da célula B e da síntese de anticorpos (Figura 21.2). Em um subconjunto de síndromes de hiper-IgM, discutidas adiante, as deficiências de anticorpos também são acompanhadas por defeitos na ativação de macrófagos e APCs, o que, por sua vez, resulta em imunidade mediada por célula defeituosa.

### *Agamaglobulinemia ligada ao X: um defeito na sinalização pré-BCR ligada ao X*

*A agamaglobulinemia ligada ao X, também chamada agamaglobulinemia de Bruton, é causada por mutações ou deleções no gene que codifica uma enzima chamada tirosinoquinase de Bruton (BTK; do inglês,* **Bruton tyrosine kinase***), resultando na falha de amadurecimento das células B após o estágio de células pré-B na medula óssea* (ver Figura 21.1). A doença é caracterizada pela ausência de anticorpos (gamaglobulinas) no sangue, conforme indica o nome. É uma das imunodeficiências congênitas mais comuns e o protótipo de uma falha na maturação das células B. A BTK está envolvida na transdução de sinais do pré-BCR que são necessários para a sobrevivência e a diferenciação de células pré-B (ver Capítulo 8). Em mulheres portadoras da doença, as únicas células B maduras são aquelas que têm o cromossomo X portador do alelo mutante inativo. Pacientes com agamaglobulinemia ligada ao X geralmente apresentam Ig sérica baixa ou indetectável, redução ou ausência de células B no sangue e tecidos linfoides periféricos, ausência de centros germinativos dos linfonodos e de plasmócitos nos tecidos. A maturação, o número e as funções das células T geralmente estão normais, embora alguns estudos tenham revelado redução do número de células T ativadas nesses pacientes, o que pode ser uma consequência da apresentação de antígenos reduzida causada pela falta de células B. Doenças autoimunes, como artrite, desenvolvem-se em quase 20% dos pacientes; não está estabelecido se isso está relacionado à falha de autotolerância ou se é uma consequência de infecções crônicas decorrentes da imunodeficiência. A BTK também está envolvida na ativação de células mieloides, e a suscetibilidade a infecções pode refletir a ausência total ou quase absoluta de anticorpos, além de também resultar em parte da função imune inata defeituosa. As complicações infecciosas da agamaglobulinemia ligada ao X são bastante reduzidas pela administração periódica (p. ex., semanal ou mensal) de injeções de preparações de IgG de doadores adultos saudáveis. Essas preparações contêm anticorpos pré-formados contra patógenos comuns e conferem uma imunidade passiva eficiente.

Formas autossômicas recessivas de agamaglobulinemia foram descritas, e a maioria delas pode estar associada a defeitos na sinalização do pré-BCR. Mutações gênicas que foram identificadas nesse contexto incluem os genes que codificam a cadeia pesada μ (IgM), a cadeia leve substituta λ5, a Igα (um componente de sinalização do pré-BCR e do BCR), a subunidade p85α da PI3 quinase e BLNK (uma proteína adaptadora *downstream* ao pré-BCR e BCR).

### *Deficiências seletivas de isótipos de imunoglobulina*

Muitas imunodeficiências que envolvem seletivamente um ou alguns isótipos de Ig foram descritas. A mais comum é a **deficiência seletiva de IgA**, que afeta cerca de 1 em 700 indivíduos de descendência caucasiana, e assim representa a imunodeficiência primária mais comum na América do Norte e Europa. A deficiência de IgA geralmente ocorre de maneira esporádica, mas muitos casos familiares com padrões de herança autossômica recessiva

Tabela 21.4 Deficiências de anticorpos.

| Doença | Deficiências funcionais | Mecanismo do defeito |
|---|---|---|
| **Agamaglobulinemias** | | |
| Ligada ao X | Diminuição de todos os isótipos de Ig sérica; número de células B reduzido | Defeito no ponto de controle do receptor pré-B; mutação no gene *BTK* |
| Formas autossômicas recessivas | Diminuição de todos os isótipos de Ig sérica; número de células B reduzido | Defeito no ponto de controle do receptor pré-B; mutações na cadeia pesada da IgM (μ), cadeia leve substituta *(λ5), Igα, BLNK, P13K p85α* |
| **Hipogamaglobulinemias/defeitos de isótipos** | | |
| Deficiência seletiva de IgA | Diminuição de IgA; pode estar associada ao aumento da suscetibilidade a infecções bacterianas e a protozoários, como *Giardia lamblia* | Mutações no gene *TACI* em alguns pacientes |
| Deficiência seletiva de IgG2 | Aumento da suscetibilidade a infecções bacterianas | Pequena subpopulação apresenta deleção no *locus* IgH γ2 |
| Imunodeficiência comum variável | Hipogamaglobulinemia; número de células B normal ou reduzido | Mutações em *ICOS, TACI, CTLA4, e muitos outros genes foram identificados* em alguns pacientes |
| Síndrome ICF | Hipogamaglobulinemia; defeitos leves ocasionais nas células T | Mutação no gene *DNMT3B* |
| **Síndromes de hiper-IgM** | | |
| Ligado ao X | Defeitos na ativação de células B, macrófagos e células dendríticas mediada por células T auxiliares; defeitos na mutação somática, troca de classe e formação do centro germinativo; imunidade mediada por células defeituosas | Mutação no gene *CD40L* |
| Autossômica recessiva com defeitos imunes mediados por células | Defeitos na ativação de células B, macrófagos e células dendríticas mediada por células T auxiliares; defeitos na mutação somática, troca de classe e formação do centro germinativo; imunidade mediada por células defeituosas | Mutações nos genes *CD40* e *NEMO* |
| Autossômica recessiva com defeito de anticorpos somente | Defeitos na mutação somática e troca de isótipos | Mutações nos genes *AID* e *UNG* |

AID, citidina desaminase induzida por ativação; BTK, tirosinoquinase de Bruton; DNMT3B, DNA metiltransferase 3B; ICF, imunodeficiências-instabilidade centromérica-anomalias faciais; ICOS, coestimulator induzível; Ig, imunoglobulina; NEMO, modulador essencial do NF-κB; TACI, ativador transmembrana e modulador de cálcio que interage com o ligante de ciclofilina; UNG, uracila N-glicosilase.

ou autossômica dominante também são conhecidos. As manifestações clínicas são variáveis. Muitas pessoas com deficiência de IgA são normais; outras apresentam infecções respiratórias e diarreia ocasionais; e, raramente, os pacientes apresentam infecções graves e recorrentes que provocam lesões permanentes no intestino e nas vias respiratórias, associadas a doenças autoimunes. Essas manifestações refletem a importância da IgA secretora na proteção das barreiras mucosas dos microrganismos comensais e patogênicos (ver Capítulo 14). A deficiência de IgA é caracterizada por baixos níveis séricos de IgA, geralmente inferiores a 50 μg/mℓ (o normal é de 2 a 4 mg/mℓ), com níveis normais ou elevados de IgM e IgG e pouca IgA nas secreções de mucosas. A doença é geneticamente heterogênea e, em alguns pacientes, há um defeito na troca de classe para IgA, embora a base subjacente para esse defeito não tenha sido identificada. Em uma pequena proporção de pacientes com deficiência seletiva de IgA, foram descritas mutações no gene *TACI* (ativador transmembrana e modulador de cálcio que interage com o ligante de ciclofilina; do inglês, *transmembrane activator and calcium modulator and cyclophilin ligand interactor*), um dos três tipos de receptores para as citocinas BAFF (fator de ativação das células B; do inglês, *B cell-activating factor*) e APRIL (um ligante indutor de proliferação; do inglês, *a proliferation-inducing ligand*), que estimulam a sobrevivência e a proliferação das células B. As mutações em *TACI* também são uma

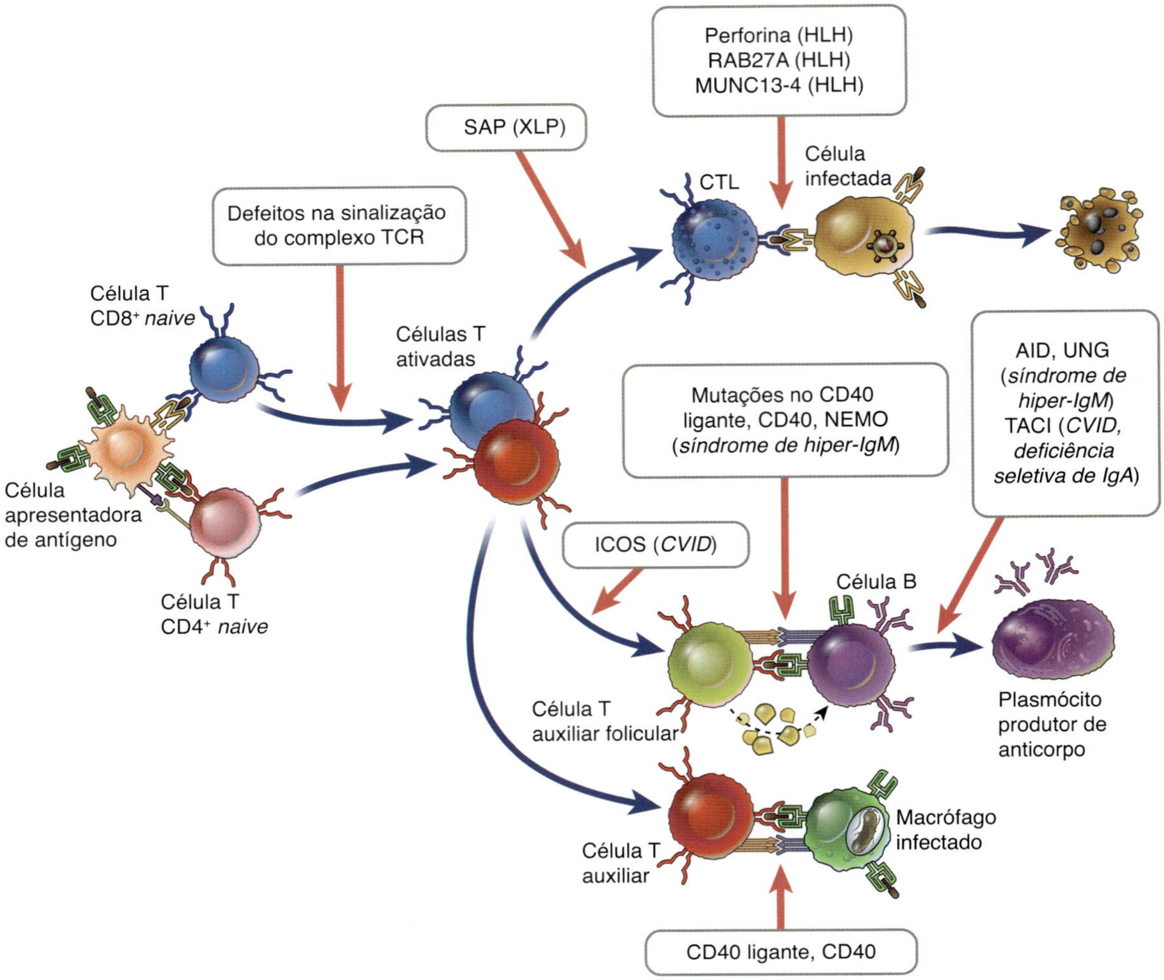


**Figura 21.2 Imunodeficiência causada por defeitos na ativação das células T e B.** As imunodeficiências primárias podem ser causadas por defeitos genéticos em moléculas necessárias para a sinalização do receptor antigênico do linfócito B ou T, para ativação de células B e macrófagos (e células dendríticas) mediada por células T auxiliares, ou para ativação e função de linfócitos T citotóxicos (*CTLs*) (e células *natural killer*). Os genes codificadores das proteínas listadas estão mudados em pacientes imunodeficientes. *AID*, citidina desaminase induzida por ativação; *CVID*, imunodeficiência comum variável; *HLH*, linfo-histiocitose hemafagocítica; *ICOS*, coestimulador induzível; *IgM*, imunoglobulina M; *TACI*, ativador transmembrana e de interação com CAML; *TCR*, receptor de células T; *UNG*, uracila N-glicosilase; *XLP*, doença linfoproliferativa ligada ao X.

importante causa de imunodeficiência comum variável (CVID; do inglês, *common variable immunodeficiency*), discutida mais adiante.

**Deficiências seletivas das subclasses de IgG** foram descritas, em que os níveis totais de IgG sérica estão normais, mas as concentrações de uma ou mais subclasses estão abaixo do normal. A deficiência de IgG3 é o defeito de subclasse mais comum em adultos, e a deficiência de IgG2 associada à redução de IgA é mais comum em crianças. Alguns indivíduos com essas deficiências desenvolvem infecções bacterianas recorrentes, mas muitas não apresentam quaisquer problemas clínicos. Deficiências seletivas das subclasses de IgG geralmente devem-se à diferenciação anormal de células B e raramente a deleções em homozigose de vários genes da região constante ($C\gamma$).

### Defeitos na diferenciação de células B: imunodeficiência comum variável (CVID)

***A CVID é um grupo heterogêneo de doenças definidas por níveis séricos reduzidos de Ig, falha na resposta de anticorpos às infecções e vacinas e aumento da incidência de infecções.*** A CVID é a imunodeficiência mais comum observada em adolescentes e adultos jovens. O diagnóstico geralmente é realizado por exclusão, quando outras doenças de imunodeficiências primárias são descartadas. A apresentação e a patogênese são, como o nome sugere, altamente variáveis. O diagnóstico é realizado com base na detecção de níveis séricos muito baixos de IgG, redução de IgM e/ou IgA e respostas fracas de anticorpos a vacinas, com exclusão de causas genéticas conhecidas de hipogamaglobulinemia. A prevalência em populações caucasianas é estimada entre 1 em 10.000 e 1 em 50.000. Embora a deficiência de Ig e as infecções piogênicas associadas, tipicamente por *Haemophilus influenzae* e *S. pneumoniae*, sejam as principais características desse distúrbio, as doenças autoimunes, incluindo anemia perniciosa, anemia hemolítica, enteropatia inflamatória e artrite reumatoide, podem ser também clinicamente significativas. Uma elevada incidência de tumores malignos, particularmente linfomas, também está associada à

CVID. Esses distúrbios podem ser diagnosticados cedo na infância ou mais tarde na vida. A maioria dos casos é esporádica, embora 5 a 25% dos pacientes tenham histórico familiar da doença. As formas monogênicas de CVID exibem herança autossômica dominante, embora alguns pacientes apresentem herança autossômica recessiva. Os linfócitos B maduros estão presentes, mas as células B de memória estão geralmente reduzidas no sangue, enquanto os plasmócitos estão ausentes nos tecidos linfoides, sugerindo um bloqueio na diferenciação das células B. A produção defeituosa de anticorpos tem sido atribuída a múltiplas anormalidades, incluindo defeitos intrínsecos das células B ou ajuda deficiente das células T.

As causas monogênicas respondem por aproximadamente 10% dos casos de CVID. Até o momento, mutações em mais de 25 genes diferentes foram demonstradas como estando associadas à CVID. As mutações em *TACI*, descritas anteriormente no contexto da deficiência seletiva de IgA, foram descritas em alguns casos. Mutações ativadoras em *PIK3CD*, o gene que codifica a subunidade catalítica da PI3 quinase δ, levam à hiperativação de células T e a um bloqueio no desenvolvimento de células B que resulta em CVID. Mutações com perda de função em *CTLA4* resultam em função defeituosa das células T reguladoras e um bloqueio mal explicado no desenvolvimento de células B, que também causa CVID. Uma pequena proporção de pacientes com CVID carrega uma mutação no gene *ICOS* (coestimulador induzível de células T; do inglês, *inducible T cell costimulator*). O ICOS é necessário para a geração das células T auxiliares foliculares (Tfh; do inglês, *T follicular helper*) (ver Capítulo 12). Alguns casos de CVID têm sido associados a mutações no gene *CD19*. O CD19 é um componente de sinalização do complexo correceptor CR2 (CD21) (ver Capítulo 7). Muitas outras mutações genéticas foram identificadas em pacientes com CVID. Mesmo em pacientes nos quais o gene mutado é identificado, o padrão de herança é frequentemente mais complexo do que nas doenças mendelianas comuns.

### Defeitos na ativação da célula B dependente da célula T: síndromes de hiper-IgM

***A síndrome de hiper-IgM ligada ao X é causada por mutações no gene que codifica a molécula efetora da célula T CD40-ligante (CD40L ou CD154).*** Trata-se de um distúrbio raro associado a um defeito na troca para os isótipos IgG e IgA em células B; a produção desses anticorpos está, portanto, reduzida, e o principal isótipo detectado no sangue é IgM. A produção de anticorpos de alta afinidade também está comprometida. As formas mutantes de CD40L produzidas nesses pacientes não são capazes de transduzir sinal ao interagirem com CD40 e, portanto, não estimulam as células B a prosseguirem com a troca de isótipo da cadeia pesada, o que requer o acoplamento de CD40 das células B com o CD40L das células T auxiliares (ver Capítulo 12). Os pacientes sofrem de infecções semelhantes àquelas observadas em outras deficiências de Ig. Os pacientes com síndrome de hiper-IgM ligada ao X também apresentam defeitos na imunidade mediada por células, com um aumento da suscetibilidade à infecção pelo microrganismo fúngico intracelular *P. jiroveci*. Esse defeito na imunidade mediada por células ocorre porque o CD40L e o CD40 também estão envolvidos na ativação de macrófagos e DCs dependentes de células T (ver Capítulo 10). Camundongos deficientes para CD40 ou para CD40L apresentam fenótipo semelhante àquele observado na doença humana.

Uma pequena subpopulação de casos da síndrome de hiper-IgM exibe um padrão de herança autossômica recessiva. Nesses pacientes, os defeitos genéticos podem estar no CD40 ou na enzima desaminase induzida por ativação (AID; do inglês, *activation-induced deaminase*), envolvida na troca de isótipo de cadeia pesada e na maturação por afinidade (ver Capítulo 12). Uma forma ainda mais rara de síndrome de hiper-IgM é causada por mutações autossômicas recessivas no gene codificador de uracila N-glicosilase (UNG; ver Capítulo 12), uma enzima que remove os resíduos de uracila dos genes de Ig durante a troca de classe e a mutação somática. Um distúrbio hereditário, a EDA-ID, no qual mutações hipomórficas em *NEMO* contribuem para um estado de hiper-IgM e para defeitos em estruturas de origem ectodérmica, foi descrita anteriormente nesta seção sobre os defeitos na imunidade inata.

Mutações nos genes *AID* e *UNG* afetam a recombinação de troca de classe e hipermutação somática de maneiras distintas. Na ausência de AID, tanto a troca de classe como a hipermutação estão defeituosas, porque a AID é necessária para ambos os processos. Na ausência de UNG, a troca de isótipo é defeituosa, mas a hipermutação somática está amplamente preservada, embora exiba menos mutações A:T do que o normal. No entanto, os fenótipos amplamente compartilhados de mutações que afetam CD40L, CD40, AID e UNG ligam todos esses genes em uma via de ativação das células B, um excelente exemplo de como as doenças genéticas informam nossa compreensão dos mecanismos biológicos. Previsivelmente, as mutações que afetam AID e UNG afetam as respostas das células B, mas, ao contrário das mutações CD40 ou CD40L, não comprometem a imunidade mediada por células.

## Defeitos na ativação e função dos linfócitos T

As anormalidades congênitas da ativação dos linfócitos T estão sendo cada vez mais reconhecidas, à medida que nosso conhecimento sobre as bases moleculares da ativação dos linfócitos aumenta (Tabela 21.5). Incluem-se nessa ampla categoria alguns distúrbios de composição dos grânulos ou de exocitose dos CTLs e das células NK. Embora os distúrbios associados à expressão defeituosa do MHC estejam classificados como distúrbios ligados ao desenvolvimento de células T, essas anormalidades também resultam em defeitos na ativação das células T que amadurecem e emergem do timo.

### Defeitos na transdução de sinal do TCR

Muitas doenças de imunodeficiências raras são causadas por defeitos na expressão de moléculas necessárias

**Tabela 21.5** Defeitos na ativação das células T.

| Doença | Deficiência funcional | Mecanismo do defeito |
|---|---|---|
| **Defeitos na sinalização das células T** | | |
| Defeitos na sinalização proximal do TCR | Defeitos na imunidade mediada por célula e imunidade humoral dependente de células T | Mutação nos genes *CD3*, *CD45*, *STIM1*, *ORAI1* |
| Síndrome de Wiskott-Aldrich<br>Doença autossômica recessiva do tipo WAS | Deficiência na ativação das células T e na mobilidade de leucócitos<br>Deficiência na ativação das células T e na mobilidade de leucócitos | Rearranjos do citoesqueleto de actina dependente do TCR estão defeituosos em razão das mutações no gene *WASP*, ou menos frequentemente no gene *WIP* que codifica a proteína de interação com WASP |
| Síndromes de hiper-IgE | Defeitos nas células Th17 e ILC3 | Mutações nos genes *STAT3* e *DOCK8* |
| **Linfo-histiocitose hemofagocítica familiar** | | |
| Doença linfoproliferativa ligada ao X | Proliferação de células B descontrolada induzida por EBV, ativação descontrolada de macrófagos e CTLs, defeitos nas células NK e função de CTLs | Mutações no gene *SAP*<br>Mutações no gene *XIAP* |
| Síndrome de imunodeficiência ligada ao X com defeito de magnésio-infecção por EBV-neoplasia | Viremia de EBV descontrolada e linfoma | Mutações no gene *MAGT1* |
| Deficiências de perforinas | Ativação descontrolada de macrófagos e de CTL, defeitos na função de células NK e de CTLs | Mutações no gene *PERFORIN* |
| Fusão de grânulos | Ativação descontrolada de macrófagos e de CTL, defeitos na função de células NK e de CTLs | Exocitose defeituosa dos grânulos citotóxicos; mutações nos genes *RAB27A*, *MUNC13-4*, *SYNTAXIN*, *AP3* (e no gene *LYST* na síndrome de Chédiak-Higashi – ver Tabela 21.2) |

*AP3*, complexo proteico relacionado ao adaptador 3; *CTL*, linfócito T citotóxico; *EBV*, vírus Epstein-Barr; *IgE*, imunoglobulina E; *ILC3*, células linfoides inatas 3; *LYST*, proteína reguladora do tráfego lisossômico; *MHC*, complexo principal de histocompatibilidade; *células NK*, células *natural killer*; *SAP*, proteína associada a SLAM (do inglês, *SLAM-associated protein*); *TAP*, transportador associado ao processamento antigênico; *TCR*, receptor de células T; *WASP*, proteínas da síndrome de Wiskott-Aldrich; *WIP*, proteína de interação com WASP; *XIAP*, inibidor de apoptose ligado ao X.

para a ativação e função das células T. Análises bioquímicas e moleculares de indivíduos afetados revelaram mutações em genes que codificam várias proteínas das células T (ver Tabela 21.5). Entre os exemplos estão a expressão ou função comprometidas do complexo TCR causadas por mutações nos genes *CD3* ε ou γ, ou a sinalização defeituosa mediada pelo TCR causada por mutações no gene *ZAP70*. Esses defeitos são frequentemente encontrados em apenas alguns casos isolados ou em algumas famílias, e as características clínicas e a gravidade variam bastante. Os pacientes com essas anormalidades podem apresentar deficiências predominantemente na função das células T ou imunodeficiências mistas de células T e B, apesar dos números normais ou mesmo elevados de linfócitos sanguíneos. Já foi mencionado o impacto de mutações afetando o complexo CD3, LCK e outras proteínas no desenvolvimento de todas as células T; o efeito das mutações em *ZAP70* no desenvolvimento de células T $CD8^+$; o papel das mutações em *LCK* e *UNC119* no desenvolvimento de células T $CD4^+$; e a relevância das mutações em *ORAI1* e *STIM1* na ativação das células T, todas no contexto clínico da SCID. Algumas outras síndromes que envolvem a ativação defeituosa de células T maduras são consideradas aqui.

### *Síndromes de hiper-IgE*

As síndromes de hiper-IgE (HIES, do inglês, *hyper-IgE syndromes*), também conhecidas como síndrome de Jó, representam um conjunto de síndromes de imunodeficiências primárias nas quais os pacientes apresentam eczema, eosinofilia, infecções pulmonares recorrentes e abscessos cutâneos causados por estafilococos e fungos. Sua nomenclatura antiga, síndrome de Jó, teve como base a descrição bíblica: "Saiu, pois, Satanás da presença do Senhor e afligiu Jó com feridas terríveis, da sola dos pés ao alto da cabeça". Uma forma autossômica dominante de HIES resulta de mutações dominantes negativas em heterozigose que afetam STAT3, um fator de transcrição crítico para as respostas celulares a IL-6, IL-10, IL-17, IL-21 e IL-22. A sinalização defeituosa de STAT3 resulta em diminuição das respostas de fase aguda *downstream* a IL-6, além de imunidade inata e respostas Th17 defeituosas, e isso provavelmente resulta na propensão ao desenvolvimento de abscessos frios mediados por *Staphylococcus aureus* (ver Capítulo 10). O defeito em STAT3 tem muitos efeitos pleiotrópicos além do efeito nas células Th17, e também contribui para o defeito nas respostas inibitórias mediadas por IL-10. Outra causa autossômica recessiva de HIES resulta de mutações no gene que codifica DOCK8, um fator de troca do nucleotídio guanina. Mutações no gene *DOCK8* resultam em números reduzidos de células T, células B e células NK, e defeitos na sinalização de linfócitos e rearranjos do citoesqueleto que se assemelham àqueles observados na síndrome de Wiskott-Aldrich. DOCK8 participa de uma via que leva à polimerização de actina mediada pelo complexo ARP2/3, e também é necessária para a manutenção da fosforilação de STAT3. O nome dessa síndrome enfatiza os níveis elevados de IgE no sangue; a base dessa anormalidade está provavelmente ligada à sinalização defeituosa de JAK-STAT, levando a um aumento das células Tfh produtoras de IL-4 e IL-13, que controlam as respostas de IgE.

### Síndrome linfoproliferativa ligada ao X

***A síndrome linfoproliferativa ligada ao X (XLP; do inglês,*** **X-linked lymphoproliferative*****) é um distúrbio caracterizado pela incapacidade de eliminar o EBV, levando eventualmente à mononucleose infecciosa fulminante e ao desenvolvimento de linfomas de células B.*** Em aproximadamente 80% dos casos, a doença é causada por mutações no gene que codifica uma molécula adaptadora chamada proteína associada a SLAM (SAP; do inglês, *signaling lymphocyte activation molecule [SLAM]-associated protein*) que se liga a uma família de moléculas da superfície celular envolvidas na ativação de células NK e de linfócitos T e B. A SAP medeia a ligação de SLAM e 2B4 (ver Capítulo 7) à quinase FYN da família SRC. Defeitos na SAP contribuem para a atenuação da ativação de células T e NK, resultando no aumento da suscetibilidade a infecções virais. Como discutido no Capítulo 12, a SAP é necessária para o desenvolvimento das células Tfh, e a incapacidade dos pacientes com XLP de produzir centros germinativos e anticorpos de alta afinidade provavelmente também contribui para a hipogamaglobulinemia e suscetibilidade a infecções virais associadas. Em aproximadamente 20% dos casos de XLP, o defeito genético não está na SAP, mas no gene que codifica o inibidor de apoptose ligado ao X (XIAP; do inglês, *X-linked inhibitor of apoptosis*). O aumento da apoptose de células T e células NK-T resultante provoca uma depleção acentuada desses tipos celulares. A imunodeficiência manifesta-se mais comumente por meio de graves infecções oportunistas pelo EBV.

### Síndrome de imunodeficiência ligada ao X com defeitos de magnésio-infecção por EBV-neoplasia

As mutações no gene do cromossomo X que codifica a proteína transportadora de magnésio 1 (MAGT1; do inglês, *magnesium transporter protein 1*) resultam em um defeito na função de células NK e de CTL, e também contribuem para a linfopenia de células T CD4$^+$. Os pacientes apresentam infecções recorrentes por EBV e por outros microrganismos, além de linfomas. Esse distúrbio é conhecido como síndrome de imunodeficiência ligada ao X com defeitos de magnésio-infecção por EBV-neoplasia (XMEN; do inglês, *X-linked immunodeficiency-magnesium defects-EBV infection-neoplasia*). Os níveis intracelulares de magnésio livre induzidos durante a ativação de células T e NK pela MAGT1 contribuem para a ativação da PLCγ1 nessas células e ajudam a mediar a sinalização de cálcio subsequente. O defeito na sinalização celular pode ser restaurado pela suplementação da dieta com magnésio. As células B (que têm altos níveis de PLCγ2, uma isoforma diferente de PLCγ) não são afetadas pela ausência desse transportador. Esse distúrbio destaca o papel do magnésio na ativação das células T.

### Defeitos na função dos CTL e das células NK: linfo-histiocitose hemofagocítica familiar

***As síndromes de linfo-histiocitose hemofagocítica familiar (HLH; do inglês,*** **hemophagocytic lymphohistiocytosis*****) constituem um grupo de doenças de imunodeficiência potencialmente fatais, nas quais as células NK e os CTLs apresentam defeitos em sua capacidade de matar células infectadas.*** Como resultado, as infecções virais não são mantidas sob controle, e a ativação compensatória excessiva dos macrófagos é uma característica dessas síndromes. Em decorrência dessa característica, outro nome para essas doenças é **síndrome de ativação macrofágica**. Uma característica tardia, mas marcante desses transtornos, é a ingestão de hemácias por macrófagos ativados (hemofagocitose). As mutações no gene *perforina* são a causa mais comum de HLH familiar, mas mutações em genes que codificam a maquinaria celular envolvida na exocitose de grânulos são encontradas em alguns casos dessa síndrome. Especificamente, as mutações que afetam RAB27A, uma pequena guanosina trifosfatase envolvida na fusão vesicular, e MUNC13-4, um adaptador que participa na exocitose de grânulos, comprometem a fusão dos grânulos líticos com a membrana plasmática, e assim contribuem para vários subtipos de HLH. Da mesma maneira, mutações no gene de um dos componentes do complexo proteico do adaptador citosólico AP3 também podem interromper o transporte intracelular e contribuir para uma forma de HLH. Acredita-se que as células T e as células NK tenham atividade citotóxica defeituosa e não possam eliminar infecções intracelulares, e a excessiva ativação compensatória de macrófagos mediada por IFN-γ se manifesta por meio de hemofagocitose e linfadenopatia no contexto da imunodeficiência. Um anticorpo que neutraliza IFN-γ é aprovado para o tratamento de síndromes de ativação macrofágica familiares.

## Distúrbios multissistêmicos com imunodeficiência

A imunodeficiência geralmente é uma constelação de sintomas presentes em inúmeras doenças hereditárias que acometem múltiplos órgãos.

### *Síndrome de Wiskott-Aldrich*

A síndrome de Wiskott-Aldrich é uma doença ligada ao X, caracterizada por eczema, trombocitopenia (redução de plaquetas sanguíneas) e suscetibilidade a infecções bacterianas. Algumas anormalidades dessa doença podem ser rastreadas pelos defeitos na ativação das células T, embora a perda intrínseca da função das células B também contribua para a patogênese. Nas fases iniciais da doença, o número de linfócitos está normal, e o principal defeito é a incapacidade de produzir anticorpos em resposta a antígenos polissacarídios independentes de células T, razão pela qual esses pacientes são especialmente suscetíveis a infecções por bactérias encapsuladas. Os linfócitos (e as plaquetas) são menores que o normal. À medida que a idade aumenta, os pacientes apresentam redução do número de linfócitos e imunodeficiência mais grave.

O gene alterado na síndrome de Wiskott-Aldrich codifica uma proteína citoplasmática chamada proteína da síndrome de Wiskott-Aldrich (WASP, *Wiskott-Aldrich syndrome protein*), expressa exclusivamente em células derivadas da medula óssea. A WASP interage com diversas proteínas, incluindo moléculas adaptadoras *downstream* ao receptor antigênico, como a GRB2 (ver Capítulo 7), o complexo ARP2/3 envolvido na polimerização da actina e as pequenas proteínas G da família RHO que regulam o rearranjo do citoesqueleto de actina. A formação defeituosa de sinapses imunológicas entre as células T e as APCs resulta em fraca ativação dos linfócitos e mobilidade comprometida de todos os leucócitos, o que explica a imunodeficiência observada nessa síndrome. Uma doença autossômica recessiva que se assemelha à síndrome de Wiskott-Aldrich foi descrita. Essa doença é causada por mutações no gene codificador da WIP (proteína de interação com WASP; do inglês, *WASP-interacting protein*), uma proteína que se liga a WASP e a estabiliza.

### *Ataxia telangiectasia*

A ataxia-telangiectasia é uma doença autossômica recessiva caracterizada por marcha anormal (ataxia), malformações vasculares (telangienctasias), déficits neurológicos, incidência aumentada de tumores e imunodeficiência. A doença é causada por mutações em um gene que codifica uma proteinoquinase chamada ATM (ataxia-telangiectasia mutada). Os defeitos imunológicos são de gravidade variável e podem afetar tanto células B como células T. A ATM é necessária para o reparo da quebra de dupla fita (ds; do inglês, *double strand*) de DNA, que é relevante tanto para a recombinação V(D)J quanto para a recombinação de troca de classe, conforme descrito a seguir. Os defeitos imunológicos humorais mais comuns são as deficiências de IgA e de IgG2, provavelmente em função do papel crucial de ATM na recombinação de troca de classe. Os defeitos das células T, que geralmente são menos pronunciados, estão associados à hipoplasia tímica. Os pacientes apresentam infecções bacterianas do trato respiratório superior e inferior, múltiplos fenômenos autoimunes e cânceres cada vez mais frequentes com o avançar da idade.

A ATM é estruturalmente relacionada a PI3 quinase e ativa os pontos de controle do ciclo celular e apoptose em resposta a quebras da dsDNA. Também tem sido mostrada sua função na estabilidade dos complexos de quebra da dupla fita do DNA durante a recombinação V(D)J. Na ataxia-telangiectasia, essas anormalidades no reparo do DNA explicam a geração anormal de receptores antigênicos. Além disso, a ATM contribui para a estabilidade do DNA quando as quebras na dsDNA são geradas no decorrer da recombinação de troca de classe da Ig, e mutações no gene *ATM* resultam em uma troca de classe defeituosa e níveis reduzidos de IgG, IgA e IgE.

## Abordagens terapêuticas para imunodeficiências primárias

***Os tratamentos para as imunodeficiências têm dois objetivos: minimizar e controlar as infecções, e substituir os componentes defeituosos ou ausentes do sistema imunológico por meio da reposição de anticorpos ou do transplante de células-tronco hematopoéticas.*** A imunização passiva com *pool* de gamaglobulinas é muito benéfica para os pacientes agamaglobulinêmicos, salvando a vida de muitos meninos com agamaglobulinemia ligada ao X. O transplante de células-tronco hematopoéticas é atualmente o tratamento de escolha para muitas doenças de imunodeficiência primária e tem sido bem-sucedido no tratamento de SCID, síndrome de Wiskott-Aldrich, síndrome do linfócito nu e LADs. A terapia de reposição enzimática para a deficiência de ADA é um tratamento comum. A injeção de ADA bovina conjugada com polietilenoglicol para prolongar sua meia-vida sérica tem se provado positiva em alguns casos, mas os benefícios são normalmente de curta duração.

Em teoria, a terapia ideal para as doenças congênitas dos linfócitos é a substituição do gene defeituoso em células-tronco autorrenováveis. A substituição gênica se mostrou bem-sucedida para algumas doenças de imunodeficiências. Os principais obstáculos para esse tipo de terapia gênica são as dificuldades de purificação das células-tronco autorrenováveis, que são os alvos ideais para a introdução do gene substituto, e a introdução de genes em células de forma a alcançar uma expressão estável, de longa duração e de alto nível. Além disso, os receptores do transplante devem ser condicionados por meio de depleção de suas células da medula óssea para permitir a fixação das células-tronco transplantadas, e isso acarreta riscos potenciais devido à redução transitória das células sanguíneas. Um progresso considerável foi alcançado na terapia gênica para a deficiência de ADA e a SCID ligada ao X pelo uso de uma abordagem de condicionamento leve. Pacientes com SCID ligada ao X têm sido tratados com sucesso por meio do transplante de células de medula óssea autólogas modificadas para expressar um gene $\gamma c$ normal. Nos ensaios iniciais, um pequeno número de pacientes tratados desenvolveu leucemia, aparentemente porque o gene $\gamma c$ introduzido se inseriu de maneira adjacente a um oncogene, ativando esse gene. O desenvolvimento de vetores lentivirais de autoinativação mais recentes reduziu o risco de mutagênese por inserção, e isso levou a uma terapia gênica bem-sucedida para ADA-SCID e SCID ligada ao X.

## IMUNODEFICIÊNCIAS SECUNDÁRIAS (ADQUIRIDAS)

***As deficiências do sistema imunológico frequentemente se desenvolvem em decorrência de normalidades que não são genéticas, mas adquiridas ao longo da vida*** (Tabela 21.6). As doenças de imunodeficiência adquirida são, de fato, mais comuns que as imunodeficiências congênitas, e são causadas por uma variedade de mecanismos patogênicos. Primeiro, a imunossupressão pode ocorrer como uma complicação biológica de outro processo patológico. Segundo, as chamadas imunodeficiências iatrogênicas podem se desenvolver como complicações da terapia de outras doenças. Terceiro, a imunodeficiência pode resultar de uma infecção que tem como alvo as células do sistema imune. A mais importante destas é a infecção pelo HIV, que é descrita separadamente mais adiante no capítulo.

***Os distúrbios nos quais a imunodeficiência é um elemento complicador frequente incluem desnutrição, câncer e infecções.*** A desnutrição proteico-calórica é comum nos países de baixa renda e está associada à imunidade celular e humoral debilitada aos microrganismos. Grande parte da morbidade e mortalidade que atinge as pessoas desnutridas deve-se às infecções. A base para a imunodeficiência não está bem definida, mas é razoável presumir que os distúrbios metabólicos globais nesses indivíduos, causados pela ingestão deficiente de proteína, gordura, vitaminas e minerais, afetarão de forma adversa a maturação e a função das células do sistema imune.

**Tabela 21.6** Imunodeficiências secundárias (adquiridas).

| Causa | Mecanismo |
|---|---|
| Infecção pelo HIV | Depleção das células T $CD4^+$ |
| Desnutrição proteico-calórica | Desarranjo metabólico inibe a maturação e a função dos linfócitos |
| Irradiação e quimioterapia para o câncer | Diminuição dos precursores de linfócitos na medula óssea |
| Metástases do câncer e leucemia envolvendo a medula óssea | Redução do sítio de desenvolvimento dos leucócitos |
| Imunossupressão por transplantes, doenças autoimunes | Redução da ativação de linfócitos, bloqueio de citocinas, tráfego dos leucócitos prejudicado |
| Perda do baço em razão de traumatismo, doença falciforme ou cirurgia | Diminuição da fagocitose de bactérias transmitidas pelo sangue |

Pacientes com câncer generalizado avançado são normalmente suscetíveis à infecção em decorrência do comprometimento da resposta imune celular e humoral a vários microrganismos. Tumores da medula óssea, incluindo os cânceres com metástases para a medula óssea e as leucemias que se desenvolvem na medula, podem interferir no crescimento e desenvolvimento de linfócitos normais e de outros leucócitos. Além disso, os tumores podem produzir substâncias que interferem no desenvolvimento ou na função dos linfócitos.

Vários tipos de infecções levam à imunossupressão. Alguns vírus, além do HIV, são conhecidos por prejudicar as respostas imunes; exemplos deles incluem o vírus do sarampo e o vírus linfotrópico de células T humanas tipo 1 (HTLV-1; do inglês, *human T cell lymphotropic vírus 1*). Ambos os vírus podem infectar os linfócitos, o que pode ser a base para os seus efeitos imunossupressores. Assim como o HIV, o HTLV-1 é um retrovírus com tropismo para as células T $CD4^+$; no entanto, em vez de matar as células T auxiliares, o HTLV-1 induz uma transformação que produz uma neoplasia maligna agressiva chamada leucemia/linfoma de células T do adulto (ATL; do inglês, *adult T cell leucemia/lymphoma*). Os pacientes com ATL normalmente desenvolvem uma imunossupressão grave com múltiplas infecções oportunistas. Infecções crônicas por *Mycobacterium tuberculosis* e vários fungos frequentemente resultam em anergia a muitos antígenos. Infecções parasitárias crônicas também podem levar à imunossupressão. Por exemplo, crianças africanas com malária crônica apresentam depressão da função das células T, e essa pode ser uma razão pela qual essas crianças têm maior propensão a desenvolver tumores malignos associados ao EBV.

***A imunossupressão iatrogênica é mais frequentemente causada por terapias com fármacos que eliminam ou inativam funcionalmente os linfócitos, ou bloqueiam a função de citocinas produzidas pelas células imunes inatas e pelos linfócitos.*** Alguns fármacos são administrados intencionalmente para imunossuprimir os pacientes, seja para o tratamento de doenças inflamatórias ou para prevenir a rejeição de aloenxertos de órgãos. Os fármacos anti-inflamatórios e imunossupressores mais comumente usados são os corticosteroides e os inibidores de calcineurina, respectivamente, mas muitos outros, incluindo anticorpos anticitocinas, são amplamente utilizados agora (ver Capítulos 17 e 19). Vários fármacos quimioterápicos são administrados a pacientes com câncer, e esses medicamentos geralmente são citotóxicos para células em proliferação, incluindo linfócitos maduros e em desenvolvimento, bem como para outros precursores de leucócitos. Assim, a quimioterapia para o câncer é quase sempre acompanhada por um período de imunossupressão e risco aumentado de infecção. A imunossupressão iatrogênica e os tumores que envolvem a medula óssea são as causas mais comuns de imunodeficiência nos países com renda mais alta.

Outra forma de imunodeficiência adquirida resulta da ausência do baço causada pela remoção cirúrgica do órgão após um traumatismo, bem como pelo tratamento de certas doenças hematológicas, como anemia hemolítica autoimune e trombocitopenia, nas quais as hemácias e as plaquetas, respectivamente, são destruídas por fagócitos no baço, ou, ainda, por infarto na doença das células falciformes. Pacientes sem o baço são mais suscetíveis à infecção por alguns organismos, particularmente bactérias como pneumococos e meningococos, as quais têm cápsulas ricas em polissacarídios e normalmente são removidas por opsonização e fagocitose. Essa suscetibilidade aumentada deve-se, em parte, ao defeito da eliminação fagocitária de microrganismos no sangue, uma importante função do baço, e, em parte, às respostas defeituosas de anticorpos resultantes da ausência de células B da zona marginal.

## VÍRUS DA IMUNODEFICIÊNCIA HUMANA E A SÍNDROME DA IMUNODEFICIÊNCIA ADQUIRIDA

***A AIDS é a doença causada pela infecção com HIV e caracteriza-se por uma profunda imunossupressão com infecções oportunistas e tumores malignos associados, emaciação e distúrbios neurocognitivos.*** O HIV infecta primariamente células T CD4$^+$ auxiliares ativadas. Macrófagos e DCs também podem abrigar o vírus, mas com menos eficiência que as células T CD4$^+$ auxiliares. O HIV evoluiu como um patógeno humano recentemente em relação à maioria dos outros patógenos humanos conhecidos, e a epidemia do HIV foi identificada pela primeira vez somente na década de 1980. Entretanto, o grau de morbidade e mortalidade causado pelo HIV e o impacto global dessa infecção nos recursos de assistência médica e na economia já são enormes e continuam a crescer. O HIV já infectou entre 70 e 80 milhões de pessoas e causou a morte de mais de 34 milhões de adultos e crianças. Aproximadamente 38 milhões de pessoas vivem com a infecção pelo HIV e a AIDS, dentre os quais aproximadamente 70% estão na África e 20% na Ásia, e quase 1 milhão de pessoas morre em decorrência da doença a cada ano. Uma característica particularmente devastadora da doença é que metade dos aproximadamente 3 milhões de novos casos anuais ocorre em adultos jovens (entre 15 e 24 anos de idade). A AIDS já deixou cerca de 14 milhões de órfãos. Cerca de 1,7 milhão de crianças menores de 15 anos têm HIV e mais de 90% dessas crianças adquiriram AIDS de suas mães durante a vida fetal, parto ou amamentação. Cerca de 100.000 crianças morrem de AIDS todos os anos. Atualmente, não existe vacina ou cura permanente para a AIDS, mas os fármacos antirretrovirais em uso são bastante eficazes no controle da infecção. Nesta seção do capítulo, descrevemos as propriedades do HIV, a patogênese da imunodeficiência induzida pelo HIV e as características clínicas e epidemiológicas de doenças relacionadas ao HIV.

### Visão geral da virologia do HIV

O HIV é um membro da família dos lentivírus de retrovírus animais. Os lentivírus, incluindo o vírus Visna de ovinos e bovinos, e o vírus da imunodeficiência felina e símia são capazes de desencadear uma infecção latente de longo prazo nas células e efeitos citopáticos de curto prazo, sendo que todos são causadores de doenças fatais de progressão lenta, que incluem síndromes de emaciação e anormalidades do SNC. Dois tipos de HIV intimamente relacionados, denominados de HIV-1 e HIV-2, foram identificados. O HIV-1 é, de longe, a causa mais comum de AIDS; o HIV-2, que difere em estrutura genômica e antigenicidade, causa uma forma de AIDS de progressão mais lenta que a doença associada ao HIV-1, e está confinado principalmente à África Ocidental.

#### *Estrutura e genes do HIV*

Uma partícula infecciosa do HIV consiste em duas fitas idênticas de RNA empacotadas dentro de um núcleo de proteínas virais e circundadas por um envelope composto por uma bicamada fosfolipídica derivada da membrana da célula hospedeira, mas incluindo proteínas de membrana codificadas pelo vírus (Figura 21.3). O genoma de RNA do HIV tem aproximadamente 9,2 kb de comprimento e apresenta um arranjo básico de sequências de ácido nucleico característico de todos os retrovírus conhecidos (Figura 21.4). As repetições terminais longas (LTRs; do inglês, *long terminal repeats*) em cada extremidade do genoma regulam a expressão dos genes virais, a integração viral no genoma do hospedeiro e a replicação viral. A sequência *gag* codifica proteínas estruturais do núcleo. A sequência *env* codifica a proteína do envelope (Env) do HIV. A Env existe como um trímero de três moléculas de uma glicoproteína, gp120, e uma haste de três moléculas de gp41 que está inserida na bicamada lipídica viral. A sequência *pol* codifica as enzimas virais transcriptase reversa, integrase e protease, que são necessárias para a replicação viral. Além desses genes retrovirais típicos, o genoma do HIV-1 contém seis outros genes reguladores únicos para o HIV, a saber: os genes *tat, rev, vif, nef, vpr* e *vpu*, cujos produtos regulam a replicação viral e a evasão à imunidade do hospedeiro de várias formas. As funções desses genes estão resumidas na Figura 21.4 e serão discutidas mais adiante.

#### *Ciclo de vida viral*

***A infecção das células pelo HIV inicia-se quando a glicoproteína gp120 do envelope viral liga-se a duas proteínas da célula hospedeira, o CD4 e um receptor de quimiocinas que atua como correceptor*** (Figura 21.5). As partículas virais que iniciam a infecção estão geralmente presentes no sangue, sêmen ou outros fluidos corporais de um indivíduo e são introduzidas em outro indivíduo pelo contato sexual, picada por agulha ou passagem transplacentária. Os dois componentes da Env, a subunidade gp41 transmembrana e a subunidade gp120 externa associada de forma não covalente, são produzidas por clivagem proteolítica de uma gp160 precursora.

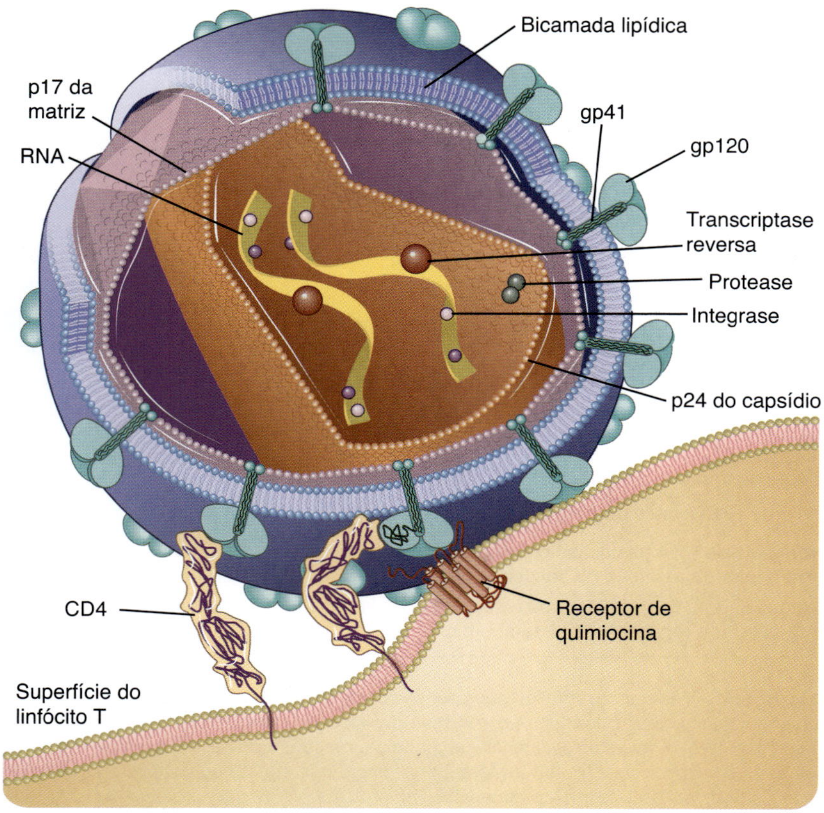


**Figura 21.3 Estrutura do HIV-1.** Um vírion do HIV-1 próximo à superfície de uma célula T é mostrado. O HIV-1 consiste em duas fitas de RNA idênticas (o genoma viral) e enzimas associadas, incluindo a transcriptase reversa, integrase e protease, empacotadas em um núcleo em forma de cone composto pela proteína p24 do capsídio, envolvido por uma proteína p17 de matriz, e toda estrutura é circundada por um envelope de membrana fosfolipídica derivado da célula do hospedeiro. As proteínas de membrana codificadas pelo vírus (gp41 e gp120) estão ligadas ao envelope. O CD4 e receptores de quimiocinas na superfície da célula do hospedeiro atuam como receptores do HIV-1 (Copyright © 2000 Terese Winslow.)

O complexo trimérico Env medeia um processo de múltiplas etapas de fusão do envelope do vírion à membrana da célula-alvo (Figura 21.6). O primeiro passo desse processo é a ligação das subunidades de gp120 a moléculas CD4, o que induz uma alteração conformacional que promove a ligação secundária de gp120 a um receptor de quimiocinas, geralmente CCR5 ou CXCR4, que atua como um correceptor para o vírus. A ligação do HIV ao correceptor induz uma mudança conformacional em gp41, seu redobramento em um feixe de seis hélices que expõe uma região hidrofóbica, chamada peptídio de fusão, que então se insere na membrana celular, permitindo que a membrana viral se funda à membrana da célula-alvo. A fusão pode ocorrer na superfície celular ou em um compartimento macropinocítico ou endossomal. Após o vírus completar o seu ciclo de vida na célula infectada (descrito mais adiante), as partículas virais livres são liberadas da célula infectada e se ligam a uma célula não infectada, propagando assim a infecção. Além disso, a gp120 e a gp41, expressas na membrana plasmática das células infectadas antes de o vírus ser liberado, podem mediar a fusão célula-célula com uma célula não infectada que expressa CD4 e correceptores, de maneira que os genomas do HIV podem então ser repassados diretamente entre as células fusionadas.

***Os receptores de quimiocinas mais importantes que atuam como correceptores para o HIV são o CCR5 e o CXCR4.*** Já foi demonstrado que mais de sete receptores de quimiocinas servem como correceptores para a entrada do HIV nas células, e várias outras proteínas que pertencem à família dos receptores acoplados à proteína G que atravessa a membrana sete vezes, como o receptor do leucotrieno $B_4$, também podem mediar a infecção das células pelo HIV. Diferentes isolados de HIV e, de fato, diferentes cepas de HIV em um mesmo indivíduo, apresentam tropismos distintos para populações celulares variadas.

Embora as células T $CD4^+$ sejam o principal alvo celular do HIV, algumas cepas de HIV que contêm proteínas Env com uma afinidade muito alta para CD4 podem também infectar macrófagos; essas cepas são algumas vezes chamadas cepas macrófagos (M)-trópicas. A densidade de CD4 em macrófagos é 20 vezes menor do que em células T $CD4^+$, e a expressão de CCR5 e CXCR4 na superfície celular de macrófagos também é consideravelmente menor que os níveis dessas proteínas em células T $CD4^+$.

Embora existam vírus geneticamente distintos em qualquer indivíduo infectado, normalmente apenas uma única cepa viral é transmitida com sucesso de um indivíduo infectado para outro previamente não infectado. O vírus transmitido é chamado cepa fundadora. As cepas fundadoras que são transmitidas de uma pessoa para outra têm uma afinidade relativamente baixa para CD4 e usam exclusivamente a molécula CCR5 como correceptor. Essas cepas, chamadas cepas T-trópicas, entram nos macrófagos cerca de 30 vezes menos eficientemente que as cepas M-trópicas. A transmissão de pessoa para pessoa quase sempre envolve apenas cepas T-trópicas. A importância do CCR5 na infecção pelo HIV *in vivo* é apoiada pela descoberta de que os indivíduos que não expressam esse receptor na

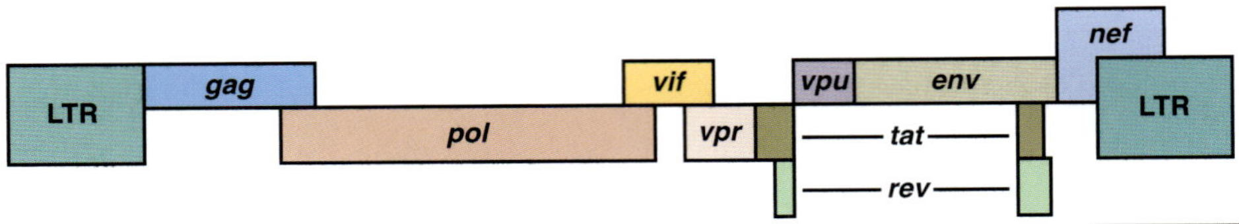


| | |
|---|---|
| **LTR** | Transcrição do genoma viral; integração do DNA viral ao genoma da célula hospedeira; sítio de ligação para fatores de transcrição do hospedeiro |
| ***gag*** | Proteínas centrais do nucleocapsídio e de matriz |
| ***pol*** | Transcriptase reversa, protease, integrase e ribonuclease |
| ***env*** | Proteínas do envelope viral (gp120 e gp41) |
| ***vif*** | Supera os efeitos inibidores da enzima de células hospedeiras (APOBEC3G), promove replicação viral |
| ***vpr*** | Aumenta a replicação viral e suprime o processamento (*splicing*) de mRNA do hospedeiro |
| ***tat*** | Necessária para o alongamento de transcritos virais |
| ***rev*** | Promove a exportação nuclear de RNAs virais parcialmente processados |
| ***vpu*** | Regula negativamente a expressão de CD4 na célula hospedeira; aumenta a liberação de vírus a partir das células; neutraliza o fator de restrição do hospedeiro teterina |
| ***nef*** | Regula negativamente a expressão de CD4 e do MHC de classe I na célula hospedeira; modula a sinalização intracelular para facilitar a replicação viral; também neutraliza a teterina |

**Figura 21.4 Genoma do HIV.** Os genes ao longo do genoma linear estão representados por blocos de diferentes cores. Alguns genes usam uma parte das mesmas sequências de outros genes, como mostrado pelos blocos sobrepostos, mas são lidos de forma diferente pela RNA polimerase da célula hospedeira. As sequências codificadoras dos genes *tat* e *rev* estão separadas no genoma e requerem processamento do RNA para produzir um mRNA funcional. *env*, envelope; *gag*, antígeno grupo-específico; *LTR*, repetição terminal longa; *nef*, efetor negativo; *pol*, polimerase; *rev*, regulador da expressão gênica viral; *tat*, ativador transcricional; *vif*, fator de infectividade viral; *vpr*, proteína viral R; *vpu*, proteína viral u. (Modificada de Greene W. AIDS and the immune system. *Sci Am*. 1993;269[3], 98-105. Copyright © 1993 by Scientific American, Inc.)

superfície celular devido à deleção herdada em homozigose do gene *CCR5* são resistentes à infecção pelo HIV.

***Uma vez que um vírion do HIV entra em uma célula, as enzimas no interior do complexo de nucleoproteína tornam-se ativas e iniciam o ciclo replicativo viral*** (ver Figura 21.5). O centro da nucleoproteína viral se rompe, o genoma de RNA do HIV sofre transcrição reversa em dsDNA por ação da transcriptase reversa viral e o DNA viral entra no núcleo. A integrase viral também entra no núcleo e catalisa a integração do DNA viral ao genoma da célula hospedeira. O DNA integrado do HIV é chamado provírus. Os provírus podem permanecer transcricionalmente inativos durante meses ou anos, com pouca ou nenhuma produção de novas proteínas virais ou vírions, e, desse modo, a infecção de uma célula individual pelo HIV pode permanecer latente. A contribuição dos vírus latentes para o reservatório de HIV é discutida mais adiante.

***A transcrição dos genes do provírus de DNA integrado é regulada pela LTR* upstream *aos genes estruturais virais, sendo que as citocinas e outros estímulos que ativam as células T e os macrófagos amplificam a transcrição gênica viral.*** As LTRs contêm sequências-sinal de poliadenilação, a sequência promotora "TATA box" e os sítios de ligação para dois fatores de transcrição da célula hospedeira, NF-κB e SP1. A iniciação da transcrição gênica do HIV nas células T está associada à ativação das células T por antígenos ou citocinas. Por exemplo, os ativadores policlonais de células T como a fito-hemaglutinina, e citocinas como a IL-2, o fator de necrose tumoral (TNF; do inglês, *tumor necrosis factor*) e a linfotoxina, estimulam a expressão gênica do HIV nas células T infectadas; várias citocinas ativadoras de macrófagos, incluindo a IFN-γ e o fator estimulador de colônias de granulócitos-macrófagos (GM-CSF; do inglês, *granulocyte-macrophage colony-stimulating factor*) estimulam a expressão gênica do HIV e a replicação viral em monócitos e macrófagos infectados. A estimulação da transcrição gênica do HIV por TCR e citocinas provavelmente envolve a ativação do NF-κB e sua ligação às sequências da LTR viral. Esse fenômeno é significativo para a patogênese da AIDS, porque a resposta normal de uma célula T infectada de forma latente a um microrganismo pode ser a maneira pela qual a latência do HIV é encerrada e a produção de vírus iniciada.

A proteína Tat é necessária para a expressão gênica do HIV e atua amplificando a produção de transcritos completos do mRNA viral. Mesmo na presença de sinais ótimos para iniciar a transcrição, pouca ou nenhuma molécula de mRNA do HIV é realmente sintetizada sem a ação da Tat, porque a transcrição de genes do HIV pela RNA polimerase de mamíferos é ineficiente e o complexo polimerase geralmente cessa antes de o mRNA estar concluído. A Tat permite que a RNA polimerase dependente de DNA permaneça ligada à molécula de DNA viral por tempo suficiente para a transcrição ser completada e, assim, produzir um mRNA viral funcional.

***A síntese de partículas virais infecciosas maduras começa assim que os transcritos de RNA viral completos são sintetizados e os genes virais são expressos como proteínas.*** Os mRNA que codificam as várias

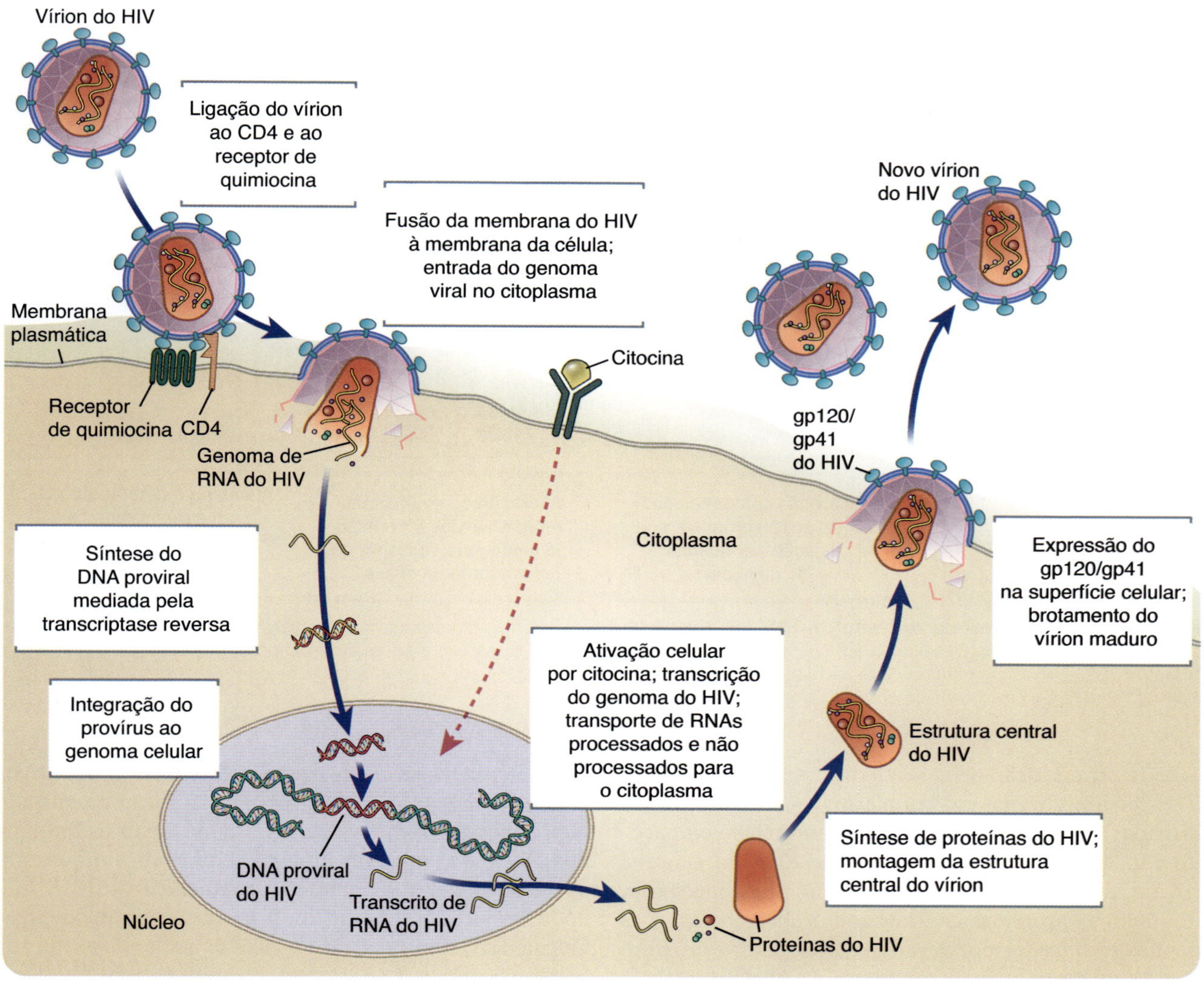


**Figura 21.5 Ciclo de vida do HIV.** As etapas sequenciais do ciclo de vida do HIV são mostradas, desde a infecção inicial de uma célula do hospedeiro até a replicação viral e liberação de um novo vírion. Para fins de clareza, a produção e a liberação de apenas um novo vírion são mostradas. Na verdade, uma célula infectada produz muitos vírions, e cada um deles é capaz de infectar células, desse modo ampliando o ciclo infeccioso. A transcrição proviral é ativada por citocinas ou antígeno (não mostrado).

proteínas do HIV são derivados de um único transcrito completo do genoma por eventos de processamento (*splicing*) diferencial. A expressão gênica do HIV pode ser dividida em uma fase inicial, durante a qual os genes reguladores são expressos, e uma fase tardia, durante a qual são expressos os genes estruturais e os genomas virais completos são empacotados. As proteínas Rev, Tat e Nef são produtos gênicos iniciais codificados por mRNA completamente processados que são exportados a partir do núcleo e traduzidos em proteínas no citoplasma logo após a infecção de uma célula. Os genes tardios incluem *env*, *gag* e *pol*, que codificam os componentes estruturais dos vírus e são traduzidos a partir de um RNA processado ou não processado. A proteína Rev inicia a transição da expressão dos genes iniciais para os tardios, promovendo a exportação desses RNAs gênicos tardios incompletamente processados para fora do núcleo. O produto do gene *pol* é uma proteína precursora sequencialmente clivada para formar as enzimas transcriptase reversa, protease, ribonuclease e integrase. Como mencionado anteriormente, as proteínas transcriptase reversa e integrase são necessárias para a produção de uma cópia de DNA a partir do RNA genômico viral e para sua integração como um provírus no genoma do hospedeiro. O gene *gag* codifica uma proteína de 55 kDa que é clivada proteoliticamente na proteína p24 do capsídio, proteína p17 da matriz, proteína p7 do nucleocapsídio, domínio p6 e dois peptídios espaçadores, sp1 e sp2, pela ação da protease viral codificada pelo gene *pol*. Os peptídios e proteínas derivados de *gag* são necessários para a montagem das partículas virais infecciosas. O produto primário do gene *env* é uma glicoproteína de 160 kDa (gp160) que é clivada por proteases celulares no retículo endoplasmático nas proteínas gp120 e gp41 necessárias para a ligação do HIV às células, como discutido anteriormente. A terapia medicamentosa antirretroviral atual para a doença causada pelo HIV inclui inibidores das enzimas transcriptase reversa, protease e integrase.

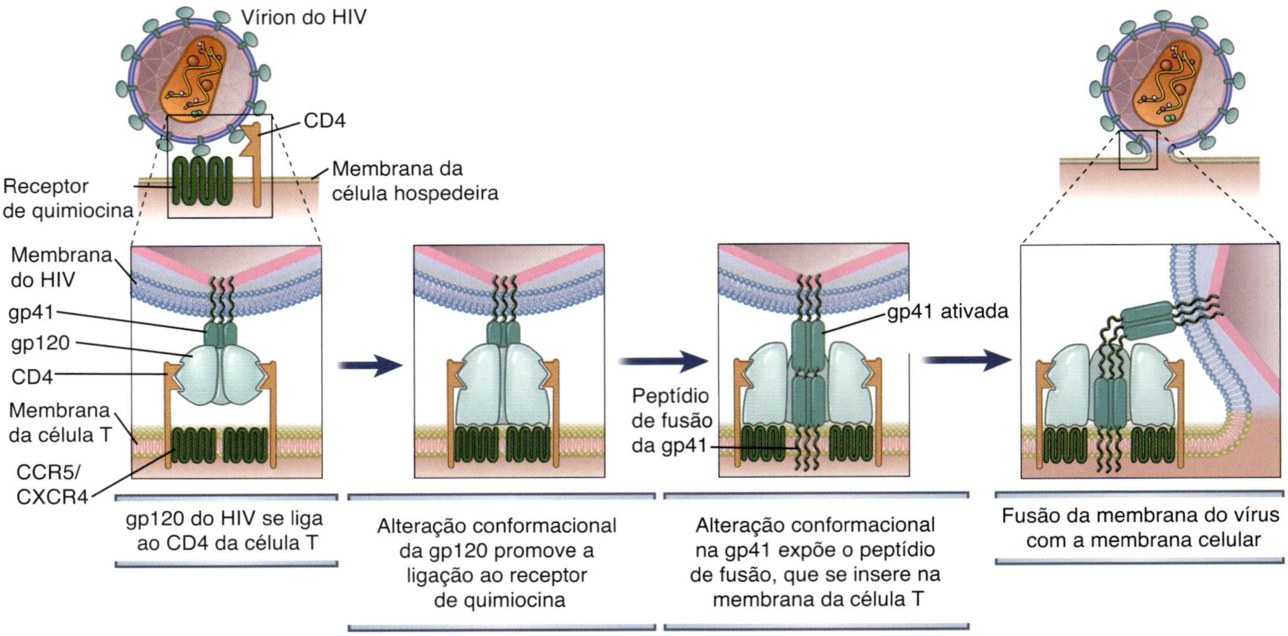


**Figura 21.6 Mecanismo de entrada do HIV em uma célula.** No modelo representado, alterações conformacionais sequenciais na gp120 e gp41 são induzidas pela ligação ao CD4. Essas alterações promovem a ligação do vírus ao correceptor (um receptor de quimiocina) e a fusão do HIV-1 com as membranas da célula hospedeira. O peptídio de fusão da gp41 ativada contém resíduos de aminoácidos hidrofóbicos que medeiam a inserção na membrana plasmática da célula do hospedeiro.

Após a transcrição de vários genes virais, as proteínas virais são sintetizadas no citoplasma. A montagem das partículas virais infecciosas inicia-se então pelo empacotamento dos transcritos completos de RNA do genoma proviral dentro de um complexo de nucleoproteínas que inclui as proteínas centrais codificadas por *gag* e as enzimas codificadas por *pol* necessárias para o próximo ciclo de integração. Esse complexo de nucleoproteínas então brota através da membrana plasmática, capturando Env e glicoproteínas do hospedeiro como parte de seu envelope. A taxa de produção viral pode atingir níveis suficientemente altos para causar morte celular, como discutido mais adiante.

## Patogênese da infecção pelo HIV e AIDS

***A doença causada pelo HIV começa com uma infecção aguda, que é apenas parcialmente controlada pela resposta imune do hospedeiro, e evolui para uma infecção crônica progressiva de tecidos linfoides periféricos*** (Figura 21.7). O vírus tipicamente entra no organismo através de epitélios da mucosa. Os eventos subsequentes à infecção podem ser divididos em várias fases.

***A infecção aguda (inicial) caracteriza-se pela infecção de células T CD4⁺ ativadas em tecidos linfoides de mucosa e pela morte de muitas células T CD4⁺ infectadas.*** Um grande número de células T $CD4^+$ ativadas e de memória reside nos sítios de mucosa, principalmente no trato gastrintestinal, e pode ser infectado pelo HIV. Dentro de 2 a 4 semanas após a infecção, uma grande fração das células T $CD4^+$ da mucosa pode ser destruída.

***A transição da fase aguda para a fase crônica da infecção é acompanhada pela disseminação do vírus, viremia e o desenvolvimento de respostas imunes adaptativas pelo hospedeiro.*** As DCs do epitélio no local de entrada viral capturam o vírus e então migram para os linfonodos. As DCs expressam uma proteína com um domínio de lectina ligante de manose, chamada DC-SIGN, que pode ser particularmente importante na ligação do envelope do HIV, transportando o vírus e mediando a transinfecção de células T $CD4^+$. Uma vez nos tecidos linfoides, as DCs podem transmitir o HIV aos linfócitos T $CD4^+$ por contato direto célula-célula. Alguns dias após a primeira exposição ao HIV, a replicação viral pode ser detectada nos linfonodos e nos tecidos linfoides intestinais. Essa replicação provoca a viremia, durante a qual um grande número de partículas do HIV está presente no sangue do paciente, acompanhada por uma síndrome aguda do HIV, que inclui uma variedade de sinais e sintomas inespecíficos típicos de muitas infecções virais (descritos mais adiante). A viremia permite que o vírus se dissemine por todo o corpo e infecte as células T auxiliares, macrófagos e DCs nos tecidos linfoides periféricos. À medida que a infecção pelo HIV se espalha, o sistema imune adaptativo monta respostas imunes humoral e mediada por células direcionadas aos antígenos virais, descritas adiante. Essas respostas imunes controlam parcialmente a infecção e a produção viral, e esse controle reflete-se em uma queda da viremia para níveis baixos, mas detectáveis, por aproximadamente 12 semanas após a exposição primária.

***Na fase seguinte, a fase crônica da doença, os linfonodos, o baço e o trato gastrintestinal constituem locais de replicação contínua do HIV e de destruição celular*** (ver Figura 21.7). Durante essa fase da doença, o sistema imune permanece competente para lidar com a maioria das infecções por microrganismos oportunistas, e pouca

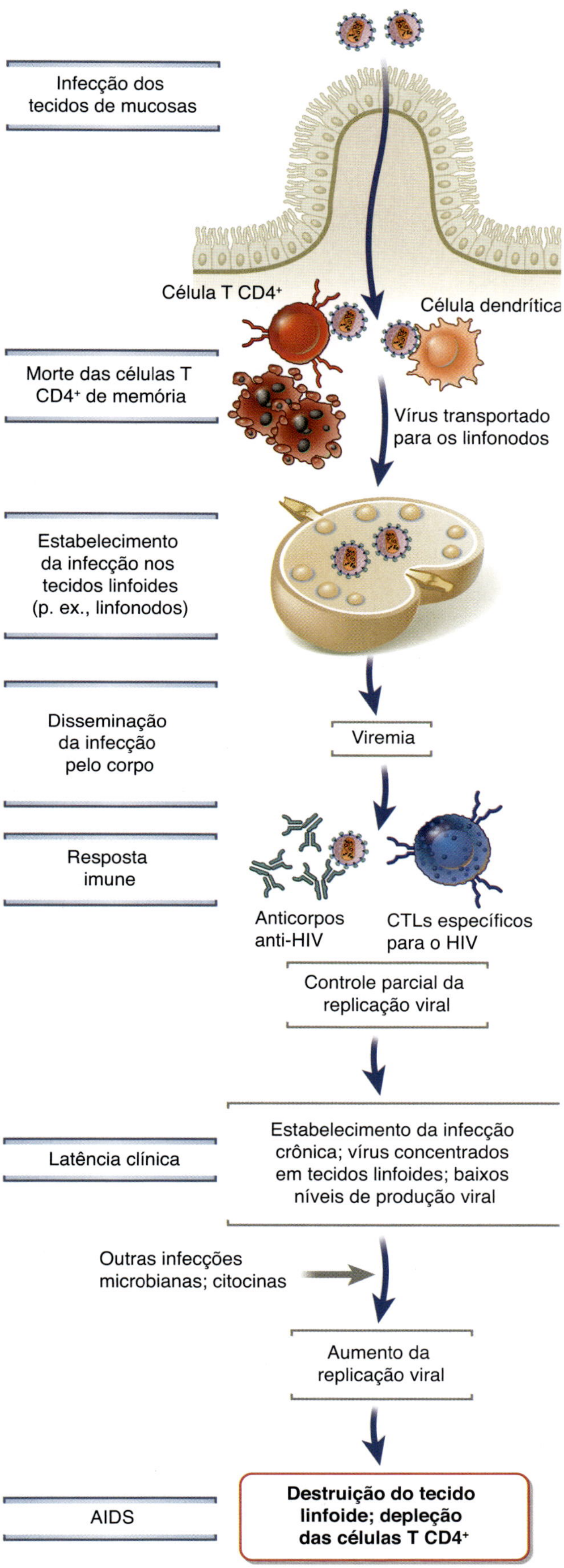


ou nenhuma manifestação clínica da infecção pelo HIV está presente. Portanto, essa fase da infecção pelo HIV é chamada período de latência clínica. Embora a maioria das células T do sangue periférico não abrigue o vírus, a destruição das células T CD4+ no interior de tecidos linfoides progride de forma constante durante o período de latência, e o número de células T CD4+ sanguíneas circulantes declina constantemente (Figura 21.8). Mais de 90% das cerca de $10^{12}$ células T do organismo são normalmente encontradas em tecidos linfoides periféricos e das mucosas, e estima-se que o HIV destrua até 1 a 2 × $10^9$ células T CD4+ por dia. No início do curso da doença, o indivíduo pode continuar produzindo novas células T CD4+ e, portanto, essas células podem ser substituídas quase tão rapidamente quanto são destruídas. Nessa fase, até 10% das células T CD4+ dos órgãos linfoides podem estar infectadas, mas o número de células T CD4+ circulantes infectadas a qualquer momento pode ser inferior a 0,1% do total de células T CD4+ em um indivíduo. Eventualmente, ao longo de um período de anos, o ciclo contínuo de infecção pelo vírus, morte de células T e nova infecção leva a uma perda inexorável das células T CD4+ dos tecidos linfoides e da circulação.

### Mecanismos da imunodeficiência causada pelo HIV

A infecção pelo HIV resulta em comprometimento funcional dos sistemas imunes adaptativo e inato. Os defeitos mais proeminentes ocorrem na imunidade mediada por células, que resulta principalmente da destruição de células T CD4+. As células T CD4+ infectadas e, possivelmente, as não infectadas podem ser perdidas.

***Uma causa importante de perda das células T CD4+ em indivíduos infectados pelo HIV é o efeito direto da infecção viral nessas células.*** A morte das células T CD4+ está associada à produção de vírus nas células infectadas e pode contribuir com o declínio do número dessas células. Vários efeitos tóxicos diretos do HIV nas células T CD4+ infectadas foram descritos:

- O processo de produção viral, com a expressão da gp41 na membrana plasmática e o brotamento de partículas virais, pode levar a um aumento de permeabilidade da membrana plasmática e influxo de quantidades letais de cálcio (o que induz apoptose) ou à lise osmótica da célula (causada pelo influxo de água)
- A produção viral pode interferir na síntese proteica celular e, desse modo, levar à morte da célula.

***Mecanismos adicionais, além da morte de células T CD4+ infectadas induzida pelo vírus, foram propostos para a depleção e o comprometimento funcional***

**Figura 21.7 Progressão da infecção causada pelo HIV.** A progressão da infecção causada pelo HIV se relaciona com a disseminação do vírus a partir do sítio inicial de infecção para os tecidos linfoides de todo o corpo. A resposta imune do hospedeiro controla temporariamente a infecção aguda, mas não evita o estabelecimento da infecção crônica das células do tecido linfoide. O estímulo de citocinas induzido por outros microrganismos atua para aumentar a produção do HIV e a progressão para a AIDS. *CTLs*, linfócitos T citotóxicos.

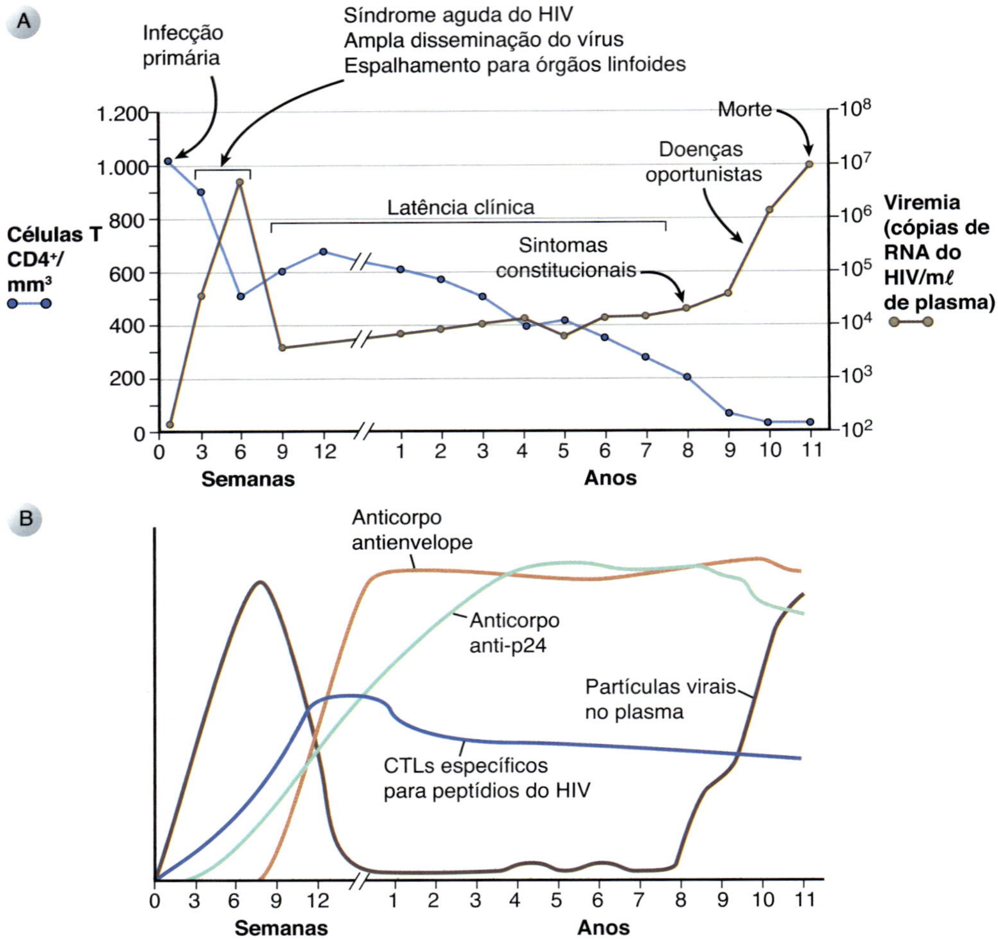


**Figura 21.8 Curso clínico da doença causada pelo HIV.** **A.** Viremia plasmática, contagem de células T CD4+ no sangue e estágios clínicos da doença. Aproximadamente 12 semanas após a infecção, a concentração de vírus no sangue (viremia plasmática) é reduzida para níveis muito baixos (detectável apenas por ensaios de reação em cadeia da polimerase sensíveis para a transcriptase reversa) e assim permanece por muitos anos. Contudo, a contagem de células T CD4+ declina progressivamente durante esse período de latência clínica porque há replicação viral ativa e infecção de células T nos linfonodos. Quando a contagem de células T CD4+ cai abaixo de um nível crítico (aproximadamente 200/mm$^3$), o risco de infecção e outras características clínicas da AIDS é alto. **B.** Resposta imune à infecção pelo HIV. Uma resposta de linfócitos T citotóxicos (*CTL*) ao HIV é detectável entre 2 e 3 semanas após a infecção inicial e atinge seu pico entre 9 e 12 semanas. Uma expansão expressiva de células T CD8+ específicas para o vírus ocorre durante esse período e até 10% dos CTLs de um paciente podem ser específicos para o HIV em 12 semanas. O pico da resposta imune humoral ao HIV ocorre em cerca de 12 semanas. (*A*, de Pantaleo G, Graziosi C, Fauci AS. New concepts in the immunopathogenesis of human immunodeficiency virus infection. *N Engl J Med.* 1993; 328:327-335. Copyright 1993 Massachusetts Medical Society.)

***dessas células em indivíduos infectados pelo HIV***. Um dos mecanismos está relacionado à ativação crônica de células não infectadas pelas infecções que são comuns em pacientes infectados pelo HIV e também pelas citocinas produzidas em resposta a essas infecções. A ativação crônica das células T pode predispô-las à apoptose; a via molecular envolvida nesse tipo de morte celular induzida por ativação ainda não está definida, especificamente no contexto do HIV (em geral, muitas células T CD4+ ativadas, em especial células Th1, podem ser eliminadas por interações FAS-L-FAS). A morte apoptótica de linfócitos ativados pode ser responsável pela observação de que a perda das células T excede em muito o número de células infectadas pelo HIV. Como mencionado anteriormente, os CTLs específicos para o HIV estão presentes em muitos pacientes com AIDS, e essas células podem matar as células T CD4+ infectadas e algumas células abortivamente infectadas poderiam morrer por piroptose. Além disso, anticorpos contra as proteínas de envelope do HIV podem se ligar às células T CD4+ infectadas pelo vírus e marcá-las para a CCDA. A ligação da gp120 ao CD4 intracelular recém-sintetizado pode interferir no processamento normal de proteínas no retículo endoplasmático e bloquear a expressão do CD4 na superfície celular, tornando as células incapazes de responder à estimulação antigênica. A importância relativa desses mecanismos indiretos de depleção das células T CD4+ em pacientes infectados pelo HIV é incerta e controversa.

***Defeitos funcionais do sistema imune em indivíduos infectados pelo HIV agravam a imunodeficiência causada pela depleção das células T CD4+***. Esses defeitos funcionais incluem uma redução das respostas de células T aos antígenos e respostas imunes humorais não neutralizantes e menos vigorosas, mesmo que os níveis totais de Ig sérica estejam elevados. Os defeitos podem ser resultantes dos efeitos diretos da infecção pelo HIV nas células T $CD4^+$, incluindo os efeitos da gp120 solúvel liberada pelas células infectadas se ligando às células não infectadas. Por exemplo, o CD4 que se ligou à gp120 pode não estar disponível para interagir com as moléculas do MHC de classe II nas APCs, e, dessa forma, as respostas das células T aos antígenos seriam inibidas. Também, a ligação da gp120 ao CD4 pode fornecer sinais que regulam negativamente a função das células T auxiliares. Alguns estudos demonstraram que os pacientes infectados pelo HIV apresentam número aumentado de células T reguladoras $CD4^+CD25^+$, mas ainda não está claro se esse é um achado consistente ou se essas células, na verdade, contribuem para os defeitos da imunidade.

***Os macrófagos, as DCs e as células dendríticas foliculares (FDCs; do inglês,* follicular dendritic cells*) podem ser infectados ou lesionados pelo HIV, e as anormalidades resultantes dessas células também contribuem para a progressão da imunodeficiência:***

- Embora os macrófagos sejam suscetíveis à infecção pelo HIV, eles são relativamente resistentes aos efeitos citopáticos do vírus. Os macrófagos também podem ser infectados por uma rota independente da gp120/gp41, como a fagocitose do vírus ou de outras células infectadas, ou a endocitose de vírions do HIV recobertos por anticorpos mediada pelo receptor Fc. Como os macrófagos podem ser infectados, mas não são normalmente mortos pelo HIV, eles podem se tornar um reservatório viral. De fato, a quantidade de HIV associada aos macrófagos excede a quantidade de vírus associados às células T em alguns tecidos de pacientes com AIDS, notavelmente, o cérebro. Os macrófagos infectados pelo HIV podem apresentar deficiências nas funções de apresentação de antígenos e secreção de citocinas
- As DCs também podem capturar HIV e possivelmente ser infectadas. Como os macrófagos, as células dendríticas DCs não são diretamente lesionadas na infecção pelo HIV. Contudo, essas células fazem contato íntimo com as células T *naive* no decorrer da apresentação de antígenos. É proposto que as DCs infectam as células T *naive* durante esses encontros que podem ser uma via de propagação da infecção
- As FDCs dos centros germinativos dos linfonodos e do baço capturam grandes quantidades de HIV em suas superfícies, em parte pela ligação aos vírus recobertos por anticorpos mediada por receptores Fc. Embora não sejam eficientemente infectadas, as FDCs contribuem para a patogênese da imunodeficiência associada ao HIV de duas maneiras pelo menos. Primeiro, a superfície das FDCs constitui um reservatório para o HIV que pode infectar os macrófagos e as células T $CD4^+$ nos linfonodos. Segundo, as funções normais das FDCs nas respostas imunes estão prejudicadas e elas podem, eventualmente, ser destruídas pelo vírus. Embora os mecanismos de morte das FDCs induzidos pelo HIV não sejam compreendidos, o resultado líquido da perda da rede de FDCs nos linfonodos e no baço é uma profunda dissolução da arquitetura do sistema linfoide periférico. As células Tfh nos centros germinativos também podem contribuir para o reservatório de HIV, discutido na próxima seção.

### Reservatórios do HIV e renovação viral

***Os vírus detectados no sangue dos pacientes são produzidos principalmente pelas células T $CD4^+$ de vida curta infectadas e, em menores quantidades, por outras células infectadas.*** Três fases de declínio da viremia plasmática têm sido observadas nos pacientes tratados com fármacos antirretrovirais ou previstos por modelagem matemática, e essas curvas de declínio foram usadas para deduzir a distribuição do HIV em diferentes reservatórios celulares. Pensa-se que mais de 90% dos vírus plasmáticos sejam produzidos por células T $CD4^+$ ativadas e de memória, que são os principais reservatórios e fontes de vírus nos pacientes infectados. Cerca de dois terços do reservatório do HIV existe no sistema imunológico de mucosa, principalmente no trato gastrintestinal, e cerca de um terço está nos linfonodos. Embora existam tentativas contínuas de aumentar a imunidade do hospedeiro e eliminar completamente o vírus de indivíduos infectados (muitas vezes referido como cura do HIV), a resiliência do reservatório de HIV provou ser um fator de frustração. Muitos vírus latentes dentro do reservatório permanecem relativamente protegidos do sistema imunológico do hospedeiro. Vírus latentes em células Tfh nas zonas claras dos centros germinativos foram considerados protegidos de células T $CD8^+$ citotóxicas. Alguns vírus no plasma podem ser produzidos por macrófagos, que apresentam uma renovação mais lenta (meia-vida de aproximadamente 2 semanas). Admite-se a hipótese de que uma fração muito pequena do vírus, talvez algo como 1%, esteja presente em células T de memória infectadas de forma latente. Devido ao longo ciclo de vida das células de memória, pode levar décadas para que esse reservatório viral seja eliminado, mesmo que todos os novos ciclos de infecção sejam bloqueados.

## Características clínicas da doença causada pelo HIV

Há uma vasta quantidade de informação acumulada sobre a epidemiologia e a progressão clínica da infecção pelo HIV. À medida que a terapia com fármacos antirretrovirais melhora, muitas das manifestações clínicas estão mudando. Na próxima seção, descreveremos as características clássicas da infecção pelo HIV e discutiremos as mudanças desses quadros quando relevantes.

### Transmissão do HIV e epidemiologia da AIDS

O HIV é transmitido de uma pessoa para outra por meio de três rotas principais:

- ***O contato sexual é o modo mais frequente de transmissão,*** tanto entre casais heterossexuais (o modo mais frequente de transmissão na África e na Ásia) como entre homens que fazem sexo com homens. Na África Subsaariana, onde a taxa de infecção é a mais alta do mundo (estima-se que sejam milhares de novos casos por dia), mais da metade das pessoas infectadas consiste em mulheres

- ***A transmissão materno-fetal*** do HIV é responsável pela maioria dos casos pediátricos de AIDS. Esse tipo de transmissão ocorre mais frequentemente *in utero* ou durante o parto, embora a transmissão através do leite materno também seja possível
- ***A inoculação de um receptor com sangue ou hemoderivados infectados*** também é um modo frequente de transmissão do HIV. Agulhas compartilhadas por usuários de drogas intravenosas respondem pela maioria dos casos nesta forma de transmissão. O HIV pode permanecer infeccioso em uma agulha infectada usada por 6 semanas em climas temperados. Com o advento da triagem laboratorial de rotina, a transfusão de sangue ou hemoderivados no contexto clínico responde por uma proporção insignificante de infecções pelo HIV.

### Progressão clínica da infecção pelo HIV

O curso da doença causada pelo HIV pode ser acompanhado por meio da avaliação da quantidade de vírus no plasma do paciente e pela contagem de células T CD4$^+$ no sangue (ver Figura 21.8). São reconhecidas três fases da doença

- A **fase aguda**, também chamada síndrome aguda do HIV, é o período de viremia caracterizada por sintomas inespecíficos de infecção. Desenvolve-se em 50 a 70% dos adultos infectados, normalmente entre 3 e 6 semanas após a infecção. Há um pico da concentração viral plasmática e uma redução discreta da contagem de células T CD4$^+$, embora o número de células T CD4$^+$ sanguíneas geralmente retorne ao normal. Em muitos pacientes, no entanto, a infecção é silenciosa e não há sintomatologia
- A **fase crônica de latência clínica** pode durar muitos anos. Durante esse tempo, o vírus permanece contido no interior de tecidos linfoides e a perda de células T CD4$^+$ é corrigida por reconstituição a partir de progenitores. Os pacientes permanecem assintomáticos ou sofrem de infecções pouco graves. Dentro de 2 a 6 meses após a infecção, a concentração viral plasmática se estabiliza em um determinado nível, que difere entre os pacientes. Esse nível de concentração viral e o número de células T CD4$^+$ sanguíneas são preditores clinicamente úteis de progressão da doença. Conforme a doença progride, os pacientes tornam-se suscetíveis a outras infecções e as respostas imunes a essas infecções podem estimular a produção do HIV e acelerar a destruição dos tecidos linfoides. Como discutido anteriormente, a transcrição gênica do HIV pode ser aumentada por estímulos que ativam as células T infectadas, como antígenos e várias citocinas. Citocinas, como o TNF, produzidas durante a resposta imune inata contra as infecções microbianas, são particularmente eficazes na amplificação da produção do HIV. Assim, conforme tenta erradicar outros microrganismos, o sistema imune causa sua própria destruição pelo HIV, um exemplo trágico do que foi chamado subversão partindo de dentro
- ***A doença causada pelo HIV progride para a fase final, chamada AIDS, quando a contagem de células T CD4$^+$sanguíneas cai para menos de 200 células/mm$^3$.*** A viremia do HIV pode aumentar drasticamente à medida que a replicação viral acelera sem controle em outros reservatórios além das células T. Os pacientes com AIDS sofrem de combinações de infecções oportunistas, neoplasias, caquexia (síndrome de emaciação por infecção pelo HIV), insuficiência renal (nefropatia pelo HIV) e doença do SNC (encefalopatia associada à AIDS, atualmente chamada distúrbio neurocognitivo associado ao HIV, ou HAND; do inglês, *HIV-associated neurocognitive disorder*) (Tabela 21.7). Como as células T CD4$^+$ auxiliares são essenciais para as respostas imunes mediadas por células e humoral para vários microrganismos, a perda desses linfócitos é a principal razão pela qual os pacientes com AIDS se tornam suscetíveis a muitos tipos de infecções diferentes. Além disso, muitos dos tumores que surgem em pacientes com AIDS apresentam causa viral, e a sua prevalência no contexto da AIDS reflete uma incapacidade do paciente infectado pelo HIV de montar uma resposta imune eficiente contra os vírus oncogênicos. A caquexia é frequentemente observada em pacientes com doenças inflamatórias crônicas e pode ser resultante dos efeitos das citocinas inflamatórias (como TNF) sobre o apetite e o metabolismo. A doença do SNC na AIDS pode ser decorrente da lesão neuronal causada pelo vírus ou pela liberação de proteínas virais, como gp120 e Tat, bem como pelos efeitos das citocinas produzidas pelas células microgliais infectadas.

Embora esse resumo do curso clínico seja verdadeiro para os casos mais graves, a taxa de progressão da doença é altamente variável, e alguns indivíduos são não progressores de longo prazo. Os possíveis mecanismos subjacentes da não progressão de longo prazo são descritos mais adiante. É importante dizer que a terapia antirretroviral, agora cada vez mais acessível, alterou o curso da doença e reduziu enormemente a incidência de infecções oportunistas graves (como *Pneumocystis*) e de tumores (como o sarcoma de Kaposi).

## Respostas imunes ao HIV

### Imunidade inata contra o HIV e fatores de restrição do hospedeiro

Os fatores de restrição do hospedeiro inibem a infecção viral, e muitas proteínas virais evoluíram para combater estes fatores de restrição. Os fatores de restrição do hospedeiro são melhor entendidos no contexto geral das respostas imunes inatas ao HIV. O HIV é detectado por diversos receptores de reconhecimento de padrão, incluindo TLRs e RIG-I. Dois sensores-chave que reconhecem produtos da transcriptase reversa viral no início da infecção são a

**Tabela 21.7** Características clínicas da infecção pelo HIV.

| Fase da doença | Característica clínica |
|---|---|
| Doença aguda causada pelo HIV | Febre, dores de cabeça, dor de garganta com faringite, linfadenopatia generalizada, erupção cutânea |
| Período de latência clínica | Declínio da contagem de células T CD4$^+$ no sangue |
| AIDS | Infecções oportunistas:<br>Protozoários (*Toxoplasma; Cryptosporidium*)<br>Bactérias (*Mycobaterium avium, Nocardia, Salmonella*)<br>Fungos (*Candida, Cryptococcus neoformans, Coccidioides immitis, Histoplasma capsulatum, Pneumocystis*)<br>Vírus (citomegalovírus, herpes simples, varicela-zóster)<br>Tumores:<br>Linfomas (incluindo linfomas de células B associados ao EBV)<br>Sarcoma de Kaposi<br>Carcinoma cervical<br>Distúrbio neurocognitivo<br>Síndrome de emaciação |

*AIDS*, síndrome da imunodeficiência adquirida; *EBV*, vírus Epstein-Barr; *HIV*, vírus da imunodeficiência humana.

proteína 16 induzível por interferona (IFI16; do inglês, *interferon inducible protein 16*) e a GMP-AMP cíclico sintase (cGAS; do inglês, *cyclic GMP-AMP synthase*), ambas discutidas no Capítulo 4. A IFI16 pode se ligar ao cDNA derivado do HIV e sinaliza via adaptador STING (estimulador dos genes de IFN), proteinoquinase TBK1 e fatores de transcrição IRF3 e IRF7. Essa sinalização induz a produção de IFN do tipo I e a expressão de fatores de restrição do hospedeiro, como APOBEC3, TRIM5α, SAMHD1 e teterina, descritos a seguir.

A teterina é um fator do hospedeiro que impede a liberação dos vírions em certos tipos celulares. A teterina evita a formação da vesícula de brotamento (*pinching off*) de certos vírus, inclusive do HIV, e sua inibição do processo de brotamento pode ser antagonizado por uma proteína do HIV chamada Vpu. As células hospedeiras incorporam certos fatores de restrição nas partículas virais, incluindo proteínas APOBEC3 (enzima catalítica polipeptídica do tipo 3 de edição do mRNA da apolipoproteína B; do inglês, *apolipoprotein B mRNA editing enzyme catalytic polypeptide like 3*). Essa proteína é uma citidina desaminase que interfere na replicação viral em células infectadas. A proteína Vif do HIV ajuda a direcionar as proteínas APOBEC3 para ubiquitinação e degradação proteossomal, e assim promove a replicação viral. Nas células infectadas, outro fator de restrição do hospedeiro importante é TRIM5α, um membro da família TRIM (do inglês, *tripartite motif*) de ubiquitina ligases E3. A TRIM5α interage com as proteínas de capsídio do HIV causando o desnudamento prematuro do vírus e a degradação proteossomal do complexo da transcriptase reversa viral. A TRIM5α também pode bloquear a translocação nuclear dos complexos virais de pré-integração. A SAMHD1 (domínio SAM e domínio HD 1; do inglês, *SAM domain and HD domain 1*) é uma enzima do hospedeiro que hidrolisa e depleta desoxinucleosídios trifosfatados intracelulares e, dessa maneira, previne a síntese de DNA viral pela transcrição reversa. A cepa viral HIV-2 produz uma proteína chamada Vpx que antagoniza a atividade de depleção de SAMHD1.

Muitas outras respostas imunes inatas contra o HIV foram descritas. Essas respostas incluem a produção de peptídios antimicrobianos (defensinas) e a ativação de células NK, DCs (particularmente DCs plasmacitoides produtoras de IFNs do tipo I) e o sistema complemento.

### *Respostas imunes adaptativas ao HIV*

***Respostas imunes humorais e mediadas por células específicas para o HIV se desenvolvem após a infecção, mas geralmente proporcionam proteção limitada.*** A resposta imune inicial à infecção pelo HIV é, de fato, semelhante à resposta a outros vírus e serve para remover a maior parte dos vírus presentes no sangue e nas células T circulantes. Não obstante, está claro que essas respostas imunes falham em erradicar o HIV, e a infecção eventualmente prevalece sobre o sistema imune na maioria dos indivíduos não tratados. Apesar das respostas imunes antivirais pouco eficientes, é importante caracterizá-la por três razões. Primeiro, as respostas imunes podem ser prejudiciais para o hospedeiro, por exemplo, estimulando a captura de vírus opsonizados por células não infectadas por endocitose mediada pelo receptor Fc. Segundo, os anticorpos contra o HIV são marcadores diagnósticos da infecção pelo HIV amplamente utilizados para fins de triagem. Terceiro, o desenho de vacinas eficazes para a imunização contra o HIV requer conhecimento sobre os tipos de respostas imunes mais propensas a serem protetoras (os correlatos imunológicos de proteção).

***A resposta imune adaptativa inicial contra a infecção pelo HIV é caracterizada pela expansão de células T CD8$^+$ específicas para peptídios do HIV.*** Até 10% ou mais das células T CD8$^+$ circulantes podem ser específicas para a gag do HIV e outras proteínas virais durante a infecção aguda. Esses CTLs controlam a infecção na fase inicial (ver Figura 21.8), mas, por fim, revelam-se ineficazes em função do surgimento de mutantes virais de escape (variantes com antígenos mutados). As células T CD4$^+$ também respondem ao vírus, e essas células podem contribuir para o controle viral de inúmeras maneiras. Uma resposta efetiva das células T CD4$^+$ é necessária como uma fonte auxiliar para a geração de células T CD8$^+$ de memória, mas também foi demonstrado que as células T CD4$^+$ matam células infectadas pelo HIV. A importância da resposta dos CTLs no controle do HIV é realçada pela evolução do vírus sob pressão imunológica, resultando em isolados virais que perderam seus epítopos originais reconhecidos pelos CTLs. A evolução do vírus também resulta na perda dos epítopos reconhecidos pelas células T CD4$^+$, indicando que tanto as células T $CD8^+$ como as $CD4^+$ contribuem para a defesa do hospedeiro contra o vírus.

***As respostas por anticorpos a uma variedade de antígenos do HIV são detectáveis dentro de 6 a 9 semanas após a infecção.*** As moléculas mais imunogênicas do HIV que elicitam respostas por anticorpos parecem ser as glicoproteínas do envelope, e altos títulos de anticorpos anti-gp120 e anti-gp41 estão presentes na maioria dos indivíduos infectados pelo HIV. Outros anticorpos anti-HIV encontrados frequentemente no soro dos pacientes são os anticorpos contra p24, transcriptase reversa e produtos dos genes *gag* e *pol* (ver Figura 21.8). O efeito desses anticorpos no curso clínico da infecção pelo HIV é incerto. Os primeiros anticorpos geralmente não são neutralizantes e, portanto, são fracos inibidores da infectividade viral ou dos efeitos citopáticos. Os anticorpos neutralizantes contra gp120 desenvolvem-se de 2 a 3 meses após a infecção primária, mas mesmo esses anticorpos não conseguem lidar com um vírus que é capaz de alterar rapidamente os epítopos mais imunodominantes das glicoproteínas do seu envelope. O sequenciamento de genes de cadeia leve e pesada dos anticorpos das células B gp140-específicas de indivíduos que estão infectados com HIV-1 há alguns anos revelou a presença de anticorpos amplamente neutralizantes. De maneira intrigante, por motivos desconhecidos, somente 10 a 15% dos indivíduos cronicamente infectados desenvolvem anticorpos amplamente neutralizantes. Esses anticorpos se ligam em um sítio de uma proteína viral que o vírus não pode se permitir sofrer mutações, como o sítio de ligação da gp140 ao CD4. Dessa forma, esses anticorpos são eficazes em eliminar o vírus. Uma característica marcante de todos esses anticorpos é que eles foram selecionados após extensa hipermutação somática, indicando uma resposta de anticorpos dependente de células T auxiliares. A conclusão é que o repertório inicial de células B *naive* específicas para o HIV consiste principalmente de células B cujos receptores antigênicos se ligam fracamente a certos epítopos antigênicos, como o local de ligação da gp140 ao CD4. Muitos ciclos de hipermutação somática e de seleção que podem ocorrer em uma infecção de longo prazo podem eventualmente gerar populações de células B que se ligam com alta afinidade ao epítopo originalmente reconhecido de maneira fraca. Uma das metas da vacinação é gerar esses tipos de anticorpos amplamente neutralizantes de alta afinidade, mas a indução de altas taxas de hipermutação somática necessária para atingir esse objetivo tem se mostrado um desafio, e não foi alcançada de forma consistente.

### *Mecanismos de evasão imune do HIV*

O HIV é o protótipo de um patógeno infeccioso que evade as defesas do hospedeiro pela destruição do sistema imune. Já consideramos anteriormente alguns mecanismos pelos quais esse vírus escapa dos fatores de restrição do hospedeiro e da imunidade inata. Além disso, várias características do HIV podem ajudar o vírus a escapar da imunidade adaptativa.

***O HIV apresenta uma taxa de mutação extremamente elevada por causa da propensão a erros da transcrição reversa e, desta forma, pode evitar a detecção pelos anticorpos ou células T geradas em resposta às proteínas virais.*** Uma região da molécula gp120, denominada alça V3, está entre as porções mais antigenicamente variáveis do vírus; essa porção varia mesmo em isolados do HIV coletados do mesmo indivíduo em momentos diferentes. Muitos epítopos do vírus que poderiam potencialmente servir como alvos dos anticorpos amplamente neutralizantes também são protegidos por açúcares maciços N-ligados que compõem o que é conhecido como escudo de glicanas do HIV.

As células infectadas pelo HIV podem escapar dos CTLs por meio da regulação negativa da expressão de moléculas do MHC de classe I. A proteína Nef do HIV inibe a expressão de moléculas do MHC de classe I principalmente pela promoção da internalização dessas moléculas. Outros mecanismos de inibição da imunidade mediada por células foram demonstrados em alguns casos. Como mencionado anteriormente, esses mecanismos incluem uma inibição preferencial de citocinas Th1, ativação de células T reguladoras e supressão de funções das células dendríticas. Os mecanismos dessas ações do vírus e o seu significado patogênico não estão estabelecidos.

### Controladores de elite e não progressores de longo prazo: uma possível função para os genes do hospedeiro

***Embora a maioria dos indivíduos infectados pelo HIV eventualmente desenvolva AIDS, aproximadamente 1% dos indivíduos infectados não desenvolvem a doença clínica.*** Esses indivíduos apresentam alta contagem de células T $CD4^+$ e $CD8^+$, não necessitam de tratamento e podem apresentar viremia persistente, mas nenhuma doença por pelo menos 10 a 15 anos. Com base no grau de viremia, este grupo pode ser dividido em dois subconjuntos: não progressores de longo prazo com viremia detectável de aproximadamente 5.000 cópias de RNA do HIV-1 por mililitro de sangue, e um subconjunto muito menor de controladores de elite mantém carga viral de cerca de 50 cópias, ou menos, de RNA do HIV-1 por mililitro de sangue. Há grande interesse na compreensão da base genética de controle do HIV por meio de exames detalhados dessas coortes de indivíduos. Até agora, os estudos de associação gênica sugerem um importante papel do *locus* do MHC na proteção dos indivíduos e prevenção da progressão. *Loci* específicos de HLA de classe I foram associados à ausência de progressão da doença. Alguns controladores de elite geram respostas fortes de células T $CD8^+$ a peptídios altamente conservados do vírus, de modo que o vírus não pode sofrer mutações sem perder a infectividade. Como mencionado anteriormente, a importância da herança da deleção de 32 pb do CCR5 em homozigose na proteção contra a infecção, além de outros fatores genéticos que contribuam para a resistência, será provavelmente revelada nos próximos anos.

## Tratamento e prevenção da AIDS e desenvolvimento de vacinas

Esforços ativos de pesquisa têm sido destinados para o desenvolvimento de fármacos que interfiram no ciclo de vida viral. O tratamento da infecção causada pelo HIV e da AIDS agora envolve tipicamente a administração de três fármacos antivirais, usados em combinação, cujo alvo são moléculas virais para as quais não existem homólogos humanos. Os primeiros medicamentos antirretrovirais amplamente utilizados foram os análogos de nucleosídios que se ligam à transcriptase reversa viral e inibem sua atividade. Esses fármacos incluem análogos do nucleosídio desoxitimidina, como AZT (3′-azido-3′-desoxitimidina), análogos do nucleosídio desoxicitidina e análogos do nucleosídio desoxiadenosina. Quando usados isoladamente, esses fármacos são geralmente eficazes na redução significativa dos níveis plasmáticos de RNA do HIV durante muitos meses ou anos, mas geralmente não bloqueiam a progressão da doença induzida pelo HIV, principalmente em decorrência da evolução viral que gera formas mutantes da transcriptase reversa resistentes aos fármacos. Os inibidores não nucleosídicos da transcriptase reversa se ligam diretamente à enzima e inibem a sua função. Foram desenvolvidos inibidores de proteases virais que bloqueiam o processamento de proteínas precursoras em proteínas maduras do capsídio viral e do núcleo. Quando esses inibidores de protease são utilizados isoladamente, vírus mutantes resistentes aos seus efeitos surgem. No entanto, os inibidores de proteases representam agora um componente comum de um regime terapêutico constituído por três fármacos, que também inclui dois inibidores da transcriptase reversa diferentes. Esse tratamento com base em três fármacos, normalmente referido como terapia antirretroviral altamente ativa (HAART; do inglês, *highly active antirretroviral therapy*) ou, ainda, terapia antirretroviral (ART; do inglês, *antirretroviral therapy*), provou-se efetivo na redução do RNA viral plasmático para níveis indetectáveis na maioria dos pacientes tratados por anos. Atualmente, um inibidor da integrase também está disponível para a terapia antiviral. Inibidores de entrada, que previnem a entrada viral tendo como alvo CD4 ou CCR5 na célula hospedeira, representam outra nova categoria de agentes terapêuticos. Inibidores da fusão são fármacos que têm como alvo a gp41 e impedem a fusão do envelope viral com a membrana plasmática da célula hospedeira. Embora a terapia antirretroviral tenha reduzido os títulos virais para níveis abaixo dos detectáveis por até 10 anos em alguns pacientes, é pouco provável que esse tratamento possa eliminar o vírus de todos os reservatórios (especialmente das células de vida longa infectadas), e a resistência aos fármacos pode se desenvolver ao final. Outros problemas consideráveis associados a essas novas terapias com fármacos, que prejudicarão o seu uso efetivo em muitas partes do mundo, incluem o custo elevado e os efeitos adversos significativos. Além disso, em alguns pacientes, o vírus desenvolve resistência aos fármacos em uso. Esse problema é normalmente contornado pelo sequenciamento do genoma viral para identificar mutações que podem tornar o vírus resistente, seguido pela mudança adequada do regime terapêutico do fármaco. Outro grande problema é o uso inconsistente desses medicamentos pelos pacientes. A profilaxia pré-exposição (PrEP; do inglês, *pre-exposure prophylaxis*) usando uma única pílula contendo dois inibidores da transcriptase reversa mecanisticamente diferentes é projetada para proteger indivíduos que não têm HIV, mas que correm alto risco de contrair a doença. Embora a PrEP tenha sido eficaz em alguns contextos, seu uso inconsistente provou ser um grande problema, e a implantação da PrEP, até agora, não atenuou a epidemia nas partes do mundo onde a necessidade é maior.

Uma proporção dos pacientes que recebem a ART sofre de uma manifestação aberrante de reconstituição imune conhecida como inflamação superexuberante, que pode ser desencadeada pelo reconhecimento de patógenos preexistentes pelo sistema imunológico. Essa manifestação geralmente acompanha a restauração das contagens de células T $CD4^+$ e um declínio da carga viral. Esse fenômeno clínico é chamado síndrome inflamatória de reconstituição imune (IRIS; do inglês, *immune reconstitution inflammatory syndrome*).

As infecções individuais desenvolvidas por pacientes com AIDS são tratadas por meio de profilaxia adequada, antibióticos e medidas de suporte. Muitas vezes, é necessária a utilização de uma antibioticoterapia mais agressiva do que seria aplicada para infecções semelhantes em hospedeiros menos comprometidos.

Embora a terapia antirretroviral tenha levado a taxas de sobrevida mais longas após a infecção pelo HIV, a infecção crônica pelo HIV está associada a um risco aumentado de morbidade e mortalidade não relacionadas à AIDS do que o observado em indivíduos não infectados da mesma idade. Nesses pacientes, há um aumento bem documentado de doenças cardiovasculares, distúrbios hepáticos, distúrbios de neurocognição, doenças renais e alguns tipos de câncer. A infecção crônica pelo HIV é agora reconhecida como uma doença inflamatória crônica com manifestações que podem estar ligadas à inflamação local ou sistêmica. Esta síndrome é o foco de muitos estudos em andamento.

As medidas de prevenção da infecção causada pelo HIV são extremamente importantes e potencialmente eficazes no controle da epidemia do HIV. Nos EUA, a triagem de rotina dos hemoderivados para detecção pelo HIV em doadores já reduziu o risco dessa forma de transmissão para níveis insignificantes. Várias medidas de saúde pública para aumentar o uso de preservativos e para reduzir o uso de agulhas contaminadas por usuários de drogas injetáveis estão se generalizando. Talvez os esforços mais eficazes para a prevenção sejam as campanhas para aumentar a consciência pública sobre o HIV. Ensaios clínicos demonstraram que a administração de fármacos antirretrovirais em mães grávidas é eficaz na prevenção da infecção dos recém-nascidos. O uso profilático desses fármacos em pacientes de alto risco também reduz a taxa de infecção, conforme mencionado.

***O desenvolvimento de uma vacina eficaz contra o HIV é uma prioridade para as instituições de pesquisa biomédica em todo o mundo.*** Essa tarefa tem sido complicada pela capacidade de mutação do vírus e variação de muitos dos seus antígenos imunogênicos. É provável que uma vacina eficaz tenha que estimular tanto a resposta humoral como a resposta mediada por células contra antígenos virais. Para atingir esse objetivo, várias abordagens estão sendo avaliadas para o desenvolvimento de vacinas contra o HIV. Muitos trabalhos preliminares envolveram a infecção de macacos pelo vírus da imunodeficiência símia (SIV; do inglês, *simian immunodeficiency virus*), e vacinas eficazes contra o SIV foram desenvolvidas. Esse sucesso é encorajador, pois o SIV é molecularmente muito relacionado ao HIV e provoca uma doença em macacos semelhante à AIDS em seres humanos. Várias vacinas de vírus vivos foram testadas na esperança de que induzissem fortes respostas por CTLs. Essas vacinas incluem vírus híbridos recombinantes não virulentos compostos por sequências parciais do SIV e do HIV ou por vírus que tenham sido atenuados por deleções em uma ou mais partes do genoma viral, como o gene *nef*. Uma preocupação em relação às vacinas de vírus vivos é o seu potencial de causar a doença se não forem completamente atenuadas e, possivelmente, a possibilidade de recombinarem com o HIV selvagem, produzindo uma variante patogênica. Outra abordagem que evita esse problema de segurança, mas retém a eficácia na indução da imunidade mediada por CTLs, é o uso de vetores virais recombinantes vivos não HIV carregando genes do HIV. Muitas vacinas de DNA também têm sido estudadas; essas vacinas são constituídas por combinações de genes estruturais e reguladores do HIV ou do SIV empacotados em vetores de expressão de DNA de mamíferos. As vacinas de células T com foco em regiões conservadas do proteoma viral representam uma abordagem interessante que está sendo desenvolvida e está atualmente em seus estágios iniciais.

A maioria das tentativas de vacinação atuais envolvem vacinas de subunidades recombinantes com trímeros de HIV e visam gerar anticorpos amplamente neutralizantes para gp140. Um anticorpo amplamente neutralizante é aquele que pode prevenir a infectividade de um grande número de cepas de HIV e, portanto, esse anticorpo teria que reconhecer alguma parte da gp140, como o sítio de ligação ao CD4, por exemplo, que é altamente conservado. Ensaios clínicos em humanos estão atualmente em andamento com trímeros gp140 recombinantes em vetores adenovirais, baseados em cepas adenovirais com baixa soroprevalência humana. Uma abordagem interessante e inventiva envolveu a identificação dos genes Ig rearranjados que codificam anticorpos monoclonais humanos amplamente neutralizantes derivados de células B clonais individuais isoladas de um subconjunto de progressores crônicos. Esses anticorpos podem surgir tarde demais para serem úteis para os pacientes que os geram, mas fornecem lições sobre como esses anticorpos evoluem *in vivo* e provaram ser importantes para as atuais tentativas de geração de vacinas. É possível identificar células B *naive* que rearranjaram genes de cadeia pesada e leve de Ig que podem sofrer mutações somaticamente após a ativação e dar origem a esses anticorpos amplamente neutralizantes protetores específicos. Esses avanços levaram ao desenho racional de imunógenos derivados de gp140, com base em biologia estrutural, que podem ativar potencialmente as células B de uma maneira que facilite a evolução gradual de anticorpos amplamente neutralizantes somaticamente mutados. Essas abordagens promissoras se mostraram surpreendentemente bem-sucedidas em camundongos projetados para expressar genes de Ig humanos e podem entrar no campo clínico um dia.

Outras abordagens para proteção contra o HIV incluem o uso de imunidade passiva com misturas de anticorpos amplamente neutralizantes, derivados como descrito anteriormente, que foram gerados de forma recombinante para uso clínico. Os primeiros estudos clínicos têm sido promissores. A imunoprofilaxia vetorizada é uma forma de imunidade na qual uma proteína que pode mediar a proteção imune é sintetizada pelo hospedeiro normalmente após a inoculação do DNA específico no músculo esquelético. Em uma das abordagens que está sendo avaliada atualmente em um ensaio clínico, os genes de cadeia pesada e leve da Ig que codificam um anticorpo amplamente neutralizante contra o HIV foram clonados em um vetor viral adenovírus-associado, e esse DNA foi injetado no músculo de voluntários. Uma abordagem alternativa que tem funcionado bem em modelos símios é a expressão pelo hospedeiro de um gene de fusão constituído por um CD4-Ig ligado a um pequeno sulfopeptídio mimético de CCR5. Essa proteína de fusão previne efetivamente a entrada do SIV em células T $CD4^+$. É possível que, caso uma vacina contra o HIV fracasse, abordagens de imunoprofilaxia vetorizada sejam usadas para controlar a propagação do HIV.

## RESUMO

- As doenças de imunodeficiência são causadas por defeitos congênitos ou adquiridos em linfócitos, fagócitos e outros mediadores da imunidade adaptativa e inata. Essas doenças estão associadas ao aumento da suscetibilidade a infecções, cuja natureza e gravidade dependem em grande parte de qual componente do sistema imune está anormal e a extensão dessa anormalidade
- Os distúrbios da imunidade inata abrangem defeitos no *killing* microbiano por fagócitos (p. ex., doença granulomatosa crônica ou síndrome de Chédiak-Higashi), na migração e adesão de leucócitos (p. ex., deficiência de adesão leucocitária), na sinalização por receptores do tipo *Toll* e no complemento
- As imunodeficiências combinadas graves abrangem defeitos no desenvolvimento dos linfócitos que afetam tanto as células T como as células B e são causadas por deficiências na sinalização de citocinas, metabolismo anormal das purinas, recombinação V(D)J defeituosa e mutações que afetam a maturação das células T
- As imunodeficiências de anticorpos abrangem doenças causadas pela maturação ou ativação deficiente

das células B e por defeitos na colaboração das células T-B (síndrome de hiper-IgM ligada ao X)

- As imunodeficiências das células T abrangem doenças nas quais a expressão das moléculas do complexo principal de histocompatibilidade é defeituosa, distúrbios na sinalização das células T e doenças raras que envolvem as funções do linfócito T citotóxico e da célula *natural killer*
- O tratamento das imunodeficiências congênitas envolve transfusões de anticorpos, transplante de células-tronco ou reposição enzimática. A terapia gênica pode oferecer melhorias dos tratamentos no futuro
- As imunodeficiências adquiridas são causadas por infecções, desnutrição, câncer disseminado e terapia imunossupressora para a rejeição do transplante ou doenças autoimunes
- A AIDS é uma imunodeficiência grave causada pela infecção com o HIV. O retrovírus infecta os linfócitos T $CD4^+$, macrófagos e células dendríticas, e causa uma disfunção progressiva do sistema imune. A maior parte da imunodeficiência na AIDS pode ser atribuída à depleção de células T $CD4^+$
- O HIV entra nas células ligando-se à molécula CD4 e a um correceptor da família dos receptores de quimiocinas. Uma vez no interior da célula, o genoma viral é transcrito de forma reversa em DNA e incorporado ao genoma celular. A transcrição dos genes do vírus e a replicação viral são estimulados por sinais que normalmente ativam a célula hospedeira. A produção do vírus é acompanhada pela morte das células infectadas
- A fase aguda da infecção é caracterizada por morte de células T $CD4^+$ de memória e ativadas em tecidos de mucosa e disseminação do vírus para os linfonodos. Na fase latente subsequente, há baixos níveis de replicação viral nos tecidos linfoides e uma perda lenta e progressiva de células T. A ativação persistente das células T promove a sua morte, levando à rápida perda e imunodeficiência na fase crônica da infecção
- A depleção das células T $CD4^+$ em indivíduos infectados pelo HIV deve-se majoritariamente aos efeitos citopáticos diretos do vírus
- Existem vários reservatórios do HIV em indivíduos infectados, incluindo as células T $CD4^+$ ativadas de vida curta, macrófagos de vida mais longa, células T auxiliares foliculares e células T de memória de vida muito longa infectadas de forma latente, especialmente nos sítios de mucosa
- A depleção de células T $CD4^+$ induzida pelo HIV resulta em aumento da suscetibilidade a infecções por inúmeros microrganismos oportunistas. Além disso, os pacientes infectados pelo HIV apresentam aumento da incidência de tumores, particularmente sarcoma de Kaposi e linfomas de células B associados ao EBV, além de encefalopatia. A incidência dessas complicações foi bastante reduzida com o uso da terapia antirretroviral
- O HIV apresenta uma taxa de mutação elevada, permitindo que o vírus evada as respostas imunes do hospedeiro e torne-se resistente às terapias medicamentosas. A variabilidade genética também representa um problema para o desenho de uma vacina eficaz contra o HIV. A infecção pelo HIV pode ser tratada por meio de uma combinação de inibidores das enzimas virais.

## Leitura sugerida

*Indica as publicações de interesse histórico, geralmente reportando a descoberta de um fenômeno ou processo que mais tarde foi demonstrado como sendo de fundamental importância no sistema imune. Muitas dessas descobertas (mas não todas) levaram seu(s) descobridor(es) a receber o Prêmio Nobel. A natureza da descoberta é brevemente resumida em cada referência.

### *Imunodeficiências congênitas (primárias)*


Bogaert DJ, Dullaers M, Lambrecht BN, et al. Genes associated with common variable immunodeficiency: one diagnosis to rule them all? *J Med Genet.* 2016;53:575–590.

*Bruton OC. Agammaglobulinemia. *Pediatrics.* 1952;9:722–728. *(Este foi o primeiro relato de uma imunodeficiência primária humana.)*

Casanova JL, Abel L. Human genetics of infectious diseases: unique insights into immunological redundancy. *Semin Immunol.* 2018;36:1–12.

Castagnoli R, Delmonte OM, Calzoni E, Notarangelo LD. Hematopoietic stem cell transplantation in primary immunodeficiency diseases: current status and future perspectives. *Front Pediatr.* 2019;7:295.

Delmonte OM, Castagnoli R, Calzoni E, Notarangelo LD. Inborn errors of immunity with immune dysregulation: from bench to bedside. *Front Pediatr.* 2019;7:353.

Fischer A, Rausell A. What do primary immunodeficiencies tell us about the essentiality/redundancy of immune responses? *Semin Immunol.* 2018;36:13–16.

High KA, Roncarolo MG. Gene therapy. *N Engl J Med.* 2019; 381:455–464.

Jouanguy E, Beziat V, Mogensen TH, et al. Human inborn errors of immunity to herpes viruses. *Curr Opin Immunol.* 2020;62:106–122.

Marciano BE, Holland SM. Primary immunodeficiency diseases: current and emerging therapeutics. *Front Immunol.* 2017;8:937.

Meyts I, Bosch B, Bolze A, et al. Exome and genome sequencing for inborn errors of immunity. *J Allergy Clin Immunol.* 2016;138:957–969.

Picard C, Al-Herz W, Bousfiha A, et al. Primary immunodeficiency diseases: an update on the classification from the International Union of Immunological Societies Expert Committee for Primary Immunodeficiency 2015. *J Clin Immunol.* 2015;35:696–726.

Schmidt RE, Grimbacher B, Witte T. Autoimmunity and primary immunodeficiency: two sides of the same coin? *Nat Rev Rheumatol.* 2017;14:7–18.


### *HIV e AIDS*


Altfeld M, Gale Jr M. Innate immunity against HIV-1 infection. *Nat Immunol.* 2015;16:554–562.

Bekker LG, Tatoud R, Dabis F, et al. The complex challenges of HIV vaccine development require renewed and expanded global commitment. *Lancet.* 2020;395:384–388.

Boritz EA, Douek DC. Perspectives on human immunodeficiency virus (HIV) cure: HIV persistence in tissue. *J Infect Dis.* 2017;215:S128–S133.

Caskey M, Klein F, Nussenzweig MC. Broadly neutralizing anti-HIV-1 monoclonal antibodies in the clinic. *Nat Med.* 2019;25:547–553.

Cohn LB, Chomont N, Deeks SG. The biology of the HIV-1 latent reservoir and implications for cure strategies. *Cell Host Microbe*. 2020;27:519–530.

Goulder PJ, Lewin SR, Leitman EM. Paediatric HIV infection: the potential for cure. *Nat Rev Immunol*. 2016;16:259–271.

Haynes BF, Burton DR, Mascola JR. Multiple roles for HIV broadly neutralizing antibodies. *Sci Transl Med*. 2019;11:eaaz2686.

McBrien JB, Kumar NA, Silvestri G. Mechanisms of CD8(+) T cell-mediated suppression of HIV/SIV replication. *Eur J Immunol*. 2018;48:898–914.

McMichael AJ, Picker LJ. Unusual antigen presentation offers new insight into HIV vaccine design. *Curr Opin Immunol*. 2017; 46:75–81.

Ndung'u T, McCune JM, Deeks SG. Why and where an HIV cure is needed and how it might be achieved. *Nature*. 2019;576:397–405.

Sengupta S, Siliciano RF. Targeting the latent reservoir for HIV-1. *Immunity*. 2018;48:872–895.

Stephenson KE, D'Couto HT, Barouch DH. New concepts in HIV-1 vaccine development. *Curr Opin Immunol*. 2016;41:39–46.

# Glossário

**Adjuvante** Substância, distinta do antígeno, que aumenta a ativação de células T e B principalmente pela promoção do acúmulo e ativação de APCs no local da exposição ao antígeno. Os adjuvantes, usados de modo rotineiro em vacinas clínicas e em imunizações de animais experimentais, estimulam a expressão de coestimuladores ativadores de células T e de citocinas pelas APCs, e também podem prolongar a expressão de complexos peptídio-MHC na superfície das APCs.

**Adressina** Molécula de adesão expressa nas células endoteliais em diferentes locais anatômicos que direcionam o *homing* dos linfócitos a locais específicos. A molécula adressina de adesão celular da mucosa 1 (MADCAM-1) é um exemplo de adressina expressa nas placas de Peyer, na parede intestinal, que se liga à integrina $\alpha_4\beta_7$ das células T de *homing* intestinal.

**Afinidade** Força de ligação entre um único sítio de ligação de uma molécula (p. ex., um anticorpo) e de um ligante (p. ex., um antígeno). A afinidade de uma molécula X por um ligante Y é representada pela constante de dissociação ($K_d$), que é a concentração de Y necessária para ocupar os sítios de ligação de metade das moléculas X presentes em uma solução. Um $K_d$ menor indica uma afinidade de interação mais forte ou maior, pois uma concentração menor de ligante é necessária para ocupar os sítios.

**Agamaglobulinemia ligada ao X** Doença de imunodeficiência, também chamada agamaglobulinemia de Bruton, caracterizada pelo bloqueio de maturação das células B em estágio precoce e pela ausência de Ig sérica. Pacientes sofrem de infecções bacterianas piogênicas. A doença é causada por mutações ou deleções no gene que codifica BTK, uma enzima envolvida na transdução do sinal nas células B em desenvolvimento.

**AKT** Serina/treonina quinase envolvida na regulação de muitos processos celulares, incluindo crescimento, ciclo celular, metabolismo, estabilidade genômica e apoptose. Em células imunes, a AKT é ativada por sinais dos receptores antigênicos, receptores de citocinas e ligantes de GPCR, levando a eventos de sinalização *downstream* que incluem a ativação de mTOR. Também é conhecida como proteinoquinase B (PKB).

**Alelo** Uma das diferentes variações do mesmo gene presente em um *locus* particular do cromossomo, cada uma delas diferindo na sequência nucleotídica, o que normalmente resulta em uma sequência de aminoácidos diferente da proteína codificada. Um indivíduo heterozigoto em um *locus* tem dois diferentes alelos, cada um em um membro diferente do par de cromossomos, um herdado da mãe e outro herdado do pai. Se um gene em particular em uma população tem diferentes alelos, o gene ou *locus* é chamado polimórfico. Os genes MHC têm muitos alelos (*i. e.*, são altamente polimórficos).

**Alergênio** Antígeno que elicita uma reação de hipersensibilidade imediata (alérgica). Os alergênios são proteínas ou compostos químicos ligados a proteínas que induzem respostas de anticorpo IgE em indivíduos atópicos.

**Alergia** Distúrbio causado por reações de hipersensibilidade imediata, frequentemente denominadas de acordo com o tipo de antígeno (alergênio) que elicita a doença, como alergia alimentar, alergia à picada de abelha e alergia à penicilina. Todas essas condições são o resultado da produção de IgE estimulada pelas células T auxiliares produtoras de IL-4 e IL-13, seguida pela ativação de mastócitos dependente do alergênio e de IgE.

**Aloanticorpo** Anticorpo específico para um aloantígeno (*i. e.*, um antígeno presente em alguns indivíduos de uma espécie, mas não em outros).

**Aloantígeno** Um antígeno celular ou tecidual presente em alguns indivíduos de uma espécie, mas não em outros, que é reconhecido como estranho ou como um aloenxerto. Os aloantígenos normalmente são produtos de gene polimórficos.

**Aloantissoro** Soro contendo aloanticorpo de um indivíduo que foi previamente exposto a um ou mais aloantígenos.

**Aloenxerto** Enxerto de um órgão ou tecido de um doador que é da mesma espécie, mas geneticamente não idêntico ao receptor.

**Alorreativo** Reativo a aloantígenos; descreve as células T ou anticorpos de um indivíduo que reconhecerão os antígenos nas células ou tecidos de outro indivíduo geneticamente não idêntico.

**Alótipo** Propriedade de um grupo de moléculas de anticorpos definida pelo compartilhamento de um determinante antigênico em particular encontrado nos anticorpos de alguns indivíduos, mas não de outros. Alótipo também é frequentemente usado como sinônimo de alótopo.

**Alvo mecanístico da rapamicina (mTOR; do inglês, *mechanistic target of rapamycin*)** Qualquer uma das duas serina/treonina quinases citosólicas relacionadas, chamadas mTORC1 e mTORC2. A mTORC1 está envolvida na regulação de muitas funções celulares, incluindo crescimento, ciclo celular, metabolismo e apoptose. O mTOR é ativado pela AKT e é inibido pelo fármaco rapamicina.

**Aminas vasoativas** Compostos não lipídicos de baixo peso molecular, como a histamina, que possuem um grupo amina, são armazenados e liberados dos grânulos citoplasmáticos dos mastócitos e medeiam muitos dos efeitos biológicos das reações de hipersensibilidade imediata (alérgica). (Também chamadas aminas biogênicas.)

**Anafilatoxinas** Fragmentos C5a, C4a e C3a do complemento gerados durante sua ativação. As anafilatoxinas ligam-se a receptores específicos na superfície celular e promovem inflamação aguda pela estimulação da quimiotaxia de neutrófilos e da ativação de mastócitos.

**Anafilaxia** Forma grave de hipersensibilidade imediata na qual há ativação sistêmica de mastócitos e basófilos e liberação de mediadores que causam broncoconstrição, edema tecidual e colapso cardiovascular.

**Anergia** Estado de não responsividade à estimulação antigênica. A anergia de linfócitos (também chamada anergia clonal) é a falha de os clones de células T ou B reagirem ao antígeno, e é um mecanismo para a manutenção da tolerância imunológica ao próprio. Clinicamente, a anergia descreve a ausência de reações de hipersensibilidade cutânea do tipo retardada dependente de célula T aos antígenos comuns.

**Anergia clonal** Estado de não responsividade de um clone de linfócitos T ao antígeno, experimentalmente induzido pelo reconhecimento do antígeno na ausência dos sinais coestimuladores adicionais necessários para a ativação funcional. A anergia clonal é considerada um modelo para um dos mecanismos de tolerância aos autoantígenos e também pode ser aplicável aos linfócitos B.

**Angiogênese** Formação de novos vasos sanguíneos regulada por uma variedade de fatores proteicos elaborados pelas células dos sistemas imunes inato e adaptativo e frequentemente acompanhada por inflamação crônica.

**Antagonista do receptor de IL-1 (IL-1RA; do inglês, *IL-1 receptor antagonist*)** Inibidor natural da IL-1 produzido por fagócitos mononucleares que é estruturalmente homólogo à IL-1 e se liga aos mesmos receptores, mas não induz a sinalização. IL-1RA é usado como um medicamento no tratamento de síndromes autoinflamatórias causadas pela desregulação da produção de IL-1.

**Anticorpo** Tipo de molécula glicoproteica, também chamada imunoglobulina (Ig), produzida somente pelos linfócitos B e pelas células plasmáticas derivadas das células B, que se liga aos antígenos, frequentemente com alto grau de especificidade e afinidade. Os anticorpos ligados à membrana atuam como receptores antigênicos que iniciam a ativação das células B. Os anticorpos secretados desempenham diversas funções efetoras, incluindo neutralização de antígenos, ativação do complemento e promoção da destruição de microrganismos dependente de leucócitos. A unidade estrutural básica de um anticorpo é composta de duas cadeias pesadas idênticas e duas cadeias leves idênticas. As regiões variáveis N-terminais das cadeias pesada e leve formam o sítio de ligação ao antígeno, enquanto as regiões constantes C-terminais das cadeias pesadas de anticorpos secretados interagem com outras moléculas no sistema imune. Cada indivíduo tem milhões de anticorpos diferentes, cada um com um sítio de ligação ao antígeno único.

**Anticorpo monoclonal humanizado** Anticorpo monoclonal codificado por um gene recombinante híbrido e composto de sítios de ligação antigênica de um anticorpo monoclonal murino e da região constante de um anticorpo humano. Os anticorpos humanizados são menos propensos em induzir uma resposta antianticorpo em humanos do que os anticorpos monoclonais de camundongo; eles são usados clinicamente no tratamento de doenças inflamatórias, tumores e rejeição dos transplantes. No desenvolvimento atual de medicamentos, os anticorpos monoclonais recombinantes totalmente humanos substituíram amplamente os anticorpos murinos humanizados.

**Anticorpo monoclonal** Anticorpo específico para um antígeno que é produzido por um hibridoma de célula B (uma linhagem celular derivada da fusão de uma única célula B normal e uma linhagem tumoral de célula B imortal) ou por tecnologia de *phage display* (algo como "exibição em fagos"). Os anticorpos monoclonais são amplamente usados em pesquisa, diagnóstico clínico e terapia.

**Anticorpos naturais** Anticorpos IgM, produzidos sem exposição evidente ao antígeno, principalmente pelas células B-1, específicos para bactérias que são comuns no ambiente e no trato gastrintestinal. Indivíduos normais possuem anticorpos naturais sem qualquer evidência de infecção, e esses anticorpos podem servir como um mecanismo de defesa pré-formado contra microrganismos que conseguem penetrar as barreiras epiteliais. Anticorpos contra os antígenos do grupo sanguíneo ABO, que são responsáveis por reações, são anticorpos naturais.

**Antígeno** Molécula que se liga a um anticorpo ou a um TCR. Antígenos que se ligam aos anticorpos incluem todas as classes de moléculas. A maioria dos TCRs liga-se somente a fragmentos peptídicos de proteínas complexados com moléculas de MHC.

**Antígeno carcinoembriônico (CEA, CD66; do inglês, *carcioembryonic antigen*)** Proteína de membrana altamente glicosilada; a expressão aumentada de CEA em muitos carcinomas de cólon, pâncreas, estômago e mama resulta em elevação de seus níveis sanguíneos. O nível de CEA sanguíneo é usado para monitorar a persistência ou recorrência do carcinoma metastático após o tratamento.

**Antígeno oncofetal** Proteínas que são expressas em altos níveis em alguns tipos de células cancerosas e nos tecidos fetais em desenvolvimento (mas não em adultos). Anticorpos específicos para essas proteínas são usados na identificação histopatológica de tumores, e níveis séricos dessas proteínas são analisados para monitorar a progressão do crescimento tumoral em pacientes. O antígeno carcinoembrionário (CEA) (CD66) e α-fetoproteína são dois antígenos oncofetais comumente expressos por certos carcinomas.

**Antígeno T-dependente** Antígeno que necessita tanto de células B quanto de células T auxiliares para estimular uma resposta de anticorpo. Os antígenos T-dependentes são antígenos proteicos que contêm alguns epítopos reconhecidos pelas células T e outros epítopos reconhecidos pelas células B. As células T auxiliares produzem citocinas e moléculas de superfície celular que estimulam o crescimento e a diferenciação das células B em células secretoras de anticorpos. As respostas imunes humorais aos antígenos T-dependentes são caracterizadas pela troca de isótipo, maturação de afinidade, células plasmáticas de vida longa e memória.

**Antígeno T-independente** Antígeno não proteico, como polissacarídios e lipídios, que pode estimular respostas de anticorpo sem a necessidade de linfócitos T auxiliares antígeno-específicos. Antígenos T-independentes normalmente contêm múltiplos epítopos idênticos que podem ligar de maneira cruzada a Ig de membrana das células B e, assim, ativá-las. As respostas imunes humorais aos antígenos T-independentes mostram relativamente pouca troca de isótipo de cadeia pesada ou maturação de afinidade, dois processos que necessitam de sinais provenientes das células T auxiliares.

**Antígeno tumor-específico** Antígeno cuja expressão é restrita a um tumor em particular e não é expresso pelas células normais. Os antígenos tumor-específicos podem servir como antígenos-alvo para respostas imunes antitumorais.

**Antígenos do grupo sanguíneo ABO** Antígenos de carboidratos ligados principalmente a proteínas ou lipídios de superfície celular que estão presentes em muitos tipos celulares, incluindo hemácias e células endoteliais. Esses antígenos diferem entre os indivíduos, dependendo de alelos herdados que codificam as enzimas necessárias para a síntese dos antígenos de carboidratos. Os antígenos ABO agem como aloantígenos que são responsáveis pelas reações transfusionais sanguíneas e na rejeição hiperaguda a aloenxertos.

**Antígenos do grupo sanguíneo Rh** Sistema de aloantígenos proteicos expressos nas membranas das hemácias e que são a causa das reações transfusionais e da doença hemolítica do feto e recém-nascido. O antígeno Rh clinicamente mais importante é designado RhD.

**Antígenos leucocitários humanos (HLA; do inglês, *human leukocyte antigens*)** Moléculas do MHC expressas na superfície das células humanas. As moléculas de MHC humanas incluem três tipos de moléculas do MHC de classe I (HLA-A, -B e -C) e três tipos de moléculas do MHC de classe II (HLA-DP, -DQ e DR). (*Ver* também **Molécula do complexo principal de histocompatibilidade [MHC]**).

**Antissoro** Soro de um indivíduo previamente imunizado com um antígeno e que contém anticorpo específico para aquele antígeno.

**Apoptose** Processo de morte celular caracterizado pela ativação de caspases intracelulares, quebra de DNA, condensação e fragmentação nuclear e *blebbing* da membrana plasmática (alterações na membrana com exposição/ocultação de moléculas, semelhante a um "borbulhamento"), que levam à fagocitose dos fragmentos celulares sem indução de uma resposta inflamatória. A apoptose é importante no desenvolvimento dos linfócitos, retorno à hemostasia após uma resposta imune a uma infecção, manutenção da tolerância aos autoantígenos e morte de células infectadas pelos linfócitos T citotóxicos e células *natural killer*. A apoptose é uma forma de morte celular programada; outras formas incluem autofagia e piroptose.

**Apresentação cruzada** Mecanismo pelo qual uma célula dendrítica (DC) ativa (ou condiciona) uma CTL $CD8^+$ *naive* específica para antígenos de uma terceira célula (p. ex., infectada por um vírus ou uma célula tumoral). A apresentação cruzada ocorre, por exemplo, quando antígenos proteicos de uma célula infectada são ingeridos por uma DC e os antígenos microbianos são processados e apresentados em associação a moléculas do MHC de classe I, ao contrário da regra geral para antígenos fagocitados, os quais são apresentados em associação a moléculas do MHC de classe II. A DC também fornece coestimulação para as células T. Também chamada ***cross-priming***.

**Apresentação de antígenos** Exposição de peptídios ligados às moléculas de MHC na superfície de uma célula apresentadora de antígeno que permite o reconhecimento específico pelos TCRs e a ativação das células T.

**Apresentação direta de antígenos** (ou **alorreconhecimento direto**) Apresentação de moléculas de MHC alogênica na superfície celular por APCs do enxerto para as células T do receptor de um enxerto, e que leva à ativação das células T alorreativas. No reconhecimento direto de uma molécula de MHC alogênica, um TCR que foi selecionado para reconhecer uma molécula de MHC própria ligada a um peptídio estranho reage cruzadamente com a molécula de MHC alogênica intacta ligada a um peptídio aleatório. A apresentação direta é parcialmente responsável pelas fortes respostas de células T aos aloenxertos.

**Apresentação indireta de antígenos** (ou **alorreconhecimento indireto**) Na imunologia do transplante, é a via de apresentação das moléculas do MHC do doador (alogênica) pelas APCs do receptor que envolve os mesmos mecanismos usados para apresentação das proteínas microbianas. As proteínas de MHC alogênicas são processadas pelas APCs do receptor, e os peptídios derivados das moléculas de MHC alogênicas são apresentados em associação as moléculas de MHC do receptor (próprias) às células T do hospedeiro. Em contraste à apresentação indireta de antígeno, a apresentação direta de antígeno envolve o reconhecimento de moléculas de MHC alogênicas não processadas na superfície das células do transplante pela célula T do receptor.

**Arteriosclerose do enxerto** Oclusão de artérias do enxerto causada pela proliferação das células musculares lisas da íntima. Esse processo ocorre gradualmente ao longo dos anos após o transplante e é amplamente responsável pela rejeição crônica e pelo fracasso de enxertos de órgãos vascularizados. O mecanismo é provavelmente uma resposta imune crônica aos aloantígenos da parede dos vasos. Arteriosclerose do enxerto é também chamada arteriosclerose acelerada.

**Artrite reumatoide** Doença autoimune caracterizada primariamente pelo dano inflamatório nas articulações e, algumas vezes, inflamação dos vasos sanguíneos, pulmões e outros tecidos. Células T $CD4^+$, linfócitos B ativados e plasmócitos são encontrados nos revestimentos da articulação inflamada (sinóvia), e numerosas citocinas pró-inflamatórias, incluindo IL-1, IL-6 e TNF, estão presentes no fluido sinovial (articular).

**Asma** Doença inflamatória caracterizada por obstrução intermitente e reversível das vias respiratórias, devido à hipertrofia e hiper-reatividade das células do músculo liso brônquico, inflamação brônquica crônica com eosinófilos e produção excessiva de muco brônquico. A maioria dos casos é causada por reações alérgicas mediadas por Th2, IgE e mastócitos (asma atópica), mas uma minoria é causada por estímulos não imunológicos, como exercícios, exposição ao frio ou certos fármacos (asma não atópica).

**Ativação alternativa de macrófagos** Ativação de macrófagos por IL-4 e IL-13 que induz um fenótipo anti-inflamatório e reparador tecidual, em contraste à ativação clássica de macrófagos induzida por IFN-$\gamma$ e ligantes de TLR.

**Ativação clássica de macrófagos** Ativação de macrófagos por IFN-$\gamma$, células Th1 e ligantes de TLR, levando a um fenótipo pró-inflamatório e microbicida. Macrófagos ativados classicamente também são chamados macrófagos M1.

**Ativadores policlonais** Agentes capazes de ativar muitos clones de linfócitos, a despeito de suas especificidades antigênicas. Exemplos de ativadores policlonais incluem anticorpos anti-IgM para células B e anticorpos anti-CD3, superantígenos bacterianos e PHA para células T.

**Atopia** Propensão de um indivíduo em montar respostas Th2 e produzir anticorpos IgE em resposta a vários antígenos ambientais e em desenvolver fortes respostas de hipersensibilidade imediata (alergia).

Indivíduos que apresentam alergias a antígenos ambientais, como pólen ou poeira doméstica, são chamados atópicos.

**Autoanticorpo** Anticorpo específico para um antígeno próprio. Os autoanticorpos podem causar danos a células e tecidos e são produzidos em excesso nas doenças autoimunes, como o lúpus eritematoso sistêmico.

**Autofagia** Processo fisiológico pelo qual a célula degrada seus próprios componentes por digestão lisossomal. A autofagia tem papel na defesa imune inata contra infecções e polimorfismos de genes que regulam a autofagia estão ligados a risco de algumas doenças autoimunes.

**Autoimunidade** Estado de responsividade do sistema imune adaptativo aos antígenos próprios que ocorre quando os mecanismos de autotolerância falham.

**Autotolerância** Não responsividade do sistema imune adaptativo aos antígenos próprios, amplamente como resultado da inativação ou morte dos linfócitos autorreativos induzida pela exposição a esses antígenos ou supressão pelas células T reguladoras. A autotolerância é uma característica fundamental do sistema imune normal, e a falha na autotolerância leva a doenças autoimunes.

**Avidez** Força geral das interações entre duas moléculas, como um anticorpo e um antígeno. A avidez depende tanto da afinidade quanto da valência das interações. Dessa maneira, a avidez de um anticorpo IgM pentamérico, com 10 sítios de ligação aos antígenos, pode ser maior para um antígeno multivalente do que a avidez de uma molécula IgG dimérica para o mesmo antígeno. A avidez também pode ser usada para descrever as forças de interações célula-célula, as quais são mediadas por muitas interações de ligações entre moléculas da superfície celular.

**Baço** Órgão linfoide secundário localizado no quadrante superior esquerdo do abdome. O baço é o principal sítio de respostas imunes adaptativas aos antígenos originados do sangue. A polpa vermelha do baço é composta de sinusoides vasculares repletos de sangue recobertos por fagócitos ativos que ingerem antígenos opsonizados e hemácias danificadas. A polpa branca do baço contém linfócitos e folículos linfoides nos quais as células B são ativadas.

**Bactéria intracelular** Bactéria que sobrevive e que pode se replicar dentro das células, normalmente nos endossomos dos fagócitos. O principal mecanismo de defesa contra bactérias intracelulares, como *Mycobacterium tuberculosis*, é a imunidade mediada pelas células T.

**Bactérias piogênicas** Bactérias, como estafilococos e estreptococos gram-positivos, que induzem respostas inflamatórias ricas em leucócitos polimorfonucleares (dando origem ao pus). Respostas de anticorpos a essas bactérias aumentam consideravelmente a eficácia dos mecanismos efetores imunes inatos para eliminar infecções.

**Bainha linfoide periarteriolar (PALS; do inglês, *periarteriolar lymphoid sheath*)** Bainha de linfócitos ao redor das pequenas arteríolas no baço, adjacente aos folículos linfoides. A PALS contém principalmente linfócitos T, aproximadamente dois terços destes são $CD4^+$ e um terço é $CD8^+$. Nas respostas imunes humorais aos antígenos proteicos, os linfócitos B são ativados na interface entre a PALS e os folículos, e então migram para dentro dos folículos para formar os centros germinativos.

**Basófilo** Tipo de granulócito circulante derivado da medula óssea com semelhanças estruturais e funcionais com os mastócitos, que contém grânulos com muitos dos mesmos mediadores inflamatórios dos mastócitos e expressa receptores Fc de alta afinidade para IgE. Os basófilos que são recrutados para os sítios teciduais em que o antígeno está presente podem contribuir para as reações de hipersensibilidade imediata.

**BCL-6** Repressor transcricional necessário para o desenvolvimento de células B do centro germinativo e de células Tfh.

**Beta-2-microglobulina** Cadeia leve de uma molécula do MHC de classe I. A beta-2-microglobulina é codificada por um gene não polimórfico externo ao MHC, é estruturalmente homóloga a um domínio de Ig e é invariante dentre todas as moléculas de classe I.

**BLIMP1** Repressor transcricional necessário para a geração do plasmócito.

**Bloqueio de ponto de controle** Forma de imunoterapia para o câncer, na qual anticorpos bloqueadores específicos para moléculas inibidoras de células T, incluindo PD-1, PD-L1 e CTLA-4, são administrados a pacientes com câncer para melhorar a resposta antitumoral de células T, também chamada bloqueio de ponto de controle imunológico. Essa abordagem tem sido efetivamente bem-sucedida para o tratamento de diversos tipos de cânceres metastáticos agressivos que não são responsivos a outras terapias.

***Burst* respiratório** Processo pelo qual espécies reativas de oxigênio, como o ânion superóxido, o radical hidroxila e o peróxido de hidrogênio, são produzidas em neutrófilos e macrófagos. O *burst* respiratório, ou explosão respiratória, é mediado pela enzima oxidase do fagócito e é normalmente disparado por mediadores inflamatórios, como as citocinas IFN-γ e TNF, ou por produtos bacterianos, como o lipopolissacarídio.

**C1** Proteína plasmática do sistema complemento composta de várias cadeias polipeptídicas que iniciam a via clássica da ativação do complemento pela ligação às porções Fc do anticorpo IgG ou IgM ligado ao antígeno.

**C2** Proteína da via clássica do complemento que é proteoliticamente clivada pelo C1 ativado gerando C2a, o qual forma parte da C3 convertase da via clássica.

**C3** Proteína central e mais abundante do sistema complemento; está envolvida nas vias clássica, alternativa e da lectina do complemento. O C3 é clivado proteoliticamente durante a ativação do complemento para gerar um fragmento C3b, o qual se liga covalentemente às superfícies celulares ou de microrganismos, onde atua como uma opsonina; e um fragmento C3a, algumas vezes chamado anafilatoxina, que tem diversas atividades pró-inflamatórias.

**C3 convertase** Complexo enzimático multiproteico gerado por etapas iniciais das vias clássica, alternativa e da lectina de ativação do complemento. A C3 convertase cliva o C3, o qual origina dois produtos proteolíticos, C3a e C3b.

**C4** Proteína da via clássica do complemento é que clivada proteoliticamente pelo C1 ativado gerando C4b, o qual forma parte da C3 convertase da via clássica, e um fragmento C4a, algumas vezes chamado anafilatoxina, que tem diversas atividades pró-inflamatórias.

**C5** Proteína que é clivada pelas C5 convertases em todas as vias do complemento, gerando um fragmento C5b, o qual inicia a formação de complexo de ataque à membrana, e um fragmento C5a, algumas vezes chamado anafilatoxina, que tem diversas atividades pró-inflamatórias.

**C5 convertase** Complexo enzimático multiproteico gerado pela ligação de C3b a C3 convertase. A C5 convertase cliva o C5 e inicia os estágios finais da ativação do complemento, levando à formação do complexo de ataque à membrana e lise das células.

**Cadeia invariante ($I_i$)** Proteína não polimórfica que se liga às moléculas de MHC de classe II recém-sintetizadas no retículo endoplasmático. A cadeia invariante previne o carregamento de peptídios presentes no retículo endoplasmático na fenda de ligação ao peptídio do MHC de classe II, promove o dobramento e a montagem das moléculas de classe II e as direciona para o compartimento endossomal, em que ocorre o carregamento de peptídios derivados de proteínas internalizadas.

**Cadeia J (juncional)** Pequeno polipeptídio ligado à extremidade de anticorpos IgM e IgA multiméricos por pontes dissulfeto e que contribui para o transporte transepitelial dessas Igs.

**Cadeia leve de imunoglobulina** Um dos dois tipos de cadeias polipeptídicas em uma molécula de anticorpo. A unidade estrutural básica de um anticorpo inclui duas cadeias leves idênticas, cada uma ligada por ponte dissulfeto a uma das duas cadeias pesadas idênticas. Cada cadeia leve é composta de um domínio Ig variável (V) e um domínio Ig constante (C). Há dois isótipos de cadeia leve, chamadas κ e λ. Aproximadamente 60% dos anticorpos humanos possuem cadeias leve κ enquanto 40% apresentam cadeias leve λ.

**Cadeia pesada de imunoglobulina** Um dos dois tipos de cadeias polipeptídicas em uma molécula de anticorpo. A unidade estrutural básica de um anticorpo inclui duas cadeias pesadas idênticas ligadas por ponte dissulfeto e duas cadeias leves idênticas. Cada cadeia pesada é composta de um domínio Ig variável (V) e três ou quatro domínios Ig constantes (C). Os diferentes isótipos de anticorpos, incluindo IgM, IgD, IgG, IgA e IgE, são distinguidos por diferenças estruturais nas regiões constantes de suas cadeias pesadas. As regiões constantes da cadeia pesada também medeiam funções efetoras, como ativação do complemento ou engajamento de fagócitos.

**Cadeia ζ** Proteína transmembranar expressa em células T como parte do complexo TCR que contém ITAMs em sua cauda citoplasmática e se liga à tirosinoquinase proteica ZAP70 durante a ativação da célula T.

**Cadeias leves substitutas** Duas proteínas não variáveis que se associam às cadeias pesadas μ da Ig em células pré-B para formar o pré-BCR. As duas cadeias leves substitutas incluem a proteína V pré-B, a qual é homóloga ao domínio V da cadeia leve, e λ5, a qual é ligada covalentemente à cadeia pesada μ por uma ponte dissulfeto.

**Calcineurina** Serina/treonina fosfatase citoplasmática que desfosforila o fator de transcrição NFAT, permitindo assim que o NFAT entre no núcleo. A calcineurina é ativada por sinais de cálcio gerados por meio da sinalização do TCR em resposta ao reconhecimento antigênico, e os fármacos imunossupressores ciclosporina e tacrolimo atuam bloqueando a atividade da calcineurina.

**Camundongo *knockout*** Camundongo com uma disrupção direcionada de um ou mais genes que é criado por técnicas de recombinação homóloga ou edição gênica por CRISPR-Cas9. Os camundongos *knockout* que perdem genes funcionais que codificam citocinas, receptores de superfície celular, moléculas de sinalização e fatores de transcrição têm fornecido vastas informações acerca do papel dessas moléculas no sistema imune.

**Camundongo *nude*** Linhagem de camundongos sem pelos em que não ocorre o desenvolvimento do timo e, consequentemente, dos linfócitos T, bem como dos folículos pilosos, causado pela mutação que afeta o fator de transcrição FOXN1. Os camundongos *nude* têm sido utilizados experimentalmente para definir o papel dos linfócitos T na imunidade e na doença.

**Camundongo SCID** Linhagem de camundongo na qual as células B e T estão ausentes em decorrência de um bloqueio precoce na maturação dos precursores da medula óssea. Os camundongos SCID carregam uma mutação em um componente da enzima proteinoquinase dependente de DNA, a qual é necessária para o reparo de quebras do DNA de dupla fita. A deficiência dessa enzima resulta em ligação anormal dos segmentos gênicos de Ig e TCR durante a recombinação e, consequentemente, falha na expressão dos receptores antigênicos.

**Camundongo transgênico** Camundongo que expressa um gene exógeno que foi introduzido no genoma pela injeção de uma sequência específica de DNA no pronúcleo de ovos fertilizados do camundongo. Os transgenes se inserem aleatoriamente em pontos de quebra cromossômico e são subsequentemente herdados como traços mendelianos simples. Por meio do desenho de transgenes com sequências reguladoras tecido-específicas, os camundongos podem ser produzidos de modo a expressar um gene em particular somente em alguns tecidos. Os camundongos transgênicos são extensamente utilizados na pesquisa imunológica para estudar as funções de várias citocinas, moléculas de superfície celular e moléculas de sinalização intracelular.

**Camundongo transgênico para o receptor de célula T (TCR; do inglês, *T cell receptor*)** Camundongo de uma linhagem geneticamente modificada que expressa genes α e β funcionais do TCR codificados por transgenes, que produzem um TCR de especificidade única e definida. Em decorrência da exclusão alélica dos genes de TCR endógenos, a maioria ou todas as células T em um camundongo transgênico para o TCR tem a mesma especificidade antigênica, a qual é uma propriedade útil para diversos objetivos de pesquisa.

**Cascata de proteinoquinase ativada por mitógeno (MAP; do inglês, *mitogen-activated protein*)** Uma das várias cascatas de transdução de sinal intracelular diferentes, geralmente iniciadas pela interação do ligante com um receptor de membrana, que são caracterizadas por sucessivas etapas de fosforilação mediada por quinases que levam à ativação terminal por fosforilação dupla de uma ampla família de MAP quinases. A MAP quinase ativada então fosforila substratos, como fatores de transcrição, que resulta em uma resposta celular funcional. Nos linfócitos T, a ligação do antígeno ao TCR inicia uma cascata de MAP quinase que envolve a proteína RAS e a ativação sequencial de três quinases, sendo a última a MAP quinase denominada ERK-1,2.

**Caspases** Proteases intracelulares com cisteínas em seus sítios ativos que quebram substratos na porção C-terminal dos resíduos de ácido aspártico. A maioria é componente de cascatas enzimáticas que causam morte apoptótica das células, mas a caspase-1, a qual é parte do inflamassomo, direciona a inflamação processando as formas inativas de precursores das citocinas IL-1 e IL-18 em suas formas ativas.

**Catelicidinas** Peptídios produzidos pelos neutrófilos e diversas barreiras epiteliais que atuam em diversas funções na imunidade inata, incluindo toxicidade direta aos microrganismos, ativação de leucócitos e neutralização de lipopolissacarídio. Juntamente com as defensinas, a catelicidinas são geralmente chamadas peptídios antimicrobianos (AMPs).

**Catepsinas** Tiol e aspartil proteases com ampla especificidade de substratos, as quais são abundantes nos endossomas das APCs e têm importante papel na geração de fragmentos peptídicos a partir de proteínas antigênicas exógenas que se ligam às moléculas do MHC de classe II.

**Célula apresentadora de antígeno (APC; do inglês, *antigen-presenting cell*)** Célula que expõe fragmentos peptídicos de antígenos proteicos em associação a moléculas de MHC na sua superfície e ativa células T antígeno-específicas. Além da exposição de complexos peptídio-MHC, as APCs também expressam moléculas coestimuladoras para otimizar a ativação dos linfócitos T.

**Célula B madura** Células B *naive*, funcionalmente competentes, expressando IgM e IgD, que representam o estágio final da maturação da célula B na medula óssea e povoam os órgãos linfoides secundários.

**Célula em tufo (*Tuft cell*)** Um tipo de célula epitelial intestinal especializada que está envolvida no aumento da secreção de muco em resposta à infecção por helmintos. As células em tufo são ativadas por helmintos para secretar IL-25, que estimula ILC2s a secretarem IL-13, que, por sua vez, promove a formação de células caliciformes secretoras de muco.

**Célula pré-B** Célula B em desenvolvimento presente somente em tecidos hematopoéticos, que está em um estágio de maturação caracterizado pela expressão citoplasmática das cadeias pesadas μ e das cadeias leves substitutas, mas não das cadeias leves de Ig. Os pré-BCRs compostos de cadeias μ e cadeias leves substitutas liberam sinais que estimulam a maturação da célula pré-B em uma célula B imatura.

**Célula pré-T** Linfócito T em desenvolvimento no timo em estágio de maturação caracterizado pela expressão da cadeia β do TCR, mas não da cadeia α, de CD4 ou de CD8. Nas células pré-T, a cadeia β do TCR é encontrada na superfície celular como parte do pré-TCR.

**Célula pró-B** Célula B em desenvolvimento na medula óssea que é a primeira célula comprometida com a linhagem de linfócito B. As células pró-B não produzem Ig, mas podem ser distinguidas de outras células imaturas pela expressão de moléculas de superfície restritas à linhagem B, como CD19 e CD10.

**Célula pró-T** Célula T em desenvolvimento no córtex tímico que acabou de chegar da medula óssea e não expressa TCRs, CD3, cadeias ζ, ou moléculas CD4 ou CD8. As células pró-T também são denominadas timócitos duplo-negativos.

**Célula secretora de anticorpo** Linfócito B que passou por diferenciação e produz a forma secretada de Ig. As células secretoras de anticorpo são geradas a partir de células B *naive* em resposta ao antígeno e outros estímulos e residem no baço, nos linfonodos e na medula óssea. Frequentemente usado como sinônimo de plasmócito.

**Células apresentadoras de antígenos profissionais (APCs profissionais)** Termo utilizado algumas vezes para se referir às APCs que ativam linfócitos T; inclui principalmente células dendríticas (DCs), mas também fagócitos mononucleares e linfócitos B, todos os quais são capazes de expressar moléculas do MHC de classe II e coestimuladores. As APCs profissionais mais importantes para o início das respostas primárias de célula T são as DCs.

**Células de Langerhans** Células dendríticas derivadas de macrófagos embrionários e localizadas como uma malha na camada epidermal da pele e cuja principal função é capturar microrganismos e antígenos que entram através da pele e transportar antígenos para os linfonodos drenantes. Durante sua migração para os linfonodos, as células de Langerhans se diferenciam em células dendríticas maduras, as quais apresentam antígenos eficientemente para células T *naive*.

**Células dendríticas** Células derivadas da medula óssea encontradas em barreiras epiteliais, o estroma de muitos órgãos, e tecidos epiteliais e linfoides que são morfologicamente caracterizadas por finas projeções de membrana. Existem muitos subgrupos de células dendríticas com funções variadas. As células dendríticas clássicas ou convencionais (cDCs; do inglês, *classical dendritic cells*) atuam como células-sentinela inatas, tornam-se APCs para linfócitos T *naive* na ativação e são importantes para iniciar as respostas imunes adaptativas a antígenos proteicos. As células dendríticas plasmacitoides (pDCs; do inglês, *plasmacytoid dendritic cells*) produzem IFNs do tipo I de forma abundante em resposta a exposição aos vírus. As células dendríticas derivadas de monócitos (MoDCs; do inglês, *monocyte-derived dendritic cells*) são derivadas de monócitos sanguíneos durante as reações inflamatórias.

**Células dendríticas foliculares (FDCs; do inglês, *folicular dendritic cells*)** Células nos folículos linfoides dos órgãos linfoides secundários que expressam receptores do complemento e receptores Fc, apresentando longos processos citoplasmáticos que formam uma malha. As células dendríticas foliculares expõem antígenos em suas superfícies para o reconhecimento das células B e estão envolvidas na ativação e seleção das células B que expressam Ig de membrana de alta afinidade durante o processo de maturação da afinidade. Elas não são células hematopoéticas (não são originadas na medula óssea).

**Células efetoras** Células que realizam funções efetoras durante uma resposta imune, como secreção de citocinas (p. ex., células T auxiliares), morte de microrganismos (p. ex., macrófagos), morte de células do hospedeiro infectadas com microrganismos (p. ex., CTLs) ou secretando anticorpos (p. ex., plasmócitos).

**Células epiteliais tímicas** Células epiteliais abundantes no estroma cortical e medular do timo que têm papel crítico no desenvolvimento da célula T. No processo de seleção positiva, as células T em maturação que reconhecem fracamente os peptídios próprios ligados às moléculas do MHC na superfície das células epiteliais tímicas são recuperadas da morte celular programada.

**Células indutoras de tecido linfoide (LTI; do inglês, *lymphoid tissue inducer*)** Tipo celular hematopoético derivado de célula linfoide inata que estimula o desenvolvimento de linfonodos e outros órgãos linfoides secundários, em parte através da produção de linfotoxina, heterotrímeros feitos de linfotoxina-α (LTα) e linfotoxina-β (LTβ). LTis são subtipos de células linfoides inatas do grupo 3 (ILC3s).

**Células LAK (LAK; do inglês, *lymphokine-activated killer* [células matadoras ativadas por linfocina])** Células NK com atividade citolítica aumentada para células tumorais como resultado da exposição a elevadas doses de IL-2. Células LAK geradas *in vitro* têm sido adotivamente transferidas de volta a pacientes com câncer para tratar seus tumores.

**Células linfoides inatas (ILCs; do inglês, *innate lymphoid cells*)** Células residentes dos tecidos que produzem citocinas semelhantes àquelas produzidas pelas células T auxiliares, mas que não expressam TCRs antígenos-específicos. Elas surgem a partir do progenitor linfoide comum na medula óssea, apresentam morfologia de linfócitos e podem realizar funções efetoras semelhantes às de células T. As células NK são um tipo de ILC com funções semelhantes aos CTLs. Três subpopulações de células linfoides inatas auxiliares, chamadas ILC1, ILC2 e ILC3, produzem citocinas e expressam diferentes fatores de transcrição análogos às subpopulações Th1, Th2 e Th17 de linfócitos T $CD4^+$ efetores.

**Células M** Células especializadas da mucosa epitelial gastrintestinal que recobrem as placas de Peyer no intestino e atuam na liberação de antígenos para as placas de Peyer.

**Células epiteliais medulares tímicas (MTECs; do inglês, *medullary thymic epithelial cells*)** Um tipo de célula estromal da medula do timo que desempenha um papel crítico na indução de tolerância central de células T a proteínas normalmente expressas apenas em certos tecidos, chamadas antígenos restritos aos tecidos (TRAs; do inglês, *tissue-restricted antigens*). As MTECS expressam muitos TRAs sob o controle da proteína **AIRE**, e apresentam esses antígenos às células T em desenvolvimento, resultando na morte de células T específicas aos TRAs ou no desenvolvimento de células T reguladoras específicas para TRAs.

**Células NK (NK; do inglês, *natural killer*)** Subconjunto de células linfoides inatas que atuam nas respostas imunes inatas para matar células infectadas por microrganismos por meio de mecanismos líticos diretos e pela secreção de IFN-γ. Células NK não expressam receptores de antígenos clonalmente distribuídos do tipo Ig ou TCRs, e sua ativação é regulada por uma combinação de receptores estimuladores e inibitórios de superfície celular, estes últimos reconhecendo as moléculas de MHC próprias.

**Célula reticular fibroblástica (FRC; do inglês, *fibroblastic reticular cell*)** Células derivadas do mesênquima que controlam a formação dos órgãos linfoides secundários durante o desenvolvimento embrionário e contribuem de múltiplas maneiras para a estrutura e as funções desses órgãos.

**Células supressoras mieloide-derivadas (MDSCs; do inglês, *myeloid-derived suppressor cells*)** Grupo heterogêneo das células mieloides derivadas dos mesmos precursores que dão origem aos neutrófilos e aos monócitos, mas que têm propriedades anti-inflamatórias e imunossupressoras. As MDSCs são encontradas em tecidos linfoides, sangue ou tumores de animais portadores de câncer ou pacientes com câncer, e acredita-se que suprimam as respostas imunes aos tumores.

**Células T auxiliares (Th) (do inglês, *helper T cells*)** Classe de linfócitos T cujas funções principais são ativar macrófagos e promover inflamação em respostas imunes mediadas por células e promover a produção de anticorpo por células B nas respostas imunes humorais. Essas funções são mediadas por citocinas secretadas e pela ligação do ligante de CD40 da célula T ao CD40 do macrófago ou da célula B. As células T auxiliares expressam a molécula CD4 e reconhecem os antígenos peptídicos exibidos pelas moléculas do MHC de classe II.

**Células T auxiliares foliculares (Tfh; do inglês, *T follicular helper*)** Subgrupo de células T auxiliares $CD4^+$ presentes nos folículos linfoides e que são cruciais para fornecer sinais para as células B na reação do centro germinativo que estimula a hipermutação somática, a troca de isótipo e a geração de células B de memória e plasmócitos de vida longa. As células Tfh expressam CXCR5, ICOS, IL-21 e BCL-6.

**Células T invariantes associadas à mucosa (MAIT; do inglês, *mucosa-associated invariant T cells*)** Subpopulação de células T que expressa um TCR αβ invariante específico para metabólitos de riboflavina fúngicos e bacterianos apresentados por uma molécula não polimórfica relacionada ao MHC de classe I chamada MR1. As células MAIT, em sua maioria, são $CD8^+$, são ativadas tanto por derivados de riboflavina microbiana quanto por citocinas e apresentam funções inflamatórias e citotóxicas. As células MAIT correspondem a aproximadamente 50% de todas as células T no fígado humano.

**Células T *natural killer* (células NKT; do inglês, *natural killer T cells*)** Subgrupo numericamente pequeno de linfócitos que expressam TCRs e algumas moléculas de superfície características de células NK. Algumas células NKT, chamadas células NKT invariantes (iNKT), expressam receptores de antígenos αβ da célula T com diversidade muito pequena e reconhecem antígenos lipídicos apresentados pelas moléculas CD1. As funções fisiológicas das células NKT não estão bem definidas.

**Células T reguladoras** População de células T que inibe a ativação de outras células T e é necessária para manter a tolerância periférica aos antígenos próprios. A maioria das células T reguladoras é $CD4^+$ e expressa a cadeia α do receptor de IL-2 (CD25), CTLA-4 e o fator de transcrição FOXP3.

**Células T supressoras** Células T que bloqueiam a ativação e a função de outros linfócitos T. Essas células foram descritas em 1970, mas, por ter sido difícil definir com clareza as células T supressoras ou o modo de ação delas, o termo não é mais usado.

**Células Th1** Subgrupo de células T auxiliares $CD4^+$ que secretam um grupo particular de citocinas, incluindo IFN-γ, cuja função principal é estimular a defesa contra infecções mediada pelo fagócito, especialmente com microrganismos intracelulares.

**Células Th17** Subgrupo de células T auxiliares $CD4^+$ que secretam um grupo particular de citocinas, incluindo IL-17 e IL-22, que são protetoras contra infecções bacterianas e fúngicas e também medeiam reações inflamatórias nas doenças autoimunes e outras doenças inflamatórias.

**Células Th2** Subgrupo de células T auxiliares $CD4^+$ que secretam um grupo particular de citocinas, incluindo IL-4, IL-5 e IL-3, cuja função principal é estimular reações imunes mediadas por IgE e por eosinófilo/mastócito.

**Célula-tronco** Célula não diferenciada que se divide continuamente e origina células-tronco adicionais e células de diferentes linhagens. Por exemplo, todas as células sanguíneas originam-se de uma célula-tronco hematopoética comum.

**Célula-tronco hematopoética** Célula-tronco indiferenciada do saco vitelino ou fígado fetais ou da medula óssea adulta, que se divide de maneira assimétrica e origina células-tronco adicionais e uma célula que se diferencia em uma de múltiplas linhagens. A célula-tronco hematopoética na medula óssea originará as células das linhagens linfoide, mieloide e eritrocítica.

**Centroblastos** Células B em rápida proliferação na zona escura dos centros germinativos dos tecidos linfoides secundários, as quais dão origem a milhares de descendentes, expressam desaminase induzida por ativação (AID) e passam por mutação somática de seus genes *V*. Os centroblastos tornam-se centrócitos da zona clara dos centros germinativos.

**Centrócitos** Células B na zona clara dos centros germinativos dos órgãos linfoides secundários, as quais são os descendentes dos centroblastos em proliferação da zona escura. Os centrócitos que expressam Ig de alta afinidade são selecionados para sobreviver e passam por troca de isótipo e sofrem diferenciação adicional em plasmócitos de vida longa e células B de memória.

**Centros germinativos** Estruturas especializadas nos órgãos linfoides geradas durante as respostas imunes humorais T-dependentes, em que acontece extensa proliferação de célula B, mutação somática, maturação de afinidade, geração de célula B de memória e indução de plasmócitos de vida longa. Os centros germinativos surgem como regiões fracamente coradas dentro de um folículo linfoide no baço, linfonodo e tecido linfoide de mucosa.

**Choque séptico** Grave complicação de infecções bacterianas ou fúngicas que se espalha pela corrente sanguínea (sepse) e é caracterizada por hipotensão e choque, coagulação intravascular disseminada e distúrbios metabólicos. Nas infecções bacterianas, a síndrome é atribuída aos efeitos dos componentes da parede celular bacteriana, como lipopolissacarídio ou peptidoglicano, que se ligam aos TLRs nos vários tipos celulares e induzem a expressão de grandes quantidades de citocinas inflamatórias, incluindo TNF, IL-6 e IL-12.

**Ciclosporina** Inibidor da calcineurina amplamente utilizado como um fármaco imunossupressor para prevenir a rejeição do aloenxerto mediante bloqueio da ativação da célula T. A ciclosporina (também chamada ciclosporina A) liga-se a uma proteína citosólica denominada ciclofilina, e complexos ciclosporina-ciclofilina ligam-se e inibem a calcineurina, inibindo assim a ativação e a translocação nuclear do fator de transcrição NFAT.

**Citocinas** Proteínas produzidas e secretadas por diferentes tipos celulares e que medeiam reações inflamatórias e imunes. As citocinas são os principais mediadores de comunicação entre células do sistema imune (*ver* Apêndice II).

**Citometria de fluxo** Método de análise do fenótipo de populações celulares que requer um instrumento especializado (citômetro de fluxo) que pode detectar fluorescência em células individuais em suspensão e, desse modo, determina o número de células expressando a molécula na qual a sonda fluorescente se liga, assim como a quantidade relativa de molécula expressa. Suspensões de células são incubadas com anticorpos marcados com fluorescências ou outras sondas, e a quantidade da sonda ligada a cada célula na população é avaliada pela passagem das células individualmente por um fluorímetro, utilizando um feixe de *laser* incidente (*ver* Apêndice III.)

**Citotoxicidade celular dependente de anticorpo (CCDA)** Processo pelo qual células NK são dirigidas para células recobertas por IgG, resultando na lise das células recobertas pelo anticorpo. Um receptor específico para a região constante da IgG, chamado FcγRIII (CD16), é expresso na membrana celular da célula NK e medeia a ligação à IgG.

**Clone** Grupo de células, derivadas de um precursor comum único, que mantêm muitas das características genotípicas e fenotípicas compartilhadas pela célula de origem. Na imunidade adaptativa, todos os membros de um clone de linfócitos compartilham os mesmos genes únicos de *Ig V* ou *TCR* clonalmente recombinados, embora o rearranjo dos genes *Ig V* de diferentes células a partir de um clone de células B possa variar em sequência, devido à hipermutação somática que ocorre após a recombinação VDJ.

**Coestimulador** Molécula expressa na superfície das APCs em resposta aos estímulos imunes inatos, os quais fornecem um estímulo (o "segundo sinal"), em adição ao antígeno, necessário para a ativação das células T *naive*. Os coestimuladores mais bem definidos são as moléculas B7 (CD80 e CD86) nas APCs que se ligam ao receptor CD28 nas células T. Às vezes, o receptor (CD28) é chamado coestimulador.

**Coinibição** Inibição da ativação de células T mediada por moléculas em APCs ou outras células que se ligam a receptores em células T, causando bloqueio de TCR e sinais coestimuladores nas células T. Os exemplos incluem PD-L1 em APCs ou células tumorais que se ligam a PD-1 em células T, gerando sinais de inibição que bloqueiam o TCR e os sinais coestimuladores nas células T, ou CTLA-4 em uma célula T que se liga a B7-1 e B7-2 em uma APC, impedindo a coestimulação dessas moléculas ao se ligarem ao CD28 na célula T. O bloqueio de moléculas coinibidoras é amplamente utilizado como estratégia terapêutica para aumentar a imunidade antitumoral (**bloqueio de ponto de controle**).

**Colectinas** Família de proteínas, incluindo a lectina ligante de manose, caracterizada por um domínio do tipo colágeno e um domínio lectina (*i. e.*, ligante de carboidrato). As colectinas têm um papel no sistema imune inato atuando como receptores de reconhecimento de padrão microbiano e podem ativar o sistema complemento pela ligação a C1q.

**Complemento** Sistema de proteínas plasmáticas e de superfície celular que interagem umas com as outras e com outras moléculas do sistema imune para gerar importantes efetores das respostas imunes inata e adaptativa. As vias clássica, alternativa e da lectina do sistema complemento são ativadas por complexos antígeno-anticorpo, superfícies microbianas e ligação de lectinas plasmáticas aos microrganismos, respectivamente, consistindo em uma cascata de enzimas proteolíticas que geram mediadores inflamatórios e opsoninas. Todas as três vias levam à formação de um complexo lítico terminal comum na célula que é inserido nas membranas celulares.

**Complexo de ataque à membrana (MAC; do inglês, *membrane attack complex*)** Complexo lítico de componentes terminais da cascata do complemento, incluindo as proteínas do complemento C5, C6, C7, C8 e múltiplas cópias de C9, o qual se forma nas membranas das células-alvo. O MAC causa alterações iônicas e osmóticas letais nas células.

**Complexo principal de histocompatibilidade (MHC; do inglês, *major histocompatibility complex*)** Extenso *locus* gênico (no cromossomo 6 humano e cromossomo 17 murino) que inclui os genes altamente polimórficos que codificam moléculas ligantes de peptídios reconhecidas pelos linfócitos T. O *locus* do MHC também inclui genes que codificam citocinas, moléculas envolvidas no processamento de antígeno e proteínas do complemento.

**Complexo receptor da célula B (complexo BCR)** Complexo multiproteico expresso na superfície dos linfócitos B que reconhece o antígeno e transduz os sinais de ativação para o interior da célula. O complexo BCR inclui a Ig de membrana, responsável pela ligação ao antígeno, e proteínas Igα e Igβ, as quais iniciam os eventos de sinalização.

**Componente secretório** Porção proteoliticamente clivada do domínio extracelular do receptor poli-Ig que permanece ligado a uma molécula de IgA nas secreções mucosas.

**Correceptor** Receptor da superfície do linfócito que se liga ao antígeno ao mesmo tempo em que a Ig ou o TCR de membrana se ligam ao antígeno e libera sinais necessários para uma ótima ativação do linfócito. CD4 e CD8 são correceptores de célula T que se ligam a porções não polimórficas de uma molécula de MHC concomitantemente à ligação do TCR aos resíduos polimórficos do MHC e ao peptídio exposto. CR2 é um correceptor nas células B que se liga aos antígenos recobertos pelo complemento ao mesmo tempo que a Ig de membrana se liga a um epítopo do antígeno.

**Covid-19** Doença causada pelo coronavírus SARS-CoV-2 altamente infeccioso, caracterizada principalmente por sintomas do sistema respiratório, muitas vezes com pneumonia, mas também afetando vários outros sistemas orgânicos. Uma resposta inflamatória exuberante ao vírus causa lesão pulmonar irreversível e muitas vezes letal em uma minoria de pacientes. A pandemia de covid-19 de 2020-2021 levou à infecção de milhões de pessoas em todo o mundo e mais de 2 milhões de pessoas morreram da doença.

**CTLA-4** Proteína da superfamília de Ig expressa na superfície de células T efetoras ativadas e Treg que se liga com alta afinidade a B7-1 e B7-2 e tem papel essencial na inibição das respostas da célula T. CTLA-4 é essencial para a função da Treg e tolerância da célula T aos autoantígenos.

**CTLA-4-Ig** Proteína de fusão recombinante composta pela porção extracelular de ligação ao B7 de CTLA-4 ligada a uma região Fc de IgG. CTLA-4 Ig um inibidor competitivo da ligação de B7 a CD28 e, assim, bloqueia a coestimulação de células T. É usado como um fármaco para tratar a rejeição de transplantes e doenças autoimunes. A IgG Fc aumenta a duração da persistência do fármaco na circulação. Note que CTLA-4-Ig não é anticorpo anti-CTLA-4.

**Dectinas** Receptores de reconhecimento de padrão expressos nas células dendríticas que reconhecem carboidratos da parede celular fúngica e induzem eventos de sinalização que promovem inflamação e aumentam as respostas imunes adaptativas.

**Defensinas** Peptídios ricos em cisteína produzidos pelas células da barreira epitelial na pele, no intestino, no pulmão e outros tecidos e nos grânulos de neutrófilos, que atuam como antibióticos de largo espectro para matar uma grande variedade de bactérias e fungos. A síntese das defensinas é aumentada em resposta à estimulação de receptores do sistema imune inato, como receptores do tipo *Toll*, e citocinas inflamatórias, como IL-1 e TNF. Catelicidinas e defensinas são dois tipos de peptídios antimicrobianos (AMPs; do inglês, *antimicrobial peptides*).

**Deficiência de adesão leucocitária (LAD; do inglês, *leukocyte adhesion deficiency*)** Doença de um raro grupo de imunodeficiências com complicações infecciosas, causada pela expressão ou função defeituosa de moléculas de adesão leucocitárias necessárias para o recrutamento de fagócitos e linfócitos para o tecido. A LAD-1 é decorrente de mutações no gene que codifica a proteína CD18, o qual é parte das $\beta_2$-integrinas. A LAD-2 é causada por mutações em um gene que codifica um transportador de fucose envolvido na síntese de ligantes para selectinas. A LAD-3 ocorre devido a mutações nos genes necessários para a ativação de integrinas induzida por quimiocinas.

**Deficiência seletiva de imunoglobulina** Imunodeficiências caracterizadas pela ausência de somente uma ou de poucas classes ou subclasses de Ig. A deficiência de IgA é a deficiência seletiva de Ig mais comum, seguida pelas deficiências de IgG3 e IgG2. Pacientes com esses distúrbios podem correr risco aumentado de contrair infecções bacterianas, porém muitos são normais.

**Deleção clonal** Mecanismo de tolerância de linfócitos no qual uma célula T imatura no timo ou uma célula B imatura na medula óssea sofre morte apoptótica como consequência do reconhecimento de um autoantígeno.

**Desaminase induzida por ativação (citidina) (AID; do inglês, *activation-induced deaminase*)** Enzima expressa nas células B que catalisa a conversão de citosina em uracila no DNA, um passo necessário para a hipermutação somática e a maturação de afinidade dos anticorpos e para a troca de classe de Ig.

**Dessensibilização** Método de tratamento de distúrbios de hipersensibilidade imediata (alergias) que envolve a administração repetida de baixas doses de um antígeno ao qual os indivíduos são alérgicos. Esse processo frequentemente previne reações alérgicas graves em exposições ambientais subsequentes ao antígeno, mas os mecanismos não são bem compreendidos.

**Desvio imunológico** Conversão de uma resposta de célula T associada a um grupo de citocinas, como as citocinas Th1, que estimulam funções inflamatórias de macrófagos, para uma resposta associada a outras citocinas, como as citocinas Th2, que ativam eosinófilos e funções anti-inflamatórias de macrófagos.

**Determinante** Porção específica de um antígeno macromolecular no qual um anticorpo ou o TCR se liga. No caso de um antígeno proteico reconhecido por uma célula T, o determinante é a porção do peptídio exibida por uma molécula de MHC para o reconhecimento pelo TCR. Sinônimo de **epítopo**.

**Diabetes tipo 1** Doença caracterizada pela falta de insulina e que causa várias anormalidades metabólicas e vasculares. A deficiência de insulina resulta da destruição autoimune das células β produtoras de insulina nas ilhotas de Langerhans no pâncreas, normalmente durante a infância. Células T CD4$^+$ e CD8$^+$, anticorpos e citocinas têm sido implicados no dano celular à ilhota. Também denominada diabetes melito insulinodependente.

**Diacilglicerol (DAG; do inglês, *diacylglycerol*)** Molécula de sinalização gerada pela hidrólise de fosfatidilinositol 4,5-bifosfato ($PIP_2$) mediada pela fosfolipase C (PLCγ) durante a ativação de linfócitos pelo antígeno, bem como pela de várias outras células imunes. A principal função do DAG é ativar uma enzima chamada proteinoquinase C, que participa da geração de fatores de transcrição ativos.

**Diversidade** Existência de um grande número de linfócitos com diferentes especificidades antigênicas em qualquer indivíduo. A diversidade é uma propriedade fundamental do sistema imune adaptativo e é o resultado da variabilidade nas estruturas dos sítios de ligação ao antígeno dos receptores de linfócitos (anticorpos e TCRs).

**Diversidade combinatória** Diversidade das especificidades de Ig e de TCR geradas pelo uso de diferentes combinações entre diversos segmentos variáveis, de diversidade e juncional durante a recombinação somática do DNA no *loci* de Ig e TCR nas células B e T em desenvolvimento. A diversidade combinatória é um mecanismo que trabalha conjuntamente com a diversidade juncional para a geração de um grande número de diferentes genes de receptores antigênicos a partir de um número limitado de segmentos gênicos.

**Diversidade juncional** Diversidade no repertório de anticorpos e de TCR que resulta da adição ou da remoção de sequências de nucleotídios nas junções entre os segmentos gênicos V, D e J.

**Doença autoimune** Doença causada pela quebra da autotolerância de forma que o sistema imune adaptativo responde aos autoantígenos e medeia lesão celular e tecidual. As doenças autoimunes podem ser causadas pelo ataque imune contra um órgão ou tecido (p. ex., esclerose múltipla, tireoidite ou diabetes tipo 1) ou contra antígenos múltiplos e distribuídos sistemicamente (p. ex., lúpus eritematoso sistêmico).

**Doença do enxerto *versus* hospedeiro** Doença que ocorre nos receptores de transplantes de medula óssea causada pela reação de células T maduras na medula transplantada com aloantígenos nas células do hospedeiro. A doença afeta mais frequentemente a pele, o fígado e os intestinos.

**Doença do imunocomplexo** Qualquer doença inflamatória causada pela deposição de complexos antígeno-anticorpo nas paredes dos vasos sanguíneos, resultando na ativação local do complemento e inflamação. Os imunocomplexos podem se formar em decorrência da superprodução de anticorpos contra antígenos microbianos ou como resultado da produção de autoanticorpos no contexto de uma doença autoimune, como o lúpus eritematoso sistêmico. A deposição de imunocomplexos nas membranas basais de capilares dos glomérulos renais podem causar glomerulonefrite e prejudicar a função renal. A deposição sistêmica de imunocomplexos nas paredes arteriais pode causar vasculite, com trombose e lesão isquêmica em vários órgãos.

**Doença do soro** Doença causada pela injeção de altas doses de um antígeno proteico no sangue e caracterizada pela deposição de complexos antígeno-anticorpo (imunes) nas paredes dos vasos sanguíneos, especialmente nos rins e nas articulações. A deposição dos imunocomplexos leva a fixação do complemento e recrutamento de leucócitos e, subsequentemente, a glomerulonefrite e artrite. A doença do soro foi originalmente descrita como um distúrbio que ocorre em pacientes que receberam injeções de soro de cavalo contendo anticorpos antitoxina para prevenir a difteria.

**Doença granulomatosa crônica** Rara doença de imunodeficiência hereditária, causada por mutações nos genes que codificam componentes do complexo enzimático oxidase dos fagócitos, necessária para a morte de microrganismos por leucócitos polimorfonucleares e macrófagos. A doença é caracterizada por infecções intracelulares recorrentes bacterianas e fúngicas, frequentemente acompanhadas por respostas imunes crônicas mediadas por células e formação de granulomas.

**Doenças de hipersensibilidade** Distúrbios causados por respostas imunes. As doenças de hipersensibilidade incluem doenças autoimunes, nas quais as respostas imunes são direcionadas contra autoantígenos, e doenças que resultam de respostas descontroladas ou excessivas contra antígenos estranhos, como microrganismos e alergênios. O dano tecidual que ocorre nas doenças de hipersensibilidade é causado pelos mesmos mecanismos efetores usados pelo sistema imune para proteção contra microrganismos.

**Domínio de imunoglobulina** Motivo estrutural globular tridimensional encontrado em muitas proteínas no sistema imune, incluindo Igs, TCRs e moléculas do MHC. Os domínios de Ig têm cerca de 110 resíduos de aminoácidos em extensão, incluem uma ponte dissulfeto interna e contêm duas camadas de folhas β-pregueadas, cada camada composta de três a cinco fitas de cadeias polipeptídicas antiparalelas. Os domínios de Ig são classificados como tipo V ou tipo C, com base na maior proximidade de homologia aos domínios V ou C de Ig.

**Domínio SRC homologia 2 (SH2; do inglês, *SRC homology 2*)** Estrutura de domínio tridimensional com aproximadamente 100 resíduos de aminoácidos presente em diversas proteínas de sinalização, que permite interações não covalentes específicas com outras proteínas pela ligação a fosfotirosinas. Cada domínio SH2 tem uma especificidade de ligação única determinada pelos resíduos de aminoácidos adjacentes à fosfotirosina na proteína-alvo. Várias proteínas envolvidas nos eventos iniciais de sinalização nos linfócitos T e B interagem umas com as outras pelos domínios SH2.

**Domínio SRC homologia 3 (SH3; do inglês, *SRC homology 3*)** Estrutura de domínio tridimensional com aproximadamente 60 resíduos de aminoácidos presente em diversas proteínas de sinalização que medeia ligações proteína-proteína. Os domínios SH3 ligam-se a resíduos de prolina e atuam de maneira conjunta com os domínios SH2 da mesma proteína. Por exemplo, SOS, o fator de troca do nucleotídio guanina para Ras, contém tanto domínios SH2 quanto SH3, e ambos estão envolvidos na ligação de SOS à proteína adaptadora GRB2.

**Ectoparasitas** Parasitas que vivem na superfície de um animal, como carrapatos e ácaros. Tanto o sistema imune inato quanto o adaptativo podem ter papel na proteção contra ectoparasitas, frequentemente pela destruição dos estágios larvais desses organismos.

**Edição do receptor** Processo pelo qual algumas células B imaturas que reconhecem os antígenos próprios na medula óssea podem ser induzidas a alterar suas especificidades de Ig. A edição do receptor envolve a reativação dos genes *RAG*, recombinações adicionais VJ de cadeia leve e produção de nova cadeia leve de Ig, que permite à célula expressar um receptor Ig diferente que não seja autorreativo.

**Encefalomielite autoimune experimental (EAE)** Modelo animal de esclerose múltipla, uma doença autoimune desmielinizante do sistema nervoso central. A EAE é induzida em roedores pela imunização com componentes da bainha de mielina (p. ex., proteína básica da mielina) dos nervos, misturados a um adjuvante. A doença é mediada em grande parte por células T $CD4^+$ secretoras de citocinas específicas para as proteínas da bainha de mielina.

**Endossomo** Vesícula intracelular ligada à membrana na qual proteínas extracelulares são internalizadas durante o processamento do antígeno. Os endossomos são formados pela invaginação da membrana plasmática e podem amadurecer em endossomos tardios e lisossomos, os quais apresentam pH progressivamente mais baixo e mais enzimas hidrolíticas. As enzimas proteolíticas nos endossomos degradam as proteínas internalizadas em peptídios que se ligam às moléculas do MHC de classe II, e os endossomos contendo esses peptídios se fundem a vesículas derivadas do Golgi contendo moléculas do MHC de classe II. (Endossomos são encontrados em todas as células e participam de eventos de internalização que não estão ligados à apresentação de antígenos.)

**Endotoxina** Componente da parede celular de bactérias gram-negativas, também chamado **lipopolissacarídio (LPS)**, que é liberado pelas bactérias em processo de morte e estimula as respostas inflamatórias imunes inatas pela ligação a TLR4 em diferentes tipos celulares, incluindo fagócitos, células endoteliais, células dendríticas e células da barreira epitelial. A endotoxina contém tanto componentes lipídicos quanto porções de carboidrato (polissacarídio).

**Engajadores de células T biespecíficos (BiTEs; do inglês, *bispecific T cell engagers*)** Moléculas derivadas de anticorpos recombinantes que consistem em dois fragmentos variáveis de cadeia simples de Ig (scFvs), sendo um para a molécula CD3 nas células T e o outro para um antígeno tumoral. Elas aproximam células T e células tumorais, além de ativar a célula T para matar a célula tumoral.

**Ensaio imunossorvente ligado à enzima (ELISA; do inglês, *enzyme-linked immunosorbent assay*)** Método de quantificação de um antígeno imobilizado em uma superfície sólida pelo uso de um anticorpo específico acoplado covalentemente a uma enzima. A quantidade de anticorpo que se liga ao antígeno é proporcional à quantidade de antígeno presente e é determinada espectofotometricamente pela avaliação da conversão de um substrato claro a um produto colorido pela enzima acoplada (*ver* Apêndice III).

**Enteropatia inflamatória (EI)** Grupo de distúrbios, incluindo a colite ulcerativa e a doença de Crohn, caracterizados por inflamação crônica no trato gastrintestinal. A causa da EI não é conhecida, mas algumas evidências indicam que é provocada pela regulação inadequada das respostas de célula T e imunes inatas, provavelmente contra bactérias comensais intestinais.

**Enxerto** Tecido ou órgão que é removido de um local e colocado em outro local, normalmente em um indivíduo diferente.

**Enxerto autólogo** Enxerto de um tecido ou órgão no qual o doador e o receptor são o mesmo indivíduo. Enxertos autólogos de medula óssea e pele são realizados na clínica médica.

**Enxerto singênico** Enxerto de um doador que é geneticamente idêntico ao receptor. Os enxertos singênicos não são rejeitados.

**Eosinófilo** Granulócito derivado da medula óssea que é abundante nos infiltrados inflamatórios nas reações de fase tardia da hipersensibilidade imediata e contribui para muitos dos processos patológicos nas doenças alérgicas. Os eosinófilos são reconhecíveis por seus grânulos citosólicos vermelhos brilhantes em esfregaços de sangue com coloração padrão por Wright e cortes de tecido corados por hematoxilina e eosina. Os eosinófilos são importantes na defesa contra parasitas extracelulares, incluindo helmintos.

**Epítopo** Porção específica de um antígeno macromolecular no qual um anticorpo ou o TCR se liga. No caso de um antígeno proteico reconhecido por uma célula T, um epítopo é a porção do peptídio que se liga a uma molécula de MHC para o reconhecimento pelo TCR. Sinônimo de **determinante**.

**Epítopo imunodominante** O epítopo de um antígeno proteico que elicita a maioria das respostas de células T em um indivíduo imunizado com a proteína nativa. Os epítopos imunodominantes correspondem aos peptídios da proteína que são proteoliticamente gerados dentro das APCs, ligam-se mais avidamente às moléculas de MHC e são os mais prováveis estimuladores das células T.

**Esclerose múltipla** Doença autoimune crônica recidivante ou progressiva do sistema nervoso central caracterizada por lesão inflamatória da bainha de mielina dos neurônios, mediada por células T $CD4^+$ autorreativas e macrófagos, levando ao comprometimento das funções sensoriais e motoras.

**Espalhamento de epítopos** Na autoimunidade, o desenvolvimento de respostas imunes a múltiplos epítopos em uma doença imune originalmente dirigida a um único epítopo progride provavelmente em virtude de seguida quebra na tolerância e liberação de antígenos teciduais adicionais devido ao processo inflamatório estimulado pela resposta inicial.

**Espécies reativas de oxigênio (ROS; do inglês, *reactive oxygen species*)** Metabólitos do oxigênio altamente reativos, incluindo ânion superóxido, radical hidroxila e peróxido de hidrogênio, que são produzidos pelos fagócitos ativados. As espécies reativas do oxigênio são usadas pelos fagócitos para formar oxialetos que danificam as bactérias ingeridas. Também podem ser liberados das células e promover respostas inflamatórias ou causar dano tecidual.

**Especificidade** Característica cardinal do sistema imune adaptativo, ou seja, as respostas imunes são direcionadas para e capazes de distinguir entre antígenos distintos e pequenas porções de antígenos macromoleculares. Essa especificidade fina é atribuída aos receptores antigênicos de linfócitos que podem se ligar a uma molécula, mas não a outra, mesmo intimamente relacionada.

**Espectrometria de massas** Método de detecção e análise simultâneas de várias moléculas diferentes expressas em populações mistas, que requer um instrumento especializado com base na análise de células individuais de um citômetro de fluxo acoplado a um espectrômetro de massas de "tempo de voo" (CyTOF). Esta técnica usa anticorpos acoplados com diferentes isótopos de metais em vez dos fluorocromos usados na citometria de fluxo.

**Exaustão** *Ver* **Exaustão de células T.**

**Exaustão de células T** Estado disfuncional de células T, especialmente CTLs $CD8^+$, que é induzido por estimulação persistente de antígenos no contexto de infecção viral crônica ou câncer e é caracterizado por proliferação diminuída, produção reduzida de citocinas e atividade citotóxica pobre, levando a uma incapacidade de eliminar infecções ou tumores. A exaustão resulta de um bloqueio na diferenciação de células T causado, em parte, pelo aumento da expressão de moléculas inibitórias, como PD-1.

**Exclusão alélica** Expressão exclusiva de somente um dos dois alelos herdados que codifica as cadeias pesada e leve de Ig e cadeias β do TCR. A exclusão alélica ocorre quando o produto proteico do *locus* de um receptor antigênico produtivamente recombinado em um cromossomo bloqueia o rearranjo e a expressão do *locus* correspondente no outro cromossomo. Isso garante que a maioria dos linfócitos expressará um único receptor antigênico e que todos os receptores antigênicos expressos por um clone de linfócito terão especificidade idêntica. Como a cadeia α do TCR não apresenta exclusão alélica, algumas células T expressam dois TCRs diferentes.

**Expansão clonal** Aumento de aproximadamente 1.000 a 100 mil vezes no número de linfócitos específicos para um antígeno que resulta da estimulação antigênica e proliferação das células T e B. A expansão clonal ocorre nos tecidos linfoides e é necessária para gerar linfócitos T efetores e plasmócitos antígeno-específicos suficientes para erradicar infecções, a partir de raros precursores *naive*.

**$F(ab')_2$** Porção de uma molécula de Ig (produzida inicialmente pela proteólise de IgG) que inclui duas cadeias leves completas, mas somente o domínio variável, o primeiro domínio constante e a região da dobradiça das duas cadeias pesadas. Os fragmentos $F(ab')_2$ retêm a região bivalente de ligação ao antígeno inteira, mas não podem ligar o complemento ou os receptores Fc. São utilizadas em pesquisa e aplicações terapêuticas quando a ligação ao antígeno é desejada sem a ativação das funções efetoras do anticorpo.

**Fab (fragmento de ligação ao antígeno; do inglês, *fragment, antigen-binding*)** Porção de um anticorpo, produzida inicialmente pela proteólise de IgG, que inclui uma cadeia leve completa pareada com um fragmento de cadeia pesada contendo o domínio variável e somente o primeiro domínio constante. Os fragmentos Fab, os quais podem ser gerados a partir de todos os anticorpos, retêm a capacidade de se ligar a um antígeno, mas não podem interagir com receptores Fc para IgG nas células ou com o complemento. Dessa maneira, as preparações de Fab são utilizadas em pesquisa e aplicações terapêuticas quando a ligação ao antígeno é desejada sem a ativação das funções efetoras. (O fragmento Fab' mantém a região da dobradiça da cadeia pesada.)

**Fagócitos mononucleares** Células de uma linhagem comum da medula óssea, cuja função principal é a fagocitose. Essas células apresentam várias funções nas fases de reconhecimento e ativação da resposta imune adaptativa e como células efetoras na imunidade inata e adaptativa. Os fagócitos mononucleares circulam no sangue em forma não completamente diferenciada, denominada monócitos e, uma vez que atingem os tecidos, amadurecem em macrófagos.

**Fagocitose** Processo pelo qual certas células do sistema imune inato, incluindo macrófagos e neutrófilos, englobam grandes partículas ($> 0{,}5$ µm em diâmetro), como micróbios intactos. A célula engloba a partícula com extensões de sua membrana plasmática por meio de um processo dependente de energia e do citoesqueleto, resultando na formação de uma vesícula intracelular denominada fagossomo, que contém a partícula ingerida. Os fagossomos se fundem com vesículas acídicas do sistema endolisossomal, que contêm enzimas que geram radicais livres e proteases, as quais medeiam o *killing* de microrganismos ingeridos.

**Fagossomo** Vesícula intracelular ligada à membrana e que contém microrganismos ou material particulado ingeridos do ambiente extracelular. Os fagossomos são formados durante o processo de fagocitose. Eles se fundem com vesículas endolisossomais, levando à degradação do material ingerido.

**Família dos receptores acoplados à proteína G** Família diversa de receptores para hormônios, mediadores lipídicos inflamatórios e quimiocinas que usam proteínas G triméricas associadas para a sinalização intracelular.

**FAS (CD95)** Receptor de morte da família do receptor de TNF que é expresso na superfície das células T e muitos outros tipos celulares e inicia uma cascata de sinalização que leva à morte apoptótica da célula. A via de morte é iniciada quando o ligante de FAS expresso em células T ativadas se liga ao FAS na mesma célula ou em outras. A morte de linfócitos mediada pelo FAS atua na manutenção da autotolerância. Mutações no gene *FAS* causam a síndrome linfoproliferativa autoimune (ALPS; do inglês, *autoimmune lymphoproliferative syndrome*) sistêmica (*ver* também **Receptor de morte**).

**Fase efetora** Fase de uma resposta imune na qual um antígeno estranho é destruído ou inativado. Por exemplo, na resposta imune humoral, a fase efetora pode ser caracterizada pela ativação do complemento dependente de anticorpo e fagocitose de bactérias opsonizadas por anticorpo ou complemento.

**Fator ativador de plaquetas (PAF; do inglês, *platelet-activating factor*)** Mediador lipídico derivado de fosfolipídios de membrana de vários tipos celulares, incluindo mastócitos e células endoteliais. O PAF pode causar broncoconstrição, dilatação e extravasamento vascular.

**Fator autócrino** Molécula que atua na mesma célula que produz o fator. Por exemplo, a IL-2 é um fator autócrino de crescimento de células T que estimula a proliferação da célula T que a produz.

**Fator estimulador de colônia de granulócitos (G-CSF; do inglês, *granulocyte colony-stimulating factor*)** Citocina produzida por células T ativadas, macrófagos e células endoteliais nos sítios de infecção que atua nos progenitores da medula óssea para aumentar a produção e mobilizar neutrófilos para substituir aqueles consumidos nas reações inflamatórias.

**Fator estimulador de colônia de granulócitos e monócitos (GM-CSF; do inglês, *granulocyte-monocyte colony-stimulating factor*)** Citocina produzida por células T ativadas, macrófagos, células endoteliais e fibroblastos estromais que atua nos progenitores na medula óssea para aumentar a produção de neutrófilos e monócitos. O GM-CSF também é um fator ativador de macrófagos e promove a maturação de células dendríticas.

**Fator nuclear de células T ativadas (NFAT; do inglês, *nuclear factor of activated cells*)** Fator de transcrição necessário para a expressão dos genes de IL-2, IL-4, TNF e de outras citocinas. Quatro diferentes NFATs são codificados por genes separados; NFATp e NFATc são encontrados nas células T. NFAT citoplasmático é ativado por desfosforilação mediada por calcineurina, dependente de cálcio/calmodulina que permite ao NFAT translocar para o núcleo e se ligar às sequências consenso de ligação nas regiões reguladoras dos genes de IL-2, IL-4 e de outras citocinas, normalmente em associação com outros fatores de transcrição como AP-1.

**Fator nuclear κB (NF-κB; do inglês, *nuclear factor κB*)** Família de fatores de transcrição composta de proteínas homodímeros ou heterodímeros homólogos à proteína c-REL. As proteínas NF-κB são necessárias para a transcrição induzível de muitos genes importantes tanto nas respostas imunes inata quanto adaptativa.

**Fator parácrino** Molécula que atua nas células da proximidade à célula que produz o fator. A maioria das citocinas atua de maneira parácrina.

**Fatores associados ao receptor de TNF (TRAFs; do inglês, *TNF receptor-associated factors*)** Família de moléculas adaptadoras que interagem com os domínios citoplasmáticos de vários receptores na família do receptor de TNF, incluindo TNFRII, receptor de linfotoxina (LT)-β e CD40. Cada um desses receptores contém um motivo citoplasmático que liga diferentes TRAFs, que, por sua vez, envolvem outras moléculas sinalizadoras, levando à ativação dos fatores de transcrição AP1 e NF-κB.

**Fatores estimuladores de colônias (CSFs; do inglês, *colony-stimulating factors*)** Citocinas que promovem a expansão e diferenciação de células progenitoras da medula óssea. Os CSFs são essenciais para a maturação de hemácias, granulócitos, monócitos e linfócitos. Exemplos de CSFs incluem o fator estimulador de colônia de granulócitos e monócitos (GM-CSF), o fator estimulador de colônia de granulócitos (G-CSF) e a IL-3.

**Fatores reguladores de interferona (IRFs; do inglês, *interferon regulatory factors*)** Família de fatores de transcrição que são importantes na expressão de genes inflamatórios e antivirais. Por exemplo, o IFR3 é ativado por sinais do TLR e estimula a produção de IFNs do tipo I, as quais são citocinas que protegem as células de infecção viral.

**Fc (fragmento, cristalino; do inglês, *fragment, crystalline*)** Região de uma molécula de anticorpo que pode ser isolada por proteólise de IgG e que contém somente as regiões carboxiterminais de duas cadeias pesadas ligadas por pontes dissulfeto. A região Fc das moléculas de Ig medeia funções efetoras pela ligação a receptores da superfície celular ou a proteína C1q do complemento. (Fragmentos Fc são assim denominados porque eles tendem a cristalizar a partir de uma solução.)

**FcεRI** Receptor de alta afinidade para a região constante carboxiterminal das moléculas de IgE que é expresso em mastócitos, basófilos e eosinófilos. As moléculas FcεRI dos mastócitos normalmente são ocupadas pela IgE e ligações cruzadas desses complexos IgE-FcεRI pelos antígenos ativam os mastócitos e iniciam reações de hipersensibilidade imediata.

***Feedback* por anticorpo** Regulação negativa da produção de anticorpo pelos anticorpos IgG secretados, que ocorre quando complexos antígeno-anticorpo ligam simultaneamente a Ig de membrana da célula B e um tipo de receptor Fcγ (FcγRIIb). Sob essas condições, a cauda citoplasmática do FcγRIIb transduz sinais inibitórios para o interior da célula B.

**Fenda de ligação ao peptídio** Porção de uma molécula de MHC que liga peptídios para a exposição pelas células T. A fenda é composta de α-hélices pareadas repousando em um assoalho composto de até oito fitas de folhas β-pregueadas. Os resíduos polimórficos, que possuem aminoácidos que variam entre diferentes alelos do MHC, estão localizados na fenda e ao seu redor.

**Ficolinas** Proteínas plasmáticas hexaméricas do sistema imune inato, contendo domínios do tipo colágeno e domínios de reconhecimento de carboidratos do tipo fibrinogênio, que se ligam a componentes da parede celular de bactérias gram-positivas, opsonizando-as e ativando o complemento.

**Fito-hemaglutinina (PHA; do inglês, *phytohemagglutinin*)** Proteína ou lectina ligante de carboidratos, produzida por plantas que fazem ligação cruzada com moléculas de superfície da célula T humana, incluindo o TCR, induzindo, dessa forma, a ativação policlonal e a aglutinação das células T. A PHA era usada na imunologia experimental para estudar a ativação da célula T. Na medicina clínica, a PHA é utilizada para acessar o quanto as células T de um paciente são funcionais ou para induzir mitose da célula T com a finalidade de gerar dados cariotípicos.

**Folículo** *Ver* **Folículo linfoide**.

**Folículo linfoide** Região do linfonodo, do baço ou do tecido linfoide de mucosa rica em célula B que é local de proliferação e diferenciação da célula B induzida por antígeno. Nas respostas de célula B dependente de célula T aos antígenos proteicos, um centro germinativo se forma dentro dos folículos.

**Fosfatase (fosfatase proteica)** Enzima que remove grupos fosfato das cadeias laterais de certos resíduos de aminoácidos de proteínas. As fosfatases proteicas nos linfócitos, como CD45, calcineurina, SHP1 (proteína fosfatase 1 contendo domínio SH2; do inglês, *SH2 domain-containing protein phosphatase 1*) e SHP2, regulam a atividade de várias moléculas de transdução de sinal e fatores de transcrição. Algumas fosfatases proteicas podem ser específicas para resíduos de fosfotirosina e outras para resíduos de fosfosserina e fosfotreonina.

**Fosfolipase Cγ (PLCγ; do inglês, *phospholipase Cγ*)** Enzima que catalisa a hidrólise do fosfolipídio da membrana plasmática fosfatidilinositol 4,5-bifosfato ($PIP_2$) para gerar duas moléculas sinalizadoras, inositol 1,4,5-trisfosfato (IP3) e diacilglicerol (DAG). A PLCγ torna-se ativada em linfócitos após a ligação do antígeno ao receptor antigênico.

**FOXP3** Fator de transcrição da família *forkhead* expresso pelas células T $CD4^+$ reguladoras e necessário para o desenvolvimento e a função dessas células. Mutações no gene que codifica FOXP3 em camundongos e humanos resultam na ausência das células T reguladoras $CD25^+$ e em doença autoimune multissistêmica chamada IPEX.

**Fragmento variável de cadeia simples (Fv de cadeia simples)** Polipeptídio simples geneticamente projetado que inclui domínios V de cadeia pesada e de cadeia leve de Ig que se dobram para formar um sítio de ligação de anticorpo de especificidade conhecida, usado como reagente de pesquisa ou como parte de um fármaco antitumoral como os engajadores de células T biespecíficos (BiTEs) e receptores antígenos quiméricos (CARs).

**Gasdermina D** Proteína citosólica que é clivada proteoliticamente pela caspase-1 e outras caspases em macrófagos para gerar um fragmento formador de poros que se insere na membrana plasmática, levando a uma forma inflamatória de morte celular chamada piroptose.

**GATA3** Fator de transcrição que desempenha papel essencial na diferenciação de células Th2 a partir de células T *naive* e a diferenciação de ILC2s.

**Genes ativadores da recombinação 1 e 2 (*RAG1* e *RAG2*; do inglês, *recombination-activating genes 1 and 2*)** Genes que codificam as proteínas RAG-1 e RAG-2, as quais formam a recombinase V(D)J e são expressas nas células B e T em desenvolvimento. As proteínas RAG ligam-se a sequências sinais de recombinação e são críticas para os eventos de recombinação de DNA que formam os genes de *Ig* e *TCR* funcionais. Dessa maneira, as proteínas RAG são necessárias para a expressão de receptores de antígenos e para a maturação de linfócitos B e T.

**Genes de resposta imune (Ir; do inglês, *immune response*)** Originalmente definidos como genes de linhagens de roedores congênitos que foram herdados de maneira mendeliana dominante e que controlavam a capacidade dos animais em produzir anticorpos contra polipeptídios sintéticos simples. Os genes de *Ir* são genes polimórficos que codificam moléculas do MHC de classe II, as quais expõem peptídios aos linfócitos T e são, portanto, necessários para a ativação da célula T e para respostas de célula B (anticorpo) dependente da célula T auxiliar às proteínas antigênicas.

**Glicoproteína de envelope (Env; do inglês, *envelope glycoprotein*)** Glicoproteína de membrana codificada por um retrovírus que é expressa na membrana plasmática de células infectadas e na membrana derivada da célula do hospedeiro recoberta de partículas virais. As proteínas Env são frequentemente necessárias para a infectividade viral. As proteínas Env do HIV incluem gp41 e gp120, as quais se ligam ao CD4 e aos receptores de quimiocinas, respectivamente, nas células T humanas e medeiam a fusão das membranas viral e da célula T.

**Glomerulonefrite** Inflamação de glomérulos renais, frequentemente iniciada por mecanismos imunopatológicos, como a deposição de complexos antígeno-anticorpo circulantes na membrana basal glomerular ou a ligação de anticorpos a antígenos expressos no glomérulo. Os anticorpos podem ativar o complemento e os fagócitos, e a resposta inflamatória resultante pode levar à falência renal.

**GMP-AMP cíclico sintase** Sensor citosólico de DNA do sistema imune inato que gera GMP-AMP cíclico como um segundo mensageiro e usa o adaptador STING para induzir a síntese de IFN do tipo I.

**Golpe letal** Termo usado para descrever os eventos que resultam no dano irreversível a uma célula-alvo quando a CTL se liga a ela. O golpe letal inclui a exocitose dos grânulos do CTL e a liberação dependente de perforina das enzimas de grânulo indutoras de apoptose (granzimas) no citoplasma da célula-alvo.

**Granuloma** Nódulo de tecido inflamatório composto de agregados de macrófagos e linfócitos T, normalmente com fibrose associada. A inflamação granulomatosa é uma forma de hipersensibilidade do tipo retardada crônica, frequentemente em resposta a microrganismos persistentes, como *Mycobacterium tuberculosis* e alguns fungos, ou em resposta a antígenos particulados que não são prontamente fagocitados.

**Granulisina** Peptídio catiônico ligante de lipídios encontrado em grânulos de CTLs e células NK que pode danificar membranas pobres em colesterol, típicas de bactérias, mas não de células de mamíferos, e que, portanto, pode matar microrganismos intracelulares.

**Granzima B** Enzima serina protease encontrada nos grânulos de CTLs e células NK que é liberada por exocitose, entra nas células-alvo, quebra proteoliticamente as caspases, ativando-as, as quais, então, induzem a apoptose da célula-alvo.

**Haplótipo** Grupo de alelos do MHC herdados de um dos pais e, dessa forma, em um cromossomo.

**Hapteno** Molécula pequena que pode se ligar a um anticorpo, mas deve estar ligada a uma macromolécula (carreador) para estimular uma resposta imune adaptativa específica para aquela molécula. Por exemplo, a imunização com dinitrofenol (DNP) sozinho não estimula uma resposta de anticorpos contra DNP, mas a imunização com uma proteína contendo um hapteno DNP covalentemente ligado o fará.

**Helminto** Verme parasita. As infecções helmínticas frequentemente elicitam respostas imunes dependentes de Th2 caracterizadas por infiltrados inflamatórios ricos em eosinófilos e produção de IgE.

**Hematopoese** Desenvolvimento de células sanguíneas maduras, incluindo eritrócitos, leucócitos e plaquetas, a partir de células-tronco pluripotentes na medula óssea e no fígado fetal. A hematopoese é regulada por várias citocinas fatores de crescimento diferentes produzidas pelas células estromais da medula óssea, células T e outros tipos celulares.

**Hibridoma** Linhagem celular derivada pela fusão, ou hibridização celular somática, entre um linfócito normal e uma linhagem tumoral de linfócito imortalizada. Os hibridomas de célula B criados pela fusão de células B normais de especificidade antigênica definida com uma linhagem células de mieloma são usados para produzir anticorpos monoclonais. Os hibridomas de células T criados por fusão de uma célula T normal de especificidade definida com uma linhagem tumoral de célula T são usados na pesquisa.

**Hipermutação somática** Mutações pontuais de alta frequência nas cadeias pesada e leve de Ig e que ocorrem nas células B do centro germinativo em resposta aos sinais das células Tfh. As mutações que resultam em aumento da afinidade dos anticorpos pelo antígeno fornecem uma vantagem seletiva na sobrevivência das células B que produzem aqueles anticorpos e levam à maturação de afinidade da resposta imune humoral.

**Hipersensibilidade do tipo tardio (DTH; do inglês, *delayed-type hypersensitivity*)** Reação imune na qual a ativação de macrófagos dependente de célula T e a inflamação causam lesão tecidual. Uma reação de DTH à injeção subcutânea de antígeno é frequentemente utilizada como um ensaio para a imunidade mediada por células (p. ex., teste cutâneo com derivado de proteína purificada para a imunidade a *Mycobacterium tuberculosis*).

**Hipersensibilidade imediata** Tipo de reação imune responsável pelas doenças alérgicas, a qual é dependente da ativação de mastócitos recobertos por IgE mediada pelo antígeno. Os mastócitos liberam mediadores que causam aumento da permeabilidade vascular, vasodilatação, contração da musculatura lisa brônquica e visceral e inflamação local.

**Hipótese da seleção clonal** Princípio fundamental do sistema imune (não mais uma hipótese) afirmando que cada indivíduo possui numerosos linfócitos clonalmente derivados, cada clone tendo surgido a partir de precursor único, que expressa um receptor de antígeno e é capaz de reconhecer e responder a um determinante antigênico distinto. Quando um antígeno entra, ele seleciona um clone preexistente específico e o ativa.

**Hipótese dos dois sinais** Hipótese agora comprovada que afirma que a ativação dos linfócitos requer dois sinais distintos, o primeiro sendo o antígeno, e o segundo, produtos microbianos ou componentes das respostas imunes inatas aos microrganismos. A necessidade de estímulos adicionais (chamado sinal 1) garante que a resposta imune subsequente é específica. A necessidade de estímulos adicionais disparados pelos microrganismos ou pelas reações imunes inatas (sinal 2) garante que as respostas imunes são induzidas quando são necessárias, ou seja, contra microrganismos e outras substâncias nocivas, e não contra substâncias inofensivas, incluindo os antígenos próprios. O sinal 2 é referido como coestimulação, sendo frequentemente mediado por moléculas de membrana nas APCs profissionais, como proteínas B7.

**Histamina** Amina vasoativa armazenada nos grânulos dos mastócitos e um dos importantes mediadores da hipersensibilidade imediata. A histamina liga-se a receptores específicos em vários tecidos e causa aumento na permeabilidade vascular e contração da musculatura lisa brônquica e intestinal.

**HLA** *Ver* **Antígenos leucocitários humanos**.

**HLA-DM** Molécula peptídica de troca que desempenha papel crucial na via de apresentação de antígeno pelo MHC de classe II. O HLA-DM é encontrado no compartimento endossomal especializado em que os antígenos são processados e facilita a remoção do peptídio derivado da cadeia invariante CLIP e a ligação de outros peptídios às moléculas do MHC de classe II. O HLA-DM é codificado por um gene no MHC e é estruturalmente semelhante às moléculas do MHC de classe II, mas não é polimórfico.

**Homeostasia** No sistema imune adaptativo, é a manutenção de um número constante e repertório diverso de linfócitos, apesar do surgimento de novos linfócitos e da tremenda expansão de clones individuais que podem ocorrer durante as expostas aos antígenos imunogênicos. A homeostasia é atingida por meio de diversas vias reguladas de morte e inativação de linfócitos.

***Homing* de linfócitos** Migração dirigida de subpopulações de linfócitos circulantes para sítios teciduais particulares. O *homing* de linfócitos é regulado pela expressão seletiva de moléculas de adesão endotelial e quimiocinas em diferentes tecidos. Por exemplo, alguns linfócitos se dirigem preferencialmente para a mucosa intestinal, o que é regulado pela quimiocina CCL25 e pelas moléculas de adesão endotelial MAdCAM, ambas expressas no intestino, as quais se ligam respectivamente ao receptor de quimiocina CCR9 e à integrina $\alpha_4\beta_7$ em linfócitos de *homing* intestinal.

**Idiótipo** A estrutura molecular única do sítio de ligação ao antígeno dos anticorpos ou TCRs constituídos por um único clone de células B ou T. O idiótipo é determinado pela sequência de aminoácidos nas regiões hipervariáveis do anticorpo ou das cadeias polipeptídicas do TCR.

**Ignorância clonal** Forma de não responsividade do linfócito, na qual autoantígenos são ignorados pelo sistema imune, mesmo quando linfócitos específicos para aqueles antígenos permanecem viáveis e funcionais.

**Igα e Igβ** Proteínas que são necessárias para a expressão na superfície e funções de sinalização de Ig de membrana nas células B. Os pares Igα e Igβ estão ligados um ao outro por pontes dissulfeto e associados não covalentemente à cauda citoplasmática da Ig de membrana, formando os complexos BCR. Os domínios citoplasmáticos da Igα e da Igβ contêm ITAMs que estão envolvidos nos eventos iniciais durante a ativação da célula B induzida pelo antígeno.

**Imunidade** Proteção contra doença, normalmente doença infecciosa, mediada pelas células e tecidos que são coletivamente chamados sistema imune. De maneira geral, imunidade refere-se à capacidade de responder às substâncias estranhas, incluindo microrganismos e moléculas não infecciosas.

**Imunidade adaptativa** Forma de imunidade que é mediada pelos linfócitos e estimulada pela exposição a agentes infecciosos. Em contraste à imunidade inata, a imunidade adaptativa é caracterizada por uma requintada especificidade para antígenos distintos e por memória específica e de longa duração, que se manifesta como respostas mais rápidas e vigorosas após exposições repetidas ao mesmo antígeno. A imunidade adaptativa é também chamada imunidade específica ou imunidade adquirida.

**Imunidade ativa** Forma de imunidade adaptativa que é induzida pela exposição a um antígeno estranho e ativação de linfócitos e na qual o indivíduo imunizado tem papel ativo na resposta ao antígeno. Esse tipo contrasta com a imunidade passiva, na qual um indivíduo recebe anticorpos ou linfócitos de outro indivíduo que foi previamente imunizado de maneira ativa.

**Imunidade humoral** Tipo de resposta imune adaptativa mediada por anticorpos produzidos pelos linfócitos B. A imunidade humoral é o principal mecanismo de defesa imune adaptativo contra microrganismos extracelulares e suas toxinas.

**Imunidade inata** Proteção contra infecção que depende de mecanismos que existem antes da infecção, são capazes de uma rápida resposta aos microrganismos e reagem essencialmente da mesma maneira a repetidas infecções. O sistema imune inato inclui barreiras epiteliais, células fagocíticas (neutrófilos, macrófagos), células NK, sistema complemento e citocinas, amplamente produzidas por células dendríticas e fagócitos mononucleares, que regulam e coordenam muitas atividades das células da imunidade inata.

**Imunidade mediada por células (IMC)** Forma de imunidade adaptativa que é mediada por linfócitos T e serve como mecanismo de defesa contra vários tipos de microrganismos que são adquiridos pelos fagócitos ou que infectam células não fagocíticas. As respostas imunes mediadas por células incluem ativação de fagócitos mediada por células T $CD4^+$ e morte de células infectadas mediada por CTLs $CD8^+$.

**Imunidade neonatal** Imunidade humoral passiva às infecções em mamíferos nos primeiros meses de vida, antes do completo desenvolvimento do sistema imune. A imunidade neonatal é mediada por anticorpos IgG produzidos pela mãe, transportados através da placenta para a circulação fetal antes do nascimento ou derivado do leite ingerido e transportado através do epitélio intestinal.

**Imunidade passiva** Forma de imunidade a um antígeno que é estabelecida em um indivíduo pela transferência de anticorpos ou de linfócitos de um indivíduo imune àquele antígeno. O receptor dessa transferência pode se tornar imune ao antígeno sem nunca ter sido exposto ou ter respondido ao antígeno. A transferência transplacentária de IgG da mãe para o feto é uma forma fisiológica de imunidade passiva essencial para a saúde de bebês recém-nascidos. Exemplos de imunidade passiva terapêutica são a administração de soro ou plasma humano contendo anticorpos específicos para toxinas microbianas potencialmente letais, veneno de cobra ou microrganismos em indivíduos expostos a essas toxinas ou microrganismos. Tratamentos com anticorpos monoclonais antimicrobianos sintéticos também foram desenvolvidos.

**Imunidade tumoral** Proteção contra o desenvolvimento ou progressão de tumores pelo sistema imunológico. Embora as respostas imunes aos tumores de ocorrência natural possam ser frequentemente demonstradas, os tumores, muitas vezes, escapam dessas respostas. Novas terapias que têm como alvo moléculas inibitórias da célula T, como PD-1, estão se mostrando efetivas no aumento da imunidade antitumoral mediada pela célula T.

***Immunoblot*** Técnica analítica na qual anticorpos são usados para detectar a presença de um antígeno ligado a uma matriz sólida (*i. e.*, transferido para essa matriz), como um papel de filtro (também conhecida como *Western blot*).

**Imunocomplexo** Complexo multimolecular de moléculas de anticorpo ligadas ao antígeno. Como cada molécula de anticorpo tem um mínimo de dois sítios de ligação ao antígeno e muitos antígenos são multivalentes, os imunocomplexos podem variar consideravelmente em tamanho. Os imunocomplexos ativam mecanismos efetores da imunidade humoral, como a via clássica do complemento e a ativação da fagocitose mediada por receptores Fc. A deposição de imunocomplexos circulantes nas paredes dos vasos sanguíneos ou no glomérulo renal pode levar a inflamação e doença.

**Imunodeficiência** *Ver* **Imunodeficiência adquirida** e **Imunodeficiência primária**.

**Imunodeficiência adquirida** Deficiência no sistema imune que é adquirida após o nascimento, frequentemente em decorrência de danos à medula óssea ou infecção (p. ex., AIDS) e não está relacionada a um defeito genético. Sinônimo de **imunodeficiência secundária**.

**Imunodeficiência combinada grave (SCID; do inglês, *severe combined immunodeficiency*)** Doenças de imunodeficiência nas quais tanto os linfócitos B quanto os linfócitos T não se desenvolvem ou não funcionam apropriadamente e, dessa forma, tanto a imunidade humoral quanto a imunidade mediada por células são prejudicadas. Crianças com SCID normalmente têm infecções durante o primeiro ano de vida e sucumbem a essas infecções, a menos que a imunodeficiência seja tratada. A SCID tem várias causas genéticas.

**Doença de imunodeficiência comum variável (CVID; do inglês, *common variable immunodeficiency disease*)** Um dentre vários distúrbios heterogêneros caracterizados pela redução de anticorpos circulantes, respostas de anticorpos prejudicadas a infecções e vacinas, aumento da incidência de infecções, tipicamente por *Haemophilus influenzae* e *Streptococcus pneumoniae*, várias manifestações autoimunes e uma alta incidência de linfomas. A maioria dos casos é esporádica, mas até 25% dos pacientes têm histórico familiar, algumas delas decorrentes de mutações monogênicas.

**Imunodeficiência congênita** *Ver* **Imunodeficiência primária**.

**Imunodeficiência primária (PID; do inglês, *primary immunodeficiency disease*)** Defeito genético no qual uma deficiência hereditária em algum aspecto do sistema imunológico inato ou adaptativo leva a uma maior suscetibilidade a infecções. A imunodeficiência congênita frequentemente se manifesta no início da infância e na infância, mas às vezes é clinicamente detectada mais tarde na vida. Sinônimo de **doença de imunodeficiência congênita**.

**Imunodeficiência secundária** *Ver* **Imunodeficiência adquirida**.

**Imunofluorescência** Técnica na qual uma molécula é detectada pelo uso de um anticorpo marcado com uma sonda fluorescente. Por exemplo, na microscopia de imunofluorescência, as células que expressam um antígeno de superfície em particular podem ser coradas com um anticorpo conjugado à fluoresceína específico para o antígeno e então visualizado com um microscópio de fluorescência.

**Imunógeno** Antígeno que induz uma resposta imune. Nem todos os antígenos são imunógenos. Por exemplo, compostos de baixo peso molecular (haptenos) podem se ligar aos anticorpos (sendo, portanto, antígenos), mas não estimularão uma resposta imune a menos que estejam ligados a macromoléculas (carreadores).

**Imunoglobulina (Ig)** Sinônimo de anticorpo (*ver* **Anticorpo**).

**Imuno-histoquímica** Técnica para detectar a presença de um antígeno em seções histológicas de tecidos pelo uso de um anticorpo acoplado a uma enzima que é específico para o antígeno. A enzima converte um substrato incolor em uma substância insolúvel colorida que precipita no local em que o anticorpo e, consequentemente, o antígeno estão localizados. A posição do precipitado colorido e, portanto, do antígeno, na seção do tecido é observada por microscopia de luz convencional. A imuno-histoquímica é uma técnica de rotina na patologia diagnóstica e pesquisa.

**Imunoprecipitação** Técnica para o isolamento de uma molécula a partir de uma solução pela sua ligação a um anticorpo e, então, tornando o complexo antígeno-anticorpo insolúvel, tanto pela precipitação com um segundo anticorpo quanto pelo acoplamento do primeiro anticorpo a uma partícula ou esfera insolúvel.

**Imunossupressão** Inibição de um ou mais componentes do sistema imune adaptativo ou inato como resultado de uma doença subjacente ou intencionalmente induzida por fármacos com o propósito de prevenir ou tratar a rejeição do enxerto ou a doença autoimune. Um fármaco imunossupressor comumente utilizado é a ciclosporina, a qual bloqueia a produção de citocinas pela célula T.

**Imunoterapia** Tratamento de uma doença com agentes terapêuticos que promovem ou inibem as respostas imunes. Por exemplo, a imunoterapia do câncer envolve a promoção de respostas imunes ativas aos antígenos tumorais ou a administração de anticorpos ou células T antitumorais para estabelecer a imunidade passiva.

**Imunotoxinas** Reagentes que podem ser usados no tratamento do câncer e consistem em conjugados covalentes de uma potente toxina celular derivada de plantas ou bactérias, com anticorpos específicos aos antígenos expressos na superfície das células tumorais. Esses reagentes podem atingir e matar especificamente as células tumorais sem danificar as células normais, e estão sendo atualmente usados para tratar diversos tumores.

**Inflamação** Reação de tecidos vascularizados à infecção ou lesão celular que envolve acúmulo extravascular de proteínas plasmáticas e leucócitos. A inflamação aguda é um resultado comum das respostas imunes inatas, e a resposta imune adaptativa local também pode promover inflamação. Embora a inflamação tenha função protetora no controle de infecções e promova reparo tecidual, ela também pode causar dano aos tecidos e doença.

**Inflamação imune** Inflamação resultante de uma resposta imune adaptativa ao antígeno. O infiltrado celular no sítio inflamatório pode incluir células do sistema imune inato, como neutrófilos e macrófagos, que são recrutadas pelas ações de citocinas de célula T.

**Inflamassomo** Um dentre uma variedade de complexos multiproteicos que são montados no citosol dos macrófagos, células dendríticas e outros tipos celulares, os quais geram proteoliticamente a forma ativa das citocinas inflamatórias IL-1β e IL-18 a partir de precursores inativos. A formação dos inflamassomos é estimulada por uma variedade de produtos microbianos e moléculas associadas ao dano celular, e envolve a montagem de múltiplas cópias de uma proteína de reconhecimento inato com proteínas adaptadoras e moléculas de pró-caspase-1, esta última sofrendo proteólise na montagem do inflamassomo para gerar caspase-1 ativa.

**Inibidor de C1 (C1 INH; do inglês, *C1 inhibitor*)** Inibidor de protease plasmático que bloqueia as funções de esterase de C1r e C1s, componentes do C1 do complemento, o qual inicia a via clássica de ativação do complemento. O C1 INH também bloqueia proteases nas vias fibrinolítica, da coagulação e das cininas. O C1 INH é um inibidor de serina protease (serpina) que mimetiza a estrutura dos substratos das proteases que inibe. Uma deficiência genética em C1 INH causa o angioedema hereditário, uma doença caracterizada principalmente pela atividade desregulada da bradicinina.

**Integrinas** Proteínas heterodiméricas de superfície celular cuja principal função é mediar a adesão de células a outras células ou a matriz extracelular. As integrinas são importantes para as interações de células T com APCs e para a migração de leucócitos do sangue para os tecidos. Os sinais induzidos pela ligação de quimiocinas aos receptores de quimiocinas aumentam a afinidade das integrinas por seus ligantes. Dois exemplos de integrinas importantes no sistema imune são antígeno tardio 4 (VLA-4; do inglês, *very late antigen 4*) e antígeno associado à função leucocitária 1 (LFA-1; do inglês, *leukocyte function-associated antigen 1*).

**Intensificadores** Sequência reguladora de nucleotídios em um gene que está localizada tanto *upstream* quanto *downstream* do promotor, se liga a fatores de transcrição e aumenta a atividade do promotor. Nas células do sistema imune, os intensificadores são responsáveis pela integração dos sinais da superfície celular que levam à indução da transcrição gênica, codificando muitas das proteínas efetoras de uma resposta imune, como as citocinas.

**Interferonas (IFNs)** Citocinas originalmente denominadas pela capacidade em interferir nas infecções virais, mas que têm outras importantes funções imunomoduladoras. As IFNs do tipo I incluem a IFN-α e a IFN-β, cuja principal função é prevenir a replicação viral nas células. A IFN-γ, uma IFN do tipo II, ativa macrófagos e vários outros tipos celulares (*ver* Apêndice II).

**Interleucinas (ILs)** Qualquer dentre um grande número de citocinas denominadas com um sufixo numérico mais ou menos sequencial de acordo com a ordem de descoberta ou com a caracterização molecular (p. ex., IL-1, IL-2). Algumas citocinas foram originalmente denominadas pelas suas atividades biológicas e não têm a designação IL (*ver* Apêndice II).

**Isótipo** Um de cinco tipos de anticorpo, determinado por qual das cinco diferentes formas de cadeia pesada está presente. Os isótipos de anticorpos (também chamados classes) incluem IgM, IgD, IgA e IgE, e cada isótipo realiza uma gama diferente de funções efetoras. Variações estruturais adicionais caracterizam quatro subclasses distintas de IgG e duas de IgA.

**Janus quinases (JAKs; do inglês, *Janus kinases*)** Família de quatro tirosinoquinases relacionadas que estão associadas às caudas citoplasmáticas de diversos receptores de citocinas, incluindo receptores para IL-2, IL-3, IL-4, IL-7, IFN-γ, IL-12 e outras. Em resposta à ligação da citocina e dimerização do receptor, as JAKs fosforilam os receptores de citocinas para permitir a ligação de STATs e, então, as JAKs fosforilam e, desse modo, ativam as STATs. Diferentes JAKs se associam a diferentes receptores de citocinas.

**Lâmina própria** Camada de tecido conectivo frouxo subjacente ao epitélio em tecidos mucosos, como intestinos e vias respiratórias, em que células dendríticas, mastócitos, linfócitos e macrófagos medeiam respostas imunes aos patógenos invasores.

**LCK** Família de tirosinoquinase SRC não receptoras, que se associa não covalentemente às caudas citoplasmáticas de moléculas de CD4 e CD8 nas células T e está envolvida nos eventos iniciais de sinalização da ativação de células T induzida pelo antígeno. A LCK medeia a fosforilação da tirosina das caudas citoplasmáticas das proteínas CD3 e ζ do complexo TCR.

**Lectina ligante de manose (MBL; do inglês, *mannose-binding lectin*)** Proteína plasmática que se liga a resíduos de manose nas superfícies microbianas, iniciando assim a via das lectinas de ativação do complemento. Os macrófagos expressam um receptor de superfície para C1q que também liga a MBL e medeia a captura de organismos opsonizados por MBL.

**Lectina tipo C** Membro de uma grande família de proteínas ligantes de carboidratos cálcio-dependentes, muitas das quais têm papel importante na imunidade inata e adaptativa. Por exemplo, lectinas solúveis tipo C ligam-se às estruturas de carboidratos microbianos e medeiam fagocitose ou ativação do complemento (p. ex., lectina ligante de manose, dectinas, colectinas, ficolinas).

***Leishmania*** Protozoário parasita intracelular obrigatório (normalmente referindo-se a *Leishmania donovani*) que infecta macrófagos e pode causar uma doença inflamatória crônica envolvendo muitos tecidos. A infecção por *Leishmania* em camundongos tem servido como um modelo de sistema para o estudo das funções efetoras de diversas citocinas e subpopulações de células T auxiliares que as produzem.

**Leucemia** Doença maligna de precursores de células sanguíneas da medula óssea na qual grandes números de células leucêmicas normalmente ocupam a medula óssea e frequentemente circulam na corrente sanguínea. Leucemias linfoides são derivadas de precursores de célula B ou T, leucemias mieloides são derivadas de precursores de granulócitos ou monócitos, e leucemias eritroides são derivadas de precursores de hemácias.

**Leucotrienos** Classe de mediadores inflamatórios lipídicos derivados do ácido araquidônico produzidos pela via das lipo-oxigenases em muitos tipos celulares. Mastócitos produzem leucotrieno $C_4$ ($LTC_4$) e os produtos da sua degradação $LTD_4$ e $LTE_4$ de maneira abundante, os quais se ligam a receptores específicos nas células musculares lisas e causam broncoconstrição prolongada. Os leucotrienos contribuem para os processos patológicos da asma brônquica.

**Ligante de c-KIT (fator de célula-tronco)** Proteína necessária para a hematopoese, fases iniciais no desenvolvimento da célula T no timo e desenvolvimento de mastócitos. O ligante de c-KIT é produzido em formas ligadas à membrana e solúveis pelas células estromais na medula óssea e no timo e liga-se ao receptor tirosinoquinase de membrana c-KIT das células-tronco multipotentes.

**Ligante de FAS (ligante de CD95)** Proteína de membrana que é membro da família de proteínas do TNF expressa nas células T ativadas. O ligante de FAS liga-se ao receptor de morte FAS e, desse modo, estimula a via de sinalização que leva à morte celular por apoptose da célula que expressa FAS. Mutações no gene do ligante de FAS causam doenças autoimunes sistêmicas em camundongos.

**Linfa** Fluido intersticial que drena para os vasos linfáticos e entra no sangue. A linfa transporta antígenos solúveis e células dendríticas da maioria dos tecidos e órgãos do corpo para os linfonodos para vigilância imunológica pelo recrutamento de linfócitos e também transportando linfócitos para fora dos linfonodos e para a circulação.

**Linfocina** Nome antigo para uma citocina (mediador proteico solúvel das respostas imunes) produzida pelos linfócitos.

**Linfócito B** Único tipo celular capaz de produzir moléculas de anticorpos e, portanto, o mediador das respostas imunes humorais. Os linfócitos B, ou células B, desenvolvem-se na medula óssea, e células B maduras são encontradas principalmente nos folículos linfoides em tecidos linfoides secundários, na medula óssea e, em baixos números, na circulação.

**Linfócito B imaturo** Célula B com $IgM^+$ e $IgD^-$ de membrana, recentemente derivada de precursores da medula, que não prolifera ou se diferencia em resposta aos antígenos, mas, em vez disso, pode sofrer morte apoptótica ou se tornar funcionalmente não responsiva. Essa propriedade é importante para a seleção negativa das células B que são específicas para autoantígenos presentes na medula óssea.

**Linfócito grande granular** Outro nome para a célula NK, com base na aparência morfológica desse tipo celular no sangue.

**Linfócito *naive*** Linfócito B ou T maduro que não encontrou previamente o antígeno. Quando os linfócitos *naive* são estimulados pelo antígeno, eles se diferenciam em linfócitos efetores, como células B secretoras de anticorpo, células T auxiliares produtoras de citocinas e CTLs capazes de matar células-alvo. Os linfócitos *naive* têm marcadores de superfície e padrões de recirculação que são distintos daqueles de linfócitos previamente ativados (*naive* também se refere a um indivíduo não imunizado).

**Linfócito T** Componente-chave das respostas imunes mediadas por células no sistema imune adaptativo. Os linfócitos T amadurecem no timo, circulam no sangue, populam os tecidos linfoides secundários e são recrutados para sítios periféricos de exposição ao antígeno. Eles expressam receptores antigênicos (TCRs) que reconhecem fragmentos peptídicos de proteínas estranhas ligados às moléculas de MHC próprias. Subpopulações funcionais de linfócitos incluem células T auxiliares $CD4^+$ e CTLs $CD8^+$.

**Linfócito T citotóxico (ou citolítico) (CTL; do inglês, *cytotoxic (ou cytolytic) T lymphocyte*)** Tipo de linfócito T, cuja principal função efetora é reconhecer e matar células do hospedeiro infectadas por vírus ou outros microrganismos intracelulares, bem como células tumorais. Os CTLs normalmente expressam CD8 e reconhecem peptídios microbianos expostos pelas moléculas de MHC de classe I. A morte das células infectadas pelo CTL envolve a liberação dos conteúdos de grânulos citoplasmáticos para o citosol das células infectadas, levando à morte apoptótica.

**Linfócitos B da zona marginal** Subpopulação de linfócitos B, encontrada na zona marginal do baço, que responde rapidamente a antígenos microbianos oriundos do sangue produzindo anticorpos IgM com diversidade limitada.

**Linfócitos B-1** Subpopulação de linfócitos B que se desenvolvem mais cedo durante a ontogenia do que o fazem as células B foliculares, expressam um repertório limitado de genes V com pouca diversidade juncional e secretam anticorpos IgM em resposta aos antígenos T-independentes. As células B-1 estão localizadas principalmente nos tecidos de mucosa.

**Linfócitos de memória** Células B e T de memória são produzidas pela estimulação antigênica de linfócitos *naive* e sobrevivem em um estado funcionalmente quiescente por muitos anos após a eliminação do antígeno. Os linfócitos de memória medeiam respostas rápidas e aumentadas (*i. e.*, de memória ou de reencontro) a subsequentes exposições aos antígenos.

**Linfócitos infiltrantes de tumores (TILs; do inglês, *tumor-infiltrating lymphocytes*)** Linfócitos isolados de infiltrados inflamatórios presentes dentro e ao redor de amostras de ressecção cirúrgica de tumores sólidos que são enriquecidas com CTLs e células NK tumor-específicos. Em um modelo experimental de tratamento do câncer, os TILs são cultivados *in vitro* na presença de altas doses de IL-2, e são então transferidos de volta para os pacientes com o tumor.

**Linfócitos intraepiteliais** Linfócitos T presentes na epiderme da pele e no epitélio da mucosa que tipicamente expressam uma diversidade limitada de receptores antigênicos. Alguns desses linfócitos, chamados células *natural killer* (NKT) invariantes, podem reconhecer produtos microbianos, como glicolipídios, associados a moléculas não polimórficas do tipo MHC de classe I. Outros, denominados células T $\gamma\delta$, reconhecem diversos antígenos não peptídicos, não apresentados pelas moléculas de MHC. Os linfócitos T intraepiteliais podem ser considerados células efetoras da imunidade inata e atuam na defesa do hospedeiro secretando citocinas que ativam fagócitos e matando células infectadas.

**Linfoma** Tumor maligno de linfócitos B ou T geralmente proveniente de tecidos linfoides e que se espalha nesses tecidos, mas que se dissemina a outros tecidos. Os linfomas frequentemente expressam características fenotípicas de linfócitos normais dos quais foram derivados.

**Linfoma de Burkitt** Tumor maligno de célula B que é diagnosticado por características histológicas, mas quase sempre carrega uma translocação cromossômica recíproca envolvendo o *loci* do gene *Ig* e o gene *MYC* no cromossomo 8. Muitos casos de linfoma de Burkitt na África estão associados a infecções pelo vírus Epstein-Barr.

**Linfonodos** Pequenos órgãos nodulares, encapsulados e ricos em linfócitos, situados ao longo dos canais linfáticos distribuídos por todo o corpo, em que as respostas imunes adaptativas aos antígenos oriundos da linfa são iniciadas. Os linfonodos, os quais são órgãos linfoides secundários (ou periféricos), possuem uma arquitetura anatômica especializada que regula as interações das células B, células T, células dendríticas e antígenos, para maximizar a indução das respostas imunes protetoras. Os linfonodos abarcam muitos macrófagos e também realizam uma função de filtragem, prendendo microrganismos e outros constituintes potencialmente nocivos em fluidos teciduais de drenagem pela linfa para o sangue.

**Linhagem de camundongo consanguínea** Linhagem de camundongos criada pelo cruzamento repetitivo de irmãos que é caracterizada pela homozigosidade em todos os *locus* gênicos. Cada camundongo de uma linhagem consaguínea compartilha um conjunto idêntico de genes herdados, o qual se costuma dizer que é singênico a todos os outros camundongos da mesma linhagem.

**Linhagens de camundongo congênica** Linhagens consanguíneas de camundongos que são idênticos uns aos outros em cada *locus* gênico, exceto naquele para o qual eles foram selecionados para diferirem; essas linhagens são criadas por repetidos cruzamentos e seleções para um traço em particular. Linhagens congênicas que diferem umas das outras em um alelo do MHC em particular têm sido úteis para definir a função das moléculas do MHC.

**Lipopolissacarídio** *Ver* **Endotoxina**.

**Lisossomo** Organela acídica, ligada à membrana e abundante em células fagocíticas que contém enzimas proteolíticas que degradam proteínas derivadas tanto de compartimentos extracelular quando de dentro da célula. Os lisossomos estão envolvidos na via de processamento antigênico do MHC de classe II.

**Lúpus eritematoso sistêmico (LES)** Doença autoimune sistêmica crônica que afeta predominantemente mulheres e é caracterizada por erupções cutâneas, artrite, glomerulonefrite, anemia hemolítica, trombocitopenia e envolvimento do sistema nervoso central. Muitos anticorpos diferentes são encontrados em pacientes com LES, particularmente anticorpos anti-DNA. Muitas das manifestações do LES são decorrentes da formação de imunocomplexos compostos de autoanticorpos e seus antígenos específicos, com deposição desses complexos nos pequenos vasos sanguíneos em vários tecidos. O mecanismo subjacente para a quebra da autotolerância no LES não é compreendido.

**Macrófago** Célula fagocítica hematopoeticamente derivada que desempenha importantes papéis nas respostas imunes inata e adaptativa. Os macrófagos são ativados por produtos microbianos, como a endotoxina, e por citocinas da célula T, como a IFN-$\gamma$. Macrófagos ativados fagocitam e matam microrganismos, secretam citocinas pró-inflamatórias e apresentam antígenos às células T auxiliares. Os macrófagos compreendem células derivadas de monócitos sanguíneos recentemente recrutados nos sítios de inflamação e células de longa vida residentes do tecido derivadas principalmente de órgãos hematopoéticos. Os macrófagos teciduais recebem diferentes nomes e podem realizar funções especiais; incluem a micróglia do sistema nervoso central, as células de Kupffer no fígado, macrófagos alveolares nos pulmões e osteoclastos no osso.

**Macrófagos M1** *Ver* **Ativação clássica de macrófagos**.

**Macrófagos M2** *Ver* **Ativação alternativa de macrófagos**.

**Mastócito** Principal célula efetora das reações de hipersensibilidade imediata (alérgica). Os mastócitos são derivados da medula óssea, residem na maioria dos tecidos adjacentes aos vasos sanguíneos, expressam receptores Fc de alta afinidade para IgE e contêm numerosos grânulos contendo mediadores. A ligação cruzada de IgE induzida pelos antígenos aos receptores Fc dos mastócitos causa a liberação do conteúdo de seus grânulos, além da síntese e secreção de outros mediadores neoformados, levando a uma reação de hipersensibilidade imediata.

**Maturação de afinidade** Processo que leva ao aumento da afinidade dos anticorpos por um antígeno em particular à medida que a resposta ao anticorpo dependente de células T progride. A maturação de afinidade ocorre nos centros germinativos dos tecidos linfoides e é o resultado da mutação somática dos genes *Ig*, seguida pela sobrevivência seletiva das células B produtoras dos anticorpos de maior afinidade.

**Maturação de linfócitos** Processo pelo qual células-tronco pluripotentes da medula óssea se desenvolvem em linfócitos B ou T *naive*, maduros e expressando receptor antigênico, que povoam os tecidos linfoides periféricos. Esse processo ocorre nos ambientes especializados da medula óssea (para células B) e no timo (para células T). Sinônimo de **desenvolvimento de linfócitos**.

**Medula óssea** Tecido no interior da cavidade central do osso que é o sítio de geração de todas as células sanguíneas circulantes em adultos, incluindo linfócitos imaturos e o sítio de maturação da célula B.

**Memória** Propriedade do sistema imune adaptativo em responder mais prontamente, com maior magnitude e mais efetivamente à exposição repetida a um antígeno, quando comparado com a resposta à primeira exposição.

**Mieloma múltiplo** Tumor maligno de células plasmáticas que frequentemente secretam anticorpos intactos ou partes de moléculas de anticorpo. Os anticorpos monoclonais produzidos pelos mielomas múltiplos foram críticos para as análises bioquímicas iniciais sobre a estrutura do anticorpo.

**Migração de linfócitos** Movimento dos linfócitos da corrente sanguínea para os tecidos periféricos.

**Mimetismo molecular** Mecanismo proposto de autoimunidade disparado por infecção com um microrganismo contendo antígenos estruturalmente homólogos e que, portanto, reagem cruzadamente com os autoantígenos. As respostas imunes ao microrganismo são postuladas para resultar em reações contra os próprios antígenos.

**Molécula de adesão** Molécula da superfície celular cuja função é promover as interações de adesão com outras células ou com a matriz extracelular. Leucócitos expressam vários tipos de moléculas de adesão, como selectinas, integrinas e membros da superfamília de Ig, e essas moléculas têm papel crucial na migração celular e ativação celular nas respostas imunes inata e adaptativa.

**Molécula do complexo principal de histocompatibilidade (MHC) de classe I** Uma entre duas formas de proteínas heterodiméricas polimórficas de membrana que se liga e expõe fragmentos peptídicos de antígenos proteicos na superfície das APCs, para o reconhecimento pelos linfócitos T. As moléculas de MHC de classe I normalmente expõem peptídios derivados de proteínas do citosol da célula, para reconhecimento pelas células T CD8$^+$.

**Molécula do complexo principal de histocompatibilidade (MHC) de classe II** Uma entre duas formas de proteínas heterodiméricas polimórficas de membrana que se liga e expõe fragmentos peptídicos de antígenos proteicos na superfície das APCs, para reconhecimento pelos linfócitos T. As moléculas do MHC de classe II normalmente expõem peptídios derivados de proteínas extracelulares que são internalizadas em vesículas endocíticas ou fagocíticas, para reconhecimento pelas células T CD4$^+$.

**Molécula do complexo principal de histocompatibilidade (MHC; do inglês, *major histocompatibility complex*)** Proteína heterodimérica de membrana codificada no *locus* do MHC que serve como uma molécula de exposição de peptídios para o reconhecimento pelos linfócitos T. Existem dois tipos de moléculas de MHC estruturalmente distintos. As moléculas do MHC de classe I estão presentes na maioria das células nucleadas, ligam peptídios derivados de proteínas citosólicas que são degradadas em proteassomos e são reconhecidas pelas células T CD8$^+$. As moléculas do MHC de classe II estão amplamente restritas às células dendríticas, macrófagos e linfócitos B; ligam peptídios derivados de proteínas endocitadas que são degradadas em lisossomos; e são reconhecidas pelas células T CD4$^+$.

**Molécula H-2** Principal molécula do MHC no camundongo. O MHC do camundongo foi originalmente denominado *locus* H-2.

**Moléculas CD** Moléculas de superfície celular expressas em vários tipos celulares no sistema imune, designadas pelo número do *cluster of differentiation* (grupamento de diferenciação) ou número do CD. *Ver* Apêndice I para uma lista das moléculas CD.

**Monócito** Tipo de célula sanguínea circulante derivada da medula óssea que é recrutada para os locais de infecção ou lesão tecidual. Uma vez nos tecidos, os monócitos se diferenciam em macrófagos que atuam combatendo infecções e reparando lesões.

**Morte celular induzida por ativação (AICD; do inglês, *activation-induced cell death*)** Apoptose de linfócitos ativados; termo geralmente usado para células T.

**Morte celular programada** *Ver* **Apoptose**.

**Motivo de ativação baseado na tirosina do imunorreceptor (ITAM; do inglês, *immunoreceptor tyrosine-based activation motif*)** Motivo proteico conservado composto de duas cópias da sequência tirosina-x-x-leucina (em que x é um aminoácido inespecífico) encontrado nas caudas citoplasmáticas de várias proteínas de membrana no sistema imune que estão envolvidas na transdução de sinal. Os ITAMs estão presentes nas proteínas $\zeta$ e CD3 do complexo TCR, nas proteínas Ig$\alpha$ e Ig$\beta$ no complexo BCR e em vários receptores Fc. Quando esses receptores se ligam aos seus ligantes, os resíduos de tirosina dos ITAMs se tornam fosforilados e formam sítios de ancoragem para outras moléculas envolvidas nas vias de propagação de sinal de ativação da célula.

**Motivo de inibição baseado na tirosina do imunorreceptor (ITIM; do inglês, *immunoreceptor tyrosine-based inhibition motif*)** Motivo de seis aminoácidos (isoleucina-x-tirosina-x-x-leucina) encontrado nas caudas citoplasmáticas de vários receptores inibitórios no sistema imune, incluindo Fc$\gamma$RIIB nas células B e receptores de morte do tipo Ig (KIRs) nas células NK. Quando esses receptores se ligam aos seus ligantes, os ITIMs se tornam fosforilados em seus resíduos de tirosina e formam um sítio de ancoragem para tirosinofosfatases, as quais atuam para inibir outras vias de transdução de sinal.

**Motivo de troca baseado na tirosina do imunorreceptor (ITSM; do inglês, *immunoreceptor tyrosine-based switch motif*)** Motivo de seis aminoácidos (tirosina-x-tirosina-x-x-valina/isoleucina) encontrado nas caudas citoplasmáticas de alguns receptores que às vezes podem funcionar de maneira inibitória ligando-se a tirosina fosfatases, como com o ITSM na cauda citosólica de PD-1 e em outros receptores (p. ex., na família SLAM), e pode mudar de tirosina fosfatase para tirosinoquinase, mediando assim uma mudança de uma função inibitória para uma função ativadora.

**Multivalência** *Ver* **Polivalência**.

***Mycobacterium*** Gênero de bactéria aeróbica, muitas espécies das quais podem sobreviver dentro de fagócitos e causar doença. A principal defesa do hospedeiro contra micobactérias, como *Mycobacterium tuberculosis*, é a imunidade mediada por células.

**Neoantígeno** Macromolécula que acabou de sofrer uma alteração, tanto por modificação química quanto, no caso de proteínas, por mutação do gene que as codifica, de modo que a nova estrutura seja reconhecida por anticorpos ou células T. Neoantígenos (às vezes chamados neoepítopos) são os maiores indutores de respostas de célula T tumor-específicas.

**Neutrófilo** (também chamado **leucócito polimorfonuclear** [**PMN**; do inglês, *polymorphonuclear leukocyte*]) Célula fagocítica caracterizada por um núcleo lobular segmentado e grânulos citoplasmáticos preenchidos por enzimas degradativas. Os neutrófilos são o tipo de células brancas circulantes mais abundante e os tipos celulares mais numerosos recrutados em tecidos como parte de respostas inflamatórias agudas às infecções microbianas.

***N*-formilmetionina** Aminoácido que inicia todas as proteínas bacterianas, mas não proteínas de mamíferos (exceto aquelas sintetizadas dentro da mitocôndria), e serve como um sinal da infecção para o sistema imune. Receptores específicos para peptídios contendo *N*-formilmetionina são expressos nos neutrófilos e medeiam a ativação dessas células.

**Notch-1** Receptor de sinalização da superfície celular que é proteoliticamente clivado após a ligação do ligante, cuja porção intracelular clivada transloca para o núcleo e regula a expressão gênica. A sinalização de Notch-1 é necessária para o comprometimento dos precursores de célula T em desenvolvimento para a linhagem de célula T αβ.

**Nucleotídios CpG** Sequências não metiladas de citidina-guanina encontradas no DNA microbiano que estimulam as respostas imunes inatas. Os oligonucleotídios CpG são reconhecidos pelo TLR9, e são usados como adjuvantes.

**Nucleotídios N** Nome dado aos nucleotídios adicionados aleatoriamente às junções entre segmentos gênicos V, D e J nos *Ig* ou *TCR* durante o desenvolvimento do linfócito. A adição de até 20 destes nucleotídios, a qual é mediada pela enzima deoxiribonucleotidil transferase terminal (TdT; do inglês, *terminal deoxyribonucleotidyl transferase*), contribui para a diversidade dos repertórios de anticorpos e de TCR.

**Nucleotídios P** Pequenas sequências invertidas de nucleotídios repetidos nas junções VDJ de genes *Ig* e *TCR* rearranjados que são adicionadas após clivagem assimétrica de grampos intermediários de DNA mediada por RAG-1 e RAG-2 dependente de ARTEMIS, durante eventos de recombinação somática. Os nucleotídios P contribuem para a diversidade juncional dos receptores de antígenos.

**Opsonina** Molécula que se torna ligada à superfície do microrganismo e pode ser reconhecida pelos receptores de superfície de neutrófilos e macrófagos, aumentando, assim, a eficiência da fagocitose do microrganismo. As opsoninas incluem anticorpos IgG, os quais são reconhecidos pelo receptor Fcγ nos fagócitos, e fragmentos de proteína do complemento C3, os quais são reconhecidos por CR1 (CD35) e pela integrina MAC-1 de leucócitos.

**Opsonização** Processo de ligação de opsoninas, como IgG ou fragmentos do complemento, às superfícies microbianas para marcarem os microrganismos para a fagocitose.

**Organização da linhagem germinativa** Arranjo herdado de segmentos gênicos variável, diversidade, junção e da região constante do *loci* do receptor antigênico em células não linfoides ou em linfócitos imaturos. Nos linfócitos B ou T em desenvolvimento, a organização da linhagem germinativa é modificada pela recombinação somática para formar genes *Ig* ou *TCR* funcionais.

**Órgão linfoide gerador** Órgão no qual os linfócitos se desenvolvem a partir de precursores imaturos. A medula óssea e o timo são os principais órgãos linfoides geradores nos quais se desenvolvem, respectivamente, as células B e as células T. Os órgãos linfoides geradores são também chamados **órgãos linfoides centrais** ou **primários**.

**Órgão linfoide terciário** Coleção de linfócitos e APCs organizada dentro dos folículos das células B e zonas de células T que se desenvolve em sítios de inflamação crônica imunomediada, como a sinóvia das articulações de pacientes com artrite reumatoide.

**Órgãos e tecidos linfoides periféricos** *Ver* **Órgãos e tecidos linfoides secundários**.

**Órgãos e tecidos linfoides secundários** Coleções organizadas de linfócitos e células acessórias, incluindo baço, linfonodos e tecidos linfoides associados à mucosa, nas quais as respostas imunes adaptativas são iniciadas; também chamados **órgãos e tecidos linfoides periféricos**.

**Óxido nítrico** Molécula com uma grande variedade de atividades que, em macrófagos, atua como um potente agente microbicida para matar organismos ingeridos.

**Óxido nítrico sintase** Membro de uma família de enzimas que sintetizam o composto vasoativo e microbicida óxido nítrico a partir da L-arginina. Macrófagos expressam a forma induzível desta enzima após ativação por vários estímulos microbianos ou citocinas.

**Padrões moleculares associados ao dano (DAMPs; do inglês, *damage-associated molecular patterns*)** Moléculas endógenas que são produzidas ou liberadas por células lesionadas e que estão morrendo, que se ligam a receptores de reconhecimento de padrão e estimulam as respostas imunes inatas. Exemplos incluem proteínas de alta mobilidade do grupo *box* 1 (HMGB1; do inglês, *high-mobility group box 1*), ATP extracelular e cristais de ácido úrico.

**Padrões moleculares associados aos patógenos (PAMPs; do inglês, *pathogen-associated molecular patterns*)** Estruturas produzidas por microrganismos, mas não por células de mamíferos (hospedeiro), que são reconhecidas pelo sistema imune inato, estimulando-o. Exemplos incluem lipopolissacarídio bacteriano e RNA viral de fita dupla.

**Patogenicidade** Capacidade de um microrganismo em causar doença. Múltiplos mecanismos podem contribuir para a patogenicidade, incluindo produção de toxinas, estimulação de respostas inflamatórias do hospedeiro e perturbação do metabolismo celular do hospedeiro.

**PD-1** Receptor inibitório homólogo ao CD28 que é expresso em células T ativadas e se liga a seus ligantes PD-L1 ou PD-L2, membros da família de proteínas B7 expressa em vários tipos celulares. O PD-1 é regulado positivamente nas células T após estimulação repetida ou prolongada, como no quadro de infecções crônicas ou tumores, e o bloqueio do PD-1 com anticorpos monoclonais aumenta as respostas imunes antitumorais.

**Pentraxinas** Família de proteínas plasmáticas que contém cinco subunidades globulares idênticas; inclui a proteína C reativa de fase aguda (CRP; do inglês, *C-reactive protein*).

**Peptídio antimicrobiano** Um de um grupo de peptídios com resíduos de aminoácidos carregados positivamente e hidrofóbicos, que se inserem e bloqueiam a função das membranas externas de bactérias e alguns vírus. Os peptídios antimicrobianos, incluindo catelicidinas, defensinas e peptídios regIII, são produzidos por células da barreira epitelial e leucócitos, e servem como moléculas efetoras imunes inatas.

**Peptídio de cadeia invariante associado à classe II (CLIP; do inglês, *class II-associated invariant chain peptide*)** Peptídio remanescente da cadeia invariante que se encaixa na fenda de ligação do peptídio no MHC de classe II e é removido pela ação da molécula de HLA-DM antes que a fenda se torne acessível aos peptídios produzidos por proteólise lisossomal de antígenos proteicos extracelulares.

**Perforina** Proteína presente nos grânulos dos CTLs e células NK. Quando a perforina é liberada dos grânulos de CTLs ou células NK ativadas, ela se insere na membrana de células infectadas adjacentes e promove a entrada de granzimas no citosol, levando à morte apoptótica da célula.

**Piroptose** Forma de morte celular programada de macrófagos e células dendríticas induzida pela ativação canônica de inflamassomo de caspase-1 (e também vias não canônicas que usam caspase-4 ou caspase-5 humana), caracterizada por aumento celular, perda da integridade de membrana e liberação de mediadores inflamatórios, como IL-1β. Na piroptose, as caspases ativadas geram proteoliticamente um fragmento da proteína gasdermina D, que se polimeriza para formar poros na membrana plasmática. A piroptose resulta na morte de certos microrganismos que ganham acesso ao citosol, aumenta a eliminação inflamatória de bactérias, mas também contribui para o choque séptico.

**Placas de Peyer** Tecido linfoide organizado na lâmina própria de intestino delgado, na qual as respostas imunes aos patógenos intestinais e outros antígenos ingeridos podem ser iniciadas. As placas de Peyer são compostas principalmente de células B, com pequenos números de células T e outras células, todas organizadas nos folículos de maneira semelhante àquelas encontradas nos linfonodos, frequentemente com centros germinativos.

**Plasmablasto** Células circulantes, secretoras de anticorpos, que podem ser precursores de plasmócitos que residem na medula óssea e em outros tecidos.

**Plasmócito** Linfócito B secretor de anticorpo, terminalmente diferenciado, com uma aparência histológica característica, incluindo formato oval, núcleo excêntrico com distribuição periférica da cromatina, além de um halo perinuclear. Os plasmócitos são encontrados na medula óssea, tecidos de mucosa e muitos sítios de inflamação crônica.

**Polimorfismo** Existência de duas ou mais formas alternativas, ou variantes, de um gene que estão presentes em frequências estáveis em uma população. Cada variante comum do gene polimórfico é denominada alelo, e um indivíduo pode carregar dois alelos diferentes de um gene, cada um herdado de um progenitor diferente. Os genes do MHC, alguns dos quais com milhares de alelos, são os genes mais polimórficos no genoma de mamíferos.

**Polivalência** Presença de múltiplos epítopos idênticos em uma única molécula de antígeno, superfície celular ou partícula. Antígenos polivalentes, como polissacarídios bacterianos capsulares, são frequentemente capazes de ativar linfócitos B independentes de células T auxiliares. Termo usado como sinônimo de **multivalência**.

**Polpa branca** Parte do baço que é composta predominantemente de linfócitos, organizados em bainhas linfoides periarteriolares e folículos; e outros leucócitos, principalmente macrófagos e DCs. O restante do baço contém sinusoides delineados por células fagocíticas e preenchidos com sangue, denominados **polpa vermelha**.

**Polpa vermelha** Compartimento anatômico e funcional do baço composto de sinusoides vasculares e dispersos, dentre os quais há grande número de eritrócitos, macrófagos, células dendríticas, linfócitos esparsos e plasmócitos. Os macrófagos da polpa vermelha removem os microrganismos, outras partículas estranhas e hemácias danificadas do sangue.

**Pré-Tα** Proteína transmembrana invariável com um único domínio extracelular do tipo Ig que se associa à cadeia β do TCR nas células pré-T para formar o pré-TCR.

**Processamento antigênico** Conversão intracelular de antígenos proteicos derivados do espaço extracelular ou do citosol em peptídios e carregamento desses peptídios em moléculas de MHC para exposição aos linfócitos T.

**Promotor** Sequência de DNA imediatamente 5′ ao local de início da transcrição de um gene em que se ligam as proteínas que iniciam a transcrição. O termo *promotor* é frequentemente usado para descrever toda a região 5′ reguladora de um gene, excluindo os intensificadores, que são sequências adicionais que se ligam aos fatores de transcrição e interagem com o complexo basal de transcrição para aumentar a taxa de iniciação transcricional. Outros intensificadores podem estar localizados a uma distância significativa do promotor, tanto a 5′ do gene, em íntrons, quanto a 3′ do gene.

**Prostaglandinas** Classe de mediadores inflamatórios lipídicos que são derivados do ácido araquidônico em muitos tipos celulares através da via da ciclo-oxigenase e que possuem atividades vasodilatadora, broncoconstritora e quimiotática. As prostaglandinas produzidas pelos mastócitos são importantes mediadores das reações alérgicas. Muitos fármacos anti-inflamatórios comumente utilizados são inibidores da ciclo-oxigenase, que bloqueiam a síntese de protaglandinas.

**Proteassomo** Grande complexo enzimático multiproteico com uma ampla variedade de atividades proteolíticas que é encontrado no citosol da maioria das células, importante para degradar proteínas citosólicas e nucleares mal dobradas. As proteínas são alvo para degradação pelo proteassomo através da ligação covalente de moléculas de ubiquitina. Uma forma especializada de proteassomo formado nas APCs, chamada imunoproteassomo, degrada proteínas citosólicas em peptídios que são transportados para o retículo endoplasmático e se liga a moléculas do MHC de classe I recém-sintetizadas.

**Proteína adaptadora** Proteína envolvida nas vias de transdução de sinal intracelulares que serve como uma molécula-ponte ou base para o recrutamento de outras moléculas sinalizadoras. Durante a sinalização do receptor antigênico em linfócitos ou do receptor de citocina, as moléculas adaptadoras podem ser fosforiladas nos resíduos de tirosina para permitir que elas se liguem a outras moléculas contendo domínios SRC homologia 2 (SH2). As moléculas adaptadoras envolvidas na ativação da célula T incluem LAT, SLP76 e GRB2.

**Proteína amiloide A sérica (SAA; do inglês, *serum amyloid A*)** Proteína de fase aguda cujas concentrações séricas aumentam significativamente em quadros infecciosos e inflamatórios, principalmente por causa da síntese de IL-1 e TNF pelo fígado. A SAA ativa a quimiotaxia de leucócitos, a fagocitose e a adesão às células endoteliais.

**Proteína C reativa (CRP; do inglês, *C-reactive protein*)** Membro da família da pentraxina de proteínas plasmáticas envolvida nas respostas imunes inatas às infecções bacterianas. A CRP se liga à cápsula de bactérias pneumococos. A CRP também se liga a C1q e pode, assim, ativar o complemento ou agir como uma opsonina pela interação com receptores de C1q nos fagócitos. A CRP é uma proteína de fase aguda e uma concentração aumentada de CRP plasmática é usada clinicamente como marcador de inflamação.

**Proteína de 70 kDa associada a zeta (ZAP70; do inglês, *zeta-associated protein of 70 kD*)** Tirosinoquinase proteica citoplasmática, similar ao SYK nas células B, que é crucial para as etapas iniciais da sinalização na ativação da célula T induzida pelo antígeno. A ZAP70 liga-se às tirosinas fosforiladas nas caudas citoplasmáticas da cadeia ζ e cadeia CD3 do complexo TCR que, por sua vez, fosforilam proteínas adaptadoras que recrutam outros componentes da cascata de sinalização.

**Proteína de ativação 1 (AP-1; do inglês, *activation protein 1*)** Família de fatores de transcrição de ligação ao DNA composta de dímeros de duas proteínas que se ligam uma a outra através do motivo estrutural compartilhado denominado zíper de leucina. O fator AP-1 mais bem caracterizado é composto das proteínas FOS e JUN. A AP-1 está envolvida na regulação transcricional de muitos genes diferentes que são importantes no sistema imunológico, como os genes das citocinas.

**Proteinoquinase C (PKC; do inglês, *protein kinase C*)** Qualquer uma dentre várias isoformas de uma enzima que medeia a fosforilação de resíduos de serina e treonina em muitos substratos proteicos diferentes e, desse modo, serve para propagar várias vias de transdução de sinal levando à ativação de fatores de transcrição. Nos linfócitos T e B, a PKC é ativada pelo DAG, o qual é gerado em resposta à ligação do receptor antigênico.

**Proteínas citruniladas** Proteínas nas quais os resíduos de arginina foram convertidos pós-traducionalmente para citrulina. Autoanticorpos específicos para proteínas citruniladas são encontradas em pacientes com artrite reumatoide.

**Proteínas da família BCL-2** Família de proteínas de membrana citoplasmáticas e mitocondriais parcialmente homólogas que regulam a apoptose por influenciar a permeabilidade da membrana externa mitocondrial. Os membros dessa família podem ser pró-apoptóticos (p. ex., BAX, BAD e BAK) ou antiapoptóticos (p. ex., BCL-2 e BCL-$X_L$).

**Proteínas de fase aguda** Proteínas, a maioria sintetizada no fígado em resposta a citocinas inflamatórias, como IL-1, IL-6 e TNF, cujas concentrações plasmáticas aumentam lentamente após a infecção. Exemplos incluem proteína C reativa, proteínas do complemento, fibrinogênio e proteína amiloide sérica A. As proteínas de fase aguda desempenham vários papéis na resposta imune inata aos microrganismos. Também chamadas reagentes de fase aguda.

**Proteínas G** Proteínas que se ligam a nucleotídios guanilil e catalisam a substituição de guanosina difosfato ligada (GDP) por guanosina trifosfato (GTP). As proteínas G com GTP ligado podem ativar uma variedade de enzimas celulares em diferentes cascatas de sinalização. As proteínas triméricas ligadas ao GTP estão associadas às porções citoplasmáticas de muitos receptores de superfície celular, como os receptores de quimiocinas. Outras pequenas proteínas G solúveis, como RAS e RAC, são recrutadas para as vias de sinalização por proteínas adaptadoras.

**Protozoários** Organismos eucarióticos unicelulares, muitos dos quais são parasitas de humanos e causam doença. Exemplos de protozoários patogênicos incluem *Entamoeba histolytica*, que causa disenteria amebíaca; *Plasmodium*, que causa a malária; e *Leishmania donovani*, que causa a leishmaniose. Os protozoários estimulam tanto respostas imunes inata quanto adaptativa. O desenvolvimento de vacinas efetivas contra muitos desses organismos tem se mostrado difícil.

**Prova cruzada** Teste de triagem realizado para minimizar a chance de reações adversas na transfusão ou rejeição a enxertos, no qual um paciente que necessita de transfusão de sangue ou transplante de órgão é testado para a presença de anticorpos pré-formados contra antígenos de superfície celular do doador (normalmente antígenos de grupo sanguíneo ou antígenos do MHC). O teste envolve a mistura de soro do receptor com leucócitos ou hemácias do potencial doador e análise da aglutinação ou da lise das células dependente do complemento.

**Provírus** Cópia de DNA do genoma de um retrovírus que é integrado no genoma da célula do hospedeiro e a partir da qual os genes virais são transcritos e o genoma viral é reproduzido. Os provírus de HIV podem permanecer inativos por longos períodos e, desse modo, representam uma forma latente de infecção pelo HIV que não é acessível à defesa imune.

**Quimiocinas** Grande família de citocinas de baixo peso molecular estruturalmente homólogas que estimulam a quimiotaxia de leucócitos, regulam a migração de leucócitos do sangue para os tecidos pela ativação de integrinas leucocitárias e mantêm a organização espacial de diferentes subpopulações de linfócitos e APCs dentro dos órgãos linfoides.

**Quimiotaxia** Movimento de uma célula direcionada por um gradiente de concentração química. A quimiotaxia dos leucócitos no interior dos vários tecidos é frequentemente direcionada por gradientes de citocinas de baixo peso molecular chamadas quimiocinas, pelo lipídio esfingosina-1-fosfato ou pelo peptídio bacteriano N-formilmetionil-leucil-fenilalamina.

**Quinases da família SRC** Família de tirosinoquinases proteicas, homólogas à tirosinoquinase SRC, a qual, nas células imunes, inicia a sinalização *downstream* dos receptores imunes pela fosforilação de resíduos de tirosina nos motivos ITAM. LCK e LYN são proeminentes quinases da família SRC em células T e B, respectivamente.

**Radioimunoensaio** Método imunológico altamente sensível e específico de quantificação da concentração de um antígeno em uma solução que depende de um anticorpo marcado radioativamente e específico para o antígeno. Normalmente, dois anticorpos específicos para o antígeno são usados. O primeiro anticorpo não está marcado, mas ligado a um suporte sólido, em que ele se liga e imobiliza o antígeno cuja concentração está sendo determinada. A quantidade do segundo anticorpo, marcado, que se liga ao antígeno imobilizado, como determinado pelos detectores de decaimento radioativo, é proporcional à concentração de antígeno na solução teste. Os radioimunoensaios têm sido amplamente substituídos por imunoensaios de fase sólida não radioativos, como os ensaios imunossorventes ligados à enzima (ELISAs; *ver* Apêndice III).

**Rapamicina** Droga imunossupressora (também chamada sirolimo) usada clinicamente para prevenir a rejeição a aloenxertos. A rapamicina inibe a ativação de uma proteína chamada alvo mecanístico da rapamicina (mTOR; do inglês, *mechanistic target of rapamicin*), a qual é uma molécula-chave da sinalização em uma variedade de vias metabólicas e de crescimento celular, incluindo a via necessária para a proliferação de célula T mediada pela IL-2.

**RAS** Membro de uma família de proteínas ligantes do nucleotídio guanina de 21 kDa com atividade GTPásica intrínseca que está envolvido em muitas vias de transdução de sinal diferentes em diversos tipos celulares. Os genes *RAS* mutados estão associados à transformação neoplásica. Na ativação da célula T, RAS é ativado por fatores de troca GDP-GTP, que são recrutados para adaptadores fosforilados na tirosina. GTP RAS inicia então a cascata da MAP quinase, a qual leva à expressão do gene *FOS* e montagem do fator de transcrição AP-1.

**Reação de Arthus** Forma localizada de vasculite cutânea experimental mediada por imunocomplexos induzida pela injeção subcutânea de um antígeno em um animal previamente imunizado ou em um animal que tenha recebido o anticorpo específico para o antígeno intravenosamente. Os anticorpos circulantes ligam-se ao antígeno injetado e formam imunocomplexos que são depositados nas paredes das pequenas artérias do sítio da injeção e iniciam uma vasculite local com necrose.

**Reação de fase tardia** Componente da reação de hipersensibilidade imediata que ocorre 2 a 4 horas após a desgranulação dos mastócitos e que se caracteriza por um infiltrado inflamatório de eosinófilos, basófilos, neutrófilos e linfócitos. Crises repetidas dessa reação inflamatória de fase tardia podem causar dano tecidual.

**Reação de pápula e eritema** Inchaço e vermelhidão local na pele no sítio de uma reação de hipersensibilidade imediata. A pápula reflete aumento na permeabilidade vascular e o eritema resulta do fluxo sanguíneo local aumentado, ambas as alterações resultantes de mediadores como a histamina liberada de mastócitos dérmicos ativados.

**Reação em cadeia da polimerase (PCR; do inglês, *polymerase chain reaction*)** Método rápido de copiar e amplificar sequências específicas de DNA com até 1 kb de comprimento que é amplamente usado como técnica preparativa e analítica em todos os ramos da biologia molecular. O método se baseia no uso de pequenos *primers* de oligonucleotídios complementares às sequências nas terminações do DNA a serem amplificadas, e envolve ciclos repetidos de fusão, anelamento e síntese do DNA.

**Reação mista de leucócitos (MLR; do inglês, *mixed leukocyte reaction*)** Reação *in vitro* de células T alorreativas de um indivíduo contra antígenos do MHC nas células sanguíneas de outro indivíduo. A MLR envolve a proliferação e secreção de citocinas por ambas as células T, $CD4^+$ e $CD8^+$.

**Reações transfusionais** Reação imunológica contra produtos sanguíneos transfundidos, normalmente mediada por anticorpos pré-formados no receptor que se ligam aos antígenos das células sanguíneas do doador, como antígenos do grupo sanguíneo ABO ou antígenos de histocompatibilidade. As reações transfusionais podem causar lise intravascular de hemácias e, em casos graves, dano renal, febre, choque e coagulação intravascular disseminada.

**Reagina** Anticorpo IgE que medeia uma reação de hipersensibilidade imediata.

**Receptor antigênico quimérico (CAR; do inglês, *chimeric antigen receptor*)** Receptores geneticamente projetados com sítios tumorais antígeno-específicos codificados por genes recombinantes variáveis de Ig e por caudas citoplasmáticas contendo domínios tanto de TCR quando de receptores coestimuladores. Quando as células T são projetadas para expressar receptores antigênicos quiméricos, essas células podem reconhecer e matar células reconhecidas pelo domínio extracelular. A transferência adotiva de células T expressando CARs tem sido usada com sucesso no tratamento de certos tipos de câncer hematológicos.

**Receptor da célula B (BCR; do inglês, *B cell receptor*)** Receptor antigênico da superfície celular nos linfócitos B, o qual é uma molécula de Ig ligada à membrana.

**Receptor de célula pré-B** Receptor expresso em linfócitos B em desenvolvimento no estágio de célula pré-B que é constituído por cadeias pesadas μ de Ig e cadeias leves substitutas invariáveis. O pré-BCR se associa a proteínas de transdução de sinal Igα e Igβ para formar o complexo pré-BCR. Os pré-BCRs são necessários para a estimulação da proliferação e maturação continuada da célula B em desenvolvimento, atuando como um ponto de controle que garante um rearranjo VDJ produtivo da cadeia pesada μ. Não é conhecido se o pré-BCR se liga a um ligante específico.

**Receptor de célula pré-T** Receptor expresso na superfície de células pré-T que é composto da cadeia β do TCR e da proteína invariante pré-T α. Esse receptor se associa a moléculas CD3 e ζ para formar o complexo pré-TCR. A função desse complexo é semelhante àquela do pré-BCR na célula B em desenvolvimento, ou seja, o envio de sinais que intensificam o estímulo à proliferação, à reorganização do gene do receptor antigênico e a outros eventos da maturação. O pré-TCR funciona como um ponto de controle que garante o rearranjo VDJ produtivo da cadeia β. Não é conhecido se o pré-TCR se liga a um ligante específico.

**Receptor de célula T (TCR; do inglês, *T cell receptor*)** Receptor de antígeno clonalmente distribuído nos linfócitos T $CD4^+$ e $CD8^+$ que reconhecem complexos de peptídios estranhos ligados às moléculas de MHC próprias na superfície das APCs. A forma mais comum de TCR é composta de um heterodímero de duas cadeias polipeptídicas transmembranares ligadas por pontes dissulfeto, designadas α e β, cada uma contendo um domínio N-terminal variável (V) do tipo Ig, um domínio constante (C) tipo Ig, uma região transmembranar hidrofóbica e uma região citoplasmática curta. Outro tipo menos comum de TCR, composto de cadeias γ e δ, é encontrado em uma pequena subpopulação de células T que reconhece diferentes formas de antígenos.

**Receptor de *homing*** Moléculas de adesão expressas na superfície dos linfócitos que são responsáveis pelas diferentes vias de recirculação de linfócitos e *homing* tecidual. Os receptores de *homing* ligam-se a ligantes (adressinas) expressos nas células endoteliais em leitos vasculares particulares.

**Receptor de manose** Receptor ligante de carboidrato (lectina) expresso pelos macrófagos que se liga a resíduos de manose e fucose nas paredes celulares bacterianas e medeia a fagocitose dos organismos.

**Receptor do complemento tipo 1 (CR1; do inglês, *complement receptor 1*, ou CD35)** Receptor para os fragmentos C3b e C4b do complemento. Os fagócitos utilizam o CR1 para mediar a internalização das partículas recobertas por C3b ou por C4b. O CR1 nos eritrócitos atua na eliminação de imunocomplexos da circulação. O CR1 também é um regulador da ativação do complemento.

**Receptor do complemento tipo 2 (CR2; do inglês, *complement receptor 2*, ou CD21)** Receptor expresso nas células B e células dendríticas foliculares que se ligam aos fragmentos proteolíticos da proteína C3 do complemento, incluindo C3d, C3dg e iC3b. O CR2 atua para estimular as respostas imunes humorais por meio do aumento na ativação da célula B pelo antígeno e promovendo sequestro dos complexos antígeno-anticorpo nos centros germinativos. O CR2 é também um receptor para o vírus Epstein-Barr.

**Receptor do complemento tipo 3 (CR3; do inglês, *complement receptor 3*, ou CD11bCD18)** Integrina expressa principalmente em neutrófilos e macrófagos, que se liga a um fragmento peptídico de C3 chamado iC3b, que é depositado em microrganismos como resultado da ativação da via do complemento. O CR3 medeia a fagocitose de micróbios revestidos com iC3b.

**Receptor Fc** Receptor da superfície celular específico para a região constante carboxiterminal de uma molécula de Ig. Os receptores Fc são tipicamente complexos proteicos multicadeia que incluem componentes de sinalização e componentes ligantes de Ig. Existem diversos tipos de receptores de Fc, incluindo aqueles específicos para diferentes isótipos de IgG, IgE e IgA. Os receptores de Fc medeiam muitas das funções efetoras dos anticorpos dependentes de células, incluindo a fagocitose de antígenos ligados ao anticorpo, ativação de mastócitos induzida pelo antígeno e ligação, direcionamento e ativação de células NK.

**Receptor Fc neonatal (FcRn; do inglês, *neonatal Fc receptor*)** Receptor Fc específico para IgG que medeia o transporte de IgG materna através da placenta e do epitélio intestinal neonatal e, em adultos, promove longa meia-vida das moléculas de IgG no sangue, protegendo-as do catabolismo em fagócitos e células endoteliais.

**Receptor Fcγ (FcγR; do inglês, *Fcγ receptor*)** Receptor específico da superfície celular para a região constante carboxiterminal das moléculas de IgG. Há diferentes tipos de receptores de Fcγ, incluindo FcγRI de alta afinidade que medeia a fagocitose pelos macrófagos e neutrófilos, um FcγRIIB de baixa afinidade que transduz sinais inibitórios nas células B e células mieloides e um FcγRIIIA de baixa afinidade que medeia o direcionamento e a ativação das células NK.

**Receptor poli-Ig** Receptor Fc expresso pelas células da mucosa epitelial que medeia o transporte de IgA e IgM secretados por plasmócitos na lâmina própria intestinal através das células epiteliais intestinais para dentro do lúmen.

**Receptor αβ da célula T (TCR αβ; do inglês, *αβ T cell receptor*)** Forma mais comum de TCR, expresso em células T CD4+ e CD8+. O TCR αβ reconhece antígenos peptídicos ligados a uma molécula de MHC. Ambas as cadeias, α e β, contêm regiões altamente variáveis (V) que, juntas, formam os sítios de ligação ao antígeno, assim como regiões constantes (C). As regiões V e C do TCR são estruturalmente homólogas às regiões V e C das moléculas de Ig.

**Receptor γδ de célula T (γδ TCR; do inglês, *γδ T cell receptor*)** Forma de TCR que é distinta do mais comum TCR αβ e é expressa em uma subpopulação de células T encontrada principalmente nos tecidos das barreiras epiteliais. Embora o TCR γδ seja estruturalmente similar ao TCR αβ, as formas de antígenos reconhecidas pelos TCRs γδ são pobremente entendidas; eles não reconhecem complexos peptídicos ligados às moléculas de MHC polimórficas.

**Receptores de célula *killer* do tipo Ig (KIRs; do inglês, *killer cell Ig-like receptors*)** Receptores da superfamília de Ig expressos pelas células NK que reconhecem diferentes alelos das moléculas de HLA-A, HLA-B e HLA-C. Alguns KIRs possuem componentes de sinalização com ITIMs em suas caudas citoplasmáticas e estes transmitem sinais de inibição para inativar as células NK. Alguns membros da família dos KIR possuem caudas citoplasmáticas curtas sem ITIMs, mas associadas a outros polipeptídios contendo ITAMs e atuam como receptores de ativação.

**Receptores de morte** Receptores de membrana plasmática expressos em vários tipos celulares que, na ligação ao ligante, transduzem sinais que levam ao recrutamento da proteína associada ao FAS com a proteína adaptadora de domínio de morte (FADD; do inglês, *FAS-associated protein with death domain*), a qual ativa a caspase-8, induzindo a morte celular apoptótica. Todos os receptores de morte, incluindo FAS, TRAIL e TNFR, pertencem à superfamília de receptor de TNF.

**Receptores de quimiocinas** Receptores da superfície celular para quimiocinas que transduzem sinais que estimulam a migração de leucócitos. Há pelo menos 19 diferentes receptores de quimiocinas, cada qual liga um grupo diferente de quimiocinas; todos são membros da família de receptores acoplados a proteínas G, com sete α-hélices transmembranares.

**Receptores de reconhecimento de padrão** Receptores de sinalização do sistema imune inato que reconhecem PAMPs e DAMPs e, dessa forma, ativam as respostas imunes inatas. Exemplos incluem TLRs e receptores do tipo NOD (NLRs; do inglês, *NOD-like receptors*).

**Receptores do tipo NOD (NLRs; do inglês, *NOD-like receptors*)** Família de proteínas citosólicas multidomínio que percebem PAMPs e DAMPs citoplasmáticos e recrutam outras proteínas para formar complexos de sinalização que promovem a inflamação.

**Receptores do tipo RIG (RLRs; do inglês, *RIG-like receptors*)** Receptores citosólicos do sistema imune inato que reconhecem o RNA viral e induzem a produção de IFNs do tipo I. Os dois RLRs mais bem caracterizados são o RIG-I (gene I induzível pelo ácido retinoico) e o MDA5 (gene associado à diferenciação de melanoma 5).

**Receptores do tipo *Toll* (TLR; do inglês, *Toll-like receptors*)** Família de receptores de reconhecimento de padrão do sistema imune inato que são expressos por muitos tipos celulares e reconhecem estruturas microbianas, como flagelina, lipopolissacarídio, peptidoglicana, RNA de dupla fita e DNA CpG. Os TLRs transduzem sinais que levam à expressão de genes inflamatórios e antivirais. Existem 10 TLRs humanos, 7 dos quais são expressos na membrana plasmática das células e 3 estão localizados nas membranas endossômicas.

**Receptores *scavenger*** Família de receptores da superfície celular expressos em macrófagos, originalmente definidos como receptores que medeiam a endocitose de partículas de lipoproteína de baixa densidade oxidadas ou acetiladas, mas que também se ligam e medeiam a fagocitose de uma variedade de microrganismos.

**Recirculação de linfócitos** Movimento contínuo de linfócitos *naive* e de algumas células de memória do sangue para órgãos linfoides secundários e de volta para o sangue.

**Recombinação de troca** Mecanismo molecular subjacente de troca do isótipo de Ig no qual um segmento gênico VDJ em uma célula B produtora de anticorpo se recombina com um gene C *downstream* e os genes C intervenientes são deletados. Os eventos de recombinação de DNA na recombinação de troca são disparados por CD40 e citocinas e envolvem sequências de nucleotídios denominadas regiões de troca, localizadas nos íntrons da terminação 5' de cada *locus* $C_H$.

**Recombinação somática** Processo de recombinação do DNA pelo qual os genes funcionais que codificam as regiões variáveis de receptores antigênicos são formados durante o desenvolvimento do linfócito. Um grupo relativamente limitado de sequências de DNA herdadas, ou da linhagem germinativa, que estão inicialmente separadas umas das outras, é unido por deleção enzimática das sequências intervenientes e religação. Esse processo ocorre somente nos linfócitos B ou linfócitos T em desenvolvimento e é mediado pelas proteínas RAG-1 e RAG-2. Este processo é também chamado **recombinação V(D)J**.

**Recombinase V(D)J** Complexo de proteínas RAG-1 e RAG-2 que catalisa a recombinação do gene do receptor antigênico do linfócito.

**Região constante (C)** Porção das cadeias polipeptídicas da Ig ou do TCR que não está envolvida na ligação ao antígeno nem é altamente variável entre clones de células T ou B.

**Região da dobradiça** Região das cadeias pesadas de Ig entre os dois primeiros domínios constantes que podem assumir múltiplas conformações, conferindo, desse modo, flexibilidade na orientação dos dois sítios de ligação ao antígeno. Graças à região da dobradiça, uma molécula de anticorpo pode ligar simultaneamente a dois epítopos que estão em qualquer local dentro do alcance da distância uma da outra.

**Regiões determinantes de complementariedade (CDRs; do inglês, *complementarity-determining regions*)** Segmentos curtos de proteínas de Ig e de TCR que contêm a maior parte das diferenças na sequência entre os distintos anticorpos ou TCRs e fazem contato com o antígeno; também chamada **regiões hipervariáveis**. Três CDRs estão presentes no domínio variável de cada cadeia polipeptídica do receptor antigênico e seis CDRs estão presentes em uma molécula de Ig ou TCR intacta. Esses segmentos hipervariáveis assumem estruturas em alça que, juntas, formam uma superfície complementar às estruturas tridimensionais do antígeno ligado.

**Região hipervariável** Segmentos curtos de cerca de 10 resíduos de aminoácidos dentro das regiões variáveis das proteínas do anticorpo ou do TCR que formam estruturas em alça que entram em contato com o antígeno. Três alças hipervariáveis estão presentes em cada cadeia pesada e cadeia leve do anticorpo e em cada cadeia α e β do TCR. A maior parte da variabilidade entre os diferentes anticorpos ou TCRs está localizada dentro dessas alças (também chamada **região determinante de complementariedade** [CDR; do inglês, *complementarity-determining region*]).

**Região variável** Região N-terminal extracelular de uma cadeia pesada ou uma cadeia leve de Ig ou uma cadeia α, β, γ ou δ do TCR que contém sequências variáveis de aminoácidos que diferem entre cada clone de linfócitos e que são responsáveis pela especificidade ao antígeno. As sequências variáveis de ligação ao antígeno estão localizadas estruturas estendidas das alças ou segmentos hipervariáveis.

**Regulador autoimune (AIRE; do inglês, *autoimmune regulator*)** Proteína que atua estimulando a expressão de antígenos proteicos de tecidos periféricos nas células epiteliais medulares tímicas, a qual é necessária para tolerância a esses antígenos. Mutações no gene que codifica *AIRE* em humanos e camundongos prejudicam a expressão dos antígenos teciduais no timo e causam doença autoimune em virtude da falha em deletar as células T ou em gerar células T reguladoras para esses antígenos.

**Rejeição** Resposta imune adaptativa contra um enxerto de tecido ou órgão, normalmente um aloenxerto. A rejeição do enxerto pode ser mediada por anticorpos e/ou por células T, e existem diferentes tipos de rejeição patologicamente definidas, incluindo hiperaguda, aguda e crônica.

**Rejeição aguda** Forma de rejeição do enxerto envolvendo lesão vascular e parenquimal mediada por células T, macrófagos e anticorpos que normalmente ocorre primeiro dias ou semanas após o transplante, mas pode ocorrer tardiamente se a imunossupressão farmacológica se tornar inadequada.

**Rejeição crônica** Forma de rejeição do aloenxerto caracterizada por fibrose com perda das estruturas normais do órgão que ocorre durante um período prolongado. Em muitos casos, o principal evento patológico da rejeição crônica é a oclusão arterial do enxerto causada pela proliferação das células musculares lisas da íntima, a qual é chamada arteriosclerose do enxerto.

**Rejeição de primeira fase** Rejeição do aloenxerto em um indivíduo que não havia recebido previamente um enxerto ou, de outro modo, sido exposto a aloantígenos teciduais do mesmo doador. A rejeição de primeira fase normalmente demora aproximadamente 7 a 14 dias para se desenvolver após o transplante do enxerto.

**Rejeição de segunda fase** Rejeição do aloenxerto em um indivíduo que foi previamente sensibilizado aos aloantígenos teciduais do doador por ter recebido outro enxerto ou transfusão desse doador. Ao contrário da rejeição de primeira fase, a qual ocorre em um indivíduo que não foi previamente sensibilizado pelos aloantígenos do doador, a rejeição de segunda fase é rápida e ocorre entre 3 e 7 dias como resultado da memória imunológica.

**Rejeição do enxerto** Resposta imune específica a um enxerto de órgão ou tecido que leva à inflamação, a dano e, possivelmente, à falha no enxerto.

**Rejeição hiperaguda** Forma de rejeição do aloenxerto ou do xenoenxerto que se inicia dentro de minutos a horas após o transplante, caracterizada por oclusão trombótica dos vasos do enxerto. A rejeição hiperaguda é mediada por anticorpos preexistentes na circulação do hospedeiro que se ligam aos aloantígenos endoteliais do doador, como antígenos de grupo sanguíneo ou moléculas de MHC e ativam o sistema complemento.

**Repertório de anticorpos** Coleção das diferentes especificidades dos anticorpos expressos em um indivíduo.

**Repertório de linfócitos** Coleção completa de receptores antigênicos e, portanto, de especificidades antigênicas expressas por todos os clones de linfócitos B e T de um indivíduo. Os repertórios para as células B e T são, cada qual, estimados em, pelo menos, $10^7$.

**Resíduos de ancoramento** Resíduos de aminoácidos de um peptídio que cabe dentro dos bolsos no assoalho da fenda de ligação ao peptídio de uma molécula do MHC. Os aminoácidos ligam-se aos aminoácidos complementares na molécula de MHC, servindo, dessa forma, para ancorar o peptídio na fenda da molécula do MHC.

**Resposta de fase aguda** Aumento nas concentrações plasmáticas de diversas proteínas, denominadas proteínas (reagentes) de fase aguda, que ocorre como parte da fase inicial da resposta imune inata às infecções.

**Resposta imune** Resposta coletiva e coordenada à introdução de substâncias estranhas em um indivíduo mediada pelas células e moléculas do sistema imune.

**Resposta imune primária** Resposta imune adaptativa que ocorre após a primeira exposição de um indivíduo a um antígeno estranho. As respostas primárias são caracterizadas por uma cinética relativamente lenta e de pequena magnitude quando comparada respostas secundárias (de memória) após uma segunda ou subsequente exposição.

**Resposta imune secundária** Resposta imune adaptativa que ocorre na segunda exposição a um antígeno. Uma resposta secundária é caracterizada por uma cinética mais rápida e de maior magnitude em relação à resposta imune primária, a qual ocorre na primeira exposição.

**Resposta imune tipo 1** Resposta imune dominada por células ILC1s e Th1 e pela IFN-γ que elas produzem.

**Resposta imune tipo 2** Resposta imune típica de doenças alérgicas, dominada por células ILC2s e Th2 e pelas citocinas que elas produzem, incluindo IL-4, IL-5 e IL-13. As respostas do tipo 2 podem começar com lesão epitelial e secreção das citocinas TSLP, IL-25 e IL-33.

**Resposta imune tipo 3** Resposta imune dominada por células ILC3s e Th17 e pelas citocinas que elas produzem, incluindo IL-17 e IL-22.

**Restrição ao MHC próprio** Limitação (ou restrição) das células T em reconhecer antígenos exibidos pelas moléculas de MHC que a célula T encontra durante a maturação no timo (e assim as reconhece como MHC próprio).

**Restrição do MHC** Característica dos linfócitos T em que reconhecem apenas um antígeno peptídico estranho quando este está ligado a uma forma alélica particular de uma molécula de MHC.

**RORγT (receptor órfão γT relacionado ao ácido retinoico; do inglês, *retinoid-related orphan receptor γT*)** Fator de transcrição expresso nas células Th17 e necessário para a diferenciação dessas células e das células linfoides inatas do tipo 3, codificadas pelo gene *RORC*.

**Sarcoma de Kaposi** Tumor maligno de células vasculares que, antes do uso de terapia antirretroviral, era frequente em pacientes com AIDS. O sarcoma de Kaposi é causado por infecção com o herpes-vírus associado ao sarcoma de Kaposi (herpes-vírus humano 8).

**SARS-CoV-2** *Ver* **Covid-19**.

**Segmentos de diversidade (D)** Sequências codificadoras curtas entre os segmentos gênicos variável (V) e constante (C) nos *loci* de cadeia pesada de Ig e β e γ do TCR, que, juntos com os segmentos J, são recombinados somaticamente com os segmentos V durante o desenvolvimento dos linfócitos. O DNA VDJ recombinado resultante codifica as extremidades carboxilterminais de regiões V do receptor antigênico, incluindo as terceiras regiões hipervariáveis (CDR; do inglês, *complementarity-determining region*). O uso aleatório dos segmentos D contribui para a diversidade do repertório do receptor antigênico.

**Segmentos gênicos C (região constante; do inglês, *constant region*)** Sequências de DNA nos *loci* do gene *Ig* e *TCR* que codificam as porções não variáveis das cadeias pesada e leve da Ig e das cadeias α, β, γ e δ do TCR.

**Segmentos gênicos V** Sequência de DNA que codifica a maioria do domínio variável das cadeias leve ou pesada de uma Ig ou uma cadeia α, β, γ ou δ de um TCR. Cada *locus* do receptor antigênico contém muitos segmentos gênicos V diferentes, qualquer um deles podendo recombinar com segmentos D ou J *downstream* durante a maturação do linfócito para formar genes funcionais V do receptor antigênico.

**Segmentos juncionais (J)** Sequências codificadoras curtas entre os segmentos gênicos variável (V) e constante (C) em todos os *loci* de Ig e do TCR, os quais, juntos com os segmentos D, são recombinados somaticamente com os segmentos V durante o desenvolvimento dos linfócitos. O DNA VDJ recombinado resultante codifica as extremidades carboxiterminais das regiões V do receptor antigênico, incluindo as terceiras regiões hipervariáveis (CDR; do inglês, *complementarity-determining region*). O uso aleatório dos segmentos J contribui para a diversidade do repertório do receptor antigênico.

**Seleção negativa** Processo pelo qual os linfócitos em desenvolvimento que expressam os receptores antigênicos autorreativos são eliminados, contribuindo, desse modo, para a manutenção da autotolerância. A seleção negativa dos linfócitos T em desenvolvimento (timócitos) é mais bem entendida e envolve ligação de alta avidez de um timócito às moléculas de MHC próprias com peptídios ligados nas APCs tímicas, levando à morte apoptótica do timócito autorreativo.

**Seleção positiva** Processo pelo qual células T em desenvolvimento no timo (timócitos) cujos TCRs se ligam às moléculas de MHC próprias são resgatadas da morte celular programada, enquanto os timócitos cujos receptores não reconhecem as moléculas de MHC próprias morrem por negligência. A seleção positiva garante que as células T maduras sejam restritas ao MHC próprio, que as células T $CD8^+$ sejam específicas para complexos de peptídios com moléculas do MHC de classe I e que as células T $CD4^+$ sejam específicas para complexos de peptídios com moléculas do MHC de classe II.

**Selectina** Qualquer uma de três proteínas ligantes de carboidrados independentes, mas proximamente relacionadas, que medeiam a adesão de baixa afinidade de leucócitos às células endoteliais da vênula pós-capilar, levando ao rolamento dos leucócitos nas superfícies endoteliais das vênulas. Cada uma das moléculas de selectina é uma glicoproteína transmembranar de cadeia única com uma estrutura semelhante, incluindo um domínio lectina extracelular dependente de cálcio. As selectinas incluem a L-selectina (CD62L), expressa nos leucócitos; a P-selectina (CD62P), expressa nas plaquetas e no endotélio ativado; e a E-selectina (CD62E), expressa no endotélio ativado.

**Sensibilidade de contato** Reação a certos agentes químicos que leva a reações de hipersensibilidade do tipo retardada mediada por células T em contato com a pele. Substâncias que elicitam sensibilidade de contato, incluindo íons de níquel, urushiol de hera venenosa e muitas drogas terapêuticas, ligam-se às proteínas próprias nas superfícies das APCs e as modifica, as quais são então reconhecidas pelas células $CD4^+$ ou $CD8^+$.

**Sensores de DNA citosólico (CDSs; do inglês, *cytosolic DNA sensors*)** Moléculas que detectam DNA microbiano de dupla fita no citosol e ativa vias de sinalização que iniciam resposta antimicrobianas, incluindo a produção de IFN do tipo I e autofagia.

**Separação celular ativada por fluorescência (FACS; do inglês, *fluorescence-activated cell sorter*)** Adaptação do citômetro de fluxo que é utilizada para a purificação de células a partir de uma população mista, de acordo com qual sonda fluorescente e com quanto da sonda a célula se liga. As células são primeiramente marcadas com uma sonda fluorescente, como um anticorpo específico para um antígeno de superfície de uma população celular. As células são então adquiridas individualmente por um fluorímetro com um feixe de *laser* incidente e desviadas para diferentes tubos de coleta por meio de campos eletromagnéticos cuja força e direção variam de acordo com a intensidade do sinal de fluorescência medido.

**Sequências sinal de recombinação** Sequências específicas de DNA encontradas adjacentes aos segmentos V, D e J nos *loci* do receptor antigênico que são reconhecidas pelo complexo RAG-1/RAG-2 durante a recombinação V(D)J. As sequências de reconhecimento consistem em uma extensão de 7 nucleotídios altamente conservados, chamado heptâmero, localizado adjacente à sequência codificadora V, D, ou J, seguida por um espaçador de exatamente 12 ou 23 nucleotídios não conservados e uma extensão de 9 nucleotídios altamente conservados, chamado nonâmero.

**Sinapse imunológica** Justaposição de membranas de uma célula T e uma APC, incluindo a coleção de proteínas de membrana que se organizam no ponto de justaposição, como o complexo TCR, CD4 ou CD8, receptores coestimuladores e integrinas na célula T, que se ligam a complexos peptídio-MHC, coestimuladores e ligantes de integrina na APC. A sinapse imunológica é necessária para respostas funcionais bidirecionais entre a célula T e APC, e aumenta a distribuição específica de produtos secretados de um CTL para sua célula-alvo.

**Síndrome de liberação de citocinas** Condição inflamatória sistêmica com risco de vida, às vezes referida como tempestade de citocinas, devido à secreção de quantidades massivas de citocinas inflamatórias (incluindo IFN-γ, TNF e IL-6) pelas células imunes. A síndrome de liberação de citocinas tem sido associada a septicemia gram-negativa, terapia do câncer com células CAR-T e infecções por SARS-CoV-2.

**Síndrome da imunodeficiência adquirida (AIDS; do inglês, *adquired immunodeficiency syndrome*)** Doença causada pela infecção com o vírus da imunodeficiência humana (HIV; do inglês, *human immunodeficiency virus*) que é caracterizada pela depleção de células T $CD4^+$, levando a uma profunda imunodeficiência. Clinicamente, a AIDS inclui infecções oportunísticas, tumores malignos, fraqueza e encefalopatia.

**Síndrome da resposta inflamatória sistêmica (SIRS; do inglês, *systemic inflammatory response syndrome*)** Alterações sistêmicas observadas em pacientes que têm infecções bacterianas disseminadas e outras condições que induzem inflamação generalizada. Em sua forma branda, a SIRS consiste em neutrofilia, febre e aumento nos reagentes de fase aguda no plasma. Essas alterações são estimuladas pelos produtos bacterianos como o lipopolissacarídio, e são mediadas por citocinas do sistema imune inato. Em casos graves, a SIRS pode incluir coagulação intravascular disseminada, síndrome do desconforto respiratório agudo e choque.

**Síndrome de Chédiak-Higashi** Rara doença de imunodeficiência autossômica recessiva causada por um defeito nos grânulos citoplasmáticos de vários tipos celulares que afetam os lisossomos de neutrófilos e macrófagos, assim como os grânulos de CTLs e células NK. Os pacientes mostram resistência reduzida à infecção com bactérias piogênicas.

**Síndrome de DiGeorge** Deficiência seletiva de célula T causada por malformação congênita que resulta em defeito no desenvolvimento do timo, das glândulas paratireoides e de outras estruturas que emergem da terceira e quarta bolsas faríngeas.

**Síndrome de hiper-IgM ligada ao X** Rara doença de imunodeficiência causada por mutações no gene do ligante de CD40 e caracterizada pela falha na troca de isótipo de cadeia pesada da célula B e na imunidade mediada por células defeituosa. Os pacientes sofrem de infecções bacterianas piogênicas e intracelulares.

**Síndrome de Wiskott-Aldrich** Doença ligada ao X caracterizada por eczema, trombocitopenia (plaquetas sanguíneas reduzidas) e imunodeficiência, manifestada pela suscetibilidade a infecções bacterianas. O gene defeituoso codifica uma proteína citosólica envolvida nas cascatas de sinalização e regulação da actina do citoesqueleto.

**Síndrome do choque tóxico** Doença aguda caracterizada por choque, esfoliação cutânea, conjuntivite e diarreia que está associada ao uso de tampão e é causada por um superantígeno de *Staphylococcus aureus*, que é um ativador policlonal de todas as células T que expressam TCRs que utilizam um subgrupo particular de genes Vβ.

**Síndrome do linfócito nu** Doença de imunodeficiência caracterizada pela perda da expressão das moléculas do MHC de classe II que leva a defeitos na apresentação de antígenos e na imunidade mediada por células. A doença é causada por mutações nos genes que codificam fatores que regulam a transcrição dos genes do MHC de classe II.

**Singênico** Geneticamente idêntico. Todos os animais de uma linhagem consanguínea e gêmeos monozigóticos são singênicos.

**Sistema imune** Moléculas, células, tecidos e órgãos que atuam coletivamente para prover imunidade ou proteção, contra organismos estranhos.

**Sistema imune cutâneo** Componentes do sistema imune inato e adaptativo encontrados na pele e que atuam juntos, de forma especializada para detectar e responder aos patógenos sobre e dentro da pele para manter a homeostasia com os microrganismos comensais. Componentes do sistema imune cutâneo incluem queratinócitos, células de Langerhans, células dendríticas dérmicas, linfócitos intraepiteliais e linfócitos dérmicos.

**Sistema imune da mucosa** Parte do sistema imune que responde e protege contra microrganismos que entram no corpo através de superfícies mucosas, como os tratos gastrintestinal e respiratório, mas que também mantém a tolerância aos organismos comensais que vivem no lado externo do epitélio de mucosa. O sistema imune de mucosa é constituído por tecidos linfoides associado à mucosa organizados, como as placas de Peyer, assim como as células difusamente distribuídas dentro da lâmina própria.

**Sistema linfático** Sistema de vasos ao longo do corpo e que coleta fluidos teciduais chamados linfa, originalmente derivados, em parte, do sangue e os retorna, através do ducto torácico, para a circulação. Os linfonodos estão intercalados ao longo desses vasos prendendo e retendo antígenos presentes na linfa.

**Sítio imunologicamente privilegiado** Região no corpo que é inacessível às respostas imunes ou suprime essas respostas. A câmara anterior do olho, os testículos e o cérebro são exemplos de sítios imunologicamente privilegiados.

**Soro** Fluido livre de células que permanece quando o sangue ou o plasma formam um coágulo. Os anticorpos sanguíneos são encontrados na fração sérica.

**Soroconversão** Produção de anticorpos detectáveis no soro e específicos para um microrganismo durante o curso de uma infecção ou na resposta à imunização.

**Sorologia** Estudo dos anticorpos sanguíneos (séricos) e suas reações com antígenos. O termo *sorologia* é frequentemente utilizado para se referir ao diagnóstico de doenças infecciosas pela detecção de anticorpos específicos para o microrganismo no soro.

**Sorotipo** Subgrupo antigenicamente distinto de uma espécie de organismo infeccioso que é distinguível de outros subgrupos por testes sorológicos (*i. e.*, ligação de anticorpo sérico). As respostas imunes humorais a um sorotipo de microrganismo (p. ex., vírus da influenza) podem não ser protetoras contra outro sorotipo.

**STING (estimulador de genes IFN; do inglês, *stimulator of IFN genes*)** Proteína adaptadora localizada na membrana do retículo endoplasmático, a qual é usada por diversas moléculas sensoras de DNA para transduzir sinais que ativam o fator de transcrição IRF3, levando à expressão do gene de IFN do tipo I.

**Superantígenos** Proteínas microbianas que se ligam e ativam todas as células T em um indivíduo que expressa um grupo ou família particular de genes *TCR* Vβ. Os superantígenos são apresentados às células T pela ligação a regiões não polimórficas das moléculas do MHC de classe II nas APCs e interagem com regiões conservadas dos domínios Vβ do TCR. Diversas enterotoxinas estafilocócicas são superantígenos. Sua importância reside na capacidade de ativar muitas células T, o que resulta em grandes quantidades de citocinas produzidas e em uma síndrome clínica que é similar ao choque séptico.

**Superfamília de imunoglobulinas** Grande família de proteínas que contém um motivo estrutural globular denominado domínio de Ig, ou dobra de Ig, originalmente descrito em anticorpos. Muitas proteínas de importância no sistema imune, incluindo anticorpos, TCRs, moléculas do MHC, CD4 e CD8, são membros dessa superfamília.

**Superfamília do fator de necrose tumoral (TNFSF; do inglês, *tumor necrosis fator superfamily*)** Grande família de proteínas transmembranares estruturalmente homólogas que regula diversas funções nas células respondedoras, incluindo proliferação, diferenciação, apoptose e expressão de genes inflamatórios. Os membros da TNFSF tipicamente formam homotrímeros, no interior da membrana plasmática ou após a liberação proteolítica da membrana e se ligam a moléculas da superfamília homotrimérica do receptor de TNF (TNFRSF), as quais então iniciam uma variedade de vias de sinalização (*ver* Apêndice II).

**Superfamília do receptor do fator de necrose tumoral (TNFRSF; do inglês, *tumor necrosis factor receptor superfamily*)** Grande família de proteínas transmembranares estruturalmente homólogas que liga proteínas TNFSF e gera sinais que regulam a proliferação, diferenciação, apoptose e expressão de genes inflamatórios (*ver* Apêndice II).

**SYK** Tirosinoquinase proteica citoplasmática, semelhante ao ZAP70 nas células T, que é crucial para os passos iniciais da sinalização na ativação da célula B induzida pelo antígeno. A SYK liga-se às tirosinas fosforiladas nas caudas citoplasmáticas das cadeias de Igα e Igβ do complexo BCR e, por sua vez, fosforila proteínas adaptadoras que recrutam outros componentes da cascata de sinalização.

**Tacrolimo** Fármaco imunossupressor (também conhecido como FK506) usado para prevenir a rejeição de aloenxertos que funciona bloqueando a transcrição de genes de citocinas das células T, semelhante à ciclosporina. O tacrolimo liga-se a uma proteína citosólica chamada proteína de ligação a FK506, e o complexo resultante liga-se à calcineurina, inibindo assim a ativação e a translocação nuclear do fator de transcrição NFAT.

**T-BET** Fator de transcrição da família T-box que promove a diferenciação das células Th1 a partir de células T *naive*.

**Tecido linfoide associado à mucosa (MALT; do inglês, *mucosa-associated lymphoid tissue*)** Coleção de linfócitos, células dendríticas e outros tipos celulares dentro da mucosa dos tratos gastrintestinal e respiratório que são sítios das respostas imunes adaptativas aos antígenos. Os tecidos linfoides associados à mucosa não são encapsulados, mas coleções organizadas de linfócitos, com as zonas de células T e B semelhantes a dos linfonodos, sob o epitélio da mucosa, como as placas de Peyer no intestino ou as tonsilas faríngeas.

**Tecido linfoide associado ao intestino (GALT; do inglês, *gut-associated lymphoid tissue*)** Coleções de linfócitos e APCs dentro da mucosa do trato gastrintestinal, em que são iniciadas as respostas imunes adaptativas à flora microbiana intestinal e aos antígenos ingeridos (*ver* também **Tecidos linfoides associados à mucosa**).

**Técnica de imunoperoxidase** Técnica comum de imuno-histoquímica na qual um anticorpo acoplado a peroxidase de raiz forte é usado para identificar a presença de um antígeno em um corte de tecido. A enzima peroxidase converte um substrato incolor a um produto marrom insolúvel que é observável em microscópio de luz.

**Terapia antirretroviral (TAR)** Quimioterapia combinada para infecção pelo HIV, normalmente consistindo em nucleosídios inibidores da transcriptase reversa e um inibidor da protease viral ou um inibidor não nucleosídio da transcriptase reversa. A ART pode reduzir os títulos virais plasmáticos a níveis abaixo dos detectáveis e retardar a progressão da doença do HIV. Também chamada terapia antirretroviral altamente ativa (TARAA).

**Tetrâmero de peptídio-MHC** Reagente usado para identificar e enumerar células T que reconhecem especificamente um complexo MHC-peptídio específico. O reagente consiste em quatro moléculas de MHC biotiniladas recombinantes (geralmente de classe I) ligadas a uma molécula de avidina marcada com fluorocromo e carregadas com um peptídio. As células T que se ligam ao tetrâmero do MHC podem ser detectadas por citometria de fluxo.

**Timo** Órgão bilobado, situado no mediastino anterior, que é o local de maturação dos linfócitos T oriundos de precursores derivados da medula óssea. O timo é dividido em um córtex externo e uma medula interna e contém células epiteliais tímicas, macrófagos, células dendríticas e numerosos precursores de células T (timócitos) em vários estágios de maturação.

**Timócito** Precursor de um linfócito T maduro presente no timo.

**Timócito simples-positivos** Precursor de célula T em maturação no timo que expressa moléculas de CD4 ou CD8, mas não ambas. Os timócitos simples-positivos são encontrados principalmente na medula e maturaram a partir do estágio duplo-positivo, durante o qual os timócitos expressam ambas as moléculas CD4 e CD8.

**Timócitos duplo-negativos** Subpopulação de células T em desenvolvimento no timo (timócitos) que não expressa CD4 ou CD8. A maioria dos timócitos duplo-negativos está em um estágio inicial de desenvolvimento e não expressa receptores antigênicos. Eles expressarão posteriormente tanto CD4 quanto CD8 durante o estágio intermediário duplo-positivo antes da maturação adicional a células T simples-positivas que expressam somente CD4 ou CD8.

**Timócitos duplo-positivos** Subpopulação de células T em desenvolvimento no timo (timócitos) que expressa CD4 e CD8 e estão em um estágio intermediário de desenvolvimento. Os timócitos duplo-positivos também expressam TCRs e estão sujeitos aos processos de seleção, maturando em células T simples-positivas e expressando somente CD4 ou CD8.

**Tipagem tecidual** Determinação de alelos particulares do MHC expressos por um indivíduo para fins de compatibilidade entre doadores e receptores de aloenxertos. A tipagem tecidual, também chamada tipagem de HLA, é normalmente realizada por sequenciamento molecular (baseado em PCR) dos alelos de HLA ou por métodos sorológicos (lise de células de um indivíduo por painéis de anticorpos anti-HLA).

**Tirosinoquinase de Bruton (BTK; do inglês, *Bruton tyrosine kinase*)** Família de tirosinoquinases TEC essencial para a maturação da célula B. Mutações no gene que codifica a BTK causam agamaglobulinemia ligada ao X, uma doença caracterizada pela falha das células B em maturar além do estágio de célula pré-B.

**Tirosinoquinases proteicas (PTKs; do inglês, *protein tyrosine kinases*)** Enzimas que medeiam a fosforilação de resíduos de tirosina presentes em proteínas e, desse modo, promovem interações proteína-proteína dependentes de fosfotirosina. As PTKs estão envolvidas em numerosas vias de tradução de sinal em células do sistema imune.

**Tolerância** Não responsividade do sistema imune adaptativo aos antígenos, como resultado da inativação ou morte de linfócitos antígeno-específicos, induzida pela exposição aos antígenos. A tolerância aos antígenos próprios é uma característica normal do sistema imune adaptativo, mas a tolerância aos antígenos estranhos pode ser induzida sob certas condições de exposição ao antígeno.

**Tolerância central** Forma de autotolerância induzida nos órgãos linfoides primários (geradores ou centrais) como uma consequência do reconhecimento, pelos linfócitos imaturos autorreativos, dos antígenos próprios e levando subsequentemente à sua morte (deleção clonal), mudança na especificidade (edição do receptor nas células B) ou diferenciação em células T reguladoras. A tolerância central previne a emergência dos linfócitos com receptores de alta afinidade para os antígenos próprios que são expressos na medula óssea ou no timo.

**Tolerância imunológica** *Ver* **Tolerância**.

**Tolerância oral** Supressão das respostas imunes sistêmica humoral e mediada por célula a um antígeno após a administração oral desse antígeno. Pode ser o resultado da anergia de células T antígeno-específicas ou da produção de citocinas imunossupressoras, como o fator de transformação do crescimento-β. A tolerância oral é um possível mecanismo para a prevenção das respostas imunes aos antígenos alimentares e a bactérias que normalmente residem como comensais no lúmen intestinal.

**Tolerância periférica** Não responsividade aos antígenos próprios que estão presentes nos tecidos periféricos e não frequentemente nos órgãos linfoides geradores. A tolerância periférica é induzida por vários mecanismos, incluindo o reconhecimento de antígenos sem os níveis adequados de coestimuladores necessários para a ativação do linfócito, pela estimulação persistente e repetida, ou pela supressão mediada por células T reguladoras.

**Tolerógeno** Antígeno que induz tolerância imunológica, em contraste a um imunógeno, o qual induz uma resposta imune. Muitos antígenos podem ser tanto tolerógenos quanto imunógenos, dependendo de como eles são administrados. As formas tolerogênicas dos antígenos incluem grandes doses de proteínas administradas sem adjuvantes e antígenos administrados oralmente.

**Tonsilas** Tecidos linfoides secundários parcialmente encapsulados localizados sob a barreira epitelial na nasofaringe e orofaringe, incluindo as adenoides (tonsilas faríngeas), as tonsilas palatinas e as tonsilas linguais. Tonsilas são sítios de iniciação das respostas imunes adaptativas a microrganismos nos tratos respiratório superior e alimentar.

**Transcriptase reversa** Enzima codificada por retrovírus, como o HIV, que sintetiza uma cópia de DNA do genoma viral a partir de um molde genômico de RNA. A transcriptase reversa purificada é amplamente utilizada na pesquisa em biologia molecular para fins de clonagem de DNAs complementares que codificam um gene de interesse a partir do RNA mensageiro. Os inibidores da transcriptase reversa são utilizados como fármacos para tratar a infecção pelo HIV-1.

**Transdutor de sinal e ativador de transcrição (STAT; do inglês, *signal transducer and activator of transcription*)** Membro de uma família de sete proteínas de mamíferos que atuam como fatores de transcrição em resposta à ligação de citocinas aos receptores de citocinas do tipo I e do tipo II. Os STATs estão presentes como monômeros inativos no citosol das células e são recrutados para as caudas citoplasmáticas dos receptores de citocina de ligação cruzada, onde eles são fosforilados na tirosina pelas JAKs. As proteínas STAT fosforiladas dimerizam e movem-se para o núcleo, onde se ligam a sequências específicas nas regiões promotoras de vários genes e estimulam sua transcrição. Diferentes STATs são ativados por citocinas distintas.

**Transferência adotiva** Processo de transferência de células de um indivíduo para outro ou de volta para o mesmo indivíduo após expansão e ativação *in vitro*. A transferência adotiva é usada na pesquisa para definir o papel de uma população celular em particular (p. ex., células T) em uma resposta imune. Clinicamente, a transferência adotiva de linfócitos T específicos para o tumor e de células dendríticas apresentadoras de antígenos tumorais é usada na terapia do câncer.

**Transfusão** Transplante de células sanguíneas circulantes, plaquetas ou plasma de um indivíduo para outro. As transfusões são realizadas para tratar a perda sanguínea ocorrida por hemorragia ou para tratar a deficiência de um ou mais tipos celulares sanguíneos resultante de produção inadequada ou destruição excessiva.

**Translocação cromossômica** Anormalidade cromossômica na qual um segmento de um cromossomo é transferido para outro. Muitas doenças malignas de linfócitos estão associadas a translocações cromossômicas envolvendo um *locus* de Ig ou de TCR e um segmento cromossômico contendo um oncogene celular.

**Transplante** Processo de transferência de células, tecidos ou órgãos (*i. e.*, enxertos) de um indivíduo para outro ou de um local para outro no mesmo indivíduo. O transplante é utilizado para o tratamento de uma variedade de doenças nas quais existe um distúrbio funcional de um tecido ou órgão. A principal barreira para o sucesso no transplante entre indivíduos é a reação imunológica (rejeição) ao enxerto transplantado.

**Transplante de células-tronco hematopoéticas** Transplante de células-tronco hematopoéticas coletadas do sangue ou da medula óssea; é clinicamente realizado para tratar distúrbios hematopoéticos ou linfopoéticos e doenças malignas e também é utilizado em vários experimentos imunológicos em animais.

**Transplante de medula óssea** *Ver* **Transplante de células-tronco hematopoéticas**.

**Transportador associado ao processamento antigênico (TAP; do inglês, *transporter associated with antigen processing*)** Transportador peptídico ATP-dependente que medeia o transporte ativo de peptídios do citosol para o local de montagem das moléculas do MHC de classe I dentro do retículo endoplasmático. O TAP é uma molécula heterodimérica composta dos polipeptídios TAP-1 e TAP-2, ambos codificados por genes no MHC. Como os peptídios são necessários para a montagem estável das moléculas do MHC de classe I, os animais deficientes em TAP expressam poucas moléculas do MHC de classe I na superfície celular, o que resulta em desenvolvimento e ativação de células T CD8$^+$ reduzidos.

**Troca de isótipo (classe) de cadeia pesada** Processo pelo qual um linfócito B altera o isótipo, ou classe, de anticorpo que ele produz, de IgM para IgG, IgE ou IgA, sem mudar a especificidade antigênica do anticorpo. A troca de classe de cadeia pesada é estimulada por citocinas e ligante de CD40 expressos pelas células T auxiliares foliculares e envolve a recombinação dependente de citidina desaminase induzida por ativação (AID; do inglês, *activation-induced cytidine deaminase*) de segmentos VDJ das células B com segmentos gênicos de cadeia pesada *downstream*.

**Ubiquitinação** Ligação covalente de uma ou várias cópias de um pequeno polipeptídio denominado ubiquitina a uma proteína. A ubiquitinação frequentemente serve para marcar proteínas para a degradação proteolítica. sobretudo em proteassomos, um passo crucial na via de processamento e apresentação de antígeno pelo MHC de classe I.

**Uracila N-glicosilase (UNG)** Enzima que remove resíduos uracila do DNA, criando um sítio não básico. A UNG é um participante-chave da troca de isótipo e mutações da UNG em homozigose resultam em uma síndroma de hiper-IgM.

**Urticária** Inchaço pruriginoso transitório localizado e vermelhidão da pele causados pelo extravasamento de fluido e proteínas plasmáticas de pequenos vasos para a derme superior durante uma reação de hipersensibilidade imediata.

**Vacina** Preparação de antígeno microbiano, frequentemente combinada a adjuvantes, administrada aos indivíduos para induzir imunidade protetora contra infecções microbianas. O antígeno pode estar na forma de microrganismos vivos, mas avirulentos, de microrganismos mortos, de componentes macromoleculares purificados de um microrganismo ou de um plasmídio que contenha um DNA complementar que codifica um antígeno microbiano.

**Vacina de antígeno purificado (subunidade)** Vacina composta de antígenos purificados ou porções (subunidades) de antígenos. Exemplos desse tipo de vacina incluem os toxoides diftérico e tetânico, vacinas de polissacarídios de pneumococos e de *Haemophilus influenzae* e vacinas de polipeptídios purificados contra os vírus da hepatite B e da influenza. Vacinas de antígenos purificados podem estimular respostas de anticorpos e de células T auxiliares, mas tipicamente não geram respostas de CTL.

**Vacina de DNA** Vacina composta de um plasmídio bacteriano contendo um DNA complementar codificando um antígeno proteico. As vacinas de DNA presumivelmente funcionam porque as APCs profissionais são transfectadas *in vivo* pelo plasmídio e expressam peptídios imunogênicos que elicitam respostas específicas. Além disso, o DNA plasmidial contém nucleotídios CpG que atuam como potentes adjuvantes.

**Vacina de RNA** Vacina composta de RNA mensageiro que codifica um ou mais antígenos microbianos, geralmente empacotados em nanopartículas lipídicas. As vacinas de RNA específicas para proteínas da espícula do SARS-CoV-2 foram as primeiras vacinas a serem amplamente utilizadas durante a pandemia de covid-19.

**Vacina de vírus vivo** Vacina composta de uma forma de um vírus vivo, mas não patogênico (atenuado). Os vírus atenuados carregam mutações que interferem no ciclo de vida viral ou em sua patogênese. Como as vacinas de vírus vivos, na verdade, infectam as células receptoras, elas podem estimular efetivamente as respostas imunes que são ótimas para proteção contra infecção viral selvagem. Uma vacina de vírus vivo comumente utilizada é a vacina oral de pólio (Sabin).

**Vacina sintética** Vacinas compostas de antígenos derivados de DNA recombinante. As vacinas sintéticas para vírus da hepatite B e para herpes-vírus simples estão atualmente em uso.

**Variação antigênica** Processo pelo qual antígenos expressos pelos microrganismos podem se alterar por meio de diversos mecanismos genéticos e, dessa maneira, permitir que os microrganismos escapem das respostas imunes. Um exemplo de variação antigênica é a mudança nas proteínas de superfície do vírus da influenza, hemaglutinina e neuraminidase, as quais requerem o uso de novas vacinas a cada ano.

**Varíola** Doença causada pelo vírus da varíola. A varíola foi a primeira doença infecciosa demonstrada com sendo prevenível pela vacinação e a primeira doença a ser completamente erradicada por um programa mundial de vacinação.

**Vênulas de endotélio alto (HEVs; do inglês, *high endothelial venules*)** Vênulas especializadas que são os locais da migração de linfócitos do sangue para o estroma de tecidos linfoides secundários. As HEVs são recobertas por células endoteliais arredondadas que emitem protrusões para dentro do lúmen do vaso e expressam moléculas de adesão únicas envolvidas na ligação de células B e T *naive* e de memória central.

**Via alternativa de ativação do complemento** Via de ativação do sistema complemento independente de anticorpos que ocorre quando o fragmento C3b da proteína C3 espontaneamente gerado se liga às superfícies celulares microbianas. A via alternativa é um componente do sistema imune inato e medeia as respostas inflamatórias à infecção, bem como a lise direta de microrganismos. A via alternativa, bem como as vias clássica e das lectinas, culminam na formação do complexo de ataque à membrana.

**Via clássica de ativação do complemento** Via do complemento que é um braço efetor da imunidade humoral, gerando mediadores inflamatórios, opsoninas para fagocitose de antígenos e complexos líticos que destroem as células. A via clássica é iniciada pela ligação de complexos antígeno-anticorpo à molécula C1, levando a clivagem proteolítica das proteínas C4 e C2 para gerar a C3 convertase da via clássica. A via clássica, assim como as vias alternativa e das lectinas, culmina na formação do complexo de ataque à membrana.

**Via da lectina de ativação do complemento** Via de ativação do complemento desencadeada pela ligação de polissacarídios microbianos à proteína circulante lectina ligante de manose (MBL; *do inglês, mannose-binding lectin*). A MBL é estruturalmente similar ao C1q e ativa o complexo enzimático C1r-C1s (como o C1q) ou ativa outra serina-esterase, denominada serina-esterase associada à proteína de ligação à manose (MASP; do inglês, *mannose-binding protein-associated serine esterase*). Os passos restantes da via da lectina, iniciando-se com a clivagem de C4, são os mesmos da via clássica. Essa via pode também ser iniciada por outras colectinas e ficolinas além da MBL.

**Via de sinalização JAK-STAT** Via de sinalização iniciada pela ligação de citocinas aos receptores de citocinas do tipo I e do tipo II, a qual envolve sequencialmente a ativação de tirosinoquinases Janus quinase (JAK) associada ao receptor, fosforilação da tirosina mediada por JAK das caudas citoplasmáticas dos receptores de citocinas, acoplamento de transdutores de sinal e ativadores de transcrição (STATs) às cadeias fosforiladas do receptor, fosforilação das tirosinas das STATs associadas mediada por JAK, dimerização e translocação nuclear das STATs e ligação das STATs às regiões reguladoras de genes-alvo, causando ativação transcricional daqueles genes.

**Vigilância imunológica** Conceito de que uma função fisiológica do sistema imune é reconhecer e destruir clones de células transformadas antes que elas se desenvolvam em tumores e matar tumores após eles se formarem. O termo *vigilância imunológica* é algumas vezes utilizado de modo genérico para descrever a função de linfócitos T em detectar e destruir qualquer célula, não necessariamente uma célula tumoral, que está expressando antígenos estranhos (p. ex., microbianos).

**Vírus** Microrganismo intracelular obrigatório ou partícula infecciosa que consiste em um genoma de ácido nucleico simples empacotado em um capsídio proteico, algumas vezes circundado por um envelope de membrana. Muitos vírus patogênicos de animais causam uma grande variedade de doenças. As respostas imunes humorais aos vírus podem ser efetivas no bloqueio da infecção das células e as células NK e CTLs são necessárias para matar as células já infectadas.

**Vírus da imunodeficiência humana (HIV; do inglês, *human immunodeficiency virus*)** Agente etiológico da AIDS (do inglês, *acquired immunodeficiency syndrome*). O HIV é um retrovírus que infecta uma variedade de tipos celulares, incluindo células T auxiliares expressando CD4, macrófagos e células dendríticas, e causa destruição crônica e progressiva do sistema imune.

**Vírus Epstein-Barr (EBV; do inglês, *Epstein-Barr virus*)** Vírus de DNA dupla fita da família do herpes-vírus que é o agente etiológico da mononucleose infecciosa e está associado a alguns tumores malignos de célula B e ao carcinoma nasofaríngeo. O EBV infecta linfócitos B e algumas células epiteliais por ligação específica ao receptor do complemento tipo 2 (CR2, CD21).

***Western blot*** Técnica imunológica para determinar a presença de uma proteína em uma amostra biológica. O método envolve a separação de proteínas na amostra por eletroforese, transferência da matriz proteica do gel de eletroforese para uma membrana de suporte por meio de ação capilar (*blotting*) e detecção da proteína pela ligação de um anticorpo específico para aquela proteína marcada enzimática ou radioativamente.

**XBP-1** Fator de transcrição que é necessário para a resposta a proteínas desdobradas e para o desenvolvimento de plasmócitos.

**Xenoantígeno** Antígeno em um enxerto de outra espécie.

**Xenoenxerto (enxerto xenogênico)** Enxerto de órgão ou tecido derivado de uma espécie diferente daquela do receptor. O transplante de enxertos xenogênicos (p. ex., de um porco) para humanos não é ainda possível devido a problemas relacionados com a rejeição imunológica.

**Xenorreativo** Descrição de uma célula T ou anticorpo que reconhece e responde a um antígeno em um enxerto de outra espécie (um xenoantígeno). A célula T pode reconhecer uma molécula de MHC xenogênica intacta ou um peptídio derivado de uma proteína xenogênica ligada à molécula de MHC própria.

**Zona marginal** Região periférica dos folículos linfoides esplênicos contendo macrófagos que são particularmente eficientes na contenção de antígenos polissacarídicos. Esses antígenos podem persistir por prolongados períodos nas superfícies dos macrófagos da zona marginal, onde eles são reconhecidos pelas células B específicas, ou podem ser transportados para dentro dos folículos.

APÊNDICE

# I

# Principais Características de Moléculas CD Selecionadas

A seguinte lista inclui moléculas CD (do inglês, *cluster of differentiation*) que são referidas no texto. Muitas citocinas e receptores de citocinas foram designados por números de CD, mas nos referimos a estes pela designação mais descritiva de citocinas, listadas no Apêndice II. Uma listagem completa e atualizada das moléculas CD pode ser encontrada na página da internet http://www.hcdm.org.

| Número CD (outros nomes) | Estrutura molecular, família | Principal expressão celular | Função(ões) conhecida(s) ou proposta(s) |
|---|---|---|---|
| CD1a-d | 36 a 44 kDa; superfamília de Ig MHC de classe I-símile; associada à $\beta_2$-microglobulina | Timócitos, DCs | Apresentação de antígenos não peptídicos (lipídios e glicoproteínas) a algumas células iNKT |
| CD1e | 44 kDa; MHC de classe I-símile; associada à $\beta_2$-microglobulina | DCs | A mesma de CD1a |
| CD2 (LFA-2) | 50 kDa; superfamília de Ig | Células T, células NK | Molécula de adesão (liga-se a CD58); ativação de células T; lise mediada por CTL e células NK |
| CD3$\gamma$ | 25 a 28 kDa; associada a CD3$\delta$ e CD3$\varepsilon$ no complexo TCR; superfamília de Ig; ITAM na cauda citoplasmática | Células T | Expressão na superfície celular e transdução de sinal pelo receptor antigênico da célula T |
| CD3$\delta$ | 20 kDa; associada a CD3$\gamma$ e CD3$\varepsilon$ no complexo TCR; superfamília de Ig; ITAM na cauda citoplasmática | Células T | Expressão na superfície celular e transdução de sinal pelo receptor antigênico da célula T |
| CD3$\varepsilon$ | 23 kDa; associada a CD3$\delta$ e CD3$\gamma$ no complexo TCR; superfamília de Ig; ITAM na cauda citoplasmática | Células T | Expressão na superfície celular e transdução de sinal pelo receptor antigênico da célula T |
| CD4 | 55 kDa; superfamília de Ig | Células T restritas ao MHC de classe II; alguns macrófagos | Correceptor na ativação antígeno-induzida de células T restritas ao MHC de classe II (liga-se a moléculas do MHC classe II); desenvolvimento de timócitos; receptor para o HIV |
| CD5 | 67 kDa; família de receptores scavenger | Células T; subpopulação B-1 de células B | Molécula de sinalização |

(*Continua*)

| Número CD (outros nomes) | Estrutura molecular, família | Principal expressão celular | Função(ões) conhecida(s) ou proposta(s) |
|---|---|---|---|
| CD8α | 34 kDa; expresso como um homodímero ou heterodímero com CD8β | Células T restritas ao MHC de classe I; subpopulação de DCs | Correceptor na ativação antígeno-induzida de células T restritas ao MHC de classe I (liga-se a moléculas do MHC classe I); desenvolvimento de timócitos |
| CD8β | 34 kDa; expresso como um heterodímero com CD8α; superfamília de Ig | Células T restritas ao MHC de classe I | A mesma de CD8α |
| CD10 | 100 kDa; proteína de membrana do tipo II | Células B imaturas e algumas maduras; progenitores linfoides, granulócitos | Metaloproteinase; função desconhecida no sistema imune |
| CD11a (cadeia α de LFA-1) | 180 kDa; ligado não covalentemente ao CD18 para formar a integrina LFA-1 | Leucócitos | Adesão célula-célula; liga-se a ICAM-1 (CD54), ICAM-2 (CD102), e ICAM-3 (CD50) |
| CD11b (Mac-1; CR3 cadeia α) | 165 kDa; ligado não covalentemente ao CD18 para formar a integrina MAC-1 | Granulócitos, monócitos, macrófagos, DCs, células NK | Fagocitose de partículas recobertas com iC3b; adesão de neutrófilos e monócitos ao endotélio (liga-se a CD54) e a proteínas da matriz extracelular |
| CD11c (p 150,95; cadeia CR4α; integrina ax) | 145 kDa; ligado não covalentemente ao CD18 para formar a integrina p150,95 | DCs, monócitos, macrófagos, granulócitos, células NK | Funções similares às de CD11b |
| CD14 | 53 kDa; ligado a GPI | DCs, monócitos, macrófagos, granulócitos | Liga-se ao complexo LPS e proteína ligante de LPS e apresenta o LPS ao TLR4; necessário para a ativação de macrófagos induzida por LPS |
| CD16a (FcγRIIIA) | 50 a 70 kDa; proteína transmembrana; superfamília de Ig | Células NK, macrófagos | Liga-se à região Fc da IgG; fagocitose e citotoxicidade celular dependente de anticorpo |
| CD16b (FcγRIIIB) | 50 a 70 kDa; ligado a GPI; superfamília de Ig | Neutrófilos | Liga-se à região Fc da IgG; sinergismo com FcgRII na ativação de neutrófilos mediada por imunocomplexos |
| CD18 | 95 kDa; ligado não covalentemente ao CD11a, CD11b ou CD11 c para formar as $\beta_2$-integrinas | Leucócitos | Ver CD11a, CD11b, CD11c |
| CD19 | 95 kDa; superfamília de Ig | Maioria das células B | Ativação da célula B; forma um complexo correceptor com CD21 e CD81 que dispara sinais que sinergizam com os sinais do complexo receptor antigênico da célula B |
| CD20 | 35 a 37 kDa; família de abrangência de membrana 4A (MS4A; do inglês, *membrane-spanning* 4A) | Células B | Desconhecida; alvo para anticorpos que depletam células B |

(*Continua*)

| Número CD (outros nomes) | Estrutura molecular, família | Principal expressão celular | Função(ões) conhecida(s) ou proposta(s) |
|---|---|---|---|
| CD21 (CR2; receptor de C3-d) | 145 kDa; família dos reguladores da ativação do complemento (RCA; do inglês, *regulators of complement activation*) | Células B maduras, DCs foliculares | Receptor para o fragmento C3d do complemento; forma um complexo correceptor com CD19 e CD81 que dispara sinais ativadores em células B; receptor para o vírus Epstein-Barr |
| CD22 (Siglec-2) | 130 a 140 kDa; superfamília de Ig; família das sialoadesinas; ITIM na cauda citoplasmática | Células B | Regulação da ativação de células B; molécula de adesão |
| CD23 (Fc$\varepsilon$RII) | 45 kDa; lectina tipo C | Células B ativadas, monócitos, macrófagos | Receptor Fc$\varepsilon$ de baixa afinidade, induzido por IL-4; função desconhecida |
| CD25 (cadeia $\alpha$ do receptor de IL-2) | 55 kDa; associado não covalentemente com as cadeias IL-2R$\beta$ (CD122) e IL-2R$\gamma$ (CD132) para formar o receptor de alta afinidade da IL-2 | Células T e B ativadas, células T reguladoras (Treg) | Liga-se a IL-2 e promove respostas a baixas concentrações de IL-2 |
| CD28 | Homodímero de cadeias de 44 kDa; superfamília de Ig | Células T (todas as $CD4^+$ e > 50% das células $CD8^+$ em humanos; todas as células T maduras em camundongos) | Receptor de células T para as moléculas coestimuladoras CD80 (B7-1) e CD86 (B7-2) |
| CD29 | 130 kDa; ligado não covalentemente às cadeias CD49a-d para formar as integrinas VLA ($\beta_1$) | Células T, células B, monócitos, granulócitos | Adesão de leucócitos a proteínas da matriz extracelular e endotélio (ver CD49) |
| CD30 (TNFRSF8) | 120 kDa; superfamília do TNFR | Células T e B ativadas; células NK, monócitos, células Reed-Sternberg na doença de Hodgkin | Desconhecida |
| CD31 (molécula de adesão plaqueta/célula endotelial 1 [PECAM-1]) | 130 a 140 kDa; superfamília de Ig | Plaquetas, monócitos, granulócitos, células B, células endoteliais | Molécula de adesão envolvida na transmigração de leucócitos através do endotélio |
| CD32 (Fc$\gamma$RII) | 40 kDa; superfamília de Ig; ITIM na cauda citoplasmática; formas A, B e C são produtos de genes diferentes, mas homólogos | Células B, macrófagos, DCs, granulócitos | Receptor Fc para IgG agregada; atua como receptor de inibição que bloqueia sinais de ativação em células B e outras células |
| CD34 | 105 a 120 kDa; sialomucina | Precursores de células hematopoéticas; células endoteliais nas vênulas de endotélio alto | Desconhecida |
| CD35 (receptor de complemento tipo 1, CR1) | 190 a 285 kDa (quatro produtos de alelos polimórficos); família de reguladores da ativação do complemento | Granulócitos, monócitos, eritrócitos, células B, DCs foliculares, algumas células T | Liga-se a C3b e C4b; promove fagocitose de partículas recobertas com C3b ou C4b e imunocomplexos; regula a ativação do complemento |
| CD36 | 85 a 90 kDa | Plaquetas, monócitos, macrófagos, células endoteliais | Receptor scavenger para lipoproteínas oxidadas de baixa densidade; adesão de plaquetas; fagocitose de células apoptóticas |

(*Continua*)

| Número CD (outros nomes) | Estrutura molecular, família | Principal expressão celular | Função(ões) conhecida(s) ou proposta(s) |
|---|---|---|---|
| CD40 | Homodímero de cadeias de 44 a 48 kDa; superfamília do TNFR | Células B, macrófagos, DCs, células endoteliais | Liga-se a CD154 (CD40L); papel na ativação de células B, macrófagos e DCs mediada por células T |
| CD43 (sialoforina, leucosialina) | 95 a 135 kDa; sialomucina | Leucócitos (exceto células B circulantes) | Desconhecida |
| CD44 | 80 a > 100 kDa, altamente glicosilada | Leucócitos, eritrócitos | Liga-se ao ácido hialurônico; envolvido na adesão de leucócitos a células endoteliais e matriz extracelular |
| CD45 (antígeno leucocitário comum [LCA; do inglês, *leukocyte common antigen*], B220) | Múltiplas isoformas, 180 a 220 kDa (ver CD45R); família dos receptores de tirosina fosfatases proteicas; família da fibronectina tipo III | Células hematopoéticas | Tirosina fosfatase que regula a ativação de células T e B |
| CD45R | CD45RO: 180 kDa; CD45RA: 220 kDa; CD45RB: isoformas de 190, 205 e 220 kDa | CD45RO: células T de memória; subpopulações de células B; monócitos, macrófagos<br>CD45RA: células T naive, células B, monócitos<br>CD45RB: células B, subpopulações de células T | Ver CD45 |
| CD46 (proteína cofator de membrana [MCP; do inglês, *membrane cofactor protein*]) | 52 a 58 kDa; família de reguladores da ativação do complemento | Leucócitos, células epiteliais, fibroblastos | Regulação da ativação do complemento |
| CD47 | 47 a 52 kDa; superfamília de Ig | Todas as células hematopoéticas, células epiteliais, células endoteliais, fibroblastos | Adesão, migração e ativação leucocitária; sinal "não me coma" para fagócitos |
| CD49d | 150 kDa; ligado não covalentemente ao CD29 para formar VLA-4 (integrina $\alpha 4\beta 1$) | Células T, monócitos, células B, células NK, eosinófilos, DCs, timócitos | Adesão de leucócitos ao endotélio e matriz extracelular; liga-se a VCAM-1 e MAdCAM-1; liga-se a fibronectina e colágenos |
| CD52 | 6,6 kDa; proteína ligada a GPI | Células B, células T, monócitos, DCs, espermatozoides | Liga-se a SIGLEC10; mudanças negativas podem prevenir adesão celular; alvo para imunoterapia de linfomas e depleção de células T |
| CD54 (ICAM-1) | 75 a 114 kDa; superfamília de Ig | Células T, células B, monócitos, células endoteliais (induzível por citocinas) | Adesão célula-célula; ligante para CD11aCD18 (LFA-1) e CD11bCD18 (Mac-1); receptor para rinovírus |
| CD55 (fator de aceleração de decaimento [DAF; do inglês, *decay-accelerating factor*]) | 55 a 70 kDa; ligado a GPI; família de reguladores da ativação do complemento | Ampla | Regulação da ativação do complemento |
| CD58 (antígeno 3 associado à função leucocitária [LFA3; do inglês, *leukocyte function-associated antigen 3*]) | 55 a 70 kDa; ligado a GPI ou proteína integral de membrana | Ampla | Adesão leucocitária; liga-se a CD2 |
| CD59 | 18 a 20 kDa; ligado a GPI | Ampla | Liga-se a C9; inibe a formação do complexo de ataque à membrana do complemento |
| CD62E (E-selectina) | 115 kDa; família de selectinas | Células endoteliais | Adesão leucócito-endotélio; *homing* de leucócitos para tecidos inflamados |

(*Continua*)

| Número CD (outros nomes) | Estrutura molecular, família | Principal expressão celular | Função(ões) conhecida(s) ou proposta(s) |
|---|---|---|---|
| CD62L (L-selectina) | 74 a 95 kDa; família de selectinas | Células B, células T, monócitos, granulócitos, algumas células NK | Adesão leucócito-endotélio; homing de células T *naive* para linfonodos |
| CD62P (P-selectina) | 140 kDa; família de selectinas | Plaquetas, células endoteliais (presente em grânulos, translocados para superfície da célula na ativação) | Adesão de leucócitos ao endotélio, plaquetas; liga-se a CD162 (PSGL-1) |
| CD64 (Fc$\gamma$RI) | 72 kDa; superfamília de Ig; associado não covalentemente à cadeia $\gamma$ comum do FcR | Monócitos, macrófagos, neutrófilos ativados | Receptor Fc$\gamma$ de alta afinidade; papel na fagocitose, CCDA, ativação de macrófagos |
| CD66e (antígeno carcinoembriônico [CEA; do inglês, *carcinoembryonic antigen*]) | 180 a 220 kDa; superfamília de Ig; família CEA | Células epiteliais colônicas e outras | Adesão às células epiteliais?; marcador clínico da carga do carcinoma |
| CD69 | 23 kDa; lectina tipo C | Células B, células T, células NK, neutrófilos ativados | Liga e prejudica a expressão de S1 PR1 de superfície, promovendo, assim, a retenção de linfócitos recentemente ativados nos órgãos linfoides e tecidos não linfoides |
| CD74 (cadeia invariante do MHC de classe II [$I_i$]) | Isoformas de 33, 35 e 41 kDa | Células B, DCs, macrófagos | Liga-se a moléculas do MHC de classe II recentemente sintetizadas e direciona sua segregação intracelular |
| CD79a (Ig$\alpha$) | 33 e 45 kDa; forma dímeros com CD79b; superfamília de Ig; ITAM na cauda citoplasmática | Células B maduras; células pré-B | Necessário para a expressão na superfície celular e transdução de sinal pelo complexo receptor das células B e pré-B |
| CD79b (Ig$\beta$) | 37 a 39 kDa; forma dímeros com CD79a; superfamília de Ig; ITAM na cauda citoplasmática | Células B maduras; células pré-B | Necessário para a expressão na superfície celular e transdução de sinal pelo complexo receptor das células B e pré-B |
| CD80 (B7-1) | 60 kDa; superfamília de Ig | DCs, células B e macrófagos ativados | Coestimulador para ativação de linfócitos T; ligante para CD28 e CD152 (CTLA-4) |
| CD81 (alvo para antígeno 1 antiproliferativo [(TAPA-1; do inglês, *target for antiproliferative antigen 1*]) | 26 kDa; família da tetraspanina | Células T, células B, células NK, DCs, timócitos, células endoteliais | Ativação de células B; forma um complexo correceptor com CD19 e CD21 que dispara sinais que sinergizam com sinais do complexo receptor antigênico das células B |
| CD86 (B7-2) | 80 kDa; superfamília de Ig | Células B, monócitos; DCs; algumas células T | Coestimulador para ativação de linfócitos T; ligante para CD28 e CD152 (CTLA-4) |
| CD88 (receptor de C5a) | 43 kDa; família de receptores de 7 domínios transmembranas, acoplados à proteína G | Granulócitos, monócitos, DCs, mastócitos | Receptor para o fragmento C5a do complemento; papel na inflamação induzida pelo complemento |
| CD89 (receptor Fc$\alpha$ [Fc$\alpha$R]) | 55 a 75 kDa; superfamília de Ig; associado não covalentemente à cadeia comum do FcR$\gamma$ | Granulócitos, monócitos, macrófagos, subpopulações de células T, subpopulações de células B | Liga-se a IgA e à proteína C reativa; função não clara |

*(Continua)*

| Número CD (outros nomes) | Estrutura molecular, família | Principal expressão celular | Função(ões) conhecida(s) ou proposta(s) |
|---|---|---|---|
| CD90 (Thy-1) | 25 a 35 kDa; ligado a GPI; superfamília de Ig | Timócitos, células T periféricas (camundongos), células progenitoras hematopoéticas CD34$^+$, neurônios | Marcadores para células T; função desconhecida |
| CD94 | 43 kDa; lectina tipo C; nas células NK, associa-se covalentemente a outras moléculas de lectina tipo C (NKG2) | Células NK, subpopulação de células T CD8$^+$ | Complexo CD94/NKG2 atua como um receptor de inibição da célula NK; liga-se à molécula do MHC de classe I HLA-E |
| CD95 (FAS) | Homotrímero com cadeias de 45 kDa; superfamília do TNFR | Ampla | Liga-se ao FAS-ligante; dispara sinais que induzem morte por apoptose |
| CD102 (ICAM-2) | 55 a 65 kDa; superfamília de Ig | Células endoteliais, linfócitos, monócitos, plaquetas | Ligante para CD11aCD18 (LFA-1); adesão célula-célula |
| CD103 (subunidade $\alpha_E$ da integrina) | Dímeros com subunidades de 150 e 25 kDa; ligado não covalentemente à subunidade $\beta_7$ da integrina para formar a integrina $\alpha_E\beta_7$ | Linfócitos intraepiteliais, outros tipos celulares | Papel no *homing* de células T e retenção na mucosa; liga-se à E-caderina |
| CD106 (molécula 1 de adesão de células vasculares [VCAM-1; do inglês, *vascular cell adhesion molecule 1*]) | 100 a 110 kDa; superfamília de Ig | Células endoteliais, macrófagos, FDCs, células estromais da medula | Adesão das células ao endotélio; receptor para integrina CD49dCD29 (VLA-4); papel no tráfego de linfócitos, ativação |
| CD134 (OX40, TNFRSF4) | 29 kDa; superfamília do TNFR | Células T ativadas | Receptor para CD252 de células T; coestimulação de células T |
| CD141 (BDCA-3, CLEC9A, trombomodulina) | 60 kDa, domínios do tipo EGF | Apresentação cruzada por DCs, monócitos, células endoteliais | Liga-se à trombina e previne coagulação sanguínea |
| CD150 (molécula sinalizadora de ativação do linfócito [SLAM; do inglês, *signaling lymphocyte activation molecule*]) | 37 kDa; superfamília de Ig | Timócitos, linfócitos ativados, DCs, células endoteliais | Ativação de células B e T |
| CD152 (proteína 4 associada ao linfócito T citotóxico [CTLA-4; do inglês, *cytotoxic T lymphocyte-associated protein 4*]) | 33, 50 kDa; superfamília de Ig | Linfócitos T ativados; células T reguladoras | Medeia a função supressora de células T reguladoras; inibe as respostas das células T; liga-se a CD80 e (B7-1) e CD86 (B7-2) nas células apresentadoras de antígenos |
| CD154 (CD40-ligante [CD40L]) | Homotrímeros com cadeias de 32 a 39 kDa; superfamília do TNF | Células T CD4$^+$ ativadas | Ativação de células B, macrófagos e células endoteliais, ligante para CD40 |
| CD158 (receptor de célula *killer* do tipo Ig [KIR; do inglês, *killer cell Ig-like receptor*]) | 50 e 58 kDa; superfamília de Ig; família KIR; ITIMs ou ITAMs na cauda citoplasmática | Células NK, subpopulações de células T | Inibição ou ativação de células NK durante interação com moléculas apropriadas de HLA de classe I |
| CD159a (NKG2A) | 43 kDa; lectina tipo C; ITIM na cauda citoplasmática; forma heterodímero com CD94 | Células NK, subpopulações de células T | Inibição ou ativação de células NK durante interação com moléculas de HLA de classe I |
| CD159c (NKG2C) | 40 kDa; lectina tipo C; forma heterodímero com CD94 | Células NK | Ativação de células NK durante interação com moléculas apropriadas de HLA de classe I |

(*Continua*)

| Número CD (outros nomes) | Estrutura molecular, família | Principal expressão celular | Função(ões) conhecida(s) ou proposta(s) |
|---|---|---|---|
| CD162 (ligante glicoproteico 1 de P-selectina [PSGL-1; do inglês, *P-selectin glycoprotein ligand 1*]) | Homodímero com cadeias de 120 kDa; sialomucina | Células T, monócitos, granulócitos, algumas células B | Ligante para selectinas (CD62P, CD62L); adesão de leucócitos ao endotélio |
| CD178 (FAS-ligante [FAS-L]) | Homotrímero com subunidades de 31 kDa; superfamília do TNF | Células T ativadas | Ligante para CD95 (FAS); desencadeia morte apoptótica |
| CD206 (receptor de manose) | 166 kDa; lectina tipo C | Macrófagos | Liga-se a glicoproteínas terminais contendo altas quantidades de manose em patógenos; medeia endocitose de glicoproteínas pelos macrófagos e fagocitose de bactérias, fungos e outros patógenos |
| CD223 (gene 3 de ativação de linfócitos [LAG3; do inglês, *lymphocyte-activation gene 3*]) | 57,4 kDa; superfamília de Ig | Células T, células NK, células B, DCs plasmocitoides | Liga-se a MHC de classe II e galectina-3; regula negativamente a ativação de células T |
| CD244 (2B4) | 41 kDa; superfamília de Ig; família CD2/CD48/CD58; família SLAM | Células NK, células T CD8, células T $\gamma\delta$ | Receptor para CD148; modula atividade citolítica de células NK |
| CD247 (cadeia $\zeta$ do TCR | 18 kDa; ITAMs na cauda citoplasma | Células T; células NK | Cadeia de sinalização do TCR e dos receptores de ativação de células NK |
| CD252 (OX40-ligante) | 21 kDa; superfamília do TNF | DCs, macrófagos e células B | Ligante para CD134 (OX40, TNFRSF4); coestimula células T |
| CD267 (TACI) | 31 kDa; superfamília do TNFR | Células B | Receptor das citocinas BAFF e APRIL; medeia a sobrevivência de células B |
| CD268 (receptor de BAFF) | 19 kDa; superfamília do TNFR | Células B | Receptor de BAFF; medeia a sobrevivência de células B |
| CD269 (antígeno de maturação das células B [BCMA; do inglês, *B cell maturation antigen*]) | 20 kDa; superfamília do TNFR | Células B | Receptor de BAFF e APRIL; medeia a sobrevivência de células B |
| CD273 (PD-L2) | 25 kDa; superfamília de Ig; estruturalmente homólogo ao B7 | DCs, monócitos, macrófagos | Ligante para PD-1; inibe a ativação de células T |
| CD274 (PD-L1) | 33 kDa; superfamília de Ig; estruturalmente homólogo ao B7 | Leucócitos, outras células | Ligante para PD-1; inibe a ativação de células T |
| CD275 (ICOS-ligante) | 60 kDa; superfamília de Ig; estruturalmente homólogo ao B7 | Células B, DCs, monócitos | Liga-se ao ICOS (CD278); coestimulação de células T; desenvolvimento e função de células Tfh |
| CD278 (coestimulador induzível [ICOS; do inglês, *inducible costimulator*]) | 55 a 60 kDa; superfamília de Ig; estruturalmente homólogo ao CD28 | Células T ativadas | Liga-se ao ICOS-L (CD275); coestimulação de células T; desenvolvimento e função de células Tfh |
| CD279 (PD-1) | 55 kDa; superfamília de Ig; estruturalmente homólogo ao CD28 | Células T e B ativadas | Liga-se ao PD-L1 e PD-L2; inibe a ativação de células T |

(*Continua*)

| Número CD (outros nomes) | Estrutura molecular, família | Principal expressão celular | Função(ões) conhecida(s) ou proposta(s) |
|---|---|---|---|
| CD303 (BDCA2, CLEC4C) | 25 kDa; superfamília de lectinas tipo C | DCs plasmocitoides | Liga-se a carboidratos microbianos; inibe a ativação de DCs |
| CD304 (BDCA4, neuropilina) | 103 kDa; ligante do complemento; fator de coagulação V/VIII, domínios de meprina | DCs plasmocitoides, muitos outros tipos celulares | Receptor do fator A de crescimento do endotélio vascular |
| CD314 (NKG2D) | 42 kDa; lectina tipo C | Células NK, células T $CD8^+$, células NKT, algumas células mieloides | Liga-se ao MHC de classe I, e às moléculas classe I-símiles MIC-A, MIC-B, Rae1 e ULBP4; papel na ativação de células NK e CTL |
| CD319 (SLAM-F7, CS1) | 35 kDa; família SLAM | Plasmócitos, células NK, células T $CD8^+$ ativadas | Receptor homofílico; pode desempenhar um papel na ativação de células B e NK; alvo para a imunoterapia de mielomas |
| CD357 (GITR, TNFRSF18) | 26 kDa; superfamília do TNFR | Células T $CD4^+$ e $CD8^+$, linfócitos Treg, células endoteliais | Papel na função de Treg? |
| CD363 (receptor 1 de esfingosina 1-fosfato do tipo 1 [S1 PR1; do inglês, *sphingosine 1-phosphate receptor 1*]) | 42,8 kDa; família de receptores de 7 domínios transmembranas, acoplados à proteína G | Linfócitos, células endoteliais | Liga-se à esfingosina 1-fosfato e medeia a quimiotaxia de linfócitos para fora dos órgãos linfoides |
| CD365 (receptor celular 1 do vírus da hepatite A (HAVCR1; do inglês, *hepatitis A virus cellular receptor 1*, TIM-1) | 38,7 kDa; superfamília de Ig, transmembrana nas células T, Ig e família das mucinas | Células T, rim e testículos | Receptor de vários vírus; modulação das respostas de célula T |
| CD366 (receptor celular 2 do vírus da hepatite A (HAVCR2; do inglês, *hepatitis A virus cellular receptor 2*], TIM-3) | 33,4 kDa; superfamília de Ig, transmembrana nas células T, Ig e família das mucinas | Células T, macrófagos, DCs e células NK | Receptor para vários vírus; liga-se à fosfatidilserina das células apoptóticas; inibe a resposta de células T |
| CD369 (CLEC7A, DECTINA 1) | 27,6 kDa; família da lectina tipo C | DCs, monócitos, macrófagos, células B | Receptor de padrão específico para glucanas da parede celular fúngica e bacteriana |

As letras minúsculas associadas a alguns números de CD referem-se a moléculas CD que são codificadas por múltiplos genes ou que pertencem a famílias de proteínas estruturalmente relacionadas.

*CCDA*, citoxicidade celular dependente de anticorpo; *APRIL*, um ligante indutor de proliferação; *BAFF*, fator ativador de célula B pertencente à família do TNF; *CTL*, linfócito T citotóxico; *DC*, células dendríticas; *EGFR*, receptor do fator de crescimento epidermal; *FDCs*, células dendríticas foliculares; *GITR*, indutor de glicorticoide relacionado ao TNFR; *gp*, glicoproteína; *GPI*, glicofosfatidilinositol; *HLA*, antígeno leucocitário humano; *HIV*, vírus da imunodeficiência humana; *ICAM*, molécula de adesão intercelular; *Ig*, imunoglobulina; *IL*, interleucina; *iNK*, células *natural killer* invariantes; *ITAM*, motivo de ativação baseado na tirosina do imunorreceptor; *ITIM*, motivo de inibição baseado na tirosina do imunorreceptor; *LFA*, antígeno associado à função do linfócito; *LPS*, lipopolissacarídio; *MAdCAM*, molécula de adesão celular adressina de mucosa; *MHC*, complexo principal de histocompatibilidade; *células NK*, células *natural killer*, *NKT*, células NK T; *PAMPs*, padrões moleculares associados a patógenos; *PD-1*, proteína de morte celular programada 1; *PSGL-1*, ligante glicoproteico 1 de P-selectina; *SLAM*, molécula de sinalização de ativação linfocitária; *TACI*, ativador transmembrana que interage com CAML; *TCR*, receptor de células T; *Tfh*, célula T auxiliar folicular; *TLR*, receptor do tipo *Toll*; *TNF*, fator de necrose tumoral; *TNFR*, receptor de TNF; *Treg*, célula T reguladora; *VCAM*, molécula de adesão de células vasculares; *VLA*, ativação muito tardia.

APÊNDICE

# II

# Citocinas

| Citocina e subunidades | Principal fonte celular | Receptor de citocina e subunidades[a] | Principais alvos celulares e efeitos biológicos |
|---|---|---|---|
| **Membros da família de citocinas tipo I** | | | |
| Interleucina-2 (IL-2) | Células T | CD25 (IL-2Rα)<br>CD122 (IL-2Rβ)<br>CD132 (γc) | *Células T*: proliferação e diferenciação em células efetoras e de memória; promove desenvolvimento, sobrevivência e função de células T reguladoras<br>*Células NK*: proliferação, ativação |
| Interleucina-3 (IL-3) | Células T | CD123 (IL-3Rα)<br>CD131 (βc) | *Progenitores hematopoéticos imaturos*: indução de maturação de todas as linhagens hematopoéticas |
| Interleucina-4 (IL-4) | Células T $CD4^+$ (Th2, Thf), mastócitos | CD124 (IL-4Rα)<br>CD132 (γc) | *Células B*: troca de isótipo para IgE, IgG4 (em humanos; IgG1 em camundongos)<br>*Células T*: diferenciação Th2, proliferação<br>*Macrófagos*: ativação alternativa e inibição de ativação clássica IFN-γ-mediada |
| Interleucina-5 (IL-5) | Células T $CD4^+$ (Th2), ILC2s | CD125 (IL-5Rα)<br>CD131 (βc) | *Eosinófilos*: ativação, geração aumentada |
| Interleucina-6 (IL-6) | Macrófagos, DCs, células endoteliais, células T | CD126 (IL-6Rα)<br>CD130 (gp130) | *Fígado*: síntese de proteína de fase aguda<br>*Células B*: proliferação de células produtoras de anticorpo<br>*Células T*: diferenciação de Th17 |
| Interleucina-7 (IL-7) | Fibroblastos, células estromais da medula óssea | CD127 (IL-7R)<br>CD132 (γc) | *Progenitores linfoides imaturos*: proliferação dos progenitores iniciais de células T e B<br>*Linfócitos T*: sobrevivência de células *naive* e de memória |

(*Continua*)

| Citocina e subunidades | Principal fonte celular | Receptor de citocina e subunidades[a] | Principais alvos celulares e efeitos biológicos |
|---|---|---|---|
| Interleucina-9 (IL-9) | Células T $CD4^+$ | CD129 (IL-9R)<br>CD132 (γc) | *Mastócitos, células B, células T e células teciduais*: sobrevivência e ativação |
| Interleucina-11 (IL-11) | Células estromais da medula óssea | IL-11Rα<br>CD130 (gp130) | Produção de plaquetas |
| Interleucina-12 (IL-12):<br>IL-12A (p35)<br>IL-12B (p40) | Macrófagos, DCs | CD212 (IL-12Rβ1)<br>IL-12Rβ2 | *Células T*: diferenciação Th1<br>*Células NK e células T*: síntese de IFN-γ, atividade citotóxica aumentada |
| Interleucina-13 (IL-13) | Células T $CD4^+$ (Th2), células NKT, ILC2s, mastócitos | CD213a1 (IL-13Rα1)<br>CD213a2 (IL-13Rα2)<br>CD132 (γc) | *Células B*: troca de isótipo para IgE<br>*Células epiteliais*: produção aumentada de muco<br>*Macrófagos*: ativação alternativa |
| Interleucina-15 (IL-15) | Macrófagos, outros tipos celulares | IL-15Rα<br>CD122 (IL-2Rβ)<br>CD132 (γc) | *Células NK*: proliferação<br>*Células T*: sobrevivência e proliferação de células de memória $CD8^+$ |
| Interleucina-21 (IL-21) | Células Th2, células Th17, células Thf | CD360 (IL-21R)<br>CD132 (γc) | *Células B*: ativação, proliferação e diferenciação na reação do centro germinativo |
| Interleucina-23 (IL-23):<br>IL-23A (p19)<br>IL-12B (p40) | Macrófagos, DCs | IL-23R<br>CD212 (IL-12Rβ1) | *Células T*: diferenciação e expansão de células Th17 |
| Interleucina-27 (IL-27):<br>IL-27 (p28)<br>EBI3 (IL-27B) | Macrófagos, DCs | IL-27Rα<br>CD130 (gp130) | *Células T*: intensificação da diferenciação Th1; inibição da diferenciação Th17<br>*Células NK*: ativação, síntese de IFN-γ |
| Fator da célula-tronco (ligante de c-KIT) | Células estromais da medula óssea | CD117 (KIT) | *Células-tronco hematopoéticas pluripotentes*: indução de maturação de todas as linhagens hematopoéticas |
| CSF de granulócitos (G-CSF, CSF3) | Macrófagos, fibroblastos, células endoteliais | CD114 (CSF3R) | *Progenitores hematopoéticos comprometidos*: maturação de granulócitos |
| CSF de granulócitos-monócitos (GM-CSF) | Células T, macrófagos, células endoteliais, fibroblastos | CD116 (GM-CSFRα)<br>CD131 (βc) | *Progenitores imaturos e comprometidos, macrófagos maduros:* indução de maturação de granulócitos e monócitos, ativação de macrófagos |
| CSF de monócitos (M-CSF, CSF1) | Macrófagos, células endoteliais, células da medula óssea, fibroblastos | CD115 (CSF1R) | *Progenitores hematopoéticos comprometidos*: maturação de monócitos |
| Linfopoetina estromal tímica (TSLP) | Queratinócitos, células epiteliais brônquicas, fibroblastos, células musculares lisas, células endoteliais, mastócitos, macrófagos, granulócitos e DCs | Receptor de TSLP<br>CD127 (IL-7R) | *DCs*: ativação<br>*Eosinófilos*: ativação<br>*Mastócitos*: produção de citocina<br>*Células T*: diferenciação Th2 |

(*Continua*)

| Citocina e subunidades | Principal fonte celular | Receptor de citocina e subunidades[a] | Principais alvos celulares e efeitos biológicos |
|---|---|---|---|
| **Membros da família de citocinas tipo II** | | | |
| IFN-α (IFN tipo I; múltiplas proteínas) | DCs plasmocitoides, macrófagos | IFNAR1<br>CD118 (IFNAR2) | *Todas as células*: estado antiviral, expressão aumentada de MHC classe I<br>*Células NK*: ativação |
| IFN-β (IFN tipo I) | Fibroblastos, DCs plasmocitoides | IFNAR1<br>CD118 (IFNAR2) | *Todas as células*: estado antiviral, expressão aumentada de MHC classe I<br>*Células NK*: ativação |
| IFN-γ (IFN tipo II) | Células T (Th1, células T CD8$^+$), células NK, ILC1s | CD119 (IFNGR1)<br>IFNGR2 | *Macrófagos*: ativação clássica (funções microbicidas aumentadas)<br>*Células B*: troca de isótipo para subclasses de IgG opsonizadoras e fixadoras de complemento (em camundongos, não em humanos)<br>*Células T*: diferenciação Th1<br>*Várias células*: expressão aumentada de moléculas de MHC classes I e II, aumento do processamento e apresentação antigênica para células T |
| Interleucina-10 (IL-10) | Macrófagos, células T (principalmente células T reguladoras) | CD210 (IL-10Rα)<br>IL-10Rβ | *Macrófagos, DCs*: inibição da expressão de IL-12, coestimuladores e MHC classe II |
| Interleucina-22 (IL-22) | Células Th17, ILC3s | IL-22Rα1 ou IL-22Rα2<br>IL-10Rβ2 | *Células epiteliais*: produção de defensinas, função de barreira aumentada<br>*Hepatócitos*: sobrevivência |
| Interferona-λ (IFNs tipo III) | DCs | IFNLR1 (IL-28Rα)<br>CD210B (IL-10Rβ2) | *Células epiteliais*: estado antiviral |
| Fator inibidor da leucemia (LIF) | Trofoectoderme embrionária, células estromais da medula óssea | CD118 (LIFR)<br>CD130 (gp130) | *Células-tronco*: bloqueio na diferenciação |
| Oncostatina M | Células estromais da medula óssea | OSMR<br>CD130 (gp130) | *Células endoteliais*: regulação positiva de citocina e da expressão de moléculas de adesão<br>*Células intestinais estromais*: produção de citocinas e quimiocinas inflamatórias<br>*Células cancerosas*: inibição de proliferação |
| **Citocinas da superfamília do fator de necrose tumoral (TNF)[b]** | | | |
| APRIL (CD256, TNFSF13) | Células T, DCs, monócitos, DCs foliculares | TACI (TNFRSF13B) ou BCMA (TNFRSF17) | *Células B*: sobrevivência, proliferação |

(*Continua*)

| Citocina e subunidades | Principal fonte celular | Receptor de citocina e subunidades[a] | Principais alvos celulares e efeitos biológicos |
|---|---|---|---|
| BAFF (CD257, TNFSF13B) | DCs, monócitos, DCs foliculares, células B | BAFF-R (TNFRSF13C) ou TACI (TNFRSF13B) ou BCMA (TNFRSF17) | *Células B*: sobrevivência, proliferação |
| Fator de necrose tumoral (TNF, também chamado TNF-α; TNFSF2) | Macrófagos, células NK, células T | CD120a (TNFR1, TNFRSF1) ou CD120b (TNFR2, TNFRSF2) | *Células endoteliais*: ativação (inflamação, coagulação)<br>*Neutrófilos*: ativação<br>*Hipotálamo*: febre<br>*Músculo, gordura*: catabolismo (caquexia) |
| Linfotoxina-α (LTα, TNFSF1) | Células T, células B | CD120a (TNFR1, TNFRSF1) ou CD120b (TNFR2, TNFRSF2) | Idem ao TNF |
| Linfotoxina-αβ (LTαβ, LTα1β2) | Células T, células NK, células B foliculares, células indutoras linfoides | LTβR | *Células estromais do tecido linfoide e DCs foliculares*: expressão de quimiocinas e organogênese linfoide |
| **Citocinas da família da interleucina (IL)-1** | | | |
| Interleucina-1α (IL-1α) | Macrófagos, DCs, fibroblastos, células endoteliais, queratinócitos, hepatócitos | CD121a (IL-1R1) IL-1RAP *ou* CD121b (IL-1R2) | *Células endoteliais*: ativação (inflamação, coagulação)<br>*Hipotálamo*: febre |
| Interleucina-1β (IL-1β) | Macrófagos, DCs, fibroblastos, células endoteliais, queratinócito; principal tipo de IL-1 biologicamente ativa | CD121a (IL-1R1) IL-1RAP *ou* CD121b (IL-1R2) | *Células endoteliais*: ativação (inflamação, coagulação)<br>*Hipotálamo*: febre<br>*Fígado*: síntese de proteínas de fase aguda<br>*Células T*: diferenciação Th17 |
| Antagonista do receptor de IL-1 (IL-1RA) | Macrófagos | CD121a (IL-1R1) IL-1RAP | *Várias células*: antagonista competitivo de IL-1 |
| Interleucina-18 (IL-18) | Monócitos, macrófagos, DCs, células de Kupffer, queratinócitos, condrócitos, fibroblastos, sinoviais, osteoblastos | CD218a (IL-18Rα)<br>CD218b (IL-18Rβ) | *Células NK e células T*: síntese de IFN-γ<br>*Monócitos*: expressão de GM-CSF, TNF, IL-1β<br>*Neutrófilos*: ativação, liberação de citocina |
| Interleucina-33 (IL-33) | Células endoteliais, células musculares lisas, queratinócitos, fibroblastos | ST2 (IL-33R; IL1RL1)<br>Proteína acessória do receptor de IL-1 (IL1RAP) | *Células T*: desenvolvimento de Th2<br>*ILCs*: ativação de ILC2s |
| **Citocinas da família da interleucina (IL)-17** | | | |
| Interleucina-17A (IL-17A)<br>Interleucina-17F (IL-17F) | Células T CD4+ (Th17), ILC3s | CD217 (IL-17RA)<br>IL-17RC | *Células epiteliais, macrófagos e outros tipos celulares*: produção aumentada de quimiocinas e citocinas; produção de GM-CSF e G-CSF |
| Interleucina-25 (IL-25; IL-17E) | Células T, mastócitos, eosinófilos, macrófagos, células epiteliais de mucosa | IL-17RB | *Células T e vários outros tipos celulares*: expressão de IL-4, IL-5, IL-13 |

(*Continua*)

| Citocina e subunidades | Principal fonte celular | Receptor de citocina e subunidades[a] | Principais alvos celulares e efeitos biológicos |
|---|---|---|---|
| **Outras citocinas** | | | |
| Fator transformador do crescimento-β (TGF-β) | Células T (principalmente Tregs), macrófagos, outros tipos celulares | TGF-β R1<br>TGF-β R2<br>TGF-β R3 | *Células T*: inibição de proliferação e de funções efetoras; diferenciação Th17 e Treg<br>*Células B*: inibição de proliferação; produção de IgA<br>*Macrófagos*: inibição de ativação; estimulação de fatores angiogênicos<br>*Fibroblastos*: síntese aumentada de colágeno |

[a]A maioria dos receptores de citocinas consiste em dímeros *ou* trímeros compostos por diferentes cadeias de polipeptídios, algumas das quais são compartilhadas entre receptores para diferentes citocinas. O conjunto de polipeptídios que compõem um receptor funcional (ligação da citocina somada à sinalização) para cada citocina é listado. As funções de cada subunidade polipeptídica não foram listadas.

[b]Todos os membros da superfamília do TNF (TNFSF) são expressos como proteínas transmembrana de superfície, mas apenas aquelas que estiverem ativas como citocinas solúveis proteoliticamente liberadas são listadas na tabela. Não estão listados na tabela outros membros da TNFSF que atuam predominantemente na forma ligada à membrana e não são (no sentido estrito) citocinas. Essas proteínas ligadas à membrana e os receptores da TNFRSF aos quais se ligam incluem OX40L (CD252, TNFSF4):OX40 (CD134, TNFRSF4):CD40L (CD154, TNFSF5); CD40 (TNFRSF5); FASL (CD178, TNFSF6):FAS (CD95, TNFRSF6); CD70 (TNFSF7):CD27 (TNFRSF27); CD153 (TNFSF8):CD30 (TNFRSF8); TRAIL (CD253, TNFSF10):TRAIL-R (TNFRSF10A-D); RANKL (TNFSF11):RANK (TNFRSF11); TWEAK (CD257, TNFSF12):TWEAKR (CD266, TNFRSF12); LIGHT (CD258, TNFSF14):HVEM (TNFRSF14); GITRL (TNFSF18):GITR (CD357 TNFRSF18); 4-IBBL:4-IBB (CD137).

*APRIL*, um ligante indutor de proliferação; *BAFF*, fator ativador de célula B pertencente à família do TNF; *BCMA*, proteína de maturação da célula B; *CSF*, fator estimulador de colônia; *DC*, célula dendrítica; *IFN*, interferona; *IgE*, imunoglobulina E; *ILCs*, células linfoides inatas; *MHC*, complexo principal de histocompatibilidade; *célula NK*, célula *natural killer*, célula *NKT cell*, células T *natural killer*; *OSMR*, receptor da oncostatina M; *RANK*, receptor ativador para o ligante do fator nuclear κB; *RANKL*, ligante de RANK; *TACI*, ativador transmembrana e modulador de cálcio de interação com o ligante de ciclofilina; *Tfh*, célula T auxiliar folicular; *Th*, célula T auxiliar; *TNF*, fator de necrose tumoral; *TNFSF*, superfamília do TNF; *TNFRSF*, superfamília do receptor do TNF.

APÊNDICE

III

# Técnicas de Laboratório Comumente Usadas em Imunologia


**MÉTODOS LABORATORIAIS COM A UTILIZAÇÃO DE ANTICORPOS, 595**

Quantificação de antígeno por imunoensaios, 595

Identificação e purificação de proteínas, 597

Marcação e detecção de antígenos em células e tecidos, 600

Quantificação das interações antígeno-anticorpo, 603

**CAMUNDONGO TRANSGÊNICO E GENES-ALVO, 603**

**MÉTODOS DE ESTUDO DAS RESPOSTAS DE LINFÓCITOS T, 607**

Ativação policlonal de células T, 607

Ativação antígeno-induzida de populações policlonais de células T, 607

Ativação antígeno-induzida de populações de células T com especificidade antigênica única, 607

Métodos de enumeração e estudo das respostas funcionais de células T, 608

Análises do repertório do receptor de células T, 609

**MÉTODOS DE ESTUDO DAS RESPOSTAS DE LINFÓCITOS B, 609**

Ativação de populações de células B policlonais, 609

Ativação antígeno-induzida de populações de células B com especificidade antigênica única, 609

Ensaios para medir a proliferação das células B e a produção de anticorpos, 610

Análises do repertório do receptor de células B, 610

**APLICAÇÕES DOS IMUNOENSAIOS NO DIAGNÓSTICO CLÍNICO, 610**

Citometria de fluxo para determinar os números de subpopulações de células imunes circulantes, 610

Ensaios para imunidade inata, 611

Ensaios para imunidade humoral, 611

Ensaios para imunidade celular, 611


As técnicas imunológicas são amplamente usadas tanto em laboratórios de pesquisa como nos contextos clínicos, e muitas dessas técnicas são baseadas no uso de anticorpos. Adicionalmente, muitas técnicas modernas de biologia molecular fornecem informações valiosas sobre o sistema imune e também estão sendo empregadas na análise de características doenças imunológicas, para fins diagnósticos. Mencionamos essas técnicas com frequência ao longo de todo o livro. Neste Apêndice, descreveremos os princípios subjacentes a alguns dos métodos laboratoriais mais comumente utilizados em Imunologia. Adicionalmente, resumiremos como se dá o estudo das respostas de linfócitos B e T no laboratório. Os detalhes acerca da execução de diversos ensaios podem ser encontrados em manuais de laboratório e artigos científicos.

## MÉTODOS LABORATORIAIS COM A UTILIZAÇÃO DE ANTICORPOS

A extraordinária especificidade de anticorpos para antígenos particulares faz com que eles sejam reagentes valiosos para a detecção, purificação e quantificação de antígenos. Dada a possibilidade de produzir anticorpos contra quase qualquer tipo de macromolécula e pequenos compostos químicos, podemos usar técnicas à base de anticorpos para estudar praticamente qualquer tipo de molécula em solução ou nas células. Os métodos de produção de anticorpos monoclonais (ver Capítulo 5) aumentaram significativamente a nossa capacidade de gerar anticorpos com praticamente qualquer especificidade desejada. Da perspectiva histórica, muitos usos dos anticorpos dependem da habilidade de o anticorpo e o antígeno específico formarem imunocomplexos grandes, seja em solução ou em géis, que possam ser detectados por diversos métodos ópticos. Essas técnicas tiveram grande relevância nos estudos iniciais, mas agora foram quase totalmente substituídas por métodos mais simples, com base em anticorpos ou antígenos imobilizados.

### Quantificação de antígeno por imunoensaios

Os métodos imunológicos de quantificação da concentração de antígeno fornecem sensibilidade e especificidade altas, tendo se tornado as técnicas-padrão para aplicações tanto em pesquisa como na clínica. A base de todos os métodos imunoquímicos quantitativos modernos é ter um antígeno ou anticorpo puro cuja quantidade possa ser medida usando uma molécula indicadora (ou marcação). Quando o antígeno ou anticorpo é marcado com um radioisótopo, do modo como primeiramente introduzido por Rosalyn Yalow et al., é possível quantificá-lo por meio de instrumentos que detectam os eventos de decaimento radioativo; o ensaio é chamado **radioimunoensaio** (**RIA**; do inglês, *radioimmunoassay*). Atualmente, é mais comum que o antígeno ou o anticorpo seja acoplado de forma covalente a uma enzima, e então quantificado por meio da determinação em espectrofotômetro da taxa de conversão de um substrato claro em um produto colorido pela ação enzimática. Esse ensaio é chamado **ensaio imunossorvente ligado à enzima** (**ELISA**; do inglês, *enzyme-linked immunosorbent assay*). Existem algumas variações do RIA e do ELISA; no entanto, a versão mais comumente usada é o ensaio sanduíche (Figura A.1). O ensaio sanduíche emprega dois anticorpos diferentes que reagem com epítopos distintos do antígeno, cuja concentração precisa ser determinada. Uma quantidade fixa de um anticorpo é ligada a uma série de suportes sólidos em replicata, como os poços de placas de plástico para microtitulação. As soluções de teste contendo antígeno em uma concentração desconhecida, ou uma série de soluções-padrão com concentrações conhecidas de antígeno, são adicionadas aos poços para que ocorra a ligação. O antígeno não ligado é removido por lavagem, e o anticorpo secundário, que está ligado a uma enzima, radiomarcado ou marcado fotoquimicamente, é adicionado para se ligar. O antígeno serve de ponte, de modo que, quanto mais antígeno houver no

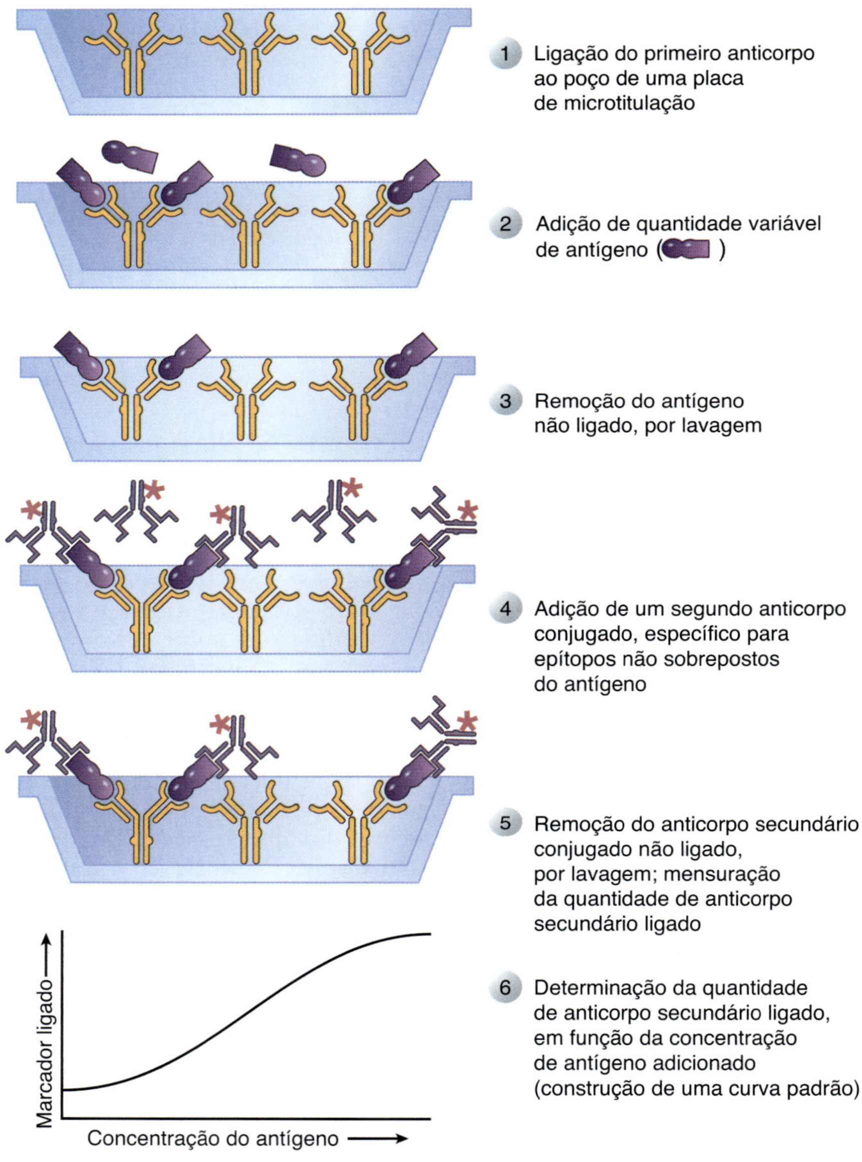


**Figura A.1 Ensaio imunossorvente ligado à enzima ou radioimunoensaio do tipo sanduíche.** Uma quantidade fixa de um anticorpo imobilizado é usada para capturar um antígeno. A ligação de um segundo anticorpo marcado, que reconhece um determinante não sobreposto no antígeno, aumentará proporcionalmente à concentração do antígeno, permitindo assim sua quantificação.

teste ou nas soluções-padrão, mais ligação ocorrerá do anticorpo secundário ligado à enzima ou radiomarcado. Os resultados obtidos com as soluções-padrão são usados para construir uma curva de ligação para o anticorpo secundário em função da concentração de antígeno, a partir da qual as quantidades de antígeno nas soluções de teste poderão ser estimadas. Quando o teste é realizado com dois anticorpos monoclonais, é essencial que os anticorpos encontrem determinantes não sobrepostos no antígeno; caso contrário, o anticorpo secundário não pode se ligar. A abordagem do ELISA sanduíche foi adaptada para muitos testes rápidos e testes domésticos, em que a geração enzimática de um produto colorido é prontamente determinada por espectrofotômetros portáteis. Na maioria dos testes domésticos, como os testes de gravidez, a tecnologia de fluxo lateral é empregada. A amostra, como uma gota de urina, é adicionada em uma extremidade de uma matriz e se difunde linearmente, encontrando primeiro o anticorpo pré-ligado específico para o analito e marcado com uma esfera (*bead*) ou um agente químico coloridos. Em seguida, os complexos formados pelo anticorpo marcado e o analito ligado se difundem ainda mais até serem imobilizados por um segundo anticorpo específico contra o analito, formando uma linha colorida que indica um teste positivo. Uma variação dessa tecnologia é um teste competitivo em que o analito na amostra compete com o analito pré-adicionado, e a ausência de uma linha colorida indica um resultado positivo.

Em uma importante variante clínica dos imunoensaios de ligação, amostras obtidas de pacientes podem ser testadas quanto à presença de anticorpos específicos para um antígeno microbiano (p. ex., anticorpos reativos com proteínas do vírus da imunodeficiência humana [HIV; do inglês, *human immunodeficiency virus*] ou do vírus da hepatite B) como indicadores de infecção. Nesse caso, uma quantidade saturante de antígenos é adicionada aos poços em replicata contendo anticorpos previamente ligados à placa, ou o antígeno é ligado diretamente à placa, e o soro do paciente então é diluído de forma seriada para que ocorra ligação. A quantidade de anticorpo do paciente ligado ao antígeno imobilizado é determinada com a utilização de um anticorpo anti-imunoglobulina (Ig) humana acoplado a uma enzima.

## Identificação e purificação de proteínas

É possível utilizar anticorpos para identificar e caracterizar proteínas, bem como para purificar proteínas específicas das misturas. Dois métodos comumente usados para identificar e purificar proteínas são a imunoprecipitação e a cromatografia por imunoafinidade. *Western blotting* é uma técnica amplamente usada para determinar a presença e o tamanho de uma proteína em uma amostra biológica.

### *Imunoprecipitação e cromatografia por imunoafinidade*

A imunoprecipitação é uma técnica em que um anticorpo específico para um antígeno proteico em uma mistura de proteínas é usado para identificar esse antígeno específico (Figura A.2A). O anticorpo tipicamente é adicionado a uma mistura de proteínas (em geral, um lisado de células específicas com detergente), e a proteína A ou proteína G estafilococócica é acoplada por ligação covalente a *beads* (esferas) de agarose e adicionada à mistura. As porções Fab do anticorpo se ligam à proteína-alvo, e a porção Fc do anticorpo é capturada pela proteína A ou G conjugadas a *beads*. As proteínas indesejadas que não se ligam ao anticorpo são então removidas pela lavagem das *beads* (com a adição de detergente e centrifugação, repetidas vezes). Alternativamente, esferas superparamagnéticas revestidas com proteína A ou G podem ser usadas no lugar de esferas de agarose; e, após serem adicionadas à mistura de proteínas, podem ser isoladas por imãs poderosos. A proteína específica reconhecida e ligada ao anticorpo pode ser eluída das *beads* magnéticas ou de agarose e dissociada do anticorpo usando um desnaturante forte (como o dodecil sulfato de sódio), e as proteínas são separadas por eletroforese em gel de poliacrilamida contendo dodecil sulfato de sódio (SDS-PAGE; do inglês, *sodium dodecyl sulfate-polyacrylamide gel electrophoresis*). As proteínas podem ser detectadas após a eletroforese pela coloração do gel de poliacrilamida com um corante de proteínas ou por análise de *Western blot* (descrita adiante). Se, na mistura original, houver proteínas radiomarcadas, as proteínas específicas imunoprecipitadas pelo anticorpo poderão ser reveladas por autofluorografia ou autorradiografia, com as bandas proteicas sendo capturadas em uma chapa de raios X colocada sobre o gel de poliacrilamida-SDS seco contendo as proteínas separadas.

A cromatografia por imunoafinidade, uma variante da cromatografia por afinidade, é um método de purificação com base em anticorpos ligados a um suporte insolúvel para purificação de antígenos em uma solução (Figura A.2B). Anticorpos específicos para o antígeno desejado tipicamente são ligados de modo covalente a um suporte sólido, como *beads* de agarose, e transferidos para uma coluna. Uma mistura complexa de antígenos é passada ao longo das *beads*, para permitir que o antígeno reconhecido pelo anticorpo seja ligado. As moléculas não ligadas são lavadas, e o antígeno ligado é eluído alterando o pH ou por meio da exposição a uma alta concentração de sal ou outras condições caotrópicas que quebrem as interações antígeno-anticorpo. Um método similar pode ser usado para purificar anticorpos dos sobrenadantes de cultura ou fluidos naturais, como o soro, primeiramente fixando o antígeno às *beads* e então passando os sobrenadantes ou soro ao longo deles. A identidade da proteína purificada pode ser determinada de forma conclusiva usando espectrometria de massas. Essa abordagem tem sido usada para identificar antígenos específicos com precisão. Além disso, a imunoprecipitação combinada com a espectrometria de massas pode identificar de maneira precisa todas as proteínas que estão complexadas com a proteína que está sendo identificada por um anticorpo específico.

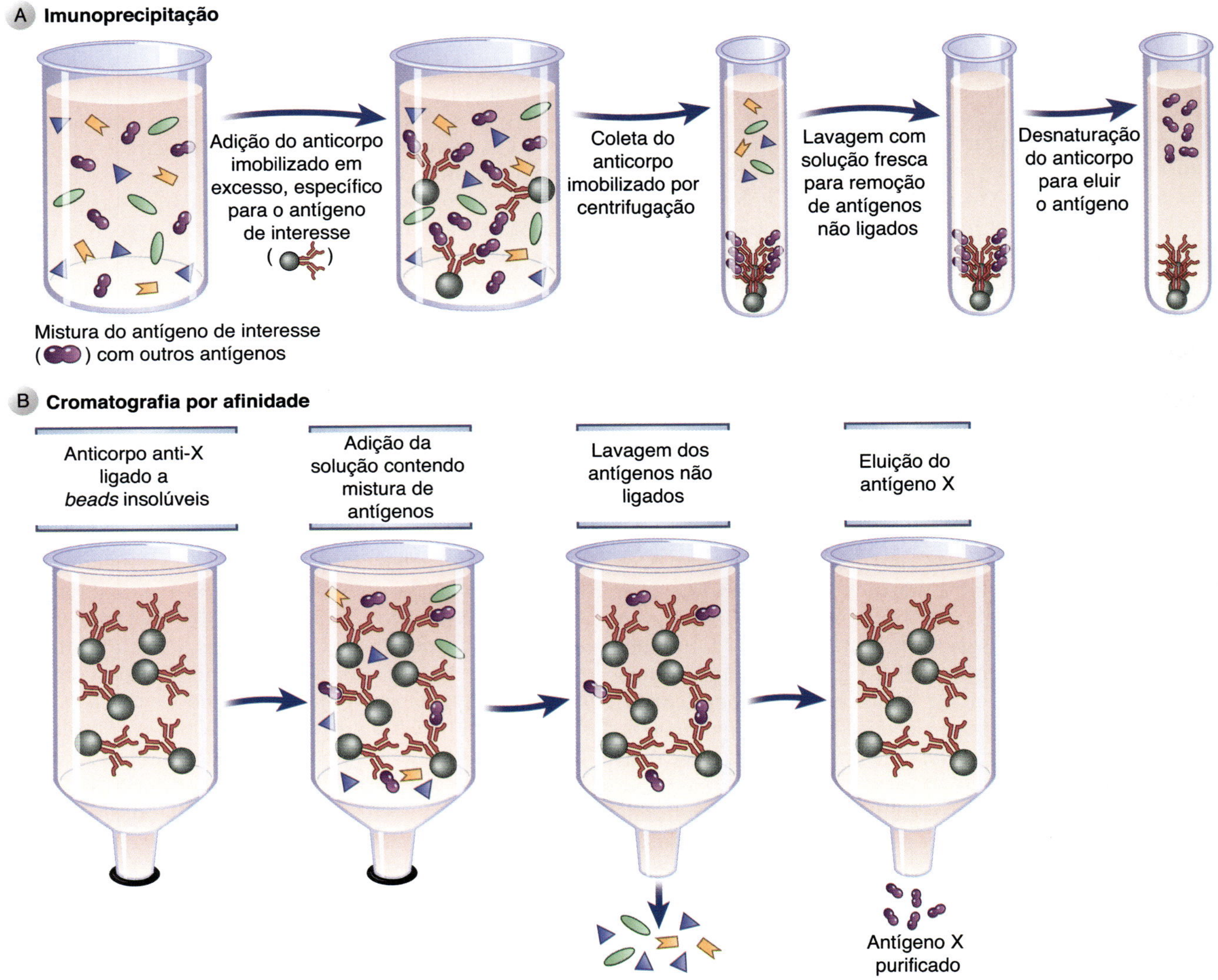


**Figura A.2 Isolamento de um antígeno por imunoprecipitação ou cromatografia por afinidade. A.** Um antígeno particular pode ser purificado a partir de uma mistura de antígenos no soro ou em outras soluções, por meio da adição de anticorpos específicos para esse antígeno ligados a *beads* insolúveis. Os antígenos não ligados são então removidos por lavagem, e o antígeno desejado é recuperado alterando o pH ou a força iônica da solução, de modo que a afinidade da ligação antígeno-anticorpo seja diminuída. A imunoprecipitação pode ser usada como meio de purificação, de quantificação ou de identificação de um antígeno. Antígenos purificados por imunoprecipitação são frequentemente analisados por eletroforese em gel de poliacrilamida-dodecil sulfato de sódio. **B.** A cromatografia por afinidade é baseada no mesmo princípio que o da imunoprecipitação, exceto que o anticorpo é fixo a uma matriz ou em *beads* insolúveis, em geral em uma coluna. O método é usado com frequência para isolar antígenos solúveis (*mostrado*) ou anticorpos específicos para um antígeno imobilizado.

## *Western blotting*

*Western blotting* (Figura A.3) é usado para identificar e determinar a quantidade relativa e o peso molecular de uma proteína em uma mistura de proteínas ou outras moléculas. A mistura é, primeiro, submetida à separação analítica, tipicamente por SDS-PAGE, de modo que as posições finais de diferentes proteínas no gel sejam uma função de seus tamanhos moleculares. O conjunto de proteínas separadas é, então, transferido por eletroforese de um gel de poliacrilamida para uma membrana de suporte, de modo que a membrana adquire uma réplica do conjunto de macromoléculas separadas presentes no gel. O SDS é deslocado da proteína durante o processo de transferência, e os determinantes antigênicos nativos, muitas vezes, são recuperados conforme a proteína se dobra novamente. A posição do antígeno proteico na membrana pode, então, ser detectada por meio da ligação de um anticorpo não marcado específico para essa proteína (anticorpo primário), seguido de um anticorpo secundário que se liga ao anticorpo primário. Essa abordagem fornece informação sobre o tamanho e a quantidade relativa de antígeno (que, com o uso de escaneamento quantitativo, pode ser preciso e reproduzível). Em geral, as sondas de anticorpo secundário são marcadas com enzimas geradoras de sinais de quimioluminescência e imprimem imagens em filme fotográfico. Fluoróforos próximos da faixa do infravermelho também podem ser usados para marcar anticorpos, sendo que a luz produzida pela excitação do fluoróforo proporciona uma quantificação mais precisa do

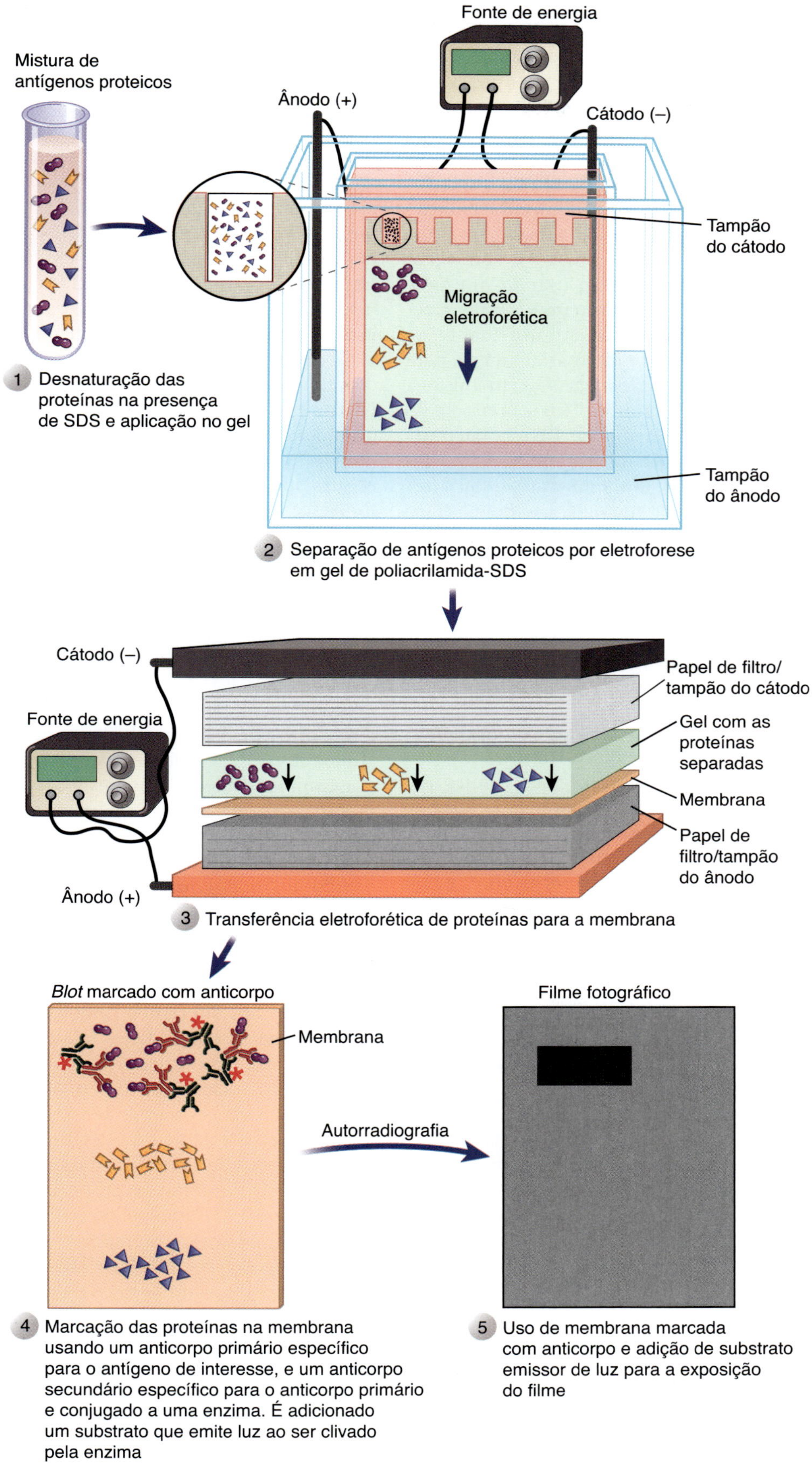


**Figura A.3 Caracterização de antígenos por *Western blotting*.** Antígenos proteicos, separados por eletroforese em gel de poliacrilamida com dodecil sulfato de sódio (*SDS*) e transferidos para uma membrana, podem ser detectados por um anticorpo que, por sua vez, é revelado por um anticorpo secundário que pode estar conjugado a uma enzima como a peroxidase de raiz forte, ou a um fluoróforo.

antígeno, em comparação àquela feita com anticorpos secundários conjugados a uma enzima. A sensibilidade e especificidade dessa técnica podem ser aumentadas começando com proteínas imunoprecipitadas em vez de misturas de proteínas brutas. Esse procedimento sequencial é especialmente útil para detecção de interações proteína-proteína. Exemplificando, a associação física de duas proteínas diferentes na membrana de um linfócito pode ser estabelecida fazendo a imunoprecipitação de um extrato de membrana, com o uso de um anticorpo específico para uma das proteínas e a sondagem por *Western blot* do imunoprecipitado usando um anticorpo específico para a segunda proteína que pode ter sido coimunoprecipitada com a primeira proteína.

A técnica de transferência de proteínas de um gel para uma membrana é chamada *Western blotting*, em alusão a uma piada de bioquímicos. "Southern" é o sobrenome do primeiro cientista a fazer o *blotting* de DNA a partir de um gel de separação para uma membrana, por transferência capilar, e essa técnica, desde então, passou a ser chamada *Southern blotting*. Por analogia, *Northern blotting* foi o termo aplicado à técnica de transferência de RNA de um gel para uma membrana, e *Western blotting*, então, é o termo usado para descrever a transferência de proteínas para uma membrana.

## Marcação e detecção de antígenos em células e tecidos

Anticorpos específicos para antígenos expressos na superfície ou no interior de tipos celulares particulares são comumente usados para identificar essas células em tecidos ou suspensões celulares, e separar as células de populações mistas. Nesses métodos, o anticorpo pode ser radiomarcado, acoplado a uma enzima ou, mais frequentemente, receber marcação fluorescente, e um sistema de detecção capaz de identificar o anticorpo ligado é usado. Anticorpos fixos em *beads* magnéticas podem ser usados para isolar fisicamente células que expressem antígenos específicos.

### *Citometria de fluxo*

A linhagem, o estágio de maturação ou o estado de ativação de uma célula, muitas vezes, podem ser determinados por meio da análise da expressão de diferentes superfícies celulares ou moléculas intracelulares. Isso comumente é feito corando as células com sondas contendo marcação fluorescente específicas para as moléculas e quantificando a intensidade de fluorescência emitida pelas células (Figura A.4). O citômetro de fluxo é um equipamento especializado capaz de detectar fluorescência em células individuais contidas em uma suspensão e, desse modo, determinar o número de células que expressam a molécula na qual a sonda fluorescente se liga, bem como o nível de expressão das moléculas em cada célula. Suspensões celulares são incubadas com sondas marcadas com fluorescência, e a quantidade de sonda ligada por cada célula na população é medida passando as células, uma de cada vez, em um fluorímetro acoplado a um feixe incidente gerado a *laser*. As quantidades relativas de uma molécula particular em diferentes populações celulares podem ser comparadas marcando cada população com a mesma sonda e determinando a quantidade de fluorescência emitida. Na preparação para a análise de citometria de fluxo, as suspensões celulares são marcadas com as sondas fluorescentes de escolha. Mais frequentemente, essas sondas são anticorpos conjugados com fluorocromos específicos para uma molécula de superfície celular. Alternativamente, as moléculas citoplasmáticas podem ser marcadas permeabilizando temporariamente as células e permitindo que os anticorpos marcados entrem através da membrana plasmática. Em adição aos anticorpos, vários indicadores fluorescentes de concentrações de íons citoplasmáticos e potencial de redução-oxidação podem ser detectados por citometria de fluxo. Estudos de ciclo celular podem ser realizados por análise de citometria de fluxo de células marcadas com sondas fluorescentes que se ligam ao DNA, como o iodeto de propídio. As células apoptóticas podem ser identificadas com sondas fluorescentes, como anexina V, que se liga a fosfolipídios anormalmente expostos na superfície de células que estão morrendo. Os citômetros de fluxo modernos detectam rotineiramente até 30 marcações fluorescentes de diferentes cores, cada uma das quais associada a um anticorpo diferente ou a outra sonda. Esta técnica permite a análise concomitante da expressão de muitas combinações distintas de moléculas por célula. Além de detectar sinais fluorescentes, os citômetros de fluxo também medem as propriedades de dispersão frontal e lateral das células pela luz, as quais refletem o tamanho e a complexidade celular, respectivamente. Essa informação costuma ser usada para distinguir diferentes tipos celulares. Por exemplo, em comparação com os linfócitos, os neutrófilos causam maior dispersão lateral, devido aos seus grânulos citoplasmáticos, enquanto os monócitos causam maior dispersão frontal devido ao seu tamanho. Os dados de dispersão de luz e fluorescência gerados pelo citômetro de fluxo são analisados por um *software* dedicado para definir subpopulações de células que expressam diferentes combinações de moléculas e para estimar as quantidades relativas de cada molécula presente em cada célula.

Uma tecnologia recém-desenvolvida baseada em anticorpo, chamada citometria de massas, combina a tecnologia do fluxo de células únicas dos citômetros de fluxo à espectrometria de massas. O dispositivo comercialmente disponível usado para esse propósito é chamado **CyTOF**, com as letras "TOF" indicando o tipo *time-of-flight* (tempo de voo) do citômetro de massas. Anticorpos específicos para moléculas de interesse são marcados com qualquer um dentre os numerosos metais pesados existentes, usando um isótopo diferente para cada especificidade de anticorpo. Esses anticorpos são incubados com a população celular em estudo, e as células são analisadas por um aparelho CyTOF que realiza a espectrometria de massas em células individuais. Diferentemente das marcações fluorescentes, muitos isótopos de metal pesado podem ser resolvidos pela espectrometria de massas sem sobreposição, permitindo a detecção simultânea

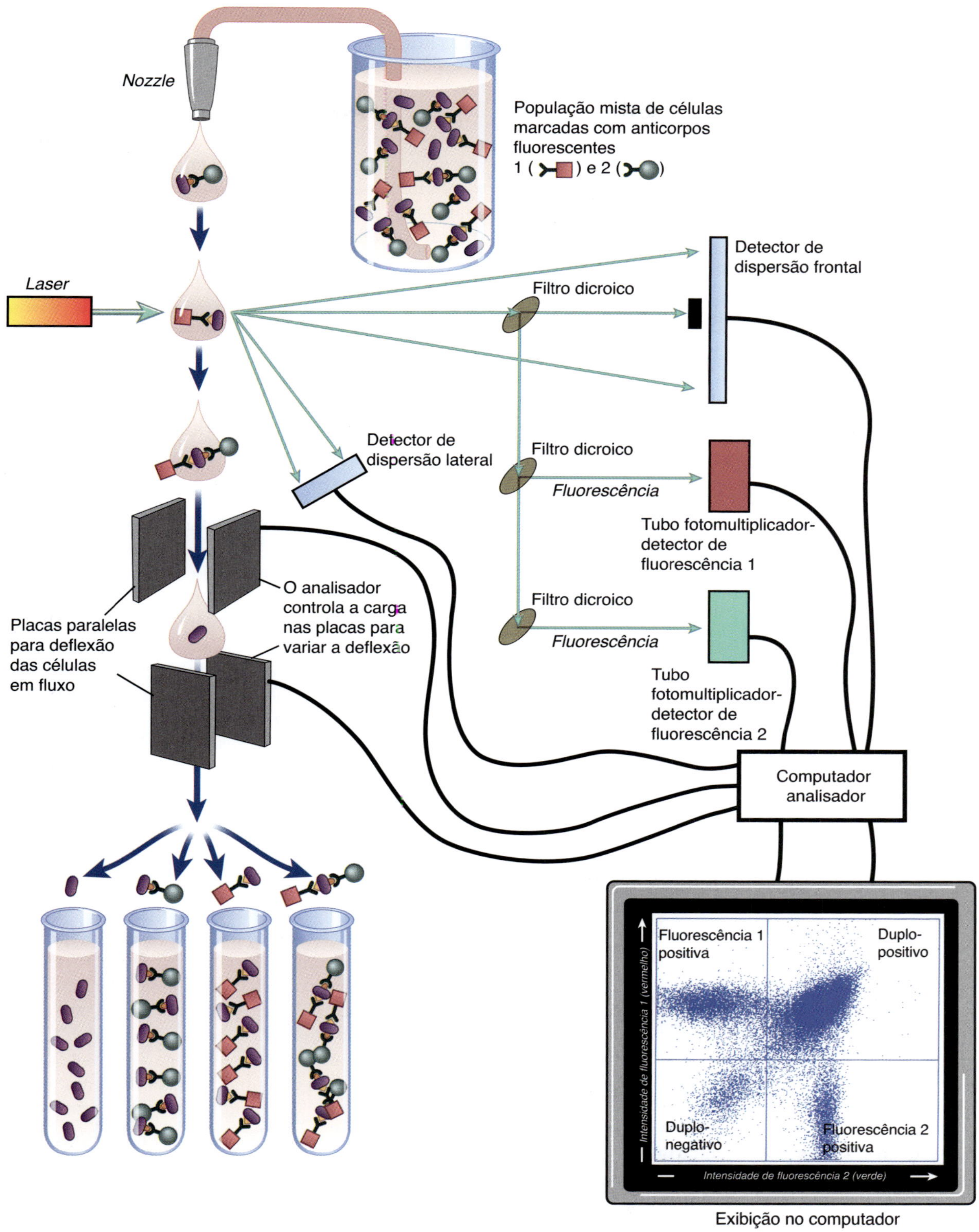


**Figura A.4 Princípio da citometria de fluxo e da separação celular ativada por fluorescência.** O feixe de *laser* incidente tem um comprimento de onda determinado, e a luz que emerge da amostra é analisada quanto à dispersão frontal e lateral, bem como para a luz fluorescente de dois ou mais comprimentos de onda dependentes das marcações de fluorocromos acoplados aos anticorpos. A separação aqui ilustrada se baseia em dois marcadores antigênicos (separação em duas cores). Os aparelhos modernos conseguem analisar e separar rotineiramente populações celulares com base em três ou mais sondas de cores distintas.

de até 100 moléculas diferentes em uma única suspensão celular. Os dados gerados por instrumentos CyTOF requerem análises por *softwares* de bioinformática para definir e quantificar as subpopulações de células avaliadas expressando diferentes combinações de moléculas detectadas pelos anticorpos marcados.

### *Ensaios de citocina com* beads

Nesses ensaios, a concentração de muitas citocinas diferentes (e outras proteínas) em um único pequeno volume de solução pode ser determinada simultaneamente. *Beads* microscópicas de diferentes tamanhos são marcadas com quantidades diferentes de um fluorocromo, como a aloficocianina (APC; do inglês, *allophycocyanin*), e as *beads* são pré-revestidas com um anticorpo citocina-específico. As *beads* de cada especificidade anticitocina podem ser distinguidas umas das outras com base no tamanho e na intensidade da fluorescência da APC. Essas *beads* são misturadas à solução de teste que contém múltiplas citocinas (p. ex., soro ou sobrenadantes de culturas de linfócitos). Cada citocina se ligará apenas a *beads* de tamanho e intensidade de fluorescência particulares. Anticorpos biotinilados de detecção específicos para cada citocina são adicionados para formar "sanduíches" de anticorpo-antígeno, e a estreptavidina conjugada à ficoeritrina (PE; do inglês, *phycoerythrin*) é adicionada para a detecção desses sanduíches. As *beads* são analisadas simultaneamente por um aparelho detector com base em fluxo contendo dois *lasers*. Um *laser* identifica a *bead* e determina a citocina que está sendo detectada. O outro *laser* mede a intensidade do sinal de fluorescência da PE, que tem relação direta com a quantidade de citocina ligada. Soluções-padrão contendo concentrações conhecidas das citocinas são usadas para desenvolver curvas-padrão a partir das quais a quantidade de citocina na amostra-teste pode ser determinada.

### *Purificação de células*

Um **separador celular ativado por fluorescência** (FACS; do inglês, *fluorescent-activated cell sorter*) é uma adaptação do citômetro de fluxo que permite separar populações celulares de acordo com qual sonda fluorescente e com que quantidade dessa sonda elas se ligam. Essa técnica consiste em desviar diferencialmente as células com campos eletromagnéticos cuja força e direção são variadas conforme a intensidade do sinal fluorescente medido (ver Figura A.4). As células podem ser marcadas *ex vivo* com anticorpos conjugados com fluorescência ou, no caso de estudos experimentais com animais, a marcação pode ser realizada *in vivo* pela expressão de transgenes codificadores de proteínas fluorescentes, como a proteína fluorescente verde. (A tecnologia transgênica é descrita adiante neste *Apêndice*.)

Outra técnica comumente usada para purificar células com um fenótipo em particular se baseia em anticorpos ligados a *beads* magnéticas. Esses "reagentes imunomagnéticos" se ligarão a certas células, dependendo da especificidade do anticorpo usado, e as células ligadas podem, então, ser extraídas da suspensão com um ímã forte.

### *Imunofluorescência e imuno-histoquímica*

Anticorpos podem ser usados para identificar a distribuição anatômica de um antígeno junto a um tecido ou compartimentos de uma célula. Para tanto, o tecido ou a célula é incubado com um anticorpo conjugado com um fluorocromo ou enzima, e a posição da marcação, determinada com um microscópio adequado, é usada para inferir a posição do antígeno. Na versão mais antiga desse método, chamada imunofluorescência, o anticorpo era conjugado com um corante fluorescente e colocado em contato com uma monocamada de células ou um corte de tecido congelado, para fins de ligação. As células ou os tecidos corados eram examinados com um microscópio fluorescente, a fim de localizar o anticorpo. A sensibilidade também aumentou dramaticamente com o uso de métodos de amplificação enzimática para a detecção de marcadores fluorescentes. Os microscópios de imunofluorescência, agora, também são usados em combinação com dispositivos automatizados de varredura de lâminas e dispositivos de imagem multiespectrais que podem deconvoluir sinais de fluoróforos de comprimentos de onda muito semelhantes, permitindo que um número muito grande de sondas fluorescentes seja usado na marcação multicolorida *(multicolor)* de tecidos. Agora é possível visualizar e quantificar, por exemplo, todas as subpopulações de células T conhecidas, bem como diferentes células B e macrófagos em uma única lâmina, que formam um tecido fixado, usando abordagens de recuperação de antígenos, imunofluorescência multicolorida com amplificação de sinal, dispositivos de varredura de lâminas e imageamento multiespectral. Apesar de sensível, o microscópio de fluorescência não é uma ferramenta ideal para identificar as estruturas celulares ou teciduais em detalhes, devido à baixa razão sinal:ruído. Uma análise mais granular de estruturas intracelulares pode ser realizada por microscopia confocal, que usa a tecnologia dos cortes ópticos para filtrar a luz fluorescente desfocada, enquanto o imageamento de tecidos é possível por meio do uso de microscopia multifóton, que previne a formação de luz desfocada.

Outra abordagem clássica para a análise de antígenos em tecidos envolve o uso de anticorpos acoplados a enzimas que convertem substratos incolores em substâncias insolúveis coloridas que precipitam na posição da enzima, embora essa abordagem de análise imuno-histoquímica permita a visualização de um número limitado de antígenos proteicos de uma vez. Um microscópio de luz convencional pode então ser usado para localizar o anticorpo em uma célula ou tecido corado. A variante mais comum desse método emprega a enzima peroxidase de raiz forte, sendo comumente referido como técnica de imunoperoxidase. Outra enzima comumente usada é a fosfatase alcalina. Diferentes anticorpos acoplados a diferentes enzimas podem ser usados em conjunto para produzir localizações bicolores simultâneas de antígenos distintos. Em outras variações, o anticorpo pode ser acoplado a uma sonda eletrondensa, como ouro coloidal, e a localização do anticorpo pode ser determinada subcelularmente por meio de um microscópio eletrônico, uma técnica chamada microscopia imunoeletrônica. Partículas de ouro de diferentes tamanhos têm sido usadas para localização simultânea de diferentes antígenos ao nível ultraestrutural.

Em todos os métodos imunomicroscópicos, os sinais podem ser intensificados por meio de técnicas sanduíche. Exemplificando, em vez de acoplar a peroxidase de raiz forte a um anticorpo murino específico dirigido contra o antígeno de interesse, a enzima pode ser acoplada a um segundo antianticorpo (p. ex., anticorpo de coelho anti-Ig murina) usado para ligação ao primeiro anticorpo não marcado. Quando a marcação é ligada diretamente ao anticorpo primário específico, o método é referido como direto; quando a marcação é ligada a um anticorpo secundário ou até terciário, o método é indireto. Em alguns casos, outras moléculas, que não um anticorpo, podem ser usadas em métodos indiretos. Por exemplo, a proteína A de estreptococos, que se liga à IgG, ou à avidina, que se liga a anticorpos primários marcados com biotina, pode ser acoplada a fluorocromos ou enzimas.

Uma nova versão desses métodos usa anticorpos marcados com isótopos, sendo chamada imageamento por feixe de íons multiplexados (MIBI; do inglês, *multiplexed ion beam imaging*). Esse método pode detectar, simultaneamente, até 40 antígenos e, dessa forma, definir a distribuição espacial de muitos tipos celulares e moléculas diferentes em um tecido.

### Quantificação das interações antígeno-anticorpo

Em muitas situações, é importante saber a afinidade de um anticorpo por um antígeno, ou seja, a força de ligação de um único anticorpo a um antígeno. A afinidade é medida e expressa como a constante de dissociação em equilíbrio ($K_d$). Quanto menor a $K_d$, maior a afinidade. A eficácia dos anticorpos na proteção contra infecções ou a utilidade de um anticorpo monoclonal, como um reagente experimental ou terapêutico, depende da afinidade. As afinidades de anticorpos por antígenos pequenos (p. ex., haptenos) foram medidas anteriormente por um método chamado diálise de equilíbrio envolvendo dois compartimentos preenchidos por fluido separados por uma membrana semipermeável que permite a passagem do antígeno, mas não do anticorpo. Uma quantidade conhecida do antígeno é colocada em um compartimento, e uma quantidade conhecida de um anticorpo é colocada no outro compartimento. Após algum tempo, o equilíbrio é alcançado e a concentração do antígeno não ligado é igual em ambos os compartimentos, mas há uma quantidade adicional de antígeno no compartimento do anticorpo, que não pode se difundir através da membrana para fora do compartimento porque está ligado ao anticorpo. A quantidade desse antígeno adicional depende da concentração original de antígeno livre, da concentração de anticorpo e da constante de dissociação ($K_d$) da interação de ligação. A $K_d$ pode ser calculada medindo as concentrações de antígeno e anticorpo, ou por outros meios que envolvam as marcações do anticorpo e do antígeno.

Uma forma mais nova e mais comumente usada de determinar a $K_d$ é medir as taxas de formação e dissociação de complexos antígeno-anticorpo em uma superfície sólida usando técnicas ópticas especiais, como ressonância plasmônica de superfície (SPR; do inglês, *surface plasma resonance*) ou diferença de refletividade da incidência oblíqua modulada por polarização (OI-DR; do inglês, *oblique-incidence reflectivity difference*). Nessas técnicas, o antígeno ou anticorpo é imobilizado em uma superfície metálica fina e sólida (na SPR) ou superfície de vidro (na OI-DR), e o ligante (anticorpo ou antígeno) é passado sobre a superfície. Um feixe de *laser* monocromático focalizado é lançado na superfície em um ângulo específico, e a luz refletida é analisada. As alterações na superfície que ocorrem devido à formação e dissociação do complexo antígeno-anticorpo causam alterações características (distintas para cada método) na luz refletida. Essas alterações são usadas para determinar as taxas de formação e dissociação de imunocomplexos, que dependem, em parte, das concentrações de anticorpo e antígeno, bem como da afinidade da interação. A constante de associação ($K_{on}$) e a constante de dissociação ($K_{off}$) podem ser calculadas determinando-se as velocidades reais de associação ou dissociação, respectivamente, usando-se as técnicas ópticas. A razão $K_{off}/K_{on}$ é igual à constante de dissociação $K_d$.

## CAMUNDONGO TRANSGÊNICO E GENES-ALVO

Três métodos importantes e relacionados para estudar as funções de produtos gênicos específicos *in vivo* são a criação de camundongos transgênicos convencionais com expressão ectópica de um gene particular em um tecido definido; a criação de camundongos *knockout* (deficientes) para um gene, em que a quebra dirigida é usada para eliminar a função de um gene particular; e a geração de camundongos *knockin*, em que um gene existente na linhagem germinativa é substituído por uma versão modificada do mesmo gene. Uma abordagem *knockin* poderia tanto substituir uma versão normal de um gene por uma versão mutante como, em princípio, "corrigir" um gene mutante existente por uma versão "normal". Essas técnicas envolvendo camundongos produzidos por engenharia genética têm sido amplamente usadas para analisar muitos fenômenos biológicos, incluindo muitos aspectos inatos e respostas imunes adaptativas.

Para a criação de **camundongos transgênicos** convencionais, sequências de DNA estranhas, chamadas transgenes, são introduzidas nos pró-núcleos de óvulos murinos fertilizados que, então, são implantados nos ovidutos de fêmeas pseudoprenhes. Geralmente, se algumas centenas de cópias de um gene forem injetadas nos pró-núcleos, cerca de 25% dos camundongos nascidos serão transgênicos. De 1 a 50 cópias do transgene se inserem em *tandem* em um sítio aleatório de quebra em um cromossomo, e são subsequentemente herdadas como um traço mendeliano simples. Como a integração geralmente ocorre antes da replicação do DNA, a maioria (~75%) dos filhotes transgênicos carrega o transgene em todas as suas células, inclusive nas células germinativas. Na maioria dos casos, a integração do DNA estranho não desorganiza a função dos genes endógenos. Além disso, cada camundongo fundador carregando o transgene é um heterozigoto, a partir do qual linhagens homozigotas podem ser reproduzidas.

O valor significativo da tecnologia transgênica está na possibilidade de usá-la para expressar genes em tecidos particulares, por meio da fixação de sequências codificadoras do gene a sequências reguladoras que normalmente dirigem a expressão dos genes de maneira seletiva nesses tecidos. Os promotores e intensificadores linfoides, por exemplo, podem ser usados para superexpressar genes, como genes rearranjados de receptores antigênicos em linfócitos, enquanto o promotor da insulina pode ser usado para expressar genes nas células β das ilhotas pancreáticas. Os transgenes também podem ser expressos sob o controle de elementos promotores responsivos a fármacos ou hormônios, como a tetraciclina ou os estrógenos. Nesses casos, a transcrição do transgene pode ser controlada de acordo com a vontade, por meio da administração do agente indutor. Uma desvantagem de algumas abordagens transgênicas é que o produto do transgene não é expresso com a mesma cinética ou no mesmo nível que a proteína endógena, de modo que os resultados experimentais podem ser difíceis de interpretar.

Um método poderoso para o desenvolvimento de modelos experimentais de distúrbios monogênicos em animais, e a forma definitiva de estabelecer a função obrigatória de um produto gênico *in vivo*, é a criação de **camundongos *knockout*** por meio de mutação dirigida ou quebra do gene. Essa técnica se baseia principalmente no fenômeno de recombinação homóloga. Se um gene exógeno for inserido em uma célula, por exemplo, por eletroporação, poderá se integrar randomicamente ao genoma da célula. Entretanto, quando o gene contém sequências homólogas a um gene endógeno, irá se recombinar preferencialmente com as sequências endógenas, substituindo-as. Para selecionar as células que passaram por recombinação homóloga, usa-se uma estratégia de seleção baseada em fármacos. O fragmento de DNA homólogo a ser inserido na célula é colocado em um vetor que, tipicamente, contém um gene de resistência à neomicina (*neo*) e um gene de timidina quinase viral (*tk*) (Figura A.5A). Esse vetor dirigido é construído de modo que o gene *neo* é sempre inserido no DNA cromossômico, porém o gene *tk* é perdido sempre que ocorre recombinação homóloga (em oposição à inserção aleatória). O vetor é introduzido nas células que são cultivadas com neomicina e ganciclovir, um fármaco que é metabolizado pela timidina quinase para gerar um produto letal. As células em que o gene é aleatoriamente integrado serão resistentes à neomicina, mas serão mortas pelo ganciclovir, enquanto as células em que tiver ocorrido recombinação homóloga serão resistentes a ambos os fármacos, uma vez que o gene *neo* será expresso, mas não o gene *tk*. Essa seleção positivo-negativa garante que o gene inserido nas células sobreviventes tenha sofrido recombinação homóloga com sequências endógenas. A presença do DNA inserido no meio de um gene endógeno geralmente quebra as sequências codificadoras e remove a expressão ou função desse gene. Adicionalmente, vetores dirigidos podem ser projetados para que a recombinação homóloga provoque a deleção de um ou mais éxons do gene endógeno.

Para gerar um camundongo portador de uma quebra ou mutação genética dirigida, um vetor dirigido é usado para primeiramente quebrar o gene em uma linhagem de células-tronco embrionárias (CTEs) murinas. As CTEs são células pluripotentes derivadas de embriões murinos que podem ser propagadas e induzidas a se diferenciar em cultura, ou que podem ser incorporadas a um blastocisto murino que, por sua vez, pode ser implantado em uma mãe pseudoprenhe e levado ao termo. É importante notar

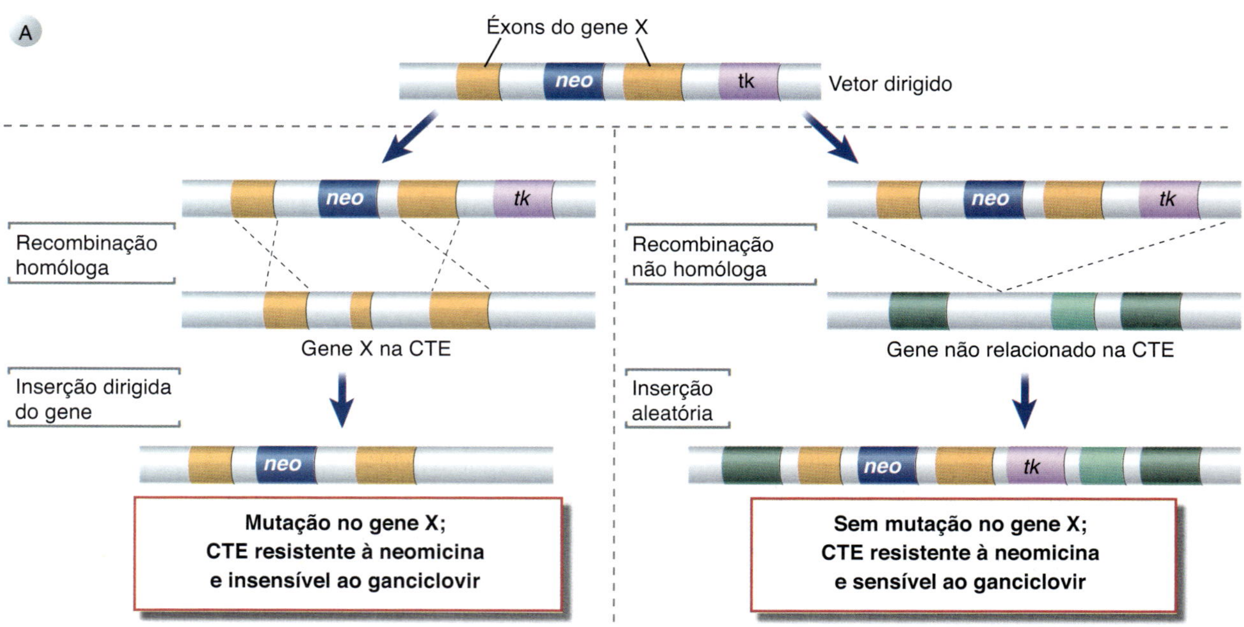


**Figura A.5 Geração de *knockout* gênico.** **A.** A quebra do gene X em uma célula-tronco embrionária (*CTE*) é conseguida por recombinação homóloga. Uma população de CTEs é transfectada com um vetor dirigido contendo sequências homólogas a dois éxons do gene X flanqueando um gene de resistência à neomicina (*neo*). O gene *neo* substitui ou quebra os éxons do gene X em recombinação homóloga. O gene da timidina quinase (*tk*) do vetor será inserido no genoma somente se houver recombinação não homóloga aleatória.

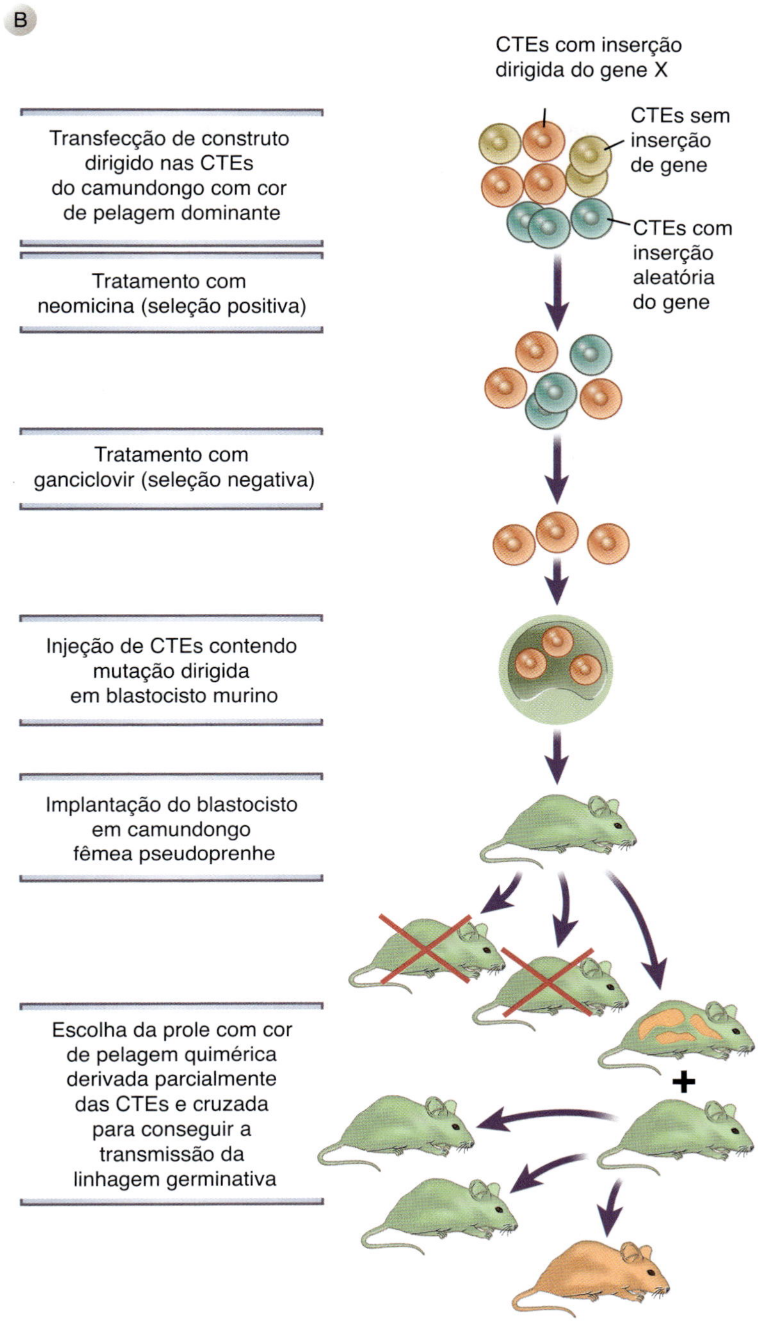


**Figura A.5 Cont. B.** As CTEs transfectadas pelo vetor dirigido são selecionadas pela neomicina e pelo ganciclovir, de modo que somente aquelas células contendo a inserção dirigida (recombinação homóloga) sobrevivem. Essas células são então injetadas em um blastocisto, que, em seguida, é implantado no útero de um camundongo fêmea pseudoprenhe. Um camundongo quimérico irá se desenvolver, no qual alguns tecidos derivam da CTE que carrega a mutação dirigida no gene X. Esses camundongos quiméricos são identificados por uma pelagem de cores mistas, incluindo a cor da linhagem do camundongo a partir da qual as CTEs foram derivadas, e a cor da linhagem murina a partir da qual o blastócito foi derivado. Se a mutação estiver presente nas células germinativas, poderá ser propagada com cruzamentos adicionais.

que a progênie de CTEs se desenvolve normalmente em tecidos maduros que expressarão os genes exógenos transfectados nas CTEs. Assim, o vetor dirigido projetado para quebrar um gene particular é inserido nas CTEs, e as colônias em que houver recombinação homóloga (em um cromossomo) serão selecionadas com fármacos, como descrito anteriormente (Figura A.5B). A presença da recombinação desejada é verificada por análise de DNA, empregando técnicas como hibridização por *Southern blot* ou reação em cadeia da polimerase. As CTEs selecionadas são injetadas nos blastocistos e estes são então implantados em fêmeas pseudoprenhes. Os camundongos que se desenvolvem serão quiméricos para uma mutação ou quebra em heterozigose; ou seja, alguns tecidos serão derivados das CTEs e outros do restante do blastócito normal. As células da linhagem germinativa em geral também são quiméricas; entretanto, por serem haploides, apenas algumas conterão a cópia do cromossomo com o gene quebrado (mutante). Se camundongos quiméricos forem cruzados com animais normais (chamados "selvagens") e os espermatozoides ou óvulos contendo o cromossomo com a mutação se fundirem ao seu correspondente de tipo selvagem, todas as células na prole derivadas desse zigoto serão heterozigotas para a mutação (na chamada transmissão de linhagem germinativa). Esses camundongos heterozigotos podem ser cruzados para gerar animais que serão homozigotos para a mutação com uma frequência previsível por segregação mendeliana simples. Esses camundongos *knockout* são deficientes quanto à expressão do gene-alvo.

A recombinação homóloga também pode ser usada para substituir uma sequência genética normal por uma versão modificada do mesmo gene (ou de outro gene), criando assim uma linhagem de camundongo *knockin*. Camundongos *knockin* podem ser usados para avaliar as consequências biológicas de uma modificação em uma única base, por exemplo, em oposição à deleção de um gene. Uma abordagem *knockin* também poderia, em princípio, ser usada para substituir um gene defeituoso por outro normal. Em determinadas circunstâncias, um gene diferente pode ser colocado em um sítio definido no genoma, empregando para tanto uma estratégia *knockin*, em vez de um sítio aleatório, como nos camundongos transgênicos convencionais. As abordagens *knockin* são usadas quando é desejável ter a expressão do transgene regulada por certas sequências de DNA endógeno, como uma região promotora ou intensificadora particular. Nesse caso, o vetor dirigido contém um gene exógeno codificando um produto desejado, bem como sequências homólogas a um gene endógeno necessárias para marcar como alvo o sítio de recombinação.

Embora a estratégia convencional de alvejamento de genes tenha se mostrado bastante útil na pesquisa em Imunologia, a abordagem tem algumas limitações. Primeiro, a mutação de um gene durante o desenvolvimento pode ser compensada pela expressão alterada de outros produtos gênicos e, portanto, a função do gene atingido pode ser confundida. Em segundo lugar, em um camundongo *knockout* para um gene convencional, a importância de um gene em um único tecido ou em apenas um momento durante o desenvolvimento pode não ser facilmente avaliada. Em terceiro lugar, um gene marcador de seleção funcional, como o gene *neo*, é permanentemente introduzido no genoma do animal, e essa alteração pode ter resultados imprevisíveis sobre o fenótipo do animal. Um importante refinamento da tecnologia de *knockout* gênico capaz de superar muitas dessas desvantagens é uma abordagem de alvejamento "condicional".

Uma estratégia condicional comumente usada se aproveita do sistema de recombinação Cre/*loxP* bacteriófago-derivado. A enzima Cre é uma DNA recombinase que reconhece um motivo constituído por uma sequência de 34 pares de base (pb) chamado *loxP*, e a enzima medeia a deleção de segmentos gênicos flanqueados por dois sítios *loxP* na mesma orientação. Para gerar camundongos com genes *lox-P*-marcados, são construídos vetores dirigidos com um sítio *lox-P* flanqueando o gene *neo* em uma extremidade e um segundo sítio *loxP* flanqueando as sequências homólogas ao alvo na outra extremidade. Esses vetores são transfectados em CTEs e camundongos carregando o gene-alvo flanqueado por *loxP*, porém ainda funcional, são gerados como descrito para camundongos *knockout* convencionais. Uma segunda linhagem de camundongos portadores do transgene *cre* é então cruzada com a linhagem portadora do gene-alvo flanqueado por *lox-P* ("floxado"; do inglês, *floxed*). Na prole, a expressão da recombinase Cre irá mediar a deleção do gene-alvo. Ambas as sequências, do gene normal e do gene *neo*, serão deletadas. Um fato importante é que a expressão do gene *cre* e, portanto, a deleção do gene-alvo, pode ser restrita a certos tecidos ou a momentos específicos pelo uso de construtos do transgene *cre* com diferentes promotores. Exemplificando, a deleção seletiva de um gene apenas em macrófagos e granulócitos pode ser realizada usando um camundongo transgênico para *cre*, em que *cre* seja dirigido por um promotor de lisozima, ou a perda seletiva de um gene somente em células T reguladoras pode ser realizada usando um promotor *foxp3* dirigindo um transgene *cre*. Alternativamente, um promotor esteroide-induzível pode ser usado de modo que a expressão de Cre e a subsequente deleção do gene ocorram somente depois de os camundongos receberem uma dose de dexametasona. Muitas outras variações dessa tecnologia foram inventadas para criar mutantes condicionais. A tecnologia Cre/*loxP* também pode ser usada para criar camundongos *knockin*. Nesse caso, os sítios *loxP* são colocados no vetor dirigido para flanquear o gene *neo* e as sequências homólogas; contudo, não flanqueiam as sequências gênicas de substituição (*knockin*). Desse modo, após a deleção *cre*-mediada, o gene exógeno permanece no genoma, no sítio-alvo.

A tecnologia de *knockin* gênico tem sido aplicada para criar camundongos "repórter", em que as células que normalmente expressariam uma proteína particular expressarão uma molécula fluorescente ao mesmo tempo que a proteína nativa. Para tanto, é feita a substituição do gene nativo por um transgene codificador da proteína repórter fluorescente e da proteína nativa, ambos sob o controle do promotor e do intensificador nativo. Foram desenvolvidos camundongos repórter que permitissem a visualização de células imunes de subpopulações particulares *in vivo*, como camundongos cujas células produtoras de uma citocina também expressam uma proteína fluorescente. Essas células podem ser detectadas usando microscopia de fluorescência intravital. As células expressando os genes repórter também podem ser isoladas vivas e submetidas a estudos funcionais *ex vivo*, mesmo que o gene nativo relatado seja um fator de transcrição nuclear cuja expressão, de outro modo, somente fosse detectável por métodos que matam as células. Exemplificando, as células T reguladoras podem ser isoladas por meio da separação por FACS dos linfonodos oriundos de um camundongo repórter que expresse a proteína verde fluorescente simultaneamente ao fator de transcrição FOXP3.

Uma nova abordagem para gerar mutações em linhagens celulares, bem como em CTEs, emprega uma modificação de um sistema de defesa bacteriana contra DNA estranho, chamado sistema **CRISPR** (do inglês, *Clustered Regularly Interspaced Short Palindromic Repeats*) **Cas9** (do inglês, *CRISPR-associated nuclease 9*). Na variação de edição gênica desse sistema, um RNA guia é hibridizado com uma sequência de DNA-alvo e permite que a nuclease Cas9 gere uma quebra dirigida da dupla fita. Embora essa quebra possa romper um gene, a cotransfecção de um plasmídio com uma versão mutante da sequência-alvo permite uma recombinação homóloga eficiente e a criação de uma mutação *knockin* dirigida. Essa é a abordagem mais rápida disponível para a geração de mutações *knockout* ou *knockin* em linhagens celulares ou linhagens germinativas de animais experimentais.

## MÉTODOS DE ESTUDO DAS RESPOSTAS DE LINFÓCITOS T

Nosso atual conhecimento sobre os eventos celulares na ativação da célula T tem como base diversas técnicas experimentais, nas quais diferentes populações de células T são ativadas por estímulos definidos, e respostas funcionais são medidas. Experimentos *in vitro* forneceram bastante informação sobre as alterações que ocorrem em uma célula T durante a estimulação por um antígeno. Mais recentemente, foram desenvolvidas várias técnicas para estudar a proliferação de células T, expressão de citocinas e redistribuição anatômica na resposta à ativação antigênica *in vivo*. As novas abordagens experimentais têm sido particularmente úteis para o estudo da ativação de células T *naive* e a localização de células T de memória antígeno-específicas após a finalização de uma resposta imune. Essas abordagens *in vivo* vêm sendo amplamente usadas em camundongos.

### Ativação policlonal de células T

Os ativadores policlonais de células T se ligam a muitos ou a todos os complexos receptores de célula T (TCR; do inglês, *T cell receptor*), independentemente da especificidade, e ativam as células T de modos similares aos complexos peptídio-complexo principal de histocompatibilidade (MHC; do inglês, *major histocompatibility complex*) nas células apresentadoras de antígeno (APCs; do inglês, *antigen-presenting cells*). Os ativadores policlonais são usados principalmente *in vitro*, para ativar células T isoladas do sangue humano ou de tecidos linfoides de animais de experimentação. Os ativadores policlonais também podem ser usados para ativar células T com especificidades antigênicas desconhecidas e podem evocar uma resposta detectável a partir de populações mistas de células T *naive*, ainda que a frequência de células específicas para qualquer antígeno seja baixa demais para elicitar uma resposta detectável. As lectinas vegetais poliméricas que se ligam a carboidratos, como a concanavalina-A e fito-hemaglutinina (PHA; do inglês, *phytohemagglutinin*), constituem um grupo comumente utilizado de ativadores policlonais de células T. Essas lectinas se ligam especificamente a certos resíduos de açúcar nas glicoproteínas de superfície das células T, incluindo o TCR e as proteínas CD3, estimulando assim as células T. Anticorpos específicos para proteínas CD3 associadas ao TCR também atuam como ativadores policlonais de células T e são atualmente mais usados que as lectinas de plantas. Frequentemente, esses anticorpos precisam ser imobilizados em superfícies sólidas ou *beads*, ou, ainda, submetidos à ligação cruzada com anticorpos secundários antianticorpo, para indução de respostas de ativação ótimas. Como os ativadores policlonais solúveis não fornecem os sinais coestimuladores normalmente fornecidos pelas APCs, costumam ser muito usados com anticorpos estimuladores dirigidos contra receptores para coestimuladores, como anti-CD28. Os superantígenos, outro tipo de estímulo policlonal, ligam-se e ativam todas as células T que expressam tipos particulares de cadeia β do TCR (ver Capítulo 16, Figura 16.3). As células T de qualquer especificidade antigênica também podem ser estimuladas com reagentes farmacológicos, como a combinação do éster de forbol PMA e o ionóforo de cálcio ionomicina, que mimetizam os sinais gerados pelo complexo TCR.

### Ativação antígeno-induzida de populações policlonais de células T

As populações policlonais de células T normais enriquecidas para células T específicas para um antígeno particular podem ser derivadas do sangue e de órgãos linfoides periféricos de indivíduos após a imunização com o antígeno. A imunização serve para expandir o número de células T antígeno-específicas, as quais, então, podem ser reestimuladas *in vitro* pela adição de antígeno e APCs MHC-compatíveis às células T. Essa abordagem pode ser usada para estudar a ativação antígeno-induzida de uma população mista de células T previamente ativadas ("primadas") expressando muitos TCRs distintos. Contudo, as células T *naive* normalmente não respondem bem à estimulação com antígeno *in vitro*, provavelmente porque a frequência de células específicas para qualquer antígeno é muito baixa.

### Ativação antígeno-induzida de populações de células T com especificidade antigênica única

Populações monoclonais de células T, que expressam TCRs idênticos, têm sido úteis para análises funcionais, bioquímicas e moleculares. A limitação dessas populações monoclonais está no fato de serem mantidas como linhagens de cultura de tecidos de longa duração e, portanto, poderem ter divergido fenotipicamente das células T normais *in vivo*. Um tipo de população de célula T monoclonal que tem sido usado em Imunologia experimental é um clone de célula T antígeno-específica. Clones de ambas subpopulações de linfócitos T, auxiliar e citotóxico, foram estabelecidos a partir de camundongos e de seres humanos. Outras populações de células T monoclonais usadas no estudo de ativação da célula T incluem hibridomas de célula T antígeno-específicas, produzidos da mesma forma que hibridomas de célula B (ver Figura 5.9, Capítulo 5); e linhagens tumorais derivadas de células T foram estabelecidas *in vitro* após a remoção de células T malignas de animais ou seres humanos com linfomas ou leucemias de célula T. Embora algumas linhagens tumor-derivadas expressem complexos TCR funcionais, suas especificidades antigênicas são desconhecidas, e as células geralmente são estimuladas com ativadores policlonais para fins experimentais. A linhagem Jurkat, derivada de uma leucemia de célula T humana, exemplifica uma linhagem tumoral que é amplamente usada como modelo para estudar a transdução de sinal de células T.

**Camundongos transgênicos para TCR** são uma fonte de células T fenotipicamente normais, homogêneas, com especificidades antigênicas idênticas que são amplamente usadas para estudos experimentais. Se os genes rearranjados das cadeias $\alpha$ e $\beta$ de um único TCR de especificidade conhecida forem expressos como transgenes em camundongos, a maioria das células T maduras no camundongo expressará esse TCR. Se o cruzamento do transgene de TCR ocorrer em camundongos de fundo deficiente de RAG1 ou de RAG2, não haverá nenhuma expressão de gene *TCR* endógeno, e 100% das células T expressarão apenas o TCR transgênico. As células T com TCR transgênico podem ser ativadas *in vitro* ou *in vivo* com um único antígeno peptídico, e podem ser identificadas por anticorpos específicos para o TCR transgênico. Uma das vantagens exclusivas dos camundongos transgênicos para TCR é permitirem o isolamento de números suficientes de células T *naive* de especificidade definida, possibilitando assim estudar as respostas funcionais à primeira exposição ao antígeno. Essa vantagem permitiu aos pesquisadores estudarem as condições *in vitro* em que a ativação antigênica de células T *naive* leva à diferenciação em subpopulações funcionais, como células Th1 e Th2 (ver Capítulo 9). As células T *naive* de camundongos transgênicos para TCR também podem ser injetadas em camundongos receptores singênicos, em cujos tecidos linfoides se alojam. O camundongo receptor, então, é exposto ao antígeno para o qual o TCR transgênico é específico. Com o uso de anticorpos que marcam as células T transgênicas para TCR, é possível seguir sua expansão e diferenciação *in vivo*, bem como isolá-las para análise de respostas *recall* (secundárias) ao antígeno *ex vivo*.

## Métodos de enumeração e estudo das respostas funcionais de células T

No passado, a medição da proliferação de linfócitos T *in vitro*, assim como de outras células, costumava ser conduzida pela determinação da quantidade de $^3$H-timidina incorporada ao DNA replicante das células em cultura. A incorporação de timidina fornece uma medida quantitativa da taxa de síntese de DNA, que, em geral, é diretamente proporcional à taxa de divisão celular. Como o uso de isótopos radioativos em pesquisas de laboratório diminuiu por motivos ambientais e de segurança, outros ensaios de proliferação celular tornaram-se mais comuns e podem ser usados *in vitro* e *in vivo*.

A proliferação de linfócitos *in vivo* pode ser medida injetando o análogo de timidina chamado bromodesoxiuridina (BrdU) em animais, ou fazendo com que os animais bebam água contendo BrDU e, então, marcando as células coletadas dos animais com anticorpos anti-BrdU para identificar e enumerar os núcleos que incorporaram BrdU em seu DNA durante a replicação do DNA.

Os corantes fluorescentes podem ser usados para estudar a proliferação de células T *in vitro* ou *in vivo*. As células T são marcadas primeiramente com ésteres fluorescentes lipofílicos quimicamente reativos e, então, a célula pode ser cultivada *in vitro* sob várias condições experimentais ou adotivamente transferidas para animais de experimentação. Os corantes entram nas células, formam ligações covalentes com proteínas citoplasmáticas e, então, não podem sair das células. Um corante desse tipo comumente usado é o 5,6-carboxifluoresceína diacetato de succinimidil éster (CFSE), que pode ser detectado nas células por meio de técnicas-padrão de citometria de fluxo. Toda vez que uma célula se divide, seu conteúdo de corante cai pela metade e, desse modo, é possível determinar se as células T cultivadas ou adotivamente transferidas recuperadas dos tecidos linfoides do camundongo receptor sofreram divisão. Também é possível estimar o número de duplicações sofridas por cada célula T.

Os **tetrâmeros de peptídio-MHC** são usados para enumerar as células T que exibem uma única especificidade antigênica isoladas do sangue ou dos tecidos linfoides de animais de experimentação ou seres humanos. Esses tetrâmeros contêm quatro complexos peptídio-MHC que a célula T normalmente reconheceria na superfície das APCs. O tetrâmero é formado produzindo uma molécula de MHC classe I solúvel (não ligada à membrana), a qual é acoplada uma pequena molécula chamada biotina, por meio da aplicação da tecnologia de DNA recombinante. A biotina se liga com alta afinidade a uma proteína chamada avidina, e cada molécula de avidina liga quatro moléculas de biotina. Portanto, a avidina forma um substrato para a montagem de quatro proteínas de MHC biotina-conjugadas. As moléculas de MHC podem ser carregadas com um peptídio de interesse e, assim, estabilizadas, enquanto a molécula de avidina é marcada com um fluorocromo, como FITC. Esse tetrâmero se liga a células T específicas para o complexo peptídio-MHC, com avidez alta o suficiente para marcar as células, mesmo que estejam em suspensão. Esse método é a única abordagem viável para identificação de células T antígeno-específicas em seres humanos. Exemplificando, é possível identificar e enumerar células T HLA-A2-restritas circulantes específicas para um peptídio de HIV marcando células sanguíneas com um tetrâmero de moléculas de HLA-A2 carregado com o peptídio. A mesma técnica está sendo usada para enumerar e isolar células T específicas para autoantígenos em indivíduos normais e em pacientes com doenças autoimunes. Os tetrâmeros de peptídio- MHC que se ligam a um TCR transgênico particular também podem ser usados para quantificar as células T transgênicas em diferentes tecidos após a transferência adotiva e estimulação antigênica. A técnica é hoje amplamente utilizada com moléculas de MHC classe I. Nas moléculas de classe I, apenas um polipeptídio é polimórfico, e moléculas estáveis podem ser produzidas *in vitro*. Isso é mais difícil para moléculas de classe II, porque ambas as cadeias são polimórficas e requeridas para a montagem adequada, mas tetrâmeros de classe II-peptídio também estão sendo produzidos.

Os **ensaios de secreção de citocina** podem ser usados para quantificar células T efetoras secretoras de citocinas. Os métodos mais comumente usados são a marcação citoplasmática de citocinas com análise das células marcadas por citometria de fluxo e os ensaios imunossorventes de célula única ligados a enzimas (ELISpot; do inglês, *single-cell enzyme-linked immunosorbent assays*). Nesses tipos de estudos, a ativação antígeno-induzida e a diferenciação de células T ocorrem *in vivo*. Em seguida, as células T são isoladas, reestimuladas com o antígeno ou com ativadores policlonais, e testadas para expressão de citocinas *in vitro*. A marcação citoplasmática de citocinas requer permeabilização das células, de modo a permitir que anticorpos conjugados com fluorocromo específicos para uma citocina particular possam entrar na célula. As células marcadas, então, são analisadas por citometria de fluxo. A expressão de citocinas por células T específicas para um antígeno particular pode ser determinada por meio da marcação adicional de células T com tetrâmeros peptídio-MHC ou, no caso das células T transgênicas para TCR, com anticorpos específicos para o TCR transgênico. Usando uma combinação de CFSE e anticorpos anticitocina, é possível examinar a relação existente entre divisão celular e expressão de citocinas. No ensaio ELISpot, células T recém-isoladas do sangue ou de tecidos linfoides são cultivadas em poços de placa de cultura de plástico revestidos com anticorpo específico para uma citocina particular. À medida que as citocinas são secretadas por células individuais, se ligam a anticorpos fixos em pontos (*spots*) discretos correspondentes à localização dessas células T individuais. Os *spots* são visualizados por meio da adição de um anticorpo secundário anti-Ig ligado à enzima, como no ELISA padrão (descrito anteriormente), e o número de *spots* é contado para determinar o número de células T secretoras de citocina.

### Análises do repertório do receptor de células T

Uma maneira poderosa de determinar se a expansão clonal de células T ocorreu ou para determinar a relação clonal entre diferentes populações de células T é avaliar a sequência de uma ou ambas as cadeias do TCR em populações de células T. Duas abordagens amplas são usadas. Em populações de células T, o sequenciamento de nova geração do DNA genômico ou do RNA expresso pode ser usado para obter as sequências CDR3 da cadeia TCR $\alpha$ ou $\beta$, ou de ambas as cadeias. Os clones mais proeminentes, a sequência CDR3 "identificadora" para um clone e a utilização dos genes V e J de clones individuais podem assim ser determinados, e isso pode ajudar a identificar a expansão clonal e a relação clonal entre diferentes subpopulações de células T em um determinado paciente ou camundongo. Como apenas um número muito pequeno de laboratórios de pesquisa usa o TCR (na forma recombinante solúvel) para descoberta de antígenos, em geral, a identificação da cadeia $\alpha$ e $\beta$ do TCR ao nível de uma única célula não é comumente realizada. No entanto, o advento de novas técnicas de captura de gotículas para o isolamento de células individuais permitiu o desenvolvimento de procedimentos para sequenciar com bastante facilidade os genes das cadeias $\alpha$ e $\beta$ de TCR de células T individuais. Em abordagens de célula única, o conhecimento do TCR específico em cada célula também pode ser correlacionado com o perfil transcricional da célula em questão. Assim, a expansão clonal de diferentes subpopulações de células T em um cenário de doença pode ser avaliada.

## MÉTODOS DE ESTUDO DAS RESPOSTAS DE LINFÓCITOS B

### Ativação de populações de células B policlonais

Uma abordagem comum para avaliar amplamente a função das células B de uma maneira não específica para antígenos consiste em usar anticorpos anti-Ig como análogos de antígenos, considerando que o anticorpo anti-Ig se ligará às regiões constantes (C) das moléculas de Ig de membrana em todas as células B e produzirá os mesmos efeitos biológicos produzidos por um antígeno que se liga às regiões hipervariáveis das moléculas de Ig de membrana existentes apenas em células B antígeno-específicas. Assim, o anticorpo anti-Ig é usado com frequência como ativador policlonal de linfócitos B, similarmente ao uso dos anticorpos anti-CD3 como ativadores policlonais de linfócitos T, já discutidos.

### Ativação antígeno-induzida de populações de células B com especificidade antigênica única

As células B antígeno-específicas podem ser purificadas usando *beads* magnéticas revestidas com antígeno, e ensaios de proliferação específicos para o antígeno podem ser realizados nas células purificadas; esses ensaios têm sido usados em pacientes com doenças infecciosas e em estudos de vacinação. Embora os métodos de clonagem e expansão para células B únicas tenham sido desenvolvidos, eles geralmente envolvem o uso de monocamadas que expressam CD40L, o que resulta na ativação e diferenciação de células B e, portanto, limita a utilidade do método. Todavia, foram desenvolvidos camundongos transgênicos em que virtualmente todas as células B expressam uma Ig transgênica de especificidade conhecida, de modo que a maioria das células B presentes nesses camundongos responde ao mesmo antígeno. Outra abordagem tem sido a geração de camundongos *knockin* para o receptor antigênico, em que os genes das cadeias H e L de Ig rearranjados que codificam uma Ig em particular são introduzidos em seus *loci* endógenos. Esses animais *knockin* se mostraram particularmente úteis no estudo da edição de receptor.

### Ensaios para medir a proliferação das células B e a produção de anticorpos

Uma parte considerável do nosso conhecimento sobre a ativação das células B tem como base experimentos *in vitro*, nos quais diferentes estímulos são usados para ativar células B e é possível medir com precisão a proliferação e diferenciação dessas células. Os mesmos ensaios podem ser feitos com células B recuperadas de camundongos expostos a diferentes antígenos ou com células B homogêneas expressando receptores antigênicos codificados por transgene.

A proliferação das células B é medida usando marcação com CFSE ou incorporação de $^3$H-timidina *in vitro* e de BrdU *in vivo*, como descrito anteriormente para a proliferação das células T.

A produção de anticorpos é medida de dois modos diferentes: com ensaios para secreção cumulativa de Ig, que mede a quantidade de Ig acumulada no sobrenadante de linfócitos em cultura ou no soro de um indivíduo imunizado; e os ensaios com células únicas, que determinam o número de células em uma população imune que secretam Ig de uma especificidade ou isótipo particular. A técnica mais precisa, quantitativa e amplamente usada para medir a quantidade total de Ig no sobrenadante de uma cultura ou em uma amostra de soro é o ELISA. Usando antígenos ligados a suportes sólidos, é possível usar o ELISA para determinar a quantidade de anticorpos presentes em uma amostra que são específicos para um antígeno particular. Em adição, a disponibilidade de anticorpos anti-Ig que detectam Igs de diferentes classes de cadeia pesada ou leve permite medir as quantidades de diferentes isótipos em uma amostra. Outras técnicas usadas para determinar os níveis de anticorpo são a hemaglutinação, para anticorpos antieritrócitos, e a lise dependente de complemento, para anticorpos específicos para tipos celulares conhecidos. Ambos os ensaios têm como base a demonstração de que, se a quantidade de antígeno (*i. e.*, células) for constante, a concentração de anticorpo determina a quantidade de anticorpo ligado às células. Isso é refletido no grau de aglutinação celular ou na subsequente ligação de complemento e lise celular. Os resultados desses ensaios geralmente são expressos como títulos dos anticorpos, os quais consistem na diluição da amostra que produz metade dos efeitos máximos, ou na diluição em que o ponto final do ensaio é alcançado.

O ensaio ELISpot é usado para enumerar células produtoras de anticorpo de uma especificidade em particular. Nesse método, o antígeno é ligado ao fundo de um poço, as células secretoras de anticorpo são adicionadas, e os anticorpos secretados e ligados ao antígeno são então detectados por um anticorpo anti-Ig ligado a uma enzima, como no ELISA, em um meio semissólido. Cada *spot* representa a localização de uma célula secretora de anticorpo. Os ensaios de células únicas fornecem uma medida dos números de células secretoras de Ig, mas não podem quantificar com precisão a Ig secretada por cada célula ou pela população celular total. As técnicas de ELISA e ELISpot podem ser adaptadas para avaliar a afinidade dos anticorpos, usando antígenos com diferentes números de porções hapteno. Nesse sentido, a medida da afinidade pode ser avaliada testando soro ou células B amostradas em momentos distintos durante uma resposta imune.

### Análises do repertório do receptor de células B

A avaliação das sequências dos genes de cadeia H e L das Igs em populações de células B isoladas é uma maneira poderosa de determinar se ocorreu expansão clonal de células B ou para determinar a relação clonal entre diferentes populações de células B. O sequenciamento de nova geração do DNA genômico ou do RNA expresso isolado de populações de células B pode ser usado para obter as sequências CDR3 das cadeias H e L de Ig. As sequências CDR3 podem então ser usadas para identificar os clones mais proeminentes e a sequência CDR3 "identificadora", além da utilização dos genes V e J de clones individuais. Essa informação pode ajudar a identificar a expansão clonal e a relação clonal entre diferentes populações de células B em um determinado indivíduo. Ao clonar células B únicas e sequenciar os genes das cadeias Ig H e L de células únicas, foi possível criar anticorpos monoclonais recombinantes a partir de células B únicas em humanos e camundongos. Esses anticorpos monoclonais têm sido usados na determinação da autorreatividade, desenvolvimento de anticorpos monoclonais reativos contra antígenos de agentes infecciosos e para purificar antígenos desconhecidos que conduzem a grandes respostas de células B em pacientes humanos. Enquanto as abordagens anteriores em células únicas eram relativamente trabalhosas, o advento de novas técnicas de captura de gotículas para o isolamento de células únicas permitiu o desenvolvimento de procedimentos muito mais eficientes para o sequenciamento de genes de cadeia H e L de Ig de células B individuais.

## APLICAÇÕES DOS IMUNOENSAIOS NO DIAGNÓSTICO CLÍNICO

Muitas das técnicas discutidas anteriormente são usadas em laboratórios clínicos, para determinar o estado do sistema imune dos pacientes. Aqui, resumiremos algumas das abordagens laboratoriais mais comuns para o diagnóstico inicial de anormalidades imunológicas. Em muitos casos, as anormalidades encontradas com essas abordagens são acompanhadas por testes altamente especializados, incluindo a análise genética molecular.

### Citometria de fluxo para determinar os números de subpopulações de células imunes circulantes

A citometria de fluxo é usada de forma rotineira para determinar os números totais de células B, células T, células *natural killer* (NK) e subpopulações de células T ($CD4^+$ e $CD8^+$) na circulação (ver Capítulo 2, Figura 2.7). Entre as abordagens de acompanhamento, estão a análise em populações de células T *naive* e subpopulações de células T de memória ($CD45RA^+/RO^+$), células T $\gamma\delta$, células B de memória que realizaram troca de isótipo ($CD27^+IgM^-IgD^-$) e até subpopulações de células T auxiliares (Th1, Th2, Th17, Treg), dependendo do contexto.

## Ensaios para imunidade inata

O **ensaio da explosão oxidativa do neutrófilo** comumente é realizado usando análise de citometria de fluxo com dihidro-rodamina (DHR) e pode ser usado para a detecção de doença granulomatosa crônica manifesta e também dos portadores com herança ligada ao X da doença. Neste teste, DHR, que é um composto lipossolúvel não fluorescente, é adicionado a suspensões de neutrófilos, que são então estimulados por PMA. A DHR pode ser oxidada pelo peróxido de hidrogênio produzido durante a explosão respiratória dos neutrófilos pela oxidase do fagócito ou pela mieloperoxidase. A oxidação da DHR converte a DHR em um composto de rodamina catiônica fluorescente verde, que se localiza nas mitocôndrias e pode ser detectado por citometria de fluxo.

Os **ensaios de citotoxicidade da célula NK** avaliam o *killing* pela célula NK *ex vivo* de uma população celular-alvo (p. ex., células sem MHC). Um valor baixo sugere disfunção de células NK e é útil na avaliação de pacientes com infecções recorrentes (primariamente, virais), bem como em casos de pacientes com suspeita de causa primária de linfo-histiocitose hemofagocítica (HLH; do inglês, *hemophagocytic lymphohistiocytosis*).

## Ensaios para imunidade humoral

A **detecção sorológica** de anticorpos específicos tem sido usada para o diagnóstico de doenças infecciosas e de grupos sanguíneos por mais de um século. Em infecções, anticorpos IgM específicos indicam exposição recente a um patógeno, enquanto anticorpos IgG podem ser detectados dentro de 2 semanas do início da doença e também persistir por décadas depois.

A **eletroforese de proteínas séricas** pode revelar diminuição de gamaglobulinas na imunodeficiência e picos de Ig monoclonal associados com expansões clonais malignas e pré-malignas de plasmócitos.

Os **níveis séricos de diferentes classes de anticorpo**, incluindo IgG, IgA, IgM e IgE, além de subclasses de IgG, geralmente são determinados por nefelometria automatizada, que envolve misturar uma diluição do soro de um paciente com anticorpos específicos para diferentes classes de cadeia pesada de Ig, formando pequenos imunocomplexos que são detectados e quantificados por meio da medida da dispersão da luz. A avaliação dos níveis de subclasses de IgG no soro é mais útil em casos de pacientes com níveis totais de IgG baixos limítrofes (~ 400 mg/dℓ na população adulta).

Os **níveis e a função do complemento** são quantificados em diversos contextos clínicos, incluindo infecções recorrentes, angioedema recorrente e/ou doença autoimune. No contexto de infecções recorrentes (particularmente por organismos encapsulados como *Neisseria*), recomenda-se determinar os níveis de CH50 como teste de triagem inicial, seguido então de análises mais detalhadas da via, no contexto de um CH50 baixo/nulo. O CH50 é um teste de triagem para deficiência das vias clássica ou terminal, e é determinado pela medida da capacidade do soro de um paciente de causar hemólise em eritrócitos de carneiro pré-recobertos com anticorpos fixadores de complemento. A diluição do soro que resulta em 50% de hemólise de eritrócitos é o CH50. A análise de proteínas do complemento individuais é realizada por nefelometria ou variações de ELISAs. No contexto de angioedema recidivante, a determinação dos níveis de C4 é recomendada com frequência para teste de triagem inicial, seguida da determinação dos níveis e da função do inibidor de C1 no contexto de níveis baixos de C4 e/ou de alto nível de suspeita de deficiência subjacente ao inibidor de C1. No contexto de doença autoimune, níveis baixos de C3 e/ou C4 podem ser medidas úteis da formação em curso de imunocomplexos.

A **triagem de autoanticorpos** para uma gama de especificidades pode ser realizada dependendo do contexto clínico, usando várias técnicas em que o soro de um paciente é testado quanto à presença de Ig que se ligue a antígenos purificados ou a células.

As **respostas a vacinas** são medidas de forma rotineira para avaliar a função imune humoral. As respostas são determinadas medindo os níveis séricos de IgG específica para ambos antígenos, dependentes de célula T (proteínas ou glicoproteínas; p. ex. vacinação contra toxoide tetânico, toxoide diftérico, bem como antígenos e *Haemophilus influenzae* tipo B) e independentes de célula T (p. ex., polissacarídios; p. ex. Pneumovax). Os títulos são mais comumente medidos decorridos cerca de 6 meses após a vacinação, e títulos baixos podem justificar avaliação adicional para imunodeficiência subjacente de célula B.

## Ensaios para imunidade celular

Os **círculos de excisão do receptor de células T** (**TRECs**; do inglês, *T cell receptor excision circles*), que são formados pela recombinação V-D-J durante a maturação das células T, são medidos em um ensaio de triagem sanguínea de recém-nascidos que atualmente é obrigatório na maioria dos estados norte-americanos. Os níveis de TREC são usados para avaliar o débito recente de células T do timo, e níveis baixos indicam deficiência de células T, o que justifica avaliação adicional para imunodeficiência combinada grave (SCID; do inglês, *severe combined immunodeficiency*).

Os **ensaios de proliferação de células T** são realizados para avaliar a função das células T, com a análise sendo feita pela estimulação das células *ex vivo* com mitógenos como mitógeno *pokeeweed* (PWM) e PHA, antígenos específicos (*Candida* e toxoide tetânico são comumente usados), ou anticorpos contra CD3 e CD28. Uma proliferação celular robusta a esses estímulos sugere uma função intacta das células T.

# Índice Alfabético


**A**

Adjuvantes, 103, 133, 235, 412
Afinidade do anticorpo, 122
Agamaglobulinemia(s), 527
- ligada ao X, 218, 526
Agentes
- anti-inflamatórios de ação ampla, 478
- biológicos, 479
Alergênios, 491, 493
Alergia(s), 468, 491
- alimentares, 510
Aloantígenos, 416
Aloenxerto, 416
Alorreativos, 416
Alotipos, 116
Alterações
- epigenéticas, 201
- metabólicas, 182
- nas moléculas de superfície, 239
- vasculares, 97
Aminas vasoativas, 500
Anafilaxia, 493
- cutânea passiva, 504
- sistêmica, 507
Anatomia e funções dos tecidos linfoides, 31
Anemia
- hemolítica autoimune, 471
- perniciosa autoimune, 471
Anergia, 364, 374, 375, 477
Anormalidades
- herdadas de gene único, 382
- imunológicas, 377
Antagonistas de citocinas, 479
Anticorpo(s), 107, 450
- doador-específicos, 424
- estrutura dos, 108, 109
- funções efetoras dos, 308
- monoclonais, 116, 117
- - conjugados, 456
- naturais, 220, 302
- produção de, 279
- T-dependentes, 280
- T-independente, 280
Antígeno(s), 3, 107, 135, 270
- associado à função do leucócito, 46
- biológicos, 121
- codificados por genes mutantes, 445
- de grupos sanguíneos, 437
- de histocompatibilidade secundários, 419
- de tumores, 448
- de vírus oncogênicos, 445
- dos grupos sanguíneos ABO, 436
- estranhos, 376
- glicoproteicos e glicolipídicos alterados, 448
- leucocitários humanos, 137
- Lewis, 437
- muito tardio, 46
- oncofetais, 448
- proteicos, 284
- - degradados em proteassomos, 148
- - reconhecidos pelos linfócitos T, 130
- *Rhesus*, 437
- T-independentes, 301
- timo-dependentes, 301
- timo-independentes, 301
- tumorais, 445
- - não mutantes, 447
Antimetabólitos, 432
Antissoro, 108
AP1, 179
Apresentação
- cruzada, 149, 270
- de antígenos
- - associado ao MHC, 154
- - não proteicos para células T, 156
- - por células B, 286
- direta dos aloantígenos, 419
- indireta, 419
Armadilhas extracelulares do neutrófilo, 99
Artrite reumatoide, 476, 481
- novas terapias para a, 483
- patogênese da, 482
Asma, 506, 508
*Aspergillus fumigatus*, 392
Associação
- de alelos de MHC com autoimunidade, 379
- de peptídios processados com moléculas do MHC de classe II, 153
Ataxia telangiectasia, 532
Atenuação da sinalização dos receptores imunológicos, 186
ATG16L1, 382
Ativação
- alternativa, 20
- de macrófagos, 261
- clássica, 20
- - de macrófagos, 257
- das células B, 279, 283
- - alorreativas, 424
- - e troca para IgE, 494
- - extrafoliculares, 288
- - mediada pela célula T auxiliar, 288
- - por antígenos, 283
- das células T
- - alorreativas, 423
- - auxiliares produtoras de citocina do tipo 2, 494
- de fagócitos e inflamação, 393
- de fatores de transcrição, 179
- de linfócitos T alorreativos, 422
- de mastócitos, 497
- de tirosinoquinases e de quinases lipídicas, 172
- do complemento, 393
- - etapas terminais da, 322
- dos linfócitos T, 231
- - CD8$^{+}$, 270
- inicial de células B e T auxiliares, 285
- T-dependente das células B, 287
Atividades microbicidas defeituosas dos fagócitos, 517
Atopia, 468, 491, 506
Ausência de responsividade funcional, 364
Autofagia, 152
Autoimunidade, 359, 467
- mecanismos de, 377
Autotolerância, 5, 359, 360
- defeituosa, 377
Avidez, 123

**B**

Baço, 38
Bainhas linfoides periarteriolares, 39
Barreiras epiteliais, 81, 333
Bases
- estrutural e química da ligação antigênica, 122
- genéticas da autoimunidade, 379
Basófilos, 14, 15, 20, 495
BCL-6, 300
Biossíntese e transporte de moléculas do MHC de classe II, 152

BLIMP1, 300
Bloqueio
- da coestimulação, 238, 432, 434
- de função ou depleção de anticorpos antilinfócitos, 432
- de pontos de controle, 239, 461
- - imunológico, 460
*Burst* respiratório, 99

## C

C1, 320
Calcineurina, 179
*Candida albicans*, 392
Captura do antígeno, 131
- e distribuição para as células B, 282
Carreador, 121
Caspases, 373
Catelicidina, 81
CD25 (IL-2rα, 239, 382
CD59, 325, 326
CD69, 239
Células
- apresentadoras de antígeno, 129, 131, 132, 270, 419
- B
- - da zona marginal, 219, 220
- - de memória, 299
- - estágios
- - - de maturação da, 215
- - - pró-B e pré-B do desenvolvimento das, 215
- - foliculares, 219, 282
- - imaturas, 218
- - maduras subpopulações de, 219
- - *naive*, 282
- - que respondem a antígenos T-independentes, 301
- - transicionais, 214
- B-1, 219, 220
- de antígenos apresentadoras, 131
- de Langerhans, 134
- de memória, 9, 26, 244
- dendríticas, 21, 82, 131, 132, 282
- - desenvolvimento de, 22
- - humanas, 23
- - na captura e exibição do antígeno, 133
- - convencionais, 133
- - derivadas de monócitos, 134
- - plasmocitoides, 134
- - foliculares, 23, 59, 290
- do sistema imune, 13
- efetoras, 9, 26
- endoteliais, 45
- - vasculares, 132
- envolvidas nas reações alérgicas, 494
- epiteliais, 81
- - tímicas, 132
- linfoides, 13
- - inatas na doença alérgica, 494
- - inatas produtoras de citocinas, 82
- - - subpopulações de, 83
- - inatas secretoras de citocinas, 31
- M, 339, 340
- mieloides, 13
- *natural killer*, 31, 84, 451
- - funções das, 84
- pré-B, 217
- reticulares fibroblásticas, 37
- supressoras mieloide-derivadas, 452
- T, 345
- - alorreativas, 423
- - auxiliares, 11, 270
- - - CD4+, 252
- - - foliculares, 289
- - - funções de outras subpopulações de, 264
- - CD4+, 363
- - - efetoras, 251
- - - - subpopulações de, 252, 264
- - - de memória, 276
- - CD8+ efetoras, 276
- - de memória, 58
- - - central, 58, 245
- - - desenvolvimento e propriedades das, 243
- - - efetora, 58, 245
- - - periférica, 245
- - - propriedades das, 243
- - - tecido-residentes, 58, 245
- - efetoras, 232
- - - circulantes, 57
- - - e reguladoras na mucosa intestinal, 346
- - - natureza das respostas de, 154
- - estágios da maturação da, 222, 223
- - invariantes associadas à mucosa, 264, 266, 338
- - na erradicação de infecções, 250
- - *natural killer*, 265
- - produtoras de citocinas, 264
- - reguladoras, 11, 246, 368
- - - foliculares, 297
- - - na autotolerância e na autoimunidade, 371
- - subpopulações de, 26
- - γδ, 265
- Th1, 253, 254, 347
- - desenvolvimento de, 254, 255
- - funções das, 256
- - propriedades das subpopulações, 253
- - subpopulação, 255
- Th2, 253, 254, 259, 347
- - desenvolvimento de, 254, 258
- - funções das, 259, 260
- - na defesa do hospedeiro, 261
- - na doença alérgica, 494
- - propriedades das subpopulações, 253
- - subpopulação, 258
- Th17, 253, 254, 262, 263, 346, 400
- - desenvolvimento de, 254, 262
- - funções das, 263
- - na defesa do hospedeiro, 264
- - propriedades das subpopulações, 253
- - subpopulação, 262
- Th9, 264
- Th22, 264
Células-alvo, 274
Células-tronco multipotentes, 200
Centros germinativos, 36
*Chlamydia*, 392
Choque séptico, 100
Ciclo de vida
- do HIV, 537
- viral, 534
Ciclosporina, 431
Circulação de leucócitos, 43
Citocinas, 9, 103, 253, 271, 290, 502
- da imunidade inata, 93
- hematopoéticas, 33
- inibidoras, 370
- na ativação de células T, 239
- na inflamação, 95
- pró-inflamatórias da imunidade inata, 92
- produzidas durante as respostas imunes inatas, 96
- produção de, 499
- Th1, 257
- Th17, 263
Citólise mediada pelo complemento, 329
Citotoxicidade celular dependente de anticorpo, 87, 313, 314
Classes, 113
- de linfócitos, 8, 24, 25
- de receptores, 164
- - de citocinas, 188
Clivagem, 210
- de C3B mediada pelo fator I, 327
*Clostridium tetani*, 392
Coestimulação, 234, 270
- na ativação das células T, 234, 422
Coestimuladores, 133
Coinibição, 236
Coinibidores, 365
Colectinas, 90
Colite ulcerativa, 486
Complexo(s)
- antígeno-anticorpo, 124
- BCR, 183
- de ataque à membrana, 90
- esclerose tuberosa 1, 431
- H-2, 136
- principal de histocompatibilidade (MHC), 11, 130, 132, 136, 137
- - descoberta do, 136
- - estrutura das moléculas do, 142
- - humano, 137
- - murino, 136
- - propriedades gerais das moléculas do, 142
- receptor, 168
- - antigênico dos linfócitos B, 182
- - de células B, 283
Componentes celulares do sistema imune inato, 81
Contração, 4
Controladores de elite e não progressores de longo prazo, 544
Convertase de C5, 315
Correceptor(es), 168
- CD4 e CD8 na ativação das células T, 170
*Corynebacterium diphtheriae*, 392
*Cross-priming*, 149
*Cryptococcus neoformans*, 392
CTLA-4, 187, 236, 239, 365, 366, 368

## D

DC-SIGN, 80
Decídua uterina, 355
Declínio das respostas das células T, 245
Dectinas, 80
Defeito(s)
- hereditários nas vias de TLR, sinalização do NF-κB e IFNs do tipo I, 520

- na ativação
- - da célula B dependente da célula T, 529
- - das células T, 530
- - e função dos linfócitos T, 529
- na diferenciação de células B, 528
- na função dos CTL e das células NK, 531
- na imunidade inata, 517
- na sinalização do TLR, 518
- na transdução de sinal do TCR, 529
- na via de IL-12/IFN-$\gamma$, 520
- nas células NK e fagócitos, 519
- no desenvolvimento
- - e ativação das células B, 526
- - esplênico, 520
Defensinas, 81, 337
Defesa do hospedeiro nas barreiras de mucosas, 261
Deficiência(s)
- da célula B, 516
- da célula T, 516
- de ADA, 521
- de adesão leucocitária, 51, 519
- - tipo 1, 518, 519
- - tipo 2, 518, 519
- - tipo 3, 518, 519
- de anticorpos, 526, 527
- de células NK, 518
- do complemento, 330
- seletiva(s)
- - das subclasses de IgG, 528
- - de IgA, 526
- - de isótipos de imunoglobulina, 526
Degradação ubiquitina-dependente de proteínas sinalizadoras, 187
Deleção, 362, 374, 375
- clonal, 204
- das células
- - T via morte celular por apoptose, 371
- - e de anticorpos, 479
Deriva antigênica, 405
Dermatite atópica, 510
Descoberta do MHC, 136
Desenvolvimento
- das células
- - T
- - - de memória, 243
- - - no timo, 223
- - dendríticas, 22
- - Th1, 254, 255
- - Th2, 254, 258
- - Th17, 254, 262
- de macrófagos, 16
- de monócitos, 16
- do repertório de células T restritas ao MHC próprio, 226
- dos linfócitos, 26, 199, 201
- - B, 213
- - T, 221
Desgranulação, 498
Desoxinucleotidil transferase terminal, 211
Dessensibilização, 510
Destruição intracelular de microrganismos, 98
Determinantes, 4, 121
- antigênicos, 122
Diabetes melito tipo 1, 476, 485
Diferenciação
- das células
- - B em plasmócitos secretores de anticorpos, 297
- - T ativadas em células efetoras, 243
- e funções das células T efetoras
- - CD8$^+$, 269
- - CD4$^+$, 249
Digestão
- de proteínas nos proteassomos, 149
- proteolítica de antígenos em vesículas acídicas, 152
Direcionamento terapêutico de coestimuladores, 238
Disgenesia reticular, 524
Distúrbio(s)
- congênitos da imunidade inata, 518
- de hipersensibilidade, 467
- multissistêmicos com imunodeficiência, 532
Diversidade, 4, 5, 124
- dos genes de receptores antigênicos, 212
- juncional, 213
Doador, 415
Doença(s)
- alérgicas, 507
- autoimunes, 6, 359, 377, 467
- causadas
- - pela inflamação mediada por citocinas, 475
- - por anticorpos
- - - contra células fixas e antígenos teciduais, 469
- - - e complexos antígeno-anticorpo, 469
- - por linfócitos T, 474
- - - citotóxicos, 478
- celíaca, 487
- da imunodeficiência combinada grave ligada ao X, 201
- de Crohn, 485
- de Graves, 471
- de hipersensibilidade, 467, 468
- do enxerto-*versus*-hospedeiro, 438
- do soro, 473
- granulomatosa crônica, 99, 517, 518
- hemolítica do feto e do recém-nascido, 437
- imunológicas
- - abordagens terapêuticas para as, 478
- - selecionadas, 480
- inflamatórias, 253
- mediada(s)
- - por células T, 476
- - por imunocomplexos, 471, 480
- - - patogênese das, 474
- por imunodeficiências, 515
Domínio(s)
- de proteínas de imunoglobulina e do receptor de célula T, 206
- Ig, 109

# E

E-selectina, 46
Eczema, 476, 510
Edição dos receptores, 204, 221, 374
Efeito
- enxerto-*versus*-leucemia, 464
- hapteno-carreador, 286, 287
Eliminação de helmintos mediada por anticorpo, 314
Engajadores de células T biespecíficos, 456
Enteropatia
- inflamatória, 476, 485, 486
- sensível ao glúten, 487
Entrada de células B no centro germinativo, 291
Enxerto(s), 415
- alogênico, 416
- autólogo, 416
- singênico, 416
- xenogênico, 416
Enzima(s)
- AID, 296
- e proteoglicanas dos grânulos, 502
- proteolíticas, 99
Eosinófilos, 14, 15, 20, 495, 503
Epítopos, 4, 121
*Escherichia coli*, 391
Esclerose múltipla, 476, 484
- novas terapias para, 484
- patogênese da, 484
Espalhamento de epítopos, 484
Espécies reativas de oxigênio, 99
Especificidade, 4, 124
Estágio(s)
- da maturação
- - da célula T, 222, 223
- - da célula B, 215
- - do linfócito, 200
- do desenvolvimento dos linfócitos B, 214
- pró-B e pré-B do desenvolvimento das células B, 215
Estimulação
- da imunidade adaptativa, 103
- das respostas inflamatórias, 329
Estímulos inflamatórios inespecíficos, 464
Estratégias para o desenvolvimento de vacinas, 409
Evasão
- das respostas imunes pelos tumores, 453
- do complemento por microrganismos, 331
Eventos sequenciais no centro germinativo, 291
Exaustão das células T, 272
Exclusão alélica, 218
Exibição anormal de autoantígenos, 378
Expansão clonal, 9, 26
- das células T, 242, 243
Expressão
- de complexos peptídio-MHC de classe II na superfície celular, 154
- de moléculas do MHC, 140
- de superfície dos complexos peptídio-MHC de classe I, 151

# F

Fagócitos, 14, 82
- mononucleares, 16
- - morfologia de, 18
Fagocitose, 98, 328, 469
- mediadas por anticorpos, 310
Família(s)
- B7, 237
- CD28, 237
- - de receptores coestimuladores, 181
- da IL-1, 190
- da IL-17, 190
- das quinases SRC, 164
- de coestimuladores B7:CD28, 234

- de receptor(es)
- - coestimuladores CD2/SLAM, 181
- - de TNF, 190
- - imunológicos, 166
- KIR, 273
- NOTCH, 164
- SLAM, 181
Fármacos anti-inflamatórios, 433
Fases da resposta imune humoral, 280
Fator(es)
- ambientais na alergia, 507
- de aceleração de decaimento, 325
- de crescimento endotelial vascular, 451
- de necrose tumoral, 93
- de restrição do hospedeiro, 542
- de transcrição, 271, 301
- - NF-κB, 451
- - T-BET, STAT1 e STAT4, 256
- de transformação do crescimento-β, 262
- estimuladores de colônia, 33
- - de granulócitos, 261, 263
- H, 325
- I, 325
- na autoimunidade, 384
- transformador do crescimento-β, 370
FcγRIIB, 382
Febre, 100
- reumática aguda, 471
*Feedback* de anticorpos, 302
Fenômeno da restrição do MHC, 137
Fenótipo de *homing* intestinal das células B, 341
Ficolinas, 90
Folículos, 36
Fosfolipase C, 186
Fragmento(s)
- cristalizável, 110
- de ligação ao antígeno, 110
- proteolíticos C5A, C4A e C3A, 329
Função(ões)
- celulares anormais, 471
- efetoras, 125
- fisiológica do sistema imune, 1

## G

Gamaglobulinas, 109
Gasdermina D, 78
Gene(s)
- AIRE, 383
- associados com atopia e asma, 506
- ativador de
- - recombinação-1, 210
- - recombinação-2, 210
- C4, 383
- CTLA4, 383
- da resposta imune, 137
- do hospedeiro, 544
- do MHC, 138, 379
- - de classes I e II, 139
- FAS/FAS-L, 383
- FOXP3, 383
- IL10, IL10R, 383
- IL2RA/B, IL2, 383
- SHP1, 383
Genética da rejeição do enxerto, 418
Geração
- da diversidade em células B e T, 211
- de células B de memória, 299
- dos anticorpos monoclonais, 117
- e manutenção das células T reguladoras, 369
Glomerulonefrite mediada por anticorpos, 472
Gota, 78
Granzimas, 84
Grupos de antígenos sanguíneos ABO e Rh, 435
GVHD
- aguda, 439
- crônica, 439

## H

Haplótipo, 140
Hapteno, 121
Helmintos, 314
Hematopoese, 32
Hemoglobinúria paroxística noturna, 326
Hepatite, 392
Herpes simples, 392
Heterogeneidade das células T reguladoras, 369
HHEX, 300
Hibridomas, 116
Hipermutação somática, 294, 296
Hipersensibilidade
- do tipo tardio, 252, 476
- imediata (tipo I), 468, 491
- mediada por
- - anticorpos (tipo II), 468
- - células T (tipo IV), 468
- - imunocomplexos (tipo III), 468
Hipertireoidismo, 471
Hipogamaglobulinemias/defeitos de isótipos, 527
Hipótese
- da higiene, 507
- dos dois sinais, 103
Histamina, 500
*Histoplasma capsulatum*, 392
HIV, 393
- características clínicas da doença causada pelo, 541
- estrutura e genes do, 534, 535
- mecanismos de evasão imune do, 544
HLA-DM, 153
HLA-DO, 154
*Homing*
- de células T *naive*, 57
- de linfócitos intestinais, 341
- leucocitário, 43
Hospedeiro, 415

## I

Identificação tumoral, 118
Idiótipos, 116
IFN-γ, 256
Imunidade, 1
- a bactérias
- - extracelulares, 393
- - intracelulares, 396
- adaptativa, 3, 4, 7, 66
- - a bactérias
- - - extracelulares, 394
- - - intracelulares, 398
- - aos fungos, 400
- - aos parasitas, 407
- - aos vírus, 401
- - no sistema respiratório, 349
- - no trato gastrintestinal, 339
- antitumoral, 464
- aos fungos, 399
- aos microrganismos, 389
- aos parasitas, 406
- aos tumores, 443
- aos vírus, 401
- ativa, 6
- do feto de mamífero e recém-nascido, 355
- em outros tecidos de mucosa, 349
- especializada nas barreiras epiteliais e tecidos imunoprivilegiados, 333
- humoral, 6, 10, 279, 307
- - e mediada por células, 6
- - induzida por vacinas, 308
- - mecanismos efetores da, 307
- - no trato gastrintestinal, 342
- inata, 2, 3, 63, 66
- - a bactérias
- - - extracelulares, 393
- - - intracelulares, 396
- - aos fungos, 400
- - aos parasitas, 406
- - aos vírus, 401
- - contra o HIV, 542
- - e adaptativa
- - - características comparativas das, 64
- - - na promoção do crescimento tumoral, 451
- - evolução da, 64
- - no sistema respiratório, 349
- - no trato gastrintestinal, 336
- mediada por células, 6, 11, 249
- - a *Listeria monocytogenes*, 251
- - T no trato gastrintestinal, 345
- nas barreiras epiteliais, 333
- nativa, 3
- natural, 2
- no sistema
- - gastrintestinal, 335
- - geniturinário, 350
- - respiratório, 349
- passiva, 6
- - no feto e no recém-nascido, 355
- regional, 334
Imunização passiva, 412
Imunocomplexos, 123
Imunodeficiência(s)
- após o transplante de células-tronco hematopoéticas, 440
- causada por defeitos na maturação de células T e B, 523
- combinada grave (SCID), 521, 522
- causada por defeitos
- - na ativação da célula T, 526
- - na recombinação V(D)J e sinalização de ponto de controle do pré-TCR, 524
- - no metabolismo nucleotídico, 521
- ligada ao X, 521
- comum variável (CVID), 528
- primárias, 515, 516
- - abordagens terapêuticas para, 532
- - e adquiridas, 515
- secundárias, ou adquiridas, 515, 533
Imunodiagnóstico, 116
Imunodominância de peptídios, 155

Imunoedição, 454
Imunoevasão
- por bactérias
- - extracelulares, 396
- - intracelulares, 399
- por parasitas, 408
- por vírus, 404
Imunogenicidade
- de antígenos proteicos, 154
- dos aloenxertos, 428
Imunógenos, 121
Imunoglobulina, 108, 109
- IgA, 342, 345
- - secretada, 344
- IgE, 493
- IgG, 480
- síntese, montagem e expressão das moléculas de, 119
Imunologia
- do transplante, 415
- dos tumores, 443
Imunomoduladores, 412
Imunoprivilégio
- do feto de mamífero, 355
- no cérebro, olho e testículo, 353
Imunoproteassomos, 150
Imunoproteção inata no intestino, 337
Imunossupressão
- iatrogênica, 533
- para prevenir ou tratar a rejeição de aloenxertos, 430
Imunoterapia(s)
- específica para doenças alérgicas, 510
- para a enteropatia inflamatória, 486
- para tumores, 455
- passiva, 455
Imunotoxinas, 456
Imunovigilância, 443
Indução da tolerância
- imunológica, 361
- terapêutica, 376
Infecção(ões)
- na autoimunidade, 382
- no desenvolvimento da autoimunidade, 384
- pelo HIV e AIDS
- - patogênese da, 538
- - progressão clínica da, 542
- progressão e desfecho das, 390
Inflamação, 4, 43, 252, 378, 470
- aguda, 100
- consequências sistêmicas e patológicas da, 100
- granulomatosa, 478
- linfocítica associada a tumores, 444
Inflamassomos, 76, 77
Influenza, 392
Ingesta e *killing* de microrganismos por fagócitos ativados, 98
Ingestão de antígenos proteicos em vesículas, 152
Inibição
- da ativação de células T, 246
- da coestimulação mediada por CTLA-4, 370
- da formação de C3 convertases, 326
- das respostas de células T CD8+, 272
Inibidor(es)
- das vias de sinalização das células T, 430
- de C1, 325
Iniciação
- do centro germinativo pelas células TFH, 291
- do sinal pelo receptor de células B, 183
- e desenvolvimento das respostas imunes adaptativas, 9
Insulina, 382
Integrinas, 46
Interação(ões)
- CD40L:CD40, 287
- leucócito-endotélio, 50
- peptídio-molécula de MHC, 145
Interferona-γ, 253, 256
Interleucina-1, 95
Interleucina-2, 241, 271, 370
- ações biológicas da, 242
- funções da, 242
Interleucina-2Rγ, 382
Interleucina-4, 259, 260
Interleucina-5, 261
Interleucina-6, 96
Interleucina-10, 104, 370, 371
Interleucina-12, 96, 256
Interleucina-13, 259, 260
Interleucina-15, 96, 271
Interleucina-17, 263
Interleucina-18, 96
Interleucina-21, 264
Interleucina-23R, 382
Interleucina C1, 83
Interleucina C2, 83
Interleucina C3, 83
IRF4, 300
Isótipos, 113
- de anticorpos, 114, 309

## J

Junção, 211

## K

*Killing*
- das células-alvo por CTLs, 273
- de células infectadas, 272
- mediado por CTLs, 273

## L

L-selectina, 46
Langerina, 80
Lectina(s)
- ligante de manose plasmática, 321
- tipo C, 79
*Legionella pneumophila*, 392
Lesão por imunocomplexos, 473
Leucocitose, 100
Leucotrienos, 502
Ligação(ões)
- de IgE aos mastócitos e basófilos, 495
- de peptídios a moléculas do MHC, 145, 146
- de um antígeno por um anticorpo, 113
- dos anticorpos aos antígenos, 121
- tioéster internas de C3, 318
Ligante(s)
- de CD40, 239
- de FAS (FAS-l), 275
- de integrinas, 46
Linfa, 35
Linfo-histiocitose hemofagocítica, 276
- familiar, 531
Linfócito(s), 24
- B, 4, 6, 24, 25, 132
- - com diversidade limitada de receptor antigênico, 88
- - desenvolvimento dos, 213
- - organização anatômica dos 36
- - *naive*, 26
- - subpopulações de, 24
- de memória, 30
- desenvolvimento dos, 26, 199, 201
- efetores, 29, 335
- estágios
- - de maturação do, 200
- - da história de vida dos, 27
- *naive*, 9, 27, 52
- T, 4, 6, 24, 25, 129, 449
- - CD8+ citotóxicos, 272
- - citotóxico (CTL), 11, 269, 273, 274
- - - CD8+, 443
- - - - na defesa do hospedeiro, 276
- - com diversidade limitada de receptor antigênico, 88
- - desenvolvimento dos, 221
- - *naive*, 26, 234
- - subpopulações de, 24
- - γδ, 228
Linfonodos, 36
- mesentéricos, 340
- morfologia de, 36
Linhagem(ns)
- de células B e T, 200
- *motheaten*, 302
*Listeria monocytogenes*, 392
*Loci* dos genes do MHC em humanos e camundongos, 139
*Locus* do antígeno leucocitário humano, 137
Lúpus eritematoso sistêmico, 480
- novas terapias para o, 481
- patogênese do, 481

## M

Macrófagos, 15, 98, 132, 451
- derivados de monócitos, 19
- desenvolvimento de, 16
- funções dos, 18, 19
- no reparo tecidual, 99
- subpopulações de, 20
Mamíferos eutérios, 355
Marcadores fenotípicos, 369
Mastócitos, 15, 20, 88, 495, 497
Maturação
- de afinidade, 125, 295, 296
- de células
- - dendríticas, 22
- - T, 221
- do linfócito, 27, 199
- dos fagócitos mononucleares, 16
Mecanismo(s)
- da imunodeficiência causada pelo HIV, 539
- das respostas de anticorpo T-independentes, 301
- de ação

- - das células T reguladoras, 369
- - do PD-1, 367
- de autoimunidade, 377
- de citotoxicidade mediada por CTLs, 273
- de entrada do HIV em uma célula, 538
- de evasão imune do HIV, 544
- de recombinação V(D)J, 208
- de troca de isótipo de cadeia pesada, 294
- efetores da imunidade humoral, 307
- que limitam as respostas imunes inatas, 104
Mediadores
- derivados de mastócitos, 500
- e tratamento da asma, 509
- lipídicos, 502
- - produção de, 498
- produzidos por mastócitos, basófilos e eosinófilos, 496
Medula óssea, 31
Meia-vida dos anticorpos, 120
Memória, 4, 5
Métodos
- para induzir tolerância doador-específica, 434
- para reduzir a imunogenicidade dos aloenxertos, 428
Miastenia *gravis*, 471
Microanatomia do córtex do linfonodo, 39
Microbioma
- comensal na imunorregulação, 348
- intestinal e cutâneo, 383
Microrganismos patogênicos, 391
MicroRNAs, 180, 201
Migração, 43
- de células
- - B, 60
- - - dentro do centro germinativo, 291
- - - e T auxiliares, 285
- - T
- - - de memória, 58
- - - *naive* para os linfonodos, 52
- de leucócitos, 45
- - para os tecidos, 97
- de linfócitos
- - B, 59
- - T efetores para os sítios de infecção, 57
- de neutrófilos, 51
- de plasmablastos secretores de anticorpos e células b de memória, 59
- e recirculação de linfócitos T, 52
Mimetismo molecular, 383
Modelos experimentais de doenças mediadas por imunocomplexos, 473
Modulação da sinalização da célula T por tirosina fosfatases proteicas, 181
Moléculas
- de adesão
- - celular vascular 1, 46
- - e receptores de quimiocinas, 239
- - intercelular 1, 46
- - leucócito-endotélio, 45
- - nos leucócitos, 45
- de reconhecimento de padrão do sistema imune inato, 68
- do MHC de classe
- - I, 142
- - II, 144
- e células que inibem as respostas imunes aos tumores, 453
- efetoras solúveis de imunidade inata, 88
Monócitos
- desenvolvimento de, 16
- para sítios de infecção ou de lesão tecidual, 51
- subpopulações de, 17
Montagem de complexos peptídio-MHC de classe I no retículo endoplasmático, 150
Morte celular, 245
Motivo(s)
- de ativação com base na tirosina do imunorreceptor, 87, 166
- de inibição baseados na tirosina do imunorreceptor, 87, 167
- de troca baseado em tirosina de imunorreceptor, 167
Movimento das células T no interior dos órgãos linfoides secundários, 54
Mucinas, 337
Multivalência, 121
Mutação(ões)
- autossômicas recessivas, 524
- somática de genes de imunoglobulina, 291, 295, 296
*Mycobacterium*
- *leprae*, 392
- *tuberculosis*, 392

# N

Não reatividade ao próprio, 5
*Neisseria meningitidis*, 392
Neoantígenos, 445, 446
Neutralização de microrganismos e toxinas microbianas, 309
Neutrófilos, 14, 15, 98
NF-κB, 179
NFAT, 179
NOD2, 381
Novas terapias para
- artrite reumatoide, 483
- esclerose múltipla, 484
- lúpus eritematoso sistêmico, 481

# O

Oportunistas, 516
Opsoninas, 88
Opsonização, 8, 328, 469
- e fagocitose mediadas por anticorpos, 310
Organização
- dos *loci* de genes
- - de imunoglobulina, 204
- - do receptor da célula T, 204, 206
Óxido nítrico, 99

# P

P-selectina, 46
Padrões
- e mecanismos de rejeição dos aloenxertos, 424
- moleculares associados ao dano (DAMPs), 66
- moleculares associados ao patógeno (PAMPs), 65
PD-1, 187, 236, 239, 366, 368
Pênfigo vulgar, 471
Pentraxinas, 90
Perda da expressão de antígeno tumoral, 454
Perforina, 84, 274
PI3-quinase, 174, 186
Placas de Peyer, 339
Plasmablastos, 30, 298
Plasmócitos, 29
- de vida curta, 297
- de vida longa, 297
- morfologia dos, 30
- secretores de IgA no intestino, 342
*Pneumocystis jiroveci*, 392
Polimorfismos em genes não HLA associados à autoimunidade, 380
Pólio, 392
Polivalência, 121
Pontos de controle na maturação do linfócito, 203
Pré-receptor
- de células B, 217
- de células T, 225
Processamento
- antigênico, 147
- de antígenos proteicos, 147
Processos de seleção
- na maturação de células T αβ MHC-restritas, 226
- que moldam os repertórios de linfócitos B e T, 202
Produção
- de anticorpos, 279
- de citocinas, 499
- - pelas células T CD8$^+$ efetoras, 276
- de IgE, 493
- de mediadores lipídicos, 498
Proliferação de células B, 291
Propagação do epítopo, 377
Propriedades das subpopulações Th1, Th2 e Th17, 253
Prostaglandina D2, 502
Proteção mediada por anticorpos T-independentes, 302
Proteína(s)
- AIRE, 228, 362
- C3D, 329
- CD59, 326
- celulares superexpressas, 446
- citotóxicas dos grânulos dos CTLs, 274
- cofatora de membrana, 325
- da via
- - alternativa do complemento, 318
- - clássica do complemento, 320
- - das lectinas do complemento, 321
- das etapas terminais da ativação do complemento, 322
- de fase aguda, 90
- do complemento, 382
- e adaptadores de sinalização modular, 164
- ligante de C4, 325
- quinases, 162
- WNT, 164
Psoríase, 476, 487
PTPN22, 381
Púrpura trombocitopênica autoimune, 471

## Q

Quimerismo hematopoético, 434
Quimioatraentes, 50
Quimiocinas, 10, 47, 49, 50
- funções das, 49
Quinases lipídicas, 162

## R

Raiva, 392
Rapamicina, 431
Reação(ões)
- alérgicas IgE-dependentes, 492
- contra antígenos ambientais não microbianos, 468
- contra autoantígenos, 467
- contra microrganismos, 468
- cruzada, 124
- de Arthus, 473
- de centro germinativo, 290
- de fase tardia, 491, 504
- de hipersensibilidade
- - do tipo tardio, 477
- - imediata no trato respiratório superior, no trato gastrintestinal e na pele, 510
- - mecanismos e classificação das, 468
- de pápula e eritema, 504, 505
- dependentes de IgE e de mastócitos, 503
- imediata, 503
- imunes mediadas por IgE e por mastócitos, 511
- mediadas por IgE e por eosinófilos, 261
- mista de linfócitos, 422
Rearranjo e expressão gênica do receptor antigênico, 199, 202, 204
Receptor(es), 415
- acoplados à proteína G, 164
- antigênico(s)
- - das células B, 182, 183
- - das células T, 147, 169
- - quiméricos, 458
- citosólicos, 73
- coestimuladores, 168
- da célula T, 108, 169
- da interleucina-2, 241
- de ativação e de inibição das células *natural killer*, 85
- de citocinas, 189
- - e sinalização, 188
- - do tipo II, 190
- de complemento
- - do tipo 1, 323
- - do tipo 4, 324
- de fator de necrose tumoral, 94
- de formilpeptídio, 80
- de IL-2, 240
- de IL-23, 382
- de inibição, 168
- de manose, 80
- de quimiocinas, 47
- de reconhecimento de padrão, 67
- - associado às células, 79
- do complemento
- - CR2/CD21 como correceptor de células B, 184
- - da família das imunoglobulinas, 324
- - do tipo 2, 283, 324
- - do tipo 3, 324
- do tipo
- - lectina tipo C, 79
- - NOD, 73, 74
- - RIG, 76
- - *Toll*, 69, 283, 284, 337
- e ativação de macrófagos, 19
- Fc
- - em leucócitos, 310
- - neonatal, 120, 356
- FCε na fagocitose e ativação de fagócitos, 313
- FCε, 495
- imunoglobulina das células *killer*, 186
- imunológicos, 161
- nucleares, 164
- para carboidratos microbianos, 79
- para fragmentos de C3, 323
- para proteínas do complemento, 323
- *scavenger*, 80
Recirculação das células, 43
- B *naive* foliculares, 59
- T, 57
Recombinação V(D)J, 204, 207, 209
Recombinase V(D)J, 210
Reconhecimento
- antigênico e ativação antígeno-induzida das células B, 282
- de aloantígenos pelas células T, 419
- de antígenos e ativação de CTLs, 273
- de microrganismos e do tecido danificado, 65
- direto de aloantígenos do complexo principal de histocompatibilidade em células do doador, 419
- do antígeno, 124, 232, 233
- indireto, 419, 421
Recrutamento, 43
- de leucócitos, 45
- - para os tecidos, 50
- e modificação de proteínas adaptadoras, 174
Redução de sinais de ativadores, 246
Região(ões)
- constantes dos anticorpos, 113
- da dobradiça, 110
- determinantes de complementariedade, 112, 296
- hipervariáveis, 111
- variáveis dos anticorpos, 111
Regulação
- da ativação do complemento, 324
- da atividade de C1 pelo inibidor de C1, 325
- da formação do complexo de ataque à membrana, 327
- da imunidade no trato gastrintestinal por células T reguladoras e citocinas, 347
- das respostas
- - das células T por receptores inibidores, 365
- - imunes humorais por receptores Fc, 302
- de células B por TREGs, 376
Reguladores
- da ativação do complemento, 325
- transcricionais, 300
Rejeição, 416
- aguda, 425
- - mediada por anticorpos, 426, 427
- celular aguda, 426
- crônica, 427, 428
- de aloenxertos, 428, 434
- de primeira e segunda fase de aloenxertos, 417
- hiperaguda, 424, 425
Relações estrutura-função nas moléculas de anticorpos, 124
Reparo tecidual, 261
Repertório, 124
Reservatórios do HIV e renovação viral, 541
Resposta(s)
- antiviral, 101
- de anticorpos
- - dependentes de células T auxiliares a antígenos proteicos, 284
- - T-dependente e T-independente, 279, 280, 301
- de centro germinativo, 289
- de fase aguda, 90, 100
- extrafolicular, 289
- funcionais dos linfócitos T, 239
- imune(s), 1
- - a bactérias extracelulares efeitos lesivos das, 395
- - adaptativas, 4
- - ao HIV, 542, 543
- - aos aloenxertos, 416
- - aos microrganismos, 389
- - aos tumores, 448
- - do tipo 2, 492
- - humorais, 279
- - - primária e secundária, 281
- - inata(s)
- - - aos aloenxertos, 424
- - - e adaptativa na pele, 350
- - - funções das, 63
- - - inicial, 378
- - mediadas por células T $CD4^+$, 249, 250
- inflamatória, 91
- - aguda, 92
Restrição do MHC, 131
*Rickettsia*, 392
Rinite alérgica, 510

## S

Saída das células T *naive* e efetora dos linfonodos, 56
*Salmonella typhi*, 392
Sars-Cov-2, 404
Secreção de IL-2 e expressão do receptor de IL-2, 240
Seleção
- clonal, 4, 5
- de células B
- - de alta afinidade, 295
- - nos centros germinativos, 298
- do repertório das células B maduras, 220
- negativa, 204, 221, 362
- - de timócitos, 227
- positiva, 204
- - de timócitos, 226
Selectinas e ligantes de selectinas, 45
Sensibilização de mastócitos, 492
Sensores de dna citosólico, 74
Separação de fase de proteínas sinalizadoras, 166
Sepse, 100, 395
Sequência de eventos
- durante as respostas de anticorpos dependentes de célula T, 284
- na inflamação, 97

Sinais
- de reconhecimento que dirigem a recombinação V(D)J, 208
- para ativação dos linfócitos T, 233
Sinalização
- de células T, 168
- de inibição pelo receptor FCϒRIIB, 313
- de receptores coestimuladores nas células T, 181
- do TGF-β, 193
- dos receptores antigênicos, 167
- por JAKs e STATs, 190
- por receptores de inibição, 376
- pré-BCR ligada ao X, 526
Sinapse, 210
- imunológica, 174, 175
Síndrome(s)
- autoinflamatórias, 75
- da hiper-IgM ligada ao X, 258
- da imunodeficiência adquirida, 444
- da resposta inflamatória sistêmica, 100
- de ativação macrofágica, 276, 531
- de Chédiak-Higashi, 518, 519
- de DiGeorge, 35, 524
- de Goodpasture, 471, 472
- de hiper-IgE, 530
- de hiper-IgM, 527, 529
- - ligada ao X, 288
- de imunodeficiência ligada ao X com defeitos de magnésio-infecção por EBV-neoplasia, 531
- de imunodesregulação, poliendocrinopatia e enteropatia ligada ao X, 368
- de Jó, 264
- de Omenn, 524
- de Wiskott-Aldrich, 532
- do linfócito nu, 142, 525
- linfoproliferativa
- - autoimune, 373
- - ligada ao X, 182, 290, 531
- poliendócrina autoimune tipo 1, 362
Sistema(s)
- complemento, 88, 314
- - efeitos patológicos do, 331
- - funções do, 328, 329
- imune, 1
- - adaptativo no trato gastrintestinal, 339
- - cutâneo, 40, 350
- - de mucosa, 40
- - gastrintestinal, 336
- - inato, 65
- - - componentes celulares do, 81
- - regionais, 334
- linfático, 35
Sítios imunoprivilegiados, 352
Soro, 108
Sorologia, 108
SRC homologia
- 2, 164
- 3, 164
*Staphylococcus aureus*, 391
*Streptococcus*
- *pneumoniae*, 391
- *pyogenes*, 391
Subpopulação(ões)
- de células
- - B, 24
- - - maduras, 219
- - - que respondem a antígenos T-independentes, 301
- - dendríticas humanas, 23
- - linfoides inatas produtoras de citocinas, 83
- - T, 24, 26
- - - CD4+ auxiliares 252
- - - CD4+ efetoras, 252, 264
- de macrófagos, 20
- de monócitos, 17
- Th1, 255
- Th2, 258
- Th17, 262
Superantígenos, 395
Superfamília de Ig, 111
Supressão pelas células T reguladoras, 367
Surfactante, 90
Suscetibilidade
- genética à doença alérgica, 505
- mendeliana a doenças por micobactérias, 258, 518

## T

Tecido(s)
- linfoide associado à mucosa, 334
- imunoprivilegiados, 333, 352
Tecnologia de *phage display*, 119
Terapia(s), 118
- celular adotiva com células T
- - antitumorais, 457
- - tumor-específicas autólogas, 457
- de célula t com receptor antigênico quimérico, 458
- de citocinas, 464
- indutoras de tolerância, 480
Testes cutâneos de alergia, 505
TGF-β, 370
Timo, 34, 221
- morfologia do, 34
Timócitos, 35
- duplo-negativos, 223
- duplo-positivos, 225
Timoproteassoma, 150
Tirosinoquinases
- não receptoras, 163
- receptoras, 163
Tolerância, 6
- a microrganismos comensais e outros antígenos estranhos, 376
- antígeno-específica, 360
- central, 204, 227, 360, 361
- - das células B, 374
- - das células T, 361
- doador-específica, 434
- dos linfócitos
- - B, 374
- - T, 361
- imunológica, 359
- materna do feto, 355
- oral, 347, 376
- periférica, 360, 361
- - das células B, 375
- - das células T, 363
Tolerogenicidade de autoantígenos, 373
Tonsilas lingual e palatina, 340
Tracrolimo, 431
Transdução de sinais, 161, 162
Transferência ou indução de TREGs, 434
Transfusão, 415
- sanguínea, 435
Transmigração de leucócitos através do endotélio, 51
Transmissão
- do HIV e epidemiologia da AIDS, 541
- materno-fetal do HIV, 542
Transplante
- de células-tronco hematopoéticas (CTHs), 438, 440
- - complicações imunológicas dos, 438
- - indicações, métodos e barreiras imunológicas no, 438
- xenogênico, 435
Transportador associado ao processamento antigênico, 150
Transporte
- antigênico via linfonodos, 38
- de IgA, 344
- de peptídios do citosol, 150
Tratamento
- e prevenção da AIDS e desenvolvimento de vacinas, 545
- para a redução de aloanticorpos e células B alorreativas, 433
Troca
- de classe para imunoglobulina a, 343
- de isótipo, 126
- - de cadeia pesada, 292

## U

Urticária, 510

## V

Vacinação, 1
- com antígenos tumorais, 462
Vacina(s)
- bacterianas e virais atenuadas e inativadas, 410
- conjugadas, 300, 410
- de antígenos
- - purificados, 410
- - sintéticos, 411
- de células dendríticas, 463
- de DNA, 411
- de mRNA, 412
- orais, 347
- virais vivas envolvendo vírus recombinantes, 411
Valência e avidez das interações anticorpo-antígeno, 123
Variação antigênica, 405
Vasculite causada por ANCA, 471
Vênulas de endotélio alto, 37
Via(s)
- alternativa, 89
- - de ativação do complemento, 315, 317
- canônica e via não canônica, 193
- clássica, 89
- - da ativação do complemento, 319
- coestimuladoras, 238
- da lectina, 89, 321
- de ativação
- - do complemento, 315
- - do NF-κb, 193
- de indução de apoptose, 372
- de inibição das células T, 460

- de recirculação dos linfócitos T, 53
- de sinalização
- - da MAP quinase em linfócitos T, 176
- - *downstream* ao receptor de células B, 185
- - mediadas por cálcio e proteinoquinase C em linfócitos T, 177
- do MHC de classe
- - I, 148
- - II, 151
- do receptor de morte, 373
- mitocondrial, 371
- RAS-MAP quinase, 185
- *sting*, 74
*Vibrio cholerae*, 392
Virologia do HIV, 534
Vírus
- da imunodeficiência humana, 271
- - e a síndrome da imunodeficiência adquirida, 534
- Epstein-Barr, 371, 392
- oncolíticos, 464

**X**

Xenoantígenos, 416
Xenoenxerto, 416
Xenorreativos, 416

**Z**

ZAP70, 172
Zona
- clara, 290
- escura, 290
- marginal, 39

10 1 2 3 4 5 6 7 8 9
2025